HANDBUCH
DER INDIVIDUALPSYCHOLOGIE

ERSTER BAND

HANDBUCH
DER
INDIVIDUALPSYCHOLOGIE

IN GEMEINSCHAFT MIT

DR. ALFRED **ADLER** - WIEN · DR. MAX **FÜRNROHR** - NÜRNBERG
DR. BRUNO **KRAUSE** - DORTMUND · DR. FRITZ **KÜNKEL** - BERLIN
DR. ELEONORE **RIENIETS** - HAMBURG · DR. LEONHARD **SEIF** - MÜNCHEN
KARL **SULZER** - HEIDELBERG · DR. I. **VERPLOEGH-CHASSÉ** - DEN
HAAG · DR. EGON **WEIGL** - FRANKFURT A. M.

HERAUSGEGEBEN VON

DR. ERWIN WEXBERG
WIEN

ERSTER BAND
A. ALLGEMEINER TEIL / B. KINDERPSYCHOLOGIE
UND PÄDAGOGIK / C. PSYCHOPATHOLOGIE

ZWEITER BAND
GEISTESWISSENSCHAFTEN / SOZIOLOGIE
KRIMINALISTIK / BIBLIOGRAPHIE / REGISTER

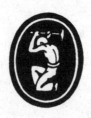

SPRINGER-VERLAG BERLIN HEIDELBERG GMBH 1926

HANDBUCH
DER
INDIVIDUALPSYCHOLOGIE

IN GEMEINSCHAFT MIT

DR. ALFRED **ADLER**-WIEN · DR. MAX **FÜRNROHR**-NÜRNBERG
DR. BRUNO **KRAUSE**-DORTMUND · DR. FRITZ **KÜNKEL**-BERLIN
DR. ELEONORE **RIENIETS**-HAMBURG · DR. LEONHARD **SEIF**-MÜNCHEN
KARL **SULZER**-HEIDELBERG · DR. I. **VERPLOEGH-CHASSÉ**-DEN
HAAG · DR. EGON **WEIGL**-FRANKFURT A. M.

HERAUSGEGEBEN VON

DR. ERWIN WEXBERG
WIEN

ERSTER BAND
A. ALLGEMEINER TEIL / B. KINDERPSYCHOLOGIE
UND PÄDAGOGIK / C. PSYCHOPATHOLOGIE

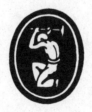

SPRINGER-VERLAG BERLIN HEIDELBERG GMBH 1926

ISBN 978-3-642-50383-2   ISBN 978-3-642-50692-5 (eBook)
DOI 10.1007/978-3-642-50692-5

Vorrede.

Die Aufgaben der Individualpsychologie sind mehrfache. Sie hat als wissenschaftliche Doktrin den Forderungen einer berechtigten Erkenntnistheorie angemessen zu sein. Ihre biologischen Grundlagen erfordern eine eindeutige Stellungnahme zu den biologischen Problemen unserer Zeit. In der Lehre von den minderwertigen Organen hat sie eine biologische und anatomisch-pathologische Grundlage geschaffen, hat neue Fragen aufgeworfen und manche einer Lösung näher gebracht. Das Leib-Seeleproblem hat durch sie eine durchaus neue und haltbare Erweiterung gefunden, derzufolge der innige Zusammenhang von Organwertigkeit und Beeinflussung des Seelenlebens in ein schärferes Licht rückt.

Die klar erkannte Verknüpftheit des Einzellebens an kosmische, gesellschaftliche und zweigeschlechtliche Bedingungen legt das Suchen nach einer richtigen Lösung der Frage des Lebens in all seinen Verzweigungen ständig nahe. Dadurch ist die Aufgabe gestellt, die Individualpsychologie als Lebensphilosophie auszubauen. Gleichzeitig erfordern die schlecht gelungenen Antworten, wie wir sie bei Nervösen, bei schwer erziehbaren Kindern und sogenannten Kriminellen finden, eine dringende, außerhalb unseres Gedankenkreises kaum gelungene Abhilfe. Wir halten daran fest, daß sie gelingen könnte durch eine namhafte Steigerung des Gemeinschaftsgefühls und durch eine Entlarvung der ziemlich allgemein vorhandenen persönlichen Machtgelüste, deren Vorteile zumeist in wertlosen, fast immer fiktiven Errungenschaften bestehen, deren Nachteile den Träger, seine Umgebung und die Allgemeinheit immer aufs schmerzlichste treffen.

So ist unsere Arbeit eigentlich im höchsten Sinne Prophylaxe. Freilich Prophylaxe in Hinblick auf ein harmonischeres Zusammenleben der Menschen. Ob wir nun individuelle Maßnahmen treffen oder solche, die die Massenpsyche beeinflussen, immer leuchtet uns dieses eine Ziel vor Augen. Die Realität des Gemeinschaftsgefühls wird uns so zur unerschütterlichen Basis unserer Ausblicke und unseres Handelns. Der Nutzen für die Allgemeinheit wird uns urteilender und richtender Gesichtspunkt. Dadurch kommt in unsere Arbeit eine sonst unerreichbare Stabilität, so gelangen wir zu einer einheitlichen Weltanschauung, die alle unsere Freunde verbindet.

Die Individualpsychologie ist Massenbewegung geworden. Grund genug, daß sie auf namhafte Widerstände stößt. Wir rechnen mit ihnen als mit unabwendbaren Faktoren und begnügen uns gerne, unsere persönliche Sache auf nichts zu stellen, aber unerschütterlich, durch keinerlei Abhängigkeit bedroht, das Leben des Einzelnen wie der Allgemeinheit günstiger zu gestalten, vor allem dadurch, daß wir ihren Mut und ihre Selbständigkeit zu heben trachten und die Einsicht in ganz allgemeine, vermeidbare Fehler verstärken. So rückt die Individualpsychologie in die Reihe oder an die Stelle der ganz großen Bewegungen, die den Fortschritt der Menschheit dadurch zu fördern trachten, daß sie der Allgemeinheit dienen und die Hindernisse auf diesem Wege deutlich hervorzuheben suchen.

Freilich sind unsere Mittel scheinbar beschränkt. Wir lehnen es ab, durch Strafe oder Drohung unser Ziel erreichen zu wollen. Auf den Einfluß der Autorität, des Respekts, auf die Anwendung der Gewalt verzichten wir leichten Herzens, da wir die Vergänglichkeit ihrer Wirkungen genügend erkannt haben. Nur in den seltenen Fällen der Notwehr, wo Schaden verhütet werden muß und anders nicht verhütet werden kann, können wir mit tiefem Bedauern den Mitteln der Macht ihr Recht nicht absprechen.

In dieser Frage wie in manchen andern ist die letzte Einsicht zuweilen sehr erschwert. Wir rechnen damit und sind nicht erschreckt, wenn auch unsere Meinungen auseinandergehen. Auch die Individualpsychologie ist wie das Seelenleben im tiefsten Sinne Bewegung, die nach Vervollkommnung strebt.

Jede gute Leistung erfordert ein Training und eine Technik und Methode. Die individualpsychologische Technik kann nur in der Praxis des Lebens erworben werden. Sie ist erlernbare, künstlerische Tätigkeit. Was darüber ausgesagt werden kann, ist in diesen Blättern zu lesen. Immer handelt es sich um die Erfassung des individuellen Lebensstils, der sich uns als eine formale Bewegungslinie ergibt. Wir gelangen zu ihm, wenn wir die uns bekannt gewordenen Ausdrucksformen ihres Inhalts entkleiden. Denn alle erfaßbaren seelischen Phänomene sind im letzten Grunde Konkretisierungen der einheitlichen Aktionslinie des Individuums. Welches Niveau einer in dieser schöpferischen Tätigkeit des Konkretisierens erreicht, wieviel davon auf die Seite des Allgemein-Nützlichen fällt, daraus schöpft jeder sein Wertgefühl.

Innerhalb der oben genannten Bindungen drängt das seelische Organ unausgesetzt nach einem einheitlichen Weg und Ziel und formt so die Einheit des individuellen Lebensstils. Was an seinen Bewegungen diesen Bindungen gerecht wird, erkennen wir als allgemein nützlich an und messen daran die individuellen Abweichungen, die sich als unnützlich für die Allgemeinheit und damit auch für den Träger entpuppen. Ihre Unnützlichkeit für das Individuum zeigt sich auch darin, daß es auf diesem unrichtigen Wege verhindert wird, die drei großen Lebensfragen einer Lösung näher zu bringen, die jedermann zur Beantwortung aufgezwungen sind, auf die jeder durch seine Lebensform Antwort gibt, während er zumeist glaubt, durch Zufall, Laune, Überlegung oder freiem Willen eine private Angelegenheit, nicht eine allgemeine Frage, behandelt zu haben. Und wieder gibt uns die Eigenart des Einzelnen und großer Massen, diese Fragen zu lösen, ihre Lösung zu verhindern, geben uns die Mittel (Neurose, Schwererziehbarkeit, Kriminalität) einer Lösung zu entgehen geeignete Handhaben zur Erkennung der seelischen Architektur des Einzelnen. Der Abstand von der Lösung dieser Fragen: 1. Der des Sozialgefühls, 2. der nützlichen Beschäftigung, 3. des Liebesproblems ist ein weiterer Hinweis auf die Größe der Verirrung.

Der große Kreis der bedeutsamen Lebensfragen, den so die Individualpsychologie umspannt, geht aus diesem Werk hervor. Der Leser findet hier den Versuch vor, ein Abbild des gegenwärtigen Standes der individualpsychologischen Arbeit zu geben. Für die sorgfältige Auswahl der Themen und deren Bearbeitung mag das Werk selbst sprechen.

Wien, Sommer 1926.   **Alfred Adler.**

Die im Text und in den Fußnoten den Autorennamen in Klammer beigefügten Ziffern weisen auf die den Abschluß des II. Bandes bildende Bibliographie der Individualpsychologie hin.

E. Wexberg.

Inhaltsverzeichnis.

Erster Band.

A. Allgemeiner Teil.

B. Kinderpsychologie, Pädagogik.

C. Psychopathologie.

A. Allgemeiner Teil.

Die Individualpsychologie als Wissenschaft.

Ihre Formen und ihre Beziehungen zur Psychologie der Gegenwart.

Von

Arthur Kronfeld-Berlin.

I. Ausgangspunkte der Individualpsychologie.

Als Rudolph Hermann Lotze seine „Medizinische Psychologie" verfaßte (1852) und jenen Gedanken ein Fundament gab, die er in seinem „Mikrokosmos" durch den Aufbau der seelischen Individualität ausgestaltete, stand dieser tiefsinnige Denker gleichsam in einem geistigen Zweifrontenkampfe. Gegen die rationalistische Psychologie des Kantianismus, die in der Gestaltung Herbarts noch gegenwärtig die Pädagogik befruchtet, war seine methodische Grundeinstellung gerichtet: diejenige des empirischen Naturforschers und Beobachters, der zwar die letzten Gründe und Grenzen unseres Wissenkönnens denkerisch zu bemeistern sucht, der es jedoch weit ablehnt, seine empirischen Materialien selber spekulativ zu verbiegen. Seine zweite Kampffront, die für uns Heutige fast bedeutsamere, richtete sich unausgesprochen gegen gewisse Konsequenzen der naturwissenschaftlichen Blickweise selber. Gustav Theodor Fechner, sein großer ihm eng verbundener Freund, war gleich ihm im Psychologischen naturforschender Empiriker; und auch in der Psychologenschule des Kantianismus hatte die psychologische Empirie immer stärker an Boden gewonnen, wie die Namen Fries, Jürgen Bona Meyer und vor allem Beneke beweisen. Und wie grundsätzlich, wie zugleich „modern" hebt sich dennoch die Blickweise Lotzes von der intellektualistischen jener Psychologen, von der experimentell-schematisierenden eines Fechner und seiner Schule ab! Lotze ist in der Neuzeit der erste große wissenschaftliche Psychologe, dessen Blick auf den Menschen als ein psychophysisches Ganzes gerichtet ist, welches er, wie wir etwa heute sagen würden, als „System", als „Person", in dem Aufbau und der Wesenseigenart seiner Konstitution zu erfassen versucht: Seine Psychologie strebt aufs Stärkste zur Individualpsychologie, ohne es schon zu sein.

Es bedurfte vielleicht der kulturgeschichtlichen Entwicklung, die wir genommen haben und in der das ungeheure Anwachsen sozialer Spannungen und Bindungen jedes einzelne Ich in fast allen seinen Provinzen immer mehr entselbstet und ohnmächtig macht — es bedurfte dieser kulturgeschichtlichen Entwicklung, welche die Individualität durch die Gemeinschaftsordnung abschnürt, ohne jedoch ein wirkliches Gemeinschaftsgefühl zu erschaffen — es bedurfte der Industrialisierung, der Proletarisierung und des Klassenkampfes, um als eine Reaktionserscheinung ein gewaltig gesteigertes Bedürfnis nach Erkenntnis des Individuums in seiner Wesenheit und Wesentlichkeit zu erzeugen. Wenn wir heute eine wissenschaftliche Individualpsychologie haben und immer mehr dahin kommen, in ihr das eigentliche Zentrum aller Seelenkunde

überhaupt zu sehen, so ist dies im großen und ganzen ein Ergebnis jener
Reaktion auf die soziale Struktur und Entwicklung der Zeit — und es ließe
sich leicht dartun, daß somit auch die Existenz, das Anwachsen und die Bedeutsamkeit der wissenschaftlichen Individualpsychologie selber einem „Adlerschen
Mechanismus" ihre Entstehung verdankt: den Tendenzen der Überkompensation und Sicherung eines zur Minderwertigkeit verurteilten Ichbewußtseins,
in dem gerade der geistige Mensch der letzten Generation unter dem übermächtigen Druck sozial-ökonomischer Fesselungen lebte. Dies alles gab es zur Zeit
Lotzes noch nicht; und auch in der Folgezeit zunächst nicht. So übernahm
die zeitgenössische Forschung von ihm und Fechner ausschließlich das Methodische der naturwissenschaftlich-medizinischen Forschungsrichtung. Sie wußte
zwar mancherlei Großes damit anzufangen: Namen wie Helmholtz, Hering,
v. Kries haben sich tief in die Geschichte der Psychologie eingegraben. Im
allgemeinen aber war die „physiologische" Psychologie, die an Fechner anbaute,
von vornehrein zu einem Versanden verurteilt; weder jene großen Männer
noch die vorsichtige Besonnenheit eines Wundt haben sie vor dem Rückfall
in jenen naiven assoziationspsychologischen Sensualismus bewahren können,
den ein Jahrhundert früher Kant für immer überwunden zu haben vermeinte.
Anstatt die Seelenkunde aus den intellektualistischen Formeln des Kantianismus herauszuführen, hat diese physiologische Psychologie sie in die vorkantische
Ära der Locke und Condillac zurückgeworfen. Vergeblich hatte schon Lotze
in seinem berühmten Vorwort zur „Medizinischen Psychologie" aufs Eindring-
lichste vor diesem Wege gewarnt.

Derjenige Gegensatz aber, der die Medizinische Psychologie Lotzes von der
früheren Psychologie des Kantianismus ebenso unterscheidet wie von den medizinischen und physiologischen Psychologien der Folgezeit: Der Gegensatz des
Individuellen zum allgemein = Abstrakten, der Gegensatz des Lebensnahen,
Wirklichen zum Schema — sei es demjenigen intellektualisierender Spekulation,
sei es demjenigen experimenteller Vereinfachung —, dieser Gegensatz ver-
wischte sich noch auf lange Zeit hinaus völlig. Nichts Abstrakteres, Allgemeineres, Unpersönlicheres ist doch denkbar, wie etwa jene elementare Psychologie nach naturwissenschaftlicher Methode, wie sie beispielsweise bei Mach
oder bei Ziehen ihre letzten Blüten findet. Auch in denjenigen ihrer Systeme,
welche die Abhängigkeit von der Gehirnphysiologie und Sinnesphysiologie zu
vermeiden suchen — es sind wenige — bleibt sie eine Psychologie ohne Seele,
oder besser: eine Beschreibung seelischen Geschehens ohne das Individuum,
an dem es abläuft. Es hat lange gedauert, bis die Psychologie wiederum sehen
lernte, daß ihr Zentralproblem nicht das allgemeine Gesetz, nicht die Reduktion
auf elementare Erscheinungen gleicher Art, nicht die „Vermögen" oder „Funktionen" oder „Leistungen" oder „Reaktionen" oder deren Verbindungen als
solche darstellten, sondern das Ich, das „hinter" ihnen steht: die Persönlichkeit,
der Charakter, die Individualität — oder wie immer man die Form der gestalteten
Einheit bezeichnen mag, jene sinnvolle geordnete Ganzheit in ihrer Einheit, Einheitlichkeit, Einmaligkeit und Einzigartigkeit.

Gerade auf dies Zentralproblem aber wird die Wissenschaft nicht nur durch
den Geist der gegenwärtigen Zeit gerichtet, sondern auch, und zwar von jeher,
durch die Bedürfnisse der Lebenspraxis. Die einfache praktische Menschenkenntnis und Menschenbehandlung, insbesondere die Erziehung, die Kranken-
behandlung — ja man kann sagen, die Gemeinschaft überhaupt, sie sei wie
immer geordnet, fordern eine Lehre von der menschlichen Seele, die lebensnah
ist, die das Ich, das Du und das Wir in seinem jeweiligen „So-Jetzt-Hier"
mindestens soweit adäquat zu erfassen vermag, als dies den praktischen Notwendigkeiten und Zwecken gerecht wird.

Von der Wissenschaft wird Antwort erwartet; und als „Wissenschaft" schwebt hierbei ein eigentümliches Idealbild von traditionellen Formen und annäherungsweisen Objektivationen vor dem Auge der fordernden Instanzen — jenen Objektivationen, die schließlich ebensosehr den schöpferischen und intuitiven Kräften des Geistes anheimgestellt und anvertraut sind, wie den analytischen Formen des Verstandes, ohne daß die letzten Beglaubigungen dem Suchenden schon klar und einsichtig wären. Er vertraut selbst neuen kategorialen Denkweisen (wie etwa z. B. denjenigen Husserls oder Wertheimers oder Adlers): er vertraut der Macht und der Geltung dieser Wissenschaft, wofern sie sich nur den traditionellen Formeln angleicht, in deren Gläubigkeit er aufwuchs; — nicht anders als der Geist früherer Kulturepochen der Gestaltung religiöser Überzeugungen sich gläubig hingab. Gerade diese tatsächliche Undurchsichtigkeit, dieser Mangel an Umrissenheit im Wissenschaftsbegriff selber macht es schwer, mit scharfen Abgrenzungen darzustellen, wo die wissenschaftlichen Erkenntnisweisen des Individuellen aufhören und in andere geistige Zuwendungsformen zu diesem Zentralproblem der Seelenkunde überfließen. Man muß tolerant sein — und man kann es um so eher, je jünger die geistige Ausrichtung auf dieses Problemgebiet ist und je fruchtbarer die Heuristik der einzelnen jeweiligen geistigen Einstellungen dazu sich erweist.

Es ließe sich zunächst folgender Einwand [1] denken: Inwiefern sollen denn die methodischen und grundsätzlichen Voraussetzungen der Individualpsychologie andere sein als diejenigen aller Psychologie überhaupt? Geht nicht alle Psychologie überhaupt auf das Individuum als dasjenige Objekt, an welchem Qualitäten und Vorgänge erkannt werden, das heißt in wissenschaftliche Regeln und Gesetze gebracht werden? Wenn wir aber die empirisch-psychologischen Erkenntnisweisen betrachten: die physiologische Psychologie und die naturwissenschaftliche Elementarpsychologie, die deskriptive Psychologie und die funktionale Psychologie, die erklärende und dynamische Psychologie und die Psychoanalyse Freuds, so gilt von ihnen allen — von den äußerlichsten und schematischesten an bis zu den ganz verfeinerten und vertieften, daß sie etwas gemeinsam haben: sie sammeln empirische Materialien, Gleichartigkeiten und Wiederholungen von Seelischem, und sie verknüpfen solche Gleichartigkeiten zu induktiven Gesetzen. Aus diesen Gesetzen wiederum erklären sie determinierend die konkrete Wirklichkeit des psychischen Einzelgeschehens. Sie stehen alle dem Seelischen gegenüber wie einem äußeren Naturobjekte, einem mikroskopischen Präparat, einem chemischen Versuch. Sie beobachten es gewissermaßen in seiner Mechanität. Diese Mechanität aber ist eine von der äußeren Naturwissenschaft übernommene Maxime. Diese geheime Belastung mit den Grundsätzen der äußeren Naturwissenschaft, dieser bloß übernommene und hineingetragene metaphysische Gesichtspunkt der Einzelforschung muß die Erkenntnis einseitig machen, muß sie enger machen als ihr Forschungsgebiet. An einem bestimmten Punkte sprengt dies seelische Forschungsgebiet die Grenzen solcher Arbeitsweisen. Und hier ist der Punkt, wo sich die Individualpsychologie von den genannten empirischen Psychologien unterscheidet, und zwar gerade hinsichtlich ihrer weltanschaulichen Grundlagen und grundsätzlichen Einstellungen.

Zwei Umstände fallen bei einer vergleichenden Betrachtung der empirischen Psychologien sofort auf: den primitivsten Formen derselben, den physiologischen und elementaren Einstellungen, fehlt jede Möglichkeit, die Bezogenheit psychischer Abläufe auf ein Ich zu erfassen, an dem sie ablaufen. Im Laufe des

---

[1] Diese Ausführungen sind z. T. meiner Arbeit in der „Internationalen Zeitschrift für Individualpsychologie" (301) entnommen.

historischen Fortschreitens zu vertiefteren psychologischen Forschungsweisen — den funktionalen oder psychoanalytischen — tritt diese Ichbeziehung immer mehr hervor. Aber weder wird durch jene Verfahren das Ich als solches wesensmäßig erfaßt noch die Art der Beziehung der Phänomene und ihrer Grundlagen und Ursachen zu diesem Ich. Hier liegt der eine Sprengpunkt. Zweitens aber kann die Mechanität des seelischen Ablaufens und Zusammenhängens „eigentlich" nicht durchgehalten werden; sie macht, um in jenen empirisch-psychologischen Verfahrensweisen erfaßt zu werden, immer wieder bestimmte fiktive Schematisierungen notwendig. Schon wenn wir z. B. die Bewegungen zu einer „Handlung" zusammenfassen, tritt damit ein Begriff auf, der sich nicht in eine Mechanität hineinschematisieren läßt: der Begriff der sinnvollen psychischen Verhaltensweisen, der Begriff der Strukturen. Er tritt auch sonst überall auf und muß von jenen mechanisch-kausalen Erfassungsweisen eliminiert oder übersehen werden, gleichsam als bestünde er nicht. Wir finden ihn, wenn wir die Beziehung der psychischen Funktionen zum Ich betrachten, wenn wir von ausdrucksmäßigen, symbolischen und Bedeutungsrelationen sprechen, wenn wir die möglichen Weisen des seelischen Zusammenhängens überblicken. Der Ichbegriff und der Sinnbegriff lassen sich aus dem Psychischen nicht ausschalten. Welche Forschungsgesichtspunkte sind möglich, um den in diesen beiden Begriffen liegenden Anforderungen an die Erkenntnis zu genügen?

Die Individualpsychologie nimmt eine andere grundsätzliche, weltanschauliche Wendung. Wir besinnen uns über folgendes. Psychisches Leben ist, wie es auch immer beschaffen sein mag, ein Wesensmerkmal von Individualität. Es spiegelt diese Individualität in seinem eigenen Wesen. Alle Notwendigkeit — und damit die eigentliche Voraussetzung seines Erkenntniswertes — erhält es erst von der Individualität her, als deren Äußerung es gelebt wird. Ungezwungen muß angesichts dieser Sachlage die Frage auftauchen, ob nicht die eigentliche Aufgabe der Psychologie gerade in der wesensmäßigen Erfassung der Individualität selber liege. Wir erkennen sie zwar „an" ihren seelischen Äußerungen und „durch" dieselben; anderseits gibt sie aber Norm und Gesetz, wonach die psychischen Vorgänge „an" ihr nur einen Weg zu ihr darstellen, ihre Notwendigkeit und ihr Sosein durch sie erlangen. Ist es da nicht eine Aufgabe für die wissenschaftliche Erkenntnis, sich gerade auf das Individuelle als Norm und Richtmaß jeder psychischen Äußerung zu richten; die letztere nicht als zufällige Jeweiligkeit mit anderen zufälligen Jeweiligkeiten dieser Art zu vergleichen und Gemeinsames daran herauszuabstrahieren, wodurch das Individuell-Seelische sich nur verwischt? Ist nicht die Aufgabe vielmehr gerade umgekehrt auf dasjenige am Seelischen eingestellt, was die dahinterstehende Individualität von allen anderen Ichen unterscheidet, heraushebt und in dieser Herausgehobenheit bedeutsam macht?

Um diese Frage einer Entscheidung zuzutreiben, müssen wir uns zuvor an ein fast unlösbares Problem heranwagen, an das Problem der Tatsächlichkeit im Psychischen und des Gegebenseins vom Psychischen als Tatsächlichkeit.

Im Raume grenzen sich die Dinge scharf durch sich selber gegeneinander ab. Bewegungen, in die sich alle raumzeitlichen Geschehnisse auflösen lassen, sind räumliche Veränderungen von Dingen; ihr Anfang, ihr Ende und alle Einzelheiten ihrer Richtung, ihrer Schnelligkeit und ihrer sonstigen Eigenschaften lassen sich eindeutig bezeichnen. Solche begrenzbare Dinglichkeit auf Seelisches zu übertragen, ist künstlich. Auch da ist ein Geschehen; aber schon die Bezeichnung des Geschehens als Bewegung ist nur eine bildliche Analogie, denn der für die Bewegung bezeichnende Wechsel der räumlichen Stelle fehlt [1] — gerade

---

[1] und damit die Meßbarkeit, die Quantifizierbarkeit und mathematische Bestimmbarkeit.

das, wodurch Bewegung als solche bestimmt wird. Analogien sind alle unsere anderen Bestimmungsstücke von Seelischem: Kräfte, Stärkegrade, Helligkeiten und Dunkelheiten usw. Da ist lediglich ein zeitliches Kontinuum, dessen Inhalte, Qualitäten, Strukturen wechseln, ohne daß ihre Abgrenzung gegen das Kontinuum selber und ihre „Stelle im" Kontinuum harte und feste Dinglichkeit aufwiese. Und die erste Differenzierung in diesem Kontinuum ist die „Nähe" oder „Ferne" solcher wechselnder Qualitäten und Inhalte zum Ich. Nähe und Ferne sind ebenfalls nur analoge Begriffe. Und dieses unausschaltbare Ich ist seinerseits als ein Ganzes und Besonderes mit allem Seelischen zugleich vorausgesetzt, und dennoch nur an ihm und in ihm gegeben erfaßbar. Des psychischen Kontinuums und seiner wechselnden Zufälligkeiten werde ich unmittelbar inne, wenn es sich um mein eigenes Seelenleben handelt: mit einer Art von anschaulicher Gewißheit, der keine andere verglichen werden kann. Da schadet es nichts, wenn alles, was ich aus dieser Kontinuität heraushebe, isoliert und absolut betrachte, schon künstlich ist: künstlich verdinglicht oder verbegrifflicht. Denn die anschauliche Verflechtung mit dem Kontinuum geht mir dabei in keinem Augenblick verloren. Aber wie ich abstrahiere, wie ich einzelnes herausschneide und herauslöse, ist schon Willkür: die Abstraktion, die dazu notwendig ist und immer geschieht, auch wenn ich mir ihrer nicht bewußt werde, erfolgt nach bestimmten Leitlinien. Je mehr sie zunimmt, um so mehr entindividualisiere ich Seelisches, um so mehr löse ich den Sinnbezug auf das Ich, um so mehr wird es durch die uneingestanden vorausgesetzte Leitlinie der Abstraktion theoretisch verbogen. Das Korrektiv bleibt immer das unmittelbar erlebte Kontinuum selber. Dieses ganze Kontinuum ist einmalig und unwiederholbar, von der Geburt an bis zum Tode. Einmalig und unwiederholbar ist auch jedes einzelne Ereignis innerhalb desselben: selbst der gleiche einfachste Lichtreiz, der zu zwei verschiedenen Zeiten als Wahrnehmungsqualität erlebt wird, hat nicht das gleiche Wahrnehmungserlebnis zur Folge. Denn beim zweiten Male trifft er auf ein Ganzes von anderer Komposition als beim ersten Male — mindestens schon insofern anders, als das Erlebnis des ersten Males jetzt schon als vollzogen zum Erleben des zweiten Males hinzugehört. Und ebenso alles, was zwischen diesen beiden Malen lag. Nicht nur das psychische Ganze, sondern auch jede Einzelheit desselben ist individuell.

Und selbst wenn wir durch theoretische Konstruktionen und Schlußfolgerungen, wie wir ja wohl müssen, die Sphäre des Psychischen über das Bewußtseinsblickfeld hinaus erweitern, so können die wesentlichen Eigenarten des „unbewußten" Seelischen hinsichtlich ihrer Tatsächlichkeit dennoch keine anderen sein als die des bewußten. Auch sie gehören dem einen Kontinuum an, auch ihre Isolierbarkeit ist nur eine künstliche, auch sie sind Teile im Ganzen des Ich. Wenn wir also die Bewußtseinsqualität vom Psychischen nur als ein sekundäres und akzessorisches Merkmal betrachten, welches gewissem Psychischen zukommt und anderem nicht, so ändert sich nichts an der Sachlage. Diese Frage ist nicht von prinzipieller, nur von heuristischer Bedeutung. Das unmittelbare anschauliche Innewerden ist zwar ein bewußtes Haben und Erleben von Psychischem, aber das Vereinzelte, auf welches dieses innere Sichhinwenden das Ich jeweils trifft, ist nicht das Ganze des psychischen Kontinuums; nichts spricht dagegen und alles dafür, daß dieses Ganze immer gewahrt ist, auch wenn gewisse einzelne Teile dieser Bewußtseinsqualität ermangeln, sei es zeitweilig oder sei es selbst grundsätzlich.

Alle Merkmale psychischer Tatsächlichkeit haben also ihre Einmaligkeit und Unwiederholbarkeit, ferner ihre Bindung an ein individuelles Ich, welches Psychisches „hat" oder erlebt und in diesem Erleben sich selbst erlebt, und ferner eine Künstlichkeit jeder tatsächlichen Isolierung und Abgrenzung psychischer

Einzelheiten, wobei der notwendigen Abstraktion immer theoretische Vorwegnahmen uneingestandener Art zugrunde liegen. Da aber der Erkenntnisweg immer von den Tatsachen ausgeht und über die Tatsachen zum Gesetze führt, so ist das Korrektiv aller psychischen Tatsächlichkeit letzthin die unmittelbare anschauliche innere Evidenz, die das Ich dem eigenen Psychischen gegenüber hat — eine Evidenz, die nicht ganz zugänglich mit den Worten „Selbsterkenntnis", „innere Wahrnehmung" oder „Introspektion" bezeichnet wird.

Wenn ich die seelischen Vorgänge in einem anderen Menschen erfasse, so sind mir seine Ausdrucksbewegungen und seine Worte Anzeichen für die dahinterstehenden seelischen Vorgänge. Aber dann muß ich schon wissen, daß seine Bewegungen überhaupt etwas ausdrücken wollen, daß hinter ihnen etwas steht, was „seelisch" ist gleich demjenigen seelischen Kontinuum, welches ich bei mir selbst mit innerer Evidenz erlebe. Dazu muß ich schon wissen, daß seine Worte überhaupt ein Seelisches meinen, wie mein Seelisches, welches ich mit diesen Worten meinen würde. Dazu muß ich schon wissen, daß der andere ein Ich ist gleich meinem eigenen Ich. Erst wenn diese Voraussetzungen schon gelten, erst dann kann ich den einzelnen seelischen Vorgang im andern aus seinen Anzeichen ablesen. Es ist also nicht so einfach, wie man es früher immer vermeinte: daß das Wissen vom anderen Ich auf „Analogieschlüssen" beruhe. Gewiß deute ich Wort und Gebärde eines anderen hinsichtlich ihres Zeichenseins für bestimmtes seelisches Geschehen analog demjenigen bestimmten seelischen Geschehen in mir, für welches ich diese Worte und Gebärde zum Ausdruck haben würde. Aber um diese Deutung überhaupt vollziehen zu können, muß ich bereits den andern als ein mir grundsätzlich gleiches Ich und seine Ausdrucksweisen als meinem Ich gleichende Ausdrucksweisen voraussetzen. Ich muß voraussetzen, daß da ein Seelenleben ist, dessen Deutung analog dem meinigen im einzelnen zwar der Erfahrung, die ich mit ihm machen werde, überlassen bleibt, das als Ganzes aber grundsätzlich meinem eigenen Ich gleicht. Das andere Ich, das Du ist also als existierend, und als so wie ich existierend und als grundsätzlich seelisch gleich beschaffen wie mein Ich vorausgesetzt; und die analogische Deutung trifft nur einzelnes. Die Existenz des fremden Ich ist mir unmittelbar gewiß, denn meine analogischen Deutungen vollziehen sich selbstverständlich und elementar, wie etwa meine Wahrnehmung der Außenwelt überhaupt. Ohne diese Evidenz der Voraussetzung fremder Iche gäbe es keine menschliche Gemeinschaft; ja es gäbe kein Bewußtsein des eigenen Ich als eines besonderen einmaligen in sich geschlossenen und abgegrenzten, unterscheidungsbedürftigen und -fähigen seelischen Ganzen. Die Gemeinschaft, das Wir, ist die psychologische Voraussetzung und Grundlage nicht nur des Du, sondern auch des Ich selber. Den Rechtsgrund dieser Evidenz unseres Wissens vom fremden Ich hat die Philosophie zu untersuchen, nicht eine Einzelwissenschaft. Für die letztere genügt es, daß tatsächlich die Voraussetzung der Existenz und grundsätzlichen Ichgleichheit fremder Iche mit psychologischer Evidenz all unseren analogisierenden Einzeldarstellungen fremden Seelengeschehens zugrunde liegt. Bei unserer speziellen Fragestellung handelt es sich lediglich darum: Wie vollzieht sich die analoge Deutung von fremdem Seelischen im einzelnen? Eine ältere Lehre ging dahin, daß es sich hierbei um ursprünglich bewußte Schlüsse handelt, die wir aus dem Verhalten eines Menschen auf seine Seelenvorgänge ziehen, unter der Annahme, als ob dieses Verhalten ähnliche Ursachen haben müsse, wie ein gleiches Verhalten bei uns selber hätte. Diese Schlüsse erfolgen allmählich mit immer größerer subjektiver Sicherheit. Eine neuere Meinung will diese urteilsmäßigen Schlußprozesse mit Recht durch Vorgänge ersetzen, die sich rein irrational vollziehen und deren Gesamtheit mit dem Worte Einfühlung bezeichnet wird. Die Mimik und die Worte des anderen sind nichts als ebensoviel

Hilfen, welche in uns durch Assoziation ähnliche eigene motorische und sprach-
motorische Vorgänge erregen und dadurch die psychischen Vorgänge erwecken,
mit denen dieselben bei uns verbunden sind. Beide Meinungen enthalten Bestandteile, die beim direkten Nacherleben und inneren Mitahmen sowie beim
formulierten Erkennen dessen, was in fremden Ichen seelisch vorgeht, tatsächlich ins Spiel kommen. Aber beide enthalten diese brauchbaren Elemente in
unvollkommener Weise. Wort und Gebärde des anderen sind mir optisch und
akustisch gegeben, also nicht so, als ob sie meine eigenen wären, die mir ja
motorisch gegeben sind. Mithin können sie auch nicht direkt diejenigen seelischen Begleitvorgänge erwecken, die ich bei der Ausführung bestimmter moto-
rischer Ausdrucksvollzüge habe. Die Assoziationstheorie der Einfühlung ist
also irrig. Es ist auch tatsächlich nicht so, daß ich selbst zornig werde, wenn
ich einen fremden Zorn einfühle; vielmehr habe ich, wenn ich mich einfühle,
nur ein Wissen um den Zorn des anderen, um den Seelenvorgang im anderen;
und dieses Wissen beruht zum Teil auf den Vorstellungen vom Erleben des
anderen, auf früheren Eigenerfahrungen usw. Es ist also eine Art Sinndeutung,
bei welcher ich mein Ich und das fremde Ich zur Deckung bringe und dessen
Seelenvorgänge aus meinen eigenen vorgestellten Seelenvorgängen heraus deute.
Ferner muß man unterscheiden die Einfühlung in Zustände, Stimmungen,
Erlebnisse, und die Einfühlung in Zusammenhänge, Motivationen, Handlungen, die in seelisch Vorangegangenem begründet sind. Zustände und Erlebnisse fühle ich unmittelbar ein, ohne Zwischenschaltung von Reflexion. Moti-
vation hingegen fühle ich nicht in dieser unmittelbaren Weise ein. Mir ist in
der Regel nur der zweite Teil eines seelischen Zusammenhanges gegeben, die
Reaktion auf ein Motiv. Und der andere gibt mir entweder Anlaß, das Motiv
zu erraten, nach Analogie meiner eigenen Motivierbarkeit, oder er teilt mir
sein Motiv mit, und dann mache ich mir klar, warum er auf Grund dieses Motivs
und seiner eingefühlten Eigenart so reagieren mußte, wie er es tat. Es ist klar,
daß dies zum Teil auf Schlußweisen bei mir beruht. Man sieht aus diesen wenigen
Bemerkungen schon, daß die Einfühlung eine ganze Reihe verschiedenartiger
seelischer Hinwendungen zum anderen Ich einschließt, daß sie ihre Fehlerquellen
und Unsicherheiten hat und daß sie ständig mit Reflexionen und Schlußweisen
durchsetzt ist. Sie rückt schrittweise vor und wird erst allmählich unter steter
Erfahrungskontrolle zu wirklichem formulierten Wissen.

Es ist aber noch etwas Besonderes um diese Einfühlung. Erfasse ich doch
seelische Vorgänge an anderen Ichen, von denen ich gewiß bin, daß sie in mir
niemals aufgetreten sind, ja sogar niemals sich verwirklichen könnten. Mein
individuelles Seelenleben ist hinsichtlich dessen, was wirklich in ihm vorgegangen ist und vorgeht, begrenzt und besonders geartet; diese Begrenzung und
Eigenartung macht ja gerade seine Individualität und sein Verschiedensein
von anderen Individualitäten aus. An anderen Individualitäten erfasse ich
dennoch gerade dasjenige Seelische, welches sie von mir unterscheidet, das heißt
also, welches zu meinem Seelengeschehen und seiner Eigenartung nicht zugehörig
ist. Das Ich ist fähig, seine eigenen Grenzen im Erfassen von Seelischem an
fremden Ichen zu überschreiten. Mit der Einfühlung tritt das Ich in einen Ent-
selbstungsvorgang ein; es reißt die durch Wirklichkeit und Entwicklung in ihm
gesetzten Schranken ein, und dadurch tritt es in den potentiellen Besitz aller
seiner Möglichkeiten: alles dessen, wozu es fähig gewesen wäre, aber kraft seiner
eigenen Leitlinie nicht gelangen konnte. Und aus diesen ihm zufallenden Möglichkeiten tritt eine potentielle Erweiterung der Ichgrenzen ein, die das Ich
befähigt, auch solches einzelnes Seelengeschehen an fremden Ichen einfühlend
als diesen zugehörig zu erfassen, welchem bei ihm selber nicht Wirkliches entspricht und entsprechen kann. Alle Einfühlung beruht auf dieser Kunst der

Entselbstung, der Aufgabe eigener Grenzen, des Zurückgewinnens eigener verschütteter Möglichkeiten. Mehr sei vorerst hierüber nicht gesagt.

Es wird aber schon aus den bisherigen Ausführungen klar geworden sein, von welch tiefer Bedeutung zwei Sätze Alfred Adlers sind: der Satz von der ursprünglichen seelischen Gleichheit aller Menschen — in einem richtig verstandenen Sinne — und der Satz vom Gemeinschaftsgefühl oder, wie man wohl auch sagt, vom „Wirerleben" als der Erweiterungs- und Grundform des Icherlebens. Ohne diese beiden individualpsychologischen Grundsätze wäre die Möglichkeit der Einfühlung nicht vollziehbar. Darauf sei hier lediglich hingewiesen.

II. Beziehungen zur geisteswissenschaftlichen Seelenlehre.

Was ist das Individuelle, Ichhafte an seelischen Phänomenen? Eine Forschung, die dieses Erkenntnisziel anstrebt, muß grundsätzlich und entscheidend entgegengesetzt eingestellt sein, als alle unsere sonstigen wissenschaftlichen Arbeitsweisen. Wenn sie das Wesen des Einmaligen, Unwiederholbaren, Einzigartigen mit spezifischen Erkenntnismitteln zu erfassen versucht, so tritt sie damit in einen absoluten Gegensatz zu allen unsern Erkenntnisweisen von Natur. Diese richten sich auf das allgemeine Gesetzmäßige, auf die Unterordnung der jeweiligen Erscheinungen und Vorgänge unter notwendige und allgemeine Gesetze, auf Bestimmung und Erklärung des zufällig Gegebenen aus allgemeingültigen Notwendigkeiten. Jede Wissenschaft vom Individuellen muß, um möglich zu sein, den grundsätzlich entgegengesetzten Weg zu gehen versuchen. Gibt es diesen Weg?

Heinrich Rickert war seit Leibniz der erste Denker, der die Frage nach der Erkenntnis des Individuellen mit solcher methodologischen Kühnheit und Intransigenz aufstellte und zu lösen versuchte. Auf den von ihm errichteten Grundstock erkenntniskritischer Erwägungen baute die moderne Geschichtsphilosophie weiter; Namen wie Simmel, Windelband, die Brüder Weber, Troeltsch u. a. sind hier zu nennen. Die Überlegungen, die diesen Versuchen individualwissenschaftlicher Konstruktion zugrunde liegen, lassen sich in größter Kürze etwa so zusammenfassen: das Wesentliche am Individuellen ist offenbar dasjenige Moment, wodurch es sich von allen andern unterscheidet. Wodurch aber unterscheiden sich Individualitäten voneinander? Offenbar durch dasjenige, was für eine jede von ihnen ihre Eigenart ausmacht, ihr Eigengesetz — wobei unter „Gesetz" der Inbegriff dessen verstanden wird, was die notwendige Zugehörigkeit aller individuellen Eigenschaften zu der Persönlichkeit ihres Trägers bedingt. Diesen Begriff des „individuellen Gesetzes", der „notwendigen Eigenart", gilt es logisch und erkenntniskritisch zu bestimmen. In ihm liegt nicht die Bedeutung einer objektiven und verallgemeinerungsfähigen Regel; sondern im individuell Notwendigen, in der „Persönlichkeitsnote", liegt die Beziehung des Individuellen in seiner besonderen Bedeutung auf eine Norm. Und zwar nicht auf eine statistisch-numerische Norm, überhaupt nicht auf eine deskriptive Normalität, die ja selber wieder nur aus Allgemeinem, Unindividuellem zusammengesetzt wäre und in dieser Zusammensetzung entweder überhaupt zufällig oder naturgesetzlich kausalisierbar erschiene. Die Norm, mit bezug auf welche eine Persönlichkeit gerade in ihrer Eigenart als bedeutsam gilt, als herausgehoben und von allen andern unterschieden: diese Norm ist eine thetische, eine Wertnorm. Damit ist nicht gesagt, daß die Erkenntnis ihrer Bedeutsamkeit mit Bezug auf diesen vorausgesetzten Wert nun auch ihrerseits eine Werterkenntnis sei; sie kann vielmehr eine reine Seinswissenschaft sein. Aber ihr Ziel ist es, diese Bedeutsamkeit mit Beziehung auf einen vorausgesetzten Wert als das innere individuelle Wesensgesetz, als das eigentlich Notwendige und Bestimmende an einer Individualität zu erfassen.

So verfährt die Geschichte bei der Darstellung historischer Persönlichkeiten. Sie erfaßt diese Persönlichkeiten abbildend in demjenigem, wodurch sie sich jeweils von allen anderen unterscheiden, wodurch sie einzigartig und unwiederholbar sind. Sie erfaßt sie freilich nicht in der ganzen Fülle ihrer seelischen Vorgänge; diese Vorgänge im einzelnen sind ihr sogar gleichgültig, insoweit sie nicht jene Bedeutsamkeit der erfaßten Persönlichkeit mit besonderer Prägnanz widerspiegeln. Es braucht unter Umständen nur ein winziger Bestandteil der Persönlichkeit zu sein, der ihre historische Bedeutsamkeit ausmacht, der ihren „Geist" ausmacht, dasjenige, was unter historischen Gesichtspunkten das individuell Wesentliche an ihr ist. Mit Bezug auf diese Bedeutsamkeit wird die historische Persönlichkeit als ein Idealtypus konstruiert; dies einzige Merkmal nämlich wird übersteigert, und von allem anderen wird abgesehen. So ist Cato der Selbstlos-Unerbittliche, Cicero der gewandte feige Opportunist: Was ein jeder von beiden sonst noch ist, und wenn es mit dem empirischen Leben und Erleben dieser Menschen auch noch so eng verknüpft wäre, das kümmert diese Art der Erfassung des Persönlichkeitswesens und seiner Bedeutsamkeit nicht. Die Skala der Werte, unter welcher diese Erfassung des Persönlichen geschieht, ist subjektiv, sie liegt ihrerseits in der Persönlichkeit des Geschichtsschreibers, seiner Ziele und Zwecke. Seien wir uns darüber klar, daß diese persönliche Art von Wissenschaft zwar sehr viel mit dem individuellen Weltbild des Historikers, aber auch nicht das geringste mehr mit der nüchternen Sachlichkeit objektiver wissenschaftlicher Empirie zu tun hat. Der Geist eines Forschers projiziert seine eigenen Normen in die Wirklichkeit hinein; sie erhält dadurch in bezug auf diese Normen einen bestimmten Sinn; und jede historische Persönlichkeit erfüllt in besonderer und eigenartiger Weise diesen Sinn in bezug auf die Normen, den Sinn, welchen der Geschichtsschreiber in der Historie realisiert sieht. Die Zusammenhänge von Ursache und Wirkung sind nicht mehr diejenigen einer Mechanität, sondern diejenigen sinnvoller zielhafter Zuspitzung.

Es gibt also hiernach Individualität überhaupt nur insofern, als sie ihre Idee, ihren Idealtypus verwirklicht, als sie Träger eines besonderen Geistes, Symbol eines besonderen historischen oder sonstigen Sinnes ist, Abbild eines besonderen individuellen Gesetzes ist. Darüber hinaus kommt sie nicht in Frage. Alles andere an ihr liegt in wesenlosem Scheine.

Dies ist eine Einstellung, völlig parallel derjenigen, mit der wir uns einem Kunstwerk zuwenden und die wir als ästhetische Beurteilung bezeichnen. Auch unser Nacherleben des Kunstwerkes ist dadurch charakterisiert, daß wir seine Einzigartigkeit, sein Wesen, seine Bedeutsamkeit auf Normen in uns beziehen, die wir im Kunstwerk sinnvoll verwirklicht vorfinden. Der Unterschied beider Betrachtungsweisen liegt darin, daß die ästhetische Einstellung eine anschauliche ist, diejenige des Historikers zu seinem Vorwurf aber eine denkerische und denkerisch-gestaltende.

Es ist eine schwerwiegende grundsätzliche Frage, ob diese Art der Einstellung des Historikers überhaupt noch Wissenschaft ist. Zwar ist die logische und theoretische Grundlegung derselben vielfach versucht worden, aber niemals ist sie einwandfrei gelungen; niemals hat sich eine Sicherung ihrer Anwendung in der gleichen Weise geben lassen, die sonst den Wissenschaftscharakter einer Wissenschaft verbürgt. Immer hat die Persönlichkeit des Betrachters die wesentlichste Rolle in der Gestaltung historischer Vorwürfe zu spielen, und damit ein subjektives Moment, ein Moment von Willkür und Zufall, welches der strengen Wissenschaft fremd ist. Daher verzerren sich historische Darstellungen von Persönlichkeiten der Gegenwart so arg, je nach den politischen

Normen der Biographen. Den „Richterstuhl der Geschichte" gibt es ganz gewiß nicht im Sinne eines objektiven Forums; und nur zu oft behält Nietzsches Hohnwort recht: Historie beruhe auf Plebejerneugierde.

Es ist hier nicht der Ort, die einzelnen erkenntniskritischen und logischen Substruktionen der geschichtsphilosophischen Schulen kritisch zu erörtern. Es sei daher lediglich verzeichnet, daß von logischer und erkenntnistheoretischer Seite her exakte und schwerwiegende Untersuchungen vorliegen, welche die Logik der „idealtypischen Begriffsbildung" und die Konstruktionen von „individueller Kausalität" als unhaltbar erscheinen lassen. Nehmen wir selbst an, daß die Zukunft hier vielleicht klarere Grundlagen schaffen werde, so bleibt zu sagen: Auf solche Weise kann man das Bezeichnende eines individuellen Seelenlebens nur mit Bezug auf Wertskalen zu erfassen versuchen, welche der ästhetischen Sphäre, derjenigen der künstlerischen Gestaltung, der ethischen oder der weltanschaulichen schöpferischen Sphäre angehören, oder welche gewisse Beziehungen des einzelnen Seelenlebens zu den Gemeinschaftswerten oder den Kulturwerten in besonderer Weise beleuchten. Der „gewöhnliche Mensch" bleibt diesem Verfahren fremd. Und wie weit entfernt sich dieses in seiner praktischen Anwendung von der vorbildlichen sachlichen Nüchternheit der wirklich großen Historiker, etwa eines Ranke! Nehmen wir gerade dies subjektive Moment in aller historischen Biographik und die unvermeidliche persönliche Willkür derselben ernst, so werden wir uns dem Schlußurteil nicht entziehen können: eine wissenschaftliche Individualpsychologie kann auf solchem Grund nicht ruhen. Ihre geschichtsphilosophische Begründung ist ein unfruchtbares Unternehmen. Und nichts zeigt schärfer die Richtigkeit unserer Meinung, die Unzulänglichkeit der geschichtsphilosophischen Methodologie, als das rasche Aufblühen der Soziologie. Wie sich diese hinsichtlich ihrer allgemeinen Grundlagen auch geben möge: als autonome Wissenschaft, als ökonomische Dynamik, als Biologie des sozialen Organismus, als Gruppenpsychologie usw. — in all diesen Formen, ja in ihrem bloßen Dasein verrät sich das unabweisbare Bedürfnis, die historische Biographik zu ergänzen, zu überwinden, aus ihren eigenen Schlingen zu befreien. Es ist eben nicht möglich, Wissenschaft vom einzelnen Menschen zu treiben, ohne gleichzeitig Wissenschaft von der Gemeinschaft zu treiben; Individuum und Gemeinschaft sind hinsichtlich ihrer organischen Existenz und ihrer psychischen Struktur voneinander völlig unablöslich; die Logik, die Erkenntnistheorie, die Psychologie, die zwischen diesen beiden Polen einer unauflöslichen Relation trotz allem einen Schnitt zu legen versuchte, muß notwendig falsch sein. Nur eine solche Individualpsychologie kann richtig sein, welche das Individuum dauernd unter dem Gesichtspunkt der Gemeinschaftsbeziehung sieht und seine Struktur und Eigenart aus dieser Gemeinschaftsbeziehung heraus bestimmt. Diese einfache und natürliche Feststellung weist bereits darauf hin, wie vieles im Grundsätzlichen wie im Einzelnen Geschichte und Soziologie vom Werke Alfred Adlers zu erwarten haben.

Es wird nicht Wunder nehmen, daß die geschichtsphilosophischen Versuche nicht die einzigen gewesen sind, das Wesen der seelischen Individualität gerade von der besonderen Ausprägung ihrer Geistigkeit her zu erfassen. Natürlich kann man zwei Wege gehen, um die einzelne Seele zu begreifen. Man kann ihre persönlichen Ausprägungen auf jenes Fundament zurückführen wollen, das unser aller Mutterboden ist und dem wir uns unter den Blickweisen der Biologie, der Entwicklungslehre, der Triebpsychologie gegenüberstellen mögen — das Elementare, Artgemäße. Das Postulat wäre, daß auch alles Persönlichste letztlich in irgend einer Weise hier bedingt sein muß. Aber „was uns alle bändigt", von dem gilt zugleich das Schillerwort: es liegt „hinter uns in wesenlosem

Scheine". Es ist eben nicht wesenhaft das Ich oder das Du, welches aus diesem gemeinschaftlichen artgemäßen Fundament zu seiner besonderen Einzigartigkeit herauswuchs. Auch das Geistige in uns ist Gemeinschaftserbe — aus welchen Grundlagen man weltanschaulich auch geneigt sein mag diesen Besitz herzuleiten. Und wenn wir die einzelnen Persönlichkeiten an ihrer jeweiligen individuellen Geistigkeit unterscheiden, so ist das erste, noch unformulierbare Kennzeichen der Unterschiedenheit gerade das Irrationale des Geistigen, welches uns unmittelbar unsere Einfühlung gibt. Es mußte dem deutschen Idealismus mit seiner Überbetonung des Geistigen als des spezifisch Menschlichen naheliegen, die aufs Individuum gerichtete Erkenntnis an dem Punkte einzusetzen, wo in der Persönlichkeit das objektiv-Rationale irrational und damit individuell wird; und eben diesen Punkt bezeichnet nichts mit eindringlicherer Evidenz als unsere Einfühlung ins fremde Ich. Seit Volkelt und Lipps uns die Einfühlung als ursprünglichste Quelle der Erkenntnis des Mitmenschen in seiner Individualität zugleich erhellt und verdunkelt haben, um vor ihrem Erkenntnisanspruch zuletzt nach fast heroischem Kampfe zu resignieren, ist für die geisteswissenschaftliche Bewältigung der Individualitätsfrage ein neuer Weg gebahnt worden. Auf ihn drängten die Bedürfnisse der Ethik, der idealistischen Pädagogik und Seelsorge schon lange hin.

Die Einfühlung einmal als gegeben vorausgesetzt, so ließe sich nämlich fragen, ob es nicht das einfachste wäre, die Ergebnisse der Einfühlung ohne weiteres als wissenschaftliche Erkenntnis zu nehmen und die weitere Verarbeitung derselben darauf zu beschränken, daß man sie in sich ordnet und zusammenbaut, genau so, wie sie in ihrer Bezogenheit auf das eingefühlte Fremddich auftreten. Man könnte versucht sein zu glauben, daß man auf diesem Wege eine abbildende Beschreibung der Struktur des fremden Ich in ihrer Ganzheit erhalte. Diese Richtung wird seit Dilthey vielfach eingeschlagen, wobei der Strukturbegriff von der Gestalttheorie her neuerdings eine interessante Fundierung erfahren hat. Dilthey unterstellt die Einfühlungsvorgänge einer besonderen Erkenntnisweise von Seelischem, die als „Verstehen" bezeichnet wird. Er nimmt für diese Erkenntnisweise in Anspruch, eine letzte, nicht weiter zurückführbare Form des unmittelbaren Wissens zu sein, von genau der gleichen Erkenntnisgeltung wie jede Anschauung. Dies Verstehen ist eine evidente erkennende Hinwendung einer Seele zur anderen; seine Ergebnisse bedürfen keiner weiteren Begründung; sie sind in einer eigenartigen Weise unmittelbar gewiß. Dem Verstehen sind nicht nur die Zustände des Fremddichs unmittelbar gegeben, sondern auch die Weisen des seelischen Zusammenhängens, Auseinanderhervorgehens, Bedeutens und Motiviertseins. Das seelische Zusammenhängen gehorcht nicht dem Kausalgesetz, sondern einer davon völlig verschiedenen Verknüpfungsform: nämlich dem vom jeweiligen Ich hergenommenen Sinn. „Strukturen" im Seelischen sind solche neuen Sinngebilde, die dem Ganzen der Persönlichkeit gemäß sind.

Es handelt sich hier zweifellos um eine Individualpsychologie, welche in ihrer Tendenz der verallgemeinernden Seelenlehre grundsätzlich entgegensteht. Bedenken müssen sich in erster Linie gegen die unmittelbare Erkenntnisqualität des Verstehens richten. Diese Erkenntnisqualität ist eine bloße Fiktion. Gewiß ist Einfühlung in Zustände ein unmittelbares Innewerden, welches wissenschaftlicher Erkenntnis zugrunde liegt; aber sie ist nicht selber schon wissenschaftliche Erkenntnis. Bedenken richten sich ferner dagegen, seelische Zusammenhänge von der kategorischen Einordnung in die Kausalität auszunehmen. Wie wir es auch betrachten mögen: wir werden nie um die Tatsache herumkommen, daß das Motiv eines Gefühls, einer Reaktion oder Handlung auch die Ursache derselben ist; diese beiden Betrachtungsweisen lassen sich nicht trennen. Allerdings liegt in dem Sinn, den eine Handlung mit Bezug auf ein Motiv oder den ein Zeichen mit Bezug auf seine Bedeutung hat, noch etwas, was zur Kausalität in besonderer Weise hinzukommt. Wir werden noch sehen, wie dieser Sinn mit der Ichbezogenheit des psychischen Einzelgeschehens zusammenhängt und erkenntnismäßig fundierbar ist. Aber wir lösen ein solches Problem nicht, indem wir einfach dekretieren: den Sinn „verstehen" wir eben, und solches „Verstehen" bedarf keiner weiteren Begründung. Es ist ferner sicher, daß wir, wie man auch sonst über das Verstehen denken mag, Zusammenhänge von Fremdseelischem nicht mit der gleichen Unmittelbarkeit und Evidenz erfassen wie Zustände fremder Iche. Erstere erfordern viel mehr Reflexionen und Schlüsse. Auch hier zeigt sich die Fragwürdigkeit des „Verstehens" als letzte Erkenntnisquelle. Endlich ist der Strukturbegriff dieser Lehre bedenklich. Struktur ist das Formgesetz eines psychischen Gebildes, sein „Gesamtcharakter", die Korrelation der zu seiner Gestaltung beitragenden Vollzüge. Diese Strukturen können gewiß individuell bestimmt sein; aber das braucht nicht ihr Wesen auszumachen. Die Struktur der Wahrnehmungsgebilde ist z. B. eine jenseits aller Individualitäten grundsätzlich gleichartige. Es gibt also psychische Strukturen von nicht-individueller Gestalt.

Die praktische Auswirkung dieser „verstehenden" Psychologie ist freilich keine geringe. Überall, z. B. in der Pädagogik, in der Psychopathologie und in der Seelsorge, tritt sie in die Erscheinung. Und es läßt sich nichts dawider sagen — denn theoretische Bedenken besagen niemals etwas gegen die praktische Lebendigkeit. Aber eben diese praktische Auswirkung psychologischen Verstehens ist keine Wissenschaft oder wissenschaftliche Erkenntnis, sie besteht in nichts anderem als einer ersten Ordnung und Typisierung geläufiger Einfühlungserfahrungen der Menschenkenntnis. Eindringlicher und einprägsamer als der Wissenschaftler leistet sie der Künstler, etwa der Novelle oder des Romans. Wo sie aus dem vorwissenschaftlichem Stadium hinaustritt, um Wissenschaft zu werden, da werden ihre Inhalte dünn und abstrakt. Gering sind die konkreten Gewinne im Verhältnis zu den umfangreichen programmatischen und methodologischen Untersuchungen und Ansprüchen. Man sehe etwa, wie in Sprangers „Lebensformen" richtige und gut gesehene Intuitionen sich mit einem maßvollen, intellektualisierenden Akademismus verdünnen, bis an Stelle lebensnaher und echter Persönlichkeitsgestalten blasse theoretische Rahmen übrig bleiben. Wenn die verstehende Psychologie wissenschaftliche Festigung und Bereicherung erfahren kann, so wird diese sich nur auf dem Wege der Angleichung an Adlersche Gedankengänge herstellen lassen. Für die Gangbarkeit dieses Weges besteht bereits ein Beispiel von überragender Größe: Friedrich Nietzsche, dieser konzeptionskühnste und differenzierteste Psychologe des „Verstehens", ist gleichzeitig auch der erste Schöpfer jener psychologisch-dynamischen Sinngebung, die später in Adlers Individualpsychologie ihre wissenschaftliche Systematisierung erfahren hat. Mehr als bisher sollten die Schüler Alfred Adlers sich zugleich auch als psychologische Schüler Friedrich Nietzsches bekennen.

Ein weiterer Weg der Seelenkunde, der sich grundsätzlich von ihren früheren Wegen unterscheidet, das Individuelle in seiner Wesenseigenart anstrebt und dadurch enge Beziehungen zu derjenigen Individualpsychologie gewinnt, die in diesem Werke zur Darstellung gelangt, verläuft in enger Nachbarschaft zu dem der verstehenden Psychologie, wenn auch sein Unterbau ein anderer ist. Es ist der Weg der phänomenologischen Forschung. Die Phänomenologie des individuellen Seelenlebens gleicht auch insofern der verstehenden

Psychologie, als sie in der praktischen Anwendung ein vorwissenschaftliches Stadium nicht zu überschreiten vermag. Da es sich bei der Phänomenologie um eine Denkweise handelt, die sich als individualpsychologisch fruchtbar und werthaltig erweist, seien ihr einige Worte gewidmet.

. Die phänomenologische Betrachtung will es sich zur Leitlinie ihrer erkennenden Einstellung auf Psychisches machen, dies Psychische in möglichster Gemäßheit an die Weisen, wie es vor dem individuellen Bewußtsein erscheint, abzubilden, das Immanent - Wesentliche an diesen Erscheinungsweisen vor dem individuellen Bewußtsein zu erfassen. Wenn wir eine derartige Forschungseinstellung nach dem jetzigen Sprachgebrauch als Phänomenologie bezeichnen, so greifen wir nur eine der Bedeutungen dieses Wortes damit heraus.

Aus wissenschafts-historischen und philosophischen Gründen haftet dieser Bezeichnung eine Vielzahl von Bedeutungen an; ihr Anspruch an wissenschaftliche Geltung und Tragweite ist je nach der erkenntniskritischen Auffassung, welcher der einzelne Forscher zuneigt, ein verschieden umgrenzter und begründeter. Um jegliche Diskussion dieser Grundsätze abzuschneiden, stellen wir hier einfach unseren Standpunkt fest: Phänomenologie bedeutet uns eine empirische psychologische Betrachtungsweise von besonderer Methodik. Wenn also jemand andere Auffassungen mit dieser Bezeichnung verbindet, so berührt das den hier gemeinten Begriff von Phänomenologie nicht. Ob noch andere Begriffe von Phänomenologie möglich sind, die auf ihren Erkenntnisanspruch zu werten seien, das soll uns hier nicht interessieren. Es sei lediglich gesagt, daß tatsächlich die gegenwärtige phänomenologische Schule ihre Blickweise nicht für eine empirische, sondern — irrigerweise — für eine apriorische geistige Intuition hält.

Wenn also hiernach die Phänomenologie eine psychologische Betrachtungsweise von eigener Art ist, so müssen wir uns fragen, wodurch sie sich von anderen psychologischen Erkenntnisweisen abhebt. In der allgemeinen Struktur aller erkenntnismäßigen Erfassung von Seelischem, sie befolge welche Methode immer, liegt der vorgezeichnete Weg von der Einfühlung über die Abstraktion zur Beschreibung und zum Gesetz. Was die einzelnen psychologischen Erkenntnisweisen voneinander unterscheidet und was auch der Phänomenologie ihre besondere Stellung zuerteilt, das ist die Verschiedenheit des leitenden Gesichtspunktes für die Abstraktion, die Verschiedenheit der heuristischen Prinzipien, die der beschreibenden Klassifikation zugrunde liegen, und die Verschiedenheit der Prinzipien für die Gesetzbildung. Die Phänomenologie ist und will sein eine beschreibende Erkenntnisweise von Psychischem; sie schreitet nicht bis zur Erklärung fort, ja sie erreicht nicht einmal das Stadium systematischer Klassifikation. Als beschreibende Psychologie muß sie ihre Besonderheit haben in der Art, wie sie beschreibt, in der Leitlinie, welche sie für ihre Abstraktionen als maßgebend ansieht. Dahin zielt unsere Bestimmung: sie erfaßt beschreibend das „Immanent-Wesentliche" dessen, was vor dem individuellen Bewußtsein erscheint. Sie erfaßt es in den möglichst adäquaten Weisen seines Erscheinens. Das soll besagen: sie gebraucht für ihre Begriffsbildungen und Beschreibensweise keine zugrunde liegende allgemeine Theorie, sie lehnt sich in ihren Abstraktionen aufs engste an das individuelle Bewußtsein an, sie sucht die Gesichtspunkte ihres Beschreibens darin zu finden, was in bezug auf dieses individuelle Bewußtsein für das Auftreten von Phänomenen und ihre Bildungsweisen das Wesentliche ist. Mit dem Worte „immanent-wesentlich" sind alle unterstellten theoretischen Hilfskonstruktionen abgewiesen; diese Beschreibung will „vortheoretisch" sein. Sie will möglichst vollständig und individuell gemäß sein. Nun wissen wir freilich schon: Alles Beschreiben ist immer ein Verallgemeinern, ein Herausheben von Wesentlichem und Fortlassen von Unwesentlichem. Aber was für die Phänomenologie als wesentlich und unwesentlich zu gelten hat, das soll lediglich aus der Eigenart der individuellen Phänomene und der Weise ihres Erscheinens vor dem individuellen Bewußtsein hergeleitet werden. Um uns dies zu verdeutlichen, stellen wir uns etwa vor, jemand nehme auf einer Wiese ein Reh wahr. Man kann diesen Vorgang auf verschiedene Weisen beschreiben. Man kann den Wahrnehmungsvorgang beschreibend zergliedern, die dabei mitwirkenden Funktionen bezeichnen, man kann den Wahrnehmungsinhalt wiedergeben: so ergeben sich Verallgemeinerungen objektivierender Art. Diese verallgemeinernden Einstellungen, die vom Ich fortführen, sind in der Phänomenologie nicht gemeint. Die Phänomenologie würde sich einstellen auf das „mit Bezug auf das individuelle Bewußtsein Rehartige" des Erlebens. Sie intendiert also das Gebiet des Erlebens und seiner Eigenartung je nach der Individualität des erlebenden Ichs.

Diese Einstellung ist sicher eine bedeutsame Vervollkommnung unserer beschreibenden Methoden. Sie ist diejenige, bei welcher wir unser Gegenstandsgebiet am individuellsten und am meisten „von innen her" erfassen. Sie ist die erste Objektivierung einer bis zum Kern getriebenen Einstellung. Freilich aber kommt man mit ihr nicht sehr weit in die eigentliche Verwissenschaftlichung der Einfühlungsergebnisse hinein. Ordnung und Klassifikation erfordern immer schon stärkere Verallgemeinerungen und Entindividualisierungen des Stoffes, als der Phänomenologie wesensmäßig entspricht. Sie schaltet sich also vor diejenigen deskriptiven Erkenntnisweisen vor, welche zur Ordnung und Klassifikation und von da aus weiter führen. Sie wird immer der Ergänzung von der Seite der Funktionspsychologie fähig sein. Man kann bei ihr allein nicht stehen bleiben. Sie gibt uns zunächst nur das Zuständliche des Erlebens in seinem Individualcharakter; sie gibt es uns freilich schon befreit von Zufälligem und Unbezeichnendem. Aber sie verarbeitet es nicht weiter. Die Möglichkeiten einer weiteren Verarbeitung sind mannigfache. Jede dieser Möglichkeiten ist diejenige einer besonderen wissenschaftlichen Methode. Insofern ist die Phänomenologie gleichsam die grund- und vorwissenschaftliche Einstellung aller verschiedenen möglichen späteren Einzelverfahren.

Aber das Verhängnis dieser Betrachtungsweise ist es, daß sie zugleich versuchen muß, schon selber eine eigene Wissenschaft zu sein, das heißt in ihren Beschreibungen zu verallgemeinern und zu objektivieren, und daß sie dennoch das Individuelle in seiner Eigenartung zu treffen versucht. Beiden Zielen zugleich genügt sie in der Ausführung niemals ganz. Sie kann es nicht, weil diese beiden Ziele hinsichtlich ihrer Erreichbarkeit einander ausschließen. Dennoch bleibt ihr Vorzug, uns die Phänomene als Erlebnisse in ihrer individuellen Erlebensweise mit Gemäßheit und Lebendigkeit zu vergegenwärtigen, ohne ihren Eigencharakter vom erlebenden Ich loszulösen und zu verwischen.

Was die Individualpsychologie mit der Phänomenologie verbindet, ist die beiden gemeinsame Richtung auf das Ich als das Zentrum des Erlebens und der Aktivität. Es ist ein eigenartiger und für die Individualpsychologie durchaus ermutigender Anblick, daß die phänomenologische Praxis sich von den Bedenken, die aus den theoretischen Grundlegungen entfließen, ganz freihält. Es findet sich etwa in Österreichs „Phänomenologie des Ich", in den psychologischen Arbeiten Schelers, in den psychopathologischen Forschungen von Jaspers, Kurt Schneider und Mayer-Groß eine intuitive und feinfühlige Erfassung des Fremddichs in seinen Äußerungs- und Erlebensweisen — und vielfach eine Sinndeutung derselben, die zu dem theoretischen Unterbau dieser Forschungsrichtung kaum mehr Beziehungen aufweist.

III. Beziehungen zur empirischen und experimentellen Psychologie.

Auch abgesehen von den bisher genannten, grundsätzlich individualpsychologischen Arbeitsweisen geisteswissenschaftlicher Herkunft hat sich in der wissenschaftlichen Seelenkunde die von Lotze zuerst eingeschlagene Richtung auf das Ich, auf die Individualität in der geschichtlichen Entwicklung der gesamten neueren Psychologie allmählich immer mehr durchgesetzt. Vor 15 Jahren konnte man geradezu von einer Krise in der gesamten psychologischen Forschung sprechen, deren Methoden sich vor dieser Zentralfrage überlebt zu haben schienen. Lange Jahrzehnte hindurch war, unter der Führung von Fechner, Wundt und anderen großen Forschern, Psychologie geradezu identisch mit Experimentalpsychologie gewesen. Der eine der beiden Gesichtspunkte Lotzes, der naturwissenschaftliche, hatte sich in der experimentellen Methodik zur absoluten Siegesherrschaft entwickelt. Zweifel an dieser Vorherrschaft des Experiments, die zuerst Lipps (1895) formuliert hatte, verhallten. Lipps freilich hat sich in der Folgezeit mehr und mehr von der naturwissenschaftlichen Psychologie fortentwickelt. Auf dem Umweg von Untersuchungen über das Wesen des ästhetischen Eindrucks kam er zu der Frage nach dem Wissen vom Fremddich und zu der Analyse der Einfühlung, deren Begriff schon zur Zeit der Romantiker gebildet und von Vischer und Lotze in die wissenschaftliche Seelenkunde übernommen worden war. Daß die Analyse der Einfühlung und des Gegebenseins von Seelischem, um die Lipps sich bemühte, nicht völlig gelang, liegt vielleicht daran, daß Lipps die für alle Individualpsychologie grundlegende Relation zwischen Gemeinschaft und Ich nicht in voller Bedeutung erfaßte. Gerade seine bedeutendsten Schüler Pfänder, Geiger und Scheler sind zur Phänomenologie Husserls übergegangen.

Etwa gleichzeitig mit Lipps stellte Dilthey neben die naturwissenschaftliche Psychologie seinen schon skizzierten Entwurf einer beschreibenden und zergliedernden Psychologie, welche an den Geisteswissenschaften orientiert sein, das Verstehen zur Erkenntnisquelle haben und die Wesensart der Individualität erfassen sollte. Die Experimentalforschung, soweit sie diesen Stimmen überhaupt Beachtung schenkte, versuchte daraufhin, auch die höheren Leistungen und Erscheinungen des Seelenlebens ihrem Verfahren zu unterwerfen. Es sei hier nur an Wirths experimentelle Analyse der Bewußtseinserscheinungen, an Namen wie Schumann, Ebbinghaus und G. E. Müller erinnert. So viel diesen Forschern zu verdanken ist, so blieben ihre Arbeiten doch stets in organischem Anschluß an die Wirkensspur Wundts; grundsätzlich neue Blickweisen, grundsätzlich neue Entscheidungen brachten sie nicht mit sich. Sie enthoben die Psychologie nicht der Gefahr, ein Anhängsel der Physiologie mindestens in methodischer Hinsicht zu werden. Die Krise, von der vorhin gesprochen wurde, entstand vielmehr mit ihrer umwälzenden Bedeutung inmitten des Schülerkreises von Wundt selber. Sie knüpft sich an die Arbeiten von Külpe, der mit seinen Schülern der experimentellen Analyse der Urteilsvollzüge und des Denkens neue Wege wies. Es sei an die Namen und Arbeiten von Külpe, Bühler, Marbe, Ach, Lindworsky u. a. erinnert. Hierbei ergab sich ganz von selber eine Neuerung, deren Konsequenz für die experimentelle Arbeit nahezu unübersehbar war. Alle diese Forscher mußten nämlich, um ihren Fragestellungen gewachsen zu sein, zwar von experimentellen Versuchen ausgehen: aber die Versuchsperson hat bei ihnen nicht mehr lediglich die durch die Versuchsanordnung gegebene Aufgabe zu erfüllen; sie muß vielmehr vor allem zugleich systematische Selbstbeobachtung üben, die sich auf alle inneren

Erscheinungen und Veränderungen erstreckt, die durch die Aufgabe und deren Ausführung mitgebracht werden. Diese systematischen Selbstbeobachtungen überwiegen an Wichtigkeit die Versuchsleistung selber bei weitem. Ihre Auswertung ermöglichte es erst, hinsichtlich der Psychologie des Denkens usw. überhaupt zu positiven Ergebnissen zu gelangen. Mit dieser Neuerung hat sich der Wert des Experimentes in der Psychologie grundlegend gewandelt. Früher diente es zum Mittel, die innere Selbstbeobachtung möglichst auszuschalten, als eine Quelle von Irrtümern und Subjektivitäten. Zu diesem Zwecke war das Experiment ja eingeführt worden: als ein objektives, nach Belieben wiederholbares und meßbares Geschehen. Nunmehr aber wird das Experiment gänzlich dieser Bedeutung beraubt. Es dient nicht mehr zur Ausschaltung und zum Ersatz der inneren Wahrnehmung, sondern ganz im Gegenteil zu ihrer Anregung und Bereicherung. Es wird zur bloßen Gelegenheit, eine umfassende introspektive Analyse zu ermöglichen unter möglichst gleichförmig variierbaren und begrenzbaren Bedingungen. Damit war zum ersten Male zugestanden, daß die frühere Stellung des Experimentes in der psychologischen Forschung auf einem grundsätzlichen Irrtum beruhte. Ein Trugschluß war es gewesen, anzunehmen, daß das Experiment es ermöglichen könne, um die innere Selbstbeobachtung jemals völlig herumzukommen. Gewiß ist es leicht, während des einzelnen Versuches die Aufmerksamkeit von introspektiven Ablenkungen frei zu halten. Nach Comtes berühmten Ausführungen ist sogar psychologische Selbstbeobachtung während einer seelischen Leistung etwas absurdes. Aber schon Mill und später Lipps haben gezeigt, daß die Selbstbeobachtung in unmittelbarem Anschluß an den beobachteten Bewußtseinsvorgang nicht nur möglich ist, sondern tatsächlich stattfindet. Wir dürfen getrost weiter gehen: Schon um überhaupt eine experimentelle Aufgabe jeweils stellen und formulieren zu können, ist Selbstbeobachtung unumgänglich notwendig; man muß doch wissen, welche Bewußtseinsvorgänge oder was an ihnen man experimentell untersuchen will! Mag diese grundsätzliche Wandlung in der psychologischen Forschung auch ursprünglich eine methodische gewesen sein — es läßt sich nicht verkennen, daß hinter der methodischen eine tiefergreifende Umstellung vor sich gegangen ist. Solange man im Experiment den alleinigen Prüfstein psychischer Abläufe sah, war das psychische Geschehen gewissermaßen als ein Aggregat kausaler Beziehungen vorausgesetzt. In dem Augenblick, wo die Selbstbeobachtung den Primat erlangt, tritt der Ichbezug alles Psychischen in seine zentrale Stellung ein; aus dem Aggregat wird ein Organismus, aus der Psychologie wird Individualpsychologie. Es ist nicht damit gesagt, daß die experimentelle Methode in der Psychologie nunmehr ihres Wertes gänzlich beraubt sei; sie hat zwar ihre unumschränkte Herrschaft eingebüßt, aber wir werden an späterer Stelle noch andeuten, in welchen Richtungen es von Vorteil ist, die Bedingungen für irgendeine psychische Leistung durch Aufgabestellung einzuengen und gleichförmig zu machen. Daß wir dennoch psychische Vorgänge nicht mehr, auch wenn wir experimentieren, wie ein objektives Geschehen, einen abgeschlossenen Vollzug auffassen und erklären, sondern daß wir sie als ein lebendiges Sich-Vollziehen und Werden, als ein Erlebtwerden introspektiv verfolgen, ist ein Vorzug von kaum abschätzbarer Bedeutung. Erst durch diese Wandlung wird die Individualpsychologie in die Lage versetzt, auch experimentelle Methoden und Materialien für ihre eigenen Ziele heranzuziehen.

Der veränderten Stellung des Experimentes in der neueren Psychologie entsprach, vor allem dank der Erziehung zur inneren Selbstbeobachtung, eine ungewöhnliche Bereicherung des Wissens um die Mannigfaltigkeit seelischer Zustände. Die alten Formeln Wundts erschienen diesem neuen Wissen gegenüber ärmlich und ungenügend. Es zeigte sich, daß neue Formeln für umschriebene seelische Tatbestände insbesondere aus der Sphäre intellektueller und willentlicher Erlebnisse notwendig wurden, welche dem einfachen Spiel von Assoziation und Konstellation nicht überlassen werden konnten. So erklärt sich die Übernahme des Aktbegriffs aus der thomistischen Psychologie und die Einführung des Begriffs der Bewußtseinslage, der Bewußtheiten, der determinierenden Tendenzen und anderer ähnlicher Konzeptionen. Diese zerstörten zunächst die bisherige Systematik in ihrem Schematismus, sie bezeichneten ja insgesamt, auf mehr oder weniger exakte Weise, Bewußtseinszustände, welche nicht mehr in assoziative Elemente ausgelöst werden konnten, welche funktioneller Art sind, oder sie bezeichneten deren Bildungsprozeß.

Mit diesem Fortschritt griff die psychologische Forschung auf eine Schule zurück, welche anfänglich neben der Wundtschen im Schatten geblieben war, dann aber zu immer größerer Bedeutung gelangte. Es ist dies die Schule Franz Brentanos. Auch sie, dies sei sogleich gesagt, ist nicht etwa schon eine individualpsychologische Richtung. Aber in ihr sind doch Tendenzen wirksam, deren Fortsetzung unmittelbar in den Kern individualpsychologischer Fragestellung hineinführt. Der Ausgangspunkt bei der Psychologie Brentanos ist stets die Frage gewesen: Wie bildet sich das Bewußtsein seine Gegenstände mit Hilfe psychischer Vollzüge? Schon diese Fragestellung bringt die Schöpfung eines Begriffs mit sich, in welchem dem Ich eine zentrale Stellung zugewiesen wird — diejenige des objektivierenden Aktes. Bei Brentano verwirklichen sich objektivierende Akte psychologisch in drei grundverschiedenen Vollzugsweisen, welchen alles psychische Geschehen eingeordnet werden kann: in dem Vorstellen, dem Urteil und dem Lieben und Hassen. Es handelt sich nun darum, die Mannigfaltigkeit seelischer Erscheinungen auf diese drei fundierenden Funktionskreise analytisch zurückzuführen. Brentano stellte das Gesetz auf: Es muß so viele Klassen seelischer Funktionen geben, als es Weisen gibt, in denen sich Objekte vor dem Bewußtsein konstituieren. Da das Ich, was insbesondere bei Brentanos Schülern noch weit deutlicher wird, das eigentliche Zentrum aller Aktrichtungen ist, ließe sich dies Gesetz auch so aussprechen, daß sich alle psychischen Funktionen unter diejenigen Weisen einordnen lassen müssen, in denen das Ich sich auf Etwas richtet. Schon Meinong erweiterte diese Weisen des Sich-Richtens mit echter psychologischer Intuition über die drei Brentanoschen Grundklassen hinaus. Noch weiter hierin ging Husserl. Jede dieser Forscherpersönlichkeiten gestaltete dadurch die Seelenkunde ichnäher, trug dem individualpsychologischen Problem in steigendem Maße Rechnung. Husserl insbesonders gab mit unvergleichlicher Eindringlichkeit und Begriffsschärfe eine Psychologie der objektivierenden und aktbildenden seelischen Vollzüge und der ihnen zugrunde liegenden seelischen Funktionen. Er machte sich vom Schematismus Brentanos gänzlich frei, indem er dem Reichtum funktionaler Bewußtseinsbeziehungen auf potentielle Gegenstände völlig gerecht zu werden suchte. Er zeigte, wie einem jeden dieser Akte, durch deren Vollzug sich auf irgend eine Weise ein Gegenstand für das Bewußtsein konstituiert, eine Intention dieses Bewußtseins zugrunde liegt, welche sich in dem gegenstandsbildenden Akte verwirklicht. Die Möglichkeit weiterer sachlicher Beschreibungen ergibt sich sodann aus seiner Zergliederung des intentionalen Wesens dieser Funktionen. Husserls Lehre war von mächtigem Einfluß. Von ihr an datiert der Ausbau der Funktionspsychologie in Deutschland. Seine Ausführungen übertreffen an Scharfsinn und Gründlichkeit fast alle früheren psychologischen Werke. Zugleich entfernte die Funktionspsychologie sich mehr als je zuvor von allen experimentalpsychologischen Methoden. Und doch geriet mit Husserls Werk die so bereicherte psychologische Forschung in eine andere grundsätzliche Gefahr. Diese lag in einem Irrtum Husserls, welchen wir an früherer Stelle bereits gestreift haben: Er betrachtet nämlich seine Forschungsmethode nicht als einen Bestandteil der Psychologie, sondern er konstruiert aus ihr eine grundsätzlich andersartige und neue Forschung: die Phänomenologie. Und obwohl Külpe, Cornelius, Ziehen, Messer und Nelson den psychologischen Charakter seiner Untersuchungen betont und Husserls eigene Ausführungen über das Wesen dieser Phänomenologie angefochten haben, hat Husserl an seinem irrigen Gesichtspunkt festgehalten.

Es ist hier natürlich nicht die Stelle, darzulegen, warum es sich bei dieser Auffassung Husserls tatsächlich um einen Irrtum dieses großen Denkers handelt; an anderem Orte habe ich diesen Nachweis erbracht. Aber die Konsequenzen dieses Irrtums sind insofern verhängnisvolle, als er der geisteswissenschaftlichen spekulativen oder intuitiven Konstruktion ein Feld zu eröffnen droht, aus dem die empirische Besonnenheit Lotzes sie längst verjagt hatte. Es fehlt nicht an Belegen dafür, daß diese Gefahr des konstruktiven Dogmatismus und des selbstherrlichen intuitiven Einfalles gerade in der Individualpsychologie und Charakterologie der Gegenwart in zunehmendem Maße besteht; wir können hier nur darauf hinweisen und erklären: die Gewißheit, daß eine individual-psychologische Statuierung solches geisteswissenschaftlichen Ursprungs ist, soll sich stets mit dem Verdacht paaren, daß dadurch die Grenze echter wissenschaftlicher Forschung überschritten zu werden droht.

Wir fanden: was die gegenwärtige psychologische Grundströmung charakterisiert und was bei einem Meister des Experiments wie Wundt noch auf völliges Unverständnis stoßen mußte, ließ sich zurückführen auf die Tendenz zur Individualpsychologie. Auch ein Anhänger der experimentellen Methodik verschließt sich heute kaum mehr vor der immer lebendiger werdenden Erkenntnis, daß hier erst die wahrhaft wichtigen Aufgaben psychologischer Wissenschaft anfangen. Alle bisherige Arbeit bewegte sich in Vorstadien zu diesem Ziele, und diese Vorstadien mußten bisweilen einen Zug von experimenteller Trivialität an sich tragen. So haben die Versuche experimenteller Art, eine Psychologie der individuellen Differenzen zu ermöglichen, sich im letzten Dezennium stark bereichert. Aber so wertvoll auch Arbeiten wie die Differentialpsychologie von Stern, wie die mannigfachen Eignungs- und Begabungsprüfungen genereller oder auf einzelne Berufe zugeschnittener Art sein mögen (Otto Lipman u. a.), so viel Mühe in den Arbeiten von Krüger und Spearman, Betz usw. über psychische Korrelationen oder in der Auffindung „psychologischer Profile" (Sommer, Rossolimo) enthalten ist, so liegt es in der Natur der Sache, daß alle diese Bemühungen die individuellen Differenzen immer nur an einzelnen Leistungen zu erfassen und zu bezeichnen vermögen, und daß dies unwesentlich ist angesichts des Problems der Individualität selber. Das eigentliche Wesen des Individuums und seines Erlebens und Eingestelltseins in seiner jeweiligen spezifischen Bestimmtheit kann auf diese Weise nicht erreicht werden. Hierfür sind experimentelle Methoden als bloße Leistungsmessungen ihrer eigensten Art nach nicht brauchbar. Es genügt nur ein Schritt über diese Erkenntnis hinaus, um die grundsätzliche Unzulänglichkeit einer rein naturwissenschaftlichen Methodik hinsichtlich einer Grundlegung der Individualpsychologie einzusehen. Vielleicht aber kann die Differentialpsychologie als Grundlage einer beschreibenden Typologie wertvolle Dienste leisten. Wir wollen versuchen, diesen Gedanken zu prüfen. Anstatt mit großem Wurfe das Ganze der Individualität denkerisch und intuitiv zu erfassen, stellen sich solche Methoden zunächst lediglich auf einzelne jeweilige Unterschiede der Menschen ein. Vermittels der Variationsstatistik kann man auf Grund der mannigfachsten Unterlagen, z. B.

experimenteller und testmäßiger Prüfungen, zu einer Psychologie der individuellen Differenzen zu kommen suchen. Man kann deren Breite, Streuung
und Korrelation zueinander berechnen; kurz, man kann ein exaktes und gehäuftes
Material ansammeln, um alle diejenigen Ablaufsweisen und Leistungen psychologisch zu bestimmen, in denen sich Gruppen von Menschen voneinander unterscheiden. Die Psychotechnik stellt solche Unterschiede im Hinblick auf spezielle praktische Zwecke fest. Die Psychognostik versucht, unter Zugrunde-
legung bestimmter Verhaltensweisen gegenüber ihren Testprüfungen, zu Gruppenbildungen, zu „psychologischen Profilen" zu gelangen. Diese Gruppenbildungen
ordnen die verschiedenen Menschen unbeschadet ihrer sonstigen Eigenarten
nach bestimmten einzelnen Fähigkeiten und Begabungen gleicher Art. Auch
bei diesem Verfahren wird also abstrahiert; von vielen Eigenschaften und Fähigkeiten des einzelnen Menschen wird abgesehen, die vielleicht für ihn viel bezeichnender sind als gerade derjenige oft äußerliche testmäßige Gesichtspunkt, der
durch diese Gruppenbildung herausgehoben wird. Mit Bezug auf dasjenige,
was für die einzelne Individualität wesentlich ist, kann aber diese Art von Gruppierungen und Typisierungen nach Leistungen ganz unbezeichnend und schief sein.

Nun könnte man ja das heuristische Prinzip dieses Verfahrens verfeinern.
Man könnte herauszuabstrahieren suchen, was unter den Merkmalen des seelischen Reagierens bei einem Menschen vorherrschend ist, was immer wieder-
kehrt, was andere Möglichkeiten unterdrückt oder hemmt. So könnte man
diejenigen einzelnen Eigenarten eines Menschen herausheben, welche einem
größeren Gebiet seines Seelengeschehens ihr Gepräge geben. Man übersteigert
hierbei die Bedeutung eines Merkmals zuungunsten der übrigen seelischen Qualitäten. So kommt man zu einem „Charakteristikum" des betreffenden
Menschen. Kehren bestimmte Charakteristika bei verschiedenen Menschen
gruppenweise wieder, so werden sie von dieser beschreibenden Typologie
zu seelischen Typen zusammengefaßt: Typen des Reagierens, der Motorik,
der Willensdispositionen, der Affektintensität, der geistigen Anlagen usw.
Diese Typen sind zunächst abgekürzte Formeln für Deskriptives. Ihre Feststellungen sind einseitig und erfassen niemals den ganzen Menschen. So geht
etwa die gewöhnliche Menschenkenntnis vor, wenn sie „den Dummkopf", den
„kalten Verstandesmenschen", den „warmherzigen Gefühlsmenschen" usw.
typisiert, oder wenn sie „den" Lebenskünstler, „den" Beamten usw. als Typen
aufstellt.

Eine derartige beschreibende Typenlehre ließe sich systematisch konstruieren. Man geht von den einfachsten seelischen Dispositionen und Beziehungen aus und versucht, deren verschiedene Kombinationen und Über-
schichtungen zusammenzustellen. Auf diese Weise erhielt man die verschiedenen
möglichen Typendarstellungen. Eine solche darstellende Typenlehre, vermittels
irgendeiner übersteigerten formelhaften Heraushebung einer Merkmalsgruppe,
ist z. B. von Klages systematisch versucht worden. Aber wir wissen schon,
daß man auf diese Weise nicht zur vollen Erfassung des individuellen Wesens
zu gelangen vermag. Wir können uns auf diesem Wege nur annähern, und auch
dies nur unter einseitiger Verzerrung. Erfassen wir so doch gerade dasjenige,
was eine Individualität mit anderen Individualitäten gemeinsam hat, nicht
aber dasjenige, wodurch sie sich von anderen unterscheidet und so gerade
als Individualität bewährt. Die Typik verwischt das Individuelle. Wir
setzen mit der darstellenden Typologie einen Teil für das Ganze. Nicht nur
wird ein vorherrschender Einzelzug überwertet, sondern seine Erklärungs-
bedürftigkeit bleibt bestehen, ist vieldeutig, und es fehlt jeder Rechtsgrund
dafür, daß das herausgehobene Merkmal ein typisches, ein individuell bezeich-
nendes sein soll. Eine darstellende Typenlehre auf dieser Grundlage kann nur

dann Lebensnähe erreichen, wenn das als typisch herausgehobene Merkmal unter irgendeinem Gesichtspunkt wirklich das Formgesetz der Individualität abgibt. Dafür, daß dies der Fall sei, übernimmt aber die bloße Beschreibung und Gruppenbildung keinerlei Gewähr. Es kann der Fall sein; dann werden diese Typen einen wissenschaftlichen Gewinn darstellen. Aber es ist durch die Methode nicht verbürgt.

Nun kann man die Aufstellung empirischer Typen nicht durch vorherrschende deskriptive Einzelmerkmale zu rechtfertigen suchen, sondern durch dahinterstehende besondere Bildungsgesetze. Man gruppiert dann die Menschen nach bestimmten Gesetzen ihrer Reaktivität. Den Inbegriff der Gesetze der Reaktivität eines Menschen, insofern sie sein Wesen bestimmen, bezeichnet man als Charakter. Und man unterbaut bei einer charakterologischen Typenlehre die Fassade der Gegebenheiten durch eine entwicklungspsychologische und dispositionspsychologische Grundlegung im Sinne erklärender Gesetzmäßigkeiten. Im weiteren Sinne gehört auch die Freudsche Psychoanalyse zu diesen Bestrebungen. Eine solche genetisch-dynamische Charakterlehre führt auch tatsächlich zu gesicherten Typenbildungen, die der Wirklichkeit entsprechen. Denken wir etwa an den Hysteriker. Hier liegt das Gesetz einer bestimmten Reaktivität zugrunde, welche in Teilmechanismen innerlich verwandter Art zu einer Fülle von verschiedenen seelisch-abnormen Gegebenheiten hinführt. Aus diesen lesen wir das gemeinsame zugrunde liegende Gesetz ab, und dies Gesetz der Reaktivität betrachten wir als ein dominierendes Merkmal des Charakters.

Sicherlich sind die Voraussetzungen einer solchen wissenschaftlichen Einstellung in keiner Weise von den kausalmechanischen Grundlagen aller Naturwissenschaft unterschieden. Wir erhalten immer bloß jeweils ein Gesetz und seine Auswirkungen, ein Gesetz für Individuelles, aber nicht das Ganze der Individualität. Die Gleichsetzung beider in solcher Charakterologie ist eine bloße Fiktion — freilich eine psychologisch sehr fruchtbare. Von endgültiger individualpsychologischer Bedeutung ist sie nach dem Gesagten nicht. Fraglich ist ferner bei solchem Verfahren die Breite und Systematik seiner Anwendbarkeit. Man kann Gesetze der Reaktivität nicht einfach konstruieren, ohne sich von der Wirklichkeit zu entfernen. Diese Wirklichkeit aber verhindert es, daß ein System solcher Charaktergesetze von menschlichen Gruppenbildungen sich entwickeln läßt. Bleiben wir der Wirklichkeit nahe, so müssen wir auch das einzelne Gesetz der Reaktivität weiter verfolgen. Wir kommen dabei bis in die Konstitutionsbiologie hinein, bis in die Erblehre, den Körperbau, die Physiologie der inneren Säfte. Und es ist sogar gut, wenn wir dies tun. Denn wir gleichen uns dadurch der konkretesten demonstrierbaren Erfahrung an. Diese Einstellung konvergiert in besonderer Weise mit demjenigen ärztlichen Denken, welches gegenwärtig in der fortgeschrittenen Psychiatrie vorherrscht.

Die Individualpsychologie Alfred Adlers vermag diese typologischen und charakterologischen Bestrebungen in sich aufzunehmen und fruchtbarer zu gestalten, als sie es bisher waren. Sie bedarf zwar kaum der Materialien, welche so gewonnen werden, aber sie ist diesen Materialien durchaus gewachsen. Die Ergebnisse und Ordnungen der beschreibenden Typologie bleiben zufällig; die Mechanismen der genetisch-dynamischen Psychologie bleiben Mechanismen, tote Bausteine. Adlers Forschungseinstellung vermag beide in tieferer Weise zu deuten; sie vermag ihnen einen Sinn zu geben — einen Sinn gerade mit Bezug auf die Individualität, an welcher sich besondere vorherrschende Einzelzüge des Charakters als bedeutsam dokumentieren. Was wir hier von der Adlerschen Forschungseinstellung als individuell-sinnvoller Durchdringung typologischer und charakterologischer Vorarbeiten

ausführen, danach besteht auch in diesen Forschungszweigen selber ein unab-
weisbares Bedürfnis. Ich wies schon an früherer Stelle darauf hin, wie stark
gegenwärtig sozialpsychologische und milieupsychologische Fragestellungen und Forschungen sich mit der gerade jetzt so aufblühenden Charakterologie (Utitz, Spranger, Klages) durchsetzen. Zwischen diesen
beiden auseinanderstrebenden Blickrichtungen der psychologischen Forschung
eine Gemeinschaft zu stiften, bei der keine derselben zu kurz kommt, ist nicht
möglich, wenn nicht die sinndeutende Forschungseinstellung Alfred
Adlers, welche die Wesensart des Individuums am Gemeinschaftsgefühl orientiert, eine solche führende Vermittlerrolle übernimmt.

IV. Beziehungen zur medizinischen Forschung.

Da die Individualpsychologie Alfred Adlers aus der Neurosenforschung
hervorgegangen ist und in erster Linie psychotherapeutische Ziele anstrebte
— bevor sie sich zu dem Gebäude ausgebildet hatte, welches sie jetzt darstellt —, so bedarf es kaum eines Wortes darüber, daß die gegenwärtige Medizin
noch weit innigere Beziehungen zu ihr aufweist als die psychologische und philosophische Disziplin dieses taten. Die Medizin der Gegenwart ist in einem Grade,
wie dies kaum jemals der Fall war, vom Persönlichkeitsproblem beherrscht.
In tausend Abwandlungen kehrt die personale Fragestellung in der Medizin
und Biologie der Gegenwart wieder; es ist kaum möglich und soll hier auch
gar nicht erst versucht werden, eine vollständige Darstellung dieser mannigfachen Spiegelungen des Persönlichkeitsproblems im ärztlichen wie biologischen
Denken der verschiedenen Spezialgebiete anzustreben. Wenige Grundzüge
nur seien herausgehoben.

Daß die Psychopathologie durch das Eindringen phänomenologischer
Gesichtspunkte ihr Antlitz gewandelt hat, bedarf nach unseren früheren Aus-
führungen kaum mehr einer Begründung. An die Stelle der schematischen
Symptome, deren Begriffe von allgemeinster und breitester transindividueller
Anwendbarkeit waren und alle persönlichen Unterschiede der psychogenetischen
und inhaltlichen Gestaltung nivellierten, ist von der phänomenologischen
Psychopathologie das Vordringen zu den Erlebensweisen des einzelnen
Falles gesetzt worden. Das ist eine völlige Umkehr des bisher beschrittenen
Weges: Die Forschungsrichtung geht nicht mehr auf Verallgemeinerung und
Schema, sondern auf das Einzelsubjekt und seine Erlebenseigenart. Konse-
quenterweise muß sich der Symptombegriff der Klinik hinsichtlich seiner Ver-
allgemeinerungsfähigkeit immer mehr verwischen. Zur Zeit hält die Forschung
an einer sehr merkwürdigen Zwischensituation zwischen den klinischen resp.
nosologischen Tendenzen und ihren semiotischen Bedürfnissen, und zwischen
den Rückkehrtendenzen zum individuellen Erleben und seinen charakterogenen
Bedingtheiten. Ein Kliniker wie Bumke erklärt in öffentlicher Rede, daß die
Psychologie ein immer unentbehrlicherer Bestandteil der klinischen Psychiatrie
sei, — und weiß mit dieser Psychologie dennoch so wenig anzufangen, daß er
jedem sinndeutenden, ja selbst jedem genetisch-dynamischen und phänomenologischen Ansatz zu wirklicher personaler Psychopathologie mit Energie ausweicht. Es ist kein Zweifel, und gerade klinische Forschungen wie diejenigen
Bonhoeffers über exogene Reaktionstypen zeigen es —, daß dieses Zwischen-
stadium eines ratlosen Negativismus von einer individualpsychologischen
Psychiatrie selber mehr und mehr verdrängt werden wird. Diese Entwicklung liegt auch im Interesse der Klinik.

Ein Anzeichen hierfür ist die ständige Vertiefung der psychopathologischen
Gruppen- und Typenforschung. Was die Franzosen in ihren typisierenden

Begriffsbildungen degenerativer Charaktere und insbesondere der Psychasthenie mit rein beschreibenden Mitteln angebahnt haben, was Lombroso — unbeschadet aller seiner Irrtümer und Flüchtigkeiten — als richtige Intuition vorschwebte, das bildet noch heute das Ziel der Aufstellung von wesensspezifischen Psychopathien: die Auffassung abnormer Persönlichkeiten und Persönlichkeitsentwicklungen aus einem individuellen Strukturgesetz. Diese Forschungstendenz tritt deutlich hervor, wenn man etwa vergleicht, was führende Forscher vor einem Menschenalter über die Psychopathien zu sagen wußten, und was etwa Kurt Schneider heute darüber zu sagen hat. Die gleiche Tendenz beseelt nicht nur diesen Teil der psychiatrischen Forschung, sondern auch die medizinische Konstitutionslehre, die aus der inneren Klinik hervorgegangen ist. Stärker noch als bei den Psychopathien ist hier das Bestreben, die konstitutionellen Dispositionen der Einzelpersönlichkeit im Verhältnis nicht nur zu den einzelnen Krankheitsformen einzufangen, sondern überhaupt in bezug auf Motorik, endokrine Stigmatisierung, Ermüdungsfähigkeit und andere allgemeine physiologische und psychophysische Eigenarten. Speziell die vasovegetative Sphäre und ihr enger Zusammenhang mit der Affektivität, mit dem sympathischen und autonomen Nervensystem, mit gewissen Teilen des Hirnstammes und Mittelhirns, mit gewissen Eigenarten der K- und Ca-Ionenkonzentration des Blutes — und mit den inneren Drüsen bietet einer konstitutionspathologischen Typologie das aussichtsvollste Material als letzte biologische Einheiten und Strukturbedingungen besonderer Art. Es fehlt nicht an heuristischen Versuchen, auch die einzelnen neurotischen Dispositionen auf ein solches biologisch-endokrines Fundament zurückzubeziehen; die Schule von Brissaud in Frankreich, die amerikanische Forschung (Cannon und seine Schule) und in Deutschland Cimbal, Ewald u. a. sind um diese Arbeit bemüht. Sollte sie ergebnisreich sein — und zum mindesten hinsichtlich der sexuellen Stigmatisierung scheint dies in gewissem Umfang zuzutreffen, so wird auch die Psychologie diese Personallehre als einen Erkenntnisfortschritt begrüßen, ohne zu verkennen, daß auch sie erst die peripheren Voraussetzungen für eine eigentliche Individualpsychologie schafft, ohne eine solche schon zu sein.

Diese Vorläuferstellung wird nicht willkürlich von einem vorgefaßten Standpunkt her behauptet, sondern ergibt sich aus der Sache selber. Denn die seelische Entsprechung der konstitutionsbiologischen Typen ist, rein psychologisch gesehen, durchaus nichts Einfaches. Welche psychischen Dispositionen triebhafter und geistiger Art an die einzelnen konstitutionsbiologischen Eigenarten eines menschlichen Organismus gebunden sind, das ist, von der Psychologie her betrachtet, recht zufällig, zusammengesetzt und heterogen. Es ist einfach als vorgegeben hinzunehmen. Hier herrscht eben nicht mehr psychologische, sondern biologische Gesetzmäßigkeit; die psychischen Eigenarten der biologischen Typen decken sich in keiner Weise mit den durch bloße Abstraktion und genetische Erklärung aufstellbaren einfachsten psychischen Reaktivitätsgesetzen. Einem biologischen Konstitutionstypus besonderer Art, etwa dem hyperthyreotischen, entspricht z. B. nicht etwas psychologisch Einheitliches, sondern etwas recht Zusammengewürfeltes: wir finden gesteigerte Erregbarkeit, schnell ablenkbare Aufmerksamkeit, explosive Affekte verschiedener individueller Art und Färbung, verschiedenes geistiges Niveau, verschiedene Charaktere. Das biologische Fundament stigmatisiert also ein Seelenleben nach bestimmbaren, aber in sich ungleichartigen und psychologisch nicht ersichtlichen Richtungen gleichsam psychologisch blind. So verstehen wir Adlers Grundsatz, alle vorgegebenen, biologisch direkt fundierten Verschiedenheiten der Anlagen für eine Individualpsychologie praktisch zu vernachlässigen und von dem Arbeitsgesichtspunkt auszugehen: alle Menschen sind einander psychologisch ursprünglich gleich. Er will psychologisches Erkennen vor der Ausflucht in eine blinde biologistische Fundierung bewahren. Wesentlicher ist aber hier, daß das Seelenleben biologisch zwar in gewisser unberechenbarer Weise dispositionell determiniert sein mag, jedoch mit Ausnahme solcher auseinanderfallender Einzelstigmen in der ganzen Fülle von Qualitäten und Reaktionen biologisch nicht erfaßbar ist. Diese Tatsache zieht Grenzen: Grenzen für unser Wissenkönnen auf der Basis der genetischen Charakterologie, Grenzen aber auch für die biologische Determination der Charaktere selber.

Immerhin hat diese Forschungsrichtung ein großes Verdienst für sich: sie hat uns mit Nachdruck dem Ziele entgegengetrieben, den Menschen als eine psychophysische Einheit und Ganzheit zu begreifen. Begriffe wie ,,organisch", und ,,funktionell", ,,somatisch" und ,,psychisch" bezeichnen in der Medizin heute nicht mehr isolierte und isolierbare Arbeitsgebiete, wobei das Geschehen in der einen Sphäre für dasjenige in der anderen völlig gleichgültig wäre. Die entgegengesetzte Strömung ist vielmehr so mächtig, daß selbst naive und plumpe Wiederbelebungen Gallscher Phrenologie in der Öffentlichkeit sofort den stärksten Nachhall finden, sofern nur durch sie in Aussicht gestellt wird, dem Problem der individuellen Eigenart näher zu rücken. Wir erleben dies gerade jetzt an dem abschreckenden Beispiel des sogenannten Bißkyschen Apparates, bei welchem mittels des elektrischen Induktionsstromes am Schädel in ähnlicher Weise ,,individuelle Charaktereigenarten" abgelesen und ,,lokalisiert" werden, wie früher von Spurzheims Augen und tastendem Finger. Daß dennoch die Erforschung der psychophysischen Individualitätsdispositionen mindestens für gewisse Gebiete der Psychiatrie nicht ohne Reiz und großen Gewinn zu sein braucht, beweist das aus schöpferischer Intuition geborene Werk von Kretschmer. Er findet eine erbbiologisch unterlegte, wesensmäßig noch undurchschaubare Koppelung zwischen gewissen Körperbauformen einerseits, gewissen Psychosen, Temperamentsdispositionen und affektiven Reaktionen andererseits. Die Individualpsychologie wird über die Forschungen von Kretschmer und seinem Kreise ganz gewiß nicht hinweggehen können; gerade mancherlei von dem, was ihrer eigenen Sinndeutung unzugänglich ist oder zur Voraussetzung dient, z. B. gewisse Organminderwertigkeiten im Sinne Adlers, wird hier wertvolle Fundierung finden. Ähnliches gilt von den neuen Forschungen der Marburger Schule (Jaensch) über die ,,eidetische Anlage" und ihre Verknüpfung mit basedowoiden oder tetanoiden Stigmen, sowie mit besonderen Strukturen der Hautkapillaren und ihrem jeweiligen Entwicklungsstande.

So wichtig die Aufgabe für die Individualpsychologie ist, zu den Forschungen von Kretschmer und Jaensch eine Beziehung zu stiften, so muß immerhin gesagt werden, daß diese Forschungen zwar in die Eigenart des Individuellen hinein, aber nicht durch sie hindurchführen. Mit ihren biologischen Wurzeln bleiben sie in der Erblehre haften. Und diese hat denn auch für das gesamte Gebiet der Konstitutionsforschung und der Psychiatrie eine ständig sich steigernde Bedeutung erlangt, der ihre Ergebnisse eigentlich nicht entsprechen. Um so bedenklicher ist es, wenn Vertreter der gleichen Erblehre, deren Ansprüche und Ergebnisse gegenwärtig einen kaum zu verringernden Widerspruch zueinander darstellen, sich dazu hinreißen lassen, in der Öffentlichkeit zu erklären: Erziehung ist unmöglich (Poll). Jeder Mensch sei als Individualität nicht mehr als das Ganze seiner erblichen Dispositionen; diese aber determinierten ihn ohne Rücksicht auf Milieu und individuelle Entwicklung, so daß er gleichsam mit seiner Entstehung unabwendbar sein Geschick in sich trüge. Mag solch eine Behauptung auch nichts anderes sein als der Ausdruck eines spezialistischen Enthusiasmus, so führt ihre heuristische Bedeutung doch gradewegs zum Tode aller Individualpsychologie. Indes widerspricht sie selber derartig der greifbarsten Erfahrung, daß sie lediglich als ein warnendes Beispiel dafür dienen mag, wohin ein allzuweit getriebener Biologismus auf dem subtilsten und kompliziertesten Gebiete der Erkenntnis zu führen vermag. Der Individualpsychologe muß sich von diesem Biologismus befreien und die Erblichkeitsforschung in diejenige Hilfsstellung verweisen, die ihr bei Erfüllung seiner Aufgabe allein zukommt. Tut er das nicht, so darf er sich über denkerische Entgleisungen nicht wundern, wie sie am klarsten in gewissen Produkten der „Rassenpsychologie" und sogenannten Rassenhygiene ans Licht der Gegenwart getreten sind. Auch für derartige Produkte der Zeit ist Adlers Individualpsychologie das beste Korrektiv.

Eine weit innigere historische Beziehung der Individualpsychologie zur Medizin besteht auf demjenigen Gebiete der letzteren, welches psychotherapeutische Ziele verfolgt. Wir erwähnten schon, daß die Neurosenforschung den eigentlichen Mutterboden der Individualpsychologie gebildet habe. Diesem Gebiete entstammt jene psychologische Zusammenhangs- und Charakterforschung, deren Ergebnisse ganz unmittelbar dem heilenden und bildenden Einfluß unterlegt wurden. Kein Wunder, daß sie die größte Nähe zur lebendigen Individualität aufwiesen. Hier entwickelte sich jene innerseelische und psychophysische Dynamologie, die an die großen Namen von Charcot, Janet, Sollier u. a. anknüpft. Hier entwickelten sich jene zunächst primitiven Verfahren unmittelbarer lebendiger Einflußnahme auf ein abnormes Seelengeschehen, welche in den Methoden der Suggestion und Persuasion ihren Niederschlag fanden. Hier entwickelte sich vor allem in den letzten Jahrzehnten das Lebenswerk Freuds und seiner Schule, die Psychoanalyse.

Die positiven und für jede Individualpsychologie bleibenden Werte der Psychoanalyse beruhen darin, daß sie ernst macht mit dem Gedanken, der Mensch sei nichts anderes als sein bisheriges gelebtes individuelles Schicksal; daß sie ernst macht mit dem Gedanken, Symptom und Charakterzug, Neurose und Charakter seien das gleiche. Damit überwindet sie den schematisierenden und registrierenden Klinizismus zugunsten einer lebensnahen und ganz auf den einzelnen Menschen eingestellten Blickweise. Wertvoll an ihr ist ferner, daß sie durchgängige dynamische Tendenzen am Aufbau der Individualität beteiligt sieht und aufdeckt. Und es ist heuristisch erlaubt und erträglich, wenn sie diese Tendenzen auch über den Rand des individuellen Bewußtseins hinaus verfolgt, ja wenn sie sich selbst ein so eigenartig strukturiertes „Unbewußtes" konstruiert, wie dies Freud getan hat. Wertvoll ist ferner an ihr der strenge Ernst, mit welchem sie die individuelle Determination des seelischen Geschehens ohne Schranken, ohne Ängstlichkeit und Unbekümmertheit um gegnerischen Spott durchführt. Und wertvoll ist vor allem der leitende Gesichtspunkt, daß diese individuelle Determination auf den Triebgrundlagen als elementarstem Boden aufgebaut sein muß. Das sind unvergängliche Fortschritte.

Neben ihnen stehen ablehnungsbedürftige Behauptungen. Die Dogmatik der Komplexe und ihre Schematisierung ist mit dem Wesen echter Individualpsychologie auf die Dauer nicht zu vereinbaren. In der Praxis zerfällt das Wesen der psychoanalytisch zersetzten Individualität in ein Aggregat von Komplexen und Komplexwirkungen, in den toten Mechanismus einer Libidoorganisation, die aus eigenen Gesetzen abrollt, fern vom Ich und seiner zentralen Stellung. Eine Individualpsychologie, deren eigentlicher Inhalt nicht das Erleben des Ich und das Verhältnis des Ich zu sich selber bildet, verfehlt ihr eigentliches Ziel. Es soll nicht verkannt werden, daß sich hier im Lager der Psychoanalytiker selber Umschwünge anzubahnen beginnen.

V. Die Individualpsychologie Alfred Adlers als versuchte Synthese.

Es war Alfred Adler vorbehalten, aus den mannigfaltigen individual-psychologischen Ansätzen der gegenwärtigen Wissenschaft, ganz besonders aus den Werten der Psychoanalyse, eine Schöpfung zu gestalten, von der wir beim gegenwärtigen Stand unseres Wissens sagen dürfen, daß sie in wissenschafts-kritischer und in praktischer Hinsicht näher als irgend ein anderer individual-psychologischer Versuch an die Lösung der ihr gesetzten Aufgabe herangelangt ist. Wir werden die praktische Ausführung dieser Lehre im vorliegenden Werke dargestellt finden. Hier sei nur ganz Weniges über den allgemeinen Rahmen seiner Lehre und dessen Fundament im wissenschaftlichen Denken überhaupt gesagt. Adlers Individualpsychologie hat die **Ichzentrierung** wieder zu ihrem Brennpunkte gemacht. Sie hat das **nichts-als-mechanisch-kausale** Denken mit Bezug auf das Ganze des Ich überwunden; sie sieht in dieser **Ganzheit** eben das Wesen der Individualität und in jeder Erscheinung derselben deren Sinnbezug auf dies Ganze. Sie ist **sinndeutende** Psychologie. Und indem sie sinndeutende Psychologie ist, ist sie doch auch gleichzeitig **dynamische Zusammenhangs-lehre.** Sie zwingt uns dadurch eine neue kategoriale Erkenntnisform auf, ohne jedoch jemals kausales Denken und Erklären zu verlassen.

Sie steht mit dieser besonderen Einstellung nicht etwa im blauen Äther der Intuition oder der Phantastik. Ihren denkerischen Grundlagen sind vielmehr mehrere gegenwärtige Forschungsrichtungen nahe verwandt, verschiedenen Lagern der Philosophie und Psychologie entstammend, und doch mit dem gemein-samen Wesensmerkmal behaftet, daß sie insgesamt danach fragen, was das Bezeichnende der Individualität sei, und daß sie die Bearbeitung dieser Frage einer neuen wissenschaftskritischen Grundlegung besonderer Art anheimstellen. Sie alle sehen das Merkmal der Individualität in ihrem **Ganzheitscharakter.** Ein Ganzes besteht aus Teilen, die sich nicht summieren, sondern die durch ihr Zusammenkommen und ihre Stellung zueinander die Form dieses Ganzen erfüllen. Mit Bezug auf dieses Ganze hat jeder Teil seine innerlich vom Ganzen aus gesehen notwendige einmalige und **sinnvolle Stelle.** Das Ganze ist eine sinnvolle Anordnung, ein „harmonisches System" (Driesch) eigener Art. Unter Sinn ist hierbei das besondere Gesetz verstanden, welches mit Bezug auf die Anordnung der Teile zur Form des Ganzen gültig ist. Diesen Sinn, dieses Gesetz kann man **nicht als Mechanismus** erfassen; hier besteht eine innere Zweckmäßigkeit, eine „Organisation", gemäß der die Teile zum Ganzen zusammentreten, innerhalb dessen sie stehen.

Die eine Möglichkeit der Erfassung dieses Sinngesetzes in seiner besonderen Eigenart besteht nun darin, sich dieselbe gleichsam zu **veranschaulichen.** Das Ganze ist nicht der denkenden Zergliederung gegeben, sondern wird intui-tiv erschaut: Ähnlich wie wir die Gestalt eines Lebewesens als ein Ganzes an-schaulich in uns aufnehmen und alles an diesem Lebewesen auf den erschauten Ganzheitscharakter unmittelbar zurückbeziehen und von ihm aus als sinnvoll erfassen, ähnlich sollen wir uns auch auf das Ganze der Seele, des Geistes, der Persönlichkeit mit intuitiver Evidenz richten können. Es ist die alte **morpho-logische Weltansicht,** die hier eine konkrete Anwendung findet. Aber wenn auch alles Seelische individuell gestaltet ist und die Ganzheit seiner Gestaltung gerade das Wesen des einzelnen Seins ausmacht, so steht der **Rechtsgrund** der Intuitionen dennoch in Frage, die sich auf die **Gestalt** richten. Gewiß voll-ziehen wir sie; und ebenso gewiß mit einer inneren Sicherheit, die unabhängig ist von aller wissenschaftlichen Zergliederung. Aber dieser Vollzug anschaulicher

Vergegenwärtigungen entfernt sich von der Einfühlung lediglich in der Richtung des Unwissenschaftlichen, des Künstlerisch-Nachschöpferischen. Diese Intuition ist eine persönliche Gabe und der Ausfluß eines persönlichen Weltbildes, aber keine verallgemeinerungsfähige wissenschaftliche Gewähr.

Neuerdings hat man versucht, diese intuitive Evidenz der Gestalt begrifflich und philosophisch zu unterbauen (Driesch, Köhler, Wertheimer). Man hat Begriffe des „Systems", der „Ganzheitsordnung", der „Lebensform", der individuellen Finalität gleichsam als Kategorien in das Wesen unserer erkennenden Vollzüge hineinfundamentieren wollen. Man hat eine besondere Gestalttheorie geschaffen, um an die Stelle der Intuition eine denkerische Sicherheit zu setzen. Es ist nicht unsere Aufgabe, alle diese theoretischen Versuche darzustellen und zu prüfen. Wenn wir vielleicht auch dahin gelangen, ihre kategorialen Geltungen zu bestreiten, so werden wir ihnen als Maximen der Forschung dennoch zu folgen haben. Daß ein Sinnbezug der Teile zum Ganzen der Individualität besteht, von dieser inneren Gewißheit müssen wir in der Psychologie Gebrauch machen. Wir wollen uns dabei nicht von philosophischen Formeln und Scheinsicherungen blenden lassen. Die Kluft zwischen der wissenschaftlichen Ausrichtung auf das Allgemeine und zwischen der Einzigartigkeit und Irrationalität alles Individuellen — diese Kluft zu überbrücken, stellt vielleicht eine unvollendbare Aufgabe dar.

Aus diesen Schwierigkeiten fand Alfred Adler einen Weg, um Individuelles denkerisch zu erfassen. Er schuf eine teleologische Betrachtungsform derselben, welche die Mechanismen und das allgemein Beobachtbare eines Seelenlebens durchaus gelten läßt, aber die Zusammenfassung aller dynamischen Einzelheiten unter einer sinndeutenden Leitlinie vollzieht. Adler ist sich darüber klar, daß diese sinndeutende Leitlinie, daß diese Beobachtungsweise eine Fiktion, ein „Alsob" sein kann. Man betrachtet alle Vorgänge einer Seele heuristisch so, als ob ein Sinn, ein inneres Ziel, eine Leitlinie, ein Wesensmerkmal des Individualcharakters dahinter stecke. Man stellt sich auf alle Charakterzüge eines Menschen so ein, als ob sie alle den gleichen Zweck, die gleiche Richtung, den gleichen Sinn verfolgten, darstellten, symbolisierten, verwirklichten. Die ehrliche Selbstbescheidung und Nüchternheit, mit der dieser psychologische Führer das Wesen solcher Sinndeutung als fiktional zugestanden hat, verdient Bewunderung. Und es ist ihm völlig darin Recht zu geben, daß eine wissenschaftskritische Fiktion dennoch zugleich heuristisch und therapeutisch eine „praksche Wahrheit" im Sinne Adlers darstellen kann. Auch muß Adler gegen den vielfach gemachten Einwand in Schutz genommen werden, als sei die Art seiner Sinndeutung eine einseitige. Grundsätzlich geht aus seinen Werken hervor, daß er viele Möglichkeiten solcher Sinndeutung für zulässig hält, aber die für ihn heuristisch fruchtbare entsprechend seiner Forschergabe bevorzugt. Eine solche Sinndeutung könnte vom Biologischen hergenommen werden — als die innere Tendenz der Selbsterhaltung, der Anpassung, der Entfaltung. Sie könnte auch vom Nichtbiologischen hergenommen werden, und das ganze psychische Einzelleben erhält dann den fiktiven Sinn, das Symbol irgendeiner geistigen Tendenz zu sein: des Machtstrebens, der Selbstverwirklichung, der Geltung, oder des Heldenhaften, der Selbstüberwindung, des Schöpferischen usw. Die stärksten Sicherungen empfängt solche sinndeutende Psychologie naturgemäß vom Biologischen her. Die Individualpsychologie Adlers hat beide Sphären heuristisch in sich geschlossen. Ihr kritischer Grundcharakter sichert dieser Art, Individuelles zu begreifen, noch die stärkste Annäherung an die Wirklichkeit und deren relativ geringste Verbiegung.

Die großartige Resignation, mit welcher die Forschungsgrundlagen und Leitmaximen der Adlerschen Individualpsychologie von ihm selber als ein „Alsob" im Sinne Vaihingers hingestellt werden, als eine Arbeitshypothese des charakterologischen Begreifens, des ärztlichen und erzieherischen Handelns, wird hoffentlich mit der Dauer der Zeit weichen. Die Sinndeutbarkeit des Individuellen besteht doch tatsächlich — und zugleich ist sie eine grundlegende Forderung für jedes adäquate wissenschaftliche Erkennen von Individualität. So enthält der fiktionale Charakter der Adlerschen Lehre eine praktische Wahrhaftigkeit, neben welcher ihre theoretische Vorläufigkeit verblaßt. Und zugleich enthält er eine Forderung dahingehend, daß die Grundlagen Adlerschen Denkens einer philosophischen oder weltanschaulichen Fundierung fähig und bedürftig sind, mag diese auch im rationalen Wege nicht vollziehbar sein. Die Sinndeutbarkeit des Individuellen, dessen Sinn eben das Wesen der Persönlichkeit ausmacht, wird in der weiteren Entwicklung unseres wissenschaftskritischen Denkens ihre weltanschauliche Fundierung in einer Metaphysik der Person erhalten, wie sie Allers bereits gefordert hat — und zwar nicht in dem Sinne einer metaphysischen Grundlegung des Irrationalen, sondern so, daß Ratio und Person, Vernunft und Individualität in eins zusammenfallen. Auch dies hat Adler vorweggenommen in seiner Lehre von der führenden und gestaltenden Rolle der Einsicht für die Persönlichkeit. Hier liegt der besondere weltanschauliche Wert der Individualpsychologie Adlers. Diese weltanschauliche Bedeutung ist heute, wie Adler selber in seinem Fiktionalismus zugestanden hat, noch nicht rational formulierbar. Aber daß ein Zusammenklang von rationalistischer Formung und Persönlichkeitswesen überhaupt möglich ist und daß seine Verwirklichung als philosophische Aufgabe der Zukunft besteht, darin liegt ein weltanschaulich bedeutsames Moment der Individualpsychologie.

Auf diesen Grundlagen erbaut Adler und sein Kreis das empirische Gebäude seiner Individualpsychologie, deren praktische Wahrheit gegenwärtig von keiner anderen derartigen wissenschaftlichen Bestrebung erreicht wird. In den folgenden Blättern dieses Werkes findet sein Gebäude eine ins Einzelne gehende Abbildung. Adler erweist sich hierbei als der eigentliche Fortbildner und Umbildner der Psychoanalyse. Er übernimmt aus ihr die Grundsätze von der charakterologischen Genese der Symptome, von der durchgängigen Determination aller seelischen Erscheinungen und Vorgänge, von der lebendigen Dynamik des Psychischen, die sich auf den Triebgrundlagen erhebt. Auch die Konzeption des Unbewußten im Sinne der Psychoanalyse läßt er gelten, wenn er auch deren fiktiven Charakter klarer durchschaut als die eigentlichen Psychoanalytiker.

Von Freud unterscheidet er sich hingegen durch seine Fragestellung: die ständige Frage nach dem Sinn, nach dem Wozu eines Verhaltens, einer Charakterentwicklung, eines Symptoms — nach dem immanenten Telos, welches vom Wesen der Persönlichkeit her gegeben ist. Auch bei Freud findet sich bereits — in augenfälligem Losgelöstsein von seiner kausalen Mechanität, ein Ansatz dazu in der Lehre vom „primären" und „sekundären Krankheitsgewinn". Das bleibt bei Freud gleichsam ein Aperçu, erstickt unter den Libidomechanismen. Adler rückt es in den Mittelpunkt seiner Krankheitserfassung. Von da aus gesehen, wird die Neurose sinnvoll, ein Arrangement des Lebensplanes der einzelnen Persönlichkeit. Auch er geht von den Trieben als den Motoren der Persönlichkeitsgestaltung aus: aber in welch weiterem und echterem Sinne als die orthodoxe Psychoanalyse! Für ihn ist natürlich und selbstverständlich das Ich in seinem Selbsterleben der Mittelpunkt aller Persönlichkeitsbildung. Und so wird es die Beziehung zwischen Ich und Umwelt, aus der das Verhältnis des Ich zu sich selbst sein dynamisches Entwicklungsgesetz empfängt. Diese Beziehung, im Groben gleichgesetzt derjenigen zwischen

Ohnmacht und Macht, läßt die Lebenslinie einer Individualität als identisch erscheinen mit ihrem Selbstwertprogramm. Adler zeigt vor allem an den sinnvollen Entwicklungsgesetzen der Neurose, wie aus diesem Verhältnis Minderwertigkeitsgefühle geboren und in ihrer Verknüpfung mit biologischen Minderwertigkeiten einzelner Organe vom Ich ausgelebt werden, die dann nach den Spielregeln des Geltungswillens und der Selbstbehauptung die mannigfachsten Sicherungen, Selbstschutzrichtungen und Kompensationen in der Entwicklung von Charakterzügen, geistigen Überbauten und neurotischen Symptomen empfangen. Auch die Sexualität ist ihm nur ein Lebensgebiet, allerdings ein sehr bedeutsames, innerhalb der allgemeinen Haltung des Ich zur Umwelt und zu sich selber. Auf diesem Gebiet wirken sich die Spielregeln von Sicherung und Kompensation oder Überkompensation in den drastischen fiktiven Gestaltungen der Perversionen und Sexualneurosen aus. Beispiele hierfür wird das vorliegende Werk im folgenden übergenug erbringen. Hier ist also die Sexualität nicht mehr einer vom Ich gänzlich losgelösten Triebentwicklung überlassen, die gleichsam neben dem Ich herläuft, sondern sie ist sinnvoll in das Ganze der Individualität hineinverwoben. Nichts ist vielleicht bezeichnender für die Psychoanalyse, als daß sie in ihrer neuesten Entwicklung den von Adler zuerst getanen Schritt von der Libido zum Ich — widerwillig und in verklausulierten und gekünstelten Formen, und dennoch — mitmacht. Daß sie hierbei in wenig schöner Weise Adlers Priorität verschweigt, zu gesuchten Konstruktionen (wie etwa dem „weiblichen Kastrationskomplex") greift und endlich mit dem Anschein überlegener Herablassung zugesteht, Adlers Individualpsychologie könne ja „innerhalb einer gewissen oberflächlicheren Schicht des Seelischen" so mancherlei nützliche Anwendung finden —: dies Verhalten bietet hübsche Beispiele für die Bewährung der Adlerschen Gesichtspunkte an den Psychoanalytikern selber; oder sollte jemand in diesen Reaktionen der Psychoanalytiker die Kennzeichen von Sicherung einer Geltungssucht und von Überkompensation einer Schwäche verkennen?

Auch die therapeutischen und erzieherischen Forderungen ragen bei Adler über diejenigen der Psychoanalyse weit hinaus, so viel beiden Richtungen gemeinsam sein mag. In der Freudschen Schule ist die Analyse selber zugleich auch die Therapie und die Erziehung. Passiv sitzt der Analytiker bei seinem Objekt. Er gibt ihm nichts; gelingt selbst die — von Adler klar als Fiktion durchschaute — Auflösung der gestaltenden Dynamik, gelingt ihm, sein Ziel zu erreichen: so ist die Wirkung der Analyse beendet. Sie findet ihr Ende in einem Quietismus, der das Individuum reibungslos in die Milieuschicht hineinführt, in der es zufällig leben muß; diese mag sein wie sie wolle, sie behält recht; das Individuum opfert an Erleben und Erlebnisnachwirkung, was ihm dieses Milieu zugefügt haben mag; Recht oder Unrecht — so wird nicht gefragt. So ist die analytische Therapie und Erziehung letzten Endes frei von jedem sittlich führenden Gedanken, ein Kind kleinbürgerlicher Familienkonvention; daß diese Via regia in die Entwicklung der geschlechtlichen Einzelpersönlichkeit es noch nicht dazu gebracht hat, eine ihren Lehren entsprechende Geschlechterordnung als ethisch-soziales Fundament aus sich heraus zu treiben, ist der beste Beweis für ihre Unfruchtbarkeit, sittlich zu führen.

Anders Adler: Gewiß ist auch für ihn die Gemeinschaft als überindividuelle Norm das leitende Prinzip des erzieherischen und ärztlichen Vorgehens; Hinführung des Einzelnen zu den Gemeinschaftswerten, Erweckung des Gemeinschaftsgefühls sind für seine praktischen Bemühungen die eigentlichen Ziele. Ist doch für ihn Individuum und Gemeinschaft in jener unlöslichen Beziehung, in der das Wesen des Individuums sich an und aus der Gemeinschaft differenziert. Aber Gemeinschaft ist für ihn nicht nur ein ontologischer, sondern zugleich ein ethischer Begriff. Es ist kein Widerspruch, sondern eine klare Konsequenz, wenn Adler und sein Kreis in engster Wechselwirkung mit der individuellen Erziehung zur Gemeinschaft und zum Gemeinschaftsgefühl danach streben, die ideale Gemeinschaft zu verwirklichen: wenn sie soziale Ethiker und Politiker sind. Von ethischer Bedeutung ist bei Adler fernerhin der erzieherische Grundgesichtspunkt, daß der Einsicht die führende Rolle in der Erziehung und Selbsterziehung des Einzelnen zuzumessen sei. Der Einzelne muß sich durchschauen; er muß seine Schwäche hinter ihrem Überbau belauschen, nur so wird er fähig, über sie hinauszuwachsen, der Scheinsicherungen und Scheinkonvention nicht mehr zu bedürfen; nur so gelangt er zu wahrer innerer Freiheit und voller Selbstverantwortung. In dieses Kapitel gehört auch Adlers Ablehnung der biologischen Anlagen für jede Erziehungsarbeit. Sie dürfen dem Einzelnen weder als Vorwände der Schwäche noch als Begnadungen der Eitelkeit dienen, um einen Mangel an Gemeinschaftsgefühl dahinter zu verdecken. Nur für das Genie gelten Ausnahmen. Erst die Gleichheit aller Menschen als praktisches Prinzip von Erziehung und Bildung kann jene ideale Gemeinschaft verwirklichen, deren Gefühl dem Einzelnen lebendig gemacht werden soll.

So beweist Alfred Adler, wie ein strenger Determinist und Empiriker zugleich ein Erzieher und ein sozialer Ethiker sein kann, ohne in Widerspruch mit sich zu geraten.

Die Minderwertigkeit von Organen.

Von

Dr. Max Reis-Dortmund.

Alles Seelische tritt uns als an das Leben gebunden entgegen. Insofern bedarf jede psychologische Theorie einer biologischen Verankerung. Diese Anknüpfung kann aber nur in Form einer psychologischen Fragestellung geschehen, denn das seelische Geschehen läßt sich nur aus seinen eigenen Voraussetzungen ableiten, in seinen eigenen Erscheinungsformen studieren und in seiner eigenen Sprache beschreiben (Bumke [1]). In diesem Sinne können wir sagen, daß die Organminderwertigkeitslehre, deren Richtlinien Adler in seiner „Studie über die Minderwertigkeit von Organen" (1) im Jahre 1907 aufgestellt hat, das biologische Fundament der Individualpsychologie darstellt. Nur insofern wird sie den Gegenstand der folgenden Darstellung bilden. Ihre große und zum Teil grundlegende Bedeutung für die Biologie, Pathologie, Konstitutionslehre und Personalforschung muß hier unberücksichtigt bleiben.

Die Fragen, die wir also hier aufzustellen haben, betreffen den Begriff der Organminderwertigkeit überhaupt und weiter das Problem: Wie gestaltet der Mensch ihr Erleben?

Die ungeheure Variabilität des lebendigen Organismus bedingt, daß bei jedem Menschen individuelle Beschaffenheiten des einen oder anderen Organs oder Organsystems vorkommen, welche die einheitliche Gemeinschaftsleistung Leben von ihrem Optimum entfernen. Dieses, welchem wohl die Norm und unser gefühlsmäßiger Begriff der normalen Morphe entspricht, kommt in der Wirklichkeit immer nur annähernd vor. Unter Organminderwertigkeit versteht nun Adler jene individuelle Beschaffenheit bestimmter Organe, welche dazu führt, daß das betreffende Organ oder Organsystem in der Funktion zurückbleibt, dadurch den notwendigen Anforderungen des Lebens nicht gewachsen ist und infolgedessen häufiger bei normaler und erst recht bei übermäßiger Beanspruchung erkrankt. Der veränderten Leistungsfähigkeit entspricht auch die abweichende Gestalt des Organs oder einzelner seiner Teile. Solche Abweichungen lassen sich bis in die Embryonalzeit oder bis in die infantile Wachstumsperiode zurückverfolgen. Durch sie ist nun eine besondere Art des Ineinandergreifens der Organfunktionen gegeben; sie gestalten das Leben des betreffenden Individuums zu einem besonderen Problem, nämlich zu der Aufgabe, die funktionelle Einheit, als welche jenes sich darstellt, unter diesen erschwerenden Bedingungen aufrecht zu erhalten.

Dies ist nur möglich, wenn die von Haus aus zu geringe Organfunktion kompensiert wird, sei es durch eine ausgleichende erhöhte Funktion eines korrelativen Organs, sei es auf dem Wege des vermehrten Wachstums des minderwertigen. Dabei kommt es häufig sogar zu einer Überkompensation des betreffenden Defektes. Sie findet ihren Ausdruck in dem gesteigerten Wachstum entsprechender Hirnpartien, bzw. ist dadurch verursacht. Diese Beteiligung des Zentralnervensystems ist daraus verständlich, daß das minderwertige Organ

---

[1] Münch. med. Wochenschr. Jahrg. 72. Nr. 43. S. 1815.

infolge seiner stärkeren Beanspruchung besonderen Reizen ausgesetzt ist und die Aufmerksamkeit sich besonders auf es erstreckt, wodurch es in stärkerem Maße geübt wird. Jede Organminderwertigkeit stellt also den lebendigen Organismus vor eine neue Aufgabe: ihren Ausgleich durch entsprechende Umstellung und Mehrleistung anderer Organe zu erzielen. Dabei kommt es häufig zu einer Überkompensation. Wir können also ganz allgemein sagen: Jeder Defekt schafft sich seine Kompensation bzw. Überkompensation selbst. Dies stellt ein durchgreifendes biologisches Gesetz dar, welches uns alle Entwicklung verstehen läßt. Gerade diese Überkompensation erschwert aber häufig das Erkennen einer bestehenden Organminderwertigkeit. Um es im Einzelfalle zu ermöglichen, wird es oft des Zusammenwirkens verschiedener Methoden bedürfen. Adler verwendet hierzu den Nachweis der Heredität, den Nachweis der veränderten Gestalt, der herabgesetzten Funktion und der besonderen Krankheitsdisposition, welche sich darin äußert, daß das betreffende Organ infolge der geringeren Beanspruchbarkeit häufig erkrankt.

Man hat gegen den Begriff der Organminderwertigkeit eingewendet, daß er ein Werturteil enthält und daß er darum naturwissenschaftlich nicht verwendbar sei. Für die teleologische Betrachtungsweise des Organismus ist aber gerade eine Wertuntersuchung unerläßlich. Die Fragestellung, welche sich die Organminderwertigkeitslehre vorlegt, ist eben die, wie die einzelnen Teile des Organismus, die Organe, dem Ganzen zugeordnet sind. Allerdings kommt auch dieser Betrachtungsweise nur ein fiktiver Charakter zu. E. Straus [1] verweist sehr richtig darauf:

„Soll der Organismus teleologisch beurteilt werden, soll das Füreinander der einzelnen Teile erforscht werden, so ist es selbstverständliche Voraussetzung, daß überhaupt einzelne Teile in deutlicher Abgrenzung gegeben sind. Eine vollständige teleologische Beurteilung ist im strengen Sinne nur dann möglich, wenn der Organismus in einzelne Abschnitte und Funktionen sich vollständig auflösen ließe. Geradeso wie aber häufig die Grenzen der teleologischen Beurteilung, des zweckmäßigen Geschehens zu weit gezogen worden sind, so ist auch vielfach übersehen worden, daß wir ja niemals mit wirklich selbständigen Teilen zu tun haben, sondern nur mit gleichsam selbständigen in dem Verbande des Organismus".

Aber gerade durch die Einführung des Wertbegriffes beziehen wir uns eben ununterbrochen auf die Ganzheit des Organismus und auf seine Einheit. Dadurch ist in der Organminderwertigkeitslehre der Fehler vermieden, den Organismus gewissermaßen als Summe seiner Bestandteile auffassen zu wollen. Ein Fehler, der z. B. der Zellularpathologie zukommt, welche, wie gleichfalls Straus sehr richtig hervorhebt, die Grenzen der Auflösbarkeit des Organismus nicht respektiert, sondern ihn wie ein Aggregat selbständiger einzelner Zellen betrachtet. Gerade die wertbezogene Betrachtungsweise der Organminderwertigkeitslehre scheint uns für die Pathologie unerläßlich zu sein. Es war darum ein geradezu revolutionärer Schritt, den Adler mit seiner Organminderwertigkeitslehre gemacht hat, ein Schritt, durch welchen er dem Gedanken der Einheitlichkeit des Organismus in der einzig möglichen Weise Geltung verschaffte. Durch die Zweckmäßigkeit wird die Einheit der künstlich gesonderten Teile und Funktionen wieder hergestellt. Durch die Wertbeziehung wird ausgesprochen, daß wir nur eine künstliche Trennung in Phasen und einzelne Teile vornehmen. Die Einstellung des Wertbegriffes bildet also geradezu eine Grundlage der Erforschung der Individualität und damit auch eine Grundlage der Individualpsychologie.

---

[1] Das Problem der Individualität. In Brugsch-Lewy, Die Biologie der Person I.

Hereditäres Vorkommen.

Wir können im allgemeinen erwarten, daß jede Organminderwertigkeit schon im ursprünglichen Lebensplan eines Individuums, im Keimplasma, angelegt ist, denn jede nicht genotypisch angelegte, also fötal oder postfötal erworbene Organminderwertigkeit bietet weniger die Möglichkeit zu so tiefem Erleben, wie die angeborene, und mehr Aussicht, durch die normalen Lebensreize ausgeglichen zu werden; sie wird also den Lebensplan des Individuums nicht so weitgehend beeinflussen können. Ein wesentliches Charakteristikum der Minderwertigkeit eines Organs wird also sein, daß es erblich ist. Allerdings müssen wir bei Versuchen, die Organminderwertigkeit durch den Nachweis der Heredität zu erschließen, die Tatsache berücksichtigen, daß die Vererbung gleichfalls durch Kompensation wird verdeckt sein können. Ferner, daß die Minderwertigkeit eines Organs sich in der Deszendenz an verschiedenen Stellen manifestieren kann. Der Wert der Adlerschen Auffassung liegt darin, daß sie nicht die Krankheiten, sondern die Organminderwertigkeiten als erblich ansieht. Ferner werden wir die Tatsache anmerken müssen, daß infolge der frühzeitigen Korrelation der Organe die Organminderwertigkeit bei verschiedenen Familienmitgliedern in verschiedenen Organen eines Organsystems auftreten kann. Andererseits werden wir aber auch der erworbenen Organminderwertigkeit psychologisch eine ähnliche, wenn auch nicht so tiefe Bedeutung zubilligen müssen wie der angeborenen. Allerdings, um dies nochmals zu betonen, größer wird die Bedeutung der schon im Keimplasma angelegten sein, denn um so tiefer wird die seelische Auswirkung einer herabgesetzten Organleistung sein, je früher sie erlebt wird.

Dadurch, daß mit der Organminderwertigkeit auch die Tendenzen zu ihrer Überwindung vererbt werden, entstehen immer wieder neue und leistungsfähigere Varianten, welche für die Überwindung äußerer Schwierigkeiten immer besser geeignet werden. Die Bedeutung dieser Anschauung für die Entwicklungslehre sei hier nur kurz angedeutet.

Der Nachweis der Organminderwertigkeit durch Funktionsänderung.

Wir besitzen noch keine derartig ausgebildeten Funktionsprüfungen bestimmter Organe, um etwa durch objektive Prüfungen in allen Fällen ihre Leistungsgrenzen feststellen zu können. Da die Funktionsprüfungen nur nach dem Gesichtspunkte ihrer klinischen Verwertbarkeit, d. h. zur Feststellung pathologischer Verhältnisse angestellt werden, so konnte es bisher zur Ausarbeitung von Funktionsprüfungen an Gesunden, welche etwa die Minderwertigkeit einzelner Organe nachweisen ließen, nicht kommen. Wir sind also oft darauf angewiesen, die Organminderwertigkeit auf indirektem Wege, d. h. durch die Funktionsprüfungen, die die Natur selbst vornimmt, nachzuweisen. Die betreffende Organminderwertigkeit wird oft auf längere Zeit durch den kompensatorischen Ausgleich verdeckt, kommt aber, wenn die Beanspruchung ein gewisses Maß übersteigt, zum Ausdruck. Dieser Ausgleich kann auch erfolgen durch Vikariieren des symmetrischen Organs. Die besondere Inanspruchnahme des ausgleichenden Organs führt dann häufig zu einer Erkrankung desselben, während das minderwertige infolge der geringeren Inanspruchnahme verschont bleiben kann. Bei asymmetrischen Organen kann es zum Ausgleich kommen durch eine veränderte Arbeitsweise, oder, wie gesagt, durch erhöhte Leistung korrelativer Organe.

Der Nachweis wird in allen Fällen möglich sein durch häufige Etablierung von Erkrankungsprozessen in dem kompensierenden Abschnitt.

Wir können an dieser Stelle auch die anamnestischen Hinweise behandeln, welche uns sehr häufig zum Nachweis der Organminderwertigkeit auch dann verhelfen, wenn sie durch gute Kompensation verdeckt ist. Die Anamnese wird uns hierbei schon deshalb wertvolle Behelfe bieten, weil die Kompensation im Kindesalter eben noch nicht ausreichend ist, um zu einem völligen Funktionsausgleich zu führen. So sieht Adler in sogenannten Kinderfehlern Verdachtsmomente für die Minderwertigkeit des dem Kinderfehler entsprechenden Organs. Abgesehen von Anomalien der kindlichen Entwicklung wie Obstipation, Erbrechen, Blinzeln, Schielen, Stottern, sieht Adler auch die infantile Spur der Organminderwertigkeit häufig ausgeprägt in einem funktionellen Versagen des Organs in der Domestikation, die eine Beherrschung der Organtätigkeit und somit ein Aufgeben des Lustgewinnes, wie ihn die ungehinderte Organtätigkeit mit sich bringt, verlangt, bzw. auch wiederum eine Funktionsleistung unter einschränkenden Bedingungen bei mangelhafter Luft, unzweckmäßiger Nahrung und schlechtem Licht. Die daraus resultierenden Schädigungen treffen in erster Linie nach Adler die minderwertigen Organe. (Wir können aus diesem Gesichtspunkt auch die Altersdisposition für Erkrankungen verstehen, die dadurch gegeben ist, daß in der Kindheit die Kompensation noch unvollkommen, im Alter hingegen, bei langer Beanspruchung des Organs, nicht mehr ausreichend ist.)

Auch der Ausfall bestimmter Leistungen, die motorische Insuffizienz, die mangelhafte Produktion von Drüsensekreten, aber auch das Fehlen oder schwache Ausbildung von Reflexen, ebenso deren Gegenteil, die motorische Überleistung, die Übersekretion und die Steigerung der Reflexe geben einen Hinweis auf bestehende Organminderwertigkeiten. Das häufige hereditäre Vorkommen von Reflexanomalien, der Zusammenhang mit Kinderfehlern, bzw. mit Erkrankungen des zugehörigen Organs, stützen diese Anschauung. So findet man fehlenden Gaumenreflex, mangelnden Rachenreflex bei Erkrankungen des Magendarmtraktes und Respirationstraktes. In ähnlicher Weise kommen mangelnde Reflexe bei Personen vor, die durch Überwindung ihrer entsprechenden Organminderwertigkeit zu erhöhter Leistung der betreffenden Organsysteme gelangen.

Der morphologische Nachweis der Organminderwertigkeit.

Die Degenerationszeichen oder Stigmen, welche der Psychiatrie schon lange zum Nachweis der sogenannten psychischen Minderwertigkeit gedient haben, sieht auch Adler als für eine morphologische Kennzeichnung der Organminderwertigkeiten bedeutsam an. Wenn J. Bauer sagt, daß sämtliche Konstitutionsanomalien degenerative Stigmen sind, da sie anzeigen, daß ihr Träger in dieser oder jener Beziehung über die durchschnittliche Variationsbreite vom normalen Typus abweicht, so ist ihm darin Recht zu geben. Gerade darum behalten aber diese Kennzeichen einen großen Wert und gestatten uns, die Funktionsminderwertigkeit bestimmter Organe zu konstatieren. Wir gelangen so über eine morphologisch-deskriptive Konstitutionslehre zu einer funktionellen.

Aus angeborenen oder hereditären Bildungsanomalien der Lider, Pigmentanomalien der Iris, Hypermetropie, Myopie läßt sich nach Adler z. B. eine Organminderwertigkeit des Gesichtsapparates erschließen, welche zu häufigen Erkrankungen desselben führt. In gleicher Weise sind etwa Stigmen des Mundes ein Anzeichen von Anomalien des Ernährungsapparates.

Schleimhautwucherungen, Polypen, Anomalien des Mundes, der Zunge, der Zähne, des harten und weichen Gaumens geben uns ein Anzeichen für eine Minderwertigkeit des Atmungstraktes. Mundstigmen stehen auch gleichzeitig in einem koordinierten Zusammenhang mit der Minderwertigkeit des Verdauungstraktes. In der Tabelle S. 45 bringen wir eine Zusammenstellung der wichtigsten funktionellen und morphologischen Zeichen der Organminderwertigkeit. Eine große Bedeutung mißt Adler ferner dem Vorhandensein von Hautanomalien zu, die nach seiner Angabe eine innige Beziehung zu den ihnen segmental zugeordneten Innenorganen zeigen, so daß ihre Anwesenheit eine Minderwertigkeit des Segmentes, eine segmentale Insuffizienz bedeutet. Es handelt sich dabei um Naevi, Teleangiektasien und Angiome. Auf den Zusammenhang in der Auffassung mit der Headschen Zonenlehre hat Adler bereits hingewiesen.

Segmentale Minderwertigkeit.

Neben den Nävis, Teleangiektasien und Angiomen kommen als koordinierte Anzeichen einer segmentalen Insuffizienz auch segmental zugeordnete Neurofibrome, ferner Knochenanomalien in Betracht. Sie deuten die Minderwertigkeit der ihnen entsprechenden inneren Organe, beziehungsweise Nervenbahnen an.

Diese Auffassung wurde von vielen Autoren bestätigt. So hat Robert Franke[1] auf diese Zeichen bei Lungentuberkulose hingewiesen, hat ihnen aber eine andere Deutung gegeben. Vor kurzem hat W. Neumann[2] hervorgehoben, daß die einseitige Ausbildung von Pigmentmälern und Warzen sich vergesellschaftet findet mit einseitiger oder stärkerer Ausbildung des tuberkulösen Prozesses der entsprechenden Seite. Josef Urbach[3] akzeptiert gleichfalls die Adlersche Nävustheorie in einer Arbeit über tabische Knochen- und Gelenkerkrankungen. Bei Anomalien der Wirbelsäule hat Siegmund Steiner[4] an einem großen Material die Behauptungen Adlers bestätigen und bei den meisten Anomalien der Wirbelsäule Nävi segmental zugeordnet finden können.

In ausführlicher Weise hat Adler die Frage der Enuresis von dem Gesichtspunkt der segmentalen Insuffizienz aus behandelt und seine Anschauung mit reichlichem kasuistischen Material belegen können. Nach ihm hat Fuchs[5] dasselbe Tatsachenmaterial geschildert, aber anders zu deuten versucht, indem er die Enuresis auf eine kongenitale Hypoplasie oder Dysplasie der unteren Rückenmarksabschnitte zurückführt, also in dieser ein ätiologisches Moment sieht, während Adler die Enuresis als fehlerhafte embryonale Arbeitsweise eines im ganzen minderwertigen Harnapparates und seines nervösen Überbaus ansieht. In ausführlicher Weise hat Zappert[6] sich mit den Fuchsschen Anschauungen beschäftigt und Adlers Standpunkt gegenüber Fuchs unterstützt.

Linkshändigkeit.

Eine besondere Stelle nehmen im System der Organminderwertigkeitslehre die Linkshändigkeit und ihr verwandte Erscheinungen ein. Wir wissen, daß die Linkshändigkeit mit einer anormalen Rechtshirnigkeit, d. h. mit einem funktionellen Überwiegen der rechten Hirnhälfte über die linke zusammenhängt. Sie wird an Häufigkeit von verschiedenen Autoren sehr verschieden angegeben (2—27%). Die Linkshändigkeit stellt also nur eine allerdings im Aussterben begriffene Variante der Species des homo sapiens dar (Stier[7]). Derartige

[1] Münch. med. Wochenschr. 1908.
[2] Die Klinik der beginnenden Tuberkulose Erwachsener. 1923. I. S. 39.
[3] Wiener klin. Rundschau. 31. 32. 1909.
[4] Zitiert nach Adler in „Theorie und Praxis der Individualpsychologie". S. 218.
[5] Wien. med. Wochenschr. 37, 38. 1909.
[6] Wien. klin. Wochenschr. 22. 1920.
[7] Stier, Untersuchungen über Linkshändigkeit und die funktionelle Differenz der Hirnhälften. Jena, G. Fischer 1911. — Neurologisches Zentralblatt 1911, S. 168.

Anomalien können wir nun insofern zur Organminderwertigkeit rechnen, als bestimmte kulturelle Gewohnheiten ihr Vorhandensein oft zu einem Nachteil gestalten. Das ist zum Beispiel mit der Linkshändigkeit der Fall, welche in unserer Rechtshänderkultur Unannehmlichkeiten mit sich bringt und die kulturelle Eingliederung erschwert. Linkshänder haben das Erlernen bestimmter Dinge wesentlich schwerer als Rechtshänder. Linkshändigkeit wirkt sich also in demselben Sinne aus wie eine wirkliche Organminderwertigkeit, wenn sie auch ursprünglich eine solche nicht darstellt. Doch gibt es auch Autoren, welche die Linkshändigkeit als eine Degenerationserscheinung ansehen, so z. B. Julius Bauer. In diesem Sinne spräche auch, daß man angeblich unter den Linkshändern doppelt so häufig andere Degenerationszeichen findet als bei anderen Menschen. Ebenso die Heredität der Linkshändigkeit, die in 50—60 % der Fälle nachweisbar sein soll.

Handle es sich nun um eine sozusagen absolute oder nur in Relation zu unserem Kulturkreis bedingte Organminderwertigkeit, jedenfalls wird sie das Individuum, wenn es nicht über den nötigen Mut zur Kompensation verfügt, mit einem starken Gefühl der Minderwertigkeit erfüllen. (Im Ausdruck linkisch liegt ein Hinweis darauf.) Es wird uns also nicht wundernehmen, daß wir unter Gefangenen, überhaupt bei Verbrechern, sehr häufig Linkshändigkeit finden. Auf der anderen Seite kann gerade die Linkshändigkeit ein Ansporn zu besonderer Leistung sein und das Individuum in Vorteil gegenüber dem Rechtshänder setzen. Wir finden auch geniale Linkshänder.

Es bedarf an dieser Stelle eines Hinweises auf die Tatsache, daß bei vielen Menschen die Linkshändigkeit larviert ist dadurch, daß die Kinder durch die Erziehung gezwungen sind, trotz angeborener Linkshändigkeit die Rechtshändigkeit auszubilden. Es sind deshalb zur Ermittlung larvierter Linkshänder eine Reihe von Kunstgriffen beschrieben worden, von denen hier die folgenden angeführt seien: Bei der Aufforderung, die Hände ineinander zu legen, legt der latente Linkshänder den linken Daumen über den rechten. Beim Klatschen legt der Linkshänder die linke Hand auf die rechte.

Hochwuchs, Kleinwuchs und Mißwuchs, Sexualapparat.

Sowohl der Hochwuchs als auch der Kleinwuchs stellen komplizierte Organminderwertigkeiten dar, die einerseits durch die anomale inkretorische Tätigkeit gegeben sind, der Hauptsache nach aber durch die Nachteile einer zu starken Abweichung von der Durchschnittsform, wobei oft nicht so sehr objektive Nachteile als subjektive Gefühle entscheidend sind. Im gleichen Sinne wirkt auch die rhachitische Verkrümmung der unteren Extremitäten und die dadurch bedingte Kleinheit. So hatte ich z. B. eine Patientin in Behandlung, bei der sich eine schwere Neurose entwickelt hat, weil sie infolge ihrer durch Rhachitis bedingten Kleinheit bei allen Anforderungen, die das Leben an sie stellt, sich als benachteiligt ansieht. Das ganze Denken dieser Patientin ist in ganz unglaublicher Weise mit Gedanken an ihre Kleinheit ausgefüllt. Diese Patientin vergleicht sich ununterbrochen in Bezug auf ihre Körpergröße mit anderen Menschen und hält sich für ausgeschlossen vom Beruf, von der Liebe und allen mitmenschlichen Beziehungen.

Als Organminderwertigkeit kann auch der Fettwuchs wirken und ebenso der athletische Körperbau infolge seiner Plumpheit. Neben dem kosmetischen Effekt ist bei dem Fettwuchs auch wieder eine bestimmte Funktionsänderung von Bedeutung, und zwar die Stoffwechselstörung einerseits, die Störung der allgemeinen Beweglichkeit, ferner der Einfluß auf das Zirkulationssystem andrerseits.

Auch die allgemeine Magerkeit wäre hier anzuführen.

Eine besondere Bedeutung im Ensemble der Organminderwertigkeiten hat der Sexualapparat. Adler sagt geradezu: „Es gibt keine Organminderwertig-keiten ohne begleitende Minderwertigkeiten des Sexualapparates". Bei der besonderen Bewertung, die der Mensch seinen Sexualfunktionen zuteil werden läßt, kann es uns nicht Wunder nehmen, daß jede Anomalie auf diesem Gebiete, wenn sie an sich auch noch so bedeutungslos ist, imstande ist, schwere psychische Störungen zu erzielen. Hierzu gehören alle Mängel am Genitale, Kryptorchis-mus, Hypospadie, naturgemäß der Hermaphroditismus usf.

Daß hier wie anderswo von Bedeutung nicht so sehr die Organminderwertigkeit an sich ist, als vielmehr die Bewertung, die ihr das Individuum zumißt, beweisen manche Lageanomalien der Gebärmutter. Solange sie den Frauen unbekannt bleiben, erzeugen sie keine Krankheitserscheinungen — wir haben hier haupt-sächlich die Retroversion-Flexion des Uterus im Auge —, erst die ärztliche Diagnose (wenn der Arzt ungeschickt genug ist, sie mitzuteilen), erzeugt in diesen Fällen neurotische Beschwerden (Kreuzschmerzen, Menstruationsstörungen usf.), so daß man hier geradezu von iatrogenen Neurosen sprechen kann. Wenngleich diese Lageanomalien des Uterus als Zeichen asthenischer bzw. hypoplastischer Konstitution anzusehen sind, so würden diese in Adlers Sinne als angeborene Organminderwertigkeiten zu bezeichnenden Zustände an sich nicht die Störungen bedingen, wie wir sie an solchen Frauen häufig finden.

Ebenso wirken abnorme Kleinheit oder abnorme Größe des Penis als Organ-minderwertigkeit (siehe Oberndorf, zit. nach O. Schwarz (236)). Wenn Oberndorf gegen Adler polemisiert, weil ein zu großer Penis doch keine „Organminderwertigkeit" darstelle, so ist das schon deshalb unrichtig, weil ja tatsächlich ein abnorm großer Penis funktionell einen Nachteil darstellen kann. Ebenso wirken bei der Frau penisähnliche Vergrößerungen der Klitoris oder mangelhafte Entwicklung der großen oder kleinen Labien.

Ebenso als Benachteiligung im Geschlechtskampf wirkt körperliche Häß-lichkeit. So sah ich die Entwicklung eines schizophrenen Prozesses bei einem Patienten der sich stark häßlich fühlte und nach Lektüre Lombrosos die Über-zeugung gewann, daß er infolge seiner Degenerationszeichen einen Verbrecher-typus darstelle, bzw. von den Anderen als diesem zugehörig angesehen würde.

Die seelische Auswirkung der Organminderwertigkeiten.

Wir haben gleich eingangs angedeutet, daß die Organminderwertigkeit eine besondere Erlebensform darstellt, daß ein Lebewesen, welches eine Organ-minderwertigkeit besitzt, diese Welt anders erleidet als ein normales und daß auf diese Weise bestimmte seelische Richtlinien entstehen, nach welchen der Mensch sich gestaltet. Das aus dem Körperlichen stam-mende Minderwertigkeitsgefühl erhält ununterbrochen Nahrung, so daß seine Wirkung ungemein nachhaltig ist. Dabei darf man allerdings die Bedeutung des somatischen Befundes an sich nicht überschätzen. Die Größe des tatsäch-lichen Funktionsausfalles muß den dadurch bedingten seelischen Erscheinungen nicht adäquat sein. Ein Gleichnis mag dieses verdeutlichen: Wenn einem ein Gassenjunge auf den Rücken ein Kreuz malt und dies dem Betreffenden irgend-wie zur Kenntnis gelangt, ohne daß er imstande wäre, es im Augenblick zu be-seitigen, wenn er also mit dem Kreuz auf dem Rücken unter Menschen gehen müßte, würde er das Gefühl haben, daß alles wie gebannt auf das Kreuz starre. Er würde an einem vorübergehenden Minderwertigkeitsgefühl leiden. Wenn nun der Gassenjunge dieses Kreuz in Wirklichkeit gar nicht gemacht hat, son-dern nur so getan hätte, als hätte er eins gemacht, und wir spüren diese

Bewegung auf dem Rücken, so wäre die psychologische Wirkung dieselbe. Darum wird die Wirkung einer eingebildeten Organminderwertigkeit dieselbe sein wie die einer tatsächlichen. Andererseits kann nicht geleugnet werden, daß diese bestimmte Erlebensform, als welche wir die Organminderwertigkeit bezeichnet haben, doch bestimmte Entwicklungsrichtungen zeitigt. Ein minderwertiger Ernährungsapparat z. B. wird einen seelisch entwickelteren und leistungsfähigeren Überbau besitzen als ein normaler und damit wird nicht nur im günstigen Falle die größere seelische Leistungsfähigkeit in allen Beziehungen zur Ernährung, sondern auch in allen Beziehungen des Erwerbes von Nahrung erreicht. „Der Nahrungstrieb wird so sehr vorherrschen, daß er in allen persönlichen und sozialen Beziehungen zum Ausdruck kommen kann, als Gourmandise, als Erwerbseifer, als Sparsamkeit und Geiz" (Adler). In diesem Sinne ist auch Freuds „Analcharakter" aufzufassen. Es führt so die Organminderwertigkeit zu einer seelisch komplizierteren und damit höher stehenden Arbeitsweise. Bei Organminderwertigkeit des statischen Apparates und frühzeitigen Erkrankungen desselben finden wir als psychischen Überbau eine reichere Motilität und vielleicht auch Psychomotilität. Der seelische Überbau der Organminderwertigkeiten bei einzelnen Sinnesorganen wird, soweit er das Begabungsproblem tangiert, hier an anderer Stelle behandelt. An diesem Ort sei nur auf den eidetischen Typus hingewiesen, bei dem Jaensch und seine Schüler auf eine besondere Anomalie im Bau der Netzhaut hingewiesen haben. Wexberg (261) hat die Vermutung ausgesprochen[1], daß die eidetische Veranlagung einen seelischen Überbau der Organminderwertigkeit der Netzhaut darstellt.

Auch die Minderwertigkeiten des Sexualapparates können persönlichkeitsgestaltend in bestimmtem Sinne wirken. So fand ich bei einem Patienten mit Kryptorchismus, der unter dieser Anomalie sehr litt, ein deutliches Bestreben, seine Männlichkeit in Haltung und Stimme besonders zu betonen. Männer mit Anomalien des Genitales zeigen neben allen möglichen Formen der Triebschwäche und Perversität gelegentlich auch Hyperpotenz.

Bezüglich des Don-Juan-Typus hebt Maranon[2] z. B. hervor, daß es ein Irrtum sei, in der Gestalt des Don Juan das Bild echter Männlichkeit zu erblicken. Er bezeichnet ihn als einen sexuellen Zwischentyp, der reich ist an femininen Zügen und sich seine Männlichkeit beweisen will.

Aber die gleichen Anomalien können ebenso bei jedem anderen Organmangel infolge eines starken Minderwertigkeitsgefühls auftreten.

Es ist übrigens klar, daß die seelische Kompensation der Organminderwertigkeit nicht immer gelingen wird. Allerdings haben die gelungenen und mißlungenen Kompensationen eine Gemeinsamkeit. In beiden Fällen wird die Aufmerksamkeit auf das minderwertige Organ gerichtet sein. Infolgedessen werden in einem Fall alle Empfindungen, die vom minderwertigen Organ herrühren, über- und zu dem Zwecke des Neurotikers verwertet. In dem anderen Falle führt diese Aufmerksamkeit zur besonders feinen Einstellung und Übung des Organs, wodurch das Weltbild in einem bestimmten Sinne umgestaltet wird.

Auf jeden Fall können wir den Satz aussprechen:

Das Weltbild eines Menschen ist in meist entscheidender Weise durch sein Körpererlebnis geformt. Die Störung des körperlichen Gemeingefühls erschwert auch gewissermaßen die Bildung des Gefühls der Gemeinschaft mit Menschheit und Welt. Wir messen die Welt mit uns selbst.

Dadurch entsteht eine Beziehung zwischen Körperbau und Charakter, welche schon dem naiven Volksbewußtsein klar geworden ist und

---

[1] S. auch Referat in „Psychologie u. Medizin", H. 1.
[2] Maranon: Siglo med. Bd. 73. Nr. 3665 u. 3666. Zit. nach Ref. im Zentralbl. f. Psych. u. Neurol.

z. B. in den Urteilen, daß Zwerge, Bucklige, Rothaarige besonders schlau, listenreich, gefährlich und boshaft und daß Dicke sehr gutmütig sind, ihren Ausdruck gefunden hat.

Den ersten Versuch und den methodisch einzig richtigen, eine solche Beziehung herzustellen, hat Alfred Adler unternommen und es ist darum falsch, wenn Brugsch in seiner Allgemeinen Prognostik behauptet, daß Kretschmer das Verdienst zufalle, zum ersten Male methodisch den Versuch gemacht zu haben, die Beziehungen zwischen Körperbau und Charakter aufzudecken, vielmehr gebührt dieses Verdienst ganz zweifellos Adler, womit die Leistung Kretschmers durchaus nicht verkleinert werden soll.

Wir wollen im folgenden die Kretschmersche Typenlehre vom Standpunkt der Organminderwertigkeitslehre betrachten.

Bei seinen Untersuchungen an Geisteskranken und Gesunden ergab sich Kretschmer bekanntlich, daß zwischen bestimmten geistigen Erkrankungen und dem körperlichen Habitus bestimmte Beziehungen bestehen. Die Methode, die er dabei verwendete, bestand darin, daß er überall, wo sich eine größere Anzahl von morphologischen Ähnlichkeiten durch eine größere Anzahl von Individuen verfolgen läßt, die entsprechenden Maßzahlen feststellte. Er berechnete daraus die Durchschnittswerte, wodurch die vorwiegend gemeinsamen Merkmale deutlich heraustreten. „Wir gehen so vor, als ob wir gleichsam die Bilder von 100 Personen eines Typus auf einer einzigen Bildfläche aufeinander kopierten, wobei wiederum die sich deckenden Züge sich intensiv verstärkten, die nicht aufeinander passenden aber verwischen. Nur die im Durchschnittswert sich verstärkenden Züge beschrieben wir als „typisch".

Mittels dieser Methode ergeben sich Kretschmer drei Haupttypen des Körperbaues, der leptosome (asthenische), der athletische und der pyknische. Sie finden sich bei Männern und Frauen, nur sind bei der im allgemeinen geringeren morphologischen Differenzierung des weibischen Körpers die prägnanten Bilder bei der Frau seltener.

Der asthenische Typus ist gekennzeichnet durch ein Zurückbleiben des Gewichtes gegenüber dem Brustumfang. Es handelt sich um magere, schmal aufgeschossene Menschen mit schmalen Schultern, muskeldünnen Armen, schlankem Körperbau und scharf geschnittenem Gesicht. Die asthenischen Frauen, die insbesondere Matthes genau beschrieben hat, sind gewöhnlich nicht einfach asthenisch, sondern asthenisch-hypoplastisch.

Der athletische Typus ist gekennzeichnet durch starke Entwicklung des Skeletts und der Muskulatur. Die Fettentwicklung ist im allgemeinen mäßig. Bei Frauen gibt es allerdings oft reichlichen Fettansatz.

Schließlich unterscheidet Kretschmer einen pyknischen Typus, welcher gekennzeichnet ist durch starke Umfangsentwicklung der Eingeweidehöhlen (Kopf, Brust, Bauch) und die Neigung zum Fettansatz am Stamm bei mehr graziler Ausbildung des Bewegungsapparates.

„Das grobe Eindrucksbild ist bei ausgeprägten Fällen sehr bezeichnend: mittelgroße gedrungene Figur, ein weiches breites Gesicht auf kurzem, massivem Hals zwischen den Schultern sitzend; ein stattlicher Fettbauch wächst aus dem unten sich verbreiternden, tiefen, gewölbten Brustkorb heraus.

„Betrachten wir die Gliedmaßen, so sind sie weich, rundlich, mit wenig Muskel- und Knochenrelief geformt, öfters ganz zierlich, die Hände weich, mehr kurz und breit. Besonders die Handgelenke und die Klavikeln pflegen nicht selten schlank und fast zart gebaut zu sein. Dabei sind die Schultern nicht breit ausladend wie bei den Athletischen, sondern (hauptsächlich bei älteren Leuten) mehr rund, etwas hochgezogen und nach vorn zusammengeschoben, oft mit einem charakteristisch scharfen Knick am inneren Deltoideusrand gegen die Brust abgesetzt."

Kretschmer stellte nun fest, daß die pyknischen Körperbautypen hauptsächlich bei den zirkulären Geisteskranken, die asthenischen und athletischen hauptsächlich bei den Schizophrenen zu finden sind. Ferner findet sich eine große Anzahl von Dysplastikern unter den Schizophrenen, die wie die wiederum bei zirkulären Geisteskrankheiten verschwindend selten sind. Diese Resultate sind im großen und ganzen von den meisten Autoren bestätigt worden.

Es scheint uns auch nach persönlichen Erfahrungen zweifellos, daß Kretschmers fiktive Typen sehr brauchbar sind und sich den Tatsachen sehr annähern. Wir müssen uns aber die Frage vorlegen: in welcher Beziehung stehen sie zu dem aus ihnen sich entwickelnden Krankheitsbild? Kretschmer bezeichnet alle seine drei Haupttypen als normal bzw. als gesund und für den Lebenskampf generell gleich ausgerüstet. Das stimmt, aber sie zeigen verschiedenartige Organminderwertigkeiten und das schafft erst ihre verschiedenartigen seelischen Krankheitsdispositionen. Erst die Anwendung des Begriffes der Organminderwertigkeit gibt ein psychologisches Verständnis der von ihm beschriebenen Zusammenhänge.

Die besondere Organminderwertigkeit des Pyknikers scheint uns z. B. klar gegeben durch das Mißverhältnis zwischen Körpergewicht und Muskelsystem. Wahrscheinlich ist die Muskelfaser beim Pykniker auch funktionell anders geartet als bei den übrigen Typen, und zwar zu großen Anfangsleistungen, aber nicht zu länger dauernden Leistungen befähigt. Diesbezügliche physiologische, etwa ergographische Untersuchungen liegen meines Wissens bisher nicht vor. Daß aber tatsächlich eine Insuffizienz der pyknischen Muskulatur besteht, geht aus den Beschreibungen Kretschmers klar hervor. (Siehe S. 38: „mit wenig Muskel-Knochenrelief . . . .")[1].

Gewissermaßen kommt die zyklothyme Beschaffenheit schon in der Leistung der Muskelfaser zum Ausdruck, rascher Anstieg und rasche Ermüdung, wie sie sich in der Schrift des Zyklothymikers dokumentiert. Es ist auf diese Weise oft nach der Schrift eine Temperament- und Körperbau-Diagnose möglich. Die zyklothyme Schrift zeichnet sich noch durch ungleichmäßige Breite der kleinen Buchstaben aus. Auch schreiben sie im Anfang mit großem Elan, welcher gegen das Ende hin sehr abnimmt.

Weniger tritt die Organminderwertigkeit beim athletischen Typus hervor wenngleich auch die athletische Derbheit von dem durchschnittlichen Arttypus sehr weit entfernt ist. Hingegen sehr scharf bei den Asthenikern und Dysplastikern. Hier ist übrigens Kretschmer den psychologischen Ursachen des speziellen Verhaltens seiner Typen etwas näher bei der Besprechung der dysplastischen Spezialtypen, wenn er ausspricht, daß hier nicht nur die extrem ausgeprägten, sondern die Mehrzahl aller Fälle auch dem Laien schon als selten, auffallend, unschön imponieren.

Astheniker und Dysplastiker erleben ihre Unzulänglichkeit und Dysharmonie weit stärker als die Pykniker, die nur zeitweilig versagen. Nach Peritz (Einführung in die Klinik der inneren Sekretion. Berlin 1923) geht ein Teil der schizothymen Dispositionen auf spasmophile Dynamik des Organismus zurück. Daß es sich bei ihnen tatsächlich um eine Organminderwertigkeit handelt,

---

[1] Zu ähnlichen Anschauungen kommt W. J. Jaensch auf Grund seiner eigenen, von ganz anderen Überlegungen ausgehenden Befunde in seiner im Erscheinen vergriffenen Monographie „Zur Klinik und Phsysiologie der psychophysischen Persönlichkeit" (J. Springer, Berlin 1926), wie wir auf Grund eines zufälligen persönlichen Meinungsaustausches feststellen konnten. Er spricht von einer mesenchymalen Hemmung, woran ich übrigens auch gedacht habe.

geht am schönsten aus den entsprechenden Schilderungen weiblicher Konstitutionstypen, wie sie Matthes gegeben hat und insbesondere aus seiner Schilderung der Intersexen, die sich mit den Schizoiden so ziemlich decken, hervor.

Matthes [1] überträgt bekanntlich den Goldschmidtschen Begriff der Intersexualität auf die Menschheit, indem er annimmt, daß es unwahrscheinlich ist, daß bei einer so gemischten Population, wie es die Kulturmenschheit ist, die an die Heterochromosomen gebunden gedachten Energiequanten der Geschlechtsbestimmung je so aufeinander abgestimmt sein dürften, daß das entsteht, was wir als reine Typen der Weiblichkeit oder Männlichkeit bezeichnen.

Als Zeichen der Intersexualität gelten ihm nun alle stärkeren Abweichungen von dem idealen weiblichen Typus. (Fehlender Schenkelschluß, Anomalien der Behaarung, Schnurrbarthaar bei Frauen sowie Behaarung des Unterschenkels, Fehlen der sogenannten Oberbrust, Hypoplasien im Bereiche des Genitalsystems.)

Wir wollen nun die psychologische Schilderung der Intersexuellen, wie sie Matthes gibt, hier folgen lassen:

„Sie lehnt den Mann als Sexualobjekt ab, sieht in ihm den Genossen, ja wohl auch den Konkurrenten, dem sie sich überlegen fühlt. Wir finden sie am häufigsten im Lehrberuf und als Mitarbeiterin in kaufmännischen und wissenschaftlichen Berufen.

Sie will dem Mann unterliegen, den sie liebt, kann es aber nicht. Immer wieder bäumt sich das andere Geschlecht in ihr auf. Trotziger, jäh ausbrechender Widerstand, plötzliche, frostige Kälte verhindern die Umarmung, die eben noch herbeigewünscht, ja vielleicht provoziert worden war. Quälender Vaginismus macht eine Vereinigung der Körper unmöglich. Es hängt dann von der Beschaffenheit des Charakters solcher Wesen ab, ob sie es nun versuchen, den Mann, und zwar den knabenhaften Mann, in einem anderen Weibe, das natürlich auch intersexuell sein wird, zu suchen und ihn dort mit einem geringeren Grade von Verantwortlichkeit und Risiko [2] seelisch und wohl auch körperlich zu genießen."

Häufig ist die Intersexualität verknüpft mit einem Status hypoplasticus und asthenico-ptoticus.

„Diese Wesen sind oft eine reizende Mischung von Temperamenten des fröhlichen Kindes, des inbrünstigen Weibes, des klugen, überlegenen Mannes. Bald heiter gestimmt, bald bedrückt oder tief bekümmert."

„Sie sind sehr häufig Künstlerinnen. Ich glaube, keine Künstlerin, auf welchem Gebiet und mit welchem Können auch immer, ist jemals eine Pyknika gewesen.

Die Intersexuelle kleidet sich gewählt und mit Berechnung für den großen Stil des Lebens. Sie ist fähig, große Eindrücke zu empfangen.

Die Intersexuelle ist eifersüchtig. Jede Eifersüchtige ist intersexuell und sie muß es sein aus Mangel an Vertrauen zu ihrer eigenen Weiblichkeit."

Diese Schilderungen sind erst vom Standpunkt einer Organminderwertigkeitslehre psychologisch verständlich. Daß die Frau mit intersexen Merkmalen ein körperlich bedingtes Minderwertigkeitsgefühl hat, speziell in bezug auf ihre weibliche Geschlechtsrolle, kann uns ebensowenig wundernehmen, wie, daß sich dieses verstärkt, wenn sich ihm noch ein asthenischer oder hypoplastischer Zustand hinzugesellt.

Die zweideutige Geschlechtlichkeit der Intersexuellen müßte also gar nicht bedingt sein durch eine nicht genügende Abstimmung der geschlechts-

---

[1] Konstitution der Frau in Halban-Seitz. Bd. III. Verlag Urban u. Schwarzenburg 1924.
[2] Im Original nicht gesperrt.

bestimmenden Faktoren, sondern sie wird uns psychologisch vollständig verständlich aus dem Gefühl der Minderwertigkeit, wie es durch die von Matthes angeführten Merkmale erzeugt wird.

In seiner schönen Schilderung des asthenischen Anfalls nähert sich Matthes einer individualpsychologischen Auffassung. Sie sei hier auszugsweise angeführt: Die ängstlich erregte, von Insuffizienzgefühlen gepeinigte Kranke gehört ins Bett. Sie will arbeiten und sie kann es nicht. Eine Tätigkeit gibt sie auf, um sich in einer anderen ebenso zu erschöpfen. Sie will und sollte, wie sie meint, ihren Gatten lieben und kann es nicht. Sie will und sollte ihren Kindern eine geduldige, sorgsame Mutter sein und wird durch jeden Lärm und die geringste Unart der Kinder aufs äußerste erregt. Sie will Menschen um sich haben und zieht sich scheu und ängstlich zurück, wenn man sich ihr nähert. — Kein Mensch verstände sie; sie will allein sein und kann es nicht, weil sie sich fürchtet. Sie steht immerwährend unter der Peitsche des Sollens ohne zu können. Der Individualpsychologe wird diese Schilderung erst ganz richtig deuten können.

Daß die Menstruation von Intersexen schmerzlich empfunden wird, ist eine Tatsache, für welche gleichfalls die psychologische Erklärung, die Alfred Adler gegeben hat, uns genügend zutreffend erscheint. Es ist der Protest gegen die weibliche Geschlechtsrolle, der die körperliche Abwehr erzeugt, wie überhaupt Adler als erster auf den psychogenen Ursprung der Dysmenorrhöe hingewiesen hat.

Wir werden aber diese Verhältnisse erst ganz richtig verstehen können, wenn wir eingehend die Organminderwertigkeit des endokrinen Systems besprochen haben.

Die Organminderwertigkeit des endokrinen Systems.

Da das endokrine System eine funktionelle Einheit darstellt, welche durch Abstimmung vieler Antagonisten und Synergisten zustande kommt, wird die Organminderwertigkeit gerade hier häufig kompensatorisch verdeckt sein können. Sowohl morphologisch als funktionell stößt die Feststellung eines angeborenen Leistungsmangels des Blutdrüsensystems darum auf erhebliche Schwierigkeiten, auf um so größere, als nicht nur das endokrine System allein, sondern damit in Korrelation stehende Organe wie Zentralnervensystem und andere hormonale Erfolgsorgane an der Kompensation beteiligt sind. Wenn nun auch in den normalen Lebensphasen die Tätigkeit der wechselseitig abgestimmten Organe eine genügende Gesamtleistung ergibt, so geht diese mühselig erreichte Harmonie doch zeitweilig dann verloren, wenn das endokrine System tiefgreifende Umänderungen erfährt. Dann kann die Kompensation vorübergehend nicht aufrecht erhalten werden. Es kommt dann zu einer temporären Dysharmonie und damit auch zu einem Gefühl der Minderwertigkeit. Dies ist ja schon bei einem so komplizierten System auch dann in solchen Zeiten der physiologischen Umwandlung zu erwarten, wenn keine angeborene Organminderwertigkeit vorliegt, so daß ich hier geradezu von einer physiologischen temporären Organminderwertigkeit sprechen möchte. Die angeborene wird aber um so deutlicher manifest werden, je schwieriger von Haus aus die Kompensation erreicht worden war. Es werden uns so die seelischen Umwandlungen klar, die in der Zeit der Pubertät und insbesondere bei der Frau in der Gravidität und im Klimakterium eintreten und aus den gleichen Gesichtspunkten heraus können wir auch verstehen, wieso gerade in diesen Lebensphasen zirkuläre und schizophrene Erkrankungen besonders häufig sind. Welcher Art die entstehende Psychose ist, wird wahrscheinlich nicht nur von der Art der Dysharmonie abhängen. Daß die Dysharmonie der aufsteigenden Lebensphase

anders verläuft als die der absteigenden, scheint verständlich. Bevor wir
hierauf näher eingehen, wollen wir nur noch rasch darauf hinweisen, daß
wir zu den temporären Organminderwertigkeiten auch die Menstruation rechnen
können, welche ebenfalls da von größerer Bedeutung sein wird, wo von Haus
aus der endokrine Apparat mangelhaft funktioniert.

Die Pubertät und das Klimakterium als temporäre Organminderwertigkeiten.

Die Gesamtheit der Körperveränderungen, welche wir als Pubertät bezeichnen, bedingt, dieses bedürfte eigentlich keiner näheren Begründung, eine
veränderte, dysharmonische Gesamtfunktion. Das plötzliche Längenwachstum, die Umwälzung in der endokrinen Korrelation bewirken, daß die erlernten
Innervationen, daß die erworbenen Organbeziehungen nicht mehr brauchbar
sind. Dabei ist aber der Körper getragen von einem Gefühl des Werdens, welches
das Mißgefühl der körperlichen Disharmonie überwinden läßt und um so besser
überwinden läßt, je weniger wie gesagt der endokrine Apparat von Haus aus
minderwertig war. Bei Dysplastikern und Asthenikern wird das Gefühl des
Versagens gegenüber der Welt viel stärker zum Ausdruck kommen als beim
Pykniker.

Ohne Störungen geht es aber nur ausnahmsweise ab, wenn auch die graduellen
Unterschiede sehr schwankend sind. Das gleiche hebt Wiesel[1] auch bezüglich
des Klimakteriums hervor: „Das Klimakterium ist in der Mehrzahl der Fälle
klinisch betrachtet ein Leiden, ein Komplex von unendlich vielen Symptomen".
Es ist dabei nicht nur die pluriglanduläre Inkret-Drüsen-Insuffizienz, die jetzt
deutlich wird, sondern es sind auch vielleicht involutive Vorgänge in anderen
Organen, die als temporäre Organminderwertigkeiten wirken, wobei in den
höheren Graden anzunehmen ist, daß eine kompensatorisch verdeckte Organminderwertigkeit jetzt zum Ausdruck kommt. Es ist dabei interessant und im
Sinne dieser Auffassung, daß sich die gleiche Organminderwertigkeit am gleichen
Individuum sowohl in der Pubertät als im Klimakterium manifestiert, so daß
wir aus dem Ablauf der Pubertät schon auf eine Organminderwertigkeit des
endokrinen Systems schließen können, welche sich auch im Klimakterium
körperlich und seelisch in gleicher Weise geltend machen wird. Wiesel verweist darauf, daß z. B. Hyperthyreosen der Geschlechtsreife auch im Klimakterium in den Vordergrund treten; wo während der Pubertät Hauptpig-
mentierungen aufgetreten waren, sehen wir das Gleiche während des Klimax.
Das Gleiche gilt für vasomotorische Störungen und Anomalien der Schweiß-
sekretion, für abnorm starke Fettentwicklung bzw. Abmagerung. Mädchen,
welche während der Pubertät ein abnorm starkes Längenwachstum hatten,
erinnern während des Klimakteriums an einen akromegaloiden Typus. Auch die
Erscheinungen von seiten des Zirkulationsapparates, Arythmie, Tachykardie,
wiederholen sich in der Klimax. (Ein Teil dieser Erscheinungen tritt ja auch
bei manchen Individuen während der Menstruation auf, die ja ebenfalls wie die
Gravidität eine Funktionsprüfung auf das endokrine System darstellt.) Auch
das hereditäre Verhalten der angedeuteten Anomalien spricht dafür, daß es
sich hier um Organminderwertigkeiten handelt. So finden wir bei Zwillingen
weitgehende Ähnlichkeiten beim Verlauf der Pubertätsentwicklung und des
Klimakteriums. In gleichem Sinne sprechen auch Beobachtungen, die über
mehrere Generationen angestellt werden konnten (Wiesel).

---

[1] Handbuch der Frauenheilkunde. Halban-Seitz. Bd. III.

Die seelische Verhaltungsweise der Wechseljahre sowie die eigenartigen klimakterischen Psychosen werden uns also aus dem Zusammenwirken der beiden Faktoren: endokrine Organminderwertigkeit und absteigende Lebensphase verständlich. Wir begreifen aus diesen Gesichtspunkten, daß das manisch-depressive Irresein vorzugsweise eine Erkrankung der mittleren Lebenjahre ist und daß sich die melancholisch-paranoiden Zustandsbilder in dieser Zeit besonders häufen. (Nach Hübner [1] entfallen auf 21 einmalige Melancholien nach dem fünfzigsten Jahre nur 2 einmalige Manien.) Auf der anderen Seite zeigt sich, daß das Klimakterium für die vorzugsweise manischen Vertreterinnen des manisch-melancholischen Irreseins ohne Bedeutung ist. Es wirkt also, was psychologisch durchaus verständlich ist, das Klimakterium depressiv.

Von unseren Gesichtspunkten aus ist die Unterscheidung zwischen endogenen und exogenen Psychosen und symptomatischen, d. h. Psychosen im Gefolge von inneren Erkrankungen, durchaus überflüssig, denn diese Grenzen gehen vielfach ineinander über. Immer wieder wird es sich darum handeln, daß durch körperliche Vorgänge in minderwertigen Organen eine vorübergehende Dysharmonie im körperlichen Erleben erzeugt wird, welche sich seelisch im Sinne eines starken Minderwertigkeitsgefühls geltend macht. Es ist hier vielleicht der Ort, über den Begriff der Veranlagung zu seelischen Störungen vom Standpunkt der Organminderwertigkeitslehre einiges zu sagen.

Die Veranlagung ist für uns nur gegeben im Sinne der angeborenen Organminderwertigkeit und des dadurch bedingten Minderwertigkeitsgefühls. Die Annahme, daß bei endogenen und exogenen Psychosen die Psychose durch eine Hirnvergiftung zustande käme, scheint uns von vorneherein äußerst unwahrscheinlich. Die bisherigen diesbezüglichen biochemischen und hirnanatomischen Ergebnisse scheinen uns dafür in keiner Weise beweisend zu sein. Bezüglich der Grippepsychosen kommt Kehrer [2] zu einer im großen und ganzen ähnlichen Auffassung („Gerade bei den reinen Depressionszuständen würde der Zusammenhang wohl der sein, daß ein Prozeß, der . . . . . . als Grippeinfektion imponiert, einen vorwiegend nervösasthenischen Zustand nach sich zieht, der im großen und ganzen nur eine transitorische Verstärkung einer im engeren Sinne neurasthenischen Konstitution darstellt.") Es ist durchaus nicht gesagt, daß, wenn außer der exogenen Schädigung keine prädisponierende Ursache gefunden werden kann, die exogene Schädigung zerebral angreifen müßte, vielmehr kann sie sonst an einem minderwertigen Organ angreifen, z. B. am endokrinen System, und das Erleben dieser Veränderung kann dann zu den seelischen Störungen führen.

Inwieweit eine angeborene Organminderwertigkeit des Gehirns dabei eine Rolle spielt, muß im Einzelfall Gegenstand genauer hirnanatomischer Untersuchungen bleiben. Adler hebt hervor, daß sich mehrfache Organminderwertigkeiten auch auf einzelne Anteile der Nervenbahnen des Zentralnervensystems erstrecken und daß sehr häufig der Wertigkeit jedes Organs eine von Natur aus proportionale Wertigkeit derjenigen Nervenbahnen entspricht, die mit den zugehörigen Organen in Verbindung stehen, von ihnen ihre Erregungen beziehen und die ihre Impulse zu ihnen leiten. Er hebt aber hervor, daß hier ein durchaus gesetzmäßiges Verhalten nicht zu erwarten ist.

Die Minderwertigkeit kann sich dauernd auf ihrem Niveau halten, kann auch bloß auf das Organ oder einzelne seiner Teile beschränkt bleiben. Oder die Anforderungen des Lebens, der Domestikation, der Kultur bringen eine Überkompensation hervor, „die sich vor allem, seine Suffizien zvorausgesetzt, am Zentralnervensystem durchsetzen wird".

---

[1] Zit. nach Kehrer-Kretschmer, Veranlagung zu seelischen Störungen. Jul. Springer, 1924.
[2] Veranlagung zu seelischen Störungen.

Die angeborene oder erworbene Minderwertigkeit des Zentralnervensystems oder einzelner seiner Teile wird genau so erlebnismäßig verarbeitet wie jede andere Organminderwertigkeit. Im Einzelfalle ist es natürlich nicht leicht, zu sagen, wieviel der tatsächliche Funktionsausfall des Zentralnervensystems und wieviel die Auswirkung des daraus resultierenden rein seelischen Minderwertigkeitsgefühls an einem bestimmten Verhalten Anteil haben. Diese Schwierigkeit wird z. B. deutlich bei Beurteilung der postenzephalitischen Charakterveränderungen oder z. B. bei den Änderungen der Persönlichkeit bei multipler Sklerose. Jedenfalls wird es durchaus berechtigt sein, durch eine psychotherapeutische Behandlung diesen psychischen Überbau zu beseitigen, und es werden sich dadurch vielfach dankbare Heilaufgaben für den Arzt ergeben.

Eine zeitweilige Organminderwertigkeit stellt fernerhin jede organische Erkrankung dar, denn auch sie bedeutet ein Erleben einer funktionellen Dysharmonie. Darum ist der körperlich kranke Mensch gleichzeitig auch seelisch verändert und dies um so mehr, je tiefgehender der durch die Krankheit gesetzte Leistungsmangel eines Organs ist und um so größer, wenn die Erkrankung ein bereits von Haus aus minderwertiges Organ trifft.

Eine eigenartige Stellung nimmt hier die Tuberkulose ein. Erst die Organminderwertigkeitslehre ermöglicht uns ein Verständnis des psychologischen Verhaltens der Tuberkulösen. Das Bewußtsein um den Defekt, die Notwendigkeit seiner ständigen Beachtung sind imstande, schwere Minderwertigkeitsgefühle zu erzeugen. Es entwickelt sich oft aus diesen ein gewisser Trotz gegen die Krankheit und den Arzt. Auch die gesteigerte Sexualität der Tuberkulösen, wie ihre gesteigerte Lebenslust überhaupt, geht nicht nur aus der Tendenz: Genuß um jeden Preis, hervor, sondern aus der durch erworbene Organminderwertigkeit erzeugten neurotischen Einstellung.

Ähnliches wie für die Tuberkulose gilt für alle chronischen Erkrankungen, die Minderwertigkeitsgefühle gegenüber dem Leben erzeugen, wie der Diabetes, die Arteriosklerose, die postgrippösen Zustände, wobei aber wiederum nicht immer so sehr die organisch bedingten Ausfallserscheinungen allein maßgebend sind, als vielmehr die Krankheitsvorstellung des Individuums. Das kann man daraus ersehen, daß gelegentlich vor der ärztlichen Diagnose bei bereits bestehendem Krankheitsbild diese Erscheinungen nicht aufgetreten waren oder sich zum mindesten erst dann ganz erheblich verstärkten. Um so komplizierter sind diese Verhältnisse dadurch, daß sich die meisten der angeführten Erkrankungen auf Basis einer Organminderwertigkeit entwickeln, so daß hier angeborene und erworbene Organminderwertigkeit miteinander konkurrieren.

Die iatrogene Neurose ist ein Paradigma der psychologischen Auswirkung der Organminderwertigkeit. Es ist für das psychologische Verständnis der Wirkung einer Organminderwertigkeit sehr instruktiv, zu sehen, daß der eingebildete Defekt ebenso ein Minderwertigkeitsgefühl erzeugen kann wie ein wirklicher Organmangel. Allerdings wird man hier hinzusetzen müssen, daß sie nur dann zur Auswirkung gelangt, wenn es sich um auch sonst neurotische Individuen handelt. Die Mitteilung der Diagnose eines erhöhten Blutdruckes, der Arteriosklerose und der oben angeführten Reflexio uteri an den Patienten muß darum als ein psychotherapeutischer Kunstfehler angesehen werden.

Die Verwertung der Organminderwertigkeitslehre in der Individualpsychologie.

Wir haben schon eingangs angedeutet, daß nicht immer einer bestimmten Organminderwertigkeit ein bestimmter neurotischer Komplex entsprechen muß, da die Organminderwertigkeit nur bis zu einem gewissen Grad die Struktur des Erlebens bestimmt, doch wird die Zielsetzung des Individuums, sein Lebensplan, die Leitlinie nach Adler, mit durch die Besonderheit des somatischen Aufbaus bedingt. Letzten Endes ist aber allerdings der seelische Unterschied zwischen einem Neurotiker z. B., der sein Minderwertigkeitsgefühl von seiner körperlichen Kleinheit her bezieht und einem, der es von seinem Hochwuchs her bezieht, nicht so sehr groß (wenngleich ihre körperliche Haltung sehr verschieden ist. Kleine halten sich sehr steif, den Kopf zurückgebogen, zu Große gebeugt).

Auch ist die Vermutung, daß den sogenannten Organneurosen bestimmte Organminderwertigkeiten entsprechen, nicht ganz zutreffend. So glauben wir nicht, daß etwa eine Herzneurose ein Zeichen einer Organminderwertigkeit des Herzens ist. Viel mehr scheint mir hier der Einfluß der Familiensituation maßgebend zu sein — und ich habe wenigstens bei einer größeren Zahl von Fällen immer gefunden, daß man Herzneurosen in einem überwältigenden Prozentsatz bei ältesten bzw. einzigen Kindern findet, während z. B. der nervöse Kopfschmerz sich wiederum fast ausschließlich bei jüngsten oder solchen, die lange Zeit die jüngsten waren, findet.

Ebensowenig könnte man sagen, daß z. B. die Form der Abwegigkeit der Sexualität bestimmten Organminderwertigkeiten des Sexualapparates entspräche.

Genaue Untersuchungen auf Organminderwertigkeit müßten aber jedenfalls in viel größerem Umfange statthaben als dies heute geschieht.

Die genaue Abschätzung dessen, was an einem psychischen Zustandsbild auf Erlebnisse einer Organminderwertigkeit zurückzuführen ist, ist naturgemäß überaus schwierig deshalb, weil nicht nur die tatsächliche, sondern auch die eingebildete Organminderwertigkeit sich seelisch in gleicher Weise auswirken kann. Selbst bei vorwiegend organischen Erkrankungen besteht diese Schwierigkeit.

Kronfeld hebt z. B. hervor, daß es bei Diabetes, bei der Fettsucht, bei Basedow, bei weiblichen Adnexerkrankungen fast unmöglich ist, zu trennen, wieviel von den begleitenden seelischen Veränderungen auf direkter Zuordnung zu körperlichen Störungen und wieviel auf seelischer Verarbeitung beruht. Häufig unterstützen sich beide wechselseitig und vertiefen so die Krankheitsbereitschaft.

Für den Individualpsychologen wird es unerläßlich sein, die somatischen Quellen des Minderwertigkeitsgefühls genau zu kennen, wenngleich auch hier der Satz Epiktets gilt, daß es nicht die Dinge selbst sind, an denen wir leiden, sondern unsere Vorstellungen von den Dingen.

Schema zur Feststellung von Organminderwertigkeiten.

Heredität:

Nachweis der Organminderwertigkeit durch Nachweis hereditärer Erkrankungen (verschiedener Art) am selben Organ, Kinderfehler bei Eltern, Geschwistern, Kindern des Erkrankten.

Anamnestische Hinweise:

Kinderfehler (Bettnässen, Daumenlutschen, Obstipation, Erbrechen, Blinzeln, Schielen, Spasmophilie, exsudative Diathese. Zurückbleiben der kindlichen Entwicklung.

Morphologische Kennzeichen:

Körperliche Häßlichkeit, Kleinheit (Infantilismus), Epicanthus, Distichasus.

Gesichtsapparat:

Pigmentanomalien der Iris, Schichtstar, angeborene Verengung einer Lidspalte, Myopie, Hypermetropie, Nystagmus, Strabismus.

Gehörsapparat:

Angewachsene Ohrläppchen, zu kleine, zu große, abstehende Ohren, mangelhafte Einstülpung des Helix, Aplasie, Anwachsung des Ohrläppchens, Darwinsches Höckerchen.

Knochensystem, Muskulatur:

Skoliose, Kyphose, Lordose.

Atemapparat:

Schleimhautwucherungen der Nase, Polypen, adenoide Vegetationen, Anomalien des Mundes, der Zähne (Mikrodontie, Diastema, Trema), Anomalien des weichen, harten Gaumens (hoher Gaumen), leicht blutendes Zahnfleisch. Deviationen des Septums, Thoraxanomalien.

Verdauungsapparat:

Die erwähnten Stigmen des Mundes, Prognathie, Hernien, Hämorrhoiden, Fissuren, Prolaps, Fettsucht.

Hautanomalien:

Naevi, Teleangiektasien (segmentale Bedeutung), Hypertrichosis (bei Frauen H. des Unterschenkels, Behaarung des Warzenhofes, Sternums).

Endokrines System:

Bei Frauen Anomalien der Pubertät, des Klimakteriums, Hyper-, Hypothyreosen.

Funktionelle Zeichen:

Vasomotorische Erregbarkeit, Dermographismus, orthostatische Albuminurie, Reflexanomalien: Gaumen-, Rachen-, Konjunktivalreflex, Fehlen derselben.

Linkshändigkeit.

Sexualapparat:

Abnorme Kleinheit oder Größe des Penis, Hypospadie, abnorme Größe der Clitoris, Genitale. Sekundäre Geschlechtsmerkmale, fehlender Schenkelschluß.

Methodik und Erkenntnisquellen der Menschenkenntnis.

Von

Dr. med. Else Sumpf-München.

Einführung.

Wir gehen von der Annahme aus, daß das seelische Leben in weit umfassenderem Maße, als das vor der Zeit der Anwendung der psychoanalytischen und der individualpsychologischen Methode möglich war, zugänglich ist.

Wir bedienen uns dazu der Verwertung vieler seelischer Vorgänge, die bis zu dieser Zeit unberücksichtigt oder unverstanden geblieben waren und die uns Einblicke in die Seele eines Menschen gewähren, wie sie die Menschen im täglichen Zusammenleben im allgemeinen nicht voneinander erhalten. Die seelischen „Ausdrucksmittel", deren methodische Deutung wir dazu zu Hilfe nehmen, sind alle jene, mit denen ein Mensch mehr unbewußt als bewußt sein Wesen zur Geltung bringt: die Haltungen, Gewohnheiten und Ausdrucksbewegungen (Mimik, Gesten) eines Menschen, die gelegentlich begangenen Symptom- und Fehlhandlungen (Verlesen, Verschreiben, Vergessen usw.) die nächtlichen Träume und halbbewußten Tagphantasien, die nervösen Symptome, vor allem aber der „Charakter", d. h. sowohl die gesunden als die nervös veränderten Charakterzüge; alles in allem der gesamte „modus vivendi", wie Alfred Adler das Gesamtverhalten eines Menschen während seiner Lebensdauer nennt.

Im wesentlichen ist den beiden modernen psychologischen Methoden, die sich sowohl die Erkenntnis des Seelenlebens als auch die Heilung der Neurosen zur Aufgabe machen, die methodische Verwertung dieser Symptomatologie des Seelenlebens gemeinsam. Wurde doch die Möglichkeit, das Seelenleben als Ganzes zu erfassen, vor allem durch die epochemachende Erkenntnis Freuds von der Bedeutung des „Unbewußten" im Seelenleben gegeben. Adler tat den Schritt, der sich als Notwendigkeit daraus ergab, und erkannte das Seelenleben als eine zielgerichtete Einheit. Die beiden Methoden haben also das gleiche Anwendungsgebiet, unterscheiden sich jedoch in ihren Grundanschauungen über das Seelenleben oder mit anderen Worten über das Wesen der menschlichen Persönlichkeit. Um den Sinn und die Bedeutung der individualpsychologischen Methode richtig zu beleuchten, ist es notwendig, die historische Entwicklung der beiden Methoden gemeinsam und vergleichend zu berücksichtigen und daraus zu entnehmen, in welcher Weise und mit welchen Unterschieden sie methodisch vorgehen und welche Folgerungen sich für die Erkenntnis des Seelenlebens und für die Heilung der Neurosen daraus ergeben. Die Wesensverwandtschaft der beiden psychologischen Methoden, die sich annähernd gleichzeitig und in gegenseitiger Befruchtung entwickelt haben, ist vor allem darin zu sehen, daß sich aus ihnen genetische Theorien des Charakters ableiten ließen. Es lag jedoch am Anfang der Entwicklung der beiden Methoden nicht in deren Absicht, Theorien des Charakters aufzustellen; diese haben sich erst empirisch ergeben. Es handelte sich zunächst nur um Anwendungsgebiete der Medizin.

Die Hauptberührungspunkte zwischen den Gebieten der Medizin und der Psychologie lagen bisher auf demjenigen der experimentellen Psychologie, die sich dem Empfindungsleben des Menschen, d. h. den Funktionen der Sinnesorgane und deren zugehörigen Nervenzentren und -Bahnen, sowie den Gesetzmäßigkeiten der in den entsprechenden Hirnzentren lokalisierten seelischen Grundfunktionen (Intelligenzprüfungen, Prüfungen der Auffassungs- und Merkfähigkeit, des Gedächtnisses usw.) widmet. Es handelt sich für sie um die Erkenntnis der Funktionsweisen des Seelenlebens, sie verhält sich also formal. Neuere Berührungspunkte zwischen den Gebieten der Medizin und der Psychologie stellen auch die Untersuchungen Kretschmers über „Körperbau und Charakter" dar. Die philosophische Psychologie ihrerseits sieht ihre Aufgabe in der Erforschung des Vorstellungs-, Willens- und Gefühlslebens. Auch sie betrachtet nicht den Inhalt, sondern vorwiegend die Funktionsweisen des seelischen Geschehens.

W. Wundt war es vor allem, der die Hilfsmittel der naturwissenschaftlichen, besonders der physiologischen Forschung der Psychologie dienstbar machte und damit zur Experimentalpsychologie hinüberleitete. Die Begriffe der strengen Kausalität alles seelischen Geschehens und des psychophysischen Parallelismus fanden in dieser Zeit Eingang in die Psychologie. Daran knüpfte sich die Erkenntnis einer Reihe anderer psychologischer Gesetzmäßigkeiten, ausgebaut vor allem durch Theod. Lipps[1]. Wir finden dort Eingehendes über bewußte und unbewußte psychische Vorgänge, über psychische Relationen, Urteils- und Erkenntnisfähigkeit, Strebungen und Wertungen.

Während jedoch die Schulpsychologie die psychologischen Funktionen herausgelöst aus dem Gesamtzusammenhang der menschlichen Persönlichkeit betrachtet, und — angeregt durch die Erfolge der kausalen Betrachtungsweise der Naturwissenschaften — die seelischen Einzelerscheinungen kausal zu erklären versucht, erstreben Psychoanalyse und Individualpsychologie eine Zusammenhangsbetrachtung. Die letztere vor allem sucht den Menschen als zielgerichtete Einheit zu erfassen und vermeidet es, irgendeine Erscheinung des Seelenlebens herausgelöst aus dem Zusammenhang der Persönlichkeit zu verstehen.

Beide sind aus dem Gebiete der Medizin hervorgegangen. Es lag zunächst keine Absicht vor, Theorien über das menschliche Seelenleben zu entwickeln; diese entwickelten sich, wie bereits erwähnt wurde, aus therapeutischen Bedürfnissen heraus. Die vorliegende Absicht — die ihrerseits das Ergebnis symptomatischer Heilversuche mit der Hypnose, d. h. mit der zu Heilzwecken verwendeten seelischen Beeinflußbarkeit war — bestand nur darin, erstmalig die seelischen Hintergründe gewisser nervöser Symptome aufzudecken. Denn aus der Tatsache der vorgefundenen seelischen Beeinflußbarkeit mußte der Schluß auf die Möglichkeit der seelischen Bedingtheit der nervösen Symptome gezogen werden. Der Versuch, diese Bedingtheit im Seelenleben der Persönlichkeit aufzudecken, sollte zunächst lediglich Heilzwecken dienen.

Es sollten sich daraus jedoch neue Wege eröffnen, die uns heute für unsere Menschenkenntnis wertvolle Dienste leisten, die das Gebiet der philosophischen Psychologie zu erweitern geeignet erscheinen und die andererseits von kaum abzusehender Bedeutung für die Anwendungsgebiete der Nervenheilkunde, der Pädagogik, der Rechtsprechung und überhaupt aller anderen Gebiete menschlichen Zusammenlebens zu werden versprechen. Vielleicht könnten sie einmal in fernerer Zeit zu einer neuen wissenschaftlichen Disziplin hinüberleiten, welche, allein der Menschenkenntnis dienend, alle Methoden zu deren Erforschung

---

[1] Lipps: „Leitfaden der Psychologie". Leipzig 1903.

in sich zu vereinigen hätte[1]. Eine solche Perspektive vermag hier nur angedeutet zu werden. Es möge dazu kurz darauf hingewiesen werden, welche anderen heute angewandten Methoden der Menschenkenntnis hier vergleichend zu berücksichtigen wären. Solche Methoden haben sich, unabhängig voneinander, z. T. ihrerseits aus dem Gebiete der Medizin heraus, z. T. für sich stehend, entwickelt. Aus der Psychiatrie, die aus naheliegenden Gründen reichlich Gelegenheit zur Erwerbung von Erfahrungen auf dem Gebiete der Menschenkenntnis bietet, stammen die Beobachtungen Kretschmers[2] über „Körperbau und Charakter", die von der Annahme ausgehen, daß bestimmte Körperbautypen auch bestimmten Charaktertypen entsprechen, die sich weiterhin in Neurose und Psychose verfolgen lassen. Von ähnlichen Gesichtspunkten geht die Psychophysiognomik Huters[3] aus, die auch ihrerseits bestimmte Charaktertypen oder „Naturelle" aus bestimmten Körperbautypen abzuleiten versucht. Beide Betrachtungsweisen haben ihre Bedeutung in der Erforschung körperlicher und seelischer Zusammenhänge. Sie lassen jedoch die zielgerichtete Dynamik des Seelenlebens unerörtert. Diese letztere, die unserer Ansicht nach das eigentliche Wesen des Seelischen ausmacht, gelangt in der Individualpsychologie in den Mittelpunkt der Betrachtung. Sie wurde empirisch von Alfred Adler (4) gesehen, und zwar ergab sich aus den psychologischen Erfahrungen, die er mit Nervösen machte, eine umfassende neue Anschauung vom Wesen des Seelischen überhaupt. Dem Prinzip der Kausalität wurde hier zum ersten Male unter Berücksichtigung aller praktischen Konsequenzen das Prinzip der Finalität gegenübergestellt. Das bedeutet die Bedingtheit alles seelischen Geschehens von bewußten oder unbewußten Zielvorstellungen her. Erst damit erhält die Fähigkeit der Seele, Wertungen vorzunehmen, einen Sinn. Der gleiche Zusammenhang wurde unabhängig von William Stern erkannt und in seinem Buche über „Die menschliche Persönlichkeit"[4] niedergelegt. Die Individualpsychologie gewann durch ihren Ausgangspunkt im praktischen Leben, d. h. in der nervenärztlichen Praxis einen bisher unbeachteten Gradmesser für das menschliche Werterleben, indem sie den Zusammenhang zwischen der Selbsteinschätzung oder dem Selbstwertgefühl und

---

[1] Ich führe dazu Kant an („Vorlesungen über Metaphysik" 1821. Neu herausgegeben 1924): „Die Erfahrungslehre der Erscheinungen der Seele ist zu keinem Systeme gekommen, so daß sie eine besondere akademische Disziplin hätte ausmachen sollen. Würde sie so groß sein, als die empirische Physik, so würde sie sich ebenso von der Metaphysik durch ihre Weitläufigkeit abgesondert haben. Weil sie aber klein ist und man sie nicht ganz weglassen wollte, so schob man sie in der Metaphysik an die rationale Psychologie und der Gebrauch läßt sich wohl nicht so bald abschaffen. Jetzt aber wird sie schon sehr groß und beinahe wird sie zu ebensolcher Größe als die empirische Physik gelangen. Sie verdient auch, ebenso besonders vorgetragen zu werden, als die empirische Physik; denn die Erkenntnis des Menschen gibt der Erkenntnis der Körper nichts nach; ja sie ist derselben, dem Werte nach, weit vorzuziehen. Wird sie zu einer akademischen Wissenschaft, so ist sie in der Lage, ihre völlige Größe zu erlangen."
Eine entsprechende Bemerkung finden wir auch bei Wundt („Grundriß der Psychologie". Leipzig 1898: „In der an sich unzulässigen Verschiedenheit der grundlegenden Anschauungen zwischen Psychologie und Geisteswissenschaften ist daher auch der Grund dafür zu suchen, das die Psychologie ihrer Aufgabe, der Gesamtheit der Geisteswissenschaften als Grundlage zu dienen, bisher nur wenig nachgekommen ist." Wenn sich auch in der Zwischenzeit vieles geändert hat, so besteht doch auch heute im Prinzip noch zum Teil jene Lücke, die die beiden Forscher empfunden haben. Die empirische Psychologie mit allen ihren neueren Strömungen nimmt auch heute noch nicht den ihr zukommenden Platz unter den wissenschaftlichen Disziplinen ein. Wird dies einst geschehen, so dürfen wir davon einen nicht abzusehenden Gewinn für alle Probleme des menschlichen Zusammenlebens, Pädagogik, Medizin, Rechtsprechung, Staatswissenschaft und Politik erwarten.
[2] Dr. Ernst Kretschmer, „Körperbau und Charakter", Berlin, Springer 1921.
[3] Karl Huter, Lehrbuch der Menschenkenntnis. Verlag Kupfer, Schwaig-Nürnberg.
[4] Verlag Johann Ambrosius Barth, Leipzig.

den Zielvorstellungen eines Menschen feststellte, damit aber die Wandelbarkeit der Zielvorstellungen und mit ihnen die Verschieblichkeit der Leitlinien mit allen ihren Folgen für das Verhalten eines Menschen während seines Lebens oder mit anderen Worten für seinen „modus vivendi". Diese Erkenntnis ist von weittragender Bedeutung und erscheint geeignet, auf andere Methoden der Menschenkenntnis befruchtend einzuwirken.

Erwähnung verdient auch hier die vor allem von Ludwig Klages ausgebaute Graphologie, als einer Methode, die Charaktereigenschaften eines Menschen aus seiner Handschrift abzulesen. Ein solcher Versuch hat ausgedehnte Kenntnisse in der praktischen Psychologie zur Voraussetzung. Die Individualpsychologie vermag auch hier neue Gesichtspunkte beizutragen und die Graphologie ihrerseits als ein wertvolles Hilfsmittel zu verwenden, da ja auch die Handschrift eines Menschen zu seinen unbewußten Ausdrucksmitteln gehört.

Praktische Menschenkenntnis haben von jeher vor allem die Dichter vermittelt. In ihren Gestaltungen wurde stets von neuem die tiefgründige Frage nach dem Zusammenhang von Schicksal und Charakter lebendig. Verwenden wir die Individualpsychologie als Schlüssel für das Verständnis dieser dichterischen Gestaltungen, so erweist sich sowohl die Brauchbarkeit des Schlüssels, als die Weitsichtigkeit der dichterischen Intuition. Denken wir etwa an Hamlet oder die Gestalten Dostojewskys (siehe Adler [7], „Dostojewsky" in „Praxis und Theorie"). Individualpsychologie und Psychoanalyse haben es sich vielfach zur Aufgabe gemacht, die Beiträge der Dichter zu dieser Frage nach dem Zusammenhang von Schicksal und Charakter zu interpretieren. Beide nehmen einen solchen Zusammenhang an. Die Individualpsychologie vor allem kennt ein solches gestaltendes Prinzip im Seelenleben in jener Finalität, die ihren Impuls aus dem Werterleben empfängt, und damit gleichgerichtet auf Charakter und Schicksal gestaltend mit einwirkt. Wir nannten die individualpsychologische und die psychoanalytische Theorie die genetischen Theorien des Charakters. Sie betrachten den Charakter eines Menschen als Ausdruck seines seelischen Erlebens. Die Psychoanalyse sieht jedoch die Charakterentwicklung rein kausal bedingt, die Individualpsychologie dagegen final. Die Individualpsychologie sieht in der Stellungnahme des Menschen zu seinem Leben und seinen Aufgaben die Kraft, die seinen Charakter formt. Diese Stellungnahme gilt auch seinen mitgeborenen Anlagen gegenüber, die als bildsames Material je nach der Stellungnahme weiterer Wandlungen fähig sind. Die Gestaltungsmöglichkeiten werden damit größer.

Haben wir so die Stellung der Individualpsychologie gegen die anderen Methoden der Menschenkenntnis abgegrenzt, so soll noch kurz ihr eigenes Anwendungsgebiet charakterisiert werden. Es ist so reich wie das Leben selbst. Die Beurteilung der nervösen und der normalen Charaktere ergibt sich zwanglos im täglichen Leben, in Familie und Schule, in Pädagogik und Erziehungsberatung und in der ärztlichen Praxis. Viele Grenzfälle, die uns im täglichen Leben begegnen, z. B. Menschen mit besonderer Neigung zu Konflikten und Schwierigkeiten und schwer erziehbare Kinder, leiten uns hinüber in die Praxis. Die gesamte Symptomatologie eröffnet sich uns ebenfalls im täglichen Leben (Symptom- und Fehlhandlungen), in der Pädagogik (Kinderfehler) und in der Praxis im Verkehr mit Neurosen und Psychosen, (Symptome, Stereotypien usw.), sowie in der Beurteilung der Perversionen und des Verbrechertums. Schon aus dieser Zusammenstellung geht hervor, daß es sich nie um die Psychologie des isolierten Menschen handeln kann, denn alle diese Formen der Norm oder der Abweichung von der Norm sind irgendwie aus der Beziehung des Einzelnen zur Gemeinschaft heraus zu verstehen. Adler sagt einmal: „Aus guten Gründen vermeidet es die Individualpsychologie, den isolierten Menschen zu betrachten."

Ist doch das Seelenleben des Menschen unlöslich verknüpft mit seinen Gemeinschaftsbeziehungen. Wir finden also auch in den Gemeinschaftsbeziehungen der Menschen Stoff genug für unsere Menschenkenntnis. Ein Gebiet, das bisher der Soziologie vorbehalten war, wird auch der individualpsychologischen Betrachtung zwanglos zugänglich. Hier stoßen wir auf eine weitere empirisch gewonnene Grundlage der Individualpsychologie, nämlich diejenige, daß die Psychologie des Einzelnen überhaupt nicht verständlich ist ohne Berücksichtigung der Stellungnahme der Persönlichkeit zur Gemeinschaft. Wenn die Individualpsychologie davon ausgeht, daß die Stellungnahme des Individuums zu den Aufgaben des Lebens den Charakter wesentlich mitbestimmt, so gehört dazu naturnotwendig auch eine Auseinandersetzung mit der Problematik des Gemeinschaftslebens, d. h. mit den beiden Formen der Gemeinschaftsbeziehung „Kampfeinstellung" oder „Gemeinschaftlichkeitseinstellung". Auch diese stehen in einer bestimmten Relation zu der Selbsteinschätzung und den Zielsetzungen eines Menschen. Die Individualpsychologie ist also wie keine andere psychologische Methode geeignet, auch die Psychologie der Gemeinschaft im Kleinen wie im Großen, also der Gruppen und der Masse zu beleuchten.

Wir finden also die Individualpsychologie verankert einerseits in der Psychologie der Einzelpersönlichkeit, andererseits in der Psychologie der Gemeinschaft, und wiederum einerseits in der Medizin, den Naturwissenschaften und im praktischen Leben, andererseits mit der Psychologie der Wertungsvorgänge in Weltanschauungsfragen.

Da sich die Entwicklung der individualpsychologischen Methode in Verknüpfung mit derjenigen der Psychoanalyse vollzogen hat, soll im folgenden die Entwicklung beider Methoden vergleichend berücksichtigt und ihre Stellungnahme zu den genannten psychischen Ausdrucksmitteln gekennzeichnet werden. Dabei geschieht das hier vorwiegend im Hinblick auf die Diagnostik (im weiteren Sinne), während Ausblicke auf die Neurosenbehandlung oder die Gestaltung des Lebens des Einzelnen und der Gemeinschaft nur andeutungsweise gegeben werden können.

Psychoanalyse und Individualpsychologie.
Traumdeutung.

Es handelt sich um relativ junge, noch in Entwicklung befindliche psychologische Methoden. Die Individualpsychologie verdankt der Psychoanalyse viele wertvolle Anregungen.

Freud begründete um 1895 in Wien die sog. „psychoanalytische Schule", aus der auch Adler hervorging, um jedoch bald andere Wege einzuschlagen. Freud begann mit der Ergründung der psychologischen Bedingtheit der nervösen Symptome in der Hypnose. Adler wandte sich dem Studium der Organminderwertigkeiten und deren psychologischem Überbau zu. Vielleicht sind die Wege, die die beiden Forscher in der Folge eingeschlagen haben, schon zum Teil durch diese verschiedenen Ausgangspunkte mitbedingt. Vielleicht wurde Adler auf diesem Wege bereits auf die Gesamtzusammenhänge des nervösen Charakters gedrängt. Und vielleicht wurde Freud, der von der Psychogenese der Symptome ausging und dabei vielfach auf Konflikte aus dem Sexualleben stieß, auf eine biologisch orientierte Zusammenhangsbetrachtung hingeführt. Wie schon erwähnt wurde, hatte die Beobachtung der psychischen Suggestibilität den Gedanken nahe gelegt, die nervösen Symptome dürften durch seelische Einflüsse zustande gekommen sein. Freud schloß sich den Versuchen Janets und insbesondere Breuers an, der es sich zur Aufgabe gemacht hatte, diesen Zusammenhang durch Befragen der Patienten im hypnotischen

Schlafzustand aufzudecken. Dabei wurden denn tatsächlich Erinnerungen an affektbetonte Erlebnisse aus früheren Lebensjahren zutage befördert, die zuvor nicht bewußt gewesen zu sein schienen und die mit den Symptomen in irgendeinem Zusammenhange standen. Damit hatte sich ein Zugang zu den unbewußten Regionen des Seelenlebens eröffnet. Freud wurde nun hellsichtig für alle jene Anzeichen, die als Abkömmlinge dieser unbewußten Seelenvorgänge sich im Leben der Persönlichkeit, von dieser unverstanden, beobachten lassen. Er fand solche, außer in den nervösen Symptomen, in den Symptom- und Fehlhandlungen des täglichen Lebens und vor allem auch in den Träumen. Daß das psychische Geschehen nicht an der Schwelle des Bewußtseins aufhörte, war bereits eine bekannte Tatsache, daß es jedoch Mittel und Wege gab, dieses Unbewußte bewußt zu machen, war neu. Die Entdeckung mußte ungemein befruchtend wirken, wie die lebhaften Forschungen bewiesen, die nun von Freud selbst und seinen Anhängern unternommen wurden. Auf die Hypnose als technisches Hilfsmittel wurde alsbald verzichtet, da es sich herausstellte, daß auch im Wachzustand auf assoziativem Wege das Gesuchte zu finden war. Für dieses assoziative Erforschen bisher unbewußter seelischer Zusammenhänge bürgerte sich der heute in weiten Kreisen bekannte Fachausdruck „Psychoanalyse" ein. Statt der Hypnose erlangte die Traumdeutung als technisches Hilfsmittel immer größere Bedeutung. Freud hatte seine Patienten verpflichtet, ihm bei Gelegenheit der „Analyse" der Symptome alle Einfälle und Gedanken mitzuteilen, die sich ihnen zu einem bestimmten Thema aufdrängten, dabei erzählten diese auch ihre Träume und wiesen Freud dadurch darauf hin, „daß ein Traum in die psychische Verkettung eingeschoben sein kann [1]".

Die ernsthaften Bemühungen Freuds um die wissenschaftliche Fundierung der Traumdeutung sind auch für die Individualpsychologie bedeutungsvoll geworden. Freud scheute keine Mühe oder Gegnerschaft, um den „Sinn des Traumes anzugeben", d. h. „ihn durch etwas zu ersetzen, was sich als vollwichtiges gleichwertiges Glied in die Verkettung unserer seelischen Aktionen einfügt." Seine Erfahrungen führten ihn zu dem Schluß: „Ich sehe das Rätsel zerfallen, daß der Traum sich nur mit den wertlosen Brocken des Tageslebens beschäftigt, ich muß auch der Behauptung widersprechen, daß das Seelenleben sich in den Traum nicht fortsetzt und der Traum dafür psychische Tätigkeit an läppisches Material verschwendet. Das Gegenteil ist wahr; was uns bei Tage in Anspruch genommen hat, beherrscht auch die Traumgedanken und wir geben uns die Mühe zu träumen nur bei solchen Materien, welche uns bei Tage Anlaß zum Denken geboten hätten." Daraufhin behandelte Freud den Traum wie ein Symptom und veranlaßte seine Patienten, ihm „die ihnen auftauchenden Gedanken und psychischen Wahrnehmungen unter vorläufiger Ausschaltung der Kritik mitzuteilen und keinen Einfall zu unterdrücken, weil er unwichtig, unsinnig oder nicht zum Thema gehörig erscheine". Es war wiederum eine von den durchgreifenden Entdeckungen Freuds, „daß die psychische Verfassung des Menschen, welcher nachdenkt, eine ganz andere ist, als die desjenigen, welcher seine psychischen Vorgänge beobachtet. Beim Nachdenken tritt eine psychische Aktion mehr ins Spiel als bei der aufmerksamsten Selbstbeobachtung... In beiden Fällen muß eine Sammlung der Aufmerksamkeit vorhanden sein, aber der Nachdenkende übt außerdem eine Kritik aus, infolge deren er einen Teil der ihm aufsteigenden Einfälle verwirft, nachdem er sie wahrgenommen hat, andere kurz abbricht, so daß er den Gedankenwegen nicht folgt, welche sie eröffnen würden, und gegen noch andere Gedanken weiß er sich so zu benehmen, daß sie überhaupt nicht bewußt, also vor ihrer

---

[1] Prof. Dr. Sigm. Freud: „Die Traumdeutung". Leipzig und Wien. Franz Deuticke. 1911—1922.

Wahrnehmung unterdrückt werden. Der Selbstbeobachter hingegen hat nur die Mühe, die Kritik zu unterdrücken; gelingt ihm dies, so kommt eine Unzahl von Einfällen zum Bewußtsein, die sonst unfaßbar geblieben wären. Mit Hilfe dieses durch die Selbstwahrnehmung neu gewonnenen Materiales läßt sich die Deutung der pathologischen Ideen sowie der Traumgebilde vollziehen." Dabei wurden zunächst die Teilstücke des Traumes, d. h. die sog. Traumelemente zum Objekt der Aufmerksamkeit gemacht. Auch diese Einzelheit, so unscheinbar sie uns vorkommen mag, hat ihre Bedeutung, da diese Teilstücke des Traumes auf Erinnerungstatsachen zurückleiten, die zum ungeteilten Traumzusammenhang kaum erinnert werden würden.

Das auf diese Weise zum Bewußtsein gebrachte Material nahm einen unerwarteten Umfang an und führte in Regionen von Gefühlen, Gedanken und Vorstellungen, die sonst zum großen Teil unaufgeschlossen geblieben wären. Bei der Beurteilung der mit dieser Assoziationstechnik zutage geförderten Traumgedanken fand nun Freud prinzipiell in jedem Traume eine Wunscherfüllung. Diese Annahme enthält bereits einen unausgesprochenen und in den Konsequenzen nicht erkannten Hinweis auf das Finalitätsprinzip. Denn wie können wir uns, sei es im Traum- oder im Wachzustand, Wünsche erfüllen, wenn wir nicht zuvor eine Vorstellung des Gewünschten besessen haben? Welchem Leitstern diese Vorstellungen folgen, darauf wollen wir später zurückkommen. Für Freud galten zwei Voraussetzungen: erstens, der Traum sei eine Wunscherfüllung überhaupt; zweitens aber, auf Grund der bei den vorgenommenen Analysen so häufig vorgefundenen Konflikte aus dem Gebiete des Sexuallebens, der Traum biete die Erfüllung sexueller Wünsche. Diese beiden Annahmen, zu Voraussetzungen gemacht, mußten ihn in fortlaufender Gedankenkette zu weiteren Schlüssen in einer bestimmten Richtung führen, die auch seine Auffassungen über das Formale im Traum beeinflußten und die Einführung bestimmter Begriffe notwendig machten. Die Beobachtungen Freuds über die formalen Darstellungsmöglichkeiten des psychischen Geschehens im Traume sind von großer Feinheit und Scharfsichtigkeit und für jeden, der sich die Deutung der Träume zur Aufgabe macht, mustergültig. Sie sind jedoch zum Teil erst verständlich im Hinblick auf die Freudsche Sexualtheorie.

Die Behandlung methodischer und formaler Gesichtspunkte ist daher schwer von der Behandlung inhaltlicher Gesichtspunkte zu trennen. Es sei daher gestattet, die Erörterungen über die Problematik seelischer Erlebnisinhalte, die mit der Ausgestaltung der beiden Methoden zur Sprache kamen, auch mit deren Betrachtung gleichzeitig zu entwickeln.

Aus der häufig vorgefundenen Differenz zwischen dem ursprünglichen Traumbild und dem durch Analyse gewonnenen Gedankenmaterial erwuchs für Freud die begriffliche Unterscheidung von „manifestem" und „latentem" Trauminhalt. Die Differenz ist das Werk einer „Traumentstellung", welche darauf schließen läßt, daß der Traum die verkleidete Erfüllung eines unterdrückten, „verdrängten" Wunsches ist. Es gibt eine psychische „Zensur", eine Art unbewußter, Kritik ausübender psychischer Instanz, welche gewissen Eindrücken nicht erlaubt, bewußt zu werden, nämlich jenen Abkömmlingen des sexuellen Trieblebens, welche sich mit den Kulturforderungen nicht in Einklang bringen lassen. Das Traummaterial fließt zusammen aus den „Traumquellen", die in Anknüpfungen an die Ereignisse der letzten Tage (das sog. „Rezente") sowie in Erinnerungen an frühere Erlebnisse, vor allem an Kindheitserlebnisse (das sog. „Infantile"), bestehen können. In den Träumen lebt „ein Stück vom untergegangenen Kinderseelenerleben auf", das Freud im wesentlichen sexuell bedingt sieht. Es weist auf Konflikte der frühen Lebensjahre zwischen den Geschwistern und zwischen Kind und Eltern hin, auf Eifersuchtsregungen, die darauf schließen lassen, „daß sehr frühzeitig die sexuellen Wünsche des Kindes erwachen." Er konstatiert dementsprechend, „daß die Mehrzahl der Träume Erwachsener sexuelles Material behandeln und erotische Wünsche zum Ausdruck bringen." Denn „kein anderer Trieb hat seit der Kindheit soviel Unterdrückung erfahren müssen wie der Sexualtrieb in seinen zahlreichen Komponenten, von keinem anderen erübrigen so viele und so starke Wünsche, die nun im Schlafzustande traumerregend wirken". Freud findet infolgedessen eine „ausgiebige Verwendung der Symbolik für die Darstellung sexuellen Materiales im Traume". Er bringt in seinem Buche „Die Traumdeutung" eine Zusammenstellung solcher seiner Ansicht nach festgelegter Sexualsymbole, welche die Traumsprache zu einer vollkommenen Sexualsprache werden lassen.

Über die formalen Kräfte, die bei der Traumentstehung mitwirken, macht Freud höchst interessante Beobachtungen, deren Darstellung im Einzelnen zu weit führen würde. Doch kurz einige Andeutungen: Die Tätigkeit der Seele, welche aus den Traumquellen das Traummaterial zusammenfügt, ist als „Traumarbeit" zu bezeichnen. Die Traumsprache erinnert, da das Gedankenmaterial visuell darstellbar sein muß, an eine Bilderschrift, etwa im Sinne der ägyptischen Hieroglyphen oder eines Bilderrätsels. Dabei findet auch eine „Verdichtung" oder „Kompression" statt. „Der Traum ist knapp, armselig, lakonisch im Vergleich zu dem Umfang und zur Reichhaltigkeit der Traumgedanken ..." Die einzelnen Elemente des Traumes sind durch die Traumgedanken mehrfach determiniert und umgekehrt sind auch die einzelnen Traumgedanken im Traume durch mehrere Elemente vertreten." Diese Überdeterminierung führt zu der Darstellung sogenannter „Mischpersonen", d. h. solcher, die die Züge mehrerer Einzelpersonen in sich vereinigen. Auch in anderer Beziehung sind solche Mischbildungen möglich in bezug auf den dargestellten Raum, die Zeitverhältnisse, Wortmischungen usw. Die Darstellungsmittel des Traumes hängen von der Eigenart des Materiales ab. Ähnlich wie den darstellenden Künsten, der Malerei und der Plastik, fehlt dem Traum die genaue Ausdrucksfähigkeit für logische Relationen und Konjunktionen, diese werden aber doch angedeutet, z. B. der Zusammenhang zwischen den Traumgedanken durch die Zusammenfassung des Materiales als Situation oder Vorgang, der logische Zusammenhang durch Gleichzeitigkeit usw. Kausalbeziehungen sind häufig durch Doppelträume dargestellt, für die Darstellung der Alternative: Entweder-Oder werden die entsprechenden Glieder wie gleichberechtigt in den Traum aufgenommen, das „Gleichwie" dagegen, die Ähnlichkeit, Übereinstimmung, Gemeinsamkeit ist am besten darstellbar durch Zusammenziehung der Glieder in eine Einheit, die schon erwähnten Mischbildungen.

Von Wichtigkeit ist die Beobachtung Freuds, daß jeder Traum die eigene Person behandelt. „Wo im Trauminhalt nicht mein Ich, sondern eine fremde Person vorkommt, da darf ich ruhig annehmen, daß mein Ich durch Identifizierung hinter jener Person versteckt ist." Andere Traumsituationen deuten darauf hin, daß irgendein Gemeinsames von einer Person auf das Ich zu übertragen ist. „Mit mehreren solcher Identifizierungen läßt sich ein ungeheuer reiches Gedankenmaterial verdichten."

Die Traumdeutung ist also für Freud „die Via regia zur Kenntnis des Unbewußten im Seelenleben". Diese unbewußten Regionen des Seelenlebens enthalten die nicht zur Erledigung gekommenen erotischen Wünsche, die sich in den Träumen eine verhüllte Erfüllung suchen. Die Frage nach der ethischen Bedeutung dieser unterdrückten Wünsche streift Freud in der am Schlusse seiner Traumdeutung gegebenen Formel: „Die nach allen Richtungen hin dynamisch bewegte Komplikation eines menschlichen Charakters fügt sich höchst selten der Erledigung durch eine einfache Alternative, wie unsere überjährte Morallehre es möchte." Wir erfahren darüber später noch Näheres.

Bevor wir weitere Begriffe Freuds einführen, soll eine Gegenüberstellung der individualpsychologischen Auffassung über die Bedeutung des Traumes versucht werden. Wir haben uns dabei vor allem auseinanderzusetzen mit den Begriffen des Unbewußten, der Sexualität als bedingenden Faktors der Träume sowie des seelischen Erlebnisses überhaupt und des Wesens der Träume als Wunscherfüllungen.

Daß das seelische Erleben sich nicht im Entferntesten erschöpft in dem, was uns zum Bewußtsein kommt, daß aber alles, auch das uns unbewußte seelische Erleben wirksam ist, unterliegt keinem Zweifel mehr. Auf diese Wirksamkeit des unbewußten seelischen Erlebens nachdrücklich aufmerksam gemacht zu haben und viele Wege zu seiner Bewußtmachung erschlossen zu haben, ist das Verdienst Freuds. Die einseitige Motivierung dieses unbewußten Erlebens durch die Sexualität wurde unserer Ansicht nach zu einer Verdunkelung des soeben erhellten Zusammenhanges.

Stellt Freud das Triebleben so sehr in den Mittelpunkt menschlichen Erlebens, so mag das in der Zeit liegen, in der er zu dieser Erkenntnis kam. Diese Zeit stand im Zeichen der Naturwissenschaften, ebenso wie der — vielfach einseitig verstandenen — christlichen Morallehre. Der Einfluß der Naturwissenschaften, die ihrerseits befreiend gewesen waren, machte sich in einer Überwertung des Biologischen geltend. So konnte die Auffassung entstehen, daß im sexuellen Triebleben, in der „Libido sexualis" die hauptsächliche Quelle liege, die auch das gesamte menschliche Seelenleben im Sinne eines seelischen Überbaues speise. Die einseitig dualistisch verstandene christliche Morallehre hatte zu einer Ablehnung des Sexuallebens geführt. Die Folge war eine häufige tatsächliche Unterdrückung des sexuellen Erlebens, die zu einer falschen Lebenseinstellung, zu einem Mißverständnis über die Bedeutung und den Wert des sexuellen Faktors führen mußten. Diese weit verbreitete negative Einstellung zu einem so bedeutenden Lebensproblem, die Prüderie, falsche Verschwiegenheit, mangelnde Aufklärung, führten in der Tat zu einer Ratlosigkeit den sexuellen Problemen gegenüber, die einerseits eine Mißachtung und Unterdrückung, andererseits ein kritikloses Ausleben zur Folge haben mußten. Es konnte in weiten Kreisen mit Recht von einer Verdrängung und von einer mangelnden Erledigung der mit dem Sexualleben zusammenhängenden Lebensprobleme gesprochen werden.

Es mag kaum überraschen, daß Freud in einer solchen Zeit der Problematik bei seinen Versuchen, das Seelenleben mit einer bisher nicht dagewesenen, immerhin weittragenden psychologischen Methode zugänglich zu machen, dabei eine große Zahl ungelöster Konflikte des Sexuallebens vorfinden mußte. Und es ist kaum verwunderlich, daß diese Resultate ihn zum Ausbau einer einseitigen Sexualtheorie des Seelenlebens verleiteten. Zudem bedeutete auch diese Auffassung einen wesentlichen Schritt vorwärts. Es war doch einmal einer aufgetreten, der ins Dunkel dieser Geheimnisse hineinleuchtete und die Hand auf eine Wunde legte, die die Entwicklung des Menschen hemmen und ihr Glück vielfach zerstören mußte.

Die Zeit reagierte aufs heftigste. Zum großen Teil ablehnend. Einmal deshalb, weil der alte Irrtum, aus dem heraus das gesamte Sexualleben als entwertend betrachtet wurde, noch zu sehr in Fleisch und Blut saß. Und andererseits auch aus einem gesunden Abwehrinstinkt[1] gegen eine neue Einseitigkeit.

[1] Die Notwendigkeit der von Freud so klar erkannten Stellungnahme wird in einer neueren Interpretation der Psychoanalyse durch Heinrich Koerber mit viel Verständnis für das Problem folgendermaßen zum Ausdruck gebracht: „Der Sexualtrieb

Auf jeden Fall kam das Problem in Fluß und die durch die Freudsche Sexualtheorie heraufbeschworenen Auseinandersetzungen rüttelten die Gemüter auf
und forderten eine neue Stellungnahme. Das Eis war einmal gebrochen. Die
Notwendigkeit einer neuen Stellungnahme erklärt auch den geradezu rastlosen
Ausbau der Freudschen Theorie durch seine Anhängerschaft, auf dessen einzelne Stadien wir hier nicht eingehen können.

Von anderer Seite wurde eine Erweiterung dieser Anschauungen angestrebt.
Vor allem durch C. G. Jung in Zürich. Er schuf den Begriff der „Libido"
um zum Begriff der psychischen Energie, die aus dem Urquell des Sexuellen
herstamme. Diese Auffassung entspricht etwa den von der psychoanalytischen
Schule in der Folgezeit ausgebauten Anschauungen über die sogenannte „Sublimierung", d. h. die Vergeistigung der sexuellen Triebregungen. Es macht sich
darin das Bestreben geltend, auf der einmal angenommenen Grundvoraus-
setzung von der sexuellen Bedingtheit des seelischen Erlebens auch das außer-
erotische seelisch-geistige Erleben mit Hilfe des Begriffes einer energetischen
Umwandlung zu fundieren. Dabei wurde der Begriff der Energie aus der Physik
entlehnt und genau entsprechend den physikalischen Gesetzmäßigkeiten angenommen, eine Energieform lasse sich in eine andere transformieren, etwa
biologische Energie in psychische Energie.

Wenn auch unserer Anschauung nach das seelische Leben anderen Gesetzmäßigkeiten folgt, so läßt sich doch verstehen, wie mit diesen Hilfsbegriffen
der Versuch gemacht wird, die Stellungnahme einem vernachlässigten wichtigen
Lebensproblem gegenüber auszudrücken.

Eine so entscheidende Bedeutung das Problem auch für das Leben des
einzelnen hat und so dankenswert die Aufrollung dieser Fragen durch die
Psychoanalyse ist, so erscheint es uns doch nicht zutreffend, daß das Zentrum
des seelischen Erlebens in der, wenn auch sublimierten, Sexualität zu finden
ist. Es handelt sich um die Stellungnahme zu einem Lebensproblem. Das
Zentrum aber, aus dem heraus das seelische Leben gelebt wird, ist an einer anderen Stelle zu suchen. Die Individualpsychologie hat von einer anderen Seite
her den Zugang dazu gefunden.

Blicken wir einen Augenblick auf das ursprüngliche Christentum zurück,
da wir sagten, daß durch mißverstandene christliche Auffassungen ein Irrtum
entstanden sei. Wir erhalten aus den Aufzeichnungen im Neuen Testament
den Eindruck, als ob Christus die Sexualität als eine „quantité négligeable"
behandle, nicht im ablehnenden Sinne, sondern unter Hinweis auf einen höheren
Wert. Einmal wurde hier bereits das Wertproblem in den Mittelpunkt gestellt.
Andererseits legte Christus auf die Gemeinschaftsbeziehungen den größten Wert.
Zahlreiche Belege lassen sich dafür in seinen Gleichnissen und Aussprüchen
finden. Ein Mißverständnis bezüglich der Bewertung des natürlichen Trieblebens mag herausgelesen werden. Wohl vor allem deshalb, weil das Sexual-

---

ist . . . wohl die stärkste Mahnung nach einer angemessenen Betätigung. Die sich ihm
mit Notwendigkeit entgegenstellende Kulturforderung kann ohne Schädigung des Leibes
und der Seele nicht auf seine völlige Ausmerzung oder auch nur völlige Unterdrückung
lauten, sondern auf seine Erhöhung und Veredlung in kulturell wertvoller Mitarbeit . . .
Die völlige Askese ist eine Überforderung der Moral, wodurch die Besten gerade oft in
schwere Konflikte geführt werden. Dieser nicht sublimierte Anteil unserer Libido . . .
ist die Klippe . . . Jeder reif gewordene Mensch sieht sich hier vor eine Aufgabe
gestellt, die er unter gleichzeitiger Mitverantwortung vor den anderen nur auf Grund
eigenster Entschließung . . . erfüllen soll. Eine Aufgabe, für viele so schwierig, daß sie
hierbei auf Irrwege geraten zum Schaden ihres Selbstgefühls oder ihrer Gesundheit
oder ihrer sozialen Lage. Jeder hält hier ein Stück seines biologischen Schicksales in
eigener entscheidender Hand und führt sich an den Gründen und Abgründen seines
Ichs entlang." Eine bessere Interpretation der psychoanalytischen Auffassung des
Problemes vermag wohl kaum gegeben werden.

leben zu sehr gesondert und zu wenig als eine Funktion gesehen wurde, die eine Aufgabe im Gemeinschaftsleben zu erfüllen hat.

Gerade dieser Irrtum mußte durch die psychoanalytischen Auffassungen über das Sexualleben vertieft werden. Wenn auch das Gebiet des Sexualerlebens durch die Sublimierung erweitert wird, es behält an sich eine rein egoistische Färbung. Zumal in den Träumen lebt es sich in dieser Weise aus. Der Irrtum liegt also — vom individualpsychologischen Standpunkt aus betrachtet — in der übersehenen funktionellen Bindung der Sexualität an die Gemeinschaftsbeziehungen und andererseits in dem Versuch, das Sexualerleben zum Zentrum des menschlichen Seelenlebens überhaupt zu machen. Wohl stellt die Einfügung in die Kette des generativen Lebens den Menschen hinein in den Strom des Lebens und läßt ihn teilnehmen an der ihm immanenten Schöpferkraft, die durch das Geheimnis der sexuellen Erneuerung in ihn hineingelegt wurde. Doch wurde noch auf eine andere Art der Mensch in den Strom des Lebens hineingestellt: durch seine von jeher gegebene Beziehung zu der menschlichen Gemeinschaft, deren Glied er ist. Die Beziehung des Menschen als Einzelwesen zur menschlichen Gemeinschaft — eine Beziehung, die ihrerseits das Ergebnis einer Entwicklung durch die Jahrhunderte hindurch ist — ist im tiefsten Sinne lebensgestaltend geworden im schöpferischen oder im zerstörenden Sinne. Auch die Stellungnahme des Menschen zu dem ihm verliehenen Gut seines Sexuallebens gehört der Sphäre dieses Gemeinschaftslebens an. Eine solche Stellungnahme ist aber nur denkbar, wenn wir im Zentrum des menschlichen Seelenlebens ein Werterleben annehmen.

Ein Wertbewußtsein hat sich wohl erst menschheitsgeschichtlich entwickelt. Heute aber ist es der Menschenseele eigen. Das Wissen um einen in uns ruhenden und durch unser Leben zu verwirklichenden Wert kann uns — sei dies nun bewußt oder unbewußt — nicht mehr verlassen. Es löst uns von der Bindung an das rein Materielle und sieht in diesem seine vorübergehende und gleichnisartige Erscheinungsform. Wir kennen das „Gewissen", die „Ethik", die „Moral" als mehr oder weniger objektivierte Erscheinungsformen dieses Wertbewußtseins. Sie alle können wir in engster Bezogenheit auf das von Adler (Praxis und Theorie [7], Vorwort) in neuem Lichte gezeigte „Gemeinschaftsgefühl" erkennen. Die subjektivierte Erscheinungsform dieses Wertbewußtseins ist das Selbstwertgefühl. Auch das Problem dieses Werterlebens wurde aus der Praxis heraus aufgerollt, und zwar wurde es von Adler — vom Studium der Organminderwertigkeiten und deren psychischem Überbau ausgehend — in der Tatsache der beobachteten „Minderwertigkeitsgefühle" zunächst gefaßt. Von hier aus entwickelte sich induktiv sowohl wie empirisch, an den Erfahrungen mit den nervösen, seelisch bedingten Erkrankungen fortschreitend, die Erkenntnis des menschlichen Seelenlebens als einer zielgerichteten Einheit. Das Wertbewußtsein, d. h. das Selbstwertgefühl in seiner Bezogenheit auf ein als objektiv erlebtes Wertsystem, ist die Achse des seelischen Geschehens. Die Stellungnahme eines Menschen zu sich selbst, zu seinem eigenen entsprechend oder zu gering empfundenen Werte bestimmt sein Verhältnis zur Gemeinschaft und zur schöpferischen Arbeit, bestimmt seine Zielvorstellungen und demgemäß seine „Lebenslinie" und seinen Charakter als eine zielgerichtete Einheit der „Lebensbereitschaften" (Adler). Bei allzu heftigem Schwanken oder Verlust des Selbstwertgefühls erfolgt eine mehr oder weniger entscheidende Störung auf der ganzen Linie. Die Erfüllung der Lebensaufgaben in der Beziehung zur Gemeinschaft wird gestört oder unmöglich gemacht durch die sich ihrer Verwirklichung entgegenstellenden „Sicherungstendenzen". Das Minderwertigkeitsgefühl, die „Entwertungsangst" rufen korrelativ gesteigerte Geltungsbestrebungen und das Bestreben zum offenen oder verborgenen Ausweichen vor den Lebensaufgaben hervor. Die veränderte Selbsteinschätzung muß also notwendig eine Zielverschiebung ergeben, diese aber beeinflußt die Stellungnahme zu den Lebensproblemen, also auch zur Gemeinschaft.

Nehmen wir diese Voraussetzungen zum Kriterium der Freudschen Begriffe des Bewußten und Unbewußten, der Wunscherfüllung und des Sexuallebens, wie sie sich nach Freud in den Träumen spiegeln. Es ergeben sich folgende Schlußfolgerungen. Erstens: Die Sexualität oder besser die Geschlechtsbeziehung ist ein Lebensproblem wie andere. Zweitens: Die Stellungnahme der Persönlichkeit erfolgt nach bewußt-unbewußten Zielvorstellungen, die auf ein einheitliches (synthetisches) Persönlichkeitsideal hinauslaufen, sie muß also im Bewußtsein und im Unbewußten einheitlich gerichtet sein. Drittens: Die Zielvorstellungen sind orientiert nach einem Bezugssystem von Wertungen, die annähernd objektiv oder fiktiv verschoben sein können; mit der Verschiebung der Wertungen und der Zielvorstellungen muß sich auch die Stellungnahme zu den Lebensproblemen verändern; diese Stellungnahme kann also durchaus anders ausfallen als im Sinne einer primitiven Wunscherfüllung libidinöser Luststrebungen. Sie entspricht aber immer einem vorausschauendem Abtasten der aktuellen Lebenssituation in der Richtung auf das Ziel.

Auch das von Freud zur Traumdeutung aufgestellte formale System bedarf vom Standpunkte der Individualpsychologie aus einer Revision. Wir bedürfen nicht mehr der Begriffe der „Verdrängung", „Zensur", „Traumentstellung" in der üblichen psychoanalytischen Auffassung. Auch der Unterschied zwischen „manifestem" und „latentem" Trauminhalt verliert seine besondere Färbung. Im übrigen bleibt diese Methodik der Traumdeutung auch für die Individualpsychologie ein wertvolles technisches Hilfsmittel. Allerdings nimmt die Traumdeutung im Rahmen der Individualpsychologie einen etwas bescheideneren Raum ein. Die Traumdeutung ist vermutlich gerade dadurch zu so besonderem Ansehen gekommen, da sie das erste brauchbare Mittel darstellte, um unbewußte Vorgänge bewußt zu machen. Heute stehen uns zu diesem Zwecke so viele Mittel zur Verfügung, daß wir die Traumdeutung auch entbehren könnten. Freilich gehen wir von der Ansicht aus, daß nur der geringere Teil dessen, was einen Menschen innerlich bewegt, ausgesprochen wird. Denn die Sprache und das Denken, wie wir sie heute allgemein anwenden, sind als Ausdrucksmittel diesen inneren Vorgängen in vieler Hinsicht nicht entsprechend. Es läßt sich aber aus den gesamten Verhaltungsweisen eines Menschen so vieles erschließen von dem, was ihn bewegt, daß auch sie eine beredte Sprache sprechen, worauf wir noch zurückkommen. Alle psychischen Vorgänge sind logisch im Hinblick auf die Ziele, die sie erstreben. Um sie gedanklich und sprachlich auszudrücken, bedarf es allerdings häufig noch einer Übertragung. Den individualpsychologischen Anschauungen gemäß sehen wir aber weder irgendeinen abstrakten Denkvorgang, noch irgendein andersartig ausgedrücktes seelisches Geschehen nur kausal bedingt, sondern stets auch final, d. h. vom Ziele her. Ja, die Zielbedingtheit schließt die kausalen Faktoren im Sinne der Stellungnahme zu ihnen mit ein. Auf einer ganz anderen Ebene liegt allerdings die Entscheidung, ob die vorgefundene Logik auch vernünftig ist. Zunächst handelt es sich aber doch darum, einen Menschen erst einmal zu verstehen.

Haben wir also eine Fülle von Möglichkeiten, um zu diesem Verständnis zu kommen, so bleibt uns unter anderen auch die Traumdeutung ein wertvolles Hilfsmittel. Denn die ganze lebendige zielgerichtete Problematik, die die Seele des Menschen im Wachen erfüllt, bewegt auch den Schlafenden im Traume und ist hinter der bildhaften und häufig zunächst unverständlichen Darstellung der Traumsprache zu suchen.

Wenn Freud von einer Wunscherfüllung spricht, so liegt darin schon die nicht deutlich ausgesprochene Annahme eingeschlossen, daß die Vorstellung eines Zieles vorhanden sein müsse. Daß alle Teilziele aber auch im Hinblick auf ein Gesamtziel im Sinne eines Persönlichkeitsideals verfolgt werden, ist diejenige Konzeption Alfred Adlers, die uns erst in vollem Maße die Möglichkeit theoretischer und praktischer Menschenkenntnis gibt.

Eine Ahnung von der finalen Bedingtheit des Traumes ist wohl darin zu sehen, daß schon die alten Völker nicht von dem Gedanken loskommen konnten, der Traum vermöge die Zukunft zu enthüllen. Weit entfernt davon, den Traum für eine prophetische Eingebung zu halten, dürfen wir jedoch annehmen, daß der menschlichen Seele ein Bestreben innewohnt, in begrenztem Grade die Zukunft voraussehen zu wollen. Adler spricht in seiner Arbeit über „Traum und Traumdeutung" (7) davon, „daß wir nicht einmal handeln könnten, wenn nicht die zukünftige Gestaltung der Dinge — von uns gewollt oder gefürchtet — in uns die Richtung und den Ansporn, die Ausweichung und das Hindernis gäbe. Wir handeln ununterbrochen so, als ob wir die Zukunft sicher vorauswüßten, obwohl wir verstehen, daß wir nichts wissen können". Andererseits aber, wenn wir die Zukunft ganz mit unserem bewußten Wissen erfassen wollten, kämen wir überhaupt nicht zum Handeln. Denn: „Wäre nicht die Überlegung, die Kritik, ein fortwährendes Erwägen des Für und Wider, ein unüberwindlicher Hemmschuh für das, was wir eigentlich nötig haben, das Handeln?" Normalerweise darf uns also die Erwägung des möglichen Irrtums im Handeln nicht beirren.

Entsprechen im normalen Falle die Zielvorstellungen der Erstrebung objektiver Werte in bezug auf Arbeit und Gemeinschaft, die den Sinn und Wert des Lebens gewährleisten sollen, so ist die Handlungsfähigkeit ungestört. Werden im Falle der Neurose die Zielvorstellungen egozentrisch und damit die Sicherungsbestrebungen verstärkt, so führt das gleichzeitig aus übertriebener Vorsicht zu der „zögernden Attitüde".

Das Fortfallen der Tätigkeit der Sinnesorgane bedingt ein deutlicheres Hervortreten der seelischen Regungen. Es macht sich geltend „in einer Verrückung des Schauplatzes vor allem, ferner auch in einem hemmungsloseren Hervortreten des Zieles. Letzteres führt mit Notwendigkeit dem wachen Leben gegenüber zu Verstärkungen und Unterstreichungen des Wollens, inhaltlich zu analogischen aber schärferen Ausprägungen und Übertreibungen, die allerdings wieder infolge der Vorsicht des Träumers von Einschränkungen oder Hemmungen begleitet sein können ... Immerhin ist die Richtung des Handelns und somit die vorbauende, voraussehende Funktion des Traumes deutlich erkennbar, sie deutet die Vorbereitungen entsprechend der Lebenslinie des Träumers einer aktuellen Schwierigkeit gegenüber an und läßt niemals die Sicherungsabsicht vermissen." ... Weiter heißt es dort: Der Traum ist „eine begleitende Erscheinung, eine Spiegelung von Kräften, eine Spur und ein Beweis davon, daß Körper und Geist einen Versuch des Vorausdenkens, Voraustastens unternommen haben ... in schwer verständlicher Sprache, die, wo man sie versteht, nicht deutlich redet, aber andeutet, wohin der Weg geht, ... etwa dem Rauch des Feuers zu vergleichen, der nur zeigt, wohin der Wind weht. Andererseits kann uns auch der Rauch verraten, daß es irgendwo Feuer gibt." Ob wir im Traume die Anknüpfung an jüngst oder längst vergangene Erlebnisse finden, er weist uns stets auf die reale Bedeutung der gegenwärtigen Situation und des damit eventuell verknüpften Konfliktes hin. Wenn auch Ungelöstes aus früheren Lebensjahren gleichzeitig zur Sprache kommt, so dienen doch andererseits vergangene und gegenwärtige Erlebnisse als Ausdruck einer bestimmten Lebenshaltung. So versucht die Persönlichkeit im Wachen wie im Traume die „schwebenden Fragen" zu lösen. Stets sind diese eine Auseinandersetzung in irgendeiner Form mit dem großen Lebensproblem der Gemeinschaft.

Der Traum enthält das gleiche Gedanken- und Gefühlsmaterial wie das Persönlichkeitsideal und die zu ihm hinführenden Leitlinien, die im Unbewußten liegen. Darum liegt auch in der Tatsache des Bewußtmachens die Möglichkeit der Auseinandersetzung mit dem Problem, da damit erst eine Kritik und Korrektur möglich wird. In diesem Zusammenhang ist auch der Widerstand zu verstehen, der sich in der Neurosenbehandlung den Bemühungen des Bewußtmachens so häufig entgegenstellt. Denn jener Irrtum, als ob die Verwirklichung des übersteigerten Persönlichkeitsideales den Sinn des Lebens erfüllen könnte, bewirkt es, daß der entmutigte Mensch sich mit der Auflösung dieses Irrtums zunächst einer — zwar nur aus einer verkehrten Perspektive heraus brauchbar erscheinenden — Stütze beraubt fühlt. Diese Art Unbewußtheit oder vielmehr Unverständlichkeit des Traumes entspricht also nicht jener Traumentstellung Freuds, die zum Zwecke der Verdrängung sexueller Motive vorgenommen wird.

Die Auflösung des Traumes gelingt, wenn wir den Kommentar des Träumers in eine Zusammenhangsbetrachtung mit seinem Leben einfügen. Erst die „Einfühlung in die reale Situation kann uns die Rationalisierung (Nietzsche) und die logische Interpretation des Traumes ermöglichen" (Adler).

Einige Beispiele sollen später im Zusammenhang gegeben werden.

Symptomatologie.

Wie Freud von den nervösen Symptomen auf die Traumdeutung gekommen war, so wandte er die Traumanalyse nun auch wieder für die Deutung der Symptome an. Gleichzeitig analysierte er eine Fülle von kleinen Symptom- und Fehlhandlungen des täglichen Lebens, die sich stets irgendwie als sinnvoll erwiesen. Die Deutung des seelischen Zusammenhanges erfolgte in jedem Falle nach den Voraussetzungen über das Sexualleben, die sich ergeben hatten. Danach stellt sich der Sinn des nervösen Symptomes folgenderweise dar: Das nervöse Symptom sieht Freud als eine unbewußte psychologische Ersatzbildung für verdrängte sexuelle Regungen an. Das zugrunde liegende seelische Erlebnis beruht auf einem Konflikt verschiedener Strebungen der Persönlichkeit. Der ursprünglichen psychoanalytischen Auffassung nach ist dieser pathogene Konflikt ein solcher zwischen „Ich" und „Libido", das heißt zwischen den Ichtrieben (Selbsterhaltungstrieben) und dem Sexualtrieb. Hier ist eine Stellungnahme der Persönlichkeit dem Sexualleben gegenüber angedeutet, jedoch in einem dualistischen Sinne. Die Persönlichkeit erscheint in zwei Hälften geteilt. Das Symptom entspricht wie der Traum einer erotischen Wunscherfüllung, jedoch einer schlecht geglückten, also einer Kompromißbildung. Der aus dem Triebleben stammende Wunsch ist, wie wir es bei der Traumdeutung sahen, ins Unbewußte verdrängt, da die Befriedigung des Wunsches in der Wirklichkeit auf Grund kultureller Bedingungen versagt ist und das „Ich" sich aus diesem Grunde solche Wünsche nicht eingesteht. Die Realität also ist es, die dem Menschen die Befriedigung seiner sexuellen Wünsche vorenthält, die solchen Wünschen eine „Versagung", eine Schranke entgegenstellt. „Die beiden Kräfte, die sich entzweit haben, treffen im Symptom wieder zusammen, versöhnen sich gleichsam durch das Kompromiß der Symptombildung" (Freud)[1]. Freud nimmt einen Gegensatz von „Lustprinzip" und Realitätsprinzip" an. „Die Sexualtriebe streben von Anfang bis zu Ende nach Lustgewinn." Auch die Ichtriebe tun anfangs das nämliche. Aber „unter dem Einfluß der Lehrmeisterin

---

[1] Freud, Vorlesungen zur Einführung in die Psychoanalyse, Wien 1920.

Not lernen die Ichtriebe bald, das Lustprinzip durch eine Modifikation zu ersetzen. Die Realität stellt sich dem Streben nach Lustgewinn entgegen und das Ich wird verständig [1]". Entscheidend für die neurotische Erkrankung ist für Freud einerseits der Entwicklungsgrad des Trieblebens, das seiner Ansicht nach frühere Entwicklungsstufen beibehalten („Fixierungen") oder zu solchen zurückkehren kann („Regression"). Andererseits, welchen Betrag der unverwendeten Libido eine Person in Schwebe erhalten kann und einen wie großen Bruchteil ihrer Libido sie vom Sexuellen weg auf die Ziele der Sublimierung (d. h. Vergeistigung) zu lenken vermag. Die Unbewußtheit dieses Konfliktes ist Bedingung für das Zustandekommen des nervösen Symptomes. Neuerdings folgte eine Gegenüberstellung von „Ich" und „Es". Das „Ich" entspricht dem bewußten, das „Es" dem unbewußten Anteil der Psyche. Das „Es" enthält die verdrängten sexuellen Regungen, das „Ich" nimmt die Verdrängung vor. Dem „Ich" gewissermaßen übergelagert ist eine weitere psychische Instanz, das „Ichideal"; es vertritt die höheren Anforderungen, die ein Mensch an sich selbst stellt. Auch für dieses fehlt nicht eine sexuelle Motivierung; es ist entstanden durch Identifikation mit den Objekten der Libido.

Betrachten wir diese psychoanalytischen Begriffe und die Schlußfolgerungen, die sich für unsere Menschenkenntnis daraus ergeben, vom individualpsychologischen Standpunkt aus: Die psychoanalytische Anschauung erweckt den Eindruck einer Spaltung der Persönlichkeit. Die psychoanalytische Schule hat auch durchweg mit dem Begriff dieser Spaltung gearbeitet. Dieser Begriff des „Ich", das nur einen Teil der Persönlichkeit darstellen soll, ist außerordentlich irreführend. In der Gegenüberstellung „Ich" und „Libido" zerfällt die Persönlichkeit in zwei Triebgruppen, Sexualtrieb und Selbsterhaltungstrieb, die sich in einem unaufhörlichen Widerstreit miteinander befinden, der sich gewissermaßen nur durch Waffenstillstand vorübergehend schlichten läßt. Darauf deuten auch „Traumzensur" und „Verdrängung" hin. Eine bewertende Stellungnahme ist angedeutet, jedoch von einer nebengeordneten, nicht übergeordneten Instanz ausgehend. Die Gegenüberstellung der Begriffe „Ich" und „Es" enthält eine Spaltung, indem Unbewußtes und Bewußtes häufig in einem Widerstreit miteinander liegen, ohne daß es eine übergeordnete Instanz gäbe, welche die unerträgliche Disharmonie aufzulösen imstande wäre. Die Einführung des Begriffes „Ichideal" deutet darauf hin, daß die Notwendigkeit einer solchen Instanz empfunden wird, doch vermag das Ichideal, das ja wiederum nur einen Teil der Psyche darstellt, diese Funktion nicht zu erfüllen. Zuletzt deutet die Gegenüberstellung von Lustprinzip und Realitätsprinzip auf eine Regelung der seelischen Konflikte von außen her durch eine Art von kategorischem Imperativ, und zwar einem rein utilitaristischen, also durch eine Force majeur.

Sämtliche psychoanalytischen Begriffe verlangen geradezu gebieterisch nach der Aufstellung jenes einen von der Einheit der menschlichen Persönlichkeit, der die Grundannahme der Individualpsychologie bildet. Rudolf Allers (19) sagt bei Gelegenheit einer Gegenüberstellung der psychoanalytischen und der

---

[1] Freud: Vorlesungen zur Einführung in die Psychoanalyse. Wien 1920.

Auch bei Koerber in seiner im übrigen so lebenswarmen Interpretation der Psychoanalyse spiegelt sich diese dualistische Denkweise in folgendem Vergleich: Das Ich sei zu vergleichen mit einem freundlichen, hellen, mit einer empfindlichen Moraltapete bekleideten Vorderzimmer, das Es mit einer lichtlosen Hinterkammer. Melden sich bei dem Bewohner des Vorderzimmers Regungen, die er nicht billigen kann, so wirft er diese entweder aus dem Fenster, was das gesunde Verhalten darstellen soll, oder er sperrt sie in das dunkle Hinterkämmerchen, von wo aus sie ihn gelegentlich als Koboldspuk in Symptomen und Träumen bedrängen. Wir sind in Versuchung zu fragen: wem gehört das Haus?

individualpsychologischen Grundgedanken: „Der Konflikt von Sexual- und Ichtrieben, die Herrschaft von Moral und Sitte usw. über das Lustprinzip ist nur verständlich, wenn er im Interesse einer übergeordneten Instanz gelöst wird.... Mit einem Worte, auch die Psychoanalyse kann einer jenseits der Spaltung in die Triebgruppen bestehenden Einheit — Ich, Seele — nicht entraten." Die angedeutete Schwierigkeit, vielleicht auch das Bedürfnis, manchen von der Individualpsychologie gesehenen Problemen gerecht zu werden, hat wohl Freud zu der interessanten Konstruktion des „Ichideals" veranlaßt. Die psychoanalytischen Begriffe enthalten so viele Ansatzpunkte, die auf die Einheit der Persönlichkeit hindeuten, daß es fast verwunderlich erscheint, daß diese trotzdem in Dunkel gehüllt bleibt. Adler war es vorbehalten, die reife Frucht zu pflücken. Und wie es uns mit allen schlichten Wahrheiten geht, die uns eines Tages zur Erkenntnis kommen, so überrascht uns auch hier das Naheliegende als die lang gesuchte Lösung. Die Begriffe „Ich" und „Libido" wie „Realitätsprinzip" und „Lustprinzip", wie auch die später eingeführten Begriffe „Ich", „Es" und „Ichideal", die von der Psychoanalyse diskutiert werden, gehen alle ursprünglich von einem rein biologischen Ausgangspunkt aus und führen im Gebiete des Psychologischen zu Spaltungen, weil sie nicht über das Kausalitätsprinzip hinauskommen. Sehen wir alle seelischen Regungen final bedingt, d. h. von Zielvorstellungen her, die in einem Persönlichkeitsideal gipfeln, so lösen sich die Widersprüche. Da die Zielvorstellungen selbst sowohl bewußte wie unbewußte sein können und da alles bewußte und unbewußte seelische Geschehen auf diese Zielvorstellungen hin orientiert ist, gibt es keinen endgültigen Widerspruch zwischen „Ich" und „Es". Auch die nach außen in Erscheinung tretenden Ambivalenzen und Gegensätze finden einheitliche Erklärung im Hinblick auf das Ziel. Da Zielvorstellungen und Persönlichkeitsideal in engem Zusammenhang mit Wertungsvorgängen stehen, die der Orientierung dienen, ist alles seelische Erleben mit einem Stellungnehmen verknüpft, das allen eigenen Kräften, Trieben, Fähigkeiten, Funktionen gegenüber, wie auch der eigenen „Position" im Leben und der Umgebung, d. h. der Gemeinschaft gegenüber angewendet wird. So muß auch den Problemen der Selbsterhaltung und der Sexualität gegenüber gleichgerichtet Stellung genommen werden. Der Gegensatz zwischen „Ich" und „Libido" fällt damit fort. Es soll freilich nicht gesagt werden, daß etwa Konflikte und Probleme damit überhaupt fortfielen. Nur werden diese in der Richtung auf das Ziel entschieden. Mit anderen Worten, die gesamte Lebenseinstellung eines Menschen ist ausschlaggebend, d. h. die Tatsache, ob diese egozentrisch oder auf die Gemeinschaft orientiert ist. Damit ändert sich auch das Verhältnis von Lustprinzip und Realitätsprinzip. Was anders ist denn die Realität als die menschliche Gemeinschaft, in der wir leben? Zum mindesten hängen wohl eine überwiegende Zahl von Lebensfragen direkt oder indirekt mit dem Gemeinschaftsproblem zusammen. Da das Gemeinschaftsgefühl, wie Adler annimmt, eine angeborene Funktionsbereitschaft ist, ist auch kein kategorischer Imperativ von außen nötig. Das Realitätsprinzip Freuds ist anscheinend beeinflußt durch den „Kampf ums Dasein" Darwins. Die Spannungen, die in uns erzeugt werden durch das Spiel der Kräfte und Interessen in den Wechselbeziehungen zwischen uns und der Gemeinschaft, finden immerhin in uns einen Kompaß vor. Adler sagt in seinen „Kritischen Erwägungen über den Sinn des Lebens" (291): „Der Mensch in seiner körperlichen und seelischen Eigenart liegt ewig verhaftet in sozialer Gebundenheit und in der Lösung einer suffizienten Einrichtung der Gemeinschaft gipfelt die Schicksalsfrage des Menschengeschlechts." Das Problem ist hier aus einer größeren Perspektive gesehen als vom Standpunkt des Lust- und Realitätsprinzipes.

Kehren wir zum Einzelnen zurück, der als Glied dieser Gemeinschaft durch sein Verhalten, durch seine Lebenseinstellung das Schicksal der Gemeinschaft mitbestimmt. Das Kriterium für dieses Verhalten ist uns durch die Erkenntnis von der Einheit des Seelenlebens und der Einheit der Neurose und deren beiderseitigen finalen Bedingtheit gegeben. Der von Adler eingeführte Begriff der „Lebenslinie" oder „Leitlinie" beleuchtet schlaglichtartig den Prozeß des Seelenlebens. Er bedeutet nichts anderes, als daß in jedem Augenblicke unseres Lebens alle unsere seelischen Lebensregungen sich auf eine (im Augenblick der Betrachtung im Durchschnitt gedachte) vorgestellte Linie vereinigen lassen, die von einem bewußt und unbewußt vorgestellten Ausgangspunkt zu einem bewußt und unbewußt vorgestellten Zielpunkt verläuft. Es handelt sich um kein starres System, sondern eines, dessen Ausgangspunkt und Zielpunkt mit den Wandlungen unserer Vorstellungen schwanken, so daß auch der Verlauf der „Lebenslinie" mit gewissen Schwankungen zu denken ist. Alle neu eintretenden seelisch verwertbaren Ereignisse werden in den Bann dieser Leitlinie hineingezogen, wie etwa ein Hauptstrom alle Nebenflüsse in sich vereinigt und deren Wasser in der eingeschlagenen Richtung mit sich führt. Wie wir wissen, bildet den Ausgangspunkt die in frühester Kindheit begründete und durch das ganze weitere Leben fortlaufende „Selbsteinschätzung" der Persönlichkeit, während der Zielpunkt durch diese bewirkt wird. Jeder Mensch hat auf Grund dessen, was er zu sein glaubt, eine Vorstellung von dem, was er im Leben werden und erreichen möchte. Diese wirkt mitbestimmend auf sein gesamtes Sein und Handeln. Und alle seine Versuche zur Lösung der „Lebensrätsel" und Erfüllung der Lebensaufgaben sind irgendwie auf diese Linie eingestellt. Die Erkenntnis dieses Tatbestandes erleichtert uns unsere Menschenkenntnis ungemein.

Bei allzu heftigem Schwanken des Selbstgefühles, d. h. im Zustande der Entmutigung, des gestörten Selbstvertrauens, wird, wie wir schon sahen, das Bestreben eines Menschen, in seinen Beziehungen zur Gemeinschaft überhaupt sowie zum anderen Geschlecht und zur Arbeit objektive Werte zu verwirklichen, durchkreuzt durch die Verstärkung der unbewußten Sicherungstendenzen, d. h. Distanzierungs- und gesteigerte Geltungsbestrebungen, die zur Egozentrizität führen. Aus diesem Zusammenhang heraus sehen wir das nervöse Symptom entstehen, als ein feingefügtes psychologisches Gebilde. Wenn Freud das Symptom als eine libidinöse Ersatzbefriedigung bezeichnet, und zwar derart, daß ein Mensch sich durch ein unbewußtes Raffinement dasjenige zu verschaffen sucht, was ihm versagt ist, indem er außerdem durch die Unbewußtheit des Vorganges sich seine Harmlosigkeit bewahrt, so ist damit ein Teil des Zusammenhanges aufgedeckt, jedoch durch die sexuelle Motivierung — wie bei der Traumdeutung — auf ein anderes Geleise geschoben. Individualpsychologisch betrachtet ist der geheime Sinn des Symptomes ein anderer. Es dient der Verwirklichung des unbewußten Persönlichkeitsideals. Die Individualpsychologie kennt nur eine unteilbare menschliche Persönlichkeit, deren Einheit hinter allen nach außen in Erscheinung tretenden Ambivalenzen wie hinter allen bewußten und unbewußten Vorgängen in einer zielgerichteten Dynamik zu suchen ist. Eine Stellungnahme zu den Lebensproblemen erfolgt also auch unbewußt. Wo eine Differenz zwischen bewußter und unbewußter Stellungnahme zu beobachten ist, dient gerade diese Differenz der Verfolgung des Zieles. Wir sehen diesen Zusammenhang besonders schön am nervösen Symptom. Betrachten wir z. B. das so sehr demonstrative Beispiel des Waschzwanges. Das Symptom schließt sowohl das Minderwertigkeitsgefühl, oder mit anderen Worten die Entwertungsangst ein, als auch sämtliche Sicherungstendenzen, die den Sinn haben, das Minderwertigkeitsgefühl zu bannen und das Persönlichkeitsgefühl zu heben.

Das zwanghaft auftretende Waschen vertritt das Minderwertigkeitsgefühl durch die Vorstellung, beschmutzt, befleckt, nicht rein zu sein. Dies ist viel mehr symbolisch als real zu nehmen. Häufig handelt es sich um mißverstandene Vorstellungen über das Sexualleben, verknüpft mit anderweitig bedingten, in früher Kindheit erworbenen, Unsicherheitsgefühlen. Es erscheint dann als entwertend, sich mit Dingen zu beschäftigen, zu „befassen", oder auch nur daran zu denken, die infolge der einst in Kindertagen mangelnden Aufklärung oder des Schweigens von seiten der Erwachsenen dieses Odium erhalten haben. Das Waschen deutet aber gleichzeitig auf das kompensatorische Überlegenheitsstreben hin. Wer sich so viel wäscht, ist reiner als die andern, den andern also überlegen; diese werden überdies dadurch noch entwertet, daß die Berührung mit ihnen als mit den „Unreinen" zu vermeiden ist. Last not least aber bietet das Symptom die Möglichkeit, den Anforderungen des Lebens auszuweichen, denn die Folge dieses beständigen Waschens ist zumeist eine völlige Berufsunfähigkeit, wie auch eine wesentliche Hemmung im Verkehr mit den Menschen. Die Menschen sind zu vermeiden, da im Umgang mit ihnen die vermeintlichen Gefahren drohen. Die „Folge" ist die Isolierung. Wir sind sofort im Bilde, wenn wir den Sachverhalt umdrehen. Dasjenige, was scheinbar nicht geleistet werden kann, weil das krankhafte Symptom daran hinderlich ist, ist gerade dasjenige, dem ausgewichen wird. Wer sich so „hohe" kompensatorische Ziele setzt und dabei seine eigenen Kräfte so gering einschätzt, der muß in jeder Lebenssituation eine übergroße Gefahr und Belastung sehen und er sieht sich im Banne dieser verkehrten Perspektive geradezu genötigt, auszuweichen und Sicherheit zu suchen. So sehr nun ein solches Verhalten wirkliche Leiden verursacht, es enthält doch auch der Umgebung gegenüber eine ungemeine Aggressivität. Die Angehörigen eines solchen Kranken sind zu ungewöhnlichen „Dienstleistungen" und Sorgen „verpflichtet", was dem gequälten Selbstgefühl des Nervösen dadurch zur Befriedigung gereicht, da es ihm die Bestätigung von der Bereitschaft der anderen gibt, etwas für ihn zu tun. Alle Sicherungstendenzen sind dem Bewußtsein oder zumindest dem Verständnis entzogen, um eine neuerliche Störung des bereits irritierten Selbstgefühls zu verhindern. Das Ausweichen vor den Anforderungen des Lebens erscheint durch den Krankheitsnachweis hinlänglich legitimiert. Diesen Zusammenhang, den wir auch eine „Verdichtung" nennen können, finden wir in jedem nervösen Symptom. Vorhandene Organschwächen unterstützen die Symptomwahl nach dem Prinzip des Locus minoris resistentiae und der besten Verwendbarkeit. Wir können also aus den nervösen Krampfanfällen und Bewegungsstörungen, aus dem nervösen Asthma, dem Stottern und vielen anderen symptomatisch auftretenden Störungen die gleiche Konfliktsituation im Leben eines Menschen herauslesen. Ähnlich sind auch die sogenannten Kinderfehler, wie etwa das Bettnässen, zu beurteilen. In allen Fällen sind wirklich organisch bedingte Störungen auszuschließen.

Die Individualpsychologie sieht in solchen Symptomen unverstandene, aber sehr brauchbare „Arrangements". Sie deuten, wie dies Adler nennt, den Kampf auf einem „Nebenkriegsschauplatz" an, der das Ausweichen an der „Front" des Lebens verhüllt. Das neurotische Symptom ist immer egozentrisch, während der Kampf an der Front des Lebens eine Auseinandersetzung mit der Gemeinschaft ist.

Übrigens beobachten wir in den Zwangsgedanken der Zwangsneurotiker häufig jene Sexualsymbolik, die Freud in den Träumen vorfindet. Individualpsychologisch sehen wir sie jedoch nicht als Ausdruck einer realen Sexualverdrängung, sondern als eine Unterstreichung von Minderwertigkeitsgefühlen und als Warnungen im Hinblick auf das übersteigerte Persönlichkeitsideal.

Allerdings geht eine Entwertung des Sexualgebietes voraus, als Folge mangelnder Aufklärung und mißverstandener Kindheitserlebnisse. Die Patienten warnen sich mit solchen Zwangsgedanken vor ihrer vermeintlichen besonderen Fähigkeit zu bösen Gedanken und Fehltritten und spornen sich damit zu um so größeren Leistungen auf der Linie des Überlegenheitsstrebens an. Die Skrupel dienen dann ihrerseits wieder dem Ausweichen in Form der Zeitversäumnis. Freilich ist die Stellungnahme zur Geschlechtsbeziehung in einem solchen Falle nicht die natürliche. Der entmutigte Mensch sucht sich vor den vermeintlichen oder wirklichen Gefahren des Lebens durch die „Distanz" zu sichern, auch auf diesem Gebiet. Dieses Distanzierungsbedürfnis ist am ehesten mit dem psychoanalytischen Begriff der „Verdrängung" zu vergleichen, nur daß es sich nicht um ein abnorm stark entwickeltes Triebleben handelt. Die Individualpsychologie rechnet nicht so sehr mit einem in bestimmter Intensität gegebenen Triebleben, sondern vielmehr mit einer Funktionsbereitschaft, die je nach der Stellungnahme zu ihr verfügbar zu machen ist. Damit entsteht ein anderes Bild von den Wandlungsmöglichkeiten auch auf diesem Gebiet. Auch das Sexualerleben kann für oder gegen die Gemeinschaft in Rechnung gestellt werden. So rechnet die Individualpsychologie auch die Perversionen zur neurotischen Symptomatologie. Sie sind der Ausdruck der Abkehr entmutigter Menschen von den normalen Formen des Gemeinschaftslebens.

Die Psychoanalyse brachte bei der Diskussion über die Bedeutung des neurotischen Symptomes vor allem das Sexualproblem zur Sprache. Die Individualpsychologie sieht die Störung nicht nur auf diesem Gebiet, und die Wurzeln der Störungen nicht in diesem Gebiet, sondern in der Stellungnahme zu den Lebensaufgaben überhaupt, womit natürlich auch auf diesem Gebiet sich ein weites Feld der Möglichkeiten eröffnet. Die Basis für die Entstehung der neurotischen Symptomatologie ist ein Mißverhältnis zwischen Belastung und Tragfähigkeit, das nicht absolut, sondern relativ bedingt ist, nämlich in der Unterschätzung der eigenen Fähigkeiten und Kräfte und in der Überschätzung der Aufgaben und Ziele. Dieses Mißverhältnis führt uns auch auf die symptomatische Bedeutung der Stimmungsschwankungen und damit auf das Problem des seelischen Gleichgewichtes.

Die nervösen Stimmungsschwankungen stellen prolongierte nervöse Symptome oder symptomatische Gemütszustände dar. Über die nervösen und zyklothymen (als Zyklothymie bezeichnet man die leichten Formen des manisch-depressiven Irreseins) Stimmungsschwankungen berichtet Weinmann (249): „Das volle Verständnis für die Einzelphase läßt sich nur im Rahmen der Betrachtung der Gesamtpersönlichkeit finden. Als Indikator und Maßstab für die Störung der Gleichgewichtslage dient zweckmäßig das Selbstgefühl, dessen Schwankungen mit der Abweichung der Stimmungslage parallel gehen. ... Die depressiven sowohl wie die exaltierten Stimmungsanomalien stellen ihrer psychologischen Bedeutung nach eine Distanzierung des Individuums von der Gemeinschaft dar, ein Ausweichen — nur auf verschiedenen Wegen — vor der Realität und ihren Forderungen." Während die Depression als Rückzug leichter zu erkennen ist, könnte die krankhaft gehobene Stimmung zunächst als eine Lebensbejahung imponieren. Jedoch auch sie erweist sich als eine Betätigung auf Nebenkriegsschauplätzen. „Beide Haltungen dienen, nur mit verschiedenen Ausdrucksmitteln, als eine scheinbare Selbstverneinung oder Selbstbejahung dem individuellen Geltungs- oder Machtstreben ohne Rücksichtnahme auf die Umwelt und ohne Einordnung in die Gemeinschaft als eben die Aufgabe, der ausgewichen wird." Wir sehen also auch hier den gleichen Sachverhalt wie bei den anderen nervösen Symptomen. Ausschlaggebend ist auch hier der Grad der Entmutigung, die Störung des Selbstwertgefühles, das Weinmann einen „Indikator" nennt,

„der erkennen läßt, unter welchem Druck das Individuum steht". Das Selbstwertgefühl steht in engster Beziehung zur Umwelt, da es ja an Hand vergleichender Wertungen gewonnen wird. Die Störung ist also notwendig auch eine solche in der Beziehung zur Gemeinschaft. Können wir das Verständnis für die Einzelphase nur durch die Betrachtung der Gesamtpersönlichkeit gewinnen, so folgt daraus, daß uns die Einzelphase auch umgekehrt ein Anzeichen für den Zustand der Persönlichkeit und für deren Lebenslinie zu sein vermag und insofern geeignet ist, unsere Menschenkenntnis zu erweitern.

Wie die Betrachtung der Träume, so ist auch die Betrachtung der Symptome uns wohl wertvoll für das Verständnis der Persönlichkeit, doch sind wir auf sie nicht allein angewiesen, da, wie wir wissen, der gesamte „modus vivendi" uns dafür Anhaltspunkte gibt. Diese Tatsache weist auch dem Symptom in der Behandlung des Nervösen seinen relativ untergeordneten Platz ein. Hat es uns den Weg gewiesen, so bedarf es keiner weiteren besonderen Beachtung. Mit der Änderung der Lebenseinstellung erübrigt es sich. Dies nur nebenbei.

Im übrigen beschränkt sich die Symptomatologie nicht auf das Gebiet der Neurosen allein. Es war Freuds Verdienst, den vielen kleinen Symptom- und Fehlhandlungen im täglichen Leben nachgeforscht und damit festgestellt zu haben, daß auch alle kleinen Handlungen, die ohne unser volles Bewußtsein geschehen, doch nicht ohne Sinn sind. Die Probleme des Bewußtseins und des Unbewußten hatten die Philosophie und Psychologie schon vorher beschäftigt, doch wurde vor Freud nicht so aus dem vollen Leben geschöpft, um diese Zusammenhänge zu erhellen. Die Individualpsychologie, von den Ergebnissen der Psychoanalyse befruchtet, weicht jedoch auf der ganzen Linie in der Motivierung der Zusammenhänge ab und dringt damit zu jenem Wesentlichen des seelischen Geschehens vor, das mit keiner Biologie mehr zu erklären ist, sondern für das eigene psychologische Gesetzmäßigkeit gelten. Wie ein Mensch sich in jeder Hinsicht im Leben bewegt und verhält, deutet auf seine Beziehung zur Gemeinschaft und zu seinen Lebensaufgaben, gemessen an seinem Mut und an seinen Zielvorstellungen. Wie z. B. jemand zur Türe hereintritt, wie er sich setzt, wie er die Hand reicht, wie seine Mimik und seine Gesten im Verkehr mit den anderen ausschauen, das alles sind Ausdrucksmittel seines Erlebens, die auf den Gesamtzusammenhang der Persönlichkeit schließen lassen. Das Leben ist ja so unendlich reich an Ausdrucksmöglichkeiten, der Mensch so reich begabt mit Funktionsbereitschaften, seinem Erleben Form zu geben. Lernen wir also die Sprache dieser Ausdrucksmittel lesen, so heißt das einen Menschen nicht nur aus seinen Worten zu verstehen, sondern den Sinn seines Wesens und Erlebens aus allem abzulesen, was er selbst, oft seiner unbewußt, an Ausdrucksmöglichkeiten sich verfügbar gemacht hat. Gibt uns eine Patientin die Hand, indem sie die geschlossene Faust in die unsrige legt, so wissen wir, daß wir einen Menschen mit gestörtem Vertrauen und Selbstvertrauen vor uns haben, nicht ohne Trotz, in seiner „Abgeschlossenheit" zu verharren, um sich so gegen mögliche Enttäuschungen zu sichern. Finden wir bei einer anderen, die bis in reife Lebensjahre die Augen vor vielen Zusammenhängen des Lebens schloß, daß diese auch im täglichen Leben die Augen soweit geschlossen hält, daß nur ein Spalt zum Verkehr mit der Umwelt übrig bleibt, so begreifen wir, daß diese Symptomhandlung nicht unsinnig ist; auch sie drückt die Distanzierung aus. Geht jemand gewohnheitsmäßig beim gemeinsamen Spaziergang regelmäßig einen Schritt vor oder hinter dem anderen, oder drängt er diesen gar bei Seite, so verrät uns das, wie schwer es ihm fällt, beim gemeinsamen Lebensweg gute Gemeinschaft zu halten. Er wird sich vom Partner ins Schlepptau nehmen lassen oder ihn überflügeln oder gar wirklich beiseite drängen wollen. Sehen wir genauer in das Leben dieser Menschen hinein, so finden wir im allgemeinen die Bestätigung solcher Annahmen. Ja, auch die Haltungen, die ein Mensch im Schlaf einnimmt, vermögen uns Aufschlüsse zu geben. In einem Falle z. B. zeigten die Gewohnheiten einer Patientin im Schlafe an, daß sie es noch schlafend vermied, Haltungen anzunehmen, die sie von der Mutter her kannte, da eine Ähnlichkeit mit dieser ihrem Persönlichkeitsideal nicht entsprach[1]. Wieviel uns auch die Handschrift eines Menschen zu verraten vermag, finden wir bei Klages eingehend dargelegt. Das dort Gefundene ist noch einer Erweiterung nach individualpsychologischen Gesichtspunkten zugänglich.

Solche symptomatischen Verhaltungsweisen können wir bis tief in die Neurose und Psychose verfolgen, wo schließlich die Stereotypien auf eine fast völlige Distanzierung von der Umwelt, Einengung des Lebenskreises und Verzicht eigener Gestaltung des Lebens hindeuten, soweit psychologische Gesichtspunkte im Falle der Psychose zutreffen.

Zur Symptomatologie dürfen wir auch eine psychologische Tatsache rechnen, die Freud veranlaßte, von einem „Übertragungsproblem" zu sprechen, wodurch er die Aufmerksamkeit des Arztes und Menschenkenners in eine bestimmte Richtung wies. Wir können nämlich aus gewissen, während der Behandlung des Nervösen auftretenden Phänomenen Schlüsse auf das ziehen, was sich in der Seele des Patienten abspielt.

Freud beobachtete, daß sich in der Beziehung des Patienten zum Arzte etwas Typisches ereignete. Er machte die Erfahrung, daß „eine Übertragung von Gefühlen auf die Person des Arztes stattfand, ohne daß die Situation der Kur (seiner Ansicht nach) eine Entstehung solcher Gefühle rechtfertigte." Diese Gefühle konnten eine positive und eine negative Färbung annehmen und entsprachen psychoanalytisch gesehen einer Libidoübertragung. Freud beantwortete sie dem Patienten gegenüber mit dem Hinweis, „daß seine Gefühle nicht aus der gegenwärtigen Situation stammen und nicht der Person des Arztes gelten, sondern wiederholen, was früher einmal vorgefallen ist." Die „positive Übertragung", mit anderen Worten erotische Zuneigung, ist dem Arzte in der psychoanalytischen Behandlung jedoch willkommen, da er sie als Unterstützung der Heilbestrebungen benutzen kann. Sie hat auch den Sinn, die „Verdrängung" aufheben zu helfen, worin ja die Psychoanalyse ihre Hauptaufgabe sieht. Am Schlusse der Behandlung ist diese „Übertragung" jedoch „aufzulösen". Individualpsychologisch betrachtet sehen wir jedoch darin den Versuch des Patienten — zwar mit den vorhandenen Gefühlsbereitschaften — die aktuelle Situation zu lösen und eine seinem Ziel und seinen Wünschen entsprechende wirkliche Beziehung zum Arzte herzustellen. Das Erlebnismaterial, das an Hand von Träumen oder anderen Berichten zur Besprechung gebracht wird, ist also sowohl an sich, als auch in seiner Anwendung auf die Beziehung zum Arzt, als auf den Menschen, zu dem hier unter manchen Schwierigkeiten Vertrauen gesucht wird, zu würdigen. Wohl ist es richtig, daß der Nervöse Gefühlsregungen in diese Beziehung hineinträgt, die nicht in ihr begründet sind, jedoch erkennen wir gerade daran die Art und die Bedeutung des Lösungsversuches. Die Beziehung des Nervösen zum Arzt nehmen wir als Maßstab seiner Beziehungsfähigkeit überhaupt (siehe Sumpf [82]). In der positiven und negativen Übertragung Freuds erkennen wir jene Sicherungstendenzen, welche den Nervösen dazu treiben, seine Mitmenschen, also auch den Arzt, teils zu überschätzen, teils zu entwerten. Die Erkenntnis dieser Vorgänge in der Beziehung des nervösen Patienten zum Psychotherapeuten ist deshalb wichtig, weil eine Aufklärung darüber die Korrektur sowohl in der Beziehung zum Arzt, als auf der

---

[1] Näheres über die Psychologie der Schlafhaltungen findet sich in den schönen Ausführungen von Susanne Schalit (73).

ganzen Linie ermöglicht. Auch unterliegt die Abhängigkeit des Nervösen, die bei der Freudschen Übertragungsauffassung zu einer Gefahr anwachsen kann, gleicherweise der Korrektur, indem die Beziehung stets als Gegenwartsproblem genommen wird. Die sogenannte „Übertragung" Freuds ist individualpsychologisch betrachtet keine Liebesübertragung, sondern der Versuch, eine wirkliche Beziehung von Mensch zu Mensch herzustellen, wobei Unsicherheitsgefühle und Geltungsstreben krankhafte Schwankungen entstehen lassen. Näheres über die Prinzipien der Behandlung gehört einem Spezialkapitel über diese an. Uns interessiert hier als Beitrag zur Menschenkenntnis die Tatsache, daß sich an dieser Beziehung zwischen Arzt und Patient nachweisen läßt, daß die Beziehung zur Gemeinschaft in der Neurose stets einer Störung unterliegt, daß aber andererseits der in seinem Selbstgefühl erschütterte und deshalb auch in seinen Gemeinschaftsbeziehungen irritierte Mensch stets um diese Gemeinschaft ringt, wenn auch mit falschen Mitteln und aus einer verfehlten Perspektive heraus. Dieses Ringen um Gemeinschaft muß vom Arzte erkannt werden, da ja er dazu berufen ist, die neue Brücke zur Gemeinschaft zu bauen. Auch die Psychoanalyse hat die sogenannte „Übertragung" zu einer Brücke zu verwenden gesucht, doch wird das Problem durch die einseitig sexuelle Motivierung auf ein falsches Geleise geschoben und das Anwachsenlassen der nicht rechtzeitig geklärten Gefühlsregungen des Patienten verhindert die Korrektur der Stellungnahme. Diese Korrektur wird ermöglicht durch eine spezielle Technik der Traumdeutung. Freud erkannte richtig, daß jeder Traum das eigene Ich behandelt und daß dieses auch hinter den anderen Traumfiguren versteckt ist. Das hat darin seinen Grund, daß der Traum die Stellungnahme des Träumenden zu den Problemen, also auch zu seinen Mitmenschen bedeutet. Da diese Stellungnahme nach einer gewohnheitsmäßigen Einstellung erfolgt, läßt sich das im Traume Ausgesagte auch auf die Beziehung zum Arzte „übertragen" und damit näher beleuchten, auf welche Weise hier die Beziehung von Mensch zu Mensch gesucht wird. Unsere psychologischen Erfahrungen haben uns gezeigt, daß zu jeder Gestaltung der Lebensprobleme ein gewisses Maß von „Beziehungsfähigkeit" notwendig ist, deren Vorhandensein oder Fehlen u. a. auch aus dieser Beziehung abzulesen ist.

Damit gewinnen wir auch eine bestimmte Stellung zu der psychoanalytischen Unterscheidung von „Übertragungsneurosen" und „narzißtischen Neurosen". Zu den ersteren rechnet die Psychoanalyse Hysterie und Zwangsneurose, zu den letzteren Paranoia und Melancholie. Mit den ersteren sind solche Kranke gemeint, aus deren Benehmen eine Beziehung zur Umgebung deutlicher zu sprechen scheint. Bei den letzteren, deren Verhalten deutlicher auf Isolierung von der Umwelt schließen läßt, wird ein prinzipiell anderer Zusammenhang angenommen, nämlich eine Rückwendung der Libido ins eigene Ich (Introversion). Individualpsychologisch gesehen handelt es sich um den die Isolierung notwendig herbeiführenden „Egozentrismus", der aber auch den anderen Neurosen eigen ist. Er ist der Ausdruck des aus dem Zweifel am eigenen Selbst hervorgegangenen gesteigerten Kampfes um die eigene Geltung und den eigenen Wert. Dieses Streben nach Geltung ist im neurotischen Zusammenhang scheinhaft geworden, d. h. nur noch vorwiegend auf das eigene Ich und nicht mehr auf die Gemeinschaft bezogen. Es kann ebenso in der Isolierung wie in der scheinbaren Zuwendung zur Gemeinschaft seinen Ausdruck finden. Der dem Egozentrismus zugrunde liegende Konflikt fehlt auch in den Freudschen Übertragungsneurosen nicht. Bei ihnen ist allerdings noch ein größerer „Rest von Gemeinschaftsgefühl" (Adler) verfügbar, an den sich anknüpfen läßt, während bei der Paranoia und Melancholie die Ambivalenz der Sicherungstendenzen (Minderwertigkeitsgefühl und Geltungsstreben) starrer zum Ausdruck kommt.

C. G. Jung in Zürich erweiterte den Begriff der Übertragung, indem er ihn nicht nur auf die Neurose, sondern auf die Psychologie der gesunden Persönlichkeit anwandte. Er unterscheidet psychologische Persönlichkeitstypen, die er in zwei Haupttypen gruppiert, den „Introversionstyp" und den „Extraversionstyp". Die Zugehörigen der ersten Gruppe vermögen seiner Ansicht nach ihre Gefühle leichter der Umwelt zuzuwenden, denjenigen der zweiten ist ist es eigen, sich mehr nach innen zu kehren. Eine genauere Besprechung dieser Typenpsychologie würde hier zu weit führen. Die Jungsche Art der Typisierung deutet auf das Problem der „Beziehungsfähigkeit" hin. Die Individualpsychologie vermeidet jedoch eine Typisierung und rechnet mit einem „dialektischen Formenwandel", d. h. mit der Wandelbarkeit dieser typischen Verhaltungsweisen im Leben des Einzelnen, die also dem Gebiete der Symptomatologie angehören. In dem Ringen des Einzelnen um Gemeinschaftsbeziehungen, ohne die es keinem Menschen zu leben möglich ist, findet je nach Sinken des Selbstwertgefühls ein Abirren in ein gesteigertes Geltungsstreben statt, das den Sinn hat, sich der Liebe und Anerkennung der Gemeinschaft krampfhaft zu versichern, aber infolge zu hoch gespannter, unerfüllbarer Forderrungen an die Gemeinschaft zu Enttäuschung und Abkehr von der Gemeinschaft führt.

Aus der gesamten Symptomatologie also können wir die Beziehungen, die ein Mensch zu sich selbst hat (Selbsteinschätzung und Zielsetzung) und seine daraus resultierenden Beziehungen zu seinen Aufgaben und zur Gemeinschaft ablesen. Wie ein Mensch in die Gemeinschaft und das Leben überhaupt eingefügt ist, das bedeutet uns sein Wesen, sein Gesund- oder Kranksein.

Beispiele.

Es soll nun an einigen Beispielen die diagnostische Bedeutung der nervösen Symptome und der Traumdeutung gezeigt werden.

Eine an Zwangsneurose leidende Patientin kämpfte mit der Vorstellung, nicht sprechen zu dürfen. Dieses Symptom trat immer dann auf, wenn sie glaubte, sich irgendwelcher moralischer Vergehen schuldig gemacht zu haben, mit denen sie sich erst innerlich auseinandersetzten müsse, bevor sie wieder reden dürfe. Das Reden vor Erledigung dieser Auseinandersetzung mit sich selbst, die gewissermassen das Abbüssen der vermeintlichen Vergehen darstellte, schien ihr ein neues Vergehen zu sein. Auf diese Weise wurde der Verkehr mit Menschen und die Ausübung des Berufes zur Qual. Sie befand sich in einem beständigen Konflikt, wie sich die Pflichten des Berufes und ihrer Beziehungen zu den Menschen ihrer Umgebung mit diesen vermeintlichen moralischen Pflichten in Übereinstimmung bringen lassen könnten. Häufig vermied sie es, mit Menschen zusammen zu kommen oder sich an einer gemeinsamen Unterhaltung zu beteiligen. Bei näherer Betrachtung erwies sich das Symptom als ein Mittel zum Ausweichen vor eben diesem menschlichen und beruflichen Verkehr, bedingt durch in der Kindheit entstandene Minderwertigkeitsgefühle. Strenge, zurücksetzende Behandlung in der Familie erfüllten sie mit beständiger Entwertungsangst und dem Gefühl, weniger als ihre Geschwister zu gelten. Als von unberufener Seite in frühen Kinderjahren Aufklärungen und Erfahrungen auf dem Sexualgebiet an sie herankamen und sie sich infolge des üblichen Schweigens der Eltern über diese Dinge nicht aussprechen und durch eine richtige Orientierung erleichtern konnte, als dazu von anderer Seite überstarke religiöse Einflüsse hinzukamen, brach die Neurose aus. Eine geringe Selbsteinschätzung war also von früh auf vorhanden gewesen und wirkte im Sinne einer Krankheitsbereitschaft. Das Minderwertigkeitsgefühl hatte sich der mißverstandenen Erfahrungen auf dem Sexualgebiet in dem Augenblick bemächtigt, als durch überbetonte religiöse Einflüsse eine übertriebene Zielsetzung nahe gelegt wurde. Erst rückwirkend wurden nun wirkliche und vermeintliche Fehler vergrößert und ein krankhaftes Schuldgefühl entwickelt. Das Geltungsstreben, das sich schon vorher kompensierend durch große Gewissenhaftigkeit und Folgsamkeit in Schule und Haus gezeigt hatte, bemächtigte sich seinerseits der mißverstandenen religiösen Ansprüche, um daraus eine unbewußte überspannte Zielsetzung im Sinne religiöser Vollkommenheit zu konstruieren. Unter dem hypnotisierenden Zwange dieser Zielsetzung und gleichzeitig unter dem Drucke der Minderwertigkeitsgefühle, mit anderen Worten der falschen Vorstellungen über die eigene Unfähigkeit, Unvollkommenheit und Sündigkeit stehend, mußte nun jede Lebenssituation als ungemein gefahrvoll (im moralischen Sinne) erscheinen. Das auf solche Weise unbewußt arrangierte Mißverhältnis zwischen Belastung und Tragfähigkeit mußte ein Ausweichen vor den realen Aufgaben des Lebens notwendig machen, das durch das nervöse Symptom zweckmäßig vermittelt werden konnte. Gleichzeitig verschleierte das Symptom dem irritierten Selbstgefühl dieses Ausweichen, indem es den Anschein eines besonderen Vollkommenheitsstrebens erweckte und so dem übersteigerten Persönlichkeitsideal Genüge leistete. Wie hiermit gleichzeitig eine das Persönlichkeitsideal sichernde unbewußte Entwertung der Umgebung Hand in Hand ging, zeigt der folgende Traum:

Sie geht auf der Straße, es naht ein Wagen mit Menschen, die große Maskenköpfe aufhaben und die ein kleines Schwein hinter sich herziehen. Nun fällt ihr ein, daß sie ja alle als Schweine maskiert sind. Andere, als Narren verkleidet, kommen auf sie zu; während sie an sich heruntersieht, bemerkt sie, daß sie selbst auch Narrenkleidung trägt. Sie denkt: die Leute werden einmal sagen, „sie war ganz vollkommen, aus Liebe zu ihren Mitmenschen hat sie sogar deren Narreteien mitgemacht".

Die Träumerin durchschaut ihren Traum sogleich selbst und erkennt, daß sie aus ihrer Tendenz zu überlegener Vollkommenheit eine „Heilige" sein möchte, während sie in ihren Mitmenschen in entwertender Weise „Schweine" und „Narren" sieht. Das Bild des Maskenzuges ergab sich als Anknüpfung an eine Faschingsunterhaltung, bei der sie sehr unzufrieden mit dem Verhalten ihrer Freunde war, das ihr zu leichtfertig erschien. Dabei ist ihr das Leben selbst wie ein solcher Mummenschanz vorgekommen, bei dem — in der Umkehrung — die Menschen sich als verkleidete „Narren und Schweine" darstellen. Ihre Angst, sich bei Gedanken über das Sexualproblem zu ertappen und sich deswegen verurteilen zu müssen, läßt sie alle Menschlichkeit und damit auch ihre in diesem Punkte unbesorgteren Mitmenschen in diesem speziellen Lichte erscheinen. Die Entwertung der Mitmenschen wirkt im Sinne einer Sicherungstendenz, indem sie die eigene Überlegenheit scheinbar erhöht. Der Traum knüpft weiter an die ärztliche Behandlung am Vortage an, bei der vom Abbau des Überlegenheitsstrebens und von der Möglichkeit einer zwangloseren Einfügung in die Gemeinschaft die Rede war. Eine solche Einfügung wird im Traume versucht, jedoch noch im Sinne des Überlegenheitsstrebens, indem es nun als eine besondere Leistung betrachtet wird, sich zur Beteiligung an solchen „Narreteien" herabzulassen. Die Entwertung ist also auch an die Adresse des Arztes gerichtet. Man sieht die große Geste, mit der hier gewissermaßen aus Entgegenkommen gegen den Arzt mitgetan werden soll. Für diese Art des Mittuns ist dann immer noch der andere verantwortlich. Hier ist sehr schön die bei früherer Gelegenheit besprochene Gefahr zu sehen, wie die Patientin geneigt ist, etwas aus einer Abhängigkeit zu tun. (Positive Übertragung Freuds!) Und wie wenig ratsam es wäre, sich etwa des Einflusses zu erfreuen, den man als Arzt

auf den Patienten gewonnen hat. Die Entwertung folgt auf dem Fuß. Der Patient
ist erst dann wirklich zufrieden, und mit voller Berechtigung, wenn er die Freiheit
gewonnen hat, aus eigener Verantwortung zu handeln. Hat er doch bisher immer
unter seiner Abhängigkeit gelitten, die die Folge seiner Entmutigung ist. Um
diesen Prozeß der Überwindung der Abhängigkeit nicht zu stören, tut der Arzt
am besten, nur den Weg zu zeigen, ohne einen Einfluß geltend zu machen.

Ein anderer Traum lautet: Auf der Straße galoppiert ein scheu gewordenes
Pferd auf mich zu. Ich werfe mich zu Boden, damit das Pferd über mich hinweg-
springen kann. Es galoppiert im Kreis herum. Nun wage ich aufzuschauen,
ob denn das Pferd nicht eingefangen wird. Es gelingt aber nicht... Der Kommentar ergibt folgendes: Der Anblick einer Stute hat Vorstellungen erweckt, die
ihr unrecht erscheinen. Diese kommen aber immer wieder und mit ihnen die
Angst, nicht sprechen zu dürfen, und die damit verbundenen Depressionen.
„Ich liege am Boden, heißt, es geht mir furchtbar schlecht. Das Pferd ist nicht
zu zähmen, heißt, es wird auch in der Behandlung vielleicht nicht gelingen.''

Die Zwangsgedanken können bei jeder beliebigen Gelegenheit ausgelöst
werden. Deutlich spricht aus dem Traume die Angst, ihrer Schwierigkeiten
nicht Herr zu werden. Sie ist auch noch geneigt, das Pferd von anderer Seite
einfangen zu lassen. Sollte es nicht gelingen — und der Traum enthält eine
Tendenz in dieser Richtung — dann wäre das ein Zeichen dafür, daß es wirklich
zu schwer ist, also eine Legitimation für ihre Unverantwortlichkeit. Sollte es
aber gelingen, das Pferd einzufangen, so würde das bedeuten, im Leben wieder
richtig mitzutun. Diese Perspektive wird jedoch noch gefürchtet. Auch kostete
es dem irritierten Selbstgefühl Überwindung, die falsche Einstellung einzugestehen und die Ausnahmestellung aufzugeben.

Psychoanalytisch betrachtet könnte es so aussehen, als handle es sich hier
um ein besonders starkes, der Verdrängung anheimgefallenes Triebleben. Es
ist einer jener Fälle, bei denen es begreiflich scheint, die Gründe der Störung
hier zu suchen. Und doch ist das Bild individualpsychologisch gesehen ein
anderes. Die Angst der Patientin selbst, daß es etwa so sein könnte, sowie ihre
dahin lautenden Zwangsideen dürfen uns nicht verführen, an dieser Spur haften
zu bleiben, denn es handelt sich um ein typisches Arrangement. Wohl muß ein
Mensch, der ein so wichtiges Gebiet, wie die Erotik, infolge von Minderwertigkeitsgefühlen und falscher Orientierung in Acht und Bann tut und der sich
nicht erlauben kann, natürlich und zwanglos er selbst zu sein, verarmen. Es
handelt sich aber nicht in der Hauptsache um eine Ausschaltung des „Lust-
prinzips''; der Zusammenhang liegt tiefer. Auch eine solche, wie Freud sie
im Mittelpunkt des neurotischen Konfliktes sieht, muß ja durch einen Konflikt des
Selbstgefühls bedingt sein. Eine Akzentverschiebung vom Sexualkonflikt auf den
Konflikt des Selbstgefühls läßt erst die Sachlage im richtigen Lichte erscheinen.
Der falsche Schluß, den ein Kind, durch irgendwelche Faktoren veranlaßt, gezogen
hat, es sei weniger wert als die anderen, weniger ausgerüstet für den Kampf des
Lebens, bedingt eine Haltung des Zögerns, des Ausweichens den Problemen
und Aufgaben des Lebens gegenüber, und zwar auf der ganzen Linie, wenn dies
auch auf gewissen Gebieten, den individuellen Erfahrungen entsprechend,
deutlicher zum Ausdruck kommt. Da die Beziehung der Geschlechter zueinander
dem Menschen besondere Aufgaben stellt, welche auch vielfach noch einer
kulturell besseren Lösung harren, wird im Falle der Entmutigung gerade hier
die Tendenz zum Ausweichen häufig wirksam. Im tiefsten Grunde besteht der
Konflikt in der Sehnsucht, das Leben so zu leben, daß es wirklich Wert und
Sinn erhält, und in dem Unglauben an die eigene Befähigung, es so leben zu können.
Das Arrangement besteht dann darin, eine Flucht vor der gefürchteten Prüfung zu ermöglichen und doch sich selbst das Gefühl der Armut und Unfähigkeit

durch Verschleierung dieser Flucht zu verbergen. Darum ist auch die Religiosität, die hier zur Kompensation gewählt wird, nicht nur als Sicherung zu verstehen. Sie liegt auf der Linie zur ersehnten Wertverwirklichung, wenn sie auch im Dienste des übersteigerten Persönlichkeitsideals verwendet wird. Die Lösung des Konfliktes kann also nicht darin bestehen, die „Verdrängung" aufzulösen; sie besteht in der Ermutigung, d. h. in der Rückgewinnung des Glaubens an einen eigenen Wert und daran, dem Leben gewachsen zu sein. Die Korrektur der Einstellung zum Liebesleben erfolgt damit von selbst. Auffallend ist, daß die Psychoanalyse immer von einem „Lustprinzip" anstatt von der Liebe spricht. — Daß bei der Patientin, deren Träume oben angegeben wurden, eine starke Zurückhaltung vom Manne mit dem Konflikt des Selbstgefühls Hand in Hand gehen mußte, ist nach dem Gesagten erklärlich. Die Zwangsgedanken rechtfertigen scheinbar diese Zurückhaltung. Erst der Gewinn wahrer Gemeinschaftsbeziehungen, sei es in der Liebe oder einer anderen Form, auf Grund der Ermutigung zu den mit ihnen verknüpften Aufgaben, kann die Sehnsucht, dem Leben Sinn und Wert zu geben, erfüllen.

Ein Traum, der mir von anderer Seite privatim zur Verfügung gestellt wurde, sei hier angeführt, als Beispiel für eine Auseinandersetzung mit dem Gemeinschaftsproblem und gleichzeitig zur Darstellung einer besonders gelungenen „Traumverdichtung". Die Träumerin sieht in der Zimmerecke auf einem Sockel eine männliche Figur, die an einen Chinesen erinnert. Die Träumerin stellt eine Frage, darauf antwortet die Figur mit einem Lächeln, sie stellt eine zweite Frage, die Figur dreht die Augen nach ihr hin, eine dritte, und die Figur schließt das eine Auge. Mit Erschrecken beobachtet die Träumerin diese Lebenszeichen der toten Figur. Im Hintergrund bemerkt sie die Mutter des Mannes, mit dem sie befreundet ist, es kann aber auch die Mutter der Frau sein, die zu ihm in näherer Beziehung steht.

Der Kommentar, der nur gekürzt wiedergegeben werden kann, ergibt, daß die hinter dem Traume stehenden Gedanken sämtlich zwei Erlebniskreisen der Träumerin angehören, zwischen denen sich eine Reihe von Parallelen finden. Zunächst die direkten Anknüpfungen an die Traumelemente: Der chinesische Gesichtsschnitt erinnert an die Augenform einer befreundeten Frau, mit der die Träumerin zwei Tage vor dem Traume ein entscheidendes Gespräch hatte, zwölf Jahre nach den Ereignissen, die ihm zugrunde lagen. Das Lächeln und die Kopfhaltung ist einem Manne eigen, der vor Jahren von beiden Frauen geliebt wurde und mit dem sich das Gespräch, mehr noch die Gedanken beschäftigt hatten. Der mitgehende Blick der Traumfigur, die deutlich der Träumerin folgenden Augen, rufen die Erinnerung an eine eigentümliche Art der Perspektivmalerei wach, die sie auf zwei Ölbildern sah. Das eine war die Darstellung eines Säulenganges, der jeweils in der Richtung auf den Betrachter zu verlaufen schien, welchen Standpunkt dieser auch einnahm. Das andere diejenige eines Papstes, der den Beschauer, in welcher Zimmerecke dieser sich auch befand, anzuschauen schien. Also ein Symbol des Unentrinnbaren. Das eine zugedrückte Auge jedoch deutete auf Personen des zweiten Erlebniskreises, es gehörte der Frau, die zu dem Manne, auf den der Traum durch die Mutter hinwies, in Beziehung stand. Zur Mutter gehört auch noch die Mutter der Frau des ersten Erlebniskreises, von der gesprochen worden war.

Die Parallelen zwischen den beiden Erlebniskreisen waren von der Träumerin unausgesprochen während des Gespräches mit der anderen gezogen worden. Während sich das Gespräch vorwiegend um Interessen der anderen Frau drehte, hatte die Träumerin Stellung genommen; dieses Stellungnehmen fand im Traum eine Fortsetzung. Die beiden Frauen hatten vor Jahren den gleichen Mann geliebt und hatten seitdem keinen Weg mehr zueinander gefunden. Die Träumerin hatte diese Frau für kühl gehalten, korrigierte aber jetzt ihre Meinung darüber,. als sie von den Kindheitserlebnissen der anderen erfuhr (Beziehung zur Mutter). Die neu hergestellte Gemeinschaft zwischen beiden Frauen empfand sie als Lösung des durch Jahre bestandenen Konfliktes. Eine ähnliche Lösung wird durch den Traum für den zweiten Erlebniskreis angedeutet. Die Verhältnisse lagen dort ähnlich. Die Lösung hieß etwa: Gemeinschaft ist besser als Rivalität. Die Möglichkeit, ein Verständnis für die Handlungsweise des anderen Menschen zu gewinnen, ist jeweils durch die betreffende Mutter angedeutet. Dazu die Assoziation des Faustwortes: „Zu den Müttern gehen." Die Träumerin ist der Ansicht,. daß man einen Menschen immer verstehen könne, wenn man zu dessen Mutter gehe. Die logische Relation zwischen den beiden Erlebniskreisen ist durch den mitgehenden Blick der Traumfigur dargestellt. Er deutet auf etwas hin,. dem man nicht entrinnen kann, nämlich auf die Erkenntnis von „der immanenten Logik menschlicher Gemeinschaftsbeziehungen" (Adler).

Die Traumfigur ist also eine Verdichtung von indirekt vier, direkt drei Personen. Sie drückt Beziehungen der Träumerin zu diesen Personen aus. Die Stellungnahme der Träumerin greift in die Zukunft voraus nach Analogie eines. vorangegangenen Erlebnisses.

Es mag somit genügend beleuchtet sein, in welcher Weise sich die Träume und die Symptomatologie verwenden lassen, um Einblick in das Leben eines. Menschen zu gewinnen. Daß wir solche Einblicke auch aus dem gesamten „modus vivendi", vor allem aus dem Charakter eines Menschen erhalten, bedarf kaum mehr einer Erläuterung.

Charakter.

Es sei hier vorausgeschickt, daß „Charakter" und „Persönlichkeit" in. diesen Ausführungen nicht gleichgesetzt werden. Der Charakter ist — individualpsychologisch betrachtet — noch kein Letztes. Die Charaktereigenschaften eines Menschen betrachten wir noch als mehr oder weniger wandelbaren „Ausdruck" der „zielgerichteten Persönlichkeit", die erst dieses Letzte ist, wie wir auch die Träume und Symptome als deren Ausdruck betrachtet haben. Insofern mag der Begriff der „Persönlichkeit" auch noch demjenigen. des Charakters als übergeordnet gelten.

Freud spricht in der „Traumdeutung" einmal von einem primären und einem sekundären Charakter, von denen der letztere den ersteren überlagere. Das Kind ist ursprünglich egoistisch. Die Überlagerung kommt durch Entwicklung der altruistischen Regungen zustande. Es ist aber stets mit den im Unbewußten vorhandenen egoistischen Triebregungen zu rechnen, deren Bewältigung durch „Verdrängung" oder durch „Sublimierung" geleistet wird. Die nicht geglückte Erledigung der sog. Urkonflikte führt zu Neurose, Psychose oder Perversion. Die Sublimierung hingegen stellt die geglückte Umwandlung der libidinösen Energie in geistige, kulturelle, künstlerische, religiöse Betätigung dar. So stammt die treibende Kraft alles menschlichen Tuns großenteils aus sexuellen Quellen und ist auch stark an der Charakterbildung beteiligt. Die Psychoanalyse sieht also in den Charaktereigenschaften „die Produkte mehr oder minder gelungener Sublimierung und der ursprünglichen Triebregungen" (Allers). Näheres darüber ist, sofern nicht aus der psychoanalytischen Literatur selbst, aus den Ausführungen Allers' (19) zu entnehmen.

Individualpsychologisch gesehen ist die einseitige sexuelle Motivierung hier ebensowenig möglich, wie für die Symptomatologie und die Träume. Daß die Liebe einer hohen Vergeistigung fähig ist, bedarf wohl keiner Frage. Aber

auch diese stammt aus noch anderen als nur sexuellen Wurzeln. Mit der individualpsychologischen Anschauung von der Einheit der menschlichen Persönlichkeit
ist es auch nicht zu vereinigen, von einem primären und einem diesen über-
lagernden sekundären Charakter zu sprechen. Die Individualpsychologie kennt
nur einen Charakter, ob sich dessen Eigenschaften als Analogien oder als Gegensätze äußern. Die finale Betrachtungsweise verleiht den Charaktereigenschaften
einen vom Ziele der Persönlichkeit her zu verstehenden Sinn. Es läßt sich also
die Zielrichtung aus den Charaktereigenschaften und umgekehrt ablesen. In
diesem Sinne spricht Allers vom „Charakter als Ausdruck". Es ist wahr, daß
wir mit der individualpsychologischen Betrachtungsweise ein anderes Verhältnis
zu den Charaktereigenschaften und zu der Gesamtheit des Charakters gewonnen
haben. Der Charakter ist uns nicht eine bunte Vielheit von Charaktereigenschaften, sondern der Ausdruck für das mit einer Vielheit der Mittel verwirklichte, doch im Grunde auf ein einheitliches Persönlichkeitsideal gerichtete
Streben der Einzelpersönlichkeit.

Die Individualpsychologie hat zunächst dieselben Erkenntnisquellen wie alle
empirische Wissenschaft überhaupt. Die Psychologie rechnete von jeher mit den
drei seelischen Grundfunktionen, dem Denken, Fühlen, Wollen, oder mit dem Vor-
stellungsvermögen, dem Begehrungsvermögen und dem Vermögen der Lust- und
Unlustgefühle, deren reiches Feld der Betätigung durch die Sinnesempfindungen
vermittelt wird, die die Seele mit der Fülle der Erscheinungen der Außenwelt
in Beziehung setzen. Die Aufgabe der Grundfunktionen ist es also, den durch
die Sinnesorgane gebotenen Stoff zu verarbeiten. Kant[1] drückt das folgendermaßen aus: „Die Materie und den Stoff müssen uns die Sinne geben und diese
Materie wird durch den Verstand bearbeitet. Was aber die Form der Begriffe
anlangt, so ist sie intellektuell. Die erste Erkenntnisquelle liegt also in der Materie,
die die Sinne darreichen. Die zweite Erkenntnisquelle liegt in der Spontaneität
des Verstandes. Wenn der Mensch erst den Stoff hat, so kann er sich immer
neue Vorstellungen machen." Damit ist ausgesagt, daß die Tätigkeit der Grundfunktionen eine schöpferische ist. Wundt[2] spricht von einem „Aktualitätsbegriff", der im Gegensatz zu dem früher verwendeten „Substantialitätsbegriff"
für die Auffassung der psychischen Vorgänge maßgebend sei. Dieser führt zur
Korrektur des „psychophysischen Parallelismus" im Sinne der „Anerkennung
einer selbständigen psychischen Kausalität", die in den „psychologischen Be-
ziehungsgesetzen" wurzelt. Hierher rechnet Wundt das „Gesetz der psychischen Resultanten", das „seinen Ausdruck in der Tatsache findet, daß jedes
psychische Gebilde Eigenschaften zeigt, die zwar, nachdem sie gegeben sind,
aus den Eigenschaften seiner Elemente begriffen werden können, die aber gleichwohl keineswegs als die bloße Summe der Eigenschaften der Elemente anzusehen
sind."... „In dem Gesetz der psychischen Resultanten kommt auf diese Weise
ein Prinzip zum Ausdruck, welches wir im Hinblick auf die entstehenden Wirkungen als ein Prinzip schöpferischer Synthese bezeichnen können. Für
die höheren geistigen Schöpfungen längst anerkannt, ist es zumeist für die
Gesamtheit der übrigen psychischen Vorgänge nicht zureichend gewürdigt,
ja durch eine falsche Vermengung mit den Gesetzen der psychischen Kausalität
geradezu in sein Gegenteil verkehrt worden." Spricht Kant von der Spontaneität des Verstandes und Wundt von einem Prinzip schöpferischer Synthese
oder von einem Aktualitätsbegriff, so erkennen wir darin eine Übereinstimmung
mit der individualpsychologischen Anschauung von der „Dynamik" alles
seelischen Geschehens. Diese Dynamik des seelischen Geschehens ist aber nur
unter Zuhilfenahme gewisser anderer Annahmen zu verstehen, die wir in

---

[1] Kant: „Vorlesungen über die Metaphysik", herausgegeben von Schmidt 1924.
[2] Wundt: „Grundriß der Psychologie", Leipzig 1898.

der Individualpsychologie finden und für welche wir ebenfalls Parallelen in der philosophischen Psychologie antreffen. Wir finden bei Kant[1] den Satz: „Es drückt dieser Begriff vom Ich die Simplizität aus, daß die Seele, die in mir denkt, eine absolute Einheit ausmache." Dazu bei Lipps[2]: „Die Tatsache der Einheit der Seele oder der Persönlichkeit, und die daraus fließende Tendenz der möglichsten Vereinheitlichung alles psychischen Geschehens, schließt vor allem die Tendenz der Einstimmigkeit der Persönlichkeit in allem ihrem aktiven Verhalten in sich." Individualpsychologisch betrachtet ist die Einheit der Persönlichkeit dadurch bedingt, daß alles seelische Geschehen einem einheitlichen Ziele, dem Persönlichkeitsideal, zustrebt. Darin findet auch die Dynamik des seelischen Geschehens eine eindeutige Erklärung. Diese Zielstrebigkeit, mit anderen Worten das Finalitätsprinzip, ist auch der Schlüssel dafür, warum die Annahme einer reinen psychischen Kausalität nicht befriedigen konnte. Erst die Anerkennung des Finalitätsprinzipes kann uns eine zureichende Erklärung für die schöpferischen Fähigkeiten der Psyche vermitteln. Unter dem Einfluß der Zielvorstellungen entstehen eben wirklich neue seelische Tatsachen. Diese sind durchaus nicht undeterminiert und entsprechen insofern unseren Denkgewohnheiten. Die Determinierung ist nur nicht kausal, sondern final, wobei die kausalen Faktoren bereits in den Zielvorstellungen verarbeitet sind. Die finale Bedingtheit, mit anderen Worten die Zielvorstellungen, sind wiederum undenkbar ohne Wertungsvorgänge. Man sieht, wie der Zusammenhang sich lückenlos ergibt. Bei Lipps finden wir eine eingehende Würdigung der Wertungsvorgänge. Er schreibt (1903): „Hieraus ergibt sich, was das Subjekt der absolut objektiven Wertungen ist. ...Dies Subjekt ist, positiv gesagt, das Ich, das alle möglichen Gegenstände des Wertens rein und vollkommen sich „zu Gehör gebracht" und zugleich die so gewonnenen objektiven Wertungen zu einem einheitlichen System der Wertungen verarbeitet hat. Dies Ich ist ein Ideal. Es entsteht in mir, diesem Individuum, soweit ich objektiv, d. h. in reiner und voller Apperzeption der Gegenstände, werte, was ich irgend werten kann, und soweit ich alle die Wertungen aneinander messe und zu einheitlichen Wertungen verarbeite .... Damit stelle ich dies ideale Ich... oder das Subjekt der absolut gültigen Wertungen, dar als ein „überempirisches", d. h. von jenen zufälligen empirischen Faktoren freies, und zugleich als ein überindividuelles... Es steht über dem, was mich in den einzelnen Momenten meines Daseins bestimmen mag, und es steht über dieser meiner individuellen Einzelpersönlichkeit. Der gültige objektive Willensentscheid... ist derjenige, in welchem alle möglichen Gegenstände des Wertens mit ihrem vollen objektiven Gewicht zu ihrem Rechte gekommen sind ... Es ist der von diesem idealen Ich geforderte Wertentscheid." Das erinnert uns lebhaft an den von der Individualpsychologie aufgestellten Begriff des Persönlichkeitsideals. Es fällt uns auch das Freudsche Ichideal dazu ein. Das letztere sahen wir als zu einseitig motiviert. Die Erklärungen Lipps' reichen weiter. Das individualpsychologische Persönlichkeitsideal ist durch das Finalitätsprinzip vollauf determiniert. Zielvorstellungen können nur auf Grund von Wertungen entstehen.

Hier ist der Angriffspunkt der Individualpsychologie, die, aus den Nöten des Lebens stammend, auch mehr Zugang zum praktischen Leben gefunden hat und daher auch mehr als Orientierung für das praktische Leben gelten mag, als die bisherige wissenschaftliche Psychologie. Aufgerollt wurde der ganze Zusammenhang am Begriffe des Minderwertigkeitsgefühles. Als empirische, medizinische Psychologie ist die Individualpsychologie ausgegangen von

---

[1] Kant, „Vorlesungen".
[2] Lipps, „Leitfaden der Psychologie", Leipzig 1903.

der Beobachtung der psychischen Begleiterscheinungen bei Minderwertigkeit
von Organen. Die Ergebnisse dieser Beobachtungen sind von Adler ausführlich
dargelegt in der „Studie über Minderwertigkeit von Organen" (1) und im
„Nervösen Charakter" (4).

Das Hauptergebnis war die psychologische Tatsache, daß die Antwort der
Psyche auf das Bestehen organischer Minderwertigkeiten in dem Auftreten
von „Minderwertigkeitsgefühlen" und — entsprechend den bekannten
Vorgängen der organischen Kompensation und Überkompensation — in dem
Entstehen psychischer Kompensationsvorgänge bestand. Das Hauptgewicht
liegt also nicht in dem Bestehen einer oder mehrerer organischer Minderwertigkeiten selbst, sondern auf den entsprechenden Vorgängen im psychischen Überbau. Über die weitreichenden Erfahrungen Alfred Adlers auf diesem Gebiete
wird an anderer Stelle dieses Buches die Rede sein. Hier sollen nur die Haupt-
zusammenhänge herausgehoben werden.

Als wichtigstes Ergebnis auf der Beobachtung dieser „Antwort" der
Psyche entwickelte sich die Erkenntnis von der ausschlaggebenden Bedeu-
tung der „Selbsteinschätzung" für das gesamte psychische Geschehen.
Nachdem dieser Standpunkt einmal gewonnen war, ergab sich weiter folgendes:
Organische Minderwertigkeiten sind durchaus nicht die alleinigen Ursachen
für die Entstehung von Minderwertigkeitsgefühlen in der kindlichen Seele.
Es gibt eine große Anzahl von anderen Faktoren, die das Kind in dieser Weise
erlebt und mit einer entsprechend geringeren Selbsteinschätzung beantwortet.
Ich zitiere dazu Adler, welcher im „Nervösen Charakter" (4) folgende Schlüsse
zieht: erstens „daß der Besitz deutlich minderwertiger Organe auf die Psyche
reflektiert und geeignet ist, die eigene Einschätzung geringer ausfallen zu lassen
und die psychologische Unsicherheit des Kindes zu steigern" und daß „gerade
von dieser geringeren Wertung aus sich der Kampf um die Selbstbehauptung
entspinnt, der ungleich heftigere Formen annimmt, als wir erwarten." Und
weiter: „Bei näherer Einsicht erkennt man, daß jedes Kind, insbesondere aber
das von Natur aus bedrängtere, eine scharfe Selbsteinschätzung vorgenommen
hat. Das konstitutionell minderwertige Kind... sucht eifriger als ein gesundes
Kind den vielen Übeln seiner Tage zu entkommen...es greift zu einer Hilfskonstruktion." Diese besteht in der Überschätzung der Persönlichkeiten der
Umgebung (etwa Vater oder Mutter), um ihnen nachzustreben und sie — um
ganz sicher zu gehen in der angestrebten Wiedergewinnung eines Eigenwertes —
womöglich zu übertreffen. Das letztere Bestreben verführt dazu, sich vom
realen Boden zu entfernen. Der Vorgang ist als eine unbewußte „Sicherung"
zu verstehen. „Alle sichernden psychischen Kräfte entfalten sich in verstärktem
Maße. Zu diesen Sicherungen gehört auch die Fixierung der Charakterzüge, die im Chaos des Lebens brauchbare Leitlinien ergeben." Es
findet sich aber weiter, „daß auch das häßliche, das zu streng erzogene, das
verhätschelte Kind...zur Neurose gleichermaßen disponiert ist",...ja daß auch
zuweilen „die Ungunst seiner Position in der Geschwisterreihe, als erstes Kind,
als zweites, als einziges Mädchen unter Knaben, oder umgekehrt", usw. eine
ähnliche Wirkung haben kann. Zur Ergänzung des Zusammenhanges gehört
noch die allgemein bekannte Tatsache, daß „auch bei normalen Kindern, in ab-
geschwächter Form sich solche Beobachtungen erheben lassen. Auch sie wollen
groß sein, stark sein, herrschen...und werden durch diesen Endzweck geleitet."
Wie sich im Falle bestehender vertiefter Minderwertigkeitsgefühle aus dieser
kindlichen Haltung Schritt für Schritt und mit zwingender Notwendigkeit
der „nervöse Charakter" entwickelt, ist in Adlers Buch eingehend dargelegt.

Für unsere allgemeine Menschenkenntnis ist damit das Beweismaterial
erbracht, eine wie hervorragende Rolle die Selbsteinschätzung für die Ent-

wicklung des Charakters überhaupt, ja für das Leben und das Schicksal des Menschen spielt. Selbsteinschätzung heißt mit anderen Worten Stellungnahme zu dem eigenen Selbst, zu den eigenen Fähigkeiten und Kräften, sowie zu der eigenen Position im Leben. Diese Stellungnahme beginnt in frühesten Kindertagen, zunächst unbewußt, später teils bewußt, teils unbewußt, und wird durch das ganze weitere Leben hindurch fortgesetzt. Diese — zunächst tastenden — Wertungen werden in Wechselwirkung mit der Umgebung vorgenommen. Denn zu den von außen kommenden Eindrücken gehört vor allem die Einschätzung, die das Kind von den Personen seiner Umgebung erfährt oder doch zu erfahren glaubt. Ich habe bei anderer Gelegenheit (82) zu zeigen versucht. wie sich an Hand dieser Selbsteinschätzung in der Wechselwirkung mit der Einschätzung durch und für die Umgebung eine Skala von mehr oder minder objektiv erlebten Werten, ein Wertsystem entwickelt. Lipps, dessen Ausführungen über die Wertungsvorgänge wir z. T. schon herbeigezogen, sagt u. a.: „Dies ethische Wertgefühl (Billigung und Mißbilligung) hat ... zum letzten Gegenstand die Persönlichkeit. Alle Werte bemißt es nach dem Persönlichkeitswert. Hier erweisen sich also die Persönlichkeitswerte als der Maßstab für alle Werte, und demnach als die einzig unbedingten Werte." Eingehende Erläuterungen über das Selbstwertgefühl und seine Störungen finden wir bei Weinmann (83), der auch neuere Arbeiten über das Problem des Selbstwertgefühls von Alfred Storch und Erich Stern bespricht, sowie auf die Ausführungen Jaspers' über den Begriff des Selbstwertgefühles eingeht. Wir finden dort folgendes: „Das Selbstgefühl oder Selbstwertgefühl ist kein absoluter Begriff, sondern kann, wie jede Wertbemessung, nur durch Vergleichen gewonnen werden. — Das Vergleichsobjekt, an dem das Individuum sich mißt, ist die Umwelt. — Das Selbstwertgefühl ist mithin immer ein Exponent der Beziehung eines Individuums zur Umwelt." Weiter zur Entstehung des Selbstwertgefühles: Es ist „schon physiologischerweise nichts Konstantes, sondern labil, Ausdruck einer Spannung; es muß von Kindheit an erst gewonnen, aufgebaut, konstituiert werden und erfährt im Laufe des individuellen Lebens eine durch innere und äußere Faktoren bedingte Entwicklung. Die inneren Faktoren gehören in das Gebiet des Anlagemäßigen, Konstitutionellen ... Zu den äußeren Faktoren...wäre aufzuzählen alles, was wir als Milieueinflüsse bezeichnen: Artung oder Abartung der Familie, die soziale Lage, Erziehungseinflüsse und die Wirkung aller sonstigen ...Umweltfaktoren."

„Die Stellungnahme des Individuums zu seinem irgendwie erlebten Eigenwert enthält, wie ich glaube, das wesentliche Stück des Problems," ist die Schlußfolgerung Weinmanns, der wir beistimmen. Sie enthält das Kernproblem der individualpsychologischen Betrachtungsweise. Welche bedeutende Perspektive sich daraus ergibt, entnehmen wir aus folgendem: Sahen wir einerseits, daß der Charakter in naher Beziehung zur Selbsteinschätzung steht — die Zusammenhänge, die Adler für den nervösen Charakter feststellte, gelten mit den entsprechenden Abwandlungen auch für die Psychologie des Gesunden — andererseits aber, welcher nahe Zusammenhang sich zwischen dem Selbstwertgefühl und den Beziehungen finden, die ein Mensch zur Umwelt hat, so dürfen wir den Schluß ziehen, daß der Charakter eines Menschen bis zu einem gewissen Grade ein Ausdruck für seine Beziehung zur Umwelt, d. h. zur Gemeinschaft ist.

Zunächst aber wollen wir noch einmal zur Entstehung der Selbsteinschätzung zurückkehren, durch die uns noch zwei wichtige Tatsachen vermittelt werden. Die erste ist die Anerkennung einer psychischen Reaktivität, die erst eigentlich die Dynamik des seelischen Geschehens ausmacht. Wir finden also bei dem Zustandekommen der Selbsteinschätzung sowohl wie des Charakters

drei Faktoren beteiligt; die gegebenen Anlagen, die Außenweltfaktoren
und die psychische Reaktivität. Die Einführung dieses dritten Faktors
bedeutet keine Durchbrechung des Vererbungsprinzipes, denn auch er resultiert
aus den anlagemäßig gegebenen seelischen „Vermögen". Es handelt sich um
die eigentlich gestaltende Kraft im Seelenleben, das schöpferische Prinzip,
ohne das die Seele ein willenloses Werkzeug wäre im Frohndienste ihrer ererbten
Einzelanlagen und der Außenweltfaktoren. Hier ist auch die Erklärung für den
„Aktualitätsbegriff" und das „Prinzip der schöpferischen Synthese" Wundts, und
für das dem Menschen eigene Gefühl des „freien Willens". In dem scheinbaren Widerspruch, daß alles seelische Geschehen determiniert und dennoch
das Gefühl eines freien Willens nicht abzuleugnen ist, lag immer wieder das
Rätsel, um dessen Lösung sich die größten Denker aller Zeiten bemüht
haben. Die Erkenntnis des teleologischen Prinzipes der Finalität deutet die
Lösung dieses Widerspruches an. Das Vorhandensein von Zielvorstellungen erklärt das Gefühl der Freiheit der Wahl. Eine seelische Reaktivität ohne irgendein ordnendes Prinzip wäre undenkbar. William Stern, der in seinem Buche
„Die menschliche Persönlichkeit [1]" diese Zusammenhänge eingehend gewürdigt
hat, hat den Begriff der „Entelechie" benutzt, um damit die allen physischen
und psychischen Lebensprozessen immanente Zielstrebigkeit auszudrücken.

Unter diesem Aspekt bekommen wir auch ein anderes Verhältnis zum Begriffe
der Veranlagung, eine Tatsache, die die Individualpsychologie vielen Angriffen
ausgesetzt hat. Wenn wir von Anlagen sprechen, denken wir sowohl an den
seelischen Überbau der Funktionen der Sinnesorgane, als auch an die seelischen
Grundfunktionen, respektive die komplexen Funktionsgebiete des Intellektes,
des Gefühlslebens und der Willens- und Strebungsvorgänge. Wie wir sahen,
dienen die seelischen Grundfunktionen der Stellungnahme zu den Problemen
des Lebens, wie sie durch die Vermittlung unserer Sinne an uns herantreten.

Für das Gebiet des Gefühlslebens, das bisher immer mit dem Lust-Unlust-
prinzip gleichgesetzt wurde, hat Neumann (65) die Funktion des Stellung-
nehmens aufgezeigt. Er sagt: „Alles, dem es zustimmt (das Ich) erlebt es als
Lust, was es ablehnt, als Unlust ... In dem Wert oder Unwert für das Ich liegt
der Lust oder Unlustcharakter beschlossen ... Das Werturteil wird aus dem
Bewußtsein heraus vollzogen, eine Wertung durch den ganzen Menschen,
d. h. aus Bewußtsein plus Unbewußtsein". Also alle seelischen Funktionen
dienen irgendwie teils der Orientierung, teils der Stellungnahme, und zwar
sowohl bewußt wie unbewußt. Die Fülle der Möglichkeiten hier zu untersuchen, würde zu weit führen.

In wissenschaftlichen und in Laienkreisen gibt es noch viele Anhänger der
sog. „Vermögenspsychologie". Dahin gehört die Einteilung der Menschen in
Intellektuelle, Willensmenschen und Gefühlsmenschen. Dahin gehört auch
die Aufstellung von Typen oder Naturellen. Diese Aufstellungen sind phänomenologisch und wurzeln z. T. in der Annahme des strengen psycho-physischen
Parallelismus. Individualpsychologisch gesehen läßt diese Betrachtungsweise
das Verständnis für die zielgerichtete Dynamik des seelischen Geschehens
vermissen. Welche Anlagefaktoren auch gegeben sein mögen: wie sich die
Persönlichkeit zu ihnen stellt und wie sie sie in den Dienst ihrer Lebensziele
stellt, das ist die wichtigere Frage. Zudem besteht die Möglichkeit eines
Formenwandels, d. h. eines Wechsels der Verhaltungsweisen auf Grund entsprechender Bewertung.

Die Erfahrungen, die die Individualpsychologie mit den Charakterveränderungen infolge der Entmutigung machte, macht sie auch geneigt, anzunehmen,

---

[1] Verlag Joh. Ambrosius Barth.

daß die Begabungsfrage nicht die hervorragende Rolle spielen sollte, die man ihr bisher stets zuerteilte. Mehr als mit festgelegten Begabungen rechnet sie mit „Funktionsbereitschaften", die ihre besondere Entwicklung erst durch die Stellungnahme, die wir zu ihnen einnehmen, erfahren. Wir finden heute in der Erziehung so viele scheinbare Nichtbegabungen infolge falscher Einstellung der Erzieher zu dem Kinde, daß eine endgültige Diskussion der Begabungsfrage vertagt werden dürfte, bis einmal jene vielen Fehlerquellen nach Möglichkeit ausgeschaltet sein werden, die durch die heute weitverbreiteten Erziehungsfehler bestehen. Zu ähnlichen Resultaten ist unabhängig auch Heinrich Jakoby gekommen, der dieselben in seinem Buche: „Jenseits von musikalisch und unmusikalisch [1]" niedergelegt hat.

Wir haben also eine Fülle von Funktionsbereitschaften, die je nach der Selbsteinschätzung ausgebaut und entwickelt werden, so daß die bunte Vielgestaltigkeit eines Charakters der plastische Ausdruck dafür ist, wie ein Mensch zu sich selbst, und damit auch zum Leben, den zu erfüllenden Aufgaben und zur Gemeinschaft Stellung genommen hat. Die Charaktereigenschaften verraten uns also, wie ein Mensch seine Lebensaufgaben versteht und wie er sie zu lösen versucht; was er vom Leben erwartet und was er gewillt ist, im Leben zu geben. In diesem Sinne nennt Adler die Charaktereigenschaften „Bereitschaften".

Aus den Erfahrungen, die mit den nervösen Charakterveränderungen gemacht wurden, konnte mit aller Deutlichkeit entnommen werden, welche Bedeutung den Charaktereigenschaften als Funktionen der Gemeinschaftsbeziehungen zuzuschreiben ist. Beim „nervösen Charakter" sind die Einzelzüge verschärft und die Gegensätzlichkeiten unterstrichen. Der Gemeinschaft gegenüber werden besondere Verhaltungsweisen angenommen, die auf die Entwertung der Gemeinschaft und auf die Flucht vor ihr, d. h. auf die Isolierung des Einzelnen hinauslaufen. Es handelt sich um den Ausdruck der durch das Minderwertigkeitsgefühl heraufbeschworenen Sicherungstendenzen. Die Störung des Selbstwertgefühles verursacht, wie schon mehrfach erwähnt wurde, eine Zielverschiebung. Das Persönlichkeitsideal des Gesunden entspricht einem Streben nach Selbstentfaltung in Wechselbeziehung mit der Gemeinschaft und in der Erfüllung objektiver Aufgaben. Das Seelenleben des Nervösen entspricht einem seelischen Selbsterhaltungsversuch mit jenen — nur im Sinne der Neurose tauglichen — Mitteln, die wir eben als die nervösen Charaktereigenschaften bezeichnen. Das Persönlichkeitsideal ist in der Richtung des krampfhaften Geltungsstrebens verschoben. Diesem veränderten Persönlichkeitsideal dienen die mehr oder weniger ausgeprägten Sicherungstendenzen, das Bedürfnis zum Ausweichen oder zur „Distanzierung", die mehr oder weniger deutliche Neigung, die Mitmenschen zu entwerten (wie wenn das den eigenen Wert steigern könnte), und dementsprechend ein Streben nach Überlegenheit. Diese Tendenzen sind irgendwie an allen nervösen Eigenschaften beteiligt.

Es ist nicht schwer zu sehen, daß diese Sicherungstendenzen zu Störungen in den Gemeinschaftsbeziehungen führen müssen. Das Vergleichen, das der Gesunde auch zur Orientierung vornimmt, wird zwanghaft übertrieben und führt zur Rivalität oder zur Gegnerschaft anstatt zur Partnerschaft. Gegensatzpaare wie oben-unten und männlich-weiblich werden fiktiv erweitert, um das sichernde Streben nach der Überlegenheit verwirklichen zu helfen. Gerade der letztere Gegensatz nimmt dann eine — in unserer heutigen Kultur auch sonst weitverbreitete — fiktive Färbung an, die sich mit dem Vorurteil von der Inferiorität der Frau deckt und eine Reihe von Charaktereigenschaften,

---

[1] Verlag Encke.

die im allgemeinen als minderwertig gelten, als typisch weiblich bezeichnet, so
daß die Beziehungen der Geschlechter zum Kampf werden, anstatt zur gegenseitigen Befruchtung und Förderung. Aus dieser Beobachtung heraus ist Adler
dazu gekommen, den Begriff des „männlichen Protestes" aufzustellen, der
ein Überlegenheitsstreben im Sinne eines Strebens nach fiktiv verstandener
oder zumindest fiktiv erweiterter „Männlichkeit" darstellt. Dem Erstreben
der vermeintlichen Erhöhung des Selbstwertgefühles dienen alle sog. unbewußten
„Arrangements", wie wir sie bei den nervösen Symptomen bereits antrafen
und wie sie auch in Charaktereigentümlichkeiten zutage treten können. Dahin
gehört auch der sog. „dialektische Formenwandel", der die Umkehrung einer
Verhaltensweise in ihr Gegenteil bedeutet, wenn dies dem Persönlichkeitsideal dienlich zu sein scheint.

Betrachten wir die Charaktereigenschaften als Funktionen der Gemeinschaftsbeziehungen eines Menschen, so können wir sagen, eine Charaktereigenschaft sei die „Bereitschaft", im Zweifelsfalle in einer bestimmten Weise für
oder gegen die Gemeinschaft zu handeln. Ein paar Beispiele: Bei jener Patientin,
die bei der Beschreibung des Waschzwanges zum Vorbild diente, zeigte sich
im Beginn der Behandlung ein schier unbeugsamer Trotz. Diese Eigenschaft
hatte sich vor allem in der Beziehung zur Mutter ausgebildet. Die Patientin
war ein uneheliches Kind und frühe zu Pflegeeltern gekommen. Die Pflegemutter nun hatte — obwohl sie es gut meinte — nicht immer die richtige Art
und kränkte oft das Selbstgefühl der Tochter. Dies steigerte sich, als ein eigenes
Kind, eine kleine Schwester dazu kam. Der Trotz nun brachte ein aufs Äußerste
gesteigertes Geltungsstreben der Mutter gegenüber zum Ausdruck und wirkte
ganz gleichsinnig wie der Waschzwang. Beide stellten die Mutter in ihren
Dienst. Der Trotz, in seiner Herkunft aus einer übermäßig großen Empfindlichkeit (Entwertungsangst), diente dem Überlegenheitsstreben im Sinne des
Rechthabertums und dem Ausweichen, indem die von der Gemeinschaft geforderten Aufgaben häufig zunächst verweigert wurden. Die gleichen Funktionen übernahm der Trotz in der Behandlung. Gerade hier konnte die Korrektur
erfolgen und die ursprünglich gegen die Gemeinschaft gerichtete „Bereitschaft"
wandelte sich mit der Zeit in eine verhältnismäßig gute Anpassungsfähigkeit
um. Mit der besseren Einfügung in die Gemeinschaft (in einem so schweren
Fall allerdings ein Umwandlungsprozeß von längerer Dauer) wurde auch der
Waschzwang „überflüssig".

In dem anderen Fall von Zwangsneurose war eine andere Charaktereigenschaft u. a. besonders auffällig. Es war ein übertrieben starkes Verantwortlichkeitsgefühl. Es ist dies einer von jenen Fällen, wo ein normalerweise bestehendes
„Miteinander" unter dem Einflusse der neurotischen Sicherungstendenzen in ein
„Gegeneinander" umgewandelt ist. Das übertriebene Verantwortlichkeitsgefühl
wirkt im Sinne eines Arrangements. Die Patientin glaubte, immer noch die
Handlungen ihrer Umgebung mitverantworten zu müssen. Damit gestaltete sie
sich ihr Leben so schwierig, daß sie notwendig zum Ausweichen getrieben wurde.
Gleichzeitig wirkte ihr übersteigertes Verantwortlichkeitsgefühl im Sinne des
Überlegenheitsstrebens — da sie ja mehr zu verantworten hatte, als ihre Umgebung —, als Zielsetzung ein Resultat ihrer Unsicherheitsgefühle, die sie
dauernd mit der Vorstellung bedrohten, etwa zu wenig zu tun. Hier erfolgt
die Umwandlung in eine für die Gemeinschaft wirklich wirksame Eigenschaft
durch Abbau des zu hoch gesteckten Zieles unter gleichzeitiger Ermutigung.
Die Wahl der „Mittel", mit denen die Neurose arbeitet, hängt von den
individuellen Erfahrungen ab. Auch zeigt die Wahl der Mittel schon eine im
allgemeinen vorhandene gewisse Bereitschaft an, in der Gemeinschaft „mitzutun".

Schluß.

Es wurde versucht, das Gebiet der Individualpsychologie gegen die übrigen psychologischen Methoden, welche sich theoretisch und praktisch um Menschenkenntnis bemühen, abzustecken. Dazu war es vor allem nötig, diejenigen beiden aus der ärztlichen Praxis erwachsenen empirisch psychologischen Methoden vergleichend zu betrachten, von denen wir sagten, daß sie zu genetischen Theorien des Charakters führten. Wir haben zu diesem Zwecke die Mittel, welche beide Methoden zum großen Teil gemeinsam benutzen, um zur Erkenntnis der seelischen Vorgänge im Leben des Einzelnen zu gelangen, die Art und Weise, wie sie diese Mittel benützen, die Grundannahmen, welche sich dabei ergaben und die weiteren psychologischen Ergebnisse, die mit Hilfe dieser einmal gewonnenen Voraussetzungen zu verzeichnen waren, vergleichend geprüft und sind zu folgenden Schlüssen gekommen:

Bei eingehender Betrachtung kann die Psychoanalyse, die allerdings bis zu einer gewissen Grenze genetisch vorgeht, doch keine genetische Theorie des Charakters genannt werden. Indem sie mit prinzipieller Verschiedenheit der bewußten und unbewußten seelischen Inhalte rechnet, mit einem primären und sekundären Charakter, bleibt sie bei einer beschreibenden Betrachtungsweise stehen. Die Individualpsychologie sieht in diesen im Bewußtsein und im Unbewußten vorgefundenen Ambivalenzen den Ausdruck eines im letzten Grunde einheitlichen seelischen Geschehens. Ihre Annahme der Selbsteinschätzung als Ausgangspunkt und des Persönlichkeitsideales als Zielpunkt des seelischen Geschehens ermöglicht ihr die Hilfskonstruktion einer „Leitlinie", welche alle psychologischen Vorgänge, mögen sie nach außen noch so gegensätzlich erscheinen, einheitlich verständlich macht. Sowohl bei der Querschnittbetrachtung, als bei der Längsschnittbetrachtung des seelischen Geschehens ergibt diese Betrachtungsweise eindeutige Resultate. Wir verstehen dabei unter Querschnittbetrachtung den Durchschnitt der augenblicklichen Verhaltungsweisen, unter Längsschnittbetrachtung den Durchschnitt der Verhaltungsweisen vom Beginne des Lebens zur Gegenwart und zum zukünftigen vorgestellten Ziel. — Die Psychoanalyse macht, nachdem sie am Anfang bei der Aufdeckung der psychologischen Hintergründe der neurotischen Symptome und der Träume auf die Erwähnung zahlreicher Konflikte aus dem Sexualleben stieß, die sexuelle Motivierung zur Grundannahme für das seelische Geschehen. Daraus ergeben sich Widersprüche. Die Individualpsychologie nimmt als Grundannahme für das seelische Geschehen die Wertungsvorgänge an, die den Menschen in seiner Beziehung zu sich selbst in engster Verknüpfung mit der Gemeinschaft zeigen und die auch die Probleme und Konflikte des Liebeslebens verständlich machen. Damit sind auch Verbindungen hergestellt zwischen neueren Anschauungen der herkömmlichen Psychologie und der Individualpsychologie.

Die Individualpsychologie ihrerseits hat uns auf Grund ihrer empirisch in der Neurosenbehandlung gewonnenen Grundlagen zu folgenden Schlüssen geführt: Stets, wenn wir es uns zur Aufgabe machen, zu erkennen, worin das inhaltlich Wesentliche des Seelenlebens und des Charakters besteht, werden wir auf die Beziehung von Mensch zu Mensch geführt. In ihr, d. h. sowohl in der Beziehung des Einzelnen zum Einzelnen, als zur größeren Gemeinschaft, liegt auch der Keim und das Wirkungsgebiet für die Gestaltung objektiver Werte. Jede schöpferische Arbeit hat ihren Ursprung und ihr Ziel in der Beziehung zur Gemeinschaft. Und die Gestaltung, die das Leben des Einzelnen durch ihn selbst und durch die Gemeinschaft erfährt, empfängt aus eben dieser Gemeinschaft ihre Befruchtung. Voraussetzung dafür ist seelisches

Gleichgewicht, d. h. ein normales Maß von Selbstvertrauen. Ein Mensch, der in Zweifel an sich selbst verstrickt ist und um Geltung ringt, wird egozentrisch und damit zur Gestaltung seines Lebens in einem objektiveren Sinne unfähig. Die Entmutigung, die Unterschätzung der eigenen Kräfte und der eigenen Position im Leben — das häufigste Resultat von Erziehungsfehlern —, sind die Gründe, warum „die Rechnung des Lebens" (Adler) falsch angesetzt wird. Die Unsicherheit einerseits, die kompensierende Übersteigerung des Persönlichkeitsgefühls andererseits verursachen Schwankungen, die die Gemeinschaft gefährden und den Einzelnen auf „Irrwege", zu Neurose, Psychose, Verbrechen, Verwahrlosung, Selbstmord usw. treiben.

Ein weiteres Ergebnis dieser Menschenkenntnis im einzelnen ist die Erkenntnis der menschlichen Beziehungen im Großen. Die beiden großen Prinzipien, deren Widerstreit im Gruppenleben durch die Menschheitsgeschichte miteinander zum Austrag kommt, „Kampf um die Macht" und „Gemeinschaft", erhalten auch von der Seite der Neurosenpsychologie eine neue Beleuchtung. Der „Machtkampf" bekommt einen starken Zustrom durch die „Prestigepolitik" der Neurosen (Adler). Erkenntnis der Neurosenpsychologie verspricht weiterreichende Ergebnisse für das Gemeinschaftsleben überhaupt.

Als empirische Psychologie erschöpft sich die Individualpsychologie nicht mit der Feststellung der psychologischen Tatsachen, sondern sie fühlt sich — ihren eigenen Grundvoraussetzungen gehorchend — berufen, sich ihre Anwendungsgebiete abzustecken, um ihrerseits ihre Aufgabe zu erfüllen, an der Stellungnahme zu den Problemen des Lebens beteiligt zu sein. Diese Anwendungsgebiete finden sich, kurz gesagt, überall wo Menschen in Gemeinschaft leben.

Ihren Voraussetzungen nach rechnet die Individualpsychologie mit einer verhältnismäßig größeren Gestaltungs- und Wandlungsfähigkeit des Charakters und damit des Lebens der Einzelnen wie der Gemeinschaft. In diesem Sinne betrachtet sie die Liebe nicht von der Seite des „Lustprinzipes", sondern als gestaltende Kraft, welcher Funktionen sie sich auch immer bediene.

Die tiefste Erkenntnis über das Seelenleben verdankt die Individualpsychologie der Einsicht in jene psychologischen Zusammenhänge, die mit den Erfahrungen über das Selbstwertgefühl und seine Störungen gewonnen wurden. Nämlich: kein Mensch vermag ohne das Gefühl eines Eigenwertes zu leben, d. h. mit andern Worten: ohne die Überzeugung, befähigt zu sein, in irgendeinem Sinne seinem Leben einen über sich selbst hinausgehenden Sinn und Wert zu geben. Daraus erklärt sich das bei aller relativen Egozentrizität doch vorhandene Gefühl des tiefer begründeten Leidens in der Neurose. Der nervöse Mensch leidet an sich selbst und am Leben, weil er sich aus Gründen der Entmutigung falsche Lebensziele gesetzt hat, die ihm das Gefühl geben müssen, dem Leben nicht gewachsen zu sein. Die Auflösung der Neurose dient der Mitarbeit an der Gemeinschaft.

Die Erkenntnisquellen für unsere Menschenkenntnis sind vom Standpunkt der Individualpsychologie so reich wie das Leben selbst, d. h. wir sehen sie in allem, womit ein Mensch sein Wesen zum Ausdruck bringt. Die Methodik der Deutung dieser seelischen Ausdrucksmittel ergibt sich aus den gewonnenen Grundvoraussetzungen: Bedeutung der Selbsteinschätzung und des Finalitätsprinzipes für die Dynamik des seelischen Geschehens im Leben des Einzelnen und in den Gemeinschaftsbeziehungen.

Gerichtsdiener Brombeere: „Kommt
her, Nachbar Steinkohle, Gott hat Euch
mit einem guten Namen gesegnet. Ein
schöner Mensch sein, ist eine Gabe des
Glücks, aber Lesen und Schreiben kommt
von der Natur.“ Shakespeare: „Viel
Lärm um nichts.“ 3. Aufzug, 3. Auftritt.

Das Begabungsproblem.

Von

Ferdinand Birnbaum-Wien.

I. Vorbemerkungen.

Die vergleichende Individualpsychologie Alfred Adlers ist früh genug
dem Begabungsproblem nahegetreten. Steht doch die Theorie über Organminderwertigkeiten am Anfang der individualpsychologischen Theorienbildung.
Umso bedauerlicher ist es, daß im weiteren Verlauf der Arbeit kein größeres
Werk entstand, das sich ganz allein mit diesem brennenden Problem beschäftigt.

Wenn ich nun daran gehe, den Umriß eines solchen zu entwerfen, so bin
ich mir der Schwierigkeiten durchaus bewußt, die einem solchen Unternehmen
entgegenstehen. Sie liegen vor allem darin, daß der Ausgangspunkt unserer
Betrachtungen durchaus anders gelegen ist, als derjenige der klassischen Psychologie. Während die anderen Systeme von den empirischen Tatsächlichkeiten
fortschreiten zur Deutung dieser Erscheinungen, müssen wir versuchen, aus
der Deutung heraus die anderswo gefundenen Feststellungen zu begreifen.

Es ist nun als glücklicher Umstand zu begrüßen, daß es eine Forschungsrichtung gibt, die durch sorgfältige Kritik ihrer ganzen Methodik dazu gelangt
ist, aus sich heraus Wege der Deutung zu suchen und so unser Unternehmen
einigermaßen gerechtfertigt erscheinen läßt. Diese Richtung ist durch die Person
des Hamburger Psychologen William Stern gekennzeichnet. Es darf nicht
wundernehmen, daß wir gerade seinen Bestrebungen unsere größte Aufmerksamkeit zuwenden; ist doch sein Personalismus in mancher Beziehung der vergleichenden Individualpsychologie Adlers nahe.

Es liegt in der ganzen Betrachtungsweise der Individualpsychologie, daß
sie ihr Augenmerk ganz allein auf die Handlungsweise der Menschen gerichtet
hält; sie kann daher Unterschiede zwischen „eingebildeten“ und „wirklichen“ Unbegabungen nicht anerkennen, wenn sich beide auf gleiche Art
äußern. Wenn man deshalb die Fälle von „Begabungswandel“, die wir nach
unserer Therapie bemerken, als nur „scheinbar“ bezeichnen will, so können
wir dagegen wenig einwenden. Es ist kaum möglich, jemanden von der Richtigkeit unserer Theorie streng wissenschaftlich dadurch zu überzeugen, daß man
ihm solche Fälle von Begabungswandel aufzeigt. Ich bin daher von der sonst
in unseren Kreisen geläufigen Kasuistik abgegangen und will versuchen, rein
theoretisch, in deutlicher Bezugnahme auf die andersartige Begabungsforschung,
die Rechtfertigung unseres Standpunktes zum Begabungsproblem durchzuführen; hat doch jeder Interessierte Gelegenheit, die praktischen Fälle in
jener Literatur zu studieren, die am Ende dieses Handbuches verzeichnet steht.

II. Zur Definition der Begabung.

Wie in vielen anderen terminologischen Fragen hat sich die klassische Psychologie auch beim Begriffe der Begabung zu einer allgemein angenommenen Definition noch nicht zu entschließen vermocht.

Meumann[1], der sich sehr eingehend mit dem Begriffe selbst in seinem 2. Band der Vorlesungen beschäftigt, gibt doch keine ausdrückliche Definition, sondern begnügt sich mit der Aufzählung von Faktoren, als welche er die Selbsttätigkeit und Produktivität des Denkens und der Phantasie, die Kraft, Ausdauer und Schnelligkeit der geistigen Fähigkeiten und schließlich jene Interessen und Willenseigenschaften nennt, welche geeignet sind, den Ablauf des geistigen Tuns zu fördern.

Martinak[2], der bekannte Grazer Dispositionstheoretiker, spricht von einem einheitlichen Kern, eben der produktiven Begabung, — daß aber um diesen „Kern in nach und nach abnehmender Bedeutung und Wichtigkeit noch weitere Bestimmungsstücke sich finden, die erst zusammen mit dem Kern das empirisch so wohlbekannte Bild der Intelligenz konstituieren: es ist Phantasiebegabung, es ist allgemeine Intensität aller psychischen und insbesondere intellektuellen Funktionen, es sind bestimmte emotionelle Eigenschaften: Stärke und Dauerhaftigkeit der Interessen sowie des Willens usf."

Für Stern[3] fällt sie in die Klasse der von ihm sogenannten Rüstungsdispositionen.

Otto Tumlirz[4], dem die Vieldeutigkeit des Ausdruckes zuwider ist, will von den oben zitierten Komplexen ganz absehen und die Begabungsforschung auf die Untersuchung der Leistungsfähigkeit verweisen, „die sich aus einer geistigen und einer gemütlichen Teilkraft zusammensetzt. Unter der geistigen sei nun die Intelligenz verstanden, unter der gemütlichen, die sich vor allem auf Willenseigenschaften aufbaut, der Charakter."

Allen angeführten Definitionen ist es gemeinsam, daß sie in der Begabung einen Dispositionsbegriff erblicken. Zur Klärung dieses Begriffes sei noch einmal Martinak das Wort gegeben. Er sagt: „Auf der obersten Stufe steht das der Erfahrung und Wahrnehmung direkt Zugängliche, die aktuelle Leistung (das tatsächliche Sprechen, Violinspielen, Zeichnen und Malen); auf der zweiten die vergleichsweise dauernde, nicht wahrnehmbare Tatsache, diese Leistungen vollführen zu können, die — wie immer erworben, erlernte — Disposition; auf der tiefstliegenden ersten Stufe die nur zu erschließende Veranlagung dazu, Prädisposition."

Trotz der Anerkennung des Sachverhaltes, daß die Begabung auch von außerintellektuellen Faktoren konstituiert wird, ist zu bemerken, daß der Begabungsbegriff zumeist doch nur auf den Begriff der Intelligenz verengt wird.

Aber auch dieser Begriff erfreut sich keineswegs einer allgemein angenommenen Definition.

Während Ziehen[5] Intelligenz als Gedächtnis in seinen mannigfachen Unterarten, die Begriffsbildung und die sogenannte Kombination definiert, faßt sie

---

[1] Meumann: Vorlesungen zur Einführung in die experimentelle Pädagogik und ihre psychologischen Grundlagen. 2. Bd. S. 705. Leipzig 1920. Engelmann.

[2] Martinak: Beiträge zum Problem der Begabung. 1919. Volkserziehung Stück XI, herausgegeben vom Deutschösterreichischen Unterrichtsamt.

[3] William Stern: Die menschliche Persönlichkeit. S. 87. Leipzig 1918. Verlag Johann Ambrosius Barth.

[4] Otto Tumlirz: Einführung in die Jugendkunde. 1. Bd. S. 281. 1920. Klinkhardt, Leipzig.

[5] Ziehen: Über das Wesen der Beanlagung und ihre methodische Erforschung. Deutsche Blätter für erziehenden Unterricht. 45. Jahrg. Nr. 18/19. Beyer & Söhne, Langensalza.

W. Stern [1] als „die allgemeine Fähigkeit eines Individuums" auf, „sein Denken bewußt" auf neue Forderungen einzustellen: „Sie ist die allgemeine geistige Anpassungsfähigkeit an neue Aufgaben und Bedingungen des Lebens." Eine ganz andere Definition schlägt Otto Lipmann [2] vor: „Die intelligente Reaktion ist im Verhältnis zu ihrem Anlaß „sachgerecht" oder „zielgerecht".

Man könnte meinen, daß allen diesen Definitionen unausgesprochen die Annahme einer einheitlichen Intelligenz, einer allgemeinen Intelligenz zugrunde liege; das ist durchaus nicht der Fall. Schon Ziehen lehnt ein „general intelligence" durchaus ab und auch Lipmann sagt: „Daß die Intelligenz nicht eine einheitliche Funktion, sondern daß dieser Begriff nur ein Oberbegriff für eine Anzahl heterogener Verhaltungsweisen ist, mit anderen Worten: daß es nicht eine Intelligenz, sondern Intelligenzen gibt, dies wird mit größerer oder geringerer Deutlichkeit bereits von Henmon u. a. ausgesprochen."

Es fragt sich, ob die Unstimmigkeiten in den Definitionen die Intelligenzforschung von vorneherein zu einer vergeblichen Arbeit machen müssen. Wir glauben, daß W. Stern recht hat, wenn er gegen diesen Einwand sagt, daß man ja auch mit der Elektrizität längst erfolgreich experimentiert habe, ehe man ihr Wesen klar zu definieren vermochte. Der Mut zum empirischen Fortschreiten, der die Individualpsychologie charakterisiert, ist gewiß auch bei anderen Richtungen anzuerkennen. Etwas näher steht uns das Problem, ob es eine allgemeine Intelligenz überhaupt gebe, weil das Leugnen einer solchen allgemeinen Intelligenz schließlich zu einer mosaikartigen Vorstellung vom Aufbau des Seelenlebens führen muß, die zu unserer Gesamtauffassung in diametralem Gegensatz steht. William Stern [3], dessen Psychologie unserer am meisten nahe kommt, wendet sich in seinem bereits zitierten Buche über „Die Intelligenz der Kinder und Jugendlichen" nicht nur gegen Ziehen [4], dessen atomistische Theorie natürlich abgelehnt wird, sondern auch gegen die viel gemäßigtere Auffassung Meumanns, der zugibt, daß wir das Recht haben, von einer „einheitlichen Gesamtverfassung des Individuums" zu sprechen, die auf der einheitlichen Gestaltung des gesamten Seelenlebens beruhe; der ferner zugibt, daß der teleologische Gesichtspunkt nötig sei, um das Wesen der Intelligenz ganz zu verstehen, der aber doch in die Definition der Intelligenz die Vielfalt wieder hineingezogen hat.

Einen „dualistischen" Standpunkt nimmt Aloys Fischer [5] ein: „Wenn wir den menschlichen Durchschnitt ins Auge fassen, liegt es nahe, von den Gebieten, auf denen sich die Menschen betätigen, abzusehen und etwa zu sagen, daß ein guter Rechtsanwalt auch ein ebenso durchschnittlich tüchtiger Arzt oder Lehrer oder anderes hätte werden können; jedenfalls sei seine Intelligenz kein Hindernis für eine gedachte andere Lebens- und Berufsbahn. Die Intelligenz erscheint so in der Tat als eine gegen die materiale Seite ihrer Betätigung neutrale, als eine allgemeine geistige Funktion, als eine Gesamtverfassung. Aber diese Annahme erweist sich als teilweise trügerisch, wenn wir näher zusehend entdecken, daß an der Leistung eines Menschen (etwa seiner Berufsleistung) niemals nur die intellektuellen Funktionen beteiligt sind und sich auswirken, sondern auch Fleiß, Übung, Interesse. — Und hält man sich

---

[1] William Stern: Die Intelligenz der Kinder und Jugendlichen. 3. Aufl. S. 2. 1922. Leipzig. Ambrosius Barth.

[2] Otto Lipmann: Über Begriff und Formen der Intelligenz. S. 2. Leipzig 1924. Ambrosuis Barth.

[3] W. Stern: Die Intelligenz der Kinder und Jugendlichen. S. 9. 10.

[4] Ziehen: Über das Wesen der Beanlagung und ihre methodische Erforschung. S. 32.

[5] Aloys Fischer: Über den Zusammenhang von Denkpsychologie und Intelligenzprüfung. Zeitschr. f. pädagogische Psychologie. Januar 1926.

— wie es wohl berechtigt ist — an die Höchstleistungen auf irgendeinem Gebiete, so zeigt sich, daß ein allgemeiner Intelligenzbegriff durchaus unzulänglich ist. Die großen Leistungen in Mathematik, Geschichtsschreibung, Naturwissenschaft, in Politik, Verwaltung usw. rühren gewiß von Menschen her, die auch intelligent waren, aber ihre bloßen intellektuellen Dispositionen reichen nicht aus, das Außerordentliche zu erklären; wir müssen hier auf Spezialtalente und Spezialinteressen rekurrieren. Damit geben wir aber den Begriff der Intelligenz als einer allgemeinen Funktion preis und werden genötigt, für spezielle Tätigkeiten und Leistungen durchaus spezielle Voraussetzungen auch im Dispositionellen zu postulieren und zu suchen."

Nun, die Bedeutung des Fleißes, des Interesses wird von der Individualpsychologie gewiß nicht unterschätzt; was aber den notwendigen Rekurs auf Spezialtalente betrifft, so müssen wir, um ein Mißverständnis zu verhüten, schon jetzt sagen, daß wir sie als Phänomene durchaus anerkennen, aber in anderer Weise deuten als es die klassische Psychologie tut. Das Nähere im Kapitel II. Die Existenz einer allgemeinen Intelligenz gehört jedenfalls zum Begriffsinventar der Individualpsychologie.

Auch sie hat indes bei uns einen anderen Sinn. Sie bedeutet uns nur einen Hilfsbegriff, der „normale" von schwachsinnigen Menschen unterscheiden soll. Die Trennung beider Menschengruppen geschieht in der Individualpsychologie sehr radikal, vor allem dadurch, daß wir psychogen erzeugten Schwachsinn, dessen Vorkommen gewiß nicht zu bestreiten ist, als „unechten" Schwachsinn sehr deutlich vom „echten" getrennt wissen wollen. Aus diesem Grund müssen wir es ablehnen, auf Grund des äußeren Ausdrucks, sei er nun durch die Schulleistung, durch das außerschulische Verhalten oder im Verhalten zu Tests gegeben, irgendwelche Schlüsse auf „Schwachsinn" zu ziehen. Viel mehr halten wir von körperlichen Degenerationszeichen. Freilich geben auch sie, zusammengehalten mit dem psychischen Verhalten, noch immer keine Sicherheit auf Ausschluß psychogener Verursachung. Erst dann, wenn alle psychogenen Faktoren, die wir immer nur in der Klasse der Entmutigungen und in der Klasse der Trainingsunterlassungen [1] auffinden, erst dann also, wenn alle Ermutigung und alles Training ergebnislos geblieben ist, glauben wir ein Recht zu haben, von „Unintelligenz" im wahren Sinne des Wortes reden zu dürfen.

Echten Schwachsinn setzen wir in Zuordnung zu somatischen Defekten, die wir eben so groß annehmen, daß die Herausbildung von Ersatzfunktionen nicht mehr zureichend möglich war.

Wir glauben damit den Anschluß an die anderweitige Forschung gefunden zu haben, die sich in ähnlichen Gedankengängen bewegt.

Lindworsky z. B. sieht im Anschlusse an Anschütz das Wesen der Intelligenz letztlich in der Beziehungserfassung. Er sagt [2]: „Das, was den Gedanken zum Gedanken macht, was den Menschen von dem nichtdenkenden Tiere unterscheidet, ist, soweit wir heute sehen, die Funktion der Beziehungserfassung. Es scheint nun, daß dieser Geistesfunke einem Goethe nicht in höherem Grade zuteil ward, als dem niedrigst stehenden Idioten. Der große Unterschied, der sich im Denken der Menschen finden läßt, scheint auf das Vorstellungs- und Gedächtnisleben zurückzuführen zu sein."

---

[1] Wir glauben allerdings, daß vielfach auch echte, konstitutionserzwungene Defekte des intellektuellen Verhaltens durch das Training von Ersatzfunktionen einigermaßen ausgeglichen werden können, z. B. durch die jetzt so gepriesene „motorische Erziehung". Vgl. den beurteilenden Bericht Weinmanns über den II. Kongreß für Heilpädagogik.

[2] Lindworsky: Der Wille. Seine Erscheinung und seine Beherrschung 1923. Leipzig. Verlag Ambrosius Barth 1923.

Derselbe Autor hat nun auf dem 2. Kongreß für Heilpädagogik die Meinung vertreten, daß alle Intelligenzmängel in den Faktoren der Beziehungserfassung begründet seien. „Soviele Faktoren der Beziehungserfassung es gibt, soviele Möglichkeiten der Intelligenzmängel gibt es. Ein Schwachsinniger soll niemals rundweg als schwachsinnig hingestellt werden. Immer ist es nötig zu fragen: Wo liegt der Intelligenzmangel? Denn es gibt Ersatzmöglichkeiten, und diese müssen dem Betroffenen zugänglich gemacht werden."

Im allgemeinen hilft sich die Psyche selbst.

So berichtet Eliasberg [1] über das Verhalten von Aphatikern: „Wichtig für die differentielle Psychologie ist die Art, wie die Kranken Hilfen zur Lösung der Aufgabe heranziehen. Die Hilfen sind typisch darauf eingestellt, den besonderen Defekt auszugleichen. Sie würden uns geradezu einen Rückschluß auf die Art des Defektes gestatten, wenn wir sie nicht kennen würden. Die Angepaßtheit der Lösungsmethoden gestattet uns auch die differentielle Diagnostik gegenüber Demenz. Die Demenzfälle ziehen spontan keine Hilfen heran und verwenden die gebotenen kümmerlich."

Bei normalen Schulkindern hat Karl Köhn in einer Arbeit, die Konstruktionsaufgaben unter Ausschluß des Sprachlichen zur Prüfung der Intelligenz verwandte, entsprechende Beobachtungen über die Verwendung von Lösungsmöglichkeiten gemacht. Er sagt: „Ist bei begabten Vpn. ein Defekt vorhanden, so werden Hilfsmittel gesucht, welche kompensierend eintreten."

Was Eliasberg als charakteristisch für Demenz bezeichnet, die Schwäche der Ersatzfunktion, kann vielleicht cum grano salis überhaupt als typisch für Schwachsinn gelten.

Damit aber stehen wir ganz und gar auf individualpsychologischem Boden. Für uns bedeutet die Psyche nichts anderes als ein Organ der Sicherung und damit der Kompensierung von Defekten, als ein Mittel der steten Anpassung an die Forderungen des Lebens. Wo nun die Kompensationsfähigkeit versiegt, muß sich der Kontakt zwischen Psyche und Realität lösen. Es werden nicht nur die gestellten Aufgaben nicht mehr gelöst, sie werden auch gar nicht mehr als Aufgaben genommen. Während der „normale" Mensch, auch ohne vor spezielle Aufgaben gestellt zu sein, immer Gleichheiten bemerkt, disjunktive Verhältnisse beachtet, das Kausalprinzip anwendet, ist bei dem Schwachsinnigen all dieses unwillkürliche Beachten der Welt entweder schwächer oder im Erlöschen begriffen, Hand in Hand gehend mit dem Erlöschen der kompensierenden Fähigkeit. Eliasberg bezeichnet dieses unwillkürliche Beachten der Welt, abgesehen von aller speziellen Einstellung, in Anlehnung an einen Ausdruck Bühlers [2] als das orthoskopische Denken, das er mit dem Freudschen „Realitätsprinzip" versuchsweise gleichsetzt.

Ehe wir daran gehen, unsere eigene Definition einzuführen, sei noch die Definition Saussures [3] zitiert, weil sie einigermaßen zu unserer in Beziehung steht: „Sie (die Intelligenz) erscheint in zwei Formen: Erstens als eine vorbewußte Funktion, die automatisch unsere Reaktion beherrscht und fortwährend einen Gleichgewichtszustand zwischen dem Es, dem Über-Ich und der Außenwelt sucht. — Zweitens ist sie eine Funktion, durch welche unser Ich sich zu objektivieren, sich bewußt zu

---

[1] Eliasberg: Psychologie und Pathologie der Abstraktion. Beiheft Nr. 35 zur Zeitschrift für angewandte Psychologie. 1925. Verlag Ambrosius Barth, Leipzig.

[2] Bühler bezeichnet mit dem Ausdruck „orthoskopisches" Sehen (Zeichnen) eine Fähigkeit, die sich schon beim Kinde zeigt, nämlich die, eine Gestalt, z. B. einen Würfel so zu sehen und zeichnen, wie er geometrisch-begrifflich ist, nicht wie er perspektivisch erscheint.

[3] Saussure: Intelligenz. Imago. 6. Mai 1926. Festschrift zum 70jährigen Geburtstage S. Freuds.

werden sucht und sich ausschließlich als ein Objekt der Realität betrachtet, indem es seine Affektivität opfert."

Die Herstellung eines Gleichgewichtszustandes und die Objektivationstendenz sind sicherlich Funktionen, die das, was hinter der Intelligenz steckt, gut charakterisieren, auch ohne daß man sie auf die unseres Erachtens in gewisser Hinsicht entbehrlichen Hypothesen der Psychoanalyse zu beziehen brauchte.

Nach einem Worte Adlers kann man alle Zivilisation als ein System von Kunstgriffen betrachten, zu denen der Mensch durch äußere und innere Not getrieben wurde und das, wie ich hinzufügen will, ihm allmählich ermöglichte, seine Welt zum Mittel zu machen. Oder mit Bühler[1]: „Erfinden im echten Sinne des Wortes, das ist die biologische Leistung des Intellektes." Während das Tier in seinen höchsten Verkörperungen, so weit wir wissen, nur Einfälle, „blinde, uneinsichtige Leistungen des Assoziationsmechanismus" hat, „Ausnutzung von Einfällen", geht der Mensch „einsichtig" zu Wege. (Bühlers Interpretation der Köhlerschen Affenexperimente auf Teneriffa.)

Damit aber können wir schon einigermaßen skizzieren, was wir im Auge haben. Wir können nicht stark genug das „Kunstgriffhafte" der Intelligenz betonen. Sie ist wirklich gar nichts weiter als ein Trick, mit Hindernissen fertig zu werden. Darin aber liegt schon beschlossen, daß sie mit der Zweck-Mittel-Relation in engster Beziehung stehen muß. Man vergleiche hiezu die Definition Claparèdes[2], der sie als einen „durch mangelhafte Anpassung hervorgerufenen geistigen Prozeß" betrachtet, „der dazu bestimmt ist, das Individuum wieder anzupassen, indem er die neue Lage, vor der das Individuum sich befindet, löst."

Saussure, der Claparède zitiert, betont die vikariierende Tendenz in dieser Definition.

Sie steht auch bei unserer Fassung im Mittelpunkte. Wir können in der Intelligenz gar nichts anderes sehen als die direkte Verlängerung der im Biologischen allenthalben auffindbaren Kompensationsfunktion, aufs äußerste verfeinert durch ihr Bewußtwerden im menschlichen Geiste. Da dieser menschliche Geist alle seine Inhalte beziehen muß auf die Existenz anderer Individuen, also durchaus nur sozietär zu begreifen ist, so muß alles in ihm die Tendenz zur repräsentativen Eindeutigkeit tragen, so muß sein Denken normalerweise „orthoskopisch" sein.

Intelligenz ist für uns bewußt — und daher beherrschbar gewordene Kompensationsfähigkeit, die, durch die sozietäre Natur des menschlichen Geistes bedingt, zur repräsentativen Eindeutigkeit, zu Begriffen tendiert. Die Zweckmäßigkeit dieser Fassung kann allerdings in den folgenden Kapiteln noch nicht gezeigt werden.

III. Zur Diagnostik der Begabung.

Der Siegeszug rationellen Denkens kann beim Menschen nicht haltmachen. So ist es begreiflich, daß man auch die Menschenbehandlung und Menschenverwertung durch jene Methoden zu verbessern strebte, die sich auf andern Gebieten so vorzüglich bewährt hatten.

Man wollte die Abgabe in Schwachsinnigenschulen nicht mehr dem bloßen Schätzen anheimstellen. Der Taylorismus forderte, daß die Zuweisung von Berufsanwärtern nach sicheren Prüfungen erfolge. Zuletzt kam noch der Ruf

---

[1] Bühler: Die geistige Entwicklung des Kindes. 1922. Jena. Gustav Fischer.
[2] Zitiert bei Saussure: A. a. O.

nach Förderung der Hochbegabten und so war man genötigt, Prüfungsverfahren auszusinnen, um solche Hochbegabte vom Durchschnitt zu sondern.

Der Amerikaner Catell warf den Ruf in die Welt. Er forderte 1890 eine exakte Psychologie, welche auf Experiment und Messung beruhen solle. Die Mittel dazu sind ihm Tests, von denen er sagt: „The scientific and practical value of such tests would be much increased should a uniform system be adopted, so that determinations made at different times and places could be compared and combined." Also schon hier ein weitausgreifendes Programm! (Von Vorläufern, wie dem Deutschen Garve, wollen wir absehen.) 1891 folgt Münsterberg, 1893 Jastrow, 1894 Gilbert, 1895 der bekannte Psychiater Kraepelin, 1895 Binet und Henry.

Mit Binet und seinem späteren Mitarbeiter Simon erhält die Testforschung Weltbedeutung. Die nun folgende Literatur ist fast unübersehbar; eine reiche Auswahl gibt W. Stern in seinem Buche „Die Intelligenz der Kinder und Jugendlichen". Es ist begreiflich, daß die Testmethode schon sehr früh auf Kritik gestoßen ist; teils war diese Kritik nur auf Einzelheiten gerichtet; diese suchte vor allem die Aufgaben immer mehr so zu gestalten, daß nicht „erlernte" Kenntnisse verwendet werden konnten; teils aber ging die Kritik gegen das Prinzip selbst los, wie es z. B. Höper[1] tut.

Er sagt, daß „Intelligenzprüfungen, welcher Art sie auch sein mögen, objektiver Wert nicht zuzuerkennen ist, daß sie also abhängig sind von verschiedenen von Fall zu Fall wechselnden Faktoren, daß sie nur augenblickliche Gültigkeit haben und daß ihnen für genaue und auf längere Zeit gültige Festlegung der kindlichen Fähigkeiten nur ein mehr oder weniger großer Wahrscheinlichkeitswert innewohnt, dessen Genauigkeitsgrad nicht zu bestimmen ist, daß schließlich die Vergleichung der Prüfungsergebnisse von mehreren Kindern der logischen Berechtigung entbehrt —" Audiatur et altera pars! Wir wollen zum Anwalt der Testanhänger jenen Forscher nehmen, der sich stets am tiefsten mit allen sachlichen Einwendungen gegen die Berechtigung der Testforschung beschäftigt hat, W. Stern[2]. Der berühmte Gelehrte sagt gleich anfangs:

„Nach der theoretischen Seite steht hinter unserer ganzen neueren Arbeit, teils unbewußt, teils bewußt, eine fundamentale Problemstellung: Die Frage nach dem Verhältnis exakter, d. h. experimenteller, messender, Begabungsforschung zu einer personalistisch eingestellten, also antiatomistischen und antimechanistischen Psychologie. Wenn die so oft ausgesprochene Behauptung richtig wäre, daß die Anwendung von Test, Messung und Statistik den Menschen und sein Seelenleben unweigerlich mechanisiere, dann dürfte der Bekenner des Personalismus nicht zögern, hieraus die einzig zulässige Konsequenz zu ziehen und sich von jener ganzen Richtung abzuwenden. Aber die Voraussetzung ist nichts weniger als selbstverständlich. — Seit Münsterberg auf der einen, Dilthey und seiner Schule auf der andern Seite, ist leider die Anschauung von den beiden unvereinbaren Psychologien — der exakten, erklärenden, zerlegenden, naturwissenschaftlichen — und der verstehenden, ganzheiterfassenden, personalistischen, geisteswissenschaftlichen — so tief in unser wissenschaftliches Bewußtsein eingegangen, daß man den Dualismus kaum mehr als problematisch ansieht. — Reine Vertreter der Maß- und Testpsychologie begnügen sich mit der Herausstellung von Zahlenwerten und exakten Einzelbefunden, deren Aneinanderreihung ihnen alles bietet, was sie von der menschlichen Persönlichkeit glauben aussagen zu können. — Andererseits

---

[1] Höper: Über den objektiven Wert von Intelligenzprüfungen. Beiträge zur Kinderforschung und Heilerziehung. Heft 158. Langensalza, Hermann Beyer und Söhne. 1919.

[2] W. Stern: Neue Beiträge zur Theorie und Praxis der Intelligenzprüfung. Beihefte zur Zeitschrift für angewandte Psychologie. Beiheft 34, Leipzig, Ambrosius Barth. 1925.

aber neigen viele Vertreter der verstehenden Psychologie dazu, von einem
konstruierten Ganzheitsschema der Person her Einzelheiten abzuleiten, deren
Tatsächlichkeit und Rolle innerhalb der Persönlichkeitsstruktur nur durch
eine gründliche und entsagungsvolle, empirisch-exakte Einzelarbeit geleistet
werden könnte. Eine kommende Personalistik als Wissenschaft wird zu zeigen
haben, daß beide Betrachtungsweisen notwendig aufeinander angewiesen sind.
— Es gilt (vielmehr), die Mannigfaltigkeit der Einzelheiten als empirischer Tatsächlichkeiten so exakt wie möglich festzustellen — aber die personale Bedeutsamkeit der so erarbeiteten Befunde dadurch zu verstehen,
daß man ihre Stelle und ihren Rang in der Gesamtstruktur der Persönlichkeit
aufweist.‘‘

Nach dieser programmatischen Einleitung, die wir sicherlich unterschreiben
können, geht Stern dazu über, die Grenze der Testmethode festzustellen.
Die erste Grenze ist die, daß der Mensch im Test nur als ,,Re-Actor‘‘
getroffen werden kann, nicht aber in voller Spontaneität. Der Autor bemerkt
hiezu, daß es gewiß auch wichtig sei, den Menschen als Re-Actor kennen zu
lernen, weil er ja doch auch im Leben oft genug nicht spontan sein kann. Die
Differenz zwischen Reaktivität und Spontaneität entwerte nicht die Testmethode, sondern weise auf ,,strukturelle Spannungen innerhalb der Persön-
lichkeitsform‘‘ hin.

Die zweite Grenze der Testforschung ist die Möglichkeit unvorherseh-
barer ,,Entwicklungsmetamorphosen‘‘, welche eine Prognose vernichten können.
Stern meint, daß Prognosen immer nur Wahrscheinlichkeitswert hätten, daß
aber eine Prognose umso sicherer sei, auf je mehr Anzeichen sie sich stützen
könne.

Die dritte Grenze liegt darin, daß Tests nichts über das innere Zustandekommen einer äußerlich sichtbaren Leistung sagen können.
Dieser Vorwurf treffe auf die Hamburger Richtung der Begabungsforschung
nicht zu, da sie sich immer mehr mit der Testdeutung beschäftige und den
Kontakt mit der Denkpsychologie aufrechterhalte.

Die kritische Selbstbesinnung eines Psychologen, der mitten im erfolgreichen
Experimentieren steht, ist gewiß erstaunlich und steht in schönem Gegensatz
zu der Selbstüberhebung der Testforschung in Amerika. (Stern berichtet in
dem zitierten Buche S. 154, daß Kalifornien die Platonische Führerschaft der
Besten ,,durch Begabtenauslese‘‘ erzwingen will, 600 Kinder mit Intelligenzquotient 140[1] werden daraufhin erzogen.)

Die erste Grenze der Testforschung, die Nichterfassung des spontanen
Verhaltens, ist wohl am klarsten von Lipmann festgestellt worden. Dieser
Autor sagt in seinem oben zitierten Buche ,,Über Begriff und Formen
der Intelligenz‘‘ nach einem Zugeständnis an den Wert der Intelligenzprüfungen: ,,Nur darf man nicht glauben, mit solchen Tests wirklich eine Intelligenz zu treffen, deren spontane Betätigung es im wesentlichen ist, die
ihrem Träger im Leben seiner Gemeinschaft Ort und Rang anweist‘‘ (S. 44).

Die zweite Grenze wollen wir erst im nächsten Abschnitt behandeln. Bleibt
die dritte: Die Tests sagen nichts darüber aus, wie die äußerlich sichtbaren
Leistungen eigentlich zustande kommen, oder mit den Worten Sterns: ,,Eine
dritte oft behauptete Grenze der Tests kommt ihnen dagegen nicht wesentlich zu, sondern gilt nur für eine zeitweilige Form ihrer Anwendung, von der

---

[1] In Amerika wird der normale Intelligenzquotient mit 100, nicht mit 1, wie es in Europa
nach Sterns Anregung geschieht, festgesetzt. Der Intelligenzquotient wird gewonnen,
indem man das durch Tests ermittelte ,,Intelligenzalter‘‘ durch das wirkliche Lebensalter dividiert. Ein Kind mit dem Lebensalter von 7 Jahren kann also das Intelligenz-
alter von 6 Jahren haben, wenn es nur die Aufgaben lösen kann, die für 6 jährige Kinder
,,geeicht‘‘ sind.

wir jetzt mehr und mehr abzukommen suchen. Es wird gesagt, die Tests seien keine vollgültigen wissenschaftlichen Methoden, weil man nicht wisse, was man eigentlich prüfe; es würden durch sie lediglich bestimmte äußere Leistungen registriert; wie sie aber zustandekommen, bleibe unbekannt. Für die landläufige Testpraxis trifft nun dieser Vorwurf tatsächlich in ziemlich weitem Umfang zu. In Amerika z. B. — Auch bei uns haben oft die kurzfristigen Termine notwendiger Prüfungen und die Massen der zu prüfenden Individuen bewirkt, daß die psychologische Durcharbeitung der Tests mit ihrer Anwendung nicht gleichen Schritt halten konnte. Aber das waren und sind nur äußerliche Hindernisse, nicht aber wesentliche und endgültige Unvollkommenheiten der Methode als solcher. Und nun sieht das Hamburger Institut eine seiner wichtigsten Aufgaben darin, diesen Mängeln zu steuern. Neben den praktischen Prüfungen, Eichungen und Auswertungen geht ständig eine eigentlich psychologische Test-Analyse und Test-Deutung einher; jene stellt fest, wie die Testleistungen seelisch zustande kommen, diese, was sie psychisch innerhalb der betreffenden kindlichen Entwicklungsstufe bedeuten. Hierbei zeigt sich, wie äußerlich gleiche Testbefunde verschiedene psychische Ursprünge haben können und wie das, was nach der Erwachsenen-Logik lediglich als Fehler registriert wird, innerhalb der kindlichen Denkstruktur seinen guten Sinn haben kann. Solche — zum Teil recht subtile — psychologische Untersuchungen, welche zugleich die Bedeutung des Tests für die Denkpsychologie erweisen, können naturgemäß nur langsam vorwärtsschreiten."

Wenn man daraufhin die „Hamburger Arbeiten zur Begabungsforschung" in die Hand nimmt, findet man in der Tat eine zunehmende Wertschätzung der Test-Analyse und Test-Deutung und man muß rückhaltlos den ungeheuren Fortschritt anerkennen, der sich darin ausprägt. Und doch wird man den Eindruck nicht los, daß fast alle vorfindbaren Deutungsversuche sehr an der Oberfläche verharren [1]. Man gibt sich große Mühe, das Mißverstehen beim Kinde aus seiner kindlichen Denkstruktur zu ermitteln, wie denn überhaupt die Beziehung zur Denkpsychologie sehr stark betont wird. Die Ergiebigkeit der Testforschung nach dieser Richtung hin kann von niemandem bezweifelt werden. Wenn wir von einem Verharren an der Oberfläche sprechen, so meinen wir eine ganz andere Richtung.

Die Testforschung ist darauf stolz, daß die Ergebnisse der Testierung mit den Ergebnissen der Intelligenzschätzung und schließlich auch mit den Schulleistungen einigermaßen übereinstimmen. Man kann nach W. Stern von einer knappen „Dreivierteleübereinstimmung [2]" zwischen Intelligenzschätzung und Schulrangordnung sprechen. Und doch trifft diese Übereinstimmung auf das Mißtrauen selbst solcher Psychologen, welche der experimentellen Forschung zugeneigt sind. So ist Vaerting [3] von „starkem Mißtrauen gegen die bestehende Schule erfüllt bezüglich ihrer Fähigkeit, die wahren Begabungen zu erfassen; ja sie sei sogar geeignet, etwa vorhandene Begabungen zu unterdrücken. Deshalb solle man auch die experimentellen Begabungsprüfungen nicht zu sehr den Schulforderungen anpassen, und man müsse vor allem als ihren wahren Erprobungsmaßstab nicht die Schulbewährung, sondern die Lebensbewährung ansehen."

Vaerting hat gewiß nicht unrecht; ich meine aber, daß das Wesentliche seines Einwandes ganz wo anders stecke, als dort, wo es der Autor selbst sieht. Das Wesentliche scheint mir darin zu liegen, daß alle drei

---

[1] Begreiflich, da Stern ja doch jede Erkenntnis der „Leitlinie" ablehnt und daher alle Deutungsmittel bloß aus dem Vulgär-Erscheinungshaften beziehen muß.

[2] W. Stern: Die Intelligenz der Kinder und Jugendlichen. S. 209.

[3] W. Stern: Die Intelligenz der Kinder und Jugendlichen. S. 278.

Methoden der Intelligenzfindung zu wenig die Komponenten dessen beachten,
was man „Intelligenz" nennt. Es ist sicher, daß eine auf die Schultätigkeit
zugerichtete Intelligenzmessung und Intelligenzschätzung dasjenige wiederfinden wird, was auch die Schularbeit zu erkennen gibt; daß somit eine
schlecht eingerichtete Schule durch ihre Beeinflussung der auf sie hingeordneten
und geeichten Intelligenzfindungs-Verfahren auch diese in ihrem objektiven
Erkennungswert beeinträchtigen muß. Das besagt aber nur, daß immer nur
der Trainierungsgrad und die Trainierungsform erkannt werden können. Ginge
das Training auf ein anderes Ziel los, z. B. auf eines, das für das Leben wertvoll
wäre, so würden alle drei Methoden der Intelligenzfindung wieder konvergieren,
wenn das Ziel auf die Methoden Einfluß gewänne. (Das Wort Training nicht
nur als Drill, sondern auch und viel tiefer als Methodik verstanden.) Man kann
daher, wenn man von prognostischen Voraussetzungen vorläufig absieht,
die heutige Intelligenzfindung, die den Schulbedürfnissen zugeordnet ist, nur
als verwendbare „Eignungsprüfung für den Schülerberuf" bezeichnen,
ohne daß wir über die Berechtigung einer solchen Eignungsprüfung schon hier
reden wollen. Das, was Höper gegen den Wert der Tests sagt, besteht an sich
zwar zu recht; wenn aber, wie Stern nicht müde wird zu betonen und einzu-
schärfen, die Testprüfung unausgesetzt durch die Intelligenzschätzung und
durch die Schülerbeobachtung ergänzt und berichtigt wird, läßt sich dagegen
schlechterdings nichts einwenden. Man kann ohne weiteres zugeben, daß die
Beurteilung eines Schülers nur gefördert wird, wenn man die Tests hinzu verwendet, deren Abänderungsfähigkeit viel tiefere Einblicke zu geben vermag.

Die Individualpsychologie erhebt ihren Einwand, wie wir schon angedeutet
haben, an ganz anderer Stelle.

Vorerst aber müssen wir auf ein Ergebnis der Testforschung eingehen, das
geeignet erscheint, ihre gefährlichen Schlüsse zu bestätigen: es ist die appro-
ximative Konstanz der Intelligenzquotienten. Die Wichtigkeit der Intelligenzquotienten für die Voraussetzungen der Intelligenzforschung drücken W. Stern
und L. Weinert [1] so aus, daß sie sagen: „Die Frage, ob und in welchem Sinne
von einer solchen intellektuellen Maßeinheit gesprochen werden kann, ist nun
von nicht geringer theoretischer Bedeutung; die andere Frage, ob der genannte
Wert sich empirisch als genügend konstant erweist, um nicht nur diagnostische
sondern auch prognostische Aussagen zu gestatten, kann eine große praktisch-
psychologische Tragweite gewinnen." Und an anderer Stelle: „Mit dem Intelligenzquotienten erfassen wir lediglich den Grad der reaktiven, allgemeinen
Intelligenz, d. h. die Fähigkeit, mit bestimmten, von anderen herantretenden
Denkforderungen fertig zu werden. Daß der Grad dieser Fähigkeit zu den angeborenen und dauernden Kennzeichen einer Individualität gehört, wird durch
die Konstanz des Individualquotienten wahrscheinlich gemacht; wir dürfen
bei dem einzelnen Menschen mit einem ihm charakteristisch zukommenden
Niveau geistiger Beweglichkeit und Anpassungsfähigkeit rechnen. Aber Niveau
ist nicht Persönlichkeit! Schöpferische Antriebe, spontane Interessen, Sonderbegabungen, qualitativ bestimmte Neigungen, Willenseigenschaften tragen in
einer Weise zur Formung und Entwicklung des geistigen Individuums bei, die
mit den von der Intelligenzprüfung getroffenen Leistungen nichts unmittelbar
zu tun zu haben braucht. — So bleibt die einzigartige und irrationale Struktur
und die unvorhersehbare Entwicklung der Persönlichkeit bestehen, auch wenn
diese oder jene Seite an ihr, insbesondere die Höhenlage ihrer geistigen Reak-

---

[1] W. Stern und L. Weinert: Die Konstanz des Intelligenz-Quotienten und die Messung der geistigen Entwicklung. Im Beiheft 34 der Zeitschrift für angewandte Psychologie.
1925. S. 153. Leipzig, Ambrosius Barth.

tionsmöglichkeit, auf einen rationalen und konstanten Maßwert gebracht werden kann."

Die Bedeutung der Konstanz des Intelligenzquotienten für den Aufbau der Intelligenzforschung geben wir ohne weiteres zu; die empirische Konstanz des Intelligenzquotienten müssen wir natürlich auch zugeben; aber wir leugnen, daß diese empirische Konstanz irgendwie der Ausdruck einer wesensmäßigen Bestimmtheit sei. „Große intraindividuelle Schwankungen kommen gelegentlich vor, namentlich bei Psychopathen." Dieser Satz der beiden zitierten Autoren zeigt uns den Weg zur Lösung des Problems. Wir müssen uns entschließen, die Ursachen der empirischen Konstanz des Intelligenzquotienten aufzusuchen. Die Individualpsychologie hat auf ganz anderen Wegen und im Hinblick auf ganz andere Probleme die Ursachen gefunden.

Auch die Individualpsychologie kann natürlich nicht davon absehen, daß Organdispositionen mit im Spiele sind und wir werden bei Besprechung der Vererbungsfrage zeigen können, daß sie gerade bei dem Problem der „psychophysischen" Beziehungen neue Wege gewiesen hat. Wir haben übrigens auch schon bei Besprechung des Schwachsinns die Bedeutung der Organdisposition betont.

Aber all das hindert uns nicht, die empirische Konstanz des Intelligenzquotienten bei „Nichtschwachsinnigen" abseits von der Organdisposition durch zwei andere Faktoren zu erklären, nämlich durch die empirische Konstanz seiner Komponenten, des Mutes und des Trainings.

Es kommt nur äußerst selten vor, daß ein Kind in seiner Schulbahn auf Menschen stößt, die seine Mutlosigkeit erkennen und die richtigen Mittel anwenden, seinen durch tausend Erfahrungen niedergeworfenen Mut wieder zu heben. Das Kind ist mutlos geworden und eben diese Mutlosigkeit hindert es, tapfer drauflos zu trainieren. Weil es das aber nicht tut, versagt es überall und findet in diesem Versagen nur immer wieder die Bestätigung seiner pessimistischen Perspektive. So bleibt der „magische Zirkel" geschlossen und damit die Konstanz seines Intelligenzquotienten im schlechten Sinne gegen Verschiebungen gesichert. Analoges spielt sich in einem „begabten" Kinde ab. Da es seine Aufgabe von früher Jugend an in optimistischer Perspektive sieht, wagt es sich an alle Arbeiten heran; jede gelungene Leistung aber wirkt wieder daran mit, seine freundliche Einstellung zu konservieren.

Nun könnte man natürlich einwerfen: Eine solche Behauptung enthält einen argen Vorwurf gegen Eltern und Lehrer. Soll man es denn für möglich halten, daß die übergroße Mehrzahl der Erzieher die Mutlosigkeit der Kinder nicht bemerkt und nichts tut, um sie zu beseitigen? Das Kind trifft auf seiner Schulbahn gewiß die allerverschiedenartigsten Lehrerindividualitäten, gewiß auch solche, welche das Kind zu ermutigen verstünden, wenn dies notwendig wäre.

Was wir vorhin sagten, kann keinen Vorwurf bedeuten, solange die Erzieher die Existenz des von der Individualpsychologie behaupteten „magischen Zirkels" nicht erkennen. Es war auch erst der Individualpsychologie vorbehalten, die mannigfach verschleierten Ausdrucksformen der Mutlosigkeit aufzufinden. Aber auch der individualpsychologisch eingestellte Erzieher wird Mühe haben, das „Mutbild" seines Kindes, die eigentümliche Ausprägung der Mut-Trainingskonstellation in seinem Kinde klar und deutlich zu erfassen und selbst da noch ist es eine weite Strecke bis zur Einwirkung auf das Kind, das in seinen Zauberkreis gebannt, nur schwer dazu zu bewegen ist, seine subjektiv wohlfundierte Einstellung aufzugeben. Wer die Schwierigkeit der Änderung des Intelligenzquotienten in unserer Betrachtungsweise unterschätzt, der bedenkt nicht, daß die Änderung des Intelligenzquotienten, in unsere Betrachtungsweise transponiert, eine Änderung der Lebensanschauung, vielleicht der

Weltanschauung bedeutet! Das Kind hat sich längst mit seinem drückenden Gefühl der Minderwertigkeit abgefunden, es hat längst einen faulen Frieden
mit der Welt geschlossen, längst aus seinen Erfahrungen eine fertige Lebensform konstituiert. Man kann das, was in einem solchen Kinde vorgegangen
ist, vielleicht dadurch verstehen, wenn man es „von oben her“, aus der Analogie
mit Prozessen des philosophischen Denkens zu begreifen sucht, die dem Intellektuellen gewiß näher liegen als jene Prozesse, die sich in einer „dumpftumben“
Kinderseele abspielen. „Den Prozessen, die alles in Frage stellen, die alles als
ein bloß Endliches überwinden lassen, widerstrebt ein Drang in uns zum Festen und
zur Ruhe. — Es ist ein Trieb in uns, daß irgend etwas endgültig und fertig
sein soll. Etwas soll richtig „sein“, eine Lebensführung, ein Weltbild, eine
Wertrangordnung. Der Mensch lehnt es ab, immer nur von Aufgaben und Frag-
lichkeiten zu leben. Er verlangt Rezepte für sein Handeln, endgültige Institutionen. Der Prozeß soll irgend einmal zur Ruhe kommen, die Geschlossenheit und die Ruhe werden geliebt“ (Jaspers). Das Kind hat „Halt im Begrenzten“ gefunden, es hat sich sein „Gehäuse“ gemacht [1].

Nun wird man freilich einwenden: Wie soll die Lebensanschauung eines
Kindes, selbst wenn wir sie zugeben wollten, einen Einfluß auf die Lösung
einer Testaufgabe ausüben? Wie soll man es z. B. verstehen, daß das „Ge-
häuse“ eines Kindes, seine „Lebensphilosophie“ die korrekte Lösung des
Bourdonversuches, der Aufgabe, in einem vorgelegten Text bestimmte
Buchstaben: z. B. alle m, n, r, zu durchstreichen, verhindern könne?

Gewiß wird die Lebensform des Kindes als solche die Lösung des Testes
nicht **unmittelbar** beeinflussen, wohl aber **mittelbar**, auf dem Wege über
das Training.

Der Bourdon-Test prüft die Aufmerksamkeit, ohne besondere intellektuelle
Schwierigkeiten zu bereiten (Stern); wenn nun das Kind eine Lebensform hat,
die intellektuellen Schwierigkeiten aus dem Wege geht, dagegen mechanischer
Dauerarbeit und unausgesetzter Beobachtung nicht abgeneigt ist, so wird
die Lösung recht gut erfolgen. Die Befähigung zu mechanischer Dauerarbeit
und unausgesetztem Beobachten kann gewiß als Ergebnis langen Trainings,
und dieses Training selbst vielleicht als Funktion der Lebensform angesprochen
werden [2]. Freilich, die Annahme, daß der Ausfall der Intelligenzproben (im
weitesten Sinne) vom Training abhänge, wird von der klassischen Psychologie
nach Kräften abgewehrt, allerdings bei den ganz objektiven ehrlichen Vertretern
dieser Richtung mit dem deutlichen Ausdruck einer gewissen Unsicherheit.

So sagt W. Stern [3]: „Hier (in der Frage der Prognostik) stehen wir vor allem
dem Übungseinwand gegenüber, der von psychologischer Seite nicht schwer
genug genommen werden darf. Wenn die Übung (z. B. in den Fremdsprachen
oder in einem Berufe) selbst erst Fähigkeiten entwickelt, welche die bei Neu-
lingen (und Prüflingen) bestehenden großen Leistungsdifferenzen ausgleichen,
ja wo möglich die Rangordnung der Leistungen gegenüber dem ursprünglichen
Prüfungsausfall verschieben — dann ist offenbar unsere Mitarbeit illusorisch.
Nun bin ich allerdings der Überzeugung, daß diejenigen, welche der Übung
eine so überragende Bedeutung zuschreiben, zu empiristisch denken und
den eigentlichen Anlagefaktor stark unterschätzen... Wir müssen für jeden
Beruf (und jedes Schulfach) feststellen, welche Rolle in ihm gerade diese

---

[1] Jaspers: Psychologie der Weltanschauungen. Verlag Julius Springer, Berlin 1922.
[2] Freilich müßte die Forschung erst die Beziehungen zwischen „Lebensphilosophie“
und „Spezialtraining“ genauer betrachten. Unsere Andeutung soll nur auf Möglichkeiten,
evtl. Wahrscheinlichkeiten, hinweisen.
[3] Vorträge über angewandte Psychologie, gehalten beim 7. Kongreß für experim.
Psychologie. 29. Beiheft der Zeitschrift für angewandte Psychologie. Verlag Ambrosius
Barth, Leipzig 1921.

innerlich angelegten, nicht stark übbaren Leistungsbedingungen spielen; denn nur dann, wenn diese psychischen Dispositionen gegenüber den durch bloße Routine zu erlangenden Fertigkeiten eine maßgebende Rolle spielen, ist eine psychotechnische Prüfung gerechtfertigt." Freilich an anderer Stelle: „ich glaube allerdings von den Ersatzfunktionen ebenso wenig wie von der Übung, daß dadurch die Bedeutung des angeborenen Momentes und damit der experimentellen Fähigkeitsfeststellung je illusorisch gemacht werden könnte; dazu ist denn doch der Fundus an inneren Anlagen und der ursprüngliche Unterschied der menschlichen Gaben viel zu stark, um durch diese Momente einfach ausgelöscht zu werden." Lipmann meint im selben Heft eine Gesetzmäßigkeit gegenüber (den) dispositionellen und Übungseinflüssen folgendermaßen formulieren zu dürfen: „Je niederer Art eine Tätigkeit ist, d. h. eine je reinere Sinnesfunktion sie ist, und je weniger höhere geistige Eigenschaften, wie Intelligenz und Aufmerksamkeit sie erfordert, in desto geringerem Grade unterliegt sie dispositionellen Schwankungen und Übungseinflüssen; auf der andern Seite aber sind gerade wieder die höchsten Intelligenzleistungen einerseits gleichfalls nicht übbar, andererseits von guter Disposition abhängig." — Und wieder im selben Hefte sagt Hans Rupp: „Sehr viele Aufgaben sind übungsfähig. Allerdings nicht alle. Nach noch nicht abgeschlossenen Versuchen scheint es, daß z. B. die Masselon-Probe (Dreiwortprobe) nicht übbar ist. Ebenso sind in der Fähigkeit, Vorstellungsbilder zu erzeugen, bisher keine Änderungen beobachtet worden." Aber kaum ist irgendwo eine „Unübbarkeit" konstatiert worden, da kracht auch schon der Gegenschuß und wirft sie über den Haufen! Schon auf dem 8. Kongreß für experimentelle Psychologie in Leipzig (1923) berichtete H. Freiling [1], „daß rein psychische Faktoren, wie sie der Unterricht zur Geltung bringt, auf die eidetische Anlage einen fördernden oder hemmenden Einfluß ausüben können. Ein Widerspruch dieses Befundes zu den psychophysischen Konstitutionsuntersuchungen von W. Jaensch, welche eine enge Beziehung zwischen der eidetischen Anlage und somatischen Faktoren, insbesondere zu dem innersekretorischen System dargetan haben, besteht damit nicht. Denn es ist bekannt, daß die Funktionsweise des innersekretorischen Systems mit der psychischen Sphäre in weitgehendster Korrelation steht, und dauernde psychische Beeinflussungen werden darum auch die Funktionsweise dieses Systems nicht unberührt lassen."

Wir sehen aus alldem, daß der Bereich des Nichtübungsfähigen immer mehr einschrumpft. Es dürfte kaum mehr möglich sein, die Stellungnahme der Individualpsychologie, welche dezidiert erklärt, daß der Ausfall irgendeiner Intelligenzprobe (sei es die Leistung, die Intelligenz-Schätzung oder der Intelligenz-Test) vor allem das Training der Versuchsperson ermittle und nur bestimmte Schlüsse über das Training zulasse, exakt zu widerlegen.

Zum Zwecke einer Eignungsprüfung ist eine solche Ermittlung gewiß wertvoll; sobald sie aber etwas über eine zugrundeliegende Begabung aussagen soll, überschreitet sie die Grenzen ihrer Kompetenz. Die große Gefahr einer solchen Kompetenzüberschreitung liegt nun darin, daß die Pädagogik, welche den Irrtum dieser Überschreitung nicht erkennt, sich nicht mehr bemüht, nach den Komponenten zu forschen, sondern unbekümmert darum die Kinder in Klassen sondert, „Begabte" von „Unbegabten" scheidet und so die geistige Erweckung der scheinbar Unbegabten hintansetzt.

Und doch kann es nicht die Aufgabe der Pädagogik sein, in mißverstehender Anpassung an die Taylorisierungsidee jedes Kind in seinem Zustande zu belassen, sondern „zu suchen, was verloren war".

---

[1] Bericht über den VIII. Kongreß für experimentelle Psychologie in Leipzig 1923, herausgegeben von Bühler, Verlag Gustav Fischer, Jena.

IV. Zur Prognostik der Begabung.

Hätte die Diagnose nur den Zweck, den augenblicklichen Zustand des Kindes festzustellen, um daraus Wege zu ermitteln, die zu seiner Erlösung führen können, so müßte man sie durchaus anerkennen. Sie will aber ein anderes: Sie glaubt das Recht zu haben, durch eine Prognose auf die weitere Lebensgestaltung Einfluß zu nehmen.

Nun ist sogar schon die Berufseignungs-Forschung soweit zur Selbstbesinnung gekommen, daß sie, wie Lipmann[1] ausdrücklich erklärt, erkennt, „daß weitaus die meisten aller Menschen als hinreichend tauglich für alle Berufe angesehen werden müssen." Und doch kann man die Zweckmäßigkeit und Berechtigung einer Berufseignungsprüfung noch immer verstehen: Man wird einen Menschen, der durch sein ganzes Training erwarten läßt, daß er für eine bestimmte Arbeit besonders qualifiziert erscheint, eher dazu nehmen als einen anderen, dessen Training sich in ganz anderer Richtung bewegt hat. Das wirtschaftliche Leben ist in erster Linie durch ökonomische Prinzipien bestimmt — an sich ein Pleonasmus — und muß es sein. Was für die Wirtschaft berechtigt ist, kann nicht ohne weiteres für die Schule gelten. In der Wirtschaft muß der Mensch als Objekt gesetzt werden; die Pädagogik muß ihn als Subjekt werten. Nun, gewiß: auch die Anhänger der Begabtenauslese hatten den guten Willen zu dieser Einstellung. Sie wollten jedem Kinde die ihm gemäße Schulbahn erschließen; da sich ihnen die empirische Konstanz des Intelligenzquotienten aufdrängte, sein individualpsychologischer Sinn ihnen aber verborgen blieb, konnten sie nicht anders als mit ihm rechnen. Heute wird auch dort zum Rückzug geblasen, wo man es nicht erwarten sollte. So sagt Lipmann in der oben zitierten Schrift: „Im übrigen möchte ich meinen, — daß die Periode der Berufs- und Eignungsforschung bald überwunden sein wird, wenigstens insoweit, als diesen Problemen heute eine meines Erachtens übertriebene Wertschätzung zuteil wird. Was das Begabungsproblem betrifft, so wird es dann an praktischer Bedeutung verlieren, wenn man dazu übergehen wird, die Differenzierung der Schüler nach ihrer Begabung innerhalb der Schule zu vollziehen und demgemäß innerhalb der Schule eine Differenzierung des Unterrichtes eintreten zu lassen, anstatt die Schüler nach Begabungen zu gruppieren und jeder Gruppe eine besondere Schulgattung zuzuordnen."

Und Giese, der in seiner sehr aufschlußreichen Arbeit[2] gezeigt hat, daß literarisches Interesse und literarische Versuche bei jungen Menschen in aller erster Linie nur Pubertäts-Ausdruckbewegungen sind, sagt über das Problem der Frühbegabungen[3]: „Ein Hauptproblem ist freilich nach wie vor ungelöst: nämlich die Frage, wie sich das Entwicklungsprinzip mit all diesen Diagnosen verträgt. Es muß zugegeben sein, daß wir heute in dieser Beziehung psychologisch va banque spielen. Es ist ebenso sicher, daß andere Wege — so der medizinische, und noch mehr der des Lehrerurteils — weitaus unzuverlässiger und keinesfalls überlegen sind."

Gewiß! Und wenn er weiterhin sagt: „Von einer Klarheit der „Persönlichkeit" auch nur um das 20. Jahr herum kann kaum die Rede sein, es sei, man nehme die spezifische musikalische, literarische, überhaupt mehr künstlerische

---

[1] Lipmann: Allgemeine und kritische Bemerkungen zur Begabungs- und Eignungsforschung. Beiheft 29 der Zeitschrift für angewandte Psychologie. 1921. Verlag Ambrosius Barth, Leipzig.
[2] Giese: Das freie literarische Schaffen bei Kindern und Jugendlichen. Leipzig 1914.
[3] Giese: Kinderpsychologie. Enthalten im Handbuch der vergleichenden Psychologie, herausgegeben von G. Kafka. 1922. Verlag E. Reinhardt. München. S. 450.

Anlage, die sich bereits früher andeutet"[1], so ist das in bester Übereinstimmung mit der Individualpsychologie, welche immer wieder betont, daß es nicht auf das ankomme, was einer mitbringt, sondern auf das, was einer daraus macht (Adler).

Wie kommt es nun aber, daß es möglich ist, von einer Konstanz des Intelligenzquotienten zu sprechen, und daß es trotzdem unmöglich ist, auf Grund irgendeiner Frühbegabung Prognosen zu stellen?

Die Konstanz des Intelligenzquotienten bedeutet absolut nichts anderes, als daß der Mut-Trainingskomplex die Tendenz hat, sich zu erhalten, und zwar deshalb, weil die Umwelt ständig das Kind so nimmt, wie es sich gibt und das Kind ebenso ständig die Umwelt erfaßt, wie sich diese zeigt. Das, was die Konstanz letzthin bewirkt, ist „das Gehäuse", die Lebensform, das „Mutbild" des Kindes. Eine Veränderung zum Guten ist nur möglich, wenn dem Kinde irgendwo die Irrigkeit seiner Lebenseinstellung klar gemacht wird; eine Veränderung zum Schlechten nur dann, wenn aus irgendwelchen Ursachen sein „Mutbild" verschlechtert wird. Es ist nicht ausgeschlossen, daß solche Änderungsursachen im Somatischen liegen können; ja, es ist z. B. durchaus anzunehmen, daß in der Pubertät die Veränderung des innersekretorischen Apparates fast immer mit Verschiebungen innerhalb des Begabungsbereiches parallel gehen werde. Aber alle solche Verschiebung muß vermittelt sein durch Veränderungen innerhalb des Mut-Trainingskomplexes. Da der Mut-Trainingskomplex prinzipiell der Einsicht und der psychischen Einwirkung zugänglich ist, so ist damit sehr wahrscheinlich die Möglichkeit gegeben, prinzipiell alle somatischen Faktoren, welche den Begabungsbereich beeinflussen können, selbst wieder kontrollierend zu beherrschen.

Denn soweit unsere Erfahrung reicht, steht die Sache so: Die Pubertät drückt sich psychisch am klarsten in der Form aus, daß der Gegensatz der vergangenen Lebensform zur künftigen in voller Schroffheit sichtbar wird und dadurch eine tiefgreifende Unsicherheit aller Lebensbeziehungen eintritt. Alle die merkwürdigen Zustände, die man seit jeher aufmerksam betrachtet und über die vielleicht am schönsten Charlotte Bühler[2] berichtet hat, lassen sich vom Gesichtspunkt des Mutes aus am einfachsten erfassen.

Wenn man also irgendeine Prognose über die Konstanz des Begabungskomplexes fällt, so hat man damit implicite angenommen, daß der werdende Mensch fähig sein werde, die aus seinem Organismus geborenen Krisen zu überstehen, damit aber auch schon die annähernde Konstanz eines „Mutbildes" behauptet.

Wir können an dieser Stelle sagen: So wie sich unsere Kritik an der Diagnostik nicht dagegen richtete, daß man zur Ermittlung des Intelligenzzustandes neben den Schulleistungen auch noch die Intelligenzschätzung und die Tests herangezogen hat, sondern dagegen, daß man das dabei Auffindbare unanalysiert, als Konstante (im Sinne eines Intelligenzquotienten) verwendete, ebenso wendet sich unsere Kritik an der Prognostik nur gegen die Ablehnung einer Ausdeutung. Wir glauben uns zu dieser Kritik berechtigt, weil wir sehen, daß die Ablehnung einer Deutung dazu führt, sich mit den empirischen Gegebenheiten zufrieden zu geben, und Millionen von Kindern dadurch den Weg zur Befreiung versperrt. Man nimmt sie als unbegabt und so bleiben sie es wirklich, wenn nicht außerordentliche Geschehnisse den Kerker, in dem sie schmachten, entriegeln. Wir glauben, daß es die Aufgabe der Pädagogik ist, die Rolle dieser zufälligen Geschehnisse zu übernehmen und nicht die Riegel noch fester zu schließen!

---

[1] Das relativ frühe Erscheinen der künstlerischen Tendenz eines Menschen kann vielleicht durch die engere Beziehung zwischen der Leitlinie und diesem — der Neurose irgendwie ähnlichen — Ausdrucksfeld erklärt werden.

[2] Charlotte Bühler: Die Psychologie der Pubertät. 1925. Gustav Fischer, Jena.

Binet selbst, der Vater der modernen Testforschung, sagt in den „Neuen Gedanken über das Schulkind[1]": „Das ist ein Kind, das niemals etwas leisten wird — es ist unbegabt — es ist durchaus dumm." Ich habe leider allzuoft solche überflüssige Reden hören müssen. Man wiederholt sie täglich in der Elementarschule, wie im höheren Unterrichte. — Niemals! Was für ein feines Wort! Einige Philosophen aus neuerer Zeit scheinen diese bedauerlichen Wahrsprüche unterschrieben zu haben, wenn sie behaupten, die Intelligenz eines Kindes sei eine konstante Größe, die man niemals steigern könne. Gegen einen solchen Pessimismus müssen wir Einspruch erheben, da er zu weit geht." (S. 120.) Und knapp darauf (S. 122): „Und ich hätte noch hinzugefügt, daß das Wesentliche für eine gute Ausbildung der Intelligenz nicht so sehr die Kraft der Fähigkeiten ist, als die Art und Weise, wie man die Sache angreift, und daß auch diese Kunst, d. h. die „Kunst der Intelligenz" sich notwendigerweise mit der Übung verfeinert."

Alle Intelligenzbeurteilung, die mehr sein soll als eine bloße Tatbestanddiagnose, geht über ihre Kompetenz hinaus und kann in verhängnisvoller Weise wirken, wenn die Prognose vom Kinde selbst introzipiert wird. Man kann nicht leugnen, daß diejenigen, die solche Prognosen stellen, dem Kinde selbst helfen wollen; sie beabsichtigen damit gewiß, dem Kinde seine mögliche Entwicklungsbreite abzugrenzen und wollen ihm so Irrwege ersparen. Die Zuhilfenahme der Tests soll die Möglichkeiten des Irrens bei der Diagnose und Prognose möglichst einschränken. Man vergißt dabei aber ganz und gar die Rückwirkung auf das Kind selbst. Auch unausgesprochen wird das Kind das Urteil irgendwie erfahren und es in sein Lebenssystem einbauen. Die Individualpsychologie hat allenthalben die gefährliche Rückwirkung irgendwelcher Prognosen aufgezeigt. Daß schlechte Prognosen entmutigend wirken können, ist leicht einzusehen; die Erfahrung zeigt aber, daß auch günstige entmutigend wirken können, weil sie das Kind gegen gelegentliche Niederlagen besonders empfindlich machen. Die Individualpsychologie behauptet, daß jegliche Leistung aus dem Training zu ihr zu begreifen sei und daß dieses Training wiederum durch den Mut eines Menschen zur Lösung seiner altersbedingten Lebensaufgabe bestimmt werde. Ein Problem besteht für sie erst dort, wo sich zeigt, daß ein Mensch seine Aufgabe nicht zu lösen vermag. Nun kann man, wenn man will, ohne weiteres die Anlage als Hemmnis betrachten, die ein brauchbares Asylum ignorantiae darstellt. Es ist aber jedenfalls heuristisch wertvoller, den Rekurs zur Anlage zu meiden. Die Individualpsychologie hat darnach gehandelt und ist so um ein beträchtliches Stück weitergekommen, sie hat vor allem die Psychologie der „Trägheit" und der „Dummheit" um einiges zu bereichern vermocht.

Der wesentliche Unterschied der Individualpsychologie gegenüber anderen Systemen besteht bekanntlich darin, daß sie die Frage nach dem Zweck einer Verhaltungsweise auch dann zu stellen wagt, wenn sie dem naiven Blick bereits absurd erscheint[2]. So auch in unserem Falle. Trägheit und Dumm-

---

[1] Binet: Die neuen Gedanken über das Schulkind. Leipzig, E. Wunderlich 1921.

[2] Allers: „Die vergleichende Individualpsychologie stellt in den Vordergrund ihrer Betrachtungsweise den Gesichtspunkt, daß alles Handeln und Verhalten des Menschen so aufgefaßt werden könne, als ob es nach dem Schema der Willkürhandlung konstruiert wäre. Nun verstehen wir sicherlich das Tun eines Menschen ausschließlich aus dem damit angestrebten Zwecke. Wenn wir fragen, warum tut einer dies oder jenes, so meinen wir: Was will er damit? Was soll dabei herauskommen? Nur wenn wir wissen, wozu eine Handlung „gut" ist, wird sie für uns sinnvoll; wie denn auch in der Umgangssprache die Reden: sinnloses und zweckloses Tun gleichbedeutend gebraucht werden. Wenn nun alles Verhalten des Menschen ein Handeln ist oder zumindestens als solches angesehen werden kann, so muß auch die Frage nach dem Zwecke dieses Handelns in allen diesen Fällen aufgeworfen und beantwortet werden."

heit erscheinen ihr fast immer als zweckmäßige Verhaltungsweisen eines Individuums, deren Zweck es zu ermitteln gilt. (Vgl. Das Problem der Distanz von Adler [7]). Ganz korrekt ausgedrückt: Sie versucht alle seelischen Manifestationen in ihrem „personalistischen" Sinnzusammenhang dadurch zu verstehen, daß sie sie so betrachtet, als ob sie einem Zwecke zugeordnet wären, auch dann, wenn dem untersuchten Individuum ein solcher „Zweck" gar nicht „bewußt" ist. Während also für andere Systeme die Trägheit und die Faulheit Ruhezustände sind, die höchstens eine kausale Ätiologie zulassen, unterwirft sie auch diese anscheinenden Ruhezustände einer dynamischen Betrachtungsweise.

Der Grad einer Entmutigung kann so hohe Beträge erreichen, daß das Kind gar nicht mehr an die Möglichkeit denkt, es könnte auch anders, wenn es wollte; es ergibt sich in sein „Schicksal". Es hat nun den Anschein, als ob dem Menschen jede Situation automatisch zum „Mittel" würde, als ob sie sich ganz von selbst einem Ziele zuordnen müßte. So berichtet Ida Löwy: „Zwei typische Fälle seien hier angedeutet, welche die Dummheit als Methode zeigen, den gefürchteten Aufgaben des Lebens auszuweichen. Dem einen, in früher Kindheit überschätzten Kinde, einem 14jährigen Knaben aus geistig hochstehender Familie, gelang es, durch Sich-dumm-stellen seine Eltern, Lehrer und sich selbst zu täuschen. Das andere Kind, eine 11jährige Proletarierin, hatte sich infolge einer in ihrem siebenten Jahre erlittenen Gehirnerschütterung für verpflichtet gehalten, sich dumm zu stellen und nur bis zur zweiten Elementarklasse zu gelangen.

„In beiden Fällen hatte die individualpsychologische Beeinflussung der Kinder die Dummheit als Ausrede entlarvt und die isolierten Eigenbrötler in freundliche Mitarbeiter verwandelt." — Es ist gewiß, daß zu einer solchen „Ideologie" bei einem Kinde nicht nur die entmutigende Prognose der Erzieher beigetragen haben kann; das Kind wird ganz sicher seine eigenen üblen Erfahrungen gemacht haben. Aber es wäre kaum zur Verfestigung dieses „Gehäuses" gekommen, wenn sich jemand gefunden hätte, der das Kind richtig ermutigt hätte. Man kann annehmen, daß die Übernahme entmutigender Prognosen nicht bloß auf dem gewöhnlichen Wege geschieht, sondern daß auch suggestive Einprägung eine Rolle spielt, was natürlich die Entfernung dieser schädlichen Eindringsel beträchtlich erschwert. Baudouin[1] hat sicherlich die Sachlage trefflich charakterisiert, wenn er sagt: „Alle bewußten Anstrengungen des Trägers der Suggestion, gegen sie anzukämpfen, führen nicht nur nicht zum Ziele, sondern führen gerade davon weg, indem sie die betreffende Suggestion fördern." (Gesetz der das Gegenteil bewirkenden Anstrengung). Die Individualpsychologie kann die schroffe Trennung von Ober- und Unterbewußtsein nicht anerkennen, wie sie der Nancyer Schule so geläufig ist; aber der von Baudouin in obiger Weise formulierte Sachverhalt ist gewiß glücklich formuliert. Der entmutigende Mensch ist eben nicht fähig, der entmutigenden Fiktion eine sie zerstörende Gegenfiktion entgegenzustellen, weil eine solche seinem einmal apperzipierten „Ziele" zuwiderläuft; infolgedessen wird jeder Versuch, sich davon loszusagen, solange umgedreht und umgedeutet, bis alles zur Bestätigung der eingewurzelten Fiktion dienen muß.

Aber nicht nur intellektuelle Unfähigkeiten werden den Kindern eingehämmert; viel ärgere Folgen zeigen sich, wenn ihnen moralische Unfähigkeit vorgeredet wird.

Meine Frau (119) hat über einen Fall berichtet, der das Aufdrängen des Glaubens an moralische Unfähigkeit und seine Konsequenzen deutlich erkennen läßt. Es handelt sich um ein Mädchen, dessen Mutter der Prostitution verfallen ist.

---

[1] Baudouin: Suggestion und Autosuggestion. Dresden 1924. Sybillenverlag.

Der Vater des Kindes hat unausgesetzt die Verfehlungen des Kindes als Auswirkungen mütterlichen Erbgutes ausgedeutet und so das Mädchen durch seine eigene pessimistische Perspektive immer tiefer und tiefer hinabgedrückt; er wird „recht" behalten —

Solche Eltern gehen so weit, daß sie die guten Seiten ihrer Kinder nicht anders als auf Täuschung berechnet auffassen können. Kein Wunder, daß die Kinder allmählich das werden, wofür man sie von klein auf gehalten hat. —

Die Individualpsychologie hat auch den Zugang zu einer Psychologie der Trägheit eröffnet. Fern von aller kausalen Ätiologie, die immer nur Hilfen, Verführungen, Gelegenheiten der Trägheit aufweisen kann, führt sie bis zum „Sinn" der Trägheit für die Person heran. Vom Studium des nervösen Charakters her weiß sie, was träges Verhalten bedeutet; sie erkennt es auch dort, wo es die Attitüde der Emsigkeit wahrt, wo es als „entkerntes Handeln" sein Wesen auf dem Felde der Unnützlichkeit treibt.

Immer ist Trägheit Ausdruck für Entmutigung; immer ist sie Methode, Gelegenheiten auszuweichen, in denen sich die Minderwertigkeit schonungslos offenbaren könnte.

Wir wissen natürlich, daß eine Einzelanalyse viele feinere Züge aufweisen würde. Schon die Betrachtung der Aufmerksamkeit könnte uns zeigen, daß es nicht angehe, alle Fehler auf Entmutigung zurückzuführen.

„Legt man uns Erwachsenen eine inhaltsleere Zeichnung vor, etwa ein Rautenmuster, so vermögen wir nicht lange unsere Aufmerksamkeit darauf zu sammeln, weil der Gegenstand unserem Geiste keine Nahrung bietet. Darin unterscheiden wir uns nicht vom Kinde, und darum kann nie von einem Aufmerksamkeits- bzw. Willensdefekt die Rede sein, wenn es dem Kinde nicht gelingt, bei inhaltslosen Darstellungen zu verweilen [1]."

Aber im wesentlichen wird das Lernen des Kindes als Willenshandlung durch Motive bestimmt und wenn wir Trägheit bemerken, so ist es durchaus berechtigt, nicht etwa die Abwesenheit von Motiven, sondern verborgene Gegenmotive anzunehmen, welche ihren Grund in der gesamten Zielrichtung des Individuums haben. So kann Lindworsky selbst vom Verhalten des Aboulikers behaupten: „Und doch liegt die scheinbare Willensschwäche nicht an einem Mangel des inneren Wollens, sondern an einer seelischen Hemmung, die in nichts anderem als einem wirklichen Gegenmotiv besteht."

Soweit geht heute schon die streng deutungsfreie Psychologie. Sie muß freilich bei der Konstatierung von Gegenmotiven stehen bleiben. Wir gehen weiter; für uns ist das Motiv ein Stück aus dem Sinnzusammenhange der einheitlichen, auf ein Ziel losgehenden Gesamtpersönlichkeit.

Für die landläufige Auffassung ist die Leistung eines Kindes aus der „Begabung" und dem Fleiße begreifbar. Die Testforschung versucht nun, aus der „Begabung", die sie vorfindet, die Zukunft dieser Begabung vorherzusagen. Die Möglichkeit solcher Prognose findet sie empirisch gegeben in der Konstanz des Intelligenzquotienten.

Wir erkennen die empirische Berechtigung dieser Prognostik an und finden sie auch ethisch gerechtfertigt, wenn es sich um die Zuweisung besonders dazu trainierter Jugendlicher an einen Beruf handelt oder um die Abweisung besonders wenig trainierter. Auch bei diesen Berufsberatungen spielt die „Begabung" keine überaus starke Rolle. So sagt ein Berufener [2]: „Sind die Menschen hinsichtlich ihrer Neigungen, Eigenschaften und Fertigkeiten wirklich so grundverschieden, wie man gemeinhin annimmt? Und schließlich;

---

[1] Lindworsky: Der Wille. Leipzig 1923. Ambrosius Barth.
[2] Aus einer noch ungedruckten Abhandlung von Dr. Richard Liebenberg, Direktor des Landesberufsamtes Berlin: „Die Begabung" im Lichte der Berufsberatung.

erfordern die vielen Tausende von Berufstätigkeiten und Berufsarten, die unser Wirtschaftsleben dank der immer weiter um sich greifenden Arbeitsteilung aufweist, alle wieder besondere Begabungen und Veranlagungen? Auf Grund langjähriger Praxis in der Berufsberatung muß ich beide Fragen verneinen."

In der Pädagogik dagegen ist diese Prognostik kaum gerechtfertigt; weder in simpler Form als unbedachter Ausspruch zum Kinde, noch in verfeinerter Form und mit allem Raffinement der Testtechnik.

Die Kombination Begabung-Fleiß ist durchaus unzulänglich und verführt nur dazu, das wenig leistende Kind als Dummkopf oder als Faulpelz zu entwerten, statt in seiner Minderleistung ein schwierig zu lösendes Problem zu sehen. An ihrer Stelle schlagen wir die Kombination: Organdisposition-Mut-Training vor, die einen klaren Einblick in die Bedingungen jeglicher Leistung und so die Aufrechterhaltung der Begabung ermöglicht. Wenn wir wissen, daß alle somatischen und alle Umwelteinflüsse sich nur dadurch durchsetzen können, daß sie den Mut und das Training beeinflussen, so werden wir allmählich auch dahin kommen, durch psychotherapeutische (pädagogische) Eingriffe die Beibehaltung trainierter Frühbegabungen zu erzwingen. An sich sind gewiß beide Formeln adäquat. Aber die individualpsychologische Formel hat den Vorteil, alle jene Elemente explizit zu enthalten, auf die es psychologisch und pädagogisch ankommt.

Zugleich wird sich dabei herausstellen, daß jenes Element, das bisher immer eigentlich gemeint war, wenn man von „Begabung" sprach, die Anlage, die Organdisposition, obwohl sie zeitlich allen übrigen vorangeht und obwohl sie den Grundriß entwirft, auf dem sich alles übrige erhebt, für die Diagnose und Prognose der Begabung von sehr sekundärer Bedeutung ist, soweit es sich nicht um ausgesprochene Schwachsinnsfälle handelt, bei denen die Fähigkeit, etwaige Defekte zu kompensieren, eben nur mehr schwach in Erscheinung tritt.

Die ganze individualpsychologische Einstellung zum Begabungsproblem ist so geartet, daß sie vor allem die im Handeln erkennbare Position des Individuums zu einer Begabung im Auge hat. Dies ist uns auch bei der Prognostik klar geworden. Eine deprimierende Begabungsdiagnose ist bedenklich, eine ebensolche Prognose natürlich um so mehr, als sie dem Betroffenen den Ausblick auf Änderung benimmt und so, da das Verhalten eines Menschen am stärksten von seinen Vorstellungen über die Zukunft bestimmt wird (der „prospektive" Charakter unseres Seelenlebens), am besten geeignet, ungünstige Fiktionen hervorzurufen.

Die Individualpsychologie fordert, daß der Erzieher möglichst wenig prophezeie und so die Bildung von Fiktionen über die Zukunft verhindere. Freier Horizont für das Kind! Es soll vorurteilsfrei aus seinen Erfahrungen lernen, immer weniger Irrtümer zu begehen. Wir werden also allen Prognosen aus dem Wege gehen und möglichst allgemein gehaltene Ermutigungssätze gebrauchen; müssen wir aber einmal eine Eignung feststellen, so werden wir sie möglichst als bloße Diagnose über den Trainingszustand umformen: für uns selbst, weil dies die Wahrheit ist, für den Prüfling, weil es ihm am zuträglichsten ist.

V. Zur Genetik der Begabung.

Die Individualpsychologie hat den Mut, die Frage der Beziehungen zwischen dem, was man in der klassischen Psychologie „Begabung" zu nennen pflegt und dem somatischen Korrelat aufzurollen und selbst Beiträge zur Lösung darzubieten. Sie steht damit in erfreulichem Gegensatz zur Überzahl anderer Forschungsrichtungen, die in ihrer Art gewiß Bedeutsames geleistet haben,

aber an dem eigentlichen Problem vorbeigegangen sind, vorbeigehen mußten,
weil das Vorbeigehen an diesem Problem zur Voraussetzung ihrer Forschungsmethode gehört.

Wir meinen die Vererbungsforschung.

Der Leitfaden, an dem sie sich durch das Dunkel tastet, ist die im Somatischen so aufdringliche Verwandtenähnlichkeit. (Die Durchforschung der durch
Amphimyxis den Eltern unähnlich gewordenen Individuen konnte wegen
der nicht in ausreichender Zahl vorhandenen Psychographien von Geschlecht-
folgen noch nicht umfassend begonnen werden). Dadurch aber, daß die Auffindung von Verwandtenähnlichkeit zum Leitfaden der Erbforschung auch
im Bereich des Psychischen verwendet wird, schwindet allmählich das Problem
aus dem Blickfeld, das Problem, wieso ähnliche Erbmasse, ähnlicher psychischer
Überbau — oder enger gefaßt — ähnliche „Begabung" entsprechen solle.

Eine Denkrichtung, die durchaus naturwissenschaftlich eingestellt ist, wird
die Korrelation ganz begreiflich finden. „Das Psychische läßt sich vom Biologischen nicht trennen" (H. Hoffmann).

So ist es ganz verständlich, daß die Erbforschung schon sehr früh darauf
aus war, solche Korrelationen aufzusuchen. So hat De Candolle 92 auswärtige
Mitglieder der Pariser Akademie auf ihre Verwandtschaft zu einander untersucht. „Er beschränkte sich auf die ausländischen Mitglieder, da er annahm,
daß bei der Berufung der inländischen nicht immer vollkommen unparteiisch
vorgegangen wurde. Diese 92 verteilen sich auf etwa 12 000 Gelehrte und Schriftsteller, welche während der zwei Jahrhunderte gelebt hatten. Bei diesem Zahlen-
verhältnis ist es recht unwahrscheinlich, daß einmal Vater und Sohn Mitglieder
waren. Und doch ist dieser Fall sogar viermal vorgekommen. — De Candolle
rechnet noch fünf Gelehrte dazu — und hält aus diesen 9 Fällen den Schluß
auf Vererbung für berechtigt [1]".

Viel weitergehend waren die Forschungen Galtons. Es gelang ihm, die
zwei berühmten statistischen Gesetze, das Rückschlagsgesetz und das Gesetz
vom Ahnenerbe aufzudecken. Das Rückschlagsgesetz besagt: Weichen
die Eigenschaften der Eltern vom Mittelmaß in gewisser Richtung um einen
bestimmten Betrag ab, so weichen auch die Eigenschaften der Nachkommen
in gleicher Richtung ab, jedoch um einen kleineren Betrag.

Das Gesetz vom Ahnenerbe konstatiert, daß die Ähnlichkeit zwischen
Vorfahren und Nachkommen mit zunehmender Entfernung von den Ahnen
abnimmt und zwar gemäß dem Gesetze der geometrischen Progression.

Hierzu bemerkt Peters [2]: „Die Gültigkeit der beiden Gesetze für die physische und psychische Verwandtenähnlichkeit beim Menschen kann indes nicht als
strikter Beweis dafür angesehen werden, daß die physische und psychische
Ähnlichkeit auf dem gleichen Wege, nämlich durch Vererbung, entstanden ist.
Wenn es überhaupt eine Verwandtenähnlichkeit gibt, muß diese aus rein statistischen Gründen dem Rückschlaggesetz folgen. Ob diese Ähnlichkeit durch Vererbung oder durch das Milieu oder durch beides bedingt wird, ist dabei gleichgültig. Wenn die körperliche Ähnlichkeit nur durch Vererbung, die psychische
nur durch das Milieu bedingt wäre, würde man also auch auf beiden Gebieten
die Tatsache des Rückschlaggesetzes finden müssen. Analoges gilt vom Gesetz
vom Ahnenerbe. Auch dieses gestattet nicht den Schluß auf die gleiche Entstehungsursache der körperlichen und der psychischen Ähnlichkeiten."

---

[1] Tumlirz: Einführung in die Jugendkunde. 2. Bd. S. 67. Leipzig 1921, Klinkhardt.
[2] Peters: Vererbung und Persönlichkeit. Enthalten im Bericht über den VIII. Kongreß
für experimentelle Psychologie in Leipzig 1924. Jena, Gust. Fischer.

Man ist auch in der Erbforschung davon schon abgegangen. Man hat heute das Mendelsche Gesetz zum Prinzip aller Vererbung erhoben, weil es die Sonderung der erblichen von den erworbenen Eigenschaften erst möglich macht, was auf Grund der Galtonschen Gesetze nicht möglich ist. Dies hat zur Voraussetzung, daß der Mendelismus die einzige Form der Vererbung darstellt. Diese Voraussetzung ist heute durchaus als gesichert zu betrachten: „Man kann heute uneingeschränkt behaupten, alles was sich beim Menschen an Rassen- (im systematischen Sinne des Wortes) und an Individualmerkmalen überhaupt vererbt, normale und pathologische, körperliche und geistige Merkmale, steht unter dem Mendelschen Gesetz. Eine andere Vererbung gibt es nicht [1].“

Diese Erkenntnis bedeutet natürlich eine ungemeine Erleichterung der Erbforschung. Soweit es sich um das Studium rein körperlicher Merkmale handelt, ist die Bahn frei gemacht. Die Schwierigkeit setzt aber in dem Augenblicke ein, wo man auf Merkmale gerät, bei denen der Kontakt zwischen Körperlichem und Seelischem zutage tritt. Gewiß gibt es auch bei den rein körperlichen Merkmalen Spuren umweltlicher Beeinflussungen; aber da beim Menschen nun einmal das Seelische ganz besonders geeignet erscheint, Einflüsse der Umwelt aufzunehmen, so wird begreiflicherweise die Sonderung erbhafter (idiogener) und umweltbedingter Faktoren an allen Berührungszonen zwischen Physis und Psyche außerordentlich schwierig. Prinzipiell muß natürlich alles Körperliche als eine solche Berührungszone angesehen werden; die Unterschiede im Grad des Kontaktes sind aber denn doch groß genug, um im Felde der Praxis eine solche Sonderung zu ermöglichen.

Einen entscheidenden Schritt auf dem Wege dieser Sonderung hat der deutsche Psychiater Kretschmer [2] getan, als er im Anschluß an zwei typische Psychosen, an das zirkuläre Irresein und an die Schizophrenie, zwei Konstitutionsgruppen unterschied: die Gruppe der zyklothymen und die Gruppe der schizothymen Temperamente.

Ob damit alle Konstitutionen erfaßt sind, ist fraglich. „Wenn wir auch in der zyklothymen und der schizothymen Konstitution zweifellos die beiden wesentlichsten biologischen Gruppen vor uns haben, so soll damit nicht gesagt sein, daß nicht noch eine Reihe, uns bis heute wenig bekannter, kleinerer Gruppen vorkommen, die ebenfalls für Psychologie und Psychiatrie von großer Bedeutung sind [3].“

So bedeutsam der Vorstoß Kretschmers auch ist, er kann kaum viel für unser Problem bedeuten, da die Beziehung zwischen Temperament und Intellektualität doch wohl nicht eindeutige Zuordnung sein kann. Man hat engere Beziehungen behauptet. So sagt Hoffmann, nachdem er einige intellektuelle Grundfähigkeiten aufgezählt hat: „Diese Fähigkeiten, die sehr eng mit der Temperamentsveranlagung zusammenhängen, bestimmen zusammen mit bestimmten Teilbegabungen einzelner Sinnesgebiete Grad und Richtung der Intelligenz [4].“ Gewiß bestehen solche Zusammenhänge. „Der emotionelle Faktor kann begünstigend oder hemmend auf das intellektuelle Seelenleben und seine Entfaltung wirken, je nachdem, ob sich Lust- oder Unlustgefühle an bestimmte Sinnesinhalte und intellektuelle Tätigkeiten anknüpfen und ihnen für das Individuum von Anfang an Bevorzugung oder Vermeidung garantieren [5].“ Das ganze System der Psychoanalyse gehört hierher. Wir verweisen

---

[1] Fischer: Spezielle Anthropologie: Rassenlehre. In: Kultur der Gegenwart. Teubner 1923.
[2] Kretschmer: Körperbau und Charakter. Julius Springer 1921.
[3] Hoffmann: Vererbung und Seelenleben. Berlin 1922. Julius Springer.
[4] l. c.
[5] Meumann: Vorlesungen. Bd. II. Man vergleiche auch „Intelligenz und Wille“.

auf die interessante Arbeit von Hermann [1]: Logik und Psychoanalyse, in der der Autor einmal sagt: „Man wird die Tendenz vielleicht für verfehlt halten. — Die Psychoanalyse soll doch das Primat des affektiven Lebens behaupten. Nun, die Psychoanalyse steht doch auch auf dem Standpunkte, daß die psychischen Abläufe stets einen Sinn haben [2]."

Das ist nun erst recht unser Standpunkt, wie wir im vorigen Kapitel zu zeigen versuchten, wenn wir auch den Sinn final auffassen. Und von diesem Standpunkt aus gewinnen wir die Möglichkeit, nicht nur die Beziehung zwischen Temperament und Intellektualität, sondern zwischen der Anlage und dem, was man „Begabung" nennt, wirklich zu durchschauen.

Mag das Temperament erbbedingt sein wie immer; an sich ist es durchaus sinnleer. Erst in dem Augenblick, in dem es — besser gesagt — die aus ihm „entspringenden" Handlungen so betrachtet werden können, als ob sie auf ein Ziel gerichtet seien, erst in diesem Augenblicke wird es verständlich; erst in diesem Augenblicke wird es ein „Teil" der Persönlichkeit, die immer nur als Sinnzusammenhang betrachtet werden kann [3].

Alle Anlage bedeutet für die Individualpsychologie, die den Blick auf das Ganze der Persönlichkeit und damit auf ihre Zielstrebigkeit [4] gerichtet hält, nur Baumaterial, aus dem heraus sich niemals das Gebäude begreifen läßt. Die Materialbedingtheit eines Baues ist erstens gar nicht immer vorhanden — es gibt auch material- „ungerechte Gebäude" (und die ganz auf „Erblichkeit" eingestellte Psychiatrie gibt konstellative Verfälschungen der Persönlichkeit" zu![5]) — zweitens ist die materialgerechte Ausführung eines Baues auch erst das Ergebnis einer Erkenntnis. Die technischen Möglichkeiten des Eisenbetons z. B. mußten vom Menschen erst erkannt werden, ehe man ihn verwendete. Nun hinkt gewiß jedes Gleichnis und auch das unsere. Es kann nicht bezweifelt werden, daß es Anlagen gibt — besonders solche pathologischer Natur — die sich mit einer gewissen Unbekümmertheit durchzusetzen scheinen. Der rein naturwissenschaftlich Eingestellte sagt dann: Wir kennen eben die auslösenden Reize nicht, mögen diese im Individuum selbst liegen oder in der Umwelt. „Die Manifestation von Anlagen kann verhindert werden; lernen wir nun Außenreize kennen, die mit einer gewissen Gesetzmäßigkeit Anlagen zur Entfaltung bringen, so werden sich auch Anhaltspunkte dafür gewinnen lassen, was für Außenreize die Anlagenentfaltung hintanhalten können. Vielleicht wird sich dann auch ein Ausblick eröffnen, den hemmenden Anlagen näherzukommen" [6].

---

[1] Hermann: Psychoanalyse und Logik. Imago Bücher VII. Intern. Psychoanalyse Verlag.

[2] Binswanger sagt vom Sinn in der Psychoanalyse: „Sein Sinn (der Sinn eines Erlebnisses) ist erfaßt, wenn sein Motivationszusammenhang nacherlebbar erfahren oder gedeutet ist......Was wir hier Sinn nennen, muß streng geschieden werden von jedem teleologischen oder finalen Sinn.... Imago, Heft 2/3. XII. Bd. 1926.

[3] Goethe zu Eckermann am 26. Februar 1825: „Es liegt in den Charakteren eine gewisse Notwendigkeit, eine gewisse Konsequenz, vermöge welcher bei diesem oder jenem Grundzug eines Charakters gewisse sekundäre Züge stattfinden." — „Wenn ich jemanden eine Viertelstunde gesprochen habe, so will ich ihn zwei Stunden reden lassen." — Man vgl. auch Hoeßlin: Schöpferische Funktionen des Geistes. Philos. Reihe, Bd. 39. Verlag Rösl-München.

[4] Die Korrelation zwischen Struktur und Zielstrebigkeit wird in neuerer Zeit bestritten, so von Krueger in seinem Aufsatz: Der Strukturbegriff in der Psychologie", enthalten im Bericht über den VIII. Kongreß f. exp. Psychologie — A. a. O.

[5] So wird von manchen Autoren konstitutionelle und konstellative Homosexualität unterschieden. Damit wird implizite zugegeben, daß ein Konstitutionsfremder die „Methode" übernehmen könne. Pseudopersönlichkeit.

[6] Kahn: Erbbiologische Einleitung zum Handbuch der Psychiatrie von Aschaffenburg. 1925. Verlag Deuticke, Wien und Leipzig.

Die Individualpsychologie hat kein Recht, mit solchen Reizmöglichkeiten zu arbeiten. Nicht etwa, weil sie an deren Realität nicht glaubte. Ich persönlich meine, daß die Individualpsychologie Adlers an keiner einzigen Stelle gezwungen ist, neben der Kausalität noch eine teleologische Gesetzmäßigkeit anzunehmen, sondern daß die Teleologie nur eine „bequemere" Betrachtungsweise darstellt, wie denn auch der strengste Antiteleologiker im praktischen Leben, z. B. um das Benehmen seiner Bekannten zu verstehen, fragen wird, worauf es denn eigentlich „hinauswolle" [1].

Die Individualpsychologie wird das Problem so sehen: Es gibt Anlagen, die so sehr die Aufmerksamkeit des Individuums an sich zerren, daß die stetige Beschäftigung mit ihnen den ganzen Mut-Trainingskomplex in ihrem Sinne gestaltet und dazu führt, die Anlage selbst wieder als Mittel kennen zu lernen, zu trainieren und nach andershin zu verwenden.

Es ist dies gewiß nur ein Bild. Wir kommen über Bilder nicht hinaus. Es handelt sich um ihre „Zweckmäßigkeit" (H. Hertz).

Die Übersetzung der somatischen Anlage in das Psychische geschieht nach unserer Auffassung durch die Vermittlung der Aufmerksamkeit. Da nun Minus-Varianten durch ihre Insuffizienz eher die Aufmerksamkeit erregen, so wird wohl in den meisten Fällen gerade eine Minusvariante den Ausgangspunkt zum Aufbau besonderer Begabung bilden. Freilich ist es nachweisbar, daß der Organismus selbst in vielen Fällen versucht, das Minus auszugleichen, Erscheinungen, die als Hyperplasie, Hypertrophie, Hyperfunktion in der Biologie gut bekannt sind. Aber den Löwenanteil übernimmt doch dabei ein einzelnes Organ, das Zentralnervensystem, einmal rein physisch, „durch besondere Ausbildung der Nervenbahnen, Assoziationsfasern, durch Umwandlung eines Reflexmangels in Steigerung der Reflexfähigkeit, dann aber vor allem psychisch, dadurch, daß ein besonderes Interesse das minderwertige Organ zu behüten sucht und durch dauernde Aufmerksamkeit den Schaden zu verhindern trachtet, der vielleicht im kleinen jedesmal den Anstoß gibt, die Aufmerksamkeit zu wecken, zu steigern und an jenes Organ zu binden. Ebenso werden unter der Summe der Erinnerungsbilder jene durch ihre Menge und Stärke vorwiegen, die den minderwertigen Organen, bzw. dem überkompensierten psychischen Feld angehören. Diese Organe werden sogar den äußeren Verhältnissen zuweilen um einiges besser angepaßt sein, da sie ja aus der Überwindung dieser äußeren Widerstände ihren Kräftezuwachs bekommen haben ... Dieser Kompensationsvorgang läuft jedoch nicht allein in dieser einen Richtung, ... wo also ein teilweise organischer Defekt durch psychische Mehrleistung gedeckt wird, sondern auch gegenläufig, wo dieser psychische Überbau eine somatische Reifung auf Grund der dem minderwertigen Organ oftmals anhaftenden Anpassungsfähigkeit und Variabilität erzwingt, was die Individualpsychologie als den Wert ständigen Trainings erachtet" (Kühnel [46]).

Die Individualpsychologie erscheint somit als eine ausgesprochene Kompensationslehre, die dazu neigt, hinter allem Plus an „Begabung" ein Minus in der somatischen Anlage zu vermuten.

Soweit man sehen kann, hat die Wissenschaft die Aufstellungen Adlers als wertvolle Bereicherung anerkannt, aber fast ebenso als Einseitigkeit klassifiziert. So W. Stern: „Zweifellos ist damit eine bisher viel zu wenig beachtete Seite der menschlichen Spontaneität kenntlich gemacht worden. Aber es ist doch immerhin nur eine niedere Form der Spontaneität. — In ganz anderem

---

[1] Von einem Gegensatz zur Kausalität könnte man erst dann sprechen, wenn wir behaupteten, ein gegenwärtiges Ereignis werde von einem künftigen beeinflußt. Wir meinen doch aber immer nur, daß die gegenwärtige Vorstellung von einem künftigen (möglichen) Ereignisse final wirke.

Sinne ist die Spontaneität dort beteiligt, wo der Reiz lediglich Auslösungscharakter hat; denn hier ist ja nur noch das „Daß", nicht mehr das „Wie" und „Wiesehr" des Aktes vom anderen abhängig[1]".

Und Bühler[2] sagt ähnliches, wenn er Psychoanalyse und Individualpsychologie speziell zur Erklärung für jene „sozusagen gebrochenen oder reflektierten oder mehrpoligen Menschen, denen zum Beispiel gerade das zum Ideale, zum Ziele, zum Wertmaßstab wird, was der eigenen Veranlagung entgegengesetzt ist"[3], tauglich findet.

Man kann sich nun fragen: Wenn man die Adlersche Kompensationslehre als Einseitigkeit bezeichnet, so wird man wohl auch noch andere Möglichkeiten der Beziehung zwischen somatischer Grundlage und psychischem Überbau wissen? — Allein davon ist nichts bekannt. Es wird immer nur von Zuordnung einer Reaktionsform zu einem somatischen Grundbestand geredet. So, wenn die psychiatrische Erbforschung fragt, ob, bzw. wie weit die Entstehung der Krankheit erbbedingt, oder ob lediglich ihre Bildausgestaltung — ihr „So-und-nicht-anders-sein" idiotypisch (erbhaft) gegeben", also, ob die Beziehung eine pathogenetische oder pathoplastische sei[4]. All diese oft sehr subtilen Unterscheidungen, die sicherlich als Ausdruck wissenschaftlicher Besonnenheit zu achten sind, berühren das Problem nicht, dessen Lösung die Grundlage der Individualpsychologie ist.

Es wird dem Leser nicht entgangen sein, daß die Individualpsychologie durchaus nicht den somatischen Grundlagen und damit der Erbmasse aus dem Wege geht. Es ist unhaltbar zu behaupten, daß die Individualpsychologie, „diese junge Wissenschaft, die im Begriffe steht, Weltanschauung zu werden, bisweilen das Bestreben (zeigt), in denselben Fehler zu verfallen, in den die Vererbungslehre verfallen war, daß sie nämlich die Grenzen ihrer Wissenschaft übersieht und Konstitution und Vererbung überhaupt nicht mehr berücksichtigt" (Lebenstein).

Sie weiß ganz gut, daß die somatische Grundlage eine wichtige Rolle spielt; aber da sie weiß, daß Kompensierung von Organdefekten ganz regelhaft zu finden, daß fast alle Anlagen übbar sind und daß ferner die Beziehungen zwischen Mensch und Umwelt so geartet sind[5], daß die „Person" (in W. Sterns Terminologie) in jedem Akt der Auseinandersetzung „mitklingt", so überschätzt sie die Bedeutung der Anlage nicht, sondern betrachtet die Erfahrungen, welche der Mensch mit ihnen macht, wie andere Erfahrungen in der Umwelt.

---

[1] W. Stern: Die menschliche Persönlichkeit 1918. Leipzig, Ambrosius Barth.

[2] Bühler: Zur Psychologie der Persönlichkeit. Enthalten im Pädagogischen Jahrbuch 1925, herausgegeben von der Wiener Pädagogischen Gesellschaft. Wien 1925, Deutscher Verlag für Jugend und Volk.

[3] Vgl. auch Spranger, der die Lehren Adlers nur für das Verständnis des „Machtmenschen" brauchbar findet. Spranger: Lebensformen. 4. Auflage. S. 195. Niemeyer, Halle 1924.

[4] Kahn: Erbbiologische Einleitung. A. a. O.

[5] „Als eine untere Grenze der Beeinflußbarkeit gilt im allgemeinen wohl die Wahrnehmung, die gewöhnlich als etwas Starres und Unveränderliches angesehen wird, indem man anzunehmen pflegt, daß die Entwicklung der Sinneswahrnehmungen schon beim Sechsjährigen nahezu vollendet sei und darum im Schulalter kaum noch eine Entwicklung durchmache. Unsere Untersuchung (über die Förderung der eidetischen Anlage durch die Arbeitsschule) dürfte dagegen gezeigt haben, daß hier die untere Grenze der Beeinflußbarkeit nicht liegt, daß vielmehr der psychische Typus des Jugendlichen schon in der ganz elementaren Struktur der Wahrnehmung in hohem Grade durch die Unterrichtsart bestimmt werden kann. Es schlummern in jugendlichen Menschen noch Kräfte und Anlagen, die die Pädagogik bisher wohl kaum genügend ausgewertet hat." H. Freiling: Die Beeinflußbarkeit des Schülertypus durch die Unterrichtsart. Enthalten im Bericht über den VIII. Kongreß für experim. Psychologie in Leipzig. A. a. O. Vgl. auch das Schlußkapitel dieses Aufsatzes!

Die Wesensgleichheit beider Erfahrungstypen bildet einen unverrückbaren Grundstein ihrer Lehre.

Es obliegt uns nun auseinanderzusetzen, wie sich ihre Theorie mit den anscheinend gesicherten Ergebnissen der Erbforschung verträgt. Ist es nicht so, wie Hoffmann sagt: „Zahllose Belege könnten wir beibringen, wollten wir beweisen, daß die intellektuellen Anlagen der Menschen ererbt und vererbbar sind"?

Vorerst müssen wir uns nach einem Kriterium umsehen, das geeignet ist, wirkliche Anlagen zu erkennen. Ein Versuch dieser Art liegt bei Meumann[1] vor. Er nennt zwei solcher Kriterien: „1. Wir schließen aus dem frühzeitigen Auftreten bestimmter Interessen und spontaner (ohne besondere Anleitung) sich äußernder Neigungen und Tätigkeiten des Kindes auf das Vorhandensein einer entsprechenden, durch Anlage bestimmten Begabung. — 2. Wir schließen aus dem Verhältnis des Übungserfolges zu der übenden Tätigkeit auf das Maß der dem Übungserfolge zugrunde liegenden Anlage." Meumann will so die Anlage losschälen von den Produkten der Übung und der Bildung. Wir halten das für prinzipiell unmöglich. Wir glauben von Anlagen dort sprechen zu dürfen, wo der Anreiz der Übung aus dem Somatischen gekommen ist. Ein absonderliches Beispiel möge das erklären. Die meisten Menschen können nicht mit den Ohren wackeln und zwar deshalb, weil ihnen die hiezu gehörige Bewegungsvorstellung fehlt[2]. Wo nun durch besondere Muskel- und Nervenkonstellation die Bewegungsvorstellung „nahegelegt" ist, wird das Kind unvermerkt Bewegungen innervieren. Die Aufmerksamkeit, die diese Bewegungen bei der Umwelt erregen, wird das Kind veranlassen, recht oft solche Innervationen zu setzen und so zu trainieren. Bei uns, die dazu „unbegabt sind," wird viel Mühe nötig sein und vielleicht der Zufall zu Hilfe kommen müssen, daß wir einmal die Bewegungsvorstellung erhaschen. Die Entdeckung der Anlage kommt somit m. E. nach dem von Bühler aufgezeigten Schema der „Aha-Erlebnisse" zustande[3]. Es ist merkwürdig, wie man ohne Durchforschung des Trainings bei einem Kinde Veranlagung erkennen will.

Brehmer, der eine sehr bedeutende Arbeit über die melodische Begabung verfaßt und darin z. B. gezeigt hat, daß die bisher verwendeten rein akustischen Gehörprüfungen über Einzeltöne unzweckmäßig sind, daß man dem Nachsingenkönnen wegen der etwaigen Innervationsschwierigkeiten nicht besonderes Gewicht beilegen dürfe, daß es auf die Gestaltauffassung ankomme: auch uns entgeht leider der Versuchung nicht, ohne Erforschung des Trainings weitgehende Schlüsse auf die Anlage zu ziehen. Sehr bedeutsam erscheint mir bei ihm die Analyse der Melodieauffassung des sogenannten „Unmusikalischen"[4].

Nachdem wir so versucht haben, den Sinn des Wortes „Veranlagung" zu erkunden, gehen wir nun daran, die Ergebnisse der Erbforschung, soweit sie sich um Begabung bemüht hat, mit unseren Aufstellungen in Beziehung zu setzen. Eine umfangreiche Arbeit liegt von Peters[5] vor. Er hat die Schulzeugnisse dreier Generationen in einem ländlichen Distrikt geprüft und kommt ganz im allgemeinen zu dem Schluß, daß die alternierende Vererbungsweise „wahrscheinlich der alleinige Vererbungsmodus bei der Vererbung der Schulfähigkeiten ist". „Dabei kommt es weitaus häufiger vor, daß ein Kind in allen Schulleistungen bloß dem einen Elter folgt, als daß es in einem Teil der Leistungen

---

[1] Meumann: Vorlesungen, 2. Bd.
[2] Lindworsky: Willensbildung. Ferdinand Schöningh, Paderborn 1924.
[3] Bühler: Die geistige Entwicklung des Kindes. 3. Auflage. Jena, Gustav Fischer 1922.
[4] Brehmer: Melodieauffassung und melodische Begabung des Kindes. Beiheft zur Zeitschrift für angewandte Psychologie. A. a. O.
[5] Peters, zitiert nach Bühler: Die geistige Entwicklung des Kindes.

von dem einen Elter, in dem andern Teil von dem andern Elter bestimmt ist. Es kommt ferner häufiger vor, daß in einem einzelnen Lehrfach der Erbeinfluß eines der Eltern die ganze Nachkommenschaft bestimmt, als daß sich beide Eltern in die Beeinflussung der Nachkommenschaft teilen."

Wir können ruhig zugeben, daß es eine empirisch aufzeigbare Vererbung von Begabungen gibt. Allerdings werden wir geneigt sein, darin die Vererbung von Minus-Varianten zu vermuten und so in allen Fällen Kompensation anzusetzen. Freilich, die Besonnenen unter den Erbforschern lassen uns selbst an der Stringenz ihrer Ergebnisse einigermaßen zweifeln. So Peters [1]: „Streng genommen dürfte man von Vererbung nur dort sprechen, wo sich die Übertragung aufzeigen läßt, entweder durch zytologische Feststellung oder durch das Vererbungsexperiment. Das erstere kommt bei der Vererbung psychischer Eigenschaften überhaupt nicht, das zweite beim Menschen nicht in Betracht. Also wird sich der Schluß nur per exclusionem ziehen lassen, indem man den Nachweis erbringt, daß andere Faktoren, die Verwandtenähnlichkeit hervorzubringen vermögen, in einem speziellen Falle nicht im Spiele sind. Ein solcher Schluß durch exakte Ausschließung der anderen Momente im einzelnen ist bis heute nicht versucht worden." Peters selbst führt vier Wege an, auf denen die Ausschließung einigermaßen möglich ist: Die reine Abschätzung der Umwelt- gegenüber den Erbfaktoren (Gruhle, Heymann, Gregor), der Vergleich Blutsverwandter in solchen Eigenschaften, bei denen Milieuwirkung schwerlich anzunehmen ist, der Vergleich familienerzogener mit internatserzogenen Geschwistern und endlich die Beobachtung von Kindern, die aus einer schlechten in eine günstigere Umwelt gebracht wurden. Am Schlusse seiner Abhandlung meint er: „Wir brauchen eine psychologische Milieulehre. Es könnte sein, daß von ihr die Fortschritte der psychologischen Vererbungslehre wesentlich abhängen, daß uns das Vererbungsproblem in neuen Perspektiven erscheint, wenn wir es vom anderen Ende her anfassen: vom Milieuproblem."

Das meinen auch wir. Da würde z. B. der vierte der angedeuteten Wege sofort als ungangbar erkannt werden. Wie unfaßbar muß es doch dem individualpsychologisch denkenden Betrachter erscheinen, wenn er sieht, daß man aus der Beibehaltung schlechter Eigenschaften beim Milieuwechsel den Schluß auf Erbbedingtheit eben dieser Eigenschaften für zulässig hält! Wo doch die individualpsychologische Praxis immer wieder zeigt, mit welcher Hartnäckigkeit ein Kind seine Leitlinie, die Technik seines Lebens, sein „Gehäuse" beibehält. Und selbst, wenn das Kind schon nach einigen Lebensmonaten den Eltern weggenommen wird, selbst dann ist jeder Schluß, der a priori gezogen wird, unseres Erachtens unzulässig. „Ein Ehepaar, ernste, moralische, hochstehende Menschen, adoptierte ein wenige Monate altes Kind aus einer recht unerfreulichen Familie. Das Kind wurde in den denkbar günstigsten Verhältnissen aufgezogen. Je älter es wurde, desto mehr häuften sich Schlechtigkeiten. Obwohl es nie etwas Böses gesehen, fing es an zu lügen, zu stehlen und zu betrügen nach Herzenslust; hartnäckig trotzte es allen Erziehungseinflüssen, so daß später die Adoption wieder rückgängig gemacht wurde. Der Phänotypus der „moralischen Minderwertigkeit" war hier zweifellos fest in die Konstitution eingefügt, so daß er trotz günstiger Erziehungseinflüsse (ohne Rücksicht auf das Milieu) sich durchsetzte. [2]"

Wir wagen bloß, das „Zweifellos" zu bezweifeln. Aus diesen wenigen Zeilen läßt sich natürlich gar nicht viel sagen, soviel aber doch, daß ernste,

---

[1] Peters: „Vererbung und Persönlichkeit". Bericht über den VIII. Kongreß für experim. Psychologie in Leipzig 1923. A. a. O.

[2] Hoffmann: Vererbung und Seelenleben. A. a. O. (Der Fall selbst nach Gaupp.)

moralische, hochstehende Leute für unsere Betrachtungsweise noch lange nicht gute Erzieher sein müssen.

Wir können ruhig sagen: Die von Peters geforderte Milieulehre, welche das Vererbungsproblem in neuen Perspektiven erscheinen läßt, ist in ihren Ansätzen schon da und die Perspektive mit ihr: Die Vererbung der psychischen Fähigkeiten rückt in jene Entfernung zur wirklich „tätigen" Seele, wie sie etwa durch die Entfernung gezeichnet werden könnte, die zwischen der mechano-chemischen Struktur des Betons und der Psyche des Amerikaners besteht. Die Wirkung der Anlage zeigt sich klar in einer untersten Schicht des Seelenlebens. Aber die Beziehung zu dem, was schließlich daraus wird, ist durch eine Menge von Zwischenschichten vermittelt. Ein Beispiel von Binet. Er hat festgestellt, daß die guten Rechtschreiber zumeist dem visuellen Typ angehören[1]. „Nur genügt der bloße Besitz desselben (des visuellen Gedächtnisses) nicht, man muß es auch anwenden, Sinn für das Geschriebene haben und viel lesen, so daß man sich die Orthographie von zahlreichen Wörtern aneignen kann. — Auf solche Weise erklären wir uns, wie ein Schüler gut in Orthographie und schwach im Zeichnen sein kann und umgekehrt; in beiden Fällen kann er visuelles Gedächtnis besitzen; aber wenn er es auf verschiedene Weise anwendet, dann hat er auch verschiedene Vorteile davon." Und Peters[2]: „Wie soll man es (nun) verstehen, daß Menschen von mittlerer Handgeschicklichkeit begabte Zeichner, Menschen ohne besondere Fingerfertigkeit begabte Stenographen sein können? ... Die zu geringe Handgeschicklichkeit wird etwa durch eine verstärkte Gabe des zeichnerischen Sehens kompensiert, und das Ergebnis ist ein hochbegabter Zeichner. ... Zur zeichnerischen Begabung gehört aber lediglich die Fähigkeit, unter dem Einfluß einer auf das Zeichnen gerichteten Einstellung gut zu beobachten — Einstellungen sind immer und unter allen Umständen Ergebnisse der individuellen Erfahrung, des Lernens, des Interesses, der Gewöhnung. — Und eine strukturelle Begabungslehre führt so letzten Endes zu einem finalen (!) Momente zurück." Noch ein Beispiel: „Vor zwei Jahren untersuchte A. Theissen einen schwachsinnigen Gedächtniskünstler, der zu jedem beliebigen Datum zwischen den Jahren 1583 und 2000 verblüffend schnell und sicher den zugehörigen Wochentag zu nennen wußte. Das überraschende Ergebnis der Untersuchung lautet in etwas paradoxer Fassung: Ein Gedächtnismangel hat den Jungen zum Gedächtniskünstler und zum Schwachsinnigen gemacht[3]."

Indem die Individualpsychologie immer wieder darauf hinweist, daß es auf die Verwendung, Gestaltung und Umgestaltung der Anlagen ankomme, indem sie ferner darauf hinweist, daß die Natur selbst gar nichts anderes tun kann[4], als das Individuum zum Training in einer gewissen Richtung zu reizen, kann sie für die überwiegendste Masse der Menschen den Satz aussprechen: „Alle Menschen sind der Anlage nach gleich, oder es sind die Unterschiede zumindest in der Regel so geringfügig, daß sie vernachlässigt werden können ... Daß es Unterschiede der Konstitution gibt, leugnet natürlich auch die Schule Adlers nicht. Sie sieht aber die Bedeutung der Konstitution in einem anderen Lichte." Für sie ist „irgendeine konstitutive Beschaffenheit und Eigentümlichkeit auch nur eine Erfahrung, auf welche das Individuum reagiert. ...

---

[1] Binet, zitiert in Ruttmann: Hauptergebnisse der Psychologie. Leipzig 1914. Wunderlich.

[2] Peters: Begabungsprobleme. Zeitschr. f. pädag. Psychologie. Jänner 1925.

[3] Lindworsky: Eine versteckte, aber bedeutsame Gedächtniseigenschaft. Zeitschr. f. pädagog. Psychologie 1925. Jänner.

[4] Es gibt nur „Richtungsdispositionen"! Die Zurückführung aller Rüstungsdispositionen auf die Richtungsdispositionen erscheint mir als eigentliche Aufgabe der Begabungsforschung, zu deren Lösung wir freilich noch wenig Werkzeuge haben.

Konstitutive Besonderheiten können nun freilich zu den Ur-Erfahrungen gehören, die ein Mensch macht, sofern man den Ausdruck Erfahrung auch dorthin gehen lassen will, wo eine bewußte, oder zumindest nach Art unseres Bewußtseins bewußte, Verarbeitung noch nicht stattfindet. Daher können konstitutive Faktoren außerordentlich frühzeitig im individuellen Leben die Reaktionsschemata beeinflussen und damit den Entwicklungsgang in eine bestimmte Richtung drängen. Aber eine naturgegebene Verknüpftheit somatischer Konstitution und persönlicher Artung will die Individualpsychologie nicht wahrhaben" (Allers). Die Konstitution beeindruckt eben nur die unterste Schicht.

W. Stern hat versucht, die wechselseitige Beeinflussung durch seine Konvergenztheorie[1] auszudrücken und so einen Standpunkt zu gewinnen, der jenseits des Gegensatzes Empirismus-Nativismus steht. „Darum verzichte man endlich einmal auf die irreführende Fragestellung: „Ist dies oder jenes Merkmal angeboren oder erworben?" und ersetze sie durch die allein zutreffende Frage: „Was an diesem Merkmal ist angeboren, was an ihm ist erworben?" Diese Verfeinerung der Fragestellung ist ebenso zu begrüßen wie der Ruf zur Vorsicht: „Ein genaues Studium der Vererbungsverhältnisse ist nötig, um festzustellen, welche Seiten der Persönlichkeit denen der Vorfahren ähneln, trotz abweichender Umweltbedingungen und ohne jede äußere Berührung zwischen Vorfahren und Nachkommen: Diese Seiten weisen auf die angeborenen Momente der Anlagen hin." Nimmt man die äußere Berührung nicht weg, so ist es immer gerechtfertigt, von andersartiger Übertragung zu sprechen, da doch die Eltern meist im Vorbild und in der anderen erziehlichen Einwirkung nur die Verhaltungsweisen übermitteln, die sie auch im Erbprozeß auf ihre Kinder übertragen. (Konkordanz zwischen Erb- und Milieuübertragung!)

Die Individualpsychologie ist gegen eine unkritische Milieutheorie nicht minder skeptisch, kann doch schon die Stelle innerhalb der Geschwisterreihe die „Gestalt" des Milieus von Grund auf verändern!

Mag die Erbforschung auf ihrem Wege weitergehen, sie kann nach Sterns Worten nur Elemente von Merkmalen als erworben feststellen. Das ist gewiß von großer wissenschaftlicher Bedeutung. Für die Praxis bedeutet die Erkenntnis eines angeborenen Merkmalelementes viel weniger. Es kommt bloß darauf an, den Sinn zu erkennen, den ein solches Element im Sinnzusammenhange der ganzen Persönlichkeit gewonnen hat. — Ein Erzieher, der seine Aufmerksamkeit vor allem den anscheinend angeborenen Mängeln seines Zöglings zuwendet, gerät leicht in Versuchung, zu kapitulieren und sich seiner Verantwortlichkeit zu entledigen[2]. Aus diesem Grunde ist es wichtig, die Bedeutung des Anlagefaktors auf sein richtiges Maß einzuschränken.

Er ist nichts als ein Baustein, wie irgend ein anderes Erfahrungselement.

VI. Ausblick.

William Stern fordert von der Begabungsforschung, daß sie die Mannigfaltigkeit der Einzelheiten als empirischer Tatsächlichkeiten so exakt wie möglich feststelle, aber die personale Bedeutsamkeit der so erarbeiteten Befunde dadurch zu verstehen trachte, daß man ihre Stelle und ihren Rang in der Gesamtstruktur der Persönlichkeit aufweise.

---

[1] W. Stern: Die menschliche Persönlichkeit. A. a. O.

[2] Die Individualpsychologie ist durch ihre Neurosenforschung gedrängt worden, den Wegen nachzugehen, auf denen die Menschen vor ihrer Verantwortung flüchten. Der Rekurs auf die „Vererbung" ist ein solcher Fluchtweg. Dies rechtfertigt wohl zur Genüge unsere kritische Einstellung zum Vererbungsproblem!

Wir haben schon gesagt, was wir von den Ergebnissen der Testforschung halten: Sie sind sehr geeignet, das Maß und die Richtung des individuellen Trainings anzugeben. Wir glauben, daß es auf diesem Wege gelingen werde, die Technik des Lernens dermaßen tiefgründig zu durchforschen, daß die Didaktik der Zukunft voll Geringschätzung auf unsere dilettantische Stümperei herabblicken mag. So sehr wir die Testforschung im Hinblick auf diese Entwicklungsmöglichkeit begrüßen, so wenig halten wir von ihrem gegenwärtig noch festgehaltenen Ziel, anlageverwurzelte, schwer änderbare „Begabungen" aufzudecken. Hier ist nun der Platz, den entscheidenden Schritt von W. Stern zu Adler aufzuweisen. Wir glauben, daß in Sterns Personalismus alles das auch enthalten ist, was die Individualpsychologie zum Begabungsproblem heute sagen kann. Nur zwei seiner Thesen trennen ihn von uns: Die Annahme von Rüstungsdispositionen, die von den Richtungsdispositionen streng getrennt werden und die Leugnung der Erkenntnismöglichkeit der „Leitlinie". Darum ist es Stern trotz aller Konvergenz- und Oszillationstheorie nicht möglich, das von ihm selbst aufgestellte Programm zu erfüllen. — Über die Möglichkeit, die Leitlinie eines Menschen zu erkennen und damit erst den Rahmen einer tieferen Deutung zu erhalten, müssen wir auf die übrigen Beiträge dieses Handbuches verweisen [1].

Was aber die Rüstungsdispositionen betrifft, so sind sie in der Individualpsychologie auf Richtungsdispositionen zurückgeführt, eben dadurch, daß wir die Bedeutung des Trainings bis tief ins Organische hinein und bis an den allerersten Anfang einer „Begabung" verfolgen. (Anlage ist nur Richtung und „Reiz" zu trainierender Ausbildung.) Es scheint mir: So sehr heute die beiden Lehren voneinander abweichen, so wird doch die Begabungslehre der Zukunft in einer organischen Durchdringung beider Theorien bestehen. — Indem wir so immer mehr der Natur ihre Lern- und Übungstechnik abgucken, gewinnen wir selbstverständlich auch Einblick in das Gefüge der Persönlichkeit, besser: in ihre Dynamik, in ihren Kompensations-, in ihren „Intelligenzprozeß" (Claparède). Wir werden aus der Richtung, die er im menschlichen Bewußtsein, das nur durch Beziehung auf die Gemeinschaft verstanden werden kann [2], seine Tendenz zur repräsentativen Eindeutigkeit, zur Objektivation, zur Begriffsbildung, zur Orthoskopie begreifen und damit den letzten Fragen der Denkpsychologie (vielleicht auch der Logik) näherkommen [3]. Noch mehr! Die Individualpsychologie hat sich dadurch von der Psychoanalyse losgetrennt, daß sie die sexuellen Ausdrucksformen, bei denen das Genie Freuds hängen blieb, als Gleichnis der personalen Dynamik durchschaut hat; sie wird auch das, was heute noch als Begabungsstruktur erscheint, als Gleichnis begreifen lehren. „Die Perspektive ist die Grundbedingung alles Lebens" (Nietzsche). Adler war es vorbehalten, durch die Einführung des Perspektivebegriffes die Psychologie von Grund auf umzugestalten, vor allem den Weg zu bahnen zu einem der Abgründe menschlichen Nachsinnens: zu dem Verhältnis von Leib und Seele. Indem er rein nüchtern darauf verwies, daß die psychische Einstellung und das psychische Training auf die somatische Grundlage einzuwirken vermöge und aus diesem Sachverhalt äußerste Konsequenzen zog, was andere Wissende nicht taten, hat er aller statischen Psychologie endgültig den Todesstoß versetzt. O, alle Befunde der statischen Psychologie sind wahr: Es gibt einen konstanten Intelligenzquotienten, es gibt eine Gebundenheit an die

---

[1] Da Stern eine solche Erkenntnis nicht für möglich hält, kann sich seine Deutung nur in den oberflächlichen Schichten des personalen Lebens bewegen.

[2] Man vergleiche hiezu den Satz von Karl Marx: „Es ist nicht das Bewußtsein, welches das Sein, sondern das gesellschaftliche Sein, welches das Bewußtsein bestimmt."

[3] Die Zerfällung der Intelligenz in die zwei Funktionen der Ausgleichung und der Objektivation bei Saussure halte ich für eine Tat von äußerster Tragweite.

somatische Grundlage, es gibt Begabungen und Unbegabungen; aber all das sind nicht „Sachverhalte", sondern im echt Fichteschen Sinn „Tathandlungen" des Individuums selbst, das sich seine Konstanten selber „macht"! Freilich, der bloße Glauben tuts nicht, die Einstellung, die Perspektive, in der wir uns „setzen", genügt nicht; wir können nicht einmal mit den Ohren wackeln, wenn wir nicht die Bewegungsvorstellung gefunden und die Innervationen trainiert haben. Das Ermutigen eines Schülers allein hilft selten, man muß ihn auch zu methodisch richtigem Trainieren anreizen! „Unsere Abhängigkeit von der Begabung hat etwas Beschämendes. Aber ist es möglich, ihr zu entrinnen? ... Es ist in der Tat möglich, durch Schulung Anlagen zu ersetzen, ja weiter zu gelangen, als Begabung für sich allein führen könnte [1]."

Von allen Seiten erklingt das Lied der Befreiung. Die Ansicht, daß der Mensch der angekettete Galeerensklave seiner Konstitution sei — und bleiben müsse, geht ihrem Untergang entgegen. Oswald Schwarz konnte vor kurzem einen dicken Sammelband über die „Psychogenese und Psychotherapie körperlicher Symptome" (237) herausgeben. Freilich, er zeigt deutlich genug, daß die exakte Durchforschung dieser Dinge erst in den allerersten Anfängen steckt. Allein der Hoffnungswert dieser Forschungen bedeutet für unser Problem sehr viel: Sie weisen darauf hin, daß es prinzipiell möglich sein wird, auch die somatischen Grundlagen der Begabungen abzuändern und zwar auf dem Wege psychotherapeutischer Einwirkung.

Training und Mut, das ist richtige Einstellung! Es scheint, als wisse die Natur um die innige Beziehung zwischen diesen beiden Elementen, als wisse sie, daß ein Training umso besser gerät, je mehr der Blick von ihm weg auf das Ziel gerichtet ist. „In der Gesellschaft der Ärzte in Wien wurde vor kurzem ein Mann demonstriert, der in unglaublichem Maße seine Muskeln beherrschen konnte: Er war z. B. imstande, die einzelnen Zacken des M. serratus, die drei Segmente des M. rectus abdominis, die beiden Zwerchfellhälften usw. isoliert zu kontrahieren. Er konnte auch mit der einen Gesichtshälfte ein heiteres, mit der andern gleichzeitig ein böses Gesicht machen; trotzdem es sich doch hier auch um willkürlich innervierbare Muskelgruppen handelt, gelang ihm das Kunststück aber nur, wenn er sich intensiv in die Vorstellung vertiefte, gleichzeitig einem angenehmen und widerlichen Menschen zu begegnen! [2]" Die Individualpsychologie wird all dem dadurch gerecht, daß sie Training und Mut (Einstellung) niemals isoliert, sondern nur in innigem Zusammenhange verstanden und beeinflußt wissen will.

Wir kommen zum Schluß. Was kann der Erzieher aus all diesen Gedankengängen entnehmen? Einmal dies, daß seine Aufgabe nur dann richtig, d. h. kulturell förderlich gelöst werden kann, wenn er sich von der Versuchung des Taylorisierungsgedankens möglichst frei hält. Seine Aufgabe ist nicht die, dem zeitbedingten Wirtschaftsleben brauchbares „Material" zu liefern und durch wissenschaftliche Sonderungsmaßnahmen die Herausbildung von „Begabungsrassen" innerhalb der Menschheit zu fördern. Der Kapitalismus hat kein Recht darauf, seinen zeitlichen Sonderzielen zuliebe den ewigen Aufstieg der Menschheit zu behindern! Man sage, was man wolle: Hinter dem ganzen Geschrei: „Begabtenauslese", „Freie Bahn dem Tüchtigen!" steckt der Geist des Kapitalismus, steckt die ökonomische Verseuchung der Menschheitsidee! Diese ganz durchsichtige Beziehung hat freilich nicht verhindert, daß auch ganz kapitalismusfeindliche Menschen diese Schlagwörter aufgenommen und vertreten haben, sicherlich suggeriert durch das technisch-naturwissenschaftliche Ideal, das sie darin zu finden vermeinten.

---

[1] Keyserling: Reisetagebuch eines Philosophen 1921. Otto Reichl, Darmstadt.
[2] Oswald Schwarz (237).

Erziehen aber ist Dienst am Ewigen. Diesem Ewigen aber wird nur jener Erzieher gerecht, der hinter aller Kulturkristallisation den unbeirrbar fortströmenden Fluß der Entwicklung wahrnimmt und entschlossen ist, all sein Tun auf ihn einzustellen. Das heuristische Prinzip pädagogischen Nachsinnens kann nur darin bestehen, den Menschen so zu betrachten, als ob er zu jeglichem Ziel befähigt wäre. Die Unendlichkeit der Perspektive wird so zur methodischen Grundbedingung. Es lassen sich freilich auch Gegengründe ins Treffen führen: Aber alle solche Gegengründe werden überrannt. Und wir haben zu zeigen versucht, daß die exakteste Naturforschung heute dabei mithilft.

Zweitens ergibt sich aus all dem, daß der Erzieher im einzelnen Fall gut fährt, wenn er sich gar nicht damit abmüht, angeborene Begabung von erworbener zu sondern, sondern den Zögling soweit erfaßt, als er ihm „verständlich" ist, soweit sein Verhalten aus der Leitlinie erfaßt werden kann. „Der Erzieher wird gut daran tun, sich um die Tatsache, daß es angeborene Temperamente gibt, überhaupt nicht zu kümmern und alles, was er an seinem Zögling beobachtet, so zu behandeln, als ob es erworben, im Rahmen der Persönlichkeit verständlich und beeinflußbar wäre. So wird er vielleicht hie und da den Fehler einer zu weitgehenden psychologischen Interpretation machen, aber er wird sich nie ein Versäumnis zuschulden kommen lassen, wie es entsteht, wenn man das gefährdete Kind mit dem Urteil „Da ist nichts zu machen" als degenerierten Psychopathen seinem Schicksal überläßt" (Wexberg [199]). Ebenso steht es mit den Talenten. „Formale Talente ohne persönlichen Gehalt gibt es zu Dutzenden, aber nur jenen unter den Seinen gibt es der Herr im Schlaf, die sich in unablässigem Ringen um Vollendung zu schlafen kaum vergönnen" (Gina Kaus [139]). Jeder Lehrer, der sich bemüht, seine Schüler individualpsychologisch zu interpretieren, wird ganz wie von selbst Dutzende von scheinbaren Begabungswandlungen bemerken können, da die Interpretation selbst seine Einstellung zu den Schülern von Grund auf ändern muß. Er mag sich darauf verlassen: Die Intelligenz seiner Schüler ist immer da: Immer wird kompensiert, immer tendiert der menschliche Geist zu Begriffen. — Aber die Intelligenz arbeitete in einer unnützlichen, in einer unkulturellen Richtung. Das Kind hat eben seine ganze Intelligenz darauf verwendet, Nebenwege, Abwege gangbar zu machen und sich in einer gesicherten Stellung gegen den Lehrer „feldmäßig" einzugraben. Man könnte paradox sagen: Es gehört Intelligenz dazu, seine Intelligenz nicht zu verraten. Der individualpsychologisch vorgehende Lehrer wird dem Kinde seine Deckung zerstören, wird ihm das Grundlose seines beherrschenden Minderwertigkeitsgefühles klar legen, wird das Arrangement entlarven und durch schonendes Training Lustquellen im Bereiche des sozial Nützlichen erschließen helfen. Dabei wird sich wieder wie von selbst die annäherungsweise Unbedeutsamkeit der angeborenen Begabung herausstellen. Gewiß ist es für die Geisteshaltung der Bevölkerung eines Landes nicht gleichgültig, ob der Boden, auf dem sie wohnt, Kohle enthält. Aber die menschliche Technik als Verkörperung des kompensierenden Intellektes hat längst weite Landstriche durch die Auswertung der Wasserkraft industriefähig gemacht. Das technische Problem der Unabhängigkeit von der Natur ist auch das unsere. In diesem Sinne läßt sich vielleicht ein gewagter Satz aussprechen: Der Mensch braucht keine Begabung mehr, sobald er intelligent ist. Unsere Aufgabe besteht nur darin, durch Training und Ermutigung die Intelligenz der Kinder sozial nützlichen Zwecken zuzuführen. In diesem Sinne wollen wir „Pädagogen" sein. Im Augenblicke, da der Erzieher diese wahrhaft menschenwürdige Perspektive errungen hat, versinkt hinter ihm „im wesenlosen Scheine" all das, was unser Führer Alfred Adler den „Begabungswahn" genannt hat.

Psychologie der Geschlechtsbeziehungen.

Von

Ruth Künkel-Berlin.

Je nachdem, ob das Problem der Geschlechtsbeziehungen vom medizinischen, soziologischen oder psychologischen Standpunkt her aufgerollt worden ist, haben sich die verschiedensten Ansichten über das „Wesen" des Mannes, das „Wesen" der Frau und das „Wesen" ihrer Beziehungen zueinander gezeigt. Gestützt auf ihre körperlichen Befunde, steht die medizinische Wissenschaft heute noch mehr oder weniger auf dem Standpunkte einer grundsätzlichen Verschiedenheit von Mann und Frau bezüglich ihrer physischen und psychischen Bedürfnisse und Erlebnisfähigkeiten und so nährt sie den Glauben, daß es Sache des Glückes oder des Schicksals sei, ob ein Mann und ein Weib, die sich vereinigen, zueinander „passen" oder nicht. Auch durch die soziologischen und psychologischen Untersuchungen liefen immer wieder die Beweise für die verschiedene Veranlagung der Geschlechter, bis im Jahre 1923 Dr. M. Vaerting in ihrem Buche: „Neubegründung der Psychologie von Mann und Weib" auf dem Wege soziologischer Beweisführung den Irrtum aufzeigte, in dem bisher die Geschlechterpsychologie darum befangen sein mußte, weil sie stets vom Manne und in einer Zeit der Vorherrschaft des männlichen Geschlechtes konzipiert worden ist. In diesem Buche wird der Nachweis erbracht, daß all das was heute als „typisch weibliche" Eigenschaften empfunden und gewertet wird, Ergebnis soziologischer Entwicklung, Ergebnis langwährender männlicher Vorherrschaft ist. Zu Zeiten des Matriarchats treten nämlich die gleichen Eigenschaften als typisch beim Manne hervor, die heute dem Weibe anhaften, während sie beim Weibe zu jener Zeit als in ihr Gegenteil verkehrt nachgewiesen werden können. Das wichtige Ergebnis des Vaertingschen Buches ist, den Beweis für die Relativität psychischer Geschlechtsdifferenzen erbracht und diese als Reaktionen auf psychische Druckverhältnisse (Herrschen und Beherrschtsein) hingestellt zu haben.

Denselben Weg, den hier die soziologische Forschung geht, hat in den letzten Jahrzehnten auch die Psychologie, vor allem die Individualpsychologie beschritten, indem sie es als ihre Aufgabe erkannte, den Menschen nicht isoliert, sondern im Zusammenhang, in Wechselwirkung mit der Umwelt und in seiner Entwicklung zu erfassen. Erwachsen aus der Gesamtmentalität einer Zeit, die dahin drängt, das Leben als eine Einheit, als ein sinnvoll funktionierendes Ganzes zu verstehen, hat sie die bisher in der Wissenschaft und vor allem in der Triebpsychologie übliche Partialbetrachtung, als unzureichend für das Verständnis lebendiger Vorgänge, fallen lassen und durch eine Ganzheitsbetrachtung ersetzt. Für sie steht im Mittelpunkt psychologischer Betrachtung immer der ganze Mensch — als einheitlicher Organismus — in seiner Beziehung zur Erde. Alle Funktionen des menschlichen Organismus dienen der Gestaltung dieser Beziehung und sind von der Einstellung der Gesamtpersönlichkeit abhängig, sind ihr organischer Ausdruck. Befindet sich ein Mensch auf der Flucht vor dem Leben, so wird das seinen beruflichen, sozialen und erotischen Aufgaben gegenüber zum Ausdruck kommen, wird sich in mangelhaften Organfunktionen verraten. Bejaht er hingegen die Aufgabe, seine Beziehung zur Erde jeden Augenblick als fruchtbaren Durchgangspunkt folgender Entwicklung zu gestalten, so wird seine Beziehungsfähigkeit zu Umwelt und Mitmensch sich stetig wachsend erweitern und der ganze Organismus immer tieferer Verschmelzung fähig werden.

Die Liebesfähigkeit eines Menschen ist also nicht abhängig von seinen Sexualtrieben, nicht abhängig von seinem Geschlecht, sondern nur abhängig von seiner Einstellung zum Leben, von seinem Gemeinschaftsgefühl, seinem Mut, kurz abhängig von der Vorbereitung, die er für seine Aufgaben empfangen hat. Diese Vorbereitung aber liegt in seiner frühesten Kindheit. In der Art und Weise, wie später der Erwachsene seine Beziehung zu den Mitmenschen und den Aufgaben des Erdendaseins gestaltet, sehen wir das späte Glied einer langen Entwicklungskette, das Ergebnis eines Training, das sich unter bestimmten Umwelteinflüssen von Kindheitstagen an langsam herausgebildet hat.

Betrachten wir so das Fühlen und Handeln des Menschen im Zusammenhang mit seiner Entwicklung, so springt uns plötzlich aus der Folge scheinbar willkürlicher Schicksale, die er durchlebt, das geschlossene Bild einer einheitlichen, unteilbaren, sinnvoll gerichteten Persönlichkeit entgegen. Wie Eisenfeilspäne um den magnetischen Pol geordnet sind, so die Lebensäußerungen des Individuums um seine leitende Idee. Wie das magnetische Feld nur vom Pol aus seine Struktur erfährt, so ist der Mensch als Ganzes und in seinen einzelnen Verhaltungsweisen von seiner leitenden Idee her zu verstehen. Der ganze psychophysische Organismus, alle Triebe und Dispositionen ordnen sich der heimlichen oder bewußten Zielsetzung des Individuums unter und letzten Endes ist das, was sich ausdrückt in der Spannung vom Ich zum Du, die Spannung Mensch—Erde, die auch in der Beziehung Zweier zueinander Gestalt gewinnt. Wie der Mensch ist, so liebt er.

Wollen wir also eindringen in die Psychologie der Geschlechtsbeziehungen, so müssen wir letztere als einen Ausdruck menschlicher Beziehungsfähigkeit zum Leben überhaupt verstehen, und die Wurzel nicht im Geschlecht, sondern in der allgemeinen Lebensbereitschaft des Menschen suchen.

Die Gestaltung der Geschlechtsbeziehungen — das geht aus dem Gesagten hervor — ist also nicht erst Aufgabe derer, die sie leben, sondern mindestens ebenso sehr derer, die Kinder und junge Menschen erziehen, ja ist überhaupt Aufgabe und nicht Zufall, nicht Ergebnis ererbter Anlagen, festliegender Charaktereigenschaften, oder Vorrecht eines Geschlechtes.

Die Stellung, die ein Mensch dem Leben und dem Mitmenschen gegenüber einnimmt, wird zunächst bestimmt durch das Familien- und Kulturmilieu, in dem er aufwächst, bestimmt durch die Urteile und Vorurteile, die ihn von klein auf umgeben, durch das Beispiel der vom Kind als Autorität empfundenen Erwachsenen, ihre kämpferische, egoistische, gemeinschaftswidrige, oder ihre versöhnliche, mitmenschliche, liebevolle Haltung. Abwehr, Kampf, Machtwille, zunächst Notwehr gegen einen überlegenen Druck, werden beim Kind schließlich zur ständigen Geste gegenüber dem Leben und machen die Existenz in der Gemeinschaft unerträglich. Die Ichbewahrung steht im Mittelpunkt des Interesses und schließt jede „Wirbildung" als Gefahr aus, zu gleicher Zeit aber jede Entwicklung, jede Erweiterung der Gemeinschaft zu einer Einheit höherer Ordnung. —

Die Gestaltung der Beziehung der Geschlechter zueinander ist aber abhängig von der Fähigkeit, das eigene Ich bis zur Umfassung des Du zu erweitern und sich seiner eigenen Grenzen mehr und mehr zu entledigen, ist also abhängig vom Mut, mit dem die Gesetzmäßigkeiten des Lebens anerkannt und im

Innersten beantwortet und bejaht werden. Die eindeutigste Forderung des Lebens ist immer wieder: die Einfügung in die Gemeinschaft der Mitmenschen und das Anerkennen der Aufgaben, die aus der sozialen Struktur der Gesellschaft jedem Einzelnen erwachsen. Auch das Problem der Geschlechtsbeziehungen gewinnt Gestalt und Sinn innerhalb der menschlichen Gemeinschaft entsprechend der jeweils herrschenden sozialen Struktur ihrer Zeit.

Die Individualpsychologie hat nachgewiesen, daß Leistungen, die als „genial" empfunden werden, meistens weniger auf „geniale Veranlagung", als auf eine gute, früh einsetzende Vorbereitung zurückzuführen sind. Ebenso ist die Gestaltung der Partnerschaft eine Aufgabe, die früher und guter Vorbereitung bedarf. Wie schon erwähnt, wächst sie hervor aus der Tatsache, daß jeder Mensch gezwungen ist, sich irgendwie zu den Mitmenschen, die ihn umgeben, in Beziehung zu setzen. Sie geht also zurück bis in das erste Jahr der Kindheit. Das Leben des Säuglings ist zunächst beschränkt auf den eigenen Organismus und dessen Funktionen. Aber langsam wächst der Aktionsradius über diesen engen Kreis hinaus und erfaßt auch das außersubjektive Leben, das Ding, und später auch den Menschen, das Du. Das Kind tritt in eine Wechselbeziehung zu den Personen, die es pflegen und die ihm wohl oder wehe tun, und seine Reaktionen richten sich danach, ob sie ihm wohl oder wehe tun, d. h. wenn die Erwachsenen dem kleinen Geschöpf bei seinen ersten Orientierungsversuchen in der Umwelt mit Macht und Verboten in den Weg treten, so hindern sie es in seiner Entwicklung zweifach: 1. dadurch, daß sie ihm den Mut zur Orientierung rauben und es in Unsicherheit und Unkenntnis gegenüber den Dingen und Sachzusammenhängen, um sich herum, belassen, 2. dadurch, daß sie es in die Kampf- und Abwehrhaltung den Menschen gegenüber hineinzwingen. Es tritt eine Verschalung, eine Verkapselung ein, die jedem Wachstum hindernd im Wege stehen muß. Dazu kommt, daß die Erwachsenen, die dem Kinde gegenüber ihre Macht und Überlegenheit geltend machen, in weniger offener oder kenntlicher Form das Gleiche den übrigen Mitmenschen um sich herum auch tun.

Das ganze Familienleben trägt dementsprechend das Gesicht des Kampfes und das Kind lernt nur auf den Kampf, nicht aber auf das Leben zu reagieren. Sein Dasein spielt sich ab zwischen Niederlagen und Siegen. Alle Kräfte sind eingespannt im Ringen um Geltung und Selbsterhaltung der Persönlichkeit, anstatt den sachlichen Aufgaben des Lebens und der aktiven Mitgestaltung an einer Gemeinschaft dienen zu können. Bei dem Zustandekommen dieser Kampfgeste ist es nicht so wichtig, ob ein tyrannischer Vater, oder eine überlegene Mutter, oder ein vorgezogener Bruder den Druck ausübt, als daß eben die ganze Atmosphäre eine kämpferische ist und daher nur ein kämpferisches Training zuläßt. Für die spätere Objektwahl ist allerdings die Rollenverteilung der Kämpfenden aus den Kindertagen von Wichtigkeit, und wir werden sehen, wie sie eine getreue (meistens vom Individuum nicht erkannte) Wiederspiegelung der Kindheitssituation enthält. Die stark überlegene Mutter wird die Tochter zu keinem selbständigen Schritt, nicht zur Entfaltung ihrer Kräfte kommen lassen, sondern sie in Unsicherheit gefangen halten und Minderwertigkeitsgefühle züchten, die zu krankhafter Passivität bei gesteigerter Geltungssucht führen. Der Weg zum Partner, zu einer fruchtbaren Gemeinschaft, ist damit sehr erschwert, wenn nicht gar völlig verlegt. Denn eine solche „Passivität aus Lähmung" ist das Gegenteil von Hingabefähigkeit, ist die ständige Forderung an die Aktivität des Anderen, der einen tragen, einem helfen, für einen leben soll, ist also Egoismus und nicht Liebe, ist Streik und nicht Werk. Wahre Hingabe aber ist ein positiver Akt, geboren aus dem Mut zur Gemeinschaft, zur Verantwortung, zur lebendigen Tat.

Dieselbe Mutter wird in dem Knaben eine wachsende Angst vor seiner männlichen Rolle gegenüber dem weiblichen Geschlecht erzeugen, indem sie täglich durch ihr eigenes Verhalten dessen unüberwindliche Kraft demonstriert. Wenn er dann später der Frau nicht völlig aus dem Wege geht, so wird er sich entweder den Partner so wählen, daß er selbst weiter der Passive, Gehorchende, Ausübende, nie aber der selber Mit-Verantwortliche sein darf, oder so, daß durch auffallende Schwäche und Unterlegenheit des Partners ohne Mühe sein Prestige gewahrt bleibt. In beiden Fällen ist seine Wahl mutlos und bleibt dem Leben gegenüber unfruchtbar, entbehrt der sachlichen Leistung, der Entwicklung.

Entsprechend bilden sich die Einstellungen heraus bei dem Vorbild einer schwachen, gedrückten Mutter, dem herrschsüchtigen, überlegenen, und dem schwächlichen, passiven Vater. — Im späteren Leben wird die Rolle weitergeführt, welche am ehesten den Schutz zu garantieren scheint vor der in der Kindheit als unüberwindlich empfundenen Gewalt männlicher oder weiblicher Autorität. Dieses kann sowohl durch Unterwerfung, als durch Steigerung der herrschsüchtigen Haltung geschehen und tritt uns in den vielseitigen Formen des männlichen Protestes entgegen. Das kleine Mädchen, welches erlebte, daß Vater oder Bruder Rechte und Freiheiten besaß, die sich auf Kosten ihrer und der Mutter entfalteten und die man ihr versagte, kommt innerlich zu der Überzeugung, daß man so leben muß wie ein Mann, damit es einem gut geht. Sie wird ihre Rolle weitgehend verleugnen und eben weil sie kein Mann ist, so leben als ob sie einer wäre und all das betonen und übertreiben, was ihr männlich erscheint. — Sehr oft schlägt diese Linie beim Eintreten der Menstruation — also in der Pubertätszeit — in ihr Gegenteil um. Das Weibsein läßt sich nicht mehr leugnen; man muß auf viele männliche Gewohnheiten verzichten. Und so versucht man nun durch Übertreibung der weiblichen Haltung den Mann zu beherrschen in dem Maße, in dem man ihn bis dahin zu übertreffen bemüht war. Der männliche Protest ist das treibende Moment auch in der Haltung der unterwürfigen Frau.

Das kindliche Training wird dadurch befestigt und unterstützt, daß das Verhalten der Eltern meistens gerechtfertigt erscheint durch ihre Weltanschauung, die sich in Wort und Tat äußert und dem Kind ein subjektiv gefärbtes, ihrer eigenen Mutlosigkeit entsprechendes Weltbild vermittelt. Diese persönliche Weltanschauung ist immer eng verstrickt mit den traditionellen Urteilen und Vorurteilen der herrschenden Gesellschaftsordnung, mit festverankerten Wertungen, die sich der lebendigen Fortentwicklung des Einzelnen und der Gesamtheit oft hemmend entgegenstellen. So trägt heute, in der männlich orientierten, kapitalistisch eingestellten Kultur, der Protest der Mutlosen gegen das Leben durchaus die Formen des Kampfes verschieden gewerteter Geschlechter, wobei Überlegenheit und Unterlegenheit in gleicher Weise als Flucht vor dem Leben, Flucht vor den Aufgaben, ausgenutzt wird.

So wie das verzärtelte, bevorzugte, als „begabt" gestempelte Kind durch überspannte Erwartung, unorganische und mangelhafte Vorbereitung, dem Leben gegenüber genau so gefährdet ist wie das gedrückte, geprügelte, von dem man wenig oder nichts erwartet, so ist das höher gewertete Geschlecht der Männer in unserer Kultur der Neurose ebenso ausgeliefert, wie das der Frauen. Die Konflikte in den Geschlechtsbeziehungen zeigen uns immer wieder die Neurose zu Zweien, ja zeigen uns auch da, daß Neurosen überhaupt nur zu Zweien möglich sind. Wäre einer der beiden Partner unneurotisch, würde er auf den angebotenen Kampf nicht eingehen, so müßte sich die feindliche Haltung des Anderen als sinnlos erweisen und sich erübrigen. — Es entspricht also nicht den Tatsachen, daß in Zeiten der Vorherrschaft des Mannes die Frauen, als die Bedrückten, auch die alleinigen Träger der Neurose sind, einer Neurose, die den männlichen Protest zum Inhalt hat, sondern es ist vielmehr so, daß zu Zeiten der Überwertung eines Geschlechtes die Angst vor dem Leben die F o r m des Kampfes Überlegener gegen Unterlegene, Unterlegener gegen Überlegene annimmt. — Während sich so die F o r m e n der Abwehr gegen das Leben aus der Struktur der gültigen Gesellschaftsordnung herleiten lassen, so ist ihr I n h a l t niemals von außen, niemals z e i t l i c h bedingt, sondern gegeben durch das Spannungsverhältnis Mensch—Erde. Durch mutige Reifung kann dieses in ein harmonisch fortlaufendes Frage—Antwortverhältnis, aber durch frühzeitige Störung der sachlichen Beziehungsfähigkeit in einen dauernden Kampf um die Selbsterhaltung gewandelt werden. Für die heutige Menschheit trägt das Leben das Doppelgesicht von Natur und Kultur, das im Individuum bei jeder einzelnen Aufgabe, die ihm entgegentritt, zur Einheit verschmolzen werden muß. Entwicklung ist eigentlich nichts anderes, als dieser langsame Prozeß der Verschmelzung natürlicher Gegebenheiten, mit den Ergebnissen fortschreitender kultureller Differenzierung. In der Beziehung der Geschlechter zueinander, als einer Körper-, Seelen- und Kulturgemeinschaft, läßt sich dieses als Aufgabe besonders deutlich nachweisen, aber nirgends so sehr wie da zeigt sich, wie sehr die Menschen in den Kampf um ihre Macht und Icherhaltung verstrickt sind, anstatt sich der Aufgabe als solcher hinzugeben.

Eine Wurzel für diesen Kampf, ja wohl die wesentliche, sahen wir in der schlechten Vorbereitung durch das mangelhafte Gemeinschaftsgefühl der Erziehenden und deren unsachliche Einstellung zum Mitmenschen gegeben. Ist dadurch das Vertrauen zu der Umgebung im Kind, im jungen Menschen zerstört worden, so kann ihm keine noch so freizügige Aufklärung in Bezug auf die Geschlechtsvorgänge an Sicherheit und Mut ersetzen, was enttäuschende Erfahrung ihm geraubt hat. Die sexuelle Aufklärung ist also nur insofern wichtig für die Vorbereitung auf das spätere Geschlechtsleben, als sie — im richtigen oder falschen Augenblick, in sachlicher oder verzerrter Form erteilt — sich organisch in den Orientierungs- und Einordnungsprozeß des jungen Menschen einfügt und sein Vertrauen, seine Klarheit stärkt oder ihn erschüttert und verwirrt. Aufgepfropft auf eine falsche Wertung der eigenen Geschlechtsrolle, kann auch die beste sexuelle Aufklärung durchaus die Fluchtrichtung fördern und der späteren Beziehung zum Partner störend im Wege stehen. Das Wissen um die geschlechtlichen Vorgänge a l l e i n genügt also ebensowenig zur positiven Gestaltung der Beziehungen, wie das bloße V o r h a n d e n s e i n eines Sexualtriebes. Erst von der Einstellung des Individuums zum Mitmenschen hängt es ab, was es damit anfängt. Aus der Art wie der Mensch seine Beziehung zur Anderheit gestaltet, können wir wiederum Schlüsse ziehen auf seine allgemeine Einstellung zum Leben.

Es gibt keine Zufälle im Leben des Menschen. Es ist als ob alle seine Schicksale innerlich verbunden wären durch die mehr oder weniger deutlich sichtbaren Fäden eines einheitlichen Lebensplanes. Gehen wir der Objektwahl der Menschen nach, so stoßen wir auf eine Gesetzmäßigkeit, die sich vom Ziel her, das der Mensch verfolgt, lückenlos vor uns aufrollt. Wir sahen z. B. schon, daß wir alle entsprechend unserer Kindheitssituation, entsprechend der Rolle die die Eltern für uns gespielt haben, mit bestimmten Postulaten, Erwartungen und Bereitschaften in das Leben hineingehen, dem Partner entgegen. Das Ziel bei der Wahl ist in jedem Fall, das Selbstgefühl zu heben und keinen zu großen Belastungen auszusetzen. Man würde eine Liebeswahl wohl dann für „gesund" ansprechen können, wenn ein gleichgestimmtes, mutiges Verhalten dem Leben gegenüber bei den Partnern vorherrscht. Je weniger das Ziel des

Einzelnen auf Selbsterhöhung und Unterdrückung des Nächsten, je mehr es auf eine gemeinsame Lösung der Aufgaben des Lebens eingestellt ist, um so reibungsloser wird die Verschmelzung zweier Lebenspläne zu einer Schicksalsgemeinschaft innerhalb der Wirklichkeit gelingen. —

In unserer heutigen Kultur ist die Form der Liebeserfüllung, die am wenigsten auf Kosten Anderer vor sich geht und im weitesten Maße den Forderungen der Wirklichkeit und der Gemeinschaft gerecht wird, die monogame Ehe.

Zu ihr gehört mehr Mut als zu jeder anderen Liebesbeziehung, weil sie eine Aufgabe ist, der keine Grenzen gesetzt sind, eine Aufgabe, die dauernd wächst mit der Entwicklung der Menschen, die sie leben. Wir können die Ehe, die monogame Geschlechtsbeziehung, wie sie heute in Erscheinung tritt, nicht losgelöst von der gesellschaftlichen Struktur ihrer Zeit, aber nicht nur aus ihrer Zeit heraus, begreifen. Trotzdem auch in ihr der Kampf der Geschlechter um die Vormachtstellung in Leben und Staat oft mehr zum Ausdruck kommt, als die Liebe, so manifestiert sich in ihr — heute wie von jeher —, ewig menschliches Suchen und Sehnen nach der Gestaltung der Einheit, die allein imstande ist — schöpferisch über das Einzel-Ich hinauswachsend — in der Erfüllung des Dienstes an der Gemeinschaft den Schwerpunkt des Lebens zu finden. — Die Gesellschaftsordnung kann diesen Prozeß der Verschmelzung — der ja nicht nur Verschmelzung der Leiber sondern der Seelen und des Geistes, der Lebensinteressen und Aufgabenkreise bedeutet — zwar erschweren, indem sie durch festgelegte Wertungen den Geschlechtern für die Begegnung einen gleichen Start unmöglich macht, aber sie kann das Streben nach Verschmelzung als solches nicht auslöschen, nicht überflüssig machen, nicht ersetzen. Sie trägt höchstens dazu bei, es als eine schwierige Aufgabe kenntlich zu machen, eine Aufgabe, deren Sinn in der Überwindung der eigenmächtigen Tendenzen zur Vormachtstellung einer der Geschlechter liegt. In der gleichwertigen Gegenüberstellung zweier Menschen und in ihrem gleichwertigen Verknüpftsein mit dem Produktionsprozeß, mit dem Werdegang der Kultur, ist erst die wahre Basis zur Schaffung innerer Gemeinsamkeit — auch der von Mann und Frau — gegeben. Sobald die Ehe als eine Privatangelegenheit aufgefaßt wird, die, abseits vom Produktionsprozeß, ein isoliertes Bündnis zwischen Zweien darstellt, ist ihre Entwicklung gefährdet, ihr Aufgabenkreis unheilvoll beschränkt. Das zeigt sich später an den Kindern. Wie sollen aus einer solchen Gemeinschaft, die den Anschluß an die wichtigsten gesellschaftlichen Notwendigkeiten nicht gefunden hat, die sich nährt aus einer Eigengesetzlichkeit, welche sich nicht immer deckt mit den Forderungen der Außenwelt, Menschen hervorgehen, die gut vorbereitet sind auf die sachlichen Aufgaben des Lebens? So lebt z. B. die „zu glückliche" Ehe, die Genüge findet in der gegenseitigen Beglückung und sich auf diese beschränkt, an einer ihrer wesentlichen Aufgaben vorbei: Kinder auf die Gesetzmäßigkeiten des Daseins aufmerksam zu machen, sie zu verselbständigen, zu lösen von den Eltern, und zu öffnen für die Forderungen, die das Leben in sich birgt. — Wir sehen also: mit der Ehe allein ist es noch nicht getan. Ihr Vorhandensein bürgt noch nicht für den Lebensmut der Beteiligten. Erst wenn wir sehen, wie sie sich einfügt in den größeren Lebenszusammenhang, können wir uns ein Urteil darüber erlauben, ob sie sich erfüllt oder an ihren wesentlichen Aufgaben vorbeigeht.

Auch innerhalb der Ehe haben die Menschen vielfache Schleichwege gefunden, um hinter dem Schein einer Gemeinschaft der ernsten Verantwortung, die diese immer in sich trägt, auszuweichen und ihre Angst vor der Hingabe zu rationalisieren. Die Wurzel dieser Angst ist in jedem Fall ein tiefes Minderwertigkeitsgefühl, das eine Distanz zum Partner notwendig macht, um seiner vermeintlichen Überlegenheit nicht zum Opfer zu fallen. Die Impotenz des Mannes und die

Frigidität der Frau, die erotische Unersättlichkeit des einen oder des anderen,
die Flucht in die Nervosität, in überspannte Arbeit, tatenlosen Pessimismus,
erkennen wir als Distanzierungs- und Entwertungsversuche gegenüber dem
Partner. Je schwächer man sich selber fühlt, um so notwendiger ist es, diesen
in den Dienst zu stellen, ohne zu Gegendiensten verpflichtet zu sein. Derselbe
Grad von Aggression und Mutlosigkeit, der sich in der Liebeswahl verrät, wenn
der Starke den Schwachen sucht, um ihn zu beherrschen, der Schwache den
Starken, um durch die Verbindung mit ihm „oben" zu sein, zeigt sich auch in
den vielfältigen Arrangements der Erotik innerhalb und außerhalb der Ehe.
Man kann wohl sagen, daß die Aufgabe der Ehe in dem Maße noch ungelöst
ist, als das Problem der Erotik wie ein Sonderproblem innerhalb dieser Gemeinschaft empfunden und als solches herausgestellt wird. Überall da, wo die Erotik
um ihrer selbst willen in den Mittelpunkt des Lebens tritt, handelt es sich um
mutlose Menschen, die diese als Argument benutzen, um ihr Versagen auf den
übrigen Gebieten des Lebens (z. B. im Beruf) zu motivieren, zu beschönigen
und auszugleichen. Hat man sich einmal zum Sklaven des Aberglaubens gemacht, daß die Sexualität ein angeborener Trieb sei, der rücksichtslos vom Menschen seinen Tribut fordert, so hat man nicht nur sich und seine menschliche
Freiheit, sondern auch die Möglichkeit einer schaffenden Gemeinschaft einem
Phantom zum Opfer gebracht. Unter Berufung auf ihre erotischen „Bedürfnisse" und „Begabungen" gelingt es den Menschen, ihre Forderungen dem
Partner gegenüber bis ins Unermeßliche und Unerfüllbare zu steigern, ihn ständig
in den Dienst zu zwingen, um ihm am Ende doch seine Unzulänglichkeit nachzuweisen. Die Entwertungstendenz tritt deutlich zutage. Sie ist immer die
Reaktion auf eine Niederlage an einer anderen Stelle des „Lebenskampfes",
dem man sich nicht gewachsen fühlt. Beiden Partnern raubt sie das Glücks-
erlebnis, der Gemeinschaft ihren Sinn, weil sie sich in die Sackgasse des Machtkampfes verstrickt und von der normalen Entwicklung in der Richtung auf
das Leben zu abweicht. Dieselbe Entwertungstendenz — geboren aus der
Angst vor der Überlegenheit des Partners — die sich in der Steigerung der erotischen Ansprüche kundgibt, steckt auch in dem Verhalten eines Menschen,
dem ein Partner zur Erfüllung seines Lebensglückes nicht zu genügen scheint.
Z. B. des Mannes der seine Zuneigung aufteilt zwischen „Madonna" und „Dirne",
der Frau, die des „Königs" und des „Pagen" bedarf. Die größere „Bedürftigkeit" dieser Menschen entpuppt sich bald als ihr Mangel an Mut, Furcht vor der
Hingabe, der Preisgabe ihres „Ich". Die als überlegen empfundene Frau, die
„Madonna" wird auf ein Piedestal gehoben und angebetet und somit ausgeschaltet von der Mitarbeit an der wirksamen Gestaltung einer Gemeinschaft
innerhalb der Wirklichkeit. Die Erhebung auf den Madonnenthron bedeutet
nichts weiter, als das „Kaltstellen", das „Ungefährlich-Machen" eines gefürchteten Gegners, den man durch Anbetung an sich fesseln muß, weil man von
seinem Glanze lebt. Die Gemeinschaft mit der Madonna ist bar aller Verantwortung, bar wirklicher Liebe, was sich am deutlichsten darin äußert, daß
man oft die Frau, zu der die erotischen Beziehungen leichter möglich sind,
gegen sie ausspielt, ja womöglich noch von ihr verlangt, daß sie unberührt
davon bleiben soll. Diese anderen Frauen sind regelmäßig der entgegengesetzte
Typ, wenn nicht sozial minderwertig, so doch offensichtlich schwach, haltlos,
hilfsbedürftig; für den Mann eine Garantie seiner überlegenen Kraft. Die eine
„liebt er mit der Seele" und die andere „mit dem Körper", aber beide nur halb,
weil er sich fürchtet, eine ganz zu lieben. Seine „Bedürftigkeit", sein gesteigerter
Anspruch ist mangelnde Liebesfähigkeit. — Ebenso verhält es sich mit der
Frau, die vom bewunderten „König" Glanz und Würde, vom „Pagen" Demut
und Liebesglut entlehnt und beide zu Dienern ihrer Herrschsucht macht. Mit

dem einen kommt die körperliche Verschmelzung, mit dem anderen die geistige nicht zustande. Der eine ist zu groß und sie fürchtet ihn zu sehr, der andere zu klein und sie achtet ihn zu wenig. Für alle drei bleibt die Erfüllung aus.

Aber die erotische Beglückung allein ist noch kein Kriterium für die gute Lösung der Eheaufgabe; diese kann durchaus verbunden sein mit menschlicher Knechtung und Tyrannis, die die Partner nicht zur Entfaltung ihrer Persönlichkeit kommen läßt. So gibt es Frauen, die mit Hilfe gesteigerter Hörigkeit jeden Schritt des Gatten bewachen und ihrer Eifersucht den Schein der Liebe verleihen, Männer, die durch die Ausschließlichkeit, mit der sie von der Frau Besitz ergreifen, eine weitgehende Absperrung von der Umwelt erzwingen. Aus beiden Verhaltungsweisen springt als wesentlich die Unsicherheit und der mangelnde Glaube gegenüber der Liebesgemeinschaft heraus, die — wenn sie wirklich bestünde — keiner Sicherung bedürfte. Die Erotik ist hier nicht Ausdruck der Liebe, sondern ein Zwangsmittel, welches die fehlende Liebe ersetzen soll. Oft bedürfen Menschen, die sich in ihrer Liebe von der Umwelt absondern, einer gegenseitigen Bestätigung und Steigerung des Selbstgefühls, die ihnen die Umwelt bisher versagte. Es handelt sich dabei immer um zwei Mutlose, die sich von dem Leben zurückziehen, um fiktive Siege in der Zweisamkeit zu erringen. Derartige Versuche, sich an der Wirklichkeit vorbeizuflüchten, sind aber von innen her zum Scheitern verdammt. Kein Mensch — auch nicht der bestgesicherte — entgeht der Tatsache, daß er eingespannt ist in einen übergeordneten Lebenszusammenhang, aus dem ihm die Aufgaben des Daseins erwachsen, die immer Aufgaben der Mitmenschlichkeit sind, denn jeder Mensch ist ein Teil des Organismus Menschheit und von Geburt an Mitmensch. Sozialökonomisch, politisch und erotisch ist er auf die Gemeinschaft und gegenseitige Hilfsbereitschaft angewiesen. Er kann sich blind machen dagegen, er kann diesen Zusammenhang verleugnen, aber er kann den Folgen nicht entgehen, die immer dann entstehen, wenn ein Teil des Ganzen sich gegen das Ganze auflehnt: ausgestoßen zu werden und abseits des fruchtbaren Weges der Entwicklung sinnlos verkümmern zu müssen. Durch die Isolierung versucht man der Korrektur seitens der Wirklichkeit zu entgehen. Die Gesetze der Wirklichkeit aber dringen ein selbst in den engsten Kreis. Die erotische Beglückung, die sich nicht schöpferisch auswirken kann in der Bejahung des irdischen Lebens und daher nicht zur Entwicklung führt, hört auf Beglückung zu sein. Sie zeigt sich bald als das was sie ist: ein schaler Kampf um Geltung und unumschränkte Anerkennung unter Umgehung der verantwortungsvollen Leistung. Wir haben die „Strindberg-Ehe" vor uns, Partner, die sich gegenseitig zu Tode quälen, ohne sich voneinander lösen zu können, weil die Loslösung für sie bedeuten würde, die Aufgaben des Lebens auf sich zu nehmen unter Verzicht auf die Herrscherrolle.

Durch Berufung auf ihre ehemalige Verliebtheit, die sie als „Schicksal" empfanden, welches sie einstmals zusammen führte, suchen sie ihr Festhalten aneinander zu motivieren. Betrachtet man dieses Schicksal aber genauer, so sieht man, daß es ein leerer Begriff ist, der erst durch die Tendenz des Individuums mit Sinn erfüllt wird. Es zeigt sich bei individualpsychologischer Untersuchung nämlich, daß sich immer jene auf das Schicksal berufen, die nicht gewillt sind, die aus ihrer Verbindung entstandenen Konflikte als Fehler der eigenen Haltung zu erkennen und ihre Korrektur auf sich zu nehmen. Alles was dem gesunden Menschen vom Leben her als beglückende Aufgabe entgegenkommt, wird von den Lebensflüchtigen in fatalistischer Weise als „Fügung überirdischer Mächte" angesehen und so gelingt es nicht nur, die Verantwortung von der eigenen Person abzuschieben, sondern auch mit der Geste demütiger Unterwerfung die Märtyrerkrone des Dulders zu erringen und zu tragen. Die

Fiktion, daß es in diesem Sinne ein außermenschliches Schicksal gibt, entsteht so aus dem Zusammenwirken von Macht- und Fluchttendenzen.

Auch das „Verliebtsein" ist für den Individualpsychologen an sich kein stichhaltiges Motiv, um eine dauernde Lebensgemeinschaft darauf aufzubauen. Der Sinn des Verliebtseins enthüllt sich ihm erst dann, wenn das Ziel der Gesamtpersönlichkeit als ein dem Leben zu- oder abgewandtes erkannt wurde, und dieses erhellt erst aus dem Allgemeinverhalten dem Geliebten und dem Leben gegenüber. Die Verliebtheit kann im Verhältnis zweier Menschen, die eine Gemeinschaft miteinander eingehen, zu Zeiten eine Rolle spielen, ja eine Ausdrucksform des gegenseitigen Zugeneigtseins sein. Dann bedeutet sie die 100%ige Bejahung des Partners, den man liebt mit allen seinen Fehlern ohne diese als „störende Fakta" zu erleben, aber auch ohne diese leugnen zu wollen. Sie kann aber auch blinde Überschätzung des Sexualpartners sein, dessen Fehler man nicht sehen darf, weil sie Aufgaben bedeuten würden, denen man sich nicht gewachsen fühlt. Nur in letzterem Falle handelt es sich um neurotische Verliebtheit, die in sich zusammenbrechen muß, sobald die Wirklichkeit mit ernstlichen Forderungen naht. — Die bürgerliche Komödie der „Flitterwochen" liefert ein illustratives Beispiel dafür, wie wenig die Menschen heute noch Liebe im Zusammenhang mit der Wirklichkeit und dem Alltag denken können. Sie glauben, gesonderte Bedingungen schaffen zu müssen, um ihre Entfaltung zu fördern. Zugunsten eines recht oberflächlichen Liebesspieles, zu dem die Partner für die Dauer einer Hochzeitsreise sich verpflichtet fühlen, wird dann bei der plötzlichen Rückkehr in den Alltag der Übergang zu einer ernsthaften Liebesgemeinschaft eher erschwert als begünstigt. Die Wirklichkeit wird als eine drückende Belastung empfunden, auf die man nicht vorbereitet war. Darum versuchen ineinander Verliebte auch sonst so häufig ihren Zustand möglichst lange auszudehnen, indem sie die Anknüpfung an die Realität hinauszögern oder vermeiden und ihre Liebesgemeinschaft in einem idealen Traumland, das weitab vom Leben liegt, ad infinitum weiterführen. Die Verliebtheit ist hier nicht organische Stufe der Annäherung zweier Liebender, nicht der Ausdruck eines immer wieder neuen Sichfindens im Rhythmus der Liebesgemeinschaft, sondern ist zum Selbstzweck erhoben, um aller ernsten Verantwortung auszuweichen.

Betrachtet man die Dinge in diesem Zusammenhang, so können die Enttäuschungen, die aus der Lebensverbindung zweier so eingestellter Menschen erwachsen, nicht mehr als Schicksal erscheinen, das von ungefähr über die Liebenden hereinbricht. Wenn es den Partnern in der Auseinandersetzung mit der Wirklichkeit auf die Dauer nicht gelingt, dem Idealbild des neurotischen Gegenspielers gerecht zu werden, und der Mantel der Verliebtheit fällt, so zeigt es sich, daß man gar nicht dem Partner, sondern einem im „Ich" begründeten fiktiven Bild desselben zugewandt war. Man glaubt von ihm enttäuscht zu sein, während in Wahrheit die Einstellung zu ihm auf einer Selbsttäuschung beruhte.

Aber das Leben — vor allem das Liebesleben der Menschen — ist voller Selbsttäuschungen, die darum oft so schwer zu entlarven sind, weil sie heute noch zum allgemein anerkannten „positiven" Besitz bürgerlichen Geisteslebens gehören. Nehmen wir z. B. die Eifersucht, die meistens für einen ganz „natürlichen" Ausdruck der Liebe gehalten wird. Alice Rühle-Gerstel (72) hat in einem Aufsatz „Über die Eifersucht als weibliche Sicherung", in sehr treffender Weise vom individualpsychologischen Standpunkt aus Stellung zu diesem Problem genommen und wir können uns ihren Ausführungen vollkommen anschließen. Sie weist nach, daß die Eifersucht „keine Grundkategorie der menschlichen Seele ist", sondern ein Symptom des Gesamtlebensplanes, welcher auf Selbstsicherung und Alleinherrschaft abgestimmt ist. Die Eifersucht hat immer den Sinn, das Liebesobjekt zu beherrschen, zu bewachen, mit sich zu beschäftigen und das eigene „Ich" in den Vordergrund des Lebens zu drängen, ist also Ausdruck der Unsicherheit und nicht der Liebe und immer Zeichen für eine machtkämpferische, unsachliche Einstellung auf das Leben. Das Selbstgefühl muß in dem Maße gehoben werden, als es dem Menschen an wahrer Liebesfähigkeit und an Vertrauen zu sich selbst gebricht. Alice Rühle-Gerstel schreibt: „Wir werden die Äußerungsarten der Eifersucht als wohlausgedachte Sicherungen zum Ziele der Alleinherrschaft verstehen und auf ihre Tauglichkeit hin untersuchen müssen. Da ist zuerst die tyrannische Eifersucht; es ist dem Manne nicht erlaubt, mit anderen Frauen zu sprechen, allein auszugehen usw. Da gibt es immerfort Szenen, Katastrophen, Lärm und Toben. Die Drohung mit Selbstmord, Mord oder Auf- und Davonlaufen ist nicht selten. Ohne Mühe reihen wir diesen Typ unter die Neurotiker mit „direkt aggressivem" Verhalten, wie Adler sie geschildert hat. Dann ist da die weinerliche, märtyrerhaft duldende Art der Eifersucht, bei der es verweinte Augen, zusammengebissene Zähne schlechte Laune oder auch Krankheit, Ängstlichkeit, Furcht vor dem Alleinsein, Klagen, daß man alt werde, daß man nicht mehr reizvoll sei usw., gibt. Diese Art fällt fast ebenso deutlich unter die „direkte Aggression". Das sind die zwei Komponenten der nach außen gewendeten Eifersucht (als Grenzfälle; meist treten sie gemischt auf). Man könnte sie die pseudo-sadistische Eifersucht nennen. Es gibt aber auch eine pseudo-masochistische Art, die darin besteht, daß man eifersüchtig ist, indem man (betont) nicht eifersüchtig ist. Für die Frau, die dies empfindet, ist es fast schlimmer. Denn zur Qual über das wirkliche oder vermeintliche Vernachlässigtwerden gesellt sich die Qual darüber, daß man eifersüchtig ist und es nicht äußern darf. Da ist nichts von direkter oder indirekter Tyrannei zu spüren, da werden im Gegenteil alle Freiheiten gewährt, bis zu der Freiheit, mit Wissen der eigenen zu fremden Frauen zu gehen, alle Freiheiten, nur die eine nicht: sich die Freiheiten selbst zu nehmen! Hier erkennt man die Toleranz als eine ins Heroische oder heroisch sein sollende umgelogene Eifersucht.' Die Absicht ist auch hier die gleiche: Alleinherrschaft über den „eigenen" Mann, der einem ja „gehört". Meist tritt diese Verhaltungsweise dort auf, wo die direkte oder indirekte Aggression zum Verlust des Objekts zu führen droht; auch manchmal dort, wo feinempfindendes Selbstgefühl die sadistische Eifersucht als Selbstgefühlsverlust empfände. Aber die gewährte Freiheit dient wieder als Fessel. Ja, in der Tat, sie kann in raffinierter Weise Schuldgefühle beim Manne wecken, dem es so nahegelegt wird, einen Mißbrauch damit zu treiben! Ein Mann mit Schuldgefühlen aber ist weit eher der Unterlegene, als ein Mann mit bloßer Schuld. Und auf Unterlegenheit und Überlegenheit kommt es letzten Endes auch hier an".

Jede kämpferische Geste führt aber zur Aufrechterhaltung einer Distanz zwischen den Liebenden, die es niemals möglich macht, eine wirkliche Verschmelzung zu erleben. Das bewußte Ziel der Eifersüchtigen, den Geliebten ganz für sich zu erwerben, ist also nur Schein; in Wahrheit hält er ihn sich durch die Eifersucht dauernd fern, denn nur auf der Basis wahren Vertrauens und in dem Bewußtsein menschlicher Gleichberechtigung und Gleichwertigkeit können Menschen sich liebend vereinigen. Beiderseitige innere Freiheit, aber nicht Unterordnung und Herrschaft, führen zu der lebendigen Gestaltung der Liebesbeziehungen.

Die Eifersucht als Symptom ist nicht aus der Welt zu schaffen, man kann sie sich nicht „abgewöhnen", aber sie wird einmal — wenn die Einstellung der Geschlechter zu einander aus vorurteilsfreier Liebe erwächst — als Problem nicht mehr vorhanden sein. Wir finden hier und da Menschen, die Ernst machen mit der Neugestaltung ihrer Lebenseinstellung. Es sind nicht jene, welche alle

Formen zertrümmern und sich gegenseitig seichte Freiheiten gewähren, sondern die ernsthaften Sucher, die immer neu die Liebesgestaltung als eine Aufgabe erkennen und zu lösen versuchen. Auch ihnen kann es auf diesem Wege begegnen, daß der Liebespartner sich nicht im gleichen Maße wie sie für die Zusammengehörigkeit einzusetzen vermag und sie werden auch mit einem natürlichen Schmerz auf sein Versagen, welches sich in „Untreue" äußern kann, reagieren. Dieser Schmerz würde erst zur Eifersucht, wenn er sich als Mittel des Kampfes gegen den Partner richten würde. Er hat aber so lange mit Eifersucht nichts zu tun, als er vom Menschen fruchtbar verarbeitet wird im Sinne einer Erweiterung und Verstärkung seiner Liebesbereitschaft.

Man begegnet oft der Ansicht, die Erotik sei der „Speziallebensinhalt" der Frauen, ihrer Psyche wesenhafter zugeordnet als der des Mannes. Aus dem bisher Gesagten aber geht hervor, daß ein Mensch immer soviel Erotik hat wie er braucht, und das trifft für die Männer ebenso zu wie für die Frauen. Die Sexualität ist kein angeborener Trieb, sondern eine Bereitschaft, die organisch in den Lebensplan des Menschen verflochten ist und — je nach Einstellung und Ziel des Individuums — im Sinne der Gemeinschaft oder gegen die Gemeinschaft ausgestaltet werden kann. Daß für viele Frauen die Erotik ein zentraleres Lebensproblem zu sein scheint als für den Mann, sagt über die Psyche der Frau an sich gar nichts aus, um so mehr aber über ihre Stellung in unserer heutigen Gesellschaft, die wiederum das Ergebnis jahrhundertelanger kultureller Entwicklung, also durchaus nicht „naturgegeben" ist. Wir kommen hier wieder auf die Tatsache zurück, daß im Laufe dieser Entwicklung die Familie als lebendiger Faktor mehr und mehr aus dem Produktionsprozeß ausschied und nur noch durch den arbeitenden Mann lose mit diesem verknüpft blieb. Damit verlor sie ihre organische Funktion im Staate und wurde eine reine Privatangelegenheit. Die Frau und Mutter, als Kernpunkt der Familie, traf das gleiche Schicksal. Sie hatte nicht mehr direkt Anteil am objektiven Tun des Mannes und der Gesellschaft, war vom Beruf, von der Arbeit in der Gemeinschaft ausgeschlossen. Die Pflichten der Mutterschaft, die Sorge für die Kinder, die mehr und mehr ihr allein oblag, bestärkte diese Entwicklung. So beschränkt auf einen kleinen Kreis, in ihrer Entfaltungsmöglichkeit mehr oder weniger abhängig von der Großzügigkeit des Mannes, mußte die Frau sich ein Gebiet suchen, auf dem sie wirksam die Konkurrenz mit dem Manne um ihre Stellung und Anerkennung im Leben aufnehmen konnte. Es blieb ihr dazu in erster Linie die Erotik offen. Je mutloser sie war, je weniger bereit, in Überwindung der tatsächlichen Widerstände dennoch bis zur sachlichen Tat vorzudringen, desto ausschließlicher flüchtete sie sich auf dieses Gebiet. Die Mutlosigkeit, die darin liegt, ist unschwer nachzuweisen. Es ist der Versuch auf dem Boden des geringsten Widerstandes, nämlich gegenseitiger Bedürftigkeit, eine Verbundenheit herzustellen, die durch gemeinsame Leistung nicht mehr zustande zu kommen droht.

Eine Gesellschaftsordnung, die den Mann höher wertet als die Frau, trägt selbstverständlich ihre männlichen Privilegien auch in die Gestaltung der sexuellen Beziehung der Geschlechter zueinander hinein, was sich darin ausdrückt, daß die Frau immer mehr zum Objekt, zur Sache, zum Mittel der Geschlechtslust des Mannes herabsinkt. Und aus diesem Zusammenhang heraus ist die überwertige Rolle der Erotik — sei es, daß sie diese ablehnen, oder übermäßig betonen — für viele Frauen zu erklären. In ihrer Einstellung zur Erotik finden wir den Maßstab ihres Mutes, gerade so wie beim Manne. Je mehr dieser in der objektiven Arbeit, im Gemeinschaftsleben, versagt, um so wichtiger pflegt die Rolle der Erotik für ihn zu werden. Um sein Prestige zu retten, wird er „Liebender von Beruf", „Erlöser der Frauen", oder „Don Juan" und nährt sich von dem Glauben an die Heiligkeit und Unersättlichkeit seines Sexualtriebes, der ihn zum „Berufenen" macht, der Liebe zu dienen und der Verantwortung geschickt aus dem Wege zu gehen. — So sehen wir, daß auf dem Boden überwerteter und gesteigerter Erotik immer die Mutlosen beiderlei Geschlechts sich begegnen.

Erscheinungen wie die Prostitution sind nur zu verstehen aus der Mutlosigkeit der an ihr Beteiligten und „der Struktur einer Gesellschaftsordnung, die sich als Ziel schlechthin die Bedürfnisbefriedigung des Mannes gesetzt hat." (Adler, Die individuelle Psychologie der Prostitution [7]). Nur wenn wir sie im Zusammenhang ihrer Zeit und als ein Problem der Beziehung beider Geschlechter betrachten, können wir dieser Erscheinung gerecht werden. Sie ist ebensowenig ein Problem der Prostituierten allein, wie die Ehe nicht ein Problem des Mannes oder der Frau allein, sondern ein Problem der Beziehung beider zueinander ist. Solange man die Prostitution aus der unersättlichen Sinnlichkeit der Dirne, aus der Steigerung ihrer weiblichen Bedürftigkeit bis zum hemmungslosen „Hingabezwang" zu erklären versuchte, sah man an der wesentlichen Tatsache vorüber, daß für die Dirne der Körper seinen Selbstzweck verloren hat und nur zum Mittel des Gelderwerbes geworden ist. Sie versachlicht ihren Körper bis zur völligen Organ-Stumpfheit und überbietet dadurch die gefürchtete sachliche Überlegenheit des Mannes. Aus einer tiefen Verachtung der eigenen Geschlechtsrolle heraus läßt sie sich um so höher bezahlen, je besser es ihr gelingt, die weibliche Rolle so zu spielen, als ob sie sie bejahte. Sie erlebt dabei den doppelten Triumph, den Mann getäuscht und zum „abhängigen Mittel ihres Unterhaltes" degradiert zu haben. (Siehe Adler [7].) Der Mann wiederum sucht die Prostituierte, um sich den Schein männlicher Überlegenheit und Kraft im Sexualakt käuflich zu erwerben. Das Geld entbindet ihn aller Verantwortung, die sonst aus der Beziehung der Geschlechter zueinander zu erwachsen pflegt.

So hält die beiderseitige Angst vor dem Leben, begründet durch den Glauben an die Minderwertigkeit der Frau, die Überwertigkeit des Mannes, eine Institution aufrecht, die als sinnlos in sich zusammenstürzen würde, wenn die Gleichwertigkeit von Mann und Frau die Voraussetzung aller Lebensgestaltung bilden würde. — Man begeht durchaus einen Irrtum, wenn man die Prostitution zu rechtfertigen und die Notwendigkeit ihres Bestehens dadurch zu begründen versucht, daß man auf das Bedürfnis der Männer hinweist, die geschlechtlich schon reif, aber seelisch und pekuniär zur legalen Ehe noch nicht fähig sind. Zur Prostitution ist man ebensowenig verpflichtet wie zur Onanie. Es ist auch hier lediglich eine Frage des Mutes, wie der Mensch seine vorbereitenden Schritte zur Ehe gestaltet. Die Selbstbefriedigung in der Onanie scheint der späteren Aufgabe einer Liebesgemeinschaft am fernsten zu stehen, weil sie am „Ich" haften bleibt. Aber der Besuch der Prostituierten, der auf der Entwertung der Frau basiert ist, liegt ihr noch ferner. Ein junger Mann sagte einmal: „Das Zusammensein mit der Prostituierten ist nichts anderes, als die Onanie in der Frau, wobei die Frau das Nebensächlichste ist."

Das Vorhandensein der Prostitution kann also nicht nur aus der Gesellschaftsordnung, sondern aus der Mutlosigkeit der Vielen erklärt werden, welche die Gesellschaftsordnung als bequeme Ausrede für die eigene Lebensangst benutzen. Es steht jedem frei, in sich die Gesellschaftsordnung soweit zu überwinden, als es für seine Entwicklung notwendig ist. Wo sie anfängt eine Fessel zu werden, hört sie eben auf „Ordnung" zu sein und wird statt dessen „Zwang", der überwunden werden muß. Letzten Endes ist ja auch sie nur ein Integral des menschlichen Mutes und die sichtbare Gestalt seiner Entwicklung. — Es ist übrigens eine Tatsache — wenigstens hier in Deutschland — daß die

Prostituierte weit mehr von Männern im heiratsfähigen Alter, Junggesellen und Ehemännern, als von jungen Burschen besucht wird, was wiederum darauf hinweist, daß für den Mutlosen mit wachsenden Verpflichtungen sein Gemeinschaftsgefühl sinkt. Beim Mutigen trägt jede neue Aufgabe zur Entfaltung desselben bei. Man kann wohl sagen, daß trotz unserer Gesellschaftsordnung für jeden jungen Mann heute die Möglichkeit besteht, sich durch die Beziehung zu einer Freundin auf die spätere Aufgabe der Ehe vorzubereiten. Denn in ihr sind schon alle Momente enthalten, die später die Pfeiler der Dauergemeinschaft darstellen: gegenseitige Liebe, Rücksicht, Zuverlässigkeit und menschliches Verantwortungsgefühl.

In der „doppelten Moral", die dem Mann gestattet auch innerhalb der Ehe seinen „polygamen Neigungen" nachzugehen, schleppt sich ein falsches Männlichkeitsideal mit fort, das der positiven Gestaltung einer Liebesgemeinschaft, einem Zusammenleben, gegründet auf Vertrauen, dauernd im Wege steht. Die Männer, die auf ihre polygame Veranlagung pochen, als auf ein Privileg, ein Recht, der Ehe aus dem Wege zu gehen oder diese beliebig zu brechen, sind immer Schwachmütige. Die erotische Gebundenheit wird als eine Fessel, als ein unleidlicher „Druck auf das Selbstgefühl empfunden, dem man nur durch Beweise seiner Unabhängigkeit entgegenzutreten vermag". (Siehe Otto Kaus [41]).

Das Vorhandensein starker Minderwertigkeitsgefühle ist immer verbunden mit einer Scheu, sich dem Mitmenschen ganz offen hinzuhalten, sich mit allen Fehlern und Schwächen dem Nächsten preiszugeben. Die Möglichkeit eines wahren Erlebnisses wird dem Schein unantastbarer Überlegenheit zum Opfer gebracht. Hinter Zurückhaltung und Kälte, hinter Herrschsucht und tyrannischer Geste ebenso wie hinter dem unersättlichen Liebesdrang, der von keinem Menschen befriedigt werden kann, verbirgt sich der hilflose Versuch des Liebesunfähigen, sich auf dem Wege der Entwertung mit der Umwelt auseinanderzusetzen.

Aber die Treue allein ist noch kein Beweis für die Gemeinschaftsfähigkeit eines Menschen. Es gibt Ehen, in denen die Partner sich ihre gegenseitige Treue so teuer bezahlen müssen, daß man sie deutlich als ein Mittel der Knechtung, anstatt als ein selbstverständliches Ergebnis der Liebe empfindet; sie ist dann nicht mehr und nicht weniger als ein Erpressungsversuch. Gerade diese Ehen, in denen die Partner sich ihre Willfährigkeit mit Treue bezahlt haben, enden dann oft mit Ehebruch. Die Untreue ist hier eine deutliche — aber meistens unbewußte — Rache für irgendeine Demütigung seitens des Partners, eine Notwehr gegen seine vermeintliche oder tatsächliche Überlegenheit. Durch den Ehebruch entzieht man sich seiner Macht, erklärt sich innerlich für unabhängig und gibt ihm die empfangene Demütigung dadurch zurück, daß man einen andern ihm vorzieht. Das starke Glücksgefühl, das Menschen empfinden, wenn ihnen ein Dritter begegnet, welcher der Sprengung der Ehe Vorschub leistet, ist abzuleiten von dem Gefühl der Entlastung gegenüber einer Aufgabe, die man als zu schwer empfunden hat. Es finden sich dann stets Argumente gegen die Ehe, die den Schein objektiver Berechtigung in sich tragen. Bei genauerer psychologischer Durchleuchtung büßen sie ihre Stichhaltigkeit aber meistens ein und entpuppen sich als Versuche, die Flucht aus der Ehe als einen Akt des Mutes darzustellen. An einem praktischen Fall wird das an späterer Stelle klarer hervortreten.

Damit ist aber noch nicht gesagt, daß in allen Fällen die Lösung der Ehe mutloser sein muß als das Verharren in ihr. Es gehört oft mehr Mut dazu, die Wege zu beschreiten, die aus einem Leidenszustand herausführen, als auf diese zu verzichten. Sehr oft haben die Partner eingesehen, daß die Voraussetzungen, unter denen sie in die Ehe gingen, so ungünstige waren, daß bei allem guten Willen ihre Kraft nicht ausreicht, um eine innere Übereinstimmung in ihrer Einstellung zum Leben und seinen Aufgaben zu erzielen. „Ungünstig" würde man die Voraussetzungen wohl immer dann nennen, wenn von Kindheit an ein stark entgegengesetztes Training in der Art der Bezugnahme zur Umwelt stattgefunden und zu grundverschiedener Weltanschauung geführt hat; „ungünstig" auch, wenn reine Berechnung, der Wunsch der Eltern, der Druck ungünstiger Familienverhältnisse, die Flucht vor dem Beruf oder die Absicht, es einem anderen Menschen gleichzutun, den Anlaß zur Eheschließung gab. In all diesen Fällen ist die Ehe nicht im Hinblick auf die Aufgabe, die sie bedeutet, in Angriff genommen, sondern selber nur zum Mittel geworden, einer als zu schwer empfundenen anderen Aufgabe aus dem Wege zu gehen. Aber die Ehe, als eine der schwersten Aufgaben des Lebens, wird mißglücken, wenn man so an ihr vorbei anstatt in sie hineinheiratet. — Überall da hingegen, wo sie bewußt begonnen wird, sich aber erweist, daß es manchmal doch am allgemeinen Mut fehlt, der Aufgabe ganz gerecht zu werden, ist die Prognose für die Lösung der entstandenen Schwierigkeiten weit günstiger. Anknüpfend an die vorhandene Liebesbereitschaft läßt sich, durch klärende Einsicht, die Wurzel der Mißerfolge — als Reste gesteigerten Geltungsstrebens — erkennen und im wachsenden Mut gegenüber dem Leben tilgen. Das selbstische Ich tritt zurück vor der Liebe zum Mitmenschen, in der stillen Erkenntnis, „Geben ist seliger denn Nehmen!"

Aufgabe dieser Arbeit war, die Beziehung der Geschlechter zueinander im Lichte der Individualpsychologie kurz darzustellen. So wird man verständlich finden, daß es oft nur „Streiflichter" waren, die über die Vielheit der Erscheinungen hinwegglitten, mehr die individualpsychologische Grundeinstellung als die Erscheinungen selber restlos charakterisierend. Zum Schluß soll versucht werden, an dem praktischen Beispiel einer Eheanalyse in möglichst kurzer und konkreter Form das Gesagte zusammenzufassen und lebendig werden zu lassen.

Eine Eheanalyse.

Er: Offizier, mit der alten bodenständigen Kultur des deutschen Landadels, mutig genug, die Vorurteile seiner Kaste über Bord geworfen und sich mit erweitertem Horizont den geistigen Aufgaben seiner Zeit zugewandt zu haben. Während einiger Jahre Erziehungsarbeit in der Kadettenanstalt vertieft er sich mehr und mehr in die pädagogisch-psychologischen Strömungen seiner Zeit und wendet sich der Erziehung schwieriger Kinder zu. Seine Entwicklungslinie zeigt deutlich wachsenden Mut und Gemeinschaftsgefühl. Bis auf eines: Er geht bis zu seinem 30. Jahr dem Erlebnis mit der Frau aus dem Wege. Im Laufe seiner späten Studien an der Universität lernt er die Tochter eines Malers kennen. Sie studiert Medizin, mit starker Betonung ihrer psychologischen Interessen. Sie haben das gleiche Ziel, auf dem Wege therapeutisch-psychologischer Einsichten den unnötigen Qualen der Menschen vorzubeugen und abzuhelfen. Sie verstehen sich ausgezeichnet in Hinsicht auf ihre gemeinsamen Aufgaben und gewinnen bei der Arbeit großes menschliches Vertrauen zueinander. Nachdem er sein Studium beendigt hat, bricht sie das ihre ab und sie heiraten. Beide sind an einem Landerziehungsheim tätig.

Nach 4jähriger Ehe kommt die Frau wegen ihrer Depressionszustände in Behandlung. Sie beteuert, die ersten zwei Jahre ihrer Ehe wunschlos glücklich gewesen zu sein. Am Ende der Schwangerschaft aber, und vor allem im Wochenbett und den Monaten danach, traten bei ihr die ersten Depressionen auf. Sie hat dann in langen Gesprächen immer wieder versucht, gemeinsam mit dem

Manne der Ursache und dem Sinn der Depression auf den Grund zu kommen und glaubt diese darin sehen zu müssen, daß sie erotisch unbefriedigt bleibt. Trotz der scheinbar innigen menschlichen Verbundenheit mit dem Manne ist sie frigid. Fragt man sie, wie das erotische Erlebnis in den ersten Tagen und Monaten ihrer Ehe ausgesehen hat, so sagt sie: „Wir haben die Umarmung immer als den sakramentalen oder symbolischen Ausdruck unseres geistigen Verschmolzenseins erlebt. Der Körper war dabei ganz ausgeschaltet. Ich dachte, das müßte so sein, und hielt unser Zusammensein für eine höhere, ja für die höchste Form der Liebe! Bis zur Schwangerschaft hat mein Körper für mich kaum existiert, jedenfalls nie in meinem Bewußtsein eine Rolle gespielt. Erst als ich das Kind in mir trug, fing ich an, ihn als etwas Sinnvolles zu erleben. — Die Geburt war dann ein ungeheures Erlebnis für mich. Sie war wie ein Riesenorgasmus, in dem das „Ich" vollkommen aufgehört hatte zu sein und restlos aufging in der Verschmelzung mit dem All. — Nach der Geburt wußte ich, was uns fehlte: die Fähigkeit der Verschmelzung. Wir hatten letzten Endes Angst voreinander und blieben — trotz aller geistigen Gemeinschaft — unerfüllt. Aber diese Erkenntnis nützte mir nichts, denn wir konnten es nicht ändern. Die Depressionen nahmen zu an Häufigkeit und Stärke. Da trat ein Mann in mein Leben, der all das in mir bestätigte und bejahte, was meinem Mann wesenlos und nebensächlich zu sein schien. Während mein Mann und ich uns immer nur in der Arbeit, im Tun, trafen, im geistigen Austausch wahrhaft beieinander waren, begegneten wir beide uns im Sein, in allen selbstverständlichen Reaktionen auf das Leben. Das gegenseitige Sichfallenlassen war hier kein Problem, sondern die selbstverständliche Voraussetzung für alles, was wir miteinander lebten und unternahmen. Ein neues Leben begann. Ein Glücksgefühl stellte sich ein, das ich ähnlich nur in der ganz frühen Kindheit erlebt zu haben glaube. Alles, was verdorrt schien, blühte wieder auf, die Arbeit und das Leben gestaltete sich in gleicher Weise fruchtbar. Die Beziehung zu meinem Mann schien dadurch nicht nur unberührt zu bleiben, sondern noch schöner zu werden. — Aber es ging nur so lange gut, als er nicht begriff, was vorging. Ich wollte kein Geheimnis vor ihm haben und als ich fühlte, daß er nicht den Mut habe, von sich aus die Dinge so zu sehen, wie sie lagen, habe ich ihm alles gesagt. Die Folge davon war ein unerhörter Affektsturm seinerseits, von dem er sich tagelang nicht erholte. Dann verlangte er von mir die Trennung der Ehe unter der Bedingung, daß er unsere beiden Kinder bei sich behielte. Darauf konnte ich nicht eingehen und nun begann das Leiden. Ich fühlte, daß ich mich von meinem Freunde trennen müßte, wenn die Ehe weitergeführt werden sollte. Aber das Leben ohne ihn war Qual. Das Leben ohne die Kinder wäre ebenso Qual gewesen. Und die Trennung von meinem Manne schien mir sinnlos und ohne innere Notwendigkeit zu sein. So versank ich wieder in die Depressionen, bis ich merkte, daß ich auf diesem Wege weder meinen Mann, noch die Kinder, noch den Freund behielt, daß das also wohl der schlechteste Ausweg sein müßte. Darum sitze ich nun hier, um mir bei Ihnen Rat und Hilfe zu holen."

Die Kindheit.

Sie war die zweite unter vier Geschwistern. Der um zwei Jahre ältere Bruder zeigte schon als ganz kleines Kind starke „künstlerische Begabung", und zwar schauspielerte er. Er karikierte seine ganze Umgebung in so frappanter Weise, daß niemand an seinem Talent zweifelte und es fest stand, daß er Schauspieler werden würde, als er noch keine fünf Jahre alt war. Mit Hilfe dieses Talentes gelang es ihm nicht nur, der Mittelpunkt der Familie zu sein, sondern auch, sich spielend über viele schwierige Anforderungen seitens des Lebens hinwegzusetzen. Neben all dem war er auffallend schön. Alle liebten ihn.

Die um fünf Jahre jüngere Schwester war ebenfalls hübsch, galt für sehr intelligent, musikalisch und graziös und war der Liebling der Mutter. Neun Jahre lang war sie Nesthäkchen, dann kam noch ein kleiner Junge zur Welt, der durch große Zartheit besonderer Pflege bedurfte.

Zwischen dem begabten ältesten Bruder und der bevorzugten jüngeren Schwester stand, etwas eingeengt, unsere Patientin als ein „rechtes Durchschnittskind", eher häßlich als schön, eher schwerfällig als gescheit, eher plump als graziös, ohne Talente, aber mit viel gutem Willen zum Leben. Da niemand aus der Umgebung zu ihrer Hilfe bereit stand, entwickelte sie eine gewisse Aktivität, die ihr früh zu einem weiten Maß von Selbständigkeit dem Leben gegenüber verhalf. War sie auch nicht mit „Begabungen" gesegnet, so lernte sie eben deswegen, sich mit der Wirklichkeit tatsächlich auseinanderzusetzen und sich auf sich selber zu verlassen.

Sie wurde das, was man im allgemeinen „tüchtig" nennt. Sie selber und ihre Mitmenschen waren daran gewöhnt, daß sie selbstverständlich immer helfend eingriff, wenn in ihrer Umgebung jemand versagte, und da diese aus vielen Neurotikern bestand, versagte immer jemand und das „Helfen" wurde ihr zur zweiten Natur. In dieser Rolle fand sie die Kompensation für die angeblich stiefmütterliche Behandlung seitens der Natur, die besonders von der sehr nervösen, hysterischen Mutter stark unterstrichen wurde. Unter dem Druck dieser Wertung entwickelte sich bei ihr ein großer Ehrgeiz, der zu einer dauernden Überspannung der Leistungskraft führte. So wurde sie zu einem „Gewaltmenschen" gegen sich selber; aber hinter jeder Handlung hockte das angstvolle Gefühl: wenn ich nichts leiste, bin ich nichts; ich muß durch meine Taten verbergen, daß ich im Grunde „unbegabt" bin!

Ihre große Aktivität verbarg die Mutlosigkeit und das mangelnde Vertrauen zu sich selber. — Ihre Beziehungen zu Menschen liefen immer so ab, daß man ihr das Herz ausschüttete, sie um Rat fragte, ihre Hilfe in Anspruch nahm und daß sie gütig und verstehend — über Allem stand. Sie lebte in den Erlebnissen anderer, aber sie kam nicht auf den Gedanken, für sich selber „Erlebnisse" zu beanspruchen. — Mit 18 Jahren machte sie den Eindruck einer 30jährigen, reifen, abgeklärten Frau. Sie war die „Mutter der Mädchen und jungen Leute" um sich herum und hielt sich auf diese Weise alle „gefährlichen" Begegnungen fern.

Es gehört zu ihrem ganzen Lebensplan, daß sie das Abiturium und Studium erzwang, trotzdem man zu Hause ihre Intelligenz anzweifelte. — Die Art des Studiums, welches sie wählte, entsprach vollkommen dem frühen Training: Menschen zu helfen und an sich nicht zu denken. Alles sah aus, als ob es gut wäre. — Aber es mußte sich zeigen, daß sie mehr an sich dachte, als ihr bewußt war, sobald es ernst wurde mit der Notwendigkeit, sachliche Arbeit zu leisten. Das geschah an der Universität. Stets daran gewöhnt, einzuspringen, wo andere versagten, hatte sie nie gelernt, sich auf die Arbeit um der Arbeit willen zu konzentrieren. So verlor sie bald die Übersicht und fühlte sich überwältigt durch die Vielheit des Stoffes, den sie nicht zu ordnen und zu beschränken verstand. Sie begann an ihrer Fähigkeit zum Studium zu zweifeln und ihre Angst wuchs, je näher das Examen heranrückte.

In diesem Zustande tiefster Mutlosigkeit begegnete ihr ihr Mann; ein Mann, der offensichtlich ebensolche Angst vor der Frau, wie sie vor dem Beruf hatte. Ihr „mütterliches Wesen" machte ihm Mut und sie fühlte sich sicher bei ihm durch die klare Gewißheit, mit der er die geistige Arbeit anpackte. Kaum ermutigt, entdeckte sie bereits ihre neue „Aufgabe": ihn zu erlösen aus seiner

Isoliertheit, in ihm durch sich die Angst vor der Frau zu überwinden. So floh
sie aus dem Beruf in die Ehe, nicht ahnend, daß Geltungsbedürfnis und
Angst mehr als Liebe sie zu diesem Schritt drängten. — Er aber antwortete
auf ihre aktive Werbung mit der stummen Vorbedingung, daß sie die Grenzen
der Mütterlichkeit und Kameradschaft nicht überschreiten dürfe und brachte
ihr konsequent alle Liebe entgegen, deren er einer Mutter und einem Kameraden
gegenüber fähig war.

Ein Blick auf seine Kindheit kennzeichnet seine Einstellung zur Frau:
Der Vorletzte einer langen Geschwisterreihe, führte er acht Jahre lang das
„Prinzendasein“ des jüngsten Kindes, das einerseits bevorzugt wird, andererseits aber unter dem Druck der überlegenen Geschwister — in diesem Falle
meist Schwestern — leidet. — Er ist sehr empfindlich und hängt gern am Rock
der überlasteten, nervösen Mutter, die nicht viel Zeit für ihn hat. Erste Kindheitserinnerung: Es hat ihm jemand weh getan und er läuft weinend zur Mutter,
um sich trösten zu lassen. Sie aber sagt: „Ach, heul doch nicht, ich hab jetzt
keine Zeit! Ein Junge heult überhaupt nicht!“ — Er setzt sich traurig in eine
Ecke und lutscht am Daumen. Draußen johlen die spielenden Kinder. —

Daraus ergibt sich folgende Leitlinie: „Ich bin zu klein, ich kann mich nicht
wehren und darf meine Gefühle nicht zeigen!“ — Eine andere Erinnerung:
Er wacht in der Nacht auf, hat Angst und läuft zur Mutter. Die Mutter hat
eine Haube auf, die er noch nie sah und sieht ganz anders aus als wie am Tage.
Sie ist ein fremder Mensch! Erschrocken läuft er in sein Bett zurück und kriecht
angsterfüllt unter die Decke. Ein Gefühl grenzenloser Einsamkeit überfällt
ihn. — Daraus bildet sich in ihm die Ansicht: „In der höchsten Not ist man
allein. Im entscheidenden Augenblick sieht der Mensch, der einem am nächsten
steht, ganz fremd aus. Man kann sich nicht auf seine Hilfe verlassen. Also:
Man hüte sich vor jeder Gefahr!“

Er schläft heute noch völlig unter der Decke liegend, mit einem kleinen
Luftloch zum Atmen. Seine Haltung gegenüber allen Menschen ist reserviert.
Sogar seiner Frau gegenüber traut er sich nicht, Gefühle zu äußern. Er behandelt sie mit einer liebevollen, leisen Ironie. Mit Hilfe des Witzes hält er
überhaupt zugleich den Kontakt und die Distanz zwischen sich und den Mitmenschen aufrecht. — Seine „zögernde Attitüde“ gegenüber der Ehe, ja der
Frau überhaupt zeigt sich sehr deutlich in einem Traum, den er hatte, bevor
er die erste Nacht mit seiner Frau zusammen gewesen war und den er später
in der Analyse erzählte.

Der Traum.

„Ich gehe in einer Kleinstadt nachts mit einer Frau in einer kleinen Gasse
meiner Wohnung zu. Es schlägt ein Uhr; ich erschrecke heftig und wir kehren
vor der Wohnung um. —

Die Straße gehört jetzt zu einer Großstadt. Ich gehe wieder mit einer Frau
— diesmal einer anderen — durch ein niedriges, breites, eisernes Tor zur Kunst-
akademie. Meine Begleiterin und ich wollen ein Bett aufsuchen, das im dritten
Stock im Zeichensaal steht. Auf halber Treppe überrede ich sie, umzukehren,
weil am Morgen um 9 Uhr die Kunstschüler kommen und uns auslachen würden. —

Zum zweiten Mal betreten wir die Akademie. Diesmal ist meine Frau bei
mir. Während ich vergeblich versuche, das Gartentor wieder abzuschließen,
ist sie schon in das Haus hineingegangen und hat die ersten Stufen erstiegen.
Ich will gerade folgen, da kommt sie erschreckt herunter und sagt, sie müsse
für immer von mir Abschied nehmen. Während ich einen Augenblick erschrocken
zweifle, ob sie es wirklich ist, schließe ich sie in die Arme und sage: „Nein, das

nicht, aber wir wollen nicht in dieses öffentliche Haus hinaufgehen, sondern
in meine Privatwohnung. Wir kehren zusammen um."

Die Einfälle zu dem Traum ergeben folgendes: Er hatte einmal, als junger
Mann, eine Annäherung an ein junges Mädchen gesucht, aber im entscheidenden
Augenblick die Trennung herbeigeführt, da er sich angeblich vor dem Kinde
fürchtete, sich nicht in der Lage sah, alle Konsequenzen, die aus dem Zusammen-
sein entstehen könnten, auf sich zu nehmen. (Es schlägt 1 Uhr und er hat
Angst) bedeutet: Die Furcht vor dem ersten Mal.)

Der zweite Teil des Traumes geht zurück auf ein Erlebnis in den Tagen
vor der Verlobung mit seiner Frau. In jenen Tagen zweifelte er stark an der
Möglichkeit einer gegenseitigen körperlichen Beglückung, da seine männliche
Fähigkeit für ihn in Frage stand. Er machte darum den Versuch, sich einer
sozial tief unter ihm stehenden Frau zu nähern, um an ihr „die Probe seiner
Kraft" zu vollziehen. Im letzten Augenblick kam ihm das aber lächerlich vor,
da die soziale Minderwertigkeit der Frau die Möglichkeit eines wirklichen Erlebnisses ausschloß. — Die Maler, die ihn auslachen, sind die Verkörperung
der bürgerlichen Vorurteile in ihm selbst, die ihm nicht möglich machen, einen
Menschen als solchen, losgelöst von Rang und Stand, zu erleben, zugleich eine
Rationalisierung seiner Angst vor dem entscheidenden Schritt

Zum dritten Mal macht er nun den Versuch, mit einer Frau ein Haus zu
betreten, und zwar ein öffentliches Haus; darin zeigt sich eine Entwertungstendenz gegenüber der Frau. „Wenn sie eine Dirne wäre, wäre es leichter!"
Andererseits bedeutet es in diesem Falle, die Ehe einzugehen (das Verhältnis
soll öffentlich anerkannt werden). Diesmal eilt ihm die Frau voran und
öffnet sich ihm von sich aus, so daß er Mühe hat, ihr Entgegenkommen ab-
zubremsen (er versucht vergeblich, das Gartentor wieder abzuschließen). (Sie
hat schon die ersten Stufen erstiegen) sie wirbt um ihn, und als er folgen will,
ist es zu spät. (Sie scheint erschrocken über seine Langsamkeit und will nun
ihrerseits umkehren.) Daran zeigt sich wieder seine Furcht, ihr nicht genügen
zu können. Aber diesmal will er sie nicht loslassen, sondern nur die Ehe hinausschieben. Er spielte damals oft mit dem Gedanken, heimlich mit ihr zusammen
zu leben, ohne daß jemand von der Außenwelt etwas davon ahnen sollte (im
Traum ist es ausgedrückt dadurch, daß sie das öffentliche Haus verlassen
und seiner Privatwohnung entgegen gehen). Es ist leichter, sich zu zeigen,
sich zu geben, wenn es niemand sieht!

Tatsächlich hatte er damals heftig gegen die Eheschließung revoltiert und
seine Frau hatte ihn nur durch die Drohung, ihn ganz zu verlassen, wenn er
auf die legale Verbindung nicht eingehen wolle, dazu gezwungen; denn sie
wünschte sich stark ein Kind.

Man sieht deutlich, wie bei diesen beiden Menschen zwei Lebenspläne durch
ähnliche Mutlosigkeit und mangelnde Liebesbereitschaft zu scheinbarer Deckung
gebracht wurden, die aber nur so lange vorhalten konnte, als beide gleichmäßig mutlos blieben oder mutiger wurden.

Eine Ermutigung trat für die Frau dadurch ein, daß sie ein Erlebnis hatte,
dem sie sich nicht entziehen konnte: Die Geburt. Zum erstenmal in ihrem
Leben stand sie nicht als Zuschauer und Leiter außerhalb der Ereignisse,
sondern mitten darin, elementar in einen Strudel hineingerissen, der nach Ich-
bewahrungswillen nicht fragte. Sie erlebte die Glücksmöglichkeiten, die sich
auftun, wenn man sich rückhaltlos fallen läßt, anstatt sich zu bewahren. Aber
dem Manne gegenüber durfte sie sich nicht fallen lassen, ohne sich gegen den
unausgesprochenen Vorbehalt seiner Eheschließung zu vergehen. — Wenn
sie glücklich und überströmend war, bekam er Angst vor ihr und zog sich verstimmt in sein Schneckenhaus zurück. Die einzige Möglichkeit, ihn wieder

hervorzulocken, war die Depression. Dann war er gütig, liebevoll und zu jeder Rücksicht bereit.

So kämpften sie einige Jahre. — Es kam ein zweites Kind. Das Erlebnis der Geburt wiederholte sich. Diesmal traten keine Depressionen auf, sondern es zeigte sich eine offene Ablehnung gegen den Mann, deren sie nicht mehr Herr werden konnte. Sie gab offen zu, daß sie unter der Ehe litt. So innerlich vorbereitet auf die Flucht, begegnete sie dem Freund, den sie als „Schicksal" empfand.

Es wird hier klar, daß der Ehebruch nicht erst den Bruch der Ehe herbeiführt, sondern nur zeigt, daß er vorhanden ist. Er ist nicht ursächliches Ereignis, sondern nur Symptom, ebenso wie die Frigidität und die Depressionen nicht Ursache für die unglückliche Ehe, sondern Symptom mangelnder Liebesbereitschaft, mangelnder Vorbereitung auf die Ehe ist. — Das wurde ihr aber erst später in der Analyse klar.

Wie gelang nun aber trotz dieses Mangels die erotische Beglückung im Liebesverhältnis zum Freunde?

Erstens war er jünger als sie und ihr bedingungslos ergeben in der Liebe. Er betete sie an.

Zweitens betonte er all das positiv, was in ihrer Jugend eine negative Rolle gespielt hatte: Er ließ sie erleben, daß sie schön, klug und bisher nur „unverstanden" sei und lockte so, durch dauernde Ermutigung und Steigerung ihres Selbstgefühls, eine wachsende Bereitschaft zur Liebe in ihr hervor. Dazu trat drittens der erleichternde Umstand, daß seine Jugend — er studierte noch und hatte kein übriges Geld — eine Ehe im Grunde ausschloß, das ganze Erlebnis also unter Abblendung der Konsequenzen verlaufen konnte. Letzteres war den beiden nicht bewußt. Sie konstruierten sogar eine Tragik aus der Unmöglichkeit sich zu heiraten, die sie auf das Vorhandensein der Kinder zurückführten. — Erst während der analytischen Besprechungen erkannte die Frau, daß sie gar nicht gewillt war, auf ihren Mann zu verzichten, sondern daß die „Tragik" im Verhältnis zum Freund die gleiche Rolle spielte wie die Frigidität gegenüber dem Manne: Sie machte die restlose Verschmelzung unmöglich! — Sie liebte den Freund eben nur unter der Voraussetzung, daß sie mit einem anderen verheiratet war. So konnte sie von ihm alle Liebe empfangen, ohne sich selber ganz geben zu müssen, und erlebte dabei den Sieg, von zwei Männern geliebt und für unentbehrlich gehalten zu werden. Beide beherrschte sie. Dem einen schenkte sie ihren Körper ganz und behielt sich die geistige Überlegenheit vor, dem andern verband sie sich im Geiste und behielt sich die körperliche Überlegenheit vor.

So lebte sie eine zeitlang als unumschränkte, glückliche Königin, bis unter ihrer guten Regierung der Mut der Untertanen — in diesem Fall der Männer — so sehr gewachsen war, daß sie sich keine Halbheiten mehr gefallen lassen wollten und von ihr Entscheidungen forderten. Da floh sie wieder in die Depression.

In diesem Stadium begann sie die Analyse. Sie selbst hatte bis dahin an ihrer Liebesfähigkeit kaum gezweifelt, sondern geglaubt, die Depression sei „ein gesunder Ausdruck der Trauer" darüber, daß ihr Mann sie zu wenig beanspruche und ausfülle und ihr Geliebter ihr geistig unterlegen und zu jung für sie sei. Als sie merkte, daß die Depressionen nichts förderten, suchte sie selbst zwar die Analyse, aber eigentlich mehr in Hinsicht auf den Mann als für sich. — Sie war sehr überrascht, als im Lauf der gemeinsamen Arbeit sich zeigte, daß vieles, was sie bisher für gesunden Lebensmut und aktive Bejahung des Daseins gehalten hatte, nur aggressive Formen der Selbstsicherung gegen vermeintlich allzu schwere Aufgaben oder überlegene Partner gewesen waren. So hatte sie ihrem Mann — auf einem Faschingsball — den ersten Kuß gegeben, sie hatte die Verlobungsringe gekauft und sie hatte zur Heirat gedrängt. Sie meinte, ihm nur dadurch über seine Schüchternheit hinweg zu helfen, daß sie ihm „alle Entscheidungen abnahm". Und sie war ganz verwirrt, als man ihr nachweisen konnte, daß sie gerade durch ihre übermäßige Aktivität die ersten zarten Regungen der Erotik in ihrem Manne erstickt und ihn immer tiefer in seine Angst vor der Frau hineingejagt hatte. Bezeichnenderweise nannte er sie „Pythia", die Alleswissende, Alleskönnende. — Sie begriff nach und nach, daß ihm die Rolle des passiven Lebensfremdlings, über die sie sich so schwer beklagte, von ihr selbst aufgedrängt war, da sie ja nur leben konnte, wenn „Schwache" um sie waren, daß sie seine Neurose also kultivierte, anstatt sie zu lockern, daß sie sich hindernd zwischen ihn und das Leben drängte, anstatt ihn leben zu lassen. Viele kleine Affektregungen seinerseits, die sie bis dahin nicht verstanden hatte, erkannte sie nun als begründete Abwehr gegen ihre dauernden Vergewaltigungen. Er konnte sich gegen diese Übermacht eben nur schützen, indem er sie entwertete oder sich ihr entzog. Ersteres tat er mit Vorliebe in Gegenwart anderer Menschen, indem er mit rücksichtslosem Humor die „Schwächen der Weiber" aufdeckte, letzteres indem er sich das philosophische Ideal einer rein geistigen, körperlosen, „überpersönlichen Existenz" aufbaute und ihm nachstrebte. Er benutzte all sein geistiges Übergewicht, um seine Frau von der Richtigkeit seiner Hypothesen zu überzeugen und sie zur Anerkennung zu zwingen. Je mehr ihre Natur sich dagegen sträubte, um so stärker wuchsen ihre Minderwertigkeitsgefühle gegenüber ihrem Manne, dessen geistiges Niveau sie im tiefsten bewunderte.

In der Analyse, in die er mittlerweile auch gekommen war, zeigte sich das philosophische Gebäude als das Mittel, mit dem er einerseits seine Frau in Schach hielt, andererseits sein eigenes Prestige wahrte. Da er sich für nahezu impotent hielt, mußte er so den Geist über den Körper erheben.

Beiden wurde im Laufe der Behandlung bewußt, daß nichts sich ändern würde, solange jeder die Ursache und die Schuld für das Mißverstehen im „Anderen" suchte. Sie sahen ein, daß sie alle Beide in sich mutlos waren und in sich die Korrektur anbringen mußten. Die Haltung, die bei beiden in der Kindheit begründet und damals sinnvoll — vielleicht sogar notwendig — war, schien jetzt, im Leben der Erwachsenen, gegenüber gemeinsamen sachlichen Aufgaben, nicht mehr angebracht zu sein. So bemühten sie sich, diese fallen zu lassen. Freilich dauerte es noch lang, bis die zunächst theoretischen Einsichten sich in eine Änderung des praktischen Verhaltens umgesetzt hatten. Die Schwankungen und Schwierigkeiten einer solchen Entwicklung werden an anderer Stelle dieses Buches mehrfach dargestellt. Hier sei nur darauf hingewiesen, daß die Analyse der „sogenannten Gesunden" sich höchstens in der Zeitdauer, nicht aber im Prinzip von der der Kranken unterscheidet.

Unser Ehepaar trennte sich eine kurze Zeit, um sich auf sich selber zu besinnen und die erkannten Zusammenhänge innerlich lebendig werden zu lassen. Als die Frau zurückkam, griff sie ihr abgebrochenes Studium wieder auf. Dadurch sahen sich die Gatten in der ersten Zeit des Wiederzusammenseins sehr wenig; aber plötzlich mit ganz anderen Augen. Ohne zu werten, schauten sie sich an und ließen sich objektiv aufeinander wirken und jetzt erst fingen sie an, sich gegenseitig zu entdecken. — Das „Fremde" im Anderen erschreckte nicht mehr, sondern wurde als Bereicherung empfunden und da es keinem darauf ankam, der Führende zu sein, so gingen beide innerlich selbständig, verbunden durch den gleichen Ernst und die gleiche Liebe zum Leben, an die neue Aufgabe ihrer Ehe heran.

B. Kinderpsychologie, Pädagogik.

Die seelische Entwicklung des Kindes.

Von

Gina Kaus-Wien.

Aus doppeltem Grund steht das Kind im Mittelpunkt individualpsychologischer Betrachtung:

Zum ersten, weil die Analyse seelischer Erkrankungen den Forscher immer wieder in die Kindheit des Patienten führt, zu den unmittelbaren Ursachen oder zumindest zu jenen Umständen, die späteren krankheitsauslösenden Geschehnissen die geeigneten Dispositionen schafften. Und in dem Maße, als dem modernen Psychologen die Grenzen zwischen Krankheit und Gesundheit im Seelenleben zu wesenlosem Wortspuk zerrannen [1], erkannte er, daß jeder Mensch, ausnahmslos, in den ersten Jahren seines Lebens, in seiner allerersten Erfahrungswelt, jene inneren Gesetze erwirbt, nach denen er später Umwelt und Erleben zu einer Gesamtheit kristallisiert, die wir in ihrer Wirkung nach außen als seine Persönlichkeit, in ihrer Rückwirkung auf den Erlebenden als sein Schicksal bezeichnen [2].

Der zweite Grund für die Individualpsychologie, der Erforschung des kindlichen Seelenlebens ihre Hauptkräfte zuzuwenden, liegt in den praktischen Zielen dieser Wissenschaft, die sich nicht darauf beschränken will, seelische Zusammenhänge an Gesunden und Kranken aufzudecken, sondern die alle ihre Forschungsergebnisse im Sinne einer Bessergestaltung menschlicher Gemeinschaft verwenden will. Aus anderen Ausführungen dieses Buches wird wohl zur Genüge hervorgehen, daß dieses Ziel nicht einer willkürlichen, an wissenschaftliche Untersuchungen herangetragenen ethischen Tendenz entspricht, sondern daß der Zusammenhang zwischen mitmenschlichem Verhalten und seelischem Wohlbefinden eben den wesentlichsten Forschungsfund der Individualpsychologie darstellt. Will der Individualpsychologe als Arzt den Hebel ansetzen, so kann er es nur an jener Stelle tun, wo der Mensch die Gemeinschaft verlassen hat, um sein Persönlichkeitsideal auf Wegen zu erreichen, die ihm irrtümlicherweise bequemer und ungefährlicher erscheinen als der des Mitarbeitens innerhalb der Gemeinschaft. Und diese Nebenwege suchen, respektive ein Persönlichkeitsideal ins Auge fassen, das nur auf Nebenwegen zu erreichen ist, hat der Patient als Kind gelernt. Der Arzt aber wird sich und ihm gestehen müssen, daß keine Aufgabe schwieriger sein könnte, als die, Gesamthaltung, Zielsetzung und Verhalten zur Umwelt durchgreifend zu ändern, alle Regeln und Sicherungen, mit denen er, seit er bewußt lebt, zu operieren gelernt hat, aus der Hand zu geben für andere, mit denen zu arbeiten er nicht gewohnt

---

[1] Indem Anschauungsobjekte der Charakterologie, der Kriminalität usw. in sein Blickfeld rückten, während der Begriff der „Normalität", anstatt wie bisher eine Gesamtcharakteristik der breiten Majorität, das anzustrebende Idealbild des vollkommenen Menschen beinhaltet.

[2] Die Psychoanalyse hat zuerst die schicksalbildende Macht der Kindheit erkannt, aber in einseitiger Weise auf libidinöse Bindung an einen, meist den andersgeschlechtlichen Elternteil zurückgeführt.

ist und die ihm deshalb, mit einem gewissen Recht, beschwerlich und gefährlich erscheinen. Und diese Schranke, an der der Nervenarzt so oft kapitulieren muß, zwingt ihn, sofern er künftigen Generationen wünscht, seiner besser als die heutige entraten zu können, sein Wissen vor allem dort zu verwerten, wo diese Schranken noch nicht errichtet sind, wo die Wiege neuer Persönlichkeiten und Schicksale, die Wiege der ewig sich erneuernden Menschheit steht: in der Kinderstube. Immer gebieterischer weist die Seelenforschung auf die Pädagogik.

Von allen bisherigen Systemen der Pädagogik weicht die Individualpsychologie ziemlich stark ab. Wohl deckt sich ihr Erziehungsziel mit dem mancher anderer Methoden, zum Beispiel mit dem der Sozialpädagogik im Sinne Paul Natorps, das ja auch dahin lautet, den einzelnen zu einem Glied der Gemeinschaft zu erziehen. (Weniger abstrakt gefaßt ist dies ja das Ziel jeder Erziehung und wird es immer sein. Denn selbst die begeistertsten Anhänger des Individualismus sehen sich schließlich gezwungen, das Individualitätsideal so zu definieren, daß es nicht mit der Gemeinschaft in Widerspruch gerät.) Aber der tiefe Gegensatz zu der auf Kant fußenden Sozialpädagogik besteht darin, daß diese das Gemeinschaftsideal aus dem „Sollen“, als ethisches Postulat, ableitet, das nur im Kampf des vernunftdirigierten Willens gegen die menschliche Natur verwirklicht werden kann (Überwindung des radikal Bösen) — während die Individualpsychologie von der Erkenntnis des menschlichen Wesens als eines gemeinschaftlichen ausgeht.

Diese gänzlich verschiedene Voraussetzung bezüglich der menschlichen Natur bedingt, trotz des ähnlichen Erziehungszieles, durchaus verschiedene Methoden. Während in der alten Schule der Erwachsene ein ethisches Gebäude errichtete, in das er das Kind, entweder auf dem Wege der Aufklärung oder der Gewalt, einzuführen trachtete, sieht der Individualpsychologe in der gesunden Entwicklung des Kindes selbst dessen Weg zur Gemeinschaft. Es erscheint ihm nicht notwendig, das Kind zu lehren sich zu überwinden und zu vergewaltigen, sondern die störenden Einflüsse — und solche störende Einflüsse gibt es in jeder Kinderstube, wie aus dem weiteren hervorgehen wird — möglichst abzuschwächen. Er sieht also seine Hauptaufgabe nicht darin, die Entwicklung der kindlichen Seele zu beeinflussen, sondern vornehmlich im richtigen Verständnis dieser Entwicklung und der daraus unwillkürlich sich ergebenden richtigen Haltung des Erwachsenen dem Kinde gegenüber.

Wir sagten, daß die Individualpsychologie davon ausgehe, dem Wesen der menschlichen Natur Gemeinschaftlichkeit zuzuschreiben. Daraus ergibt sich wohl die nächste Frage: ob diese Gemeinschaftlichkeit angeboren sei? Ihre Beantwortung bedarf einiger vorbereitender Worte.

Was ist das: „angeboren“? Wir begegnen diesem Wort auf Schritt und Tritt. Wir hören es (zum Beispiel in Erziehungsberatungsstellen) aus dem Munde der einfachsten Frau aus dem Volke, die damit alle Fehler ihres Kindes, für dieses ebenso wie für sich selbst, entschuldigt. Das Kind ist faul, boshaft, verlogen; alles dies, behauptet sie, sei ihm angeboren. Sie könne dagegen anwenden was sie wolle, Güte oder Strenge, Worte oder Schläge, es sei nichts dagegen zu machen, denn es sei eben seine Natur, die sich jeder erzieherischen Maßnahme widersetze. Wir können der Frau aufs Wort glauben, daß sie mit den ihr zu Gebote stehenden Mitteln auf ein ganz anderes Erziehungsprodukt hingearbeitet hat, als es da, mit feindseligem Gesichtsausdruck, neben ihr steht. Und schließlich müssen wir ihr zugestehen, daß sie, verstünde sie auch das ganze Konvolut psychologischer und pädagogischer Literatur durchzulesen, noch immer berechtigt wäre, ihr Gewissen mit der angeborenen moralischen Minderwertigkeit ihres Kindes zu entlasten. Denn, wie ein roter Faden durchzieht diese Literatur der Glaube an die angeborene Grundbedingtheit des Charakters, und er hat gerade in den letzten Jahrzehnten, einerseits durch die moderne Biologie, andererseits durch die neuen Trieblehren (von Kraft-Ebing über Magnus Hirschfeld bis zu Freud) mächtige Verstärkungen erfahren.

Solange die Seelenforschung nicht ins frühe Kindesalter vorgedrungen war, konnte nur eine religiöse, auf durchaus freier Willensentscheidung aufgebaute Doktrin der Ansicht von den angeborenen Charakteren entgehen. Denn schon der Lehrer der untersten Klassen mußte die Erfahrung machen, daß er keineswegs einheitliches Material zur Veredelung in die Hände bekam, sondern daß seiner Einflußnahme durch ziemlich ausgeprägte Eigenschaften, durch sehr verschiedene Aufnahmefähigkeit und -willigkeit, recht enge Grenzen gezogen waren. Immer wieder mußte man erleben, daß eine und dieselbe Erziehungsmethode in einem Falle förderlich, im andern verheerend wirkte, und schon diese Tatsache legte den Gedanken an verschiedene Elemente nahe, die eben auf gleiche Einflüsse verschieden reagierten.

Und von hier aus gesehen ist dieser Gedanke ein durchaus fortschrittlicher, der sehr fruchtbare — leider selten verwirklichte — Vorschläge für individuelle Bewertung und individuelle Behandlung der Kinder im Gefolge hatte. Denn an der Tatsache, daß sechsjährige und auch noch jüngere Kinder ziemlich fest umrissene Charakterzüge tragen, bestimmte, recht verschiedene Tendenzen zur Bewältigung des Lebens zeigen, ist gewiß nicht zu rütteln und nichts erschiene — gerade vom Standpunkt der Individualpsychologie — freventlicher und verderblicher, als dies nicht in voller Tragweite zu erkennen und zu berücksichtigen.

Aber die Frage, ob diese Tendenzen, diese Charakterzüge angeboren sind, ob jedes dieser Kinder sich unter andern äußeren Umständen nicht ganz anders hätte entwickeln können, bleibt trotzdem unbeantwortet. Daß den äußeren Umständen einer Kindheit eine gewisse charakterformende Macht zukommt, leugnen ja auch die unentwegtesten Theoretiker der Vererbungs- resp. Trieblehre nicht, so verrannt ist ihrer keiner, daß er etwa behaupten würde, ein Neugeborenes müsse sich zu einem und demselben Menschen entwickeln, ob es nun als Findelkind im Armenhaus oder im Schoße einer liebreichen Familie heranwachse. Eine gewisse weiche Beeinflußbarkeit der kindlichen Seele wird allgemein zugegeben, aber sozusagen bloß was den Aggregatzustand betrifft: die Weiche. Das Wachs aber, dem die frühen Eindrücke eingeprägt werden, sei in seiner jeweils besonderen Beschaffenheit angeboren.

Ich habe mich bei Vorträgen und bei Erziehungsberatungen immer wieder davon überzeugen müssen, daß keine der neuartigen Auffassungen der Individualpsychologie auf so hartnäckigen Widerstand stößt, wie die von der geringen Wichtigkeit der angeborenen moralischen Eigenschaften. Das hat zwei psychologische Gründe: Erstens ist die Annahme des angeborenen Charakters die Generalentschuldigung für jedes pädagogische Versagen, eine äußerst bequeme Grenze beim Versuch, die Entwicklung der kindlichen Seele zu durchforschen, zweitens aber stellt der Glaube an die determinierende Macht der Anlage und der Triebe in der geistigen Entwicklung jener Menschen, die noch unter der Zuchtrute für „bösen Willen" heranwuchsen, eine solche Revolution dar, daß sie mit, in gewissem Sinn begreiflichem Eigensinn, an einer Errungenschaft festhalten, die sie sich schwer genug erkämpft hatten.

Als Hauptargument wird, besonders von einfachen Leuten, gerne angeführt, daß doch die Kinder in überwiegender Mehrzahl auch körperlich Ähnlichkeit mit Vater oder Mutter zeigen; liegt es denn da nicht nahe, anzunehmen, daß sie auch innerlich so manches von den Eltern mitbekamen? Nun läge das aber eigentlich bloß dann nahe, wenn wir im Besitze einer verläßlichen Physiognomik wären, das heißt bindender Zusammenhänge körperlicher und moralischer Symptome. Dies ist aber nicht der Fall, im Gegenteil, wir alle kennen gewiß eine ganze Reihe von Fällen, wo Söhne ihrem Vater vollkommen ähnlich sehen, doch in ihrem Charakter, ihren Fähigkeiten durchaus anders, oft beinahe des Vaters Widerspiel sind. Und in jenen Fällen, wo uns versichert wird, ein Kind, das zum Beispiel Jähzornanfälle habe, mache es bei diesen „genau so wie der Vater" — liegt für uns die Vermutung, das Kind habe seinen Vater bei solcher Gelegenheit gut beobachtet, näher als die, es habe den inneren Zwang, sich bei gewissen Anlässen jähzornig zu gebärden, in seiner Erbanlage mitbekommen. Aus dem Kommenden wird hervorgehen, welche ungeheure Rolle im Seelenleben des Kindes der Wunsch spielt, dem Vater oder einer anderen erwachsenen Person der Umgebung zu gleichen; aus den verschiedenen Gelegenheiten die Wunschperson zu kopieren, wählt das Kind jene, die ihm auch sonst eine Verstärkung seiner Geltung zu garantieren scheinen. Ein Zornausbruch nun, ganz gleich, welche Ahndung er später findet, sichert dem Tobenden für die Zeit des Tobens die uneingeschränkte Aufmerksamkeit seiner Umgebung — wie er ja auch den tobenden Vater im Mittelpunkt der allgemeinen Aufmerksamkeit erlebte. Dieser Wunsch, einer erwachsenen Person zu gleichen, wird nun gewaltig verstärkt durch die Eile der Umgebung, dem Kinde, oder vor dem Kinde zu sagen, daß es „das vom Vater habe". Damit gibt man dem Kinde eine Entschuldigung für sein Tun in die Hand, auf die es zeitlebens nicht mehr verzichten wird [1].

Einen zweiten häufigen Einwand bildet die unleugbare Tatsache, daß sehr oft Kinder eines und desselben Milieus und die auch von derselben Person erzogen wurden, doch ganz voneinander verschiedene Charaktere entfalten. Dieser Einwand könnte eigentlich wesentlich leichter als Einwand gegen eine Theorie der Vererbung herangezogen werden. Denn die Erbmasse ist doch in solchem Falle eine und dieselbe, während in der Erziehung gewisse Unterschiede bestimmt bestehen, schon dadurch, daß das eine Kind das ältere ist, vielleicht lange das einzige war, das andere aber das jüngere, dem von vorneherein in dem größeren Geschwister etwas gegeben ist, das dem älteren fehlte. Auch sind die Eltern beim ersten Kinde oft nervös, überängstlich, probieren verschiedene Erziehungsmethoden, während sie bei den nachfolgenden Kindern weitaus ruhiger und gleichmäßiger vorgehen. Andere Eltern wieder sind bei der Geburt des ersten Kindes frisch und optimistisch, während später ein harter Kampf ums Dasein sie müde, mürrisch und gleichgültig gemacht hat. Außerdem hat der gerechteste Vater, die umsichtigste Mutter meist einen geheimen Liebling unter den Kindern und das spürt der Bevorzugte meist weniger als die andern. Kurz, so gleichförmig das Leben einer Familie dem Außenstehenden erscheinen mag, die Mitglieder empfinden in der täglichen Nähe, die Kleines groß erscheinen läßt, die kleinste Abweichung gewaltig genug, um ihren Charakter daran zu bilden.

Was nun die Stellung der Individualpsychologie zu der Frage der Vererbung moralischer Eigenschaften betrifft, so sieht sie darin wohl einen der verschiedenen charakterbildenden Faktoren — und zwar jenen, der für die Arbeit des Erziehers (und für das psychologische Studium, das zur Vorarbeit des Erziehers gehören sollte) die geringste Rolle spielt. Die Faktoren, die den Charakter

---

[1] Ich führe bei Erziehungsberatungen immer folgendes einfache Beispiel an: Jedes Kind spricht nicht nur die Sprache, sondern auch den Dialekt, den es im Elternhaus hört — trotzdem fiele niemandem ein zu sagen, es sei dem einen Kinde angeboren berlinerisch zu sprechen, während das andere den sächsischen Dialekt von seinen sächsischen Eltern geerbt habe. Jedem erscheint es selbstverständlich, daß der kleine Sachse, in München erzogen, bayrische Mundart sprechen würde — warum also sollte es so schwer verständlich sein anzunehmen, daß der Sohn des jähzornigen Vaters, in ruhiger gleichmäßiger Umgebung erzogen, ein durchaus umgänglicher Mensch werden könnte?

eines Menschen in seiner Kindheit bilden — seine Schicksalsfaktoren — sind:
Die körperliche Konstitution (worunter die Vererbung subsumiert wird), die
Familienkonstellation, das soziale Milieu, das Geschlecht und die bewußte Erziehung (Wexberg [199]). Der Unterschied zwischen der individualpsychologischen Auffassung und den meisten andern — die ja auch mehr oder weniger
anderen Faktoren neben dem des angeborenen Charakters oder der angeborenen
Triebe Raum geben — besteht darin, daß jene diesen Faktoren bloß die Möglichkeit zuerkennen, vorhandenes, bereits bestimmbares Material zu beeinflussen
(also zum Beispiel angeborene Neigung zu fördern oder zu mildern), während wir
in der Summe dieser Faktoren die hauptsächlichsten Grundbedingungen für
die Charakterbildung erblicken, also zum Beispiel auch die Ursachen für die
Bildung von Neigungen, Trieben usw. Neben der ungeheuren Gewalt dieser
Erlebnisfaktoren verblaßt das „Angeborene" zu relativer Bedeutungslosigkeit,
nämlich zu der Erkenntnis, daß auch einer etwa angeborenen Veranlagung
hundertfältige Entwicklungsmöglichkeiten offen stehen.

Nun gehört die Stellung zur Vererbungsfrage zu jenen, die von unmittelbaren praktischen Auswirkungen gefolgt sind. Und die Auswirkungen des
Glaubens an angeborene seelische Eigenschaften sind unbedingt erziehungs-
schädlich. Abgesehen von der relativen Verantwortungslosigkeit des Erziehers,
die damit verknüpft ist, ist die Voreingenommenheit zugunsten einer Theorie,
die jene allseitige Entwicklungsmöglichkeit des Kindes nicht vor Augen hat,
auch immer mit einer Wertung verbunden, die sich dem Kinde mitteilt und
es entweder entmutigt oder ihm einen falschen mystischen Persönlichkeits-
glauben einimpft, der ihm bei der wirklichen Entfaltung seiner Leistungskraft
bloß im Wege steht.

Aus dem Folgenden wird hervorgehen, welch feiner Seismograph für alle
Bewußtseinsschwingungen seiner Umgebung die Seele des Kindes ist. Der
Glaube an die Auserlesenheit seiner Fähigkeiten teilt sich ihm ebenso gewiß
mit, wie ein frühes Mißtrauen in seinen Charakter oder seine Entwicklungsmöglichkeiten. Und während jener ihm ein hochgestecktes Persönlichkeitsideal vorzaubert, dem bald die Angst folgt, es nicht erreichen zu können, wirkt
das Mißtrauen unmittelbar entmutigend und entwicklungshemmend. (Es ergibt
sich auf diese Weise das natürliche Vorbild des alten dichterischen Motivs
von der Prophezeihung an der Wiege, die gerade dadurch, daß die Eltern alles
Erdenkbare taten, um sie zu durchkreuzen, in Erfüllung ging (Oedipus, Braut
von Messina usw.). Wir werden auf dem Wege dieser Ausführungen dem Begriffe der „Entmutigung" immer wieder begegnen, als der Quelle aller lebens-
schädigenden, gemeinschaftsfeindlichen Tendenzen. Daß der durch das Mißtrauen der Umgebung vermittelte Glaube an die eigenen enggezogenen Ent-
wicklungsschranken oder an angeborene, nur durch besondere Anstrengungen
zu überwältigende Entwicklungsschwierigkeiten entmutigend einwirkt, leuchtet
ohne weiteres ein.

Und damit ist die Antwort vorbereitet, die der Individualpsychologe dem
wissenschaftlichen Einwand der Vererbungstheorie entgegenhält: Dem Einwand der Statistik erblich belasteter Verbrecherfamilien. An der Hand dieser
Statistik wurden in Amerika und jüngst sogar in Sachsen die unsinnigsten
und unmenschlichsten Gesetze gefordert, die Kastration resp. Sterilisierung von
Verbrechern und moralisch minderwertigen Personen zum Zwecke der Entlastung des Staates und der eugenischen Regeneration des Volkes. Daß Statistiken die deutlichste Sprache sprechen, wird gerne gesagt, aber sie sprechen
verschiedene Sprachen. Uns erzählen sie ganz anderes als dem Vererbungs-
theoretiker; uns bleiben sie vor allem die Antwort auf die Frage: welche andere
Möglichkeiten denn den Kindern von Verbrechern gelassen wurden, welche

gangbaren Auswege in die soziale Anpassung die Gesellschaft ihnen zur Verfügung gestellt hat, schuldig. Daß ein Kind, das in einer Verbrecherfamilie heranwächst, kaum eine Möglichkeit hat, ein ordentlicher Mensch zu werden, ist selbstverständlich, denn keineswegs ist ihm moralische Kritik angeboren und so kann es von selbst schwerlich dazu kommen, das zu verurteilen, was jene, die seine Gebieter sind, tun. Gelangt es aber durch andere Erziehungseinflüsse (Schule, Nachbarschaft usw.) zu der Erkenntnis von der Abscheulichkeit seiner elterlichen Vorbilder, so kommt es meist gleichzeitig zu der völlig entmutigenden Überzeugung, daß es in diesen Kreisen der Wohlanständigkeit ohne seine Schuld schwer benachteiligt ist. Versetzen wir uns in die Seele eines Kindes, dessen Vater etwa wegen Diebstahls eingesperrt wurde, beim nächsten Schulbesuch, wenn die Kameraden von ihm abrücken (es genügt, daß dies ein einziger tut, und einen von dieser Sorte gibt es in jeder Klasse). Schwerlich wird ein solches Kind, das von der Umwelt gestraft wird, ehe es etwas verbrochen hat, den Mut aufbringen, mit den gleichen Waffen wie die andern den so ungleichen Kampf aufzunehmen, es wird zu List und Gewalt, den Waffen des Verbrechertums greifen, um sich in seinem doppelt schweren Leben behaupten zu können, — und wird ein Verbrecher werden wie sein Vater. Weil es ihm im Blute lag? Vielleicht. Aber es wäre auch ohne dieses verständlich genug, weil ihm der Weg des honetten Fortkommens erschwert wurde und weil ihm der andere, der Weg des Verbrechens, durch das väterliche Beispiel so nahe lag.

Aber auch in einer anderen Umgebung, die nicht dumm und roh genug ist, ein völlig unschuldiges Kind zu strafen, kann es nicht erblühen, wenn das Selbstmißtrauen, der Gedanke an die Möglichkeit angeborener moralischer Minderwertigkeit, in sein Bewußtsein getragen wird. Dadurch können der edelste Elan von seiten des Erziehers, die besten pädagogischen Methoden, im ersten kritischen Moment zunichte gemacht werden. Einen solchen kritischen Moment bildet etwa eine kindliche Verfehlung — wie sie fast ausnahmslos, bei allen Kindern, ein oder das andere Mal vorkommen. Eine Rundfrage bei deutschen Lehrerinnen hat ergeben, daß jede von ihnen als Kind ein- oder mehreremal irgend eine Kleinigkeit gestohlen hatte. Die meisten Kinder empfinden nach solchen Streichen Gewissensbisse und deshalb behalten sie auch diese kleinen Ausflüge ins Kriminelle zeitlebens in Erinnerung. Aber auch Gewohnheitsverbrecher pflegen sich ihres ersten Diebstahls zu erinnern, und daraus darf man schließen, daß auch sie damals, vor ihrem ersten praktischen Vorstoß gegen die Gemeinschaft ein Zögern und nach ihm ein Bedauern empfanden — daß sie sich eben damals noch nicht endgültig von der Gemeinschaft losgelöst hatten. Aber wie ganz anders kann nun ein Kind sich vor seinem Gewissen rechtfertigen, das über die eigene Tat nicht erstaunt, sondern erfahren hat, daß diese ihm als rechtmäßiges, wenn auch tragisches Erbe zukomme. Und je tragischer ihm dieses Erbe dargestellt wird, desto ungerechter muß es ein Schicksal empfinden, das ihn bereits bei der Geburt gezeichnet hat, und desto größer seine Berechtigung, gegen eine Menschheit, deren Gemeinschaftsgesetze ihn ausstießen ehe er in sie eintrat, mit allen erdenklichen Mitteln zu Felde zu ziehen. — Der einzige Weg, dem Sohn eines Verbrechers die gleichen Entwicklungsbedingungen zu verschaffen, wie dem gewöhnlichen Kind, wäre: ihm den unerschütterlichen Glauben an seine gleichwertige allseitige Entwicklungsmöglichkeit zu geben. Da aber dieser Weg beinahe niemals beschritten wird — was beweisen die gewissenhaftesten Statistiken? —

Zusammenfassend also wollen wir sagen: Die Individualpsychologie tritt an jedes Kind heran mit dem Glauben an seine allseitigen unbegrenzten Möglichkeiten zum Guten wie zum Bösen. Sie glaubt, daß alle Charakterkeime die Möglichkeit in sich tragen, sich nach der Seite gesellschaftlicher Anpassung und fruchtbarer sozialer Leistung zu entwickeln.

Damit ist die volle Schwere der Verantwortung auf die Erziehung gelegt. Und dies ist der Grund, warum wir unsere besten Kräfte dem Studium des Kindes und an der Hand dieses Studiums der Wissenschaft von der Beeinflussung des Kindes — der Pädagogik — zuwenden wollen.

II.

Was dürften die ersten, noch unbewußten Gefühlsregungen des Kindes sein? Es hat verschiedene Bedürfnisse, Nahrungs- und Temperaturänderungsbedürfnisse (den Wunsch trocken, wärmer oder kühler zu liegen). Die erste Erfahrung, die es machen muß, ist die, daß es zur Befriedigung dieser Bedürfnisse der Hilfe einer anderen, erwachsenen Person bedarf. Der erste Zusammenstoß mit der Außenwelt vermittelt die Erkenntnis von der eigenen Hilflosigkeit und von der Hilfsbereitschaft des nächsten Menschen — meist der Mutter. Die Befriedigung quälender Bedürfnisse weckt ein Zustreben, ein Anhänglichkeitsgefühl, das sich bald mit der Pflegeperson verbindet und auch jenseits aktueller Wunschanlässe die Nähe dieser Person lustvoll, ihre Abwesenheit schmerzlich empfinden läßt. Gleichzeitig aber weckt die eigene Hilflosigkeit, die völlige Abhängigkeit von einer größeren Person, der Vergleich der eigenen Schwäche und Kleinheit mit ihrer Kraft — selbstverständlich noch jenseits jeder gedanklichen Formulierung (unbewußt, wie man es nicht ganz richtig zu bezeichnen pflegt)— ein Gefühl der Minderwertigkeit. Da nun das Kind als Ganzes, als biologische Einheit innerhalb der allgemeinen Lebensgesetze, auf Wachsen, auf Zukunft hin gerichtet ist, verlangt dieses Gefühl der Minderwertigkeit nach einem Ausgleich, nach einem möglichst schnellen, möglichst gründlichen Ausgleich und dieses Verlangen bezeichnen wir in dieser allgemeinen Form als Geltungstrieb.

So sehen wir an der Wiege des Kindes auch die Wiege jener beiden Kräfte, die ihn durch sein ganzes Leben begleiten sollen, die, in mannigfachstem Wechselspiel die Grundzüge jedes menschlichen Charakters bilden: Das Gemeinschaftsgefühl, entspringend den ersten Erfahrungen von der Angewiesenheit des Einzelnen auf andere — und der Geltungstrieb, den wir der Tatsache zuschreiben, daß die erste Gemeinschaft jedes Menschen eine höchst ungleiche, nämlich die eines ganz Schwachen mit einem oder mehreren wesentlich Stärkeren ist.

Wir müssen hier ein wenig länger verweilen, denn es kommt für das Verständnis der Individualpsychologie vor allem darauf an, diese beiden Begriffe des Gemeinschaftsgefühls und des Geltungstriebes nicht schematisch, sondern ihrem lebendigen Gehalt nach zu erfassen.

Wenn wir die Liebe des Kindes zu seiner Pflegeperson, auf die es angewiesen ist, ohne die es elend zugrunde gehen müßte, die Wurzel des Gemeinschaftsgefühls nennen, so kommt schon an dieser Stelle der Unterschied zwischen dieser und jeder ethischen Auffassung dieses Begriffes deutlich zum Ausdruck. Die Individualpsychologie erblickt im Gemeinschaftsgefühl weder eine angeborene Tendenz des Menschen zum Guten, noch ein durch das Denken postuliertes Ziel menschlichen Strebens, sondern das unausbleibliche Resultat allererster Erfahrungen; und es erfolgen diese Erfahrungen durchwegs auf der Linie der Selbsterhaltung. So daß das Gemeinschaftsgefühl nicht nur nicht in irgendeinem Gegensatz zum Egoismus steht, sondern sich vielmehr der Selbstbehauptung als notwendiges Requisit einordnet.

Daß der Einzelne nur durch Kontakt mit der Umwelt bestehen kann, ist eine der allerersten Erfahrungen des noch vorbewußten Alters. Diese Erfahrung als solche steht jenseits der Moral, wie etwa die Erfahrung der Schwerkraft; wie diese ein grundlegendes physikalisches, vermittelt jene ein grundlegendes soziales Gesetz — eben das Gesetz von der sozialen Beschaffenheit des menschlichen Lebens, nicht in der Idee, sondern in der Wirklichkeit.

Aus den einleitenden Bemerkungen geht hervor, daß wir keineswegs annehmen, daß dieser erste Zusammenstoß mit der Wirklichkeit, die ersten Erfahrungen der hilflosen Akhängigkeit, auf teils gute, teils schlechte angeborene Eigenschaften des Kindes stoßen: so etwa, daß die guten sich für eine Quittierung im Sinne der Dankbarkeit für die mannigfache Abhilfe seiner Nöte entscheiden, während die schlechten sich auf der Linie des Protestes gegen die eigene Schwäche zum Geltungstrieb verstärken. Sondern es ergreift das Kind seine ersten Erfahrungen einzig und allein mit seinem durch das organische Leben selbst gegebenen Willen zur Selbsterhaltung und -behauptung, die wir Zielstrebigkeit nennen; und es ist noch immer bloß im Sinne des organisch Vernunftgemäßen und jenseits jeder moralischen Wertbarkeit, wenn diese Zielstrebigkeit versucht, nach beiden Richtungen zu operieren. Ohne Kontakt mit der Umwelt müßte das Lebewesen kläglich zugrunde gehen — aber ohne Geltungsstreben gäbe es keine Fortentwicklung. Das Geltungsstreben, das der Tendenz des kindlichen Körpers zu wachsen entspricht, ist an sich ebensowenig moralisch „böse", wie das Gemeinschaftsgefühl moralisch „gut" ist. Es stellt auch an sich keinen Gegensatz zum Gemeinschaftsgefühl dar. Die Spaltung des Behauptungswillens erfolgt als Reaktion des ersten Erlebnisses der Bewußtseinsspaltung in ein Ich und ein Außer-dem-ich. Es setzt sich mit diesen beiden Gegebenheiten, die eben die Welt jedes einzelnen Individuums beinhalten, in dieser doppelten Weise auseinander: Ich will mich entwickeln und kann es nur im Kontakt mit der Umwelt. Ich fühle mich zu dieser Umwelt hingezogen, aber ich will mich in ihr auch behaupten.

Diese beiden dumpfen Empfindungen des Hingezogenseins zur Umwelt und des Bedürfnisses, sich in ihr zu behaupten, sind es nun, auf die alle weiteren Erlebnisse einwirken. Und es kann jeder Schritt auf dem Wege der Fortentwicklung des Kindes nur durch ein Zusammenspiel dieser beiden treibenden Kräfte erfolgen. Beobachten wir ein etwa sechs Monate altes Kind, das einen neuen Gegenstand erblickt: Da ist zunächst ängstliches Staunen. Der bereits funktionierende Kontakt mit der Pflegeperson vermittelt Vertrauen. Nun ergreift das Kind den Gegenstand, dreht ihn mit angespanntester Aufmerksamkeit hin und her, schließlich drückt es ihn an sich. Die Züge drücken helle Freude aus (Jeder, der ein Kind beobachtet hat, weiß, daß diese Freude ganz gleich ist, ob es sich um ein Spielzeug oder einen beliebigen Gebrauchsgegenstand handelt — daß sie eben vor allem dem Neuerlernten, nicht der Verwendbarkeit des Gegenstandes gilt.)

Die Einverleibung einer neuen Kenntnis weckt gleichermaßen Geltungstrieb wie Gemeinschaftsgefühl: Der Geltungstrieb drückt sich in der Mobilisierung aller geistigen Fähigkeiten aus (Staunen, aufmerksames Prüfen, Ergreifen), das Gemeinschaftsgefühl reagiert als Liebe zu dem neuen, nunmehr der nächsten Umwelt des Kindes angehörenden Gegenstand (Ansichdrücken, Freude).

Es ist der Geltungstrieb, der das Kind veranlaßt, alle Fähigkeiten, die es besitzt, auszuproben und zu steigern. In diesem Sinn kann vielfach das Schreien durchaus gesunder Kinder zu verstehen sein, die gesättigt und in trockenen Windeln liegen und nun von dem einzigen Mittel, das sie besitzen, um sich zur Geltung zu bringen, ausgiebigst Gebrauch machen. Sehr oft machen sie dabei eine Erfahrung, die für sie angenehmer ist als für die Umgebung: daß es ihnen auf diese leicht ausführbare Weise gelingt, diese Umgebung zu allerlei wünschenswerten Dienstleistungen heranzuziehen, als da sind Aufnehmen und Herumtragen, Lieder vorsingen usw.

Dafür spricht eine Erfahrung aus der Erziehungsberatungsstelle: Die meisten Klagen über vielschreiende Kinder werden gefolgt von der Erzählung: „Der Mann kann das Schreien nicht vertragen und so muß ich das Kind stundenlang herumtragen" — sehr selten hört man solche Klage von Müttern, die den Rat, das Kind, wenn es mit allem Notwendigen versorgt ist, ruhig schreien zu lassen, befolgen können. Man muß traurig lächeln, wenn man von solcher klagenden Mutter die Besorgnis hört, das Kind scheine „schlecht" zu sein, denn es schreie geradezu boshaft und zornig. Man kann ohne weiteres verstehen, daß die oft todmüde Mutter, nach sechzehnstündigem häuslichen Arbeitstag kaum eingeschlummert, das gebieterische Weinen des Kindes als Bosheit empfindet. Aber man wird ebensogut, ohne im entferntesten an Bosheit denken zu müssen, verstehen können, daß dieses Kind, dessen erste praktische Erfahrung lautete: „Wenn ich tüchtig schreie, kommt man und trägt mich herum", zornig wird, wenn diese angenehme Erfahrung unverständlicherweise durch eine neue, härtere abgelöst werden soll. Bringt doch diese neue Erfahrung dem Kinde, abgesehen vom Entgang eines gewohnten Vergnügens, eine neue Bestätigung seiner Abhängigkeit von der souveränen Willkür des Erwachsenen.

Gerade diese einfache, abgeplagte Mutter übersieht keineswegs, daß in dem Schreien ihres Kindes zu allen Tages- und leider auch Nachtzeiten in gewissem Sinne auch sein Gemeinschaftsgefühl funktioniert. „Es hängt eben gar zu sehr an mir!" pflegt sie ihren Klagen beizufügen. Jedenfalls wird sie nicht verfehlen, diese Meinung energisch hervorzukehren, sobald ein anderer (meist der Vater) das Geschrei des Kindes in moralisch herabsetzender Weise zu deuten wagt. Ihr Dilemma ist unlösbar, solange sie eben die Äußerungen ihres Kindes in einem moralisch gefärbten Gegensatz erkennen will. Erst wenn sie einsieht, daß die beiden Grundtriebe des Kindes, Gemeinschaftsgefühl und Geltungswillen, gemeinsam auf falsche, im Hinblick auf ein angenehmes familiäres Zusammensein unrichtige Erfahrungen reagieren (Erfahrungen, die besagen, daß die erwünschte Nähe geliebter Personen durch Geschrei zu erzwingen ist), wird sie begreifen, daß ihr Kind auf diese Weise weder besondere Bosheit noch besondere Liebesfähigkeit, sondern bloß folgerichtige Verwertung ungünstiger Erfahrungen beweist. Wir sehen hier den ersten zarten Keim einer Leitlinie auf das Ziel hin gerichtet, die Umgebung in den eigenen Dienst zu stellen, durch Mißbrauch der eigenen Schwäche und Bedürftigkeit zu terrorisieren — einen Keim, dem wir bald wieder begegnen werden und dessen weiteres Wachstum wir dann gründlicher beobachten werden.

Beim seelisch gesunden — oder wie wir anschaulicher sagen könnten: beim seelisch noch unbeschädigten — Kinde entwickelt sich der Geltungstrieb vornehmlich auf der Linie der Leistung. Wir sind durchaus berechtigt dieses Wort „Leistung" auf die Betätigungen des frühesten Kindesalters anzuwenden und müssen nicht einmal den Maßstab geringerer geistiger Kräfte anlegen, um vor der Unmenge dessen, was ein Kind in seinem ersten Lebensjahre erlernt und erfaßt, zu trüben Vergleichen mit den Bereicherungen späterer Jahre angeregt zu werden. Allerdings sehen wir die Kinder — wir sprechen hier immer nur von organisch gesunden vollsinnigen Kindern — mit einer ungebrochenen Aktivität, einem unermüdlichen Optimismus am Werke, den leider nicht die größte Anzahl von ihnen sich für das weitere Leben bewahrt. Dieser Optimismus des noch ungebrochenen Geltungstriebes allen geistigen Neuerfahrungen gegenüber, drückt sich in der Aufmerksamkeit der Kinder aus (in der Schule kann man sehr oft die Erfahrung machen, daß die Aufmerksamkeit genau dort aufhört, wo die Überzeugung von der Erfaßbarkeit des Gegenstandes endet.)

Es ist der Geltungstrieb, der die ersten Schritte des Kindes lenkt. Es sieht die Erwachsenen aufrecht einhergehen und versucht, sich auf seine Beinchen zu stellen, wenn diese noch viel zu schwach sind, den dicken runden Leib zu ertragen. (Es ist falsch, wenn in vielen Säuglingspflegebüchern steht, daß die Kinder sich instinktmäßig aufstellen, sobald die Knochen stark genug sind. Das Kind versucht sich aufzustellen, sobald es geistig so weit ist, diesen Wunsch zu fassen und versucht es dann immer wieder, bis es auch körperlich dazu imstande ist, welche körperliche Entwicklung durch das Training der Versuche beschleunigt wird.) Gelingen endlich die ersten Schritte, so ist der Stolz darüber ungeheuer und mit unermüdlicher Begeisterung wird der Versuch stundenlang wiederholt. Eine erstaunliche Erfindungsgabe wird bei der Heranziehung von Hilfsmitteln entwickelt: Das eine Kind geht immer wieder um einen breiten Divan herum, an dem es sich mit einer Hand festhalten kann, das andere nimmt einen Sessel und schiebt ihn stundenlang im Kreise umher. Meist weist das Kind, sobald es laufen kann, den Versuch, es herumzutragen, mit Entrüstung ab: es will sich durchaus auf dieselbe Weise fortbewegen wie der Erwachsene, denn dadurch wird sein Geltungstrieb befriedigt.

Aber die größte, mit keiner späteren zu vergleichende Leistung vollbringt das Kind durch die Erlernung der Sprache. Daß durchwegs alle organisch gesunden Kinder diese Leistung vollbringen, ist kein Beweis gegen ihre Größe; sondern bloß ein Beweis dafür, welch enorme Fähigkeiten, Energie und Leistungswillen der Mensch auf den Lebensweg mitbekommt und zu üben versteht, ehe böse Erfahrungen seine Möglichkeiten einschränken und verdorren lassen.

Das Wunder der Spracherlernung im kurzen Zeitraum von wenigen Monaten veranlaßte frühere psychologische Schulen zu der Annahme einer dem Erwachsenen unähnlichen Beschaffenheit des kindlichen Gedächtnisses: es wurde nämlich das Gedächtnis in ein mechanisches und juridisches (logisches) eingeteilt (das mnemotechnische Gedächtnis bildete eine dritte Unterteilung, die aber hier nicht in Betracht kommt) und dem Kinde wurde in großem Ausmaß mechanisches Gedächtnis zugesprochen, das im späteren Alter sich verlieren, resp. vom juridischen Gedächtnis abgelöst werden sollte. Damit hatte man das Rätsel durch ein Wort ersetzt, bei dem man glaubte, sich beruhigen zu dürfen. Aber ganz abgesehen davon, daß solche mechanische Gedächtnisleistung um nichts weniger erstaunlich wäre — die Beobachtung sprechenlernender Kinder ergibt genau das Gegenteil: nämlich die Überzeugung von der schöpferischen Nachbildung der Sprache durch das Kind, ihrer sinnvollen Durchdringung.

In ihrem Buche: „Die Sprache des Kindes"[1] vertreten Ch. und W. Stern die Ansicht, daß bloß eine kleine Basis von Wortformen vom Kinde übernommen werde, von der aus das Kind durch eigenes Gestalten den ganzen Reichtum der grammatischen Formen bilde.

Dieser Meinung schließt sich auch K. Bühler an[2]. Er nimmt an, daß die Kinder damit beginnen, jene Laute, die sie bilden können (mamam, dada, atta) zum Zwecke der eigenen Zerstreuung beständig vor sich herzusagen und später mit bestimmten Affekten zu verbinden. So also, daß „Mama" als Ausdruck der Freude, nicht als Name, dem Eintreten der Mutter, aber auch etwa dem Anblick der Milchflasche gilt. Dies erklärt die Tatsache, daß „mama" die erste internationale Bezeichnung für Mutter ist, die offenbar leichteste Lautverbindung für alle Kinder „zungen". Diese primitivste Affektsprache erfährt die nächste Bereicherung durch teils selbstgebildete, teils einleuchtende Onomatopoetika wie „wauwau" für Hund, „tic-tac" für Uhr, „bum" für auf den Boden fallende Gegenstände usw.

---

[1] Stern: Die Sprache des Kindes. Leipzig 1907.
[2] K. Bühler: Die geistige Entwicklung des Kindes. Jena bei Gustav Fisher.

Während des zweiten Lebensjahres spricht das Kind zumeist eine Sprache, die es sich zu drei Vierteln selbst gebildet hat, zu der es bloß zum geringsten Teil erlauschte Lautverbindungen benützt und auch diese in sehr freier Flexion und Verwendung, so daß es meist bloß den allernächsten Personen möglich ist, diese Sprache zu verstehen. (Meist sind es die Großen, die zum Schaden des Kindes diese Sprache nachplappern, während das Kind die der Großen nur in dem Maße gebraucht, als es sie schöpferisch durchdringt.)

Wenn z. B. das Kind (18 Monate alt) ein Augenglas „Papas Seh" nennt, so ist klar, daß es sich hier keineswegs um das mechanische Wiederholen oft gehörter Lautverbindungen, sondern um einen Denk- und Beobachtungsvorgang handelt. Oder wenn es die Zahnbürste, deren Namen es bei jedesmaligem Gebrauch hören kann, vorzieht „Wassi-Papu" zu nennen (Wasser-Essen, die Bürste wird erst ins Wasser, dann in den Mund gesteckt) so sehen wir das Kind geradezu die mechanische Worterlernung ablehnen und auf einem selbsttätigen bewußten Aufbau bestehen.

Preier führt in seinem Buch folgendes Beispiel an: Das Kind beobachtet schnatternde Enten an einem Teich und bildet von selbst — onomatopoetisch — das Wort: Kuak. Von nun an heißen nicht nur Enten, sondern auch alle andern Vögel Kuak. Später sieht das Kind auf einer Münze einen Vogel abgebildet und nennt nun auch alle Münzen Kuak.

Wir sehen an solchen Beispielen, wie sie gewiß jeder bemerken konnte, der Kinder beobachtet hat, daß diese keineswegs bloß mit mechanischem Gedächtnis, sondern auch mit Logik und Urteil bei der Erarbeitung der Sprache beteiligt sind. Schwierig im Verständnis der kindlichen Urteilskraft ist die Tatsache, daß der erwachsene Mensch nicht imstande ist, außerhalb der Sprache zu denken und sich deshalb auch eine Begriffsgestaltung, die der Sprachkenntnis vorangeht, nicht vorstellen kann. Wir müssen deshalb annehmen, daß beide sich gleichzeitig entwickeln, das heißt, daß die logischen Fähigkeiten des Kindes sich an der Hand der Spracherlernung einschulen.

Ich möchte hier anfügen, daß es wohl auch nicht die mehr mechanische Fähigkeit des kindlichen Gedächtnisses ist, was sie weit eher als Erwachsene befähigt, fremde Sprachen in verblüffend kurzer Zeit („spielend") zu erlernen, sondern eben die ungleich größere Aufnahms- und Leistungswilligkeit des seelisch gesunden Kindes.

Eben an diesem Leistungswillen erkennt man das seelisch gesunde Kind. Sein Geltungstrieb liegt durchaus auf dem Weg der Leistung und solange dies der Fall ist, kann er gar nicht in Konflikt mit dem Gemeinschaftsgefühl kommen, das ihn ja ebenfalls auf diesen Weg der Leistung weist.

Aber dieser Konflikt ergibt sich sofort, sobald das Kind Ursache findet an seiner Leistungsfähigkeit zu zweifeln.

Und eine Generalursache für solchen Zweifel ist, sofern die Umgebung es nicht versteht sie zu paralysieren, in seiner allgemeinen Situation gegeben. Das Kind ist das schwächste, kleinste, untüchtigste Wesen in seinem Umkreis. Es ist ein Zwerg in einer Welt von Riesen, diesen Riesen auf Gnade und Ungnade ausgeliefert und gezwungen, sich in einer Umgebung zu bewegen, die durchwegs auf die Maße und Kräfte jener Riesen zugeschnitten ist. Beginnend bei der Tischplatte, auf der die begehrenswerten Dinge den kindlichen Händen unerreichbar sind, über viel zu hohe Türklinken, elektrische Kontakte, Wasserhähne, über Stufen die nicht für kindliche Füße gebaut sind und Sessel die, benützt man sie richtig, bloß des Kindes Augen über das Tischtuch heben — eine einheitliche Riesenwelt, die in jedem Augenblick, bei jeder kleinsten Betätigung, dem Kinde zu Bewußtsein bringt, daß es — vorläufig jedenfalls —, viel zu klein und zu schwach ist. Ebenso halten die vielen Gespräche, denen es nicht folgen kann, das Kind, das innerhalb der Familie, also vornehmlich unter Erwachsenen aufwächst, unter dem ständigen Druck, in eine Umgebung geraten zu sein, der es im wahrsten Wortsinn keineswegs gewachsen ist[1].

Auf diese allgemeine drückende Situation reagiert der kindliche Geltungstrieb dahin, den Erwachsenen möglichst schnell vollkommen zu gleichen, der schwierigen Aufgabe der Anpassung an besagte Riesenwelt so schnell als möglich gerecht zu werden. Bei den allermeisten Kindern ist der Wunsch „groß" zu sein der dominierende, er ist es, der fast alle Kinderspiele dirigiert, die ja zum größten Teil darin bestehen, daß die Kinder die Rolle Erwachsener, und womöglich besonders hervorstechender Erwachsener, spielen — (Soldaten, Kondukteur, Indianer, Vater und Mutter) — er ist der treibende Motor bei der Einschulung aller geistigen und körperlichen Kräfte, er formt das Persönlichkeitsideal, nach dem sich alles Tun, Erfassen und Denken orientiert.

Das Persönlichkeitsideal beginnt sich wohl gemeinsam mit dem Denken (sprachlichen Denken), also ungefähr im zweiten Lebensjahr zu formen. Es ist in den ersten Lebensjahren ziemlich typisch, entweder dem Vorbild eines der Eltern — meist desjenigen, der im Hause die Vorherrschaft führt —, einer Person der kindlichen Umgebung, die für seine primitive Vorstellung eine Herrscherrolle spielt oder einer Phantasiegestalt (Kaiser, Zauberer, Held usw.) angelehnt. Alle Erfahrungen die das Kind in dieser ersten Zeit gemacht hat, spielen bei der Auswahl des Persönlichkeitsideals eine Rolle und beeinflussen sie. (Z. B.: ein Kind hat eine schwächliche kränkelnde Mutter, die von dem starken tüchtigen Vater auf Händen getragen, von allen Hausgenossen verwöhnt und berücksichtigt wird. Es kann nun das Kind diese tägliche Erfahrung dahin verwenden, sein Persönlichkeitsideal nicht an der Leistungskraft des Vaters, sondern an den Privilegien der mütterlichen Schwäche zu formen.)

Das Persönlichkeitsideal ist wohl immer im Sinne einer Vorherrschaft, einer dominierenden Machtstellung konzipiert. Aber wie das erwähnte Beispiel zeigt, es muß nicht immer eine einfache, geradlinige Vorherrschaft, es kann auch eine solche auf einem Umweg sein. (Durch Dienen herrschen, durch Leiden herrschen. Jede einzelne, an sich neutrale oder sogar „gute" Eigenschaft läßt sich zu einem Machtsystem ausbauen: Gerechtigkeit, peinliche Ordentlichkeit, Wahrheitsliebe usw.) Ein einfaches Persönlichkeitsideal — wie es uns etwa in der Antwort auf die Frage: „Was willst du werden, wenn du groß bist" entgegentritt, ist uns immer ein Symptom für einen ungebrochenen Geltungswillen.

Den Weg, auf dem ein Kind mit allem, was es tut, auf sein Persönlichkeitsideal zustrebt, nennen wir seine Leitlinie. Dieser Weg läuft durch die gesamte Biographie, vorbei an tausend Dingen, Menschen, Erlebnissen — aber es ist die unbewußte Leitlinie, die Einstellung auf ein bestimmtes Persönlichkeitsideal, was zwischen diesen tausend täglichen Erlebnissen die einen heraushebt und einprägt, die anderen als unwichtig und unbrauchbar ausschaltet. (Es ergibt sich an dieser Stelle ein wesentlicher Unterschied zwischen psychoanalytischer und individualpsychologischer Betrachtungsweise: Während die Psychoanalyse annimmt, daß bestimmte einschneidende Kindheitserlebnisse entscheidenden Einfluß auf die weitere Charakterbildung haben (Traumata), nimmt die Individualpsychologie an, daß die allgemeine Situation einer Kindheit den Charakter formt, auf bestimmte Ziele hin orientiert, und daß es von diesen Zielen abhängt, welche Erlebnisse als einschneidend (traumatisch) verwertet werden.)

---

[1] Die geniale italienische Pädagogin Maria Montessori hat mit besonderer Eindringlichkeit auf diese Tatsache hingewiesen und aus ihr die Forderung abgeleitet, die Kinder in Heimen heranzuziehen, die in allen Stücken eine den kindlichen Maßen angepaßte Welt darstellen. Vgl. „Selbsttätige Erziehung".

Die Beobachtung der kindlichen Leitlinie gibt uns wichtige Aufschlüsse über das, was uns bald als „Fähigkeiten" des Kindes entgegentritt. Wenn z. B. ein Kind sein Persönlichkeitsideal nach dem Vater orientiert hat, so wird es sich bald in jenen Tätigkeiten zu versuchen trachten, die der Vater übt. Es wird also, wenn es sich um eine körperliche Tätigkeit handelt, bereits in frühester Kindheit jene Muskeln trainieren, die für diese Tätigkeit in Betracht kommen und es wird uns dann nicht wundern, wenn es erstaunlich früh zu einer großen Fertigkeit darin gelangt. Es wird aber auch unter allen jenen Personen, Dingen, Gedanken, die ihm begegnen, jenen besondere Beachtung schenken, die in irgendeiner Weise sein Betätigungsgebiet betreffen. Wir wissen, daß auch geistige Fähigkeiten für systematisches Training, besonders in der Kindheit dankbar sind — auf dieser Tatsache ist ja das ganze humanistische Gymnasium mit seinem praktisch fast unverwertbaren Studium alter Sprachen aufgebaut. Und dieses frühe Training im Sinne einer bestimmten Leitlinie erklärt uns viele Fähigkeiten die uns sonst an Adoleszenten verblüfften. Es erklären sich auf diese Weise eine Reihe von Talenten — wir kommen noch an anderer Stelle auf die Talente zu sprechen —, nämlich jene, die in gewissen Familien „erblich" sind. Wir sehen hier Kinder, deren Persönlichkeitsideal unwillkürlich auf Künstlerschaft gerichtet wird und die Gelegenheit zum Training ist täglich in bequemster Weise gegeben.

III.

Die Kinderstube ist Vorbereitung auf das Leben. Je besser die Umgebung des Kindes versteht, es von Anfang an zwischen jene Gesetze zu stellen, die im wirklichen Leben Geltung haben, desto glücklicher werden die Enderfolge sein. So rühmt sich manches Erziehungssystem ausgezeichneter Resultate, die aber dahinschwinden, sobald das seinen Leitern entwachsene Kind aus einer künstlichen lebensunwahren Atmosphäre in die Welt der Wirklichkeit eintritt. Wenn wir also von einer gesunden und einer falschen Entwicklung des Kindes sprechen, so tun wir dies immer im Hinblick auf den Menschen, der sich aus dem Kind entwickeln und im wirklichen Leben behaupten soll.

Das Leben jedes einzelnen läßt sich auch ausdrücken als sein Anteil am allgemeinen Kampf der Menschheit um ihre Existenz. Die Anteilnahme an diesem allgemeinen Kampf stellt für jeden Menschen die einzige Möglichkeit dar, nicht auf Kosten anderer zu leben; die einzige Möglichkeit, den Geltungstrieb ohne Verstümmelung des Gemeinschaftsgefühls zu befriedigen. Wir sprechen also von einer gesunden Entwicklung, solange wir das Kind auf einem Wege sehen, der in der Richtung dieser seiner späteren Lebensfunktion läuft — auf dem Weg der Leistung. Jede Leistung, während sie den Geltungstrieb befriedigt, verstärkt gleichzeitig den Kontakt zur Umwelt, in manchem Falle direkt, wie beim Sprechenlernen, in anderen indirekt: indem sie die Anpassung an die Umwelt fördert.

Ein Abweichen von dieser gesunden Entwicklung (die wir, da ja niemals alle Voraussetzungen vollkommen sind, auch die „ideale" nennen können) erblicken wir dort, wo das Kind Tendenzen zeigt, diese Linie der Selbstbehauptung durch Leistung zu verlassen und andere Wege sucht, die ihm zur Erreichung seines Persönlichkeitsideals brauchbarer erscheinen. Dies wird der Fall sein, sobald es Gründe findet, an seinen Leistungsmöglichkeiten zu zweifeln, — sobald also zu der natürlichen relativen Schwäche der Kindheit noch andere Momente hinzutreten, die es entmutigen.

Besonders schwächliche und kränkliche Kinder werden sich sehr bald vor Aufgaben gestellt sehen, denen sie sich nicht gewachsen fühlen. Es kann z. B.

einem solchen Kinde schon das Gehenlernen fast unüberwindliche Schwierigkeiten bereiten. Leicht bemerkt es an der Ungeduld, der Traurigkeit oder dem
Mitleid der Erwachsenen, daß es hinter ihren Erwartungen zurückbleibt, daß
es etwas, das es können sollte, noch nicht kann. Diese Atmosphäre der Enttäuschung, der Unzufriedenheit — in welcher Form immer sie sich äußert —
teilt sich dem Kinde mit und erfüllt es mit einem Gefühl persönlicher Minderwertigkeit. Es fühlt sich unfähig zu der von ihm geforderten Leistung — es
ist entmutigt.

Auf diese Entmutigung muß das Geltungsstreben in irgendeiner Weise
reagieren. Die Tatsache der Schwäche, der Minderwertigkeit zur Kenntnis
nehmen und auf sich beruhen lassen kann es nicht, denn es ist ja als organisch-
geistiges Wesen zielstrebig, auf die Vollentfaltung der Persönlichkeit gerichtet.
Dieses Ziel kann, solange das Leben währt, nicht aufgegeben werden, im Gegenteil, je gefährdeter es erscheint, desto schärfer wird es fixiert. Und diese besonders scharfe Fixierung fordert gebieterisch einen Ausgleich, eine Kompensation.

Das Versagen bei den ersten Leistungsproben wird als Niederlage empfunden. Diese Niederlage kann wettgemacht werden, fürs erste durch ver-
doppelte Anstrengung, verdoppeltes Training, durch das Bemühen um Leistungen,
die die ursprünglich geforderten übersteigen (Überkompensation). Wir sehen
oft schwächliche und zarte Kinder mit wahrem Starrsinn sich gerade auf körperliche Höchstleistungen versteifen, und haben ein grandioses Beispiel in Lord
Byron, der, mit einem Klumpfuß behaftet, der beste Turner seiner Klasse
war und auch später, als Ehren von allen Seiten ihm zuteil wurden, dem Durch-
schwimmen des Hellespont größere Genugtuung verdankte als dem Welt-
erfolg des Childe Harold.

In solchen Fällen, wo die Entmutigung keine durchgreifende ist, scheint
es, als stünde sie Leistungen nicht nur nicht hemmend im Wege, sondern diene
vornehmlich dazu, solche in höchstem Maße herauszufordern. Dies ist in gewissem Sinne auch richtig und wir vermissen in der biographischen Vorgeschichte
der menschlichen Höchstleistungen selten die Wurzel eines scharf überkompensierten Minderwertigkeitsgefühls. Wir können uns trotzdem nicht der Beobachtung entziehen, daß die Leistungen der Überkompensation nicht mehr
im oben angedeuteten harmonischen Einklang mit dem Gemeinschaftsgefühl
stehen (daß sie manchmal der Menschheit mehr als irgendwelche andere geben,
ist richtig, hat aber, da hierzu noch ganz andere Faktoren zu betrachten wären,
in diesem Zusammenhang keine Bedeutung). Diese Leistungen kommen dadurch zustande, daß das gefährdete Persönlichkeitsideal in den Vordergrund
geschoben wird, das irritierte Selbstgefühl zu unablässigem Vergleichen, sich
Messen zwingt, und daß an Stelle der einfachen Leistungsfreude der Ehrgeiz tritt. Zur Befriedigung des Ehrgeizes aber gehört nicht mehr bloß der
Sieg der eigenen Fähigkeiten über die gegebenen Schwierigkeiten, sondern
auch die Niederlage anderer, weniger Befähigter — eben das positive Ergebnis
eines vorangegangenen ängstlichen Vergleiches. Es ist also hier, wenn auch
durch positive Leistungen sublimiert, eine Unterdrückungstendenz, ein Über-
legenheitsbedürfnis, das zum Teil schon auf Kosten anderer geht — mit einem
Wort ein gemeinschaftsfeindliches Element gegeben.

Man kann den Unterschied zwischen einem bloß aktiven und einem ehr-
geizigen Kind sehr leicht daran erkennen, daß ersteres in der Tätigkeit selbst
Genügen findet, während letzteres zu seiner Befriedigung des Lobes bedarf.
Deshalb beschäftigen sich ehrgeizige Kinder fast nie allein, sie brauchen einen
Zuschauer, Ermunterer, Kritiker. Mit fortschreitendem Alter wird dieser Unter-
schied immer offensichtlicher und mit Beginn der systematischen Lerntätig-

keit zeigt sich auch dem psychologisch ungeschulten Auge der Unterschied zwischen dem lernfrohen wißbegierigen Kind und dem anderen, dessen Ziel es ist, der erste in der Klasse zu sein, mehr zu leisten als die andern, das unablässig sich mißt und vergleicht, das Zurückbleibende braucht, um an ihnen, nicht am Wachsen der eigenen Fähigkeiten und Kenntnisse, seine Fortentwicklung, seine Annäherung an sein Persönlichkeitsideal zu konstatieren. Daß hier der Geltungstrieb bereits auf dem Wege ist, sich auf Kosten des Gemeinschaftsgefühls zu entwickeln, leuchtet ein. Es ist zwar dieses Kind auf dem Wege der Leistung, aber die Leistung hat fast jeden Eigenzweck verloren, dient vornehmlich zum Gradmesser der eigenen Größenwünsche und jeder Kontakt mit der Umwelt ergibt Spannungen und Entladungen des überreizten Selbstgefühls.

Wenn die Entmutigung noch tiefer geht, so daß es dem Ehrgeiz aussichtslos erscheint im offenen Wettkampf das Rennen siegreich zu bestehen, wird er, zwar seiner Intensität nach nicht abgeschwächt, aber in der direkten Richtung auf sein Ziel hin gebrochen. Der Mut fehlt, das hochzielende Persönlichkeitsideal durch Kräfteanspannung zu erreichen, nun soll es auf leichter gangbaren Seitenwegen erschlichen werden.

Wie gelangt das Kind zu der Kenntnis von der Brauchbarkeit solcher Seitenwege? Durch Erfahrung. Es wählt unter der Mannigfaltigkeit seiner Erfahrungen jene, die zur Verwendung im Dienste der abgebogenen Leitlinie tauglich erscheinen. Also z. B.: Wir sprachen vorhin von dem Kinde, das besonders viel schreit, weil es die Erfahrung gemacht hat, daß es dann von der Mutter hochgenommen und herumgetragen wird. Schwache und kränkliche Kinder, die ja oft aus Gründen körperlicher Unlustgefühle schreien und die auch sonst vielfach erleben, daß gerade, wenn sie sich schlecht fühlen, die Sorgfalt der Umgebung für sie sich verdoppelt, gelangen zugleich mit den ersten Entmutigungen dahin, die Macht der Hilfsbedürftigkeit im Sinne einer Steigerung des Persönlichkeitsgefühls auszunützen. Je schwächer, je bedürftiger sie sich zeigen — desto größer ist die Rolle, die sie im Kreise besorgter Angehöriger spielen, desto strenger ist der Dienst, in den sie diese stellen können, desto größer die Chance, ihren Willen in allen Punkten durchzusetzen [1]. Sie gelangen schließlich dazu, die Befriedigung ihres Selbstgefühls in den Leistungen zu suchen, die andere in ihren Diensten vollführen, sie erzwingen diese Leistungen durch Schwäche und buchen sie trotzdem auf das eigene Konto:

> Wenn ich sechs Hengste zahlen kann,
> Sind ihre Kräfte nicht die meinen?

Wenn das Kind es zustande bringt, durch seine überbetonte Schwäche und Gebrechlichkeit Eltern, Geschwister und womöglich auch Dienstpersonen zu Rücksicht und Aufopferung anzuhalten — so erlebt es darin eine Bestätigung seines Persönlichkeitswertes, die einen Ausgleich für die bei den ersten Leistungsversuchen erlittenen Niederlagen schafft.

Es ergibt sich also die Leitlinie: durch Schwäche herrschen. Da die kindlichen Mittel zu diesem Zweck ziemlich beschränkt sind, gleichen sie einander in den meisten Fällen aufs Haar. Sie bestehen, sobald die Periode des Weinens und Herumgetragen-werden-wollens vorüber ist — also sobald auch das schwächere Kind im Gebrauch seiner Beinchen ausgebildet ist — vornehmlich in Machtproben, die bei Gelegenheit der Mahlzeiten, der Ausscheidungsfunktionen und

---

[1] Ein kleines Beispiel aus jeder Kinderstube: Kinder, die sehr ermüdet sind, sei es, weil sie allzuviel gespielt haben oder weil ihre Schlafenszeit da ist, sind meist ungewöhnlich schlimm, weinen ohne rechten Anlaß, haben allerlei Wünsche und Launen. Die Müdigkeit hat sie für aktive Tätigkeit geschwächt und sie regenerieren sogleich ihr Selbstgefühl durch In-Atem-halten der Umgebung.

des Schlafens ausgeführt werden. Das Nicht-essen-wollen ist die bequemste und daher auch beliebteste Methode dieses Machtkampfes. Das Kind arrangiert ihn ohne weiteres durch anhaltende Appetitlosigkeit (die Entwicklung auf dieser Leitlinie führt stets zu nervöser Charakterbildung) und zwingt dadurch Mutter oder Pflegeperson, zwei oder dreimal des Tages alle Kräfte der Überredungskunst, Phantasie und Willfährigkeit in den Dienst der nervösen Tyrannei zu stellen. Zu ähnlichen Wirkungen führt auch die Schlafangst vieler Kinder, das unbestimmte Sich-Fürchten vor dem Einschlafen, das den Erwachsenen oft 1—2 Stunden lang an das kindliche Bett fesselt, um ihn dorthin zurückzuholen, wenn der kleine Despot mit Schreckträumen aus dem Schlafe fährt oder, dem Alter physiologischer Berechtigung hierzu bereits entwachsen, sein Bett benetzt und beschmutzt hat.

Es ergibt sich durch Ausnutzung und Ausbau solcher Erfahrungen, daß das Geltungsbestreben des Schwachen keineswegs benachteiligt sein muß. Im Gegenteil, es wird sich weit eher als beim Starken zu Egoismus, Herrschsucht und Despotismus entwickeln. Nicht aber in einer Richtung, die in ein nützliches gemeinschaftliches Leben einmündet. Denn der Geltungstrieb, der sich nicht in eigenen, sondern in fremden Leistungen, also in dargebrachten Dienstleistungen Bestätigungen sucht, kann dies nur auf Kosten anderer. Das erhellt nicht aus der Situation der Kinderstube, wohl aber aus der des wirklichen Lebens, auf die jene vorbereitet. Denn hier gibt es keine „natürlichen" Diener mehr, sondern nur solche, die — sei es durch Geld oder Liebe — in eine Abhängigkeit gebracht werden, die dem Begriff der Gemeinschaft zuwiderläuft. (Im Falle der Liebe gelingt das Wiederheraufbeschwören dieser Situation meist durch das Finden eines komplementären Entwicklungstypus, dessen Leitlinie: durch Dienen herrschen heißt.)

Es wirken also in diesem Falle Geltungstrieb und Gemeinschaftsgefühl nicht mehr harmonisch, sondern der Geltungstrieb entwickelt sich auf Kosten des Gemeinschaftsgefühls zu dem, was wir mit Egoismus bezeichnen und vom Selbstbehauptungswillen, der selbstverständlich ist, abgrenzen müssen. Man hört oft, Kinder besäßen „natürlichen", „gesunden" Egoismus, aber man meint damit nichts weiter, als daß ein Kind noch nicht imstande ist, die Folgen seiner Handlungen auf andere (zum Beispiel das Aufwecken Schlafender durch Lärmen) oder die Opfer, die seine Wünsche jenen anderen auferlegen, abzusehen. Man sollte in diesen Fällen, wo der kindliche Behauptungswille mit Recht eine der Entwicklung aller seiner Fähigkeiten günstige Umgebung fordert, den Begriff Egoismus nicht anwenden und ihn für jene Fälle sparen, wo der Behauptungswille sich überhaupt nur befriedigen läßt, wenn andere in irgendeiner Form dafür bezahlen. Ich glaube, daß aus dem bisher Gesagten zur Genüge hervorgeht, daß es auch in diesen Fällen sinnlos wäre, von „bösem Willen" zu sprechen, da es sich um eine falsche Entwicklung an der Hand mißverstandener Erfahrungen handelt.

Wie unbrauchbar die Leitlinie des: durch Schwäche Herrschen für die Gemeinschaft ist, ergibt sich beim ersten Zusammenstoß des Kindes mit einer neutralen Gemeinschaft, also mit der Schule. Die neue Gesellschaft, die es hier vorfindet, ist auf seine ihm selbstverständlich scheinende Forderung nicht eingespielt und denkt nicht daran, sie zu erfüllen. Es hängt nun von dem Grade der Fixierung der falschen Leitlinie ab, ob sie durch die neuen Erfahrungen korrigiert wird, oder ob sie das Kind zu einer Verstärkung seiner Machtmittel — etwa im Sinne nervöser Erkrankungen, arrangierter Lernunfähigkeit usw. — antreibt.

Wir sprachen von der Entmutigung im Gefolge körperlicher Schwäche und haben damit noch immer das Kind nicht in seine Umgebung hineingestellt.

Die Umgebung spielt die größte Rolle bei der Charakterentwicklung; nicht nur gewinnt das Kind aus ihr sein Persönlichkeitsideal, es muß ihr auch seine Leitlinie anpassen und es hängt ganz von der Kraft und Art des Widerstandes, dem es hier begegnet, ab, welche Wege sein Geltungstrieb sucht, welche Sicherungen es gegen Niederlagen aufrichtet.

Um diese Bedeutung der ersten kindlichen Umgebung zu verstehen, müssen wir uns erinnern, daß auch das Kind, ob bewußt oder unbewußt, seine Kindheit als Vorbereitung für das künftige „wirkliche" Leben empfindet. Dieses Leben empfindet es als etwas Großes, Gefährliches, dem es gewissermaßen als Kämpfer gegenübertritt. Die Hauptaufgaben des Lebens deuten sich im Elternhause an: Arbeit — in Form des zu Erlernenden, soziales Verhalten — in Form der Anpassung an die Menschen der Umgebung, und das erotische Problem in Form der Vorbereitung auf die künftige Geschlechtsrolle. Das Kind hat ein dunkles aber wachsendes Gefühl dafür, daß alles, was es tut und erleidet, eine tiefere Bedeutung „für später" hat. Deshalb empfindet es jede kleine augenblickliche Niederlage so tief, weil sie ihm gewissermaßen Symbol für eine noch ferne Gefahr ist, deshalb ist es mit so elementarer Zielsicherheit am Werke, alle seine Erfahrungen zu einem System auszuarbeiten, das es möglichst unfehlbar gegen alle späteren Niederlagen sichern soll. Wie es den heißen Ofen ängstlich meidet, an dem es sich einmal das Händchen schmerzhaft verbrannte, so meidet es die Wiederkehr einer Situation, bei der ihm seine Schwäche qualvoll zu Bewußtsein kam. Es versucht, den Kontakt mit seiner Umgebung so zu gestalten, daß sein Selbstgefühl dabei den geringsten Gefahren ausgesetzt ist. Wir nennen das: Es versucht Spielregeln für den Verkehr mit den Menschen zu gewinnen. Diese Spielregeln sind für den Außenstehenden oft ganz unverständlich und auch dem Psychologen enträtselt sich das Gehaben eines Kindes erst richtig, wenn er Einblick in dessen Umgebung bekommt.

Das Verhalten der Umgebung dem Kinde gegenüber ist ein zum Teil willkürliches, zum Teil unwillkürliches. Letzteres ergibt sich aus den bereits ausgebildeten Charakteren der Eltern, ihren eigenen Spielregeln, von denen sie im großen ganzen auch ihren Kindern gegenüber Gebrauch machen müssen — das willkürliche Verhalten aber nennt man Erziehung.

Die meisten Eltern haben an der Wiege ihres Kindes irgendeine Vorstellung von Erziehung. Das heißt, sie haben ein Erziehungsideal vor Augen — das Bild eines mit allen erdenklichen Vorzügen des Geistes und der Seele ausgestatteten Menschen — und sie wollen in der Luftlinie auf dieses Ziel zu, mit Dogmen, die sie entweder von ihren eigenen Eltern übernommen haben, oder die sie im strikten Gegensatz zu den Dogmen, mit denen ihre eigene Jugend verquält wurde, sich gebildet oder die sie sonstwo gehört haben, und die ihnen aus persönlichen Gründen gefielen. Solche Dogmen lauten meist ziemlich allgemein: „Ein Kind bedarf der Strenge" . . . „der Autorität" . . . „Vor allem muß der Wille des Kindes gebrochen werden" . . . oder aber: „es kommt alles auf das elterliche Beispiel an" . . . „ein Kind bedarf unendlicher Zärtlichkeit" . . . „ein Kind soll überhaupt nicht erzogen werden". — Da das willkürliche Verhalten nur den kleineren Teil der Beeinflussung des Kindes ausmacht, kann jedes dieser Erziehungsdogmen gelegentlich gute Resultate ergeben. Wenn es schief geht, beginnt gewöhnlich ein Teil der Eltern das gerade Gegenteil zu probieren (dahinter steckt meist ein ehelicher Wettkampf, der auf das Kind weit größeren Einfluß hat, als alle Methoden insgesamt) und nach ein paar Jahren fragen die Eltern verzweifelt den Berater: „Ich habe es mit Güte, ich habe es mit Strenge probiert, was soll ich jetzt anfangen?" Worauf jener erwidert: „Jetzt sollen Sie endlich anfangen, Ihr Kind zu verstehen."

Um es zu verstehen muß man sich vor allem fragen: „Wodurch wurde dieses Kind entmutigt? Warum versucht es sein gekränktes Selbstgefühl mit diesen mißliebigen Methoden — und warum gerade mit diesen — wieder herzustellen?"

Wir sagten vorhin, daß die bewußte Erziehung an der Hand eines Dogmas bloß einen Teil der wirklichen, durch das Gesamtverhalten der Eltern dargestellten, ausmacht. Aber da solche Erziehungsdogmen selten im Gegensatz zu dem Gesamtverhalten stehen, da ja ihre Wahl dem Charakterhabitus der Eltern entspringt, so dienen sie meist bloß dazu, die Wirkung dieses Gesamtverhaltens auf das Kind zu verstärken. Wenn wir also von einer „strengen Erziehung" und ihren schädlichen Folgen sprechen, so wissen wir, daß damit nicht so sehr die einzelnen Methoden, als vielmehr die erziehungsuntauglichen Charaktere gemeint sind, die sich dieser Methoden zu bedienen lieben.

Daß die strenge Erziehung ganz danach angetan ist, den Mut des Kindes sobald als möglich zu brechen, leuchtet ein. Ja es gehört die Willensbeugung, die Demütigung des Selbstbewußtseins, geradezu zu ihrem bewußten Programm. Das Kind soll sich als Zwerg in einer Welt von Riesen fühlen — nicht nur das, diese Riesen sind auch noch bestrebt, ihre Macht bei jeder Gelegenheit fühlen zu lassen. Meist beginnt die strenge Erziehung damit, dem Kind eine Reihe von Gegenständen als „tabu" einzuprägen. Wann immer die kleine Hand sich nach der Zündholzschachtel ausstreckt, bekommt sie einen schmerzhaften Klaps. Sobald es Worte verstehen kann, begegnen fast alle seine Wünsche einem „Du darfst nicht", alle seine Widerstände einem „Du mußt". Das Gemeinschaftsleben, das ihm in solcher Kinderstube entgegentritt, zeigt sich ihm als eine Welt, bestehend aus einem Oben der Willkür und einem Unten der Feigheit oder der Renitenz. Die Arbeit (Lernen) tritt ihm entgegen, nicht als ihrer selbst oder der eigenen Entfaltung willen geübte Leistungen, sondern als solche, die um der Vermeidung von Strafen willen ausgeführt werden. Und auch das erotische Problem wird sich, sobald geahnt, dieser Welt des unerbittlichen Kampfes um Machtbehauptung einordnen.

Denn um die Machtbehauptung, nicht um Erziehungsprinzipien geht es in Wirklichkeit zumeist. Das elterliche Selbstgefühl darf um keinen Preis eine Niederlage durch den Eigensinn des Kindes erleiden. Der Erwachsene, den man in solchem Falle besser den ausgewachsenen Neurotiker nennen würde, mißt seine in anderen Kämpfen nicht gewagten Kräfte stündlich an den schwachen des Kindes und holt sich hier Siege, von denen er nicht weiß, was sie kosten. Wer hat noch nie beobachtet, wie ein an sich bedeutungsloses Gebot, z. B. „Komm jetzt her und mach einen Knix" zu einem Prestigekampf ausgebaut wird, bei dem der Erwachsene sich nicht scheut, alle Mittel der Strafandrohung und Strafe anzuwenden um den Sieg um welchen Preis immer an sich zu reißen? Er pflegt in solchem Fall sein Vorgehen mit der Ansicht zu vertreten, das Kind müsse eben lernen zu folgen, ganz gleich bei welchem Anlaß, denn nur dann könne der Erzieher in wichtigen Fällen seiner unbedingt wirksamen Macht gewiß sein. Und er selbst bringt uns das Beispiel der Tierdressur, bei der auch jede Insubordination geahndet werden muß, will man nicht den Erfolg im entscheidenden Augenblick in Frage stellen. Aber während der Dresseur durchaus logisch handelt, da das ihm anvertraute Tier nie anderes zu tun haben wird, als sich seinem Willen zu fügen, handelt der Erzieher, der sich an ihm ein Beispiel nimmt, ganz unzweckgemäß, denn sein Schützling muß eines näheren oder ferneren Tages doch selbständig sein, handeln und beschließen können, und es ist kaum anzunehmen, daß er auch dies auf ein neues Gebot hin: „Geh jetzt hin und handle unverzüglich nach eigenem Gutdünken!" — zustande bringen wird

Es ist hier nicht meine Aufgabe, Erziehungssysteme zu diskutieren — das werden die folgenden Arbeiten gewiß in gründlichster Weise besorgen — sondern lediglich die notwendigen seelischen Folgen des einen und anderen aufzuzeigen. Die nächste Folge des strengen Erziehungsprinzips ist aber, daß sich die für das Leben notwendigste Eigenschaft, aus der eben jeder wahre, brauchbare Mut erfließt, unmöglich ausbilden kann: die Selbständigkeit. Wann immer das Kind selbständig vorgeht, denkt, Beschlüsse faßt — läuft es Gefahr, die schwersten Demütigungen zu erleiden. (Jede, auch die „mildeste" Züchtigung wird vom Kinde als schwere Demütigung empfunden. Auch jedes Schimpfwort.) Es vermeidet also nach Möglichkeit solche peinliche Erlebnisse: Es lernt aufs Wort folgen — oder die Genugtuungen für sein Selbstgefühl auf andere Weise erschleichen.

Zum Beispiel, indem es an Stelle des freizügigen, selbständigen Denkens das listige Denken erlernt, welches darin besteht, seinen Willen durchzusetzen unter kluger Vermeidung aller damit verbundenen Gefahren. Das vornehmlichste Hilfsmittel der List ist die Lüge (sehr selten hört man Klagen über lügenhafte Kinder, auf deren Wangen niemals die Spuren einer „starken Hand" brannten). Wird die listige Lüge aufgedeckt und entsprechend exemplarisch gestraft, so wird auch zumeist der Weg der Besserung dem Kinde mit dem unsäglich törichten Sprichwort: „Wer einmal lügt, dem glaubt man nicht, und wenn er auch die Wahrheit spricht" — abgeschnitten und ihm zur Teilrettung seines Selbstgefühls überhaupt kein anderer Ausweg gelassen als die Hoffnung, in Zukunft zu besserer Meisterschaft in der Kunst der listreichen Lüge zu gelangen. — Wie eben überhaupt die Vernichtung des Glaubens an die eigene Besserungsmöglichkeit, die Ertötung des zur Besserung notwendigen Selbstgefühls, eine fast unfehlbare Methode zur Züchtung von Verbrechern darstellt; was sich am deutlichsten an jenen Kindern zeigt, die man, „weil nichts mit ihnen zu machen ist", in Besserungsanstalten steckt. Dies wird von den Kindern immer als Zeichen dafür, daß man sie aufgegeben habe, empfunden, und sehr selten entkommt dieser Niederlage einer ohne unheilbaren Bruch mit der Gemeinschaft[1].

Eine zweite Möglichkeit für Kinder, die unter der „starken Hand" aufwachsen, ist das Streber- und Kriechertum. Zu List und Lüge gehört noch ein gewisser Mut, ein Mut im Dunkeln, ein feiger Mut sozusagen, aber immerhin noch ein Rest von selbständiger Behauptung. Der Kriecher, das Musterkind, besitzt auch diesen Rest kaum mehr. Es orientiert wirklich jeden Schritt nach dem elterlichen Gebot, jede Möglichkeit demütigender Zurechtweisungen ängstlich vermeidend. Es findet die notwendige Befriedigung seines Selbstgefühls im Lob — aber anders als das ehrgeizige Kind. Dieses läßt sich ja durch das Lob eine Leistung bestätigen — es wählt aber diese Leistung gerne selbst, oft sogar gegen Verbot — während das muckerische Kind bloß seine Folgsamkeit und Gefügigkeit (eventuell auch in Nichttätigkeit ausgedrückt) belohnt wissen will. Was immer es tut oder lernt, tut und lernt es bloß über ausdrücklichen Auftrag. Am deutlichsten kommt dies natürlich in der Schule zum Ausdruck: Sein Ehrgeiz zielt ausschließlich danach, den Lehrer in allen Punkten zufrieden · zu stellen. Ob es sich darum handelt, Geographie oder Hindostanisch zu lernen, ob es gilt eine Gleichung zu lösen oder dem Lehrer das Taschentuch aufzuheben — es ist mit dem gleichen Eifer dabei. Natürlich steckt in solchem Streben auch ein gutes Stück Ehrgeiz und die Tendenz, die Mitschüler zu überholen — aber nicht an Kenntnissen und Fähigkeiten, sondern an Ansehen und Beliebtheit bei den Vertretern der Autorität. Es ergibt sich dadurch meist eine gewisse

---

[1] Aus diesem Grund scheint von einer Verschickung in die Besserungsanstalt in allen Fällen abzusehen zu sein, mit Ausnahme jener, wo etwa jüngere Geschwister durch Tätlichkeiten bedroht erscheinen. Da muß denn, wenn die sozialen Verhältnisse gar keinen anderen Ausweg zulassen, der eine geopfert werden.

Teilnehmerschaft an der Autorität (Aufpasser, Angeber), die zwar das vielfach geschändete Selbstbewußtsein tröstet, aber jede Gemeinschaft — die Solidarität mit den Kameraden, nicht die mit dem Lehrer ist die für das Leben wichtige — zerstört. Außerhalb der Schule, auf dem Spielplatz, schneiden die Musterschüler sehr schlecht ab, denn gerade das, worauf es hier ankommt: Phantasie, selbständige Einfälle mußten sie gezwungenermaßen verkümmern lassen. Deshalb werden diese Stätten der sicheren Niederlagen nach Möglichkeit gemieden und das Musterkind wird zum halbwertigen, linkischen Eigenbrötler, der auch im späteren Leben, wenn er nicht etwa durch ererbten Posten oder dergleichen automatisch in ein erweitertes Gebiet der unselbständigen Untergebenentätigkeit übergeht, zu versagen pflegt. Daß die strenge Erziehungsmethode noch so weit verbreitet und die kriecherische Anpassung an sie die häufigste ist, macht einen großen Teil der Misére unseres öffentlichen Lebens aus. Bürokratismus, Militarismus und strenge Parteifrömmigkeit bilden den großen Tümpel, in den alle diese an der Quelle getrübten traurigen Rinnsale münden.

Ein weiterer Charakterzug, der elterlicher Strenge seine Entwicklung verdankt, ist die Grausamkeit. Grausamkeit ist die deutlichste Antwort auf erlittene Demütigung. Dem seine Schwäche peinigend zu Bewußtsein gebracht wurde, der beweist seine relative Stärke am Schwächeren; wie er dort gequält wurde, quält er hier wieder. Solche Grausamkeiten entladen sich zumeist gegen jüngere Geschwister, gegen Tiere, gegen schwächere Schulkameraden, später gegen Untergebene, vor allem aber — gegen den Geschlechtspartner. In der Jugendgeschichte der meisten Sadisten spielen erhaltene Prügel eine hervorragende Rolle (wiederum der Fall eines „Traumas", von dem die Psychoanalyse annimmt, daß es, sich mit der libidinösen Wunschbeziehung zu dem Peiniger verschränkend, ein erotisches Ideal fixiert. Nach unserer Auffassung erfolgt in diesem Fall die erotische Lustbesetzung zum Zwecke der Verschleierung der Demütigung. Es ist eine Frage der allgemeinen Aktivität, ob die Umbiegung des masochistischen Arrangements in sein Gegenteil erfolgt oder nicht.) Auch in der Vorgeschichte der meisten Sittlichkeitsverbrecher, der Kinderschänder und Lustmörder spielt eine verprügelte Jugend eine große Rolle. Hier verbindet sich der Grausamkeit tiefste Mutlosigkeit vollwertigen Geschlechtspartnerinnen gegenüber, wählt die schwächsten und Ahnungslosen oder schwächt die Stärkeren so gründlich, daß keinerlei Niederlage von ihnen zu befürchten ist.

Wenden wir uns der Charakterentwicklung des Kindes zu, das in ganz anders gearteter Umgebung, nämlich im Schoße einer Familie heranwächst, die um sein Wohl unendlich besorgt, deren einzig leitender Grundsatz es ist, jede Gefahr, jeden Schmerz, ja selbst die kleinste Unannehmlichkeit vom vergötterten Liebling fernzuhalten. Wie steht es in einer solchen Umgebung mit dem Selbstbewußtsein des Kindes? Hier, so will es fürs erste scheinen, trägt doch alles dazu bei, dem Kinde jede Niederlage zu ersparen und seinen Mut gehörig zu kräftigen?

Aber nur dort wird dies der Fall sein, wo Zärtlichkeit und fürsorgliche Betreuung mit Verständnis für die kindlichen Entwicklungsnotwendigkeiten Hand in Hand gehen. Dem Verständnis, daß Mut jeder geraden Entwicklung nottut, muß die Erkenntnis folgen, daß Mut — der richtige Mut — nur aus der Leistung fließt und der Erkenntnis das Bestreben, dem Kinde sobald als nur irgend möglich Gelegenheit zu Leistungen auf möglichst vielen Gebieten zu geben. Wiederum ist es der Gedanke an die vorbereitende Funktion des Elternhauses für jede spätere Gesellschaftsform, in der das Kind sich wird bewegen müssen, der deutlich aufzeigt, welch krasser Fehler es wäre, dem Kinde die Erfahrung ersparen zu wollen, daß man selbst manches tun muß, um sich behaupten zu können. Dazu sind weder Befehle noch Strenge vonnöten, denn, wie wir schon sagten, das unverdorbene Kind ist unendlich leistungswillig. Bloß ein unauffälliges Arrangement solcher Gelegenheiten ist notwendig — und in jedem Hauswesen leicht herstellbar — und die richtige Ermunterung, die darin besteht, immer nur solche Leistungen zu verlangen, denen das Kind gewachsen ist, geduldigen Gleichmut zu bewahren, wenn einige Versuche fehlschlagen und dem Kinde unablässig vorzuhalten, daß es mit jedem Tag klüger und geschickter werden wird.

Das zärtliche Unverständnis zielt aber in den meisten Fällen gerade darauf hin, dem Kinde jede Leistung zu ersparen und es durch übertriebene Besorgnisse in ständiger Ängstlichkeit zu erhalten. Schon die ersten Schrittchen werden mit soviel Übersorgfalt umgeben, daß dem Kind das Zimmer bald als Stätte tausend furchtbarer Gefahren erscheinen muß. Dem Ergreifen jedes nicht für Kinderhände geeigneten Gegenstandes (eine Eigenschaft der meisten Gegenstände) antwortet zwar nicht ein Schlag, aber doch ein besorgter Aufschrei. Jeder Ausgang vollzieht sich unter hunderterlei Kautelen, jedes kleinste Unwohlsein begegnet Mienen der Verzweiflung.

Auch eine solche Umgebung ist nicht geeignet den kindlichen Mut zu heben, denn es lernt die Welt kennen als einen unentwirrbaren Knäuel tausendfältiger Gefahren, in der es schwach und hilflos, nur an der Hand liebevoll besorgter Erwachsener wagen darf, einen Schritt zu tun. Wenn es auch für allerhand Dinge — meist gerade für „herzige" Albernheiten — übermäßig gelobt wird, so muß ihm doch die Spanne, die seine Schwäche von der Sicherheit der Erwachsenen scheidet, unendlich erscheinen, da es ja keinen Schritt tun darf, sie zu verkürzen.

Dafür ist ihm ein ausreichendes Maß anderer Genugtuungen für sein Selbstgefühl geboten. Es darf bei jeder Gelegenheit erleben, welch ungeheure Rolle es trotz seiner Kleinheit (wegen seiner Kleinheit) für die Erwachsenen spielt. Und es lernt sehr bald Situationen schaffen, die ihm diese seine tragende Rolle im Elternhaus recht zu Bewußtsein bringen. Es gelangt, wie wir zuvor vom Kinde mit allgemeiner körperlicher Minderwertigkeit anführten, zu der Leitlinie, durch Schwäche zu herrschen; bloß daß ihm, dem organisch vollwertigen Kinde, das Langen nach nervösen Ausflüchten näher liegt. Manchmal sehen wir Kinder, die bis dahin ganz mutig und frisch waren, nach den Erfahrungen einer an sich ganz bedeutungslosen Krankheit, die ihnen aber ein ungeahntes Maß von Beachtung sicherte, eine Entwicklung in dieser Richtung nehmen; während früher jede Mahlzeit mit Ungeduld erwartet und mit Vergnügen verspeist wurde, ißt das Kind jetzt keinen Bissen mehr, ohne dafür ausgiebige Gegenleistungen von seiten der Eltern zu fordern, die Einsamkeit des Schlafes wird zur Quelle hundertfacher Beängstigungen und häufig sehen wir, ohne jeden organischen Grund, Enuresis im Gefolge solcher Verzärtelungsepisoden zum Zwecke ihrer Verewigung auftreten.

Der wesentlichste Zug des verzärtelten Kindes ist Abhängigkeit. Zu allen seinen Funktionen ebenso wie zu seinen Zerstreuungen gehört die sicherheitspendende Nähe des Erwachsenen. Diese Nähe wird, wenn sie nicht freiwillig gewährt wird, durch allerlei Mittel ertrotzt: Mit Angstgefühlen und Schreikrämpfen beginnend, steigern und verkleiden sich diese Manöver oft seltsam genug, zum Beispiel zu gelegentlichen Ausreißereien, die den versteckten Vorwurf, man gebe nicht genügend acht, neben dem trotzigen Wunsch enthalten, man möge nun Himmel und Hölle in Bewegung setzen, das vernachlässigte Kind zurückzubekommen.

Diese Abhängigkeit, um dem Selbstgefühl annehmbar zu werden, bedarf einer entsprechenden Verkleidung. Sie wird zumeist als Anhänglichkeit, als

übergroße Zärtlichkeit empfunden und äußert sich auch als solche, oft genug
sehr zum Vergnügen der unverständigen Eltern (oft kommt sie auch einem
übergroßen Liebesbedürfnis der Eltern, die eben die Verzärtelung verschuldete,
entgegen). Aber hinter der leuchtenden Fahne dieser Zärtlichkeit entwickelt
sich meist ein recht zügelloser Despotismus. Mit seinem unstillbaren Bedürfnis
nach ihrer Nähe gelingt es dem Kinde bald, jeden Schritt der Mutter zu regieren
und sie auf diese Weise wieder in Abhängigkeit von seiner Person zu erhalten.
Daß dieses Kind, trotz seiner großen Zärtlichkeit, selbst zu den ihm nahestehend-
sten Menschen nur Kontakt hat, solange es herrschen und fordern kann, zeigt
sich meist bei der ersten Gelegenheit, die ihn an die schließlich doch irgendwo
vorhandene Grenze der elterlichen Möglichkeiten stößt. Da erweist es sich taub
gegen Vorstellungen und Argumente — es selbst argumentiert immer weiter
mit der Zärtlichkeit „wenn du mich lieb hättest, so tätest du es doch!" — es
ist einsichts- und mitleidlos und rächt sich, wenn es nicht schließlich doch seinen
Willen durchsetzt, sei es durch Verstörtheit, Störrischkeit, plötzliches Um-
schwenken der Liebe in feindselige Aggression, durch Flucht in Krankheit oder
kriminelle Handlungen [1].

Wiederum zeigt uns die Schule, dieses erste Experiment auf die gelungene
Vorbereitung fürs Leben, alle Nachteile der verzärtelnden Erziehungsmethode.
Für gewöhnlich fängt es damit an, daß dieses Kind, das sich trotz der Liebkosungen seiner Umgebung in seiner eigenen Leistungskraft tief entmutigt
fühlt, sich weigert, das Treibhaus, in welchem seine Unfähigkeit nicht zum Ausdruck kam, gegen einen Ort zu vertauschen, an dem es ganz allein, ohne die
schützende Nähe der Mutter, wird zeigen müssen, was es kann. Die Schul-
angst solcher Kinder ist groß, kleidet sich in die Unmöglichkeit, die geliebte
Nähe der Mutter zu missen, oder in extreme Schüchternheit und stellt sich
uns dar als die Angst dieses Kindes vor Niederlagen. Zuhause gibt es keine
Niederlagen, weil ja jede Gelegenheit zu Leistungen aus dem Wege geräumt
ist, aber in der Schule kommt es eben gerade auf Leistungen an. Außerdem
ist das Kind trotz seiner geringen Leistungen gewohnt, in seiner Umgebung
eine dominierende Rolle zu spielen und es fürchtet mit Recht, daß die Lehr-
klasse ihm dazu kaum Gelegenheit bieten wird.

Wahrscheinlich wäre dieses Kind — wie jedes vollsinnige — den von der
Schule geforderten Leistungen durchaus gewachsen, sogar trotz seiner mangelhaften Vorbereitung. Aber da es entmutigt ist, traut es sich gar nichts zu —
andererseits darf es sich das nicht eingestehen, da es ja ein ungeheures Prestige
gewöhnt ist und dies um keinen Preis verlieren will. Meistenteils finden solche
Kinder die zweckdienlichsten Methoden, um die Schule ohne Einbuße an Persönlichkeitsgefühl sabotieren zu können, bald heraus: die Methoden der Nervosität. Die Nervosität liefert ein Arsenal von Ausreden für jedes Versagen,
Ausreden, die dem Selbstgefühl nicht wehe tun. Da sind die Schlaflosigkeit,
der Kopfschmerz, das Herzklopfen, die Verdauungsstörungen — alles Dinge,
die ihm die tröstliche Formel an die Hand geben: Was könnte ich alles leisten,
wenn ich nicht nervös wäre!"

Auf dem Spielplatz — der in vieler Hinsicht ein getreueres Abbild des wirklichen Lebens ist als die Schule — haben aber solche Ausreden wenig Geltung.
Auf dem Spielplatz gilt einfach der Tüchtigste. Deshalb meiden ihn die Muttersöhnchen. Immer sind sie auf der Suche nach Situationen, wo es ihnen gelingt

---

[1] Viele Kinderdiebstähle erfolgen aus Trotz, aus dem gekränkten Gefühl des Anrechts
auf geäußerte Wünsche und gerade in diesen Fällen ist eine Einflußnahme außerordentlich schwer. In Verfolgung dieser Linie kommt man zu einem Verbrechertypus, der in
wohlhabenderen Familien vorkommt, zu dem leichtfertigen, verschwenderischen Erben,
der, sobald er in Geldnot gerät, vor keinem Mittel, vom Hasardspiel bis zur Defraudation,
zurückschreckt.

aus den Diensten, die andere für sie leisten, ihr Herrengefühl zu schöpfen. Alle, die dazu nicht zu haben sind, werden als Feinde empfunden: der Lehrer, die Mitschüler, die gesamte Umwelt — mit Ausnahme der Familie, in deren Schoß ein solches Kind sich immer wieder verkriecht. Ein allgemeiner weichlicher Pessimismus breitet sich aus, in dem Maße, als das Kind die Erfahrung macht, daß es mit seiner Tendenz, bloß empfangen zu wollen ohne zu geben, nicht durchdringt. Die Welt, die kalt und feindlich gegen das elterliche Treibhaus absticht, wird als eine böse und schlechte Welt empfunden, der Gedanke, bald in sie eintreten zu müssen, erfüllt den Heranwachsenden mit Angst und Grauen und manchmal genügen ein paar an sich ganz geringfügige Schulniederlagen oder eine erste Niederlage — als solche oft arrangiert — auf erotischem Gebiet, um einen endgültigen Verzicht auf das „feindliche Leben" herbeizuführen.

IV.

Einen weiteren Faktor, der bei der seelischen Entwicklung des Kindes von Bedeutung ist, wollen wir hier nur kurz streifen, weil wir dabei auf bereits Gesagtes hinweisen können. Es handelt sich um die Familienkonstellation. Ihr charakterbildender Einfluß ist so stark und nachhaltig, daß der geübte Psychologe auch am erwachsenen Menschen ohne große Mühe erraten kann, ob er ein einziges Kind, einen älteren Bruder, eine jüngste Schwester usw. vor sich hat.

Die Entwicklung des einzigen deckt sich oft mit der des verzärtelten Kindes. Denn bei größerer Kinderzahl sind sowohl der Vergötterung des Einzelnen wie seiner Verwöhnung meist objektive Grenzen gezogen, außerdem bietet die Kinderstube selbst, wie der Spielplatz, eine Stätte unverfälschter Geltungsgesetze. Das einzige Kind wächst in den meisten Fällen mit einem Gefühlsübermaß belastet auf, das hemmend für seine Entwicklung ist, nicht bloß wegen der damit verbundenen Verzärtelung, sondern auch wegen der hochgespannten Erwartungen der Eltern, die ihren eigenen, vom Leben enttäuschten Ehrgeiz auf das Kind übertragen und es damit vor Anforderungen stellen, die sehr leicht entmutigend wirken können.

Einen einschneidenden Tag im Leben solcher Kinder, die einige Jahre lang die einzigen waren, bildet meist die Geburt eines jüngeren Geschwisters. Gewöhnt, ausschließliche Vergötterung zu genießen, sieht es sich da ganz plötzlich vor die Notwendigkeit gestellt, nicht nur die elterliche Liebe mit dem Neuankömmling zu teilen, sondern, da dieser ja weitaus schwächer und hilfloser ist, fürs erste mit seinem Anspruch auf Beachtung zurückzutreten. Die Psychoanalyse hat zuerst auf die ungeheure Wichtigkeit der Geburt jüngerer Geschwister für die älteren hingewiesen und mit der kindlichen Eifersucht auf den andersgeschlechtlichen Teil der Eltern motiviert. Manche neurotische Entwicklung bis dahin ganz gesunder Kinder nimmt hier ihren Anfang. Das Kind muß seine Anstrengungen verdoppeln um sein gewohntes Maß an Vergötterung zu wahren, und da es nicht gewohnt ist, auf der Linie der Leistung zu operieren, wozu ihm Mut und Training fehlen, verstärkt es jene Mittel, mit denen es bislang zu siegen gewohnt war: Die Mittel der Schwäche oder der „Schlimmheit". Oft genug verblüfft man Eltern, die über plötzlich aufgetretene Schlafstörungen, Appetitlosigkeit, Trotzanfälle usw. eines Kindes klagen, mit der einfachen Frage, ob dem Auftreten dieser Erscheinungen nicht die Geburt eines Geschwisters vorangegangen sei. Die Trotzanfälle sind in solchen Fällen am häufigsten. Die kleinste Meinungsverschiedenheit weckt geradezu einen Koller in dem früher leidlich sanften Kind, es haut um sich, kratzt und beißt, wirft Gegenstände zu Boden und ist kaum zu beruhigen. Den Eltern fällt es um so schwerer diesen Trotz zu bekämpfen, als das Kind den Grund seiner Ausbrüche ebensowenig kennt und versteht wie sie. Es kommt oft vor, daß eben dieses Kind, das seit der Geburt des Geschwisterchens „wie ausgewechselt" ist, sich dem Baby gegenüber sehr liebevoll und zärtlich benimmt. Sein Selbstgefühl kann eben die Tatsache seines Egoismus ebensowenig zur Kenntnis nehmen, wie sich mit der Schmälerung seiner Geltung im Elternhaus zufrieden geben. So „liebt" es zwar sein Geschwister, sucht aber trotzdem, was dieses ihm zu entreißen droht, mit andern Mitteln festzuhalten.

Je kürzer die Zeit währt, die dem Kinde die Vorrechte des Einzigen schenkt, desto reibungsloser vollzieht sich natürlich die Gewöhnung an die neue Situation. Am besten sind Kinder daran, die einander in möglichst kurzen Abständen folgen, ehe das ältere Zeit hatte, die Leitlinie der absoluten Vorherrschaft zu fixieren. In diesem Falle bringen auch die Verhältnisse meistenteils die Notwendigkeit mit sich, das ältere an selbständige Leistungen zu gewöhnen (als da sind, sich selbst anziehen, waschen, zerstreuen, eventuell auch bald kleine Hilfeleistungen im Hauswesen), weil die Mutter oder Pflegeperson mit dem jüngeren zu sehr in Anspruch genommen ist. Die Kinder lernen beizeiten untereinander zu spielen, was die Phantasie anregt, körperliche und geistige Kräfte zur Entfaltung bringt und das größere Kind lernt auch, richtig angehalten, leicht, auf das schwächere Rücksicht zu nehmen. Diese Rücksicht, in der richtigen Weise vom Kinde verlangt, so daß sie sein Selbstgefühl nicht verletzt, sondern erhöht — indem an seine Klugheit, seine Güte, sozusagen an seine „Ritterlichkeit" appelliert wird — kann zur Quelle der schönsten und edelsten Regungen, zur besten natürlichsten Schulung des Gemeinschaftsgefühls werden. Das Kind erlebt dann sein Selbstgefühl: der Klügere, Stärkere zu sein — auf dem Wege der aktiven Hilfeleistung. Indem es mit seinem egoistischen Anspruch hinter dem Schwächeren zurücktritt, fühlt es sich ihm überlegen, was wieder einen idealen Fall seelischer Gesundheit darstellt: Geltungstrieb und Gemeinschaftsgefühl laufen spannungslos miteinander.

Dem ältesten der Geschwister kommt naturgemäß eine gewisse Führerrolle zu. Aber es hängt ganz von der bereits ziemlich fixierten Leitlinie ab, wie er sich zu dieser Führerrolle verhält. Stellt er den Typus des gesunden, zur Selbständigkeit erzogenen, leistungswilligen Kindes dar, so wird er in der oben angedeuteten Form die Führerschaft gerne auf sich nehmen und im Sinne der Rücksicht und Hilfe ausüben. Es erwachsen ihm dann aus seinen Erfolgen auf diesem neuen Gebiet, aus der Anhänglichkeit und Bewunderung der jüngeren Geschwister, neuer Mut und Antrieb zur Erweiterung des Wirkungskreises; er wird auch in der Schule hilfreiche Führerschaft über schwächere Kameraden übernehmen und diesen Zug in sein späteres Leben weitertragen. (Bemerkt sei, obzwar es sich eigentlich aus dem Gesagten ergibt, daß diese ideale Entwicklung nur in Familien möglich ist, wo die Eltern eine ähnliche Rolle spielen, wo insbesondere der Vater keine blinde Autorität über Frau und Kinder ausüben will.

Ist das Älteste ein entmutigtes Kind, so wird es diese Führerschaft in ganz anderer Weise verwenden. Unter starkem Autoritätsdruck stehend, kann es seine relative Stärke durch Terrorisierung der jüngeren ausnützen. Die zitternde Angst der Schwächeren, die seine Launen bald mehr fürchten als die immerhin systematische Strenge des Vaters, ist seinem lädierten Selbstgefühl willkommener Balsam — anstatt zum Führer wird er zum Despoten. Und zwar zum feigen Despoten, der sich gleichzeitig vor der Stärke duckt: zum Feldwebeltypus.

Zum Despoten werden kann auch das zu seiner ungeheuren Enttäuschung entthronte verzärtelte Kind, doch fehlt dem Despotismus des Liebesverwöhnten meist sowohl der grausame wie der feige Zug. Es ist eine Despotie, die immer wieder versucht, die Linie der Herrschaft durch größere Schwäche zu gewinnen. Der Ältere läßt sich vom Jüngeren überholen, um die Privilegien der fürsorglich betreuten Bedürftigkeit wieder an sich zu bringen. Wir sehen hier, zum Unterschied von allen andern Kindern, das Bild des Kindes, das klein bleiben will. Viele schlechte Schulfortschritte, die in dem oberflächlichen Beobachter den Eindruck angeborener schlechter Lernfähigkeit erwecken, haben in diesem störrischen Widerstand des Kindes, seinem Alter zu entwachsen, ihre Ursache. Ebenso wie diese Kinder ihre Muskeln nicht in Spiel und Sport trainieren, weil sie zu „schwach" sind, lassen sie auch in diesen entscheidenden Jahren ihre geistigen Fähigkeiten einschrumpfen statt sie zu entwickeln. Ihr Ziel ist: immer der Jüngste, Schwächste, Schutzbedürftigste zu sein, weil sie sich derjenigen Rolle, die die Familienkonstellation ihnen zuweist, nämlich der Stärkste und Tüchtigste zu sein, nicht gewachsen fühlen.

Verschärft kann diese Diskrepanz zwischen Führeraufgabe und feiger Mutlosigkeit — besonders unter ungünstigen sozialen Verhältnissen und ganz besonders, wenn das Älteste ein Knabe ist — durch frühen Tod des Vaters werden. Da tritt die Forderung, möglichst bald die Führung der ganzen Familie zu übernehmen, mit krassester Deutlichkeit an das Kind heran, bringt ihm das schwere Problem der Berufswahl usw. zu einer Zeit zu Bewußtsein, wo er sich ihm keineswegs gewachsen fühlt und wird so oft zum Ausgangspunkt einer äußerst ungünstigen nervösen oder kriminellen Charakterentwicklung.

In ähnlicher Situation wie das einzige Kind befindet sich oft genug das Jüngste, besonders wenn es nach längeren Zeitspannen als vermutlich letztes geboren wurde (Nesthäkchen).

Im Märchen und in der Sage spielt das Jüngste eine ganz besondere Rolle. Ihm stehen Götter, Dämonen und Feen bei und ihm ist es bestimmt, die größten und erhabensten Leistungen zu vollführen (den Drachen zu töten). Der Jüngste hat den stärksten Auftrieb. Und seinem Ehrgeiz stehen nicht unmittelbar die fast unerreichbaren Eltern, sondern die nahen, bloß um einiges stärkeren und tüchtigeren älteren Geschwister gegenüber, also ein anregendes, aber nicht entmutigendes Vorziel auf der Linie zum Endziel.

V.

Der Einfluß des sozialen Milieus bei der seelischen Entwicklung des Kindes ist eigentlich jener, der sowohl in der allgemeinen als auch in der Fachliteratur die größte Berücksichtigung erfahren hat. Dickens, Zola und viele andere haben die Empfindlichkeit des Kindes für die Stellung ihrer Familie innerhalb der Gesellschaft, und insbesondere die Schädigungen des Elends für die Entwicklungsbedingungen der Jugend dargestellt. Gründlichere Einblicke in diese Schädigungen gewährt die moderne Fürsorgetätigkeit [1].

Die zu tiefst in ihrer seelischen Entwicklung geschädigten Kinder sind die verwahrlosten. So nennen wir jene Geschöpfe die frühzeitig auf Wegen der Kriminalität von der Gemeinschaft abzweigen, jugendliche Diebe, Vagabunden, Sexualirrende. Solche Kinder entstammen zumeist einem Milieu, wo beide Eltern, von einem übermäßig harten Kampf ums Dasein verhärtet, für ihre Kinder keine Zeit und Liebe haben, diese Kinder oft überhaupt nicht gewünscht, ihre Geburt verflucht hatten und wo alle Ansprüche des Kindes an Nahrung, Zärtlichkeit und Fürsorge störend empfunden wurden. Liebeleer, bei seinen ersten Leistungsversuchen durch rauhe Worte entmutigt, sieht sich hier das Kind einer feindlichen und übermächtigen Umwelt gegenüber, die sein

---

[1] Aichhorn: Verwahrloste Jugend. Wien, Psychoanalytischer Verlag 1925.

Gemeinschaftsgefühl verkümmern läßt und seinen Geltungstrieb auf allen geraden Wegen gefährdet. [1]

Armut wird von Kindern immer beschämend empfunden. In ihrem Äußeren, ihrer Kleidung, verwahrloste Kinder sind in der Schule den tiefsten Demütigungen ausgesetzt. Selbst in Proletariervierteln, wo das keine Seltenheit darstellt, wird zum Beispiel die Endeckung von Läusen durch den Lehrer oder Mitschüler als tiefgehende Beschämung empfunden. Überhaupt empfindet das Kind die Tatsache, in einer armen Familie geboren zu sein, als eine unverständliche grausame Ungerechtigkeit; die vielen unerfüllbaren Wünsche, die Glücklicheren in den Schoß fallen und ihm bloß verdrossene Scheltworte der ohnedies hart kämpfenden Eltern eintragen, nähren seine Seele mit trotzigen rachsüchtigen Gefühlen. In verarmten bürgerlichen Familien ist das in gewissem Sinn weniger schlimm, denn da wird die Armut als Zufall empfunden und über jedem einzelnen leuchtet die Möglichkeit, sich durch eigene Kraft aus der Beengtheit herauszuarbeiten. Aber um das Proletarierkind schließt sich der dumpfe soziale Pessimismus von Generationen, der besagt, daß auch Arbeit und Leistung nicht ausreichen, um dorthin zu gelangen, wo das Persönlichkeitsideal steht, — nach oben.

Wo aber das Proletariat, von diesem dumpfen Druck zum Teil befreit, unter relativ günstigen Bedingungen lebt, verbessern sich die Chancen des Kindes ungeheuer und sind zum Teil denen des bürgerlichen Milieus überlegen. Der proletarische Haushalt erzieht das Kind fast von selbst zur Selbständigkeit, das Kind sieht Vater und Mutter emsig arbeiten und es findet selten Gelegenheit, mit Schwächen günstige Erfahrungen zu machen.

In wohlhabenden Familien besteht neben der allgemeinen Gefahr der Verzärtelung auch die, zu einem Gefühl der Privilegiertheit zu gelangen, die es möglich erscheinen läßt, sich der an jeden Menschen gestellten Aufgabe, etwas im Leben zu leisten, entziehen zu können. Besonders die wohlhabende Mutter gibt hier oft ein vernichtendes Beispiel und deshalb sind es auch gerade die reichen Mädchen, insbesondere wenn sie hübsch sind, die am lebensuntauglichsten heranwachsen. Denn schließlich stellt das Leben doch an jeden gewisse Anforderungen (z. B. auch an die schönste, reichste Frau die Forderung nach Rücksichtnahme auf den Mann, nach Solidarität in schwierigen Augenblicken, nach der Mütterlichkeit usw.) aber von solchen „Auserwählten des Glücks" wird jede, auch die bescheidenste Anforderung als beleidigende Zumutung empfunden. Der erste Konflikt dieser Art ergibt sich meist in der Schule und später immer wieder und der schließlich doch unerfüllte Anspruch nach Gottähnlichkeit erfüllt mit ewiger Unzufriedenheit, quälender Leere, Abenteuersucht usw.

Zusammenfassend wäre zu sagen, daß die großen Klassenunterschiede auf beiden Seiten, sowohl bei den Auserwählten, als bei den zu kurz Gekommenen, Schäden stiften und das einheitliche Erfassen einer Gemeinschaft wesentlich erschweren.

Ich habe vorhin das Gefühl des Privilegiertseins erwähnt, wie es sich oft bei Kindern sozial besonders angesehener Eltern einstellt, bei schönen Kindern oder solchen, die frühzeitig zum Glauben an besonders auserlesene Fähigkeiten gelangen. Dieses Gefühl, dem dort wo es auftritt eine große, ja dominierende Rolle im Seelenleben zukommt, ist zwar das Resultat unzweckmäßiger Erfahrungen, aber doch kein rational erfaßtes, das etwa mit vernünftigen Einwänden widerlegbar wäre. Zu gut entspricht dieses Gefühl dem allerletzten Endziel des Geltungstriebes, zu sehr befriedigt es die intimste Sehnsucht des Persön-

---

[1] Otto Rühle (175).

lichkeitsgefühls: Gottähnlichkeit. Auserwählt sein durch Geschenke der Götter, heißt Teil an ihnen haben, teilweise ihresgleichen sein. Wer einmal von dem süßen Wein der Auserwähltheit getrunken hat, wird insgeheim immer wieder diesen Rausch suchen, und tatsächlich sehen wir alle Kinder viel ängstlicher um jene ihrer Werte besorgt, die sie für angeboren halten, als um jene, die selbsterrungene Verdienste darstellen. Es ist ganz gleich, welchen Namen die ungerechte aber gnädige Gottheit trägt, die ih Gaben in die Wiege legte: Gott, Rasse, Adel, Schönheit oder Genie: immer ist es ein unerarbeitetes, ein verliehenes Gut, eine Art Magie, die aus ihren Händen kommt, die eine geheimnisvolle Verbindung zwischen ihr und dem Träger, und damit eine Distanz zwischen diesem und der übrigen Menschheit schafft.

Entspricht der Glaube an übersinnliche Mächte der kindlichen Unsicherheit ebenso wie der primitiver Völkerschaften, so stellt die Hoffnung auf ihre persönliche Wohlgeneigtheit eine Sicherung dar, die um so gefährlicher ist, als sie im gleichen Maße, in dem sie Überlegenheit über die Menge der Nichtauserwählten stipuliert, sich von der Realität entfernen muß. Nur in einem durch und durch gefälschten Weltbild kann an die Verwirklichung eines so gearteten Persönlichkeitsideals geschritten werden. Wie jedes Volk, insbesondere in seiner unsicheren Kindheit, Legenden hervorgebracht hat, die seine göttliche Abkunft und Auserwähltheit über alle anderen Völker der Erde erweisen und ihm damit das Recht zu Gemeinschaftsverletzungen durch Kriege und Raubzüge geben sollen, ist jedes Kind gerne bereit eine Welt zu erträumen, in der ihm kraft eines besonderen Anspruchs Ausnahmsrechte zustehen, die seinen Geltungsanspruch in weitestem Ausmaß garantieren, aber ihn von Leistungen entbinden, oder zumindest seine Leistungen jeder Kritik entrücken und ihnen Bedeutung verleihen, die die daran gewendete Arbeit wesentlich übersteigt.

Es kommt darauf an, hier genau zu unterscheiden: Jedes Persönlichkeitsideal läuft auf Überlegenheit hinaus, ob es nun ein aktives oder ein passives ist (Christus), und in einem gewissen Widerspruch mit den gegebenen Möglichkeiten der Wirklichkeit steht jedes. Aber die Auserwähltheit des Ausgangspunktes verschärft diesen Widerspruch so sehr, daß sie Korrekturen durch spätere Erfahrungen kaum zuläßt und dadurch zur gefährlichen Hemmung der intellektuellen Entwicklung wird. Denn es wird ja jede Einsicht in die Wirklichkeit als Niederlage empfunden, abgelehnt oder verfälscht, um die Auserwähltheit zu retten. Je frühzeitiger das Kind zu einem so gestalteten Persönlichkeitsideal kommt, desto gefährlicher, denn mit desto geringeren Verstandes- und Erfahrungsmitteln fixiert es seine unbrauchbare Leitlinie, desto früher wird es gegen Korrekturen der Wirklichkeit unempfänglich.

Hier schließt sich recht günstig eine Frage an, die nicht nur von Außenstehenden immer wieder den individualpsychologischen Anschauungen entgegengehalten wird, sondern auch innerhalb ihrer Vertreter ein noch umstrittenes Gebiet darstellt: die Frage nach den hervorragenden Talenten, nach dem Genie. Hier scheint doch wirklich etwas wie Auserwähltheit vorzuliegen, eine durch Kindheitserfahrungen unaufklärbare Prädestination für bestimmte Leistungen, wie sie sich am deutlichsten im Gebiete der Musik äußert, wo manches vierjährige Kind absolutes Gehör besitzt, was andern, auch musikliebenden und -übenden Menschen oft ein Leben lang versagt bleibt.

Diese Frage berührt kein Nebengebiet der Individualpsychologie, sondern ihren Ausgangspunkt. In seiner ersten Publikation „Über die Minderwertigkeit der Organe" (1) behandelt Alfred Adler gerade dieses Problem, als hätte er es darauf angelegt, den ersten Streich in der Richtung des hartnäckigsten Widerstandes zu führen. Der leitende Gedanke dieser Arbeit — die seelische Überkompensation minderwertiger Organe — stellt bereits einen Versuch dar, die allgemeinen Gesetze seelischer Entwicklungen auch auf jene Phänomene auszudehnen, die bisher Eigengesetzlichkeit in Anspruch zu nehmen schienen.

Die Minderwertigkeit der Organe erklärt kein Genie; sie erklärt bloß, wieso das eine Kind dazu gelangt, noch im vorbewußten Alter etwa sein Gehör zu trainieren, ein anderes seine Augen. Damit ist erst erklärt, was uns im bewußten Alter als eine scheinbare Prädisposition für bestimmte Leistungsgebiete entgegentritt, also etwa als Talent zur Malerei, zur Musik usw. Vom Genie — das heißt vom Schöpfer neuer Werte auf einem oder mehreren Leistungsgebieten — wird entweder angenommen, daß es ein zur höchsten Vollendung gesteigertes Talent sei — oder eben ein Persönlichkeitsphänomen, das nur seiner eigenen, keiner allgemeinen psychologischen Gesetzlichkeit unterliegt. Absolutes Gehör — mag es von Gott oder einer anatomischen Anomalie des Ohres herrühren, erklärt in keiner Weise Figaros Hochzeit oder die Neunte Symphonie. Was hier hinzutritt, die schöpferische Leistungskraft, die sich auf jenen Gebieten auswirkt, wo körperliche Dispositionen oder solche des Milieus bestehen, ist ein kompliziertes Erlebnisphänomen, das sich dem Verständnis weit eher erschließt, wenn man es mit den strengsten Gesetzen allgemein menschlicher Entwicklungsbedingungen mißt, als wenn man fremde, besondere hineingeheimnist: eher verständlich als Phänomen in den Voraussetzungen wohl besonders schwieriger, im Ergebnis aber besonders geglückter Anpassung an die Regeln der Gemeinschaft, denn als dieser Regeln spottender Outsider.

Es ist Gepflogenheit der Schöngeisterei, die größten Leistungen, um sie noch mehr zu vergrößern, ja zu vergöttlichen, von den Vorbereitungsarbeiten loszulösen und als vom Himmel dem geborenen Meister in den Schoß gefallene Geschenke darzustellen; aber so wahr jeder große, und neue Gedanke plötzlich, wie aus dem Nichts geboren wird — so wahr ist, daß dies nur dort geschieht, wo der Boden für solche Saat in unermüdlicher Arbeit vorbereitet wurde. Tatsächlich sehen wir die Kindheiten großer Menschen erfüllt von einem Persönlichkeitsideal der Leistung, mit äußerster Konsequenz festgehalten, mit unermüdlichem unablässigem Training vorbereitet, das wohl manche Arbeit, die abseits von der Leitlinie liegt — z. B. Schulstudien — vernachlässigt, um mit desto größerem zähestem Fleiß dort zu ackern, wo später geerntet werden soll. In dieser frühen aktiven Hingabe an ein bestimmtes Leistungsziel, in diesem sachlichen Verständnis für die Ausdehnung der notwendigen Vorbereitungsarbeit — nicht in gelegentlichen geglückten Kinderversuchen, wie solche zu hunderten glücken, ohne durch spätere Leistungen zu biographischer Bedeutung zu gelangen — liegt, wenn man so will, das Wunder der Kindheit großer Menschen.

VI.

Es bleibt im Rahmen dieser Arbeit noch ein Punkt zu besprechen, der bei der seelischen Entwicklung der Kinder eine gewaltige Rolle spielt, nämlich das Geschlecht.

Wie alles, was von Wichtigkeit für das spätere Leben scheint, vom Kinde mit großer Besorgnis geprüft und verarbeitet wird, so auch die Frage nach seiner Geschlechtszugehörigkeit. Abgesehen vom erotischen Problem, auf das wir später zu sprechen kommen werden, bildet das Geschlecht eine Frage von ungeheurer Wichtigkeit in einer Welt, wo die Geschlechter so verschieden gewertet werden.

Die Höherwertung des männlichen Geschlechtes ist allgemein. Ob ihre Ausdrucksformen primitiv, ob aus Kultur oder Gerechtigkeitsgefühl übertüncht, ob in ihr (scheinbares) ritterliches Gegenteil umgeschlagen — immer befindet sich das Kind in einer Welt, die auf hundert Weisen Vergleiche, Messungen,

Unterscheidungen zwischen den Geschlechtern anstellt und wo auf alle Fälle gerade jene Eigenschaft, die das Kind am heißesten erstrebt, dem Manne zugeteilt erscheint: Überlegenheit. In unserer Kultur — und zwar in allen Teilen unserer Kultur, fallen Männlichkeit und Überlegenheit zum größten Teil zusammen; weshalb Männlichkeit dem Persönlichkeitsideal jedes Kindes, der Knaben wie der Mädchen eignet.

Für den Knaben hat diese Tatsache geringere Bedeutung, wofern er nicht ohnedies entmutigt ist und nun in den besonderen Anforderungen der Männlichkeit nach Aktivität, Tüchtigkeit, Selbständigkeit neue und besonders gefährliche Gelegenheiten für Niederlagen befürchtet. Er kann dadurch zu einer femininen passiven Leitlinie gelangen, die ihn Situationen aufsuchen läßt, in welchen er jeder, insbesonders selbständiger Tätigkeit enthoben ist und die später, in Verbindung mit dem erotischen Problem, zum Ausgangspunkt einer homosexuellen Entwicklung werden kann.

Eine ganz andere Bedeutung aber hat die Tatsache der allgemeinen Höherwertung des männlichen Geschlechtes für die Mädchen. Sie stellt eine Generalentmutigung dar, von der das ganze Geschlecht in jeder einzelnen Vertreterin betroffen und geschädigt wird. Irgend einmal erfährt jedes Mädchen, daß es jener Hälfte der Menschheit angehört, die zu den größten und wesentlichsten Leistungen untauglich sein soll; die bestimmt ist, von der andern, wertvolleren beherrscht zu werden. Erfährt, daß ihr die Möglichkeit geistiger Entwicklung nur bis an eine gewisse Grenze hin verstattet und der letzte Adlerflug ihr nicht vergönnt ist. Die Vielfalt, in der dieses Fatum ihr entgegentritt, ist so ungeheuer, daß es fast theoretisch ausgeschlossen erscheint, daß irgendein Selbstbewußtsein sich dagegen gesund behaupten kann.

Die Minderwertung des weiblichen Geschlechts stellt für dieses eine Entwicklungshemmung solcher Tragweite dar, daß man sagen könnte, sie hat zur Folge, was sie aussagt, sie erzeugt was sie behauptet[1].

In den meisten Fällen ist das Elternhaus selbst der Quell weiblicher Entmutigung: der Vater ist Herr im Hause, die Mutter muß sich ihm unterordnen, zeigt oft richtige Angst vor ihm, und den Kindern bietet er sich dar als oberste entscheidende Instanz. Seine Arbeit des Geldverdienens hat höheres Ansehen als die häusliche Tätigkeit der Mutter. Bald erfährt das Kind, daß es sich dabei nicht um eine individuelle Arbeitsteilung gerade seiner Familie, sondern um einen allgemein geübten Brauch handelt, der die Frau an den Herd, den Mann in den Kampf ums Dasein schickt, weil er dazu nicht persönlich, sondern seiner „männlichen Natur" nach besser ausgerüstet, mit größeren Fähigkeiten begabt sei.

Bei der Geburt eines jüngeren Geschwisters oder eines Kindes im weiteren Bekanntenkreis erfährt das Mädchen, daß man die Ankunft eines Sohnes mit größerer Freude und mit größerem Stolz begrüßt als die einer Tochter. Vielleicht erfährt sie auch, daß die Eltern bei ihrer eigenen Geburt fürs Erste recht enttäuscht waren. Es ist Naivität, wenn Eltern meinen, den schmerzlichen Eindruck solchen Geständnisses durch die nachfolgende Versicherung „Jetzt haben wir dich aber ebenso lieb, oder noch lieber als einen Buben" wieder gut machen zu können. Denn nicht um die elterliche Liebe ist das Kind besorgt, sondern um seine Zukunft. Und wirklich bezog sich ja die elterliche Enttäuschung bei ihrer Geburt eben auf die geringeren Zukunftsmöglichkeiten

---

[1] M. Vaerting versucht in ihrem Buche die dem Allgemeinbewußtsein geläufige Kausalkette, welche die Männerherrschaft aus den größeren männlichen Fähigkeiten und Leistungen und diese aus ihrer naturgegebenen tauglicheren Veranlagung herleitet, umzuwerten in dem Sinne, daß die aus ökonomischen Gründen erfolgte Männerherrschaft die uns als „männlich" umschrieben scheinenden Fähigkeiten und Eigenschaften erzeugt und fördert.

der Tochter, auf ihren geringeren Lebenswert. Es bedürfte bereits entmutigter Resignation, um Zärtlichkeit hierfür als Ausgleich anzunehmen.

Zeigen die Kinder Geschlechtseigentümlichkeiten? d. h. benehmen sich Knaben anders als Mädchen, zeigen sie Eigenschaften, die jenen entsprechen, die man mit dem Begriff der „Männlichkeit" zu verbinden pflegt, zeigen Mädchen Vorlieben, die schließen lassen, daß ihr späteres Frauendasein nicht den ökonomischen Zeitumständen, sondern einer angeborenen weiblichen Charakterveranlagung angepaßt sein wird? Es wird gemeinhin angenommen, daß dem so sei, daß Knaben im allgemeinen wilder und mutiger als Mädchen, jede häusliche Tätigkeit verachtend, bloß männlichen Spielen (Indianer, Soldaten, Fußball) hingegeben seien, während die stilleren und sanfteren Mädchen das liebevolle Betreuen von Puppen vorzögen, rein als seien sie fast noch in den Windeln instinktmäßig darauf gerichtet, dermaleinst ein Wesen ihresgleichen im mütterlichen Arm zu schaukeln.

In den Montessoriheimen, wo man nicht Knaben und Mädchen, sondern Kinder beschäftigt, betätigen sich die kleinen Jungen mit dem gleichen Feuereifer beim Geschirrabwischen und Staubfegen wie die kleinen Mädchen. In die Familienkinderstube aber werden die Vorurteile von geschlechtsbedingter Berufswahl mit großer Konsequenz schon durch die Spielzeuge hineingetragen und — bloß selten akzeptiert. Nicht nur, daß es Eltern und gütigen Tanten selbstverständlich scheint, den Knaben männliches Spielzeug, den Mädchen aber Puppen oder Handarbeitswerkzeug zu schenken, es wird auch der neugierige Griff des kleinen Jungen nach dem Püppchen der Schwester mit einem „Das paßt nicht für einen Buben" abgeschreckt, ebenso wie das wild umhertollende Mädchen immer wieder hört: „Das schickt sich nicht für ein Mädchen." — Und trotzdem hört man von allen Seiten: „Dieses Mädl gibt für sechs Buben aus" oder „dieser Bub ist so still und anhänglich wie ein Mädchen."

Allen diesen Anschauungen ist gemein, daß sie, vom Kinde gesehen, eine Entwertung der Mädchen beinhalten: denn es erscheint nun einmal dem Kinde ehrenvoller, kühn und tüchtig, als still und folgsam zu sein. Und — es ist auch ehrenvoller! Es sind auch wirklich Mut und Tüchtigkeit jene Eigenschaften, deren man bedarf, um zu selbständigen Leistungen zu gelangen, die auf richtige Beherrschung des Lebens hinzielen, während sanfte Unterordnung unter fremden Willen eine Tugend zweiten Ranges, ein feiger Ausgleich der Resignation ist. Die Kinderstube ist eine Vorbereitung für das Leben: das Mädchen, von dem Demut nicht als allgemeine, sondern als spezifisch weibliche Tugend gefordert wird, spürt, daß hier hinter der zeitlich begrenzten elterlichen Autorität eine zweite heraufdämmert, die ihrem ganzen Frauendasein eine Sordine aufsetzen soll.

Diese allgemeine Entmutigung wird schließlich noch durch die Einsicht in die sexuelle Rolle der Frau gewaltig verstärkt. Es wäre durchaus denkbar, daß in einem andern Weltbild, das keine allgemeine Entwertung der Frau beinhaltet, gerade diese ihre kindergebärende Funktion als höchst ehrenvoll und auszeichnend empfunden würde; denn nicht eigentlich die Schmerzen sind es, die das kleine Mädchen so sehr erschrecken, daß es meist die ersten Jahre nach erhaltener Aufklärung mit dem Schwur im Herzen herumgeht, niemals einem Manne anzugehören — sondern die Ungerechtigkeit. Was in jenem andern Weltbild ein hochbezahlter aber ehrenvoller Vorzug sein könnte (wie in dem unsern das In-den-Krieg-ziehen der Männer) muß hier, nach all den Benachteiligungen an Körperkraft, geistiger Entwicklungsfähigkeit, Ansehen und Wertung als letzte entscheidende Ungerechtigkeit der Natur empfunden werden.

Kurz, die ganze Kindheit ist erfüllt von allerlei Erlebnissen, die immer wieder sagen: „Du bist nur ein Mädchen." — Sobald nun das Kind Erfahrungen in dieser Richtung gemacht hat — also sehr bald — beginnt es mit seinem Frauenschicksal zu hadern. Es möchte lieber ein Knabe sein. Und meist glaubt das kleine, mit der Physiologie wenig vertraute Mädchen, daß es auch noch möglich sei, ein Knabe zu werden. Das männliche Überlegenheitsideal wird schärfer als beim Knaben fixiert und eine männliche Leitlinie ausgebaut: das Mädchen benimmt sich wie ein Junge („wie sechs Jungen"), sie ist wild, kühn, herrschsüchtig, trotzig, von empfindlichstem Ehrgefühl, hat ein überaus männliches Berufsideal vor Augen, aber doch immer mit der geheimen Entmutigung im Hintergrund, daß sie ja trotz allem unentwegt in Mädchenkleidern herumlaufen und sich „nur ein Mädchen" nennen lassen muß. Diese Auflehnung gegen das Faktum der Weiblichkeit nennt Alfred Adler „männlichen Protest". Geht die Entmutigung aus verschiedenen andern Gründen tiefer, wird die Anlehnung an das aktive männliche Ideal nicht gewagt, so nimmt dieser Protest andere, schwächlichere Formen an, Nervosität und dissoziales Verhalten werden geübt, um eine dominierende Stellung in der Familienaufmerksamkeit zu erzwingen, oder es werden auch an der Hand mütterlicher oder anderer Beispiele „weibliche" Mittel der Koketterie, der Launenhaftigkeit oder Schmeichelei frühzeitig trainiert, um Sympathien und Bewunderung auf möglichst vielen Seiten zu sammeln.

Deutlich werden alle diese Formen des männlichen Protestes erst, wenn das Mädchen in ein Alter kommt, wo das erotische Problem beginnt lebendig zu werden. Eine Rolle spielt es schon viel früher, denn wie mit allen wichtigen Problemen (z. B. mit der Berufswahl) ist das Kind auch mit diesem innerlich besorgt beschäftigt, lange ehe es aktuell wird. Es tritt ihm in Gestalt der Eltern entgegen und auch sonst erfährt es bald, daß es, einmal groß geworden, auch der Aufgabe gegenüber stehen wird, einen Geschlechtspartner zu wählen und, ganz im Sinne seiner Gesamtleitlinie, bereitet es sich auch auf diese Aufgabe vor. Tastend, im Verkehr mit Geschwistern und Kameraden, in Phantasien, sondiert es das Terrain und wieder hängt es sehr von seiner Umgebung ab, in welcher Richtung es den günstigsten Weg zu finden glaubt, um Niederlagen vermeiden zu können.

Denn es wird frühzeitig vom Kinde erfaßt, daß die Erotik eine Menge Gefahren für das Selbstgefühl mit sich bringt. Oft sieht es einen Teil der Eltern unter der Gewalt des andern, „untergekriegt", wie es um keinen Preis sein möchte, und insbesonders wenn der beherrschte Elternteil seines eigenen Geschlechtes ist, zieht es daraus die Konsequenz, die Erotik als solche, oder, je nach verschiedenen andern Umständen, das andere Geschlecht zu fürchten und zu meiden. Die Erotik, und ganz besonders die Ehe, die ja mit den andern großen Problemen des Lebens, dem Beruf, dem sozialen Verhalten verknüpft ist, stellt die Hauptprobe auf die gelungene Vorbereitung fürs Leben, auf die gesunde seelische Entwicklung dar.

Für das Mädchen ist nun das Problem der Beziehung zum Manne größer und wichtiger als das entsprechende Problem beim Knaben, nicht aus einer Überwertigkeit der Sexualität, wie eine Zeitlang unter dem Einflusse Otto Weiningers angenommen wurde, sondern weil bei ihr das Geschlechtsproblem unmittelbar mit dem Zentralproblem des Selbstbewußtseins verbunden ist. Durch die Tatsache des Geschlechts, — der Zugehörigkeit zum mindergewerteten Geschlecht, hat das Selbstgefühl eine durchgreifende Schädigung erfahren. Der Mann war als Gegner und für die eigene Person unerreichbares Sehnsuchtsziel aufgetreten, ehe er als Geschlechtspartner ins Auge gefaßt wurde. Die Weiblichkeit war das schwerste Geltungsproblem gewesen, ehe sie Geschlechtsproblem wurde; woraus sich eben die doppelte, fast unlösbare Schwierigkeit ergibt, das Endziel des Persönlichkeitsideals: Männlichkeit — in jenen

Situationen festzuhalten, die gerade durch das Infunktiontreten der Weiblichkeit charakterisiert sind.

Über die verschiedenen Versuche, sich mit dieser Schwierigkeit auseinanderzusetzen, wird an anderer Stelle dieses Buches berichtet. Ich möchte hier bloß hervorheben, daß ebenso wie Klassengegensätze sowohl die Kinder der Herrschenden als die der Unterdrückten schädigen, auch die Unterdrückung der Frau, sei es im praktischen Leben oder auch bloß in der herrschenden Auffassung, beide Geschlechter in ihrer Entwicklung schädigt und hemmt. Ist diese Schädigung auch fürs erste für die Mädchen ungleich größer — schließlich fällt sie doch in Form der tausend Frauenfehler, der ungeheuren Kulturarbeit, die von Frauen geleistet werden könnte und aus Entmutigung unterbleibt, auf die Gesamtheit der Menschen zurück.

*   *   *

Keineswegs ließen sich hier, im Rahmen von zwei Druckbogen, alle Einflüsse berücksichtigen, die bei der seelischen Entwicklung des Kindes mitwirken. Und es wäre dies selbst im weitesten Rahmen unmöglich, weil zu den oben hergezählten Hauptfaktoren, die eine mehr oder minder große Rolle in jeder Kinderstube spielen, in jedem einzelnen Fall eine Menge individueller Bedingtheiten dazu treten. Es ist ja jeder einzelne Charakterzug der Eltern von Bedeutung für die Entwicklung des Kindes, und zwar wird, je nach der Gesamthaltung des Kindes, das elterliche Verhalten entweder beispielgebend wirken oder, vom Protest erfaßt, in sein Gegenteil verkehrt oder durch karikierende Übertreibung ad absurdum geführt. Man bedenke ferner, wie wichtig die elterliche Anschauungswelt für das Kind ist, z. B. ob die Eltern religiös oder freigeistig, fortschrittlich oder konservativ orientiert sind; wie groß die Rolle der Berufswelt ist, in der die Eltern leben, für frühe geistige Anregungen und erste Austastungen des sozialen Problems; oder die Tatsache, ob die Kindheit in der Stadt oder auf dem Lande verbracht wird. Die Kombinationsmöglichkeiten aller mitspielenden Faktoren sind unendlich, so daß jede Kinderstube ebenso einmalig ist, wie jeder Mensch einmalig ist. Gerade davon hat ja die Individualpsychologie ihren Namen, daß sie bestrebt ist, neben dem Typischen das einzelhaft Besondere jedes Falles herauszuarbeiten und zu berücksichtigen.

Aus diesem Grunde werden Anhänger der landläufigen Schulpsychologien in diesen Ausführungen alles vermissen, was sie in ihrer Literatur zu finden gewohnt sind: alle Untersuchungen über die einzelnen Mechanismen des Seelenlebens, über das Denken, Fühlen, Wollen usw., jede Nachricht über das Entstehen und Funktionieren solcher aus der Ganzheit des Individuums losgelöster seelischer Abläufe. Solche Untersuchungen, so nützlich und interessant sie zweifelsohne sind, fallen nicht in das Forschungsgebiet des Individualpsychologen: seine Arbeit beginnt ebendort, wo diese Mechanismen ihr Dasein unter der abstrakten Glasglocke verlassen und unter die dynamischen Gesetze eines bestimmten Individuums fallen. Die Unterwerfung des gesamten Seelenapparates unter die persönliche Leitlinie eines bestimmten Subjektes ist der tragende Gedanke der Individualpsychologie. So habe auch ich mich ausschließlich darauf beschränkt, die Geburt dieser Persönlichkeitsgesetze aus den ersten Zusammenstößen des zielstrebigen menschlichen Wesens mit der Umwelt, in die es hineingeboren wurde, aufzuzeichnen.

Das nervöse und schwererziehbare Kind.

Von

Kurt Seelmann-Moosburg.

I.

Alfred Adlers Verdienst ist, über alle bisherigen Lösungsversuche der Frage nach dem nervösen Charakter weit hinausgeführt zu haben mit seiner Theorie vom kompensierten Minderwertigkeitsgefühl. Ein Kapitel der um diesen Kernpunkt anwachsenden Lehre, der Adlerschen vergleichenden Individualpsychologie, befaßt sich mit der Entstehung des für alle nervösen Erkrankungen ursächlichen Minderwertigkeitsgefühls. Die entscheidende Bedeutung der frühesten Kindheit für die Entwicklung der menschlichen Psyche, die schon vor ihm betont worden ist, wird von der Individualpsychologie neu begründet. Kein Nervöser, der nicht eine gedrückte, entmutigende Kindheit hinter sich hätte. Schwere Schicksalsschläge, die im späteren Leben über einen Menschen kommen, vermögen ihn dann nicht in nervöse Bahnen zu drängen, wenn seine Kindheit glücklich, d. h. von gütigen Erziehern geleitet war. Die Verbindung zwischen Arzt und Erzieher wird damit enger geknüpft, die allgemeine Verantwortung für das Übel in der Welt eindringlicher als je aufgestellt.

Wir versuchen nun zunächst, die frühkindliche Situation mit allen Verführungen zum Minderwertigkeitsgefühl aufzuzeigen. Ein gesundes, wohlgepflegtes Kind von drei Monaten liegt in seiner Wiege, klein und winzig, allem fremd gegenüber. Die ganze Umgebung ist ihm voll schreckhafter Rätsel. Es liegt da, schwach und hilflos und müht sich ab, das zu warme Deckbett abzustrampeln. Von der Aussichtslosigkeit dieses Beginnens allmählich überzeugt, fängt es an sein Unlustgefühl zu äußern: es weint. Da kommt die Mutter herbei, riesengroß, das Bettchen zittert leise unter ihren Schritten. Sie redet auf das Kindchen in rätselhaften, beruhigenden Lauten ein, nimmt das Bettchen so leicht weg, als ob es nichts wäre und schon ist sie wieder da. Ihre großen Hände erfassen das Kleine. Es fühlt sich aufgehoben und in eine völlig neue Welt versetzt. Es zappelt auf dem Küchentisch — es staunt und schon wieder gehts durch die Luft zurück in die bekannte Wiege; das Bettchen ist nun wieder kühl und trocken, das Deckbett kommt herbei. Die Mutter kann alles und mit so wenig Mühe. Wie mächtig muß sie doch so einem Kleinen scheinen. Ihr Finger ist so unbegreiflich dick, daß seine eigene Hand ihn nicht umspannen kann. — Mit dem langsam wachsenden Bewußtsein wird der entmutigende Gegensatz Mutter groß, stark, allmächtig — Kind klein, schwach, hilflos, nur immer größer. Wenn sich nun gar erst der mächtige Vater über das Bettchen beugt! Nehmen wir uns nur einen Augenblick die Mühe und stellen uns das Bild vor: der Vater, Kohlenträger, ein großer, breitschultriger Mann, kommt ins Zimmer gestapft. Das Kindlein weint gerade. Er geht hin und nimmt es aus dem Bettchen mit dem ungeübten Griff eines derben Vaters. In seinen großmächtigen Händen liegt es nun, ein Bild der Hilflosigkeit, unfähig sein Köpflein allein hochzuhalten.

Der unermeßliche Abstand Erwachsener—Kind wird weder so schnell noch
so mühelos geringer, wie wir, die wir alle Rückerinnerung eingebüßt haben,
heute gern annehmen. Das Kindchen ist nun ein Jahr älter. Es macht die
ersten Gehversuche. Wie oft fällt es im eifrigsten Vorwärtswollen um! Die
Erwachsenen dagegen können so selbstverständlich überall hin. Ihre Überlegenheit wird jetzt, wo das Bewußtsein schnell klarer wird, immer deutlicher.
Sie wissen alles; das Kind muß erst aus vielen schmerzhaften Erfahrungen
lernen, daß der Ofen heiß, die Nadel spitz, die Ecke hart ist usw. Sie sprechen
miteinander; es ist ausgeschlossen und muß allein mit sich reden. Versucht
es auch mitzureden, so wird es mitleidig ausgelacht. — Was wir hier nur mit
trockenen, armen Worten hinzustellen vermögen, hat ein Dichter und Seelenkenner — E. G. Kolbenheyer — in einigen Kindheitsgeschichten zum Kunstwerk geformt [1]. Von dem immer wieder gedankenlos nachgeplapperten „un-
getrübten Kinderhimmel" bleibt hier wie bei allen ernsthaften Betrachtern
wenig übrig. Auch das gesunde, von liebevoll-vernünftigen Eltern geführte
Kind hat sich seinen Platz in der Welt durch schwere Kämpfe und mühevolle
Arbeit zu erringen, bis es etwa um das vierte, fünfte Jahr zu einem vorläufigen
Abschluß, zu einer gewissen Sicherheit im Verkehr mit der lebendigen und
toten Umwelt kommt; einer Sicherheit, die sich nach außen hin darin zeigt,
daß es allen Menschen freundlich, zutraulich entgegenkommt, sich auch ruhig
mit sich zu beschäftigen weiß und bei aller Lebendigkeit im Spiel mit dem
andern doch immer der gute Kamerad bleibt. — Jeder Unbefangene weiß,
wie selten die Glücklichen sind, die sich so ohne jeden Schaden aus dem ersten
Lebensabschnitt gerettet haben.

Ein Heer von Schwierigkeiten stellt sich dem aus der natürlichen, frühen
Unsicherheit herausstrebenden Kind entgegen.

Als ein in vielen Fällen schweres Hemmnis stellt sich die Minderwertigkeit
eines Organs dar, die Adler (1) zum erstenmal in ihrer grundlegenden Bedeutung
für die Entwicklung des nervösen Charakters beschrieben hat. Dafür, wie
aus einer Organminderwertigkeit in einem Kinde schwere Entmutigung entsteht, ein praktisches Beispiel: Hans, ein kleiner ABC-Schütze, ist rechtsseitig
ganz gelähmt. Seine rechte Hand hängt schlaff am Arm; der ist nur im Ellen-
bogengelenk mit Anstrengung abzubiegen, das Gehen ist ihm nur dadurch
möglich, daß er mit Hilfe eines Schwunges im Hüftgelenk die ganze rechte
Seite vorwärts bewegt. Damit war er von allen kindlichen Spielen ausgeschlossen
und hat zeitlebens alles Gemeinschaftsleben nur als selbst beiseite stehender
oder auch robust beiseite geschobener Zuschauer erlebt. Sein Gebrechen bringt
ihn auch jetzt in der Schule sehr ins Hintertreffen; er kann sich nicht aus- und
ankleiden, kann nicht in der Reihe gehen, wird schier täglich einmal von einem
Unvorsichtigen umgestoßen, kann auf gemeinsamen Spaziergängen nicht dabei
sein — täglich Anlässe genug, ihm seine Vereinzelung immer wieder neu zum
Bewußtsein zu bringen. Der so oft erlebte Ausschluß von allem gemeinsamen
Spiel und Frohsinn und die tatsächliche Unfähigkeit, viele der Dinge in der
Schule mitzumachen, haben ihn naturgemäß so scheu und mutlos gemacht,
daß er auch an die Arbeiten, die er bewältigen kann, nur mit äußerster Vorsicht
geht. So ist er beim Schreiben so langsam — nur zum Teil durch das Links-
schreiben bedingt —, daß er zwar keine Fehler durch Übereilung macht, dafür
aber durch seine Langsamkeit bei den Kameraden so viel an Geltung einbüßt,
daß ihm auch hier wieder nur Entmutigung bleibt. Rechnen wir noch dazu,
was er an Spott und Hohn wegen seines entstellenden Äußern seit jeher von
kindlich-grausamen Kameraden zu erdulden hatte, so wird verständlich, wie

---

[1] Die Kindheit des Parazelsus, Verlag Georg Müller, München 1923 und klein Rega,
Verlag Georg Callwey, München, Sammlung „der Schatzgräber" Nr. 92.

er zu der äußeren Haltung eines völlig entmutigten Menschen kommen konnte, die er tatsächlich zeigt: wochenlang stumm, immer hinter seinem Vordermann versteckt sitzend, auf eine noch so freundliche Anrede sich in sich, oft gar unter die Bank verkriechend, ohne Freund, immer allein.

Nicht immer sind die Zusammenhänge zwischen der Organminderwertigkeit und der allgemeinen Entmutigung so deutlich, immer aber wird sie als ein starkes Hindernis auf dem Wege zum gleichberechtigten Verkehr mit Kameraden empfunden und damit in irgendeiner Form Anlaß zur Entmutigung werden. Ein dreijähriger Bub aus einer kinderreichen Proletarierfamilie litt an einer angeborenen Schwerhörigkeit. Weil er sonst gesund war, blieb das Übel den Eltern verborgen. Inmitten der Schar von sieben lebendigen, gesunden Geschwistern ohne körperliche Mängel ist er bald der Langweilige, Schwerfällige, sogar Unfolgsame. „Auf das erste Wort hört er nie", so klagt die Mutter, „man muß ihn immer anschreien; dann folgt er erst. Er ist überhaupt so langweilig und dumm wie keins von meinen andern Kindern. Der Kleine mit zwei Jahren ist schon weiter als er." Mit seiner Zaghaftigkeit und Vorsicht, die notwendig aus seinem Übel kommt, wächst die Ungeduld der vielbeschäftigten Mutter. Sie schreibt alles seinem bösen Willen zu, wird ärgerlich, treibt ihn an, vergleicht seine „Dummheit" mit der Geschicklichkeit der übrigen, sogar der Kleineren und sagt ihm im Lauf der Jahre so oft vor: „Du taugst schon auch zu gar nichts!" — daß er es am Ende selbst glaubt, in seiner Mutlosigkeit dann auch wirklich die Beweise seiner Untauglichkeit bringt. Die Mutter quittiert dann: „Ja, das hab ich schon immer gesagt und gewußt." Daß später in der Schule die erste und einzige Ursache seiner „Dummheit" und „Untüchtigkeit" durch den Arzt in der Schwerhörigkeit festgestellt wird, vermag weder ihn aus seiner allgemeinen Mutlosigkeit zu erlösen, noch auch seine Umwelt wirklich zu überzeugen. Sie hat schon zuviel Beweise für ihre Ansicht, daß er eben „ein dummer Kerl" sei.

So bedarf es nicht vieler Überlegungen um einzusehen, wie andere Organminderwertigkeiten (Sehstörungen, häufige Kränklichkeit, besonders des Verdauungssystems, rachitische Erkrankungen) besonders aber auch solche mit äußeren Entstellungen (Wasserkopf, Kropf, krumme Beine, selbst scheinbar unbedeutende wie die Hasenscharte, vorstehende Augen, abstehende Ohren, rote Haare usw.) dem Kind schweren Druck auferlegen können. Ihre entmutigenden Wirkungen setzen ein, sobald sie dem Kinde bewußt und nicht durch besondere Fürsorge ausgeglichen werden. Sie festigen langsam in ihm das Gefühl des Andersseins, bald des Unterlegenseins, Zukurzgekommenseins im allgemeinen Wettkampf (als was ein Unsicherer das Leben immer betrachtet). Bald aber kommt auch noch durch das gedankenlose und taktlose Verhalten der Umwelt das bittere Gefühl des Ausgeschlossenseins hinzu. Dieses raubt ihm Sicherheit und Ruhe, drängt ihn zum dauernden Vergleichen mit den anderen, und macht so sein ganzes Wesen mißtrauisch. Wenn nun auch noch die Erwachsenen der Umgebung in Gedankenlosigkeit oder Ungeduld manchmal die nötige Rücksicht vergessen, das vorläufige, innere Ergebnis der Entwicklung wird dann: Der Abstand zwischen Erwachsenen und Kind, der sich beim gesunden Kind langsam verringert und damit sein Selbstgefühl stetig hebt, bleibt beim körperlich belasteten Kind zum wenigsten bestehen, meist vergrößert er sich noch stark, weil die körperliche Minderwertigkeit dem Kind als Hindernis erscheint, mit Leistungen diesen Abstand zu überbrücken. Dies bringt dann notwendigerweise zu der Entmutigung aus der Organminderwertigkeit noch die schwerere aus dem mißglückten Verhältnis zu den Erwachsenen, zu den Geschwistern und zu den Kameraden hinzu. Nicht selten gehen diese stark entmutigenden Wirkungen auch von ganz unbedeutenden Organminderwertigkeiten aus. Die natürliche Unfähigkeit eines unerfahrenen Kindes, das die Schwere der späteren Beeinträchtigung nicht abzuschätzen weiß, ist dafür der Grund. Es kann leicht etwas für einen großen Schaden halten, was ihm im Leben später oft nicht die geringste Erschwerung bringt. Der Fall eines mit seinem ein Jahr jüngeren Bruder in stärkstem Kampf um die Vorherrschaft stehenden siebenjährigen Buben ist dafür typisch. Der Jüngere — hübsch, flink, zum Praktischen äußerst geschickt — hatte ihn in die Rolle des Ungeschickten, Unpraktischen gedrängt. Nach vielen Niederlagen in täglicher Geschicklichkeit entschied ein Ereignis für ihn, für den Bruder und die Eltern entgültig, daß er wirklich zu aller praktischen Arbeit unbrauchbar sei. Die Familie war im Walde beim Erdbeersuchen. Während die andern alle ihre Gefäße vollgepflückt hatten, kam der Ältere weinend mit ein paar Beeren in seinem Kübel an. Was lag näher, als daß man ihm heftig und ironisch sagte, daß er also selbst dazu zu ungeschickt sei. Erdbeerpflücken könne doch selbst das dümmste Kind. Das gab den letzten Anlaß, sich allen derartigen Dingen zu entziehen und für alle Zukunft jeder praktischen Tätigkeit in einem weiten Bogen aus dem Wege zu gehen. Nach Jahrzehnten stellte es sich bei einer ärztlichen Untersuchung heraus, daß er an einer leichten Farbenblindheit (rot-grün) litt. Jetzt war diese Organminderwertigkeit in seinem Leben bedeutungslos, damals aber gab sie unwiderleglichen, schwer entmutigenden Beweis für seine Unbrauchbarkeit ab und hat ihn damit um alle praktische Übung gebracht, so daß er heute tatsächlich so unpraktisch wie eben ein Ungeübter ist.

Daß die Natur wie im pflanzlichen und tierischen auch im menschlichen Körper eine Organminderwertigkeit durch verstärkte Anstrengung des betroffenen Organs oder des ganzen Organismus zur normalen Leistung ausgleicht oder manchmal durch ganz besondere Tätigkeit überausgleicht, hat auch im seelischen eine Parallele. Dies kann aber hier, wo es um das Erkennen und die Behandlung von Störungen geht, außer Betracht bleiben. Wir wollen die Wirkungen der Organminderwertigkeit, die zu diesen Störungen führen, feststellen. Sie sind: das Kind unterliegt der Versuchung, sich über die Zeit der natürlichen frühkindlichen Unsicherheit hinaus untüchtig, minderwertig, klein zu fühlen. (Die ursprünglich vorhandene Kluft zwischen Erwachsenem und Kind wird im günstigen Fall durch das Größerwerden langsam und allmählich kleiner und gibt dem Kind das ermutigende Gefühl, auch bald groß und gleichberechtigt zu sein.) Hier dagegen, scheint es dem Kind, wird diese Kluft nicht kleiner. Es bleibt unbrauchbar und wird von Geschwistern überholt. In ihm wächst so das Gefühl des teilweisen Versagens mit jeder Entmutigung zum allgemeinen, dauernden Minderwertigkeitsgefühl an.

Ohne den äußeren Verhältnissen zu viel Gewicht beizulegen, so belegt doch die leicht nachzuprüfende Tatsache, daß in jeder Schulklasse die Überzahl der schwererziehbaren Kinder aus sozial bedrückten Schichten kommt, die Ansicht, daß daran das soziale Milieu die Schuld trage. Wir haben die Überzeugung, daß das Kind armer Eltern den Weg zum ungebrochenen Lebensmut schwerer findet als das aus einer wohlhabenden Familie. Lassen wir auch hier die seltenen Fälle außer Betracht, wo die äußere Notlage Ansporn zu kraftvoller Überwindung wird. Die weitaus häufigere Wirkung der drückenden, sozialen Umwelt ist zunächst eine nicht selten bis an Minderwertigkeit grenzende körperliche Schwäche des kleinen Kindes. Es kann nicht das gleiche sein, ob die werdende Mutter in gesicherter Lage sich pflegen, hygienischen Rat des Arztes befolgen und sich ausreichend nähren kann — oder ob sie bis nahe an den Tag der Niederkunft in der Fabrik arbeiten, unhygienisch leben, in einer Kellerwohnung wohnen muß, selber unterernährt ist und womöglich noch von ihrem Mann mißhandelt wird. Wie soll der Säugling zu voller Körperkraft

gelangen, wenn er in eine übervölkerte, dumpfe, schwer zu lüftende Proletarierwohnung hineingeboren, dort bald zu einem oder gar zu zwei Geschwistern
in ein Bett gepackt wird und ausreichende Ernährung, Fürsorge und Körperpflege entbehren muß. Das allein macht aber die ganze Not noch nicht aus.
Wer von uns an sich selbst schon erlebt hat, wie ein dürftiger oder schlechter
Anzug in guter Gesellschaft unsicher macht und jede freie Äußerung hemmt,
wird die seelische Bedrückung des Armen leicht verstehen. Das schlecht an-
gezogene oder zerlumpte Kind fühlt sich unter den wohlgekleideten in der
Schule zurückgesetzt und unsicher. Es ist bestimmt eine tägliche neue entmutigende Erfahrung, wenn so ein armer kleiner Kerl ohne häusliche Fürsorge
(weil die Mutter schon um $1/_2$ 7 Uhr in die Fabrik geht) ohne Pausebrot zusehen muß, wie andere belegte Buttersemmeln recht öffentlich verzehren. Wer
hat das noch nicht betrachtet, wie besitzende Kinder gedankenlos-grausam
sich ihres Besitzes freuen und allen armen, gierig zuschauenden Kameraden
den Abstand fühlen lassen. Nicht anders ist es, wenn in den ersten Klassen
von den Geschenken erzählt wird, die das Christkind oder der Osterhas be-
scherten. Der Klassenunterschied wird, das ist nicht zu leugnen, zu einer weiteren,
starken Verlockung für das Kind aus den bedrückten Schichten, sich minderwertig, den anderen unterlegen, für das Leben schlechter ausgerüstet zu fühlen.

Es ist ein natürliches Ergebnis unserer Jahrtausende alten Männerkultur,
daß dem Volke alles Männliche als das Große, Mächtige, Schöne erscheint,
während das Weibliche dem Minderwertigen nahe verwandt, wenn nicht überhaupt als das Minderwertige selbst gilt. Damit findet das weibliche Geschlecht
unverschuldet eine Lage vor, die es nur unter erschwerten Bedingungen zur
Behauptung ihres Platzes in der Welt kommen läßt. Schon jedes kleine Mädchen wird seine Geschlechtszugehörigkeit sehr bald als entmutigend empfinden.
Da erlebt es täglich, wie der Bruder, der vielleicht gar noch jünger ist, mehr
gilt als es selbst, wie ihm in kritischen Fällen der kleine Bruder als Beschützer
beigegeben wird, obwohl es selber sicher so stark ist wie er; wie er viel mehr
Freiheit genießt, nur weil er ein Bub ist. Und wenn es einmal von seiner Körperkraft Gebrauch macht, erntet es ein lobendes: Wie ein Bub! Kommt der Bruder
dann einmal weinend heim, weil ihn ein kleinerer Kamerad verprügelt hat,
hört es die Mutter tadelnd sagen: Schämst Du Dich denn gar nicht? Du führst
Dich ja auf wie ein kleines Mädchen. — Wie bald hat es auch die heute als selbstverständlich geltende Rangordnung in seiner und in allen bekannten Familien
durchschaut. Überall gilt die Mutter weniger als der Vater. Überall werden
die Mädchen schlechter gewertet als die Buben. In allen Fällen, wo nicht nachdrücklich und beharrlich erzieherisch gegen diese Rangordnung wie gegen die
ganze herrschende Meinung gearbeitet wird, führt dieses so oft erlebte Hint-
ansetzen und Entwertetwerden des weiblichen Geschlechts in dem Mädchen
notwendig zu einem Minderwertigkeitsgefühl, das sich gewöhnlich im ganzen
späteren Leben nicht mehr verliert.

Bei einem Gespräch, das wir mit Laien, und nicht bloß mit Laien, über
Erziehung und die Mannigfaltigkeit menschlicher Charaktere führen, kommen
wir bald zu dem Punkt, wo das Wort „angeborene Begabung" auftaucht. Auf
einen leisen Zweifel unsererseits wird sofort triumphierend mit dem Hauptargument für diesen Aberglauben aufgewartet. Das ist die Tatsache, daß aus
einer Familie, also aus den gleichen Bedingungen und Möglichkeiten, im Charakter so grundverschiedene Kinder kommen. Aus einer höchst achtbaren
Familie mit tadellosem Ruf und tadelloser Vergangenheit wird unter fünf
Kindern eines ein Taugenichts, der im späteren Alter von Gefängnis zu Gefängnis wandert. Was bleibt dem oberflächlichen Betrachter, was bleibt vor
allem denen, die ein höchst peinliches Interesse an einer Darstellung haben,

die ihre Schuldlosigkeit öffentlich bescheinigt, anders und leichter zugänglich als die so bequeme und entschuldigende Berufung auf einen angeborenen geistigen Defekt? — Die oft außerordentliche Mannigfaltigkeit der Charaktere von Kindern aus einer Familie ist nicht zu bestreiten. Die stillschweigende oder ausdrückliche Voraussetzung aber, daß alle Kinder innerhalb einer Familie die gleichen Bedingungen anträfen, daß allen die gleichen Möglichkeiten offen wären, ist aber schnell als eine große Gedankenlosigkeit zu entlarven. Wir suchen in folgendem nur an ein paar typischen Beispielen den Beweis zu führen: Jedes Kind findet in seiner Familie innerhalb der Reihe seiner Geschwister von Grund aus andere Bedingungen und Möglichkeiten für seine Entwicklung vor.

Die besondere Stellung des jüngsten Kindes in der Familie wird auch vom Volke klar erfaßt. Als Niederschlag dieser Beobachtung sind die Ausdrücke „Nesthäkchen“ und „Mutterkindl“, „Mutterpopperl“ (Mutterpuppe) in der Volkssprache anzusehen. Im Volksmärchen tritt uns noch ein anderer Typus des Jüngsten entgegen: Däumling, Tölpelhans und der Gottfried in „Schwan kleban“. Das Mutterkindel bezeichnet treffend die Gruppe der verhätschelten, verzogenen Jüngsten, während in den Märchenfiguren die von den Geschwistern und manchmal auch von den Eltern unterdrückten zu kurz gekommenen Jüngsten ihr Abbild finden.

Ein Beispiel für den Nesthäkchentyp: Waldemar, ein ungewöhnlich hübscher, zehnjähriger Bub ist der ausgesprochene Liebling seiner Mutter. Die in der Verschiedenheit der Charaktere liegende Spannung zwischen den Eltern — der Vater ein äußerst korrekter, hoher Beamter, die Mutter eine Künstlernatur mit starker Neigung zu Extravaganzen — hat sich während der fünfzehnjährigen Ehe sehr verstärkt. Eine der vielen Folgen dieses sehr gespannten Verhältnisses zwischen den Eltern ist, daß der Vater alles auf den nun drei Jahre älteren Egon hält, während Waldemar, Mutters Liebling, bei ihm nicht eben viel gilt. Bei allen Streitfällen zwischen den Kindern, die nicht selten sind, zieht Waldemar, der Kleinere, um drei Jahre Jüngere, den Kürzeren. Einmal deswegen, weil er sein Recht nicht mit der Faust verteidigen kann, dann aber auch, weil der Vater in allem hinter Egon steht gegen Waldemar (und damit auch gegen seine Frau). Die beiden Kinder sind also gewissermaßen die Stoßtrupps der zwei feindlichen Mächte hinter ihnen; Egon als der Stärkere und als Vertreter des mächtigeren Prinzips — des männlichen — bleibt immer Sieger, und Waldemar muß immer geschlagen abziehen. So bleibt nach allen Versuchen, zum Recht und zur Gleichberechtigung zu kommen — neben Egon auch beim Vater zu gelten — für Waldemar nur die Niederlage und mit ihr die wachsende Verzagtheit. Er glaubt nicht mehr daran, auch jemals zum ersehnten „männlichen“ Selbstbehaupten und Rechthaben zu gelangen. Diese Mutlosigkeit teilt er mit allen jüngsten Kindern, denen ältere Geschwister jeden Weg zum Großwerden verlegen, sei es durch anerkannte Leistungen von ihnen oder auch durch eine übergroße Bevormundung. Waldemar hat aus dieser bedrückenden rechtlosen Lage keinen andern Ausweg gefunden als den des noch engeren Anschlusses an die Mutter, die ja als Streitmacht schon immer hinter ihm stand. Die wieder lohnte ihm „seine Treue“ damit, daß sie ihn, der wirklich ihre einzige Stütze innerhalb der Familie war, verwöhnte, so gut wie das eine Mutter nur immer kann. Er wurde ihr zum Dank und dem trockenen, erwachsen-tuenden Egon zum Widerspiel das brave, hübsche, musterhafte, träumerische Kind, als das die Mutter ihn voll überschwänglichen Lobes den Gästen vorführte. Weil er bei der Mutter damit außerordentlich stark in Geltung blieb, behielt er lange über seine Jahre hinaus „seine Kindlichkeit“ bei. Natürlich wünschte er auch, wie alle Kinder, gierig groß zu werden. Voll Bangen sah er den Abstand zum voraneilenden Egon immer beträchtlicher werden. Er stand aber vor der Wahl, entweder in der schützenden Umfriedung klein und kindlich zu bleiben, oder daraus hervorzutreten, den Beistand der Mutter zu verlieren und in dem, wie ihm schien, aussichtslosen Kampf gegen seinen „großen" Bruder Egon (und damit auch gegen seinen mächtigen Vater) sich das Großwerden zu erkämpfen. Er entschied sich für das Kleinbleiben, wie das ja fast alle Jüngsten, besonders fast alle jüngsten Mädchen, die von der Mutter verwöhnt werden, tun. Für das verlorene Paradies der Großen entschädigte er sich durch ein oft tyrannisches Herrschen über die Mutter mit den Mitteln der Bravheit, kindlichen Liebenswürdigkeit und einer übergroßen Liebebedürftigkeit. Die Angst vor dem Großwerden, vor den drohenden Gefahren und vor den großen Verantwortungen der Erwachsenen freilich erleichterten ihm das Kleinbleiben, besonders wenn die Mutter in der Furcht, das Kind zu früh zu verlieren, ihm diese Gefahren übergroß hinstellte. Waldemar wird, das läßt sich heute schon sagen, im günstigen Fall einer jener ewig unselbständigen Menschen, die von ihrer Mutter nie loskommen und allen eigenen Entscheidungen ängstlich aus dem Weg gehen. Egon dagegen ist heute schon das Abbild des Vaters, korrekt, trocken, allem Gefühlsmäßigen abhold und wird auf dieser Linie leicht in die Fußstapfen seines Vaters treten können. Zwei Kinder aus einer Familie mit den gleichen Bedingungen und Möglichkeiten!

Die Möglichkeit, die Waldemar offen blieb, durch seine Hingabe die Mutter in seinen Dienst zu stellen, ist aber nicht immer gegeben. Hat die Mutter nicht die Neigung oder Zeit sich dem Jüngsten zu widmen, so kann seine Stellung auf das Schwerste erschüttert werden, wenn ihn ältere Geschwister am Großwerden hindern. Neun Jahre nach zwei Brüdern — wovon einer durch Gehorsam und Musterhaftigkeit die Mutter und der andere durch praktische Tüchtigkeit und Aufgewecktheit den Vater ganz für sich gewonnen hatten, kam ein dritter Bruder zur Welt. Weil die Mutter, eine Arbeiterin, sich nicht viel um den Kleinen kümmern konnte, weil vor allem die zwei Brüder ihm jede Möglichkeit, zur Geltung bei den Eltern zu kommen, in neun- und zehnjährigem Vorsprung vorweggenommen hatten — den Weg des Praktischen wie des Lernens, des flotten wie des peinlich genauen Arbeitens — so gab er das Rennen auf, wurde faul, langweilig, unbrauchbar, hielt die Eltern so als Sorgenkind in Atem und versprach nichts Ordentliches zu werden. Da trat in seinem fünfzehnten Jahr ein überraschender Umschwung ein. Der Flinke, Tüchtige, Praktische, der jüngere von seinen zwei Brüdern, stürzte im Gebirge tödlich ab. Der kleine Faule, der Unbrauchbare, der Jüngste rückte in verblüffend kurzer Zeit in die Rolle des nun toten Bruders und in die freigewordene Stellung in der Familie ein. Er — früher indifferent gegen alles — wurde jetzt eine bis ins Kleinste getreue Kopie, trieb waghalsigsten Bergsport, wurde im Beruf eifrig und tüchtig und erreichte auch das, was ihm eigentliches, wenn auch unbewußtes Ziel war: er genoß beim Vater die gleiche hohe Achtung wie der nun tote Bruder und verteidigte sich damit erfolgreich gegen den älteren Bruder. Das Leben dichtet oft phantasievoller als alle Dichter; wer mit offenen Augen durch die Welt geht, wird mehr als einmal solch einem unwiderleglichen Beweis für den oft ausschlaggebenden Einfluß der Familienkonstellation auf die günstige oder ungünstige Entwicklung eines Kindes begegnen.

Sucht in dem geschilderten Fall des Nesthäkchentyps der Jüngste aus der Not seiner Kleinheit eine Tugend zu machen, d. h. ein Mittel, um damit über die Mutter zu herrschen und eine Ausnahmestellung in der Familie zu erringen, so arbeitet der andere Jüngste mit allen Kräften daran, des Druckes von den Geschwistern dadurch los zu werden, daß er sie zu überflügeln trachtet. Uns kommt es hier, wenn wir diesen Fall noch an einem Beispiel aufzeigen, nicht auf das Mittel an, dessen er sich bedient, um aus der Rolle des Letzten und immer Übergangenen zu kommen, sondern uns ist hier der Nachweis wichtig, daß bei beiden die natürliche Stellung des Jüngsten Veranlassung zu einem verstärkten Minderwertigkeitsgefühl ist. Zu den Beispielen noch eines: Der durch Leistung herausstrebende Rudi ist der jüngste unter sieben Brüdern. Der Vater ist Arbeiter; die Mutter geht „zu den Leuten zum Waschen". So sind die Buben ganz sich selbst überlassen und richtige Gassenbuben: rotznasig, frech und zerrissen. Als Rudi noch nicht laufen konnte, wurde er in einen Leiterwagen gepackt und die Brüder mußten ihn mitnehmen. Wenn er beim schnellen Fahren aus dem Wagen gefallen war, schrie er mörderisch, daß es die Brüder jedesmal gleich merkten und ihn wieder hineinsetzten. Keiner liebte natürlich den Kleinen, der ein Hemmnis für ihre völlige Freiheit war und auch blieb, als er schon laufen konnte. War er doch für alle eine Last, da er täglich mitgenommen und beaufsichtigt werden mußte. Es gab da verschiedene Taktiken, ihn los zu werden. „Rudi schau, ob d'Mutter schon da ist!" Rudi ging und schaute. Als er zurückkam, waren die Brüder verschwunden. Was half es da, wenn er weinte? Und was half es, wenn abends der Vater die Brüder der Reihe nach verprügelte? Ihr Verhältnis zu ihm wurde dadurch nicht besser. Manchmal, wenn sie nichts Besseres zu tun wußten, quälten und zwickten sie ihn so lange, bis er aus Hilflosigkeit weinte und vor Zorn stampfte. Dann lachten sie. Rudi beherrschte nur ein Gedanke: Groß werden! Größer als die Brüder! Er wollte schon als Vierjähriger brennend gern in die Schule gehen. Wenn die Brüder abends um den Tisch saßen und ihre Aufgaben machten, so wollte auch er eine Tafel haben und schreiben. Man gab ihm eine und einer der Brüder zeigte ihm dann — voll Überlegenheit natürlich — wie man ein i und ein e schreibe und er plagte sich und malte Strich für Strich auf die Tafel. — Schließlich wurde er sechs Jahre und kam in die Schule. Da er von Zuhaus aus geübt war und schon eine Menge Buchstaben konnte, ging er voll Mut ans Lernen und hatte bald die meisten Klassenkameraden überholt. Als dann das erste Zeugnis kam, da hielt der Vater, Rudis Zeugnis in der Hand, den Brüdern eine Strafpredigt, denn Rudi hatte weitaus die besten Noten. Die Brüder, richtige Gassenbuben, legten auf solche Dinge wenig Wert. Das war der erste Triumph Rudis über sie; zum ersten Mal war er ihnen überlegen. Nun setzte er einen mächtigen Ehrgeiz daran, diese Stellung zu halten. Er hielt sich auch tatsächlich auf der Höhe. Je größer er aber wurde, desto deutlicher wurde auch den Eltern, die natürlich auf den studierenden Sohn nicht wenig stolz waren, wie ungesund seine ganze Entwicklung war. Er bekam immer häufiger „nervöses" Kopfweh und vor jeder Prüfung litt er an Herzklopfen und Schwindelanfällen. Trotzdem er die Geschwister überflügelt hatte, wurde seine innere Mutlosigkeit stärker als je. Sie beherrscht ihn ganz, läßt ihn ewig befürchten, die Stellung des Ersten in der Schule nicht halten zu können und damit auch den so schwer errungenen Vorrang unter den Brüdern mitzuverlieren. Dies Unsicherheitsgefühl treibt ihn zur Sicherung in die nervösen Symptome.

In einem diesem ganz ähnlichen Fall — sechs Kinder, lange Jahre mutterloser Proletarierhaushalt, wurde der Jüngste, körperlich außerordentlich klein, durch brüderliche Gewalt und schwesterliche Bevormundung stark unterdrückt. Er fand den Weg aus dieser Not damit, daß er den väterlichen Jähzorn, mit dem der zuhause imponierte dadurch, daß er die ganze Familie in Schreck versetzte, für sich ausbaute. Auf jede Demütigung antwortete er mit den stärksten Gewaltmitteln. Er warf das Porzellangeschirr vom Tisch, schlug zu „mit dem Trumm, das er in der Hand hatte", warf seinen Geschwistern das Messer nach. Es ist klar, daß er bald als jähzornig gefürchtet war und ihn niemand mehr reizte, weder zuhause noch in der Schule.

Wenn wir bei den äußerlich verschiedenen Verhaltungsweisen der beiden nicht stehen bleiben wollen, dürfen wir uns dadurch nicht irre machen lassen, daß der eine durch Leistungen zur Geltung zu kommen sucht, während der andere durch Jähzorn das gleiche zu erreichen hofft. Wenn wir den Ursachen nachgehen, so kommen wir bei beiden zur gleichen Wurzel, zum Minderwertigkeitsgefühl des Jüngsten.

Es mag jetzt den Anschein haben, als wären nur die Jüngsten in der Familie stark gefährdet. Ebenso großen Gefahren für sein Selbstgefühl ist aber auch der Älteste in der Familie ausgesetzt. Naturgemäß kommen sie für ihn aus einer ganz anderen Richtung. Der Älteste, der Stammhalter, soll der Familie Ehre bringen. Mit ihm hat man die größten Pläne vor. Er wird am stärksten aufgepeitscht. Da er als ältestes auch erstes Kind in der Familie ist, so wird er von seinen noch in Erziehungsdingen unerfahrenen Eltern am theoretischsten und eifrigsten von allen Kindern der Familie erzogen. Gewöhnlich bekommt er auch die meisten Prügel. Zu diesen an sich schon nicht geringen Störungen, denen seine ruhige Entwicklung ausgesetzt ist, kommen bald neue, wenn ein zweites Kind geboren wird. Der Säugling braucht viel Pflege, zieht also der Mutter Interesse von ihrem „Ältesten" stark ab, was der — bisher der Einzige — als stark entmutigend empfindet. Er kann ja nicht voraus sich klar darüber werden, „wie das enden wird". Zu dieser Rivalität auf dem Gebiet der elterlichen Liebe kommt es, sobald der Jüngere größer wird, zu einem neuen Kampf um die Achtung und Geltung bei den Eltern. Je rascher das Kleine sich körperlich entwickelt, je heftiger es nachrückt, desto rascher kommt der „Große" zur typischen Haltung des Ältesten. Er trachtet seinen natürlichen Vorsprung an Größe und Körperkraft beizubehalten, um den Bruder unter allen Umständen untenhalten zu können. Er entwertet den Kleinen sobald es nur geht: „Mutter, der Bubi ist dumm, der kann nicht mal Lambam (Trambahn) sagen, der sagt immer Bambahn". Er will auf jeden Fall der Erste bleiben, unterdrückt und entmutigt den Kleinen wo nur immer möglich. Reagiert der nun wieder mit Gegendruck, so wird der Große wieder unsicher, verstärkt seinen Druck wieder. Er schließt sich an den Vater an und wird schließlich dessen Stolz — ähnlich wie Egon — dadurch werden, daß er seine Kopie spielt und wirklich wird. Immer aber verliert er in diesem wechselseitigen Abwehr- und Angriffskampf alle Ruhe, Unbefangenheit und Sicherheit. Er wird unsicher und mutlos.

Noch stärker aber wird die Versuchung für den Ältesten, in Mutlosigkeit zu fallen, wenn ihm erst nach langen Jahren ein Bruder oder eine Schwester nachgeboren wird. Ein Kind, das vier oder fünf oder gar noch mehr Jahre der verwöhnte Mittelpunkt einer Familie war, soll nun plötzlich diese Eigenschaft aufgeben. Häufig ist es der Fall, daß es durch das verspätete Nachkommen eines Geschwisterchens um all seine mutige Aufgewecktheit kommt, wie keck und mutig und unternehmungslustig es auch vorher gewesen sei. Die allgemeine Fürsorge wendet sich dem Jüngsten zu. Der Ältere fühlt sich schuldloserweise allein, übersehen, und sucht nun durch allerhand Kniffe die Aufmerksamkeit zu erregen. Gelingt das nicht, so wird er mutlos, ängstlich und sucht dadurch, daß er Sorgenkind wird, wieder zum Mittelpunkt der Familie zu werden. Ob die Kinder rasch hintereinander kommen oder ob der Abstand zum Nächstgeborenen groß ist, immer gehen Älteste nur dann aus der Situation ohne starke Einbuße an innerem Mut hervor, wenn die Erziehung die hier natürlichen Gefahren erkennt und sie mit ihren Mitteln ausgleicht.

Großer Kinderreichtum mag für eine Familie wirtschaftlich in vielen Fällen ein Unglück sein. Vom Gesichtspunkt der Erziehung aus betrachtet, ergeben sich aus einer großen Kinderschar so viel günstige Möglichkeiten, daß die wirtschaftlichen Bedenken zum wenigsten wesentlich gemildert werden. Gewiß sind auch in einer großen Familie der Jüngste und der Älteste bedroht, aber doch gewöhnlich lange nicht so stark wie in der Zweikinderfamilie; besonders dann, wenn der Abstand nicht zu groß ist. Die Mutter hat keine Zeit, sich mit einem Kind besonders abzugeben. So sind die Fälle von Verzärtelung des Jüngsten hier viel seltener. Dem Vater fehlt meist auch der dumme Stolz auf den Stammhalter. Damit wieder sind die Verlockungen für den Ältesten sehr gering, sich gegen die Geschwister an den Vater anzuschließen. Eine größere Kinderschar, im Alter nahe beisammen, erträgt alle Störungen von außen leichter. Ein Kind erzieht das andere. Sie wachsen viel mehr zusammen als auseinander. Auf ein kleines Kind aus einer größeren Reihe wird z. B. eine strenge Strafe der Eltern viel weniger wirken können, als auf ein einziges. Es ist wohl längst von seinen Geschwistern getröstet worden und spielt längst wieder vergnügt, wenn das Einzige noch zu tiefst erschüttert, trotzig oder wehleidig in einer Ecke sitzt. Wie leicht erträgt man auch das härteste und schwerste Schicksal, wenn Mitleidende und Mitkämpfende nicht fehlen.

Wenn die noch immer weitverbreitete Ansicht stimmte, nach der der Erziehungserfolg wachse, je mehr Mühe man auf das Kind verwende, dann müßten die Kinder aus großen Familien im Leben allen anderen weit unterlegen sein — ganz besonders den einzigen Kindern. Denn von denen gilt als selbstverständlich, daß man um sie weitaus am eifrigsten erzieherisch bemüht ist. Ebenso allgemein bekannt ist aber auch, daß viele der ehemals einzigen Kinder immer wieder im späteren Leben versagt haben. Tatsächlich beweisen sie den bloß für den oberflächlichen Betrachtern paradoxen Satz, daß sie bloß deshalb nichts wurden, weil man sich so bemühte, aus ihnen etwas zu machen. Die Prägung, die ihnen ihre Stellung in der Familie aufgedrückt hat, verliert sich meist im ganzen Leben nicht. Dem Geübten sind sie daran leicht und sofort erkennbar. Beim ersten Bekanntwerden läßt sich das erste gemeinsame Merkmal leicht feststellen. Es ist dies die auffallende Sucht, den Menschen, an denen sie Gefallen finden, ganz an sich fesseln zu wollen. Sie wollen ihn allein für sich haben. Daß sie sich im späteren Leben so ungewöhnlich ähneln, hat seinen Grund darin, daß auch die Kindheit jedes einzelnen von ihnen der des andern ungewöhnlich ähnlich ist. Kein anderes Neugeborenes findet schon am ersten Tag eine solch unglückliche Atmosphäre vor wie das, das dazu bestimmt ist, einziges Kind zu bleiben. Es hat egoistische Eltern, die die Mühe und Kosten scheuen, mehrere Kinder aufzuziehen, oder wenigstens eine egoistische Mutter, die „von dem einen Mal schon genug hat" oder „nicht nochmal ein Jahr Freiheit in ihrem Leben verlieren will". Mit dieser Gesinnung wird dem Kind nicht viel Gemeinschaftliches vorgelebt werden können. Dies eine Kind, vom Egoismus der Eltern zum Besitzhalter und Objekt, ihre eigene Eitelkeit daran zu zeigen, von Anfang an bestimmt, wird diesem Zweck entsprechend behütet. Das geschieht mit solcher Ängstlichkeit, ganz gleich, ob es das körperliche Wohl oder den Umgang betrifft, daß in dem Kind ein Gefühl von seiner Einmaligkeit und Außerordentlichkeit wachsen muß. Wenn man es bewußt darauf anlegte, einem Kinde eine ungeheuer übertriebene Meinung von dem Wert seiner Person zu geben, könnte man das gar nicht schneller und sicherer erreichen als auf dem Wege, den die Eltern fast jedes einzigen Kindes eingeschlagen haben. Es ist nicht Schuld des Kindes, wenn es sich bald als heilig und unverletzlich fühlt. Es ist der Mittelpunkt der Familie, kann alles haben, wonach ihm Verlangen aufsteigt. Es kann Eltern und Dienstboten in seinen Dienst stellen, braucht nie das schmerzliche Teilen zu lernen, weder im Spielzeug noch in der elterlichen Fürsorge. Durch steten Umgang mit Erwachsenen wird es früh klug und redegewandt. Unwiderstehlich für alle Erwachsenen

macht es gewöhnlich seine kindliche Liebenswürdigkeit. So wird es zum oft
in Parade vorgeführten Stolz der Familie. Das Leben ist aber weder für Kinder
noch für Erwachsene ein Paradefeld, wie es der Einzige gewohnt ist, auf dem
man „kommt, sieht und siegt". Wie schwer ein echter Sieg im Leben zu erkämpfen ist, davon weiß er nichts. Es fehlt ihm aller Maßstab, an dem er zur
Korrektur seiner Lebensart aufgerufen würde. Die Eltern halten ihn fern vom
Leben und schaffen ihm einen künstlich behüteten Weg, weil „der Ernst des
Lebens noch früh genug" komme und man ihm gern „ein paar ungetrübte
Jahre" gönnen wolle. Diese paar Jahre wären — selbst wenn sie ungetrübt
wären — zu teuer erkauft, denn sie kosten gewöhnlich ein ruhiges, sicheres
Leben. Aber sie sind ja gar nicht ungetrübt. Krasser Egoismus macht hart-
hörig für die Leiden der Mitmenschen. Die Eltern des einzigen Kindes sind
egoistisch. Wie sollten sie in ihrer Besitzfreude dafür ein Organ haben können,
daß sich ihr Kind in dem goldenen Käfig trotz allem einsam fühlt. Sie ahnen
es nicht, welch brennendes Verlangen nach seinesgleichen, nach den spielenden
und jauchzenden Kindern draußen auf der Straße es in sich trägt. Nur die
Menschlicheren unter ihnen laden einen Spielkameraden ein. Wie lang solch
eine künstliche Spielkameradschaft dauert, ist bekannt. Unser Kind, das nur
eine einzige Haltung dem Mitmenschen gegenüber gelernt hat, die nämlich,
alle in seinen Dienst zu stellen, wird damit an das Eingeladene treten. Lange
wird dies aber in keinem Fall die Herrschsucht ertragen. Das Ende: ein Fiasko
(eins, das von den Eltern nicht einmal ungern gesehen wird, hält es das Kind
doch wieder enger an sie). So entsteht im Kind ein Gefühl von der Schwierigkeit und Gefährlichkeit des Lebens, im ganzen eine bittere Erfahrung und
von den Eltern ein paar goldene Gitterstäbe mehr. — Egoismus findet immer
am andern etwas zu bessern. Egoistische Eltern sind doppelt in dieser Gefahr,
weil sie doch dazu „berufen sind zu bessern". In der Zweikinderfamilie verteilt sich diese Besserungssucht der Eltern doch auf zwei Kinder, in einer größeren
auf noch mehr. Das einzige Kind aber hat dem allein standzuhalten. Es
kommt damit aber gewöhnlich weit mehr Kritik über ein Kind, als es ertragen
kann. Der Vater hat seinen Plan mit ihm und die Mutter den ihren. Beide
wollen aus ihrem Kind „etwas machen". Es soll später auch den Eltern „Ehre
machen". Wieviel Aufstacheln des Ehrgeizes einerseits und Niederhalten der
ungewollten, aber natürlichen Folgen dieser Taktik andererseits, wieviel zer-
störter Mut und geknicktes Selbstbewußtsein hinter der Maske des „mutigen,
selbstbewußten" Kindes steckt, das sieht der Gast nicht, wenn ihm das „kluge"
Kind seine Kapriolen schlägt. — In seiner Not, in der das Einzige von keinem
Geschwisterchen getröstet wird, in der es von niemandem Hilfe empfängt,
ergreift es das Mittel, das noch am ehesten Rettung verheißt: es lernt die Eltern
gegeneinander auszuspielen. Es stellt den Vater in eigene Dienste, wenn von
der Mutter Bedrückung kommt und umgekehrt. Weil dieses In-den-Dienst-stellen
des Vaters nur damit erkauft werden kann, daß man sich ganz zu ihm bekennt,
sich ihm ganz unterordnet, weil vielleicht in einer Stunde schon die Notwendigkeit an das Kind tritt, sich mit dem gleichen Opfer die entgegengesetzt geartete
Mutter zu erschmeicheln, so wird damit jedes Gefühl des eigenen Wertes erstickt. — Kommt dazu noch der bei egoistischen Eltern nicht seltene Fall, daß
sie in Protest gegeneinander stehen, daß eins dem andern um seine Erfolge
beim Kind neidig ist, daß sie ihre Kämpfe gegeneinander im Kind austragen,
oder daß sie um das Kind eifersüchtig buhlen, dann muß es allen inneren Halt
verlieren. — So — innerlich haltlos, ohne Gefühl des eigenen Wertes, mit zer-
störtem Mut — macht es voll äußersten Mißtrauens den ersten Schritt aus
seinem Bezirk hinaus in die Welt der Schule und — versagt, weil da Mut,
ruhiges Selbstgefühl und Selbständigkeit verlangt wird. Es hat nie gelernt, sich

einzuordnen. Es will nun auch Mittelpunkt sein, wo Gleichberechtigung herrscht. Es sieht jetzt wohl einen Maßstab, mit dem es sein Leben anders gestalten könnte. Längst aber hat es alle Fähigkeiten verloren, sich anzugleichen. Nun muß es versagen. Mit Hilfe irgendeines nervösen Symptoms zieht es sich bald aus der gefahrdrohenden Welt zurück in die behütete Enge der Familie. Dort bekommt es dann einen „Prinzenerzieher", kann mit den Jahren immer weniger Schritt halten mit denen, die sich draußen im Leben vorwärtsarbeiteten und wird so im günstigen Falle der bekannte unselbständige Mensch, dessen Hauptmerkmal immer noch wie einst in der Kindheit ist, daß er sich durch eigene Hingabe den andern ganz zu erkaufen sucht und daß er überall im Mittelpunkt stehen will.

Wenn wir zusammenfassend noch einmal alle Möglichkeiten der Familienkonstellation (ohne die verstärkenden oder mildernden Einflüsse der sozialen Umwelt) überblicken, so kann gesagt werden: Die günstige Situation findet das Kind in einer kinderreichen Familie. Weitaus am schwersten gefährdet ist das einzige Kind. In kleinen Familien ist der Jüngste und der Älteste mehr bedroht als die Mittleren. Großer Altersunterschied zwischen den Geschwistern bringt Gefahren für die vorausgehenden wie für die nachkommenden Geschwister. Die Uneinigkeit der Eltern, ihre kämpferische Stellung zueinander ist in allen Fällen ein kaum wieder gutzumachendes schweres Unglück für die Kinder.

Mit der letzten Feststellung stehen wir schon mitten im neuen Abschnitt. Der soll der Besprechung der häufigsten Erziehungsfehler gehören. Wenn wir von besonders großen Schwierigkeiten absehen, können Organminderwertigkeiten, Umwelt, Geschlecht und Familienkonstellation nur eine Verlockung zum Gefühl der Unterlegenheit und Minderwertigkeit darstellen. Sie können auch, wie das ursprüngliche, natürliche Minderwertigkeitsgefühl zum Ansporn für eine erhöhte Anspannung aller Kräfte werden. Damit würden sie zur Überwindung der Schwierigkeiten führen. Einsichtige Erziehung vermag in allen Fällen dieser Verlockung entgegenzuarbeiten und die Hemmung der freien Entfaltung zum wenigsten stark abzuschwächen. Bei peinlich genauer Würdigung der äußeren Faktoren, die Menschenbildung beeinflussen, macht die Individualpsychologie die entscheidende Feststellung, daß der Geist die Hauptmacht ist. Damit bewahrt sie sich sowohl vor einer Unterschätzung der körperlichen Bedingtheiten, als auch vor ihrer heute viel moderneren Überschätzung. Sie leugnet die körperliche Vererbung nicht, sondern benützt sie. Man hat der Individualpsychologie den Vorwurf gemacht, ihr Erziehungsoptimismus sei übertrieben. Daß sie zum ersten Mal mit ganzer Energie gegen den heute üblichen Vererbungspessimismus angeht, ist richtig. Die überall sichtbaren Wirkungen der Erziehung — der guten wie der schlechten — beweisen aber unwiderleglich ihren Vorrang vor den materiellen Einflüssen. Gute Erziehung vermag die Einflüsse auszugleichen oder zumindest zu mildern, die von Organminderwertigkeit, Umwelt, Geschlecht und Familienkonstellation auf das Kind einwirken. Umgekehrt können günstige äußere Umstände nie den Wirkungen einer schlechten Erziehung standhalten. Freilich wird das Unglück für ein Kind gefährlich groß, wenn Erziehungsfehler die entmutigenden Einflüsse äußerer Faktoren potenzieren. Wenn es auch von Mitbeteiligten und Mitschuldigen mit aller Heftigkeit bestritten wird, die Feststellung bleibt als Anklage nicht zu widerlegen, daß schlechte Erziehung die Hauptschuld an dem allgemeinen Übel trägt.

Was aber ist schlechte Erziehung? Alle Beeinflussung bequemer, einsichtsloser oder egoistischer Erwachsener, die die natürliche kindliche Entwicklung stört und das Kind in Verzagtheit, Mutlosigkeit und in ein Kleinheitsgefühl treibt. Das Kind nun drängt aus diesem Minderwertigkeitsgefühl heraus mit

Macht und mit allen Mitteln, es verfällt auf Kinderfehler. So ist die Ursache und Wurzel aller Kinderfehler und aller Nervosität das Minderwertigkeitsgefühl. — Wie oft aber wird gedankenlos vernichtet, was das kostbarste Gut für das Kind bedeutet, das man sorgfältig zu erhalten trachten müßte: Selbstvertrauen, das Gefühl des eigenen Wertes und der eigenen Leistung. Wie häufig geschieht das sogar bei gesunden Kindern aus günstigen äußeren Verhältnissen.

Ein Beispiel dafür: Ein sechsjähriger Bub kniet am Boden mit heißem Kopf vor Spieleifer und baut. Er setzt Stein auf Stein, türmt sein Werk auf und freut sich, wie jeder Mensch sich freut, wenn ihm etwas gelingt.

Die Mutter kommt herein, schaut zu und sagt: Halt! der Stein paßt nicht — Nimm den roten — Nicht den — das da ist auch falsch — Sieh, dies da sollte ganz anders sein — Nimm die paar Steine nochmal weg — Geh, stell dich doch nicht so dumm an — Ich hab mich als Kind nicht so dumm angestellt.

Eine zweite sagt im gleichen Fall: Ja was ist denn das Wunderbares? Wie? Ein Haus? Das ist aber ein merkwürdiges Haus! Das hat ja kein Dach und keine Fenster und keine Türe. Nein das ist nichts. Du bist schon sechs Jahre! Du solltest doch schon ein richtiges Haus bauen können!

Wieder eine andere: Du baust? Hast du denn deine Aufgabe schon gemacht? So, dann bringe sie mir einmal her! Wie? So schlecht? Schreib sie lieber erst nochmal! Erst die Arbeit, dann das Spiel!

„Mutter schau, mein Haus ist fertig!" Die Mutter: Was ist das? Ein Haus? Nein das geht so! Komm ich zeig dir, wie man ein richtiges Haus baut. Sie wirft den Bau ein und baut ihr Haus.

„Mutter schau, mein Haus ist fertig!" Die Mutter voll Ungeduld: Ich hab keine Zeit. Ich hab besseres zu tun, als deine Spielereien anzuschauen.

Wieder eine andere: Was ist das wieder für ein Zeug? Bau doch lieber nach deinen Vorlagen! Wofür habe ich sie dir denn gekauft?

Das Haus stürzt mit Geklapper zusammen. Die „nervöse" Mutter springt auf, schimpft und es setzt einen Klaps. „Wenn du nicht obacht geben kannst und mich ewig mit deiner Unruhe störst, dann bekommst du in Zukunft den Baukasten nicht mehr zum Spielen."

Wieder eine Mutter schaut unberührt vom Eifer des Kleinen von ihrer Handarbeit auf, wirft einen Blick auf die Uhr und befiehlt: „Fritz, mach Schluß! Marsch ins Bett! Sofort! —ohne Widerrede!"

Eine andere Szene aus dem kindlichen Leben: Der Bub bringt seinem Vater sein Schulzeugnis zur Unterschrift. Es ist von gutem Durchschnitt. Die verschiedenen Väter: „Nichts Besonderes." — „Da hast du dich wieder einmal stark angestrengt!" — „Mit so einem Zeugnis hätte ich meinem Vater nicht kommen dürfen!" — „Du willst einem ja nie Freude machen!" — „Mein lieber Hans, du wirst noch an mich denken. Dir fehlt der Ehrgeiz! Ohne Ehrgeiz kommt man nicht weiter." — „Nun ja, von dir kann man nichts Besseres erwarten." — „Nachbars Seppl hat sicher wieder ein besseres Zeugnis?" — „Nun ja: Ohne Fleiß, kein Preis." — „Was, im Aufsatz III? Du machst jetzt jeden Tag einen Aufsatz und zeigst ihn mir abends. So geht das nicht weiter." — „Wem willst du denn das Zeugnis zeigen? Zeigs bitte niemand! Die ganze Familie wäre blamiert." — „So ein mittelmäßiges Zeugnis will ich nimmer sehen!" — „Jetzt tut man so viel für dich und das ist der Dank dafür!" — „Du denkst wohl, ich soll dich loben, daß du nicht sitzen geblieben bist?"

Jedes von all diesen Müttern und Vätern spricht anders; was sie aber alle erreichen, ist das gleiche: Sie haben ihren Kindern wieder ein Stück Mut genommen. Keine Mutter hat gesehen, daß dies Spiel eine sehr ernste Beschäftigung für ihren Buben war; kein Vater hat bedacht, daß die Arbeit eines ganzen Jahres nötig war, dieses Zeugnis zu erwerben, keiner will anerkennen, daß

wenige Erwachsene mehr als III = „entsprechend" bekämen, wenn auch sie
noch benotet würden. — Weil das kindliche Leben aus einer Kette von solchen
„kleinen" Situationen besteht, weil die Antworten der Eltern in Wort und Tat
stets vom gleichen Geist diktiert sind und stets das gleiche Ergebnis bringen
— eine „kleine" Entmutigung — so sammeln oder potenzieren sich diese langsamer oder schneller zu einer einzigen großen Entmutigung.

Die an zwei Situationen aufgezeigten Erziehungsfehler sind (zum Glück
für alle gedankenlosen und bequemen Eltern) in Systeme gebracht worden.
Die sind ausführlich theoretisch bewiesen und geben ihren Nachbetern das
beruhigende Gefühl, daß sie „anerkannt richtig" erziehen; selbst dann, oder
gerade dann, wenn ihre Mißerfolge dagegen schreien. Weil alle diese Systeme
nur aus Forderungen an das Kind bestehen, weil sie dem Erzieher gar nie zu
nahe treten, weil sie seiner Herrschsucht wie seiner Bequemlichkeit sehr entgegenkommen, werden sie so hartnäckig festgehalten. Gutes, das sich trotz
ihnen im Kind erhalten hat, wird als ihr Erfolg gebucht und Schlimmes, das
sich offensichtlich aus ihnen herleitet, wird „höherer Macht" — Vererbung
und angeborener Unbegabung und Veranlagung — in die Schuhe geschoben.

Um das mächtigste System zuerst zu nennen: Für wie viele Menschen ist
eine andere als die Autoritätserziehung denkbar? Der Vater ist die erste, die
Mutter zweite Autorität. Das Kind muß daran Gehorsam, am besten blinden
Gehorsam lernen. Wenn dies erreicht ist — so theoretisiert der Autoritäts-
erzieher —, so ist der Gehorsam gegen die späteren Vorgesetzten und gegen
das Gesetz, d. i. für ihn die Einordnung in den Staat, gesichert. Daß er auf
dem Wege zu diesem Ziele dem Kinde langsam aber unfehlbar alle Selbständigkeit und allen Lebensmut nimmt, ist eine von den Wirkungen, denen er, wenn
er sie überhaupt sehen will, nur untergeordnete Bedeutung beimißt. Gehorsam
ist erste Bürgerpflicht! — Wir sehen diese „unbedeutenden" Nebenwirkungen
anders an. Ein Kind, das nur fragt: Was muß ich tun, was soll ich tun, was
darf ich tun? wird allmählich aufhören, selbst auf einen Reiz, auf ein Erlebnis
zu reagieren, sondern sich nur an eine Erlaubnis oder an ein Verbot des Erziehers
erinnern und dann so — ohne eigene Stellungnahme — sich entscheiden. Mit
dieser verlorenen oder manchmal auch nie erwachten Selbständigkeit stirbt
auch jede Tatkraft. Jedes Erlebnis, zu dem die Stellungnahme des Erziehers
nicht bekannt ist, stürzt das Kind in Zweifel. Es ist aber viel zu unsicher, als
daß es von sich aus Entscheidungen zu treffen wagte. In der Schule zwar,
wo auch alles noch durch Gebote und Vorschriften geregelt ist, wo Selbständigkeit
noch so häufig als unbequem empfunden wird, erntet das Kind mit seiner ge-
horsamen Haltung noch öffentliche Anerkennung, rückt wohl auch noch zum
Musterknaben und Aufpasser auf und vermag damit seine Unselbständigkeit
und innere Mutlosigkeit zu verdecken. Weil das spätere Leben aber nur durch
selbständige, tatkräftige, mutige Entscheidungen wirklich bewältigt werden
kann, müssen diese Musterkinder versagen. Musterkinder können kaum
etwas anderes als Beamte werden. Und wenn sie selbständige Lebensstellungen
einnehmen, so wird das Beamtenhafte, Subalterne ihrer Wesensart nur um so
schärfer als Unzulänglichkeit hervortreten. „Und wenn es noch gute Beamte
wären! Aber sie sind die prädestinierten Träger des trostlosesten Bürokratismus, der Denkfaulheit und Verantwortungsscheu, die den Akt nicht erledigt,
sondern an die „kompetente Stelle" weiterschickt, die sich in Pflichterfüllung
bis zur passiven Resistenz erschöpft und niemals das tut, was gut und zweckmäßig, sondern immer nur das, was „Vorschrift" ist. . . . Was sie nie erleben,
ist das wirkliche Glück des großen Erfolges in der eigenen Leistung, der Stolz des
eigenen Gedankens, der irgendwo fortleben wird, auch wenn der, der ihn dachte,
schon längst gestorben ist" (Wexberg [199]). Dieser ewig gehorsame Mensch

kann noch allenfalls als ein „Erfolg" der autoritativen Erziehung angesehen werden. Wie oft aber glückt sie? Ist der Fall nicht weitaus häufiger, daß bei strenger Autoritätserziehung das alte psychische Grundgesetz vom Druck, der notwendig Gegendruck erzeugt, in Kraft tritt? Eine Reihe von Erziehungsmitteln wird gehandhabt — Gebote, Verbote, Mahnungen, Drohungen, Strafen — die Schuldgefühle erzeugen, Widerstand brechen, vor Wiederholungen schützen sollen. Was wirklich erreicht wird, ist, daß das Kind sich gegen die Bedrückung wehrt, die den Sinn aller dieser Erziehungsmaßnahmen anerkanntermaßen darstellen. Alle weiteren Mittel, die den Zweck haben, dieses Wehren (den Trotz) zu unter„drücken", verschärfen es nur und so wird Autoritätserziehung hier ein unabsehbarer Kampf zwischen Erzieher und Kind. Dieses, das nach dem Plan der Erzieher doch ein gehorsamer Mensch und ordentlicher Staatsbürger werden sollte, wird einer jener ewigen Protestler, die zu allem in Opposition stehen, die überall mit dem Anspruch des Besserwissens dreinreden, nirgends ja, sondern immer und überall nur nein sagen können. Und all dies, weil ihnen der Mut zur Sachlichkeit, also der Mut zum Leben schon in ihren Kinderjahren völlig genommen worden ist.

Warum Autoritätserziehung so hoch im Kurs steht, hat seinen Grund gewiß nicht in ihren Erfolgen. Wenn man nicht jene famose Ausrede gefunden hätte, daß die sich häufenden Mißerfolge nur daher kämen, weil man eben noch viel zu wenig streng vorgegangen sei, so hätte dieses System schon längst seinen Bankrott anmelden müssen. Den Kindern hat diese Erziehung nicht viel Gutes gebracht. Sie nahm ihnen das noch vollends, was schon die äußeren Situationen ihnen teilweise genommen hatten: den Mut und das Selbstvertrauen. Um so vorteilhafter war sie dagegen für den Erzieher. Er war Autorität in jedem Fall, kraft der Zufälligkeit, daß er zwanzig oder dreißig Jahre älter war, ohne Rücksicht auf seine eigenen menschlichen Qualitäten. Er konnte verlangen, daß man sich in allen Dingen nach ihm richte. Er war Beschützer und Richter, konnte Gnaden austeilen und streng bestrafen. Er konnte nie umgangen werden und war der Angelpunkt und wollte es auch bleiben. Und wenn es irgendwo nicht stimmte, war die zünftige Pädagogik mit einem Rezept bei der Hand. Die Mahnung, die aus den unausbleiblichen Mißerfolgen sprach, prallte ab an der Lebensregel, die jeder Mensch gerne heilig hält: Alle Schuld liegt beim Andern, bei mir keine! Das Kind also ward immer wieder an allem schuldig gesprochen und bestraft.

Wirklich: Wahre Erziehung ist um einiges unbequemer!

Liegt die strenge Erziehung gewöhnlich in den Händen der nach der geltenden Meinung höchsten Autorität der Familie, des Vaters, so üben Mütter, besonders solche, die selbst unter dieser Autorität leiden, unbefriedigt und unbeschäftigt sind, gewöhnlich das Gegenteil: Sie wollen milde sein und verwöhnen das Kind. Nur allzu oft mußten sie selbst die Wirkungen der zu strengen Forderungen an sich spüren, und wollen darum dem Kind als Ausgleich väterlichen Druckes jeden Wunsch erfüllen. Warum gerade die jüngsten Kinder so häufig verzogen werden, mag seine Ursache auch darin haben, daß man die Erfolglosigkeit der bisherigen Strenge wenigstens dunkel ahnt und die Methode ändert. Daß sie nur geändert, nicht gebessert wird, ist an den für verwöhnende Erziehung typischen Beispielen vom Nesthäkchen und vom Einzigen klar geworden. Er teilt das allen verwöhnten Kindern gemeinsame Schicksal: Solang das Daheim sie behütet, bilden sie den Mittelpunkt und finden die ganze Familie zu ergebenen Diensten bereit. Notwendige Folge ist, daß in der überhitzten Treibhausluft sich ihr Selbstgefühl ins Übertriebene steigert. Gelingt es ihnen auch — dank ihrer Frühreife — noch manchmal, um die Gefahren herumzukommen, die der Schuleintritt für sie bedeutet, mit den wachsenden Anforderungen und

sicher mit dem Hinaustreten ins Leben, wird das verwöhnte Kind versagen.
Hier sind sachliche Menschen gefordert und alle werden scheitern, die mit dem
Anspruch des Nehmenden kommen. Bald stellt sich ein nervöses Symptom
ein und verdeckt dem Kind und seinen in allen Hoffnungen getäuschten Eltern
die wahren Zusammenhänge und ihre Verantwortlichkeit. — Es scheint nur
möglich zu sein, ein Kind zu verwöhnen, wenn der Erzieher völlig selbstlos
ist, mit allen eigenen Wünschen zurücktritt, dem Kind jeden Wunsch erfüllt
und immer für es bereit ist. Tatsächlich tun sich alle Erzieher, die verwöhnen,
viel zu gute auf ihr „Freisein von allem persönlichen Egoismus". Näher zu-
gesehen aber enthüllt sich, daß so eine Mutter, „die nur für das Kind da ist",
wie der strenge Vater doch nur für sich da ist. Ihr Egoismus liegt nur eine
Schicht tiefer. Gewiß ist es unbequemer zu verhätscheln als durch Autorität
zu regieren. Dafür bringt es aber auch um soviel mehr Entschädigung. Die
Mutter ist das Ein und Alles des Kindes; es könnte ohne sie nicht leben; es
beweist ihr seine Anhänglichkeit und Liebe täglich neu. Sie hat im Kind auch
einen Menschen ganz für sich. Der vom Beruf ganz in Anspruch genommene
Vater kann ohne Kind leben; die unbefriedigte, unbeschäftigte, tagsüber einsame Mutter kann es nicht; sie braucht das Kind.

Von Überstrenge wie von Verweichlichung gleich weit entfernt glaubt sich
der Erzieher, der Ehrgeiz zum Haupterziehungsmittel gemacht hat. Er spricht
davon, wie er eine seelische Grundhaltung des Kindes, das Streben nach Geltung
und Anerkennung in den Dienst der Erziehung stelle. Sein Irrtum ist, daß er
das natürliche Anerkennungsstreben des sicheren und ruhigen Menschen verwechselt mit der überstiegenen, hitzigen Geltungssucht eines innerlich Entmutigten. Wenn die Entmutigung auch nicht in der Ehrgeizerziehung geplant
wird, so wird sie doch bewirkt. Dem Kind wird die Leistung des andern groß
und deutlich hingestellt, damit es sich damit vergleiche, seine Kräfte anspanne
und die Vorbilder übertreffe. So lange ihm zuhause, in der Schule und sogar
im Leben die fremden Leistungen nicht übergroß entgegentreten, wird es wirklich durch immer stärkere Anspannung eigener Kräfte so wachsen, daß es den
Vorrang behält und sich „durchsetzt". Das Opfer der inneren Ruhe „muß
eben gebracht werden", sagt man und erkennt damit an — freilich nur flüchtig
oder mit einem entschuldigenden Hinweis auf die „menschliche Tragik" — wie
viel Wesentlichstes dem Menschen verloren geht, der nur von Erfolg zu Erfolg
hetzt. Er gewinnt den Erfolg und verliert sein Leben. Ewig ist er in Anspannung, ewig auf der Lauer nach den Erfolgen des andern, ewig daran, zu
vergleichen und zu werten. Sein einziger Maßstab im Leben ist die Leistung
des andern. Er hat kein anderes Ziel als immer einen Schritt Vorsprung vor
allen anderen zu behaupten. Wenn dann der gar nicht seltene Fall eintritt,
daß plötzlich ein überlegener und anscheinend nicht zu überholender Kon-
kurrent seinen Weg kreuzt, dann bricht die versteckte Unsicherheit offen aus —
der bekannte nervöse Zusammenbruch tritt ein.

Aber es sind die selteneren Fälle, daß Eltern konsequent nach einem System
erziehen. Viel öfter begegnen wir einem Gemisch aus allen dreien. Die Eltern
behaupten dann mit Stolz von sich, selbst „system- und prinzipienlos wie das
Leben" zu sein. Die Wirkung dieser Methode wird dann noch durch eine
Reihe persönlicher Untugenden und Gedankenlosigkeiten verschlimmert, wie
Nörgelei, Ironie, Launenhaftigkeit, „Nervosität" usw. All das aber führt zum
gleichen, immer zu demselben Ergebnis, wie alle falsche Erziehung: zur Unsach-
lichkeit, zur ausschließlichen Herrschaft persönlicher Motive, beides aber begründet in der einen, ewig gleichen Wurzel des Übels, der Mutlosigkeit.

II.

Eine Unmenge von Hemmungen sind dem kleinen Kinde in den Weg zum Großsein gelegt. Organminderwertigkeiten, soziale Bedrückung, Familienkonstellation und vor allem Erziehungsfehler halten soviele auf der Stufe des natürlichen Kleinheitsgefühls fest, daß die Zahl derer, die ungehemmt fortschreiten können auf dem Weg zum ersehnten Erwachsensein, verschwindend klein ist. Diese Glücklichen erringen durch Leistungen die Anerkennung und Achtung der erwachsenen Umwelt. Damit fühlen sie sich aufgenommen in deren Kreis. Ihr Selbstgefühl steigt und siegt über das natürliche Kleinheitsgefühl. Das Minderwertigkeitsgefühl verschwindet. Alle andern aber werden durch die genannten Störungen in Lebenslagen gebracht, die ihnen keine Hoffnung lassen, daß die entmutigende Kluft zwischen ihnen und den Großen sich je von selbst überbrückt, daß dieser Zustand des Ferngehaltenseins und des Ausgeschlossenseins von der menschlichen Gemeinschaft und ihren Aufgaben sich je von selbst ändert. In dieser Hoffnungslosigkeit zu leben vermögen sie nicht. Daher ihre unausgesetzten Versuche, diesen Abstand durch eigene Kraft zu verkleinern und sich eine befriedigende Stellung in der Welt zu erringen. Weil ihnen die widrigen Umstände aber den Glauben genommen haben, sich durch die Leistung durchzusetzen, darum suchen sie sich ihre Geltung in der Welt der Großen zu erschmeicheln, zu erschleichen, zu erkaufen und zu erzwingen. Damit sind sie nervös und schwererziehbar.

„Da klagt eine Mutter: Mein erster Bub ist ein lebendiger Kerl, geht an alles frisch und flink — und der zweite ist gerade das Gegenteil. Er ist furchtbar langsam und schwerfällig. Bis er nur nachgedacht hat, was zu tun ist, hat der größere es längst gemacht, oder ich tu mir es selber. Aber das stört ihn gar nicht. Er ist wie ein alter Mann. Alles geschieht so langsam und bedächtig; zu allem entschließt er sich so schwer.“

Der um vier Jahre ältere Bruder — dem Kleinen in allem stark überlegen — nützte dies bei jeder Gelegenheit aus. Die notwendige Folge: Der Kleine wurde innerlich mutlos und sein äußeres Gehaben vorsichtig und ängstlich. Würde er etwas anfangen und nicht zu Ende bringen, so würde der große Bruder ihn auslachen und das bedeutete wieder eine Niederlage. Der suchte er zu entgehen. Alle Entschlüsse, alle Pläne, alle Handlungen, alle Spiele überlegte er deshalb zuerst gründlich, damit ja nicht mittendrin ein zuerst nicht bedachtes, unüberwindliches Hindernis auftauchen könnte und dem Bruder dann zeigen würde, er bringe nichts fertig. Er möchte gern allen und ganz besonders seinem Bruder beweisen: Alles was ich anpacke, gelingt mir. Seine unbewußte Leitlinie aber heißt: Packe nichts an, was nicht gelingen könnte. Und stellt der Vater fest: „Nun ja, langsam aber gründlich“, so ist er zufriedengestellt. Der Wahlspruch des Bruders: „Probieren geht über Studieren“ hat den schon manchmal aufs Eis geführt und ihn dort ausgleiten lassen. Dann dachte der Kleine voll Überlegenheit: „Das wäre mir nicht passiert!“

Damit bedeutet ihm die übergroße Langsamkeit und Bedachtsamkeit einmal eine Sicherung vor weiteren Niederlagen im Geltungskampf mit dem überlegenen Bruder und verleiht ihm außerdem zuweilen eine bescheidene Überlegenheit über ihn. — So gering und ungefährlich dieses Symptom heute ist, so leicht es bei späteren günstigen Umständen verschwinden kann, so liegt doch eine Gefahr in ihm. Verschlimmern sich die äußeren Verhältnisse plötzlich stark — z. B. durch den Tod des Vaters, der ihn stützt — so liegt für ihn bei der damit hereinbrechenden Entmutigung die Verlockung sehr nahe, sein Arbeitsgebiet, das er heute schon vorsichtig auswählt, immer mehr einzuschränken, nur mehr die ganz wenigen totsicheren Dinge anzupacken, durch die damit aber wieder verringerten Leistungen erneut in die Entmutigung zu verfallen und so Zug um Zug abwärts zu gleiten.

Diese langsame und vorsichtige Haltung ist auch ein gemeinsames Merkmal aller „dummen" Kinder. Gehen sie z. B. bloß einem Fach in der Schule aus dem Wege, so gelten sie als dort unbegabt. Wagen sie sich aber an gar nichts mehr, was mit Lernen zusammenhängt, dann sind sie einfach „dumm", manchmal auch „faul". Die häufigsten Umstände, aus denen ganz oder teilweise dumme Kinder hervorgehen, sind die, daß ein viel fragendes Kind auf jede Frage kurz und ungeduldig abgefertigt und entmutigt wird oder daß ein Kind im Geltungskampf mit einem gescheiten Geschwister dessen starke Seite (das Lernen) meidet und sich auf ein anderes Gebiet verlegt. So ist es eine in der Schule häufig zu machende Erfahrung, daß Mütter dummer Kinder übereinstimmend versichern, daß die Kinder alle körperliche Arbeit gerne und zuverlässig tun, wie umgekehrt sehr oft die guten Lerner zuhause jeder Arbeit geflissentlich aus dem Wege gehen. Jeder meidet das Gebiet, wo er sich nicht Meister glaubt und legt sich ganz auf „sein" Gebiet.

In einer ersten Klasse konnte kürzlich ein erster Schritt zur Unbegabtheit oder Dummheit beobachtet werden. In der Religionsstunde war ein neues Gebet gelernt worden. Der Name Pontius Pilatus machte einigen Buben besondere Schwierigkeiten, darunter auch einem sonst sehr klugen, ehrgeizigen Buben, der von ehrgeizigen Eltern ohne Unterlaß getrieben und geängstigt wird. Als nach der Religionsstunde der Lehrer die Klasse wieder übernahm, sagte der Katechet: „Der Erich hat sich heut so dumm angestellt. Der kann das Wort Pontius Pilatus nicht nachsagen. Erich, sags nun dem Herrn Lehrer nochmal!" Erich steht blutübergossen auf und sagt voll Angst und krampfhaftem Aufpassen wieder: „Pontius Pilatius". Der Religionslehrer lacht, die Klasse lacht mit: „O, du bist aber ein Dummerl!"

Eine Stunde später spricht der Lehrer mit der Klasse über die Namen der einzelnen Klaßlehrer. Sie werden aufgezählt: Herr Lehrer X, Herr Lehrer Y, Herr Lehrer Z, bis einer sagt Herr Lehrer Ober-wimmer, statt Herr Oberlehrer Wimmer. Der kleine Erich will die Scharte von der Religionsstunde wieder auswetzen, steht auf und will verbessern und sagt doch auch: „Herr Lehrer Oberwimmer". Die Klasse lacht wieder. „Der will verbessern und kanns selber nicht!" Erich schämt sich sehr. Der Lehrer dämpft die Heiterkeit und sagt: „Das ist nicht so schlimm, der Erich kann es schon. Heut ist er ein bißl aufgeregt." Aber Erich ruft darauf: „Ich kann mir so schwere Wörter nicht merken." In den nächsten Religionsstunden ist er mit keinem Mittel dazu zu bewegen, Pontius Pilatus zu sagen.

Unkluge Erziehung, die weiterhin an dem Buben jede Entgleisung selber belachte und bespöttelte und die ihn auch dem allgemeinen Gelächter und Gespött preisgäbe, hätte es bald erreicht, daß er immer öfter in schwierigen Situationen dazu seine Zuflucht nähme, daß er sich und andern sagte: „Ich kann mir dies oder jenes nicht merken", das ist in der Sprache der Erwachsenen: „Ich bin hier und dort unbegabt." Damit schützt er sich vor weiterem Bloßstellen. In gleicher Weise wäre in jedem Fall von Unbegabtheit der Punkt zu finden, wo sie zum ersten Mal als Sicherung vor weiteren Entmutigungen aufgetreten ist.

Demselben Zweck, vor kommenden Demütigungen zu schützen, dient ein anderes kindliches Verhalten: Das „Aufgeregtsein". Es ist gewöhnlich von einem aufgeregten Vater oder einer „nervösen" Mutter übernommen. Wenn auf die soviel einstürmt, daß sie Sicherheit und Übersicht zu verlieren fürchten, werden sie heftig. Sie wehren alles ab was von außen kommt: „Laß mich doch jetzt in Ruhe. Du siehst doch, daß ich schon in Aufregung bin." Sie schützen sich damit vor allem Zur-Verantwortunggezogenwerden für gemachte Fehler:

„Ich war so aufgeregt." Sie triumphieren, wenn sie „trotz ihrer Nervosität" gut aus einer drangvollen Situation gekommen sind.

An einem Knaben einer 8. Klasse ist das Aufgeregtsein als Mittel zur Sicherung besonders deutlich geworden. Er war der älteste Sohn eines Feldwebels, sehr groß und kräftig, aber vom Vater stark entmutigt. Er stotterte leicht und tat sich mit dem Lernen schwer. Beim Lehrer, der ihn gelten ließ, die Willigkeit selbst, bei allen Kameraden wegen seiner unerschöpflichen Gutmütigkeit äußerst beliebt, war er im Verkehr mit dem Religionslehrer von einer Aufgeregtheit, die oft genug in störrischen Widerstand überging. Der Religionslehrer war ungeduldig und verlangte ein wörtlich genaues Hersagen des Katechismus. Die typische Szene wiederholte sich öfter: Der Bub wurde aufgerufen. Er stand, an die früheren Mißerfolge denkend, schon ängstlich auf. Wenn es nicht das erste Mal gelang, fehlerlos seine Antwort herzusagen, was er zuhause und vor der Schule konnte, war die Lage für ihn verloren. Er kam in hilfloses Stottern, fing von vorne an, wurde hastig, rot im Gesicht, verteidigte sich zornig weinend, wurde bockig, setzte sich eigenmächtig, wurde ungezogen in seinen Antworten und war durch keine Gewalt aus der Bank und aus seiner Haltung zu bringen. Nach der Schule vom Lehrer ruhig gefragt, war er wieder der Alte und sagte zurückschauend nur, in der Religionsstunde sei er immer so aufgeregt. Sein Vater sei auch so aufgeregt. Von dem habe er das geerbt. Er hätte seine Sache gelernt und könne sie auch. Und tatsächlich konnte er nun eine richtige fehlerfreie Antwort geben. — Die Erklärung dafür ist: Der Religionslehrer machte ihn durch seinen strengen Ton so unsicher, daß es ihm mißlang. Er flüchtete sich in die Aufgeregtheit. Damit konnte er unmöglich als fauler oder dummer Schüler bloßgestellt werden. Die Rolle des Aufgeregten sicherte ihm eine Überlegenheit über den Entmutiger — mit einem Aufgeregten kann man nichts mehr machen, also läßt man ihn — und gab zugleich eine kräftige Entschuldigung für sein Versagen ab.

So grundverschieden dem äußeren Anscheine nach beispielsweise der Langsame und der Aufgeregte sind, — der eine nach der alten Temperamentslehre Phlegmatiker, der andere Choleriker — so bewährt sich doch bei beiden ihre Charaktereigenschaft als ein Sicherungsmittel vor befürchteten Niederlagen. Sie arbeiten beide noch mit und wollen mit dem Verhalten nichts als Zeit gewinnen. Der eine dadurch, daß er zu allem sehr lange braucht und dabei Zeit hat, es gründlich zu überdenken und gründlich zu machen. Der andere dadurch, daß er sich durch seine Aufgeregtheit seine Dränger vom Hals hält. Der teilweise Unbegabte geht schon daran, einzelne Gebiete menschlicher Betätigung für sich auszuscheiden, aus der Angst, hier den zu groß gefühlten Anforderungen der Erzieher nicht gerecht werden zu können. Der allgemein Dumme ist schon einen großen Schritt weitergegangen. Er will sich mit seinem Symptom aller Lernarbeit entziehen.

Der gleichen Wurzel wie die drei besprochenen Symptome — dem Minderwertigkeitsgefühl — entstammt eine Reihe von scheinbar organisch bedingten Krankheitssymptomen. Sie sollen auch zum gleichen Ziel führen, nämlich vor drohenden Niederlagen schützen. Für eines aus ihrer Reihe ein praktisches Beispiel.

Georg, 12jährig, ist Jüngster von sieben Brüdern. Der nächstälteste ist um sieben Jahre älter. Der Vater ist seit 12 Jahren, die Mutter seit zwei Jahren tot. Der Großvater, Besitzer einer sehr großen Schafherde, führt den Haushalt. Die Brüder sind Schäfer in seinen Diensten. Georg, der „Kleine" unter acht erwachsenen Männern gilt nichts. Seit dem Tode der Mutter, die er ganz beherrschte (bis dahin war er auch Bettnässer) und seit dem Abgang der ehemals Klassenbesten an die Mittelschule, ist er vom sehr mittelmäßigen Schüler durch starken Ehrgeiz überraschend schnell zum Besten aufgerückt. Seit dieser Zeit hat er täglich zuhause, wenn die Brüder am Abend sich miteinander aussprechen wollen, und in den letzten Vor- und Nachmittagsstunden in der Schule starkes Kopfweh. Er sitzt dann da mit schmerzverzogenem Gesicht, hat Tränen in den Augenwinkeln und entschuldigt sich, daß er nun nicht mehr mittun könne, weil er so Kopfweh habe. Er meint, es käme vom raschen Wachsen. — Seine Lieblingsfächer sind die Sachfächer: Geschichte, Naturkunde, Geographie — „aber nur, wenn ich nicht Kopfweh habe, weil ich sonst nichts kann." Turnen „regt ihn auf", Singen ist ihm „zu laut", beim Zeichnen „muß er so nahe hinschauen", daß er Kopfweh bekommt.

Das Symptom ist auch hier wieder Diener des Ehrgeizes: Wenn er in den Fächern, in denen er sich unsicher fühlt, oder auch einmal in seinen Lieblingsfächern nicht das leistet, was man vom Ersten verlangt, so ist sein Kopfweh daran schuld. Gelingt ihm in einem seiner Lieblingsfächer etwas ganz besonders gut, dann hat er es trotz des Kopfwehs erreicht. Was würde er erst leisten, wenn er kein Kopfweh hätte —! In den nach dem Stundenplan ersten, „wichtigen" Stunden gibt er, um seine erste Stellung zu behaupten, seine ganze Kraft aus, von 10—12 und 3—4 Uhr aber ist das körperliche Symptom eine „Ausrastestelle", wo ihn niemand mehr fragen darf. Das starke Kopfweh schützt ihn vor allen Anforderungen; es befreit ihn von allen lästigen Pflichten. Zugleich wird sein Ehrgeiz befriedigt, in der Schule Erster zu sein und sich so zuhause einen Teil der Achtung zu erzwingen, die ihm wegen seiner Kleinheit und Jugend versagt geblieben ist. Es ist nicht selten, daß zuhause am Abend der Großvater den plaudernden Brüdern gebietet: „Seid staad (ruhig), der Kloane hat Kopfweh." Ist das nicht für den „Kleinen" eine sublime Rache an den schon erwachsenen „Großen", die ihn nicht beachten wollen und nun doch müssen?

Schluckbeschwerden, auch wenn sie mit allen Anzeichen körperlicher Krampfzustände auftreten, erweisen sich immer als Abwehrtaktik bedrängter Kinder gegenüber zu großen Anforderungen Erwachsener. Die typische Situation, in der sie fast ausschließlich zum erstenmal auftreten: Am gemeinsamen Mittagstisch soll das Kind essen, obwohl es keinen Hunger hat oder es wird zu einer Speise gezwungen, die es nicht gern ißt. Nachdem alle kindlichen Versuche, auf seinem Willen zu beharren, durch elterliche Gewalt unterdrückt worden sind, das Kind als gänzlich Unterworfener der völligen Entmutigung preisgegeben ist, stellt sich das nervöse Symptom ein und verschafft ihm das, was ihm zuerst verweigert worden ist: die Beharrung auf dem eigenen Willen, der nicht immer unvernünftig sein muß (so z. B. wenn es keinen Hunger hat). Nun aber sind die Eltern vollständig entwaffnet. Das Kind will essen, will gehorchen, aber die krampfartigen Schluckbeschwerden ermöglichen es nicht. Hat das Symptom aber nur einmal seine Wirksamkeit bewiesen, haben die Eltern nun gleich klein beigegeben und sich gegenseitig in Hingabe und Fürsorge überboten, so können sie mit Sicherheit darauf rechnen, daß es bei der nächsten Gelegenheit, wo das Kind sich durchsetzen will, mit der gleichen Heftigkeit wieder auftreten wird.

Von jedem Kind, das an einem Schreibkrampf leidet, wird sich ausnahmslos feststellen lassen, daß es einen Erzieher hat oder gehabt hat, der es beim Schreiben durch dauerndes Bemängeln oder Drängen so lang entmutigt hat, bis sich als Retter aus der Not das körperliche Symptom eingefunden hat.

Ebenso wird an jedem Stotterer unschwer der Beweis zu führen sein, daß das Übel in einer stark entmutigten Lebenslage, gewöhnlich in der frühen Kindheit zum erstenmal aufgetreten ist. Es erfüllt die gleiche Aufgabe wie Kopfweh, Schluckbeschwerden und Schreibkrampf — um nur die häufigsten körperlichen Symptome zu nennen; es bringt wie diese die unfehlbar wirksame Entschuldigung der körperlichen Krankheit und bewahrt wenigstens vorläufig vor weiteren Anforderungen auf dem gefürchteten Gebiet.

Vor allen anderen Symptomen haben die körperlichen das voraus, daß sie „offensichtliche Krankheiten" sind, die man bequemer als alle andern Symptome dem lieben Gott oder dem Schicksal in die Schuhe schieben kann und bei denen man sich — sei man Erzieher oder Erzogener — völlig schuld- und verantwortungslos fühlen kann. — Nicht zu widerlegen bleibt die Tatsache aber trotzdem: Nie wird ein ruhig und klug gefördertes Kind ein Stotterer werden, an nervösem Kopfweh leiden oder einen Schreibkrampf haben! Denn alle diese „Krankheiten" sind Anzeichen eines viel tieferen und gefährlicheren Übels, der inneren Entmutigung. Weil so wenige Menschen aber anders als oberflächlich hinschauen, wo es um die Leiden der anderen Menschen geht und sei es selbst ihr eigenes Kind, weil alle ihre eigenen Kindheitsnöte vergessen haben, darum wird die Entmutigung als die Wurzel der Symptome nicht gesehen. Dort aber, wo sie im einzelnen sichtbar gemacht wird, wird sie selten geglaubt, denn ihre Anerkennung schließt die Pflicht zu eigener, radikaler Umkehr in sich. Der Erzieher als der Verursacher der kindlichen Unsicherheit ist für die „Krankheit" verantwortlich, nicht mehr das Schicksal, die Vererbung oder der liebe Gott.

Die bisher besprochenen Symptome sollten zur Hauptsache dem Kinde die Nachsicht seiner Erzieher, den Schutz vor zu groß scheinenden Anforderungen sichern. In fast allen Fällen waren sie nicht mehr als eine abwehrende Geste, eine bescheidene Demonstration, deren Sinn hieß: Laßt mich bitte in Ruhe. Ich will meine Arbeit gerne tun und werde schon zum Ziele kommen, wenn ihr mich nicht drängt. Ich wäre so glücklich, wenn ihr mich einmal eine Zeitlang mit aller Erziehung verschontet. — Die jetzt folgende Gruppe von Symptomen geht einen Schritt weiter. Nachsicht genügt ihr nicht mehr. Arbeit ist nicht mehr Ziel ihrer Bemühungen. Diese gehen schon stark auf Persönliches: Aufmerksamkeit und Fürsorge des Erziehers soll erzwungen werden.

Man ist in einer Familie zu Gast. Da kommt der sechsjährige Richard herein und flüstert der Mutter ins Ohr. Sie geht lächelnd mit ihm hinaus. Darauf erzählt uns der Vater: „Der Bursch ist so ängstlich. Jetzt muß sicher die Mutter wieder mit ihm auf den Abort gehen. Sobald es dunkel wird, wagt er sich nicht mehr hinaus. Geht meine Frau nicht mit, näßt er die Hose. Er geht in kein dunkles Zimmer. Natürlich geht er auch nicht allein ins Bett. Die Mutter muß vorausgehen, muß Licht machen, hinter dem Ofen, im Kasten und unter dem Bett nachsehen, ob nicht ein Räuber oder ein Dieb eingestiegen ist und sich versteckt hält. Er geht furchtbar ungern allein auf die Straße. Er sagt: Wie leicht kann ich überfallen werden, wie leicht können mich böse Buben schlagen, wie leicht kann mich ein Hund beißen. Und da hilft kein Auslachen und kein Schimpfen. Bei Nacht träumt er so schwer. Er erwacht dann schweißgebadet und stöhnt und wagt sich doch kaum zu rühren, weil er gar nicht aus dem Traum in die Wirklichkeit kommen kann. Erst wenn dann die Mutter ein paar ermunternde Worte spricht, wird er wieder ruhig und schläft weiter."

Woher die Angst und was bezweckte sie? Richard war nicht immer so ängstlich gewesen. Im Gegenteil, er war früher das verwöhnte einzige Kind, von seiner Mutter mit großer Liebe erzogen und verzogen. Im Alter von vier Jahren bekam er eine kleine Schwester, die durch eine Hautkrankheit die ganze Pflege der Mutter in Anspruch nahm. Die elterliche Eitelkeit hatte ihn — wie so oft bei Einzigen — so erzogen, daß er ihre Unentbehrlichkeit deutlich fühlte und ohne sie nicht sollte leben können. Jetzt nach der Geburt des zweiten Kindes, besonders nach dessen Krankheit und besonderer Fürsorgebedürftigkeit, war dies unbequem geworden. Er sollte sich nun plötzlich, übergangslos abfinden ohne sie und ihre Aufmerksamkeit, ganz auf sich allein gestellt. Man verwies ihn darauf, daß er nun ein großer Bub sei, der alles könne und alles allein könne. Damit glaubte man aller Verpflichtungen ledig zu sein, die man bisher ihm gegenüber eingegangen war. So leicht aber ließ er sich nicht abschütteln. Es ist nicht mehr als eine Tat der Selbsterhaltung des Kindes, wenn es sich gegen dieses unverstandene Beiseiteschieben mit allen Kräften wehrt und sich die verweigerte Fürsorge der Mutter erzwingt. Tag und Nacht soll sie nicht loskommen von ihm, ob sie nun damit in ihrer Eitelkeit und in dem Gefühl der Unentbehrlichkeit geschmeichelt ist, oder ob sie wegen der lästigen Ängstlichkeit ungeduldig und ärgerlich wird. Wozu man das Kind vier Jahre lang erzogen hat, das übt es jetzt mit Hilfe des Symptoms: es will weiterhin Mittelpunkt sein.

Mit dem Blick auf die in Richards Ängstlichkeit sichtbar gewordene Tendenz, die Mutter in Atem zu halten, durchschauen wir ohne viel Mühe die Klagen zweier Mütter.

Die eine erzählt: „Friedel ist ein leichtsinniger Tropf. Überall muß ich ihm nachgehen. Würde ich ihn nicht wecken, er stünde nicht auf, selbst wenn er wach im Bett liegt und die Uhr schlagen hört. Aufs erstemal Wecken steht er schon sowieso nicht auf. Fast muß er aus dem Bett geworfen werden. Und dann, hätte man ihm die Kleider nicht zurechtgelegt, er fände selber nichts. Den Schulranzen bringt seine Schwester in Ordnung, Dafür schimpft er sie dann gehörig, wenn wirklich einmal etwas fehlt. Dann muß man seine Kleidung mustern. Die Joppe ist schief zugeknöpft. Die Strümpfe sind verdreht. Die Haare zu frisieren hat er vergessen. Dann rennt er fort. Er ist völlig unselbständig. Und seine Schwester ist ein so ordentliches Mädchen. Das ist ganz unverständlich."

Die andere ruft: „Du schrecklicher Kerl! Setz Dich doch einmal einen einzigen Augenblick ruhig hin! Laß doch die Füße! Wackle doch nicht immerzu mit dem Stuhl! Du bringst mich noch zum Verzweifeln mit Deiner Unruhe! Der Stuhl wird ohnehin bald brechen. Und die Hände —! So wenn ich als Kind gewesen wäre — —! Setz Dich doch gerade! Was hast Du denn jetzt schon wieder? Laß es nicht fallen! Nein tus weg! — O — ich weiß kein Kind, das seine Mutter so viel ärgert, wie Du! Geh zu, ich kann Dich nicht mehr ansehen!"

Es ist nicht zu leugnen: Leichtsinn wie Zappelhaftigkeit haben zum vollen Erfolg geführt. Die Klagen der Mütter beweisen es uns. Beide Buben haben erreicht, was sie erstrebten, weil man sie in den ersten Jahren dazu erzogen hatte: Sie fanden durch ihr Benehmen Beachtung, machten von sich reden, zwangen den Erzieher sich mit ihnen zu beschäftigen, obwohl oder gerade weil er nicht wollte. Das verschaffte ihrem vom Erzieher verschuldeten Unsicherheitsgefühl den Ausgleich.

Eine Situation, die jedermann schon miterlebt hat, macht das deutlich: Die Eltern sitzen mit einem Besuch beim Tee und sind ganz in ihr Gespräch verloren. Das Kind tröstet sich in seinem Unbeachtetwerden damit, daß es sich ein Spiel herholt und sich darein vertieft. Früher oder später wird es aber mit diesem Ausgeschlossensein aus der Welt der Großen unzufrieden werden. Es wird lauter, spielt laut redend, fängt zu singen an, sucht durch Einmischung oder Fragen die Aufmerksamkeit auf sich zu lenken und wird — wenn es damit außer Gehör bleibt — „ungezogen", drängt sich zwischen die Erwachsenen, wirft einen Stuhl um, fällt hin, verletzt sich leicht, weint — d. h. es erzwingt sich Beachtung. Dies wird um so heftiger geschehen, je weniger das Kind in seiner ganzen Haltung auf sich selbst gestellt wurde, je weniger es erlebt hat, ohne die Eltern auszukommen. — Selbst die nun folgende ärgerliche Szene ist ihm leichter zu ertragen, als das gänzliche Beiseitegeschobenwerden. Wir Erwachsene sind nicht viel anders. Der heftigste, verletzendste Gegner unserer Meinung ist uns lieber als ein Mensch, der unsere Ansicht und uns völlig unbeachtet läßt oder nur in höchster Gleichgültigkeit davon „Notiz nimmt". So ist für das Kind auch die Rolle des Sorgenkindes viel befriedigender als die des Unbeachteten, Übersehenen — und nicht bloß für das Kind. Sehen wir nur auf die vielen unbefriedigten Frauen, die mit Migräne, Nervosität und die vielen „überarbeiteten" Männer, die mit ihrem Ruhebedürfnis ihre Umgebung in Schach halten und sich damit vor dem Übersehenwerden schützen.

Im Bettnässen, diesem so häufigen Kinderfehler, spiegelt sich die gleiche Situation wider. Aber sogar von Fachkreisen werden diese Zusammenhänge noch verkannt. Das körperliche Symptom täuscht wieder einmal geschickt und lenkt alle Aufmerksamkeit auf die organische Behandlung. Der Kurpfuscher verschreibt Pillen und Tees oder preist mechanische Verschlüsse der Harnröhre an. Der Arzt verordnet, daß das Kind weniger und abends gar nichts zu trinken bekomme, daß es nachts einmal geweckt werde und ähnliches mehr. Beide aber, Arzt und Kurpfuscher ahnen nicht, daß damit das Kind gerade das wird, was es sein will: Gegenstand besonderer Beachtung, sogar noch bei Nacht — ähnlich wie beim Ängstlichen, mit dem es außerdem häufig in Personalunion vereinigt ist. Es wird Mittelpunkt, Sorgenkind. — Verständnislos steht man der Tatsache gegenüber, daß ein Kind z. B. in den Ferien, die es bei gewaltlosen ruhigen Verwandten verbringt, das Bett nicht näßt, nach Hause zurückgekehrt aber sofort in den alten Fehler zurückfällt. Man schiebt es dann meist auf die äußere „Luftveränderung". Könnte man jedem nervösen Kind eine seelische „Luftveränderung" verschreiben, meist würden die lästigen Kinderfehler, die ein Kind schwererziehbar machen, bald verschwinden. — Der ehrgeizige Georg von oben, der sich durch Kopfweh in der Schule und zuhause Nachsicht und Ruhe verschaffte litt bis zum Tode der Mutter an regelmäßigem Bettnässen, das allen Heilungsversuchen trotzte. Aus seiner Familiengeschichte wissen wir, daß die Mutter seine einzige Stütze in der Schar von acht erwachsenen Männern war, daß sie ihn verzog und damit an sich band, weil er ja glücklicherweise auch ihre Stütze war. Er hatte das gleiche Bestreben: Er wollte die Mutter für sich allein erhalten, war übermäßig anhänglich, verkehrte ausschließlich mit ihr und hatte in der Schule und auf der Straße keinen einzigen Freund. Mit diesem zusammenhängenden Wissen von seiner inneren Haltung bekommt sein Bettnässen einen neuen Sinn, der von körperlichem Übel und Kinderunart gleichweit entfernt ist. Es ist wieder ein Mittel neben allen andern, die Mutter an sich zu fesseln! Ein schöner Beweis dafür, daß bei ihm Bettnässen auch nur ein nervöses Symptom war, nicht eine Krankheit, hat sich bald ergeben. Die Mutter starb und Georg — gab das Mittel auf. — Nicht deshalb, weil seine Unsicherheit jetzt kleiner geworden wäre; im Gegenteil, er der unselbständige, verzogene und nicht beachtete Kleine, war nun, ohne Stütze der Mutter, verzagter als je. Der robusten Männerwelt gegenüber erwies sich aber sein Symptom als unwirksam. Er legte es ab und legte sich ein neues zu — das schon oben beschriebene Kopfweh — und setzte sich auch damit daheim in Respekt. Freilich dürfen wir nicht annehmen, Georg hätte klar bewußt seine Entscheidung getroffen und ein neues Symptom gewählt. — Tatsächlich aber ist das Bettnässen bei Georg in dem Augenblick von selbst verschwunden, in dem es nicht mehr dem Ziele zuführte, dem er zustrebte. Solange es diese Wirksamkeit besitzt, wird Bettnässen wie jedes andere Symptom durch kein äußeres Mittel zu vertreiben sein. Im Gegenteil werden es die heute üblichen Heilmethoden nur noch hartnäckiger machen, denn gerade sie wirken ganz in dem erwünschten Sinn, sie erwecken Aufmerksamkeit und sichern größere Fürsorge.

Ein anderes Mittel, Aufmerksamkeit zu erwecken: In der Schule bei den ganz Kleinen spricht man vom Osterhasen. Jeder Bub hätte ihn so gern

gesehen. Da meldet sich Martl und erzählt, er habe gestern da draußen, wo
der Schleifenbach ein Eck macht, den richtigen Osterhasen gesehen. Auf den
Zweifel des Lehrers, ob es nicht vielleicht ein Feldhase gewesen sein könnte,
beschreibt er seinen Osterhasen haargenau: Er habe einen blauen Frack ange-
habt mit goldenen Knöpfen, eine rote Hose, schwarze Schuhe, einen grünen
Hut auf dem Kopf mit einer weißen Gockelfeder, auf dem Rücken hätte er
einen Tragkorb gehabt voller Eier, rote, grüne, blaue, gelbe und wie er über
den Bach gesprungen sei, da habe er ein Ei verloren, ein rotes, das sei in den
Bach gefallen und fortgeschwommen.

Ein andermal erzählt er: „Gestern ist mir was passiert. Da war ein Gewitter
und ich habe die Milch holen müssen und wie ich gerade über die Straße gehe,
hats gedonnert und geblitzt. Und dann hab ichs schon gespürt. Da hat der
Blitz in meine Nase eingeschlagen (Geste), gerade hierher. Das hat furchtbar
gekracht. Heute tut mir die Nase noch weh."

Auch jetzt bleibt er fest, trotzdem es alle Kameraden stark bezweifeln. —
Er will bei allen Gelegenheiten das Größte, Schönste, Gefährlichste erlebt
haben. Zuhaus haben sie nach seiner Erzählung eine vornehme Einrichtung
mit einem Klavier, in Wirklichkeit ist sein Vater ein armer Fabrikarbeiter.
Er erzählt, er dürfe oft im Auto fahren usw. Weil aber diese Aufschneidereien
auch bei den Sechsjährigen allmählich ihre Wirkung verlieren, versucht er es mit
einer neuen Taktik. Er verschenkt an seine Zuhörer, die noch Glauben heucheln,
einen Baukasten, mit dem man feine Häuser bauen könne, ein kleines Auto,
wo man die Tür auf- und zumachen könne, das vor- und rückwärts fahren
könne usw. Die Beschenkten warten zwischen Hoffnung und Unglauben
schwankend ein paar Tage — natürlich umsonst.

Sobald man das Verhalten dieses Kindes im Zusammenhang mit seiner
Stellung zuhause betrachtet, werden wir es nicht mehr mit einem kurzen
Hinweis auf die bekannten kindlichen Phantasielügen abtun können und daran
glauben, daß das sich mit dem Größerwerden von selbst verlieren wird. Der
Vater, ein völlig haltloser Mensch, der das nicht kleine Vermögen der Mutter
auf Rennbahnen und in Wirtshäusern verspielt hat, leidet unter seinem ärm-
lichen, drückenden Arbeiterdasein sehr und läßt seine Sünden der Familie
entgelten. Er ist zuhause der Tyrann, der Frau und Kindern nicht die geringste Freiheit läßt und sie wegen der geringsten Verfehlungen prügelt. Dann
wieder ergeht er sich in weinerlichen Phantasien, wie schön es andere Leute
haben, wie die zweispännig fahren könnten, wie es auch ihnen viel besser
ginge, wenn ihn nicht Gauner um sein Geld gebracht hätten. — Unser Martl
ist der Älteste von fünf Geschwistern. Er hat die harte Hand des Vaters am
drückendsten empfinden müssen. Zuhaus gilt er gar nichts, weil die Mutter
mit den zwei ganz kleinen, kränklichen Zwillingen vollauf beschäftigt ist.
Darum drängt sich Martl in der Schule so gewaltsam in den Vordergrund,
darum tritt er — sonst ein sehr verschüchterter Bursch — plötzlich mit seinen
Prahlereien hervor. Daß es ihm nur darauf ankommt gesehen, beachtet zu
werden, zeigt ein anderes kleines Schulerlebnis auch wieder sehr deutlich.
Der Lehrer mahnt einen Schüler mit folgenden Worten: „Alle Buben sitzen
schön, aber ich seh einen, der es noch nicht ganz kann." Da setzt sich unser
Martl gleich schlecht und sagt: „Herr Lehrer ich sitz auch noch nicht schön."
Nachdem er auch aufgefordert wurde, setzt er sich strahlend zurecht. — Seine
Prahlereien sind z. Z. noch nicht schlimm. Es ist aber nötig zu wissen, daß
dieser Charakterzug nicht automatisch mit dem Größerwerden vergehen wird.
Leicht kann es im Gegenteil der erste Schritt zu jenen grotesken Münchhausiaden
sein, denen man unter Erwachsenen zuweilen begegnet. — Weil alles Aufschneiden
der Unsicherheit entspringt: man könnte übersehen oder zu wenig und nicht

nach seinem Wert gewürdigt werden, oder man glaubt, man hätte nichts an sich, was den andern wert sein könnte — ist auch das beliebte Überführen und Bloßstellen der Prahler kein Heilmittel, sondern nur eine Verschlimmerung, denn sie vergrößert die Unsicherheit neuerdings. Geben wir dem Kind die Möglichkeit sich durch Leistungen zu bewähren und Mut zu gewinnen, dann braucht es sich nicht mehr gewaltsam vorzudrängen.

Dem unbefangenen Beobachter fällt eine Wirkung dieses Geltenwollens um jeden Preis sofort in die Augen, die dem Kinde scheinbar gar nicht fühlbar wird. In dem vorhin geschilderten Fall: Nachdem die auf die großen Geschenke wartenden Klaßkameraden solang vertröstet worden sind, bis ihnen die Hoffnung ganz geschwunden ist, machen sie ihrem Ärger über den „Sprüchmacher" Luft. Er gilt als einer, der immer lügt und dem man gar nichts glauben darf. Damit hat er allen Kredit verloren und steckt weit tiefer in der Mißachtung der Kameraden als vorher. Er hat also das Gegenteil von dem erreicht, was er anstrebte. Die Augenblicke der eigenen Selbsterhöhung müssen nachher teuer bezahlt werden. Trotzdem aber werden sie immer wieder gierig ergriffen, als Narkotikum, das auf Augenblicke wenigstens über die allgemeine Gedrücktheit und innere Not hinweghilft.

Auch das „Hanswurstspielen" ist ein solches Betäubungsmittel, um die dauernde Entmutigung für eine Zeit nicht mehr spüren zu müssen. Wieder sind es von zuhause stark unterdrückte Kinder, in der Schule ohne nennbare Leistungen, die den Klassenhanswursten spielen. Meist übertreiben sie eine schwache Seite ihres Wesens, die sie selbst als Minderwertigkeit empfinden, sehr stark und reizen die Mitschüler damit zum Lachen. Dadurch wird ihre schwache Seite eine starke. Ein Dummer fragt absichtlich recht dumm. Er will glauben machen, er sei überhaupt gar nicht dumm, er stelle sich nur so witzig an. Der Ungeschickte macht absichtlich eckige groteskverzerrte Bewegungen und bringt damit die Lacher auf seine Seite. Diese Streiche haben den einzigen Zweck, ihnen, die sich überall als Dumme, Ungeschickte, Unterlegene fühlen, wenigstens Augenblicke unbeschränkter Herrschaft zu verschaffen, selbst wenn die gewöhnlich nachfolgende öffentliche Bestrafung einen großen Teil der errungenen Geltung wieder vernichtet und wenn man ihn schließlich nur noch als „dummen August" schätzt, d. h. ihn nie ernst nimmt. Das Schlimme daran ist nicht so sehr, daß er die Ordnung stört, als daß er auf eine Bahn gerät, die ihn immer weiter von aller Wirklichkeit und Sachlichkeit entfernt. Schein und Trug, Schwindel und Lug sollen dem Aufschneider und Komiker das bringen, was nur durch die wahre stille Leistung gewonnen werden kann: die Anerkennung und Achtung seiner Mitmenschen.

Verwirrend war die Folge der bisher besprochenen Symptome. Ein Kind litt körperlich, eines übertrieb persönliche Schwächen, wieder eines suchte handelnd aus seiner Not zu kommen, ein anderes fand sich scheinbar duldend ab. Die ganze unendliche Mannigfaltigkeit von Lebensformen zu zeigen war aber unserer Darstellung lange nicht möglich. Um das einzelne Symptom deutlich zu machen, war es nötig, es aus einem Konglomerat von anderen Symptomen herauszulösen [1]. Es ist wohl auch kaum jemals der Fall, daß ein Symptom allein auftritt. Ein Langsamer z. B. wird immer mehr oder weniger stark auch schon äußerlich die Haltung eines ängstlich Vorsichtigen oder Schüchternen haben. Aller Logik hohnsprechende Gegensätzlichkeiten beherrschen den erwachsenen und den kindlichen Nervösen. Die „Kraftquelle", die dieses wirre Durcheinander hervorgebracht hat und am Leben erhält, ist aber allen

---

[1] Wer zusammenhängend Kinderschicksale in individualpsychologischer Beleuchtung verfolgen will, lese Verploegh Chassé (120), Seelmann (182), Simon u. Seelmann (187), Hutter (38), Minor (166), Schulhof (180), Seelmann u. Simon (183).

gemeinsam: das in bitteren Erfahrungen großgewordene Gefühl der eigenen Minderwertigkeit und Untauglichkeit. Kein Dummer, kein Stotterer, kein Aufschneider, kein Bettnässer, kein Klassenhanswurst, dessen innere Haltung nicht mehr oder weniger große Mutlosigkeit wäre. Gemeinsam wie allen die Wurzel ist allen Symptomen auch ihr Ziel. Keines, das nicht das Streben nach Anerkennung und Geltung offenbarte. Die leichteren haben ihren Zweck erfüllt, wenn sie das Kind in Erinnerung gebracht haben; wenn sie bei den Erziehern, deren Fürsorge aus irgendwelchen Gründen so stark nachließ, daß es dem Kind nicht mehr erträglich schien, einige Aufmerksamkeit erregt haben und wenn sie die erlahmende Fürsorge wieder lebendig machten. In schwierigeren Fällen — schwierig heißt in jedem Fall schwerer entmutigt — wirken Symptome, die nur vorübergehend in Erinnerung bringen, Aufmerksamkeit erregen, Fürsorge wecken, nicht mehr kräftig genug. An ihre Stelle treten solche, die dem schwer mutlosen Kinde für möglichst lange Zeit ausschließliche Aufmerksamkeit, gesteigerte Fürsorge, eben die Rolle des Mittelpunktes in der Familie sichern. Die Mittel, die zu diesem Ziel verhelfen sollen, sind nach den äußeren Umständen — körperliche Konstitution, Umwelt, Lebensalter — grundverschieden. Weil sie aber in jedem Fall nach der Größe der zugrundeliegenden Mutlosigkeit heftig wirken, weil Kinder, die mit solchen Symptomen zum Ziel zu kommen suchen, ohne Ausnahme zu den Nervösen und den Schwererziehbaren zu rechnen sind, darum soll hier je eine typische Situation aus jeder frühkindlichen Lebensstufe dargestellt sein.

Jedes Säuglingsbuch gibt der Mutter den guten Rat, das Kind sofort an regelmäßige Nahrungsaufnahme zu gewöhnen und nachts grundsätzlich nichts zu reichen. Hier schon beginnen die ersten Unregelmäßigkeiten besonders bei überängstlichen Müttern. Sie können das Schreien „nicht anhören", haben Mitleid mit dem Kind, das sich den Kopf rot schreit und befriedigen den Wunsch, sobald es sich meldet. In seinen ersten Tagen schon lernt so das Kind seine Macht erproben und benützen. Ist es aber erst soweit gekommen, dann ist das Kind Befehlshaber, die Mutter Kammerdiener. Wird ein aufsteigender Wunsch nicht augenblicklich erfüllt, dann empfindet es dies schon als eine schwere Kränkung und Zurücksetzung. Jede Verwöhnung rächt sich schon sehr früh.

Ein sehr früher Fall von „Nervosität": Die Mutter ist ungewöhnlich ängstlich. Sie will ihrem kleinen Sohn Freude machen, wo sie kann. Auf jede Regung kennt sie nur eine mütterliche Reaktion: Nachgeben und schnellste Befriedigung. Sie spielte jeden Abend Klavier, um das Kind einzuschläfern. Das Kind hörte anscheinend aufmerksam zu und schlief tatsächlich ein. Im Alter von sechs Wochen schlief es schon nur mehr ein, wenn die Mutter Klavier spielte. Und nach abermals sechs Wochen mußte es wegen nervöser Darmbeschwerden in die Kinderklinik gegeben werden. Dort ist es dann in einer zweimonatlichen internen Behandlung wieder an Ordnung und Regelmäßigkeit gewöhnt worden.

In einem anderen Fall hatte es ein Einjähriger fertig gebracht, seine Mutter buchstäblich während seines ganzen Lebens nicht eine Stunde aus seinen Diensten kommen zu lassen. Sie empfing Besuche, stand beim Kochen am Herd, machte Einkäufe, staubte die Möbel ab — immer trug sie auf einem Arm ihren „Bubi". Sie konnte ohne ihn keinen Schritt aus dem Zimmer tun — sein heftiges Schreiweinen rief sie zurück. Fiel er bei seinen Gehversuchen, schrie er solange, bis „seine" Mutti kam und ihn vom Boden aufhob; von anderen Leuten aufgehoben, weinte er weiter, diesen Dienst durfte ihm nur seine Mutti tun. Die ganze Macht aber zeigte er, wenn es abends ans Schlafengehen ging. Ohne die Mutter tat ers natürlich überhaupt nicht. Gewöhnlich verging eine halbe

Stunde mit Singen und Reden und Beruhigen, ehe er — weil er eingeschlafen war — die Mutter aus seinem Dienst entließ. In regelmäßigen Abständen wachte er während der Nacht auf, um sich ihrer Ergebenheit zu versichern. Er weinte dann solange, bis sie kam und ihn wieder tröstete und einschläferte. Hörte er aus dem Nebenzimmer Stimmen fremder Menschen, die zu Besuch da waren, dann gab er nicht nach, bis er es jedesmal erreicht hatte, daß er, und wenn es Mitternacht war, wieder aus dem Bettchen genommen und den Gästen in seiner ganzen Verschlafenheit vorgeführt wurde und so lange bleiben durfte, bis man aufbrach. So hat es der Kleine mit seinen kindlichen Machtmitteln — Schreiweinen, übergroßem Zärtlichkeitsbedürfnis, ausschließlicher Anhänglichkeit an die Mutter — so weit gebracht, daß die Mutter nun nach einem Jahr klagt: „Ich bin, seit Bubeli da ist, noch nicht ein einziges Mal fortgewesen. Wir haben einmal den Versuch gemacht, in ein Konzert zu gehen. Er wurde wie jeden Tag ins Bett gebracht. Ich schaute noch eine halbe Stunde lang nach. Er schlief fest. Wir zogen uns lautlos an und schlichen ungehört aus dem Hause. Meine Mutter — sie war damals gerade bei uns zu Besuch — war angewiesen, ihn zu beruhigen, wenn er aufwachen sollte. Zwei Stunden später schon kamen wir zurück. An der Straßenbahnhaltestelle erwartete uns das Dienstmädchen in höchster Aufregung: „Schnell, um Gotteswillen schnell! Kommen Sie nur! Der Bub schreit unaufhörlich, seit Sie fort sind. Sie waren wahrscheinlich noch nicht in der Straßenbahn, da hat er schon angefangen. Niemand kann ihn beruhigen. Niemand weiß sich zu helfen." So war es auch, das ganze Haus war in völliger Hilflosigkeit um den kleinen Schreier versammelt. Als er mich sah, beruhigte er sich sofort. Seit diesem Vorfall habe ich es nicht mehr gewagt, ihn allein oder bei fremden Leuten zu lassen. Er darf noch so fest schlafen, sobald die Wohnungstüre geht, wacht er auf." Daß es ihr aber mit der Klage gar nicht so sonderlich ernst ist, beweist sie während der ganzen Szene. Nach jedem zweiten Satz ihrer großen Anklagereden unterbricht sie sich, küßt den Buben, der natürlich auf ihrem Arm thront, herzt ihn in überschwänglicher Weise und nennt ihn: Mein Liebling, mein Bübelein, mein Schatz, mein Bubeli, mein Alles, und fährt dann fort zu klagen.

Die bekannte „Versicherung auf Gegenseitigkeit" zwischen Mutter und Kind, wird da wieder besonders deutlich; sie ist sein Alles und er ihr Alles. Sie züchtet sein Anhänglichkeitsbedürfnis, empfindet es vielleicht manchmal unbequem, ist aber doch öfter tief befriedigt davon. Einmal aus dem Grund, weil es jedem Menschen Freude macht, wenn man einem andern viel bedeutet und dann noch aus einem andern realeren Grund: Der Bub nimmt die Mutter voll in Anspruch. Sie ist dadurch in ihrer Hausarbeit behindert. Der Mann sieht ein, daß das Kind so viel Arbeit macht und nimmt ein Dienstmädchen in den kleinen Haushalt. Dadurch wieder hat die Frau viel mehr freie Zeit und verwöhnt nun das Kind wieder mehr. — Seine Zärtlichkeit und Anhänglichkeit sind wie sein Schreien nur Mittel, die ihm zum Erfüllen seiner Wünsche und zum Sieg über die Mutter verhelfen sollen und auch tatsächlich verhelfen.

Ein dreijähriges Mädchen, das durch Untugend und Ungezogenheit das gleiche erreicht: Liese sitzt mit der Mutter und Gästen am Teetisch. Nachdem sie alle schönen Sprüche, die ihr eingelernt sind, heruntergesagt hat, wird sie von niemand mehr beachtet. So fängt sie an abwechselnd allen Gästen auf dem Schoß herumzusteigen. Die Mutter verbietet — umsonst. Es gibt ein paar Klapse. Das Kind setzt sich schmollend auf seinen Platz, die Mutter vertieft sich wieder im Gespräch. Liese ist bald wieder vergessen. Sie greift nun in die aufgestellte Schale und ißt ganz ungeniert vom Teegebäck. Die Mutter merkt lange nichts. Endlich wird sie durch das Lächeln der Gäste aufmerksam. „Liese! Laß das!" — Die Mutter spricht weiter und Liese ißt weiter. Der Teller ist

13*

schier leer, als es die Mutter plötzlich wieder sieht. Sie wird sehr ärgerlich,
gibt dem Kind neuerdings heftige Klapse und erregt poltert sie: „Marsch ins
Bett! Es ist längst Zeit." Liese rührt sich nicht. „Liese! Willst du gehen?
— Liese!" Liese rutscht langsam vom Stuhl herunter. So, nun gib allen Leuten
die Hand und sag ihnen nett: Gute Nacht!" Das Kind gehorcht langsam und
sagt langsam und tonlos jedem gute Nacht und geht mit der Mutter ins Schlafzimmer. Dann hört man Weinen und die Mutter sprechen: „Sei still, du bekommst dein Bilderbuch." Liese weint weiter. „Und Schokolade — aber nun
laß das Weinen! Du willst doch auch ein großes Mädchen sein. Gute Nacht."
Ein Kuß und die Mutter kommt zurück an den Teetisch. — Liese aber kann sich
nicht trösten und weint und weint. Die Mutter horcht oft mitten im Gespräch
wieder hinüber ins Kinderzimmer. Schließlich geht sie nochmal hinüber. Man
hört unterdrücktes Schimpfen. Liese weint heftiger. Wieder klatschen Klapse.
Liese brüllt und die Mutter kommt heftig erregt zu den Gästen zurück. Nun
weint Liese eine halbe Stunde ununterbrochen, läßt alle Register hören: wüten-
des Gebrüll — leises Wimmern — beleidigtes Schreien — verbittertes Schluchzen.
Jedesmal will die Mutter wieder aufspringen. Aber die Gäste halten sie zurück
und beruhigen sie. Schließlich wird es im Kinderzimmer doch ruhig. —
Plötzlich geht die Tür auf und Liese steht im Nachthemdchen im Türrahmen.
Der langunterdrückte Ärger der Mutter bricht offen aus. Sie packt die Kleine;
neue Heftigkeiten, wieder ins Bett. Dann neues Weinen in allen Lagen und Ton-
arten. Endlich geht das trostlose Schluchzen allmählich in ein immer leiser
werdendes Weinen über und auch das hört auf. — — In dem Augenblick kommt
der Vater nach Haus. Liese muß es gehört haben, denn sofort wird ihr Weinen
wieder laut und heftig. Der Vater geht ins Kinderzimmer. Man hört beruhigende Worte. Dann ruft er der Mutter. Liese wird wieder angekleidet. Sie hat
dem Vater versprochen, recht artig und brav zu sein. — Um $\frac{1}{2}$ 1 Uhr nachts,
als die Gäste das Haus verlassen, ist das Kind noch immer auf, todmüde und
mit dem Schlaf kämpfend. Aber es hat gesiegt, hat seinen Willen durchgesetzt.

Die Eltern, die dem Betrachter dieser Szene das Bild menschlicher Unvernunft darbieten, erscheinen uns sofort in anderem Lichte, wenn wir erfahren,
daß das Kind von Geburt an außerordentlich zart und schwächlich war, daß
es in seinen drei Lebensjahren ungewöhnlich viel krank war, daß es erst vor einem
halben Jahr nur knapp eine doppelseitige Lungenentzündung überstand. Die
Eltern opferten sich damals in der Pflege für das Kind fast auf. Tag und Nacht
saß eines von beiden am Krankenbett. Beide haben in ihrer Angst um ihr
einziges Kind nach jeder Krankheit den Zeitpunkt verpaßt, wo die gesteigerte
Fürsorge wieder in die normalen Grenzen zurückgeführt werden muß. Das
Kind fand nicht mehr zurück in die Ordnung der Gesunden und behielt weiterhin
das Streben, im Mittelpunkt der Bemühungen zu stehen. Wenn keine Gäste
da waren, tat die Mutter ja alles gerne. Sie setzte sich gern an das Bettchen
ihrer Liese und wartete, bis sie eingeschlummert war. — Nun, da Gäste da waren,
fühlte sie vielleicht zum erstenmal die große Herrschaft, die das Kind sich
über sie anmaßte und das erregte sie wohl so sehr. Sie schämte sich ihrer Unterlegenheit dem Kind gegenüber und wollte nun das Gegenteil aufzeigen, ohne
Erfolg. Das Kind siegte über die Mutter und stellte sich durch seine „Ungezogenheit" in den Mittelpunkt der ganzen Abendgesellschaft.

Daß man durch „Wohlerzogenheit" zu dem gleichen Ziel kommt, dafür
ein Beispiel: Die kleine, fünfjährige Inge ist angekommen, einziges Kind von
sehr reichen und vornehmen Verwandten. Natürlich dreht sich alles um das
süße, hübsche, geistreiche Persönchen. Es ist auch wirklich bezaubernd. Jedem
sagt es ein paar nette Worte, für alles interessiert es sich, stellt kluge Fragen
wie eine große Dame.

Am nächsten Morgen erscheint klein Jnge um 10 Uhr. „Kann ich jetzt frühstücken? Ach ihr habt hier auf der Terrasse gedeckt. Bitte, Tante, ein halbes Butterbrot und eine Honigsemmel und einen halben Zwieback, bitte noch etwas mehr Milch! — Danke — Ach die Sonne scheint so —! Lieber Onkel stell dich doch so vor mich in die Sonne, daß sie mir nicht mehr ins Gesicht scheinen kann."

Mittags ißt sie artig die Suppe und das Hauptgericht. Die Tante sagt lächelnd: „Heut gibts noch etwas besonders Schönes hinterher!" Darauf will Inge nicht mehr essen. Sie sagt, sie könne nicht mehr. Der Onkel aber sagt gutmütig: „Höre, kleine Inge, Damen essen immer ihren Teller leer." Da nimmt Inge stumm ihr Besteck wieder auf und ißt schweigend zu Ende. Man blickt sich über den Tisch weg verständnisvoll an. Einen solchen Blick fängt sie auf.

In dem Augenblick, in dem die Nachspeise auf den Tisch gesetzt wird, erbricht Inge. Man erhebt sich bestürzt vom Tisch, eilt zu Hilfe, die Mahlzeit wird abgebrochen, Inge wird ins Bett gebracht, man pflegt sie, umsteht sie, der Onkel macht sich Vorwürfe und faßt „gute" Vorsätze. Inge aber liegt nun blaß und ganz zufrieden, von allen bedauert und gepflegt in den Kissen. Sie macht niemand einen Vorwurf mit Worten. Aber ihre großen Augen sagen: „Siehst du, man darf mich nicht zwingen. Ich hab es gewußt, daß es so kommen würde. Aber wenn ihr befehlt — ich folge — die Folgen habt ihr zu tragen." Auch sie ist zum Mittelpunkt des Hauses geworden.

Wie groß muß die innere Unsicherheit sein, daß eine so gütige, wohlwollende Mahnung imstande ist, solch heftige körperliche Wirkungen hervorzurufen, wie oft muß diese Taktik schon geübt sein, daß der gewünschte Effekt so prompt herbeizuführen ist. Inge wiederum ist einziges Kind einer Mutter ohne andere als gesellschaftliche Pflichten und eines viel abwesenden Vaters. Beide vergöttern ihr Kind. Aus ihren Erzählungen erfährt man auch, daß Inge auf jede Erregung so reagiere. Ein unerfüllter Wunsch, ein Fräulein, das ihr nicht gefällt, eine versagte Bitte, eine gelinde Mahnung — die Wirkung ist jedesmal dieselbe: Aufregung, nervöses Erbrechen und das Endergebnis: Sie liegt im Bett und hat gesiegt. Die Umgebung ist jedesmal gleich bestürzt: wieder hat jemand der zarten Konstitution Inges nicht geachtet. — Aber auch ohne dies äußerste Mittel verrät sich in jeder ihrer Gesten und Mienen die Sucht, im Mittelpunkt des allgemeinen Interesses zu stehen. Weil sie weit über ihr Alter klug ist, weil sie wirklich wie eine junge Dame sich zu benehmen weiß, weil sie so ungezwungen und teilnehmend plaudert, weil sie vor allem aber die „Schwächen der Erwachsenen" alle klar erkennt und ausnützt, erreicht sie ihr Ziel immer. Wohin sie kommt, ist das fünfjährige Kind das „entzückende, kluge, bezaubernde Persönchen", dem ergraute Menschen willig zu Diensten sind. So ist sie an Huldigungen gewöhnt und die Welt ist ihr öd und leer, wenn sich nicht alles um sie dreht.

Es wird der Individualpsychologie nicht selten als Ketzerei ausgelegt, wenn sie übermäßige Wohlanständigkeit und Tugendhaftigkeit als ebensolche Symptome betrachtet, wie die andern schon beschriebenen. Inge ist ein gutes Beispiel dafür, wie erlaubte, sogar allgemein erwünschte neben unerlaubten Mittel verwendet werden, wie aktives und passives Verhalten schön in einem fünfjährigen Menschen einträglich nebeneinanderwohnen und je nach Bedarf hervorgeholt und in den Dienst der persönlichen Zielstrebigkeit gestellt werden. So gegensätzlich uns all dies scheint, beides hat die gleiche Wurzel — ein Unsicherheitsgefühl — und das gleiche Ziel — das überstarke Streben nach Anerkennung und Geltung. Wir müssen darum in jedem Fall, wo wir es mit nervösen Kindern zu tun haben, alle moralische Wertung beiseite legen. Die Frage nach gut und böse, die bisher in der Erziehung immer die erste war, hat uns viel von dem freien Blick genommen, den der Erzieher haben muß. Sie hat verhindert, daß man auch die nervösen Kinder zur wirklichen Umkehr brachte, die sich „erlaubter" Mittel im Geltungskampf bedienten. Sie ließ den Kindern nicht die nötige Gerechtigkeit widerfahren, die sich unlauterer (vielleicht nur unerwünschter) Mittel bedienten. — Ob nicht doch auch unsere Erwachsenen- und Erzieherbequemlichkeit sehr daran beteiligt war? Wurden nicht nur die Mittel moralisch entwertet, die dem Erzieher unbequem waren? Sicher ist, daß die tugendhafte Seite an Inge, ihre Wohlerzogenheit und Frühreife, ihr altkluges Benehmen und Geplauder, ihre Liebkosungen und Schmeicheleien von der ganzen Umgebung sehr geschätzt wurden; sicher ist auch, daß diese Seite Inges den Eltern nie unbequem war, im Gegenteil auch ihnen Lob und Anerkennung einbrachte. Weit unangenehmer empfanden sie dagegen Inges Eigensinn, der sich sogar mit körperlichen Symptomem durchsetzte. Für den aber, der ernstlich auf Abhilfe und Besserung bedacht ist, kann das nicht bes mmend sein. Er sucht Ursache und Ziel und findet bei allen — vom Musterkind bis zum trotzigaggressiven Kind — darin Übereinstimmung. Mit der bisher üblichen Betrachtungsweise freilich, die sich ganz an das hält, was es an Äußerlichem und Äußerlichstem wahrnimmt, die lobt, was ihr angenehm und straft, was ihr unbequem ist, war es nicht möglich, zur Wurzel zu kommen. Die Mühe des Ausgrabens machte man sich nicht, man betrachtete nur das über der Erde sichtbare Stück der Pflanze, das äußere Gehaben des Kindes.

Sollen nun trotzige, eigensinnige, lügnerische, aggressive Kinder wirklich auch nur aus Unsicherheit, aus Mutlosigkeit so geworden sein? Wer wird in einem Trotzigen einen Ängstlichen sehen wollen? Weist er nicht im Gegenteil alle Anzeichen eines mutigen Menschen auf? — Schon beim ersten ernstlichen Versuch, hinter die Maske seines äußeren Verhaltens zu kommen, müßte jeder, der im Trotzigen einen Mutigen sieht, stutzig werden. An einem Ausschnitt aus einer Kindheitsgeschichte sei dies bewiesen: Ein zwölfjähriger Bub glaubt sich nach vielen Erfahrungen von seiner Mutter ungeliebt. Seine Liebe zu ihr ist dementsprechend auch nur gering. Nun hat er beim Ballspiel bei einem Nachbarn ein Fenster eingeworfen. Der kommt und erzählt es der Mutter. Die hält ihm nun eine große Strafpredigt, er könne doch wissen, wie knapp heute das Geld sei usw. — „Aber wart nur, ich sags heut schon dem Vater!" Richtig, auch der Vater sieht in dem eingeworfenen Fenster eine strafwürdige Handlung seines Buben und prügelt ihn. Der ganze Zorn des Buben richtet sich jetzt gegen die Mutter. Im Vater sieht er nur ein ausführendes Organ. Die ungeliebte Mutter aber wird als die Urheberin der ungerechten Prügel angesehen. („Ich habe doch das Fenster nicht mit Fleiß eingeschmissen; ich hab doch nichts dafür gekonnt!") Die Niederlage, die die Strafe für ihn brachte, muß wett gemacht werden. Der Vorsatz, sich bei nächster Gelegenheit zu rächen, wird lebendig. Am nächsten Tag, wie er von der Schule heimkommt, erwartet ihn die Mutter schon dringend. „Lauf schnell hinüber zum Bäcker, ich hab Besuch und das Brot reicht nicht." Sie hat die Szene von gestern längst vergessen. Er aber sieht jetzt den Augenblick für gekommen, die von ihr angetane Schmach zu vergelten. Er ist sofort im stärksten Affekt und sagt ihr vor allen Besuchern ins Gesicht: „Jetzt wär ich auch gut genug. Ich mag nicht", geht aus dem Zimmer und schlägt die Tür hinter sich krachend zu. Er hat sich gerächt. Der ohnmächtige Zorn der Mutter, ihre Blamage vor den Gästen erhöht sein Siegesgefühl. Sein augenblicklicher Triumph scheint ihm viel bedeutender und größer als die nachfolgende Bestrafung, die der Vater abends wieder vollstreckt. Im Gegenteil, er sieht in der sogar noch einen Beweis, daß die Mutter sich sehr geärgert habe. Dies ist das typische Bild aller Trotzszenen. Das Kind hat von dem Erzieher eine Demütigung erlebt. Es strebt die damit notwendig verbundene Entmutigung zu überwinden. Hat er es seine Macht fühlen lassen, so läßt es nun ihn seinen Trotz fühlen, es beweist ihm, daß es ihm gegenüber selbst auch nicht ohnmächtig sei. Es erreicht das erstrebte Ziel. Der Erwachsene sieht sich gescheitert, ist augenblicklich machtlos. Der ausbrechende Zorn gibt dem Kind die sichere Bestätigung, daß es gesiegt hat. Dieses Hochgefühl läßt die nachfolgende Strafe leicht ertragen. So wird eigene Niederlage durch die Niederlage des anderen, Demütigung durch Demütigung wettgemacht. Umgekehrt aber: Ohne Demütigung des Kindes kein Streben in ihm, den Erzieher zu demütigen — mit anderen Worten: Ohne Entmutigung kein Trotz.

Dem Trotz nahe verwandt ist der Eigensinn. Es ist auch eines jener Mittel, mit denen ein Kind leicht seine Geltungssucht befriedigen kann.

Einen musterhaften Fall von Eigensinn, der einmal in einem psychologischen Kreis erzählt wurde: Vater, Mutter und ein fünfjähriger Bub essen in einem Wirtsgarten zu Abend. Am Nebentisch tut ein fremder Herr das gleiche. Plötzlich ißt der Bub nicht mehr weiter. Er hat gesehen, daß dem Herrn nebenan grüner Salat gebracht wurde; nun besteht er darauf, auch Salat zu bekommen. Die Eltern versagen ihm den Wunsch, weil ja doch nun schon etwas anderes am Tisch steht. Als er aber in lautes, nicht zu stillendes Weinen ausbricht, ergeben sich die Eltern und bestellen ihm Salat. Die Kellnerin bringt ihn und stellt ihn vor dem Kleinen auf den Tisch. Der hört aber mit seinem eigensinnigen Weinen nicht auf: Er will jetzt nicht mehr den Salat, der gebracht worden ist, sondern „den da drüben" (er deutet auf den Salat des fremden Herrn). Die Eltern sind bestürzt und suchen ihm in Güte und Strenge den unmöglichen Wunsch auszureden — umsonst! Er bleibt fest. Das Geschrei hält unvermindert an. Die Umsitzenden werden aufmerksam. Was bleibt den Eltern übrig? Sie entschließen sich zu dem schweren Schritt. Der Vater steht unter allgemeiner Aufmerksamkeit auf, geht zu dem Herrn hinüber, setzt ihm die Sachlage auseinander und bittet ihn um seinen Salat. Der schickt sich in das ungewöhnliche Verlangen. Der Vater kommt zurück, nicht eben liebenswürdig, der Bub aber hört augenblicklich auf zu schreien und ist zufrieden: er hat seinen Salat!

Nicht immer wird die Unterlegenheit der Eltern so deutlich wie in dem Fall. Immer aber ist der Eigensinn ein sehr wirkungsvolles Mittel, dem innerlich haltlosen und dauernd unselbständigen Kinde den augenblicklichen Beweis seiner Selbständigkeit und seiner Überlegenheit über die bedrückenden Eltern zu bringen. Es stellt seinen eigenen Willen auf und setzt ihn möglichst durch.

Alle bisher besprochenen Symptome werden von Laien und Fachleuten noch mit mehr oder weniger Duldung als Kinderfehler angesehen, die so wie die körperlichen Kinderkrankheiten schicksalsmäßig allen Kindern, auch den guten anhaften und die sie „mit den Jahren" ablegen. Daß sie nicht spurlos verschwinden, daß aus Kinderfehlern nur Erwachsenenfehler werden, will man als Erwachsener natürlich nicht zugeben.

Die Lüge aber tritt aus dieser allenfalls noch geduldeten Reihe. Sie wird nur moralisch gewertet. Der Volksmund sagt: Wer lügt, der stiehlt, der kommt in d'Höll." Die moralische Wertung hat hier weit stärker als anderswo verhindert, daß man auch hier die kindliche Situation leidenschaftslos betrachtete. Dieses Symptom gilt als Äußerung eines grundsätzlich anderen, eines „verderbten" Charakters. Und doch ist auch der Lügner nichts anderes als ein armer Entmutigter.

Betrachten wir uns einmal die Lügen nach der allgemein üblichen Einteilung: Die Phantasielügen, die Renommierlügen, die Bosheits- und Notlügen.

An dem sechsjährigen Aufschneider, der behauptet, der Blitz hätte in seine Nase eingeschlagen, haben wir die typische häusliche Situation der Phantasielüge und der Renommierlüge kennen gelernt. Sie sind gedrückte, übersehene Kinder, stehen gewöhnlich so stark im Schatten eines übertüchtigen Vaters oder eines Geschwisters, daß sie — mutlos wie sie sind — glauben, sich nur durch Prahlerei Geltung verschaffen zu können. Ob sie nun mit phantasievoll aufgebauschten Erlebnissen großtun oder ob sie absichtlich lügenhafte Großsprechereien von Stapel lassen, sie wollen sich nur immer gleich Tolstoi in „Kindheit, Knabenalter, Jünglingsjahre" III, 26. Kap.[1] „von der vorteilhaftesten Seite" zeigen.

Auch die Bosheitslüge ist nur ein Mittel, um sich zu erheben über erlebte Niederlagen. Ein dafür bezeichnender Fall: Paul, ein zwölfjähriger Realschüler, hat das Pech, daß in seinem Haus der Primus der Klasse, ein Tugendbold und Musterknabe, wohnt. Der erzählt voll Überlegenheit jeden der vielen Mißerfolge Pauls dessen Eltern und verschlechtert damit mit jedemmal dessen Stellung bei seinem äußerst ehrgeizigen und strengen Vater. Nach einer auf diese Art herbeigeführten häuslichen Szene sagt Paul zu seiner Mutter: „Der hat keinen Grund, mich bei Euch immerzu anzuzeigen. Ich könnte das auch tun, wenn ich nur wollte." Und erzählte seiner Mutter eine lange Geschichte, wie der Angeber in der Schule eine Mark gestohlen habe. Paul malte sie seiner Mutter aus bis in die kleinsten Einzelheiten. Ein Schulkamerad wird eingeweiht und erklärt sich bereit, einen Tatzeugen zu machen. Die Mutter weist den „Dieb" aus, als er wieder kommen will, um aus der Schule zu erzählen. Natürlich wird der Betrug nach wenigen Tagen entlarvt. Paul bekommt vom moralisch aufs höchste empörten Vater eine Tracht Prügel, auch die Mutter steht dem Ganzen hilflos gegenüber. Paul steckt tiefer in der Entmutigung als je, aber er hat doch einmal einen Triumph über den verhaßten Denunzianten erlebt. Die psychische Stellung des Verleumders ist der des Trotzigen sehr ähnlich. Beide suchen Demütigungen auszugleichen. Der Trotzige erreicht dies damit, daß er sich den Forderungen des erwachsenen Demütigers auf jede Gefahr hin widersetzt, um ihn an sich scheitern zu lassen und auch zu demütigen. Der Verleumder damit, daß er dem meist auch kindlichen Demütiger durch seine Lügengeschichte eine große Niederlage bereitet und so — auf kurze Zeit wenigstens — ihm überlegen ist. Besonders entmutigte Kinder können allen Menschen Schlechtigkeiten andichten, um dadurch im Wert zu steigen, daß die andern sinken. Dadurch wird das ganze Vergleichsniveau tiefer geschraubt und das mutlose Kind glaubt sich dann den andern weniger unterlegen als bisher. Auch die sog. Bosheitslüge ist nur ein Versuch, das Gefühl der Minderwertigkeit auszugleichen. Tatsächlich wird kein klug gefördertes, mutiges Kind seine Zuflucht zu dieser hinterlistigen und gefährlichen Haltung nehmen. In dem eben besprochenen Fall z. B. wäre Paul nie in die Versuchung geführt worden, den Kameraden durch Verleumdung herabzusetzen, wenn der bei seinem Vater nicht immer wieder mit seinen Klatschereien Erfolg gehabt hätte. Der Anzeiger wäre von selbst ausgeblieben, wenn der Vater ruhig gesagt hätte, daß eben nicht jeder der Erste sein könne, daß ihm sein Bub auch so, wie er ist, lieb sei, also auch dann, wenn er nur ein Durchschnittsschüler sei. Ein solcher Vater allerdings hätte auch seinem Kinde gegenüber so gesprochen und so gehandelt und hätte es nicht durch Nörgeln und Antreiben mutlos gemacht. Damit wäre auch jeder Anlaß zur Verleumdung für das Kind weggefallen.

Die letzte Art endlich trägt im Namen schon ihre Erklärung: Notlüge. Das Kind lügt, um aus einer augenblicklichen Not sich zu retten, meist um sich vor einer drohenden Strafe zu schützen. Wo ohne Strafe erzogen wird, wo

[1] Im Inselverlag Leipzig.

man Verständnis den kindlichen „Ungezogenheiten" entgegenbringt, wo gütige Erzieher möglichst jede Entmutigung vermeiden, werden offene und aufrichtige Kinder ihnen dies danken.

Häufig begegnen wir der an sich glaubhaften Behauptung, ein Kind habe ohne nachweisbare äußere Veranlassung gelogen. Diese Fälle sprechen aber nur scheinbar gegen unsere Annahme, daß auch die Lüge wie jeder andere Kinderfehler Folge und Symptom einer Entmutigung sei. Bei gründlicher Untersuchung nicht dieses einen Falles allein, sondern vielmehr der ganzen kindlichen Situation (Vergangenheit, Umwelt, Erzieher) wird sich in jedem Fall das Gesetz bestätigen: Ein mutiges Kind, eines das alles Vertrauen in seine Erzieher hat, wird sie niemals anlügen [1].

Im ersten Abschnitt dieser Arbeit versuchten wir deutlich zu machen, wie die Unsicherheit im Kinde entsteht und welche äußeren Einflüsse sie vergrößern. Der zweite Teil brachte eine Reihe von Beispielen, um die Mannigfaltigkeit der Versuche zu beleuchten, die das Kind unternimmt, um vom Minderwertigkeitsgefühl loszukommen. Bei den meisten der angeführten Beispiele deuteten wir an, woher die entmutigende Wirkung kam. Es zeigte sich, daß gewiße Regelmäßigkeiten bestehen, die erlauben von der Art der Entmutigung auf ein bestimmtes Symptom oder eine Symptomgruppe zu schließen.

Kinder, die von einem autoritativen, in allem Gehorsam fordernden Vater immerzu entmutigt werden, lehnen sich auf, werden trotzig oder sie geben nach und werden unselbständig.

Werden Kinder viel benörgelt und kritisiert, so verlieren sie allmählich alles Vertrauen zur eigenen Leistungsfähigkeit, schränken ihr Arbeitsgebiet mehr und mehr ein, werden unbegabt.

Einzige, jüngste oder verzogene Kinder stellen gewöhnlich die ganze Umgebung in ihren Dienst, wollen immer Mittelpunkt sein und werden leicht Sorgenkinder, wenn die Notwendigkeit an sie tritt, sich durch eigene Arbeit durchzusetzen.

Söhne, die sehen, wie der Vater, durch seinen Jähzorn die ganze Familie in Atem hält, unterliegen häufig der Verlockung, damit auch zu imponieren.

Töchter, die erleben, wie die Mutter sich durch kleine Lügen aus schwierigen Situationen hilft, werden auch diesen leichten Weg zum Ordnen ihrer Schwierigkeiten benützen.

Kinder, die im Schreiben viel gedrängt werden, verfallen leicht auf die Sicherung des Schreibkrampfs. Dort wo neben allgemeiner Entmutigung zu viel Wert auf gute Aussprache gelegt wird, stottert das Kind. Wo es beim Essen viele Niederlagen erlebt, antwortet es mit Schluckbeschwerden, Erbrechen, Verdauungsstörungen.

Kinder, die im „Kampf der Geschwister" stehen und sich so von geschwisterlicher Seite bedroht sehen, werden fast ausnahmslos nur Eigenschaften und Neigungen in sich entwickeln, die der Gegner nicht hat. Je stärker die Rivalität, desto extremer die Wegentwicklung voneinander. Einige Beispiele: Vaterstolz und Mutterkind, ängstlich und mutig, schüchtern und frech, musterhaft und leichtsinnig, Beamten- und Künstlernatur, gesund und kränklich, unselbständig und gewandt, unbegabt und überklug. In der Zweikinderfamilie treten diese Gegensätzlichkeiten im geschwisterlichen Charakter am meisten zutage.

Wir würden mißverstanden, wenn aus dem Vorhergehenden gelesen würde, das Symptom gehe mit Notwendigkeit aus der Art des entmutigenden Einflußes

---

[1] Fälle schwerer Verwahrlosung in der Abhandlung „Das verwahrloste Kind" von Dr. Lene Credner in diesem Buch.

hervor. Es soll heißen: Die Entmutigung stellt eine große Verlockung dar, in das eben naheliegende nervöse Symptom zu flüchten.

Alle Eltern sind betroffen, wenn ihr Kind plötzlich nervöse Symptome zeigt. Sie suchen nach einer Ursache. Wie aber kommt es, daß nur außerordentlich selten die Erzieher bei sich den Fehler suchen? — Es ist in der Bequemlichkeit des Menschen begründet, daß er solange nicht die Schuld bei sich sucht, als sie anderen Umständen, anderen Menschen aufgebürdet werden kann. Nirgends ist der Mensch so erfinderisch wie dort, wo es gilt, seine Schwäche durch eine Entschuldigung zu decken. Aus der unabsehbaren Reihe der absonderlichsten und unmöglichsten Entschuldigungen hier die häufigsten und einfachsten:

Da ist zum ersten das moderne Dogma von der Vererbung. Ein Schüler stottert. Der Vater, ein außerordentlich brutaler Mensch, sagt, das sei in der Familie erblich, der Großvater hätte auch gestottert. Der Schüler kommt in ein Internat und legt dort das „Erbübel" ab. Das überzeugt den Vater aber nicht. Der erklärt sich die Besserung als einen Erfolg der Heilmethode.

Als ebenso vererbt gelten Jähzorn, Trotz, Eigensinn, Schreibkrampf, „Nervosität", Unbegabtheit, Herzneurose, Leichtsinn usw., das sind alle üblichen Entmutigungssymptome. Da es wohl auch unter den Vorfahren besonders entmutigte Kinder gegeben hat, findet man auch unter den Familienahnen irgendeinen Sündenbock, dem zu seinem unglücklichen Leben nun auch noch die Schuld am Unglück dieses kleinen Menschenkindes aufgeladen wird, obwohl er nun schon 50 oder 100 Jahre im Grabe liegt.

Die Schwererziehbarkeit oder Nervosität des Kindes ist nach einer Kinderkrankheit zum erstenmal sichtbar geworden. Eltern, die nach einer Ursache suchen und um jede froh sind, die ihnen die Verantwortung abnimmt, werden die zeitliche Aufeinanderfolge von Krankheit und Schwererziehbarkeit für ein ursächliches Verhältnis nehmen.

Psychogene Erscheinungen, wie Stottern, Schreibkrampf, Erbrechen, nervöse Magenbeschwerden und Verdauungsstörungen, Kopfweh und Herzneurosen gelten heute allgemein noch als körperlich bedingte Krankheiten. Eine Schuld der Erzieher steht damit ganz außer Frage.

Der Hinweis auf den schlechten Einfluß der Kameradschaft in der Schule und auf der Straße ist ein beliebtes Mittel der Eltern, sich von der Mitschuld oder Alleinschuld bei der Entwicklung eines Kinderübels reinzuwaschen.

In unharmonischen Ehen ist immer der andere Teil für das schlechtgezogene Kind verantwortlich. „Von ihm hat es den Fehler."

Wenn sie sich auch für die Entstehung des Übels nicht verantwortlich fühlen, so wollen sie doch das ihrige tun, um es zu beseitigen. Naturgemäß werden dabei Symptome um so heftiger bekämpft, je mehr Schwierigkeiten sie den Eltern machen. Darum gilt Trotz gegen die elterliche Autorität als ein schweres Übel, während Unverträglichkeit mit den Spielkameraden nicht viel beachtet, nicht selten beim verwöhnten Kind z. B. gar nicht ungern gesehen wird. Mit mehr oder weniger Entrüstung versucht man ganz äußerlich „Ordnung" zu schaffen."

> Der Trotzige wird unterdrückt.
> Den Ängstlichen will man abhärten.
> Den Ungehorsamen zwingt man.
> Den Leichtsinnigen überwacht man.
> Den Langweiligen treibt man an.
> Den Schwänzer sperrt man ein.
> Dem Lügner glaubt man nicht mehr.
> Den Aufschneider beschämt man.
> Den Raufbold trennt man von den Kindern.

Alle diese Maßnahmen entmutigen aufs neue. Sie alle vergrößern den Druck und damit die Unsicherheit, aus der nur wieder derselbe Fehler zu führen verspricht. Er verstärkt sich, erzeugt damit noch heftigere Maßnahmen, versucht sich der so erneut hereinbrechenden Entmutigung durch Gegendruck zu erwehren usw. in dieser unseligen Kette von Wirkung und Gegenwirkung.

Wenn so das Symptom dem Kind nur neue Niederlagen bringt, warum bedient es sich dann seiner? Den Mut zur wirklichen Leistung hat das Kind verloren. Das Symptom bietet die Möglichkeit, über den nächsten Augenblick hinwegzukommen, Zeit zu gewinnen, plötzlichen Schwierigkeiten augenblicklich auszuweichen. (Ein Beispiel: Das Schulfieber. Das Kind hat in der Schule eine Niederlage erlitten und fürchtet eine neue. Es wird krank, bekommt Kopfweh und braucht nun ein paar Tage nicht zur Schule zu gehen. — Die Schwierigkeit ist aufgeschoben.)

Es schützt vor Niederlagen (Langsamkeit, Unbegabtheit, Aufgeregtheit).

Es erregt Aufmerksamkeit (Ängstlichkeit, körperliche Symptome).

Es rückt in den Mittelpunkt (positiv: Musterhaftigkeit oder negativ: Frechheit.)

Es stellt andere in den Dienst des Kindes (Sorgenkind).

Es rächt eine Niederlage (Trotz).

Es entwertet die Umgebung und erreicht damit eine Erhöhung (Verleumder).

Wie problematisch diese „Erfolge" sind, will dies Beispiel klar stellen: Ein Arbeiter leidet sehr unter dem Druck der Armut. Am Zahltag nimmt er seinen ganzen Wochenlohn und geht ins Wirtshaus, um einmal für ein paar Stunden allen Jammer zu vergessen. Am nächsten Tag erwacht er in noch drückenderer Armut. Der Wochenlohn ist vertrunken und er und seine Familie sitzen nun da, ohne das Allernötigste. Es müssen Schulden gemacht werden. Weil er sich arm fühlt, betrinkt er sich. Weil er sich betrinkt, steigt seine Armut. Weil seine Armut größer wird, wird sein Drang, sie zu vergessen, größer. Damit ist der „Teufelskreis" geschlossen, dem jeder zutreibt, der sich einmal mit Symptomen einläßt.

Ohne die Einkleidung in ein Bild: Ein Bub wird vom heftigen Vater im Schreiben besonders bedrückt. Durch die Angst beim Schreiben und die großen Anstrengungen befällt ihn ein Schreibkrampf, der sich in der Folgezeit oft wiederholt. Das Kind ist tatsächlich dadurch vor weiterer Bedrückung im Schreiben behütet, denn Vater wie Lehrer glauben, die Organminderwertigkeit verhindere bessere Leistungen. Trotzdem ist das auch nur ein scheinbarer Erfolg. Ganz abgesehen davon, daß ein Vater, der bisher im Schreiben schwer bedrückte, bestimmt eine andere Möglichkeit finden wird, seine Herrschgelüste auszuwirken, wird das Symptom selbst zum Bedrücker. Es bringt all das Entmutigende einer Organminderwertigkeit mit sich, es setzt die Leistungen im Aufsatz, im Rechtschreiben, im schriftlichen Rechnen und im Zeichen herab und wird so eine Quelle von neuen Entmutigungen.

Hat das Kind sich aber erst mit einem Symptom eingelassen, dann geht es ihm wie einem Menschen, der das Verdienen aufgegeben hat und nun vom Schuldenmachen weiterlebt. Ein Beispiel auch dafür: Ein kleines Kind mit klugen Geschwistern zeigt sich als „unbegabt", um sich gegen das ewige Treiben und Vergleichen zu wehren. Dies schützt nun tatsächlich zu Hause. Man läßt es in Ruhe. In der Schule aber bringt diese Unbegabtheit — jetzt auch schon zum großen Teil Ungeübtheit — täglich neue Entmutigungen. Um diese wettzumachen und sich wenigstens den Beifall der Kameraden zu holen, wird es zum Klassenhanswurst. Der Lehrer bestraft den Störer des Unterrichts. Auf diese neue Entmutigung antwortet er mit Trotz. Es erfolgt Anzeige beim

Vater. Neue Entmutigungen nun auch wieder zuhause. Weil er gedrückt wird, wehrt er sich. — Weil er sich wehrt, wird er gedrückt.

Die Eltern wollten die Kinder fürs Leben erziehen und — entmutigten nur. Die Kinder wollten ihren Mut wiedergewinnen und — brachten ihren Eltern Sorge und Ärger. Die Eltern wehren sich gegen die Kinder. Die Kinder wieder gegen die Eltern. Die Verwirrung wird größer und größer.

Wer kann sie lösen?

III.

Nun folgt noch ein Versuch, den Weg von der Theorie zurück zur Praxis zu gehen, also von der Beschreibung der Schäden zu den Forderungen zu kommen, die sie in Zukunft zu verhindern versprechen. Der Versuch will in aller Kürze und Unvollständigkeit nach der Gliederung des vorausgegangenen theoretischen Teils die positive Formulierung der Grundsätze sein, deren Verletzung die beschriebenen Übel im Gefolge hatte.

Lasse das Kind die Kluft zwischen ihm und uns möglichst wenig fühlen!

Erkenne es als Kind an! Lege nicht unsere Maßstäbe an seine Art und seine Leistungen. Es ist kein unfertiger Erwachsener! Wir wissen seit langem, daß das Kind in den ersten sechs Jahren so viel geistige Arbeit leistet wie wohl kaum mehr später im Leben in der gleichen Zeit.

Lasse es zuhause mitarbeiten! Es wird seinen Mut stärken, wenn es sich und auch nur in einer kleinen Sache nützlich erweisen kann.

„Die Großen können anzünden, Klein Rega kann das nicht. Sie hält sich bei Dingen, die sie nicht ganz gewiß kann, auch nicht auf. Sie hat gemerkt, daß die Feuerwerkerei nichts für sie ist, also verlangt ihr auch gar nicht nach dem heißen, brennenden Ofen. Allein der Ofen wird von der knienden Magd auch ausgeräumt, wenn er ganz kalt ist. Das ist ein Geschäft! Klein Rega prüft zunächst, ob der Ofen kalt ist. Dann öffnet sie die schwarze Tür und schaut nach, obs drinnen ganz finster ist. Kohlenpechrabenschwarz. Also soll man den Ofen ausräumen. Klein Rega nimmt den Schürhaken, sie räumt kunstgerecht aus; sie hat genau beobachtet. Dann kommt die Mutter und ist nicht zufrieden. Trotzdem Klein Rega gewissenhaft gearbeitet hat, und alle Asche auf dem blankgewichsten Boden vor dem Ofen liegt, ist die Mutter nicht zufrieden. Nur weil die Schaufel fehlt! Hauptsache war, daß der Ofen ganz sauber werden sollte. Hauptsache, Mutter, Hauptsache! Klein Rega darf den Ofen nicht ausräumen, obwohls die Magd täglich ungescholten tut, und gerade die Ofentür liegt handlich, wie nur weniges.

Klein Rega wollte ein Kunststück leisten. Oder ist ein sauber ausgeräumter Ofen kein Kunststück für eine so kleine Person?"[1]

Schaffe eine ruhige Atmosphäre im Haus! Alle großen Meinungsverschiedenheiten müssen außer Hörweite des Kindes ausgetragen werden. Wenn wir es aber fertig bringen, kleine Mißverständnisse in aller Güte und Ruhe zu ordnen, mit wirklichem Eingehen auf die Gründe des andern, ohne Rechthaberei und Ironie, können wir dies ruhig vor unseren Kindern tun. Diese lernen dann frühzeitig, daß sich auch beim besten Willen Meinungsverschiedenheiten nicht vermeiden lassen, selbst wenn man so einig ist, wie Vater und Mutter. Sie werden dann später sicher nie zu den einfältigen, unsicheren Menschen gehören, die es immer als eine persönliche Beleidigung nehmen, wenn der andre eine andre Meinung hat. Gleichzeitig aber mit dieser Erkenntnis sehen sie auch,

---

[1] Aus E. G. Kolbenheyer: „Klein Rega". Sammlung „Der Schatzgräber". Nr. 92. Verlag Gg. Callway, München. S. 7.

wie man Mißverständnisse aus der Welt schafft. Zuerst bemühen sich beide Teile, ihre sachlichen Gründe auszubreiten. Dabei zeigt sich, daß man wirklich über eine Sache sehr oft zwei Meinungen haben kann. Ist nun ein gemeinsamer Entschluß nötig, so untersucht man gerecht, auf welcher Seite die besseren Gründe sind. Manchmal aber ist das nicht zu entscheiden. Das Ende ist ein Kompromiß, man kommt sich entgegen, oder man entscheidet sich, wenn es nur ein „entweder, oder" gibt, ganz für die Pläne des andern. Wenn wir in dieser Art die einzige Möglichkeit sehen, Gegensätze aus der Welt zu schaffen, werden wir auch dem Kind auf die gleiche Weise gerecht zu werden trachten. Keine Meinungsverschiedenheit wird durch Erwachsenenvorrechte zu unsern Gunsten entschieden. Gerade hier bietet sich eine der schönsten Gelegenheiten, dem Kind Gleichberechtigung zu beweisen und es außerdem die „Technik des Zusammenlebens" kennen lernen zu lassen.

Schätze die Vernunft des Kindes nicht zu gering. Gib einschneidenden Forderungen an das Kind eine Begründung mit. Vermeide unter allen Umständen jeden schroffen Befehl. Wenn Du versagen mußt, lasse das Kind die Gründe wissen. (Denn ohne Gründe versagen wir doch nicht.)

In unserem kleinen Ort wurde ein Weihnachtsspiel aufgeführt, zu dem auch Kinder geladen waren. Der Eintritt betrug 50 Pfg. Natürlich wollten alle Buben gern die Vorstellung besuchen und bestürmten die Eltern um das Geld. Ein Vater sprach zu seinem sechsjährigen Buben so: „Schau, Heini, um 50 Pfg. bekommt man einen Fünfzigpfennig-Brotwecken. An dem kannst du eine ganze Woche essen. Nach dem Theater wirst du halt doch wieder Hunger haben! Meinst nicht, daß es gescheiter wär, wir würden den Wecken kaufen? Geh! Da hast du die 50 Pfg. Holst gleich den Wecken vom Bäcker." Diese Absage hat das Kind nicht verbittert. Es verstand die Begründung und erlebte das hohe Gefühl, durch seinen Verzicht auch sparen geholfen zu haben.

Diese Forderungen erfüllen wollen, heißt für jeden von uns: Tu ab alle Überheblichkeit, Ungeduld, Unverträglichkeit und gib selbst das gute Beispiel. Der sicherste Weg zum Großsein für das Kind ist der, das nachzutun, was wir ihm vorleben.

„Irgendwo wird sie schon durchdringen, wenn nicht wider die Großen, so mit ihnen. Und sie tut, wie die weisesten Menschen unter Fremden tun: sie achtet auf die Gebräuche. Das ist bei ihr durchaus kein traumtappender Nachahmungstrieb, sondern ganz bewußte Abfindung. Klein Rega weiß, wenn sie tut wie die Großen, wird sie für voll genommen [1]."

Sei niemals gedankenlos im Umgang mit körperlich minderwertigen Kindern!

Nichts soll sie an ihre Organminderwertigkeit erinnern. Deswegen ist auch eine zu fürsorgliche Pflege und Rücksichtnahme von Schaden. (In den Kriegsjahren baten uns die Schwerkriegsbeschädigten: Schaut uns auf der Straße nicht so mitleidig an! Nehmt uns als gewöhnliche Menschen!)

Wählen wir eine Kleidung, die dem Behinderten das eigene An- und Ausziehen ermöglicht.

Lassen wir ihn an der Familienarbeit teilnehmen, daß auch er zu dem Gefühl komme: Man kann mich brauchen.

Überwerten wir kleine Organminderwertigkeiten nicht und geben wir auch bei großen Vertrauen in die Zukunft. Der edle Mensch B a k u l e hat mit seinen krüppelhaften Zöglingen uns allen einen Beweis gebracht, was Liebe und Ausdauer über äußere Schwierigkeiten vermögen. Aus seinem Vortrag bei der

---

[1] Aus E. G. Kolbenheyer: „Klein Rega". S. 9.

III. Intern. Päd. Konferenz des Intern. Arbeitskreises für Erneuerung der Erziehung:

„Was wird wohl aus der Frantik werden? — hatten vor Jahren die Leute gefragt. Ohne Arm geboren — stand er an der Straße und hob mit den Füßen die Kupfermünzen auf, die ihm vorübergehende Fußgänger zuwarfen. Kupfermünzen, die ihm die Mutter abnahm, um Schnaps dafür zu kaufen. Er wurde zum Bettler und Vagabunden, zum Alkoholiker erzogen.

Wie soll es Sylva in der rauhen Atmosphäre einer Werkstatt aushalten? Ein Fünfzehnjähriger zwar, aber nicht größer als ein Fünfjähriger. Schadhafte Lungen arbeiteten schwer in dem eingeengten Brustkorb des armen Webersohnes und eine furchtbare Rückgratverkrümmung beugt den ganzen Rumpf zu Boden.

Wie wird es mit Vojta werden? Wer wird es wagen, seine flossenartigen Hände, von denen die eine 4, die andere nur 3 fast unbewegliche Finger hat, ohne Daumen auszubilden?

Und wie kann man den Honzik nach Menschenart erziehen, das elende Geschöpf, das nur wie ein Wurm auf der Erde kriechen kann und einen mit trüben, verschreckten Augen eines Tieres anblickt?

Und jetzt nach sechs Jahren? — Jetzt war mirs schon klar, daß aus dem armlosen Frantik kein bettelnder Vagabund wird.

Er gab die Anregung zu einer ganz neuen Reihe rentabler Unternehmungen und ist heute der Direktor der Kinder-Erwerbsgenossenschaft, die er organisierte und deren ersprießliche Entwicklung er mit fester Faust leitete.

Sylva muß nicht untergehen in der rauhen Atmosphäre der groben Werkstatt. Er ist einer der besten und begabtesten Hospitanten der Kunstgewerbeschule und seine künstlerische Schaffenskraft ist von großem Wert für das Unternehmen der Krüppelkinder.

Die armen, braven Eltern des Vojta brauchen nicht mehr in Sorge zu sein, was aus ihrem Sohn werden wird. Vojta hat seine Flossen in der Handhabung der Radiernadel ausgebildet und arbeitet als gutbezahlter Zeichner und Radierer in einem lithographischen Atelier.

Und Honzik ist nicht mehr das elende kriechende Tierchen mit den ausdruckslosen Augen. Er ist ein tüchtiger Bursche mit eisernen Muskeln und klugem Blick. Für unsere Kinder-Erwerbsgenossenschaft erzeugt er feine, schöne Holzsachen, die seine Gefährten mit reizenden Ornamenten verzieren.

Und ähnlich wars mit jedem aus meinen „Zwölf" [1].

Suche den Gefahren, die im schlechten Milieu auch für Dich liegen, bewußt entgegenzuwirken!

Es ist eine alte Wahrheit: Nur ein gedrückter Mensch drückt weiter! Wir können nicht auf die sozialen Reformen warten, die kommen müssen, um den überstarken Druck von den untersten Schichten zu nehmen. Jeder Gedrückte, der nicht an seinem Kind schuldig werden will, muß darum für sich die Lage überwinden, d. h. trotz aller Not geduldig und gütig bleiben und dort wo er versagen muß, es so machen, wie der Vater, der seinem Kind den Besuch des Weihnachtsspiels abschlagen mußte.

Behandle auch Mädchen gerecht!

Es ist dies schwerer als wir das selber glauben. Das jahrtausendalte Dogma von der Überlegenheit des Mannes liegt auch uns im Blut. Die Aufgabe uralter Reservatrechte wird damit von uns verlangt. — Taten wirken auch hier mehr

---

[1] Aus: „Die Entfaltung der schöpferischen Kräfte im Kinde". Herausgegeben von Elisabeth Rotten. Verlag Leopold Klotz-Gotha 1926. S. 19.

als schöne Theorien. Ist die Frau wirklich in allen Fällen gleichberechtigte Lebenskameradin, gilt der Sohn in keinem Punkt mehr als die Tochter, genießt er nicht mehr Freiheit als sie, so wird sie selbständig und mutig aus dem Hause gehen, nicht als unterwürfiger Dienstbote ihres späteren Mannes.

Wecke keine Rivalität unter deinen Kindern!

Ein Hauptpunkt, der von Dir selber wieder das Schwerste verlangt. Es heißt: Führe Du eine gute Ehe. Nur die unbefriedigte Mutter verzieht sich den Einzigen oder den Jüngsten zum „Mutterkind", um sich für ihr einsames Leben zu entschädigen und wenigstens einen Menschen zu haben, der sie liebt. Nur der Vater, der mit seiner Frau nicht auskommt, steht in allen Lagen hinter dem Ältesten, dem Stammhalter und spielt ihn gegen seine Frau und ihren Schützling aus. Eltern, die alles teilen, was ihnen das Leben bringt, bestehen nicht auf Gütertrennung unter ihren Kindern. Jedes Kind gilt bei beiden Eltern, jedes erlebt die gleiche Liebe. — Eines Tages wurde es sichtbar, daß die zwei Größeren doch eifersüchtig auf das Kleinste sind. Die Mutter aber streicht ihnen über das Haar, nimmt es aus seinem Bettchen und zeigt es ihnen in seiner ganzen Hilflosigkeit. Es kann sein Köpfchen nicht heben, es kann nicht allein trinken usw. Schließlich verstehen die Großen, daß das Würmchen wirklich viel Pflege braucht. Sie wollen sich mit der Mutter darein teilen. — Ein andermal erzählt die Mutter mit stillem Lächeln, wie Fritz noch ein Fritzchen war, so klein wie heut der Hansel, wie schwer er sprechen und laufen lernte, welch sonderbare Wörter er erfand, und zum Schluß noch die lustige Geschichte, wie er zum Großvater zum Gratulieren ging. Die Großen und die Kleinen sitzen um die Mutter und hören gespannt zu. Jeder lernt aus der Geschichte. Die Kleinen sehen: Der große Fritz war also auch so klein und dumm wie ich, und schauen mit weniger Mutlosigkeit zum großen Bruder auf. Der aber sieht mit viel mehr Interesse und weniger Verachtung auf den Kleinsten herab, ist der doch nur etwas wie eine andere Wiederholung seines eigenen Lebens. Sobald es nur geht, bekommt auch das Kleinste unter den Kindern ein kleines Arbeitsgebiet innerhalb der Familie, das auch ihm seine Brauchbarkeit allein beweist. Die Mutter zeigt nun, daß es ebenso wertvoll ist, wenn Hansel vier kleine Holzscheite herbeibringt, während Max einen Korb voll vom Keller heraufschleppt und Fritz das Holz kleingehackt hat. Jeder arbeitet und jeder nach seinen Kräften. Nicht das Ergebnis ist das Wichtige, sondern die Leistung. Für den kleinen Hansel ist es genug, für Max wäre es zu wenig, von Fritz wollen wir gar nicht reden. So wächst die Erkenntnis, daß die Eltern zwar zu jedem der Kinder anders und doch zu jedem gerecht sind, daß sie aber keines bevorzugen und keines weniger lieb haben.

Entsprechend der Anordnung im 1. Teil dieser Abhandlung müßten wir jetzt davon sprechen, wie Erziehungsfehler, die weitaus stärkste und verbreiteste Ursache der Schwererziehbarkeit der Kinder, zu vermeiden seien. Otto Rühle hat das in dem nicht genug zu empfehlenden Büchlein „Umgang mit Kindern" getan. Wir können es nicht besser machen. Ohne uns mit den wenigen Kapiteln zu identifizieren, aus denen der Politiker Rühle spricht, verweisen wir mit aller Wärme auf das inhaltreiche Werkchen.

In der griechischen Tragödie greift im letzten Augenblick ein deus ex machina ein und löst die für Menschen unlösbare Verwirrung. — In den schweren Fällen, wo das gegenseitige Vertrauen zwischen Erzieher und Kind schon so sehr geschwunden ist, daß auch die Umstellung des einen Teils den andern nicht mehr aus seiner grundsätzlich ablehnenden Einstellung zu locken vermag, dort wo

Erziehungsmaßnahmen und Kinderfehler sich gegenseitig zu schlimmsten Wirkungen hinaufgesteigert haben, vermag nur ein selbst unbelasteter Außenstehender die Umkehr anzubahnen. Die individualpsychologischen Erziehungsberatungsstellen sind für diese Fälle geschaffen. Individualpsychologische Nervenärzte und Heilpädagogen wirken in der gleichen Richtung. Die letzte Formel wird freilich auch hier heißen: Stelle Du Dich um!

Christian Gotthilf Salzmann hat den obersten Grundsatz aller Erziehung 100 Jahre vor der wissenschaftlichen Begründung durch die Individualpsychologie in seiner „Anweisung zu einer vernünftigen Erziehung der Erzieher" schlicht und einfach formuliert:—

„Von allen Fehlern und Untugenden seiner Zöglinge muß der Erzieher den Grund in sich selbst suchen."

Verwahrlosung.

Von

Dr. Lene Credner-München.

Schon vor dem Kriege nahm die Verwahrlosung ständig zu. Nach den Feststellungen vom statistischen Amt kamen im Jahre 1910 auf 100 000 unbestrafte strafmündige Jugendliche 764 verurteilte Jugendliche, und zwar waren von den 51 315 verurteilten Jugendlichen 16 287 Kinder unter 15 Jahren. Die Zunahme der Kriminalität bei Jugendlichen übertrifft die bei Erwachsenen beträchtlich — trotz aller Gegenmaßnahmen. — Seit dem Kriege hat die Verwahrlosung eine ganz außerordentliche Steigerung erfahren. Dabei ist noch in Betracht zu ziehen, daß nur ein Bruchteil aller Fälle in die Statistik kommt, ein größerer Teil bleibt unentdeckt oder ist nur im Familienkreis bekannt und wird verschleiert; außerdem kommen noch die Fälle von Verwahrlosung hinzu, die ihrer Natur nach nichts mit dem Strafgesetz zu tun haben. Selbstverständlich gehören zur Verwahrlosung nicht die kleinen Vergehen, Diebstähle und Diebstahlserien, die im Leben fast jedes Menschen gelegentlich vorkommen.

Die charakteristischen Symptome der Verwahrlosung sind vor allem mangelhafte soziale Einfügung, damit verbunden Hang zum Vagabundieren, Neigung zu Kriminalität, zur Prostitution und zu Rauschgiften.

Als Ursachen für die Verwahrlosung gelten nach den bisher allgemein anerkannten Anschauungen 1. die wirtschaftliche Lage, nämlich die schlechten Wohn-, Schlaf-, Arbeits- und Ernährungsbedingungen, 2. die sozialen Verhältnisse; das Gefühl, ausgebeutet zu werden, angestrengt arbeiten zu müssen, ohne dabei das erreichen zu können, was anderen mühelos zufällt. Also Erbitterung und Klassenhaß — die Auswirkung des Kampfes Aller gegen Alle. 3. Die Wirkung des Milieus: falsche Erziehung und schlechtes Vorbild. 4. — und zwar wurde dieser Punkt bisher für ausschlaggebend gehalten — die Veranlagung, nämlich die meist auf Erblichkeit oder auf gelegentlich überstandenen leichten Gehirnkrankheiten beruhende abnorme psychische Konstitution — die Psychopathie.

Die ersten drei Punkte werden auch von der Individualpsychologie gewürdigt. Was den vierten betrifft, so steht sie, außer wo es sich um organische Gehirnerkrankungen oder Defektzustände handelt, auf einem anderen Standpunkt. Von Schwachsinnigen, also solchen, bei denen der Entwicklung des Intellekts durch eine mangelhafte Bildung des Gehirns Grenzen gesetzt sind, die unterhalb der Norm stehen, ist hier nicht die Rede, sondern nur von der reinen Form der sogenannten Psychopathie. Es handelt sich hierbei um Individuen, bei denen keine nachweisbare Minderwertigkeit des Gehirns vorliegt, deren Intellekt oft sogar hervorragend entwickelt ist; die Störung liegt auf moralisch-sittlichem Gebiet, kann aber bedingend für etwaige Ausfälle von intellektuellen Leistungen sein. Hier läßt die Individualpsychologie keine psychische Veranlagung gelten, die „erbliche Belastung" schrumpft für sie zur angeborenen Minderwertigkeit einzelner Organe oder Organsysteme zusammen — diese wird ein Faktor neben anderen, auf den die Psyche in der frühen Kindheit reagiert. Der Schein einer psychischen Heredität ergibt sich einerseits aus der Tatsache, daß Organ-minderwertigkeiten in dem Milieu, das für die Verwahrlosung die Hauptrolle spielt, durch hereditäre Lues, Tuberkulose, Alkoholismus u. a. häufig sind, andererseits dadurch, daß die Entwicklung der kindlichen Psyche vom Milieu abhängig ist.

Es handelt sich bei der Organminderwertigkeit um eine hypoplastische oder dysplastische Anlage von Organen oder ihrer Innervation, die eine Über-kompensation, also eine Mehrarbeit von seiten des Gehirns verlangt. Der da-durch verursachte Zustand erhöhter psychischer Spannung versetzt das Kind in eine den übrigen Aufgaben gegenüber erschwerte Situation. Die kindliche Psyche braucht deshalb nicht minderwertig zu sein, sondern sie reagiert auf den Druck stärkerer Belastung und antwortet auf die gestellten als besonders schwer empfundenen Anforderungen mit über das Ziel hinausschießenden An-passungsversuchen. Es handelt sich also um eine Reaktion, nicht um eine mangelhafte Veranlagung der Psyche.

Die Benennung „konstitutionelle Psychopathie" wäre demnach nicht zu-treffend; dadurch aber, daß sie dazu verlockt, sich bei der Erklärung „anormale Veranlagung" zu beruhigen, ist sie direkt schädlich. Da $^2/_3$ aller bestraften Jugendlichen in Anstalten kommen, von diesen aber $^3/_4$ als Psychopathen bezeichnet werden, ist es angezeigt, bei der Auseinandersetzung mit dem Problem der Verwahrlosung auf den Begriff „Psychopathie" näher einzugehen.

Was versteht man klinisch unter Psychopathie? Psychopathie ist ein Sammel-begriff für Abweichungen vom Normalen, die noch nicht zu den Geisteskrank-heiten zu rechnen sind. Nach Bleuler ist Psychopathie „nur insofern ein ein-heitlicher Begriff, als sie psychische Abweichungen von der Norm, die ander-weitig nicht abgegrenzt sind, umfaßt"[1]. In dieser Hinsicht deckt sich Bleulers Auffassung ungefähr mit der Adlers, der den Begriff Psychopathie ein „Asylum ignorantiae" nennt. „Von welchem Grade der Intensität in der Häufung der Symptome man den Psychopathen als krank bezeichnen will, ist willkürlich, und von welchem Grade an man ihn nicht mehr als Psychopathen, sondern als geisteskrank betrachten will, nicht selten ebenfalls[1]." „Im Vordergrund stehen meistens die affektiven Eigentümlichkeiten. Auch wenn die Intelligenz im allgemeinen genügend oder hervorragend ist, hat sie zu wenig regulierenden Einfluß auf das Handeln." Hinsichtlich der Prognose: „Die Behandlung der Psychopathen ist eine nicht sehr dankbare, denn zu ändern sind sie natürlich nicht; man muß sich mit ihnen abfinden[1]." Bumke nähert sich in Bezug auf die Heredität der individualpsychologischen Anschauung „... aber auch andere lebensunfähige Neuropathen sind einfach körperlich schwächlich und nur deshalb auch nervös weniger rüstige Menschen. Diese körperliche Schwäche vermögen sie zwar nicht zu vererben, wohl aber auf dem Wege der Keimschä-digung zu übertragen und so braucht sich die Form, in der ihre eigene nervöse Unzulänglichkeit auftritt, bei ihren Nachkommen nicht zu wiederholen, obwohl auch diese als Neuropathen geboren werden[2]." Kraepelin[3] sieht die Psycho-pathie als umschriebene Entwicklungshemmung an im Gegensatz zu den all-gemeinen Hemmungen (Oligophrenie). Es handelt sich nach Kraepelin bei den dauernden psychischen Minderwertigkeiten „nicht mehr um Krankheits-vorgänge von bestimmtem Ablauf, sondern um krankhafte Zustände, die durch das ganze Leben hindurch im wesentlichen gleichmäßig fortbestehen, wenn auch bisweilen mit geringen Schwankungen. In ihnen sehen wir mit Recht den Ausdruck einer Entartung, die zumeist nicht von dem Einzelnen erworben,

---

[1] Bleuler, Lehrbuch der Psychiatrie. Verlag Springer, Berlin. S. 426.
[2] Bumke, Lehrbuch der Geisteskrankheiten. Verlag Bergmann, München.
[3] Kraepelin: Einführung in die psychiatrische Klinik.

sondern ererbt ist und von ihm weiter vererbt zu werden pflegt." Zur Prognose: „Die sittlichen Beweggründe haben keine Macht, die Hebel, an denen die Erziehung einsetzen könnte, fehlen ihm (dem Psychopathen), er ist daher grundsätzlich unverbesserlich." Es handelt sich um „Menschen, denen die Entfaltung und Verwertung ihrer guten Anlagen durch Unzulänglichkeit und krankhafte Beimischungen dauernd unmöglich gemacht wird."

Was hätten wir aber, wenn diese Feststellung über die Unbeeinflußbarkeit der Verwahrlosten richtig wäre, für die Zukunft zu erwarten, da die Verwahrlosung in letzter Zeit stark zugenommen hat? Und wie wäre es zu erklären, daß gerade in Zeiten größerer wirtschaftlicher Schwierigkeiten die Verwahrlosung zunimmt? Man könnte allerdings annehmen, daß die Grenzen schwankend sind, und daß die „sittlichen Beweggründe" auch im weiteren Bereich des Normalen größerer Belastung nicht standhalten. Das hieße voraussetzen, daß dem Menschen die Sittlichkeit in verschiedener Dosierung mitgegeben wird — aber damit wäre jede Selbstverantwortung aufgehoben. Praktisch würde es von dringender Notwendigkeit sein, festzustellen, wie groß das Quantum von angeborenen sittlichen Kräften sei, um danach für die Gesellschaft untaugliche Elemente auszuschalten, mäßig taugliche im Verhältnis zu ihrer schwächeren sittlichen Begabung zu entlasten. Es würde sich dann gewissermaßen um ein Sortieren handeln, um ein Feststellen von Gegebenem, nie um ein Heilen und Bilden, höchstens um eine Art Dressur und um vorbeugende Maßnahmen. Aber auch dieser Weg, der sich logisch aus den bisherigen Anschauungen ergeben hätte, ist nicht folgerichtig beschritten worden — einerseits macht man den verwahrlosten Psychopathen oder Verbrecher dadurch, daß man ihm einen angeborenen psychischen Defekt zugesteht, unverantwortlich, andererseits bestraft und belastet man ihn, als ob er verantwortlich sei und die Freiheit habe, sich zu bessern. Die logische Folgerung aus den angeführten Anschauungen hätte das Bestreben sein müssen, rechtzeitig die schwachen sittlichen Kräfte der Gefährdeten, die noch nicht interniert sind, zu unterstützen, um ihnen das Verbleiben innerhalb der normalen Grenzen zu ermöglichen. Durch alle Maßnahmen klingt aber immer etwas von Verurteilung, Ächtung und Drohung hindurch.

Zu der Anschauung, daß die Symptome der Verwahrlosung des Psychopathen in einem Mangel der psychischen Veranlagung begründet seien, konnte man nur dadurch gelangen, daß man ihn isoliert sah, herausgerissen aus dem Zusammenhang, in den er hineingeboren war und in dem er sich entwickelte. Man sah das fertige Produkt und durchforschte sein Leben und das seiner Angehörigen auf krankhafte Züge, durch die die erbliche Belastung erklärbar würde. Wichtig aber wäre es, zu wissen, wie der spätere „Psychopath" auf seine Umgebung reagiert hatte, wie er — subjektiv — sie auffaßte, wie seine eigenen Gegebenheiten und die seiner Angehörigen sich ihm darstellten und wie er sich daraus mit kindlichen, unzulänglichen Einsichten sein schiefes Weltbild und seinen Lebensplan aufbaute. Der Begriff der Gemeinschaft, d. h. die Erkenntnis, daß die menschliche Psyche sozusagen als ein Organ der Bezogenheit funktioniert, ist die Vorbedingung dazu, den Einzelnen als ein Stück Leben in seiner Verflochtenheit mit dem Ganzen zu verstehen. Denn hier in diesem Streben, in dieser Lebensrichtung bezogen auf die Mitmenschen, ist der Schlüssel zum Verständnis der ganzen Persönlichkeit, also auch der einzelnen Handlungen, gegeben. Der Mensch wird dann nicht nur an dem Punkt, an dem er augenblicklich gerade steht, sozusagen im Querschnitt, gesehen, sondern in seiner ganzen Dynamik. Der Mensch — also auch der Verwahrloste, der Verbrecher. Dem Jugendlichen, der anfängt zu verwahrlosen, ist die Einfügung in die Gemeinschaft mißglückt; nicht weil er antisozial ist, verwahrlost er, sondern weil er die Einfügung nicht zustande brachte, wird er zum Gesellschaftsfeindlichen.

Immer steht am Beginn der Verwahrlosung ein Scheitern auf einer der Hauptlinien des Lebens, also in der Familie oder in der Schule; immer ein Mißerfolg — sei es einer, den das Kind schon erlitten hat, oder den es drohend vor sich sieht. Dabei kommt es nicht darauf an, ob die geforderte Leistung wirklich zu schwer für das Kind war; das Wesentliche ist, wie er selbst sich einschätze: ob es sich für unfähig oder die Leistung für unausführbar hielt, bleibt sich in der Wirkung gleich — wichtig ist nur die subjektive Einschätzung, daß die Lösung einer Lebensaufgabe nicht im Bereiche der Möglichkeit liege, daß man versagen müsse. An diesem Punkt nimmt das Kind Reißaus, es sucht sich einen Geltungsbereich, in dem es nicht versagen muß, in dem es sich leichter durchzusetzen hofft. Da der normale Weg — eben durch die geforderte Leistung — versperrt ist, setzt es seine Kräfte in der Richtung des geringsten Widerstandes ein. „In dieser äußersten Bedrängnis erwächst gerade ein Drang zur Selbstbehauptung um jeden Preis, zur Selbstbehauptung mit allen Mitteln, zur Selbstbehauptung auch auf krummen Wegen, wenn einem der gerade versperrt scheint. Je gedrückter seine Stellung wird, desto größer wird der Hunger nach Geltung und Anerkennung." (Simon und Seelmann [187]).

Welche Art der Betätigung dieser Geltungshunger sich wählt, das entscheidet sich in der Zeit, in der das Kind definitiv ausbiegt. Hier sprechen die verschiedensten Faktoren mit. Körperliches spielt eine große Rolle — ein Kräftiger, der sich unter andern Kindern nur durch Gewalttätigkeit durchsetzen konnte, baut diese Überlegenheit weiter aus, wird schließlich zum Rohling (Fall III)[1], ein hübsches Kind kann zur Prostituierten werden (VI und VII). Es kann dann wohl der Anschein erweckt werden, als seien diese Kinder geistig schwächer begabt als andere — sie haben jedoch in der Richtung der Verstandeskräfte nicht trainiert, all ihr Interesse und ihre Bemühungen lagen auf dem für sie bequemeren Gebiet des Körperlichen, das ihnen mehr Erfolge versprach. — So kann also das, was körperlich vorgebildet ist, weiter ausgebaut werden; es kann aber nicht nur ein körperliches Plus, auch ein Minus kann richtungsweisend sein: ein durch Häßlichkeit Auffälliger z. B. geht in der Richtung des Schreckerregens weiter (I).

Besonders wichtig für die psychische Entwicklung sind, wie gesagt, die Organminderwertigkeiten mit den Krankheiten, die sie im Gefolge haben; nicht nur durch die Tatsache der psychischen Mehrbelastung, sondern auch durch die Bewertung, die sie von seiten der Umgebung des Kindes erfahren. Das Kind gewinnt dann den Eindruck, als sei es in dieser einen Richtung besonders benachteiligt oder gefährdet. „Wir können nicht scharf genug darauf hinweisen, welche Not, welche Überspannung in der kindlichen Seele herrscht. Es gelingt mit leichter Mühe, untauglich gewordene Menschen, ihren geistigen Gesamthabitus daraufhin zu verstehen, daß sie ihre Untauglichkeit aus der Kinderstube mitgebracht haben. Überhaupt bedeutet Krankheit und Krankheitsbegriff für das Kind viel mehr als wir uns gewöhnlich klar machen. Wer die Seele des Kindes von diesem Standpunkt aus zu überblicken gewillt ist, der wird finden, daß es sich um ganz bedeutsame Erlebnisse handelt und daß das Kranksein nicht in allen Fällen als Erschwerung des Lebens erscheint, sondern als Erleichterung, daß die Krankheit sogar als ein Mittel geschätzt wird, um Zärtlichkeiten und Macht, irgendwelche Vorteile zu Hause und in der Schule zu erreichen" (Adler [7]). Adler ist zu dem Schlusse gelangt, „daß ein Kinderfehler in der Heredität, bei Eltern, Kindern, Geschwistern des Erkrankten, als Verdachtsmoment für Minderwertigkeit des dem Kinder-

---

[1] Die römischen Zahlen weisen auf die am Schluß (S. 217) angeführten praktischen Beispiele hin.

fehler entsprechenden Organs anzusehen ist" (Adler [1]). Organminderwertigkeiten sind somit für die Pädagogik eine Aufgabe, keine Entschuldigung. — Alle Kräfte drängen also nach einer Überkompensation; bei den Entmutigten, die zur Verwahrlosung neigen, zur Überkompensation im gesellschaftsfeindlichen Sinne. So sehen wir Kinder mit einer Minderwertigkeit des Magendarmtraktes, mit Verdauungsstörungen, bei denen die Ernährung im Vordergrund des Interesses stand, sich in der Richtung der Gefräßigkeit, des Alleshabenwollens weiter entwickeln, schließlich immer skrupelloser Geld zusammenraffen, möglicherweise Wucherer, Halsabschneider werden. Als ob das Alleshabenwollen von dem Gefühl der Minderwertigkeit erlösen könnte, so wie das Gefüttert- und Gepäppeltwerden das Schwächegefühl in der Kindheit beim Kränklichsein aufhob. — Oder ein Bettnässer, der gewöhnt ist, bedroht und beschimpft zu werden und den verschiedensten Erziehungsmethoden ausgesetzt war, kann seinen Kinderfehler, das Bettnässen, nur deshalb nicht ablegen, weil es das einzige Mittel ist, mit dem er sich im Vordergrund des Interesses hält. Er wird — wirklich zum „Schmutzfink", für den man ihn immer hielt; erst nur körperlich und macht sich dadurch seinen Mitmenschen unerträglich, schließlich aber bei zunehmender Isolierung auch in sittlicher Hinsicht (IV). Oder ein Kind, das für einen „Depp" gehalten wurde, findet später seine Befriedigung darin, andere zu übertölpeln, will immer der Schlaue sein (V). Ein motorisch unruhiges Kind stellt seine Umgebung später durch Überempfindlichkeit, Reizbarkeit, Wutanfälle in seinen Dienst (XII). Hier gibt es unzählige Variationen. Die Organminderwertigkeit ist nicht die verpflichtende Ursache für das Abbiegen von der Norm, sondern sie wird von einem, der einen Ausweg sucht, als Technik, um andere mit sich zu beschäftigen, festgehalten, ausgebaut, überbaut und im übertragenen Sinn weitergeführt. Der Überbau scheint dem Kinde dann das Allheilmittel zu sein, diesem Ziel strebt es, ohne es zu wissen, mit all seinen Kräften zu; deshalb sind alle Bemühungen, auch die des Kindes selbst, zum Scheitern verurteilt, solange das Grundübel, die Entmutigung, nicht aufgedeckt und behoben ist.

Da beim Kind körperliche Dinge im Mittelpunkt des Interesses stehen, ist es begreiflich, daß hier, also bei der Domestikation, die ersten Schwierigkeiten des Einfügens einsetzen und daß also die Organminderwertigkeiten eine so große Rolle spielen.

Daß von diesem Gesichtspunkt aus die andern Faktoren, die oben als Ursachen genannt wurden, neben Körperlichem ebenfalls eine große Rolle spielen, liegt auf der Hand. In erster Linie die wirtschaftliche Lage der Eltern. Denn (Adler) „das Kind wird von der Schwere der Erwerbsverhältnisse des Vaters getroffen, es merkt die Feindseligkeit des Lebens, auch wenn man nicht davon spricht. Es wird sich eine Anschauung mit unzulänglichen Mitteln bilden, kindlichen Auffassungen, kindlichen Erfahrungen. Aber diese Weltanschauung wird für das Kind zur Richtschnur, es wird in jeder Lage diese Weltanschauung zugrunde legen und entsprechende Nutzanwendungen ziehen. Letztere sind größtenteils unrichtig, weil man es mit einem unerfahrenen Kinde zu tun hat, dessen Logik unentwickelt ist, das Fehlschlüssen unterworfen ist. Man bedenke also den gewaltigen Eindruck, den ein Kind bekommt, dessen Eltern in schlechter Wohnung und gedrückter sozialer Lage leben, gegenüber dem eines Kindes, bei dem dies Gefühl der Feindseligkeit des Lebens nicht so deutlich wird. Diese zwei Typen sind so verschieden, daß man es jedem Kind am Sprechen, ja am Blick ansehen kann, zu welchem es gehört; und der zweite Typus, der sich mit der Welt leichter befreundet, weil er von ihren Schwierigkeiten nichts weiß oder sie leichter überwindet: wie wird dieses Kind ganz anders dastehen im Leben, mit Selbstvertrauen und Mut, und wie wird sich das in der Körperhaltung spiegeln! Ich habe bei Kindern in Proletarierkreisen untersucht, wovor sie sich am meisten fürchten: fast alle vor Schlägen. Also vor Erlebnissen, die sich in der Familie abspielen. Solche Kinder, die in der Angst vor dem starken Vater, dem Pflegevater, der Mutter aufwachsen, haben das Gefühl der Ängstlichkeit bis in die Mannbarkeit, und wir müssen feststellen, daß im Durchschnitt der Proletarier nicht den weltfreundlichen Eindruck macht wie der Bürger, der mutiger ist als jener" (Adler [7]). Beim proletarischen Kind, das früh unter dem Druck von wirtschaftlichen Sorgen steht, gewinnt natürlich Geld und Reichwerden eine übergroße Bedeutung. Die starken Entbehrungen und der Zwang zur nicht kindergemäßen Arbeit führen zu einer besonderen Form der Entmutigung, die einerseits zu Überschätzung des Genusses jeder Art, andererseits zu Arbeitsscheu führt und der Leitlinie ihre bestimmte Richtung gibt. „Mann sein" heißt dann für den Knaben, den Sohn armer Eltern, rauchen und trinken können soviel man will, und möglichst wenig arbeiten. Für das Mädchen bedeutet Erwachsensein soviel wie schöne Kleider tragen und genießen, was es zu genießen gibt, und wieder — möglichst nichts arbeiten. Dieses falsche Persönlichkeitsideal, die Überschätzung des Genusses und die Herabwürdigung der Arbeit zur Plage, all dies führt, sonstige ungünstige Bedingungen vorausgesetzt, zu Verbrechen, Alkoholismus, Prostitution (Wexberg [88]).

Die Erbitterung, die durch die soziale Lage häufig das Milieu, in dem das Kind groß wird, vergiftet, trägt dazu bei, Angst vor dem Leben zu machen und die Freude an eigener Arbeit zu untergraben; denn das Lebensbild des Kindes ist nach den Anschauungen der Erwachsenen orientiert. — Ein hoffnungsloser, stumpfer oder brutaler Vater, der den Druck, den er von außen erfährt, an die Schwächeren — Frau und Kinder — weitergibt oder Väter, denen das Leben nur durch den Alkohol erträglich gemacht wird, können ihren Kindern nicht eine mutige, frohe Einstellung zum Leben übermitteln. — Am meisten aber ist die Entwicklung bedroht durch liebearme Erziehung, die kein Gemeinschaftsgefühl aufkommen läßt. Bis das Kind soweit kommt, sich in trotziger Isolierung gegen seine Umgebung zu stellen, hat es sich verlassen gefühlt und erhofft sich nichts mehr von Liebe und Güte — es will nun wenigstens im Bösen beachtet sein, wenn es im Guten nicht möglich ist. Auffallend ist, daß ein großer Prozentsatz der Verwahrlosten keine Mutter hat oder jedenfalls eine gestörte Beziehung zur Mutter; oft ist es eine Stiefmutter, Pflegemutter oder aber eine ledige Mutter, die sich ihres Kindes schämt. Das weist darauf hin, daß der Mensch einen zuverlässigen Punkt, eine Beziehung innerhalb der Menschheit braucht, an der er die Beziehung zu andern erlernt, in der er Wurzel faßt und von wo aus er dann zuversichtlich weiter schreitet. Versagt diese erste Beziehung, so liegt es nahe, auch weiteren mißtrauisch entgegenzusehen. Da in wirtschaftlich schwer ringenden Kreisen die Belastung größer ist, ist dort auch meist die Gereiztheit und das gegenseitige Mißtrauen größer — eine Mutter mit schwer gestörtem Gemeinschaftsgefühl aber kann auch ihrem Kinde den Weg in die Gemeinschaft, das vertrauensvolle Sicheinfügen nicht erleichtern.

Aus dem Vorausgeschickten ergibt sich, daß die klinischen Benennungen für die Unterformen der Psychopathie wohl Charakteristisches über Symptome sagen, also über den Weg, den einer geht, aber nicht darüber, daß er so sein muß und daß er unabänderlich so bleibt. Der sogenannte „erregbare Psychopath" ist nicht etwa von Geburt an dazu bestimmt, mit Zornausbrüchen, also mit einem dem Anlaß nicht entsprechenden Affekt zu reagieren, sondern er wurde in diese Richtung gedrängt oder fühlte sich gedrängt auf Grund seiner erworbenen Einstellung zum Leben. Ebenso ist der „Haltlose" nicht willensschwach, sondern seine leichte Beeinflußbarkeit ist seine Lebensmethode; im Grunde ist es sein eigener Wille, der andern die Verantwortung zuschiebt. Der Haltlose ist staunenswert willensstark in der Art, wie er dieses Ziel verfolgt und erreicht. So sind auch die andern Formen der Psychopathie Lebenstechniken, die nur dann zu verstehen sind, wenn man die Aggression, die dahintersteckt, erkennt. Aus der Richtung der Leitlinie läßt sich immer auf den Feind, gegen den sie gerichtet ist, zurückschließen. — Ob einer in die Neurose ausweicht oder in die Verwahrlosung, das ist weniger von seinen sittlichen Kräften, eher von seinem Mute, am meisten aber von der Ideologie seiner Umgebung abhängig, denn die Richtung des Geltungsstrebens hat sich den Anschauungen der Umgebung, auf die es bezogen ist, anzupassen. Während der Nervöse alles darauf anlegt, bei andern den Schein von Vollwertigkeit zu erwecken ohne entsprechende Leistung, immer aber Beweise für seine Unfähigkeit sammelt, will sich der Verbrecher durch Taten durchsetzen — aber durch Taten gegen die Gemeinschaft. Auch er ist feig und traut sich die Arbeit innerhalb der Gemeinschaft nicht zu, er will die Scharte auf Kosten anderer auswetzen, aber er anerkennt die Gemeinschaft und rächt sich für sein Ausgeschlossensein.

Auf eine besondere Art der Verwahrlosung ist noch näher einzugehen: Auf die Gewerbsunzucht und spätere Prostitution. Die alte Anschauung, daß Prostituierte besonders sinnlich veranlagt seien, ist längst nicht mehr aufrecht zu erhalten. Der Dirne fehlt bei Ausübung ihres Berufes jede sinnliche Regung, außer wenn sie selbst ein Liebesverhältnis eingeht; häufig hat sie homosexuelle Beziehungen. Daß als Triebfeder der Prostituierung Not und Elend ausschlaggebend sind, läßt sich mit dem Hinweis widerlegen, daß die Auswahl der Mädchen, die in die Prostitution gehen, nicht abhängig von der Größe der Not oder der Entbehrung ist, dazu ist die Scheu vor der sozialen Ächtung, die damit verbunden ist, zu groß. Es gibt sicher Mädchen, die — meist nach einer ersten Enttäuschung — sich in der Not für Geld ohne Neigung oder gegen ihre Neigung vorübergehend, vielleicht auch dauernd hingeben, um eine Zeitlang ohne Entbehrungen leben zu können, möglicherweise nur um einen Unterschlupf zum Ausrasten zu finden. Diese betreiben aber dann nicht die Prostitution als Beruf weiter; sie raffen sich auf und kehren wieder zu ihrer Arbeit zurück und sehen die vorübergehende Prostitution nur als Mittel an, um wieder in geordneten Verhältnissen leben zu können, wenn sie nicht vorher zugrunde gegangen sind (IX). Die echte Prostituierte aber ist gekennzeichnet durch das Aufgehen in ihrem Beruf — selbst die reich gewordene Prostituierte kommt von ihm nicht mehr los; er ist für sie, so paradox es klingen mag, das Mittel zur Hebung ihres Selbstgefühls. Er entspricht ihrem Geltungsstreben, ihrem Expansionsbedürfnis. Sie empfindet die Sexualbeziehung als Sieg über den Mann. In der Ehe würden ihr Arbeit, Geburten, vielleicht Not und Unterdrückung bevorstehen — hier ist sie die Überlegene. Sie kann nicht enttäuscht werden, da sie nichts für sich erwartet und selbst kühl bleibt, die Hingabe wird nur aus Geschäftsrücksichten vorgetäuscht, in Wirklichkeit aber empfindet sie nichts; der Mann aber wird zum Mittel des Gelderwerbs degradiert. So wertet sie die Sexualität zu einem Geschäft um, bei dem sie dem Manne, dem Käufer als dem Begehrenden, Forderungen stellen kann ihrer Werbekraft entsprechend; sie folgt ihrem Expansionstrieb wie der Geschäftsmann dem seinen. Ihr fällt das Werben, die Verführung, die Aktivität zu, wie sonst dem Manne der Frau gegenüber, sie lockt den Mann „ins Garn", wie sonst — ihrer Meinung nach — der Mann die Frau. Diese Grundanschauung, daß in der sonst üblichen anerkannten Beziehung der Geschlechter die Frau erst geködert und dann „hereingefallen" ist, daß sie die Unterlegene, die Ausgenutzte ist, das ist der Kernpunkt. Die Prostitution ist die Antwort auf die bestehende Anschauung von der Minderwertigkeit der Frau, die die spätere Prostituierte in der Jugend übermäßig stark zu fühlen bekam.

Immer finden wir in der Kindheit der Prostituierten einen dominierenden oder besonders hoch eingeschätzten Vater, oder Brüder, die wegen ihres „Mann"-seins bevorzugt wurden, jedenfalls aber Geringschätzung der Mädchen. Häufig war sie als Kind eine Zeitlang sehr verwöhnt worden und hatte einen jähen Wechsel von guter Behandlung zu Entbehrungen durchzumachen. Die gute Zeit schwebt der Heranwachsenden nun als Ideal vor und je härter die Entbehrung empfunden wird, desto leuchtendere Farben bekommt das Ziel, unbedingt verwöhnter Liebling zu sein — desto weniger befriedigt die eigene Arbeit und das, was durch sie zu erreichen ist. Es kommt auch vor, daß ein uneheliches Kind durch seine Abstammung von einem Vater aus „besseren" Kreisen glaubt, zu Höherem bestimmt zu sein. Es ist, als ob solche Kinder dem Leben immer einen Schuldschein präsentierten, als ob sie Verwöhnung ohne Leistung als Selbstverständlichkeit, ja als ihr Recht erwarteten. Da alles auf Scheinsiege und Genuß unter Verzicht auf eigene Arbeit eingestellt ist, finden wir in der Vorgeschichte der Prostituierten fast immer Diebstähle und als erstes Symptom des Ausweichens das Streunen, also Schuleschwänzen und Vagabundieren. Der Ausgangspunkt ist auch hier wieder frühzeitige Entmutigung, dadurch Flucht vor dem Mittun, in dem man im Vergleich zu andern — besonders zum Manne — zu versagen fürchtet, daraus folgt größeres Unsicherheitsgefühl und also auch größeres Geltungsstreben und unersättlicher Hunger nach Siegen, allerdings Scheinsiegen: die kontinuierliche „Erwerbsbeflissenheit" der Prostituierten.

Die Prostitution, also der Kunstgriff, die Sexualität in ein Geldäquivalent umzuwerten, ist nur da möglich, wo die Geschlechter verschieden eingeschätzt werden — nur das beherrschte Geschlecht prostituiert sich. Daß der prostitutionsbedürftige Mann bei der Prostituierten ebenfalls einen billigen Sieg sucht, spielt keine Rolle, denn bei beiden handelt es sich um Scheinsiege und Degradierung des Partners als Mittel zum Zweck, nämlich zur Erhöhung des Selbstgefühls. Die Feststellung, daß nur Staaten mit männlicher Vorherrschaft mit Weiberprostitution belastet sind[1], bestätigt die individualpsychologische Anschauung, ebenso die Tatsache, daß im Männerstaat Prostitution unausrottbar ist. Im Frauenstaat kommt selbst bei Kulturvölkern keine Frauenprostitution vor, dagegen finden sich Ansätze von Männerprostitution.

Was ergibt sich nun aus dem über die Verwahrlosung Gesagten für die Therapie oder Prophylaxe? Es wurde gezeigt, daß der tiefste Grund die Entmutigung in Bezug auf die Stellung zwischen den Mitmenschen ist und daß der Entmutigte, der sich außerhalb stellt, der seinen Anteil an den Wechselbeziehungen von Mensch zu Mensch nicht zu geben wagt, doch auf die „Gemeinschaft" bezogen bleibt und zwar in Form von Minderwertigkeitsgefühl und Geltungsstreben; beide verstärken sich gegenseitig in der Art eines Circulus vitiosus. — In der Verwahrlosung zeigt sich die Auswirkung des überhitzten Geltungsstrebens am deutlichsten, das Minderwertigkeitsgefühl, die Mutlosigkeit und Verzweiflung erst bei näherem Eingehen.

Das erste Symptom beginnender Verwahrlosung ist, wie gesagt, das Ausweichen vor Lebensaufgaben, meistens das Ausweichen vor der Schule. Hier, also an dem Punkt, wo die Entmutigung zum erstenmal die Oberhand gewinnt, hat die Hilfe prophylaktisch einzusetzen; praktisch am geeignetsten hierfür sind wohl individualpsychologisch orientierte Erziehungsberatungs- und Fürsorgestellen, bei denen sich Eltern und Erzieher Rat holen, und Heime, in denen Gefährdete untergebracht werden können. Die Erziehungsberatungsstellen haben sich bereits bewährt; über ihre Tätigkeit und über die noch zu schaffenden

---

[1] Vaerting: Die weibliche Eigenart im Männerstaat. Verlag Braun, Karlsruhe.

Einrichtungen wird an anderer Stelle eingehend berichtet (vgl. auch Seif [185]). Hier mögen nur die wichtigsten Gesichtspunkte angedeutet sein.

Die Hauptaufgabe jeder therapeutischen Beeinflussung ist es, im Kinde Vertrauen zu seinen eigenen Fähigkeiten und Freude an seinen Leistungen zu wecken, ihm zu zeigen, daß die Schwierigkeiten, vor denen es Reißaus nahm, zu bewältigen sind. Die Mithilfe der Eltern und des Lehrers ist, wenn irgend möglich, zu gewinnen; sie werden das Kind in dem, was es Positives leistet, bestärken und ihm an Hand der eigenen Leistungen, die anfänglich noch so gering sein mögen, wieder Mut für allmählich immer schwerere Aufgaben machen. Ratsam ist, es auch zu kleinen Pflichten oder Ehrenämtern, denen es gewachsen ist, heranzuziehen, um es zur Einfügung in Familien- oder Schulkameraden- kreis und zu Selbständigkeit und Verantwortlichkeit heranzubilden. Natür- lich gibt es dafür keine Rezepte, sondern es muß sich von Fall zu Fall ergeben, in welcher Weise das Kind wiederzugewinnen ist. Jedenfalls ist alles, was das Kind isolieren oder herabsetzen könnte, peinlichst zu vermeiden, also selbst- verständlich Prügel, aber auch Strafen wie Einsperren und dergl. Das An- spornen zum Ehrgeiz wirkt ebenfalls isolierend und treibt in die Unsicherheit. Dagegen ist alles Positive, mitmenschlich auf andere Bezogene zu pflegen. Das Wichtigste ist die eigene Einstellung des Erziehers; das Kind muß das Gefühl haben, ernst genommen zu sein um seiner selbst willen, nicht als Mittel für erzieherischen Ehrgeiz, es darf nicht durch herablassende, schulmeister- liche, moralisierende oder spöttelnde Art noch mehr gedemütigt — also ent- mutigt werden. — Dem bereits Verwahrlosten sind seine Abwege als Kindereien und Irrtümer aufzuzeigen, was sie ja sind. Nie sollten die Symptome über- wichtig genommen und dadurch noch mehr fixiert werden. Bei schwereren Fällen muß natürlich eine eingreifendere Behandlung in gleichem Sinne ein- setzen, da die Schwierigkeiten nicht in wenigen Unterhaltungen aufgedeckt und als falsche Wege erkannt und erfühlt werden können. Unter Umständen, vor allem da, wo die Eltern zur Mithilfe nicht geeignet oder nicht willig sind oder aber in einer Umgebung, die die Umstellung zu sehr erschweren würde, ist Entfernung aus dem Milieu, unter Umständen Verbringung in eine Anstalt an- gezeigt, nicht als Strafe, sondern als Erleichterung. Dort wäre in gleicher Art einzuwirken, in gemeinsamer Arbeit mit dem Zögling und seinen Kameraden. Daß dafür nicht nur Liebe und guter Wille, sondern auch gründliche Einsicht in die psychischen Zusammenhänge nötig ist, zeigen die bisherigen Erfahrungen.

Bei dem folgenden Bericht über einige praktische Fälle wird sich noch Ge- legenheit bieten, auf die Behandlung und deren Erfolge hinzuweisen. Die Mehr- zahl der angeführten Verwahrlosten war nicht in individualpsychologischer Be- handlung oder Beratung, sie werden hier geschildert, um einen Einblick in das Zustandekommen der Verwahrlosung zu geben.

Beispiele:

I. **Ein Mädchen, das sich durch Häßlichkeit gebrandmarkt „teuflisch" vor- kam.** Marianne P. 17jährig, klein, dysplastisch, etwas mongoloider Typ mit dichtem, schwarzen Haar, breiter Nase, dicken Lippen, Andeutung von Schlitz- augen.

Sie kommt in Fürsorgeerziehung, weil sie streunt, Anfälle von Zerstörungs- wut hat, stiehlt. Sie erweist sich bei näherer Beobachtung als jähzornig, nach- tragend, rachsüchtig und hat ausgesprochene Freude am Zerstören.

Sie stammt von ordentlichen Eltern ab, der Vater ist sehr gut beleumundet, die Mutter früh gestorben, gegen die Stiefmutter liegt nichts vor. Marianne ist die älteste von drei Geschwistern, die jüngeren Geschwister sind blond, von normaler Körpergröße, den Eltern ähnlich. Marianne galt immer als trotzig und weniger gut geraten als die jüngeren Geschwister. — Sie litt als Kind an Ausschlägen. In der Schule lernte sie nicht leicht, kam aber mit. Größere Schwierigkeiten gab es erst nach dem Tode der Mutter. Als der Vater wieder heiratete, kam Marianne mit sieben Jahren ins Kloster und blieb dort bis zum fünfzehnten Jahr. Bei der Rückkehr ins Elternhaus konnte sie sich nicht einfügen. Sie kam als Halbfremde und nicht gern Gesehene in den Familienkreis, der aneinander gewöhnt war; ihr etwas finsteres, neue Situationen mißtrauisch abtastendes Wesen erschwerte das Entgegenkommen der anderen, die aufgeregte, ungeduldige Stiefmutter trieb sie noch mehr in den Trotz hinein. Als der Vater versucht, die Unterordnung unter die Stiefmutter mit Strenge zu erzwingen, wird sie noch störrischer; sie fühlt, daß der Vater, den sie sehr hoch schätzt, gegen sie Partei nimmt. Man wirft ihr alle ihre früheren Untugenden, überhaupt ihr „Anderssein" vor, läßt durchblicken, daß sie aus der Art geschlagen sei, wie äußerlich so auch innerlich, und spielt die andern Kinder gegen sie aus. Schwer lenkbar und gegen Ungerechtigkeit besonders empfindlich war sie schon früher, aber nie besonders auffällig. Jetzt aber holt man alles hervor, was gegen sie spricht und was die Stiefmutter entlastet. Marianne fühlt, daß man sie nicht mag, daß man nur nach Entschuldigungen sucht, um sie wieder los zu sein. Mit offenem Protest kann sie sich zu Hause nicht durchsetzen, allen Haß und alle Erbitterung frißt sie in sich hinein und läßt ihre Wut und Enttäuschung, wenn das Gefühl der Bedrückung zu stark wird, an leblosen Gegenständen aus — damit schädigt sie die Eltern, besonders die Stiefmutter indirekt: Sie zerschneidet oder verbrennt in scheinbar sinnloser Weise, wenn sie ihren Wutanfall hat, Kleidungsstücke oder Handarbeiten.

Daraufhin geben sie die Eltern in eine Fürsorgeanstalt und versprechen ihr, sie nach Hause zurückzunehmen, wenn sie sich gebessert habe. Marianne fühlt sich nun doch wenigstens beachtet und ernstgenommen, die Feierlichkeit der klösterlichen Anstalt und die Anstrengungen der Klosterschwestern heben ihr Selbstgefühl. Sie fühlt sich als sündiges Schäflein, das bekehrt werden soll und dem man den Weg zeigen wird. Und sie will auch bekehrt werden, denn das Versprechen, zu Hause wieder aufgenommen zu werden, macht ihr Mut. Aber als das ausgemachte Jahr vorbei ist, löst der Vater sein Versprechen nicht ein, er läßt sie ohne Nachricht, beantwortet keine Briefe mehr. Sie muß auf unbestimmte Zeit in der Anstalt bleiben. Eine Zeitlang versucht sie es immer wieder, den Vater umzustimmen und von ihm als reuige und bekehrte Sünderin wieder aufgenommen zu werden; sie schreibt Briefe über Briefe, die ihre Bußfertigkeit bezeugen sollen. Aber als die Zeit vergeht und die Hoffnung auf Rückkehr schwindet, fühlt sie sich verstoßen — sie nimmt ihre alte Technik: Trotz und Gewalttätigkeit wieder auf. Sie erwägt, ob sie nicht doch „teuflisch" veranlagt sei; sie wolle wohl dagegen ankämpfen, meint sie, aber der Teufel in ihr sei stärker als der Gott, das wisse sie. Kurz, sie fühlt sich geächtet und greift den Fehdehandschuh auf: „Ihr sagt ich bin des Teufels, also will ich es auch sein!" In Anpassung an ihr klösterliches Milieu sucht sie sich mit ihren „inneren Stürmen" wichtig zu machen, sie beichtet schwerste Gedankensünden, droht damit, daß sie die Hostie schänden müsse und hält ihre Umgebung mit den inneren Kämpfen, in denen sie zu unterliegen fürchtet, in Atem. Ihr Gemeinschaftsgefühl hält sie aber immer wieder von der Ausführung des „Gottesraubs", also dem Vergehen gegen die Hostie, das sie als definitiven Bruch mit dem Guten auffaßt, zurück.

Hier ist es besonders deutlich, wie ein Mensch, dem der Weg in die Gemeinschaft verschlossen ist oder verschlossen zu sein scheint — denn einen andern als den durchs Elternhaus sieht sie nicht — immer wieder trainieren und sich scharf machen muß, bis er imstande ist, sein Gemeinschaftsgefühl zu durchbrechen. Immer wieder muß sie sich vorhalten, daß sie „ganz und gar verstoßen" ist, daß der Herrgott auch gegen sie ist, daß ihr „nichts anderes übrig bleibt als die Hölle".

So geht sie in dieser Richtung weiter. Dadurch, daß sie „Gottesraub" begeht, demonstriert sie: Ich stelle mich gegen euch; „Ihr habt mich ausgestoßen, laßt mich in eurem Kreis nicht gelten, also bringe ich mich gegen euch zur Geltung". Man soll sie, die vom Teufel Besessene, fürchten, mindestens sie beachten und sich mit ihr beschäftigen. Wegen ihrer Häßlichkeit und Andersgeartetheit wurde sie zurückgesetzt — jetzt benützt sie dieselbe Häßlichkeit auch noch in übertragenem Sinne, um aufzufallen, um sich eine überlegene Position zu erzwingen. Die Erste zu sein ist das Ziel, wenn nicht mit der Gemeinschaft, so gegen sie.

II. Daß das Gemeinschaftsgefühl vorhanden, die Gemeinschaftsbeziehung nur gestört, nicht erloschen ist, ist bei allen Verwahrlosten erkennbar. Sie fühlen, daß es Gemeinschaft gibt, sie anerkennen sie und rächen sich für ihr Außerhalbstehen. Sie müssen sich immer wieder vorhalten und sich beweisen, daß man sie nicht hat haben wollen, daß man sie dazu gezwungen hat, sich gegen sie einzustellen. Sie bilden auch wieder kleine Gemeinschaften außerhalb der Gesellschaft und sind noch echter Beziehungen zu ihren Genossen fähig. Die Gemeinschaft wird auch hier bekämpft — ein Beweis dafür, daß sie anerkannt wird. — Der Kämpfende versammelt aber gleichzeitig Gesinnungsgenossen um sich, mit denen er selbst eine Gemeinschaft bildet, in der er Ordnung, Gehorsam, Aufopferung zu dem gemeinsamen Zweck fordert — also lauter Grundsätze, die in der bestehenden Gesellschaftsordnung gelten (siehe Adler [266]). Der Anführer ist selbst meist großer Hingabe fähig, hat oft echt menschliche Beziehungen zu seinen Gesinnungsgenossen, Kindern, Geliebten. Bei Verwahrlosten, die den Weg in der Richtung des Verbrechertums eingeschlagen haben, finden wir diese Art der Betätigung des Gemeinschaftsgefühls häufig — es sind die Anführer von Banden Jugendlicher.

Ein Fall als Beispiel: Franz K. Er stiehlt, verführt seine Altersgenossen, ist sittlich verkommen, Bandenführer.

Er ist 17 Jahre alt, jüngster von sieben Geschwistern, die ihm teils durch Bravheit, teils durch Energie und Begabtheit unerreichbare Vorbilder waren. Die Mutter eine erregbare Frau, die zweimal in einer Nervenheilanstalt war, der Vater sehr streng, prügelte roh. — Danach ist ohne weiteres klar, daß als Antwort auf die drückende Autorität des Vaters die Geschwister sämtlich in überreiztem Geltungsstreben sich durchzusetzen suchten, jeder auf Kosten des andern, besonders natürlich des Jüngsten. Dieser suchte sich seinen Geltungsbereich in der Schule. Dort wußte er sich eine angesehene Stellung unter den Mitschülern zu verschaffen, galt für ziemlich faul, aber für wagehalsig und sehr begabt und wurde auch von den Lehrern respektiert.

An einem Mißerfolg in der Schule, also dem einzigen Fleck, wo er Positives leistete, scheiterte er. Es fing damit an, daß er mit zehn Jahren einen neuen Lehrer bekam, der ihn einmal ungerecht strafte, und als der Irrtum erwiesen war, nicht nachgeben zu dürfen glaubte. Es entwickelte sich ein zäher Kleinkrieg zwischen Lehrer und Schüler, in dem der Lehrer siegte — er gab Franz schließlich eine schlechte Note und drohte, daß er die Klasse werde repetieren müssen. Der ehrgeizige Junge konnte diese Herabsetzung, vor allem wegen der Blamage vor seinen Mitschülern, nicht ertragen und ging völlig in die Opposition. Er sammelte alle unzufriedenen Elemente um sich, fing an zu streunen, gab alle Leistungen auf und wurde unerschöpflich erfinderisch in der Betätigung seines Protests. Selbstverständlich wurde damit seine Stellung auch den andern

Lehrern gegenüber immer schwieriger, seine Haltung infolge davon immer herausfordernder und frecher. Schließlich galt er offiziell als zukünftiger Verbrecher. Der Vater tat das Seine dazu — er prügelte, schimpfte, drohte; die Mutter hielt ihm die andern gut gearteten Kinder vor. So mußte sich Franz wie ein Verlorener vorkommen und fühlte sich ganz entwurzelt. Durch Kino und Lektüre bildete er sich weiter und spornte sich und sein Gefolge an. Früher hatte er am liebsten über Entdeckungsreisen gelesen, hatte sich begeistert an Helden, die fremde, wilde Völker unterwerfen, überhaupt an allem, was die Möglichkeit bot, weit fort — d. h. also weit fort von zuhause — zu gehen. Jetzt begeisterte er sich für Räuberhauptmänner von der Art Karl Moors; für Anführer, die Armen und Bedrückten helfen und die Bedränger umbringen — für Weltverbesserer, die die Welt in Stücke schlagen. Im Kleinen übte er sich und seine Bande anfänglich durch geringfügige Diebstähle, deren Erlös gemeinsam verbraucht und zur Beschaffung von „Arbeitsmaterial" verwendet wurde. Allmählich wurden die Unternehmungen immer kühner; großzügig angelegte Diebstähle, Überfälle mit Körperverletzung, Raufereien. Das Genießenwollen trat mehr in den Vordergrund in Form von Alkoholmißbrauch, sexuellen Vergehen und Verführung zu gegenseitiger Masturbation. Die Organisation wurde immer weiter ausgebaut und auf jede Weise gesichert. Auch auf das körperliche Training wurde Wert gelegt — ein Hinweis darauf, wie sehr Franz als Kind unter einer körperlichen Unbeholfenheit, mit der er gehänselt worden war, gelitten hatte. Durch kluge Einfühlung, die er sich im schwierigen häuslichen Milieu erworben hatte, wußte er die Liebe und Bewunderung seiner Genossen festzuhalten, durch den Glauben an seine großen Ziele sie immer wieder mitzureißen und anzufeuern. Hätten sie durchschaut, daß hinter den Bedrückten, für die sie den Kampf aufnehmen wollten, das eigene bedrückte „Ich" stand, und daß die Welt, gegen die sie zu Felde ziehen wollten, nur die Verschleierung für den immer noch gefürchteten Vater oder Lehrer war, so hätte wohl die Triebkraft ihrer Begeisterung Einbuße erlitten.

Aus der Leitlinie: „Sich mächtiger fühlen wollen als der Bedrücker", ist auch hier alles erklärlich, alle Handlungen wurzeln darin und können von diesem Standpunkt aus nicht anders ausfallen. Aus der Hauptrichtung innerhalb der Gemeinschaft wurde ausgewichen und alle Aktivität wendet sich nun gegen sie, während das angeborene Gemeinschaftsgefühl sich in dem Hunger nach Zusammenschluß mit Menschen äußert und in dem Betonen der Ungerechtigkeit anderer, die das Abbiegen entschuldigen soll und anderen die Verantwortung zuschiebt.

So kämpft dieser jugendliche Bandenführer, der „sittlich verkommene Raufbold, Dieb und Verführer", den Kampf gegen Gewalt und Macht, die er aus der Welt schaffen will — aber da er aus einer Schwäche heraus kämpft, kämpft er mit den gleichen Mitteln, die er verwirft, weil sie ihm imponiert haben.

III. Gesellschaftsfeindliche Einstellung wird bei dem folgenden Fall, der sonst dem vorigen ähnlich ist, deutlicher. Es ist ein Raufbold, ein „erregbarer Psychopath", der sich damit durchzusetzen sucht, daß er seine körperliche Stärke weiter ausbaut.

Hans Y., 14jährig, stiehlt, bedroht seine Angehörigen durch Gewalttätigkeit und anfallsweise Wutausbrüche, rauft, trinkt. Er soll von klein auf schwer lenkbar und jähzornig gewesen sein, lief von zuhause fort, trieb sich nach der Schule herum.

Sein Vater war Brauereibesitzer, Alkoholiker, kam oft berauscht heim, schlug Frau und Kinder. Die Ehe war denkbar schlecht. Hans ist das mittlere von drei Kindern, der ältere Bruder war als Kind zart, entwickelte sich aber später gut; war immer brav, lernte fleißig und arbeitete sich beruflich in die Höhe — wurde der Stolz der Familie. Hans war ein besonders kräftiger Bub, wild und unternehmungslustig durch einen Überschuß an Körperkräften. Daß der brave ältere Bruder stets gegen ihn ausgespielt und ihm als unerreichbares Muster vorgehalten wurde, trieb ihn immer mehr in die Opposition: durch Bravheit konnte er sich nicht zur Geltung bringen, also mußte er sich durch Wildheit bemerkbar machen. Der gewalttätige Vater, vor dem alle zitterten, war ihm dafür ein leuchtendes Vorbild. Daß der Vater, wie alle Rohen, im Grunde ein Feigling war, konnte er natürlich nicht durchschauen. Zur kleinen Schwester konnte er sich auch nicht gut stellen; denn sie verklagte ihn, der ihr stark und unheimlich vorkam, oft bei den Eltern. Allmählich fing er an, das Zuhause, wo es nur Streit, Klagen und für ihn Vorwürfe gab, zu meiden so viel er konnte. Je mehr man ihn schalt, desto später kam er von der Schule heim. Er las gern und lebte in Träumen von abenteuerlichen Begebenheiten, in denen er der Held war, zu dem Alles aufsah, den jedenfalls niemand benörgeln durfte. Seine Phantasien beschäftigten sich mit Reisen, alles war durchströmt von dem Wunsche: Nur fort! — Einmal konnte er nicht widerstehen, einen Revolver, als sich die Gelegenheit bot, heimlich zu entleihen — als Reisevorbereitung und für Übungszwecke. Der Revolver wurde vermißt, bei ihm gefunden und Hans war als Dieb gebrandmarkt. Jetzt war er der Schandfleck der Familie; für das „schwarze Schaf" galt er ohnedies bisher schon. Die sehr rechtlich denkende Mutter war tief verletzt und hörte nicht auf, ihm Vorwürfe zu machen; auch sie hielt ihn von nun an für verbrecherisch veranlagt und erwartete nichts Gutes mehr von ihm. Hans ließ sich in der eingeschlagenen Richtung immer weiter schieben. Vor einiger Zeit ist der Vater gestorben; nun versetzt an seiner Stelle Hans die Familie durch seine Wutausbrüche in Schrecken und hält sie überdies noch durch seine Kollisionen mit dem Strafgericht in Atem.

Aus kindlicher Unsicherheit und dem unbewußten Bestreben, sich wenn nicht beliebt, so doch wenigstens beachtet zu wissen, schlug er diesen Weg ein — durch die Verständnislosigkeit seiner Umgebung wurde er darin bestärkt: Man drückte ihn, statt ihn aufzurichten. Er traute sich im Guten nichts zu und wurde deshalb der Schrecken der Familie.

IV. Ein Beispiel dafür, wie eine Organminderwertigkeit, nämlich eine Schwäche der Blasenmuskulatur im Dienste des Überlegenheitsstrebens verwendet wird, ist ein jetzt 11 jähriger Bettnässer.

Karl N., ein kräftiger Junge. Er hatte als Kind Rachitis und litt an einer Schwäche der Blasenmuskulatur. Mit dem sechsten Jahr trat das Bettnässen nur noch selten auf, setzte aber dann plötzlich erneut wieder ein, dazu auch Enuresis diurna.

Karl ist das einzige Kind einer sehr nervösen Mutter. Die Ehe der Eltern wurde, als Karl sechs Jahre alt war, geschieden, wegen Schuld des Vaters — der Mutter wurde nun das Kind zum Lebensinhalt. Da sie pekuniär unabhängig und beruflos war, wurde die Erziehung ihre einzige Beschäftigung, der sie sich — ihrer Ansicht nach — mit aller Hingabe unterzog. Sie wollte einen zuverlässigen, ordentlichen Menschen aus dem Sohne machen, jedenfalls sollte er anders werden als sein Vater, er sollte Stolz und Freude seiner Mutter werden. Und so „erzog" sie ihn von früh bis spät. Alles was er tat wurde beaufsichtigt und benörgelt, belobt oder getadelt, was er tun sollte vorgeschrieben und den ganzen Tag wurde an ihn hingepredigt. Die vom Leben enttäuschte Frau, die gewöhnt war, sich immer anzuklammern, suchte ihren ganzen Halt in dieser Erzieherrolle, in der sie sich wichtig und unentbehrlich fühlte und die es ihr ermöglichte, vor ihrem eigenen Leben auszuweichen. Ihrem ganzen übersteigerten

Ehrgeiz sollte der Sohn Genüge tun. Karl empfand die Tyrannei dieser unausgesetzten Bevormundung natürlich sehr stark. Vor allem das Mißtrauen, das man ihm als Sohn seines Vaters entgegenbrachte. Bei jedem kleinen Verschulden hieß es: „Du wirst sicher wie dein Vater" oder „das hast du geerbt", „wer weiß, was noch in dir steckt".

Daß Karl als Kind schwächlich war, war der ehrgeizigen Mutter nicht leicht zu ertragen gewesen, das Bettnässen aber empfand sie wie eine Schande; als sie nach der Scheidung auf der Welt „nichts mehr hatte, als den", widmete sie ihren Erziehungseifer ganz besonders dieser Störung. Sie ermahnte das Kind, sie malte ihm aus, auf welche Abwege jede Art von Unsauberkeit führen könne und schilderte ihm, um ihn abzuschrecken, seine Zukunft in schwärzesten Farben. Als all das nichts half, überhäufte sie ihn mit Schimpfnamen, drohte sogar sich umzubringen. Das Unsicherheitsgefühl des Kindes wurde dadurch nur noch vertieft — je erbärmlicher er sich vorkam, desto mehr klammerte er sich an das Einzige an, was ihm Halt und Sicherheit zu gewähren schien, die Mutter. Die Mutter in den Dienst zu stellen, sie immer für sich zu haben, das schien ihm in seiner Entmutigung der einzig mögliche Ausweg zu sein, um dem Leben mit seinen für ihn unüberwindlichen Schwierigkeiten begegnen zu können. Das Mittel aber, um die Mutter mit sich zu beschäftigen, bot sich ihm im Festhalten des Bettnässens, über das sich die Mutter ja so sehr aufregte — selbstverständlich hielt er an seinem Kinderfehler nicht bewußt, vorsätzlich fest, aber durch die Wirkung auf die Mutter und sein eigenes Minderwertigkeitsgefühl wurde es ihm unmöglich gemacht, die Störung aufzugeben. Sie war der äußere Ausdruck seines Wunsches, nicht von der Mutter fort zu müssen, am liebsten wie ein Säugling bei ihr geborgen zu sein und von ihr gepflegt zu werden. Je mehr sie sich darüber aufregte, desto unmöglicher wurde es ihm, das Bettnässen aufzugeben; er hatte die Mutter damit in der Hand. Und es boten sich ihm noch mehr Vorteile: in der Schule war er allmählich völlig isoliert — die gefürchteten Mitschüler mieden ihn, weil er wegen des häufigen Hosennässens einen unangenehmen Geruch an sich hatte. So blieb er der außerhalb des Bubentreibens stehende Beobachter; er war als einziges Kind, als gehütetes Muttersöhnchen viel zu verängstigt, um es mit andern Kindern aufzunehmen — er konnte nur abseits stehen und sich heimlich über andere lustig machen.

Der eingeschlagenen Richtung blieb er nun treu, sein Äußeres wurde immer verwahrloster. Er ließ sich überhaupt nicht mehr waschen, Nägel oder Haare schneiden und beschmutzte seine Kleider auf jede Weise; er trumpfte damit auf: „Ich bin ja doch ein Dreckschwein!" und suchte seinen Stolz darin, so zu sein. Je mehr die Mutter in Verzweiflung geriet, desto wichtiger fühlte er sich. Tadel und Vorwürfe bewirkten das Gegenteil, er sah sein Heil nur noch im Protest — wie zu Hause so auch in der Schule; er fing an Schule zu schwänzen und kam trotz guter Fähigkeit nicht mehr mit.

Als er in die Erziehungsberatungsstelle gebracht wurde, war er auf dem besten Wege, zu verkommen. Er hatte sozusagen den Spieß umgedreht und tyrannisierte jetzt die Mutter, wie früher sie ihn. Sonst traute er sich in seiner Entmutigung nichts mehr zu. Als Beruf schwebte ihm vor, Komiker zu werden, d. h. in seiner Sprache: sich über andere lustig zu machen. Seit die Mutter im Anschluß an die Besprechung in der individualpsychologischen Erziehungsberatungsstelle ihre Erziehungsmethode geändert hat, nämlich nicht mehr soviel schimpft, das Hosennässen kaum beachtet und dem Kinde mehr Vertrauen schenkt, geht es besser. Das Hosennässen hat aufgehört, seit es nicht mehr den Zweck erfüllt, die Mutter in Aufregung zu versetzen; die anderen Kindereien hat er ganz aufgegeben. Karl sieht jetzt ganz sauber aus, ist unter seinen Mitschülern wieder geduldet und fängt an mitzuarbeiten, das Versäumte wird er in kurzer Zeit nachgeholt haben. Die größte Schwierigkeit liegt hier, wie meistens bei solchen Fällen, bei der Mutter, der die Umstellung sehr schwer fällt. Trotzdem ist nicht daran zu zweifeln, daß Karl für den Weg der positiven Leistung wiedergewonnen ist. In einigen Besprechungen in der Erziehungsberatungsstelle und in gelegentlicher Nachhilfe bei den Schularbeiten, die in gleicher Richtung orientiert war, wurde ihm der Irrtum seiner Entmutigung aufgezeigt und ihm an Hand seiner eigenen wachsenden Leistungen Vertrauen dazu erweckt, daß er aus eigener Kraft es zu etwas bringen könne.

V. Ein weiterer Fall von beginnender Verwahrlosung auf Grund körperlicher Minderwertigkeiten: Marie-Elisabeth Pr., 14jährig.

Sie hat mit 4 Jahren eine spinale Kinderlähmung durchgemacht, wovon ihr eine Schwäche und Muskelparese der linken Hand zurückblieb. Sie leidet an Kopfschmerzen, die aber erst vor einigen Monaten auftraten und in letzter Zeit zunahmen. Zur Erklärung der Kopfschmerzen fehlt jeder organische Befund.

Sie ist ein hübsches Mädchen mit frischen Farben, etwas infantilem Lächeln. Sie erzählt, was sie alles zu Hause leiste, wie schwer es ihr falle, wie sie aber trotzdem tüchtig sei; man erkenne jedoch ihre Arbeit zu Hause nicht an. — Die Mutter dagegen beklagt sich, daß Marie-Elisabeth nicht einmal die Dienstbotenarbeit, die ihr „wegen ihrer beschränkten geistigen Fähigkeiten" zugeteilt wurde, ordentlich besorge. Sie setze immer sehr bald wieder aus, klage über wechselnde hypochondrische Beschwerden, vor allem Kopfweh, und habe in letzter Zeit auch gestohlen. Sie, die Mutter, sei überzeugt, daß das Kind psychopathisch sei, es sei ihr nicht zu helfen. — Die Mutter ist eine überanstrengte, etwas erregbare Frau, die für sich, den Mann und sechs Kinder den Lebensunterhalt verdienen muß. Der Mann soll ein ausgesprochener Psychopath sein, die Ärzte hätten es ihm, wie er selbst bestätigt, gesagt, er halte sich aber für ein Genie, das man nicht mit spießbürgerlichen Normen messen dürfe. Er hat Unterschlagungen gemacht und leidet an Wutanfällen, bei denen er die Frau lebensgefährlich mißhandelt.

Marie-Elisabeth ist die Älteste. In der Schule lernte sie mit großen Schwierigkeiten schreiben, weil sie durch die Lähmung der Beugemuskulatur der rechten Hand sehr behindert war. Turnen und Handarbeit fiel ihr ebenfalls schwer. Als die nächstfolgende Schwester sich sehr gut entwickelte und sie überflügelte, fing sie an sich in der Krankheit zu verschanzen; sie hatte den Eindruck gewonnen, zurückgeblieben zu sein. Bei Nacht schrie sie nach der Mutter, bei Tag verlangte sie Rücksicht wegen der verschiedenen Beschwerden, wie sie es auch beim Vater gesehen hatte. Durch ausgesprochene Pedanterie tyrannisierte sie die unordentlichen jüngeren Geschwister. In der Schule strengte sie sich anfangs sehr an, ließ aber von dem Augenblick an nach, als ihre Bemühungen von einem neuen Lehrer nicht anerkannt wurden und bekam seitdem die schlechtesten Noten. Die Mutter, bei ihrer Arbeitsüberbürdung, empfand das blühende Mädchen, das zu nichts zu gebrauchen war, als Last. Sie hielt ihr die jüngeren Geschwister vor und schlug ihr vor, sich „wenigstens" als Dienstmädchen im Haushalt nützlich zu machen.

Als Marie-Elisabeth in der Schule eine Lehrerin bekam, die sie mehr gelten ließ, nahm sie noch einmal einen Anlauf, arbeitete mit großem Eifer und gutem Erfolg; als sie aber in eine andere Schule kam und also dort nicht mehr für die geliebte Lehrerin arbeiten konnte, versagte sie wieder vollständig. Ihre Kopfschmerzen wurden so stark, daß die Mutter selbst meinte, es müsse wohl eine Kopfkrankheit dahinter stecken und sie zu verschiedenen Ärzten brachte. Es ergab sich nie ein organischer Befund. Je öfter sie aber die Schule versäumen mußte, desto schwerer wurde der Anschluß an die Klasse, desto schlimmer dann wieder die Kopfschmerzen, so daß man sie schließlich ganz aus der Schule nehmen mußte — ein für das Kind auch bewußt nicht unerwünschter Erfolg. — In dieser Zeit setzten die Diebstähle ein. Sie stahl Geld oder, wenn sie bei Bekannten eingeladen war, irgendwelche kleineren Gegenstände, die ihr gerade gefielen. Zuerst geschah es nur aus Freude am Stehlen überhaupt — der Diebstahl bedeutete dann soviel wie: ,,ich bin gar nicht dumm, ich bin pfiffiger als ihr!" Schließlich, je mehr die positiven Leistungen wegbleiben, sieht sie auch auf den Wert und nimmt größere Geldsummen, spart sie auf und freut sich an ihrem Besitz, macht auch gelegentlich Geschenke an Menschen, die freundlich zu ihr sind. Der Besitz gibt ihr das Gefühl einer gewissen Sicherheit.

Hier handelt es sich also um ein körperlich benachteiligtes Kind, das Schwäche und Kränklichkeit benutzt, um vor dem Leben auszuweichen. Es fühlt sich infolge seiner ,,Minderbegabtheit" lieblos behandelt und in die Aschenbrödelrolle gedrängt und lehnt es ab, diesen wenig verlockenden Weg zu gehen. Es entscheidet sich für die Richtung des geringsten Widerstandes: versucht zu bekommen, ohne vorher geleistet zu haben. Das Kranksein bedeutet ein ,,Nein" auf jede gestellte Anforderung, das Stehlen ist Ausdruck der feindlichen Einstellung gegen die Familie, insbesondere gegen die Geschwister. Auch wenn sie andere bestiehlt, bedeutet es immer nur: ,,Ihr gebt mir zu wenig. Andere, die Schwestern, bekommen mehr!" So will sie sich doch zu ihrem Recht verhelfen, ja, zu einer Sonderstellung. — Das Vorbild der Eltern ist hier bedeutungsvoll: Der Vater, der, ohne irgend etwas zu leisten, seinen Launen und Liebhabereien lebt und sich durch seine Anfälle in Respekt setzt, scheint ihr nacheifernswerter als die tätige Mutter, von der das Kind weiß, daß sie Arbeit über ihre Kräfte leistet, unfroh und voller Erbitterung ist. So wird die Wahl dementsprechend getroffen.

Daß diese beginnende Verwahrlosung ins Verbrechen einmünden würde — falls ihr nicht vorher geholfen wird — ist kaum anzunehmen, eher in die Neurose, denn das passive Ausweichen steht zu sehr im Vordergrund. Charakteristisch ist, daß der einzige Zukunftsplan, zu dem ihr Mut noch ausreichte, war, ins Kloster zu gehen. Der enge Kreis der Familie, den sie durch Krankheit beherrscht, scheint ihr am sichersten; falls sie dort nicht geduldet wird, bleibt ihr — als Flucht vor dem Leben — nur das Kloster. — Daß sie bei zunehmender Verwahrlosung etwa in die Prostitution gegangen wäre, ist nicht wahrscheinlich; wenn es auch nahe läge, weil sie Liebe und Verwöhnung um jeden Preis und ohne jede Gegenleistung sucht — die Beziehung zum Manne ist ihr jedoch durch die schlechte Elternehe nicht verlockend; vor allem ist der Vater nicht dominierend und zu wenig zuverlässig, er hat in ihr nie den Eindruck von Macht und Sicherheit erweckt.

VI. Anders steht es bei folgendem Fall, einer Prostituierten; hier spielt die Überwertung des Vaters eine Rolle bei der Wahl des Weges zur Überlegenheit.

Minna J., 18 Jahr alt, als sie in der Prostitution unterging. Sie ist lediges Kind einer Fabrikarbeiterin, der uneheliche Vater soll Akademiker sein. Minna war die ersten zwei Lebensjahre in einem Kostplatz untergebracht, dann nahm die Mutter, die inzwischen einen Tagelöhner geheiratet hatte, Minna zu sich, als ihr erstes eheliches Kind geboren war; es folgten später in Abständen von 1—2 Jahren noch 4 Schwestern. Der Pflegevater ging gut mit der Stieftochter um, bevorzugte sie sogar vor den eigenen Töchtern. Adoption war wegen der damit verbundenen Kosten nicht möglich. Die Stiefschwestern waren fleißig, ordentlich und fügsam, besonders die älteste wurde überall gelobt. Minna kam sich etwas als Outsider in der Familie vor — sie wurde trotzig, verschlossen, überaus empfindlich und fühlte sich zurückgesetzt, sobald ihr nicht besondere Beachtung geschenkt wurde. Sie wußte, daß sie durch ihren Vater von gebildeten Kreisen abstamme und fing allmählich an, ihr Anderssein zu betonen; sie wollte höher hinaus, etwas „Besseres" werden. — In der Schule zeichnete sie sich aus, lernte nebenher Stenographie und Schreibmaschine und besuchte später, als die Schule absolviert war, eine Handelsschule. Zu Hause sonderte sie sich immer wieder ab und stand besonders der Mutter fremd, fast feindselig gegenüber. Anfangs hatte sie sich von ihr den kleinen Geschwistern gegenüber benachteiligt gefühlt, später lehnte sie die Mutter ab, weil ihr die derbe, robuste Frau in ihrer polterig gutmütigen, „ungebildeten" Art zu einfach war. — Mit 15 Jahren machte sie die Bekanntschaft von Studenten, die sie zu Ausflügen einluden und sie auch ins Kolleg mitnahmen. Nun träumte sie nur noch davon, selbst Medizin zu studieren, hatte keine rechte Freude mehr an ihrer „untergeordneten" Arbeit und fing an, die Handelsschule zu schwänzen. Sich als Studentin über Mutter und Schwestern erhaben zu fühlen, lag in der Richtung ihres Überlegenheitsstrebens und um so verlockender war der neue Beruf, als sie die ernsten Seiten des Studiums gar nicht kennen lernte. Sie wurde verwöhnt, schmeichelte sich, dazu zu gehören und ließ sich schließlich immer weiter mit Studenten ein. Natürlich mußten die Eltern angelogen werden, sie glaubten ja, daß Minna eifrig die Handelsschule besuche. So verlor sie immer mehr den Kontakt mit zu Hause, kam auch in der Schule nicht mehr mit und geriet dadurch noch mehr ins Vagabundieren. Schließlich wurde sie aufgegriffen und kam in Fürsorgeerziehung. Nachdem sie aus der Anstalt entlassen worden ist, geht es nur noch abwärts. Die „höheren" Ziele, um derentwillen sie früher ernstere Arbeit in Kauf genommen hat, sind nun für immer versperrt — so ist die Arbeit gänzlich unannehmbar geworden. Es geht ihr jetzt nur noch um Eroberungen, um Scheinsiege, schöne Kleider, Genuß. Sie hat ein Verhältnis nach dem andern und kommt immer mehr herunter; wenn sie ihre Angehörigen gelegentlich noch besucht, bestiehlt sie sie regelmäßig und läßt dann längere Zeit nichts mehr von sich hören. Sie wird immer weniger wählerisch, treibt sich herum, wird schließlich wegen Gonorrhöe zur Zwangsheilung eingewiesen, stiehlt im Krankenhaus, kommt nach Entlassung in Haft, geht dann wieder auf die Straße. Dann taucht sie noch einmal in der Frauenklinik auf zur Entbindung; nach der Niederkunft verschwindet sie und läßt ihr Kind zurück. Endlich wird sie, als sie wieder aufgegriffen wird, über die Grenze abtransportiert, da sie mütterlicherseits Ausländerin ist.

VII. Dazu ein Parallelfall: ein 10jähriges Mädchen, dem seinem ganzen Verhalten und seiner inneren Einstellung nach ebenfalls die Prognose Prostitution zu stellen gewesen wäre. Sie wurde in die Erziehungsberatungsstelle gebracht und es ist aus dem seitherigen Verlauf zu schließen, daß die weitere Entwicklung günstig beeinflußt ist. Immerhin ist aber bei diesem Kind das Einsetzen der Entmutigung, das darauffolgende Ausweichen vor Leistungen sehr deutlich, vor allem deutlich, wie der Hunger nach Liebe und Verwöhnung durch das Gefühl des Versagens gesteigert wird und wie die Abhängigkeit vom Verhalten der Andern, also von Liebe und Verwöhnung, wieder das Minderwertigkeitsgefühl vertieft und dadurch in der Richtung des Scheines weiter treibt — also eine Wechselwirkung. Diese wird durch die Gegenmaßnahmen der Umgebung hier wie in den meisten Fällen noch verschärft.

Lili D. fällt vor allem durch ihr Äußeres auf: sie hat goldblonde, lange Locken, ausdrucksvolle blaue Augen, ist zierlich gewachsen und graziös, kurz, sie sieht aus „wie ein Bild". Aber sie ist blaß, macht einen nervösen Eindruck und hat etwas Unrastiges in ihrem Wesen. Sie verbirgt ihre Unsicherheit, als sie in die Erziehungsberatungsstelle gebracht wird, unter einem etwas krampfhaft anmutenden „schelmischen" Lächeln, der Blick ist nicht frei und offen. Sie legt den Kopf auf die Seite und blinzelt den ärztlichen Berater halb scheu, halb kokett an. Man merkt, sie weiß, daß sie hübsch ist, sie wartet auf Bewunderung und ist gewöhnt, der Mittelpunkt zu sein. Bei jeder ernsteren Frage wird sie unruhig, sucht abzulenken und treibt allerhand Schabernack.

Sie ist uneheliches Kind und wurde mit 3 Jahren von den Pflegeeltern auf eine Annonce hin aufgenommen und später adoptiert. Das Kind war damals in verwahrlostem Körperzustand zu den Pflegeeltern gekommen, die es mit großer Liebe und Sorgfalt aufzogen. Es litt am Anfang an einer gewissen motorischen Unruhe, vermutlich bedingt durch eine Minderwertigkeit des motorischen Apparats, gedieh aber gut, machte auch bei der Erziehung gar keine Schwierigkeiten und war durch sein zutrauliches, zärtlichfreundliches Wesen überall beliebt.

Jetzt mit 10 Jahren wird Lili von der Pflegemutter in die Erziehungsberatungsstelle gebracht, weil sie seit 2 Jahren völlig verändert ist. Sie lügt, stiehlt, begeht Unterschlagungen und kleine Betrügereien und ist eine schlechte Schülerin; sie ist in der Schule zappelig, zerstreut und fängt an zu schwänzen. Die Mutter, eine noch junge Frau, macht einen gutmütigen, freundlichen, aber etwas beschränkten Eindruck. Sie richtet gern über alle, die nicht „brav" sind und hat engherzig strenge Begriffe von gut und böse. — Als Lili anfing, „bös" zu werden, ging sie eifrig an die Erziehung, damit man nicht denke, sie nehme es mit einem Kind, das nicht ihr eigenes sei, nicht ernst. Sie ermahnte, tadelte, drohte und strafte — schließlich prügelte sie, „weil es immer noch nicht genug war", das Kind so sehr, daß sie wegen Mißhandlung angezeigt wurde. Als alles nichts half, beruhigte sie ihr Gewissen mit dem Aberglauben von der schlechten Veranlagung: das Kind habe von seiner leichtsinnigen Mutter böses Blut mitbekommen. Charakteristisch für ihre Art der Erziehung ist es, daß sie einmal im Zorn dem Kind eröffnete, daß es für die genossenen Guttaten zu Dank verpflichtet sei, da es gar nicht ihr eigenes Kind sei; sie werde es wieder wegschicken, wenn es ihr weiter Schande mache. Überhaupt spielt „Schande" und „Staat machen" im Bericht der Mutter eine große Rolle. Sie liebte es, das Kind wie eine Puppe herauszuputzen und bewundern zu lassen, nahm es überall mit hin, ließ es anschauen und abmalen und verwöhnte es mit Süßigkeiten. Vor einem Jahr nun habe sie, so berichtet sie, ein eigenes Kind bekommen, einen Buben, und nun wisse sie erst, was Mutterliebe sei. Aber gerade jetzt, da sie Lilis Hilfe bei der Mehrarbeit im Haushalt brauche und da Lili Gelegenheit habe, sich für die unverdiente Verwöhnung dankbar zu erweisen, versage diese. — Im Laufe der Unterredung erzählt Lili, daß sie das Brüderl sehr lieb habe, den Vater auch — mehr als die Mutter, „weil der kein Kind hat!", die Mutter mache sich immer nur mit dem Brüderchen zu schaffen. Als zukünftigen Beruf wünscht sie sich Konditor zu werden, damit sie immer Süßigkeiten essen könne; selber backen will sie aber nicht. Das liebste Märchen sei ihr „Tischlein, deck dich!"

Das läßt tief blicken. Es zeigt, welchen Eindruck die Verwöhnung der ersten Jahre auf das Kind gemacht hat: es war gewöhnt, bewundert, geliebkost, mit Zärtlichkeiten überschüttet zu werden. Es brauchte ja nichts zu tun als ein freundliches Gesicht zu machen, sich anschauen, abmalen zu lassen und war der Stolz der Stiefeltern. Es lebte wie im Konditorladen zwischen lauter Süßigkeiten ohne Gegenleistung. Da plötzlich — mit einem Schlage — ändert sich alles. Das Brüderl wird geboren. Lili steht auf einmal nicht mehr im Mittelpunkt des Interesses, alles dreht sich um das Brüderl. Die Mutter verlangt Lilis Mithilfe im Haushalt, ohne sich Zeit zu Anerkennung oder gar Dank zu nehmen. Wirtschaftliche Sorgen und körperliches Heruntergekommensein machen sie reizbar und ungeduldig. Lili fühlt sich unbeachtet und ist nach der vorausgegangenen Verwöhnung doppelt empfindlich gegen die Kühle. Es fällt ihr schwer, noch so nett und freundlich zu sein wie früher, es kommt nicht mehr von Herzen, sondern wirkt affektiert und so wird sie immer weniger beachtet. Sie versucht sich durch Schmollen und Unart bemerkbar zu machen — das wirkt; die Mutter tut ihr den Gefallen sich darüber aufzuregen und Lili sieht, daß sie noch nicht ganz vergessen ist. Die Mutter spart nicht an Worten, redet ihr im Guten und im Bösen zu — für Lili ein kleines Pflaster auf die Wunde: die Mutter sorgt sich also auch um sie! Daß die Beziehung zur Mutter sich dadurch auf die Dauer nur verschlechtert, versteht die Kleine natürlich nicht — sie ist nur hungrig nach Beachtung im gegenwärtigen Augenblick. Daß das Brüderl mehr Liebe empfängt als sie selbst, bemerkt sie natürlich, aber sie sieht ja, daß es klein und hilflos ist und hat es selbst gern. Erst als die Mutter im Zorn die Drohung sagt, sie werde Lili wieder wegschicken zu den Leuten, zu denen sie gehöre — erst da verliert sie den Boden unter den Füßen. Sie fühlt dunkel, daß sie nirgends mehr sicher ist, daß sie nirgends ein Anrecht hat. Man hält ihr ja die Liebe, die sie empfangen hat, vor. Der Gedanke, daß man sich auch durch Mithilfe unentbehrlich machen kann, kommt ihr nicht, denn das hat sie nie gelernt. Mit mißtrauisch geschärftem Blick beobachtet sie ihre Umgebung und stellt in ihrer inneren Unsicherheit unaufhörlich Proben an, wie viel man sich noch um sie kümmert. Die Schule interessiert sie nicht mehr, alle Gedanken flattern immer um die Frage: „Gehör ich noch dazu? Mag man mich noch?" Aber die Umgebung versteht die Frage nicht; man fällt mit Vorwürfen, Strafen und Schlägen über sie her — man will ja „erziehen".

In ihren Träumen aber malt sich Lili die auf immer entschwundene Vergangenheit noch goldener aus; das Tischleindeckdich und die Konditorei werden sozusagen zum Ideal: Liebe und Verwöhnung finden, ohne sich anzustrengen, „wie früher".

Das Versagen in der Schule verschweigt sie nun natürlich und versucht sich durch erlogene Berichte über die Zufriedenheit der Lehrerin Zärtlichkeit daheim zu erschleichen. Daß dabei die Unsicherheit immer größer wird, ist begreiflich.

So also stehen die Dinge, als die Mutter den individualpsychologischen Berater konsultiert.

In eingehender Unterredung zeigt der Arzt der Mutter Lilis Schwierigkeiten auf; ihre Angst und Unsicherheit und ihren unersättlichen Zärtlichkeitshunger. Die Mutter sieht selbst ein, daß Lilis „Bössein" mit der Geburt des Brüderchens eingesetzt hat und daß sie, die Mutter, Lilis unausgesprochene Frage: „Wo gehör ich eigentlich hin?" nicht verstanden, ja, die Unsicherheit selbst noch vermehrt hat.

Auch Lili wird nachdenklich, als man ihr die Frage vorlegt, ob sie es denn der Mutter nicht selbst recht schwer gemacht habe? Ob sie es nicht lieber versuchen wolle zu helfen? Sie sehe ja, wieviel Mühe und Sorgen die Mutter habe und wie sie ohne ihre Mithilfe nicht auskomme. Man deutet ihr an, daß sie es selbst in der Hand habe sich zu Hause lieb und unentbehrlich zu machen, daß sie alle Fähigkeiten dazu habe einmal ein tüchtiger Mensch zu werden, aber daß es mit dem Nur-verwöhnt-sein-wollen nicht geht, sondern daß man auf andere angewiesen sei und jeder die Hilfe des andern brauche, daß alles erst gelernt sein müsse und daß man die Flinte nicht gleich ins Korn werfen dürfe, den Großen gehe es darin nicht anders als den Kleinen. Natürlich handelt es sich hierbei und bei weiteren Unterhaltungen nicht um Ermahnungen oder „Gutzureden", sondern darum, Fragen, die das Kind im Stillen beschäftigen, zu beantworten, ihm andere Gesichtspunkte nahe zu bringen, vor allem

15*

aber darum, ihm Mut zu den eigenen Fähigkeiten und zu der Möglichkeit, innerhalb der Familie geliebt und geschätzt zu werden, zu machen. Mut machen
kann man nicht durch Worte allein, man muß die schüchternen Ansätze zur
eigenen Betätigung anerkennen und bestärken und dadurch wieder Mut zu
weiteren neuen und noch mehr ermutigenden Leistungen wecken. Das Negative
tritt dadurch von selbst immer mehr in den Hintergrund und bedarf weniger
der Beachtung. Es ist wichtig, daß die Eltern im gleichen Sinne auf das Kind
eingehen, daß sie sich auch durch Rückfälle, durch die das Kind sie auf die
Probe stellt, nicht beirren lassen. Meistens ist es wünschenswert, daß sie bei
sich selber mit der Änderung anfangen und ihr Autoritätsprestige aufgeben.
Andernfalls wird dem Kind die Umkehr sehr erschwert.

Bei Lili war eine längere Behandlung nötig, weil die Entmutigung durch
den schroffen Wechsel von Verwöhnung zu Ablehnung zu groß war, auch
war die Mutter trotz guten Willens wenig einsichtig. — Der Lehrer wurde ins
Einverständnis gezogen und half dem Kinde dadurch, daß er, was sie Gutes
leistete, anerkannte, sie zu allem heranzog, was sie mit einigem Erfolg ausführen
konnte, also ihr Selbstvertrauen und damit ihr Interesse weckte. Sie ist jetzt
eine ziemlich gute Schülerin und gibt auch zu Hause, trotzdem man es ihr
nicht leicht macht, nur noch selten zu Beschwerden Anlaß.

Das Leitbild, das dem Kinde vorgeschwebt hatte, wäre ungefähr, kurz
zusammengefaßt, so zu formulieren: unter Umgehung von eigener Leistung
verwöhnt, geliebt, gut gekleidet, mit Süßigkeiten gefüttert werden und immer
der Liebling sein.

VIII. Anders als bei den Prostituierten liegen die Dinge, wie bereits erwähnt, bei jenen Mädchen, die sozusagen durch Zufall in die Gewerbsunzucht
geraten. Sie halten nicht mit der gleichen Zähigkeit an der Prostitution fest
und gehen in dem Beruf nicht wie in einem Geschäft auf. Sie geraten in die
Prostitution durch wirtschaftliche oder häusliche Schwierigkeiten. Sie fühlen
sich verlassen, haben an sich und am Leben verzweifelt und suchen etwas Liebe,
Wärme oder nur eine Unterkunft, „weil doch alles gleich ist“. Sie sind passiver,
aber ein gewisser Trotz gegen die Menschheit, die sie in Stich gelassen hat, ist
immer vorhanden.

Dafür ein Beispiel: Marie X., die wegen Streunens, Diebstahl, Gewerbsunzucht als rückfällig vor dem Gericht steht. Sie ist groß, kräftig, gesund,
nur etwas blaß; man dürfte jedenfalls annehmen, daß sie sich mit ihrer Hände
Arbeit erhalten könnte. Der Gesichtsausdruck ist verstockt; von unten her
wirft sie tückische, mißtrauische Blicke auf den Richter, schürzt höhnisch die
Lippen und wird auf Vorhaltung ihrer Vergehen frech, ausfallend, gehässig und
drohend, um schließlich verstockt zu schweigen.

Marie ist die Jüngste von einer ganzen Schar von Geschwistern. Der Vater
ein mittelmäßiger, aber gewissenhafter Arbeiter, ohne Freude an seinem Beruf,
immer in der Angst lebend, durch robustere Elemente aus seiner Stelle heraus-
gebissen zu werden; gedrückt durch die Sorge um seine Familie und ohne Hoffnung, sich aus der Enge heraufzuarbeiten, sucht er seine einzige Erholung an
Feiertagen durch Betäubung im Wirtshaus. Gegen Frau und Kinder ist er
isoliert. Durch seine Stumpfheit und Hoffnungslosigkeit erdrückte er alle Lebensfreude um sich herum und endete schließlich vor kurzem — nach einigen ver-
unglückten Selbstmordversuchen — als Selbstmörder, einige Jahre nach dem
Tod der Mutter. — Die Mutter, die vor 4 Jahren starb, war eine abgehärmte,
verbitterte, in allen Hoffnungen enttäuschte Frau, die den an sie gestellten
Anforderungen auch körperlich nicht gewachsen war. Sie fühlte sich nie als
Kameradin ihres Mannes, sondern nur als ausgenütztes Arbeitstier. All ihre Zärtlichkeit häufte sie auf die Jüngste, die jetzt Angeklagte, und dieser war die

Mutter alles. Die älteren Geschwister gingen ihren Berufen nach und mieden die trübe häusliche Atmosphäre soviel als möglich; sie kamen der Kleinen fremd und gefährlich vor, da sie bemüht waren, die „Verwöhnung" von seiten der Mutter durch Erziehungsversuche, Püffe, Drohungen und Verklatschen beim Vater auszugleichen. Als Marie 13 Jahr alt ist, stirbt die Mutter. Alles, was warm und freundlich auf der Welt für sie gewesen ist, verschwindet und sie sieht sich, voreingenommen durch ihre bisherigen Erfahrungen, einer Welt voller Feindseligkeit und Gefahren gegenüber. Der Vater, der jetzt gänzlich mit dem Leben zerfallen ist, kann ihr kein Halt sein. Das „Nesthockerl", das bei jedem Flug in die Welt (Schulbesuch u. dergl.) nur daran gedacht hatte, wieder zur Mutter zu flüchten, kommt sich gänzlich schutzlos vor. — Sie muß jetzt für die berufstätigen Familienmitglieder den Haushalt führen, in der Inflationszeit soll sie mit ihrem geringen Wirtschaftsgeld auskommen; sie arbeitet sich ein, aber niemand erkennt es an. Alle glauben, es liege an ihr, daß das Essen knapp und wenig schmackhaft ist; alle bemerken das Fehlen der mütterlichen Arbeitskraft erst jetzt und Marie muß es entgelten. Auch der Vater, der die neuen Geldverhältnisse nicht begreifen kann, überschüttet sie mit Vorwürfen; kurz, die Reibereien nehmen kein Ende. M. in ihrer Überempfindlichkeit macht es ihrer Umgebung auch nicht leicht; sie sammelt und findet Beweise dafür, daß man schlecht und ungerecht mit ihr umgeht. Meist ist sie reizbar und aufbrausend. Zutraulich und offenherzig kann sie sein, sobald sie Freundlichkeit fühlt, zieht sich aber immer schnell enttäuscht zurück, denn sie sucht ja eine so unbegrenzte Liebe und Verwöhnung wie bei der Mutter.

Nach dem Tode des Vaters werden die Zänkereien zwischen den Geschwistern immer schlimmer. Marie hält es nicht länger daheim aus — sie sucht sich eine Stelle, trifft es auch gut, verliert den Platz aber bald wieder durch Krankheit und muß von neuem suchen. Diesmal hat sie kein Glück. Ihr Arbeitgeber, ein Metzgermeister auf dem Land, ist ein gewalttätiger, jähzorniger Mensch, ein Trinker. Er sucht sie zu verführen; als ihm das nicht gelingt, schikaniert und quält er sie, besonders als er merkt, daß sie zu seinen Stiefkindern hält, die von der eingeschüchterten eigenen Mutter nicht in Schutz genommen werden. Er verfolgt sie mit Tätlichkeiten, Verdächtigungen und Beleidigungen. Unter dem Vorwand, daß das ihr anvertraute Wirtschaftsgeld nicht stimmt, wird ihr ihr Lohn vorenthalten. Marie weiß sich schließlich nicht anders zu helfen — sie nimmt Geld aus der Wirtschaftskasse und reist zum Stellesuchen nach München. Nach vergeblichen Anstrengungen, etwas zu finden, wird sie dort — ohne Lohnbuch, ohne Geld — in einem Schuppen, wo sie übernachtete, aufgegriffen. Die Tatsachen sprechen gegen sie: sie hat Geld entwendet, sieht verwahrlost aus; sie hat „gestreunt", statt nach Hause zurückzukehren und ist von der letzten Stelle her schlecht beleumdet. Bei der Verhandlung ist sie störrisch und gibt keine ordentliche Auskunft. Sie erhält Bewährungsfrist, kommt fürs erste in Anstaltserziehung. — Aus der Anstalt entlassen, geht sie wieder zu den Geschwistern, um von dort aus Stellung zu suchen — aber jetzt haben sich durch das Vorhergegangene die Schwierigkeiten, die sie vorher unter mäßig günstigen Umständen aus eigener Kraft gerade noch hätte bewältigen können, vermehrt. Das Vertrauen zu sich und der Glaube, sich durch Fleiß und Tüchtigkeit doch noch durchsetzen zu können, ist ins Wanken geraten. Ermutigung und Hilfe hätte sie gebraucht, statt dessen hält man ihr ihre Schande vor, will sie los sein, beargwöhnt sie. Sie fühlt sich wehrlos preisgegeben, wird immer verstockter und schwieriger. Als sie jetzt keine Stelle findet, geht es unaufhaltsam bergab. Nach einem mißglückten Selbstmordversuch nimmt sich ein Mann kurze Zeit freundlich ihrer an, sie gibt sich ihm hin — hungrig nach Liebe und Wärme. Nachdem er sie verlassen hat, geht sie immer wahlloser diesen

Weg weiter; sie sieht ja in ihrer Entmutigung keine andere Möglichkeit, wieder auf die Füße zu kommen, als durch die Hilfe Anderer. Ihre eigenen Bemühungen werden immer geringer, die Anforderungen an Andre immer größer, die Enttäuschungen immer vernichtender. Voller Trotz stellt sie sich gegen die Gemeinschaft, die ihrer Ansicht nach hart und ungerecht mit ihr verfahren ist. Schließlich bleibt ihr noch der Weg ins Verbrechen oder in den Selbstmord — also jedenfalls Kampf gegen die menschliche Gesellschaft, den diese „haltlose Psychopathin" voller Erbitterung führt — in Form von Aggression: „Wehe, wenn ihr euch meiner nicht annehmt!" oder in trotziger Flucht und Selbstvernichtung.

IX. Züge von Verwahrlosung zeigt folgender Fall: Eine sittlich Gefährdete aus gebildeten Kreisen; Lotte N., ein 15jähriges Mädchen, das Beziehungen zu Männern hatte, log und stahl.

Der Vater ist Schauspieler, die Mutter ist bei Lottes Geburt gestorben. Der Vater pflegte wenig zu Hause zu sein und überließ die Erziehung Lottes und des 4 Jahre jüngeren Bruders Hausdamen, die häufig wechselten. Mit ihnen wechselten natürlich auch die Erziehungsmethoden; Verwöhnung und Strenge lösten einander ab. — Ein Schwäche der Atmungsorgane erschwerte Lottes Entwicklung und brachte sie in Nachteil ihrem Bruder gegenüber. Die Kinder vertrugen sich nicht gut; sie wurden gegeneinander ausgespielt, verklatschten sich gegenseitig und machten wohl auch gemeinsam Dummheiten. Als Lotte 12 Jahre alt war, heiratete der Vater wieder. — Vorher war längere Zeit eine Erzieherin im Hause gewesen, die Lotte dem Bruder gegenüber vorzog; der Vater hielt nicht viel von Mädchen und hatte den Bruder lieber. Man lebte also in zwei Parteien. Der Bruder setzte alles daran, die Gegenpartei zu sprengen und brachte es fertig — durch einen gefälschten Brief, den er Lotte unterschob — die Erzieherin mißtrauisch gegen die Schwester zu stimmen und dadurch die Beziehung zu zerstören, die einzige, die Lotte hatte; denn den Vater fürchtete sie nur. In dieser Zeit fing sie an, sich durch Unart auffällig zu machen. Als sie mit 12 Jahren eine Stiefmutter bekam und, was noch schlimmer war, eine Stiefschwester, die als Musterkind galt, zog sie sich ganz in die Trotzeinstellung zurück. Bisher war sie eine gute Schülerin gewesen, jetzt versagte sie plötzlich in der Schule, gab also das einzige Gebiet, auf dem sie Gutes geleistet hatte, auf und fing an, Schule zu schwänzen und zu streunen. Die freie Zeit füllte sie mit allerhand verbotenen Unternehmungen aus, für die sie sich Geld zu verschaffen wußte, knüpfte Bekanntschaft mit Männern an und suchte hier die Bewunderung und Anerkennung zu finden, nach der sie sich zu Hause gesehnt hatte. — Auf Zureden des Vaters versuchte sie öfter sich zu bessern, versagte aber immer sehr bald wieder. Sie fühlte, daß man ihr nicht traute und glaubte selbst, daß sie charakterschwach sei. In Wirklichkeit hatte sie sich für die Richtung des geringsten Widerstandes bereits entschieden — die vergeblichen Versuche hatten nur den Zweck ihr zu beweisen, daß sie „bei bestem Willen" nicht anders könne.

Als der Vater Lotte in die Erziehungsberatungsstelle bringt, hat er bereits alle Hoffnung aufgegeben und ist entschlossen, sie in einer Magdalenenanstalt unterzubringen. Er hält sie für lasterhaft veranlagt. — Es war tatsächlich ratsam, Lotte von zu Hause zu entfernen; sie wurde jedoch in einer offenen Anstalt, einem Kinderheim untergebracht. Die Leiterin erwies sich als sehr einsichtig für die individualpsychologischen Erkenntnisse; sie stellte sie als Helferin, nicht als Zögling an und zeigte ihr Vertrauen. Lotte besuchte einige Male, das erste Mal mit dem Vater, sehr bald aber allein, freiwillig und gern die Erziehungsberatungsstelle und es gelang in überraschend kurzer Zeit eine innere Umstellung bei ihr zu bewirken. Jetzt ist sie mit ihren Eltern wieder ausgesöhnt und auf dem besten Wege ein brauchbarer, verläßlicher Mensch zu werden. Wenn sie jetzt die Erziehungsberatungsstelle besucht, so tut sie es um sich Rat für einen ihr anvertrauten Zögling zu holen. Verfehlungen wie die früheren kommen für sie gar nicht mehr in Betracht — es waren Abirrungen, die durch ihr überhitztes Geltungsstreben bedingt waren, sie bedarf ihrer nicht mehr.

X. Ein anderer Fall, der an der Einfügung in ein neues, liebesärmeres Milieu scheiterte, ein „sexuell perverser Psychopath":

Siegfried O. ist 17 Jahre alt, körperlich ohne Besonderheiten. Seine Eltern starben, als er noch nicht in die Schule ging. Sie verwöhnten ihn sehr, der Großvater, der bei ihnen wohnte, ebenfalls. Die Erinnerung an die Mutter ist verknüpft mit dem Gedanken an Geschenke — jedes Mal, wenn sie heim kam, brachte sie ihm eine Überraschung mit. — Mit $5^1/_2$ Jahren kam Siegfried nach dem Tode der Eltern zu Pflegeeltern, die die übernommene Pflicht sehr ernst nahmen und sich große Mühe mit der Erziehung des Kindes gaben. Sie waren fleißige, tüchtige Handwerksleute, sehr auf ihren guten Ruf bedacht. Sie erzogen Siegfried nach bestem Wissen in aller Strenge, schlugen ihn, wenn er es nötig hatte — und er hatte es oft nötig — und sparten auch nicht mit Ermahnungen und mit Schimpfen. Um jeden Preis sollte etwas Rechtes aus ihm werden. Aber Siegfried wurde nicht besser; im Gegenteil, er fing an zu naschen und log, und so wurden die Erziehungsversuche dementsprechend immer eifriger und gründlicher — denn „wer sein Kind lieb hat, der züchtiget es" —. Daß Siegfried sich in diese Umgebung, die sehr rechtlich, aber sehr liebearm, ohne Zärtlichkeiten und Überraschungen war, nicht hineinfinden konnte und sich durch Näschereien einen Ersatz zu schaffen suchte, war den Pflegeeltern nicht erkennbar. Sie verloren, als alles nichts half, das Vertrauen zu ihm, glaubten, es sei ein angeboren böser Kern in ihm, der erst jetzt zum Vorschein käme und gaben ihn schließlich, um ihn vielleicht doch noch zu retten, in eine Erziehungsanstalt. Dort wurde er weiter geprügelt. Es war Sitte, daß die Knaben zusehen mußten, wenn andere gestraft wurden und so fanden sie Freude daran, selbst zu schlagen. Siegfried hatte viel unter den Prügeln der Kameraden zu leiden, da er kleiner und schwächer war — bis sich ihm ein Ausweg ergab: das Schlagen löste sexuelle Empfindungen bei ihm aus. Also eine Anpassung, denn dadurch waren die Prügelnden entwertet oder vielmehr in seinen Dienst gestellt und konnten ihm nichts mehr anhaben. Daß er nach der Entlassung aus der Anstalt mehr Mut zu dem Leben, das ihm schon vorher drohend vorgekommen war, gefunden hätte, ist nicht anzunehmen; er hatte nur noch Tricks dazu gelernt, die seiner Feigheit zusagten. — Erziehung mit Gewalt und plötzliches Entbehrenmüssen von Liebe und Zärtlichkeit hatten ihn in die Opposition getrieben und ihm das Vertrauen zu sich genommen, die Anstalt hatte die Tendenz zum Ausweichen noch bestärkt, so blieb er auch weiterhin, nach der Heimkehr zu den Pflegeeltern, isoliert, behielt die in der Anstalt betriebene Onanie bei, lebte in Träumen von Glück und Liebe, brachte es aber zu keiner echten menschlichen Beziehung. Er wurde immer mürrischer und war überall unbeliebt. Charakteristisch ist, daß er ein Tierquäler war, Schwächeren gegenüber rächte er sich für das Gefühl des Unterdrücktseins. Auch Menschen gegenüber konnte er sich nur da noch anschließen, wo er quälen konnte, nur unter dieser Bedingung, die sein krankhaft gesteigerter Überlegenheitshunger brauchte, war für ihn noch eine Annäherung möglich. So wurde der Sadismus für ihn der einzige gangbare Weg der Beziehung zu Menschen, denn er traute sich keinen andern zu.

Als 16jähriger schloß er einen Vertrag mit einem jüngeren Knaben, durch den sich dieser verpflichtete, sich zur festgesetzten Zeit zum Verprügeltwerden einzufinden. Art und Zahl der Hiebe waren genau festgelegt, auch die Strafe für etwaiges Ausbleiben. Wie er die Rolle des Stiefvaters, so wie er sie aufgefaßt hatte, nachahmte, zeigt sich auch daraus, daß er den Kleinen auch sonst tyrannisierte, sich alles Geld abliefern ließ und anderes mehr. Er selbst wurde noch mit 17 Jahren von dem Pflegevater mit dem Stock geschlagen.

Dem durch Zärtlichkeit und Näschereien verwöhnten Kind war der Weg zur Betätigung und zum Lustgewinn innerhalb der Gemeinschaft durch eine ihm unbegreifliche Strenge und Gewalttätigkeit und durch die übermäßige Betonung der Autorität versperrt worden, er wurde völlig entmutigt. Nun befriedigt er als Erwachsener seine Sehnsucht nach Genuß gegen die Gemeinschaft in dem einzigen Bezirk, in dem er sich auf billige Weise noch überlegen fühlen kann und in dem er seine Überlegenheit nun auch auskostet.

XI. Einer andern Form der „Psychopathie", nämlich der „Pseudologia phantastica" nähert sich folgender Fall: Anna St., eine frühreife Fünfzehnjährige, die wegen Lügen, Stehlen und Streunen in die Fürsorgeanstalt kam.

Sie ist die Jüngste von fünf Geschwistern, hat drei ältere Schwestern, die sich alle auf nicht einwandfreie Weise durchbringen, und einen älteren Bruder, der sich in der Welt herumtreibt, öfter aufgegriffen und als „Poriomane" interniert wurde, aber bei erster Gelegenheit weiter vagabundiert. Die Mutter starb bei Annas Geburt, der Vater soll Unterschlagungen begangen haben. Er wanderte bald nach dem Tod der Frau nach Amerika aus, dort soll er in angesehener Stellung leben und wohlhabend sein. Er schreibt den Kindern selten, schickt aber regelmäßig Geld für die Erziehung.

Anna wurde bei ordentlichen Leuten in einem Landstädtchen untergebracht und durfte dort die Klosterschule als Externe besuchen. Sie lernte leicht und kam gut mit, fiel aber auf durch ihr Renommieren und ihre Eitelkeit. Sie wollte immer die Erwachsene spielen, kleidete und frisierte sich auffallend und erzählte Wunderdinge von ihrem Vater, den sie als berühmten Arzt und Millionär ausgab. Ihr zukünftiger Beruf, Dienstmädchen, sagte ihr gar nicht zu, sie glaubte für Besseres bestimmt zu sein. Als sie endlich eine Stelle antreten sollte, brachte sie die Sache dadurch zum Scheitern, daß sie angab, durch eine Vergewaltigung syphilitisch infiziert zu sein, man stellte sie deshalb als Kindermädchen nicht an. In einer zweiten hielt sie es nicht lange aus, floh und fand bei einer Freundin Unterschlupf. Dort blieb sie, die Freuden des Erwachsenseins, nämlich Kinobesuch, Anknüpfen von Herrenbekanntschaften, Bummeln genießend, solange bis sie aufgegriffen und der Jugendfürsorge übergeben wurde. Um ihre Flucht zu entschuldigen, erfand sie ein ganzes Lügengewebe über ihre vorige Stelle, über die Leiden, die sie zu erdulden hatte und über ihre Bemühungen, wieder Arbeit zu finden. Sie gefiel sich so sehr darin, daß sie weit übers Ziel hinaus schoß und ganze Romane erfand, in denen sie immer die Rolle der gekränkten Unschuld spielte. Als sie endlich wieder in einer Stelle untergebracht worden war, erschien sie bald darauf bei der zuständigen Stelle der Jugendfürsorge und meldete, daß ihr Brotherr ihr nachstelle und versucht habe, sie zu vergewaltigen. Sie schilderte alle Einzelheiten so glaubwürdig und mit solchem Affekt, daß es kaum möglich war, daran zu zweifeln. Erst als man einer Anzahl von Diebereien auf die Spur kam — sie hatte öfter sehr geschickt kleine Geldbeträge beiseitegebracht, um sich Putz zu kaufen — konnte man sie in einer Anstalt internieren; dort stellte man ihren Hang zur Lügenhaftigkeit fest.

Was aber ist der Sinn dieser Lebenstechnik? Sie will sich interessant machen, das liegt auf der Hand. Als Halbwaise wurde sie nach des Vaters Flucht herumgestoßen, getrennt von ihren Geschwistern, nur der Bruder war in der gleichen Stadt untergebracht; mit diesem hatte sie auch später am meisten Kontakt. So kam sie sich verlassen und wehrlos preisgegeben vor. Das Milieu, in dem sie aufwuchs, war ärmlich, der Mann ein Säufer. So strebte sie immer fort, womöglich nach Amerika. Sehr bald bemerkte sie, daß das für sie bestimmte Geld des Vaters den ganzen Haushalt unterhielt, während sie selbst knapp gehalten wurde. Sie kam sich vor wie eine gefangene Prinzessin, der man die ihr zukommende Ehrerbietung vorenthielt. Je weniger die Wirklichkeit ihren Wünschen entsprach, desto mehr machte sie sich unverwundbar durch den Gedanken an zukünftige Herrlichkeiten, auf die sie ihrer Abkunft nach einen Anspruch zu haben glaubte. Die Gegenwart war unschmackhaft, Phantasien und Träumereien verlockend, besonders noch dadurch, daß sie ihr ein Gefühl der Überlegenheit über Mitschülerinnen und Pflegeeltern gaben. Daß sie sich mit diesem Leitbild „Prinzessin sein" den Anforderungen des Lebens an dem Platz, an den sie gestellt war, nicht fügte, ist begreiflich; Dienstmädchen sein hätte ihr ja den Weg zu Höherem versperrt. — Nur was in den Rahmen des Leitbildes paßte, konnte sie tun; der Nimbus des Geheimnisvollen paßte, das Interessantseinwollen um jeden Preis war ein Vorschuß auf künftige Überlegenheit. Die Lügereien hatten außerdem den Vorteil, ihr Verbleiben als Dienstmädchen unmöglich zu machen — die unerwünschte Wirklichkeit wurde der erstrebten Überlegenheit zum Opfer gebracht.

Die ganze Einstellung bedeutet soviel wie: „Ohne Vater bin ich nichts, wenn ich beim Vater bin, gelte ich etwas". Der Grundton ist also Unselbständigkeit und Entmutigung, die sich darin zeigt, daß der Gedanke, man könne sein Leben selbst anpacken, ihr gar nicht kommt, daß sie auf jede Leistung verzichtet, vor der Gegenwart ausweicht und sich durch übertriebene Forderungen ans Glück schadlos hält. Daß sie sich mit Vorliebe verfolgt und geschädigt vorkommt, paßt auch in das Leitbild — sie braucht eine Entschuldigung dafür, daß sie ihrem großen Ziele immer noch nicht näher gekommen ist.

XII. Zum Schluß noch einen Fall, bei dem das Streben, eine Organminderwertigkeit zu überkompensieren, sehr deutlich ist.

Willy H., jetzt 13 Jahre alt, hatte mit 12 Monaten eine zerebrale Kinderlähmung, infolge davon blieben linker Arm und linkes Bein im Wachstum zurück, dazu Schwäche der linken Extremitäten, besonders der Hand. — Willy war ein schreckhaftes, motorisch unruhiges, später ein schwererziehbares Kind. Seiner Krankheit und seines Gebrechens wegen war er verwöhnt und unselbständig gemacht worden, er wurde aber auch viel geschlagen. — Er ist das siebente von 8 Kindern, den andern Geschwistern gegenüber fühlt er sich benachteiligt, glaubt, daß die Eltern ihn weniger gern hätten. In der Schule war er ausgezeichnet, zu Hause sehr schwierig; niemand konnte ihm etwas recht machen, er wollte alles kommandieren, befahl, was er zu essen haben, was er anziehen wollte, weigerte sich geflickte Sachen zu tragen und wollte immer wieder neue Anzüge angeschafft haben. Wenn nicht sein Wille geschah, tobte er, schrie, schlug um sich, ging mit dem Messer auf Mutter und Geschwister los oder drohte, sie zu erwürgen.

Sein kurzes linkes Bein scheint ihm gar nichts zu schaffen zu machen; ja, er liebt Bewegungsspiele, Turnen und alle Art von körperlicher Betätigung, darin ist er sogar seinen Schulkameraden über. Sein Minderwertigkeitsgefühl trieb ihn dazu, gerade in dieser Richtung zu trainieren und so gelang es ihm, trotzdem er von Natur benachteiligt war, die Konkurrenz mit gesunden Kindern erfolgreich aufzunehmen. Daß das Minderwertigkeitsgefühl aber, davon unabhängig, in ihm weiter wirksam war, zeigt die Oppositionsstellung, die er zu Hause einnahm. Es trieb ihn, die Geschwister, gegen die er sich als „Krüppel" benachteiligt vorkam, zu bekämpfen und mit allen Mitteln eine Sonderstellung einzunehmen. Deshalb spielte er den „wilden Mann", tyrannisierte Mutter und Geschwister und versetzte sie in Schrecken. Er muß der Erste sein, weil

er sonst der Letzte wäre, womöglich überhaupt nicht mehr mitkäme und als
mißachteter Krüppel liegen bliebe — das ist die Angst, die ihn vorwärts treibt.
Die Vorliebe für Fangspiele und Wettlaufen deutet auf das Gleiche hin.

Er wurde in die Erziehungsberatungsstelle gebracht, weil er seine Umgebung
gefährdete. Da seine Eltern auswärts wohnten und es ihnen nicht gelang, ihre
Erziehungsweise zu ändern, wurde Willy in einem individualpsychologisch
orientierten Kinderheim untergebracht. Dort fügte er sich anfangs gut ein,
wurde aber nach einiger Zeit rückfällig und versuchte sich mit den alten Mitteln,
Trotz und Wutanfällen, durchzusetzen und die Aufmerksamkeit auf sich zu
lenken; als ihm das aber nicht gelang, als niemand auf seine Methode herein-
fiel, man ihm auch nicht etwa durch Strafen Gelegenheit gab, sich in die viel-
geübte Rolle des Benachteiligten zurückzuziehen, gab er seine Wutanfälle
gänzlich auf und fügte sich gut ein. Er wurde allmählich im Heim ein kameradschaftlicher Mitarbeiter und fing an, sich auf einen zukünftigen selbstgewählten
Beruf vorzubereiten. Nach Hause zurückgekehrt, gab er keine Veranlassung
zu ernsteren Beschwerden.

Vom inneren Leben der Jugend.

Von

Dr. Else Freistadt-Wien.

Einiges aus dem Seelenleben der Jugend soll hier mitgeteilt werden; mehr Beschreibung als Erklärung mancher Züge, die jedem auffallen, der mit jungen Menschen lebt und aus eigenem Erinnern um ihre Nöte und Aufgaben weiß. Keine der gegebenen Schilderungen macht Anspruch auf Vollständigkeit, keiner der Versuche zu deuten auf Ausschließlichkeit. Aus Tagebüchern und Briefen Jugendlicher, aus Dichtungen, die von der Jugend erzählen, kam manche Bestätigung persönlicher Eindrücke, aus Werken der Jugendpsychologie vereinzelte Parallelen zu eigener Auffassung. Was als Erleben lange vertraut war, bekam im Licht individualpsychologischen Wissens neuen Sinn und vor allem dort, wo die Schatten tiefer werden, wo Züge jugendlicher Eigenart übertrieben oder verzerrt im Leben bemerkbar werden, half individualpsychologische Deutung dem Verstehen.

Manche der Züge, die hier als für die Jugend wesentlich gezeigt werden, mögen vielleicht aller Jugend gemeinsam sein. Andere wieder sind ganz gewiß nur für bestimmte Schichten, Rassen, Kulturen charakteristisch, wie etwa nur für die städtische Jugend, für die deutsche Jugend, für intellektuell geschulte Jugend usw. Zum Verstehen der einzelnen Jugendlichen wird immer das Eingehen auf dessen besondere Geschichte, Umgebung, Schicksal notwendig sein, werden alle jene Methoden verwendet werden müssen, die sich die Individualpsychologie erarbeitet hat. Denn an der Einheitlichkeit der Persönlichkeit muß festgehalten werden. Was an edlen Keimen in der Kindheit gesät wurde, blüht in der Reifezeit auf und das Unkraut, das lange schon verborgen gewuchert hat, schießt hervor. Ja, vielleicht gibt es gar nicht diesen Bruch mit der Kindheit, wie er uns erscheint und von dem wir erzählen wollen; mag sein, daß nur unser Auge erst die bedeutsamen Veränderungen wahrnimmt, die geschehen sind; wie es uns oft dünkt, als wäre ein Frühling über Nacht gekommen.

Und dennoch! Uns scheint es eben, daß es eine ganz eigenartige Situation gibt, bei deren Erfassen jugendliche Besonderheit sich willig erschließt, und diese Situation darum gilt es nun näher zu betrachten.

Im Zwischenland.

Blüten und Früchte trägt der kleinste Baum
Wir sind nicht Kind, wir sind nicht Mann
Wir taumeln fruchtlos hier in ödem Raum
Unkennbare Zukunft hält uns im Bann.
Wir sind in der Welt wie ein kleinster Stern
Es gibt für uns weder nahe noch fern.
Nur das was im Kopfe denkt und sann
Ist mein, ich verberg es so gut ich kann.
Ich verberg es wie meines Wesens Kern
Denn jeden Ältern hab ich zum Herrn.

Das ist das Gedicht eines 15jährigen Knaben. Nur zum Teil könnte es auch Ausdruck des alten Kampfes gegen die Großen sein, der schon in den Kindheitstagen anhebt, Ausdruck der kindlichen Unsicherheit, der Gedrücktheit, des Ringens nach Überlegenheit. Ein Neues aber kommt nunmehr hinzu: „Wir sind nicht Kind, wir sind nicht Mann." Seltsames Zwischenland voll Wunder und Gefahren! Tun wir den ersten flüchtigen Blick hinein.

Ungefähr mit 10 oder 12 Jahren hat das Kind in seiner Entwicklung eine Zeit verhältnismäßig größerer Ruhe und Sicherheit erreicht, sich der Umgebung eingefügt, die erste Einordnung in das Leben der Gemeinschaft ist ihm gelungen. Da scheint es nun wie mit einem Mal, als ob diese so mühsam erworbene Harmonie wieder gestört würde; Dissonanzen werden immer lauter und ein neues arges Chaos verlangt nach neuer gewaltiger Formung. Körperliche Veränderungen werden sichtbar. Die Wachstumskurve steigt steil an, die Propositionen des Körpers sind anders geworden, die Gliedmaßen sind besonders lang und groß. Als wüßten sie mit ihren Armen und Beinen nicht recht umzugehen, so sehen die Knaben aus und auch die Mädchen scheinen eine Zeitlang wie von allen Grazien verlassen. Sie sind auffällig plump oder mager, der Teint wird unrein. Solche körperlichen Mängel werden stark und quälend empfunden, die Ungeschicklichkeit und der Mangel an Harmonie des Körpers drückt auf das Selbstgefühl, macht den ganzen Menschen linkisch, verschüchtert. Zu den grob merkbaren körperlichen Erscheinungen bei Knaben gehört noch der Stimmlagewechsel, bei Mädchen ausgesprochen weibliche Formen, deren man sich in dieser Zeit mehr schämt als freut. Eine allgemeine körperliche Müdigkeit ist im Beginn der Reifezeit häufig und die ersten Sexualempfindungen werden mehr mit Schrecken als mit Freude erlebt, sind begleitet von Angst, Unruhe und Verwirrung. Eine allgemeine Gereiztheit bemächtigt sich des jungen Menschen. Ohne verletzen zu wollen, sind die Jungen oft laut und grob, die Mädchen keck, schnippisch und all das fast stets aus peinlicher Schüchternheit, ratloser Unsicherheit. „Flegel-" und „Backfischjahre", dieser Beginn der Reife sind seelisch labile Zeiten, voll von Launen und Unberechenbarkeiten, plötzlichem Stimmungswechsel, von Trotz und Weichheit, Angriff und Flucht. Die Geschlechter trennen sich schärfer als in der Kindheit. Ein Mädchen ist dem Jungen in dieser Zeit etwas Verächtliches oder Bedauernswertes; die Mädchen selbst sind in der Vorpubertät oft jungenhaft, ausgelassen, kaum zu lenken, übertrieben in allen Äußerungen, im Sprechen und Benehmen. Sie schließen verliebte Freundschaften, leben in Bünden und Zirkeln, haben immer Geheimnisse, tuscheln, kichern, sind verlegen, erröten, schwärmen. Nach einiger Zeit kann man sehen, daß der Unruhe ein Stillerwerden folgt; wie ein Verinnerlichen. Die lautesten Mädchen werden oft versonnen, träumerisch und melancholisch; sie weinen viel, sind traurig ohne zu wissen warum. Es ist ihnen bang zumute und ein unverstandenes Wünschen, eine Unbefriedigtheit und Leere erfaßt oft das Herz. Für das heranwachsende Kind, für die Vorpubertät gab es ein „brennendes Geheimnis". Ein Etwas war da, das Privileg des Erwachsenen war und den Kindern verwehrt wurde. Es war verboten selbst danach zu fragen, danach zu forschen. Unklares nur ahnt man über dieses Geheime, aus verbotenen, heimlich mit glühenden Wangen gelesenen Büchern sprach es unverständlich zu einem. Da gab es ein Irgendetwas, das den Erwachsenen das Recht zu geben schien, auf die Kinder herabzusehen und auch bei aller „Aufgeklärtheit" lockt ein Rätsel, das dem Erleben noch fremd ist. Die Neugierde ist in der Vorpubertät sehr allgemein und die Gleichgültigen werden von den vielen mitgerissen. Die intimsten sexualphysischen Vorgänge werden von den Jungen erörtert und das Begehren des Halbwüchsigen gilt dem Ungekannten, das dem Erwachsenen vorbehalten zu sein scheint. — Großsein ist heißersehntes

Ziel. Je näher mancher dem langgehegten Ziel kommt, da jahrelange Sehnsucht verwirklicht zu werden beginnt, umso stärker wird eine Gegenkraft fühlbar. Wandla in „Frühlingserwachen" bittet die Mutter inständig, noch nicht lange Kleider anziehen zu müssen. Das ist einfacher Ausdruck einer neuen seelischen Haltung. Der junge Mensch in der Reifezeit ist wie ein Krieger, der sich in den Krieg hinaussehnt, dem aber vor der Front heimlich schaudert. Dem jungen Menschen steigt eine Ahnung auf von einer ganz neuen Wirrnis, die bevorsteht, von dem schweren und einsamen Weg, den man allein gehen muß, wenn man kein Kind mehr ist. Die Verantwortung und Vereinzelung, die das Großsein auferlegt, wird mit einemmal verstanden, die schwere Loslösung von allem Gewesenen erfaßt. Da kommt über viele eine namenlose Angst, die dem Kind noch fremd war. Eine Unsicherheit, stärker als je zuvor, erfaßt die Seele und alle Bewegungen drücken aus: Ich will wieder heim. Der kleine Junge in einer feinen Novelle von Stephan Zweig ist dem „brennenden Geheimnis" auf der Spur. Mutig und selbständig unternimmt er den Kampf, um die Wahrheit zu erfahren. Eines Tages steht er am Bahnhof. Er will fliehen. Da überkommt ihn seine eigene Kleinheit. Weiß er doch nicht einmal, ob sein erspartes Taschengeld reicht, um eine Fahrkarte zu lösen, ist er doch so fremd allen Dingen des wirklichen Lebens, ein Kind. So sind viele in der Zeit des Reifens. Kinder, die den Eltern davonlaufen und es dann mit der Angst bekommen. Die Kindheit versinkt langsam. Unbekanntes hat man vor sich. Da wird versucht, die Kindheit zu halten und der kleine Gernegroß möchte sich bei der Hand führen lassen und sich vor der neuen Welt, die im Innern entsteht, bergen. Der Glaube der Kindheit bröckelt ab und nirgends noch ist fester Boden unter den Füßen. Da wird man sich der eigenen Unsicherheit schmerzlicher bewußt als je zuvor und der alte Kampf um die Sicherung wird leidenschaftlicher noch als in den Kinderjahren. Je weniger sicher man ist, um so mehr aber muß man sich und den andern gegenüber sich zu behaupten trachten. So werden alle Waffen aus der Rüstkammer geholt, die man schon als Kind benützte. Trotz und Ungehorsam, Traurigkeit und Selbstdarstellung, Kranksein und offener Protest, all die zahllosen Kampfmittel um die Erhöhung der Persönlichkeit kommen wieder in Gebrauch. Mit der Bereicherung der Erfahrung, dem stets wachsenden Reichtum der Seele, ergeben sich neue raffiniertere Möglichkeiten zum Angriff oder zur Verschanzung. Der Mutlose flieht ins Land der Träume, der Dichtung, die Schwachen suchen verzweifelt nach Führung, nach „Leitbildern", das neue Gedanken- und Gefühlsleben wird in den Dienst der Persönlichkeitserhöhung gestellt.

Dies ist die neue Situation, in der der Jugendliche steht. Zum Teil kämpft er weiter wie das Kind, erbitterter als das Kind um die eigene Selbständigkeit, um Freiheit. In der gleichen Zeit aber will er sich auch nach rückwärts bewegen, will festhalten, was vergehen muß und fürchtet das Sterben, das ihn doch zum neuen Leben bringt. — Schon aus diesem seltsamen Kräftespiel läßt sich viel scheinbar Gegensätzliches aus dem Leben der Jugend begreifen und aus der ratlosen Unsicherheit im Zwischenland viel Abwegiges verstehen. — Tiefer wollen wir nun in dieses neue Land eindringen, dessen Reichtum und Schönheit kennen lernen und auch vor den gefährlichen Klippen und Abgründen die Augen nicht schließen.

Die geistigen Prozesse.

„Ich".

Auch das Kind sagt eines Tages „Ich"; es spricht nicht mehr wie von einem Dritten, Gegenständlichen von sich, es weiß von der Besonderheit seines Körpers

und seiner Seele, ja es kennt bisweilen Verlassenheit, Alleinsein. Aber seine
Augen sind der Außenwelt zugewendet. Ein Kind, das über sich selbst grübelt,
ist eben nicht mehr kindlich. Es ist frühreif und hat vor der Zeit die bedeutsame Wandlung erfahren, die vielen Menschen in der Reifezeit geschieht. In
dieser Zeit wendet sich der Blick nach innen. Mit fassungslosem Staunen wird
wie mit einem Schlage eine innere Welt entdeckt und viele Jahre fesselt sie
die ganze Teilnahme, jahrelang kommt der Jugendliche über diese neu entdeckte Welt des Ich nicht hinaus. Verschieden und mannigfaltig sind die Erlebnisse, in denen zum erstenmal das Ich bemerkt zu werden scheint, oft unscheinbar sind die Anlässe, bei denen man sich der Veränderung bewußt wird;
Die jungen Menschen erzählen: Immer habe ich mich bei meinem Namen rufen
gehört. Und eines Tages schien es mir seltsam; das bin ich, der da gerufen
wird, ich. Wer ist denn dieses Ich, das da hört, denkt, fühlt? Wer bin ich und
wie komme ich hierher auf diese Welt? Wohin gehe ich? Was ist das doch
für eine Dunkelheit um mich herum, was für ein Geheimnis mit mir selbst!
Wie ist doch alles hier so unfaßbar, unheimlich und rätselvoll! — Ich sehe mich
in dem Spiegel. Mit einemmal kam mir mein Gesicht so fremd vor. Das sind
meine Augen, das mein Mund. Wie sonderbar so ein Menschenantlitz ist! Und
auf einmal ist mir, als hätte sich alles verändert. Ich komme mir so einsam
vor; als ob ich der einzige Mensch auf der Welt wäre. Was ist mit mir geschehen?
Wie war es früher? Habe ich geschlafen, geträumt? Wie konnte ich alles so
hinnehmen, als wäre diese Welt der Wunder selbstverständlich! Es ist doch
alles ein grauenvolles, unbegreifliches Mysterium. Geburt, Hochzeit, Tod, diese
ganze unbegriffene Erde! Wie können die anderen Menschen all dies nur so
hinnehmen? Sie gehen ihren Geschäften nach, sie heiraten, bekommen Kinder,
sehen sterben und all das als ob das nicht weiter verwunderlich wäre, da es
doch von jeher so gewesen ist. Bin ich anders als alle andern? Ja, ich bin wohl
ganz anders, ich allein bin verurteilt, die Abgründe zu sehen; ich bin sehr einsam,
denn ich kann nicht so kindlich sein wie die anderen. — Leise klingt das Sich-
Besondersfühlen an. Oft wird es deutlicher: Da ist die Nacht, die Dunkelheit.
Ich kann nicht schlafen. Da ist der ungeheure Weltenraum, ich bin auf der
großen und so kleinen Erde. Erde, Welt, Kosmos, was ist das? Ich verstehe
gar nichts. Oh, diese Fragen, die da kommen und nicht ruhen wollen! Ein
Schwindel faßt mich, eine furchtbare unbeschreibliche Weltenangst. Ich bin
ganz allein. Furchtbar ist diese Einsamkeit und doch erhaben. Wie ganz anders
bin ich als alle die Menschen, die schlafen und träumen. Auch ich weiß nichts,
aber ich wache. Ich sehe die Abgründe und Rätsel. — Schauder und Stolz
über die vermeinte Besonderheit wechseln. Man will sich betäuben, wie alle
andern sein, um diese Weltangst nicht mehr fühlen zu müssen und doch begrüßt man dann wieder mit Stolz die Stunden kosmischen Erlebens und der
Andersheit. Mitten im Alltag kann plötzlich solch ein Augenblick des Sich-
Lösens kommen. Da verlieren mit einem Male alle Dinge ihre Selbstverständlichkeit. Die ganze Welt fängt zu beben an. Alles ist wunderbar. Das Licht
und die Schwerkraft, die Menschen und die eigene Seele, die Pflanzen, die
Tiere. Am wunderbarsten aber ist dieses seltsame Wissen um alle die Wunder,
ist das eigene Denken und Fühlen. So, mit einem großen Staunen über das
Dasein fängt manches Mal die Isolierung an. Der Schlaf der Kindheit wird
abgestreift und mit hellen prüfenden Augen scheint ein neues Sehen anzuheben.
Ein Sehen mit eigenen Augen, ein Prüfen mit eigenem Denken. Die ganze alte
Welt stürzt vor diesem wachen Blick in Trümmer. Alle Grundsätze werden
überprüft, alles Übernommene gesichtet und alle Forderungen, die bis jetzt
fraglos erfüllt wurden, nach ihrer Berechtigung untersucht. Was die Eltern
sagten und taten, das war viele Jahre unbestrittenes Gesetz. Nun beginnt

der junge Mensch auch an diesem zu rütteln. Die Eltern fordern etwa Liebe, Dankbarkeit, Ergebenheit. Ja, warum eigentlich? Mit welchem Recht? Ich habe dich nicht darum gebeten, mich auf die Welt zu bringen, lautet manchmal so ein verzweifeltes Auflehnen. Ich bin dir nicht dankbar dafür; ich sehe nicht das Glück hier, ich sehe nur Qual und Not, und eine große Wirrnis. So beginnt ein langsames, wehes Sich-Lösen von all dem, was so sicher stand, mit dem man verschmolzen war in erster naiver Verbundenheit. Ein Lösen, in dem zum erstenmal wissend die Grenzen zwischen Mensch und Mensch erlebt werden, in dem zum erstenmal der Blick auf der eigenen Besonderheit und Einzigartigkeit verweilt. Die Selbstbeobachtung beginnt und wird immer gründlicher. Jetzt, da man sich auf einmal fremd fühlt der vertrauten Umgebung, hält man Zwiesprache mit sich selbst. Es ist die Zeit, da Tagebücher begonnen werden, die Rechenschaft ablegen sollen über das eigene Werden, die zur Klarheit verhelfen sollen im neuen Wirrsal und den Menschen ersetzen sollen, dem man sich anvertraut. Wem sollte man denn auch die neuen Erlebnisse erzählen? Eine Scheu ist da, über die Entdeckungen der Seele zu sprechen und ein Instinkt, daß man dem Erwachsenen mit solchen Angelegenheiten nicht kommen kann. Eine Angst ist da, sich lächerlich zu machen vor ihrer nüchternen Selbstverständlichkeit. Sie werden einen für überspannt und verrückt erklären oder wenn sie mich verstehen, werden sie mit ihrem müden Resignieren antworten: Du mußt dich abfinden, da dringt kein Sterblicher durch, tue deine Pflichten, denke nicht so viel. Das schadet nur, arbeite, leiste etwas! Diese Antwort aber befriedigt den jungen Menschen nicht. Er kann noch lange nicht resignieren, er will hinter die Geheimnisse kommen. Aber er behält sie von nun ab für sich; er ist erfüllt von tausend Gefühlen und Gedanken, die er verschweigt. Und so wird die Grenze immer schärfer, die das Ich vom Du trennt. Stolz und Erhobensein fühlt der junge Mensch in seiner Einsamkeit; liebt sich als den Unverstandenen, der so ganz anders ist als alle anderen Menschen und wohl für Großes bestimmt. So kann, was schicksalhaft dem denkenden Menschen auferlegt ist, daß er zur Einsamkeit gelange und sie überwinde, eine Verführung werden. Das Erleben des Ich und seiner Besonderheit kann in den Dienst der Persönlichkeitserhöhung gestellt werden, in den Dienst des Protestes. — Es kann dem jungen Menschen in seinem Werdegang ergehen wie es einer ganzen Zeit erging, die in Auflehnung gegen eine Autorität in erwachender Selbständigkeit zum Individualismus kam.

Die Renaissance, die gegen mittelalterliche Grenzsteckung anlief, hat so eine Art der Ichfindung erlebt. In ihren Menschen lebt ein solch gesteigertes Bewußtsein vom eigenen Ich; ein Wissen ist in Petrarca um bis dahin ungekannte Geheimnisse der Seele. Es kultiviert die Selbstbeobachtung und sein kompliziertes Gefühlsleben. — Wie damals eine ganze Zeit zum erstenmal brennenden Anteil nahm an der eigenen Vergangenheit, wie sie Gewesenes neu erstehen ließ und im Zusammenhang der Geschichte das eigene Ich festigte, so erwacht im Jugendlichen zum erstenmal das Interesse an seinem eigenen Werden, an Vergangenem und Künftigem. Das Kind lebt im und für den Augenblick. Wohl prägen sich die Eindrücke ein, bleiben für das ganze Leben bestimmend, aber nicht wissend und willentlich bindet das Kind die Vergangenheit an die Gegenwart und diese an die Zukunft. Auch der Jugendliche lebt nicht planvoll, nicht überlegend, auch er opfert nicht etwa Gegenwärtiges dem Künftigen, oder dem Vorteil. Aber er überschaut den Zusammenhang seines eigenen Werdens und tastet ahnend in die Zukunft. Die Tagebücher sind deutlich ein Beweis solchen Interesses am zeitlichen Verlauf und des Bedürfnisses, dem Tiefliegenden, Erlernten Dauer zu geben und das Wissen jetzt einzureihen in größere sinnvolle Zusammenhänge der eigenen Seele. In diesem Bedürfnis, die flutende

Zeit zu erfassen, sehen wir, wie sich ein Kern der Persönlichkeit immer fester
bildet, wie Abgrenzung und Eigenart immer bedeutsamer werden. — Haben
wir im ersten philosophischen Staunen die Gelegenheit gesehen, bei der das
Sich-Lösen von der Kindheit offenbar wird und haben wir angedeutet, wie
dieses Lösen schon dem Protest und der Selbstbehauptung dienen kann, so
finden wir andere Erlebnisse, die den Protest selbst als Anlaß zur Isolierung
erkennen lassen. Schon wurde gesagt: Dem Kind waren die Eltern unbedingte
Autorität. Es mochte sich gegen diese Autorität sträuben, mit allen Waffen
gegen sie kehren, es erkannte sie jedenfalls an. Nun genügt aber ein geringfügiger Anlaß, und was jahrelang imponiert hat, stürzt zusammen. Es mutet
oft an, als ob ein lang genährter, aber ohnmächtiger Groll gegen Unterdrückung
und Abhängigkeit jetzt losbrechen würde. Bei Menschen, die als unfehlbar
galten, bei Eltern oder Lehrern wird ein Mangel entdeckt. Eine doppelzüngige
Moral, ein Versagen in ethischer oder intellektueller Beziehung. Oder Geheimnisse, die man vor den Erwachsenen verbirgt, die eigene Reife, die die
Großen nicht ahnen, gibt dieses halb beglückende, halb schmerzliche Gefühl
der Fremdheit und Überlegenheit. Heimliches Lieben, andere Denkart, Ab-
trünnigkeit vom Überlieferten, all dies schon Beweise der Loslösung können die
Entfernung und Vereinzelung noch fühlbarer machen. Hermann Hesse
erzählt im „Demjan" von einem Jungen. Der ist in geordneten Verhältnissen
aufgewachsen und wurde von einem Straßenjungen, dessen Überlegenheit ihm
imponierte, zu einem schlimmen Streich veranlaßt. Mit tiefem Sündegefühl
kommt der Junge nach Hause. Da schilt ihn der Vater, weil — er die Schuhe
arg beschmutzt hatte. Jetzt empfand der Junge zum erstenmal die Kluft, von
der wir sprachen. „Es war ein Riß in die Heiligkeit des Vaters, es war ein
erster Schnitt in die Pfeiler, auf denen mein Kinderleben geruht hatte und
die jeder Mensch, ehe er selbst werden kann, zerstört haben muß. Aus diesen
Erlebnissen, die niemand sieht, besteht die innere wesentliche Linie unseres
Lebens." „Ich mußte mit erfrierendem Herzen zusehen, wie meine Welt, wie
mein gutes, glückliches Leben Vergangenheit wurde und sich von mir ablöste
und mußte spüren, wie ich mit neuen saugenden Wurzeln draußen im Finstern
verankert und festgehalten war." Von der Zeit an liebte es der Knabe, krank
zu sein, die Mutter um sich zu beschäftigen. Gewaltsam versuchte er das Werden
aufzuhalten, sich klein und hilfebedürftig zu stellen. Es ist der kleine Krieger,
von dem wir oben sprachen, und der sich vor der Front zu fürchten beginnt.
Sehr oft geht diese Rückwärtsbewegung neben dem Vorwärtsstreben einher,
mit der wachsenden Entfernung von den Eltern der Fluchtversuch: zurück
in die Kindheit. Noch müssen wir den so wichtigen Loslösungsprozeß auf verschiedenen Gebieten verfolgen, die schwerwiegenden Folgen und drohenden
Gefahren der Vereinzelung gründlicher erörtern. So viel läßt sich schon jetzt
über die Blickwendung nach innen sagen: Sie scheint uns das wesentlichste
Merkmal der geistigen Vorgänge der Reifezeit. Sie ist die Wiedergeburt, die
zu dieser Zeit vor sich geht. Dieses Wissen um sich selbst ist die Bedingung
für eine große Zahl geistiger Prozesse. Die Selbstbeobachtung kompliziert
das ganze Seelenleben in einer bisher ungekannten Weise. In dieser Kompliziertheit erst ist ein großer, neuer Reichtum des Innenlebens möglich. Es ist
nicht so, als ob die Außenwelt von nun ab weniger bedeutsam würde; aber sie
wird anders aufgenommen als in der Kindheit, sie wird reflektiert von dem
neuentdeckten Ich. Sie interessiert nur, soweit sie auf dieses Ich bezogen werden
kann und die Kräfte der eigenen Seele scheinen die Außenwelt neu zu beleben.
— Es liegt mir fern, diesen so sehr bedeutsamen Prozeß erklären zu wollen
und nur wie ein Einfall möge gelten, was vom Standpunkt des Individualpsychologen dazu bemerkt werden kann. In einer Zeit gesteigerter Unsicherheit mag

es sein, daß die Verstärkung des Ichgefühls, die Abgrenzung vom Nicht-Ich, die Betonung jedes subjektiven Moments auf Sicherung hinzielt. Welch größere Sicherheit scheint es zu geben, als die Schutzwehr um das eigene Ich zu verstärken, den Kern schärfer von der Umgebung zu sondern, aus der primitiven Eingereihtheit in die Welt vorerst einmal herauszutreten, ersten Überblick zu wagen, erste Freiheit zu versuchen? Zuschauer der Vorgänge im eigenen Ich zu werden, um nicht mehr diesen Vorgängen wehrlos ausgeliefert zu sein, Abstand von sich selbst zu nehmen!

Ist die neue Möglichkeit des inneren Verhaltens aber erst entdeckt, so kann sie zu Protestzwecken verwertet werden, so kann die Vereinzelung und der Abstand der Selbsterhöhung und Weltflucht dienen. — Die große Bedeutsamkeit des neuen Icherlebens haben Spranger und William Stern angedeutet: „Natürlich hat der junge Mensch schon vorher ein Ich, ja er scheint ganz Egoität, ganz unbefangene Selbstsucht. Aber dieses Ich ist eine selbstverständliche Begleiterscheinung aller Erlebnisse und Tätigkeiten, das nicht zu einem gesonderten Bewußtsein von sich kommt, sondern in die Welt und in die anderen Menschen hineingewoben scheint. Mit Recht hat man die Selbstverständlichkeit des ganzen Daseins, diese vollendete Anpassung an die Lebensbedingungen als den charakteristischen Zug der Kinderjahre bezeichnet, die der Pubertät unmittelbar vorangehen" (Spranger: Von der ewigen Renaissance). Spranger sagt, daß der Drang nach Selbständigkeit besonders bei Knaben mit dieser Wandlung zusammen gehe und weiter: „In dem Augenblick, wo sich zum erstenmal das Ich als etwas Besonderes und Eigenes den Dingen und den Menschen entgegenstellt, entsteht im Bewußtsein eine andere Welt." — William Stern spricht in dem Aufsatz vom Ichbewußtsein des Jugendlichen direkt davon, daß das Ich-Erleben tendenziös verwertet werden kann und wo Ichbetonung ist, Protest ist. Auch Kretschmer schenkt in seiner Medizinischen Psychologie dem Loslösungsprozeß Beachtung: „Bis zur Pubertätszeit wird das Gefühlsleben durch die Affektbindungen an Vater und Mutter beherrscht. Mit Einsetzen der Pubertät tritt besonders bei den Knaben eine bemerkenswerte Schwenkung ein. Es folgt eine Phase der Loslösung vom Elternideal, die häufig die schroffe Form des Protestes gegen die Eltern, besonders gegen den Vater annimmt, eine fast negativistische Einstellung gegen die Wünsche und Seele der Eltern." — Wie immer das Ich-Erleben psychologisch und weiter metaphysisch gedeutet werden mag, es ist ein Heraustreten aus erster fast mythischer Einheit mit der Welt, eine Vereinsamung, und dem Jugendlichen ist die schwere Aufgabe gestellt, aus dieser Einsamkeit wieder heraus die neue schöpferische Liebesgemeinschaft mit der Welt zu gestalten, eine Aufgabe, deren Erfüllung schon über die Reifezeit hinausreicht. Die Blickwendung nach innen, das Bewußtwerden der eigenen Seele ist der Grund für einen neuen Reichtum an Erleben, für eine Vertiefung der Persönlichkeit. Das neue Erleben kann aber auch mißbraucht werden, um das Ich eitel zu erhöhen und führt dann statt zur neuen Gemeinschaft in dauernde, lebenzerstörende Einsamkeit.

Die fortschreitende Loslösung. Protest gegen Schule und Elternhaus. Kritik und religiöse Wandlung. Revolution auf allen geistigen Gebieten. Das Problem der Distanz und der Protest im Intellektualismus. Der Schematismus als Leitlinie.

Das beschriebene Erleben des eigenen Ich ist zum Teil eingeordnet in den großen Befreiungsversuch vom Bann der Kindheit, in den leidenschaftlichen Protest der Jugend gegen alles Gewesene, gegen alle auferlegte Autorität, gegen

jeden äußeren Zwang. Der Loslösungskampf tobt dort am wildesten, wo die
Autorität absolut geherrscht hat, im Elternhaus und in der Schule. Von
hier aus verbreitet es sich gegen jedes Dogma, gegen religiösen, ethischen,
politischen Druck und schwillt immer mächtiger an zum jubelnden, zornigen
Freiheitssturm, der jede Grenze haßt, jeden Damm niederreißt, Freiheitsrausch
wird, Sturm und Drang, Titanismus, prometheischer Trotz. Hat das Kind
seinen Vater gefürchtet, ihm ohnmächtig gehorcht, so bricht die Empörung in der
Reifezeit los. Was für ein Recht, fragt sich der junge Empörer, hast du, mich
immer zu ducken, klein zu machen? Weil du mein Vater bist? Was kann
ich dafür! Ich fühle keine Dankbarkeit und keine Liebe. Du hast mich seelisch
getreten und warst meine Angst die langen Jahre der Kindheit her. Ich kann
dich nicht lieben, ich hasse dich! Stürmische Auseinandersetzungen zwischen
Vater und Sohn sind an der Tagesordnung. Der Kampf beginnt, dessen mehr
weniger brutale Form oft nur vom Bildungsmilieu abhängt. Wie konnte
ich mir all das so lange bieten lassen! Laß mich meine eigenen Wege gehen
oder wir sind Feinde auf Leben und Tod.

Uralter Kampf zwischen Vater und Sohn! Was braucht es zu seinem Ver-
stehen noch besonderer sexueller Momente! Handelt es sich doch um den ewigen
Kampf des Schwächeren gegen den Stärkeren, des Unterdrückten gegen den
Unterdrücker! Die Eltern sind oft fassungslos, gekränkt, tief enttäuscht. Dazu
also hat man sich geplagt und gesorgt, gespart und entsagt, um solch einen
Sohn zu haben! Der ein verkommener Mensch ist, der kein Herz im Leibe hat
und keine Ehrfurcht, keine Liebe. Schmerz und Zorn bemächtigen sich des
Vaters, der in seinem Autoritätswahn tief verletzt ist. Er glaubt nicht ein-
lenken zu dürfen. Wo käme die Weltordnung hin, wenn die Söhne den Vätern
nicht mehr gehorchen, wenn sie in keiner Angelegenheit mehr um Erlaubnis
fragen und auf die Eltern nicht Rücksicht nehmen. Darum gilt es, Strenge
und Haltung bewahren, wenn das Herz auch blutet.

So klafft der Riß zwischen Eltern und Kind immer stärker und die
Entfremdung ist vielleicht für immer bestimmt. Michael Kramer treibt so
den Sohn in den Tod; den Sohn, den er am glühendsten von allen zu lieben
glaubte und in dem er doch nur die Vollendung seiner selbst, die Höherentwick-
lung eigenen Wesens zu lieben bereit war. Wohl versucht der schmerzgebeugte
Mann in zwölfter Stunde einzulenken. Nicht Vaterrechte will er geltend machen,
er bietet dem Sohn demütig die Freundeshand an. Aber noch in dieser Tat
ist Hochmut, ist freiwilliges Heruntersteigen. Und es ist auch zu spät. Die
Kruste um Arnolds Herz ist zu alt und starr. Was jahrelanger Trotz war,
kann nicht durch plötzliche Großmut des Vaters schmelzen. Zu groß war die
Angst des Sohnes vor dem Vater immer gewesen. So lügt er dem Vater wieder
ins Gesicht und dieser stößt ihn mit dem Schmerzensschrei von sich: Du bist
nicht mein Sohn.

Wenig weiß Michael Kramer von den Leiden seines Sohnes, von dessen Gedrücktheit, Scham und Verzweiflung. Er weiß so wenig wie die meisten Eltern
zur Zeit, da ihre Kinder reif werden. Das Zuhause ist zu alltäglich, zu nüchtern,
als daß die jungen Menschen mit ihren neuen Gefühlen sich den Eltern anvertrauen könnten. Auch kann man nicht zu denen sprechen, die jahrelang Ehrfurcht gefordert haben und „oben" standen. Scheu vor der Nüchternheit und
Haß gegen die aufgezwungene Autorität verursachen die Entfremdung, die in
den Reifejahren Kinder von Eltern trennt und in den Herzen der jungen Menschen
eine Leere schafft, die Vorbedingung ist für neue Bindungen. Die Entfremdung
ist auch dort, wo starke Gemeinschaft die Familie umschließt. Das Pathos der
Distanz fehlt im Elternhaus, um den Reichtum an Empfindungen bloß zu
stellen. Was innerlich erneuert werden soll, muß sich aus erster Umklam-

merung lösen und die tiefen Erlebnisse der Reifezeit brauchen vielleicht diese Einsamkeit.

So wenden sich die jungen Menschen in der Reifezeit jedem Fremden zumeist leichter zu als den Angehörigen, schenken ihr großes Vertrauen dem ersten besten, der ein wenig Güte für sie hat. Nur eine Steigerung dieser Scheu ist die Schwierigkeit, mit den Eltern über die wichtig werdenden erotischen Angelegenheiten zu sprechen. Die Eltern möchten immer ihr Kind so lange als möglich als Kind bewahren, so lange es irgendwie geht, den Schleier um die Geheimnisse körperlicher Liebe halten. „Das verstehst du noch nicht", „Das gehört noch nicht für dich" fordert aber leicht den Widerspruch des Jugendlichen heraus. Oft genug ringt der Junge schwer mit seinen stark gewordenen Trieben und das Mädchen mit einer Leidenschaft. Jedes plumpe Wort, jedes falsche Mißtrauen und Verdächtigen, das der Erwachsene so leicht äußert, ist Grund genug, daß sich der junge Mensch verbirgt, unverstanden fühlt und in jedem Erwachsenen den Feind wittert.

Zu diesen Feinden gehört in erster Reihe die Schule. Die Schule mit ihrem notwendigen oder übertriebenen Schematismus, mit ihrer strikten Forderung nach Ordnung und Unterordnung, mit ihrem Zwang und Autoritätsdünkel ist der gehaßte Feind. Einzelne Schulstunden, in denen geliebte Lehrer unterrichten oder deren Gegenstand dem persönlichen Interesse des Heranwachsenden entspricht, sind ausgenommen. Im allgemeinen aber wird die Schule als Last und Hemmung empfunden. „Schulmist" ist noch eine gemäßigte Bezeichnung in den Tagebüchern der Gymnasiasten. „Wenn ich nur einmal arbeiten könnte, was ich will", ruft ein 16jähriger. Der Jugendliche will nicht mehr spielen wie das Kind. Aber er will eigene Wege gehen in seiner Beschäftigung. Er hat individuelle Neigungen. Ihm sind die vielen Probleme, die über ihn hereinbrechen, unendlich wichtiger und viel drängender als öde Grammatikstunden. Er lechzt nach „Leben", von dem er freilich keine klare Vorstellung hat. Aber daß es hier nicht ist, nicht auf Schulbänken und Schulbüchern, das glaubt er zu spüren. Endlich, endlich ist man kein Kind mehr, aber immer noch soll man sich gefallen lassen, als Schuljunge behandelt zu werden, muß sich irgend einem beschränkten oder sadistischen Lehrer fügen, irgend einem verbitterten, nie jung gewesenen Menschen, während draußen das Leben rings lockt und ruft, die Sehnsucht brennt und irgendwo schon Liebe und große Taten auf einen warten. Was haben andere nicht schon mit 16 oder 17 Jahren geschaffen und ich mache Hausarbeiten, befohlene Aufsätze, lerne Vokabeln! Der Protest wird in allen Formen kundgetan, wissentlicher, absichtlicher als beim Kind. Frechheiten oder Ausreden sind an der Tagesordnung, Schule wird geschwänzt, Bücher unter der Bank verschlungen. Es ist doch so schade um die Zeit, die kostbare Zeit. Es gibt so unendlich viel zu erfahren und zu erforschen, alles, alles ist wichtig, wunderbar und geheimnisvoll.

Zu Katastrophen kommt es, wenn etwa vom Lehrer das heimlich gelesene Buch aufgeschnüffelt wird, wenn der Inhalt sexuell aufklärend ist, wenn eine der harmlosen Heimlichkeiten aufgestöbert wird, die den Jugendlichen doch nur Notbehelfe sind. Leicht erklärt der hohe Schulrat den Jungen für einen Verlorenen, Verkommenen; ein hochnotpeinliches Gericht wird von der Autorität in Szene gesetzt, die Eltern erfahren bald über ihren saubern Herrn Sohn. Solche Tragikomödien im Stil von „Frühlingserwachen" gibt es immer noch. Der Junge wird verhört, aus der Schule ausgestoßen und wenn er nicht mutig und selbständig ist, wenn schon seine Kindheit ihn zum Lebensfeigen gemacht hat, ist der Schülerselbstmord wahrscheinlich. In harmloseren Fällen bilden sich noch heute in den Schulen Geheimbünde, kindliche Verschwörungen, in denen der alte Wunsch, es den Erwachsenen gleichzutun, sich auslebt. „Traumulus" von Arno Holz zeigt solche Karikaturen. Freiheit ist die Losung aller Jugend, wie es die des Schülers in der Karlsschule war. „Nieder mit aller aufgezwungenen Autorität!" ist der Kampfruf. Die Reiferen geben sich selbst das Gesetz, andere scheitern in dem Aufstand gegen alle Bindung wie Lenz, der unglückliche Stürmer und Dränger.

Von Schule und Elternhaus aus nimmt der Aufstand den Ausgang. Das Kind hat Antworten hingenommen, hat Dogmen befolgt, die Tradition übernommen. Es ist ohne wirkungsvollen Widerstand hineingewachsen in jahrtausendalte Kultur, hat, ohne es zu wissen, uraltes Erbe sich angeeignet. — Was nun im Jugendlichen deutlich zum Ausdruck kommt, ist der Versuch zu selbständiger Stellungnahme. Es kommt ihm zu Bewußtsein, was er die ganze Zeit her getan hat: Er hat blind geglaubt. Nun aber, deutlich genug auch Ausdruck seiner allgemeinen Auflehnung, will er selbst prüfen und mit eigenen Augen erfahren, nichts für wahr halten, was er nicht selbst kontrolliert, erlebt hat. Wer könnte hier neben allem Drang nach Wahrheit den Wunsch übersehen, dem eigenen Ich Bedeutung zu verschaffen, die eigene Freiheit des Geistes sich selbst zu beweisen! So macht der Jugendliche Schluß mit dem Glauben seiner Kinderjahre. Der bröckelt ab und wird absichtlich zerstört. Nur mit diesem Kinderglauben bricht der junge Mensch, mit den alten Inhalten, den alten Geboten. Das eine freilich weiß er zumeist nicht: daß er auch jetzt im Zeichen des Glaubens kämpft, daß er empfänglich ist für alle Einwirkungen um ihn herum wie eine junge Saat für die Witterung, daß er, der sich als Zweifler und Ungläubiger fühlt und oft voll Sehnsucht nach Glauben ringt, voll ist von Glauben an seine Berufung, an die Zukunft. Aber tatsächlich, mit dem Kinderstubenglauben geht es zu Ende. Viele Jahre steht das geistige Leben des Jugendlichen im Zeichen des schweren Kampfes zwischen Glauben und Wissen. Ein Kampf ist es, der durchaus mit dem Persönlichkeitserhöhen zusammenhängt. Blind glauben gilt als Schmach, als kindisch, als unfrei. Vor dem Wissen hat der junge Mensch noch eine große Achtung und daß er eine Wahrheit selbst erfährt, scheint ihm allein Bürgschaft für die Wahrheit.

Nur einen Ausschnitt aus diesem Kampf, der ein ausgesprochener Kampf der Jugend ist, wollen wir hier geben, wenn wir die religiöse Krise des Jugendlichen anzudeuten versuchen. Hier gibt es typische Abläufe. Für den Individualpsychologen interessant sind schon die Anlässe zu den religiösen Krisen. Das Material entnehmen wir wieder Tagebüchern und Erfahrungen. Ein Anstoß zum Zweifel, ein Anstoß, der freilich nur wirksam sein kann, wo schon die Aufmerksamkeit auf ihn gelenkt ist, ist häufig ein Widerspruch zwischen dem Dogma, das im elterlichen Hause hochgehalten wird und einem religionsfeindlichen naturwissenschaftlichen Unterricht in der Schule, der beispielsweise darwinistisch orientiert ist und oft flach anspruchsvollen rationalistischen Weltanschauungen Vorschub leistet. In der Religionsstunde findet der von Rätseln Gequälte die eine Lösung der Geheimnisse, in einer naturwissenschaftlichen Stunde die scheinbar so andere. Hier findet der Jugendliche Widersprüche, die er nicht fassen kann. Wir werden auch sehen, wie er immer nach eindeutigen Antworten strebt und hier scheinen ihm unlösbare Gegensätze zu sein, in denen er sich nicht zurecht findet. So beginnen hartnäckige Auseinandersetzungen mit sich selbst, gefärbt von der Leidenschaftlichkeit, mit der die Jugend alles anfaßt und deutlich sind diese Auseinandersetzungen nicht nur Kampf um sachliche Richtigstellung, um wissenschaftliche Erkenntnis, sondern immer auch Ausdruck des steten Ringens um Durchsetzung der eigenen Persönlichkeit. Wahrheit scheint nur zu sein, was sich anfassen, experimentell erproben läßt, was man „schwarz auf weiß nach Hause trägt". So kommt es, daß die Jugend trotz ihrer Glaubenssehnsucht, trotz ihres starken Bedürfnisses aufzuschauen, sich Höherem hinzugeben, vorübergehend zu einer Art Sensualismus neigt. Die Problematik der sinnlichen Wahrnehmung kümmert sie noch wenig und Antworten, die nur ein Hinausschieben der Geheimnisse sind, können den jungen Menschen einige Zeit befriedigen. So wirken z. B. Haeckels Welträtsel heute noch mächtig auf manchen jungen Menschen und naturwissenschaftliche Erklärungen, deren Beschränktheit im Geistesleben der Gegenwart erkannt wird, sind dem jungen Menschen Offenbarungen. So wenig sich der junge Mensch im Gefühlsleben festlegen will, begrenzen will, so sehr sucht er trotz aller Kritik eindeutige, verläßliche Antworten. Weiter unten werden wir noch besprechen, wie sehr der Jugendliche die Antworten überschätzt, die der Verstand geben kann, wie sehr er Leitlinien haben will, wo man doch prozeßhaft durch Leben eine Wahrheit erfüllt. So sucht der Jugendliche eben auch nach Beweisen Gottes; möchte die Wahrheit wie ein Experiment erfahren, das man auf festem Boden stehend unternimmt. —

Aus diesem Bedürfnis nach rationalem Überprüfenkönnen, aus der Auflehnung gegen die eigene Kindheit, stammt zum Teil der Widerstand der Jugend gegen jeden Kirchen- und Wunderglauben. Die Jugend, die das Wunderbare so liebt, will es doch nicht glauben. Kindlich ist die Opposition oft. Denn der Jugendliche, der so sehr den Einflüssen der Zeitströmung unterlegen ist, täuscht sich ja sehr oft in seinem Gefühl der kritischen Stellungnahme. Er ist oft nur ein Sprachrohr des „Zeitgeistes"; Schlagworte fliegen ihm zu und die Originalität liegt fast immer nur in der Glut des Erlebens.

Wurde gezeigt, wie Widersprüche dem Protest Nahrung geben, so grenzt diese Situation schon an eine andere, wo nämlich ethische Mängel an einem bestimmten Menschen den Zweifel nähren. Mängel an einem Menschen, der Autorität sein will, findet der Jugendliche schnell heraus. Wieder ist die tendenziöse Kritik nicht zu übersehen, nicht zu verkennen, daß die Ethik des jungen Menschen sowohl in ihrer Kritik als in ihren Normen stark subjektivistisch ist. — Da religiöse und ethische Aufgaben kaum zu trennen sind, hier auch ein Wort über diese Ethik der Jugend. Der Jugendliche, der Feind aller Dogmatik, ist selbst schroffer Dogmatiker. Seine Ethik ist stark rationalistisch, abstrakt, schematisierend, rigoros und untolerant. Was sie dem Erwachsenen oft so liebenswert macht, ist gerade diese Unerfahrenheit, Lebensfremdheit; ist ihre Dynamik und kindliche Fanatik; ist weit mehr ein ästhetisches Plus als eine sittliche Kraft. Der Impuls der Jugend färbt auch ihre Ethik, der Schwung und die schöne Gebärde adeln sie, der heilige Ernst der Jugend macht sie groß und der Wille zum Einsatz, das Hingebungsvolle, Nichtberechnende, sind auch wertvolle Kräfte. Ihre Glaubensglut, ihr Feuer, ihre Reinheit lieben wir an allen Marquis Posa-Gestalten. Die hinreißende Selbstgewißheit, das nicht Relativistische, das Himmelstürmende, die Zuversicht und die Hoffnung. Aber über diesen Schönheiten kann man nicht die Augen schließen vor den Gefahren und Mängeln aller jugendlichen Ethik. In ihr ist mehr Rausch und Selbsterhöhungswunsch als man leicht merkt, mehr Eigenliebe als man bald vermutet. Beachten wir nur das großartige „Alles oder Nichts", das nicht nur Brand, sondern jeder wirklich junge Mensch zur Parole erhebt. Wie selten ist es vereinbar mit wahrer Güte, ja mit dem Offensein für die Not des Du und sein tiefstes Brauchen. „Alles oder Nichts" aber fordert die Jugend immer und in allen Dingen. Verlangt es vom Glück, von der Liebe, vom Erfolg, von der Treue. Wieviel Nichtbeachtung der Wirklichkeit kann in diesem Alles oder Nichts versteckt sein, wieviel mangelnde Ehrfurcht und mangelnde Liebe zu der Welt, wieviel Abstraktheit, Weltflucht, Traumbejahung. Sich und seine Erhabenheit liebt der jugendliche Rigorist, sich und seine Träume, sein Ideal von sich selbst, das Sichfühlen in der Begeisterung, die Erhöhung in der Ekstase.

So verwirft also der junge Mensch den, dessen Fehler er entdeckt hat, leicht in Bausch und Bogen. Schwer ist es zu scheiden, wo in solchem Vorgehen die Grenzen liegen zwischen Größe und Kleinheit, Kraft zum Opfer und Versagen. Der Jugendliche scheidet unbedingt in gut oder böse. Er kennt nicht die Vielheit der Dinge, er weiß nicht, daß alles Leben tausendfache Wandlung ist; er will feste sichere Normen. Solche Normen und Schemata braucht er in seiner Unsicherheit und Verwirrung und solch abstrakte Gesetze will er, weil er oft mehr seine Träume liebt als das Leben, vor dem er sich fürchtet. Das sind Züge, die durch alle geistigen Prozesse der Jugend durchgehen. —

Ethische Kritik also, sagten wir, kann zum Anlaß religiöser Skepsis werden. Diese ethische Kritik kann sich sozusagen auch auf Gott selbst erstrecken und dies wäre ein neuer Grund zur religiösen Erschütterung. — Ein junges Mädchen hat eine totkranke Mutter. Das Mädchen bittet Gott inbrünstig um Erhaltung der teuren Kranken. Vergebens. Die Mutter stirbt. Da bricht aller Glaube zusammen. Gott hat nicht geholfen und die Heiligen nicht. Also kann es keinen Gott und keine Heiligen geben. Eine weitere Gerechtigkeit, einen weiteren Sinn vermag der junge Mensch schwer zu erfassen. Das Problem der Gerechtigkeit, der Ursprung des Bösen in der Welt, das sind Fragen, die sich in den Bekenntnissen junger Menschen immer wieder finden. Sie werden leidvoll erlebt, sind durchaus nicht nur Spekulationen des Verstandes. Nur das Eine wissen die Jugendlichen nicht, daß diese Fragen nicht nur Gründe, sondern auch Zwecke haben, die über die eigentliche Fragestellung hinausreichen; ahnen nicht, daß diese ganze schwere Problematik so oft einem egoistischen Zweck dient, einem Ausweichen, einer Lebensflucht, einem kindlichen Sicherungsbedürfnis, einem nahen Ziel. Ein junger Fabrikarbeiter von 16 Jahren schreibt ein Tagebuch. Der Junge ist unglücklich über seinen Beruf, über den Mangel an Zeit und Freiheit. Er grübelt, während er mechanisch arbeitet. Da findet man in diesem Tagebuch sämtliche Absagen des „Sozialisten" an Gott. Es kann keinen Gott geben, der die soziale Ungerechtigkeit auf der Welt duldet, der all das Leid und die Sünde zuläßt. Da tobt der Junge wie ein Journalist gegen Gott und die Pfaffenwirtschaft und weiß nicht, daß er niederschreibt, was er am Vorabend gehört und gelesen hat. Ein Sturm von Phrasen folgt dem andern und aus diesem Wust von großen Worten fühlt man doch das eigene Erleben heraus: sieht den armen Proletarierjungen, der sich nach Natur, Freiheit und Schönheit sehnt; der in seinem Unglauben voll Glauben ist an alles was gut und schön und wahr ist.

Die jugendlichen Ungläubigen sind fast immer Gläubige. Je bitterer, weher der Protest ist gegen Gott, je zynischer, schmerzlicher die Absage ist, um so echter ist oft die Sehnsucht nach dem Glauben und die Entmutigung. Im Wesen der Jugend liegt es nicht, praktisch materialistisch zu sein. Man denke etwa an eine Dichtung wie Georg Büchners „Dantons Tod". Die Revolutionäre übertrumpfen sich in Zoten, Zynismen, Epikureerweisheit und Gotteslästerungen. Aber aus der Dichtung dieses jungen Künstlers spricht so viel Liebe und Glaubenssehnsucht, daß der Zynismus sehr abgeschwächt wird und deutlich als Enttäuschung von Gläubigen, als Entmutigung von Fanatikern zu erkennen ist. Das ist wichtig. Der jugendliche Atheist ist immer gläubig; er glaubt zumindest an seinen Atheismus. In der Absage an Gott liegt auch oft Streben nach Wahrheit, Mut und Einsatz, Hingabe an Ideen, Vertrauen in die eigene Kraft und Wille zum Guten. Trotz, Auflehnung und kindliches Glaubensbedürfnis, Sehnen nach Führung und Liebe spricht noch aus dem Idealismus der Jugend. Prometheisches Ringen will sich die eigene Kraft selbst beweisen, tobt gegen die Abhängigkeit und tobt auch, weil die Abhängigkeit noch sehr groß ist. Es ist der Trotz gegen den

Vater, der sich auch gegen Gott kehrt. „Ich will auf eigenen Füßen stehen", schreibt in einem Brief an eine Freundin eine 16jährige. „Ich sehne mich unbeschreiblich nach Gott, ich weiß, daß man ihn braucht. Aber weil wir ihn brauchen, darum ist er doch noch nicht." Die geschärften Kräfte des Denkens liegen mit der Glaubenssehnsucht in Streit. Das Denken führt zum Analysieren, zum Zersetzen. Der junge Mensch weiß die Grenzen des Verstandes nicht. Er will durch den Verstand Antworten, Gewißheiten erreichen. Und wie er sieht, daß ihm das Gegenteil wird, daß in dem Verstand die Gewißheiten immer mehr schwanken, nichts mehr feststeht, eine allgemeine Auflösung sich furchtbar aller Wahrheiten bemächtigt, da verfällt der junge Mensch oft in einen verzweifelten Nihilismus oder in eine lähmende Skepsis. — Wieder kann dieser Nihilismus und diese Skepsis Arrangement für den auch sonst Entmutigten sein, denn den Lebensstarken und Lebenswilligen packt die Kraft des Lebendigen und hebt ihn hinaus über alle hoffnungslose Grübelei. — Ist der Kampf zwischen Wissen und Glauben also oft im Dienst der Sicherung, so sehen wir auch in der Hingabe des jungen Menschen an Gott die Not des Kindes nach Führung und das Bedürfnis nach Unterordnung. —

Die Religion des jungen Menschen ist ganz Gefühl. Ist weniger das Erfaßtsein durch ein Höheres in der Totalität der Seele als ein Rausch des Fühlens, ein Überschwang und eine Selbsterhöhung und Selbstberauschung bei scheinbarer Demut. Im Grunde ist Jugend christlicher Hingabe, Demut, Selbstentsagung nicht nahe. Dieser Verzicht auf die eigenen Wünsche, dieses Zurücktreten des lauten Ich mit seinen Begierden und Leidenschaften ist nicht jugendliche Eigenart. Jugend will sich tragen lassen vom Sturm der Gefühle, läßt sich bestimmen von Haß und leidenschaftlicher Zuneigung, ist erfüllt von sich selbst und dem eigenen Wollen. Näher noch steht sie allem elementaren Sein als der „religiöse Mensch" steht, tiefer noch ist sie in naturhafter Gebundenheit verstrickt als der ruhig und klar gewordene geistigere Mensch. Noch bejaht die Jugend ihre eigene Unruhe, ihr eigenes Suchen und Augenblicksleben. Noch will sie sich nicht festlegen, noch will sie nicht Klärung und Harmonie. Das Träumen ist ihr teurer als die Tat, der Dichter lieber als der Christ (um eine Kierkaard'sche Unterscheidung anzuwenden). Wo junge Menschen fromm und gottergeben sind, dort ist die Religion sehr selten schon eigen erlebt, ist sie mehr Unfreiheit als Freiheit und auch nicht wetterfest. Erst wo Glaube und Sicherheit, Vertrauen in die eigene Kraft ist, ist auch wertvolle Hingabe und Demut möglich. Die Jugend aber ringt noch um den Glauben an sich selbst und ist darum befangen in sich selbst. Darum ist, was sie Religion nennt, sehr oft Kult des Gefühls, schwärmerisches Aufgehen in pantheistischer oder Naturbegeisterung, Verströmen und Betäuben mehr als Gestalten und Klären. —

Was von der religiösen und ethischen Verfassung des Jugendlichen gesagt wurde, gilt ähnlich für alle seine geistigen Prozesse. Sie alle sind bezeichnet durch das tiefe Befangensein im Subjektiven, Nurpersönlichen, durch den Anteil, den die Protestlust hat, die Originalitätssucht als Selbstbestätigung, durch die Neigung zum Extremen, zum Schematischen, Generalisieren, durch Individualismus und Persönlichkeitskult. Daß ethische Konflikte oft eine Distanzierung zum Leben sein sollen, wurde schon angedeutet. Tatsächlich steckt der junge Mensch in solchen Konflikten tief drin und so schmerzlich sie ihm auch sein mögen, er liebt diese Konflikte, die Spannung, die sie erzeugen. In dieser Spannung „fühlt er sich". Die schwere Aufgabe, die sich die jungen Menschen selbst stecken, sind die Akte der inneren Befreiung, sind die Versuche, Macht über sich selbst zu bekommen. Kaum ist der Freiheitskampf gegen die fremden Unterdrücker gewonnen, so gilt es den schweren gegen die

eigenen Triebe, wilden Begierden, gegen die Abhängigkeit vom eigenen Gefühl.
Der Kampf um die eigene Persönlichkeit, das Streben nach höherer Vollendung
ist in den meisten jungen Menschen ernst und ehrlich. Gewiß ist auch dieses
Streben nicht frei von eitler Selbstbespiegelung, von arrangierten Komplikationen, von Distanzsetzungen aller Art. Aber wer wollte immer nur die
dunklen Flecken sehen, wo es doch viel Lichtes gibt. Die jungen Menschen
kämpfen tapfer gegen ihre sexuellen Begierden an, soweit diese losgelöst auftreten von tieferer menschlicher Bindung. Die Tagebücher sind voll von er-
munternden Zurufen an sich selbst, von mutigen Entschlüssen, inneren Gelübden. Nur in Grenzfällen kann man erkennen, daß solches Kämpfen auch
der Flucht vor dem Leben dienen kann. — Die Mädchen versuchen sich von
ihrem Unterworfensein unter das Gefühl frei zu machen, innerlich selbständiger
zu werden. Sie leiden unter ihrer Abhängigkeit von jedem Liebeserleben, ja
von jedem Schwarm und während die einen jedes Gefühl der Ruhe vorziehen,
bemühen sich die anderen um ein seelisches Gleichgewicht, versuchen — freilich meist mit wenig Erfolg — die Gefühle einzuordnen in eine größere geistige
Welt. —

Zu den Werten, die die Jugend hoch hält, gilt natürlich die „Umwertung aller Werte". Jeder Junge fühlt die Welt mit sich beginnen, findet,
daß die alten Gesetze mürb und morsch sind und daß er mitberufen ist, der
Welt bessere zu geben. Der Geltungswunsch spielt in diesen Reformplänen
eine große Rolle. Der Mangel an Sachlichkeit, an Kenntnis der realen Mittel
und Forderungen ist offenkundig. Das Alte ist der Jugend schon darum das
Schlechte, weil es das Alte ist, das immer an die Autorität und an den Druck
der Kinderjahre mahnt. Daß es auf der Welt anders werden muß, daß seine
Generation besser sein wird als die vorhergehende, glaubt ein junger Mensch.
Erneuerung tut auf allen Gebieten not, auf sittlichen, politischen, sozialen,
künstlerischen. Wo konservative, rückschrittliche Ansichten von jungen Menschen vertreten werden, geschieht auch dies mit dem Pathos des Revolutionären.
Das Freiheitsstreben in seinem persönlichen Leben überträgt der junge Mensch
leicht auf politisches Gebiet. Nicht so sehr aus objektiver Einsicht der
Notwendigkeit als aus Sympathie für Ungebundenheit und Selbstherrschaft
stimmen viele Jugendliche für republikanische oder anarchische Zustände.
Freiheit ist das Banner der Jugend. So ernst dem jungen Menschen sein politisches Bekenntnis sein mag, er steht in seinem Verhalten mehr als er es weiß
unter dem Einfluß seiner Zeit und seiner Umgebung, übernimmt fragloser als
er sich dessen bewußt ist, schon geprägtes Gut. Protest liegt im Wesen der
Jugendlichen immer, aber es hängt von der Führung ab, wohin sich dieser
Protest wendet. Kann die betonte Angriffslust aus einem Zustand erhöhter
Unsicherheit kommen, so gilt das auch für die verschwenderische Hingabe
und Unterordnung an ein Prinzip der Macht.

Heinrich Mann gibt in seinem „Untertan" in grellen Farben, fast karikiert
den Typus eines jungen Menschen, der ein Anhänger des imperialistischen
Deutschtums ist. Der kleine Diederich hat eine gequälte Kindheit gehabt.
Sein Vater herrschte despotisch über ihn; die Mutter war feig und verschüchtert. Der Junge ist vollständig entmutigt und wird ein Feigling
ärgster Sorte. Er betet die Macht in jeder Form an, er kriecht vor allen
Mächtigen, er liebt sie fast, so sehr er sie fürchtet. Sein Glück findet er
im Machtrausch des andern. Er hat keine Achtung vor sich selbst und
findet sich nur dann, wenn er in der Masse aufgehen kann, blind aufschauen, sich unterordnen kann. So wird er der begeisterte Anhänger des
Absolutismus und Militarismus. Ganz gewiß steht es nicht immer so schlimm,
wenn junge Menschen autoritativer Politik huldigen. Aber Elemente solcher

Art mögen mit dabei sein. Nur aus Reichtum sich verschenken, wäre Demut. Die meisten jungen Menschen aber wollen den Wert, den Glauben an sich selbst erst empfangen durch die Unterordnung unter eine Idee. Ihr Ziel ist Selbsterhöhung, nicht die Sache, für die sie sich einsetzen. Von der Befangenheit in dem am eigenen Leib Erlebten kann sich der junge Mensch kaum frei machen. Er verallgemeinert seine persönlichen Erfahrungen und stellt sie als Norm hin. Der Proletarierjunge, dessen Tagebuch erwähnt wurde, zeigt deutlich diese Gebundenheit an seinen persönlichen Schmerz, die kindliche Subjektivität der Weltanschauung und die große Beeinflußbarkeit durch Aufgenommenes. Bei allem Bedürfnis nach Kritik ist die Rezeptivität des jungen Menschen weit größer, als er es selbst verstehen kann. Protest und Befangenheit im Ich bestimmen die Anschauungen der Jugend im kleinen und im großen. Vom Kunsterleben wird noch zu sprechen sein. Das Kunstschaffen ist immer gekennzeichnet durch die erwähnten Züge. Die Rezeptivität überwiegt, Originalität ist gesucht; subjektiv „sentimentalisch" ist immer die Kunst der Jungen, „Sezession" will sie immer sein. Fessellosigkeit, Dramatik oder ichbehaftete Lyrik wird immer das Zeichen jedes Sturms und Drangs sein, Gefühlsüberschwang wird die Kunst der Jugend immer bezeichnen. —

Aphoristisch wie diese Bemerkungen noch einige Worte über die Weltanschauung der Jugendlichen. Auch sie trägt alle Züge, die uns schon bekannt sind. Das Kind ist zumeist, was man „naiver Realist" nennt. Erst im Jugendlichen erwacht das Bedürfnis, sich ein Weltbild zu formen. Ob der junge Mensch nun von philosophischen Richtungen weiß oder nicht, sein Weltbild ist dem des subjektiven Idealismus ähnlich. Nicht die Dinge haben große Wichtigkeit für ihn, sondern er selbst. Im Kraftgefühl gesteigerter Fähigkeiten wie in der Entmutigung fühlt er sich im Zentrum der Welt, fühlt alle Kräfte, die von ihm selbst ausgehen, als die gestaltenden, weltschaffenden. Viele Jugendliche erzählen von Anwandlungen, die man als „Solipsismus" bezeichnen würde. Es ist nie ganz ernst, es ist immer ein halbes Spiel mit solchen Zuständen. „Ob die Welt wohl da ist, wenn ich weggehe?" Ein 13jähriger Junge gestand mir, daß er sehr oft denke, er träume bloß und alles was um ihn herum sei, könnten Ausgeburten seines Traumes sein. Und es bereitet ihm eine interessante Qual zu denken, daß er nie wissen kann, ob alles nun Wahrheit oder wirklich nur Träumen sei. Daß hier Machtgelüste mitspielen, sieht man leicht. Solche Zustände sind aber auch Anzeichen einer gelockerten inneren Verbindung mit der Welt, einer innern Einsamkeit; sie sind das Extrem aller betont subjektivistischen Einstellungen. In dem heißen Bemühen, sich ein Weltbild zu schaffen, steckt ein gut Teil Bedürfnis nach Sicherung, nach Orientierung. Wo stark pantheistische Neigungen auftreten, kann man manches Mal ein Fliehen vor sich selbst finden, ein Aufgehenwollen, Auslöschenwollen, eine Entmutigung, ein Verlöschenwollen in einem Gefühlsrausch. Gefühlsgefärbt ist bei dem Jugendlichen jeder Versuch, geistige Klarheit zu gewinnen und auch die Überwertung des Intellekts, von der wir jetzt sprechen wollen, ist durchaus mit dem Gefühl verbunden. „Intellektualismus" und Gefühlsüberschwang widersprechen sich erfahrungsgemäß gar nicht. —

Die Überschätzung des Intellekts und dessen Überwuchern über andere Seelenkräfte ist in der Zeit der Ich-Entdeckung, der ersten Selbstbeobachtung sehr verbreitet. Die Pubertät hat vielleicht immer Anklänge an „Intellektualismus" gehabt. Das läßt sich gerade dann begreifen, wenn man in dem Intellekt eine orientierende Kraft sieht, ein Mittel zum Schutz und Selbstschutz, ein Werkzeug der Sicherung. Nie ist der Mensch dieses Schutzes bedürftiger als in seiner Reifezeit, nie bedarf er mehr der Leitlinien, der Scheinwerfer, der Pionierarbeit. Der Verstand soll auskundschaften, Ausschau halten, tastend in die Zukunft sehen, Hindernisse umgehen helfen, soll beitragen, Gefahren vorsichtig zu meiden. Der

Prozeß, den man nun so oft wahrnehmen kann, ist der, daß der Zweck über dem
Mittel vergessen zu werden scheint. Daß das Terrain ausgekundschaftet worden
ist und der junge Mensch zu feig ist, sich nun hinauszuwagen. Darum bleibt
er in der Vorarbeit für immer stecken, d. h. er forscht und grübelt, denkt und
überlegt, aber längst nicht mehr als Mittel zu einer Tat, sondern um nie zur Tat zu
kommen, um auszuweichen. Der Intellekt als Mittel zur Setzung der „Distanz"
vom Leben findet sich in der Pubertät noch häufiger als sonst im Leben.

Die verschärfte Selbstbeobachtung hängt mit der erhöhten Unsicherheit
zusammen. Die eigenen Gedanken, das eigene Benehmen wird kontrolliert.
Nichts interessiert den jungen Menschen mehr als sein eigenes Ich. Die Selbsterkenntnis fasziniert ihn, er kann nicht genug über sich erfahren. Er durchforscht die Gründe seines Handelns, er analysiert die eigenen Gefühle. Kein
Gespräch fesselt ihn mehr als das über ihn selbst, kein Buch interessiert ihn
so sehr wie eines, in dem er über sich selbst Klarheit zu gewinnen glaubt.

Sicherung, Erkenntnisdrang, der Wille zur Selbsterziehung verlangen die
Selbstbeobachtung. Aber sehr oft geschieht es, daß der Verstand auf zweierlei
Weise dem Geltungsstreben dient. Indem er die Überlegenheit über die andern
zu garantieren und indem durch die Selbstbeobachtung eine Teilung des ganzen
Menschen zu geschehen scheint, die ihn hindert, die Einheit zu erreichen, die
für jedes Neue notwendig ist. Statt sich vom Leben erfassen zu lassen, baut
der jugendliche Zuschauer eine Verschanzung zwischen sich und das Leben,
arbeitet an der „Distanz". Aus den vielen Fällen, wo Verstandesleistung zur
Gefahr wird, den jungen Menschen isoliert und vom Lebendigen abschneidet,
nur einige Beispiele. Der junge Mensch ertappt sich oft bei einer Eitelkeit. Er
erkennt seine Abhängigkeit vom Urteil anderer, sein geringes Selbstbewußtsein.
Statt nun hier es mit der Beobachtung genug sein zu lassen, statt vielleicht zu
versuchen, stets tüchtiger zu werden usw., geht die Gedankenspielerei weiter.
Ja, ist es aber nicht auch eine Eitelkeit, daß mir meine Eitelkeit mißfällt und
eine weitere, daß ich das jetzt erkenne usw. So hebt ein regressus in infinitum
an, der quälen mag und doch auch ein Mittel sein kann, um einer Tat auszuweichen. Oder: eine bei Jugendlichen beliebte Spekulation ist die über Egoismus
und Altruismus. Stecken nicht auch hinter den sog. altruistischen Taten egoistische Motive? Ist der Märtyrer nicht eitel, der Selbstlose selbstsüchtig? Der
Jugendliche gibt an, daß er unter solchen Fragen leidet, unter diesen Fragen,
die vor nichts Großem Halt machen, die zersetzen und herabsetzen, die Neues
auf Bekanntes zurückführen und den Durst aufschauen zu dürfen, zu verehren
nicht stillen lassen. Der Individualpsychologe muß in solchen Fällen die Absicht
sehen; den Zweck: ausweichen, erkennen. Das Analysieren aller Werte führt
unvermeidlich zum Nihilismus, das Psychologisieren zur Selbstzerstörung. Das
viele Grübeln, Probleme haben, aus diesen Problemen nie herausfinden, entpuppt
sich als „Arrangement" der Entmutigten. Sie grübeln über den Sinn der Welt,
über Gott, die Unsterblichkeit und wissen nicht, daß sie nur „tun, als ob sie
etwas täten." Die scheinbare Spaltung der Persönlichkeit, alle Spielarten der
„Ambivalenz" treten bei Jugendlichen auf. Oft wird nur kokettiert mit Phänomenen wie das Doppelgängertum, gespielt mit der Vorstellung des Wahnsinns,
Theater gespielt vor sich selbst.

Kein Mittel ist so leicht dem Jugendlichen zu schlecht, um sich vor sich
selbst zu erhöhen, sich selbst interessant scheinen zu lassen; anders will er
sein als die andern und die Schulung des Verstandes scheint diese Andersartigkeit möglich zu machen, den Menschen hinauszuheben über die „Masse",
über die „Herdenmenschen". Der Persönlichkeitskult findet immer unter der
Jugend starke Anhänger. Entweder der Jugendliche will selbst einer werden,
der hoch über den andern steht oder er will an der Größe eines verehrten

Heroen wachsen, vor dem er sich in kindlicher Ergebenheit beugt. Was lange Spiel sein kann, kann doch Gefahr werden. Das stete Bestreben eigenartig zu sein, sich von den Vielen zu unterscheiden, das Unterstreichen der Besonderheiten und das Bejahen der Isoliertheit führt schließlich zu wirklicher Leben vernichtender Einsamkeit. Das Ausweichen durch Schaffen einer Distanz trennt schließlich ab von aller lebendigen Gemeinschaft, vom Leben selbst. Was ursprünglich Bereicherung war, gesteigerte Kraft des Denkens, kann so mißbraucht werden, bis es Armut wird. —

Der geistige Prozeß des Jugendlichen, dieser Prozeß, der sich um die Entdeckung des Ich kristallisiert, bringt große wertvolle Möglichkeiten wie Gefahren mit sich. Kritik, Selbständigkeit, eigene Verantwortlichkeit, Mut können der Gewinn sein; Intellektualismus, Neigung zu Abstraktheit und subjektivem Urteil, schematisierendes Generalisieren, dieses ganze Nichtloskommen vom Ich und seiner Erhöhung sind die drohenden Abgründe. — Der Mißbrauch des Intellekts ist die neue Waffe, die der Jugendliche gefunden hat für den Kampf um seine Sicherung. Die Waffe kann sich unheilvoll gegen ihren Träger kehren.

Die Herrschaft des Gefühls.

Das Traumleben als Flucht. Sentimentalität und Ästhetizismus als Mittel der Distanz. Einsamkeit und Sehnsucht, der Ruf nach neuer Gemeinschaft.

Die neue Art des Ich-Erlebens, die Selbstbeobachtung ist von entscheidender Bedeutung für das ganze Seelenleben des Jugendlichen. Vor allem seine Weise zu fühlen ist nur durch diese Blickwendung zu verstehen. Das Kind lebt, der Jugendliche erlebt. Die Aufmerksamkeit auf sein eigenes Ich wendend, nimmt er auch die Außenwelt in neuer Weise auf. Das Kind steckt ungeteilt im Leben drinnen, es ist ihm preisgegeben, sein Leiden und seine Freuden sind von außen her bestimmt. Der Jugendliche hat die Macht, sich eine Innenwelt zu bauen, die unabhängiger von äußerem Geschehen ist. In dieser Macht ist die große Vertiefung der Persönlichkeit beschlossen, aber ebenso die Gefahren feigen egoistischen Lebens.

Reich, überreich ist die Jugend an Gefühlen. Aber erst, daß sie es weiß und bejaht, daß sie das Gefühl höher stellt als die andern Kräfte der Seele, daß sie es nährt auf Kosten der Harmonie aller Seelenkräfte, ist das Bezeichnende. Daß auch die Affekte im Dienst der Persönlichkeitserhöhung stehen können, weiß der Jugendliche nicht. Er glaubt, daß die Gefühle jene mächtigen elementaren Gewalten sind, die unabhängig von unserem Willen und unserer Verantwortung über uns hereinbrechen. Er erlebt sie scheinbar passiv, läßt sich erfassen von Lust und Schmerz, als ob das Mächte wären, die mit unserem Wollen nichts zu tun hätten. Gefühle erleben will die Jugend um jeden Preis. Fühlen ist gleich Leben, leidenschaftlich Fühlen, Aufgehen im Gefühl, Rausch des Gefühls. Ob Lust oder Weh, das gilt dem Jugendlichen fast gleich. Glück oder Verzweiflung liebt er beide. Nur leer will er nicht sein, nur Öde will er nicht in sich fühlen, und er spürt eine Leere, wenn er nicht in starken Gefühlsbewegungen lebt. Deutlich spricht dieser Sachverhalt aus den Tagebüchern. Nicht die schmerzlichen Stunden werden als Qual geschildert, sondern die öden, grauen, die „kein Gesicht haben", wie ein Junge einmal schreibt. Wohl sind die Tagebücher auch voll von der Sehnsucht nach Glück, Freude, beseligenden Gefühlen. Aber manches Mal finden wir die Ansicht selbst ausgesprochen, daß es doch nicht so sehr auf die Qualität des Gefühls ankommt als auf die Intensität. Auf die Dynamik des Fühlens kommt es an, auf den heißen Rhythmus, auf die

Spannung. Was liegt daran, wenn man zugrunde geht! Einmal aufflammen
und dann vergehen, einmal in einer Stunde die höchsten Höhen und tiefsten
Tiefen des Lebens fühlen und dann verlöschen! Nur eines haßt die Jugend:
flau sein, lau sein, nicht kalt nicht heiß, gleichgültig, gleichmäßig. Extreme
nur liebt sie und nicht goldene Mittelwege; jubeln will sie oder verzweifeln. —
Wir werden noch sehen, wie dieser Zug nach dem Extrem, wie wir ihn schon
im Denken fanden, eine Vereinfachung zu sein scheint, eine Leitlinie, die der
Jugendliche in seinen Wirren braucht. Und wir werden noch sehen, wie dieses
Bedürfnis, in jeder Richtung bis an die Grenzen zu gehen, mit Flucht- und
Machtwünschen durchsetzt ist. Beschreibend schon müssen wir den Zug hervorheben, den alle Jugend aufweist: gesteigertes und betontes Gefühlsleben. —
    Das Wissen um das eigene Fühlen, das Genießen des eigenen Fühlens
erst macht den jungen Menschen fähig zu „erleben". Im besonderen Stimmungen
zu erleben. Fühlen und zugleich Wissen um das Fühlen, beteiligt sein und
zugleich Zuschauer sein, das gehört zum Wesen ästhetischer Einstellung. Diese
ästhetische Einstellung ist dem jugendlichen Menschen in hohem Maß
eigen. Wie sonst nur der Künstler, so erfaßt er den Stimmungsgehalt einer
Landschaft, einer Situation. Eine tiefe Beziehung zu den Dingen ist Voraussetzung solchen Erlebens und doch wieder eine gleichzeitige Distanz, die das
Kind und naive Menschen nicht kennen. Der junge Mensch schwelgt in diesem
Zustand des Stimmungserlebens, er sucht die Stimmungen auf, er ist enttäuscht, wenn er sie nicht findet; wenn er selbst zu verschlossen ist, um dieses
Eingetauchtsein in Gefühl, das immer eine inwendige Aufgeschlossenheit ist,
zu empfinden. Er erlebt sich selbst, seine eigenen Freuden und Schmerzen
in ähnlicher ästhetischer Einstellung und schon darum kommt es ihm weniger
auf Inhalte, als auf Intensität an. Der Jugendliche liebt die Menschen, denen
gegenüber er ähnliches erleben kann, wo Distanz und dessen Pathos da ist,
nicht familiäres Wohlwollen. Auch aus diesem Grund wendet er sich von den
Angehörigen ab und neuen Freunden zu.
    Das Gefühl, das der junge Mensch sucht und bejaht, beherrscht ihn auch.
Er scheint abhängig von Gefühlen, ihr Spielball. Er ist oder scheint Zuständen
unterworfen, die wie ohne Ursache voll Trauer oder Fröhlichkeit sind. „Stimmungen" ergreifen von ihm Besitz, wechseln von Augenblick zu Augenblick,
versetzen den Menschen in ein labiles Gleichgewicht, machen ihn unberechenbar,
willkürlich. Eben noch jauchzend und lebensglühend, ist der Heranwachsende
leicht schon in der nächsten Stunde hoffnungslos trübsinnig und melancholisch.
Ja, es gibt krasse Fälle von solchem Stimmungswechsel, die an hysterische
Zustände erinnern. In der Frühpubertät sind solche Zustände besonders häufig.
Eben ist das junge Mädchen übermütig und fröhlich und schnell darauf bricht
es in herzzerbrechendes Schluchzen aus, dessen Grund es nicht angeben kann.
Auffallend stark ist solcher Stimmungswechsel in dieser Zeit der Unsicherheit
bei jungen Menschen, deren Selbstgefühl besondere Krisen durchmacht. Hier
ist er deutlich ein Mittel, die Aufmerksamkeit auf sich zu lenken, Verantwortungslosigkeit zu erlangen, Teilnahme zu erwecken, sich vor sich selbst zu erhöhen
durch Steigerung aller Gefühle. Aber auch in weniger krassen Fällen ist individualpsychologische Interpretation klärend. Diese ganze Labilität des Gefühlslebens, das Aufsuchen der extremen Gefühlslagen, die Übersteigerung der
Gefühle überhaupt läßt das Bedürfnis der Jugend erkennen, sich auf nichts
festlegen zu wollen. Sie braucht vielleicht lange Zeit diese Schwingungsweite,
bedarf für ihr Reifen der Polspannungen und offenen Möglichkeiten. Jugend
will nicht fixiert sein, nicht verpflichtet sein, nicht endgültig sein. Der Kult der
Gefühle ist aber auch Rausch und Selbsterhöhung, ist ein Sich-Bescheiden
im Fühlen, ein Kräftespiel ohne wirkliche Leistung.

Der Selbsterhöhung dient sehr häufig die Melancholie des jungen Menschen. In der Melancholie findet er die Stimmung, die er sucht und mittels der Traurigkeit bettelt er um die Teilnahme, die er braucht. In der Melancholie liebt er sich selbst, bemitleidet sich selbst und erhöht sich so. Eine Bangigkeit ohne konkreten Grund, ohne sichtbaren Anlaß erfaßt den jungen Menschen oft. Eine süße Schwermut oder eine leere Hoffnungslosigkeit und Stumpfheit. Selbstmordphantasien sind in solchen Stunden häufig und wirklicher Selbstmord wird in solchen Zeiten begangen. Die Schwermut, der oft Weltschmerzen und Erlebnisse als Motiv untergeschoben werden, liebt der junge Mensch offensichtlich. Unerträglich erklärt er die Öde, die ihn manchmal anfaßt, wenn die Gefühle brach liegen. Eine eigenartige Entfremdung fühlt er, eine Beziehungslosigkeit. Wie eine Komödie scheint ihm alles Leben und sein früheres Beteiligtsein. Grenzenlos einsam fühlt sich der junge Mensch in solch öden Stunden und weil er wenig Leben in sich fühlt, grübelt er da oft hoffnungslos nach dem Sinn oder über den Unsinn des Lebens. Spekulationen über das Leid der Welt, über Krankheit, Sünde, Tod stellen sich scheinbar als Gründe, in Wirklichkeit als Ausdruck der Melancholie ein. Die Quelle solcher Traurigkeit ist so gut wie immer Sich-Einsamfühlen. Niemand hat mich wirklich lieb, niemandem werde ich unbedingt fehlen, wenn ich nicht da bin. Keiner ist da, dem ich alles und das Liebste auf der Welt bin. Tiefes Minderwertigkeitsgefühl, das ja nur auf einen Anlaß wartet, um laut zu werden, regt sich und die ganze Welt wird durch das trübende Glas gesehen, durch das jeder schaut, der an sich und seine Aufgabe nicht glaubt. Statt das Leben noch im Tod zu spüren, fühlt der jugendliche Melancholiker den Tod im Leben und der Verstand leistet den Dienst, die Welt zu entwerten. Die Angst vor dem Tod spielt eine große Rolle. Fast alle jungen Menschen beschäftigt das Rätsel des Todes. Sie versuchen es zu ergründen und benützen solche Spekulationen oft genug, um dem Leben auszuweichen. Andere spielen viel mit dem Gedanken an den eigenen Tod, an den Selbstmord, der stets in solchen Fällen Rache an den kalten, grausamen Menschen sein soll. Schwache, körperlich Minderwertige, Leidende, solche die unter argen äußeren Verhältnissen leben, entmutigte junge Menschen sprechen von ihrem Zustand steter Todessehnsucht. Sie malen das Todsein poetisch aus, schwärmen oft vom Einssein mit der Natur oder vom seligen Frieden und ewiger Ruhe. Die melancholischen Stunden sind, soweit alle Bekenntnisse und Mitteilungen erschließen lassen, in der Reifezeit auffallend häufig. Auch fröhlichere Naturen behaupten, daß sie nur „obenauf" lustig seien, daß der Grund traurig sei. Die Einsamkeit, die auf die Loslösung folgt, das Fehlen neuer starker Bindungen, die Unsicherheit der ganzen Übergangszeit läßt das verstehen. Dazu kommt noch das sentimentale Ja-Sagen zur Melancholie, die immer noch der Nüchternheit des Alltages vorgezogen wird.

Nicht nur um Teilnahme zu erwecken, ist der junge Mensch traurig, sondern der melancholische Zustand ist ein Teil dieses der Außenwelt abgewandten Traumlebens, das der Jugendliche so sehr kultiviert. Auch das Kind kannte schon den „Trick" des Träumens. Wenn es in der Schulbank saß, auf der großen Tafel gerechnet wurde und man nach einigem Bemühen doch nichts verstand, dann begann das Kind zu träumen. Es war ein Protest und eine Flucht. Dieses Träumen war wenig inhaltvoll. Mehr ein gedanken- und phantasieloses Hindämmern, eine Art Halbschlaf, eine Abwesenheit, aus der man erst aufschreckte, wenn der Lehrer laut den Namen rief. „Das Kind ist so verträumt", sagte der Lehrer. Aber eigentliche Träume waren das selten. Anders ist es in der Pubertät. Mit der Wendung des Interesses auf das eigene Ich ist eine neue herrliche Möglichkeit entdeckt, aus der Welt davon zu laufen. Was liegt daran, wenn der Alltag kalt und grau ist, hart und leidvoll. Wenn die Menschen an einen nicht glauben, wenn man gedemütigt wird ohne Ende, unzulänglich ist! Man baut sich eine viel viel schönere Welt der Träume, der Illusionen. Hier wird alle Sehnsucht gestillt, hier wird man geliebt und geehrt, hier vollbringt man Heldentaten und Heldenopfer. Je gedrückter, entrechteter einer sich im Leben fühlt, umso höher baut er die Traumschlösser, in die kein Feind mehr zu kann. Abrisse vereinzelter Bilder aus solchen Träumen, die man selten verrät, stehen in den Tagebüchern. Zusammenhängend schildert Dostojewski im „Jüngling" solches Träumen, das Jahre währt. Der Jüngling ist ein illegitimes Kind. Herumgestoßen, gedemütigt, ganz klein gemacht, erbaut er sich eine Welt, in der er ganz groß sein wird. Er schmiedet an seiner „Idee". Er, der jetzt Prügel bekommt, weil er ärmer ist als die anderen Knaben, hat einfach vor — Rothschild zu werden. Er, der jetzt demütig gehorcht, wird ganz oben stehen und alle werden vor ihm kriechen. Er wird ein paar Jahre entbehren, sparen und eines Tages wird er die Macht haben. Nicht das Geld lockt ihn, nicht der Genuß der Dinge, nein, nur die Macht. Alles wird er haben können. Schöne Frauen werden ihm gehören, Kleider und Besitzungen. So wird er leben. Eine Tages aber geschieht wieder etwas anderes. Da wird er, Rothschild, der unschätzbar Reiche, aufstehen und alles was er besaß stehen lassen. Bettelarm wird er wieder werden, wird unter der Menge verschwinden, als ob es immer so gewesen wäre. So träumt der Junge von ungeheurer Macht. Das erstemal soll es die Macht über die andern sein, das zweitemal über sich selbst. —

In diesen Tagträumen des Jugendlichen feiert die Kompensation des Minderwertigkeitsgefühls wahre Orgien. Ein Nichts fühlt man sich, nichts hat man geleistet, niemandem ist man wert. Ganz klein wie ein Kind ist man noch gegenüber den Autoritäten und hilf- und wehrlos gegenüber Armut, Mangel und sozialem Druck. Aber einmal wird es anders werden. Da werdet ihr Augen machen, die ihr mich gering geachtet habt: dann wenn ich der große Künstler sein werde, der reichste Mann, der berühmteste Arzt, der bewunderte Erfinder, dann erst werdet ihr erkennen, wie ihr mich verkannt habt. Dann kann ich euch heimzahlen, was ihr mir angetan habt. Denn ihr werdet froh sein, wenn ihr mich werdet grüßen dürfen. Vielleicht werde ich euch quälen, euch klein machen, wie ihr mich klein gemacht habt. Einmal wenn ich unabhängig sein werde, sagte mir ein Bürgerschüler, werde ich unserem Direktor die erniedrigendsten Grobheiten sagen, vielleicht erschieße ich ihn auch. Dieser Junge wurde nicht selbst gequält, aber er hat die Ungerechtigkeiten gegen andere schweigend mitansehen müssen. Andere träumen von ihrer künftigen Großmut. Den Feind laufen lassen, ihn verachten, vielleicht sogar ihm verzeihen werde ich, wenn ich einmal oben bin. Die Kleider sind schäbig, die Wohnung ist arm. Aber eines Tages werde ich die große Filmkönigin sein. Alles, alles werde ich dann haben, was ich mir wünsche. Wenn man nur so weiter träumen dürfte ohne Ende! Die kleinen intelligenten Proletarierjungen träumen von der Zeit, da sie die Welt erlösen werden. Nichts will er für sich, nur den anderen helfen, die Not lindern. Und doch hat er Visionen von künftiger Größe. Er steht irgendwo auf einem Podium und spricht. Schlicht und ergreifend. Eine Stille folgt seinen Worten, dann ein brausender Beifall. Sie tragen ihn auf den Schultern, lieben und verehren ihn grenzenlos. So träumen die Jungen, während sie ihre Arbeit tun. Traum und Wirklichkeit verschwimmen, verfließen. Beim Erwachen aber stößt man den Kopf hart an der verhaßten Realität und die Kluft zwischen ihr und den Träumen wird stets größer. Mit solchen Tagträumen ist es ähnlich wie mit dem Spiel der Kinder. Wahrheit und Lüge sind nicht mehr scharf geschieden. Was in vielen vor sich geht, drängt der Dichter in eine Gestalt. Peer Gynt, der Ibsensche, war reicher

Bauern Kind. Von künftigem Wohlstand ward ihm in seinen ersten Jahren schon gesungen. Der Vater wurde ein Säufer. Verarmung und Erniedrigung kamen. Da rettet sich Peer ins Lügen. Er lügt das Blaue vom Himmel herunter, er lügt von Heldentaten und Zauberland. Nur mehr ein Ziel hat er. Er muß Kaiser werden. Immer hat die Mutter diesen Traum genährt. Wenn die andern lachten, sie glaubt an Peers Kaisertum. Die Mutter stirbt. Noch einmal singt ihr Peer das Zauberlied. Im Soria-Moria-Palaste. Prächtig wird die Mutter empfangen, herrliches Gewand und gutes Essen wird ihr gebracht. Nach dem Tod der Mutter zieht Peer in die Fremde. Er findet nach viel Bitternis sein Kaisertum — im Irrenhaus. Da weckt ihn das Grauen und er findet den Heimweg vom Größenwahn zur Liebe. — Nicht immer ist solche Heimkehr den Jugendlichen vergönnt. —

Nicht nur von Macht über die Welt, auch von Macht in der Liebe träumt Dostojewskis Jüngling. Der, den das Leben hart angefaßt hat, träumt von Liebe und Geliebtwerden. Er hat den Vater nur einmal gesehen und sein Bild lebt auf in allen Träumen. Abends vor dem Einschlafen, wenn er mit seiner Idee beschäftigt ist, weiß er, daß er alle Macht nur will, um dem heißgeliebten Vater zu imponieren. So steht im Zentrum aller Träume der Jugendlichen: Er oder Sie. Was hätte denn alle Macht für eine Lockung, wenn man sie nicht dem geliebten Menschen zu Füßen legen könnte. In seiner großen Sehnsucht, die kindlich begehrend noch mehr nach Geliebtwerden ruft als danach selbst zu lieben, träumt der Jugendliche tagein tagaus von der wunderbaren Erfüllung aller Wünsche. In seiner Traumwelt leben die Menschen, die schon sein Herz besitzen oder solche, die er noch nicht kennt, die einmal da sein werden, die eines Tages kommen werden und aller Not ein Ende bereiten. Um diese Menschen kreisen die Träume von Macht. Ich werde reich sein, ich werde wunderbar schön sein, ich werde viele Freunde haben und einen großen Namen. Da wird in einer Stunde der geliebte Mensch hereintreten. Geblendet wird er sein von meinem Glanz. Ich aber werde vor ihm niederknien, werde ganz klein sein und ihm sagen: Dies alles ist ja nur für Dich. Und wir werden ganz allein sein, während er mich in die Arme nimmt.

Die Liebesträume junger Mädchen sind ähnlich. Nicht immer tauchen Bilder auf, Situationen, aber ein unbestimmtes inneres Bild wird genährt; von allem, was man gelesen, erfahren hat, werden die herrlichsten Farben entlehnt; eine innere Wirklichkeit ersteht im Laufe der Jahre, der das Leben nie nachkommen kann. Wo gibt es diese Farbenglut und Leidenschaft der Träume, dieses Glück, das rein und fleckenlos ist, wie in der Phantasie junger Menschen! George Sand beschreibt in ihren „Confessions d'une jeune fille" solche Liebesträume eines jungen Mädchens. Die Träume wurden ihr zum Maßstab, mit dem sie die Wirklichkeit maß und die Wirklichkeit blieb stets zurück hinter diesen Träumen.

Hier in dieser Tatsache des Traumlebens ist der Keim zu suchen für ewiges Ungenügen, für bitterste Enttäuschung. Ehe der Mensch die Welt kennt, hat er ein inneres Bild von ihr, das ihr nicht entspricht, ein Maximum an Forderungen, das sie nie erfüllt. In dem Traum, den jedes junge Mädchen hat, daß ihre Liebe Isoldens Liebe gleichen muß, leidet noch der reife Mensch und manche Krise späterer Jahre hat hier die Wurzeln. Die Tragweite solchen Traumlebens müssen wir noch öfter hervorheben. Sie kann nicht ernst genug genommen werden; denn wie die Eindrücke des Kindes eherne Inschriften sind, so unverlöschbar sind oft diese Bilder der Jugendzeit, diese Vorstellungen von der Welt, ehe man sie kannte. Der junge Mensch in seiner großen Beeinflußbarkeit dichtet die Dichtungen nach, die er vernommen hat, malt die Schönheit nach, die er auf Bildern gewahrte, träumt von Klängen, die die Musik ihm gebracht. So armselig die Gegenwart in ihrer Nüchternheit dem Träumenden erscheint, so armselig wird ihm die Zukunft sein. Aber die Bilder der Seele werden immer farbiger und ihr Glanz läßt die Realität verblassen. Selbst wenn das Erleben, das an den Jugendlichen herantritt, echt ist: er steckt so tief im Bann der Träume, des Gelesenen, Geahnten, daß er fast unfähig ist, sein Inneres vorurteilsfrei hinzugeben. Die Gestalten der Träume stellen Ansprüche und verlangen Treue. Jahrelang lebt ja so ein junger Mensch mit seinen mehr weniger deutlichen Traumgestalten. Der junge Romantiker will nur seine Träume erleben; was zurück bleibt hinter diesen Träumen, empfindet er als Verrat.

Der Einfluß der Literatur auf die Jugend ist unsagbar folgenschwer. Denn diese Literatur gibt den Träumen Nahrung. Was im Leben begegnet, ist oft nur wie eine Puppe, die man mit aller selbsterdachten Herrlichkeit bekleidet. Wenn die jungen Menschen das erstemal lieben, lieben sie längst nicht das erstemal. Denn sie lieben ihre Träume mehr als das Leben und das Leben mehr zu lieben als die Träume, das ist schon Reife und jenseits der Übergangszeit.

Nicht nur durch Macht an Besitz wollen die jungen Menschen einst Liebe erreichen, auch durch die Macht des Klein-seins, Arm-seins, Kind-seins werben sie um Liebe. So sind oft die Fieberträume verliebter junger Leute. Man ist krank und schwach. Da wird die Türe aufgehen und der geliebte Mensch wird hereinkommen. Man wird sterben und der geliebte Mensch wird am Grab stehen und der schwere Verlust wird ihm bewußt werden und man sieht ihn bitter schluchzen. Selbstmordgedanken sind in den Tagträumen nicht selten. Kein Mittel ist zu schlecht, um wenigstens im Traum die Aufmerksamkeit der geliebten Person auf sich zu lenken, bei ihr anerkannt zu werden und bei den Menschen zu gelten.

Daß dieses Traumleben von der Gegenwart entfernt, ist selbstverständlich. Eben ist man im schönsten Traum, da ruft die Mutter um Beistand im Haushalt, der Lehrer nach einer Aufgabe, der Meister nach der Arbeit. Daß aber solches Traumleben auch eine große Gefahr für die Zukunft ist, liegt tiefer noch begründet als in der Ablenkung der Aufmerksamkeit, tiefer noch als in der passiven Verantwortungslosigkeit und billigen Erreichbarkeit erträumter Erfolge. —

Schon einmal mußten wir die ästhetische Einstellung charakterisieren. Die Welt wird zu einer Welt von Bildern, die man genießt als Zuschauer. Schön oder nicht schön sind diese Bilder. Anders wirken sie nicht. Sie haben nicht die Verwandlungskraft des wirklichen Lebens. Kein Stachel geht von ihnen aus, kein tiefes Leid, keine Erneuerung. Ähnliches gilt nun vom sentimentalen Erleben, das die Tagträume sind. Auch so kann man daneben stehen, erleben und doch nicht ausgeliefert sein, Freuden und Schmerzen kennen und sie doch noch genießen.

Ein kompliziertes und raffiniertes Arrangement zum Zweck der Sicherung ist die Sentimentalität. Das Glück, das in den Träumen ist, ist ein anderes als das des wirklichen Lebens. Der Selbstgenuß der gesteigerten Gefühle, dieses Schauspieler und Publikum zugleich sein, ist nicht möglich bei tiefem Beteiligtsein an einem Geschehen. Das ästhetisierende und sentimentale Erleben webt einen Schleier zwischen das Ich und die rohe Wirklichkeit. Die Steigerung des sentimentalen Gefühls sucht der Jugendliche und darum läßt ihn so leicht das Leben, das nicht gespiegelte, das unmittelbare kalt. Der Egoismus der Träumenden, die Lieblosigkeit an der Umwelt rächt sich aber schwer. Das Überwuchern des Gefühls ist ebenso eine Störung der Harmonie der Seele wie das Überwuchern des Intellekts. In beiden Fällen ist jene Totalität gefährdet, die zum Handeln notwendig ist, die Liebe gefährdet, die das Leben in der Gemeinschaft der Menschen braucht. Wir wollen uns die Herrschaft des Gefühls noch verdeutlichen, indem wir über Einsamkeit und Sehnsucht, über diesen Grundakkord in der Reifezeit noch sprechen. Vorher noch kurz über die Träume der Nacht. Sie spiegeln selbstverständlich wieder, was tagsüber die Seele bewegt. Spiegeln es treu, blasser oder verzerrter, deutlicher wieder.

Vor dem Einschlafen und im Traum werden die Wünsche und Befürchtungen zu Bildern. Die Angst lebt in den Träumen wieder auf, die alte kindliche törichte Angst. Nicht mehr Hexen und Geister, Räuber und Diebe schrecken. Weniger sinnfällig, abstrakter sind die Situationen geworden. Aber sie drücken dieselbe Unsicherheit aus wie in den Kindertagen, dasselbe Klein-Sein und nach Obenkommen wollen. Wir wollen nicht eingehen auf die große Zahl der Träume, die darstellen, wie man einem Ziel nachjagt, Bahnen nachläuft, verzweifelt Elektrischen nachjagt, auf die Träume von Nackt- und Bloßsein, in denen die Aufmerksamkeit aller schrecklich auf das eigene kleine Ich gerichtet ist, auf die Prüfungsträume, die an die Schulzeit mahnen, auf die Liebesträume, die kühne Verwirklichungen bringen.

Aus der großen Zahl der in den Bekenntnissen festgehaltenen Träume soll nur einer berichtet werden, der sehr bezeichnend ist. Ein junges Mädchen träumt ihn seit der Zeit ihrer Reife. Die Szene ist ein See im Salzkammergut. Der See ist strahlend blau. Er stellt alles Glück dar, das es auf Erden geben kann. Das Mädchen weiß davon, aber noch ist sie nie dazu gekommen, ihn zu sehen. Der letzte Tag des Aufenthaltes ist gekommen. Am Nachmittag noch will sie den See aufsuchen. Schon ist sie am Eingang eines Waldes, wo ein Baum die Tafel trägt: Weg zum See. Da besinnt sich das Mädchen. Bald kommt die Dunkelheit und es ist nicht möglich, rechtzeitig daheim zu sein. Fast verzweifelt kehrt sie um. Eine Depesche kommt. Der Aufenthalt ist um 3 Tage verlängert. Wieder erst am letzten Nachmittag wird der Versuch unternommen. Noch einmal wiederholt sich das gleiche Spiel wie vor 3 Tagen und es wiederholt sich beliebig oft. Die Träumerin erzählt dazu, daß sie sich kindisch gefreut hat, als sie als Backfisch zum erstenmal allein reisen durfte. Sie fuhr ins Salzkammergut zu einer Freundin. Die Freundin enttäuschte sie durch eine Untreue. Jahrelang deutete das Mädchen sich selbst den Traum. Er war ihr erst Sinnbild der Sehnsucht. Später Abbild ihres steten Bemühens, das Gute zu tun, das sie, obwohl Gott ihr immer wieder Frist gab, von neuem versäumte. Schließlich schien er ihr Symbol der Liebessehnsucht. Sie hat viele Männer gekannt und stets zu wenig Liebe und zuviel Angst gehabt, um die Beziehung zu Ende zu führen. Als sie sich endlich einem Manne hingegeben hatte, ohne daß auf beiden Seiten Liebe oder tiefes Beteiligtsein war, träumte sie eines Nachts wieder vom See. Sie stand am Ufer, aber der See war grau und stürmisch und ohne Sonne. Andere Menschen kommen auf Booten trotzdem angefahren; lachende fröhliche Paare. Sie aber stand am Ufer bei ihren Eltern und fühlte nicht Glück noch Schmerz. Von allen Besonderheiten der Situation abgesehen, zeigt dieser Traum viel vom Manöver der Sehnsucht, vom Trick des Ausweichens, vom Traumleben der jungen Menschen.

Einsamkeit und Sehnsucht.

Den Grundakkord nannten wir Einsamkeit und Sehnsucht. Er ist stärker als alle anderen Melodien der Jugend, klingt süß und schmerzlich zugleich und ist Kennzeichen der Reifejahre. Wie selige Kindheit oft ein Traum rückschauender Sehnsucht ist, so auch die „glückliche Jugendzeit". Was dem Alternden Glück scheint, ist das reiche innere Leben der Jugend, ihr großes Hoffen und starkes Wollen, ihre Kraft und Bereitschaft zu erleben. Aber glücklich fühlt sich

die Jugend selbst in wenigen Stunden. Man lese nur die Tagebücher, selbst der
Mutigsten. Einsamkeit und Sehnsucht rufen aus dem Grund der Seele und wenn
die jungen Menschen mit sich allein sind, hören sie nur diese Stimmen. Wie
im ganzen Gefühlsreichtum der Jugend so ist in dieser Einsamkeit und Sehnsucht Schöpferkraft und wunderbarer Reichtum der Seele, aber immer wieder
auch Möglichkeiten zur Verirrung. Das Lösen von der ersten Gemeinschaft
bringt diese Einsamkeit und Sehnsucht, die den jungen Menschen reifen für
neue Ergänzung, neue Gemeinschaft. Schon beim Schildern der geistigen
Prozesse trafen wir auf die Einsamkeit. Die Ich-Entdeckung war Besonderheit,
Anderssein, Fremdsein. Ich bin anders als alle anderen, klagt oder frohlockt
jeder Jugendliche einmal. Alle anderen Menschen scheinen einander zu begreifen, nur mich versteht keiner. Niemand ist da, der meine Wirrnis und Traurigkeit begreift, meine Andersartigkeit, mein Fragen und Wünschen. Kein
einziger scheint so ratlos und unglücklich zu sein wie ich es bin. Oder ob einer
ähnliche Not kennt? Die Eltern wollen oder können mich nicht verstehen.
,,Überspannt'' nennen die Erwachsenen unsere Spannung. Schmerzlich ist die
Verlassenheit und nur manches Mal erhebend in diesem Schmerz. Es gibt Stunden
des Trotzes, in denen man die Einsamkeit bejaht. Abhängig sein, Menschen
brauchen, das ist erbärmlich und feig. Man muß allein fertig werden mit seinem
Schmerz. Aus jeder Gebundenheit muß man frei werden, auch aus der der
eigenen Wünsche. Groß und erhaben fühlt sich der junge Mensch in solchen
Stunden, in denen er an seiner Einsamkeit wächst. Der ganze Kosmos scheint
sich zu erschließen und über den Alltagsmenschen weiß sich der jugendliche
Gottesstürmer. Aber auf solche Stunden mutigen Trotzes folgt bald wieder
der Jammer des Sich-Verlassen-Fühlens. Die Isoliertheit erträgt man nicht
lange freudig. Bitterkeit und Scham stellen sich ein. Ich habe keinen einzigen
Freund, klagt er in den Bekenntnissen. Niemand steht verläßlich zu mir, niemandem bin ich notwendig. Wie gering ist also mein Wert. Ich bin schlechter
als alle anderen, sonst hätte mich ja einer lieb. Ist es, weil ich unschön bin,
weil ich rote Haare habe, weil ich arm bin, weil ich reich bin? Bin ich schlecht,
dumm? Warum habe ich keinen Freund? Die Selbstentmutigung wird immer
größer und alle ihre Folgen: das Gedächtnis für negative Eindrücke, die innere
Verkrustung. Die Sehnsucht nach Menschen, nach dem einen Menschen, der
einen versteht, der zu einem gehört, ist der Hauptinhalt aller Tagebücher, die
bekenntnishaft sind. Der Leser wird oft müde, wenn er immer wieder denselben
Ruf hört, den Ruf nach Menschen. Aber es ist der Schrei der Natur und des
Geistes, der nicht verstummt, ehe Erfüllung gekommen ist. Die Unmöglichkeit
allein zu bleiben ist greifbar deutlich. Die Einsamkeit ist auf die Dauer unerträglich, sei es die, die der geistige Hochmut verstärkt, oder die das mangelnde
Selbstgefühl als Ursache und Wirkung hat.

Der bewußten Sehnsucht nach Menschen geht oft in der Jugend eine unbestimmte wie inhaltslose Sehnsucht voraus. ,,Ich sehne mich und weiß nicht
recht nach was'' singt Mörike in einem Lied. Das kommt ganz aus dem Herzen
der Jugend. ,,Wonach sehne ich mich'', ,,was will ich eigentlich'', ,,was bedeutet
diese namenlose Sehnsucht.'' Solche Stellen finden sich in den meisten Tagebüchern. Wie ein Anfall kann in diesen Jahren die Sehnsucht den Menschen
überkommen. Physisch fühlt man sie. Es ist ein Ziehen im Herzen, eine tödliche
Leere und dann wieder ein flutendes Drängen; in der Seele ein Suchen und
Verlangen, ein brennendes wehes Vermissen von etwas, das man nie besaß,
wie ein Erinnern an ein Ungekanntes und doch Erahntes. In der Sehnsucht
ist Lust und Schmerz, Hoffen und Verzweifeln. Ein Wort, ein Ton, ein Duft,
ein Leuchten oder ein Erinnern kann die Sehnsucht wecken. Sie überkommt
einen mitten in der Arbeit oder an öden Sonntagnachmittagen, wenn draußen

die Menschen dumm lustig sind und die Sonne scheint. Sie faßt die jungen
Leute, wenn die Sommerferien, auf die man sich so gefreut hat, anheben, wenn
das gewohnte Räderwerk unterbrochen wird. Sie kommt wild und weh wie eine
Krankheit im Frühling. Viele Namen gibt ihr oft die Jugend, ehe sie wissend
nach dem ergänzenden „Du" sich sehnt. Im Winter ersehnt man den Frühling.
Aber ist er da, mit seinem Leuchten und Glanz, mit seinem weichen schmeicheln-
den Wind, dem süßen betörenden Duft, dann wächst das Sehnen erst recht
riesengroß, daß das Herz der jungen Menschen zu zerspringen scheint und
fassungsloses Schluchzen die Spannung löst. Da sehnt man sich ungestüm
aus der Stadt ins Freie, nach Wiesen und Bergeshöhen, will mit dabei sein
im großen Erwachen der Natur.

Jetzt möchte man in die Ferne ziehen, in fremde Länder ohne Ziel und Rast;
da locken die blauen Berge und hinter den Bergen scheint das Glück zu warten.
Da möchte man aus dem Norden fort ins sonnige Italien, will mitwandern
mit aufbrechenden Quellen und ziehenden Wolken. Es gibt kein Ziel. Hinter
jedem Erreichten wartet ein Neues und die Sehnsucht hat kein Ende. Mit
zunehmender Reife gilt die Sehnsucht bewußt dem verstehenden Menschen, dem
Führer. Viele Aufgaben hat die Jugend zu bewältigen, viel Wirrnis zu ordnen.
Dumpfe, unverstandene Wünsche quälen, Ratlosigkeit und Geheimnis ist überall.
An die Eltern kann man sich nicht mehr wenden. Wie sehnt sich die Jugend
nach Führung, nach dem Menschen, der einen in die Arme nimmt, bei dem
man nach all den Kämpfen um Anerkennung, nach allem so tun als wäre man
erwachsen, wieder ein törichtes kleines Kind sein darf! Alles was die Mutter
einst war, sucht man in dem neuen Menschen. Einer muß da sein, zu dem man
aufschauen darf im alten Kinderglauben, den man nicht erst prüfen und erproben muß, sondern dem man traut, wohin er auch einen führen mag, auf
den man sich blind verlassen kann und von dem man weiß, daß er einen liebt.
Ihm möchte sich der junge Mensch rückhaltlos anvertrauen, ohne Maske, ohne
Scham. Einen Menschen suche ich, der mich versteht, heißt es in allen Tagebüchern. In den Schoß des geliebten Führers will sich der junge Mensch bergen,
und des Führers liebe Hände sollen die heiße Stirne kühlen. Lernten wir den
Protest der Jugend kennen, so sehen wir jetzt die kindliche Attitüde, die aus
gleicher Unsicherheit kommt, in der brennend heiß die Sehnsucht nach Geltung
lebt, aber auch das tiefe Bedürfnis nach neuer Gemeinschaft. Darum verstehen
wir gut: Die Jugend haßt die aufgezwungene, aber sie verlangt nach der frei-
gewählten Autorität.

Ebenso groß wie die Sehnsucht nach dem Führer ist die nach dem Freunde.
Anfänglich ist es gleichgültig, welchen Geschlechts er ist. Man sucht den Kameraden, der durch Dick und Dünn mit einem geht, der das ganze Leben teilt
und unbedingte Treue hält. Ich habe keinen Freund, ich habe keine Freundin,
ich schließe mich so schwer an, ist der Schmerzensruf der Tagebücher. — Schließlich gilt die Sehnsucht der Geliebten, dem Geliebten, dem Du, dem großen Du,
das alles Halbe ganz machen, aller Qual der Einsamkeit ein seliges Ende bereiten soll. Wir hörten schon, aus Büchern und Träumen kennt der junge Mensch
schon dieses Du, erwartet es täglich und stündlich. Wartet hoffend, zagend,
gläubig, enttäuscht und wieder von neuem hoffend. Er versucht Bindungen
und löst sie wiederum, will sich verschenken und dann wieder sich bewahren und
rein halten für das eine große Erlebnis. Wenn ich durch den Wald gehe, denke
ich immer, jetzt wird Er plötzlich auf mich zukommen, von dem ich so lange
träume, gestehen die 17 jährigen. Wer die Belege nicht kennt, ahnt gar nicht,
wie viel Romantik und Pseudoromantik noch in unserer Jugend lebt, soweit
sie nicht schon mit vierzehn nur an das Geldverdienen denkt. Nicht immer sind
die Vorstellungen plastisch, aber immer lebt im Innern irgend ein unbestimmtes

Bild, das die Auswahl bestimmt, die Wirklichkeit sichtet und sehr oft entwertet. Die Liebe, der die Sehnsucht der Jugend gilt, ist die Liebe der großen Liebesromane, der großen Liebesheroen, der großen Erotiker. Eine Liebe fordert die Jugend, die für den Menschen Schicksal ist, unentrinnbares; die über einen kommt, der man unterworfen ist, die ungeheure Steigerung des Gefühls bedeutet, Liebesrausch und Liebestod, eine Liebe, die nur Ewigkeit kennt, fraglose Treue, ein Nicht-anders-können und Einzigartigkeit des Geliebten, eine Liebe, die höchste Individualisierung ist und ausschließende Zweisamkeit. Alles was dieser Vorstellung von Liebe nicht entspricht, ist im Grunde wertlos, läßt die Seele unberührt, die weiter ihre Träume träumt, auch wenn äußerlich lange schon Bindungen entstanden.

Daß die Jugend zwischen Dichten und Leben nicht scheiden kann, nicht scheiden will, daß sie die ästhetische, sentimentale und genußbegehrende Einstellung so schwer aufgeben will, ist Grund vieler lebensunfähiger Existenzen. Die wollen nicht umlernen, wollen auf die Träume ihrer Jugend nicht verzichten, wollen es nicht, weil sie es gar nicht wagen, sich dem Leben anzuvertrauen, ihre Vorstellungen zu lassen, unmittelbar zu leben. Mag sein, daß in diesen Träumen eine Wirklichkeit lebt, die oft edler und reiner ist als unsere Welt. Aber selbst dies angenommen, wenn wir absehen von aller Selbstsucht und allem bloßen Geltungswunsch, wäre die Aufgabe der Mutigen mitzuhelfen, daß eine schönere Wirklichkeit entstehe. Die Träume aber sind zumeist Mittel zur Entwertung und zur Flucht aus der Wirklichkeit. Wie die Einsamkeit lebenzerstörend wird, wenn sie nicht Durchgang ist, Vorbereitung zu neuer Gemeinschaft, wenn sie selbstisches Verharren im Abseits von der Welt ist, so ist es auch mit den Träumen der Jugend und ihrer Sehnsucht. Sie kann den Weg weisen zu höchsten Zielen und höchster Leistung, sie kann Vorbereitung sein zu adeligster Lebensführung; in ihr ist die Schwungkraft und die Lichtfülle, die das Leben schön machen. Aber diese selbe Sehnsucht, wenn sie Selbstzweck ist, wenn sie Feigheit ist und Vorwand, um der Welt zu entgehen, der man sich nicht gewachsen glaubt, führt unfehlbar zur innern Öde, Verarmung, Verbitterung. Welch besseres Mittel findet der Entmutigte, um seine Feigheit zu verschleiern! Er steckt seine Ziele so unermeßlich hoch, daß nie und nimmer Verwirklichung droht! Er leiht seiner Sehnsucht Flügel, die ihn hoch hinaus heben über diese jämmerliche Erde und die schlechten Menschen, die ihn nicht anerkennen. Was kümmert ihn das Leid dieser Welt! Schwebt er doch unermeßlich hoch über ihr, erhaben über irdische Not. Wenn es nur wahr wäre, daß man in solchem armen Hochmut leben könnte, wenn es ein Jenseits gäbe, das nicht auch hienieden nach Verwirklichung verlangte! Aber die Unwahrheit solcher Annahme erleben die Menschen in tragischer Weise, die Gebundenheit an die Mitmenschen und an die Erde verlangt unerbittlich, daß man ihr gehorche. Das merken die, die den Träumen ihrer Jugend leben wollen, früher oder später. Sehnsucht ist das Herz der Jugend. Unrast und Werden muß in der Jugend sein, Antrieb und Ziel, Wünschen und Hoffen. Aber Sehnsucht kann auch feinster Trick sein, gefährlichste Verführung; dieselbe Sehnsucht vielleicht, von der ein Etwas in lebendigen Menschen nie erstirbt, dieselbe Sehnsucht, die uns Bürge ist für ein Sein, das weiter reicht als unser Verstand und unsere Sinne uns tragen!

Die Beziehungen zu Menschen.

Von der Beziehung der Jugend zu Menschen war schon die Rede, als wir die Bedeutsamkeit des Gefühlsleben, des Traumlebens, der Sehnsucht zu erfassen suchten: Sehnsucht, Traum und Überschwang des Gefühls bestimmen

auch das Verhalten des Jugendlichen zu den Mitmenschen vorwiegend. Unlösbar im Erleben und nur in der Betrachtung unterscheidbar sind Geltungswunsch und Gemeinschaftsfühlen an diesem Verhalten beteiligt. Die große
Unsicherheit der Jugend bringt es mit sich, daß das Ringen um die Selbstbehauptung entscheidender noch als in späteren gereifteren Zeiten die Beziehungen
zu den Mitmenschen beeinflußt und alle Formen der Selbsterhöhung in den
Liebesbeziehungen aufleben. Von dem Ich, das der Reifende entdeckt hat,
kommt er nicht los und wie seine geistigen Prozesse, seine Gefühle überhaupt,
so zeigen seine Bindungen zu den Mitmenschen die tiefe Befangenheit im Ich
und dessen Begrenztheit, Fremd geworden den Gefährten der Kindheit, den
eigenen Eltern, sahen wir den jungen Menschen nach neuen Menschen verlangen.
Dieser Mensch aber, nach dem er sich sehnt, kann nicht der oder jener sein,
kann nicht der Nächste sein. Da wäre ja das lange Suchen nicht nötig. Nein,
ein ganz bestimmter Mensch soll es sein, einer, dessen Züge man noch nicht
weiß, dessen Stimme man nicht kennt und den man doch eines Tages lieben
wird in seiner Eigenart, seinem So-und-nicht-anderssein. Es muß ein Mensch
sein, bei dem man fühlen wird: Dich habe ich mein ganzes bisheriges Leben
gesucht und keinen anderen; und wo auch nicht solche Vorbestimmtheit gespürt
wird, ein Individuelles ist es immer, um dessentwillen der junge Mensch lieben
will. Mitgefühl, Hilfsbereitschaft, ja, das kann auch die Jugend für alle Welt
haben, aber nicht was sie selbst Liebe nennt. Liebe ist ihr gleichbedeutend mit
Leidenschaft, Liebe ohne Leidenschaft ist ihr nicht wirklich Liebe. Liebe ist
ihr gleich einer Gemeinschaft zu zweien, persönlichste, privateste Angelegenheit,
also nicht christliche Nächstenliebe etwa, die gleiche Liebe für jeden fordert. Was
der junge Mensch vor allem im Du sucht, ist sein zweites Ich, sein Selbst in
erhöhter, strahlender Gestalt, ist, so wenig die Jugend selbst das auch wissen
mag, weit mehr noch das Ich als das Du. Diese so stark individualistische Liebe
ist allen Gefahren der Selbstsucht ausgeliefert, allen Krisen des Zeitlichen,
Einmaligen, so sehr sie auch nach Ewigkeit verlangt. Je schwankender der
Glaube an das eigene Ich ist, umso begehrlicher wird das Bedürfnis nach solcher
Liebe, nach Geborgenheit im Herzen des Du, nach Bestätigung, ja Empfang
eigenen Wertes.

Schon die erste Liebe des Jugendlichen zeigt diesen Zug zur Individualisierung. Vielleicht ist in der Leidenschaft dieser ersten Liebe besonders deutlich merkbar, daß diese Liebe zugleich ein Ringen um Selbstbehauptung ist,
in ihrer eifersüchtigen, leidvollen Art die Angst um Sicherung verborgen ist.
Nach der Zeit der Einsamkeit erwartet der junge Mensch von seiner ersten Liebe
das Ende aller Zweifel an sich selbst, von der Geliebten die Bestätigung eigenen
Wesens. Die Unsicherheit ist noch sehr groß, der Zweifel stark, ob man denn
überhaupt einem Menschen etwas geben, für ihn etwas bedeuten könne. Da man
doch nichts hat als seinen Wunsch nach Liebe und Größe. Große Scheu,
Weltfremdheit, Traumwirklichkeiten bezeichnen diese erste Liebe, die fast noch
ein Versponnensein in sich selbst ist, der der geliebte Mensch mehr ein Anlaß
ist, die Träume weiter und farbiger zu weben als bisher, als ein gegenüberstehendes Wesen mit eigenen Forderungen. Kein Zweifel, in der frühen Jugend
liebt man mehr die Liebe als den Geliebten, mehr die Steigerung der eigenen
Gefühle, die Bereicherung der ganzen Seele als den andern Menschen, von dem
man oft erstaunlich wenig auch mit dem Herzen weiß.

Die Tagebücher zeigen, daß die erste Liebe der Mädchen sehr oft einer Lehrerin
gehört. Und sie zeigen weiter, daß sich solche Beziehungen zu einer geliebten
Lehrerin durch nichts von späterer andersgeschlechtlicher Liebe in ihrer Erlebnisweise unterscheiden. Vor solcher Leidenschaft tritt häufig eine epidemische
Schwärmerei für eine Lehrerin in einer Klasse auf. Das ist die Zeit backfisch-

hafter Übertreibungen in Gefühl und Ausdruck, die Zeit halb kindischer, halb ahnungsvoller Schwärmerei, die sich in Worten wie „süß" und „goldig" anzeigt, mehr ein Mittun als ein einsames Erleben bedeutet. Solche Schwärmereien wechseln leicht ihren Gegenstand und erfassen selten den ganzen Menschen. Hierher gehören die Schwärmereien für Schauspieler usw. Sehr oft aber ist so eine Beziehung zu einer Lehrerin tiefer als die Außenstehenden ahnen können. Nichts unterscheidet sie von einer großen Liebe. Jahrelang ist der verehrte Mensch Ziel der Sehnsucht. Die Tagebücher zeugen von der Stärke der Empfindung. Die Tag- und Nachtträume, das Denken und Fühlen kennt jahrelang nur den einen Inhalt. Weltanschauung, Berufswahl, das ganze geistige und seelische Leben solcher jungen Mädchen steht unter dem entscheidenden Einfluß des geliebten Menschen.

In eine Entwicklung unter solchem Einfluß lassen die Tagebücher Einblick nehmen. Wir sehen jahredauernde Leiden und Kämpfe, Versuche zur Selbsterziehung und Freiwerdung und schließlich das schmerzlich empfundene langsame Abklingen der Liebe. Nur im Beginn der Beziehung genügt wenig Geschehnis, um den Kristallisationsprozeß, wie ihn Stendhal so meisterhaft schildert, anzuregen. Ein Blick, ein Wort regt schon die beschriebenen Träume an. Daß die Liebe zumeist unglücklich ist, liegt in der Natur der Beziehung. Die Lehrerin mag noch so freundlich sein, die Intensität ihres Gefühls kann sich mit der des jungen Menschen nicht messen und ihr Wohlwollen oder Mitgefühl ist es ja auch nicht, was dem jungen Menschen begehrenswert scheint. Anfänglich glauben die jungen Mädchen, daß sie gar keinen Anspruch auf Gegenliebe machen, daß es ihnen genügt, wenn sie lieben dürfen und sich selbst hingeben. Die Scheu ist so groß, daß sie lange überhaupt nicht ihr Gefühl merken lassen und sich erschöpfen in heimlichen Huldigungen. Sie geben ihr Taschengeld für Blumen aus, die sie anonym schicken usw. Viele Stunden warten sie, ob die geliebte Lehrerin nicht vorbeikommt, hoffen auf zufällige Begegnungen. Wenn eine solche Begegnung aber wirklich zustande kommt, können sie vor Herzklopfen nicht sprechen oder laufen davon. Dem geliebten Menschen körperlich nahe zu kommen, wagt man nicht, auch wenn alle Sehnsucht dazu treibt. Heimlich nur küßt man jeden Gegenstand, der in einer Berührung mit dem geliebten Menschen war und in der Nacht träumt man von Küssen. So kindisch die Erwachsenen leicht solches Benehmen finden, sie wissen nichts von der Bedeutsamkeit und Nachwirkung solcher Erlebnisse und würden nur darüber lächeln können, wenn sie wüßten, daß die schon 18-jährige nur darum auf das Land fahren wollte, um von dort aus eine Karte an ihre Lehrerin zu schreiben usw. Das Bedürfnis nach Gegenliebe wird immer stärker, Zweifel am andern, an sich selbst, Grübeleien über Liebe und Freundschaft, über den Unterschied beider beschäftigen. Wichtig sind die Anregungen, die von so einem geliebten Menschen ausgehen und für das ganze Leben bestimmend sein können. Wenn der junge Mensch entmutigt ist, ohnehin keinen rechten Glauben an sich selbst hat, so kann dieses erste Erlebnis das Selbstgefühl noch mehr herabdrücken und dauernd dem Glauben Abbruch tun, daß man jemanden findet, der einen liebt. Daß solch mangelnder Glaube an sich selbst zu späterer unglücklicher Liebe disponiert, ja daß solch unglückliche Liebe ein Arrangement der Feigen sein kann, weiß die Individualpsychologie.

Leidenschaftlich wie die Liebe zum Führer ist die Liebe des jungen Menschen zum Freund. Während er demutvoll verehrt, ist er in seiner Freundschaft anspruchsvoll und unduldsam. Extrem, wie wir ihn in allen seinen Gefühlen fanden, fordert er, daß die Liebe des Freundes unbegrenzt sei, fordert er „alles oder nichts". Freundschaft in dieser Art hat überhaupt erst der Jugendliche. Das Kind hatte Spielgefährten, lebte mehr in einer Gemeinschaft als der Jugendliche. Wieder finden wir das Bedürfnis des jungen Menschen nach persönlicher Ergänzung, nach dualen Verhältnissen. Jeder Dritte ist ausgeschlossen, ist überflüssig. Man sehe doch irgend eine Gemeinschaft junger Menschen an. Wie schnell finden sie sich zu zweien! Wie eifersüchtig wacht einer über den andern und macht Anspruch auf die ganze Liebe! Man teilt nicht die Freundschaft in jungen Jahren, man will nicht Freunde, sondern den Freund. Dieser Freund muß alles mit einem teilen, Freude und Verwirrung, mit ihm bespricht man alles, was die Seele bewegt, die Ereignisse der Gegenwart und die Pläne für die Zukunft. Mit ihm durchwacht man Nächte in heißen Diskussionen über Gott und die Unsterblichkeit, mit ihm macht man tagelange Wanderungen in schweigendem Nahesein. Dem Freund gesteht man die erste Liebe, mit ihm schwärmt man von den geliebten Führern. Die ganze Bildung, alle Bücher, Kunst nimmt man mit ihm gemeinsam auf; mit dem Freunde gemeinsam sucht man Selbsterkenntnis und Reife zu erlangen. Verhaltene Zärtlichkeit lebt auch in diesen oft wunderbar zarten und edlen Knabenfreundschaften, und Untreue des Freundes deckt die Leidenschaft oft auf. In allen Beziehungen der Jugend zu geliebten Menschen ist Leidenschaft und elementares Gefühl, Eifersucht und Verlangen nach alleinigem Besitz. So auch in der Freundschaft. Die Untreue des Freundes drückt das Selbstgefühl, im Vermissen seiner Liebe ist Zweifel an sich selbst, weil man ihn nicht zu halten vermochte, also wohl seiner Freundschaft nicht wert war. Ein dritter Mensch, es wurde schon gesagt, hat in einer solchen Freundschaft keinen Platz und wenn einer der Freunde früher reif als der andere zum erstenmal ein Mädchen liebt, ein Erlebnis hat, an dem der andere noch nicht teilnehmen kann und will, ist der Schmerz groß. Die Jungen beschäftigen sich ebenso wie die Mädchen manches Mal selbst mit der Frage, ob ihre Ansprüche an den Freund, ihre Eifersucht, ihr Bedürfnis nach körperlicher Nähe berechtigt und erlaubt seien, ob sie „normal" seien. Ein starkes ästhetisches Wohlgefallen an der Schönheit des Freundes verschärft noch solche Bedenken. Das Tagebuch eines Knaben, von 15—17 geführt, zeigte deutlicher als die anderen solche Probleme. Einen Versuch zu homosexueller Verführung lehnte der Junge erst schroff ab, später, es ist dies in dem Tagebuch nur angedeutet, scheint er ihr doch erlegen zu sein. Dieser Junge zeigte besonders starkes künstlerisches Verständnis und Kultur. Auch in den weniger ausgesprochen verliebten Jugendfreundschaften ist ein Mittun des Körpers in gewissem Ausmaß da. Die Sinnlichkeit ist nicht als solche bewußt, aber der Affekt bezeugt sie. Ausgesprochene Sexualempfindungen hingegen sind wohl Ausnahmen. Die Erregtheit, ein unbeschreibliches Fluidum teilt sich allem mit, was dem Jugendlichen nahe steht. Mit der Deutung soll man vorsichtig sein. Ist doch das Körperliche oft genug hilfloser Ausdruck verschiedenartigster Erlebnisse.

Von Homosexualität kann man wohl nur dann sicher sprechen, wo sie die Heterosexualität dauernd überwiegt. Aus dem mir bekannten Material kenne ich keinen Fall, der solches Überwiegen dauernd zeigt, während eine Liebe zum Gleichgeschlechtlichen in sehr vielen Fällen der verschiedengeschlechtlichen vorausgeht. Ein 20jähriges Mädchen erklärt sich selbst für vollkommen unempfänglich für Liebe zu einem Mann. Aber gerade dieser Fall ist ein krasses Beispiel für die Deutung, die die Individualpsychologie vielen perversen Erscheinungen gibt, ist deutlich ein Beispiel für männlichen Protest. Die Erinnerungen aus der Kindheit sind trüb. Der Vater hat viel getrunken, das Kind schon mußte versuchen, die Mutter vor der Brutalität des Vaters zu schützen. Die Ehe der Eltern wurde schließlich getrennt. Der Vater lebt mit einer Geliebten, die Mutter in einer andern Stadt. Das Mädchen war sich selbst überlassen, materiell auf sich allein angewiesen. Da

sie den Männern gefällt, versuchten viele ihr nahe zu kommen. Aber sie sagt, sie
habe bald bemerkt, daß sie immer nur „das" wollen und daß alle Männer Schurken
sind. Sie haßt die Männer in der Seele und bleibt ihnen gegenüber kalt in ihren
Sinnen. Sie hat sich vorgenommen, die Männer für ihre Schlechtigkeit zu
bestrafen und sie auf das äußerste zu reizen und dann zu enttäuschen. Ihr
Traum ist, Knabenkleider zu tragen, die sie bei jedem Maskenfest anzieht.
Hemmungslosigkeit, Sensationslust und der Wunsch, sich interessant zu machen,
trieben sie in homosexuelle Kreise. Sie gibt an, nur Frauen zu lieben, aber sie
liebt sie nicht anders als jeder Backfisch seinen Schwarm. Sie liebt nicht vor
allem das Äußere, sondern den ganzen Menschen und ist in ihren Worten über
sich zügelloser als in ihrem Verhalten. Deutlich kultiviert sie ihre von ihr vermutete Eigenart im Dienst der Besonderheit und Selbsterhöhung.

Andere Mädchen sind sehr verletzt, wenn ein taktloser Mensch ihre Freundschaften verdächtigt. Sehr allgemein ist es, daß die Bewunderung, die ästhetische
Freude am schönen Äußern mehr den andern Mädchen als den Männern gezollt
wird, ja daß überhaupt nur der weibliche Körper dieses halb sinnliche halb
ästhetische Glücksgefühl zu geben vermag. Ob man solche Tatsachen nun als
Äußerungen von Partialtrieben auffaßt oder andere Hypothesen aufstellt, nachweisbar werden sie dort, wo der männliche Protest stark auftritt, in seinen
Dienst gestellt, werden unterstrichen, überbetont. Was Übergang und Vorbereitung sein mag, wird dort zum Dauerzustand. Die frühe pessimistische Einstellung dem Mann gegenüber wie in dem erzählten Beispiel, die Auflehnung gegen
die Herrschaft des Mannes, Minderwertigkeitsgefühle aller Art treiben dazu, ein
Arrangement zu treffen, das vor dem Mann und vor der Liebe zu ihm bewahrt.
So findet man bei Mädchen, die körperlich hinter andern an Schönheit zurück-
stehen, oder durch Kindheitseindrücke beeinflußt, glauben, daß sie körperlich
minderwertig sind, schon in der Pubertät die verschiedensten energischen
Maßnahmen zur Selbstsicherung, zum Vermeiden allzuschmerzlicher Niederlagen. Die einen treiben es nach dem Beispiel vom Fuchs und den sauern Trauben,
verachten die Männer und jede Abhängigkeit, kommen früh dazu ein Ideal
hochzustellen, das mehr die gemeinsam menschlichen als die geschlechtsunter-
scheidenden Merkmale betont. Solche Mädchen sind früh stark intellektuell
orientiert. Die Vorkehrungen, um in erotischer Hinsicht nicht beschämende
Niederlagen zu erleben, sind kompliziert und heimlich. Die Wichtigkeit, die
dem ganzen erotischen Gebiet zukommt und die außerdem durch frühe Einflüsse übertrieben werden kann, ist der Grund, warum hier der vielfältigste
Formenwandel des männlichen Protestes sich entfaltet.

Teilweise wird man auch den Dualismus von Körper und Seele, den die
Jugend oft leidvoll erlebt, als solches Arrangement auffassen müssen. Sexual-
empfindung, Sexualaffekt und Neigung sind in der Jugend häufig in noch
stärkerem Streit als bei Erwachsenen. Die vollendete Reife ist erlangt, wo eine
Liebesbeziehung in Harmonie von Körper und Seele erlebt wird. Ehe eine
solche nicht erreicht ist, findet man Züge, die der Pubertät eigen sind, immer
noch Sehnsucht, Unruhe usw.

Für den Widerstreit von Körper und Seele wie für zahlreiche andere Konflikte des Jugendlichen in seinen Liebesangelegenheiten, die mit intellektuellen,
ethischen Problemen verbunden sein können, kann man die Annahme eines
Arrangements, einer absichtlichen Distanzsetzung natürlich nur dann wagen,
wenn das Gesamtbild des Jugendlichen dazu berechtigt. Eine große Zahl von
Konflikten sind kulturbedingte und nicht mehr individuell allein verständlich.
Wo solche Konflikte serienweise auftreten, wo sie dauernd jede Realisierung
und Festigung von Bindungen hindern, dort stehen sie wohl im Dienst eines
Sicherungsversuches. Daß gerade die Jugend Liebeskonflikte in hohem

Maße hat, ist aus ihrer allgemeinen Unsicherheit und der Überbetonung der Erotik in der Kultur von heute begreiflich. Daß auch die Affekte im Dienst allgemeiner Ziele stehen, ist die Entdeckung der Individualpsychologie. Für das Liebesleben gelten keine Ausnahmegesetze und es steht nicht außerhalb der Gesetze, sondern es ist eingebaut in die Gesamtpersönlichkeit und mehr rational faßbar als der Wunsch nach Verantwortungslosigkeit zugeben will. Solche Erkenntnis freilich steht stark im Gegensatz zu der betonten Irrationalität, die die Jugend selbst in Bezug auf Liebe proklamiert.

Sie übernimmt — es kann dies nicht stark genug betont werden, ungefragt — das ästhetisierende Pathos der Dichtungen und Theaterstücke und will den Unterschied von Kunst und Leben nicht beachten. Die Gefühlssteigerung wird gesucht und kultiviert. Im Beginn der Reifezeit wird vor allem im erotischen Gebiet der Protest gegen die Bevormundung von seiten der Erwachsenen protestiert. Die Überbetonung der erotischen Nöte ist zum Teil Ausdruck dieses Protestes. Das folgende Gedicht eines 15jährigen Knaben ist bezeichnend.

Wir Knaben.

Wir bleiben nicht ewig Kinder, wir Knaben
Wir hören und sehen. Ein Wort ist uns Beute
Die Straße versteckt nichts. Laut reden die Leute
Wenn wir so im Spiel durch die Straßen traben.
Und abends am Tisch es verschwimmt die Vokabel
Ein Blick auf die Straße beschwert uns mit Träumen
Und nachts in den Kissen! Wer sieht unser Bäumen
Und hört unser Stöhnen. Und Kain tötet Abel.
Wir sind junge Menschen und haben ein hellrotes Blut. Wir lieben
    ein Klärchen.
Ihr sagt das sei Sünde und tötet das Märchen.
Wir fluchen euch nicht, denn schon wissen wir Knaben.

Gerade die tatsächliche Wichtigkeit aller Liebesentscheidungen würde es notwendig machen, Übertreibungen und ihre Ursachen aufzuzeigen. Daß es keine symptomatischen Erklärungen gibt, ebenso wenig wie es eine besondere Sexualerziehung gibt, sondern nur eine Gesamterziehung und einheitliche Kenntnis der Gesamtpersönlichkeit fruchtbar sein kann, ist für Individualpsychologen ja selbstverständlich. Alle Schäden der Seele, alle heimlichen Leiden, aber ebenso ihre Kraft und geschulte Disziplin offenbaren sich innerhalb der erotischen Sphäre. Der Jugendliche glaubt sehr oft nicht an sich, an die Möglichkeit anderen Menschen etwas zu geben, er tritt außerdem nicht mehr unvoreingenommen, sondern überreizt und ängstlich an seine Beziehungen heran und so kommt es, daß sein Geltungswunsch, seine Eitelkeit nirgends stärker fühlbar werden als in seinen Beziehungen zu Menschen. Schon die ersten Annäherungen der Geschlechter zeigen ein ganzes Manöver von Sicherungsmaßnahmen und Selbstdarstellung. Dazu gehört auch die ganz primitive Eitelkeit, die durch äußere Reize wirken und erobern will. Die Mädchen werden ja dazu erzogen; bei den Knaben ist zu einer bestimmten Zeit, eben in der Pubertät oft zu bemerken, wie die gleichgültigen, auf ihr Aussehen bisher nicht achtsamen Jungen mit einem Mal eitel werden. Hat man früher einen Jungen mit Mühe dazu gebracht ein besseres Gewand anzuziehen, weil es ihn in seiner Ungebundenheit beengt hat, so kann man eines Tages diesen Jungen vor dem Spiegel finden. Sorgsam richtet er sich seine Kravatte und besondere Beachtung wird der Frisur und dem langen genialischen Haarschopf gewidmet. Für die Mädchen gehören von der Pubertät an die Kleiderfragen dauernd zu den wichtigsten des Lebens.

Natürlich kann auch auffällig nonchalante Kleidung aus Eitelkeit getragen werden, so wie vernachlässigte Kleider bei Mädchen fast immer das Zeichen sind, daß dieses Mädchen an seinem Wert als Frau verzweifelt hat.

Komplizierter als in diesem äußeren Beweis des Geltenwollens ist der Geltungswunsch verwoben in alle Arten von Flirt, Koketterie, erotischem Kult. Das ganze reiche Spiel von Sträuben und Gewähren, Erobern und Werben zeigt deutlich, daß die Menschen in ihrem eigenen Wert nicht ruhen, daß es nicht nur auf Ergänzung, sondern auch auf Bestätigung eigenen Wertes ankommt. Ohne auf Details einzugehen kann man sagen: Liebessport und leichte Freuden der Liebe sind ganz und gar unjung, vertragen sich nicht mit der großen Bedeutung, die die Jugend der Liebe zuschreibt. Ein Mädchen, das viel und gerne flirtet, erzählt in ihrem Tagebuch, wie leer und unbefriedigt sie dieses Liebesspiel läßt und wie sie sich nach einem großen Erleben sehnt. So aber steht es fast um alle junge Menschen, die scheinbar die Liebesangelegenheiten leicht nehmen. Das empfinden sie selbst, haben das Gefühl eigenen Träumen und Idealen untreu geworden zu sein. Der Grund ist sehr häufig ein stark gedrücktes Selbstgefühl. Die nicht glauben, daß ihnen das große Erleben beschieden sein wird, das sie eigentlich ersehnen, werfen sich an die ersten besten Abenteuer hin oder werden scheinbar zynisch und leichtfertig. Hinter solchem Leichtnehmen von Liebesangelegenheiten findet man bei jungen Menschen fast immer eine tiefgehende seelische Unbefriedigtheit und verzweifelte Mutlosigkeit, die seit den Tagen der Kindheit eingerissen ist und auf Erlebnisse der Kindheit zurückgeht. Das gilt für die jugendlichen Don Juans ebenso wie für die auffallend koketten Mädchen, die nur durch immer neue Eroberungen sich ihre eigene Kraft zu beweisen glauben. Je stärker das Minderwertigkeitsgefühl ist, umso schneidender sind die Liebeskonflikte. Eifersucht, unglückliche Liebe haben hier ihre stärksten Wurzeln, ebenso wie die Befangenheit im eigenen Ich, von der besonders die männlichen Jugendlichen schwer frei werden. Sich selbst und ihre Entfaltung lieben sie in der Geliebten. Ihr Gemüt ist so voll und reich an Dingen, die sie selbst angehen, daß sie für die Bedürfnisse des Du kaum Platz haben und sie sind innerlich zu laut, um die Stimme des andern auch nur zu hören. Weil die Jugend von ihrer eigenen Kraft, von der eigenen Möglichkeit zu geben und zu leisten noch zu wenig überzeugt ist, ist sie für ein harmonisches Liebesleben so selten schon reif. Zahlreich sind die Konflikte, die abgesehen von ihrer kulturellen oder menschheitsnotwendigen Problematik noch absichtliche Distanzierungsabsichten erkennen lassen.

Hierher gehört oft der schon erwähnte Widerstreit von Körper und Seele, der schroffe Dualismus in Liebesangelegenheiten, die großen Polspannungen, das Hin- und Hergerissenwerden zwischen dem Kult für unerreichbare Frauen und der Leidenschaft für „Dirnennaturen". Solch absichtliche Erschwerungen erschöpfen durchaus nicht die Ursachen der Konflikte, aber sie tragen oft genug bei, sie zu fixieren. Folgende kurze Geschichte, die ein Jugendlicher zwischen 18 und 20 Jahren schrieb, ist eine Illustration hierzu.

„Er liebte sie abgöttisch, das Mädchen mit den goldenen Haaren und den dunkelblauen Veilchenaugen, kaum wagte er sie anzusehen, mit ihr zu sprechen. Und doch wäre er gern gestorben, hätte er sie nur einmal geküßt. So sehr liebte er sie. Da traf es sich eines Abends, daß sie allein zusammen waren, und die Sonne ging unter dunkelrot. Sie saß vor ihm und ihre Augen leuchteten heiß. Da sank er vor ihr ins Knie und sagte ihr, daß er sie liebe. Und sie lachte und sprach: Wozu die vielen Worte, Freund, nimm mich ganz hin und ich will dir gern gehören und lachte wieder. Da stand er auf und ging wortlos fort und kam niemals wieder. Man sagt, er hat sich erschossen." (Aus Giese: Das freie literarische Schaffen bei Kindern und Jugendlichen, Nr. 375.)

So ähnlich kommt es sehr vielen Jugendlichen mehr auf das Erobern an, als auf den Besitz, mehr auf das eigene Träumen, als auf die Erfüllung der Träume. Das aber sind zweifellos Versuche, der Wirklichkeit, die man fürchtet, aus dem Wege zu gehen. Der Gegensatz zwischen Trieb und dem was als Liebe empfunden wird, findet sich in den Knabentagebüchern häufig. Die Mädchen hingegen leiden viel unter der Diskrepanz zwischen ihrem Bedürfnis nach Liebe und dem geringen Bedürfnis nach sexuellem Verkehr. Auch diese tatsächliche Schwierigkeit wird zum Ausweichen benützt. Es ist hier nicht der Platz, auf die vielen Formen scheinbarer Ambivalenz innerhalb der erotischen Angelegenheiten einzugehen. Sie sind fast immer Ausdruck mangelnden Selbstgefühls und männlichen Protestes. Aus der großen Liebessehnsucht der Jugend spricht die zum ersten Male wissentlich erlebte Gebundenheit an die Zweigeschlechtlichkeit und an die Gemeinschaft der Menschen. Der Jugendliche fühlt es unter Leiden, daß er nicht allein leben kann, daß er die Ergänzung durch den zweiten Menschen braucht, daß er Führer haben muß, Freunde. Daß er nicht dauernd einsam leben kann, ohne innerlich zugrunde zu gehen, daß er zur Entfaltung aller Kräfte nur innerhalb der Gemeinschaft der Menschen gelangen kann. Der Ruf der Jugend gilt dem Menschen. Je mutiger die Jugend ist, je mehr sie gelernt hat, nicht nur nehmen, sondern auch geben zu können, und darum geben zu wollen, umso eher wird ihre große Sehnsucht erfüllt werden.

Das Verhältnis der Jugend zur Kunst.

Wir sahen schon im Vorhergehenden, daß der Kunstgenuß für die Jugend eine sehr große Bedeutung haben kann, für ihr Gefühlsleben ausschlaggebend und für die ganze Lebensgestaltung von entscheidendem Einfluß sein kann. In der Kunst findet die Jugend was ihr so wertvoll ist, höchste Steigerung des Gefühls, in der Kunst liegt für sie die große Verführung einer Lebenserhöhung, in der das Genießen wichtiger ist als das Leisten, der schöne Schein bedeutsamer als das Tun. Soweit die Kunst erziehlich sein kann, Wegweiser zu edelster Lebensgestaltung, Abglanz einer Vollendung, die wir stets anstreben, mögen wir sie auch nie erreichen, gehört sie zu dem Wertvollsten, was die Jugend hoch hält. Erst in der Pubertät, erst mit der differenzierten, gefühlsbetonten Zeit findet die Jugend zur Kunst. Allzuoft findet sie aber in ihr die Möglichkeit dem Leben aus dem Weg zu gehen, Ideale aufzustellen, zu deren Verwirklichung nichts beigetragen wird, allzuoft ist sie Rausch und Hinwegtäuschen über den Alltag.

Was für eine Kunst liebt die Jugend? Jede, in der sie sich selbst wieder findet, ihr eigenes Sehnen, ihre eigene Unbegrenztheit und Dynamik, ihren eigenen Gefühlsüberschwang; jede subjektive, sentimentalische, romantische Kunst. Wie die Jugend sich selbst noch nicht Grenzen stecken will, liebt sie in der Kunst alles Flutende, Bewegte, Leidenschaftliche. Wie sie selbst nicht geklärt ist, liebt sie in der Kunst das Dämmernde, alles Halbdunkle, Ahnungsvolle, alle Dichtung, die noch halbgewußte Träume aufleben läßt, alle Bilder, in denen Stimmungen aufklingen, die unausgesprochene, rätselhafte Verheißungen sind, alle Lieder, die wie alte Volkslieder nur halben Sinn geben, zu raten aufgeben, abgerissen verklingen.

Die Musik steht der Jugend nahe. Aber nicht nur die Musikfernen nehmen die Töne als Anregung, lassen sich von ihnen treiben in den Strom der eigenen Träume und Gefühle; in den Tagebüchern stehen naive Interpretationen von Musikerlebnissen: „Es war ein Sturm, ein Rasen und Kämpfen, Dunkelheit und Chaos und schließlich der jauchzende beseligende Hymnus an die Freude; das ist es, was ich ersehne". Das gilt Beethovens Neunter. So kindlich wird immer

Bezug genommen auf die eigenen Gefühle. In den Dichtungen lockt das Psychologische neben der Stimmung. Immer wieder sich selbst sucht der Jugendliche
in den Dichtungen, seine eigenen Probleme, seine eigenen Schmerzen. In
sehr vielen Tagebüchern ist der große Eindruck festgehalten, den Wagners
Musik gemacht hat. Das ist bezeichnend. In diesen Werken scheint Erfüllung
zu sein von alldem was man gewünscht hat, höchste Steigerungen aller Gefühle,
Liebesglück, Liebesrausch und Liebestod, Ekstasen und grandioser Untergang.
Hier webt und lebt die Natur, die dem Jugendlichen so viel bedeutet, hier sind
alle elementaren Kräfte, mit denen der Jugendliche sich noch stark verbunden
fühlt, hier ist Größe und tragisches Heldentum.

Auch in der Dichtung verlockt am stärksten das Musiknahe, das Lyrische,
Bekenntnishafte, Stimmungsvolle. Das Buch ist dem Jugendlichen seine
halbe Welt; wie liest der Heranreifende! So liest kein Kind, so liest selten
ein Erwachsener. Tage und Jahre vergehen, der Jugendliche ist in sein Buch
vertieft und es steht ihm oft näher als die Welt, als selbst der beste Freund.
Selbstvergessen, hingegeben, glühend vor Spannung liest der junge Mensch,
eine Lesegier packt ihn oft in den Reifejahren, als wollte er durch die Bücher
das Leben begreifen und fassen, vorwegnehmen und tausendfach erleben, das
armselige eigene kleine Dasein vertauschen, vervielfältigen. In das Buch flieht
der Jugendliche oft genug, Schulaufgaben werden versäumt, Pflichten übergangen, und selbst in die geliebte Natur wandert das Buch mit. Auf der
Schulbank wird heimlich gelesen und vor dem Schlafengehen; halbe Nächte
liest er bei verbotenem Licht, bis der Schlaf übermannt. Je weniger in Übereinstimmung der junge Mensch sich mit seiner Umwelt fühlt, umso gieriger
liest er, umso entschiedener sucht er die erdichtete Welt, nimmt sie für
das Leben, orientiert sich nach ihr und wird so oft in die Irre geführt. Nicht
der ästhetische Wert macht in der Regel dem jungen Menschen ein Buch lieb,
oft wird ein künstlerisch unzulängliches Buch tief bedeutsam, weil es eigene
Fragen anrührt. Vom Buche erwartet der Jugendliche Antwort, Führung und
Klarheit. Sich selbst sucht er immer wieder in den Gestalten, in den Helden
der Bücher. Er ist schon glücklich, wenn er seine eigenen Leiden dargestellt
sieht, seine eigenen Wünsche verwirklicht findet. In einer Reihe von Tagebüchern stand der tiefe Eindruck vermerkt, den Hauptmanns „Einsame Menschen" gelassen haben. Was ist der Grund? Daß auch der Jugendliche unserer
Zeit sich so haltlos und unsicher, so ratlos und einsam, so unverstanden fühlt,
wie ein Johannes Vockerat, daß dort innerhalb religiöser Fragen der Gegensatz
der Generationen besprochen wird und eine Flut weicher Stimmung das Drama
erfüllt. So aber ist es immer, wenn der Jugendliche ein Buch erlebt. Die Gestalten der Bücher sind ihm sinnennah wie wirkliche Menschen.

Was vom Buch gesagt wurde, gilt auch für das Schauspiel. Im Theater ist
die Teilnahme oft noch gesteigert durch einen Schwarm für einen Schauspieler.
Leichter als der Erwachsene gibt sich der junge Mensch der Illusion hin, nimmt
er das bloß passive und rezeptive Leben für das Leben überhaupt.

Deutlich gefährlich ist die Verführung für die Primitiveren durch die Pseudo-
kunst. Die Rolle des Kinos im jugendlichen Kriminalismus ist häufig hervorgehoben worden, die Jugendrichter wissen davon zu sagen. Ein armes Proletarier-
heim, Gedrücktheit, zertretenes Selbstgefühl, und dort auf der Leinwand eine
Welt von Glanz und billigem Glück, Reichtum und Macht. Nur etwas Geschick
scheint es zu kosten und man kann vielleicht von der einen Welt in die andere
kommen, dazwischen wartet die Gerichtsbarkeit, die der junge Mensch, der
nach Geltung strebt, in sein Tun so wenig einberechnet, wie die meisten realen
Faktoren.

Weil die Jugend sich selbst in der Kunst sucht, ihren Protest, ihr Ringen, ihren Gefühlskult bedeutet sie ihr so viel. Was bei richtiger Einschätzung kostbarer Besitz ist, kann in der Reifezeit einem übertriebenen Individualismus dienen, kann als Alibi benützt werden gegen die Forderungen der Mitmenschlichkeit.

Die Jugend und die Natur.

Schon als wir von Sehnsucht sprachen, von der Sehnsucht, die die Seele der Jugend ist, merkten wir, wie nahe die Natur dem jungen Menschen steht; sie liebt er mit der ganzen Hingabe und Leidenschaft, deren er fähig ist, mit derselben Glut und Zärtlichkeit, die er dem verehrten Menschen darbringt. Die Liebeskraft der Jugend, diese verschwenderische, zielunkundige erfaßt und durchglüht gleichermaßen Ding und Mensch, Gott und Natur. Ihr lebt alles Sein wie vielleicht einst der ganzen Menschheit, jeder Grashalm und jeder Lichtstrahl kann ihr wichtig sein.

Auch das Kind war gerne im Freien, genoß die Sonne und jubelte in der Ungebundenheit. Die meisten Kinder sind im Freien verwandelt, lebendiger, glücklicher. Natur ist Freiheit, Bewegungsfreiheit. All dies ist sie auch dem Heranreifenden, aber sie ist ihm noch weit mehr; sie kann ihm Ziel und Rast sein in all seiner Wirrnis, Beruhigung und Heimkehr zu sich selbst, aber auch Flucht und Vorwand. Tiefstes beseligendes Erlebnis kann sie ihm sein in Stunden der Begnadung, Ahnen einer Vollendung und des höchsten Glückes. In der Natur scheint die Erfüllung aller Sehnsucht nahe zu sein, jenseits der Berge das Glück zu warten; die blauen Fernen locken und die Sonne verspricht alle Leiden der jungen Jahre gut zu machen. Eines Tages fast, als man die wunderbare Entdeckung des eigenen Ichs machte und die Einsamkeit über einen kam, erschloß sich die Natur. Die Heimat, die man verloren hat, soll sie wiedergeben, anders sieht mit einem Male die Landschaft aus, lockend und geheimnisvoll die Wälder und das Licht. Es ist als ob mit der Erneuerung auch die Natur sich verändert hätte.

Anton Reiser, von dem Karl Philipp Moritz erzählt, hat eine traurige Kindheit. Eng und dumpf war sie, gedemütigt und gedrückt. Nirgends war Hilfe, Friede und Befreiung. Aber eines Tages, es war im Beginn der Reifezeit, da entdeckte der junge Anton Reiser ein kleines Stück Wiese an einem Bach; dorthin ging er Tag für Tag, dort lag er viele Stunden, las oder träumte. Es war seine Wiese geworden. So haben alle junge Menschen ihre Wiese und ihren Weg. Besitz und Eigentum wird die Natur, ein Stück Welt, das zu einem gehört, mit dem man verbunden ist in inniger persönlicher Neigung, das man sich selbst erobert hat. Jede kleine Stelle kennt man auf so einem Flecken, weiß wie es dort im Frühling aussieht, wenn das erste helle Licht kommt, im Herbst, am Morgen und am Abend. In die Natur sehnen sich die jungen Menschen, während sie in den Schulbänken sitzen oder im Fabrikssaal arbeiten. Die starke Beziehung zur Natur ist allen sozialen Schichten der Stadtjugend gemeinsam. Natur ist Freiheit und Protest gegen alle Gebundenheit durch Autoritäten und Pflichten. Im Frühling halten es die jungen Menschen in der Stadt schwer aus. Schon den Vorfrühling fühlen sie mit allen ihren geschärften Sinnen und wenn die ersten warmen Tage kommen mit ihrem Leuchten und lauen Winden, erwacht die Wanderlust so stark, daß man alle Hemmnisse beseitigen möchte und in die weite Welt hinausziehen will. Jubelnd entdeckt der junge Mensch alle Schönheiten des Frühlings; sie bringen ihm aber auch diese süße Traurigkeit, von der wir schon sprachen, die Melancholie, wie wir sie schilderten.

Die Jugend fühlt sich eins mit der Natur; vor allem wo die Natur Bewegung und Verheißung ist, Vorbereitung und Ahnung. Natur und Träume verschwimmen und verfließen. Wenn die Wolken abends erglühen, steigen wunderbare Gebilde auf, Burgen leuchten und verdämmern, Mythen werden wahr. Mit dem Frühling fühlt sich die Jugend eng verwandt. Vom Sommer lieben die meisten jungen Menschen den Morgen und die Abende, alle Zeiten, die Übergang sind und Werden. Ist der Sommer vorbei, der Freiheit und Ferien gebracht hat, zieht es oft wie Reue in das Herz. Der Frühling schien eine Verheißung zu bringen, die sich nicht erfüllt hat, das Glück des Sommers wurde zu wenig genossen und so sehnt sich der junge Mensch schon wieder nach dem neuen Lenz und dem neuen Anfang. Im Winter liebt er den kalten Wind, den Schneesturm, den Widerstand der eigenen Kraft; den Sturm verherrlichen die Jugendlichen, das schlechteste Wetter scheint ihnen schön.

Die Beschreibungen der Naturerlebnisse nehmen einen großen Teil der Tagebücher in Anspruch. Je toller es auf einer Wanderung hergeht, um so besser. Mit Begeisterung wird erzählt, wie man im Regen über die Felder ging, bis auf die Haut naß wurde, über gefährliche Felsen kletterte, sich den Weg bahnte und die eigene Kraft erprobte, wilde Wanderungen unternahm, bis das unruhige Blut stiller wurde. Ein Kind spielt gerne im Park. Der Jugend aber sind alle kultivierten Anlagen zuwider, sie will Unbegrenztheit, Ungeregeltheit und Freiheit. Die Wanderungen sind um so schöner, je weniger planvoll sie sind, je mehr man sich die Wege erst erobern muß. Auf den Bergen wird die Einsamkeit und Verbundenheit mit dem Kosmos besonders stark empfunden, alles Kleinliche, Bedrückende scheint verschwunden vor der Größe des Horizontes. Seltener erfaßt der junge Mensch die Schönheit der Ebene. Aber das Meer ergreift auch ihn. Wenn es blau und sonnig ist, löst es unendlichen Frieden, wenn es grau und stürmisch ist, scheint es ihm gewaltiger Ausdruck eigener Unrast. So wenig wie die Liebe, so wenig ist die Natur der Jugend Vergnügen und Ausruhen, vielmehr Ekstase und Erhebung.

Wie Rückkehr zu irgend einer geahnten Urheimat empfindet der junge Mensch die Natur-Schönheit und Glauben schöpft er aus ihr. Die Kunst ergreift ihn vielleicht am stärksten, wo Natur aus ihr spricht und künstlerische Eindrücke verschmelzen ihm mit dem Natur-Erleben. Aus dem dämmernden Wald tritt da nicht Böcklins „Schweigen im Walde" hervor in leisem gespenstischem Trab? Stehen nicht Wunderwesen in verborgenen Dunkelheiten und locken nicht Geheimnisse überall? Über die Osterwiese reitet schweigend Parsifal, in der verschleierten Mondnacht weben die Elfen. Lied, Natur, Musik, all das ist dem jungen Menschen eng verschwistert und mit ihm selbst unbegriffen verwandt. —

Weit und groß macht die Natur den jungen Menschen, seine glücklichen Stunden verdankt er ihr. Aber wie die Kunst, so kann auch die Natur gefährlicher Abweg sein. Wie Raimunds „Menschenfeind" erbittert und lieblos gegen die Nächsten in den Wald stürmt, in anmaßender Einsamkeit und tiefer Mutlosigkeit nur den Elementen nahe sein will, so tut es oft der Jugendliche. Er flieht vor der Welt, vor den Auseinandersetzungen, vor den Aufgaben, sucht in der Natur Vergessen, Vergehen, Rausch und zu billigen Frieden; gibt sich den elementaren Kräften hin oder träumt sich zum Einsamen, Verkannten, zum Helden und findet leicht nicht mehr den Weg zurück zur geistigen Gemeinschaft.

Jugendgemeinschaft.

Vieles von dem, was wir von der Seele des Jugendlichen gesagt haben, von der Loslösung und dem Protest, der Einsamkeit und Sehnsucht, vom Lieben und Geltenwollen, vom Wunsch nach Führung und dem Bedürfnis nach

Ergänzung, was wir als jugendliche Eigenart erkannt haben in der Nähe zu Natur und Kunst, all das findet man verdichtet und verdeutlicht wieder, wenn man Gemeinschaften Jugendlicher kennen lernt oder sie beschrieben hört. Im Schülerverein, Touristenklub bis zur großen Jugendbewegung: es gibt gemeinsame Züge. Über die deutsche Wandervogelbewegung schreibt Blüher: „Die Ansicht, die ich mit meiner Geschichte der Wandervogelbewegung vertreten habe, geht dahin, daß diese ein Reaktionsvorgang in der Jugend war, gewissermaßen ein Naturereignis. Sie war keine bloße Vereinsgründung, wie die vielen Wanderklubs, die entstehen und wieder vergehen, sondern ein triebartig sich emporringendes Gewächs, das sich zwar alle möglichen „Ziele" setzte und damit sein wildes Aufkommen entschuldigte, das aber seiner Natur nach durch ganz andere Umstände bedingt war. Die Romantik war ein Empörer. Die Jugend war überlastet, geistig und seelisch verbildet, durch die Schulerziehung und die unterstützende der Eltern im Gemüte verletzt. Und da schuf sie sich den Wandervogel und feierte in ihm eine romantische Orgie absonderlicher Art. Sie schwärmt nachts durch die Wälder bei Wind und Regen, liegt an Lagerfeuern und kocht sich auf langen Märschen ihre Nahrung selbst, schläft in Heuböden oder kampiert im Freien und bereist mit Vorliebe die entlegensten Gegenden; die berühmten böhmischen Wälder sind in der ersten Zeit besonders beliebt und nähren die Phantasie dieser Jugend mit ihrem wilden und vielsagenden Reiz. Einige Ausläufer sehen Italien, bis an den Busen von Tarent kommt ein kleiner Trupp. Die alte Laute klingt wieder auf. Sie haben ihre eigene Musik und Sängerweisen; das Volkslied haben sie tüchtig aufgerührt. Und dies alles nur, weil das Geschlecht ihrer Väter und Erzieher sie innerlich verödete und ihr Gemüt zu ersticken drohte. Es war ein Kampf zweier Generationen gegeneinander". Blüher bespricht dann die zweite Seite, die erotische des Wandervogels. Dem Individualpsychologen kann die „Inversion", die der Verfasser erörtert, nur als Teil der großen Protesterscheinung aufzufassen sein.

Die allgemeine Schilderung aber paßt auf die meisten Vereinigungen Jugendlicher. So ist die Jugendkulturbewegung, der Jung-Wandervogel u. a., deutlich aus einem Protest der Jugend entstanden. Die Jugend bejaht sich selbst, will ihre eigene Kultur, hebt das Jung-sein zum Banner und kämpft gegen das Philistertum, gegen den Bürger, gegen die Autorität, gegen alles was überliefert und alt ist. Was der einzelne Jugendliche erlebt, ist hier in Scharen aufgetreten. Die Jugend wurde sich ihrer selbst bewußt. Was seit Karl Moors Tagen ihre Sehnsucht ist, schien in Erfüllung zu gehen: Freiheit war erobert. Die meisten Jugendlichen waren mit den Eltern in loser Verbindung, viele hatten sich ganz losgesagt und lebten nur ihrer Gruppe. Jede Kraft, jede Fähigkeit fand hier ihre Betätigungsmöglichkeit. Die Jugend zeigte, wie viel sie leisten könnte, wenn ihr Herz bei der Arbeit war. Es wurde organisiert und Pionierarbeit gemacht, eine Jugendkultur geschaffen. Die Führersehnsucht fand Befriedigung und die sich zum Führer geboren fühlten, hatten ihren Wirkungskreis. Wo Mädchen aufgenommen wurden, kam ein neuer Ton in erotische Beziehungen. Auch die Mädchen hatten selbständige Arbeit zu tun, wurden voll genommen und die Gleichberechtigung brachte eine kameradschaftliche Note in die Liebesbeziehungen, die sich früh bildeten. Innerhalb der engen Gemeinschaften war eine starke Verbundenheit, eine große Bereitschaft zum Einsatz und trotz der Paare, die sich leicht fanden, ein einiges Zusammengehörigkeitsgefühl der Mitglieder. Oft kann man bei solchen Vereinigungen merken, daß das Gemeinschaftsgefühl an der Grenze der engeren Gruppe Halt macht. So kam es zwischen den verschiedenen Zweigbildungen und Sonderbünden des Wandervogels bald zu Streit und Widerspruch, Mißtrauen und Anfeindungen.

Was bei allen Jugendbünden auffällt, ist die starke Tendenz zur Zweisamkeit. Sehr viele junge Menschen suchen bewußt Vereine auf, um dort den Freund zu finden. Dieses Ergänzungsbedürfnis ist noch allgemeinerer Grund für Jugendbünde als der Protest. Die vielen Sportvereine und Ausflugverbände Jugendlicher werden als Ausweg aus der Einsamkeit benützt. Wer in solchen Vereinen den Partner nicht findet, fühlt sich weiter unglücklich und allein.

Proletarische und kommunistische Jugendbewegung sind weniger selbständige Jugendbildungen, sondern Parteiorganisationen zu Propagandazwecken. Sie haben also Zwecke über sich selbst hinaus, während die typische Jugendbewegung sich selbst will. Darin liegt viel von ihrer Kraft, ihrem Zauber, auch von ihrer Gefahr.

Es ist die Gefahr, die in der Jugend groß ist, daß sie nicht über sich hinaus will, daß sie immer jung bleiben möchte, daß sie aus einer heimlichen Lebensangst verharren möchte in der Zeit der Träume und des Blühens und die Reife scheut. Das Stirb und Werde aber ist Gesetz allen Lebens. Das Verharren selbst des Schönsten wird Armut oder Untergang und nur wo Blüte Frucht wird, wo in unserem Falle vom Ich erfüllte Menschen einem Etwas sich beugen, das sie höher stellen als ihre eigenen Gefühle, scheint das Gesetz des Lebens erfüllt zu sein.

Anhang.

Aus einem Knabentagebuch (16 jähr.).

Der Alltag zwingt mich plötzlich zum Denken. Was mir bisher selbstverständlich und gleichgültig war, kommt mir plötzlich unfaßbar, sonderlich und wunderbar vor. Das Leben erscheint mir als ein großes Rätsel.

Und wenn ich einem Erwachsenen meine Fragen oder Wünsche oder Gedanken vorbringe lächelt er mitleidig, sagt er verstehe mich nicht oder ratet mir, nicht zu schwärmen, sondern lieber fleißig zu arbeiten. ... Der Erwachsene versteht mich nicht. Ich habe keinen Freund. So greife ich als rettenden Ausweg zu dir, mein Tagebuch.

Oft wenn ich in der Elektrischen sitze und auf mich zu denken komme, versuche ich, ohne daß ich mir dessen bewußt bin, was ich tue, mich als den Mittelpunkt des ganzen Weltgeschehens hinzustellen. Einige Minuten bin ich dann in Träumen versunken. Ich träume, daß alles Leben auf der Erde sich nur meinetwegen abspielt, daß der ganze Kosmos nur meinethalben existiert. An einem Stein, über den ich stolpere, an einem Stückchen Papier, das mir der Wind ins Gesicht bläst, sehe ich einen Anschlag auf mein Leben. Eine Welt von Höllengeistern ist aufgeboten, mich zu vernichten. Ich aber biete allen stand.

Wenn ich gezwungen bin, täglich 10 Stunden lang die ganze Woche hindurch unter dem Joch der Arbeit und Ausbeutung zu schwitzen, erwacht in mir trotz sinntötendem Geräusch der Maschinen ein leidenschaftliches, die ganze Seele ergreifendes Sehnen. An einen Ort drängt es mich, wo Blumen blühen und Bäume wachsen. Ich möchte die Erde küssen.

Mein Gott ist die Natur.

Aus einem Mädchentagebuch.

Aus dem Tagebuch eines jungen Mädchens, herausgegeben von Charlotte Bühler in Quellen und Studien zur Jugendkunde. (Das Tagebuch, geführt von 14—17, ist nicht originell, eher typisch. Wie in den meisten Mädchentagebüchern steht ein Schwarm im Mittelpunkt des Interesses. Die folgenden Stellen sind als Illustration zu unserem Aufsatz geeignet).

Motto: Ich habe keinen Menschen, keinen Gott,
      um mich einmal an ihn zu wenden,
      wenn ich bin in Not.
      Bin immer nur allein
      und keiner kommt mit zarten, lieben Händen,
      um meine Qual zu lösen,
      abzuwenden,
      von vielem, ach so vielem Bösen.
(Die Einsamkeit und Not der Reifezeit!)

Fräulein Wörner! Was diese Worte für mich sagen, kann keiner ermessen. Heute um $1/_23$ Uhr zog ich mit meinem Geigenkasten los, immer mit mir herumkämpfend, ob ich auf sie warten sollte oder nicht.

Ich habe meinem lieben unbekannten Freunde, dem ich dieses widme, noch gar nicht von Donnerstag erzählt. (Der unbekannte Freund, erklärt die Verfasserin selbst, ist „eine Fiktion, eine Personifizierung des Buches, manchmal auch — das wechselt — der Gedanke an einen, irgendeinen Menschen, der mich liebhaben könnte.")

Ich möchte mich einmal gerne so sehen, wie ich lebe und strebe.

Über Emerson. Ich bin der Ansicht, daß Emerson ein ganz großartiger Mensch sein muß. Er hat erforscht, was ist Verstand. Verstand besitze ich auch nach dessen Ansicht. (Hier ein fast klassisches Beispiel für die schnelle Bezugnahme auf sich selbst.)

Ich möchte sie gern mal fragen ob sie mich lieb hat, was ich unter lieb haben verstehe. Nein, sicher nicht, denn sie kennt mich nicht und wird mich auch wohl nie kennen lernen, da meine Zunge wie gelähmt ist, wenn ich vor ihr stehe.

Ich bin in letzter Zeit wahrhaft verdreht. Jedes Wort gucke ich mir an, was ich gerade geschrieben habe. Es ist ja alles Unsinn. Ach! Wozu ist denn das bloß alles? Das ganze Leben. Wozu alles, alles, alles? Es ist zum Wahnsinnigwerden. — Ich weiß gar nicht, ich fühle mich so matt, alles ist so dumpf und schlapp in mir. Elendes Leben. — Es fiel ein Reif in der Frühlingsnacht. Weinen könnte ich, nur weinen. Über mich, über alles. Dumm ist alles. Traurig alles. Weinen. — Liebe stirbt nie, wenn wir tot sind, ja dann. Was ist dann? Nichts? Ein bodenloses leeres Nichts? (Man weiß, wie die traurige Stimmung die traurigen Gedanken herbeizieht. Nicht umgekehrt.)

Ich weiß in dem Wirrwarr um mich her nicht aus noch ein. Liebe ich denn W. Nein! Ja. Doch, ich glaube, ich weiß es wirklich nicht. Sicher ist, daß ich die Idealgestalt, die ich mir von ihr gemacht habe, liebe, unaussprechlich, leidenschaftlich.

Was ich brauche ist Liebe. Was soll ich machen? Mein Gott, ich muß doch einen Halt haben?

Wenn ich auch mit meinen „Freundinnen" gehe, so bin ich doch allein, allein und einsam.

Ich muß jemanden lieben. Gebt mir jemanden!!!

Napoleon ist mein neuester Spottname!

Wäre ich Napoleon!!!

Streben, Lernen, das ist die Hauptsache!

Es ist mir zuwider alles!! Diese elende Schulpaukerei.

Ich liebe Sie nicht.

Immer muß ich allein sein, allein! Sterneneinsam, sterneneinsam ist man immer.

Ich glaube, daß ich die Freundschaft, die ich suche, nie finden werde! Ganz sicher nicht.

Ich bin im Traum erstarrt.

Ich will vor allen Dingen in diesem Buch vor mir selber wahr stehen.

Gerhart Hauptmann schreibt wundervoll.

Ich könnte wenn ich wollte, alle an mich fesseln (ich meine die Freundinnen) — Ich will den Menschen doch eher ein Engel sein als ein Teufel. Aber ich, nun, was soll ich dabei. Ich, ich selber, meine Seele? Ach Liebe, Liebe, Liebe. Wird sie denn jemals bei mir einkehren? Ich bin allein, und bleibe allein und werde allein bleiben.

Ich habe solchen Liebeshunger, wer kommt um ihn mir fortzunehmen? Weiter keine als nur vollständig gleichgültige Alltagsmenschen?

Dieser schwülstige Stil!

Ach ich, Deine andere Seele weine darüber, doch Du bist ein furchtbarer Schwächling... Das ist Auswurf der menschlichen Gesinnung. (Spricht zu sich).

Werde ein Mensch! möchte ich mir zurufen — und ich sehne mich so, ach so nach Liebe. Ich bin augenblicklich vollständig verlogen gegen mich und andere. Ach es muß ja anders werden, ich werde doch noch einmal den in mir finden, den ich aus mir machen möchte.

Ich hatte das Gefühl, daß sie sehr nett war. Aber vielleicht hat sie sich doch über mich amüsiert.

Nun haben wir glücklich wieder etwas an mir herausgefunden, ich sei kindlich in meinen Anschauungen. Das kränkt mich sehr. Ich bin's augenblicklich vielleicht auch. Denn wenn man hilflos ist, ist man meistens kindlich und das bin ich augenblicklich. — Ich habe mich nicht entwickelt, da ich immer an W's Rockschößen hing. Aber einen oder zwei Menschen muß ich immer haben, da ich mich wenden kann. Vor allen Dingen muß ich jetzt versuchen, selbständig zu werden und mir meine Welt allein zu zimmern. Gerade weil ich weiß, daß es mir so schwer fällt. — Ich weiß nichts. Ich bilde mir wirklich zu Zeiten ein, daß ich in gewisser Beziehung etwas Besonderes bin, aber etwas in mir sträubt sich dagegen.

Es wird schon besser werden. Nur möchte ich nicht, daß die, der ich versuchte, mein Vertrauen zu schenken, mich als kindlich bezeichnet. Das bin ich nicht. Eher alles andere.

Was ist besser: Menschen lieben oder nicht? Ich finde, wenn man aus seiner Menschenwürde heraus reif und groß jemanden liebt... so ist die Liebe rein. Aber wenn man noch
nicht fertig ist, sondern so umherirrt und sich dann an einen Menschen hängt, der das Gefühl natürlich nicht erwidert, ist es natürlich eine Quälerei und man wird immer unselbständiger, ohne daß man es merkt.

(Über eine Kollegin:) Dadurch daß sie so viel Selbstvertrauen hat, ist sie Persönlichkeit,
ganz aus sich selbst heraus.

Ich träume in letzter Zeit nur fein, ach direkt herrlich. — Ich kanns nicht so sagen,
denn das Gefühl, das ich beim Küssen im Traum hege, ist herrlich. Ich habe das nie im
Leben und deshalb bin ich im Leben auch nie dafür.

Ich glaube, daß ich die Liebe, die ich neulich im Traum herrlich empfand, nie im Leben
werde empfinden können. Komisch. Man feit sich gegen alle Schwierigkeiten und gegen
das Schicksal, das einem das „Glück" rauben könnte — und allmählich hat man keinen
Platz mehr für es. — Ich möchte jemanden haben, dem ich was erzählen kann und der
tröstend die Hand auf mich legt in seiner Größe — und das Wenige, Kleine versteht, das
ich besitze.

Ich habe durch das Unterdrücken meiner Liebe zu W. mich glücklich so weit gebracht,
daß alles natürliche bei mir unnatürlich geworden ist. Ich weiß, ich wollte viel, viel
mehr aus mir machen, als ich auf dem Wege bin, wirklich zu erreichen.

Aber ich glaube doch, daß ich ein recht, recht gewöhnliches Menschenkind bin.

Man quält sich da mit so vielen Dingen und zu einem Resultat kommt man nie.

Ich bilde mir immer ein, daß noch irgend etwas Besonderes hinter mir steckt, und es
ist nichts.

Ich habe sie so lieb gehabt, wie noch nie jemanden auf der Welt. So tief werde ich wohl auch
nie jemanden lieb haben. Nein. Ich werde wohl jetzt immer scheu um solche lieben, lieben
Menschen herumgehen, wenn ich auch solche kennen lernen sollte. — Wenn ich später das
lese, werde ich vergessen, daß ich nur von Stimmungen schrieb, wo ich mich einsam fühlte.
Deshalb das Sehnen. Alles was ich da geschrieben habe, gibt ein ganz falsches Bild von
mir, ich bin garnicht, absolut nicht melancholisch. Ich muß mich nur durchringen durch
irgend etwas, was ich vielleicht meinen Dämon nennen könnte.

Es kommt mir immer vor, als wenn ein andrer dies geschrieben hätte, nicht ich.

Es ist alles so furchtbar nutzlos. Man möchte etwas haben, zu dem man sich hin-
flüchten kann.

Man muß sich eben ganz vergessen und sich in den Dienst der andern stellen und ihnen
helfen... an einen Gott hängen — ich kann das nicht; denn wenn auch das Bedürfnis bei
uns da ist, einen Menschen, nein irgend etwas Lebendiges, Höherziehendes zu haben, so
könnte ich mir das nie frei erdichten.

Es ist immer und immer wieder dasselbe Lied: Drang und Ehrgeiz in mir, der absolut,
ganz absolut in gar keinem Verhältnis zu meinen Leistungen steht.

Ich lache und mache Unsinn und bin so unbefriedigt.

An mich will ich glauben. Wenn es Kämpfe wären, richtige Kämpfe, ach es wäre gut.
Aber so dies zermürbende, mit sich selbst nichts anfangen können, das ist so ekelhaft. Man
kommt sich vor wie so ein Baby von 6 Jahren, welches zum ersten Male seine Erfahrungen
des Lebens so sammelt. Ja, so ist es.

Na also W. hat doch recht, nicht wahr? In dem nach der Liebe suchen, die eigentlich
dem Mann gebührt? Wußte sie nicht, daß sie mir dadurch jede Harmlosigkeit.. nahm...
Und es bleibt eben nur die Qual zurück, die öde Qual.

Ich bin wieder einmal so ratlos, so furchtbar ratlos.

Wenn ich es nicht feige fände, würde ich mir wünschen, ganz ruhig zu schlafen und zu
träumen.

Man findet in andern nur, was einem zusagt, das man selbst bewußt oder unbewußt
empfindet. Wenn einem z. B. alles was Faust sagt, selber wie aus der Seele gesprochen
ist, dann ist es eben Faust. Er braucht dann nicht lange nach solchen Zielen zu streben;
denn er ist es schon. Darauf beruht wieder der Irrtum.

Na, Mirzel sei nicht so streberhaft.

Augenblicklich bin ich so wenig ich selbst.

Ich bin mir so unsympathisch und komme mir so kolossal groß und dick vor.

Ach, wenn ich doch oft so froh, frei und glücklich wäre!

Und mein Leid, wenn ich es wirklich so nennen kann, entspringt eben nur aus mir selbst,
weil ich mich mit keinem Menschen vertragen kann, weil ich die Menschen hasse, ja wenn
ich wirklich ganz ehrlich bin, ich hasse sie, außer meiner Mutter, Vater und Bruder und
Frl. Wörner.

Warum so viel denken und grübeln über die Menschen?

Warum? Sie sind es alle nicht wert, daß man sich auch nur mit ihnen beschäftigt...
Und von denen hast Du gedacht, sie wären bewundernswert groß. Wartet nur. Irgend-

wann müßt ihr ja bestraft werden, Menschen mit Füßen getreten zu haben, einen Menschen, der es wirklich ist voll und ganz, nämlich mich —

> Gib, daß etwas mir geschieht,
> Sieh wie wir nach Leben beben,
> und wir wollen uns erheben
> wie ein Glanz und wie ein Lied.

Das Einzige, das an mir ist, daß ich mich über das Geringste so aufrege innerlich, ist doch nichts, garnichts wert!

Und ach, wenn ich könnte, ich würde es lassen, fallen lassen, aber ach. Unendliche Ewigkeiten war ich schon tot und unendliche werde ich es sein, darum darf ich es nicht weggeben, das Überspannte, all die Schlacke, denn das ist doch das wenige, wenige, was mir wirklich zu eigen ist, alles übrige ist doch neutral und Allgemeinbesitz, alles für jeden da —, warum soll denn gerade ich mich darum bemühen.

Wenn ich mir mal wieder nicht so überflüssig für dieses Leben, für die ganze Weltgeschichte vorkäme.

Du spielst mit allen Dingen, gegen welchen Menschen bist Du so wie Du bist? Gegen niemanden, kurzerhand. Es war dein innerstes Selbst wohl mal gewesen was — vielleicht auch noch ist, das Weiche und Empfindsame, das habe ich natürlich versteckt und vergraben. Ich werde mich doch nicht auslachen lassen! Sie (die Menschen) ziehen eine Schleierwand, genau so, wie ich eine gegen alle übrigen ziehe. Ich weiß es nicht genau zu sagen, ob ich nun spiele mit allen Dingen oder nicht.

Ich finde es so furchtbar, ach gar nicht zu ertragen, dieses sich so unnütz vorkommen, und sich seiner Einsamkeit freuen.

Es ist nur merkwürdig, daß wir noch ein anderes, ein Traumleben führen, im Traume, das uns hilft, über alles hinwegkommen; denn da sind die Grenzen, die im Leben gehalten werden müssen, nicht da, sie fallen gänzlich fort, und nur die Grenzen sind gezogen, die uns unser eigenster Instinkt angibt.

Mädchentagebuch, 14—19 Jahre. Besonders sentimental.

Warum, ach warum sind die Menschen anders und ich anders als die andern.

Alles ist froh, glücklich, ich allein bin traurig.

Braucht ein Mensch Freundinnen? Ja, er braucht einen Menschen, der mit ihm fühlt. Gibt es solche Menschen? Ich finde keine.

An die Melancholie — —

Ich bin sehr unglücklich.

Warum ist die Welt so ungerecht, daß man liebt und nicht geliebt wird?

Ach, warum bin ich so häßlich?

Alles liebt, nur ich finde keinen Menschen.

Und häßlich bin ich auch, sehr sogar.

Eine Freundin möcht ich haben, vielleicht einen Freund.

7. Juni: Seelig.

26. Juni: Ich bin sehr unglücklich.

Kann ich überhaupt einen Freund oder eine Freundin haben?

Nicht jeder würde zu mir passen.

Diejenigen, die mich zu kennen glauben, was glauben diejenigen?

Ich bin so wie alle Mädels und doch anders.

Wird es (das Glück) überhaupt kommen? Meine innere Stimme sagt nie.

Ich und glücklich sind so weit von einander geschieden.

Es ist lächerlich, wenn ich sage, ich liebe ihn! Es ist ebenso lächerlich, wenn ich sage, ich liebe ihn nicht.

Und habe Sehnsucht nach einem Menschen, der mich streichelt und in dessen Nähe mir warm wird.

Momentan stürmt es und in meinem Innern ist es ebenso.

Immer dasselbe. Immer die Sehnsucht. Immer die Hoffnung.

Ja, hätte ich diese Zeit doch schon einmal überwunden!

Irrtümer der Erziehung.

Von

Ida Löwy-Wien.

„Ich denke überhaupt keine Strafe, sondern dem Kinde begreiflich machen, daß ihm dieses oder jenes schadet oder daß dies nicht schön sei."

„Ich würde ganz ruhig mit dem Kinde reden und es fragen, wie man sich ihm gegenüber zu verhalten habe und was man tun müsse, um es zur Einsicht zu bringen. Wenn es aber trotz alledem bei der schlechten Gewohnheit bleibt, würde ich, wenn es sich wieder etwas zu Schulden kommen läßt, sagen: ‚Ich hoffe, daß du es das nächste Mal nicht mehr machst, darum lasse ich dich unbestraft.‘ Ich glaube, das sind die besten Wege, mehr weiß ich nicht."

Das sind Vorschläge zwölf- und dreizehnjähriger Kinder, als Ersatz für die Prügelstrafe. Sie decken sich so sehr mit unserer Methode, alles vom Standpunkte des Kindes aus zu erschließen, daß wir sie diesen Ausführungen voranstellen wollen. Sie sind gleichzeitig das Programm aller individualpsychologischen Erziehung überhaupt, der Verzicht auf Autorität, die kameradschaftliche Auseinandersetzung mit dem Kinde und der Aufruf zu seiner Mitarbeit.

Die Forderung Delgados, „aus jedem Kinde, das erzogen wird, einen Philosophen zu machen, bereit, bessere Wege zu gehen", finden wir bei jenen, die das Leben rauh anfaßt und die durch Leid verstehend werden, bei Proletarierkindern, erschütternd erfüllt. Da wir alles aus den Kindern selbst herausholen wollen, erteilen wir einigen von ihnen als beredten Brüdern und Schwestern der unterdrückten Kinder aller Stände das Wort. Unser Motto ist dem Heft: „Die Kinder klagen uns an, Kinderbriefe über die Prügelstrafe" entnommen. Aus derselben Quelle stammen die folgenden philosophisch-milden Aussprüche 11—15jähriger Knaben und Mädchen:

„Als Antwort auf die Frage ob wir die Prügelstrafe für gut befinden, so muß ich allen Eltern und Erziehern davon abraten." „Es ist eine Feigheit, ein viel, viel schwächeres Geschlecht zu schlagen."

„Mit gut Zureden und Aufklärung über das Geschehene was für Folgen es hat, nicht im groben, sondern im guten, gemütlichen Ton und Redensart."

„Ich habe es nie gehört, daß die Prügelstrafe ungeeignet ist, aber ich habe es gefühlt. Ich meine, man kann uns Geschichten erzählen und mit uns spazieren gehen und uns auf Einiges aufmerksam machen."

„Wenn Eltern ihr Kind kennen lernen wollen, so sollen sie auf ihre kleinen Wünsche eingehen und es nie grob anfahren oder gar prügeln. Eltern, welche ihr Kind strafen wollen, sollen stets den Charakter ihres Kindes studieren."

Wie logisch fragen die Kinder nach dem Sinn der Strafe! Täten die Erwachsenen ein Gleiches, längst schon stünde sie, der traurige Verlegenheitsausdruck eines Nichtweiterwissens, nicht mehr zur Diskussion. Wie sanft und überzeugend versuchen die Kinder uns die Rute zu entwinden und wie selbstverständlich reichen sie uns den Führerstab. Denn es ist nicht wahr, daß sie sich nicht fügen wollen, es ist nicht wahr, daß sie verlangen, nur auf sich selbst gestellt zu sein; wahr ist, daß sie sich danach sehnen, einen gangbaren Weg geführt zu werden. Wie sollten sie sich auch allein zurecht finden? Treffend sagt

Wexberg (196): „Nehmen wir an, ein Fremder käme in eine Stadt, deren Sprache, Sitten und Lebensformen ihm vollkommen fremd wären und er hätte die Aufgabe, fortan in dieser Stadt zu leben. Die Situation des Zugereisten in der fremden Stadt gleicht der des Kindes, das unvorbereitet, hilflos und ohne die Fähigkeit der Verständigung in eine fremde, teils gleichgültige, teils ohne Verständnis liebevolle Umgebung geboren wird." Stellen wir uns einen Fremdenführer vor, der seinen Schutzbefohlenen, weil er sich nicht auskennt, anschreien, beschimpfen oder gar schlagen würde und mit einem Male ist uns das sinnlose Verhalten strafender Eltern klar, so klar, als es einer tiefbetroffenen Mutter wurde, als ihr fünfjähriges Töchterchen zu ihr sagte: „Warum schlägst du mich denn, Mama, bloß weil du stärker bist als ich?" Die Kleine hat nie wieder einen Schlag empfangen.

Fast immer bleibt die Strafe als Brandmal in der Seele haften, ihre Ursache aber wird oft bald vergessen. So erzählt eine Erwachsene, die als Kind fast nie bestraft worden war, daß sie am Nachmittag ihres neunten Geburtstages, zu dem drei Schulkolleginnen eingeladen waren, von ihrer Mutter eine Ohrfeige bekommen hatte und keine Ahnung mehr habe weshalb. Mit voller Deutlichkeit aber erinnere sie sich des tiefen Schreckens, den sie empfunden und der Gedanken, die in ihrem verwirrten Gemüt einander gefolgt waren, zum Beispiel; „Wenn die Kinder wüßten, was mit mir geschehen, würden sie vielleicht gar nicht mehr mit mir verkehren, aber eigentlich müßte ich es ihnen gleich beim Kommen sagen und es ihnen freistellen." Gleichzeitig aber fühlte sie, daß sie nie den Mut aufbringen würde, den Kindern ihre Schmach zu gestehen und so litt sie nun auch noch unter der Erkenntnis ihrer Feigheit. Das Lächeln auf den Lippen und den Tod im Herzen, spielte sie mit ihren Gästen, als wäre alles wie ehedem. Sicher fühlt und denkt nur ein neurotisches Kind auf solche Weise; aber wie viele Kinder sind denn nicht neurotisch? Schon die Griechen erkannten die Prügelstrafe als zwecklos. Sie sagten: „Wen das Wort nicht schlägt, schlägt der Stock auch nicht".

Welche Macht die Kinder dem Wort, dem gütig gesprochenen, klar machenden beimessen, haben obige Aussprüche dargetan. Noch einer möge unsere Ansicht stützen. Einmal nach den Ferien besuchte mich ein 16 jähriger Schüler, den ich jahrelang kannte und erzählte mir, daß er im Sommer zwei Ausländer kennengelernt und mit ihnen eine kleine Reise gemacht hatte. Mit plötzlich verändertem Gesichtsausdruck fügte er hastig und beteuernd hinzu: „Aber auf meine Kosten". Ich fragte ihn: „Ja warum sagst du mir das? Ich habe doch nicht zu entscheiden, auf wessen Kosten du reisest; auch bin ich nicht deine Richterin". Er erwiderte: „Sie haben mir einmal gesagt: „„Du mogelst?"" und seither habe ich es nie wieder getan." Er mußte meinem Gedächtnis zu Hilfe kommen: er hatte mir einmal erzählt, daß er Schreibutensilien in einem Geschäft, dessen Adresse er geheim hielt, zu mäßigeren Bedingungen erstanden und seinen Schulkollegen zum vollen Preis verkauft hatte. Nach diesem Bekenntnis hatte ich ihm jene Worte gesagt, die sich noch nach Monaten auswirken sollten. — Worauf es ankommt, ist unsere Grundeinstellung zu den Kindern. Haben sie Ursache, uns zu vertrauen, dann sagen wir beinahe nichts vergebens. Aber es muß gesagt, nicht gepredigt werden und ohne Schlußmoral; diese können wir getrost den Kindern überlassen. Finden wir uns damit ab, nicht um so viel gescheiter zu sein als sie, nur erfahrener, und daß wir, wie Multatuli sagt, hauptsächlich das vor den Kindern voraushaben, daß wir früher angefangen haben als sie. Wenn die Eltern zu dieser Einsicht kämen, dann wüßten sie, daß es gilt, den später Beginnenden ihre Erfahrung zur Verfügung zu stellen und ihnen ihre Hilfe angedeihen zu lassen. Verschwindend klein erschiene dann den Eltern mit einem Male ihr Recht und herrlich groß ihre Pflicht.

Strengen Eltern fehlt der Mut zur Milde. Unter Berufung darauf, daß sie auch streng erzogen worden sind, bleiben sie bei ihrer verhängnisvollen Schablone. Strengen Eltern aber handelt es sich immer in erster Linie darum, ihr Prestige zu wahren. Weil sie ihrer Kraft nicht viel zutrauen, suchen sie die Bestätigung ihres Wertes in dem Verhalten ihrer Umgebung. Zittern die Kinder vor ihnen, dann haben sie den Beweis ihrer Autorität. In naiver Verkennung der Tatsache, daß auch der jüngste und kleinste Erwachsene eine ungeheuere Distanz, die Autorität für das Kind darstellt, erweitern strenge Eltern diese natürliche Kluft, anstatt sie künstlich zu überbrücken, was wohl das Natürlichste wäre. — Das Ideal der Autoritätserziehung ist das gehorsame Kind. Besondere Virtuosen unter den strengen Eltern rühmen sich sogar, daß, wenn sie ins Zimmer treten, ein Blick von ihnen genüge, um ihre balgende Kinderschar auseinander- und zum Verstummen zu bringen. Welcher Triumph, lebensvolle kleine Menschen mit einem Blick in gehorsame Marionetten zu verwandeln! Viel besser kann's der liebe Gott auch nicht. Nur halten strenge Eltern „vernichten" für eine schöpferische Tätigkeit. Sie ahnen nicht, daß es ihres Augenrollens gar nicht bedürfte, wenn sie freundschaftlich zu ihren Kindern stünden und daß es in ihre Hand gegeben ist, es nicht zu häßlichen Szenen kommen zu lassen. Was soll der Gehorsam der Kinder gegen gefürchtete Eltern? Ist er der Keim momentaner oder künftiger Tätigkeit, momentanen oder künftigen Glückes der Kinder? Das allein spräche zu seinen Gunsten und könnte die Strenge rechtfertigen. Daß es auch die strengen Eltern mit ihren Kindern gut meinen, ist ja selbstverständlich; man hört sie doch auch immer sagen, wie notwendig es sei, daß die Kinder lernen müßten sich einzufügen und auch manchmal Unangenehmes zu tun. Als ob die Kinder nicht täglich in Schule und Haus auch ohne Dazutun der Eltern erleben würden, daß alle Menschen, also auch sie, sich einfügen müssen. Sehen denn die Eltern nicht, daß der Alltag — und wie oft auch der Feiertag — Unangenehmes bringt, das ertragen werden muß? Diese täglichen Unannehmlichkeiten erscheinen den Kindern als Gegebenheiten, die sie irgendwie begreifen. Die Unannehmlichkeiten, die ihnen die Eltern bereiten, können sie keineswegs als Vorbereitung für jene empfinden, sondern nur als unbegreifliches, überflüssiges, sinnloses, verhaßtes Plus.

Die Autoritätserziehung zeitigt als ihre extremsten Früchte das Musterkind und den Revolutionär (Wexberg [199]). Eine Erziehung aber, die solche Keime birgt, ist im Prinzip verfehlt. Zwischen den beiden Polen, dem Musterkind und dem Revolutionär, sind scheinbar alle Grade des kindlichen Mutes vertreten und doch sind beide entmutigt — das Musterkind, weil es aufgegeben hat, nach seinem Willen zu leben und sich dem der Eltern fügt, der Revolutionär, weil er nicht daran glaubt, auf friedliche Weise weiterzukommen und deshalb zu ungeeigneten Mitteln greift, um sich durchzusetzen. Wie mit allem Mißbrauch getrieben werden kann, so auch mit dem Gehorsam. Die Musterkinder halten sich durch ihre Bravheit meistens allen anderen Kindern überlegen. So sehr sie auch im Tundürfen von ihren Eltern abhängen, so sehr fühlen sie sich ihnen durch die klaglose Verrichtung ihrer Pflichten gleichgestellt, ihrerseits nun eine Autorität für andere Kinder. Man könnte kaum annehmen, daß auch sie leiden und doch quält sie der Zielkrampf (Seif), immer fertig und vollkommen sein zu müssen und die Angst vor Nebenbuhlern. So erzählt ein ehemaliger Vorzugsschüler, daß er noch als Erwachsener den zweiten Vorzugsschüler seiner Klasse hasse. Eigendünkel, Neid und Haß kommen bei dem Musterkinde nicht selten vor. Es ist vollkommen beherrscht von der Sehnsucht nach dem Lob der Autorität. Ihm wäre schwer begreiflich zu machen, daß die Tat alles gilt und nichts der Ruhm.

Die Musterkinder erlangen kein eigenes Urteil und bleiben zeitlebens unselbständig, auf dem Niveau des kleinen Kindes, das seine Mutter nach einer überstandenen Krankheit noch einige Tage lang fragte: „Mutti, bin ich schon gesund?" Wie sollten sie selbständig handeln lernen und erfahren, daß Geben seliger ist als Nehmen? Sie bleiben ewig Nehmenwollende, was dasselbe ist wie Freudlose. Der Revolutionär erträgt den Druck der Eltern nicht und reagiert mit Gegendruck. Er ist der mutige Gegenspieler der strengen Erzieher, nur wird ihm auch das nicht immer helfen. Sein Mut gilt nicht als Mut, sondern als Frechheit, als Auflehnung gegen die Obrigkeit der Eltern. So kommt das Kind auf die Bahn des Trotzes, der Lüge, der List und des Versagens in der Schule, wodurch es seine Erzieher, die in der Regel auch ehrgeizig sind, fast immer am empfindlichsten trifft. „Hast du mir auch keine Schande gemacht?" ist eine ständig wiederholte Frage vieler Eltern, die nicht wissen, daß es nicht die Aufgabe der Kinder ist, das Ehrgefühl der Eltern zu schonen, sondern ihre eigenen Fähigkeiten so gut als möglich zu entfalten, ohne Andere zu beeinträchtigen. Würden die Eltern das trotzige: „ich will nicht" ihrer Kinder frühzeitig als das unsichere „ich kann nicht, in bin zu schwach, ihr seid mir zu stark" ansehen, so würden sie den tiefsten Kern der kindlichen Seele erfassen, das verschämte Minderwertigkeitsgefühl und den leicht erkennbaren Drang nach Geltung. Wie kläglich klingt „ich kann nicht" und wie prächtig „ich will nicht"! Räumen wir endlich auf mit dem veralteten Nörgeln, Verbieten und Ermahnen! Wir vertreten erfahrungsgemäß im Gegensatz zu dem Berliner Arzt Prof. Czerny den Standpunkt, den Kindern alles zu geben oder zu gewähren, was sie wollen, wenn es ohne Schaden für sie oder andere möglich ist. Nur so lernen sie im Falle einer Verweigerung deren Notwendigkeit einsehen. Ist die Grundeinstellung der Erzieher zu den Kindern eine wohldurchdachte, kameradschaftliche, dann vertrauen ihnen auch die Kinder. Manchmal ist der gewünschte Erfolg etwa durch folgenden Hinweis zu erzielen: „Was glaubt ihr, will ich euch lieber eine Freude machen oder euch kränken?" Gut eingestellte Kinder, jene nämlich, die gute Erfahrungen mit uns gemacht haben, werden nicht das Letztere annehmen. So können wir auch weiter gehen: „Ich sage euch nur nein, wenn ich nicht ja sagen kann, wenn ihr Unmögliches verlangt, oder wenn ihr oder andere Schaden davon haben könntet". Die Kinder werden dann unsere Vorschläge eher als etwas Vernünftiges werten. Immer häufiger werden sie vielleicht, bevor sie ihre Wünsche äußern, ihre eigene Vernunft zu Rate ziehen. Auch werden sie es vielleicht gar nicht nötig haben, sich dem Willen anderer zu fügen, weil ihnen auch ihre eigene Vernunft wahrscheinlich nur das empfehlen wird, was mit den Gesetzen der Gemeinschaft im Einklang steht. Die Autorität der autonomen Vernunft, die auch die des Gewissens ist, wird so die einzige werden, die sie anerkennen. Weiß der Verfasser des Buches: „Der Arzt als Erzieher des Kindes" (Czerny) nicht, daß die Züchtigung beim Kleinkinde ebenso wie beim Schulkinde, Angst und Schrecken hervorruft und daß sich die Seele des Kindes in Schmerzen windet, noch ehe der Körper getroffen wird? Man liest in diesem Buche, das 1926, 8 Jahre nach dem Weltkriege in der 7. Auflage erschienen ist, die Ablehnung des Prinzipes des Selbstbestimmungsrechtes der Kinder im Montessori-Kindergarten und das Verlangen nach Subordination fast mit demselben tiefen Bedauern wie die Forderung der körperlichen Züchtigung.

Von der nörgelnden Erziehung gilt das Gleiche wie von der Autoritätserziehung. Sie läßt die Kinder nicht zu Atem kommen und untergräbt jede Lebensfreude. Ich kenne eine Mutter, die ihre seit Jahren erwachsene, selbständige Tochter in einer einzigen Stunde siebenmal tadelte und fünfmal ermahnte. Manche Kinder bringen es in einer Art Notwehr und wohl auch einem Bedürfnis nach Ruhe folgend dazu, ihr Gehörorgan so weit abzustellen, daß sie das ewige Tadeln und die ständigen Ermahnungen gar nicht mehr hören. So sagen auch Kinder nicht selten: „Meine Mutter (mein Vater) schimpft immer, das höre ich gar nicht mehr". Die Eltern dieser Kinder klagen häufig: „Dir kann man 100 mal dasselbe sagen, du machst, wie wenn du nicht hören würdest". Und diese Eltern haben recht, die Kinder machen es tatsächlich, aber nicht als ob, sondern daß sie nicht hören. Sie gewöhnen sich eben an das Nörgeln der Umgebung genau so wie an das stete Beachtetwerden und die Beschäftigung mit ihrer Person und geraten so in eine zuerst angewöhnte, später gesuchte Abhängigkeit und Unselbständigkeit.

Der Weg der meisten Kinder führt an zahlreichen Verboten vorbei. Die meisten Kinder gleichen unschuldig verurteilten Sträflingen. Sie büßen für etwas, das sie nicht begangen haben, für ihre Kleinheit, und sehen die Großen alle Vorteile des Erwachsenseins genießen.

Geradezu fanatisch können strenge Eltern werden, wenn sie bigott eingestellt sind. Das Extremste, das ich in dieser Art kennen lernte, sei hier wiedergegeben. Einmal auf dem Lande wohnte ich neben einem Ehepaar und seinem zweijährigen Töchterchen, dessen Großmutter und Tante. Die ganze Familie ging täglich ein- oder zweimal in die Kirche. Eines Morgens zeitlich früh hörte ich die Kleine entsetzlich weinen. Ihre Tante, eine Lehrerin, erzählte mir, die Kleine habe nicht beten wollen und habe deshalb von der Mutter Schläge und kein Frühstück bekommen. Alle waren in Aufruhr wegen der Verstocktheit des Kindes. Man gab der Hoffnung Ausdruck, daß die Kleine bis zur Rückkehr ihrer Eltern vom Kirchgang gebetet haben werde. Als das nicht geschehen war, schlug der Vater die Kleine, nun auch seinerseits vollends überzeugt von ihrer Verderbtheit. Von lauter Fordernden, barbarisch Fordernden war dieses Kind umgeben und von keinem einzigen Helfenden. Was für ein Weltbild mochte in der Seele des Kindes entstehen? Wofür mußte sie betende Menschen ansehen? War sie nicht in Gefahr, zu derselben Auffassung zu gelangen, wie sie Strindberg als Kind erworben hatte, die Welt sei eine Hölle und die Menschen, besonders die Lehrer Teufel?

Aussprüche Erwachsener wie: „Was ich ihn (sie) schon geschlagen habe!" entspringen immer einem Gefühl erfüllter Elternpflicht. Als ich einem älteren Herrn gesagt hatte, daß Eltern ihre Kinder nicht schlagen sollten, erwiderte er ganz erstaunt: „Wer denn soll sie schlagen?" als wollte er sagen, nicht alle Eltern wären in der Lage, sich jemanden für diesen Zweck zu halten. Wenn dieser Mann, der seine Kinder, auch als sie schon erwachsen waren, nicht zu Worte kommen ließ, irgend einen Unsinn beging oder peinliche Situationen heraufbeschwor, pflegte er zu sagen: „Dafür bin ich der Vater". Solche Menschen erzählen gewöhnlich, daß sie auch geschlagen und deshalb tüchtig geworden sind. Abgesehen von den häufigen Fällen, wo diese Behauptung auf einer gröblichen Selbsttäuschung beruht, ahnen sie nicht, daß sie nicht wegen, sondern trotz der Strenge und Schläge Erfolg hatten, daß sie aber z. B. als Erzieher versagen.

Es ist eine Tatsache, daß häufig Kinder von Menschen, deren Stellung im öffentlichen Leben der des Vaters innerhalb der Familie ähnlich ist, wie von Richtern, Predigern, Ärzten und Lehrern, scheitern, weil sie den Vater als unerreichbares Ideal ansehen und durch seine Strenge zutiefst entmutigt, daran verzweifeln, seinen Anforderungen je genügen zu können.

Wie Strenge und Strafen in der Schule wirken können, mag folgendes Beispiel zeigen:

„Ein achtjähriges Mädchen hatte in einer Privatschule aus Versehen ein Tintenfaß umgeworfen und deswegen von der Lehrerin eine Strafe bekommen. Zuhause sagte die Kleine: „Mutti, hier siehst du ein bestraftes Kind." Die Mutter erwiderte: „Und das erzählst du so lachend?" Die Kleine setzte fort:

„Wenn man mich für ein Unglück, das mir passiert, bestraft, so schäme ich mich nicht." Nach einer Weile fügte sie hinzu: „Sie muß doch gewußt haben, daß ich es nicht mit Absicht getan habe." Wenige Tage später hatte sie vergessen, eine Zeichnung in die Schule mitzunehmen. Aus Angst vor Strafe log sie das Blaue vom Himmel herunter, um zu beweisen, weshalb sie die Zeichnung nicht hatte fertig stellen können. Da klopfte es an die Türe — ihr Bruder brachte ihr die Zeichnung. Die Kleine bekam wieder eine Strafe. Die Klasse empfing das Fräulein beim Abholen von der Schule mit dem Ruf: „Sie hat gelogen, sie hat gelogen!" Zuhause erbrach die Kleine, bekam Fieber und mußte tagelang das Bett hüten. Kurze Zeit später berichtete das Fräulein der Kleinen nach der Schule vom Tod ihres Hündchens. Das Kind weinte jämmerlich. Um es zu beruhigen, führte es das Fräulein in die Schule zurück. Kaum hatte die Kleine den Fuß auf die Schwelle gesetzt, als sie hastig ihre Tränen trocknete und sagte: „Sonst glauben die Kinder, ich habe wieder eine Strafe."

Wird die Lüge als Ausdruck der Mutlosigkeit, als etwas Schwächliches, Anstrengendes, Zeitraubendes und Überflüssiges dargestellt, so gelingt es fast immer, ein Kind unter ermutigender Anerkennung seiner Leistungen davon abzubringen. So antwortete mir ein Knabe, der jahrelang gelogen hatte, einige Zeit nach Beginn unserer Unterredungen auf meine Frage nach seiner Wahrheitsliebe: „Es ist schon lange nichts vorgefallen; eigentlich brauche ich das jetzt gar nicht mehr." Er meinte das Lügen. Früher gebrauchte er die Lüge wie die meisten Kinder, die sie zu brauchen glauben. Die Lüge dient meistens dazu, einer momentanen unangenehmen Situation, gewöhnlich einer Strafe oder einem Tadel zu entgehen, oft aber auch um das Innerste nicht preiszugeben und am häufigsten, um sich in ein besseres Licht zu setzen. Die Fantasielüge, die dem Kinde scheinbar gar keinen Vorteil bringt, will an Stelle der Realität, die abgelehnt wird, gewissermaßen korrigierend Selbstgeschaffenes setzen. Also ruhige und wohlwollende Befassung, die mit der Wirklichkeit auszusöhnen vermag, freundliche Aufklärung, daß die Fehler nicht dazu da sind, vertuscht zu werden, sondern daß wir an ihnen lernen können, Anerkennung der kindlichen Leistungen, Hebung des Mutes sind erprobte Mittel zur Beseitigung des Lügens. Hat man die Kinder zu der Einsicht gebracht, das Lügen als unzweckmäßige, auf die Dauer nicht zum Ziele führende Methode zu erkennen, so geben sie es auf. Nichts vermag dann das Selbstvertrauen eines Kindes mehr zu stärken, als wenn es die Wahrhaftigkeit als selbst erworbene Errungenschaft gebrauchen und schätzen lernt.

In Paul Oestreichs Buch „Strafanstalt oder Lebensschule" finden wir die Forderung: „Statt Infamierung und Strafe Erziehung und Umschulung." Wir müssen uns vor allem selbst umschulen und erziehen — aus fordernden Richtern zu fördernden Mitarbeitern der Kinder. „Wir müssen uns selbst ändern, wenn es sich ändern soll" gilt in erster Linie bei Fehlschlägen der Kinder.

Wieder kommen uns Aussprüche von Proletarierkindern in den Sinn: „Kann man durch Prügel Besserung erzielen? Höchstens Roheit". „Durch das Prügeln fühlt sich das Kind in seinem Innersten herabgesetzt, in seiner Kindlichkeit verletzt."

Wir müssen aufräumen mit allen veralteten Methoden und den alten Schulmeister in uns begraben. Mehr als irgendwo gilt in der Pädagogik „Eh' du das nicht hast, dieses Stirb und Werde" (Goethe). Erinnern wir uns unserer eigenen kindlichen Einstellung und wir begreifen das Innerste der Kleinen und ihre Kindlichkeit. Wir können sie dann nicht herabsetzen und nicht verletzen, ohne es selbst zu erleiden.

Es ist ein begreiflicher Irrtum, anzunehmen, daß die Strenge des einen Elternteiles durch die Verzärtelung des anderen kompensiert wird. Gerade das

Gegenteil ist der Fall; sie summieren sich, da beide auf Entmutigung des Kindes zielen. Nehmen wir beispielsweise an, ein Kind flüchtet, durch die Strenge des Vaters erschreckt, zur verzärtelnden Mutter, so bekommt es seine Schwäche durch das Verhalten beider Eltern besonders stark zu fühlen. Der Vater verschüchtert es, zeigt ihm, daß es nichts zu reden hat und die Mutter beweist ihm durch ihr Trösten und fortwährenden Betreuen, wie unselbständig und schutzbedürftig es noch ist. Wir erblicken den verhängnisvollsten Schaden der verzärtelnden Erziehung darin, daß sie keine Selbständigkeit beim Kinde aufkommen läßt, was notgedrungen zur Entmutigung führen muß. Wie nur die Zuversicht die eigene Leistung hervorrufen kann, so stärkt die Leistung auch wieder den Mut. Die Ermutigung allein aber ist imstande, dem Kinde den Glauben an seine Fähigkeiten und freudige Zuversicht auf das Gelingen seiner Arbeit zu geben und zu erhalten. Verzärtelte Kinder haben gar keine Gelegenheit sich zu erproben, da ihnen jede Mühe abgenommen wird. Die Verzärtelung eines Kindes wird aber nie konsequent durchgeführt, denn auch die zärtlichste Mutter kann sich nicht nur um das Kind bekümmern, da sie auch in der Regel einen Gatten und häusliche, oft auch berufliche Pflichten hat, wohl auch einmal müde und ungeduldig wird. Dann geschieht es nicht selten, daß das vorher mit Liebkosungen überschüttete Kind barsch angelassen oder etwa in Anwesenheit von Gästen, denen es Proben seines Könnens auf allen möglichen Gebieten hatte ablegen müssen, aus dem Zimmer gewiesen wird, so wie man eine Sache an ihren Platz zurückstellt. Wo es bisher schrankenlos geherrscht hat, bekommt es ganz unvermittelt seine Ohnmacht und Abhängigkeit zu spüren. Eine solche Erschütterung muß einen erheblichen Schaden für das Seelenleben des Kindes verursachen. Da es nie gewöhnt wurde, mit irgend welchen Dingen allein fertig zu werden, glaubt es auch nicht an eine solche Möglichkeit und macht erst gar keinen Versuch. Da es aber nicht gewillt ist, auf das zu verzichten, woran es gewöhnt ist, wird es ganz konsequent mit immer stärkeren Mitteln versuchen, die Herrschaft über die Mutter zu erlangen. „Was könnte ich nur noch wollen?" sagte ein kleines verwöhntes Mädchen, als es sich von allem umgeben sah, was es sich gewünscht hatte (Schulhof). Wenn das kleine Kind nur einschläft, wenn es die Mutter zu seiner Verfügung bei der Hand oder beim Ohrläppchen halten kann, so ist das wohl als Stichprobe auf die Verläßlichkeit der Mutter zu verstehen, ebenso wie das nächtliche Aufschreien, das Bettnässen, das Weinen und Sichfürchten. Die Ängstlichkeit der Kinder ist vielleicht das geeignetste Mittel, ihren Willen durchzusetzen. Denn ohne individualpsychologische Kenntnisse wird die Ängstlichkeit in der Regel als Anlage angesehen, bei der man an eine Abhilfe nicht glaubt. Verzärtelte Kinder, zu denen fast ausnahmslos alle einzigen Kinder zu zählen sind, stellen in ihrer extremsten Form den Bettlertypus dar, der alles von anderen erwartet und nur das Nehmen versteht und übt.

In scheinbarem Gegensatz zur verzärtelnden Erziehung steht die pessimistische. Und doch ist sie ihr nah verwandt, ebenso unvernünftig, aber wesentlich unliebenswürdiger. Ob man einem Kinde aus Zärtlichkeit alle Arbeit abnimmt oder ihm aus Pessimismus sagt: „Das kannst du nicht" und ihm die Arbeit entwindet oder ihm mit den Worten: „Das verstehst du nicht" eine Erklärung verweigert, sind nur zwei Methoden zum gleichen Ziel: die Entmutigung des Kindes. Schon wiederholt bekam ich auf meine Frage: „Hältst du dich denn für dumm?" die Antwort aus Kindermund: „Es sagen mir ja alle, daß ich dumm bin." Menschen, welche enttäuscht sind, weil sie ihr Ziel verfehlt haben, erwarten oft auch nichts von ihren Kindern. Wie ein Fluch wirkt der häufige Ausspruch pessimistischer Eltern: „Bei dir ist Hopfen und Malz verloren, aus dir wird nie etwas." Woher sollten die Kinder wissen, daß es nicht so kommen muß? Werden solche Kinder nicht durch verstehende Lehrer oder Menschen überhaupt in irgend einer Weise ermutigt, so kann die düstere Prognose der Eltern nur zu leicht in Erfüllung gehen und die Eltern waren dann auf billige Art, die sie doch sehr teuer zu stehen kommt, die Propheten. So sehr wir auch die Verzärtelung ablehnen, geben wir ihr doch vor der pessimistischen Erziehung den Vorzug wegen ihres Gehaltes an Wärme, ohne die ein Kind überhaupt kaum gedeihen kann.

Ähnlich deprimierend wie die pessimistische wirkt die gleichgültige, lieblose Erziehung. Wenn Kinder nie erleben, daß sie ihre Umgebung erfreuen können, wenn sie nie eine Zärtlichkeit oder ein Lob empfangen, dann erwerben sie auch nicht die Fähigkeit der Mitfreude. Ein mißmutiges Mädchen, das seine Kindheit in einem Waisenhaus verbracht hatte, erzählte, daß sie als Kind von niemandem geliebt worden sei und auch niemanden gern gehabt habe und daß sie, da niemand zu ihr freundlich gewesen, auch immer unfreundlich gewesen sei.

In sozial und wirtschaftlich ungünstigen Verhältnissen findet man die lieblose Erziehung am häufigsten, denn arme Leute verlernen die Liebe, weil sie vom Hunger besessen sind (Wexberg [199]). Liebe aber ist Wärme, die unerläßliche Bedingung des Gedeihens aller seelischen Keime. Je geringer die Liebe, mit der die Kinder armer Leute bedacht werden, desto größer ist die Arbeit, die von ihnen gefordert wird, denn sie erstreckt sich nicht nur auf die Schule wie bei materiell günstiger gestellten Kindern, sondern immer noch auf das Haus und oft auch auf den Erwerb. Spielzeug und Näschereien, die sie entbehren, wohl auch gefühlsmäßig als Zeichen elterlicher Liebe einschätzen, werden ihnen zum überwerteten Ideal. Solche Kinder müssen beständig verzichten auf menschliche Behausung, nahrhafte Kost, warme Kleidung, gesunde Luft, Licht, Sonne, Ruhe, genügenden Schlaf, Bücher, Spielsachen, Sport, Erholung und Befriedigung ihrer selbstverständlichen kindlichen Bedürfnisse und Wünsche und auf Anerkennung in Schule und Haus. Mit Ausnahme der Schulerfolge hängt kein einziger Faktor von ihnen ab. Unser Gewissen regt sich auch jetzt, sind sie denn wirklich verantwortlich für Mißerfolge in der Schule, wenn sie oft unausgeschlafen und übermüdet, immer aber unterernährt in die Schule und zu ihren Schulaufgaben erst dann kommen, nachdem sie allen andern Anforderungen genügt haben? Niemand verwahrt und behütet die Keime ihres Geistes und ihrer Seele, sie verwahrlosen. Kummer über die Lieblosigkeit der Andern und Verzweiflung über die vermeintliche eigene Minderwertigkeit sind die Vorboten jeder Verwahrlosung. Man darf mit Grund annehmen, daß man verwahrlosten Kindern, die schon die verbrecherische Bahn beschritten, nur einfach körperlich aufhelfen, sie physisch gesund machen müßte und sie fänden allein den Weg zur Gesellschaft zurück. Keiner wollte von allem Anfang an schlecht sein, alle haben gerungen, gut zu sein und es zu schwer befunden. Erst wenn sie alle Hoffnung aufgegeben haben, etwas Gutes zu erreichen, besonders in der Schule, dann werden sie nicht nur genötigt, sondern auch gewillt, ein Bösewicht zu werden (Shakespeare „König Richard III."). Die Aufgaben, die ihnen gestellt wurden, schienen ihnen unlösbar, so gaben sie sich selber auf. Die Verwahrlosung ist fast immer das Ende eines unerträglich gewordenen Leidensweges, der verzweifelte Versuch, eine Änderung herbeizuführen, der Ausdruck weitestgehender Entmutigung. Der gerade Weg zur Geltung, zur Höhe zu gelangen, erscheint zu steil, so wird es mit dem krummen versucht. Der Vater, häufig arbeitslos, vertrinkt nicht selten seinen Kummer und seine Arbeitslosenunterstützung, die sein und der Seinen Elend doch nicht ganz beseitigen könnte, die Mutter ist meist von früh bis abends in der Arbeit, die Wohnung, oft nur eine Kammer, ein unfreundlicher Aufenthalt. Die Straße lockt mit ihrem aufregenden Leben, dem grausamen, harten, wo nur der Stärkere gilt. (Otto Rühle [175], Kanitz [136].) Da man allein nicht ganz sicher ist, so sieht man sich nach anderen

Entmutigten um. Sind dann einige beisammen, so gelten sie bald in ihren
Augen als Schrecken erregende Bande. Bisher haben sie sich vor den Andern
gefürchtet, nun soll es anders werden — das quälende Minderwertigkeitsgefühl
wird überkompensiert.

Eine weitere Ursache der Entmutigung ist die Organminderwertigkeit
besonders bei Kindern, die schon in frühen Tagen körperlich zu leiden hatten,
und die Häßlichkeit. Kinder mit minderwertigen Organen oder häßliche Kinder
bekommen den Eindruck, schwächer und minderwertiger zu sein als Andere
und muten sich auch weniger zu. Bei solchen Kindern wäre noch mehr als bei
allen andern eine ermutigende Umgebung von ausschlaggebender Bedeutung.

Bedeutsam ist auch der Platz eines Kindes in der Geschwisterreihe. Das
einzige Kind trägt fast immer alle Zeichen des Verzärtelten, oft auch des Unordentlichen an sich, so daß man hinter einem solchen Kind förmlich die in den
kindlichen Dienst gestellte Person sieht, die alles für das Kind tut.

Das älteste Kind fühlt sich häufig seinen Geschwistern gegenüber, die den
Eltern zeitlich nicht so nahe stehen, als deren Stellvertreter, als Autorität,
hält auf Rangordnung und will oft durch gute Leistungen beispielgebend wirken.
Solche Kinder findet man später nicht selten in den Reihen der Konservativen.
Das zweite Kind in der Familie wird in vielen Fällen tüchtig werden, da es
in der Regel nur das eine Ziel hat, den Erstgeborenen einzuholen oder oft sogar
zu überflügeln. Seine Erfolge werden aber auch davon abhängen, ob die Eltern
ihre Neigung gleichermaßen auf beide Kinder verteilen oder sie mehr dem Erstgeborenen zuwenden oder das zweite Kind bevorzugen. Ist das älteste Kind
ein Knabe und von einer Schwester gefolgt, so besteht die Gefahr der Entmutigung für den Knaben, denn Mädchen entwickeln sich in der Kindheit
gewöhnlich geistig und körperlich rascher als die Knaben, so daß es ihnen manchmal mit Leichtigkeit gelingt, den Bruder einzuholen, ein weiterer Ansporn,
ihn überflügeln zu wollen. Der Knabe, der nichts von physiologischen Vorgängen weiß, hält sich oft für unfähiger als die ehrgeizige Schwester und kann
so allzu früh den Mut verlieren, diesen Wettbewerb fortzusetzen.

Ist ein Mädchen als erstes Kind die Vorgängerin eines Knaben, so wird es
oft durch den höher·gewerteten männlichen Nachfolger in den Hintergrund
gedrängt. Dem Bruder, der als erstgeborenes männliches Wesen den künftigen
Stammhalter respräsentiert, werden als „Kronprinz" hohe Ehren zuteil. Die
Schwester sieht sich oft unvorbereitet und unvermittelt abgesetzt, ohne andere
Schuld als die der Weiblichkeit. Ohne eigenes Verschulden vernachlässigt,
erlebt das Mädchen mit erschütternder Klarheit, daß weiblich sein identisch
ist mit einem zweiten Platz, mit nachgeben, verzichten und minderwertig sein.
Das Geschlecht des Bruders wird wie ein Verdienst gewertet, alles steht dem
Knaben bewundernd zu Diensten. Nicht selten gerät das Mädchen in tiefste
Niedergeschlagenheit, wenn es sich der Unabänderlichkeit seines Geschlechtes
bewußt wird und den vielleicht heiß gehegten Wunsch, sich doch irgend wann
einmal in einen Knaben verwandeln zu können, endgültig aufgeben muß. Oft
bricht die Revolte durch, das aufgepeitschte, nicht zu bändigende Streben,
dem männlichen Geschlecht gleich gewertet, wenn nicht ihm überlegen zu werden,
der männliche Protest (Adler) tritt in die Erscheinung. Aber auch dem Knaben
wird manchmal mit der Zeit bange vor seiner Ausnahmsstellung. Die Erwartungen, die man auf ihn setzt, werfen ihre Schatten voraus und quälende Zweifel
befallen ihn, ob er ihnen werde genügen können. Und so sehen wir beide, Mädchen und Knaben als Opfer einer kulturellen Ordnung, die das männliche Geschlecht höher einschätzt. Erst die Anerkennung der Gleichwertigkeit beider
Geschlechter kann hier Beruhigung schaffen. Sie ist die Basis für eine freie
Entfaltung der Persönlichkeit; diese wieder fördert das Wachstum der eigenen

Fähigkeiten und läßt keine Sehnsucht aufkommen über sich hinauszustreben. So könnte sich zum Teil der Abbau des Konkurrenzstrebens vollziehen, einer der verhängnisvollsten Geißeln der Menschheit.

Eine eigenartige Position ist die des jüngsten Kindes in der Familie, eigenartig dadurch, daß sie die einzige ist, die jedes Kind einmal und sei es auch nur für kurze Zeit innegehabt hat und weil sie, allerdings in gesteigertem Maß, der Position des zweiten Kindes gleicht. Kämpft das zweite Kind gegen das Erstgeborene, so will es das jüngste Kind gegen die Übermacht aller Geschwister aufnehmen. Ist es mutig, so geht es mit ungeheurem Elan auf sein Ziel der Überlegenheit zu und wird oft Überraschendes erreichen; ist es mutlos, so wird es seine Kleinheit und Schwäche hervorzuheben trachten, sein kindliches Wesen solange als möglich beibehalten und seine Geschwister zur Bedienung und Bewunderung heranziehen. Das verzärtelte Nesthäkchen herrscht durch Schwäche. Kinder, die an mittlerer Stelle in der Geschwisterreihe stehen, unterschätzen sich manchmal, da ihnen fast nie dieselbe Aufmerksamkeit zuteil wird wie Erstgeborenen oder Jüngsten, entwickeln sich aber auch oft, gerade weil sie mehr auf sich selbst gestellt sind, unter geringeren seelischen Schwierigkeiten.

Nach allem Vorangegangenen ergibt sich, daß alle Kinder nach Geltung ringen und das desto stürmischer, je stärker sie ihr Minderwertigkeitsgefühl bedrückt. Als Ursachen des kindlichen Minderwertigkeitsgefühles hat Wexberg (199) fünf Faktoren festgestellt: die Organminderwertigkeit, das soziale und wirtschaftliche Milieu, die Familienkonstellation, das Geschlecht und die Erziehung. Die Organminderwertigkeit und das wirtschaftliche Milieu sind kaum zu mildern, die Familienkonstellation hängt von Geburt oder Tod der Geschwister ab, unabänderlich ist das Geschlecht des Kindes. Die Erziehung allein ist der einzige planmäßig zu beeinflussende Faktor. Nur sie ist imstande, die Einstellung des Kindes zu den vier andern Ursachen des Minderwertigkeitsgefühles zu beeinflussen. Daraus ergibt sich ihre Aufgabe und ihre Tragweite. Denken wir, daß es die Kindesseele ist, die sie zu bilden hat, so wird uns die Erziehung zur lebendigsten bildenden Kunst in des Wortes verantwortungsvollster Bedeutung. Wie nur der Künstler erfolgreich schafft, der mit Mut beginnt und an das Gelingen seines Werkes glaubt, so ist auch nur der optimistische Erzieher der geeignete und erfolgreiche. Wie er selbst Mut und Zuversicht braucht, so ist es auch seine erste und vornehmste Aufgabe, das Kind mutig und zuversichtlich zu machen. Alles zu vermeiden, was das Gefühl der Kleinheit, Schwäche, Unzulänglichkeit und Abhängigkeit im Kinde vertiefen kann, ist der sicherste Weg, es zu einem mutigen und freudigen Menschen heranzubilden. Wenn Eltern wissen, daß sie ihr Ziel nur schrittweise erreichen können, so werden sie auch dem Kinde durch nahe Ziele die Befriedigung des Vollbringens ermöglichen. Nur wenn wir dem Kinde immer wieder dazu verhelfen, ihm schwer scheinende Leistungen zustande zu bringen, werden wir es zuversichtlich machen. Denn was es nicht weiß und kann, erfährt es täglich bis zum Überdruß. Mutlose Kinder wird man häufig mit Erfolg auf bereits überstandene Schwierigkeiten verweisen und sie auf folgende als auf das Neue in ihrem Leben hinlenken. Mutlose Kinder fürchten sich fast immer vor jedem Anfang, anstatt ihn als das Neue, Andersartige anzusehen, was nicht immer auch das Schwere sein muß. Das Neue erweckt Interesse, das Schwere Ängstlichkeit. „Aller Anfang ist neu" wäre das geeignetere Sprichwort. Fürchtet sich ein Kind beispielsweise vor einem finstern Zimmer, so erscheint es ihm als gefahrvoller Aufenthalt, unfaßbar groß in allen Dimensionen und wäre es noch so klein. Erklären wir dem Kind, daß nur die Beleuchtung den Unterschied bildet zwischen einem hellen und einem dunklen Zimmer und lassen wir es selbst die Probe darauf machen, so verliert es in der Regel schon einen Teil seiner Ängstlichkeit. Und schlagen wir ihm weiter vor, einen Schritt in das finstere Zimmer zu machen und stellen wir ihm frei, gleich wieder umzukehren, so wird es fast immer den Versuch wagen und mitunter die Anzahl der Schritte steigern. In unseren Erziehungsberatungsstellen wenden wir immer wieder dieses Hinlenken der Kinder auf Erreichbares erfolgreich an. Auch besprechen wir mit ihnen, wohin ihre irrtümlichen Handlungen führen müssen und durch diesen gewonnenen Ausblick werden die Kinder oft überraschend schnell einsichtsvoll und verstehend, was zwei weiter unten wiedergegebene Beispiele an Stelle von mehreren bezeugen mögen. Wir vermeiden nicht mit den Kindern die Ursachen ihrer Verhaltungsweise zu besprechen, wir wollen es nur nicht an erster Stelle tun.

Ein siebenjähriger Knabe kam barfuß mit ganz verwahrlostem Anzug und entsetzlich schmutzigen Händen in die Beratungsstelle. Ich sagte ihm in bedauerndem Ton, daß es mir leid tue, ihm nicht die Hand reichen zu können, da ich sonst alle anderen Kinder, die ich noch begrüßen müßte, schmutzig machen würde. Ich nahm ein Stück weißes Papier und sagte ihm, da ich mir gar nicht vorstellen könnte, einem Besucher nicht die Hand zu geben, möge er entschuldigen, daß ich es auf diese Weise tue und reichte ihm meine papierbelegte Hand, auf der er dann die Spuren seiner Unsauberkeit erblickte. Eine Woche später erschien er mit Strümpfen und Schuhen und einem sauberen Anzug bekleidet, mit rein gewaschenem Gesicht und Händen und einer nett geschriebenen Fleißaufgabe.

Ein 15jähriger Knabe wurde zur Erziehungsberatung gebracht, weil er wiederholt zu Hause Geld entwendet hatte. Der Vater berichtete, er hätte den Knaben bei der Entdeckung der Diebstähle halb tot geschlagen und seit dem letzten auch kein Wort mehr mit ihm gesprochen. Als ich den Jungen ohne Beisein des Vaters fragte, was er werden wollte, nannte er ein Gewerbe. Ich sagte ihm: „Dann kann ich eigentlich nicht recht begreifen, warum du schon öfter Geld genommen hast, das hätte doch nur einen Sinn, wenn du ein Dieb werden wolltest. Da müßtest du dich im Stehlen üben, je mehr desto besser, am besten jeden Tag." Er war erstaunt. Ich fragte ihn, ob er schon einmal daran gedacht hätte, was geschehen würde, wenn er in einer Lehrstelle etwas nehmen würde. Er schüttelte den Kopf. Ich fragte weiter, ob er vermutete, daß es so wie zu Hause mit Schlägen, die ja auch unangenehm genug wären, abgetan wäre? Er verneinte wieder. „Man würde die Polizei holen", sagte ich. Der Vater hatte sich überreden lassen, mit seinem Sohn wieder zu sprechen und ihn dem Wunsche des Knaben gemäß in einen Nachmittagshort zu geben. Drei Monate nach dieser Unterredung hatte sich der Junge nichts mehr zu schulden kommen lassen, war im Hort arbeitsam und umgänglich im Verkehr mit den Andern.

So werden sich Kinder ihrer Handlungsweise bewußt.

Kinder sehnen sich oft darnach, brav zu sein und muten es sich nur nicht zu. Ein kleiner wilder Knabe, der einmal ganz ruhig an seinem Tischchen saß und spielte, sagte glücklich lächelnd: „Wie es ist schön, wenn man brav ist!" Sogenannte schlimme Kinder werden, wenn man ihnen die Wahl der Rollen für die Aufführung eines Theaterstückes überläßt, fast immer nach den braven greifen, als wollten sie sich einmal probeweise selber in diesen Zustand versetzen. Aus den Spielen der Kinder lassen sich unschwer ihre zielgerichteten Wünsche erkennen.

Das Schlimmsein der Kinder wäre oft im Keime zu ersticken, wenn wir sie fragen würden, womit sie unzufrieden sind und wenn wir die Ursachen so weit als möglich abstellten, so wie wir sie bei einem körperlichen Unbehagen fragen, was ihnen weh tut und unser Verhalten von ihrer Antwort bestimmen lassen. Auch sollte man die Kinder immer zum Reden veranlassen. Eltern können leicht ungerecht werden, wenn sie über ihr Kind urteilen, ohne es befragt zu haben. Ein neunjähriges Mädchen brachte ein Schulzeugnis nach Hause, das schlechter war als das vorige. Die Mutter schlug das Kind und der Vater verbot ihm vier Wochen lang die Tanzstunde zu besuchen. Mir erzählte die Kleine, daß die ganze Klasse schlechter klassifiziert worden war von einer neuen Lehrerin, die frühere wäre „gütiger" gewesen. Wie gut die Kleine zu denken vermochte, zeigt ihr weiterer Ausspruch: „Nicht nur daß ich das Vergnügen nicht habe, wenn ich nicht in die Tanzstunde gehen darf, ich bleibe ja auch zurück." Über das Schlagen der Kinder ist wohl nichts hinzuzufügen.

Die ermutigende Erziehung wird das Kind befähigen, den Preis seiner Arbeit und Bemühungen in der Leistung zu erblicken. So ergibt sich das Unpädagogische der von der eigenen Machtvollkommenheit der Erzieher gewährten Belohnungen. Anerkennung der geistigen Fortschritte eines Kindes oder seines Mutes genügt und ist der beste Ersatz für die Belohnung. Als Ersatz für die Strafe genügt im entgegengesetzten Fall das Weglassen der Anerkennung. Wenn wir uns frei von Affekten halten, so bewahren wir Distanz zu den Dingen. Diese ermöglicht es uns, dem Kinde humorvoll zu begegnen, wenn es unwillig oder verzagt werden will. Der Humor ist der kürzeste Weg, die Unlust des Kindes in Lust zu verwandeln. Ein nahezu unfehlbares Mittel, Kinder zur Vernunft zu bringen, wenn sie einen Unsinn begangen haben, ist: das Gegenteil von dem zu tun, was die Kinder erwarten. Das ist auf dreifache Weise möglich: Indem wir gar nichts tun, ganz passiv bleiben, wodurch die Kinder, verblüfft, zum Nachdenken gebracht werden, ferner indem wir dasselbe tun wie die Kinder und ihnen gleichsam ihr Spiegelbild zeigen oder indem wir das Gegenteil tun und ihnen durch die Kontrastwirkung zum Verständnis verhelfen. Welche Alternative man wählt, richtet sich natürlich nach dem Einzelfall, sowie nach der Beurteilung des kindlichen Charakters. Auf jeden Fall muß man sorgfältig achten, daß weder die Nachahmung noch die Vorführung des Gegenteils einen verletzenden Beigeschmack bekommt.

Die Kinder fühlen sich durch ihre Kleinheit und Schwäche verunrechtet und streben nach ihrem Recht, nach Größe und Kraft. Erkennt der Erzieher dieses Ziel, so wird sich ihm manches, worüber er sich bei den Kindern schaudernd entsetzt und entrüstet, als diesem Ziel untergeordnet entpuppen, wie beispielsweise ein großer Teil der kindlichen Grausamkeit. Die Freude der Kinder an gruseligen Geschichten, am Zusehen und -hören beim Schlachten usw. entspringt dem Wunsch nach Abhärtung. Diese Eindrücke sollen dazu dienen, die eigene Furcht und Schwäche zu überwinden. Wir verbieten Kindern, Insekten die Flügel auszureißen. So lange aber Kindern zugemutet wird, das Tiereschlachten als eine Selbstverständlichkeit hinzunehmen, so lange müssen wir es uns gefallen lassen, daß Kinder mitunter kleinere Geschwister, auf die sie eifersüchtig sind, schlachten oder zerstückeln wollen. Machen doch kleine Kinder oft nur insoweit einen Unterschied zwischen Mensch und Tier, als sie das Tier bevorzugen, etwa ein Hündchen, mit dem sie spielen können, vor einem kleineren Geschwisterchen, an das sie nicht herandürfen und durch das sie sich noch obendrein in der elterlichen Liebe benachteiligt glauben. Kinder möchten so vieles sehen und verstehen. So sagte ein fünfjähriger Knabe zu seinem zärtlich geliebten Großvater: „Großpapa, du bist doch schon alt, warum stirbst du nicht?" Der Kleine hatte keine Vorstellung vom Sterben, hatte aber gehört, daß dies alte Leute tun, so dachte er, der Großvater als ältester Mensch, den er kannte, könnte ihm einmal zeigen, wie man das macht, so wie er ihm schon viele andere Wünsche erfüllt hatte. Größere Kinder beschäftigen sich in Gedanken mitunter mit dem Tod der Eltern. Nicht der Wunsch darnach, sondern die Angst davor ist die Ursache dieser scheinbar so lieblosen Gedankengänge und „wie wäre es, wenn meine

Eltern stürben?" ihr Inhalt. Kindern ist das Sterben überhaupt und der Tod der Eltern insbesondere ein unlösbares Rätsel. Ihre Träume vom Tod der Eltern sind tastende Versuche, der Situation, als ob die Eltern gestorben wären, Herr zu werden.

Kindern das Leben geben heißt, sie Schwierigkeiten preisgeben und doch verlangt man Dankbarkeit von ihnen, als ob sich Dankbarkeit überhaupt fordern ließe. Sollen die Kinder eine Vorstellung der Gemeinschaft bekommen, die sie anzieht und ermutigt, sich ihr einzufügen, so müssen sie mindestens einen Menschen kennen, der ihnen die Gewißheit absoluter Verläßlichkeit vermittelt (Adler). Absolut verläßlich ist der Kamerad. Des Kindes natürlichster Kamerad ist die Mutter, ihre Funktion die kameradschaftliche Erziehung. An diese ist das seelische Gedeihen des Kindes gebunden. Diese Wechselseitigkeit im Verhältnis des Gebens und Nehmens zur Mutter ist die Grundlage der seelischen Sicherheit des Kindes und seiner künftigen Selbständigkeit. Diese allein aber wappnet das Kind für die Lösung der drei großen Lebensfragen, die seiner harren, der Gesellschaft, des Berufes und der Liebe (Adler). Kindern nicht nur das Leben, sondern sie auch dem Leben zu geben ist die Aufgabe der Eltern, ihre Lösung die kameradschaftliche Erziehung, die da heißt „Beispiel und Liebe" (Froebel).

Das Kind in der Schule.

Von

Alfons Simon-München.

I. In der heutigen Schule.

Man hat der heutigen Schule den Vorwurf gemacht, sie erziehe nur insoweit, als ihr für den ungestörten Fortgang des Unterrichts notwendig erscheine. Wir enthalten uns hier einer Stellungnahme dazu. Die Tatsache ist aber festzustellen, daß schon der Auftakt der ganzen Schularbeit eindeutig im Zeichen des Unterrichts steht. Schon in den allerersten Tagen steht im Mittelpunkt der Bemühungen des Lehrers die Sorge, wie er möglichst schnell einen tragenden Grund schaffe, auf den das Gebäude des Unterrichts getürmt werden kann. Die Kleinen, die aus allen möglichen Schichten und Verhältnissen sich zusammenfinden, müssen gewöhnt werden, daß alle auf eine Art sitzen, daß sie ihre Schulsachen nach der gleichen Ordnung zusammenhalten, daß nur ein Platz ihnen gehört, daß der eine Eingang, der eine Gang, der eine Abort ihnen zusteht — daß eben eine gemeinsame Ordnung für alle gilt. Wenn sie dann noch dahingebracht worden sind, daß ihnen die Pünktlichkeit im Kommen und eine gewisse äußere Reinlichkeit zur Selbstverständlichkeit geworden sind, dann sind im allgemeinen die erzieherischen Maßnahmen für die Gesamtheit wenigstens für die erste Zeit getroffen und man kann mit ganzer Kraft an den Unterricht gehen. Freilich hat sich schon bei diesen ersten erziehlichen Beeinflussungen eine Verschiedenheit unter den Kindern gezeigt; bei manchen war es recht schwer, sie dahinzubringen, daß sie sich den einfachen Geboten fügten und andere sind jeden Augenblick bereit, alle Ordnung, Pünktlichkeit und Sauberkeit an den Nagel zu hängen und in die gewohnte Gesetzlosigkeit zurückzukehren.

Im Laufe der kommenden Jahre werden die Widerstände, die von den schwierigen Schülern kommen, größer und größer. Bald ist es soweit, daß die Schule mit dem tröstenden „Ist nicht so schlimm" der ersten Monate nicht mehr auskommt. Gewiß ist mancher von den ehemals Schüchternen im Laufe der Zeit von selber mutiger geworden, ebenso wie mit den Jahren der oder jener von den damals Unruhigen sich so beruhigt hat, daß er jetzt nicht mehr auffällt — aber viel häufiger ist der Fall eingetreten, daß ein zu Anfang schon Unruhiger heute bei den offen Frechen sitzt, daß ein einst Unzugänglicher in finsteren Trotz geraten, ja sogar, daß ein damals Ängstlicher inzwischen in das Lager der Frechen eingeschwenkt ist. Nach welchen Gesetzen dieses Abklingen oder Sich-steigern der ursprünglichen Eigenheiten im Kinde sich vollzogen hat, danach zu forschen bleibt dem Lehrer in der Schulstube gewöhnlich keine Zeit. Er ist schon froh, wenn er mit den widrigen Störungen an sich fertig wird. Die scheinbar theoretische Frage: Warum ist der Bub jetzt so? tritt zurück hinter die andere so sehr praktische: Wie stelle ich das ab?

Zum Glück bleiben die Störer und Unruhestifter doch immer stark in der Minderzahl. Im Durchschnitt bilden sie nicht mehr als ein Zehntel bis ein Fünftel der Schüler einer Klasse. Unter den übrigen ist außerdem ein Stamm von

Guten, Verläßlichen, Tüchtigen und Fleißigen, der einen nie im Stiche läßt. Sie — die alle von daheim gut geführt werden — gehen wie im Unterricht so auch in erziehlichen Dingen ihren Weg allein, ohne besondere Hilfe des Lehrers.

Es ist gut so, denn die kleine Minderheit der Schwererziehbaren fordert oft aber auch alle Kraft und über die Hemmungen und Widerstände hinwegzukommen, die sie dem geordneten Unterrichtsbetrieb entgegenstellt, nimmt oft alle pädagogischen Reserven des Lehrers in Anspruch. Freilich ist gerade bei den Schwierigen die erziehliche Einwirkung weniger vorausbauend. Hier ergeben sich Erziehungsanlässe fast immer auf Störungen des Unterrichts hin. Die vielen Möglichkeiten im Laufe der Jahre, auf die Buben einzuwirken, gehen erfahrungsgemäß an den Schwererziehbaren, die der Einwirkung besonders bedürftig wären, verloren. Bei ihnen beschränkt sich die Tätigkeit der Schule zur Hauptsache immer noch — wie einst bei den ganz Kleinen — auf der Innehaltung der äußeren Ordnung. Sie sind alle so unbeständig, so unberechenbar, manchmal auch so unangreifbar, daß an ihnen tiefere, dauernde und vorausbauende Einwirkung nicht möglich ist. Und es ist in der Tat so, daß jeder Lehrer, der ein paar solcher sehr Schwieriger in der Klasse hat, froh ist, wenn er möglichst ohne größere Störung, möglichst glatt und glimpflich mit ihnen auseinanderkommt. Wie selten aber gelingt das! Und wie häufig brechen sie hemmend und störend in die Ordnung der andern ein!

Da ist einer, der in einem ungewöhnlichen Maß unverträglich ist. Er ist von einer krankhaften Empfindlichkeit; ein schiefes Wort, ein scheeler Blick, ein unbeabsichtigtes Anstreifen von einem Kameraden und er ist in wütender Angriffsstellung, scheut, trotzdem er der Kleinste und Schwächste ist, keinen Gegner, beißt und schlägt um sich, gewinnt nicht selten durch irgendeine Hinterlist die Oberhand für kurze Zeit und läuft davon. Er ist im ganzen Viertel als Raufbold berüchtigt und noch mehr als von Gleichaltrigen von Jüngeren gefürchtet. Vor seiner Bosheit sind Drei- und Vierjährige so wenig sicher wie Erwachsene vor ungewöhnlichen Beschimpfungen. In der Klasse sitzt er keinen halben Tag mit einem Kameraden in einer Bank, daß er dem nicht Griffeln und Federn zerbricht. Ein unbewachter Augenblick beim Heruntergehen über die Treppe und er hat seinen Vordermann mit einem Stoß zu Fall gebracht. — An ihm sind von jedem Lehrer, der ihn bekam, der Reihe nach alle Erziehungsmittel erprobt und — erschöpft worden; er hat es zunächst im Guten versucht, hat an die starke Seite des Buben angeknüpft, d. i. seine Fähigkeit, Erlebtes anschaulich schriftlich darzustellen; hat ihn der für alle verbindlichen Ordnung unterstellt und die den Übertretungen folgenden Strafen auch ihm angedroht; hat ihn, als seine Unverträglichkeit nicht mehr länger zu dulden war, allein und abseits gesetzt, ihn in allem abgesondert, um ihm die Reibungsflächen mit den andern zu nehmen; hat endlich, als dies alles völlig ohne Einfluß auf ihn blieb, als sich seine Bosheit sogar steigerte, zum letzten Mittel gegriffen: zur körperlichen Züchtigung. Der Lehrer war sich, als er hier angelangt war, zwar bewußt, daß das Ziel jetzt nicht mehr heißen konnte: Besserung, aber er war es den Mitschülern und den Eltern des mißhandelten Kleinen schuldig, daß die Rohheiten unter allen Umständen unterdrückt würden. Wenn er freilich auf einen Erfolg seiner nackten Gewaltmethode gehofft hatte, so mußte er schon nach wenigen Tagen sich anders belehren lassen: die Streiche unterblieben keineswegs, ungebrochen stand der Gewalttäter im alten Geleise. Jetzt mußte ihm Konsequenz bewiesen werden. Von nun an wiederholte sich fast täglich, bei jedem Lehrer, jenes unwürdige Schauspiel: Zornrotes Lehrergesicht; um sich schlagender, sich wehrender Missetäter; sausende, klatschende Hiebe, durchdringendes Schmerzgeheul; gespannt lauschende, erschütterte oder gierigbefriedigte Klasse; beim Lehrer: Erschöpfung, Beschämung und die Einsicht der Nutzlosigkeit des Ganzen, denn morgen, spätestens übermorgen wird die entwürdigende Szene sich in der genau gleichen Aufeinanderfolge erneut abspielen.

Ein anderes Bild: Von einem Buben der Klasse ist bekannt, daß er aus sehr schlimmen Familienverhältnissen kommt. Der Vater, ein Trinker und Spieler, ist zu Hause der Haustyrann, der Frau und Kind auf das brutalste mißhandelt. Die Mutter muß, um leben zu können, auch in die Fabrik gehen. Der Bub ist tagsüber ganz sich selbst überlassen und hat auch am Abend keine Möglichkeit zu einem menschlichen Umgang. Die Mutter — kränklich und abgehärmt — ist dann so müde und zermürbt und reizbar, daß sie ihm nichts mehr geben kann und vom Vater sind beide froh, wenn er nicht vor Mitternacht heimkommt. — Das viele unbeaufsichtigte Müßiggehen bringt den Buben, der jahrelang ohne besonderen Tadel durchgekommen ist, allmählich auf Abwege. Er gerät in die Hände von schulentlassenen Herumstehern und wird von denen, wie später herauskommt, zu Diebstählen und Einbrüchen benützt. In der Schule ist seine allgemeine Abwärtsentwicklung sehr bald zu spüren: er macht keine Aufgabe mehr, wird leichtsinnig in all seinen Arbeiten, verwildert auch äußerlich zusehends und bekommt einen Ton im Umgang mit dem Lehrer und den Kameraden, daß er in kurzer Zeit eine offene Gefahr für die Moral in der Klasse wird. Der Lehrer, der den Abstieg von seinen Anfängen an beobachtet hat, versucht dem mit allen seinen Mitteln entgegenzuwirken. Er zieht ihn in der Schule mehr wie bisher zur Arbeit heran, überwacht ihn dabei und besonders·im Verkehr mit den Kameraden genau, um ihm wenigstens in der Schule keine Gelegenheit zu Untaten zu geben. Bei dem ersten Eigentumsdelikt, das trotzdem bald geschieht — er nimmt einem Kameraden auf raffinierte Art einen größeren Geldbetrag, mit dem dieser eine Rechnung bezahlen sollte —, bei dem er außerdem auf das hartnäckigste und unverfrorenste leugnet, versuchte es der Lehrer, um ihn vielleicht im letzten Augenblick noch von den kommenden Verfehlungen abzuschrecken, mit einer drakonischen körperlichen Züchtigung. Der Erfolg schien die Außerordentlichkeit der Strafe nachträglich zu rechtfertigen. Der Bub ließ sich wochenlang nicht das geringste mehr zuschulden kommen, taute im Gegenteil sehr auf, wurde eifriger, sogar zu Hause fleißiger, daß das Verhältnis zwischen ihm und dem Lehrer ungewohnt freundlich wurde. Dessen alte Ansicht, daß gerade bei schlimmeren Buben mit einem menschlichen Ton am meisten erreicht werden könne, schien sich zu bestätigen. Als 14 Tage später die Schulkasse erbrochen und geplündert vorgefunden wurde, richtete sich der allgemeine Verdacht sofort gegen ihn. Die eingeleitete Untersuchung führte den Lehrer in die trostlosen häuslichen Verhältnisse und in die üble Kameradschaft und zeigte ihm dort auch die Wurzel der Verkommenheit des Buben. Jetzt wurde ihm noch viel deutlicher, wie sehr der Bub mit seinem schwachen Willen ein gefügiges Werkzeug in der Hand der Diebsgenossen war. Weil aber von zu Hause gar keine ernstliche Unterstützung zu erwarten war — der Vater prügelte den Buben halbtot und die Mutter wollte „mit dem Lumpen nichts mehr zu tun haben" — mußte der Lehrer dem nun einsetzenden Zwangserziehungsverfahren seinen Lauf lassen. Schulerziehliche Mittel, die eine Besserung des von zu Hause verwahrlosten Buben hätten zeitigen können, hatte er nicht. Sein klares Gefühl, daß es sich hier bloß um einen schwachwilligen Verführten handle, der noch zu gewinnen sein müßte, blieb kein Argument in dem Verfahren; umsoweniger, als noch in dessen Verlauf der Bub einen neuen Diebstahl auf sein Konto brachte. So mußte der Lehrer — gegen seine innere Überzeugung, aber unfähig, auf irgendeine Art praktisch bessernd einzugreifen — den Ausschluß des Buben vom allgemeinen Bildungsweg billigen und unbefriedigt zusehen, wie der Bub in die Besserungsanstalt, in eine Umgebung von lauter Schiffbrüchigen, gebracht wurde.

So selten die Fälle auch sind, daß ein Kind aus der Gemeinschaft der Braven und Anständigen ausgeschlossen und der Fürsorgeerziehungsanstalt überwiesen werden muß, so bedeutet das doch jedesmal für die Schule ein schmerzliches Eingeständnis ihrer Unfähigkeit, gerade hier zu helfen, wo Hilfe besonders nötig gewesen wäre; schmerzlich vor allem auch deswegen, weil sie weiß, wie außerordentlich selten es außerdem ist, daß ein von der Schule Aufgegebener in der Besserungsanstalt wirklich gebessert wird. Tatsächlich ist es doch viel häufiger, daß solch einer nach seiner Entlassung in einigen Jahren und nach kurzer Freiheit dem Jugendgericht und später dem ordentlichen Richter und dem Staatsanwalt übergeben werden muß.

Nicht immer wird die erzieliche Hilflosigkeit der heutigen Schule bei schwererziehbaren Kindern so weithin sichtbar; daß sie der davon betroffene Lehrer aber deswegen weniger quälend empfände, wäre ein Trugschluß. Im Gegenteil: Wahrscheinlich ist der Teil, den die täglichen kleinen Widerstände beitragen zu der so häufig anzutreffenden Unbefriedigtheit und Nervosität des Lehrers, ganz wesentlich größer als jener, der von den Störungen kommt, die ein sogenannter „großer Fall" mit sich bringt. Der trägt so oft den Stempel des Außerordentlichen, ja Sensationellen; hier bieten sich dem Lehrer soviele gewichtige Entschuldigungen an, wie Vererbung, krankhafte Veranlagung, nicht zu änderndes Milieu, daß das die Schwierigkeiten leichter tragen läßt. Was aber eigentlich zermürbt und aufreibt, ist das Heer der widrigen Alltäglichkeiten. Wenn er dem nicht — was so häufig ist — überhaupt ohne festen Boden gegenübersteht und von Fall zu Fall handelt ohne grundsätzliche Einstellung, sondern wenn er ernstlich Hilfe suchend zur Schulpsychologie und Erziehungslehre kommt, so können ihm die heute nur Mittel in die Hand geben, die hier zu schwach und zu kurz, weil zu oberflächlich wirken. Was bedeutet es, wenn ein ewig Unaufmerksamer, der immer geistesabwesend ist, dem auch das Interessanteste nur vorübergehend das Gläserne aus den Augen lockt, wenn der — wie die heutige Schulerziehungslehre dies anrät — streng überwacht, viel beschäftigt, in Güte und in Strenge gemahnt, durch Aufstehen oder Herausstellen mitzutun gezwungen oder auch körperlich gestraft wird, wenn er doch im ersten unbewachten Augenblick wieder in seine eigene Welt versinkt und das alte Lied nun wieder — stündlich und täglich — von vorne beginnt? — Ist es bei den vielen Tändlern und Schwätzern anders? Da muß jeden Tag das Gleiche gemahnt, getadelt, gedroht und gestraft werden ohne die geringste Aussicht, jemals der Wurzel dieser Fehler nahezukommen und hier mit erziehlichen Bemühungen anzusetzen. Wie schnell sind die Mittel gegen die Faulen z. B. erschöpft! Da versucht man es zuerst, sie gleich den Guten in der Klasse an die regelmäßige Arbeit zu gewöhnen. Gewöhnlich ist man schon deswegen bald damit gescheitert, weil der Mehrzahl der Faulen eben wegen ihrer früheren Faulheit soviel an Grundlagen fehlt, daß eine Mitarbeit auch dann äußerst schwierig wäre, wenn sie mittun möchten. An ihrem Willen aber fehlt es ja gerade. Liegt es nun — so sagt die heutige Schulerziehungslehre — daran, daß die Schwachheit des Willens die Ursache ist, so gilt es den Buben strenge zu überwachen und alle Anlässe zur Bequemlichkeit beiseitezuschaffen. Nötigenfalls ist „strafend einzugreifen". Die Notwendigkeit einer Strafe hier ergibt sich aus ihrer Wirksamkeit überhaupt. Die ist (ich zitiere wörtlich aus einer sehr bekannten, weitverbreiteten und amtlich an Seminarien eingeführten Erziehungslehre eines Lehrerbildners): „Sie unterstützt den schwachen, aber guten Willen in der Erfüllung der Gebote und Verbote. Jede Strafe bringt kleineres oder größeres Leid über den Gestraften. Weiß nun das Kind aus Erfahrung, daß die Übertretung eines Befehls Strafe nach sich zieht, so werden bei der Versuchung zur Übertretung die Vorstellungen von der zu erwartenden Strafe und dem damit verbundenen Leid in ihm aufsteigen. Diese Vorstellungen, d. i. die Furcht vor der Strafe, stehen dem schwachen, bedrängten Willen im Kampfe mit den sinnlichen Antrieben bei. Sie schrecken das Kind vor der Übertretung des Befehles ab." Erweisen sich die so getroffenen Erziehungsmaßnahmen als unwirksam, bleibt das Kind vielmehr hartnäckig und böswillig bei seiner Faulheit, so muß schärfer gestraft werden. Die andere Wirksamkeit der Strafe tritt in Kraft (aus dem schon bezeichneten Lehrbuch zitiert): „Sie bricht den auf das Böse gerichteten Willen und leitet ihn in richtige Bahnen. Auch hier ist es die Furcht vor der Strafe, auf der die Wirkung beruht. Nur fällt ihr eine schwerere Aufgabe zu. Sie muß imstande sein, allein, ohne Mithilfe des guten Willens die durch die böse Willensrichtung noch mächtigeren sinnlichen Motive zu besiegen. Um den bösen Willen durch Strafe zu bessern, sind deshalb im allgemeinen strenge Strafen anzuwenden, damit die Furcht vor der Strafe hinreichend ist von der bösen Handlung abzuschrecken."

Also ist die Schule auch hier beim faulen Schüler wie bei allen mit anderen Unarten Behafteten nach ehrlich und mit dem besten Willen unternommenen aber ergebnislosen Versuchen, den inneren Menschen umzustellen, so bald dabei angelangt, daß sie das Ordnungswidrige, das „Schlechte" oder „Böswillige" im Kind zu unterdrücken versucht. Mit wieviel Mißerfolg, namentlich bei den ernsteren Fällen, ist bekannt. Viele solche an sich kleine Mißerfolge, besonders aber dies vergebliche Ankämpfen gegen tiefer liegende Fehler, dies Ewig-das-Gleiche-sagen-müssen, dies Herumtappen an der Oberfläche, dies Nicht-zu-der-Wurzel-kommen schaffen auch in dem Lehrer, der mit bestem Willen und mit bester Kraft an seine Arbeit geht, die Grundlage zu einer so häufigen Unsicherheit und Unbefriedigtheit, die — durch die Unmasse des zu bewältigenden Stoffes und durch die immer noch viel zu großen Klassen gesteigert — ihn über kurz oder lang zum bekannten „nervösen Lehrer" macht. Wer tieferen Einblick hat, weiß, wie wenige gerade von den Lehrern, die ihren Erzieherwillen wachhalten wollten, dem Los entgangen sind, solche nervöse Lehrer zu werden. Sind sie aber einmal hier angelangt, da beginnt erst der eigentliche Leidensweg für sie und ihre Schüler. Sie schieben die Arbeit, die ihnen bisher so viel Kraft gekostet und doch nichts als Mißerfolge eingebracht — die Erziehung der Schwererziehbaren — möglichst weit von sich und verschreiben sich nun — um den quälenden Mahner im eigenen Innern loszuwerden — mit allen Kräften dem Unterricht. Aus dem schiffbrüchig gewordenen Erzieher wird der Unterrichter. Hier ist ihm von der Wissenschaft weit besseres Handwerkszeug überliefert, hier wachsen die Ergebnisse schneller, hier ist die aufgewendete Arbeit leichter für sich wie für andere sichtbar und nachweisbar und nachprüfbar, hier kann man Erfolge „schwarz auf weiß nach Hause tragen". — Freilich wird den Kindern damit noch mehr Druck auferlegt, freilich wächst damit automatisch der Widerstand, ganz besonders von der Seite der Schwierigen. Da kann man nun gar nicht so selten auf eine teilnehmende Frage eine aufgeregt-freudige Antwort bekommen: „Wie es jetzt geht? Tadellos, sage ich Ihnen! Wie am Schnürchen! Wissen Sie, ich arbeite jetzt mit dem Ehrgeiz. Die Klasse ist ganz in Schwung; da wird gearbeitet, unerhört; sogar zu Hause." „Und Ihre Schwierigen?" „Die sind isoliert, d. h. sie haben sich selbst in die Lage gebracht. Sie tun nicht mit, wenn die anderen eifrig sind, stören wohl auch in der alten Art weiter und haben die Folgen dafür zu tragen; aber die Hauptsache: sie sind dem Fortschritt der anderen jetzt ganz ungefährlich! Sie haben sich durch ihr Abseitsstehen völlig um die Wirkung ihrer zerstörenden Kräfte gebracht, die früher immer zu fürchten und manchmal zu spüren war. Aber nochmal: Die Erfolge bei der guten Mehrheit sind fabelhaft!" — Man muß das einigemale gesehen haben, wie dies gehandhabt wird, was hier „Arbeiten

mit Ehrgeiz" genannt wurde, um überzeugt zu sein, daß die Erfolge wirklich
„fabelhaft" sind; dies Einspannen einer Klasse in ein oft in letzte Möglichkeiten
ausgeklügeltes System von Belobigungen, Belohnungen, Tadeln, Drohungen,
Strafen (Ehrenstrafen! „die ausdrücklich über das Kind verhängt werden,
um das Ehrgefühl zu verletzen" — aus dem schon bekannten Lehrbuch zitiert),
von Anstachelungen, von gegenseitigem Ausspielen und Abwerten, von Aufforderungen, sich an andern ein Beispiel zu nehmen, von Beschämungen, von
Versprechungen, von Bedrängungen und Bedrückungen; dies Aufpeitschen
der gefährlichsten Kräfte im Menschen, dies Züchten der mißgünstigen, ewig
vergleichenden und darum ewig unruhigen Gesinnung, diese hohe Schule der
Scheelsucht und Selbstsucht. Daß aus solch einer unglückseligen „Musterklasse" das Letztmögliche an unterrichtlicher Leistung herausgepreßt werden
kann — meist sogar unter freudiger Mitarbeit eines Teiles der mißbrauchten
Kinder (der erfolgreichen nämlich) — das ist wohl mit ein Grund, warum man
die Schädlichkeit aller Ehrgeizerziehung nicht sehen will. Weder bei der Behörde
noch im Volk ist sie, wie sie es verdiente, verfehmt. Es ist hier wieder einmal
so, daß um äußerer, schnell sichtbar zu machender Vorteile willen innere, nur
langsam wachsende Werte geopfert werden. Daß in einer durch Ehrgeiz auf-
gestachelten Klasse alle die Kinder tiefen Schaden leiden, die sich, wie es heißt,
„durch ihre Faulheit oder Bosheit selbst isoliert haben" das wird auch dem oberflächlichsten Betrachter deutlich. Sie haben sich gewöhnlich zur besseren Abwehr in einem geschlossenen Häufchen inmitten der gutgesinnten Mehrheit
zusammengefunden. Der ohnehin schon nervöse Lehrer wird durch den organisierten, oft sehr hartnäckigen Widerstand nur noch unsicherer, spart — solange
er es noch „im Guten" versuchen will — nicht mit Hinweisen auf die braven
und fleißigen Anderen. Hier aber, bei den in Trotzeinstellung groß Gewordenen
versagen auch diese Mittel. Es kommt zum Gebrauch der Gewalt. Jeder Zusammenstoß schmiedet den Ring um sie fester. Das Ende: Sie alle sind von dem
Ziel, dem sie durch die Schule hätten nähergebracht werden müssen: Mitarbeit
an gemeinschaftlichen Aufgaben weiter entfernt als je. Sie haben sich in langen
Jahren und bei vielen Anlässen allein geübt im Stören und Hemmen gemeinsamer Arbeit. Die Schule aber ist durch das so oft angeführte „Selbstabsondern
der Faulen und Böswilligen" nicht entlastet. Auch die andere Entschuldigung,
die sie vielleicht für sich in Anspruch nimmt, zergeht zu nichts, wenn man ihr
ernstlich prüfend nachgeht; die nämlich, daß dafür die gutwilligen Kinder
um so weiter gebracht würden. Für das Unterrichtliche, Stoffliche mag es
manchmal stimmen. Aber nur einen Schritt über diese äußeren, erst in dritter
oder fünfter Linie wichtigen Dinge hinaus und das Elend, in das sie gebracht
werden, ist nicht mehr zu leugnen. Sie haben nicht weniger als die Schwerzieh-
baren in ihrer Schulzeit das einzig Wichtige gänzlich entbehren müssen: die
tätige Ausbildung der mitmenschlichen Kräfte in ihnen. Die Schule hat sie
wohl angehalten, von Kameradschaftlichkeit zu sprechen und zu schreiben,
es aber auch zu tun und besonders dort zu tun, wo es am nötigsten und verdienst-
lichsten gewesen wäre, den Schlechten gegenüber, das war nicht nötig, oft
nicht einmal erlaubt. Man las und sprach viel über Nächstenliebe und Hilf-
reichsein, ließ sie aber das Nichthelfen, das Nichtunterstützen täglich üben.
Wo wird — als ein kleines Beispiel — in solch einer Ehrgeizklasse einer einem
Schlechteren einen Fehler im Heft zeigen, wo wird er ihm helfen, einen anderen
zu vermeiden, wo wird einer einen schwachen Rechtschreiber abschreiben lassen,
wo wird einer seinem Kameraden den Aufsatz durchsehen und ihm eine schlechte
Wendung so umstellen, daß sie Hand und Fuß bekommt? — Das hält alles auf,
kostet Zeit, vermindert die eigenen Chancen. Übertreffen ist die Losung, nicht
helfen! Noch mehr: Wenn ein Bub es möchte, wo darf er das überhaupt tun?

Dem Lehrer geht nichts über ein klares Bild vom eigenen Wissen und Können jedes Einzelnen. — Die Geschichten vom Verhältnis Jesu zu den Zöllnern, zur Samariterin, zur öffentlichen Sünderin werden nur zur Kenntnis genommen; die Gelegenheit, die Lehren in der Tat anzuwenden im Zusammenleben mit den Isolierten, verstreicht ungenützt; im Gegenteil, gerade jene Ausgestoßenen werden ein bequemes Vergleichsobjekt und ein allzeit bereites Mittel, eigene Selbstgefälligkeit und eigenes Pharisäertum zu stützen. —

Es wäre gegen alle Wahrheit und ein Unrecht an den vielen Tausenden hingebender Lehrer, wenn man sagen wollte: Die heutige Schule ist so! Wir wollen nicht einmal so weit gehen und behaupten — was heute sehr oft mit Gründen verfochten wird —, daß die Ehrgeizerziehung und als ihre typische Vertreterin die Musterklasse das Ziel oder das Symbol der heutigen Schule sei. Daß hier schonungslos darüber gesprochen wird, hat seinen Grund einmal darin, daß Ehrgeizerziehung in allen Formen und Graden — in Wahrheit immer ein verhängnisvoller Irrtum — in alle Schichten von Gebildeten und Ungelehrten gedrungen ist und sich dort großen Ansehens erfreut; zum anderen aber darin, daß hier greller als sonstwo die Unzulänglichkeit und Oberflächlichkeit unserer heutigen Schulpsychologie offenbar und ihre Hauptschuld an dem Elend unleugbar aufgedeckt wird. Wieviele ehrlich strebende und hingebende Lehrer sind nicht mit den oft dürftigen, noch öfter falschen Hilfen, die sie ihnen gab, an dem Widerstand von ein paar Aufsässigen in der Klasse gescheitert; zum Schaden für diese wenigen, zum Schaden für die Klasse und — nicht zum wenigsten! — zum eigenen größten Schaden!

Wenn wir nun am Ende der acht Jahre, während derer die Kinder der Schule anvertraut waren, an jenem zweiten Wendepunkt in ihrem Leben, beim Eintritt in das große Leben uns fragen, ob die Schule alles von dem eingelöst hat, wozu sie sich einst verpflichtete: die Kinder auf das Leben vorzubereiten, so wird uns die Antwort schwer werden. Wohl keiner, der Einblick hat und guten Willens ist, die Frage so weit als möglich „ohne Haß und Liebe" zu beantworten, kommt zu einem klaren bedingungslosen Ja! Wir sehen es so: Ob der Teil der Aufgabe, den der Unterricht zu bewältigen unternommen hatte, erfüllt worden ist, ist mehr als zweifelhaft. (Das hier zu beweisen, ist nicht der Ort.) Die unzähligen Gelegenheiten zu gegenseitig hilfsbereiter, tätiger Gemeinsamkeit sind nur von einer sehr kleinen Minderzahl der Lehrer wirklich bewußt und mit ganzem Ernst und mit aller Ausdauer genützt worden. In den allermeisten Fällen aber ist das wichtigste Stück einer wahren Vorbereitung auf das Leben gänzlich versäumt worden: die volle Menschlichkeit einem schwer zu behandelnden Kameraden gegenüber tätig zu beweisen; fast ausnahmslos sind die allen Kindern innewohnenden mitmenschlichen Kräfte in diesen hochwichtigen, langen acht Jahren brach liegen gelassen worden. Dies scheint uns eine der Hauptursachen der heute so vielbeklagten Selbstsucht und Gefühlsarmut unserer Jugend und nicht bloß unserer Jugend.

Weil wir uns aber die Geste des untätigen Jammerns über diesen Niedergang nicht leisten können, weil wir in der Schule dem allgemeinen Leid näher als viele sind, weil wir, wenn wir einen irrtümlichen Standpunkt innehaben, selbst mit in den Strudel gezogen werden, darum ist unsere Dankbarkeit groß für Alfred Adler, der uns einen neuen und sicheren Weg aus dem Elend zeigt.

II. Der neue Weg.

Es lohnte einmal die Mühe, alle Parallelen durchzudenken, die bestehen zwischen den Beziehungen der Erwachsenen zu ihrer Umwelt, zu Gemeinde und Staat und denen der Kinder zur Schule. Es ergäbe sich, daß hier wie dort

die gleichen Gesetze des Zusammenlebens Geltung besitzen, daß die Schulklasse ein zwar verkleinertes, verjüngtes aber darum doch unbedingt zuver-
lässiges Abbild des öffentlichen Lebens darstellt. Nehmen wir heute aus den
vielen Übereinstimmungen nur eine heraus: Beide sind bevölkert von gemeinschaftlichen und ungemeinschaftlichen Menschen. In beiden spielt sich das Leben
des Einzelnen so ab, daß er nicht bloß mit einem engen Kreis geachteter und
geliebter Menschen und mit der großen Menge der ihm Gleichgültigen zusammenleben muß, sondern daß er nicht zu selten an Unangenehme, Unverträgliche
gerät. Die bringen naturgemäß Störungen in sein Leben, gegen die er sich ebenso
gesetzmäßig wehren muß. Damit diese Auseinandersetzungen zwischen beiden
nicht das Wohl der unbeteiligten Andern schädigen, müssen Staat wie Schule
ordnend und schützend eingreifen. Beide trachten die Schädigungen der Allgemeinheit durch alle Ungemeinschaftlichen für die Zukunft zu verhindern
und beide suchen den Angegriffenen vor kommenden Störungen zu behüten.
Ihre gemeinsamen Maßnahmen zielen also einmal dahin, den Ungemeinschaftlichen von seinem Tun abzuhalten, dann aber auch dahin, alle anderen so weit zu
bringen, daß sie bei der Abwehr etwaiger neuer Angriffe nicht gesetzeswidrige,
d. i. auch ungemeinschaftliche Wege gehen.

   Diese Maßnahmen hat auch die heutige Schule in ihr Arbeitsprogramm
aufgenommen. Zu welcher Erfolglosigkeit ihre hingebenden Bemühungen
führten, sehen und spüren wir täglich und allerorten. Es konnte nicht anders
sein. Ihr geistiges Werkzeug, das ihr die Schulpsychologie immer noch liefert,
ist alt, stumpf, unbrauchbar. Der Lehrer in der Schulstube trägt die Kosten
dafür, daß die Psychologen, die ihn mit Wissen versorgen, um Jahrzehnte
hinter der Entwicklung der modernen Psychologie zurück sind. Die stecken
heute noch in der längst widerlegten Anschauung von der Seele als einer bloßen
Summe von Wahrnehmungen und Vorstellungen, Gefühlen und Strebungen;
die betrachten heute noch das aus der Naturwissenschaft irrtümlich herüber-
genommene Kausalitätsgesetz als das Grundgesetz der Psychologie und sie
haben heute noch für die damit erzielten Mißerfolge keine andere Erklärung
als den fatalistischen Hinweis auf erbliche Belastung, schlechte Veranlagung
und angeborene Unbegabung. Daß der Lehrer dann auf dieser Grundlage
zu der äußerst oberflächlichen Gegenüberstellung von schwachem und bösem
Willen und all den daraus folgenden mechanistischen und gewalttätigen Prak-
tiken kommt, ist kein Wunder. Wie die Adlersche Individualpsychologie zu
dem Problem vom Wesen der Seele steht, wie sie an Stelle der bisher geltenden
Kausalität alles psychische Geschehen final betrachtet, was sie zu den Schlagworten Veranlagung, Vererbung, angeborene Unbegabung denkt, das ist in diesem
Buch von Berufenen dargelegt. Zur Vermeidung von Wiederholungen sei darauf
verwiesen. Zurückkommend auf unser engeres Gebiet: Daß zum geistigen Rüstzeug des Volksschullehrers auch die Kenntnis der seelischen Entwicklung des
Kindes im Vorschulalter gehört, ist längst anerkannt. Daß in der Zeit bis zum
6. Lebensjahr aber wohl für jeden Menschen die Entscheidung für sein ganzes
Leben fällt, ist eine junge Erkenntnis. Damit muß sich unsere Stellung zur
Psychologie des vorschulpflichtigen Kindes gründlich ändern; hat sie bisher neben
so vielen anderen a u c h zum Berufswissen gehört, so wird allerernstestes Eindringen
jetzt Hauptziel unserer Bemühungen. Die in diesem Handbuch enthaltene Abhandlung „Das nervöse und schwererziehbare Kind" von Kurt Seelmann beschäftigt sich mit den Fragen der Erziehung des vorschulpflichtigen Kindes. Ich
verweise auf sie besonders und fasse hier nur ganz knapp das Ergebnis zusammen:

   1. Alle Kinder, die in körperlicher Gesundheit und in Hut von gütigen,
verständigen Menschen aufwachsen, die ihnen Entmutigungen ersparen, werden
die Jahre der natürlichen kindlichen Unsicherheit ohne Schaden durchleben.

2. Sind sie nicht so glücklich, belastet ihre junge Seele dauernder Druck — komme der von starker Organminderwertigkeit, von lieblosen oder unvernünftigen Erziehern — so schlägt ihre innere Entwicklung zwangsmäßig andere Wege ein. Die natürliche, unter günstigen Umständen vorübergehende Unsicherheit beharrt und verstärkt sich zu einem allgemeinen Sichminderwertigfühlen.

3. Die Psyche ist in ihrer Not auf Ausgleich und Überausgleich bedacht und findet den in dem Ziel der Überlegenheit über alle. Das Kind verfolgt dieses Ziel von jetzt an überall und immer, tätig oder scheinbar erleidend, durch Auflehnung oder durch scheinbares Nachgeben.

4. Untrügliches äußeres Anzeichen jeder kindlichen Mutlosigkeit und Unsicherheit aber ist seine Ungemeinschaftlichkeit, die sich — so sehr ihre Formen sich wandeln — nie verbirgt.

Als solche ungemeinschaftliche Kinder nimmt sie nun (neben andern verhältnismäßig sicheren und verträglichen) die Schule auf. Die weiß von ihnen: Sie haben alle — ohne Ausnahme — den Mut verloren und sind Pessimisten geworden. Jedes Kind trägt in sich die Neigung zur Verallgemeinerung des einzeln Erlebten; sie soll die zunächst noch unüberschaubare, verwirrende Fülle des Lebens künstlich verkleinern und das Zurechtfinden in ihm erleichtern. So werden die schlechten Erfahrungen, die unsere Kinder in ihrer ersten kleinen Umgebung gemacht haben, auf alle Erwachsenen und auf alle Menschen übertragen. Damit kommen sie auch der Schule mit ängstlicher Spannung und dem starken Mißtrauen entgegen: Wird es hier auch so sein, wie zu Hause, werde ich hier auch nichts taugen, wird hier auch ewig genörgelt und getadelt und geschimpft? — ein Mißtrauen, das von dem Erzieher, der bisher mit dem Kind nicht fertig geworden ist, durch drohende Übertreibungen gar noch künstlich geschürt worden ist. —

Die Schule weiß, daß sie nicht das Allergeringste tun darf, was einer Bestätigung der kindlichen Meinung von seiner eigenen Unbrauchbarkeit und von der unlösbaren Schwierigkeit der menschlichen Aufgaben gleichkäme. Sie weiß, daß sie das durch entmutigende Einflüsse schwer gestörte seelische Gleichgewicht wiederherstellen muß. Sie weiß aber auch, daß sie durch die beharrliche unauffällige und still wirkende Tat das allgemeine Mißtrauen zum wenigsten in Vertrauen zu ihr wandeln kann. In dem gleichen Maße, in dem naturgemäß alle Einflüsse der Familie von Jahr zu Jahr schwächer wirken, wächst die Möglichkeit der Schule, Stütze für das um seine Geltung kämpfende Kind zu werden.

Mit dem klaren Blick auf ihre Aufgabe, als Mut- und Kraftquelle zwischen Familie und freiem Leben zu stehen, geht die Schule nun an die Arbeit. Auf die erste Frage: Woran ist im einzelnen die besondere Fürsorgebedürftigkeit zu erkennen? haben wir schon eine allgemeine Antwort: An seiner Mutlosigkeit und Ungemeinschaftlichkeit. Die Erscheinungsformen dieser Mutlosigkeit freilich sind bei den einzelnen Kindern so mannigfach, sich oft äußerlich so widersprechend, oft auch zeitlich im einzelnen Kinde sich ablösend, daß es besonderer Einsicht bedurfte, sie als Wirkung einer und derselben inneren Kraft zu erkennen. Hätte die Individualpsychologie dem Lehrer sonst gar nichts gebracht als den Bruch mit der bisherigen blinden Symptomgläubigkeit und das Hinführen zum Krankheitsherd, so wäre dies allein schon eine Erlösung gewesen. Mit welch anderen Augen schauen wir jetzt schon in den ersten Schulwochen die Kleinen an. Jetzt springt uns manches sofort in die Augen, was einem Ungeschulten unwichtig, der Beachtung unwert wäre. Daß der Bub z. B., den die Mutter am ersten Schultag so heftig betreute, den sie anzog, hinsetzte und schneuzte, gleich bei den allerersten Anlässen, seinen Willen zur Mitarbeit zu zeigen, gänzlich versagte, ist uns nicht weiter verwunderlich. Ihm war daheim

durch die sonst unbeschäftigte Mutter, die sich mit ihrer ganzen Unbefriedigtheit auf ihn gestürzt hatte, jede selbständige Regung unmöglich gemacht.
Er hatte so oft gehört: „Komm, laß mich das machen — das kannst Du nicht —
das ist nichts für Dich", daß er jetzt, wo zum erstenmal Selbständigkeit von ihm
verlangt wurde, sie nicht haben konnte.

Wenn man zunächst von den wenigen Kindern absieht, die in den unteren
Klassen schon die ersten, man möchte sagen schüchternen Versuche zur Frechheit wagen und denen, die sich im Unterricht auffällig und ungebührlich vordrängen, dann haben sich auch für den bisherigen Lehrer keine Zweifel darüber
ergeben, daß die Ursache aller der Schwierigkeiten, gegen die er angehen muß,
in der Mutlosigkeit und Ängstlichkeit der Kinder lag; eine Ängstlichkeit, die sich
manchmal soweit steigert, daß ein Kind, so oft es angesprochen wird, sich unter
die Bank verkriecht oder daß ein anderes mit völlig gesunden Sprachorganen
ein halbes Jahr kein Wort spricht. Hier ist der Zusammenhang zwischen dem
äußeren ängstlichen Gehaben und der inneren Mutlosigkeit ohne weiteres klar.
Der Krankheitsherd — das Gefühl der Minderwertigkeit und Mutlosigkeit — erzeugt in den ersten Schuljahren noch vorwiegend Symptome, die auch den
Ungeübten schnell auf die rechte Betrachtungsweise führen. Das wird später,
in den Oberklassen, gründlich anders. Hier hat sich die ursprüngliche Ängstlichkeit in soviele Abzweigungen gespalten, hier hat sie Formen und Grade angenommen, daß man ihr mit bisherigen Ansichten und Einsichten nicht mehr
gerecht wird. Ein paar Beispiele dafür:

Bei der Übernahme einer neuen 7. Klasse fehlt einer, von dem seine Kameraden berichten, er habe bisher nichts wie den Lehrer geärgert; von dem der
Schulbogen berichtet, er sei ein „frecher Unruhestifter", der dem Lehrer einmal bei einer Bestrafung ins Gesicht geschrieen: „Du vollgefressener Sauhund",
der schon einigemale gestohlen und die Schule geschwänzt habe. Nach 4 Tagen,
durch eine fadenscheinige Krankheitsentschuldigung gedeckt, kam er an. Die
Schule hatte schon begonnen, da wird plötzlich die Tür aufgerissen: Er kommt
herein. Ohne den Lehrer im geringsten zu beachten, grinst er in die Klasse
hinein, erwidert seelenruhig ein paar zugeflüsterte „Servus, Franze" mit einem
lauten „Servus Hanse — Servus Kare" und sucht sich in den letzten Bank-
reihen einen Platz. Er ist sehr klein, gedrungen, nicht einmal besonders kräftig,
und doch scheint er beinahe die ganze Klasse irgendwie zu beherrschen. Der
Lehrer spürt sofort die starke gegen ihn gerichtete Kraft, die mit Franzens
Eintritt in das Zimmer lebendig geworden ist. Davon, wie von Franzens Benehmen ist er für Augenblicke überrumpelt. Hätte er in der Situation nicht über
ein großes individualpsychologisches Wissen zu verfügen, aus dem ihm Kraft
und Ruhe fließt, so würde er sicher den hingeworfenen Handschuh aufnehmen
und es auf eine äußere Machtprobe ankommen lassen. So aber faßt er sich
und sagt in aller Ruhe und Herzlichkeit: Du bist wohl Franz K.? Komm her,
wir kennen uns ja noch gar nicht! Nun ist das Überrumpelt- und Augenblick-
lich-hilflossein an der Klasse und ganz besonders an Franz. Der hatte sich
— später erzählte er es selbst — schon ein paar freche Redensarten bereit gelegt,
um damit das totsicher erwartete Schimpfen des neuen Lehrers mit den üblichen
Randbemerkungen zu versehen, die ihm gleich am ersten Tag wie so oft in den
letzten Jahren die Lacher auf seine Seite bringen sollten. Höchst verwundert
betrachtet er jetzt erst den Lehrer, langsam steht er auf, geht zögernd heraus
und legt sogar seine Hand in die dargebotene des Lehrers. Die Klasse aber
— nicht weniger überrascht von dem völlig unerwarteten Ausgang der Szene —
sieht aufs höchste gespannt zu. Franz geht ratlos wieder auf seinen Platz zurück,
sagt nichts und stört diesen Vormittag mit keinem Wort. „Und ein solch freches
Bürschchen soll mutlos sein?" Diese Frage kommt auf die Geschichte jedesmal

mit der gleichen Entrüstung. Die an demselben Tag einsetzende gemeinsame Arbeit förderte soviel Tatsachen zutage, daß auch der Entrüstetste, wenn er ehrlich bleiben will, zugeben muß, daß man seine Frage bejahen muß. Franz hatte einen ungewöhnlich rohen Vater, von dem er sein Lebtag nichts als härtesten Druck erlebt hat; von dem er, wie die Mutter sagte, „keine drei freundliche Worte in seinem Leben gehört" hat, der ihn so prügelte, daß er zweimal wegen Kindsmißhandlung bestraft wurde, der ihn einmal eines Abends zur Strafe so an einem Tischbein festband, daß er die Nacht auf dem Boden kniend zubringen mußte. Wer in Betracht zieht, welche Stellung gerade der Vater in den Augen jedes kleinen Kindes innehat, wie er das mächtigste Wesen in seiner beschränkten Welt darstellt, wird die entmutigende, das Selbstbewußtsein zu tiefst erschütternde Wirkung solch jahrelangen Tadelns, Nörgelns, Schimpfens und Prügelns nicht zu gering einschätzen.

Aus dieser äußerst gedrückten Lage konnte er — das war das Trostlose — sich nicht zu einer hilfreichen Mutter flüchten, die ihn wieder aufgerichtet hätte. Sie war von der älteren Schwester, einem Musterkind voll Fleiß und Tugend, ganz mit Beschlag belegt worden. Die Schwester aber — ein reiner Typ „ältere Schwester" — ließ ihn in nichts aufkommen, spielte mit der bei Musterkindern üblichen raffinierten scheinbaren Absichtslosigkeit ihre allgemeine Tüchtigkeit gegen seine allgemeine Unbrauchbarkeit aus und befestigte ihre Stellung durch ein für ihn unentrinnbares Überwacher- und Angebertum. Als dreifach ausgeschlossener, äußerst Entmutigter schickt man ihn in den Kindergarten und dann zur Schule. Dort ist er das typisch ängstliche Kind, das sich vor Lehrer und Kameraden fürchtet. Die Mutter muß ihn hin- und heimbringen, er weint sehr viel, hat „furchtbar Angst" vor allen. Das Lernen fällt ihm — mutlos wie er ist — schwer. Als dies später soweit führt, daß er eine Klasse wiederholen muß, gibt er die Mitarbeit völlig auf, entzieht sich allen Anforderungen und rechtfertigt dies vor sich und den andern mit dem üblichen trotzigen „Ich will nicht", an Stelle des wahren inneren „Ich kann nicht". Weil der Druck, der von allen Seiten — Vater, Mutter, Schwester, Lehrer und Kameraden — auf ihn einstürmt, immer stärker wird, müssen notwendig die Mittel zur Abwehr damit Schritt halten; er schwenkt in das Lager des aktiven Widerstandes ein, wird frech und trotzig. — Nur der oberflächliche Betrachter aber kann jetzt noch darin anderes sehen als die Notwehr einer völlig mutlos gewordenen Seele, die — selber in gänzlicher Vereinzelung stehend — der als Feind betrachteten Gemeinschaft ihre Macht und Überlegenheit beweisen will; ein Unternehmen, das ihm wirklich dann auch jedesmal gelingt, wenn der nicht einsichtige Lehrer die vom Buben geschickt herbeigeführten Anlässe zu äußeren Machtproben zu eigenen äußeren Siegen ausnützen will. Wie wäre die vorhin gezeichnete Antrittsszene des Franz wohl dann verlaufen, wenn ihm der Lehrer, wie es üblich ist, hätte Autorität zeigen wollen? Nehmen wir den — schon seltenen — Fall an, daß es dem Lehrer gelingt, alles ohne jede Heftigkeit zu erledigen: „Weißt du nicht, wie du dich in der Schule zu betragen hast?" — Mehr oder weniger laute, seit langem zurechtgelegte freche Bemerkungen. — „Komm heraus!" — wie vorhin, Franz bleibt sitzen; die Klasse wartet gespannt: Es wird doch wohl hoffentlich zum Kampf kommen! — „Sofort stehst du hier vor mir!!" — Ein nicht zu überhörendes Schimpfwort von Franz; in der Klasse wächst der Geschmack an der Sensation —. Das Weitere erlasse man mir; es ist in allen Fällen eine Niederlage des Lehrers, die damit nicht aufgewogen wird, daß den Übeltäter eine mehr oder weniger „exemplarische" Strafe getroffen hat. Er triumphiert! Wer es nicht glaubt, der begleite ihn von ferne auf dem Heimweg von der Schule, sehe zu, wie die anderen Frechen der Klasse ihn laut loben, wie die Guten und Braven mit bewunderndem Abscheu

von ihm sprechen, wie die Masse der anderen sich wenigstens über die feine Ab-
wechslung freut, die er ihnen verschafft hat, der sehe endlich, wie niedergeschlagen
der Lehrer sich auf den Heimweg macht.

Ein anderer Fall, der zunächst nach seinem äußeren Anschein — besonders
für den in der alten Psychologie groß gewordenen Symptomgläubigen — recht
wenig nach Mutlosigkeit und Ängstlichkeit herschaut.

Robert K., unser Allerkleinster, schwächlich, unterernährt, zerlumpt, un-
sauber, der Typ des verwahrlosten Proletarierkindes, ist wochenlang beim
neuen Lehrer nicht aufgefallen. Er arbeitet mit und zeigt sich bei besonderen
Aufträgen als sehr pünktlich und gewissenhaft. — Eines Morgens 8 Uhr bei
Beginn der Rechenstunde sitzen alle bequem gerade, nur Robert liegt mit dem
Gesicht auf der Bank. Kopfrechnen! Auch Robert wird zwischenhinein aufgerufen. Er murmelt unverständlich seine Antwort und bleibt liegen. Auf die
zweite Frage gibt er keine Antwort mehr. Nun geht der Lehrer hin zu ihm und
fragt ruhig: Nun Robert, was ist denn los mit dir? In dem Augenblick schreit
er gellend auf, reißt im Nu seine Bücher aus der Schultasche unter der Bank,
wirft sie seinen Kameraden rechts und links an die Köpfe, zerbricht seine Griffel,
stürzt an die Wandtafel hinaus, schlägt mit der Faust darauf, stampft mit den
Füßen, schlägt auch auf die zweite Wandtafel, geht zurück an seinen Platz
und setzt sich stumm, wie wenn er urplötzlich erwacht wäre, nieder. Die Klasse,
solche „Gaudi" von den Vorjahren her gewohnt, freut sich und lacht. Der
Lehrer wehrt dem und sagt, ehe er zur Tagesordnung übergeht, zu Robert:
„Du bist jetzt aufgeregt. Um 11 Uhr erklärst du mir das Ganze". Die Aussprache zeigt dem Lehrer, wie sehr die äußere Verwahrlosung mit einer inneren
Hand in Hand geht. Ungehemmt, in den stärksten Ausdrücken ergoß sich eine
Flut der gröbsten Beschimpfungen über seine Mitschüler und besonders über
seinen Nachbarn. Es war erschreckend, wieviel Haß auf seine ganze Umwelt
dabei zutage kam. — Der Lehrer, auf diese Seite seines Wesens einmal aufmerksam gemacht, machte nun in den nächsten Monaten eine Reihe von Beobachtungen, die das Bild vom unkameradschaftlichen, unverträglichen, jähzornigen, ewig kämpferischen Kind vervollständigten. Er schiebt eines Tages
nach der Schule das Rad des Lehrers in den Hof (es ist dies sein Amt). Da sagte
ein Großer gutmütig-spaßhaft zu ihm: „Geh weg, du bist ja viel zu klein
für dies große Rad." Robert wirft das Rad krachend auf das Pflaster hin,
springt zu dem Großen hin, schlägt ihn blitzschnell mitten ins Gesicht, nimmt
das Rad ruhig wieder auf und schiebt es weiter. — Täglich ist er in Raufereien
verwickelt, mit Vorliebe in solche mit großen Buben; nie ergibt er sich; im
äußersten Fall kratzt und beißt er wahllos. — Ein Aufsatz von ihm selbst:
„Der Meier hat mich dumm angeredet. Da hab ich ihm eine hineingehaut. Da
hat er mir auch eine aufs Aug gehaut, daß ich ganz geschwollen bin. Da hab
ich ihm eine auf die Nase gegeben, daß er geblutet hat. Da hat er das Dumm-
anreden bleiben lassen." Das Urteil der Klasse über ihn: „Der läßt sich nicht
tratzen." — Sein Verhältnis zu den Erwachsenen seiner Umgebung ist nicht
weniger feindlich. Es ist da niemand, für den er nicht Entwertung in schärfster
Form bereit hätte, auch dann, wenn der ihm sicher nie etwas in den Weg
gelegt hat. Die Mutter ist ihm immer nur „de da" (diese da) und vom Vater
spricht er ebenso verachtend bloß: „er" war net da. Wenn er von ihnen oder
anderen Erwachsenen erzählt (der Lehrer erfährt dies von einer bekannten
Frau, der Robert Botengänge macht), so geht es kaum je ohne wenigstens
einen zoologischen Ausdruck ab.

Zusammengefaßt: Sein Betragen ist alles eher als mutlos oder ängstlich.
Er ist im Gegenteil unentwegt furchtlos bei allen Gelegenheiten und mutiger
als die meisten.

Und doch ist wohl jedem Unbefangenen klar, daß diese heftige Mutigkeit und diese ewig auf Abwehr befürchteter Angriffe bedachte Unerschrockenheit nicht Ausfluß innerer Sicherheit sein kann. Die ersten Nachforschungen schon bringen dafür Beweise. Er ist in großem Abstand Jüngster unter 6 Geschwistern. Seine Mutter starb bei seiner Geburt. Der Vater ging in die Arbeit und die Kinderschar blieb sich fünf Jahre lang selbst überlassen. Eine 14jährige Schwester, faul und unordentlich, führte den Haushalt. Sie „erzog" auch den kleinen Robert auf die Art, die sie dem Vater abgesehen hatte. Der kam abends heim, schimpfte und prügelte und ging dann ins Wirtshaus, um dort einen jener Vereinsmeier zu spielen, die sich damit um ihre Verpflichtungen ihrer Familie gegenüber herumdrücken. Robert, der Kleinste, auf den die väterlichen Bedrückungen auch noch von den Geschwistern abgeladen wurden, erlebte die Welt (Geschwister und Vater waren seine ganze Welt) zum erstenmal — und nicht zu Unrecht — als seinen Feind, der sich seine Kleinheit und Schwäche zunutze macht. Nach fünf Jahren heiratete sein Vater wieder. Die Stiefmutter war, als sie ankam, freundlich. Mit der gewohnten schrankenlosen Freiheit aber war es jetzt aus. Die Töchter verließen nach vielem Streit das Haus, ein Sohn kam wenige Tage nach der Hochzeit aus dem Gefängnis zurück, (wo er wegen eines Diebstahls gesessen hatte). Er ließ sich wie sein Bruder (auch ein Streuner und Nichtstuer) „von dem hergelaufenen Weibsbild nichts einreden". Sie hetzten zur Rache an ihr auch noch den fünfjährigen Robert, der sich an sie anzuschließen begann, gegen sie auf: „Die hat dir gar nichts zu sagen — auf die brauchst du nicht aufpassen, gib ihr keine Antwort und tus nicht, was sie dir anschafft." Der Vater wollte am Abend „seine Ruhe haben" und ging in seinen Gesangverein. Die Schäden dieser bis in den Grund verdorbenen Lage hatte wiederum Robert besonders zu spüren. Die Mutter — anfänglich voll guten Willens, durch den hartnäckigen und heimtückischen Widerstand von vier halberwachsenen Menschen unsicher geworden und von ihrem Mann ohne jede Unterstützung gelassen — wollte nun wenigstens dem Kleinen seine vielen, in den „wilden" fünf Jahren angewöhnten Unarten und besonders seinen jungen Trotz und Widerstand gegen sie „mit allen Mitteln austreiben". Die zwei Jahre Gewaltherrschaft bis zum Schuleintritt vermochten dies nicht. Die zwei großen Brüder stützten Robert, wo sie konnten, schoben ihn als Puffer zwischen sich und die verhaßte Stiefmutter und stärkten in ihm mit allen Mitteln das Gefühl: Sie mag dich nicht — sie schlägt dich nur, weil sie dich nicht leiden kann und weil du klein bist und dich nicht wehren kannst". Das fiel auf fruchtbaren Boden bei ihm, er hatte damit zum zweitenmal den Beweis: Alles geht auf mich; weil ich klein und schwach bin, tun sie mit mir, was sie wollen. Wiederum nicht zu Unrecht, denn die Mutter sah bald in ihm einen Bundesgenossen der Großen, denen sie nicht sehr ankonnte, strafte ihn dafür besonders, erreichte damit aber nur, daß sie ihn immer mehr in deren Gewalt trieb. — So — auf Grund seiner Erfahrungen innerlich ungewöhnlich pessimistisch, äußerlich voller Unarten — kam er zur Schule und zum Unglück nacheinander zu „strengen" Lehrern. Von einem schreibt er selbst: „Beim Herrn Lehrer A. bin ich alle Tage übergelegt worden. Wenn man Fehler gemacht hat im Schreiben, wenn man gerauft hat, immer Übergelegte. Der K. und der L. waren seine Popperln. Die haben alle Arbeiten tun dürfen. Einmal haben sie sogar während der Schule bis in die Frühlingstraße (1 Stunde Weg) gehen dürfen. Und wir haben schön blöd schauen dürfen und lernen können". Gewiß war Robert unter der „Erziehung" der vierzehnjährigen, selbst verwahrlosten Schwester, unter der Führung der grundverdorbenen Brüder und unter den gewaltsamen Besserungsversuchen der Mutter ein frecher, ungezogener, verwahrloster Bursch geworden. Ebenso gewiß aber mußten auch die gewaltsamen Erziehungsversuche der Schule scheitern und ihm nur neuerdings den nicht anzufechtenden Beweis in die Hände liefern, daß ihn auch die Schule — Lehrer wie Kinder (denn die kommen, wenn er versagt, automatisch nach) — nicht mag, daß alle ihm Feind sind, daß, wie er selbst einmal sagte „alle über ihn was ausmachen". Dieses dauernden, von allen Seiten wirkenden Druckes erwehrt er sich durch seine stete Abwehrbereitschaft.

So ist also nicht Mut die Ursache seines „Mutes"! Das Gefühl der Kleinheit und Schwäche — durch eine ununterbrochene Reihe von Erziehungsfehlern aus seiner frühen Kindheit festgehalten und verdichtet zur dauernden stärksten Unsicherheit gegenüber allen — ist die Triebkraft zu seiner „Furchtlosigkeit" und „Unerschrockenheit". Die damit erkämpfte tatsächliche Überlegenheit über Andere und Größere, die durch Herabsetzung und Entwertung der Erwachsenen erwirkte scheinbare Überlegenheit bringt seiner belasteten Psyche den Ausgleich, nach dem sie hungert.

Mögen Buben wie Franz und Robert Ausnahmefälle darstellen — gar nicht so seltene Ausnahmefälle freilich — so gibt es wohl keine Klasse, besonders keine Großstadt- und keine Proletarierklasse, in der Trotzige, Freche, Jähzornige und Unzugängliche leichteren Grades und mannigfacher Mischung der Symptome fehlten. Wir können sie hier nach der Betrachtung zweier reiner Vertreter ihres Typs übergehen. Mit diesen beiden teilen sie die gleiche psychische Grundhaltung: Alle sind sie durch unvernünftige oder lieblose Erzieherhände gegangen, jeder kann — auch wenn er noch so heftig die Rolle des Helden sich und andern vorspielt — nur schlecht verbergen, wie sehr er vor den Aufgaben, die ihn in der Schule erwarten, Angst hat. Die Heldenspieler größerer oder kleinerer Art, die sich mit aktiven Mitteln ihrer inneren Not erwehren, bilden aber in jeder Klasse nur das kleinere Häufchen derer, die besonderen Augenmerks und stärkerer Fürsorge bedürfen. Zahlreicher — besonders an Schulen in sogenannten besseren Stadtteilen — sind die Leidenden aller Grade; die übermäßig Ängstlichen, die beim geringsten Anlaß rot werden, zittern, weinen; die schnell Aufgeregten; die krankhaft Unruhigen, die Tändler, die Stotterer, die Unbegabten und angeboren Dummen — eben die „Nervösen". Die Haltung der heutigen Schule ihnen gegenüber ist noch um ein Großes unsicherer und fatalistischer; die eigene Machtlosigkeit und die Unfähigkeit, mit zielbewußter Erziehungsarbeit nur zu beginnen, ist nirgends größer als hier. Beim aktiv gegen Autorität und ihre Vertreter kämpfenden Kind blieb denen auf der Grundlage der Psychologie „vom bösen Willen, der unterdrückt und vom Trotz, der gebrochen werden müsse" doch die Möglichkeit, durch mehr oder weniger Gewaltsamkeit Anstößiges für einige Zeit zu unterdrücken, sich aber in jedem Fall solcher Erziehungstätigkeit das gute Gewissen erfüllter Pflicht zu geben. Hier aber vor all den schwächlichen, kränklichen, blassen, unterernährten, ängstlichen, zitternden Büblein verboten sich gewalttätige Methoden von selbst. Und die von der Psychologie angeratene Strafe als „Unterstützung des schwachen Willens", die durch das damit über das Kind gebrachte „kleinere oder größere Leid" abschrecken sollte, die brachte gerade hier oft soviel schlimme Neben- und Nachwirkungen, daß man sie lieber ließ und sich mit einem Hinweis auf die zweifellose körperliche Bedingtheit der Unart tröstete. Was wäre mit alten Methoden auch viel anzufangen in einem Fall wie dem: In der ersten Stunde nach Übernahme einer neu zusammengestellten 6. Klasse werden die nötigen Personenangaben festgestellt. Auf dem Namen Emil Z. erhebt sich ein Bub; sehr blaß, sehr schwächlich, mit unstetem Blick. Auf die Frage nach dem Nötigen schickt er sich an mit äußerster Kraftanstrengung eine Antwort zu geben. Was dabei herauskommt, ist für den Lehrer erschütternd: Nach einem eine halbe Minute langen scharfen Bellen unter stärkster Verzerrung des ganzen Gesichtes sagt er erschöpft seinen Namen. Der Eindruck davon ist so stark, daß alle Kameraden, die sonst doch immer erst dazu gebracht werden müssen, einen Stotterer nicht auszulachen, ohne eine einzige Ausnahme erschreckt und stumm dasitzen.

Das Urteil über ihn nach drei Monaten: In seinen Leistungen ist er völlig ungenügend. Er bringt es fertig, wenn man ihn läßt, eine Woche hindurch ohne eine Miene oder ein Wort der Beteiligung in allen Schreibstunden ohne ein geschriebenes Wort dazusitzen. Er träumt und spielt und scherzt abwechselnd. Seine Schrift ist die des Nervösen in einer reinen Form: richtungslos, einmal haardünn, dann wieder unvermittelt dick, ohne allen Takt und Rhythmus. — Eine starke Rückgratverkrümmung hat ihn in ein Korsett gesteckt und noch unbeholfener gemacht als ers ohnehin schon war. Sein Gehaben ist, besonders wenn er in der Pause mit den andern fröhlich sein will, unfreiwillig grotesk. Aus früheren Jahren führte er den — an sich treffenden — Spottnamen: „der Geißbock". Die Mehrzahl ertrug ihn und seine Versuche, mit ihnen in der ihm völlig ungewohnten Mundart zu reden, verächtlich. Für sie, die den Humor zu dem gutmütigen Spott nicht aufbrachte, war er „der Kindskopf, der noch in den Kindergarten gehört."

Daß er anfangs häufig zu spät zur Schule und noch häufiger erst weit nach der Zeit wieder heimkam, brachte die erste persönliche Verbindung zwischen Lehrer und Eltern. Die nun folgenden gelegentlichen Unterredungen, die für den Nichtindividualpsychologen die Undurchsichtigkeit des Falles noch verstärkt hätten, brachten dem Lehrer eine Fülle für Verständnis und Behandlung wichtiger Einzelheiten und dies obwohl, noch besser gerade weil die Eltern bemüht waren, ja nichts Nachteiliges über die Familie verlauten zu lassen. Der Vater besonders, ein höherer Beamter, selbst äußerst nervös, laut, heftig und hastig, war immer ängstlich auf seiner Hut und sofort bereit, einen in die allermildesten Formen gekleideten Rat, es vielleicht einmal mit ruhigem Gehenlassen zu versuchen, dem Lehrer aus dem Munde zu nehmen und zu betonen, er „habe schon alles versucht", habe ihn ungeschoren gelassen und getrieben, gelobt und getadelt; habe es mit allen möglichen Strafen versucht; habe volle Freiheit gegeben und nach strenger Stundeneinteilung arbeiten lassen — immer aber sehr bald wegen des völligen Mangels an Ehrgeiz beim Buben die Nutzlosigkeit feststellen müssen. Das sei auch nicht zu ändern; Emil sei ein Siebenmonatkind, das nach seiner Geburt künstlich am Leben gehalten werden mußte und zu seiner so angeborenen körperlichen Schwäche sei noch die vom Onkel her vererbte Nervosität gekommen.

Eine Zwischenfrage: Kann ein Erzieher, der selber so fahrig, so heftig, so zerrissen, so inkonsequent, so mutlos und fatalistisch ist, im Kinde Ruhe, Sicherheit, Stetigkeit und Mut fördern?

Bei einem Hausbesuch kam dann zutage, was nur dem Nichtindividualpsychologen bedeutungslos scheint: Der um zwei Jahre ältere Bruder des Emil ist gesund, groß, stark, gescheit, tüchtig, ausdauernd, ehrgeizig, „in allem das Gegenteil von Emil; beide streiten ewig miteinander .."; — wieder, wie vorhin auch bei Franz, ein Fall, der unter das Kapitel „Kampf der Geschwister" fällt. Emil hat nach einer Reihe möglicherweise durch anfängliche übergroße Schwächlichkeit begründeter Niederlagen den Kampf aufgegeben; der Bruder behauptet im Vollgefühl der Kraft und angespornt durch die ständige unvernünftige Aufstachelung durch die Eltern den Vorsprung und vergrößert ihn immer mehr; Emil will sich nicht immer wieder neuen Verlusten an Selbstgefühl aussetzen, überläßt dem Bruder das Feld und akzeptiert auch für sich die Erklärung, die die Eltern für dieses auffällige Versagen Emils in den starken Gebieten eines

Bruders sich und jedem Teilnehmenden präsentierten: Er ist eine Frühgeburt und leidet an ererbter Nervosität.

Für die nicht mehr zu widerlegende Tatsache, daß jedes Stottern Symptom eines schweren Minderwertigkeitsgefühls sei, ergeben sich auch bei Emil nach und nach — trotz äußerster Zurückhaltung der Eltern — Beweise: Er fürchtet den Vater außerordentlich, wird von ihm häufig und scharf gestraft. Eine Drohung „ich sags dem Vater" wirkt — so sagt die Mutter — alles. Er war eine Zeitlang in einer Sprachheilanstalt, kam aus ihr völlig geheilt heim (er hatte dort Ruhe vor väterlicher und brüderlicher Bedrückung) und steckte nach wenigen Wochen wieder im alten Übel. Auffällig und unsere Annahme bestätigend, daß bei ihm das Stottern Abwehrmaßnahme gegen den gefürchteten Vater darstellt, ist es, daß er im unbeobachteten Verkehr mit Kameraden ohne jede Hemmung spricht. Er lehnte sich ganz an die Mutter an, (eine den meisten stotternden Kindern gemeinsame Haltung), wenn die es wegen ihrer gesellschaftlichen Verpflichtungen brauchen konnte. So — körperlich mißgestaltet, nervös, dumm, kindisch — schleicht er in der nach jeder Richtung hin einwandfreien Familie, zwischen Eltern und Bruder, die ihm alle drei unerreichbar überlegen sind, als das „Sorgenkind", das „Hauskreuz", die Familienschande herum und wird allen Besuchern als solches ausführlich vorgeführt. Die ganze langsam erworbene und erprobte Abwehrhaltung gegen die vielzuvielen Anforderungen des herrschsüchtigen Vaters aber — Nervosität, Träumen, Spielen, Tändeln, Stottern — nimmt er mit in die Schule, vor deren Aufgaben er, der noch keine zur Zufriedenheit der Eltern lösen konnte, natürlich Angst hat. Diese Abwehrtechnik bewährt sich hier außerordentlich gut. Jeder Lehrer läßt ihn, den offenbar schwer Nervösen, in Ruhe, schon aus dem rein äußeren Grund, weil er, wie ein Lehrer von ihm sagte „zu jedem Satz eine Viertelstunde braucht". Daß der neue Lehrer alles versuchen wird, hier eine Wandlung zum besseren wenigstens einzuleiten, ist selbstverständlich, trotz des heftigen passiven Widerstandes des Schülers und der Eltern, die beide von ihrer bequemen Haltung abgehen, umlernen und aus den fatalistischen Ausreden heraus und in eigenverantwortliches Handeln hinein müssen. Denn wenn er die drei übrigen Schuljahre weiter in dem Stil verbringt, gibt es für den Buben in dem Augenblick einen völligen Zusammenbruch, in dem der Rückhalt wegfällt, der ihm Elternhaus und Schule als Möglichkeit des Sich-drückens ist. Wie sollte er, hilflos wie in den ersten Kindheitsjahren, sich auch an Aufgaben wagen können, die zu ihrer Überwindung Mut und Zuversicht brauchen, die beide nur in langen Jahren schrittweisen Erfolges erworben werden.

Noch ein Wort zum faulen Schüler, der in der heutigen Schule neben dem Frechen wohl am schlechtesten wegkommt. Ein Beispiel: Wir werden durch irgendeinen Umstand verpflichtet, eine Folge von 10 Vorträgen über ein Gebiet zu besuchen, das uns ziemlich fern liegt. Schon beim ersten merken wir, daß uns alle Voraussetzungen für ein Mitdenken fehlen. Wie schnell sind auch wir in der typischen Haltung des Faulen: Unaufmerksam, gleichgültig, für jede Ablenkung zugänglich und dankbar, unlustig weiter hinzugehen. Wie läßt uns endlich auch ein trotzig-passiver Widerstand das überhören, was wir allenfalls später wirklich verstehen würden! Wie häufig kann man z. B. Unaufmerksamkeit, Uninteressiertheit, Unlust zuzuhören und Freude an Nebensächlichkeiten schon in einer halbstündigen Konferenz der Lehrer feststellen; derselben Lehrer, die dieses Verhalten an Schülern für ein sträfliches Übel halten. Dabei handelt es sich für ein Kind, das aus irgendeinem Grund nicht mitkommt, um acht lange Jahre und viele hundert und tausend Stunden. Kein Mensch ist dort faul, wo er etwas kann! Und wenn ein Bub nun überall faul ist, was ihm als einwandfreier Beweis seines absichtlichen Nicht-mögens ausgelegt und fühlbar gemacht wird, so heißt das wirklich nichts anderes als: Er glaubt eben nirgends etwas zu können! — Zu all den Maßnahmen gegen das bewußte, absichtliche Nichtmittunwollen, das beim aktiv Widerspenstigen offen und trotzig heißt: „Ich mag nicht", das aber auch bei jedem passiv Widerstrebenden mehr oder weniger versteckt zum Ausdruck kommt, ist zu sagen: Wir müssen die übliche, oft gehörte Formel: „Er könnte schon, wenn er wollte" ersetzen durch ihre Umkehrung: „Er wollte ja, wenn er könnte oder zu können glaubte". Daß dies nicht längst gilt, wo doch die Beweise dafür auf der Hand liegen, hat wohl seinen Grund darin, daß die neue Formel unbequemer und verantwortungsreicher ist. Aus einer Forderung an den Schüler ist eine solche an uns geworden. Es heißt nun nicht mehr, dem schwachen Kinde auch noch die Last der Verantwortung für sein Nichtkönnen aufzuerlegen, sondern daß wir die Verpflichtung auf uns nehmen, ihm zu helfen, zum Glauben an sein Können und damit zu diesem Können wirklich zu kommen.

Nun, nach dem Blick auf die Vielfältigkeit der Anzeichen ein und derselben Krankheit, der Mutlosigkeit, zur Beantwortung der Frage: Wie kann die Schule, so wie sie heute ist, mit all ihren äußeren Mängeln, die theoretischen Einsichten der Individualpsychologie zur Tat werden lassen? Wenn sich individualpsychologische Praxis nicht im tiefsten und beglückend einig fände mit dem Besten, was große Pädagogen aller Zeiten gelehrt und geniale Seelenkenner, Dichter und Weltweise gesehen, so müßte sie wohl beim Vergleich ihrer Jugend mit den Jahrhunderten, die bisherige Erziehungsmethoden zu ihrer Entwicklung und Ausgestaltung zur Verfügung hatten, selber mutlos werden. So aber geht jeder von uns, so vereinzelt er auch noch wirke, voll Mut und Zuversicht an die Arbeit. Über seiner Schultüre steht — geschrieben oder ungeschrieben — das Wort Karl Nötzels:

„Geknicktes Selbstbewußtsein an Deinem Lebensweg wieder aufzurichten, das ist Dein eigentlicher Beruf."

Wir wissen bei der Übernahme jeder neuen Klasse im Voraus, daß auch heuer wieder wie in allen früheren Jahren sich Schwererziehbare in allen Formen darunter finden werden. Ein jeder von ihnen bringt einen Schulbogen mit, in dem entweder einsilbig feststellend oder entrüstet ablehnend seine seitherigen Missetaten und die bisher erworbenen Noten aufgezeichnet sind. Wer unter uns nach unausgeglichenen, erfolglosen Zeiten seines Lebens nie die Sehnsucht nach einer Erneuerung in sich getragen hat, der wird die aufrichtende Wirkung einiger Worte beim Schulbeginn nicht verstehen. Sie können ungefähr heißen: „Wir fangen neu an. Die Fehler von früher zählen jetzt nicht mehr. Ich habe eure Schulbogen nicht angesehen. Ich halte mich bloß an das, was ihr mir von jetzt an zeigt. Dabei ist mir jeder gleich lieb; ganz gleich, ob er früher fleißig oder faul, klug oder dumm, anständig oder frech gewesen ist." Daß sich alle die, die aus den Vorjahren etwas zu vergessen haben, damit besonders angesprochen fühlen, ist nicht erst zu beweisen.

Ein anderes, das nach dem wichtigen guten ersten Eindruck den Zweck verfolgt, dem mitgebrachten Mißtrauen nicht neue Nahrung zu geben: Wir stellen uns vom ersten Tag an unter schärfste Selbstkontrolle, die in keinem Fall eine Entmutigung an einem Buben durchgehen läßt. Für gewöhnlich ist fast immer die leidige „Disziplin" der Anlaß zu den ersten Tadeln. Wenn wir aber unsere auf die Ordnung bezüglichen Forderungen nicht um eine einzige unbedingt nötige vermehren, wenn wir jede klar begründen, wenn wir gleich die ersten, erfahrungsgemäß immer stilleren und ruhigeren Tage in ihrer Erfüllung verbringen, wenn wir einen wachen Sinn für das Lebendige haben und Konsequenz nicht mit Starrheit verwechseln, so daß beispielsweise nach einer spannungreichen Stunde die Pause auch einmal lauter und impulsiver verbracht werden darf, wenn wir endlich selbst uns strengstens ohne Lehrervorrechte unter die notwendige Ordnung stellen, dann wird ihre Aufrechterhaltung nicht mehr einen so unverdient großen Teil der Kraft des Lehrers und der Schüler aufbrauchen. Es müßte z. B. nicht mit rechten Dingen zugehen, wenn die Klasse nicht schon nach wenigen Wochen so weit wäre, daß sie nach der freien Vorviertelstunde, nach den Pausen beim Stundenwechsel, nach der im Freien ungezwungen verbrachten großen Pause drei oder vier straffen, lebendigen Stunden ohne Störung folgte.

Kommt aber eine Störung und kann sie eine ruhige aufklärende Besprechung mit dem Ergebnis: „Das paßt nicht mehr zu dir und zu uns" für die Zukunft nicht abstellen — ein Fall der immer wieder eintreffen wird —, so brauchen wir durchaus nicht unsicher zu werden. Der Störer ist in allen Fällen ein mehr oder weniger entmutigter Bursch, der sich durch Spässe oder Dummheiten oder auch durch Frechheiten die Achtung von den andern und einen Ausgleich für sein gedrücktes Innere verschaffen will. Das Übel ist in langen Jahren gewachsen und es widerspräche aller Natur, wenn es in wenigen Tagen verschwunden sein sollte. In diesem Fall: Unter gar keinen Umständen auf den vom Störenfried angeschlagenen Ton eingehen! Bei offenen Angriffen auf die Person des Lehrers nicht aus Autoritätsgründen den Kampf um die Oberherrschaft aufnehmen! Durch freundliches, immer noch gleich wohlwollendes Zurückstellen der Auseinandersetzung auf einen besseren Zeitpunkt oder nicht selten durch völliges Übersehen und ruhiges Weiterarbeiten wird „Autorität" oder nach unserer Meinung unbeirrbar wohlwollende Haltung des Erziehers weit mehr gewahrt als durch jedes andere Verhalten. Die beiden Szenen mit dem ins Zimmer eintretenden Franz und dem jähzornigen Robert mögen dafür Beispiel und Beweis sein. Im übrigen aber: Verlieren wir unser Vertrauen nicht! Mit der allgemeinen Besserung, die wir durch andere Hilfen fördern können, werden sich diese Dinge von selbst verlieren. Kurieren wir nicht lange am Symptom herum, sondern richten wir unser volles Augenmerk und unsere ganze Kraft auf seine tiefere Ursache.

Eine erste Hilfe für den Buben, aus der allgemeinen Mutlosigkeit herauszukommen, bietet ihm das Klassenamt. Es ist eine alte Erfahrung, daß besonders bei den „schlechten" und deswegen übergangenen Schülern Neid und Eifersucht auf die groß sind, die „immer alles tun dürfen". Auch das wird bestätigt werden müssen, daß selbst der noch eine Viertelstunde vorher Trotzigste dann sofort freundlich und dienstbereit wird, wenn er einen Auftrag zur Ausführung anvertraut bekommt. Diesem Bedürfnis nach Leistung und Anerkennung, das der Dumme und sonst Faule gewöhnlich stärker hat als ein Guter, kommt die Einrichtung der Klassenämter entgegen. Jeder Unsichere, wenn möglich überhaupt jeder, soll ein Amt bekommen. Das kann sein, daß er für Fenster, Türe, Tafel, Schrank, Tinte, Schwamm, Lappen, Pult, Wasser, Blumen, Kreiden, Hefte, Zeichenblöcke, Ausleihbücher, Wandschmuck, für die Sauberkeit unter den Bänken seiner Gruppe, für Gang und Abort, für tägliche Fertigung des Abwesenheitszettels, für Verwahrung, Buchung und Ablieferung des Quäkerspeisegeldes und des Bezugspreises für eine Jugendzeitschrift oder für Verwaltung der Schulkasse verantwortlich ist. Wenn die Ausführung des Amtes über die kurze Zeit der anfänglichen, aus dem Reiz der Neuheit fließenden Begeisterung erhalten und der Zweck — Hebung der Mutlosigkeit — wirklich erreicht werden soll, so ergeben sich uns daraus einige Pflichten. Jeder Bub muß das ihm gemäße Amt bekommen. Bei vielen sehr Schwierigen ist es nötig, die oft allein sichtbare einzige starke Seite zu beschäftigen. Von einem besonders nervösen, ängstlichen Buben erzählt die Mutter am ersten Tag, seine einzige wirklich ernstliche

Beschäftigung zu Hause gelte seiner Käfersammlung und seinem Blumenbeet im Garten. Der bekommt natürlich auch bei uns die Blumen in seine Hut. Hier mag er sich für alle nützlich machen. Unser frecher Robert, sonst wegen seiner Kleinheit überall übergangen, trug die Rundschreiben weiter und übte so unauffällig anständigen Verkehr mit Erwachsenen. So kann auch, wenn wir ebenso unermüdlich wie unauffällig darüber wachen, das unmittelbare Wirken auf die schwache Seite des Kindes von Nutzen sein. Zum Erfolg ist aber in allen Fällen unerläßlich, daß wir nach der getanen Arbeit das warme Gefühl unterstützen, das auch im Kind nach einer geglückten Aufgabe aufkommt. Noch jedesmal hat eine neue Klasse aufgehorcht, wenn sie über einen seither Aufgegebenen hört: „Schau mal an, wie sauber! Du hasts gut gemacht, Fritz! Laß nur nicht aus!" Die Augen aller sind auf ihn gerichtet und er spürt seit langem zum erstenmal wieder, wie wohl die Achtung der anderen der eigenen Seele tut. — Das war ein kleiner Ruck nach vorwärts.

Eine zweite Brücke zwischen uns und den Schwererziehbaren ist dann geschlagen, wenn es uns gelungen ist, die im Unterricht verwertbare gute Seite aufzufinden. Das ist nicht selten eine harte Geduldsprobe. Aber das muß ohne jede Einschränkung gesagt werden: Erfolglos ist die Mühe nie, so hoffnungslos die Umstände auch manchmal scheinen. Heuer sitzt in unserer Klasse ein fast stumpfsinniger Bub aus einer schwerbelasteten Trinkerfamilie. Er brachte in fast allen Fächern Note 5 mit und seine Leistungen bestätigten dies; wo man hinsah, kein Angriffspunkt. Nach wenigen Tagen schon bringt er unverlangt zwei vorne und hinten vollgeschriebene Tafeln voll Aufgaben; gespickt voll Fehlern und in unmöglicher Schrift, trotzdem aber die ersehnte Gelegenheit, ihm ermunternd nahezukommen und ihn aus seiner Unbeteiligtheit zu reißen. Er hat diese Einführung, von kurzen Pausen abgesehen, bis heute — ein volles Jahr — beibehalten, durch die öffentliche Anerkennung sein Gefühl der allgemeinen Untauglichkeit verloren und sich nach seinen schwachen Kräften zur Mitarbeit entschlossen. Als ein wenngleich schlechter Witz muß es heute erscheinen, wenn der letzte Lehrer in den Schulbogen schreibt: „Macht konsequent keine oder wenn, nur halbe Hausaufgaben. Weder mit Strenge noch mit liebevoller Hingabe konnte ich den Knaben zu einigem Mitarbeiten bewegen."

So wie unter Erwachsenen gewöhnlich Neurotiker über ein ungleich schärferes Beobachtungsvermögen ihren Mitmenschen gegenüber verfügen als Gesunde, so sind auch schon Kinder, die sich minderwertig fühlen, den sicheren sehr oft in der Fähigkeit bedeutend überlegen, Menschen und menschliche Zusammenhänge zu durchschauen und dies wiederzugeben. In ihrer inneren Not mußten sie mehr als andere zum Vergleichen, Werten und Beurteilen ihre Zuflucht nehmen, lauter Fähigkeiten, die ihnen beim Aufsatzschreiben sehr zustatten kommen. Besonders Trotzige, deren Leben in aktiver Abwehr wirklicher oder vermeintlicher Bedrückungen sich abgespielt hat, zeigen sich sehr häufig als besonders scharfe Beobachter. Für sie ist die gute Seite, von der aus auch im Unterricht weitergebaut werden kann, schon gefunden. Bei den anderen wird sie immer sichtbar werden, wenn sie sich in einigen Stunden eigengewählter Beschäftigung selbst überlassen sind oder wenn sie folgende Aufsätze bearbeitet haben: Mein liebstes Fach in der Schule — Mein liebstes Spiel — Was ich daheim am liebsten tue — Was ich einmal werden will — Wenn ich jetzt 100 Mark hätte.

Wie wir uns den heute gebräuchlichen Spruch: „Er könnte, wenn er wollte" nur in seiner Umkehrung „Er wollte schon, wenn er zu können glaubte" zu eigen machten, so können wir auch die nicht zu leugnende, immer aber als Vorwurf festgestellte Tatsache, daß ein Bub „dumm und frech" sei, nicht so verstehen, als ob er deswegen dumm sei, weil er wegen seiner Frechheit versäumt habe, den Anschluß an den Unterricht zu finden und zu behalten. Wir finden doch bei jeder genaueren Nachforschung, daß die Entwicklung von Dummheit und Frechheit andere Wege gegangen ist. Der Fall des Franz mag für die allermeisten gelten. Er war in dem ersten Schuljahr weder frech noch dumm, sondern nur ängstlich. Aus dieser Wurzel entwickelte sich dann, weil ihn die Schule nicht davon erlösen und zur Mitarbeit gewinnen konnte, seine „Dummheit" als verstärkte Abwehr gegen Forderungen, zu deren Erfüllung die nötige Hilfe ausblieb. Jetzt erst, als nach neuen Niederlagen (Zurückversetzung, ständiger Tadel, häufige Strafen) die Bedrückung unerträglich wurde, kam als aktives Abwehrmittel „Frechheit" hinzu. — So wird also auch hier nur die Auffassung der Wirklichkeit gerecht, die sagt: „Der Bub ist frech, weil er dumm, d. i. mutlos ist." Tatsächlich finden wir denn auch bei jedem Frechen, wie überhaupt bei jedem Schwererziehbaren und Nervösen, daß er in wenigstens einem Fach versagt, „dumm" ist. Gewöhnlich sind es die „wichtigen" Fächer, Rechnen, Lesen und Schreiben, heute noch der Grundstock und Ausgangspunkt alles Unterrichts, in denen sie scheitern, wenn es nicht so ist, daß ein Lehrer irgendein Steckenpferd hat, wo er seinen besonderen Ehrgeiz einsetzt. So hat ein Lehrer, der seinen in die Mittelschule übertretenden Buben in der besten Absicht möglichst viel Grammatik zur Erleichterung ihres Leidensweges mitgeben wollte, damit eine Reihe anderer bisher schon Unsicherer so entmutigt, daß aus ihnen urplötzlich mehr als einer frech und fahrig und nervös wurde.

Unbewältigte Unterrichtsaufgaben wirken immer als Störungen des gesamten seelischen Gleichgewichts. Soll die Hoffnung auf dauernde Besserung Wirklichkeit werden, so müssen wir unsere ganze Kraft vor allem andern darauf richten, daß beim schwer um seine Geltung ringenden Kinde die entmutigenden Einflüsse verschwinden, die vom „dummen" Fach hinüberreichen in die Psyche. Der Vorsatz freilich scheint auch uns unausführbar, jetzt in wenigen Wochen oder Monaten das nachholen zu wollen, was in ebenso viel Jahren versäumt worden ist. Fürs erste handelt es sich auch nur darum, den eigenen Willen des Buben dafür zu gewinnen, daß er sich — mit unserer Hilfe — überhaupt an die Arbeit in seinem schwierigen Fach wagt. Wenn man bis hierher die Klasse im rechten Geiste geführt hat, ist dies nicht so schwer, als es den Anschein haben mag. Der Bub hat in der ganzen Zeit des Zusammenseins gespürt, daß er trotz seiner Mängel und Unarten als Mensch geachtet wird, hat Gelegenheit gehabt, sich in seinem Amt oder einem guten Fach zu bewähren und dafür öffentliche Anerkennung durch Lehrer und Kameraden zu erfahren, hat es andererseits selbst schon mehr als einmal als mißlich und quälend empfunden, daß er immer wieder an dem einen Punkt versagen mußte. Darum ist auch noch nicht ein einziges Mal eine Absage gekommen, wenn wir ihm vertraulich gesagt hatten: „Du siehst, hier kommst du immer nicht recht weiter. Wenn du willst, können wir heute nach 11 Uhr dableiben. Ich zeig dir dann, wie du es besser anpacken kannst." — Die Stunde ist dann der Anfang eines Rechen- oder Schreibkurses (hier fehlt es fast ausschließlich), zu dem noch zwei oder drei ähnlich unsichere Burschen gewonnen werden. Wir sitzen nun wöchentlich zwei- oder dreimal, während andere schreiben oder zeichnen, über den Grundlagen der mangelhaften Fächer beisammen, gar nicht als der übliche „Nachhilfeunterricht" — davon fehlt uns ein dort Wesentliches, Zwang und Mißmut — sondern als selbstgewolltes Bemühen, alte Lücken aufzufüllen. Weil Zwölf- und Dreizehnjährige an der Arbeit sind, an der sie als Sieben- oder Achtjährige versagten, sind bald die ersten Erfolge da. Durch ihre Feststellung werden sie Ansporn zu einem Anpacken, das — wenn es geschickt geleitet wird — wieder ein Schrittchen vorwärts bringt. Acht Wochen solcher angeregter, lebendiger, für beide Teile lustvoller Arbeit und sie haben erlebt, daß sie doch nicht so dumm sind, als sie und alle andern — Eltern und Lehrer eingeschlossen — es glaubten. Freilich sind sie auch jetzt noch weit davon entfernt, eine Aufgabe sicher und selbständig zu erfüllen. Dies war aber auch nicht das Ziel der Arbeit. Sie sollten den Mut bekommen, an die gefürchtete Sache ohne Schreck zu gehen und außerdem allgemein das lähmende Gefühl der eigenen Unfähigkeit verlieren. Sie wären, hätten wir ein Haus zu bauen gehabt, ganz gewiß nicht die Entwerfer des Plans oder die Leiter des Baues gewesen, aber bei dem und allem Unternehmen sind ja auch Handlanger nicht zu entbehren. Im Rechnen konnten sie durch Lösung klug gewählter, einfacher Zwischenaufgaben am gemeinsamen Fortschreiten tätig mitwirken und — dafür öffentlich aber unaufdringlich anerkannt — den andern, die aus Gewohnheit und Gedankenlosigkeit sie immer noch für unbrauchbar hielten, den Beweis des Gegenteils liefern.

Nun beginnt der „Teufelskreis" (Künkel), der sie bisher so weit zurückgebracht hatte, mit positivem Vorzeichen gewissermaßen zu wirken: Weil man ihnen beim ersten Schritt half, gelang ihnen etwas; weil ihnen etwas gelungen war, errangen sie sich bei den andern Achtung; diese Achtung erleichterte ihnen das Weiterarbeiten so sehr, daß ihnen weiteres gelang; dies wieder vermehrte die Achtung und so gings Stück um Stück aufwärts. Keiner aber, der zur Geltung auf diesem ihn allein wahrhaft befriedigenden Weg kommt, wird noch weiter für die Ab- und Umwege des aktiven oder passiven Kämpfens zu haben sein. Tatsächlich ist es dann auch so, daß Nervosität und Trotz in dem Maß schwinden, in dem Selbstvertrauen und Können wachsen.

Vielleicht ist hier die allgemeine Frage berechtigt: Gibt es überhaupt einen anderen Weg, die tausend Schülerfehler abzubauen? Kommen die Mittel der „Milde" und „Strenge", Predigt, Ermahnung, Belehrung, Drohung, Strafe und Lohn — dem Kern des Übels überhaupt nur nahe? Sind nicht vielleicht doch alle äußeren Mängel durch eben diese Mittel bloß unterdrückt oder in weniger angreifbare Symptome umgewandelt worden?

Daß unser inneres Vertrauen erste Voraussetzung erfolgreicher Arbeit ist, gilt als selbstverständlich; daß es jetzt, nach den schönen Fortschritten seine Rechtfertigung und die Berechtigung zu neuer Zuversicht erhalten hat, ist nicht zu leugnen. Trotzdem aber müßte es sich bitter rächen, wenn wir uns jetzt schon über dem Berg glaubten. Es wird gut sein, während der Bub freudig Tage und Wochen dahinarbeitet, ohne zu stören, daran zu denken, daß wir den Mächten, die die Mutlosigkeit in ihm entstehen ließen, bisher nicht nahekommen konnten, also seiner Vergangenheit und seinen häuslichen Verhältnissen. Denn besonders die letzteren wirken noch häufig und oft mit solcher Kraft zerstörend in den jungen Neuaufbau, daß es naturgemäß beim Buben zu Rückfällen kommen muß. Wenn die nicht auch in uns zu Rückfällen in abgetane Anschauungen werden, wenn wir allen Kleinmut bekämpfen, unser Vertrauen bewahren, auch wenn er wieder tagelang im alten schlimmen Stil dahinlebt, wenn wir unbeirrt den Weg ruhiger Ermutigung weitergehen, dann kann nichts fehlen. Den eigenen Rückfall aber bedeutete es, wenn wir jetzt, wo ruhige Sicherheit erste Pflicht ist, in jene sentimentale Schwachheit verfielen, die jammert: „Da sieht mans, ich wäre bereit gewesen, aber er wollte nicht". Wir werden hier noch einmal und vielleicht noch oft unsere erste Haltung den Schwererziehbaren gegenüber erproben müssen, die heißt „nicht auf den Ton eingehen", und die bedeutet, daß wir nicht Gewalttätigkeit mit Gewalt, Ungemeinschaftlichkeit durch Ausschließen von der Gemeinschaft, Rohheit durch Prügel, Ängstlichkeit durch Tadel und Unbeholfenheit durch Bloßstellung bessern wollen.

Die ganz wesentliche Mitschuld der Schule an dem Zustandekommen der Verwahrlosung und Nervosität bei so vielen ist nicht mehr zu leugnen. Hätte

sie damals, als man ihr unter den Sechsjährigen auch Ängstliche und schüchtern-
Freche anvertraute, die von ihrer Entmutigung erlöst, es stünde heute um manchen von ihnen anders. Wenn wir auch den besten Willen bei allen Lehrern
voraussetzen, so kann das doch nicht übersehen werden, daß sie tatsächlich
sehr viel getan haben, so einen Schwierigen, wie Franz, der oft nie in seinem
Leben den Segen einer menschlichen Verbindung spürte, nur noch mehr in die
Vereinzelung hinauszudrängen. Er wurde, wenn er unverträglich war, allein
gesetzt; mußte allein über die Treppe gehen, weil er mit andern nicht ordentlich
hinuntergehen konnte; wurde, wenn er zerstreut gewesen war und nicht weiter-
wußte, vor der Klasse bloßgestellt; wurde, wenn man ihn nicht gleich wegen
seiner Faulheit oder Dummheit die Klasse wiederholen ließ, so anhaltend getadelt, daß die Wirkung auf ihn und auf die Klasse unmöglich ausbleiben konnte.
Er wurde nur immer noch verzagter und nur immer noch mehr in die Abwehr
gedrängt. Noch kein Mensch ist durch unablässige und lieblos-kalte Feststellung
seiner Schwächen von ihnen erlöst worden! — Die Mitschüler aber hatten so
oft von seinen Fehlern und Unarten sprechen gehört, daß auch sie langsam
daran glaubten, er sei schon „anders" wie sie. Sind ihm gar, was nicht einmal selten ist, noch zuweilen die Guten „als Muster zur Nacheiferung" hingestellt worden — etwas so völlig Unvergleichbares wie zwei Menschen wird
verglichen! — so ist bis zu dem pharisäerhaften „Wir sind doch besser als er"
nicht mehr weit. Um so mehr, als auch sie — wie wir alle — in ihrer Not jeden
Anlaß gierig ergreifen, sich durch das Erheben über einen Anderen vor sich
und ihrer eigenen Unzulänglichkeit zu rechtfertigen. Auch im Verhältnis zu
den Vereinzeltstehenden ist die Klasse der Spiegel des Lehrers. Sie tut auch
hier ganz nach seinem Beispiel. Sie ist ungeduldig, unfreundlich, unkamerad-
schaftlich gewesen, hat ihn von ihrem Spiel, ihrem Umgang, ihrem Vertrauen
ausgeschlossen und hat ihm noch liebloser seine Fehler vorgehalten und sie
unter die Leute gebracht.

All unser eigenes Ermutigen und langsames Sichermachen des Buben müßte
erfolglos bleiben, wenn es nicht gelänge, diese Haltung der Kameraden zu ihm
von Grund auf zu ändern. Sie haben eigene und vor ihnen begangene Fehler
gutzumachen. Haben sie ihn bisher hinausgedrängt, so kann es jetzt nur heißen:
hereinnehmen zu uns; haben sie ihn, der meist schon als Vereinsamter zu ihnen
kam, bisher von sich gehalten, so müssen sie ihn jetzt in ihrer Mitte Fuß fassen
lassen. Damit fordern wir freilich von den Mitschülern letzten Endes nichts
anderes, als was auch von uns gefordert wird: Innere Umstellung, Besinnung
auf mitmenschliche Pflichten, Absage an den eigenen Egoismus, praktisches
Bekenntnis zur gemeinsamen Mitschuld am Übel in der Welt. Wir müssen
es aber fordern! Nicht allein deswegen, daß dem Ungemeinschaftlichen die
Umkehr ermöglicht werde, sondern nicht weniger auch um ihres eigenen Heiles
willen. Wir können mit dem, was später über ihre Brauchbarkeit im Leben
einzig entscheidet, der Bewältigung ihrer mitmenschlichen Pflichten, nicht
warten, bis sie einst groß und erwachsen sein werden. Aufgaben, denen die
Kinder hier ausweichen gelernt haben, werden sie vielleicht im ganzen Leben
nicht mehr anpacken lernen. Wenn sie hier aber nur von einem einzigen Lehrer
zwei Jahre den Beweis geführt bekommen haben und noch mehr, wenn sie selber
tätig mitgeholfen haben, daß aus einem Rohen, Trotzigen durch Gewaltlosigkeit ein um vieles netterer und freundlicherer Kamerad geworden ist, dann
werden sie der groben Moral, daß auf einen groben Klotz ein grober Keil gehöre,
nicht mehr oder doch nur um den Preis ihres guten Gewissens nachlaufen können.

Dazu, wie diese Umstellung bei den Kameraden eingeleitet werden kann,
ein Beispiel: Robert, der jähzornige Bursch, ist nach ein paar Monaten eines
Tages wegen Krankheit entschuldigt. Diese Gelegenheit benützt der Lehrer,

der Klasse in vorsichtigen aber warmen Worten zu erzählen, wie Robert es wohl nie in seinem Leben schön gehabt habe, wie er schon als kleines Kind die Fürsorge der Mutter entbehren mußte, wie er heute nur zum Essen und Schlafen heimgehen kann und sonst auf der Straße herumlungern muß und wie er es von damals bis heute wegen seiner Kleinheit außerordentlich schwer gehabt habe, sich zur Geltung zu bringen, wie ihn niemand für voll nehme, wie er sich deswegen immer übergangen und angegriffen fühle und wie er sich dagegen durch seinen Jähzorn und seine Rauflust verteidige. „Dabei kann ich ihm nicht einmal unrecht geben, denn selbst wir haben noch dazu beigetragen, daß er zu der Meinung kommen konnte, auch wir seien seine Feinde. Wenn ihr so etwas getan habt, so wars aber nur Gedankenlosigkeit. Jetzt, wo ihr von seinem schweren Leben wißt, darf und wird es auch nicht geschehen. Ich habe euch schon manchmal erzählt, wie wir — meine Buben und ich — in früheren Jahren solchen Frechen und Unverträglichen zu guter Kameradschaft geholfen haben. Warum sollten wir das mit Robert nicht auch fertig bringen? Versuchts nur einmal vier Wochen, freundlicher und netter zu ihm zu sein, laßt ihn mittun bei euren Dingen — ihr werdet sehen, er wird sich ändern!" Die Wirkung solch einer vertrauenden Unterredung ist immer stärker als es dem Leser den Anschein haben wird. Vor allem deswegen, weil es nicht irgendeine Theorie ist, die ausprobiert werden soll. Die zuversichtlichen Worte sind ja gedeckt durch unser bisheriges Handeln. Der Beweis ist ja schon erbracht, daß man einen nicht-willigen Andern nur dann umzustimmen vermag, wenn man sich zuerst geändert und zur Gewaltlosigkeit bekannt hat. Und Robert ist wirklich in den drei Monaten um ein wesentliches freundlicher zum Lehrer geworden, ohne Tadel und Schimpfen, ohne Drohung und Strafe. — Der unterschätzt mutlos die Macht eines guten, vertrauenden Wortes über junge Menschen, der nicht glaubt, daß sie wirklich in den folgenden Tagen offener, freundlicher, kameradschaftlicher zu einem seither Gemiedenen sind. Daß sie freilich besonders dann, wenn in einem schwereren Fall die erhoffte Wirkung von ihm länger auf sich warten läßt, im Eifer bald nachlassen, gehört mit in unsere Rechnung. (Gleiten nicht auch wir noch so oft „nicht wissend wann, zurück aus unserem Fortschritt in irgendwas, was wir nicht meinen"? [Rilke]). Das fällt wieder in das Gebiet unserer Verantwortung, daß wir dann ihre Ausdauer stützen, kleine Besserungen an ihm aufzeigen (denn auch er ist — wie niemand — gegen Mitmenschlichkeit unempfindlich), daran neu ihre Verantwortlichkeit aufstellen und sie dadurch, daß seine Fortschritte mit ihren eigenen aufs engste verknüpft werden, für ihn gewinnen. Gewiß wird mancher, der selber noch auf sehr schwachen Beinen steht, seine Abneigung nicht so bald vergessen können. Durch kluge Platzwahl aber können wir da viele Reibungsflächen verkleinern, solange bis sie beide stärker und sicherer geworden sind und ihre einstige Feindschaft ganz vergessen haben. Aus den Reihen der Ausgeglichenen aber wird sich schon bald nach der Besprechung für ihn ein Freund und ein Helfer finden lassen. Der Freund, damit auch er jemand habe, an den er seine eigenen Dinge aussprechen kann und so den Segen einer engeren Bindung spüre. Der Helfer, der nun auch neben ihm sitzt, damit der ihm im Rechnen dort helfe, wo er nicht mehr mitkann und wir übrigen 45 nicht auf ihn warten können, damit er ihn im Rechtschreiben zunächst abschreiben lasse, ihn später auf kommende Fehler aufmerksam mache oder sie mit ihm nachträglich verbessere, ihm im Schönschreiben Buchstaben oder Wörter vorschreibe, mit ihm zusammen die Aufgaben mache, ihm die Aufsätze vor dem Einschreiben auf Fehler durchsehe usw. — Daß wir den rechten Helfer finden, darum braucht uns nicht Angst zu sein. In jeder Klasse sitzt doch wenigstens ein so geduldiger, kluger und hilfsbereiter Bursch. Wenn wir die Besprechung so taktvoll gehalten haben, daß

nichts Abträgliches über den Buben und seine Familie mit eingeflossen ist,
dann kann auch das nicht eintreten, was man vielleicht fürchten mag, daß
ein Kamerad jene Besprechung dazu mißbraucht, sie gegen den auszuspielen,
von dem damals die Rede war.

Wer auf Grund der Kenntnis von der Entwicklung der ungemeinschaftlichen
Haltung im Kind weiß, daß es auf all seinen erlaubten und unerlaubten Wegen
nichts anderes zu erreichen hofft als Anerkennung und Geltung, wer ihm dazu
und zur ersehnten Aufnahme in die Gemeinschaft der übrigen auf die bisher
gezeigte Art verholfen hat — ein Weg unter vielen —, wer dies alles nicht als ein
beliebig anzuwendendes Rezept ansieht, bei wem vielmehr alles Wirken nur den
Ausdruck eigenen Gesinnungswandels darstellt, der wird und muß den Schwererziehbaren wie die ganze Klasse ein großes Stück vorwärts bringen.

Wir sind dem Einwand oft begegnet: Wird nicht das Kind, das sein ganzes
Leben in gewalttätiger Umgebung zugebracht hat und noch zubringt, abgestumpft und menschlicherer Behandlung unzugänglich sein? Noch dazu in den
wenigen Stunden, in denen sie uns anvertraut sind? So mechanisch kann menschliche Einwirkung auf den Mitmenschen wohl nicht betrachtet werden. Genügt
doch auch bei uns eine Viertelstunde Zusammenseins mit einem gütigen, klaren
Menschen, um tage- und wochenlange Bedrückung durch andere, ungemeinschaftliche auszulöschen. Tatsache ist sogar, daß sich gewöhnlich an den von
zu Hause stark Verprügelten unter allen anderen Schwierigen am ersten die
aufrichtende Wirkung der Gewaltlosigkeit zeigt. Dostojewski spricht dazu
aus seiner unermeßlichen praktischen und intuitiven Seelenkenntnis:

„Mein Gott! kann man doch mit einer menschlichen Behandlung auch solche
noch zu Menschen machen, in denen jeder Funke Gottes bereits erloschen ist.
Gerade mit diesen „Unglücklichen" muß man am menschlichsten umgehen.
Das ist ihre Rettung."

Eines aber, das durch den Einwand gestreift wird, ist richtig: Wir dürfen
eine Einwirkung auf das Elternhaus unter keinen Umständen versäumen, wenn
wir das in der Schule langsam erstarkende innere Gleichgewicht nicht ewig
den Störungen aussetzen wollen, die unvernünftige und gewalttätige Eltern
immer wieder in die kindliche Psyche bringen müssen. Außerdem ist nicht
zu leugnen, daß die stärksten Widerstände gegen völlige Gewaltlosigkeit in der
Schule von der Seite der Eltern kommen. Es kommt kaum eine Mutter zu uns,
und sei es die vernünftigste und liebevollste, die uns nicht noch einmal anriete,
„nur ja den Stock nicht zu sparen". Wenn freilich soviele Berufene aus allen
Schichten noch immer die Unentbehrlichkeit der Körperstrafe predigen, mag
man es den schlechtberatenen Eltern verzeihen. Aber fruchtbringend arbeiten
können wir in der Schule nicht, solange dies Mißtrauen gegen uns und unsere
Art nicht beseitigt ist. Dem Zweck dienen die regelmäßigen Elternabende.
Dort werden Erziehungsfragen in allereinfachsten Beispielen mundgerecht
gemacht. Es wäre vermessen, nach so wenigen Stunden im Jahr auf eine allgemeine Umstellung der Eltern zu hoffen. Wir haben unser Ziel aber schon
erreicht, wenn sie uns eine gewisse wohlwollende Neutralität entgegenbringen
und nicht mehr mit entwertenden und gedankenlosen Urteilen dazwischen-
fahren, wenn der Bub z. B. heimbringt, daß heute einer gegen den Lehrer frech
gewesen sei, ohne daß er dafür Prügel bekommen habe. Ein- oder zweimal
im Jahr werden die Eltern dann zu einem großen Fest geladen, das von den
Buben allein bestritten wird und bei dem alle die besonders im Vordergrund
stehen, die zu Hause schwer um ihre Geltung ringen. Bei einem Hausbesuch
erfährt der Lehrer von einem auffällig protestlerischen Buben, daß es unverständlich sei, woher er seine Flegelhaftigkeit habe, die ältere Schwester sei
„die Bravheit und Anständigkeit selbst", er sei ein Schmierer und Schmutzfink,

sie dagegen fast übertrieben reinlich; sie lerne spielend auswendig, er hingegen sitze über dem kleinsten Gedicht tagelang. Zu der Zeit stand die Klasse eben in den ersten Vorbereitungen zu einer Hans Sachsfeier für die Eltern. Was war natürlicher als das, daß ihm der Lehrer die tragende Rolle in einem Fastnachtsspiel mit einer Ermutigung anbot. Er nahm zögernd an, lernte überraschend flink und spielte dann auch ausgezeichnet, obwohl — oder weil — ihm seine Schwester noch am Tage vorher von Herzen wünschte, er möchte „richtig steckenbleiben".

Stehen so Elternabende wie Schulfeste zuerst und vor anderen Zwecken im Dienst der Erziehung, so gelingt es fast ausnahmslos, die Eltern der entmutigten Schüler, auf die es uns hier am meisten ankommt, zu jener vertrauenden Stellung zu bekehren, die unserer Arbeit wenigstens nichts mehr in den Weg legt. In den Fällen freilich, wo die Eltern die Hauptursache einer besonders starken Entmutigung waren und immer noch stark unterdrücken, ist dies zu wenig. Da müssen wir alles versuchen, sie zum Anschluß an unsere Art zu gewinnen. Das gleich zu Anfang zu tun, scheint uns nicht klug. Mit theoretischen Auseinandersetzungen ist noch niemand von seinem Weg abgebracht worden; am wenigsten aber einer, der damit zugeben müßte, er habe es bisher falsch gemacht. Hier könnten wir den Beweis dafür bekommen, daß der Scherz recht hat, der sagt, nicht „Fischers Fritze fischt gern frische Fische" sei am schwersten anzusprechen, auch nicht „der Kottbuser Postkutscher putzt seine Kottbuser Postkutsche", sondern jenes scheinbar so einfache: „Ich bin auch daran schuld". Tausend Gründe für die Nervosität und Schwererziehbarkeit bekommen wir da zu hören (bei Emil z. B. mußte sogar der ebenfalls stotternde Onkel als Ursache herhalten!), nur den einen wahren nicht.

Wir werden zunächst allein, ohne die Eltern, die Arbeit in der Schule beginnen. An dem Punkt der Aufwärtsentwicklung, wo die ersten sicheren Erfolge vorliegen, werden wir vorsichtig und ganz unaufdringlich die Fühlung mit daheim aufnehmen. Die Fortschritte des Buben werden diesmal wie bei allen folgenden Besprechungen im Vordergrund stehen, den Eltern wird durch unsere Taten wie durch unsere Worte immer wieder gezeigt, daß wir ihre innere Not verstehen, daß wir ihren guten Willen anerkennen, daß wir ihren wunden Punkt schonen und sie nicht zu einem offenen Eingeständnis ihrer Mitschuld drängen wollen. Dann wird unser Beweis nicht mehr verbissenem Widerstand begegnen, daß eben unsere, wie jede Gewaltlosigkeit doch auch da noch Erfolg bringt, wo ihre wie alle Gewalt das Übel nur verschlimmerte. Alle Eltern damit von Grund auf umzustimmen, dürfen wir wieder nicht hoffen. Aber es ist auch schon außerordentlich viel, wenn wir sie für eine Neutralität diesmal dem Buben gegenüber gewinnen. Das ist selbst dort immer gelungen, wo es lange Zeit den Anschein hatte, als wäre alles vergebens; wenn wir nur auch den widerspenstigen Eltern gegenüber die vielbesprochene Gewaltlosigkeit nicht vergessen.

Nun mag vielleicht ein Jahr gemeinsamer Arbeit vergangen sein. Die zu Anfang Schwierigen haben in der Zeit viel Gelegenheit gehabt, sich dort zu bewähren, wo es ihre Fähigkeiten zuließen. Sie haben auch an den schwachen Stellen angesetzt, so gut es noch ging Lücken aufgefüllt und dafür gebührende Anerkennung gefunden. Sie sind in den Kreis der Kameraden aufgenommen und haben das frohe Gefühl an sich selbst erlebt, das jeden Menschen beglückt, der sich der Gemeinschaft tätig einordnet. Alles unmöglich zu Leistende ist ihnen ferngehalten und selbst auf Rückfälle in abgetane Lebensführung ist der Ton ihnen gegenüber nicht gewechselt worden. Sie sind im ganzen mutiger, tätiger, kameradschaftlicher geworden.

Unsere Mithilfe dazu bestand aber doch nicht bloß darin, Gelegenheiten zu schaffen, bei denen sie sich bewähren konnten. Hand in Hand damit gingen viele gelegentliche Besprechungen, mit einem einzeln oder vor der Klasse, vorbereitete oder im Augenblick geborene, alle aber zum einen Ziel strebend, die Schwierigen wie die ganze Klasse mitmenschlich sehen zu lehren. Da mußte so oft einer unkameradschaftlichen Tat eines unter ihnen bis in seine verborgenen Wurzeln nachgegangen, die angemaßte Ausnahmestellung eines einzelnen in seine Grenzen zurückgeführt, versteckte Mißgunst aufgedeckt und offene Häßlichkeit zueinander entwirrt werden. So oft es uns dabei gelang, Autoritäts- und Belehrungston beiseite zu lassen und nur als einsichtigerer, erfahrenerer, wohlwollender Mensch zu sprechen, war das Ergebnis all dieser ernsten, durch den Gehalt an wirklichem Leben auch immer fesselnden Unterredungen: 1. Für jede ungemeinschaftliche Tat hat der Täter selbst die Kosten zu bezahlen; auch wenn er „nicht erwischt" wird. 2. Kaum eine ist ohne unsere Mitschuld entstanden. 3. Wir können gar nicht vorsichtig und ehrfürchtig genug mit der Selbstachtung des andern umgehen.

Damit wird langsam auch im Schwererziehbaren vieles Ungemeinschaftliche gelöst. Wo es sich um kleinere Übel handelt, ist die Besprechung vor aller Öffentlichkeit am ehesten erfolgversprechend. Sie hat vor der persönlichen Unterredung den Vorzug, den man nicht hoch genug bewerten kann, daß sie dem Täter wie der Klasse unaufdringlich aber wirksam zum Bewußtsein bringt, wohin unsere Arbeit zielt: zur Einordnung in das Ganze und zur Unterordnung unter dessen Gesetze. Dies ist einer der schwierigsten Abschnitte in der Aufwärtsentwicklung eines schwererziehbaren Kindes, wo es zwar so viel Mut gewonnen hat, daß es die alten Symptome sich abzulegen getraut, wo es aber andererseits doch nicht so stark ist, der Versuchung zu widerstehen, mit Hilfe erlaubter Mittel die gewohnte Ausnahmestellung zu behaupten. Wenn da der Lehrer die Gefahr nicht sofort erkennt — sich beispielsweise zuviel auf persönliche Besprechungen einläßt —, dann wird er das Kind von dem Ziel der tätigen Einordnung in die Gemeinschaft so weit entfernt finden, wie früher. Es beherrscht nun ihn wie die Klasse durch geschicktes Arrangieren von Schwierigkeiten, durch Herbeiführen von Anlässen zu Unterredungen und durch scheinbares „Fortschritte-machen" ebenso, wie es sie beide einst durch ein nervöses Symptom in seine Dienste gestellt hat. Ein wichtiges Mittel, dies zu verhindern, ist die öffentliche Besprechung von Verstößen gegen die gemeinsame Ordnung, die den Schwererziehbaren unzweideutig, nicht selten ausdrücklich, mit allen übrigen in eine Reihe stellt. Wenn wir sie im rechten Geiste leiten, also peinlichst jede Entmutigung beim Täter wie auch alle Überhebung bei den Kameraden fernhalten, kann sie ihm nicht schaden. — Wenn es sich aber um tieferverwurzelte Störungen seines seelischen Wohlbefindens handelt, ist die persönliche Besprechung doch nicht zu entbehren. Wenn ein Bub in Abwehr starker väterlicher Bedrückung augenblicklich z. B. der Flucht in eine Krankheit den Vorzug vor dem mutigen Ertragen gegeben hat, so kann ihm unmöglich vor aller Öffentlichkeit Einsicht in die Zusammenhänge gegeben werden. Das Wissen um die ungewöhnlich starke Empfindlichkeit des unsicheren Menschen und — ohne jeden Unterschied — des unsicheren Kindes verbietet das. Dagegen getan muß aber etwas werden, wenn die Erschütterung nicht um sich greifen und durch pessimistische Verallgemeinerung Anlaß zu einer Trübung des ganzen Bildes vom Leben werden soll. Da bleibt dann doch nur die persönliche Aussprache. Die kann dem Buben, wenn ihr der Charakter des Außerordentlichen genommen wurde, wenn sie bei guter Gelegenheit als ein selbstverständlicher menschlicher Hilfeversuch ohne Zwang an ihn tritt, viel unverstandene Zusammenhänge aufklären und unfruchtbare Affekte entwirren und lösen. Kein Anlaß wird versäumt, dem Buben den Sinn des augenblicklichen Symptoms aufzudecken und es dadurch für den weiteren Gebrauch

wertlos zu machen. So wird langsam Stück für Stück der schablonenhaften
Anschauung zerstört, mit der der Bub zu uns gekommen ist, als seien ihm alle
Wege in der Gemeinschaft gefährlich, als müsse er in allen ihren Aufgaben
versagen, als seien alle Menschen seine Feinde. Hätten wir dies Entwerten
seiner pessimistischen Anschauungen vom Leben an den Anfang unserer Einwirkung gestellt, es hätte fruchtlos bleiben müssen. Die einmal vorhandene
Mutlosigkeit hätte sich mit tausend Mitteln gegen die Einsicht gewehrt, daß der
bisherige Weg ein Abweg gewesen sei. So aber haben wir ja in der Schule die
unschätzbare Möglichkeit, die Kinder in der Gemeinschaft zuerst praktisch
Fuß fassen und sie dort so viel Mut gewinnen zu lassen, daß sie alle Unarten,
im Grund Folgen einer Gemeinschaftsfurcht, leichter ablegen können, als wenn
uns — gleich dem Arzt — nur theoretische Einwirkung bliebe. Uns bieten sich
die weitaus günstigeren Möglichkeiten, denn wir haben zur theoretischen Aufklärung in der Klassengemeinschaft gleich das praktische Übungsfeld, die
Überwachung und die Gelegenheit zur Hilfeleistung.

Wenn so zwei Jahre lang theoretisch und praktisch, unentwegt, geduldig,
ruhig, beharrlich daran gearbeitet wird, Sicherheit, Mut, Tatkraft aufzubauen
und im gleichen Maß Ungemeinschaftlichkeit, Nervosität, Trotz abzutragen,
dann verläßt der Bub uns anders, als er zu uns gekommen ist. Ehe wir ihn aber
in fremde Hände geben, werden wir nicht versäumen, mit ihm den zurück-
gelegten Weg noch einmal zu überschauen. In den Abschnitten seines Lebens,
aus denen möglicherweise noch Reste von Mißtrauen irgendwo versteckt in ihm
liegen, werden wir nur mit ganz kleinen Schritten vorwärts gehen. Weil wir
uns zu unserer letzten Aussprache einen guten Tag herausgesucht haben, d. h.
einen, an dem ihm etwas gelungen ist, weil wir mit der glücklichen Überlegenheit reden können, mit der Vergangenes und Überwundenes noch einmal betrachtet wird, darum kann diesmal ohne Schaden für sein Selbstgefühl auch
ganz deutlich von seinen damaligen Fehlern gesprochen werden. Seine ganze
frühere Haltung wird ihm gezeigt, wie sie dem unvoreingenommenen Menschen
erscheinen mußte. Einem Buben wie dem Robert z. B. wird man nun leicht
deutlich machen können, wie er für Lehrer und Kameraden in gleicher Weise
unausstehlich, wie er immer der Angreifer war, auch dort wo man ihm sicherlich
nichts wollte; wie er ewig auf der Lauer lag und hinter allem eine Demütigung
suchte und fand; wie die Menschen zu ihm gar nicht anders sein konnten als sie
wirklich gewesen sind. Das Ergebnis ist wieder wie so oft in den vergangenen
zwei Jahren: Wir können bestimmen, ob die anderen freundlich und kameradschaftlich zu uns sein sollen, weil niemand auf die Dauer zu uns häßlich ist,
wenn wir es nicht wollen. Und: Wir sind also verantwortlich, nicht die andern.

Ist so seine Verantwortung noch einmal aufgestellt, so zeigen wir ihm, daß
er sie erfüllen kann, weil er sie bis jetzt schon in vielen Punkten erfüllt hat.
Lassen wir aus unserer Rückschau das nicht weg, was ihn tief ermutigen wird,
daß wir nämlich das Bild, das er uns vor zwei Jahren bot, dem heutigen gegenüberstellen. Damals: protestlerisch, gegen alle mißtrauisch, allen überlegen
sein wollend, sich selbst von allem Gemeinsamen ausschließend; darum auch von
allen gemieden, ferngehalten, verlacht oder gehaßt — heute: zugänglicher,
kameradschaftlicher, in das Ganze eingeordnet, von den Kameraden als ihresgleichen behandelt. Benützen wir diese Gegenüberstellung zu dem hochwichtigen
Nachweis, daß man auch ohne Überlegenheitsstreben leben kann; daß man zur
ersehnten, bisher mit allen Mitteln des Vordrängens erkämpften Geltung auch
durch Mitarbeit am gemeinsamen Werk kommt, daß man sogar nur durch
tätige Einordnung dem Ziel näherkommt, das für uns alle heißt: Achtung vor
uns selbst durch Achtung, die wir von anderen genießen. Die letzten Worte
werden sein: „Du gehst jetzt hinaus in die Welt. Dort wird dir — wie hier in

der Klasse — manches Unangenehme begegnen. Dort wirst du — vielleicht
mehr als bisher — Püffe auszuhalten haben, ungerechte sogar. Du hast aber in
den zwei Jahren bei uns so oft miterlebt, daß du es gar nicht vergessen kannst,
wie nur der Unrecht tut, der selber in Not ist. Kein Glücklicher wird seinen
Mitmenschen quälen. Das wird dich vorsichtiger machen, wenn du auf den
ungerechten Puff zu schnell antworten willst. Weil du es bei uns schon manchmal fertiggebracht hast, nicht nach der alten rohen Art: Aug um Aug zu handeln,
hab ich die Zuversicht, daß du es auch draußen fertig bringen wirst."

So geht er von uns. Wir bleiben zurück und sehen von allen Seiten Zweifler
herankommen. „Ist das nicht zu wenig, was du ihm für den schweren Kampf
draußen mitgegeben hast?" fragt einer. Bei allem unerschütterlichen Glauben
an die Macht der Erziehung — so wird die Antwort lauten — wissen wir doch,
daß wir in den zwei Jahren nur hinlenken, günstigenfalls anbahnen konnten.
Was aber die Schule überhaupt zur Vorbereitung für das Leben tun kann:
dem Kind Vertrauen zu sich und die technischen Fähigkeiten zu geben, die
von ihm später verlangt werden, das haben wir getan. Und selbst dann, wenn
von dem Selbstvertrauen des Kindes noch nicht viel zu merken ist, was unter
besonders ungünstigen häuslichen Umständen auch vorkommen kann, ist kein
Anlaß zu verzagen. Goethe stärkt unsere Zuversicht: „Wer sittlich wirkt,
verliert keine seiner Bemühungen, denn es gedeiht davon weit mehr, als das
Evangelium vom Sämann allzu bescheiden eingesteht." — Ein anderer Einwand:
„... Hast du den Buben nicht in deiner verstehenden Atmosphäre verweichlicht
und damit für das Leben in der „rauhen Wirklichkeit" unfähig gemacht? Wäre
es nicht besser gewesen, ihn rechtzeitig abzuhärten und an die Püffe zu gewöhnen,
denen er draußen doch nie entgehen kann?.." Den Abhärtungstheoretikern dies:
Nehmen wir das Gebiet, aus dem ihr eure Methode bezogen habt, die Hygiene.
Wäre „Abhärtung", geübt an einem schwächlichen, lungenkranken Kind aus
elendestem Proletariermilien, nicht ein Verbrechen? Wird man es nicht vor
allem andern in helle, gesunde Umgebung bringen, ihm kräftigende Nahrung
zukommen und die Heilkraft der Sonne an ihm wirken lassen, es also gesund
zu machen versuchen, ehe man es allen Winden und Wettern aussetzt? — Tun
wir anderes? So gut wie das körperlich kranke Kind es zuerst einmal „gut
haben" muß, daß es gesund zu werden vermag, so notwendig ist dieses „Gut-
haben" auch dem psychisch kranken Kind. Dies ist weder eine „...Belohnung für
Ungezogenheit", wie es mehr als einmal von euch bezeichnet wird, noch eine
„Verweichlichung", so wenig wie das lungenkranke Kind durch die Verbringung
in ein Gebirgssanatorium „belohnt", oder „verweichlicht", sondern eben gesund
gemacht werden soll. Außerdem leistet das Kind in dieser Zeit der „Verweichlichung", wie ihr es nennt, an sich so ungemein viel Aufbauarbeit, wie wir
selbst es nur in wenigen glücklichen Lebensabschnitten und auch wieder nur
unter der geistigen Führung eines großen Menschen oder Gedankens zu tun
vermögen. Ob wir alle Kinder gesund machen können, hängt auch von den
übrigen Erziehungsmächten ab und kann ohne Vermessenheit nicht allgemein
bejaht werden; daß wir sie aber gesünder gemacht haben, ist nicht mehr zu
leugnen. „Gesünder" aber heißt: lebenstüchtiger, widerstandsfähiger.

Ein häufiger Einwand: Ich hab keinen besonders Schwierigen in meiner
Klasse und bin noch mit allen auf meine bisherige Art fertig geworden. Den
wenigen Lehrern, die so von sich sagen, sie hätten keine besonders schwierigen
Schüler, dies: Sicherlich wird man mit vielen „fertig", und sie sind dennoch
aufs schwerste gefährdet. Besonders ein Typ nervöser Kinder ist in der heutigen
Schule mit allen Mitteln in seiner schlimmen Entwicklung bestärkt worden:
der ehrgeizige Schüler. Er erfüllte das ganz, was die Schule von ihm verlangte:
Gehorsam, Bravheit, Leistung. Die Erziehung hat den Geist ihrer durch und

durch materialistischen Zeit getreu widergespiegelt. In der Schule wie im Leben galt allein äußeres Verhalten, äußere Leistung, äußerer Erfolg. Hier wie dort triumphierten die Ehrgeizigen, die Ersten. Die jetzt überall spürbare Abkehr von den dürftigen, materialistischen Idolen entwertet auch ihre eifrigsten Nachbeter immer stärker. In dem Wort „Ehrgeiz" klingt lange nicht mehr soviel lobende Anerkennung wie vor dreißig Jahren und als „Streber" gilt heute ein Ehrgeiziger, der mit allen Mitteln, besonders auch mit unlauteren, seinem Ziele zustrebt. Daß bei ihm vieles faul ist, haben instinktsichere Menschen schon immer gefühlt; wissenschaftlich geklärt hat das Unsoziale seiner Haltung die Individualpsychologie. An dem nachfolgenden Fall aus der Schule sei ihre Auffassung der alten Betrachtungsweise gegenübergestellt.

Ein Lehrer unserer Schule erzählt: Haben Sie es schon gehört, jetzt ist der Älteste des Kollegen M. wieder an unserer Schule, in der 8. Klasse. Arthur ist vor vier Jahren zu mir in die 3. und 4. Klasse gegangen. Er war ein tadelloser Schüler, einer der besten, die ich je gehabt habe. Geschrieben hat er so sorgfältig, wie gestochen und hat ganz selbständig gearbeitet. Ich habe ihn die zwei Jahre nicht ein einzigesmal zum Lernen anhalten, ihn wegen Schwätzens mahnen müssen. Jede Arbeit hat er mit dem tiefsten Ernst aufgefaßt. So hat er einmal z. B. plötzlich heftig zu weinen angefangen, weil er beim Versuch der Lösung einer angewandten Rechenaufgabe gemerkt hatte, daß er die Operation nicht verstanden habe. Hundert andere hätte das nicht im geringsten berührt; sie hätten einfach vom Nachbarn abgeschrieben. Ein anderes Mal hat ihm sein Nachbar einen großen Tintenklecks in das halb vollgeschriebene Hausaufgabenheft gemacht. Schreibt der Arthur nicht das Ganze in ein neues Heft um! Ich mußte ihm dann auch lauter Einser geben. Die Übertrittsprüfung in die Mittelschule hat er glänzend bestanden — und heute nach drei Jahren kommt er wieder zu uns zurück. Der Vater ist totunglücklich darüber; er sagte, daß Arthur im ersten Jahr nur mühselig und in der zweiten Klasse gar nicht mitgekommen sei. Nun sollte er gar die zweite Klasse zum zweitenmal wiederholen. Da hat ihn der Vater zum Kollegen B. in die 8. Klasse gegeben. Der erzählte mir nun heute nach den ersten drei Wochen, daß Arthur nicht einmal bei ihm mitkomme. Er sei jetzt ein typisch nervöser Bursch. Meines Erachtens ist er eben überanstrengt worden; seine Begabung war für die Ansprüche nicht ausreichend".

Der Individualpsychologe, ein Nervenarzt, zu dem der Bub wöchentlich zweimal in die Behandlung gebracht wird, erklärt Arthurs Versagen so: Er ist der ältere von zwei Buben, war in der Kindheit viel krank und ist auch heute noch ein zarter, schwächlicher Bub. Damit unterscheidet er sich von seinem um ein Jahr jüngeren Bruder sehr, denn der ist frisch und gesund. So muß er im Körperlichen immer unterliegen. Dies macht er damit wett, daß er sich mit aller Kraft auf das Lernen verlegt. Der Vater ist sehr ehrgeizig und hat es immer noch nicht verwunden, daß er in jungen Jahren sein heiß ersehntes Ziel, das Hochschulstudium, wegen der häuslichen Not nicht erreichen konnte. Nun soll Arthur wenigstens soweit kommen. Darum unterstützt der Vater dessen Neigung zum Lernen sehr. Er fängt lange vor dem Schuleintritt mit häuslichem Unterricht an. Wie Arthur als Fünfeinhalbjähriger zur Schule kommt, ist er von Anfang an der Erste. Das kam dem Ehrgeiz des Vaters sehr entgegen. Damit der Bub in seinem Streben nicht ermüde, war zuhause unaufhörlich davon die Rede, daß es eine große Blamage für Arthur, seinen Vater und die Familie wäre, wenn er nicht weiter Erster bliebe. Der Vater bereitete ihn immer für den nächsten Tag vor; Arthur ließ sich vorwärtstreiben, denn dies sicherte ihm die Überlegenheit über den Bruder. Die ihm vom Vater aufgebürdete Verantwortung für die Familienehre erhöhte seinen Stolz wie seine Unsicherheit. Er sagte sich immerzu vor, daß er keinen einzigen Fehler machen dürfe. Diese ewige Angst nahm ihm zwar alle kindliche Unbefangenheit, die daraus geborenen Anstrengungen verschafften ihm aber einen ziemlichen Vorsprung vor seinen Kameraden. Damit schien es von dem Tag an zu Ende zu sein, wo ein neuer, ebenso guter Schüler in die Klasse kam. Dies war ein ernstlicher Rivale auf dem Gebiet, das ihm aus dem Kampf mit dem kräftigen Bruder geblieben war. Mit einer Anspannung aller seiner Kräfte, wie sie nur der Ehrgeiz aufpeitschen kann, stürzte er sich auf das Lernen. Der Vater, dessen eigener Ehrgeiz bedroht war, half wo er konnte. Das war die Zeit, wo sie täglich bis 11 Uhr nachts über den Büchern saßen und wo Arthur in der Rechenstunde den Weinkrampf bekam. Er war deswegen so erregt, weil sein Rivale schon die halbe Tafel vollgerechnet hatte, während ihm gar nichts einfiel. Auf eine Frage gesteht er jetzt, daß er wohl gerne abgeschrieben hätte; sein Nachbar aber habe ihn nicht abschreiben lassen aus Rache dafür, daß er ihm das ja auch nie erlaubt habe. Zum Glück war der Rivale weniger ehrgeizig. Arthur war zwar bald wieder unbestrittener Erster, aber trotzdem hatte ihn dies Erlebnis in seiner mühsamen Selbstsicherheit sehr erschüttert. Er hatte erfahren, wie vorsichtig man sein müsse und wie man nie ausruhen dürfe, wenn man die Vorherrschaft nicht verlieren wolle. — Mit dieser inneren Ängstlichkeit trat er in die Mittelschule über. Seine Tugend und Musterhaftigkeit stand hier bei der noch höheren Bewertung des Stoffes in viel geringerem Ansehen als in der Volksschule. Mit der gewohnten Ausnahmestellung war es vorbei; er war einer unter vielen und nicht einmal einer von den Besten. Zwei Umstände bestimmten seine jetzige Entwicklung. Der Mathematiklehrer war sehr ungeduldig und nervös und schon in den ersten Stunden versagte Arthur ganz. In der Deutschstunde dagegen wurde er einmal für einen Aufsatz öffentlich belobt. Weil er seinen Vater bisher nur hatte befriedigen können, wenn er der Erste war, so konnte er mit dem guten Durchschnitt, zu dem er gehört hätte, nicht zufrieden sein. Er hat schon einmal sich vor einer drohenden Niederlage dadurch gerettet, daß er sein Arbeitsgebiet verengte. Es war damals, als er sich ganz auf das Lernen warf und das große Gebiet der praktischen Tüchtigkeit und körperlichen Gewandtheit seinem Bruder kampflos überließ. Dieselbe Taktik versprach ihm auch hier Rettung zu bringen. Er verlegte sich auf Deutsch, wurde dort Erster und behauptete sich als das.

In den anderen Fächern, besonders im Rechnen, war er nach dem übereinstimmenden Urteil der Professoren vollkommen unbegabt. Mit Mühe erreichte er die Versetzung in die zweite Klasse. Der Vater, von diesem überraschenden Ergebnis betroffen, trieb ihn mehr als je. Arthur plagte sich sehr, aber die schweren Entmutigungen, die von den Fächern kamen, in denen er „unbegabt" war, untergruben sein ohnehin schon stark gestörtes Selbstbewußtsein völlig. Vor jeder Prüfung verschlimmerte sich das Kopfweh, an dem er seit der Mittelschulzeit periodenweise litt, so, daß er tagelang zu Hause bleiben mußte. Einmal während einer Mathematikschulaufgabe überfiel ihn sehr heftiges Erbrechen und kam von da an regelmäßig wieder, wenn er sich zu hohen Anforderungen gegenüber sah. Sobald der Vater beim gemeinsamen Lernen ungeduldig war — was um so öfter geschah, je weniger Aussicht blieb, daß der Bub das hohe Ziel jemals erreichen würde — durfte man mit Sicherheit in der nächsten halben Stunde ein schweres Erbrechen erwarten. In der Turnstunde fiel er einmal von den hohen Stangen, weil ihn plötzlich alle Kraft verließ. Seine Träume aus der Zeit verraten noch deutlicher als die äußeren Symptome, wie ihn die Angst ganz ausfüllt, seinen Vorrang zu verlieren. Schier jede Nacht läuft er mit seinen Kameraden um die Wette. Dabei ist er gewöhnlich weit voraus, die Kameraden „so weit hinten und so klein, daß man sie kaum mehr sieht". Bald aber merkt er, daß er trotz alles Laufens nicht vorwärtskommt. Ein unsichtbarer

Widerstand hemmt ihn. Er schaut um, sieht sie näher und näher kommen, größer werden, schreit laut nach seiner Mutter und — erwacht schweißgebadet. Einigemale tritt ihm kurz vor dem Ziel der Mathematiklehrer quer in die Bahn und läßt ihn nicht an sich vorbei. — Was ihn aber am meisten quält, ist der Gedanke: Wenn ich in der Schule nicht Erster werde, verliere ich auch zu Hause meine Stellung. Mit jedem Versagen Arthurs rückt sein Bruder näher auf, denn er ist gesund, robust und kann etwas. Ein Traum kleidet diese Angst in ein selten klares Bild: Die ganze Familie macht einen Sonntagnachmittagsausflug auf dem Meere. Jedes sitzt allein in einem Boot. Das Ziel ist Amerika. Er rudert voraus, denn er will als Erster in New York ans Land steigen. Er wird langsam müde; der Vater eifert ihn unaufhörlich an: „Nur zu, nur zu, der Hans ist schon dicht hinter dir! Er wird dich überholen!" Er rudert mit seiner letzten Kraft, spürt das Erlahmen schon, da stößt er an ein unsichtbares Riff und sein Kahn zerbricht. Er droht zu sinken, sieht seinen Bruder lachend weiterrudern; der Vater ist mit in Hansens Boot und die Mutter plötzlich unendlich weit weg. Er ruft ihr mit letzter Anstrengung um Hilfe, sinkt und erwacht.

Er müßte die 2. Klasse nochmal wiederholen, da nimmt ihn der Vater aus der Mittelschule — sein ehrgeiziges Vorhaben ist mit der inneren und äußeren Gesundheit des Buben zusammengebrochen! Die nervösen Symptome verschleiern dem Vater wie dem Sohn die wahren Zusammenhänge, schützen sie vor der Verantwortung, bringen den Buben aber auch zum individualpsychologischen Arzt und damit zur Umkehr.

Die Mitschuld des Vaters liegt offen zutage. Sein Ehrgeiz ist die Ursache des kindlichen Ehrgeizes. Sein dauerndes Entwerten der zweiten Rolle und der Durchschnittsstellung im Leben treibt den Sohn zur äußersten Anspannung. Seine Drohung, daß ein Versagen von Arthur Familienschande bedeute, treibt den, als er die erste Stellung verloren sieht, unausweichlich in die nervöse Krankheit als letzte Rettung. — Aber auch die Schule ist nicht schuldlos. Sie hat ihn in seiner Ausnahmestellung bestärkt. Er spielte die erste Rolle, war Mittelpunkt und oft hingestelltes Muster für die anderen. Je mehr die Volksschule ihn, wie es ihre Aufgabe war, zur Kameradschaft und Einordnung geführt hätte, um soviel geringer wäre die Gefahr gewesen, daß er in der Mittelschule versagte.

Freilich wird der Schule damit eine neue schwere Verantwortung auferlegt. „Wir haben an den Frechen und Dummen und Faulen übergenug zu tun, höre ich die Lehrer sagen, nun sollten wir uns auch noch um die besonders kümmern, die ihre Sache tadellos machen?" Gewiß, das müssen wir; denn die brauchen oft, so paradox es klingen mag, unsere Hilfe am meisten. „Wichtig gewesen wäre, wenn ich einen Lehrer gefunden hätte, der aus rein menschlichem Interesse den jungen Geist an sich gezogen hätte, nicht um aus ihm einen „guten Schüler" zu machen, sondern um der herumirrenden Seele den Weg zu weisen, den Erfahrene kennen" (R. H. Francé).

Es ist ein sehr schwieriges Stück Arbeit, einen ungewöhnlich Ehrgeizigen von seinen Überlegenheitszielen abzubringen. Sie muß aber getan werden. Denn wenn der Ehrgeizige später auch nicht immer wie Arthur Schiffbruch leidet, so wird er dennoch unrettbar unglücklich werden und die Unzahl derer vermehren, die in ewiger Gier von Erfolg zu Erfolg hetzen. Wenn wir auch für unsere Klasse Ernst machen mit dem Wort, daß die „Seele" wichtiger ist, als die „ganze Welt", daß Mitmenschlichkeit uns höher steht als Selbstsucht und Ehrgeiz, so müssen wir an die Arbeit gehen. Sie verlangt unendlich viel Feinfühligkeit und Takt. Daß wir solch einem bisher belobten Musterknaben in keinem Punkt eine Ausnahmestellung einräumen, ist erste Voraussetzung. Er leistet aber sehr oft Außerordentliches. Wir müssen es anerkennen, denn

sobald wir ihn zu schnell von seinem Thron stürzen, geht es uns wie der Mittelschule bei Arthur: er gibt alles auf. Es wird mit ihm zu Anfang nicht anders
sein, wie bei den übrigen Schwererziehbaren: Wir stärken das auch in ihm verborgene Gemeinschaftsgefühl und übersehen seine Fehler, d. h. seinen Ehrgeiz
und seine Musterhaftigkeit so sehr, als es nur ohne starke Entmutigung überhaupt
geht. Er bekommt einen Zurückgebliebenen an seine Seite, wird als dessen
Helfer für seine Fortschritte anerkannt. Die Hauptwirkung aber geht wiederum
nur von unserer eigenen Haltung aus. Wir schaffen durch eigene Autoritäts-
und Gewaltlosigkeit einen ruhigen, kameradschaftlichen Klassengeist; wir tun
an uns den Ehrgeiz ab, eine Musterklasse besitzen zu wollen, wir zeigen täglich
durch die Tat, daß uns ein Mittelmäßiger und selbst ein Dummer, wenn er nur
nach seinen Kräften arbeitet, genau so viel gilt, als ein Guter und entwerten so
Strebertum und Ehrgeiz weit wirkungsvoller als durch alles Wettern gegen sie.
Im Unterricht steht die Sache im Mittelpunkt, nicht die Meinung des Lehrers.
Die beliebte Einstellung des Musterschülers, immer das zu denken und zu sagen,
was der Lehrer zu hören wünscht, ist damit nicht möglich. Daß im Leben und
in der Schule jede Sache zwei Seiten hat, wird so oft als möglich erleben gelassen.
Je fließender, lebendiger der Unterricht wird, je weniger wir selber einem System
oder Schema folgen und so jedesmal die Schüler zu neuer eigener Stellungnahme drängen, desto mehr muß sich auch die innere Starrheit des Ehrgeizes
lösen, wenn er Schritt halten will. So wird eigenes Gelockertsein die Kinder
lockern, eigene Sachlichkeit ihre Sachlichkeit fördern, eigene Ausschaltung
alles persönlichen Vorteils Anfang für das Ausschalten ihrer persönlichen, egoistischen Motive werden. Dieser unaufdringlichen, scheinbar unbeabsichtigten,
jahrelang beharrlich geübten Art kann sich auch der ehrgeizigste Bub nicht
entziehen. Wenn wir ihn ebenso schonungsvoll behandeln wie alle übrigen,
ihm sowohl jede Bloßstellung als auch jede Bevorzugung ersparen, dann wird
er es nicht mehr als die bekannte katastrophale Niederlage auffassen, wenn wir
ihm — nach einem Jahr vielleicht — in einer persönlichen Aussprache zeigen,
daß er nicht mehr der unbestritten Erste ist und daß er da und dort hinter anderen
steht. Dies wird wirklich so sein, weil bei uns auch anderes als Peinlichkeit und
Sauberkeit und Fleiß gewertet wird. Weil er aber erlebt hat, daß er damit in
unserem Ansehen nicht gefallen ist und daß sich auch in der Rolle des Vierten
oder Fünften leben läßt, wird diese Unterredung nicht mit seiner Entmutigung
enden. Den ehrgeizigen Eltern wird gezeigt, wie er auch oder sogar nur auf
diesem Wege zu seinem und ihrem Ziele kommen wird. Wenn es gelingt, ihnen
an praktischen Beispielen dies deutlich zu machen, werden sie in Zukunft weniger
ängstlich, d. i. weniger ehrgeizig sein, werden sie den guten Erfolg ihrer veränderten Haltung am Kind sehen und so neues Vertrauen in unsere Art fassen.
Diese Gesinnungsänderung beim Kind und seinen Eltern kommt in allen Fällen,
wenn wir das Heil nicht von Rezepten und Methoden erwarten, sondern wenn
unsere Gesinnungsänderung dem vorausgeht.

Ein Ängstlicher kommt und fragt: „.. Wie steht es in deiner Klasse mit dem
Stoff; wird der nicht zu kurz kommen, wenn du so das Hauptgewicht deiner
Bemühungen auf das Erziehliche legst? .. " Die Antwort: Richtig ist, daß die
Überfülle von Stoff als ein ewiger Druck auf jedem Lehrer lastet. Wer nicht
selber jahrelang darunter gelitten hat, wird die Frage leichter nehmen, als sie
es verdient. Sehen wir von der Fülle ab — sie wird von keinem praktisch
Arbeitenden bestritten — und werfen wir nur einen einzigen Blick auf die amtlich vorgeschriebene Art der Vermittlung des Stoffes. Hier die Stundenordnung
eines beliebigen Tages in einer Oberklasse: 8—9 Zinsrechnung; 9—10 Uhr Entdeckung Amerikas; 10—11 Uhr Bergpredigt; 11—12 Schwungübungen am
Barren; Nachmittag 2—4 Zeichnen: Leberblümchenblatt. So soll jede Stunde

der neun Schulmonate bis in die letzte Minute mit einem unmöglichen, erstickenden Durcheinander vollgepfropft werden! Wieviel bester Erzieherwille ist an diesem Druck, der von der Behörde über den Schulrat auf den Lehrer wirkt, schon zugrunde gegangen!

Solange nicht tiefgreifende Reformen diesen Druck vom Lehrer nehmen — sei es durch Erziehung zur Totalität (Paul Oestreich[1]), durch die Arbeitsschule Johannes Kühnels[2], durch die Entfaltung der schöpferischen Kräfte im Kinde (Internationaler Arbeitskreis für Erneuerung der Erziehung[3]..) — werden weiter Tausende junger begeisterter Lehrer in die heute allgemeine Bahn des nervösen Stoffübermittlers gedrängt. Wenn wir uns aber heute — solange die Behörden diesen ernsten Reformen ablehnend gegenüberstehen — aus dieser Gefahr retten wollen, so kann es nur so sein, daß wir das Kompromiß zwischen Behörde und Kind, zwischen dem trockenen Buch: Lehrordnung und den 50 lebendigen und lebensdurstigen Kinderseelen mutig eingehen. Den Mut zu der Lösung des Problems, die den Kindern gibt, was der Kinder ist, gewinnen wir aus dem felsenfesten Vertrauen auf die Macht der gewaltlosen, d. i. der individualpsychologischen Erziehung. Dann wird uns der „Stoff" mit all seinen Verlockungen (schnell sichtbar, der Behörde, die ihn oft zum beherrschenden Gegenstand ihrer Nachprüfung macht, leichter nachweisbar) nicht irre machen; wir werden wirklich das Hauptgewicht unserer Bemühungen auf das Erziehliche legen. Trotzdem aber werden wir, wenn wir — als einzige Bedingung — den Stoff methodisch klug zusammendrängen — so paradox es auch klingen mag — den anderen, die dem Unterricht ihre ganze Arbeit widmen, bald nicht mehr nachstehen. Einmal werden alle „Schlechten und Unbegabten", die sonst immer die eigentlichen Hemmnisse für ein allgemeines Vorwärtskommen darstellen, nicht ausgeschlossen, sondern hereingenommen und für Mitarbeit und Fortschritt gewonnen. Dann wirkt eben auch auf alle anderen in der Klasse, wenn wir auf festgegründetes und dauerhaftes Arbeiten zielen, ruhiges Ermutigen und Stärken des Selbstvertrauens tiefer und nachhaltiger als alles Aufstacheln des Ehrgeizes und der Übervorteilungssucht in den Kindern.

Der „Stoff" wird also „nicht zu kurz" kommen, wenn wir unsere Ergebnisse mit denen vergleichen, die aus Klassen kommen, denen der Unterricht das Erste und Wichtigste ist. Unsere viel ernstere Sorge ist aber, daß die heute besonders bei den maßgebenden Stellen gehegte maßlose Überschätzung des „Stoffes" alle lebendige und zum Kind dringende Erziehungsarbeit zum Ersticken bedrückt und gerade die gütigsten, hingebendsten Lehrer dahin treibt, daß sie resignieren oder der Staatsschule, die sie dringender als alle anderen brauchte, den Rücken kehren. Wer eine Vorstellung davon bekommen will, wie weit Reformen zu führen vermögen, die wirklich allen Unterricht nur im Dienste der Erziehung gelten lassen, der lese den hinreißenden Bericht Bakules über seine „Heimschule". [4]

Es wäre jetzt zum Schluß so billig, dem bisher Gesagten die in allen Reformvorschlägen üblichen letzten Mahnworte anzuhängen, die heißen: „Wenn du Lehrer das alles ernstlich ausführen willst, so mußt zuerst du dich umstellen. Du mußt selber ein besserer Mensch werden, wenn du die Kinder zu solchen machen willst. Du mußt mit deinen Ansprüchen zurücktreten und in das Kind

---

[1] Zeitschr. d. Bundes Entschiedener Schulreformer „Die neue Erziehung". Verlag Schwetschke & Sohn, Berlin W. 30.

[2] „Umbau des Rechenunterrichts." Verlag Klinkhardt, Leipzig.

[3] Zeitschr. d. Internat. Arbeitskreises für Erneuerung der Erziehung „Das werdende Zeitalter". Verlag Klotz, Gotha.

[4] „Die Entfaltung der schöpferischen Kräfte im Kind". Verlag Klotz, Gotha.

hineinhorchen. Du mußt alles persönliche Autoritätsverlangen von dir tun
und deinen Kindern wohlwollender Berater und Helfer sein. Du mußt...
du mußt..." Man erlebt es bei Tagungen der Reformer und in ihren Büchern
gar nicht selten, daß mit diesem „Aufruf" an den Lehrer geschlossen wird.
Müßte man aber nicht damit beginnen, d. h. mit einer Ankündigung: Wie
können wir dem bedrückten Lehrer einen Weg zeigen, daß er ein besserer Mensch,
ein anspruchsloser Führer und wohlwollender Helfer des Kindes werde? Sonst
macht man ja selber den gleichen Fehler, von dem man den rückständigen Lehrer
abbringen will. Auch er sagte doch täglich zu seinen Kindern: Ihr müßt....
ihr müßt.... ohne viel zu fragen, ob sie es denn alle auch können. Erntet er
Widerstand in irgendeiner Form, so wird er, wenn er uneinsichtig ist, die Verantwortung damit von sich schieben, daß er sagte: Die Burschen wollen nur
nicht! So werden auch dem „alten" Lehrer Forderungen über Forderungen
in scharfgeformten Sätzen vorgesetzt. Er glaubt aber die Stütze, die ihm Autorität bisher war, nicht aufgeben zu können und ergreift darum wie das mutlose
Kind die einzige Möglichkeit, sich des Angriffes zu erwehren: aktiven oder passiven Widerstand. Ebenso oberflächlich wie vorhin von dem „alten" Lehrer
wäre es jetzt von uns, darin bloß Bequemlichkeit oder Feigheit zu sehen. Auch
uns bliebe damit der wahre, tief verborgene Grund seines Nicht wollens verborgen. Ist nicht auch der heutige Lehrer ein entmutigter Mensch? Es wird
Aufgabe einer späteren Arbeit sein, dies im kleinen nachzuweisen. Hier bloß
andeutungsweise: Er ist gewöhnlich aus dürftigen Verhältnissen, in einem ab-
seitigen Bildungsgang zu einem „Halbgebildeten" gemacht, in früheren Jahren
ohne die Atempause akademischer Freiheiten als unreifer neunzehnjähriger
Mensch vor schwerste Aufgaben gestellt, heute in sechs und sieben langen Jahren
verantwortungsloser und unbezahlter Arbeit um die Spannkraft seiner Jugend
gebracht und noch als Sechsundzwanzigjähriger von der Unterstützung alter,
armer Eltern lebend, in seinem Beruf den höchst gefährlichen Verlockungen
ausgesetzt, unter dem Schutze der geheiligten „Autorität" aller erlittenen
Bedrückungen dadurch ledig zu werden, daß er als „strenger" Lehrer jetzt
herrsche; außerdem ewig gehetzt durch Stoff und Unterricht, in der Gesellschaft stets bereit, sich und andern heftigst und darum erfolglos zu beweisen,
daß er über die Halbbildung hinausgekommen ist — Ursachen genug, einen entmutigten Menschen zu formen. Als dieser aber kann er kein Vertrauen zu Güte,
Wohlwollen, Gewaltlosigkeit haben; er wird — wie alle mutlosen Menschen —
die Autorität, die Gewalt verherrlichen. Davon aber bringt ihn kein noch so
scharfes: Du mußt... ab. Wenn es überhaupt noch gelingt, dann kann es auch
bei ihm nicht anders gehen als durch geduldiges Aufzeigen von Wegen, die die
verlorene Sicherheit wiedergewinnen helfen.

Ein solcher, vielmals erprobter Weg, der innere Ruhe und frohes Wirken
unter den Kindern bringt, ist die Adlersche Individualpsychologie. Allen, die
ratlos in der Not der heutigen Schule stehen, kann sie Hilfe bringen.

Freilich: „Nicht jede Frage hallt bei jedem in gleicher Weise wider. Man
muß an den Zuständen und an den Problemen gelitten haben, um bis auf den
Grund ihres Wesens zu kommen" (J. Gerhardt).

Wer darum unter uns an den Zuständen viel gelitten hat, wird viel helfen
können. Der wird der Lehrer an der kommenden Erziehungsschule sein, die eine
neue, mutigere, menschlichere Generation heranbilden wird.

Familien- oder Gemeinschaftserziehung.

Von

Sophie Lazarsfeld Wien.

I. Individualpsychologie und Sozialpädagogik.

Die Herausgabe des Handbuches ist neuerlicher Anlaß zur Besinnung über die Zusammenhänge der Individualpsychologie mit angrenzenden Denk- und Arbeitsgebieten, und unser Artikel wird sich zunächst mit der sogenannten „Sozialpädagogik" auseinanderzusetzen haben, die in der pädagogischen Literatur und Diskussion der letzten drei Jahrzehnte eine so große Rolle gespielt hat. Mit Selbstverständlichkeit hat man Praxis und Theorie der individualpsychologischen Erziehung zur Sozialpädagogik gezählt, und doch scheint es einmal notwendig, daß wir uns von unserem spezifischen Standpunkt aus mit dieser geistigen Bewegung auseinandersetzen.

Die Sozialpädagogik setzt mit den Arbeiten von Paul Bergemann und P. Natorp um die Wende des vorigen Jahrhunderts ein, wenn sich ihre Ansätze auch schon in der vorangehenden Literatur nachweisen lassen. Sie ist dann das pädagogische Thema des 20. Jahrhunderts geworden, über dessen Behandlung man z. B. bei Stengel „Sozialpädagogik"[1] einen ersten Überblick zu gewinnen suchen möge. Darin findet sich auch eine etwas abgeblaßte, aber die meisten Arbeiten zusammenfassende Definition der Sozialpädagogik als einer „Richtung (in der Erziehungslehre), welche in bezug auf Form, Ziel und Mittel der Erziehung die· Gemeinschaft über das Individuum stellt"[2].

Es ist elementarer individualpsychologischer Lehrsatz, weniger zu berücksichtigen, was einer sagt, als in welchem Zusammenhang und in welcher Art er spricht. Auf allgemeineres übertragen hat so Künkel (48) klar das Eigentümliche der individualpsychologischen Forschungsweise herausgearbeitet: zusammen mit den logischen Grundlagen eines Systems auch die psychologische Bedeutung zu untersuchen, die seine Aufstellung für seine Vertreter hat. Wir werden also die Fragestellungen der Sozialpädagogik vornehmen, werden mit unseren Methoden ihre Antworten beleuchten und dann erst können wir sehen, wie weit wir mit ihnen und ihren Motivierungen übereinstimmen.

Nun ist ja die wiedergegebene Definition deutlich das Resultat einer Diskussion über die Frage: Was geht voran, die Gemeinschaft oder das Individuum? Und tatsächlich ist das eine der beiden Hauptfragestellungen der Sozialpädagogik. Die andere lautet — begreiflich genug —: was ist Gemeinschaft?

Diese zweite Frage ist uns wohl bekannt, sie ist von uns schon oftmals — nicht gestellt worden. Alfred Adler (16) hat ihre Lösung einmal als „wünschenswerte Zukunftsforderung" bezeichnet; für methodologische Bedürfnisse scheint

---

[1] Ziehroff: Probleme der neueren Pädagogik. Leipzig 1925.

[2] Die Definition ist erheblich schlechter als die Natorpsche, aber sie erlaubt am ehesten die „Sozialpädagogik" als Problemstellung zu behandeln, ohne auf eine Literaturkritik eingehen zu müssen.

Eine sehr gute Übersicht, die leider nicht mehr berücksichtigt werden konnte, hat Pommer im Bericht „Gemeinschaftserziehung" der Zeitschrift „Der Mittelschullehrer" Dezember 1925 gegeben.

Albrecht (16) wohl das Richtige getroffen zu haben, wenn er meint, das „Gemeinschaftsgefühl" sei ein „Grenzbegriff oder ein Begriff, der dem Sinn und dem Zweck des ganzen (individualpsychologischen) Systems dient" [1]; im allgemeinen aber haben die Gedanken Alfred Adlers ein so ungemein großes, noch ganz unausgeschöpftes Gebiet praktischer Arbeitsmöglichkeit eröffnet, daß wir nur selten zu Spekulationen Zeit haben und aus unseren realen Erfolgen vorläufig den Mut zur systematischen Unvollkommenheit ziehen, das heißt, den Gemeinschaftsbegriff aus der Sprache des Alltags herübernehmen dürfen. Am besten hat dafür einmal Adler selbst [2] die Gemeinschaft als das Wirkliche bezeichnet, also — die tiefsinnige Doppelbedeutung dieses deutschen Wortes benützend — als die Summe alles dessen, was im realen Leben auf den Einzelnen einwirkt.

Darüber hinaus aber können wir auch verstehen und erklären, wie sich die große theoretische Diskussion zur Sozialpädagogik erklärt, die doch bis zum Krieg kaum einen nennenswerten praktischen Erfolg gehabt hat. Denn wenn wir in der Literatur ein sich Ergehen in die verschiedensten Definitionen und Deduktionen über den Gemeinschaftsbetrieb finden [3], werden wir die Frage stellen, die uns immer nahe liegt, wenn wir hören, daß sich ungeahnte Schwierigkeiten vor einem begonnenen Werk auftürmen: Was fürchtet der Werkmeister am Ziel zu finden, warum hält er sich durch Arrangements von ihm fern? —

Wirtschaft und Technik der letzten Jahrhunderte schienen die Gesellschaft durch Auflösung der Wirtschaftsverbände des Mittelalters in Atome zerlegt zu haben. Der Individualismus und seine Pädagogik waren der klassische geistige Niederschlag der neuen Produktionsformen. Aber in ihrem Schoß wachsen neue Elemente der Gesellung. Der Großbetrieb, die Gewerkschaft, das politische Leben, Volksbildungseinrichtungen, die Speisehäuser, sie stellen neue psychologische Fragen, neue pädagogische Aufgaben. Sie bedingen wieder kollektivistisches Denken, wenn auch auf höherer Stufe, weil ja das Individualbewußtsein, einmal zu gesellschaftlicher Bedeutung gekommen, nimmer verschwinden kann.

Damit aber sind, die ewige Wechselwirkung zwischen Wirtschaft und Geist fortsetzend, auch Elemente wirtschaftlicher Revolution, Grundlagen neuer politischer Machtverteilung entstanden. Der Träger der bestehenden Wirtschaftsformen, das Bürgertum, sieht in seinen fortgeschrittensten Teilen die neuen Aufgaben, die sich ihm auf pädagogischem Gebiet stellen: die Neuorganisation des Schulaufbaues, die neue Unterrichtsform. Aber es sieht auch die Bedrohung seiner Vormachtstellung, die in der Lösung dieser Aufgabe liegt. Es geht also an sie heran, aber es setzt gleichzeitig eine entscheidende Distanz zwischen sich und die notwendige Tat, indem es ihre begriffliche Erfassung in den Vordergrund stellt und in ihr und ihrer Umkämpfung einen unerschöpflichen Quell von Schwierigkeiten und Verzögerungen schafft.

Wer einmal Natorps Sozialpädagogik gelesen hat, in der die Forderungen der Gemeinschaftserziehung aus den Grundbegriffen des Neukantianismus abgeleitet sind, der kann sich — trotz aller Ehrfurcht vor der Arbeit dieses großen Denkers — der verblüffenden Analogie dieser sozialen Erscheinung mit der zögernden Attitüde der Einzelneurose nicht entziehen; so sehr sind hier die

---

[1] Wir fassen das dahin auf, daß für die Individualpsychologie die vom vergesellschafteten Menschen als dem allein empirisch gegebenen ausgeht, die Gemeinschaft begrifflich erst als logisch notwendige Ergänzung zur irrealen Abstraktion des isolierten Individuums problematisch wird. Eine eben erschienene bedeutsame Arbeit Neuers, („Der Kampf" Mai 1926) konnte in ihrer ganz abweichenden Auffassung hier nicht mehr berücksichtigt werden.

[2] Praxis und Theorie (7) S. 72.

[3] Zur ersten Übersicht: Erich Stern: Der Begriff der Gemeinschaft.

formelle Anerkennung des Ziels und die selbstgewählten Umwege darum zu finden. In charakteristischer Ergänzung glaubt Bergemann, der Natorps begrifflichem Aufbau eine biologische Grundlegung der Sozialpädagogik entgegenstellt, umgekehrt in einen Eklektizismus so bar einer grundlegenden Einsicht verfallen zu dürfen, daß er neben Gedankengängen, die heute noch lesenswert sind [1], im entscheidenden Kapitel: Häusliche und öffentliche Erziehung [2], mit den unstichhaltigsten Argumenten den bestehenden Zustand der Halbheit verteidigen und jeden neuen Versuch ablehnen kann.

Demgegenüber kann die Individualpsychologie sich Schritt für Schritt an der Wirklichkeit orientieren und alles rein begriffliche Denken nur als widerrufbare Leitlinie auffassen, ohne der Bedeutung ihrer Erkenntnisse etwas zu vergeben. Sie kann das, weil sie eben über systematische Leitgedanken verfügt, die sie instandsetzen — wie wir im 3. Teil noch zeigen werden — praktische Probleme von ordnenden Gesichtspunkten aus und nicht dem Zufall der einzelnen Stellungnahme oder des bloßen Einfalls ausgesetzt zu lösen.

Seit dem Umsturz gibt es eine Strömung in der Sozialpädagogik, die von dem hier diskutierten Übelstand ganz frei ist. Es sind das die Ideen, die aus dem Kampf der Arbeiterschaft um eine ihnen angepaßte Gestaltung der gesellschaftlichen Funktionen stammen. Dieser Richtung ist das kollektive Leben nach der ganzen sozialen Lage der Arbeiterschaft selbstverständliche Voraussetzung. Ihr Erziehungsproblem geht bereits dahin, das einzelne Individuum zur Arbeit in der Klassengemeinschaft und zum Kampf für ihre Ausdehnung zur Volksgemeinschaft zu befähigen [3]. Es ist charakteristisch, daß diese Bewegung dort, wo sie das größte praktische Arbeitsfeld gefunden hat, in Österreich [4], in engsten Kontakt mit der Individualpsychologie kam. Vermutlich liegen hier die ersten Ansätze zu jener neuen Erziehung, zu der wir von der klassischen Pädagogik über den Umweg der bisherigen Sozialpädagogik kommen müssen.

Die Theorie dieser Erziehungsarbeit kennt natürlich auch die Frage nach dem Vorrang von Gemeinschaft und Individuum nicht mehr. Trotzdem seien vom Standpunkt der Individualpsychologie zu dieser Frage, die einen so breiten Raum in der pädagogischen Diskussion einnimmt, ein paar prinzipielle Worte gesagt.

Deutlich scheiden sich die Lager: Für Bergemann ist das Erziehungsgeschäft nur denkbar „in Rücksicht und in Hinblick auf die Gesamtheit, weil es nur so als ein zweckvolles Tun angesehen werden kann", und Ziller meint, „Der einzelne muß erst an und für sich Wert erlangt haben, ehe er in Bezug auf die Gesellschaft betrachtet werden darf."

Hie Universalismus, hie Individualismus, zwei Dogmen, die einander richterlos gegenüberstehen, solange man sie auf kulturphilosophischer Basis aufbaut, daran kann auch die tiefste Überzeugung nach der einen oder anderen Seite nichts ändern!

---

[1] Insbesonders Bergemann: Aphorismen zur Sozialpädagogik 1897.

[2] Soziale Pädagogik § 29. Als Muster einer antipsychologischen Diskussion diene S. 256: „In der Familie treten uns die drei Grundformen des sympathischen Verhaltens von Mensch zu Mensch in der reinsten Ausprägung entgegen: In dem Verhältnis zwischen Eltern und Kindern das von Höheren zum Niederen, in dem zwischen Kindern und Eltern das vom Niederen zum Höheren und endlich in dem zwischen den Gatten einer- und den Geschwistern andererseits bestehenden das vom Gleichen zum Gleichen. Somit ist die Familie eine soziale Erziehungsinstitution ganz vortrefflicher Art." Hier sind die neurotischen Gefahren der Familie knapp zusammengefaßt und grotesk verkannt!

[3] Kawerau: Soziologische Pädagogik. Siemsen: Erziehung u. Gemeinschaft.

[4] Die beste Orientierung gibt die von Otto F. Kanitz geleitete Zeitschrift „die sozialistische Erziehung".

Stellt man aber die Frage nicht im leeren Raum, sondern real so: Was geht für das Erziehungsgeschäft voran, das Individuum oder die Gemeinschaft, dann hat die Individualpsychologie darauf eine klare Antwort. Denn Erziehen, ganz allgemein gesprochen, bedeutet: Ein Individuum im Rahmen der biologischen Voraussetzungen und der äußeren Umstände zum Funktionieren zu bringen; funktionieren aber heißt, sein eigenes Agieren und Rezipieren zu beherrschen und für einen bestimmten Zweck sinnvoll zu verwenden [1]. Nun ist ja das Beherrschen und sinnvolle Verwenden seiner Funktionen nichts anderes als das, was die Individualpsychologie, von der Beschäftigung mit der kranken Psyche kommend, unter frei sein von Neurosen, unter „normal" sein versteht. Das aber ist — rein deskriptiv, ohne daß eine Norm hineinspielte — bedingt durch die Stellung des Individuums zur Gemeinschaft, wie sie seit frühester Kindheit geformt und dann bestimmend für seinen Charakter geworden ist; diese grundlegenden Gedanken sind an anderer Stelle dieses Handbuchs dargelegt.

Die Individualpsychologie gibt also folgende Antwort auf die erste Frage: Für den Erziehungsprozeß, soll er planmäßig vor sich gehen und nicht dem Zufall überlassen sein, muß, unabhängig zu welchem Ziel er vorgenommen wird, die Gemeinschaft im Mittelpunkt stehen. Demnach unterscheiden wir uns prinzipiell von der sogenannten Sozialpädagogik dadurch, daß wir zur zentralen Berücksichtigung der Gemeinschaft nicht von einem apriorischen Gesichtspunkt aus kommen (Philosophie, Kulturwissenschaft, Biologie [siehe Adler (16)]), sondern aus der Analyse des Erziehungsprozesses selber.

Eigentlich hat ja die Bestimmung des Erziehungszieles in einer rationalen Pädagogik überhaupt keinen Platz und muß der Metaphysik, der Politik oder einer anderen Sphäre des menschlichen Denkens überlassen bleiben. Sowohl die Ziele der Erziehung als auch die Frage ihrer soziologischen Bedeutung spielen also hier nicht herein, wenn natürlich auch dazu die Individualpsychologie Entscheidendes zu sagen hat; liegt doch in Adlers Lehre von der Logik des Lebens eine Bejahung der Gemeinschaft, wie sie so eindeutig und so erdennah kaum je vorher gewagt worden ist. Aber wie groß auch immer der innere Zusammenhang von Adlers kulturellem und sozialem Aktivismus mit den Erkenntnissen ist, die er uns erschlossen hat, diese selbst sind rein deskriptiv und im Prinzip müssen wir zugeben, daß einer einmal mit Hilfe letzter individualpsychologischer Einsichten sich zum Herrn der Welt machen kann.

Umso wichtiger ist es, einen Grund dafür anzugeben, wieso trotzdem so ziemlich alle individualpsychologischen Erzieher Sozialpädagogen im geläufigen Sinne sind, d. h. philosophisch die Gemeinschaft als höchsten Wert ansehen. Das ist natürlich nur aus allgemeinen Zusammenhängen heraus zu erklären und es soll hier noch versucht werden.

Eine wissenschaftliche Theorie hat eine Beschreibung von Vorgängen zu liefern, die in sich widerspruchslos ist und in ihren denknotwendigen Konsequenzen in Übereinstimmung mit der Erfahrung bleibt. Sind mehrere solcher Beschreibungsarten möglich, so entscheidet der Gesichtspunkt der Ökonomie, in den Naturwissenschaften also der Wunsch nach der einfachsten Formel, in den Sozialwissenschaften der Wunsch nach der konkretesten Lebensmaxime.

Die Streitfrage zwischen Adler und Freud z. B., ob der Machtwunsch ein Symbol des Geschlechtstriebes oder die Sexualität Material für den Positionskampf ist, läßt sich ohne ein weiteres Kriterium sicher nicht entscheiden. Die Entscheidung fällt aber mit dem Moment, wo gerade die häufigsten seelischen Erscheinungen durch die Individualpsychologie viel unkomplizierter erklärt werden können als durch die Psychoanalyse und die praktisch wichtigsten Probleme durch sie eine Lösung finden.

---

[1] Zum hier verwendeten Begriff der Funktionen siehe Külpe: Psychologie. S. 128 ff.

Es ist also so: Jedes in sich richtige System führt, je nach dem Aufbau seiner Begriffswelt, in bestimmter Richtung zu besonders zahlreichen und relativ leicht hebbaren Erkenntnissen. Für das psychologische System Alfred Adlers gilt das gerade in Bezug auf die Fragen des kollektiven Lebens, das zentrale praktische Problem unserer Zeit. Kurz ausgedrückt, es ist in seiner Struktur der Struktur unseres gesellschaftlichen Lebens aufs stärkste angepaßt. Das ist der höchste Wahrheitswert, den eine Geisteswissenschaft erreichen kann und das erklärt zugleich, warum gerade die universalistisch eingestellten Erzieher es zuerst anerkennen. Gleichzeitig liegt darin das Verständnis für den Siegeszug, den die Individualpsychologie anzutreten begonnen hat: Solange bei Strafe des allgemeinen Untergangs unsere Hauptaufgabe die Regelung des gemeinsamen Lebens bleibt, wird die Lehre führend bleiben, die Carl Furtmüller auf die kurze Formel gebracht hat: Sie lehrt uns die Spielregeln des Lebens kennen.

Und damit haben wir auch das Thema unseres Aufsatzes klar gefaßt: Ist die Familie geeignet, dem Heranwachsenden diese Regeln zu vermitteln oder muß die Gesellschaft sich eigene Einrichtungen dafür schaffen? Unsere Antwort sei vorweggenommen: Wir sind für Gemeinschaftserziehung, gegen Familienerziehung. Das ist jetzt zu begründen.

II. Die Position des Kindes in der Familie.

Es sind im wesentlichen vier Umstände, die vom Standpunkt der Individualpsychologie aus das Hineinwachsen in eine Gemeinschaft in der Familie erschweren und die nicht alle durch erhöhte Einsicht ausgeschaltet werden können[1].

Zuerst ist es eine Grundeinsicht der Individualpsychologie, daß das Aufwachsen zwischen lauter älteren und größeren Menschen das Minderwertigkeitsgefühl des Kindes unentwegt anstachelt. Dadurch wird es aufs höchste sensibel für das Verhalten seiner Umgebung zu ihm und jede Art von Strenge oder Rücksicht, die von einem angepaßten Durchschnittsmaß — das die anderen oft gar nicht kennen können[2] — abweicht, erzeugt gemeinschaftswidrige Einstellungen, die leicht zur Grundlage eines nervösen Charakters werden. In jeder Erziehungsberatungsstelle ziehen sie an uns vorüber: das verzärtelte Kind, das infolge der Verwöhnung nicht gelernt hat, selbst etwas zu leisten und alles von den anderen erwartet, dabei mißtrauisch gegen sich und seine Umgebung; das zu hart behandelte, das gar nichts mehr von anderen erwartet, verwahrlost und als Feind in jede neue Situation eintritt, beide aktiv oder passiv Saboteure jeder gemeinsamen Arbeit. Auch andere finden wir in der Geschichte und im Leben: das jüngste Kind, das als Revolutionär in Kunst oder Politik die Unterdrückung durch die älteren Geschwister rächt, das älteste, das als konservativer Erwachsener die Vormachtstellung gegenüber den unwillkommenen Jüngeren aufrechtzuerhalten sucht, beide Argumenten wenig zugänglich, weil ihre Haltung tieferen, den primitiven Mitteln der Logik entrückten Seelenschichten entspringt; der einzige Bursch unter Mädeln[3], das einzige Mädchen unter Knaben, alle sind sie uns nur zu geläufig und zeigen, daß immer wieder die Familie — eigentlich schuldlos — durch ihren Aufbau die Entwicklung des Gemeinschaftsgefühls gefährdet.

Sie entbehrt aber zweitens des entscheidenden Mittels, einem entmutigten kleinen Menschen wieder Sicherheit zu geben: die sinnvolle Funktion innerhalb der Gemeinschaft. Die Familie hat im allgemeinen keinen

---

[1] Siehe z. B. Zeitschr. III, 4 Schulkinderpsychologie.
[2] Lessing, Nathan der Weise: Denn ist nicht alles, was man Kindern tut, Gewalt?
[3] Ein typisches, fast klischeemäßiges Beispiel ist Heinrich von Kleists Jugend und Entwicklung [siehe Lazarsfeld (323)].

Platz für Leistungen der Kinder, deren Nutzen für die Gemeinschaft[1] ihnen durchsichtig wäre. Im nächsten Abschnitt wird über die Möglichkeiten, diese wichtigste Erziehungsfrage praktisch zu lösen, nochmals gesprochen werden; hier sei nur wieder ein Beispiel gegeben, das — kraß aber symptomatisch — die Schwierigkeiten beleuchtet: Die Klage einer Mutter geht dahin, daß der Junge immer so schrecklich aufgeregt und zornig sei, wenn man mit ihm um bares Geld Karten spiele. Als man sie fragte, wieso es denn so häufig zu diesem Anlaß käme, meinte sie, man könne doch von den Erwachsenen nicht verlangen, daß sie nur auf die Spiele eines Kindes eingestellt seien, gleichaltrigen Verkehr habe der Junge nicht, also müsse er sich gewöhnen, um Geld zu spielen, ohne sich aufzuregen, das habe sie ihm schon oft wiederholt, aber es nütze nichts. Und jetzt wünsche er auch gar keine andere Zerstreuung mehr, lehne andere Spiele ab, wolle nur mehr um Geld spielen und rege sich dann halt so viel dabei auf[2]. Der Junge ist ein einziges Kind. Dieser Fall spricht eine so deutliche Sprache, daß hier jeder Kommentar sich erübrigt.

Aber die restlose Lösung in einem größeren Verständnis oder einer größeren Selbstentäußerung der Erwachsenen zu suchen wäre falsch; sie kann nur durch die Bildung von Kindergemeinschaften erfolgen.

Dazu kommt als drittes eine weitverbreitete, aber soziologisch sicher falsche Einschätzung der kindlichen Arbeit durch die Erwachsenen, aus der den Kleinen wieder viel psychische Schwierigkeiten erwachsen.

In französischen Volksschullesebüchern kann man folgende Geschichte finden: Der Junge hat Holz für die Mutter geführt und legt ihr auf den Mittagstisch die Rechnung: 2 Stunden Arbeit: 6 Sous, verwendeter Spagat: 1 Sous, schuldige Summe: 7 Sous. Am nächsten Tag findet er auf seinem Platz das geforderte Geld und die Gegenrechnung: 9 Jahre Ernährung: nichts, 9 Jahre Bekleidung: nichts, schuldige Summe: nichts. Darauf Rührung und Belehrung. Wie verfehlt ist es psychologisch, dem Kind seine Leistung, die es mit dem Einsatz aller seiner Fähigkeiten vollbringt, zu entwerten durch eine unabtragbare Gegenrechnung! Dazu hat Otto F. Kanitz (137) noch mit Recht festgestellt, daß das Kind damit, daß es alle für ihn neuen Eindrücke aufnimmt und auch für die Schule lernt, gesellschaftlich notwendige Arbeit leistet und damit das Recht auf seine Erhaltung durch die Gesellschaft erwirbt. Die Familie schiebt sich nur in diese Beziehung ein und verwirrt dadurch dem Kind seine Begriffe von Pflicht, Leistung und Ertrag.

Die letzte, aber praktisch nicht bedeutungsloseste Art psychologischer Schwierigkeiten, die aus der Familie für das Kind erfließen, liegt in der Bedeutung, die ihr Bestand für die Erwachsenen hat. Die Lösung der erotischen und sexuellen Probleme bezeichnet Adler (291) ja mit Recht als einen der drei großen Aufgabenkreise, in die der Mensch hineingeboren wird. Nur angenähert kann er sie erreichen und dauernd bleibt ihm die Ehe eng mit seinen letzten Positionsproblemen verbunden. Was Wunder, daß das auf seine Beziehung zu seinen Kindern abfärbt und in ihr Leben ihnen ganz fremde Elemente hineinträgt. Immer wieder erleben wir es, daß Kinder zu einer Berufswahl gezwungen werden, die sich als Korrektur einer vom Vater selbst erlebten Fehlwahl entpuppt, immer wieder sind es Erziehungsmaximen: Der Junge soll es besser, soll es nicht besser haben als ich es hatte. Ja, sogar die klare Vor-

---

[1] Bei ihrer Darstellung werden wir getreu unserem methodischen Programm unsere Überzeugung vom absoluten Wert der Gemeinschaft nicht mehr zurückstellen. Der Unterschied zwischen dem normativen und dem deskriptiven Gemeinschaftsbegriff war für den systematischen Teil sehr wichtig, würde aber, in den praktisch-psychologischen mit hinübergenommen, alle Darlegungen nur belasten, ohne an den Resultaten etwas zu ändern.

[2] Aus einer Wiener Beratungsstelle 1925.

stellung vom Privateigentum der Eltern an den Kindern ist häufig: er will „mir"
nicht lernen, „mir" nicht brav sein, sind geläufige Wendungen. Natürlich wird
diesen Besitz zu halten leicht Machtfrage, und damit ist die Unvereinbarkeit
geistig gesunder kindlicher Entwicklung mit der Gesamtstruktur der Familie
auf die Spitze getrieben. Als Beispiel die Antwort einer kränklichen Mutter,
die gewohnt war, von ihrer vierzehnjährigen Tochter spazieren geführt zu
werden, als diese einmal mit ihrer Freundin ausgehen wollte: „Geh nur, und
ich geh halt allein, höchstens werd ich überfahren, das macht ja nichts."[1]

Kein Fremder würde wagen, ein Kind derart zu belasten. Man denkt hier
an Alfred Adler, zu dem eine Mutter mit ihrem bis zur Idiotie verweichlichten
Kinde kam und die sich weigerte, es in ein Heim zu geben, weil es dort geschlagen werden könnte. Er sagte ihr: „Niemand kann Ihr Kind so schlagen,
wie Sie es geschlagen haben!"

Es gibt gegen das bisher Gesagte eigentlich nur ein Argument, mit dem
man sich auseinandersetzen muß: daß die Liebe der Eltern ein so bedeutungs-
volles Kindheitserlebnis sei, daß sie durch nichts ersetzt werden könnte, daß
der psychische Kredit, den die Familie gewährt, dem Heranwachsenden die
Möglichkeit gibt, ungefährdeter Erfahrungen zu sammeln, als wenn er sofort
dem strengen Verrechnungssystem des kollektiven Lebens eingereiht würde.
Adler (106) formuliert diese seelische Bedeutung der Familie dahin, daß
die Mutter das Erlebnis der absolut verläßlichen Person und der im Beruf arbeitende Vater das Erlebnis des nützlichen Menschen geben kann. Immer
jedoch bleibt die Schichtung der Familie eine vertikale und kann in ihrer erzieherischen Wirkung nicht der horizontalen Schichtung, die die Gemeinschaft
haben soll, gerecht werden. Jedes Ausgeschlossenwerden aus einer Gesellschaft
bei den Eltern, jedes Vor-den-andern-schlafengehen-müssen, all die Kleinigkeiten, von denen notwendigerweise das Kind im Reiche der Erwachsenen
bedroht ist, deuten auf den Vorzug, den die kühlere aber gleichmäßige Liebes-
atmosphäre von pädagogisch geführten Kindergemeinschaften vor der Familie
hat; das nur dann allerdings, wenn die Erzieher in ihnen diese zwei wesentlichen Funktionen der Eltern, Verläßlichkeit und eigene Nützlichkeit zum
Hintergrund ihrer Haltung gegenüber den Kindern machen. In diesem Sinn
hat Pestalozzis Wort, „daß die Vorzüge, die die häusliche Erziehung hat,
von der öffentlichen müssen nachgeahmt werden", natürlich seine volle Geltung,
mit einem Zusatz, den die Erfahrung auf allen Gebieten planmäßigen menschlichen Tuns ergibt, daß nämlich künstlich nachgeahmt im Sinn von organisiert
und durchdacht aufgebaut, von uns nicht mehr im Sinn von Surrogat verstanden wird, sondern unter Umständen sogar als Fortschreiten zu voll-
kommeneren Formen über eine „Natürlichkeit" hinaus, die oft nur dem Zufall
vertrauendes Vergeuden von Kräften zu bedeuten droht[2].

Umgekehrt jedoch ist die Nachahmung der freien Gemeinschaften in der
Kleinfamilie kaum durchführbar. Die „Saturnalien" z. B., die Multatuli
in seinem „Kleinen Walter" vorschlägt, Tage, an denen, entsprechend dem
Recht der römischen Sklaven, die Kinder Herren über die Erwachsenen sein
sollen, haben natürlich psychologisch keinen Wert, symbolisieren aber vielleicht am deutlichsten die bedenkliche Position des Kindes in der Familie,
bedenklich für das Werden seiner Einstellung zur Gemeinschaft und damit
pädagogisch unzulänglich, wenn nicht gefährlich.

---

[1] Aus einer Wiener Beratungsstelle 1926.
[2] Dabei ist hier das Argument von der Auflösung der Familie durch die sozialen Verhältnisse nicht mit herangezogen, um den Leser des Referats nicht zu weit in die Athmo-
sphäre soziologischer Stellungnahme ziehen zu müssen.

III. Die Möglichkeiten der Gemeinschaftserziehung.

Es wäre jetzt zunächst notwendig, einiges über die Grenzen der Erziehung zu sagen, die Begrenztheit unseres Themas aber zwingt dazu, sich mit dem Hinweis auf die Fragestellung und mit dem Teil ihrer Beantwortung zu begnügen, die von unmittelbarer Bedeutung für die individualpsychologische Behandlung des Gemeinschaftserziehungsproblems ist.

Drei Gruppen von Fragen gibt es da bekanntlich, die man unter dem Begriff der Grenzen der Erziehung zusammenfaßt: die Hemmungen, die die gesellschaftlichen Verhältnisse der Durchführung eines Erziehungsplanes entgegenstellen, die Frage der erblichen Belastung und schließlich das Problem der Beeinflußbarkeit unserer Instinkte.

Die erste Frage kann in einer psychologischen Darstellung naturgemäß entfallen. — Die erbliche Belastung, wie sie in der herkömmlichen Literatur als entscheidend dargestellt wird [1], bestreitet die Individualpsychologie, sie nimmt vielmehr an, daß vererbte Organeigentümlichkeiten Material sowohl für gleiche als auch für verschiedene Apperzeptionsformen sein können, sie leugnet deshalb die unmittelbare Vererbbarkeit von Charaktereigenschaften, erklärt sie, wo sie sich vorfinden, als eine durch ähnliche Aufgaben veranlaßte ähnliche Antwort und hat vor allem in der Erscheinung der Überkompensation angeborener Minderwertigkeiten eine ganze Klasse von Fällen nachgewiesen, in denen die erbliche Belastung nicht hemmend wirksam ist; kurz, die Individualpsychologie hält diese Erziehungsgrenze für sehr fern am Horizont des praktischen Erziehungsfeldes verlaufend.

Die Frage aber, wie weit unsere Instinkte, in langer Entwicklungsreihe geformt, sich immer wieder neuen Formen menschlichen Zusammenlebens anpassen können, wie insbesondere die moderne Gesellschaft mit ihrem unorganischen und raschen Entstehen uns seelisch gerüstet findet, diese Frage ist noch weitgehend unklar, und viel widersprechende Erfahrungen und ungelöste Aufgaben haben sich dabei ergeben [2].

Umso bedeutungsvoller ist es deshalb, daß wir für die Beantwortung unserer Hauptfrage einer sofortigen Beantwortung des zuletzt angeschnittenen Problems entraten können, weil wir über den hier entscheidenden individualpsychologischen Begriff verfügen: den Begriff der Ermutigung.

Seine Stellung im theoretischen System ist bekannt: Das Sicherungsbedürfnis, entsprungen dem Gefühl der Minderwertigkeit, und das Gemeinschaftgefühl beherrschen in verschiedener Wirksamkeit das seelische Leben. Das heranwachsende Kind in seiner Hilflosigkeit überschätzt die Gefahren des Lebens und baut sich ein System von Sicherungen auf, die es gegen seine Mitmenschen als die Gefahrenträger in Betrieb setzt. Es hängt dann im wesentlichen von der Entwicklung des Mutes des Heranwachsenden ab, ob aus diesen Sicherungen allmählich ein neurotisches System wird, oder ob er sie als Hilfsmittel für die reale Arbeit erkennen und nach Gebrauch auf sie verzichten lernt; von der Verteilung der Energie zwischen Sicherung und nützlicher Leistung hängt auch ab, was man gewöhnlich Begabung nennt.

Praktisch ist nun eine der Haupteinsichten der Individualpsychologie, daß es in jedem Stadium einer individuellen Entwicklung möglich ist, den Mut zum Zusammenleben mit anderen Menschen zu erhöhen und dadurch Charakter wie Leistung wesentlich zu beeinflussen.

---

[1] Siehe z. B. Bergemann: Soziale Pädagogik. 36—50.
[2] Über das Problem, was an unseren Instinkten variabel und was invariabel ist, siehe z. B. Mac Dougall: Social psychology.

Worin das Wesen dieser Ermutigung besteht — über ihre Mittel soll später gesprochen werden — ist keineswegs klar. Die Individualpsychologie hat nur ihren typischen Verlauf dargestellt und sie in allen Zweigen der Pädagogik und der Medizin nachgewiesen. Vielleicht ist hier einmal ein Zugang zu psychologischen Zusammenhängen zu finden und Bernhard Shaw behält noch recht, wenn er in „Zurück zu Methusalem" erzählt, daß es unter den langlebigen Menschen „eine tödliche Krankheit gibt, namens Entmutigung, gegen die kurzlebige Menschen sehr strenge Vorsichtsmaßregeln gebrauchen müssen". Und wer umgekehrt Gelegenheit hatte, zu beobachten, wie im Laufe einer ermutigenden Behandlung sich der ganze Habitus eines Menschen verändert, der wird nicht zweifeln, daß hier, am Kreuzungspunkt von Vorstellung und psychologischer Wirkung, der Individualpsychologie eine entscheidende Entdeckung gelungen ist. Aber ihre Ankettung an andere Domänen des seelischen Lebens ist noch keineswegs klar.

Um sie gleich systematisch zu verwerten: Es läßt sich der Inhalt des zweiten Abschnittes jetzt dahin zusammenfassen, daß die Familie im allgemeinen nicht geeignet ist, ermutigend zu wirken. — Die Möglichkeiten, die nun die Schulgemeinschaft in dieser Beziehung hat, sind zweierlei Art: Erstens die Funktionsmöglichkeiten, die sie dem Jugendlichen bietet, und zweitens die Möglichkeit, die Autorität, die die Gesellschaft der Erwachsenen für die Heranwachsenden notwendig sein muß, aus einer persönlichen zu einer „Autorität der Institutionen" werden zu lassen.

Auf den ersten Punkt ist schon vorher hingewiesen worden, und er soll hier noch einmal kurz erläutert werden.

Es besteht eine intensive Wechselwirkung zwischen dem Sicherheitsbewußtsein, das leistungsfähig macht, und der Leistung, die ermutigt. Ja, vielleicht besteht die wesentlichste Ermutigung darin, Gelegenheit zu den Kräften des Hilfsbedürftigen angepaßten Funktionen zu geben und dadurch zum Selbstvertrauen, zur Gemeinschaft zurückzuführen. Nur innerhalb eines größeren Organismus aber gibt es für einen jeden etwas zu tun, worauf er das Gefühl seiner eigenen Brauchbarkeit stützen kann.

Wer erfahren hat, wie die Frage „wozu bin ich nütz" in einem gewissen Alter die zentrale Frage des Heranwachsenden ist, wer beobachten konnte, wie die krampfhafte Unterdrückung dieser Frage oder ihre erzwungene Beantwortung immer wieder der Weg zur Neurose ist, der wird die Bedeutung der frühzeitig beginnenden Gemeinschaftserziehung vor allem darin sehen, daß sie diese Frage in einer so individualistisch einseitigen Form kaum aufkommen läßt. Die Verwaltung der Schulgemeinschaft, der Dienst in ihr, die Organisierung des täglichen Lebens geben tausend Funktionsmöglichkeiten der verschiedensten Art, die man jedem kleinen Bürger anpassen und aus der jeder die erste Sicherheit ziehen kann, die am Anfang dieser gegenseitigen Influenzwirkung von Leistung und Ermutigung stehen muß. Wer je ein Heim geleitet oder auch nur die einschlägige Literatur[1] gelesen hat, ist zutiefst überzeugt von der psychologischen Richtigkeit des Satzes: Wem Gott ein Amt gibt, dem gibt er auch den Verstand. — Wo aber hat die Familie die Ämter, die das Schulheim zu vergeben hat? Vom Eilboten für den Typus des aggressiven „Kraftlackels" bis zum Brotverteilen für den ängstlichen Stubenhocker gibt es tausend Möglichkeiten, die Gemeinschafts- und Existenzberechtigung eines kleinen Menschen ihm und den anderen sinnfällig zu machen.

Es ist übrigens sehr interessant, daß auch ohne planmäßige Organisierung schon die Gemeinschaft erhöhte Funktionsgelegenheit zu geben scheint; dahin

---

[1] Hilker: Deutsche Schulversuche; Bernfeld, Kinderheim Baumgarten; Lazarsfeld-Wagner: Gemeinschaftserziehung.

deuten die Berichte aller Kindergärtner über erstaunlich rasche Entwicklung der allgemein-persönlichen Fähigkeiten der Kinder (Sprache, Bewegungs-geschicklichkeit, Auffassungsfähigkeit) vom Moment des gemeinsamen Lebens an.

Die zweite Bedeutung der Gemeinschaftserziehung sehen wir in einer weit-gehenden Lösung des Autoritätsproblems. Man weiß heute bereits, daß nicht alle Erziehung in Selbsterziehung (d. h. eine mehr oder weniger produktive Haltung des zu Erziehenden) auflösbar ist, vielmehr immer ein Teil Autoritäts-erziehung (rezeptive Haltung des zu Erziehenden) bleibt. Aber ebenso klar — und das vor allem dank dem Wirken der individualpsychologischen Schule — sehen wir die Gefahren, die das Bestehen einer autoritären Instanz für die seelische Entwicklung des Kindes hat; sie ist Anknüpfungspunkt für alle Arten von Entmutigung und kompensierender Aggression.

Die Gemeinschaftsschule kennt nun etwas, was die disziplinierende und richtunggebende Bedeutung der Autorität hat, ohne sich mit ihrem psycho-logisch entscheidenden Nachteil zu verbinden: die Einrichtungen, die für die Existenz der Gemeinschaft notwendig sind. Die technische und wirtschaftliche Arbeit, die Organisierung der Pflichten und Rechte des Einzelnen, all das steht unter einer sachlichen Notwendigkeit, deren Wirkung sich psychologisch völlig von dem Zwanggefühl unterscheidet, von dem es in der kleinen und inhomogenen Familie begleitet ist. Wieder muß auf die Erfahrung hingewiesen werden, die tausendfach bestätigt, daß diese Autorität der Institutionen gerade die „sociali-sierende" Wirkung hat, die wir oben als die entscheidend erzieherische erkannt haben. Es ist eben in der Diskussion über die Rolle der Autorität in der Er-ziehung zu wenig erkannt worden, daß sich die Argumente der beiden Seiten auf ganz verschiedener Ebene bewegen. Auf der einen Seite ist es unleugbar: Die Existenz der autoritätsumgebenen Person ist von größter Gefährlichkeit, ob sie sich nun durch unmittelbaren Druck äußert oder umgekehrt durch ein Abnehmen der Verantwortung in Gestalt der „vom Kind ersehnten Strenge" oder der „strafenden Hand, die man gerne küßt" (lauter Erscheinungen, die dem Erzieher wirklich immer wieder begegnen) den ersten Schritt zu einem schwererschütterten Selbstbewußtsein und damit einer bedrohten Leistungs-fähigkeit macht. Auf der anderen Seite darf man nicht bestreiten, daß die rechtzeitige Gewöhnung an die Unerbittlichkeit der Dinge ein wichtiges Willen und Charakter bildendes Element ist. Aber mit dieser Fragestellung ist eben die Antwort im oben angeführten Sinn auch schon gegeben und es wird weiter-hin die Aufgabe der individualpsychologischen Literatur sein, aus der Praxis zu berichten, wie unter diesen Gesichtspunkten das Autoritätsproblem gelöst, d. h. ausgeschaltet wird [1].

Der Vollständigkeit halber muß hier noch auf den Vorsprung der Gemein-schafts- vor der Familienerziehung vom Gesichtspunkt des Unterrichts aus hingewiesen werden: Die moderne methodische Forschung ist immer mehr auf das Problem des Aufgabenbewußtseins gestoßen. Wir sehen jetzt die Kunst des Unterrichts eigentlich darin, dem Schüler die Aufgabe so nahe zu bringen, daß er sie als sein Problem ansieht und sie in den Fluß seines freien assoziativen Denkens aufnimmt, statt sie nebenher und immer nur gezwungen zu behandeln. Die ganze Idee des Arbeitsunterrichtes bedeutet den Versuch, die theoretische Unterweisung an Fragen anzuknüpfen, die dem Schüler wäh-rend einer zweckmäßig aufgetragenen praktischen Arbeit gekommen sind, und dadurch die Zeit und die Energie zu sparen, die die Erfassung der fremden Aufgabe verlangt. In der Praxis der heutigen Schule ergibt sich dabei die Schwierigkeit, daß jeder Schüler aus einem anderen Alltag kommt und also

---

[1] Siehe z. B. Lazarsfeld-Wagner: S. 14ff.

die Schule in vielen Fällen erst zeitraubend eine künstliche, allen gemeinsame Erfahrung als Arbeitsgrundlage für den gemeinsamen Unterricht schaffen muß. Erst in einer Gemeinschaftsschule kann das allen gemeinsame tägliche Leben wirklich Grundlage für die theoretische Unterweisung sein und dort erst kann — die materiellen und die technischen Bedingungen vorausgesetzt — wirklich der Unterricht die Exegese der praktischen Erfahrung sein, wie wir es von einer „Arbeitsschule" erwarten, in der Erziehen heißen wird, ein Stück Jugendleben zu organisieren und Unterrichten, es mit dem Bewußtsein seiner technischen und historischen Voraussetzungen zu erfüllen [1].

Vor Abschluß dieser Zusammenfassung des erzieherischen Wertes gemeinsamen Lebens junger Menschen sei der Zusammenhang dieser Frage mit einer allgemeinen Erscheinung erwähnt, durch die individualpsychologische Gedankengänge gerade jetzt zu immer steigender Bedeutung kommen: Wir meinen die bemerkenswerte Wendung ins Psychologische, die das soziale Problem unserer Zeit, die Arbeiterfrage, genommen hat. — Überall dort, wo die Arbeiterschaft ihre elementarsten ökonomischen und politischen Forderungen durchgesetzt hat und dadurch in engeren Kontakt mit der Organisation der Gesamtwirtschaft gekommen ist, ist ihr Problem nicht mehr bloß die Regelung der Produktionsverhältnisse, sondern auch die Verbesserung des Verhältnisses des Arbeiters zu seiner Arbeit. Der englische Gildensozialismus, die russische Betriebsräteidee, die österreichische Formel von der funktionellen Demokratie drücken alle dieselbe Überzeugung aus: daß die Befreiung der Arbeit vom autoritären Druck, ihre Eingliederung in den Prozeß der vollen Entfaltung der individuellen und sozialen Kräfte, ihre Verbindung mit den Funktionen des Individuums, kurz die Wiedergewinnung ihres erzieherischen Wertes, eines der wichtigsten Probleme unserer Zeit ist. Denn wie weit immer auch Technik und Organisation uns führen mögen, immer wird ein Rest notwendiger, „unangenehmer" Arbeit bleiben; den nicht zum Anknüpfungspunkt neurotischen Verhaltens werden zu lassen ist der individualpsychologische Gehalt der Idee der Arbeitsdemokratie [2].

Dasselbe gilt nun für die Organisation von Schule und Unterricht. Nach Ansetzung aller möglichen methodischen und stofflichen Verbesserungen bleibt ein Rest, der dem Jugendlichen als Zwang entgegentreten muß. Die Idee der Schuldemokratie, der Schulgemeinde in all ihren tausend Äußerungen ist es nun, den Jugendlichen zur freiwilligen, autonomen Übernahme der hieraus entspringenden Arbeiten und Situationen zu veranlassen und dadurch sowohl den intellektuellen Ertrag der Schule zu sichern, als auch ihre, nach dem bisher gesagten individualpsychologisch leicht zu erfassenden, emotionalen Gefahren zu vermeiden. Die Organisierung einer Schulgemeinde, die zu dieser Leistung fähig sein soll, ist aber nicht in Halbtagsschulen durchführbar, sondern nur in Bereichen, die den größten Teil des jugendlichen Lebens umfassen. Auch ist dort erst ein ernsthafter Versuch mit neuer Erziehung (in bezug auf Disziplin, Stundenplan, Lehrerwahl, Gruppenbildung) möglich, dort erst wird die Wissenschaft der Erziehung und mit ihr die Individualpsychologie ungetrübt von groben äußeren Störungen zur Wirkung kommen können. Übrigens ist

---

[1] Über die Arbeitsschulidee siehe Blonsky, Arbeitsschule, und die Schriftenreihe der entschiedenen Schulreformer. Oldenburg-Verlag.

[2] Im Bericht der englischen Kohlenkommission, einem Dokument, das historische Bedeutung bekommen hat, heißt es klar: „Damit diese Reorganisation (der Kohlenindustrie) Erfolge zeitige, muß den Vertretern der Bergarbeiter ein weiterer Spielraum in der allgemeinen Beaufsichtigung und der unmittelbaren Verwaltung der Bergwerke zugestanden werden. Dann werden die notwendigen Verbesserungen williger vorgeschlagen und leichter durchgesetzt werden."

umgekehrt der ganze subtile Mechanismus einer Schulgemeinde nur dann verstehbar, wenn man bedenkt, daß hier die Vorstellungen, die sich die einzelnen Jugendlichen zu ihrem persönlichen Schutz gebildet haben, plötzlich soziale Realität bekommen, sich einander anpassen und sich nun doppelt, als Sicherungen und als Arbeitsmittel bewähren sollen[1]. Die Beurteilung dieser Verhältnisse vom Gesichtspunkt des psychologisch nicht geschulten Erwachsenen, der in seinem sozialen Verhalten schon so stark von Interessen und Zweckvorstellungen geleitet ist, führt zu den meisten Mißverständnissen über diese so wichtige Erziehungsform.

Unter den Einwänden gegen das hier Gesagte ist es wieder nur einer, mit dem man sich ernstlich auseinandersetzen muß: Die Behauptung, daß das ununterbrochene Zusammensein mit anderen Menschen auf die Dauer unerträglich sein müßte. Es sind die praktischen Beispiele für dieses Argument aber immer Fälle[2], in denen der Übergang aus einem reichen individualistischen Milieu in die soziale Atmosphäre einer Schulgemeinschaft einem Jugendlichen besonders schwer fällt, während wir natürlich fordern, daß schon die erste Bewußtseinsformung durch die Gemeinschaft bestimmt wird. Immerhin kann erst die Erfahrung zeigen, wie es damit steht und die Einrichtungen werden diesem Punkt immer Rechnung tragen müssen[3]; bisher hat die große Mehrzahl der Versuche den im Referat vertretenen psychologischen Standpunkt durchaus bestätigt.

Nur gestreift, weil sie sonst zu weit führt, soll die Frage werden, ob durch die Gemeinschaftserziehung den Eltern die Liebe ihrer Kinder entzogen würde und wie weit das ein Argument in unserer Problemstellung sein dürfte. Hier ergibt sich ein weites und wichtiges Feld ernster, vorurteilsloser individualpsychologischer Untersuchungen. Es ist gar kein Zweifel, daß eine ganz primitive mütterliche Einstellung den Kindern gegenüber durch ihre außerhäusliche Erziehung betroffen würde, es ist ebenso klar, daß zur Erziehung der Eltern[4] durch die Individualpsychologie die Anleitung zu nüchternem und das Wohl der Kindergesamtheit beachtendem Handeln gehört; sicher wird so mancher Machtbereich — in völlig gläubigem Empfinden — mit vorgeschobenen Gefühlsargumenten verteidigt werden, aber ebenso sicher weiß jeder, der uur ein wenig in die Zeit zu horchen vermag, daß mit dem modernen Typus der Frau, der sich immer klarer herausbildet, auch eine neue, freiere Form der Kinderliebe erstehen und ihr am besten eine staatliche Gemeinschaftserziehung angepaßt sein wird, an deren Gestaltung die Frau im allgemeinen als Staatsbürgerin und im besonderen als Mitarbeiterin Anteil haben kann. Hier sollte aber nur auf die sich ergebenden weiteren Fragen hingewiesen und die Möglichkeit neuen soziologischen Forschens für die Individualpsychologie angedeutet werden.

Natürlich hat die praktische Realisierung der Gemeinschaftserziehung nur dann die hier dargelegte Bedeutung, wenn sie wirklich von individualpsychologischen Gedanken, Erfahrungen und Zielen durchsetzt ist und deshalb scheiden alle herkömmlichen Internate als Argumente für oder gegen die Gemeinschaftserziehung aus. In den amerikanischen und englischen Colleges schafft das hohe Maß von Selbstverwaltung eine Atmosphäre, die von selbst Einiges von dem hervorbringt, was wir oben als innere Freiheit, als Neurosenlosigkeit bezeichnet

---

[1] Siehe z. B. bei Bernfeld l. c. S. 53f. die glänzende individualpsychologische Analyse der Geschichte einer Schulgemeinde.

[2] Siehe z. B. die Memoiren von Otto Braun, der aus Wickersdorf entlaufen ist.

[3] Schon jetzt gehen die Versuche nach verschiedenen Richtungen: Wickersdorf kennt nur Kameradschaften mit Führern, die Odenwaldschule Schülerfamilien mit Lehrerehepaaren als „Eltern".

[4] Siehe Lazarsfeld: (55).

haben. Der Begriff des fair play, der zum großen Teil in diesen Schulen tradiert wird, ist ja Ausdruck einer intuitiven individualpsychologischen Einsicht. In den modernen deutschen Erziehungsheimen hat sich der Gedanke der Erziehung durch die Gemeinschaft für die Gemeinschaft schon klar durchgesetzt, und in der österreichischen Schulreformbewegung ist ja „die Schule als Lebens- und Arbeitsgemeinschaft" in das Zentrum des Interesses gerückt.

Selbstverständlich bleibt überall für den Geist und das Wirken einer führenden Persönlichkeit entscheidender Raum. Gerade dieses plötzliche Verstehen der seelischen Vorgänge im Andern, das der auf individualpsychologische Gedankengänge aufmerksam gemachte Erzieher immer wieder mit Staunen erlebt, kann dann am besten praktisch fruchtbar werden, wenn ihm durch die Gemeinschaftsschule die adäquaten Mittel zum Helfen und Leiten gegeben sind. Rein materiell betrachtet ist natürlich die Umstellung des ganzen Schulwesens auf Gemeinschaftserziehung momentan kaum durchführbar. Die nächste Etappe wird wohl die Ganztagsschule an der Peripherie der Stadt sein. Auch ein Zusammentreten von Familienverbänden, insbesondere zur Schaffung von Erziehungsstellen für vorschulpflichtige Kinder ist durchaus möglich. Übrigens erzwingen ja soziale Institutionen immer häufiger gemeinsame Erziehungseinrichtungen, so z. B. die großen Bauten der Gemeinde Wien, in denen die Eltern tagsüber bei der Arbeit und oft hunderte von Kindern gemeinsam Erziehungsfunktionären anvertraut sind. Die Theorie wird gut tun, über geeignete Mittel für diese Erziehungsarbeit zu sinnen und nicht ihre Berechtigung zu diskutieren, wenn sie in stets wachsendem Maße notwendig ist. Von Rußland wird sicher auch bald zu lernen sein. Aber wie den alten Griechen, wie Goethe und Fichte, erscheint auch uns als letztes Ziel der Jugendbereich, die pädagogische Provinz der Volksgemeinschaft. Die Individualpsychologie hat, wie so oft, auch hier einem alten Menschheitsgedanken rationale Begründung gegeben und Wege zu seiner sinnvollen Verwirklichung gewiesen.

* * *

Ich danke Herrn Dr. Paul Lazarsfeld für seine Anregungen bei der Konzipierung und Abfassung der vorstehenden Arbeit.

Individualpsychologische Heilpädagogik.

Von

Dr. Alice Friedmann-Wien,
Leiterin des individualpsychologischen Erziehungsheims in Wien.

Der Grundbegriff der individualpsychologischen Heilpädagogik ist Ermutigung. Ihre Methoden stellen eine Technik der Ermutigung dar. Ihr Gebiet reicht so weit, als Entmutigung den Menschen bedroht. Ihre Aufgaben stimmen einerseits mit denen der Erziehung, andererseits mit denen der Psychotherapie überein. Die heilpädagogische Einstellung des menschlichen Geistes hat in Kunst und Wissenschaft einen Ausdruck gefunden. Daß sie denen, die daran mitgearbeitet haben, Befreiung und Ermutigung, also Heilmittel gewesen sind, ist oft bezeugt. In ihrer Wirksamkeit und an dem Bewußtsein von ihrem Wert ermuntern sich die Menschen immer wieder. Auch dort, wo sie pessimistische Tendenzen, Verfall und Auflösung bedeuten, treten sie als mehr oder minder brauchbare Stützen auf. Die Einrichtungen und Hilfsmittel der Kultur lassen sich von diesem Standpunkte betrachten.

Immer hat es Menschen und Richtungen gegeben, die mit Bewußtsein darauf hinarbeiteten, Seele und Charakter zu heilen und zu bilden. Es ist nicht verwunderlich, daß sie zu Grundsätzen kamen, die der Individualpsychologie verwandt sind, wenn sie eine Erleichterung und Verbesserung des Zusammenlebens der Menschen vor Augen hatten.

Von den sophistischen Lehrversuchen und dem Worte des Sokrates, daß die Tugend lehrbar sei, bis zu den psychologischen Romanen der Franzosen und Russen ist die Erlösung von Mutlosigkeit und Eitelkeit und die Erklärung seelischer Gebrechen Problem gewesen.

Die wahren Vorläufer individualpsychologischer Gedankengänge sind die großen Pädagogen. Wenn wir den Grundsatz Wolfgang Ratkes (1571—1635) „Alles ohne Zwang!", „Man soll die Jugend nicht schlagen zum Lernen oder um Lernens willen" lesen und seine Versuche, andere Mittel der Willensbildung zu finden, so fühlen wir uns lebhaft an die individualpsychologische Forderung, nicht zu entmutigen, erinnert.

Noch mehr in der Lehre des Comenius (1592—1676), der ausdrücklich und im weitesten Sinne Selbsttätigkeit des Schülers fordert: „Tätigkeiten sollen im Tun erlernt werden" .... so daß die Schulen nichts sind als Werkstätten, in denen tüchtig gearbeitet wird." „Die Tugenden werden gelernt dadurch, daß man beständig das Rechte tut .... Enthaltsamkeit durch Enthaltung, Wahrhaftigkeit durch Wahrheitreden, Beharrlichkeit durch Ausharren usw., wenn es nur nicht an solchen fehlt, die mit Wort und Beispiel vorangehen." „Rute und Stock, jene sklavischen Werkzeuge, die für Freie nimmermehr passen, nimmermehr in den Schulen anzuwenden ....". Wie Ratke stellt er die Forderung: „Die gesamte Jugend beiderlei Geschlechts muß den Schulen anvertraut werden. Es gibt keinen genügenden Grund, das schwächere Geschlecht von den Studien der Weisheit ganz und gar auszuschließen. Denn die Frauen sind .... ebenfalls mit beweglichem und der Weisheit fähigem Geiste ausgestattet." Niemand glaube, „daß der in Wahrheit Mensch sein könne, der nicht die Rolle eines Menschen zu spielen gelernt hat, d. h. zu dem, was den Menschen macht, herangebildet ist." Die Bedeutung des Trainings, der Übung der Sinne, findet in seinem Unterrichtssystem weitgehende Anwendung. Interessant ist die Forderung der sogenannten Mutterschule, wo in der Erkenntnis der Wichtigkeit dieses Lebensalters für die seelische Entwicklung die ganz kleinen Kinder unterwiesen werden sollen.

Von der hohen Einschätzung der Rolle der Eltern geht auch Pestalozzi (1746—1827) aus. Wenn einer, so verdient er den Namen eines Heilpädagogen. Er gründet die Erziehung „auf den Grund des ganz empfundenen Vaterverhältnisses." Die Bildung des vertrauensvollen Anschließens ist ihm der Anfang der Menschenbildung. Zu Stanz, wo er ein Waisenhaus errichtete, hatte er mit den schwierigsten Erscheinungen zu kämpfen. — „Viele traten mit eingewurzelter Krätze ein, viele mit aufgebrochenen Köpfen und Ungeziefer, viele hager, wie ausgezehrte Gerippe, gelb, mit Augen voll Angst und Stirnen voll Runzeln des Mißtrauens und der Sorge, einige von kühner Frechheit, des Bettelns, des Heuchelns und aller Falschheit gewöhnt. Zwischen hierin einige Zärtlinge voll Ansprüchen; diese hielten zusammen und verachteten die bettel- und hausarmen Kinder." Pestalozzi verwarf alle Mittel zur Ausbildung der Anlagen des Menschen, die nicht der Selbsttätigkeit entsprechen. Die Auffassung der Erziehung als einer Kunst und die vollkommene Durchbildung ihrer Mittel ist in seinem System versucht.

Auf Pestalozzi geht Fröbel (1782—1852) zurück. Die Wichtigkeit der Erziehung im frühesten Kindesalter bildet den Hauptpunkt seiner Erziehungslehre. Aus dem Verhältnis des Kindes zur Mutter soll das Gefühl geistiger Zusammengehörigkeit hervorgehen. Die systematische Entwicklung des Tätigkeitstriebes ist das, was von seiner Lehre — wenn auch leider sehr mechanisiert und mißverstanden — übriggeblieben ist. „Hier, ihr Eltern, gilt es, achtsam zu sein. Ihr könnt mit einem Male den Tätigkeits- und Bildungstrieb auf lange Zeit vernichten, wenn ihr ihn als kindisch und hemmend zurückweist." Hierin liegt eine Ahnung von dem Werte der Ermutigung.

Um das Bild der vier großen Pädagogen wenigstens einigermaßen individualpsychologisch zu stützen, möchte ich erwähnen, daß sie alle in früher Jugend Waisen waren, ein Umstand, der noch einer besonderen psychologischen Bearbeitung unterzogen werden soll.

Eine wissenschaftliche Heilpädagogik besteht aber erst seit wenigen Jahrzehnten[1]. Es ist hier nicht der Ort, eine ausführliche Geschichte der Heilpädagogik zu geben oder auch nur alle ihre Richtungen zu zitieren. Insbesondere scheidet aus unserer Betrachtung die medikamentöse Behandlung seelischer Zustände aus, die in den letzten Jahrzehnten modern geworden ist. Es ist übrigens ein offenes Geheimnis, daß die innersekretorischen Behandlungsmethoden von ihren Vertretern mit dem größten Pessimismus und sehr zweifelhaften Hoffnungen geübt werden.

Die Anfänge der Heilpädagogik sind in der Fürsorge für Schwachsinnige zu suchen, die einzelne ausgezeichnete Menschen in der ersten Hälfte des vorigen Jahrhunderts mit Mut und Selbstverleugnung ohne Rücksicht auf die damaligen Anschauungen unternahmen. Einer der ersten, der es wagte, Idioten und Geisteskranke zu behandeln, war der Schweizer Arzt Guggenbühl. Von Interesse für die Geschichte individualpsychologischer Gedanken sind die Franzosen Itard und Séguin.

---

[1] Geschichtliche Daten z. T. nach Theodor Holler, Grundriß der Heilpädagogik, Engelmann, Leipzig 1925.

Itard behandelte 6 Jahre lang mit teilweisem Erfolg den „Wilden von Aveyron", einen verwahrlosten Geisteskranken, der ganz isoliert im Walde gelebt hatte. Séguin brachte ein durchdachtes pädagogisches System zur Anwendung. Seine Ansicht, daß es keinen Fall gebe, der nicht durch Behandlung gebessert werden könne, ist wohl die Grundlage jeder echten pädagogischen Einstellung. Seine Erziehung zur Selbständigkeit durch Training der Sinne und des Denkens beweist sein Verständnis der menschlichen Seele. Daß er sich nicht mit den üblichen Einteilungen befaßte, sondern der Meinung war, es gebe so viele Anomalien als Kinder, nähert ihn nur den modernen Anschauungen.

In der Schwachsinnigenfürsorge Deutschlands, die sicherlich zum Teile auch nervöse und schwer erziehbare Kinder umfaßt hat, arbeitet die medizinische und pädagogische Richtung zunächst Hand in Hand in der Überzeugung der überragenden Bedeutung von Erziehung und Unterricht. Dieses Zusammenarbeiten erfuhr später eine Änderung infolge der ablehnenden Haltung der Ärzte.

Die Schwachsinnigenfürsorge wurde später zum Hilfsschulwesen ausgearbeitet. Wichtig ist, daß sich immer wieder Stimmen erheben, die für zurückgebliebene Kinder Nachhilfeschulen fordern, die nicht mit den Hilfsschulen für Schwachsinnige identisch seien. Der Bericht der Berliner Schuldeputation über das Jahr 1898/99 enthält dieselben Einwände gegen die Überweisung von Kindern an Hilfsschulen, wie die Individualpsychologie sie ins Feld führt, wo es sich darum handelt, sogenannte „schwach begabte" oder zurückgebliebene Kinder, die sich vielfach aus den nervösen rekrutieren, in Hilfsschulen unterzubringen.

Interessant sind die Anfänge der Heilpädagogik in Österreich. Georgens und Deinhardt, die das erste wissenschaftliche Werk über Heilpädagogik in deutscher Sprache herausgaben, wollten einen „Verein für die Beobachtung des kindlichen Entwicklungslebens" gründen. Sie errichteten in Liesing in der Nähe von Wien die „Levana", eine Erziehungsanstalt, die zwar keinen langen Bestand haben sollte, aber in ihrer großzügigen Anlage und ihren Plänen und Theorien von besonderem Interesse ist. Nach Kirmsse „eine Art Zentrale für verschiedene Zwecke, die in das Reich der allseitigen pädagogischen Bestrebungen fallen und gewissermaßen das Individuum, ob krank, ob gesund, von der Geburt an bis in einen Lebensberuf hinein erziehen sollten": eine Auffassung der Heilpädagogik, die sich sehen lassen kann. Auch auf die übereinstimmenden Ziele und Methoden der Pädagogik und Heilpädagogik ist verwiesen.

Es ist wichtig, die verwandten Grundlagen auch im Montessorisystem hervorzuheben. Diese liegen vor allem im Abbau des Minderwertigkeitsgefühles und in der Systemisierung des Trainings. Ein psychologisch ungeschulter Lehrer kann mit diesem System noch Fehler genug begehen. Es gibt eine große Anzahl nervöser Kinder, die diese Beschäftigungsart ablehnen; andere, die sie annehmen, aber dadurch nicht selbständig werden.

Kinder, welche eine heilpädagogische Führung brauchen, sind solche, die die Überkompensation ihrer Minderwertigkeitsgefühle nicht ohne Hilfe durchführen können. Danach versteht es sich, daß z. B. schwachsinnige Kinder die individualpsychologische Pädagogik dringend in Anspruch nehmen müssen. Sie sind einer schlechten Erziehung mehr ausgeliefert als andere. Obwohl ich die Möglichkeit hätte, über den einen oder anderen Fall von Schwachsinn in individualpsychologischer Behandlung zu berichten, sehe ich aus methodischen Gründen davon ab. Denn auch hier ist ja nicht der Schwachsinn, sondern das Minderwertigkeitsgefühl Gegenstand der Behandlung.

Wie oft aber bekommen wir Kinder zu sehen, die von ihrer Umgebung oder von der Schule für sonderbar, geistig nicht normal, idiotisch gehalten werden.

Der äußere Eindruck scheint diesem Urteil recht zu geben — und eine richtige Behandlung bringt ein ganz frisches Geistchen zutage. Es kommt vor, daß intelligente, entmutigte Kinder den Aufgaben der Elementarschule ähnliche Schwierigkeiten entgegensetzen, wie leicht imbezille. Dies kann durch mancherlei Organminderwertigkeiten noch unterstrichen werden.

Augenminderwertigkeiten, z. B. Astigmatismus, die das Lernen erschweren, sind für ein mutloses Kind von besonderer Bedeutung. Ebenso die sogenannten adenoiden Vegetationen, die durch Behinderung der Nasenatmung das Denken beeinträchtigen. Eine Behebung des Übels erfolgt mehrmals zu spät, um eine völlige Entmutigung zu verhüten. Dagegen haben diese Schwierigkeiten bei mutigen Kindern die Bedeutung eines Ansporns.

Auch die Linkshändigkeit ist oft ein störender Faktor. Nach meinen Erfahrungen bietet dem Linkshänder nicht nur das Schreiben und Zeichnen Schwierigkeiten; auch das Lesenlernen ist ihm infolge der Richtung unserer Schrift erschwert. Diese Kinder haben die Neigung, die Buchstabenfolge umzukehren. Eine Anzahl der sogenannten Lesedefekte hat diese Begründung.

Die Entmutigung hat einen so entscheidenden Einfluß auf alle Ausdrucksformen der Intelligenz, daß eine Intelligenzprüfung kein brauchbares Resultat liefert. Sie zeigt nur den Stand der Entmutigung, die durch die Prüfung eher verschärft wird und die Resultate sind mit großer Vorsicht zu verwerten, eine Auffassung, die von allen ernsten Vertretern der experimentellen Psychologie betont wird. (Siehe Aloys Fischer, Zeitschrift für pädagog. Psychologie und experimentelle Pädagogik, Jahrgang 1926, Heft 1.)

Aber auch die körperlichen Anzeichen der Imbezillität sind von der größten Unsicherheit. Degenerationszeichen sind oft bei Schwachsinnigen nicht vorhanden und kommen bei ganz gesunden Menschen vor. Nicht zu reden von dem Vorkommen des Hydrozephalus und aller anderen Anomalien bei den geistigen Führern der Menschheit. Es gibt also in vielen Fällen keine sicheren Kriterien der Imbezillität. Nach Adler bestehen diese in einer eigenartigen Geringschätzung der Logik beim Imbezillen. Es handelt sich also um einen mehr oder minder präzisen Eindruck des Psychotherapeuten. Vielleicht würden genauere vergleichende Untersuchungen der Logik des Neurotikers und Imbezillen diese Unterschiede noch klären.

Ein elfjähriger Gymnasiast wurde nur zu Nachhilfezwecken im individualpsychologischen Erziehungsheim aufgenommen. Er hatte es fertig gebracht, im ersten Semester der zweiten Klasse sieben Nichtgenügend einzuheimsen. Sein wohlwollendster Lehrer stellte sich unverhohlen auf den Standpunkt, daß der Knabe geistig nicht normal, ein Idiot sei. Er vertrat diesen Standpunkt der Mutter gegenüber, die ihn wieder vor dem Kinde vertrat. Nachdem er durch vierzehn Tage je ein bis zwei Stunden Nachhilfeunterricht erhalten hatte, erklärte ihn der Professor für verwandelt. Er könne jetzt mitarbeiten und wisse, wovon die Rede sei. Als ich ihm zu verstehen gab, daß er schwerwiegende Äußerungen über diesen Knaben getan habe, berief er sich darauf, daß der plötzlich ganz rot mit seinen Fäusten auf den Tisch getrommelt habe und seine Augen oft eigentümlich leuchteten. Auch stünde er sehr schlecht zu seinen Kameraden und stürze sich auf sie, wenn sie ihn verhöhnten, wie wild. Tatsächlich war er ein Muttersöhnchen, das durch den älteren Bruder sehr bedrückt wurde.

Ein intelligenter 8jähriger Knabe, der lebhaft zu schildern und zu erzählen versteht, hatte beim Lesenlernen die größten Schwierigkeiten; er war ein sehr entmutigtes Kind und stand im steten Kampf gegen seine glücklichere ältere Schwester, die sogar das Gymnasium mit Erfolg besuchte, was schon etwas Selteneres für ein Proletarierkind ist. Dieser Kampf konnte auch in der Nacht nicht ruhen, da die beiden genötigt waren, das Bett miteinander zu teilen. Der Kleine hatte sich vor diesem Elend in das Reich der Phantasie geflüchtet, er brannte auf Abenteuer und hatte Riesenvorstellungen von seiner Zukunft. Auf Lernerfolge hatte er längst verzichtet. In der genauen Arbeit war seine Schwester nicht zu überholen. Außerdem war er Linkshänder. Er ging beim Lesen die Worte von rückwärts an und selbst wenn er richtig las, zeigte er dazu mit dem Finger in verkehrter Richtung. Bei seinem geübten Verständnis für Zusammenhänge störte ihn die Sinnlosigkeit der verdrehten Worte. Er fing also schnell zu raten und zu dichten an, nahm sich vor, das Wort müsse so und so heißen. Vom exakten Lesen war gar keine Rede. Kein Wunder, daß der Lehrer nicht die richtige Meinung von ihm haben konnte. Hätte er ihn beim Spiel gesehen, er hätte an seinem Verstand nicht gezweifelt.

Wir konnten ihm das alles in seiner Sprache erklären und ihn auf den Unterschied zwischen Raten und genauem Mitgehen aufmerksam machen und das Richtungnehmen durch gewisse Übungen erleichtern. Im Verfolg der allgemeinen Ermutigung lernte er auch lesen.

In der Schwererziehbarkeit finden wir die bekannten Typen des Minderwertigkeitsgefühles auf Grund von Organminderwertigkeit, liebloser Behandlung und Verzärtelung vor.

Die psychologische Grundlage ist in dem einen Falle die Beurteilung der Organminderwertigkeit durch das Individuum. Diese reicht weit über die Grenzen der tatsächlichen Minderwertigkeit hinaus. Es gibt kaum einen Nervösen, der mit seinem Äußeren zufrieden wäre. Insbesondere ist die Beurteilung der eigenen Schönheit bei der Frau neurotisch betont und gehört dem Gebiete des männlichen Protestes an. Auch die Betonung gewisser Schönheitsrichtungen ist zum Teil ein Ausdruck des Minderwertigkeitsgefühles. So hat das Vordringen der Frau in unserer Zeit eine Annäherung des männlichen und weiblichen Schönheitsideals veranlaßt, was häufig auch neurotisch verwertet wird. Das typisch neurotische Ideal ist jedoch die überzarte ätherische Frau und der überstarke, brutale Mann, die die männliche Einstellung unserer Kultur zu Zeitidealen gemacht hat. Diese Auffassung haben die schönen Künste in geläuterter Form verewigt.

Daß die Bildung solcher Ideale tief in das Kindesalter hineinreicht, ist dem Psychologen bekannt und dürfte bei der frühzeitigen Beteiligung unserer Jugend wenigstens an den äußerlichen Gütern der erotischen Kultur niemandem mehr zweifelhaft sein. Ein Ausgleich ist pädagogisch nur durch den Hinweis auf wirkliche Leistung zu geben.

Zweifellos geht auch bei sehr schönen Mädchen die Überzeugung, daß sie nicht schön genug, nicht die allerschönsten seien, sehr weit. Ein schönes und erfolgreiches Mädchen von 18 Jahren sagte mir einmal: „Wenn ich in den Spiegel schaue, so komme ich mir fremd vor, ich kenne mich nicht und will mich nicht kennen. Ich kann mir nicht vorstellen, daß ich wirklich nur so kleine Augen und ein so breites Gesicht habe. Als Kind glaubte ich, ein griechisches Profil zu besitzen und ließ mich nicht vom Gegenteil überzeugen. Es war sehr merkwürdig, als ich dann einmal mein Profil in zwei Spiegeln sehen konnte." Dieses Mädchen ist allerdings durch ihre wunderschöne Mutter und die ältere Schwester, die nicht so schön, aber selbstbewußter ist, zu solchen Betrachtungen gedrängt.

Sehr häufig verlegt sich das Minderwertigkeitsgefühl auf die Beurteilung eines Körperteiles. Es gibt viele Mädchen, die unter der Vorstellung leiden, daß sie sehr häßliche Nasen haben und ihre Gesellschaftsangst damit kaschieren. Eine ähnliche Rolle spielen die Zähne. Auch die Körpergröße wird sehr oft zum Ausgangspunkt des Minderwertigkeitsgefühles, sowohl bei Menschen, die sich für zu groß, als auch bei solchen, die sich für zu klein halten. Ein eigenartiges Minderwertigkeitsgefühl besteht in der Konkurrenz zwischen Blond und Schwarz. Das hat seine Geschichte ebenso wie die Beurteilung des roten Haares, das seit einiger Zeit durch die protestierende Mode aus seiner peinlichen Situation erlöst ist.

Es gibt eine große Anzahl von Kindern, die sich immer und überall in den Spiegel schauen. Diese Selbstbespiegelung hat auch andere bekannte Formen. Unsichere Menschen sehen sich und ihre Gesten, sie hören ihre Worte und hängen ununterbrochen an ihrem Bilde. Das Ergebnis dieser Unsicherheit ist das, was wir gewöhnlich als „affektiert" bezeichnen. Auch das ist also mit einer allzu schwankenden Beurteilung der eigenen Erscheinung im Zusammenhange. Ein Versuch einer Überkompensation, der bei jungen Menschen sehr häufig ist, ist der Wunsch, Schauspieler zu werden.

Deutlich tritt die Unzufriedenheit mit der äußeren Erscheinung im Grimassenschneiden zutage, das auch gerne vor dem Spiegel geübt wird. Es ist ein Eingeständnis der eigenen Häßlichkeit, wenn man sich absichtlich noch häßlicher macht. Im übrigen ebenso ein Versuch, Aufmerksamkeit zu erregen, wie das Affektieren. Daß beides dieselbe Wurzel habe, erkennt man oft im Verlaufe einer Behandlung, wenn ein Kind, das sich äußerlich verwahrlost hat, plötzlich übermäßiges Interesse an Schmuck und Kleidern gewinnt.

Ein 17jähriges, sehr entmutigtes Mädchen lehnte lange Zeit jede Art von Körperpflege ab, kleidete sich absichtlich möglichst geschmacklos, was auch in ihren Kampf mit dem Vater gehörte, der gerne mit einer eleganten Tochter paradiert hätte. Ihre Gespräche drehten sich vielfach um die Frage, ob es nicht entehrend für die Frau sei, sich zu schmücken. Im Kampf mit der Frauenrolle und zu mutlos zur Arbeit, jonglierte sie immer mit den Axiomen: „Schöne Frauen sind geistlos, geistvolle Frauen sind nicht anziehend. Männer sehen immer interessant aus." Im Verlaufe ihrer Besserung begann sie doch die Konkurrenz aufzunehmen und nun kleidete sie sich so gewählt, daß sie stundenlang bei der Modistin verweilte, um ihr Schönheitsideal zu verwirklichen. Und jede Dame, die noch schöner gekleidet war, gab ihr einen Stich ins Herz. Jedenfalls ist auch hier der Putz als Kompensation des Minderwertigkeitsgefühls verwertet.

Die Kleinheit und Schwäche des Kindes wirkt ähnlich wie Organminderwertigkeit. Die Kinder beklagen sich oft über ihren Zustand. Ein 5jähriges, geschicktes und lebhaftes Mädchen empfand seine Situation sehr stark: „Schaun's, ich kann noch nicht auf den Kasten hinauf, ich kann noch kein Messer gebrauchen." Es war natürlich nötig, ihm diese Möglichkeiten zu verschaffen, was bei einem so überlegten Kinde ohne weiteres angeht. Auch sonst hört man sehr oft: „Ich bin ja noch so klein."

Häufig beobachtet man bei Kindern mit minderwertigen Organen eine lebhafte Entwicklung der Phantasie und des Vorstellungsvermögens. Um diese Behauptung ausreichend theoretisch und praktisch zu stützen, muß noch eine entsprechende Arbeitsmethode festgelegt und an einem größeren Material verwertet werden; doch glaube ich, dies z. B. für die Linkshändigkeit bereits durchgeführt zu haben.

Es ereignet sich manchmal, besonders bei Kindern, daß sie nachts plötzlich aufwachen und aus verschiedenen Gründen die Orientierung im Zimmer nicht finden. Da sie plötzlich aus einem Traum aufgeschreckt sind, sich auch im Schlaf einigemal umgewendet haben, wissen sie zunächst nicht, ob sie der Wand oder dem Zimmer zugekehrt liegen und auch nicht, wie sonst die Situation im Zimmer ist, die Wände verlaufen usw. Das ist der Eindruck einer momentanen Desorientierung, der dann meist durch den Anblick des Fensters korrigiert wird.

Nun gibt es linkshändige Kinder, die aus dieser Erfahrung ein Phantasiespiel machen. Sie stellen sich die Aufgabe, die Vorstellung durchzuführen,

als ob das Bett jetzt anders stünde, an einer anderen Wand des Zimmers, als
ob sie auf der anderen Seite lägen, als ob das Zimmer überhaupt anders orientiert
wäre. Solche Spiele gehören in das Training des Linkshänders. Von der Natur
auf den Mehrgebrauch der linken Hand verwiesen, von seiner Umgebung und
unseren Einrichtungen aufgefordert, die rechte vorzuziehen, wird er zunächst
für diesen Unterschied mehr interessiert als ein anderes Kind. Für ein mutiges
Kind wird die Schwierigkeit der Linkshändigkeit zu einem Interesse und einem
Anstoß eines Trainings der rechten Hand und, was vielleicht noch wichtiger,
einem Training der zugehörigen Vorstellungen. Die natürliche Einstellung,
so vorzugehen, wie die Umwelt es erfordert, wird die ganze Art vorzustellen und
zu denken in den Dienst der Kompensation bringen. Die Versuche, auszugleichen,
die Bestrebungen zu überwinden, müssen in einem mutigen Charakter einen
lebhaften Antrieb zur Tätigkeit entfalten. Deshalb neigen gut kompensierende
Charaktere auch mehr zum Fleiß. Die Beziehung des Neurotikers zur Faulheit
liegt nicht nur darin, daß er sich das Reservat schaffen will: Ich könnte, wenn
ich fleißig wäre, ich will nur nicht. Er kann zunächst tatsächlich nicht fleißig
sein. Er hat eine andere Dynamik der inneren Arbeit als der mutige Mensch,
und wenn er auch im Grübeln ein Meister sein kann, die auf das Leben gerichtete
Kompensation steht nicht in seinem A B C.

Die kompensatorische Leistung schließt wohl an das Training eines minderwertigen Organs an, ist aber doch hauptsächlich innere Arbeit. Diese geht
z. B. auf Umstellung, auf Konsequenz, auf Geduld. Die kompensatorische
Arbeit enthält ein Training der Selbständigkeit. Man könnte gute und schlechte
Kompensationstypen unterscheiden.

Die Arbeit, die der Linkshänder zu leisten hat, geht auf eine Art technischer
Umorientierung hin. In ihren Dienst tritt z. B. das Gedächtnis. Viele Menschen
machen die Erfahrung, daß sie in der Erinnerung örtliche Anordnungen vertauschen. Dies stammt oft aus dem Training des Linkshänders, der Übung,
die Elemente einer Vorstellung zu vertauschen. So finden wir unter den Linkshändern Menschen mit sehr gutem und sehr schlechtem Orientierungssinn,
Menschen, die zum Geographiestudium eine gute, solche die eine schlechte
Beziehung dazu haben.

Ich bin in der Lage, diese Dinge mit persönlichen Erfahrungen zu verbinden.
In einer Periode lebhafter seelischer Entwicklung habe ich als Kind u. a. beschlossen, eine schöne Schrift zu bekommen. Dieser Beschluß war der äußere
Ausdruck einer Überwindung der Linkshändigkeit. Ich erfand, damals 9 Jahre
alt, ein System der Schönschreibkunst für mich und führte es von verschiedenen
Umständen, z B. einer interessierten Lehrerin, begünstigt, in kurzer Zeit durch.
Ich wäre kaum imstande, heute zu ermessen, welche Bedeutung dieses Training
für mich hatte, obwohl ich mich niemals dauernd auf Handfertigkeit verlegt
habe. Diese Beobachtungen sind einer genaueren Bearbeitung vorbehalten.
Doch wird die Feststellung vielleicht verständlich erscheinen, daß die Richtung,
die das Training in einem Menschen vorbereitet, von seiner psychologischen
Struktur abhängig ist, so z. B. das Training des Linkshänders auf den Gebrauch
der rechten Hand ein künstlerisches Erfassen der Symmetrie und harmonischen
Assymmetrie unterstützen kann, in einem anderen Falle eine Bedeutung in
der wissenschaftlichen Denkweise gewinnt, indem dieses Training gewissen
wissenschaftlichen Techniken entgegenkommt.

Eine hervorragende Rolle in der Ausbildung geistiger Fähigkeiten spielt
die Überwindung von Organminderwertigkeiten des Auges, die durch Einstellung
auf Kombination und ergänzende Vorstellung, Schlußfähigkeit gekennzeichnet
ist. Die Ausbildung der verschiedensten Arbeitsmethoden und Denkweisen der
Menschen hat hier ihren Ursprung.

Daß ein entsprechendes Training heilpädagogisch eingeleitet und unterstützt werden kann, steht außer Zweifel. Die individualpsychologische Behandlung ist kein Schema. Ihre Methoden in die Wirklichkeit umzusetzen, erfordert ein spezialisiertes Verständnis des einzelnen Falles und seiner Notwendigkeiten.

Schon aus diesen Erörterungen geht hervor, wie wenig das Gesetz von der Erhaltung der Kraft psychologisch bedeuten kann. Niemand kann die Ausdehnung einer wirksamen Anregung ermessen. Und selbst wenn wir in die Dynamik der Ermutigung mit unserem Verstande ganz eingedrungen wären, so könnten wir den komplizierten Aufbau geistiger Größe und Torheit wohl ihrer Entwicklung nach verstehen, aber nicht berechnen. Das Problem der Begabung, das von der inneren Arbeit ausgehen muß, die auf dem Wege der Organminderwertigkeit, Ermutigung, Überkompensation geleistet wird, ist uns daher in seinem feineren Aufbau verständlich. Es gehört zu den Prinzipien der Individualpsychologie, dieser inneren Arbeit das volle Maß der Entwicklung von Begabung, Genie, Leistung zuzutrauen. Nicht so, als ob jede Art Größe ein Produkt der Heilpädagogik sein könnte, aber doch so, daß alle bedeutenden Menschen an sich und ihrem Leben auch bedeutende Heilpädagogen gewesen sind.

Wiederum ist es gleichgültig, mit welchem Namen einer solch ein eifriges Streben bei sich benennt. Wenn z. B. Dürer die Idee hatte, der Natur auf die Masse zu kommen, nach welchen sie die Proportionen des menschlichen Körpers eingerichtet hat, so kann man sich wohl denken, welches Maß von Training und künstlerischem Wissen ein so mutiger Mensch bei der Verfolgung dieser Idee gewinnen mußte.

Verzärtelung und lieblose Behandlung sind ebenfalls psychologische Begriffe, daher von viel größerem Umfang und Inhalt, als diese Worte sonst im Sprachgebrauche andeuten.

Zunächst sind es zwei Faktoren, die die selbständige Haltung des Menschen hindern und daher ähnlich wirken können wie die Organminderwertigkeit. Ihre Wirksamkeit ist deshalb schwer zu trennen, weil es ja kein verzärteltes Kind gibt, das sich nicht auch andauernd lieblos behandelt fühlte. Sie schaffen jenen Boden von neurotischer Empfindlichkeit, der für die Entmutigung nötig ist.

Die Verzärtelung kann sich auf übermäßige körperliche Fürsorge, übergroße Zärtlichkeit und Verhinderung von eigenen Leistungen erstrecken. Alle diese Maßnahmen setzen eine Geringschätzung des kindlichen Individuums voraus und darin liegt ihre entmutigende Wirkung.

Die Tatsache, daß Fürsorge, Hilfe und Zärtlichkeit in einem ziemlich weitgehenden Maße geboten werden müssen, ändert nichts daran, daß sie in einer Form geboten werden müssen, die die Entwicklung zum Gemeinschaftswesen nicht hindert.

Nach den momentanen Erziehungsverhältnissen beinhaltet das die Frage, welche Rolle Mutter und Vater und deren Einstellung zum Leben für das Kind spielen. Ich bin mir dessen bewußt, hier eine etwas schematische Auffassung zu geben, wenn ich annehme, daß in den heutigen Verhältnissen die Mutter am meisten die Erwerbung des Gemeinschaftsgefühls vorbereitet, der Vater die Richtung zum Mut. Diese Einteilung ist schon deshalb nicht richtig, weil Gemeinschaftsgefühl und Mut so innig miteinander verbunden sind, daß eine richtige Einstellung zu dem einen das andere schon enthält. Trotzdem will es mir scheinen, daß hier eine Art Arbeitsteilung vorliegt in der Rolle, die die Geschlechter in der Erziehung des Nachwuchses übernommen haben. Sie entspricht auch den Herrschaftsverhältnissen in der Familie und der allgemeinen Auffassung. In der schlechten Erziehung tritt die Verzerrung dieser

Regel zutage, da die Mutter den Vater als Kinderschreck oder als Respekts-person hinstellt.

Obwohl an und für sich nichts dagegen spräche, wenn die Kinder von den Müttern die Kraft der Widerstandsfähigkeit und von den Vätern die Liebe erlernten, so gibt es doch, wie die Dinge heute liegen, Konstellationen, die für heranwachsende Menschen günstiger oder weniger günstig sind. Wenn man die Geschichte bedeutender und erfolgreicher Menschen betrachtet, so scheint häufig das Zusammenwirken einer gewissen kräftigen Güte der Mutter mit einem etwas schwierigeren Charakter des Vaters günstig gewesen zu sein. Damit ist lediglich eine Beobachtung wiedergegeben, nicht etwa eine Forderung oder eine Charakterologie der Geschlechter angedeutet.

Die Erziehung zur Selbständigkeit erfordert, daß das Kind Liebe und Freund-schaft erfahre, ohne im Mittelpunkt der Aufmerksamkeit zu stehen. Eine frühe Gewöhnung an Gesellschaft und zwanglose Vorbereitung zur Erfüllung von Pflichten, ein frühes Verständnis für die Notwendigkeit des Zusammen-lebens und Zusammenarbeitens aller unter der selbstverständlichen Voraus-setzung, daß alle gleich wertvoll und alle gleich begabt seien, ein gelegent-licher Hinweis, daß man mit Mut alles erreichen könne und daß Ausweichen jeder Art nicht zu einem vollkommenen Leben beitragen könne — das wären die Grundlinien einer individualpsychologischen Erziehung. Es sind auch die Prinzipien der Heilpädagogik. Die Schwererziehbarkeit beginnt dort, wo das Kind, nicht an Gesellschaft und Mittun gewöhnt, eine schlechte Meinung von sich bekommen hat und nun auf jede Art die Umgebung mit seiner Person zu beschäftigen sucht.

In diesem Geltungskampfe kann es nie ein Genügen geben, seine Bändigung und der Übergang zur Leistung liegt nicht auf der Linie des neurotischen Zieles, das auf Scheinleistungen und arrangierte Hindernisse nicht verzichten kann.

Eine krasse Form der Unselbständigkeit durch Verwöhnung ist die Zurück-gebliebenheit, soweit sie neurotische Grundlagen hat. Wenn das Minder-wertigkeitsgefühl frühzeitig solche Formen erreicht, daß es die psychische Entwicklung hindert, so werden wichtige Leistungen des Gemeinschafts-gefühls ausgeschaltet. Sprache, Bewegung, Denken behalten einen kindlichen Charakter. Auch Blick und Haltung haben nicht das richtige Gepräge. Diese Kinder tragen entweder in allem den Ausdruck der größten Furchtsamkeit oder ein ausweichendes Unverständnis. Sie sind immer außerordentlich trotzig und schwer zu behandeln. Ihre Fortschritte beginnen oft damit, daß hie und da blitzartig die Intelligenz aufleuchtet.

Ein $3^1/_2$jähriger Junge, einziges Kind, körperlich gut entwickelt, war voll-kommen an die Mutter gebunden und verlangte bei jeder Bewegung deren Mithilfe, die sie ihm eifrigst nahe legte. Besonders kraß trat seine Unfähigkeit in der Art des Sprechens zutage. In seinem Bewußtsein war die Loslösung seiner Persönlichkeit von der Umgebung noch nicht durchgeführt. Er machte niemals selbständige Bemerkungen. Wenn man eine Frage an ihn richtete, so beant-wortete er sie, indem er sie wiederholte.

Er war als ganz kleines Kind mit dem Auswendiglernen von Gedichten gequält worden und hatte es als Zweijähriger schon sehr weit darin gebracht. Diese Leistung stellte er nach einer Mandeloperation, die ihn sehr erschreckt haben soll, ein, weigerte sich aber auch, Fortschritte im selbständigen Sprechen zu machen. Vielmehr parodierte er jetzt das Auswendiglernen, indem er die Sätze der Erwachsenen wiederholte, durch scheinbare Folgsamkeit unfolgsam war.

Daß sein Verhalten auf ein starkes Schwächegefühl zurückging, war daraus zu ersehen, daß er ununterbrochen bemüht war, kleine Delikte zu begehen, und den tadelnden Redensarten der Erwachsenen zuvorzukommen. Er erhob sich auf einen Sessel, nahm ein Kipfel vom Tisch und rief: „Wo hast du's schon wieder genommen?" Er verlangte ein Glas Wasser mit den Worten: „Bitte, sagt man vor dem Wasser!" Er eilte mit verschiedenen Gegenständen bewaffnet zum Fenster und rief uns zu: „Soll ich das hinunterwerfen? Wer hat das gemacht!"

Leider hatten wir ihn dank der Eifersucht der Mutter nur einen Monat in Pflege. In dieser Zeit lernte er selbständig essen und sich allein anziehen.

Im Laufe seiner Selbständigwerdung erinnerte er sich wieder seiner alten Gedichte und wandte sie, der Situation entsprechend, an. Z. B. mit Beziehung auf seinen Aufenthalt im Heim: „Walter in der Fremde war" oder „Mariechen war allein zu Haus" oder „auch zahme werden dort gehalten".

Das Nachsagen gab er nicht so bald auf, doch begann er mit selbständigen Bemerkungen, besonders vor ungewohnten Situationen. Wenn er ein geliebtes Möbel nicht mehr an seinem Platze fand: „Jemand hat's weggetragen". Es wäre Aufgabe einer weiteren Behandlung gewesen, planmäßig Situationen zu schaffen, die zu solchen Bemerkungen herausforderten.

Einmal überraschte er uns mit dem Ausspruch: „Menschen will er haben, Pferde will er haben, Frauen will er haben, Elektrische will er haben, böse will er sein".

Natürlich war er nur schwer imstande, mit anderen Kindern in Kontakt zu treten, dagegen spielte er gern und eifrig allein. Er war soweit, einen Ball aufzufangen, aber nicht so weit, ihn richtig zurückzuwerfen.

Er befand sich in einer Art geistiger Isolierung, in die er durch eine unvernünftige Verzärtelung hineingeschreckt worden war. Ihn daraus zu befreien, ist möglich, aber so schwer, wie es eben ist, einen Menschen, der sich vor allem fürchtet, heranzuziehen.

Es gibt in der Logik verwöhnter Kinder Irrwege, die jeder Haltung der andern den Vorsatz der Mißhandlung zuschreiben. Ein Vierzehnjähriger hatte die unleidliche Gewohnheit, laut zu brüllen, wenn er sich nicht genug beachtet fühlte. Nach verschiedenen Versuchen, ihn durch Versicherungen der Freundschaft und Anerkennung zu beruhigen, bildete sich im Erziehungsheime eine Methode heraus, die im Laufe der Zeit Erfolg hatte. Alle erhoben sich stillschweigend und verließen das Zimmer. Da begann er laut zu klagen, daß man ihn verlassen habe und er sich dafür rächen müsse.

Das Gefühl des Verlassenseins spielt eine große Rolle. Wie es im Falle wirklich liebloser Behandlung zu einer weitgehenden seelischen Verwahrlosung führen kann, ist weiter unten an der Geschichte eines zehnjährigen Knaben, einzigen Kindes, geschildert.

Sehr bedeutungsvoll ist die Rolle der Eltern für die Entwicklung des männlichen Protestes.

Achtzehnjähriges Mädchen[1], auffallend hübsch, graziös, Ausdruck gestört, sinnlich. Vater entmutigter Tyrann mit sadistischen Neigungen, neurotischer Geizhals, übertrieben moralisierend bei anstößiger Lebensführung, die den Kindern und allen bekannt. Zynische Verachtung der Frau.

Mutter wird allgemein als schwer nervös bezeichnet. Egoistische Teilnahmslosigkeit. Revoltiert gegen die Despotie des Mannes und ihre materielle Abhängigkeit durch neurotische Krankheiten. Zur Opernsängerin ausgebildet und ausgezeichnet begabt, ist sie kurz nach ihrer Ausbildung in eine Ehe geglitten, die sie verachtet und die von beiden Seiten systematisch zerstört wird. Sie begräbt ihren unerfüllten Ehrgeiz in einem tatenlosen Leben.

---

[1] Zitiert aus **Friedmann** (131).

Die Bilder der beiden Eltern wirken auf die Kinder, haben im Falle der Ältesten bereits zu einer schweren psychischen Erkrankung, manisch-depressivem Irresein, geführt und gefährden auch die Jüngeren. Die elfjährige Tochter und der fünfzehnjährige Sohn gelten zunächst nur als unleidlich schlimm und faul.

Die Kinder waren vom Vater sehr streng gehalten, durften nur auf Befragen sprechen, sind auch mißhandelt worden. Der Gegensatz zu der Aufführung des Vaters außerhalb der Familie, sein Geiz, die Leiden der Mutter haben die Eifersüchteleien der Geschwister zu ganzen Kriegen verschärft. Zwischen der Ältesten und der kecken, verwöhnten Jüngeren klafft ein tiefer, schädlicher Konflikt. Auch der vorgezogene, intelligente Bruder drückt auf das Selbstbewußtsein und die Erwartungen der Ältesten.

Mit den Methoden steht sie durchaus auf seiten des Vaters. In der großen Schwierigkeit, in dem zerrütteten Elternhaus irgendeine Orientierung zu finden, hat sie die Moralreden des Vaters aufgegriffen, nicht ohne die Möglichkeit eines zynischen, gewaltsamen Durchbruchs ahnend im Auge zu behalten und die Umkehrung dieser Lehren gründlich zu erlernen.

In der Praxis konnte sie kaum anders als auf seiten der leidenden Mutter stehen. Daher bezog sie die offizielle Motivierung zu der unerhörten Trotzstellung gegen den Vater. Sie trat mit den Methoden des Vaters als Rächerin der Mutter auf und vermochte daher die moralischen Ergüsse und den Hinweis auf den eigenen Edelmut beizubehalten.

Sie soll sehr gut, wenn auch mühsam und pedantisch, bis zum 13. Jahre gelernt haben. Dann gaben eine Lungenaffektion, verschiedene Landaufenthalte und Kuren Anlaß, das Lernen ganz beiseite zu setzen.

Die ausschließliche Beschäftigung mit sich und dem eigenen Körper verschärfte die neurotische Einstellung. Frühe Erfolge verstärkten das erotische Moment und ließen den Wunsch und den Mut zur Leistung immer mehr verblassen.

Nach längerem Aufenthalt zu Hause fiel sie an einem ihrer Pflegeorte in eine schwere Depression, die durch allerlei äußere Umstände, das Verlassensein, Zurücksetzung, Strenge und vor allem das Näherrücken einer Lösung der erotischen Frage, begünstigt wurde. Sie ging bis zur körperlichen Verwahrlosung, völligen Untätigkeit und Verzicht auf das Sprechen.

Da ihr Lungenzustand sich verschlechterte, wurde sie vom Vater in die Schweiz geführt und in einer Pension untergebracht. Dort war sie keiner besonderen Aufsicht anvertraut. Aus einer Provinzstadt und der Abgeschlossenheit einer unglücklichen Familie in den Wirbel des mondänen Lebens versetzt, sich selbst überlassen, ohne den geringsten Grad von Selbständigkeit erlangt zu haben, erst in Sklaverei gehalten, dann allen Möglichkeiten preisgegeben, führte sie ihre Krankheit in die manische Phase über.

Wie sehr diese auch in dem vorangehenden Stadium schon vorbereitet und begründet war, so stand doch ihr Auftreten in einem sinnvollen Zusammenhang mit der veränderten Situation. Das Verhalten in dieser Phase der Krankheit ist aus den Erlebnissen der Kindheit und aus dem Protest gegen den Vater zu verstehen. Die Siebzehnjährige erledigte in wenigen Wochen eine große Anzahl von sexuellen Abenteuern und machte Schulden auf den Namen des Vaters. Es war ein ausgesprochener Racheakt: Wie einer aus Angst vor dem Tode Selbstmord begeht, so stürzte sie sich in die Erotik aus Angst vor ihrer weiblichen Rolle. Sie entwertete den Mann wie der Vater die Frau und bewegte sich also dabei auf der männlichen Linie. Sie verwendete die furchtbaren Lehren des Vaters, indem sie seine Tochter der Erniedrigung preisgab, die er den Frauen zugedacht hatte. Sie vergaß nicht, ihn in seinem Geize wirksam zu treffen und zeigte dabei, daß Verschwendung und Geiz, beide aus Tyrannei,

Rücksichtslosigkeit und Verachtung der anderen geboren werden. Der Sinn dieser Exzesse, die sie wie eine Verhöhnung und gleichzeitig Übereinstimmung mit elterlichen Erziehungsmaximen beging, war letzten Endes der Notschrei, daß man ein Mädchen nicht allein lassen dürfe. So ist das Schwächegefühl auch in der manischen Phase evident.

In einer späteren Zeit, als die Krankheit schon im Abklingen war, waren die Protestmethoden in ihrem Verhalten noch deutlich zu erkennen, wenn auch mehr verhüllt und feiner ausgearbeitet.

Die Leistung, zu der sie sich am ehesten aufraffen konnte, war die Handarbeit. Sie wählte das ganz „Weibliche" für sich. Die nächsten Versuche galten der Ausbildung ihrer Stimme, in der sie mit Zaghaftigkeit das Vorbild der Mutter suchte. Eine Brücke über die große Unsicherheit suchte sie in einer übertriebenen Geschwätzigkeit. Man fühlte sich an das Redeverbot des Vaters erinnert. In ihrem Verkehr mit Menschen gab es Methoden, die sie in jener Zeit ausgebildet haben muß, als sie wahllos mit Fremden in nahe Beziehungen trat. Sie überwand den Schrecken, den ihr jede neue Bekanntschaft einflößte, durch eine lebhafte, oft absurd wirkende Technik, Ähnlichkeit mit bekannten Personen herauszufinden. Es war ihre Methode, intim zu werden. Die egoistische Art, mit der sie sich des andern dann bemächtigte, drückte sich darin aus, daß sie ihn übersah und überhörte.

Bei alledem trug sie kein trotziges, sondern ein schmeichelndes Wesen zur Schau. Sie betonte darin die erotische Linie, wie auch in ihrer Putzsucht. Sie verfehlte aber nicht, die besten Grundsätze zu predigen. Für die Forderung, daß man sie nicht allein lassen dürfe, brachte sie noch manche Illustrationen, indem sie kleine Besorgungen verfehlte, auf der Stiege Herzklopfen bekam usw. Den größten Eindruck machte ihr die Idee von der Gleichberechtigung und Gleichwertigkeit aller Menschen.

Interessant sind drei Kindheitserinnerungen: 1. Sie ist zwei Jahre alt, ganz klein und hübsch wie ein Engel, bei Großmutter zu Besuch. Die Großmutter brät Erdäpfel. Da packt sie schnell ihre ganze Schürze voll davon und läuft weg. Alle laufen ihr nach, suchen sie, sind verzweifelt. Man findet sie, wie sie mit vollen Händen Erdäpfel in den Mund stopft.

Diese Erinnerung hat eine wunderliche Beziehung zu ihrem schlimmsten Erlebnis. Die rachsüchtig sentimentale Vorstellung, sie könnte einmal fortlaufen und von allen gesucht und beweint werden, liegt eben in ihrer ganzen Haltung zum Mitmenschen. Der Entschluß, sich dabei irgendwelche Genüsse heimlich und ohne Maß zu verschaffen, liegt auf derselben Linie des Menschen, der sich immer verkürzt fühlt. Diesen in ihre Angst vor der Erotik hinüberzunehmen, war ihr nicht schwer.

In dieser Erinnerung liegt eine Drohung: gebt acht, ich kann euch alle in Bewegung setzen! Hübsch und klein wie ich bin, ein Engelsgesicht, aber gefährlich. Laßt mich nicht allein!

Nicht zu vergessen, daß dieses Ereignis aus der Zeit der Geburt des Bruders stammt; wohl auch die Begründung für den Aufenthalt bei der Großmutter.

2. Sie hat Zuckerln bekommen und schenkt sie einem Armen.

3. Sie nimmt ihr Kleid und schenkt es „vom Leibe weg" einem Armen.

Diese Erinnerungen schwelgen in der Art, wie sie erzählt werden, in Mitgefühl und Güte. Seht, so handle ich an den andern! Man sieht auch in der zweiten Erinnerung, welche Rolle Besitz in ihren Vorstellungen gespielt haben muß, wie ihr das Schenken und Ausgebenkönnen als eine wichtige Erhöhung ihrer Person erscheint. Einem armen Mann, dessen Person im übrigen gleichgültig ist, wahllos alles zu schenken, als spendender Engel dazustehen! Auch in diesen Erinnerungen hat sie eine deutliche Beziehung zur Erotik geschaffen.

Das Außerordentliche an der Erscheinung dieses Mädchens liegt darin, daß sie in voller Angst und in einer wilden Entschlossenheit ihre Linie durchgeführt hat. Dazu war allerdings eine schwere Erkrankung nötig.

Zu den häufigsten heilpädagogischen Leistungen gehört die Korrektur des Minderwertigkeitsgefühls, das durch den Wettkampf der Geschwister entsteht. Eifersucht gehört zum festen Bestand der Schwererziehbarkeit. Wir sind in der Lage, im Erziehungsheim die Wahrheit der individualpsychologischen Beobachtung von der großen Bedeutung, die das Auftreten eines Jüngeren hat, immer wieder praktisch bestätigt zu finden. Jeder neue Ankömmling bringt die kleine Schar in Verwirrung. Unter dem Eindruck einer neuen Konkurrenz treten alte Befürchtungen von der Unwirksamkeit eines natürlichen Auftretens auf, alte Fehler und Unselbständigkeiten werden hervorgeholt. Unser bestes Mittel dagegen ist die Aufforderung, doch an der Einführung des Fremdlings mitzuhelfen, uns mit den bereits gewonnenen psychologischen Einsichten beizustehen.

Ich spreche mit einem sechzehnjährigen Jungen, der seinen elfjährigen Bruder unterdrückt: „Wenn Sie stark genug sind, so versöhnen Sie sich mit ihm, wenn nicht, so lassen Sie ihn ungeschoren". „Ich bin so stark, aber er ist es nicht. Ich weiß ja, daß ich ihn nicht anrühren darf. Es heißt immer, er ist der Kleine". Am nächsten Tag Gespräch mit dem Jüngeren: „Ja, wenn ich das alles hätte, was er hat, dann wäre alles gut".

Zwei Schwestern von sieben und vier Jahren hängen immer aneinander. Der Urheber dieser Unzertrennlichkeit ist scheinbar die Kleine. Sie ist sehr unselbständig, kann nichts allein besorgen, läßt sich aber nur von der Älteren helfen. Wenn diese ihre Hand losläßt, läuft sie mit einem Wehlaut nach und faßt sie wieder. Fremde betrachtet sie scheu von unten her, ohne ein Wort zu sprechen. Sie ist ein reizend entwickeltes Kind, aber kein Fremder kann sie für sich gewinnen. Sie reicht nicht einmal die Hand, wenn es beim Spaziergang über eine belebte Straße geht. Es gelingt nicht schwer, sie allein mit Spielzeug zu beschäftigen. Sie sitzt lange dabei und arbeitet fleißig, um sich wiederum trotzig abzuwenden, wenn man in die Nähe kommt. Immer verschmäht sie es, etwas Nützliches zu tun, sie scheint die wirkliche Leistung zu fürchten. Manchmal wird ihre ablehnende Haltung zur Aggression. Sie geht los, schlägt und pufft mit zusammengebissenen Zähnen und gebraucht die entsetzlichsten Schimpfworte. Vielleicht hat man schon oft über den putzigen Gegensatz dieser Worte zu der zarten kleinen Gestalt gelacht. Den Zusammenhang zur Schwester stellt sie manchmal so her, daß sie sie ganz unnützer Weise verteidigt. „Das gehört nicht Ihnen. Wutschi gehörts". Sie ist ein phantasievolles Kind und hat sich und den Geschwistern eigenartige Namen gegeben.

Wenn ihre Schwester lernt, so sitzt sie dabei und ist nicht fortzubringen. Sie selbst läßt sich um keinen Preis etwas zeigen. Dabei hat sie eine eigentümliche Art, Schrift kritzelnd nachzuahmen und auch Ziffern stellt sie in senkrechten Reihen dar.

Die Ältere betont gerne die Abhängigkeit der Kleinen. „Sie macht ja nichts ohne mich". Im übrigen übernimmt sie jede Hilfeleistung bereitwillig.

Sie ist der Typus des verantwortungsbewußten älteren Kindes, das sehr geschickt arbeitet und alles kann, was es unternimmt. Sie hat z. B. in wenigen Wochen lesen und schreiben erlernt und zwar mehrere Alphabete. Dabei war der Unterricht nicht schulmäßig, es wurde nur gelernt, wenn sie selbst es vorschlug. Allerdings saß sie ganz ruhig stundenlang bei ihren Übungen, ohne Hilfe in Anspruch zu nehmen. Diese veranlaßten die kleine Schwester zu eifersüchtigen Störungen.

Was die Älteste besonders stützte, war die Vorliebe des Vaters für sie, der die andern Kindern etwas skrupellos hintansetzte. Es gehört zu dem Bilde, daß sie sich wünschte, ein Bub zu sein, und auch entsprechende Spiele aufführte.

Daß sie die hilfesuchende Kleine zu ihrem Selbstbewußtsein brauchte, zeigte sich in gelungener Weise, als diese eines Tages Schreibversuche machte. Mit ihrem flinken, auf Überraschungen eingestellten Geist hatte sie auch plötzlich die Buchstaben unterscheiden gelernt. Da wurde die Große zum eifersüchtigen Störenfried.

Es ist bekannt, um wieviel schwerer die Erziehung des einzigen Kindes sich anläßt, das des regulierenden Einflusses der Geschwister entbehrt. Hier erlangen die Formen der Verzärtelung und Verwahrlosung oft ihren schärfsten Ausdruck.

Ein zehnjähriger Knabe, auffallende Erscheinung, groß, plump, kindlich tückischer Gesichtsausdruck, charakteristisches Mienenspiel im vorsätzlichen · Trotz und in böswilliger Unzufriedenheit. Dabei zieht er die Oberlippe bis zur Nase hinauf, fletscht die Zähne. Er schielt, hat Plattfuß und im ganzen etwas deformierten Knochenbau. Er ist vollkommen gesund, sieht sehr gut aus, wirkt eher unsympathisch als häßlich. Er stammt aus einer sehr unglücklichen Ehe, die unter Kämpfen geschieden wurde, als er fünf, sechs Jahre alt war. Beide Eltern sind wieder verheiratet.

Der Vater war schon in mehreren Anstalten interniert, soll jetzt noch an furchtbaren Jähzornsanfällen leiden und macht den Eindruck eines angstvollen Menschen. Die Mutter betont künstlerische Neigungen, Kultur, etwas Höheres, hat aber keine rechte Neigung zu dem Kind, ist egoistisch und unsicher. Eine wichtige Rolle spielt ihre zweite Verheiratung, da der zweite Mann das Kind ausdrücklich verstoßen hat und zur Verwahrlosung beitrug. Das Kind hat seit Jahren die sichere Überzeugung, daß kein Mensch es liebe und niemand es haben wolle, was auch richtig ist. Seine dauernde Stimmung, Unzufriedenheit, kann nur schwer durchbrochen werden.

Der Knabe ist ein schwerer Enuretiker und Bettschmutzer seit seinem ersten Aufenthalt in der Fremde. In der Zeit, da er mit dem Vater in einem Zimmer schlief, war er rein. Er zerfetzt in stummen Zornanfällen seine Kleider völlig. (Der Vater hat ein Kleidergeschäft.) Er ist gewalttätig und scheut vor keinem Mittel zurück, so daß man oft den Eindruck hat, sein System sei das Böse und nicht die Neurose. Seine Versuche, sich in den Mittelpunkt der allgemeinen Aufmerksamkeit zu drängen, sind deshalb so schwer zu lenken, weil er gar keine Fähigkeiten erworben hat, auf die man lobend verweisen könnte, weil er tatsächlich keinen Grund hat, Lob ernst zu nehmen. Selbstverständlich ist er in der Schule vollkommen gescheitert, ausgewiesen, geschlagen worden. Er ist überall, wo er sich kurze Zeit aufhält, übel berüchtigt. Trotzdem gibt es immer eine Anzahl von Menschen, die ihn für ein gutes Kind halten und dann um so entrüsteter über seine Ausfälle sind. Er führt das Wort im Munde: „Ich bin ein guter Kerl". Obwohl das gewiß nicht richtig ist, hat er doch Eigenschaften, die ihn aufrecht halten. Er schließt sich wenigstens äußerlich an und ist bald wieder gut, wenn er getobt hat.

An seinem Verhalten ist es deutlich, daß die Liebe schwer Nervöser oft den Charakter von Zudringlichkeit hat. Seine Zärtlichkeiten gehen leicht in Mißhandlungen über. Es ist klar, daß er diesen Gemeinschaftsgefühlersatz auf dem Wege seiner Entmutigung erworben hat. Und doch ist es das Einzige, was die Verlorenheit seines Wesens erhellt und woran man anknüpfen kann.

In der Zeit seiner schlimmsten Verwahrlosung, da der Stiefvater ihn nicht im Zimmer dulden wollte, begann er zu vagabundieren, tagelang auszubleiben und sich mit einer Horde von armen Straßenkindern zu befreunden. Oft begab er sich zu einer alten Bedienerin, von der er am meisten Liebe erhoffen durfte.

Mag sein, daß seine nicht ganz vollwertige Art, sich anzuschließen, aus dieser
Zeit stammt. Er war geneigt, sich unausgesetzt und von jedem beschenken
zu lassen. Das Gefühl, daß er niemals genug haben könne, ließ ihn zu einer
Maßlosigkeit kommen, die nie befriedigt werden konnte. Es war das Schwerste,
ihm Freude zu machen. Es ist nicht wunderlich, daß er auch zum Stehlen bereit
war. Über diese und andere Methoden verfügte er mit einer Freiheit, die ihn
ebenso leicht das Gegenteil unternehmen ließ. Bald hielt er seine alten Spielsachen sorgfältig zusammen, bald zerstörte er alles, ohne sich dabei aufzuhalten,
es zu bedauern. Seine Angriffslust lenkte er gern auf seine Brille, die ihn ans
Lernen erinnerte, indem er sie erst zur Unkenntlichkeit verbog, um sie dann zu
zerbrechen. Er hatte überhaupt die Gewohnheit, Gegenstände erst zum Verderben reif zu machen, eine Hose z. B. in längerer Arbeit täglich mehr einzu-
reißen, bevor er sie völlig zerstückte, worin er große Übung besaß. Sein Training
auf diese Dinge war andauernd. Oft beschäftigte er sich damit, wertloses
Papier zu zerreißen. Ebenso befaßte er sich in Gedanken und Worten mit seiner
Gewohnheit schmutzig zu machen. Er war gewohnt, ausführliche Schilderungen
über alles, was in dieser Richtung liegt, zu geben. Sein Bestreben, alles zu verderben und sich und den andern alles zu verekeln, war grenzenlos. Ein unerhörter Kampf gegen die Kultur, an der er einmal teilgehabt und aus der er
vorstoßen worden war. Er war der Schrecken seiner Umgebung, die doch nicht
umhin konnte, sich unausgesetzt mit ihm zu befassen, weil jeder seiner Schritte
ein anderes Verderben brachte. Selbstverständlich war er andauernd in Gefahr,
kriminell zu werden, und eine unauffällige, aber unausgesetzte Beobachtung
war unbedingt geboten. Mit Hinterlist wußte er doch immer den Punkt zu
finden, wo man seine Unternehmungen nicht verhindern konnte. Er sammelte
eine Art stummer Kraft der Verzweiflung und war ununterbrochen bemüht, die
Gefühle, die zu seinen Attacken nötig waren, in sich wach zu halten. Er ließ
seine Umgebung ununterbrochen an sich schuldig werden. Wenn sie sich im
geringsten wehrte, so war er bereit, jede Untat zu begehen. Er machte sich so
empfindlich und fein für das, was die andern ihm entgegenbrachten, daß ein
Wort genügte, um den sofortigen Entschluß zur Rache in ihm zu wecken. Dann
war er soweit, daß er zwar mit böser, tückischer Miene, aber vollkommen ruhig
und sozusagen fleißig an die Ausführung seiner Untaten ging. Oft genügte es,
das Opfer seiner Zerstörungslust aus seinen Händen zu nehmen und ihn weg-
zuführen. Oft brachten ihn die Versuche, ihm beizustehen, immer mehr auf,
bis er doch eine Lücke fand, wo ein Entwischen aus der helfenden Gewalt
möglich war. So kam es, daß er in Unaufrichtigkeit und Tücke sehr geübt
war. Dabei war er jederzeit bereit, sich in moralischen Reden über verschiedene
Gegenstände zu ergehen und die gewohnten Predigten und Belehrungen vorweg
zu nehmen. Alle waren gewöhnt, ihm möglichst primitive Beschäftigungen vorzuschlagen und seine Unkenntnis zu berücksichtigen. Charakteristisch war
seine Vorliebe, Theater zu spielen und sich zu verkleiden, edle und furchtbare
Rollen zu mimen. Seine Neigung, die unmöglichsten Kostüme zusammenzustellen, sich insbesondere als Mädchen zu verkleiden, gehörte in sein neurotisches Arrangement und war ein bewußter Angriff gegen die Umgebung, die
Nützliches forderte. Seine Intelligenz ist gut, alle Lehrer haben den Eindruck,
daß er leisten könne, was seinem Alter entspricht. Sie ist aber vollkommen
gebannt von seiner Unselbständigkeit und steht im Dienste seiner neurotischen
Einstellung.

So vollkommen diese Revolte war, so war doch in jedem Moment das Verhalten erklärbar.

In seiner ganzen Maßlosigkeit ist es nur aus der Situation des einzigen Kindes
verständlich, das in den ersten Jahren durch seine Schönheit, seine mädchen-

haften Locken der allgemeinen Bewunderung preisgegeben war. Auch jetzt noch beherrscht die Eitelkeit den Jungen trotz seiner Sucht, sich zu verwahrlosen. Bemerkungen wie: er müsse ein schönes Bubi sein, stammen aus dieser Zeit der ersten Verzärtelung und dienen seiner Neigung, sich weiter zu verzärteln und klein zu machen.

Die Verwöhnung rührt aber, was verhängnisvoll werden sollte, nicht von der Mutter her, sondern von Dienstmädchen und Bedienerinnen. Nur sie kommen in seinen ersten Kindheitserinnerungen vor, von Vater und Mutter keine Spur. So macht er ja auch in vieler Hinsicht den Eindruck eines Sohnes reicher Leute, der von Dienstboten verwöhnt worden ist. An seinen Eltern erlebte er in den ersten Jahren den ehelichen Kampf, der vom Vater mit kranker Raserei, von der Mutter mit offener Verachtung, Trotz und dem ausschließlichen Interesse, sich zu befreien, geführt wurde. Seine Lust am Verkleiden und an pathetischen Deklamationen stammt aus dieser Zeit, da die Mutter heimlich den Versuch machte, sich mit Hilfe des Schauspielerberufes zu befreien.

Von seiner Mutter konnte er also kaum Liebe erlernen, aber wohl Trotz. Vor seinem Vater, der ihn oft geschlagen hat, hat er Angst. Seine Revolte ist gegen ihn gerichtet und gegen eine verantwortungsvolle männliche Rolle, bei der man doch verachtet und hintergangen werden kann. Seine Flucht in das Weibliche, Kindliche, Verantwortungslose ergab sich aus den wütenden Erziehungsversuchen des Vaters, der allein ihm Widerstand leistete. Doch ist es gewiß auch schwer vorstellbar, welchen Weg ein Kind einschlagen könnte, um sich in dieser mißlichen Situation Ansehen und Berücksichtigung zu verschaffen. Das Mitleid, das er bei den Dienstleuten erregte, die das ungeregelte Leben, das solche Verhältnisse mit sich bringen, durch besondere Näschereien auszugleichen versuchten, vervollständigte die Verwöhnung. Das Gefühl, doch noch immer zu kurz zu kommen, war aber nicht wett zu machen. Es erlangte seinen Höhepunkt, als das Kind der Obhut des elterlichen Hauses entzogen wurde und zu Fremden kam. Das Gefühl des Verlassenseins befestigte noch die neurotische Einstellung in dem entmutigten Kinde. Die schlechte Behandlung von seiten des Stiefvaters und fremder ungebildeter Leute, die Erziehungsversuche an ihm machten, vollendeten das Bild dieses kleinen Ausgestoßenen, der in einer raffinierten Weise unaufhörlich dafür Rache nahm, was ihm entzogen worden war.

Wenn er sich auch in manchem Sinn die Methoden der Mutter angeeignet hatte, so stand er doch auf seiten des Vaters. Von ihm fühlte er sich viel mehr verlassen. Seine Berufspläne suchte er nach dessen Berufe einzurichten. Doch trat er dem Vater immer höchst geniert und angstvoll entgegen. Nach dem ersten Besuch des Vaters im individualpsychologischen Erziehungsheim machte er das Bett schmutzig. Dieser Fehler kam sonst in dieser neuen Umgebung gar nicht mehr vor, ebenso wenig das Vagabundieren. Wenn er auch seine Revolte durchaus nicht einstellte, kam er doch im Verlauf von vier Monaten ziemlich weit. Er konnte mit Erfolg die Schule besuchen und war vom Bettnässen geheilt. Es ist begreiflich, daß er eine maßlose Eifersucht auf andere Kinder warf und seine Angriffe gegen sie richtete. Seine Freunde waren immer besonders schwache oder eigenartige Knaben. Eine besondere Feinheit, die übrigens von vielen Kindern entdeckt und angewendet wird, die auf Unselbständigkeit trainieren und möglichst lästig sind, war die, daß er Dinge, die man ihm jederzeit und ohne weiteres gewährt, wie etwas Verbotenes jammernd verlangte. Seine Unselbständigkeit zeigt sich auch im Gehen und in einer unangenehmen Art, immer wieder dasselbe zu fragen.

Zur Kennzeichnung der Situation des Jüngsten führe ich zwei Träume von jüngsten Kindern an.

Ein fünfzehnjähriger Knabe, Bettnässer, Schulstürzer, Vagabund, dessen beide ältere Brüder als Musterkinder gelten, erzählt eines Morgens einen Traum: „Nein, das kann ich mir gar nicht denken, daß meine Eltern wirklich so gut zu mir sein könnten." Der Vater habe ihm Geld zu einer Reise nach Amerika gegeben. Die Handelsschule habe er schon absolviert gehabt, während der älteste Bruder (der nur ein Jahr früher das Gymnasium besuchen soll) noch nicht fertig gewesen sei. Erst sucht er in Amerika den Bruder auf, dann aber gründet er sich eine Existenz, es gelingt ihm, mehr zu verdienen als der Bruder, er unterstützt ihn, erteilt Ratschläge. Er arbeitet aber nicht so viel wie dieser. Sein Chef ist gut zu ihm, er gibt ihm Gelegenheit Geld zu verdienen. Schließlich läßt er die Eltern kommen. Den mittleren Bruder läßt er studieren. Verschiedene Details: er fürchtet die hohen Häuser in New York. Er sagt seinem Bruder, sie sollten einstweilen noch alte Sachen tragen, bis es ihnen besser ginge. Das „einstweilen noch alte Sachen tragen" spielt für ihn als Jüngsten, der wahrscheinlich die Kleider seiner Brüder auftragen mußte, eine Rolle.

Dieser Traum erinnert an das Märchen vom Jüngsten, der alle überholt, um sie dann zu beschenken. Interessant ist es, daß er auf eine Forderung an die Eltern aufbaut. Der leitende Gedanke ist: Wenn ihr so gut zu mir seid, so will ich mich so edel benehmen und so tüchtig, stramm, wie er es selbst nennt, werden — eine bekannte Form der neurotischen Argumentation. Es ist zu bemerken, daß dieses Kind sich selbst immer als rachsüchtig bezeichnet und es tatsächlich ist.

Wichtig ist die Differenzierung in dem Verhalten zu den beiden Brüdern. Der älteste, mit dem er im offenen Kampf liegt, wird im Traume viel mehr erniedrigt und dann auch nicht so sehr erhöht wie der mittlere, für den er freundlichere Gefühle hat. Ihn läßt er studieren, d. h. er fürchtet seine Konkurrenz nicht so sehr.

Neben dem Ansehen des edlen Spenders, das er in diesem Traume annimmt, guckt doch immer wieder die Rolle des Jüngsten hervor, der sich von allen beschenken lassen will, immer die Hand aufhält. Die günstigsten Bedingungen müssen zusammentreffen: Amerika, das Land des Glücks, die Güte der Eltern, die Niederlage der Brüder, die Hilfe des Chefs, der ihm Trinkgelder gibt. Von Leistung ist nur nebenbei die Rede.

Der Traum bedeutet vielfach einen Vorwurf. Es ist interessant, wie dies am Tage im Gespräche hervorgehoben wird. Er kann sich nicht vorstellen, daß die Eltern so gut sein wollten. Er hebt hervor, daß er als Jüngster sich noch was erlauben könne, während ein älterer Kamerad (Bruder) Verpflichtungen habe. Er bricht schließlich alle Phantasien von der Güte der Seinen ab, indem er erklärt, um keinen Preis nach Hause zu wollen. Damit würde auch die Notwendigkeit für ihn schwinden, ein neues Leben zu beginnen.

Trotz alledem enthält dieser Traum mutige Elemente. Es liegt gewissermaßen die Idee vor, die Rachsucht in den Edelmut umzuwandeln, die Vorstellung, die Überraschungen, die der Jüngste seiner Familie um jeden Preis bereiten will, könnten ja auch auf einem besseren Wege durchgeführt werden.

Es ist ein wichtiges Moment der Heilung, diesem Jungen, der sich um jeden Preis vordrängen und allen Mühsalen ausweichen will, beizubringen, daß er nicht schlechter sei als seine Brüder. Selbstverständlich ist er nicht so leicht geneigt, das zu glauben.

Trotzdem scheinen hier noch alle guten Hoffnungen berechtigt, was sich seither bereits zum Teil bestätigt hat.

Der zweite Traum wurde mir von einem elfjährigen Jungen erzählt, der von seiner siebzehnjährigen Schwester, die das Leben viel leichter nahm, in den Schatten gestellt war. Er hatte Mißerfolge in der Schule, führte abseits ein unerkanntes Leben und fühlte sich unnütz, ungeliebt. Besonders litt er an verschmähter Liebe zur Mutter.

Er träumte gestorben zu sein. Alle trugen ihn leidtragend und weinend zu Grabe. In der nächsten Nacht träumte er den Tod seiner Mutter. In der dritten den Tod des Vaters.

Er war sehr gerührt bei der Erzählung dieser Träume.

Ich fragte ihn: „Was meinst du, was ist das für ein Mensch, der sowas träumt?" und er, als ob es ihm wie Schuppen von den Augen fiele: „Das ist Wut!" Ich sagte: „Na ja, du hast dir halt gedacht, wie leid es den anderen dann tun würde!"

Er antwortete: „Ja, das habe ich mir auch immer so vorgestellt".

Obwohl es sich hier symptomatisch um einen viel weniger schweren Fall handelt, scheint die Entmutigung doch größer zu sein.

Charakteristisch war es für ihn, daß er sich immer wünschte zu reisen oder allein in einem grünen Forsthause zu leben. Er begründete das damit, daß er so gerne einmal aus alledem herauskommen möchte. Das heißt, daß er alles stehen lassen wollte. Der Traum zeigt ebenso die Linie des entmutigten Jüngsten, der nur im Tod an die Wirkung glaubt, nach der er sich sehnt.

Von besonderem Interesse sind neurotische Arrangements, wenn fehlerhafte organische Funktionen, z. B. Bettnässen oder Erbrechen, dabei verwendet werden. Der individualpsychologischen Auffassung zufolge sind diese Organäußerungen Fluchtversuche. Die Angst, die ewige Begleiterin des Minderwertigkeitsgefühls, ist bekanntlich auch zu ihrem Zustandekommen nötig. Das Training der Angst ist also das Wesentliche. Bei Bettnässern betrifft es besonders die Nacht. Doch wird man die Mutlosigkeit überall unfehlbar erkennen.

Solche Fehlleistungen gründen sich auf Unselbständigkeit, gedeihen in ihren schärferen Formen nur in einer Situation verschärften Minderwertigkeitsgefühls und sind eine sehr bedeutsame Aggression gegen die Umgebung. Die Stimmung dieser Patienten ist eine sehr interessante und trotz ihrer Kompliziertheit ziemlich eindeutige. Es sind fast die lehrreichsten unter den nervösen Erscheinungen bei Kindern und zeigen, wenn sie einmal von dem Gesundungsprozeß ergriffen sind, eine minutiöse Reaktionsfähigkeit und -empfindlichkeit.

Der Zusammenhang zwischen Konstitution und Bettnässen ist so wenig vorhanden, daß ganz gesunde Kinder daran leiden und andere, die kränklich sind und sogar eine später zutage tretende Minderwertigkeit des Harnapparates haben, ihm nicht verfallen. Sicherlich kann eine Organminderwertigkeit zum Angriffspunkt dieses Symptoms werden, was aber dann erst der Fall ist, wenn die nervöse Situation bereits gesetzt ist. Die ersten Fehlreaktionen haben öfter, wie auch aus der Anamnese manchmal hervorgeht, den Anschein von mehr oder minder künstlichen Experimenten. Diesen ist ein minderwertiger Organtrakt durch seine Anfälligkeit am meisten ausgesetzt. Eine entscheidende Rolle spielt dabei das Beispiel der Umgebung. Ein minderwertiges Organ wird leicht in den Kreis der nervösen Reaktionen gezogen werden, wenn ein nervöser Anverwandter sich dieses Mittels bereits bedient. Besonders leicht ist das bei den sehr häufigen Störungen der Verdauungsorgane der Fall, die Experimenten sehr zugänglich sind und bei den meisten Menschen eine gewisse Labilität gegenüber dem körperlichen und seelischen Wohlbefinden auch außerhalb der Neurose aufweisen.

Wie diese Innervierung eines neuen Affekts herbeigeführt wird, zeigt das Beispiel eines Mädchens, welches mit nervösem Erbrechen in das Erziehungsheim kam. Sie hatte ihr Leiden, das durch Organminderwertigkeit und das Beispiel der nervösen Mutter begünstigt war, gewaltsam hervorgerufen und eingeleitet, indem sie in einer Periode seelischer und körperlicher Desperation schädliche und unverdauliche Substanzen, z. B. ein großes Quantum Essig zu sich nahm.

Diese Handlung zeigt ziemlich deutlich eine Kalkulation, die aus einer Stimmung hervorgeht, welche mit ihren vielfachen Wirkungen, Beziehungen und neuartigen Gegenüberstellungen eine Art Korruption darstellt.

Die Logik des „man darf mich nicht allein lassen" ist auf einen harten Kampf zugeschnitten. Dieser beschränkt sich aber auf die Hartnäckigkeit und Aggression, die in den Symptomen stecken. Die Charaktere, die sich in solche Kämpfe einlassen und sich an ihnen bilden, haben meist etwas Verstecktes. Sie scheinen auf anderen Gebieten oft nachgiebig und anschmiegsam. Sie haben keine Härten und oft angenehme, menschliche Züge. Aber niemals wird ein Kind, welches über eine natürliche Aufrichtigkeit verfügt, ein ausgebildeter Bettnässer oder Erbrecher sein. Dieser Zusammenhang ist freilich schon dadurch gegeben, daß diese Fehler ein immerwährendes Training im Verhehlen und Verbergen erfordern. Er liegt aber doch tiefer.

Man wird finden, daß jeder Attacke durch Bettnässen oder Erbrechen eine Periode der Vorbereitung vorhergeht. Diese enthält alles, um die Stimmung für den Akt der Beschmutzung hervorzurufen und auch die körperlichen Mechanismen zu aktivieren. Durch Übung wird eine vollkommene Verbindung zwischen der entsprechenden Stimmung und jenen Mechanismen geschaffen, so daß sie fast unfehlbar parat gehalten werden. Diese Verbindung durch Reflexion und Kritik zu lockern, ist eine der Aufgaben der Behandlung. Es macht großen Eindruck und ruft Abwehrversuche des Patienten hervor, wenn diese Verbindung nicht mehr gut funktioniert.

Bei der Art des Zusammenhanges zwischen Stimmung und nervöser Reaktion ist der Standpunkt des Patienten, er wolle das gar nicht, es befalle ihn wie eine Krankheit und seine Empörung, wenn man seine Mitarbeit daran aufzeigt, begreiflich. Tatsächlich will er ja nicht das Symptom, sondern die Enthebung von Leistungen. Was er dabei wirklich empfindet, ist die Stimmung, die voraus geht, die er meist zugibt, wenn er auch die anderen dafür verantwortlich macht. Bemerkenswert ist, daß das Symptom nicht nur konstitutionell in den Zusammenhang der Persönlichkeit paßt, indem es an Organminderwertigkeiten anschließt, sondern auch in seiner Färbung und in seinem Charakter. Es wurde schon erwähnt, daß vollkommen aufrichtige Haltung Bettnässen, Erbrechen ausschließt. Man könnte einwenden, daß sie überhaupt in den Zusammenhang der neurotischen Persönlichkeit nicht passe. Bekanntlich gibt es aber auch Nervöse, welche Wahrheits- oder Aufrichtigkeitsfanatiker sind, auch solche, die die volle Erkenntnis ihres Zustandes mit einem gewissen Zynismus verbinden. Ihre Symptome sind wiederum in ihrer Färbung und ihrem Zuschnitt auf den Charakter eingepaßt. Allerdings besteht auch hier Wechselwirkung. Das Symptom vertieft manche Charakterzüge, je mehr es den Menschen belastet.

Kinder, welche nässen und erbrechen, sind auch sonst nicht reinlich. Sie machen Schwierigkeiten mit dem Waschen und haben unreine Gewohnheiten. Eine verfehlte Reinlichkeitserziehung in der früheren Kindheit kann hier vorliegen. Dies kann umso eher angenommen werden, als bei einer unselbständigen Erziehung die Befriedigung der körperlichen Bedürfnisse immer Ereignis ist und unter dem autoritären Drucke der Erwachsenen steht. Ihre Nichterfüllung ist eine furchtbare Waffe in der Hand nervöser Kinder. Die Erfahrung, daß hier ein Reich liegt, in dem ohne den Willen des Kindes fast keine Macht gebieten kann, reizt Kinder, welche nicht gewohnt sind, daß man ihren Willen zum Bundesgenossen macht. Hierin liegt auch die Begründung der erwähnten Unaufrichtigkeit, des versteckten Vorgehens auf allen Linien. Doch kann es auch vorkommen, daß diese speziellen Mittel im Kampf des Schwachen gegen die Autorität später erworben werden. In allen Fällen sind es Reminiszenzen der frühen Kindheit. Die Flucht in die Kindheit, die alle beibehaltenen Kinderfehler andeuten, zeigt sich nicht nur in diesen Schwierigkeiten, sondern in dem ganzen Charakter, den die Unselbständigkeit dieser Kinder angenommen hat. Sie betonen ihr Kleinsein, indem sie beständig Hilfe in Anspruch nehmen, und zwar gerade bei leichten Verrichtungen: Anziehen, Waschen, Essen usw. Sie verfallen mindestens zeitweise „zum Spaß" in die Lallsprache und in kindisches Benehmen. Dem widerspricht nicht, daß gerade die Intelligenten unter ihnen, also solche, die doch noch auf Übung und Leistung eingestellt sind, in manchen Dingen nach dem Schein der Erwachsenheit streben.

Auch in diesen Fällen wird man das Training auf die Gewöhnung an Schmutz und Ekel beobachten. Es liegt vor allem in der allgemeinen Unreinlichkeit und Unordnung, in der Abneigung gegen das Waschen und Ordnen. Es liegt manchmal auch in der Sprache, in den Ausdrücken, die gebraucht werden und in verschiedenen Ausdrucksbewegungen.

An einer Weihnachtstafel ereignete es sich einmal, daß ein neunjähriger Knabe ein volles Glas Wasser ergriff und langsam über das Festgedeck goß. Dieser Knabe war ein arger Bettnässer. Er hatte in diesem Moment der allgemeinen freudigen Inanspruchnahme keine Hoffnung, sich in Szene zu setzen und wählte diese Überraschung. Aber die Art dieser Reaktion auf das Gefühl seiner Nichtigkeit gehört sicher in den feineren Zusammenhang der Symptomwahl und des Trainings. Auch Fehlleistungen treten in den Bannkreis dieses Trainings. Im Erziehungsheim kennzeichnen sich die Bettnässer bei Tisch dadurch, daß sie immer daneben gießen, wenn sie ihr Glas füllen. Es ist schwer, sich die Art des Zusammenhanges, der hier besteht, deutlich zu machen, wenn man nicht annimmt, daß ein Teilziel der Unselbständigkeit das Schmutzigmachen geworden ist.

Ein anderer Junge, ebenfalls Bettnässer, mußte einen eitrigen Finger mit Wechselbädern behandeln, wozu er immer die Hilfe des ganzes Hauses anrief. Als er einmal mit seinem Wasserkrug angezogen kam und alle in einer Unterredung mit anderen Kindern vorfand, goß er den vollen Krug vor der Türe des Zimmers aus.

Zu diesem Training gehören auch die Träume vor oder während des Nässens. Entsprechend der Grundstimmung des Bettnässers zielen sie auf die Erregung von Angst oder Lampenfieber. Sie umfassen deshalb ganz bestimmte Phantasiegebiete, z. B. Reisen. Das richtet sich wohl danach, wie sich der Träumer Angst machen kann. Oft stehen die Träume in einer direkten Beziehung zur Enuresis. Das Kind träumt von viel Wasser, Schwimmen oder vom Feuer. Nach einer gewissen Vorliebe für das Zündeln zu schließen, gehört auch die Furcht vor dem Feuer in das Training zum Nässen. Es kann aber wohl sein, daß hier nur ein Trainieren der Angst, ein Spielen mit dem Gefährlichen im Allgemeinen vorliegt. Im übrigen spricht der Volksmund von der Verbindung zwischen Zündeln und Naßmachen.

Mannigfach sind die Ausdrucksbewegungen, die auf das Erbrechen trainieren. Es ist charakteristisch, daß nervöses Erbrechen und Nässen miteinander verwandt sind. Jedes tritt gelegentlich neben dem anderen auf. Ein Beweis für die Festigkeit der psychologischen Auffassung. Das Training ist in beiden Fällen ein ähnliches. Es ist ein Training der Schwäche, des Nichtbeisichbehaltenkönnens.

Es findet seinen Ausdruck auch in der stoßweisen Art zu lachen, in der Art zu essen, in manchen Redensarten. Schwitzen und Erröten gehören ebenfalls in diesen Zusammenhang.

Da die Bettnässer entmutigte Kinder sind, die zur Isolierung drängen, sind
sie auch häufig Onanisten. In der Verwendung dieser Symptome besteht
manchmal insofern ein Zusammenhang, als das eine die Stimmung für das
Auftreten des andern erzeugt. Die Angst- und Trotzgefühle, die dem Nässen
folgen, helfen die Hemmungen vor der Onanie überwinden, gehören also in
das Kapitel Vorbereitung.

Man kann auch sonst beobachten, daß diese Kinder ziemlich stark sexuell
interessiert sind. Ihre Fehler sind eben als Versuche, eine Enthebung zu erlangen,
auch Ausdrucksformen des männlichen Protestes. Deshalb werden erotische
Gedankengänge, Schwangerschaftsphantasien in dem vorbereitenden Apparat
eine Rolle spielen.

Ein sehr bedeutsames pädagogisches Moment ist es, die vorbereitenden
Manöver zu konstatieren und in Angriff zu nehmen. Sie machen sich beim
Bettnässer vor dem Schlafengehen geltend. Der Abend trägt bei allen Nervösen
seine besondere Note. Die Voraussicht des nächtlichen Dunkels, der Einsamkeit
und Lösung aller Beziehungen, die besondere Ohnmacht der Situation ängstigen
den Unselbständigen.

Auf verschiedene Weise wird der Versuch gemacht, den Zusammenhang
mit den Personen, die die Hauptstützen darstellen, gewaltsam wieder herzustellen. Manche Kinder versuchen durch lange, ernste Gespräche im Dunkeln
die Aufmerksamkeit für sich wach zu erhalten. Manche erhöhen am Abend ihre
Lustigkeit und geräuschvollen Einfälle. Häufig ist das nächtliche Aufschreien
und Aus-dem-Bett-springen, das immer in der Richtung der hilfsbereiten Person
geschieht und unterbleibt, wenn diese nicht anwesend ist. Es wird durch
lebhafte Traumphantasien, die entweder typischen Charakters sind oder in Beziehung zu momentanen Schwierigkeiten stehen, hervorgerufen.

Diese Mittel erlangen beim Bettnässer besondere Betonung und Hartnäckigkeit. Um so mehr als ohnehin Eltern und Erzieher, um dem Nässen vorzubeugen, das Schlafengehen meist mit einem längeren Zeremoniell umgeben
haben. Man kommt den Wünschen des Ängstlichen jedenfalls entgegen, ob er
bereit ist, das Zeremoniell pedantisch einzuhalten, oder in längerem Kampfe
widerstrebt.

Darum ist es ein unbedingtes Erfordernis der Pädagogik jede betonte Vorbereitung auf das Schlafengehen zu vermeiden. Jede besondere Beobachtung
der aufgenommenen Flüssigkeitsmenge am Abend, jede Reglementierung des
Hinausgehens ist zu vermeiden. Im Erziehungsheim wird der Entschluß zum
Schlafengehen den Kindern dadurch erleichtert, daß die Erwachsenen sich
zurückziehen und zu einer bestimmten Stunde von der Zentrale aus das Licht
in den Schlafzimmern gelöscht wird. Solche unpersönlichen Maßregeln, die, die
Mitarbeit des Erziehers verhüllend, einfach unter den Begriff Hausordnung
fallen, sind am besten anzuwenden.

Man darf nicht vergessen, daß es den Kindern viel lieber ist, im Rufe großer
Schlimmheit zu stehen, als sich selbst und anderen die Angst vor dem Dunkel
einzugestehen. Es ist nötig, das Kind mit entsprechender Vorsicht auf diese
Zusammenhänge aufmerksam zu machen und ihm seine abendlichen Manöver
einfach ohne Groll zu erklären. In der Regel muß es aber möglich sein, diese
Störungen völlig unbeachtet zu lassen. Es unterliegt dann dem persönlichen
Empfinden und Urteil, wann man doch etwas darüber sagen müsse. Solche
Bemerkungen können eine Stütze darstellen, die man dem Kinde nicht immer
entziehen darf. Man muß darauf achten, daß durch solche Besprechungen
nicht eine Inanspruchnahme Platz greift, die einfach an Stelle der abendlichen
Störungen tritt und daher zwar die Ruhe des Hauses, aber nicht die Selbständig-
keit des Kindes fördert. Im Sinne der Selbständigkeitserziehung empfiehlt

es sich, auch hier die Besprechung in der Regel nicht in dem exponierten Moment abzuhalten, sondern in einem ruhigeren Zeitpunkt. So wird dem Trotz kein direkter Angriffspunkt geboten und die Selbständigkeitsbestrebungen, die in Rudimenten vorhanden sind, können sich unbehindert vom Drange des Augenblicks erheben. Hierin steckt bereits ein starkes Gegentraining und es kommt nur darauf an, dem Patienten so viel Geduld und Mut einzuflößen, daß er auf den Erfolg, der oft nicht gleich zutage treten kann, warte. Aber in der Pädagogik gibt es keine unfehlbaren Rezepte. Wenn es nicht angemessen erscheint, das Kind in dem exponierten Moment mit seiner Angst allein zu lassen, so muß man das erlösende Wort auch finden. Und wenn man experimentiert, so muß man die Versuchsbedingungen auch kennen. Ein Bettnässer ist kein Mensch von durchaus wohlwollender Gesinnung. Sein Leiden ist wohl ein Produkt der Angst und führt den Nachweis seiner Schwäche, aber es enthält offenbar starke Trotz- und Aggressionselemente. Diese treten mehr verhüllt auf. Und wenn es andererseits nicht richtig ist, das Beschmutzen und die ins Unendliche vermehrte Arbeit im Hause einfach als böse Absicht zu nehmen, so ist eben doch die Angst kein Boden, der ausgeglichene Menschen und reine Gesinnungen trägt. In dem Zeitraum, wo alles unter dem Eindruck des Minderwertigkeitsgefühls steht, alles auf eine Stimmung hinarbeitet, in der wiederum die Unselbständigkeit, das Verweilen in der Unerzogenheit, triumphieren soll, ist die Aggressionslust stark. Sie tritt in diesem Zeitpunkt der Vorbereitung mit offeneren Mitteln auf. Daß diese offene Aggression mit dem Bettnässen zusammenhängt, das vorbereitende Stadium bildet, indem sie die Stimmung dazu liefert, geht schon daraus hervor, daß nicht sie, sondern das Bettnässen als Krankheit empfunden wird. Außerdem ist es ja klar, daß die Zeit kurz vor dem kritischen Ereignis psychologische Beziehungen zu diesem haben muß:

Ich habe einen Bettnässer beobachtet, der das allabendliche Minderwertigkeitsgefühl dadurch gewaltsam hervorrief, daß er einen Streit mit einem überlegenen Kameraden vom Zaune brach. Oder er versuchte in aller Geschwindigkeit irgend ein Delikt zu vollführen, ein Glas, eine Brille zu zerbrechen, ein Buch zu zerreißen. Dadurch forderte er seine Umgebung heraus, ihn zu bestrafen: eine masochistische Neigung, die im Verhalten aller schlimmen Kinder ihre Rolle spielt. Daß ihre Rolle aber nur eine Vorbereitung ist, indem die Stimmung der Niederlage zu einem neuerlichen Angriff verwendet wird, ist auch aus diesem Fall ersichtlich.

In diesem Verhalten lag aber ein Training der Entmutigung, denn er erbrachte sich und den anderen immer wieder den Beweis seiner Krankheit. Es war ein notwendiges Gegentraining in der Richtung der allgemeinen Ermutigung, die abendlichen Exzesse um jeden Preis zu verhindern und sie nicht schwer zu nehmen, wenn sie geschehen waren. Es ist ein unumgängliches Erfordernis, daß möglichst wenige Personen von dem beschämenden Nässen wissen und daß diese ganz verläßlich kein Wort darüber verlauten lassen, sich weder tadelnd, noch spottend, noch bedauernd darüber äußern, da dies sofort die vorbereitenden Mechanismen, Angst, Rachegefühl in Bewegung setzt.

Die ganze Richtung auf Sonderstellung und Enthebung von jeder Leistung, die das Kind anstrebt, wird auf diese Weise noch betont. Eine einzige Person, der Arzt oder der Erzieher, kann in einem günstigen Moment dem Kinde zeigen, daß ein Zusammenhang zwischen seinem Leiden und seiner Trotzhaltung bestehe.

In dem erwähnten Falle setzten die Anfälle von Enuresis zum erstenmal nach kleinen Festen aus, wo das Kind beschenkt wurde und sich gehoben und von Liebe umgeben fühlte. Nach einer kleinen Sylvesterfeier befiel ihn trotzdem wieder das Schwächegefühl. Er versuchte alle möglichen Schwierigkeiten vor dem Schlafengehen zu machen, schlug vor, wach zu bleiben, in einem anderen Zimmer auf einem Sofa zu schlafen, was zu seinem Erstaunen nicht auf Widerstand stieß. Als er dann schließlich sah, daß alle anderen schlafen gingen und ein gutes Jahr wünschten, blieb er allein sitzen und fragte: Warum wünschen die Leute eigentlich ein gutes Jahr? Diese Frage war wohl der Ausdruck einer gewissen Mißstimmung und einer Art Verzweiflung, auch der Versuch, Mitleid und Interesse zu erregen. Aber ein wenig guter Wille lag doch darin. Auf meine Antwort, man könne ja auch etwas dazu tun, daß es ein gutes Jahr werde, sagte er: „Tun? Man kann doch tun, was man will?" Auf meine Bemerkung, daß es doch schön sei, Freude zu machen, stand er strahlend auf und wünschte mir ein gutes Jahr. Er hatte keinen Anfall von Enuresis in dieser Nacht. Er war aber auch so zufrieden, daß er vor dem Einschlafen laut lachte. Im Laufe von vier Monaten hatte dieses außerordentlich schwierige Kind das Bettnässen überwunden.

In einem anderen Fall hatte sich die Vorbereitung für das Nässen sehr stark mit der Angst vor dem Dunkel und Alleinsein verknüpft. Der vierzehnjährige Knabe pflegte deshalb sein Zimmer und die umliegenden möglichst lang zu beleuchten und laut zu singen. Da gerade er großen Wert auf seine Tapferkeit legte, wozu er auch offenbar sein lautes nächtliches Singen rechnete, machte es ihm den größten Eindruck, als man ihm eines Tages ohne Groll erklärte, daß seine verschiedenen Manöver vor dem Schlafengehen auf Feigheit zurückgingen. Wie in allen Fällen, die auch tagsüber ihre Umgebung schwer belasten, war es hier nötig, ihm den Zusammenhang zwischen der Unselbständigkeit am Tage und in der Nacht zu zeigen. Hier war ja durch das Experiment bewiesen, daß man nicht ohne weiteres die Geduld und die Mithilfe der anderen mißbrauchen dürfe, nicht ohne weiteres seiner eigenen Entwicklung im Weg stehen dürfe; daraus ergaben sich ja hier Konsequenzen, die einem halbwüchsigen Jungen schon außerordentlich unangenehm sind. Der Hinweis auf sein Mitwirken an alledem war eine Aufforderung zur Mitarbeit, die noch oft mit Vertrauen wiederholt werden mußte, bis das Wort: Ich weiß, du wirst dich wie ein Gentleman benehmen, ebenso von Erfolg begleitet war, wie die Frage: Wer wird heute rechtzeitig und selbständig wie ein tapferer Junge schlafen gehen. Trotzdem beanspruchte er noch gewisse unscheinbare Stützen, ehe er sich in das Abenteuer des nächtlichen Alleinseins stürzte. Z. B. horchte er, ob die Aufsichtsperson, die nebenan schlief, das Zimmer schon betreten habe. Auch erwartete er noch, daß ihm irgend ein Wort zugerufen werde, ehe er „Nacht machte". Wir wählten das Wort: „Willst du auslöschen, oder soll ich es tun?" Damit war der leidige Befehl umgangen, wenn auch die Notwendigkeit betont. Außerdem war der letzte erwünschte Kontakt hergestellt, die Versicherung gegeben, daß ein vertrauenswürdiger Mensch in der Nähe und bereit sei, an ihn zu denken. Ähnlich geht aus der Geschichte eines anderen Knaben hervor, daß er nur in der Zeit, da er mit seinem Vater in einem Zimmer schlief, nicht genäßt habe.

Es ist notwendig, für die Vorbereitungszeit auf den Anfall Stützen zu erfinden, die der Situation und der Neigung des Kindes angepaßt sind, sie zu variieren und allmählich aufzugeben, je nachdem man mit einer gefestigteren Haltung rechnen kann. Solange das Kind nicht so weit ist, auf diese Stützen ganz zu verzichten, ist der Fortschritt in der Selbständigkeit noch kein entscheidender. So ist die vielfach geübte Methode des nächtlichen Weckens, selbst wenn sie momentanen Erfolg haben sollte, kein Training der Selbständigkeit, vielmehr eine Mithilfe an den nervösen Methoden, so sehr wünschenswert es auch sein mag, das beschämende Nässen auszuschalten. Der momentane Erfolg ist sehr fraglich, da der Zeitpunkt des Nässens nicht zu fixieren ist. Mag sein, daß manche Kinder, welche zu bestimmten Zeiten geweckt werden, sich daran gewöhnen, zu dieser Zeit oder knapp vorher zu nässen. Nach meinen Erfahrungen nässen viele Kinder erst am Morgen, knapp vor Tagesanbruch. Das wäre auch psychologisch begreiflich als der mutlose Auftakt des Tages. Die Niedergeschlagenheit, die viele Enuretiker in der Frühe befällt,. ist das eigentliche Ziel des Bettnässens. Es ist nicht Selbstzweck, sondern nur ein Ausdruck der Entmutigung, eine bedeutsame Darstellung der Hilflosigkeit, die sich den Aufgaben des Tages gegenüber dokumentiert. Daher ist auch der Moment des Aufstehens ein kritischer.

Bekanntlich ist er dies auch in den Fällen leichterer Entmutigung. Viele Menschen haben am Morgen vor dem Aufstehen überkritische Gedanken und zornige Reminiszenzen an Ereignisse des Vortages. Diese enthalten auch nur die ängstliche Haltung zu den Ereignissen des neuen Tages und sind oft im Momente überwunden, wo der Zögernde sich entschließt aufzustehen. Sie treten erst gar nicht auf, wenn Angenehmes bevorsteht, dem sich auch der Zögernde gewachsen fühlt. In der Einstellung dessen, der mit dem linken Fuß aufsteht oder am Morgen bereits ermüdet und mürrisch an sein Geschäft geht, liegt ebenfalls das Training der Entmutigung, das aussichtslose Verharren in einem peinlichen Zustand. Ähnlich wäre das morgendliche Nässen zu werten.

Die übermäßige Bedeutung der Vorbereitungszeit beim Nervösen ist daher in mancher Hinsicht identisch mit der zögernden Attitüde. Hier liegen wiederum Berührungspunkte mit der Normalpsychologie. Es gibt eine große Anzahl von Menschen, die gewöhnlich Ereignisse vorerleben und solche, die nachzuerleben pflegen. Ihr Handeln wird davon beeinflußt.

Es soll noch einmal betont werden, daß der wesentlichste Punkt in der Behandlung der Enuresis darin gelegen ist, über dieses Übel zu schweigen und ihm gar keinen Raum in den Unterhaltungen des Tages zu gönnen. Leichtere Fälle können so geheilt werden. Auch in schwierigen Fällen muß man mit Aufklärungen und Besprechungen sehr vorsichtig und sparsam sein. Sich mit Nachdruck auf Behandlung des Nässens zu verlegen, bleibt aus erwähnten Gründen erfolglos, um so mehr als dieses eine Ausdrucksform der Entmutigung ist, die im Ganzen bekämpft werden muß.

Eine ähnliche Behandlung erfordert nervöses Erbrechen. Die Vorbereitungsperiode ist hier ebenfalls sehr ausgebildet und arbeitet am meisten mit Ekelgefühlen. Das Training stellt hier eine Verbindung zwischen Angst, Trotz und Ekel dar. Es gibt Menschen, die eine Virtuosität im Ekeln erlangen. Sie trainieren darauf beim Essen, das von den Eltern oft unter einen besonderen Zwang gestellt wird. Schließlich erfolgt der Ablauf von Minderwertigkeitsgefühl, Angst, Trotz, Ekel, Erbrechen bei jeder Anforderung, die gestellt wird. Jede gesellschaftliche oder Arbeitsleistung, jedes aufkeimende erotische Empfinden hat bei einiger Übung Erbrechen zur Folge. Sie trainieren auch sonst auf Ekel, und diese Komponente ist allen ihren Unlustgefühlen beigegeben. Sie betrachten die Menschen, die ihnen nicht sehr entgegenkommen und besonders das andere Geschlecht mit Ekel. Ihre Tendenz zur Isolierung und Herabsetzung der Umgebung zeigt sich darin. Aber nicht darin allein. Tausende kleine Züge, Mienen, Bewegungen und Verhaltungsweisen geben dieselbe Richtung an. Diese verächtliche Einstellung entspricht einer pessimistischen Grundstimmung, die der geringen Einschätzung der eigenen Person entspringt. Solche Menschen können ermutigt und geheilt werden, aber die Neigung zum Pessimismus bleibt ihnen erhalten. Aber ein nur halbwegs mutiges Verhalten kann auch den Pessimismus wertvoll gestalten. Kritik und manche auch wertvolle Kunstrichtungen zeigen das.

Es ist begreiflich, daß Menschen, die in ihrem neurotischen System einen so weitgehenden Gebrauch von der Stimmung machen, eine große Neigung zum Stimmungswechsel bekommen. Bekanntlich stehen auch Wahrnehmungen unter dem Einfluß der Stimmung. Sie werden aber auch in dem Bedürfnis nach einer Stimmung falsch gedeutet. Ein Knabe, der unter dem starken Druck seines Vaters sehr gelitten hatte, brauchte dessen Bild als Vorbereitung zu seinen wilden Exzessen. Sie bestanden darin, daß er in der Stimmung des Gekränktseins und Trotzes wie in stiller Wut seine Kleider völlig zerriß. Einmal sah er in der kritischen Stimmung aus dem Fenster und rief: „Jetzt habe ich geglaubt, daß mein Vater unten steht", rannte hinaus, zerriß sein Hemd und versteckte es.

Die Vorbereitung zum Erbrechen liegt auch im Hervorrufen einer gewissen Stimmung. Die Aufmerksamkeit wird mit Absicht auf die Vorgänge des Schlingens, der Speichelbildung und Verdauung gelenkt. In einem Falle habe ich beobachtet, daß eine Art leichter Schnupfen vor dem Erbrechen auftritt, was auch anscheinend mit falschem Schlucken und Atmen durch die Verlegung der Aufmerksamkeit zusammenhängt. Auch eigentümliche Würgebewegungen und Zuhalten von Mund und Nase kann man beobachten. Vorher auch ein stoßweises Lachen, das wie das Lachen so häufig ein Ausdruck des Minderwertigkeitsgefühles ist. Mit dem Training auf Erbrechen im Zusammenhang scheint auch die Gewohnheit, stoßweise und verächtlich zu sprechen.

Trotz abweisender Gebärden kann man gerade bei diesen Nervösen ein starkes Hängen an der Umgebung beobachten. Die ewige Aggression verlangt ja eine dauernde Beziehung. Und die besteht trotz und während des häufigen Böseseins, was an den verächtlichen Mienen deutlich genug zu sehen ist.

Das Bedürfnis nach Beziehung zum Mitmenschen trägt ein deutlich neurotisches Gepräge, es ist nicht vorwiegend liebevoll, enthält Unselbständigkeit und das Bestreben, sich in den Mittelpunkt der Aufmerksamkeit zu rücken. Zudringlichkeit und Intrigue ist die Art der Beziehung, die Kinder erreichen, welche eine versteckte Aggression, wie Bettnässen und Erbrechen, aufweisen. Doch sind auch positive Elemente darin, die sich entwickeln können.

Es ist außerordentlich wichtig, in jedem Fall das entsprechende Training durchzuführen. Da die Unselbständigkeit so weit gehen kann, daß jede Mithilfe daran verweigert wird, so muß man manchmal unvermerkt in die Leistung hineinführen. Verwöhnte kleine Kinder kommen so weit, daß sie im Augenblick, wo eine Forderung an sie gestellt wird, vollkommen apathisch werden, den Blick abwenden und die Glieder ganz schlaff machen. Nun kann man Turnübungen erfinden, die das Kind in eine Lage bringen, wo es doch seine Muskeln gebraucht.

Die meisten kleinen Kinder sind vom fließenden Wasser entzückt und spielen sehr gerne damit. Läßt man sie kleine Krüge unterhalten, so denken sie gar nicht an die allmählich anwachsende Arbeitsleistung, wenn das Gefäß in ihrer Hand sich füllt. Einen dreijährigen zurückgebliebenen Jungen, der körperlich sehr gut entwickelt war, aber beim Turnen jede Funktion einstellte, legten wir über eine kleine Sofarolle, so daß er mit dem Kopf und Oberkörper etwas tiefer auf dem Sofa zu liegen kam, eine Lage, die alle Kinder gern haben. Wenn wir seine Beine mit einer Hand festhielten, die andere zur Hilfe ausstreckten, so konnte er nicht umhin, sich an der helfenden Hand hinauf zu ziehen, was gar nicht so leicht ist.

Sonst ist es zweckmäßig, die Kinder selbst Turnübungen erfinden zu lassen, die auch manchmal sehr brauchbar sind. Als Turngeräte verwenden wir dabei kleine, leichte Möbel.

Eine angenehme Methode ist es, aus Unarten Turnübungen zu machen. Für Kinder, die gerne am Boden liegen, kann es eine Aufgabe sein, in dieser Stellung Übungen zu machen, zu versuchen, auf wieviele Arten sie sich am Boden fortbewegen können, auf welche Art man am schnellsten, am leichtesten, am schwersten aufstehen könne. Wenn es sich einbürgert auf den Tischen zu sitzen, so kann man die Frage stellen, wie man auf verschiedene Art und Weise auf den Tisch und wieder hinunter gelangen könne.

So verlieren diese Dinge das Odium und ihren Reiz als Unarten, da sie als nützliche Übung auftreten. Ebenso verfährt man, wenn man einem Durchgänger einen selbständigen Spaziergang vorschlägt, oder einen Näscher ausschickt, um Besorgungen zu machen. Hier spielen aber noch andere Momente mit, vor allem die erzieherische Kraft des Vertrauens.

In dieser Richtung liegt es auch, daß man nie direkt darauf ausgehen sollte, eine Vorliebe, eine Lieblingsbeschäftigung zu unterdrücken. Zunächst kann man nie genau wissen, welches Training für einen Menschen bedeutsam werden kann. Wenn man einer Sache nicht feindlich gegenübersteht, wird man auch leichter ihre Beziehungen zum Nützlichen, z. B. zur Schularbeit aufzeigen können. Manche Arten von Sport, Sammeln, Basteln werden wohl als Abhaltung vom Lernen verwendet, und man muß das auch bei Gelegenheit erörtern können. Es ist aber für ein entmutigtes Kind von ungeheuerem Werte, wenigstens irgend ein Gebiet zu haben, wo es unter einem geringeren Drucke und mit mehr Selbstbewußtsein und Erfolg arbeitet. Man kann in mutlosen Augenblicken darauf verweisen. Man kann genau erörtern, daß die selbstgestellten Aufgaben nicht schwieriger seien als die Schulaufgaben. Es kann sich einmal ereignen, daß der Einsiedler sich durch seine Sonderbeschäftigung auf einem Gebiete orientiert zeigt, wo seine Kameraden versagen. Von da aus kann ein neuer Strom der Ermutigung entspringen, der der nützlichen Arbeit zutreibt. Es ist ja nicht unsere Aufgabe, Stützen vorzeitig wegzunehmen. Vielmehr sind wir öfter genötigt, ein solches Gebiet geringeren Widerstandes für ein Kind zu erwerben. Wie froh ist man, wenn ein Kind, das sich an gar keine Beschäftigung, gar kein Interesse herangewagt hat, Marken zu sammeln beginnt.

Niemand fragt später danach, wo Genauigkeit, Konzentration, Wissen erworben worden sind. Gewiß ist zuzugeben, daß der Schatz der allgemeinen Erfahrungen dies auf dem vorgeschriebenen Schulwege am ehesten garantiert. Aber die Freude an der Arbeit ist ein nicht zu überbietender Faktor.

Eine sehr häufige Art der Unselbständigkeit bei Schulkindern ist die Unfähigkeit, sich zu konzentrieren. Es braucht kaum erwähnt zu werden, daß es sich bei der Konzentration, individualpsychologisch gesprochen, um ein Training und eine Einstellung auf Mitgehen handelt. Man erlebt es, daß Kinder, die zuversichtlicher werden, in der Schule besser aufpassen. Manche Kinder können sich sofort konzentrieren, wenn jemand neben ihnen sitzt.

Das Zuhören ist keine ganz einfache Leistung. Viele Menschen bewältigen sie nicht, weil ihnen die psychologischen Grundlagen fehlen. Sie fühlen sich despotisiert, wenn ein anderer spricht. Der Zorn mancher Jugendlicher gegen ihre Lehrer hat diese Begründung. Im Kampf um das Aufgerufenwerden, in der Beleidigung der Schüler, wenn sie nicht oft genug zu Worte kommen, liegt die Gegenwehr. Die Gewohnheit, dem anderen in die Rede zu fallen, stellt leicht eine neurotische Einstellung dar. Es gibt Menschen, die ihre Mitmenschen niemals anhören und niemals ausreden lassen. Von da zur neurotischen Schwerhörigkeit ist nur ein Schritt. Die scharfzüngige Bemerkung der Verwandten, der Schwerhörige verstehe sehr gut, wenn er wolle, ist nicht immer unbegründet.

Ein zwölfjähriges Mädchen, Waise, das im Leben viel herumgeschoben worden ist, hört bei manchen Anlässen schlecht. Die Kleine hat eine Schwester, die im Dienst steht; sie liegt im Kampf mit ihr, obwohl sie sie jetzt wenig sieht. Sie wohnt bei ganz wohlwollenden, aber kritischen Verwandten, die ihr mancherlei Befehle erteilen. Insbesondere ist es eine Tante, deren Worte sie oft nicht hört. Sie war einige Jahre im Kloster, wo es ihr wegen der Abgeschlossenheit nicht gefallen hat. Sie trägt die Stigmen der Erziehung zur Unterwürfigkeit, ist aber ein trotziges Kind. Sie macht den Eindruck, als ob sie nirgends hätte Wurzel schlagen können. Nach dem Kloster kam sie aufs Land zu einer Pflegemutter. Dort trat das Nichthören zum erstenmal auf, als sie am Abend aus dem Schuppen Holz holen sollte. Sie ist auch sonst ein ängstliches Kind, erzählt von den Gefahren der Straße, wenn sie Essen tragen müsse und von den Gefahren der Proletarierwohnung, wenn sie zu Hause allein die Cousinen hüte.

Das Nichthören ist das einzige Mittel, den Befehlen der anderen, denen sie durch Liebe und Vertrauen nicht genug verbunden ist, auszuweichen. Sie sagt, daß sie die Verwandten liebe, aber nicht wisse, ob sie geliebt werde.

Sie stützt sich auf ihre Ängstlichkeit und nimmt an, daß sie durch die Aufträge einmal ins Verderben geraten könne. Davor schützt sie sich durch Nichthören.

Eine Untersuchung auf der Ohrenklinik hatte daher auch kein besonderes Ergebnis. Immerhin kann eine Minderwertigkeit vorgelegen haben. Es ist nie vorgekommen, daß sie mich nicht gehört hätte. Ich habe ihr auch nie etwas angeschafft. Dagegen konnte ich bei ihr eine besondere Aufmerksamkeit auf die leisen Geräusche im Nebenzimmer beobachten. In der Schule konnte sie auch meist verstehen. Nur für den Individualpsychologen ist es verständlich, daß Singen ihr liebster Gegenstand war.

Wenn die Konzentrationsfähigkeit auch von der allgemeinen Selbständigkeit abhängt, ist es doch nötig, direkt an ihrer Ausbildung zu arbeiten.

Das erste Erfordernis dazu ist ein interessanter Unterricht. Man kann seine Fragen so einrichten, daß sie auf Konzentration hinarbeiten, indem sie sich auf das stützen, was das Kind bestimmt weiß und nur ein neues Moment einführen. Man vereinfacht die Aufgabe, man macht sie anschaulicher und zeigt dem Schüler, daß er doch etwas wisse.

Es ist oft möglich, ein Kind auf den Augenblick aufmerksam zu machen, in dem es in Gedanken auskneifen will. Es ist sehr oft der Moment, wo es nachdenken müßte.

Ein elfjähriger Schüler fand immer den Ausweg: „Ich weiß nicht", und einen hilfesuchenden Blick. Nach einiger Zeit erkannte er den Wert einer selbstgelösten Aufgabe. Es ist hier wie überall nötig, die Hilfe so einzurichten, daß sie selbständiger macht.

Wenn ein Kind beim Lesenlernen vor der nicht zu unterschätzenden Schwierigkeit steht, vom Buchstabieren zum Lesen vorzuschreiten, so hat man die Aufgabe, diese Forderung in eine entsprechende Form zu bringen. Diese Aufgabe wird bereits zu einer sehr bedeutungsvollen, wenn es ein schwieriges Kind ist, welches noch nicht die rechte Vorbereitung zum Lernen hat. Wenn man verlangt, das Kind möge jetzt einmal die Buchstaben „zusammenlesen", so hat man die neue schwierige Forderung noch durch einen neuen Begriff belastet. Wenn man den Ausdruck wählt: das „A" müsse sich an dem „N" anhalten, so sind alle Erschwerungen vermieden. Eine neue Sache ist durch einen vertrauten Begriff dem Verständnis näher gebracht worden. Eine Aufgabe ist gestellt worden, ohne daß die Befehlsform auch nur gestreift worden wäre. Nach meiner Erfahrung hat diese Ausdrucksweise auch etwas Zwingendes.

Es ist unter allen Umständen wichtig, wie man etwas sagt. In der Heilpädagogik, die den persönlichen Eindruck durch Wort und Gebärde zu einer Wissenschaft macht, ist es eine Sache der wissenschaftlichen Methodik, den richtigen Ausdruck zu finden. Er kann auch manchmal ohne wissenschaftliche Überlegung gefunden werden, aber nicht ohne Anerkennung der Prinzipien, die einer pädagogischen Einstellung zugrunde liegen. Diese fordert z. B., den Druck einer Situation zu mildern und dadurch das Vertrauen in die eigene Kraft zu stärken.

In der individualpsychologischen Technik finden wir den Versuch einer methodischen Dialektik. Ihre Argumentationen stehen nicht so sehr unter dem Gebot der Kausalität als dem des Zieles. „Wie muß man einem Menschen begegnen, welcher ein solches Ziel hat," ist der leitende Gedanke. Wenn ein nervöses Kind mit der Schultasche zum Fenster läuft und schreit: „Soll ich sie hinauswerfen" und man ruhig antwortet: „Wie du willst", so kann man kaum eine direkte Kausalität in diesem Vorgehen finden. Die Antwort erscheint nur unter dem Gesichtspunkte verständlich, daß wir wissen: Ein Kind, das so fragt und so handelt, ist bemüht, seine Umgebung durch Trotz und wilde Einfälle in Atem zu halten und mit sich zu befassen. Man verweigert sein Erstaunen und Erschrecken und zeigt dem Kinde, daß man auf diese Art einer dauernden Inanspruchnahme nicht eingehen könne. Das ist nur unter der Voraussetzung möglich, daß man das Ziel des Kindes erkannt hat und dem gegenüber das pädagogische Ziel, den Menschen selbständig zu machen, im Auge behält. Wenn man dann berechnet, wie das Kind auf unser Vorgehen reagieren müsse, so kann man leicht beurteilen, ob wir in der Richtung der Förderung der Selbständigkeit arbeiten.

Das rein kausale Verhalten auf diese Attacke des Kindes — und den Angriffscharakter wird man nicht übersehen können — wäre: Hinstürzen und die Schultasche wegnehmen. Ob das Kind dann eine wilde Trotzszene macht, schreit, stößt oder ob es sich böse zurückzieht, keinesfalls ist hier ein Training wertvoller Tendenzen eingeleitet, und das wäre doch das Wesentliche. Ein Akt der Notwehr ist kein pädagogischer Akt. Die Art der Abhängigkeit zwischen Kind und Erwachsenen, die dabei entwickelt wird, ist für beide Teile sehr ungünstig und stützt in dem Kinde wiederum die Idee, daß man auf jede beliebige Weise den anderen in seinen Dienst ziehen könne. Das Schwächegefühl und die Herrschsucht kommen auf ihre Rechnung.

Das ist nicht der Fall, wenn man nicht so leicht bereit ist, einzugreifen und dem Kinde auch Gelegenheit gibt, selbst an die Konsequenzen zu denken. Das kann man oft durch ein Wort erreichen. Es läßt sich aber auf verschiedene Weise ausdrücken, je nach dem besonderen Charakter des Kindes und nach der Gefahr der Situation. Es gibt Kinder, die auf die Antwort „wie du willst" zur Besinnung kommen, vielleicht sogar lachen werden. Andere, die enttäuscht zu einem anderen, minder gefährlichen Schreckmittel, z. B. Weinen, greifen werden. Diese sind die gefestigteren, da sie die Verantwortung, die man ihnen mit diesem Worte übertragen hat, bereits zum Teil übernehmen, vielleicht auch das Witzige der Situation schon erkennen. Zweifellos gibt es aber Kinder, die auf diese Antwort hin ungesäumt ihre Drohung ausführen werden, selbst wenn sie vorher gar nicht daran gedacht haben sollten, was der Form der Frage nach wahrscheinlich ist.

Wenn man also in seiner Antwort dem Kinde auch nur eine geringfügige Verantwortung überträgt, so muß man doch wissen, ob es so stark ist, sie zu übernehmen. Ist es nicht der Fall, so müßte man etwa sagen: „Du willst mich ja nur erschrecken, du Schlingel! Aber das brauchst du bei mir gar nicht, ich weiß schon, daß du etwas durchsetzen kannst." Auf der Plattform des Scherzhaften kann auch ein Trotziger leichter verkehren. Mit dem: Du willst mich nur erschrecken, du Schlingel! nimmt man der Situation den Schein des Gefährlichen. Auf dem Gebiete des Scherzes gibt es keine Verantwortlichkeit. Mit dem Nachsatz verweist man aber wieder auf Selbständigkeit und das Vertrauen, daß es so starker Mittel gar nicht bedürfe, um sich durchzusetzen.

Man geht also in dem einen Falle so vor, daß man dem Kinde in ganz unaufdringlicher Weise Mitverantwortlichkeit zeigt, in dem anderen so, daß man die Situation von jeder Verantwortlichkeit befreit. Doch immer so, daß das Selbstbewußtsein dadurch nicht leidet.

Wichtig ist daran auch die plötzliche Umkehrung des Standpunktes, das: und wenn schon. Man zeigt damit, daß der sachliche Gehalt einer Forderung, einer Befürchtung nicht immer so bedeutend sei, was bei neurotischen Forderungen und Befürchtungen so häufig vorkommt. Man deutet an, daß man sein Gefühl umstellen könne, wenn die Situation es erfordert, daß Gefühl und Verlangen, die eine so große Rolle spielen, keine unabänderlichen Faktoren seien. Auch darin liegt der Versuch, den Druck der Situation zu mildern.

Ein Mädchen, das fürchtet, in Gesellschaft oder ins Theater zu gehen, weil es unter Menschen erröte und dann arrogant werde: „Ich möchte schon gehen, aber ich trau mich nicht! Wenn ich dann wieder rot werde ...." „Und wenn du auch rot wirst, was liegt daran! Machs noch einmal schlecht!"

Das Training zu einer Geringschätzung des neurotischen Symptoms ist von großer Bedeutung, wo es sich um neurotische Schmerzempfindung handelt. Der Standpunkt, daß man es versuchen müsse, trotzdem zu arbeiten und die Schmerzen zu verachten, kann hier allerdings unter großen Schwierigkeiten zum Training gegen die Neurose auffordern. Die Angst vor dem Symptom nimmt meist einen viel größeren Raum ein als es selbst. Das ist sehr weitgehend z. B. bei der Onanie der Fall. Wenn das ganze seelische Leben unter dem Eindruck einer solchen Angst steht, die das Symptom zum Vorwand erwählt und nur den Sinn hat, Leistungen jeder Art abzuweisen, so versteht es sich, daß hier starke Hebel in Bewegung gesetzt werden müssen, um umzuschalten.

Es kann also keine Rede davon sein, daß ein noch so geschickt ausgedachtes Wort eine Heilung sei. Es kann aber die Eröffnung des Gegentrainings sein. Und das ist allerdings sehr viel. Wenn in einem Charakter, in dem der Zorn eine überragende Rolle gespielt hat, plötzlich Strebungen geweckt werden, die in der Richtung von Überlegung und Überwindung deuten, so kann das wohl durch ein geschicktes Wort geschehen. „Es schadet ja nichts, wenn du zornig bist. Bleib nur noch dabei. Es ist sogar ganz interessant. Aber wenn du stärker geworden bist, dann wirst du das nicht mehr brauchen."

Der Zorn tritt ja meist mit dem Nimbus der Stärke auf. Aber es gibt vor dem Zornesausbruch einleitende Gefühle der Schwäche, des Nichtausundeinwissens, die fast jeder Zornige kennt und deren er sich erinnert, wenn man den Zorn als Schwachmütigkeit entlarvt. Da der andere sein Desinteressement an dem Fortbestehen der Zornesausbrüche bekundet hat, so ist es möglich, daß die Kritik frei wird und an jenen schwachen Punkten ansetzt. Darin würde bereits ein wichtiges Entgegenkommen im Sinne des Gemeinschaftsgefühls liegen. Daran kann mit Erfolg von beiden Seiten weitergearbeitet werden.

Das Desinteressement an den neurotischen Veranstaltungen ist ein wichtiges Erziehungsmittel. Dieses tritt in der individualpsychologischen Pädagogik zum

Teil an die Stelle von Ermahnungen und fortgesetzten Aufforderungen, die un-selbständig machen müssen. Es ist von großer Bedeutung, wenn das Kind merkt, daß eigentlich nur von wertvollen Bestrebungen Notiz genommen wird. Allerdings muß man in der Bewertung tolerant und verständnisvoll sein.

Auch sonst ist es wünschenswert, die Kinder von aufdringlicher Beobachtung und Kontrolle, die oft geübt wird, zu befreien — ein wichtiges Hilfsmittel bei der Fütterung von kleinen Kindern, die im Erziehungsheim gesondert an einem kleinen Tisch essen. Ein fünfjähriges Mädchen, das zu Hause große Schwierig-keiten beim Essen machte, im Heim sofort selbständig aß, kam manchmal an den Tisch der Großen gelaufen und sagte verlegen: „Es ist heute nicht gut", oder „mir ist schlecht". Auf die freundliche Antwort: „Du kannst ja auch stehen lassen", lief es immer zurück und aß rein auf.

Das Desinteressement an ihren Unarten ist die einzige Erziehungsmethode bei lästigen Kindern. Gut zureden wirkt ebenso wie Tadel. Beides vermag nichts gegen das Minderwertigkeitsgefühl. Dagegen ist es oft leicht, ein lästiges Kind zu beruhigen und im Ansehen zu heben, wenn man es zu einem ernsten Gespräch oder zur Erfüllung eines Auftrages heranzieht.

Statt Lob Hinweis auf die eigene Kraft und den Fortschritt, statt Tadel Erklärung zu bieten, dient der Ermutigung. Die Möglichkeit, Schwierigkeiten zu überwinden und Fähigkeiten auszubilden, kann man nie genug betonen.

Wenn man den ganzen Begriff von Kraft und Tugend auf dieses Gebiet verlegt, so wird man verständlich und unwiderleglich, unter Umständen hin-reißend sprechen können.

Die schwierigeren individualpsychologischen Erwägungen, daß Großtuerei und Geschrei nicht Stärke und Zudringlichkeit nicht Liebe sei, kann man so aussprechen, daß jedes Kind sie verstehe. Jedes Kind versteht das Wort: „Man muß seine Liebe auch anders zeigen".

Einem Knaben, dessen geselliger Verkehr darin bestand, daß er die Kameraden zu Boden warf und aufkniete, sagten wir: „So stark wie ein Gorilla wirst du doch nicht sein!" „Ein Gorilla ist doch kein Mensch." „Ja, und ein Mensch kann durch andere Kräfte stark sein."

Wenn man sich richtig ausdrückt, weiß jedes Kind, was Störung und was Mitarbeit bedeutet. Es gibt eine Anzahl von Eigenschaften, die jedem Menschen erstrebenswert scheinen. Niemand will als unselbständig angesprochen werden und sich selbst dafür halten. Das muß man dialektisch verwerten. Es ist als ob die Kinder verstünden, daß man ihnen hinter ihre Methoden komme, wenn man dies Wort ausspricht. Es ist sehr wichtig, ein Kind über die Formen der Unselbständigkeit aufzuklären.

Doch gibt es auch Hartnäckige, die den Spieß umkehren und sagen „Gut, dann bin ich eben unselbständig". Wenn man aber sagt: „Ja, willst du es denn sein?" so wird man erkennen, daß die Einführung dieses Begriffs schon gute Arbeit getan hat. Auch der Begriff der Empfindlichkeit kann sehr gut pädagogisch verwertet werden. „Du bist für dich so empfindlich, warum willst du es nicht auch für die anderen sein?" Und mit dem Wort, wie schön es sei, Freude zu machen, kann man beinahe Wunder wirken.

Wenn die Pädagogik Forderungen stellt, so muß sie es auch in einer Form tun, die es dem anderen leicht macht, sie zu erfüllen. Es ist nicht gut, sich mit dem Ehrgeiz zu verbünden. Man verbünde sich mit dem Gemeinschaftsgefühl und mit dem Zutrauen in die eigene Kraft.

Auf neurotische Arrangements mit besonderer Strenge loszugehen, liegt nicht im Sinne der Ermutigung. Um nur ein Wort über Lohn und Strafe zu sagen, so sind auch sie nur in diesem Sinne anwendbar. Wenn uns jemand zeigen könnte, daß mit Hilfe der Strafe ermutigt werden kann, so müßte sie in die Heilpädagogik Eingang finden. Bis dahin halten wir sie für unvereinbar mit diesem Begriffe. Ein Hinweis auf die natürlichen Konsequenzen einer Handlungsweise und die Verwertung dieser Konsequenzen ist zuweilen nötig.

Man kann auch mit Belohnungen entmutigen.

Die psychologische Einsicht, die den Kindern vermittelt wird, hat auch ihre Gefahren. Sie kann in das neurotische System einbezogen werden. Es kann darin eine Bestätigung dafür gesucht werden, daß man ein Mensch von besonderem Interesse sei. Es kann eine gewisse Genugtuung darin gefunden werden, daß man so interessanten Gesetzen gehorche. Durch ein vernünftiges Verhalten können solche bequeme Irrtümer beseitigt werden. Dagegen ist der Wert der psychologischen Einsicht nicht zu überbieten. Sie ist oft der erste Anknüpfungspunkt für eine Tätigkeit und unterstützt wirksam in dem Wagnis, einen Schritt in die Welt hinaus zu tun. Alle Kinder in dem individualpsychologischen Erziehungsheim werden Pädagogen. Das Interesse am Menschen und am Leben ist sicherlich ein unverlierbarer Besitz für sie.

Individualpsychologie und Jugendwohlfahrtspflege.

Von

Sophie Freudenberg-München.

Das große Aufgabengebiet, das wir mit dem Begriff Jugendwohlfahrtspflege umfassen, muß von zwei Seiten her betrachtet werden: der soziologischen und der pädagogischen. In das Gebiet der Soziologie haben wir einen sehr großen Teil der Faktoren zu rechnen, die Jugendfürsorge überhaupt nötig machen, wie die zunehmende Industrialisierung, Großstadtentwicklung, berufliche Umgestaltung, kurz alles, was wir seit der zweiten Hälfte des vorigen Jahrhunderts an sozialer Umschichtung unseres Volkes erleben und was heute in Gestalt des Massenelendes erschreckend vor uns steht. Wer in der Jugendwohlfahrtspflege arbeitet, stößt täglich auf die enge, ursächliche Verknüpfung von Wohnungsnot, wirtschaftlicher Not, Arbeitslosigkeit, Arbeitsscheu, Trunksucht, Verbrechen einerseits und jugendlicher Gefährdung und Verwahrlosung andererseits. Er sieht, wie in furchtbarer, nicht endender Folge aus Not und Verwahrlosung wieder Verwahrlosung und Not erzeugt wird. Hier Wandel zu schaffen, ist die Aufgabe der Volkswirtschaft, der Wirtschafts- und Sozialpolitik — freilich in einem letzten Sinn nur auf Grund aller Erziehung.

Die eigentliche Aufgabe der Jugendfürsorge: das Bewahren, Heilen, Retten und Zurückführen der Gefährdeten und Gestrandeten liegt auf pädagogischem Gebiet. Aber diese Aufgabe kann nur mit dauernder Berücksichtigung des sozialen Hintergrunds gelöst werden; die Jugendfürsorge ist aufs engste mit dem Volksganzen verknüpft. In der öffentlich staatlichen Anerkennung dieser Tatsache liegt der große Wendepunkt in der Entwicklung der Jugendfürsorge im letzten Jahrzehnt.

Jahrhundertelang hat sich der Staat nicht um Jugend- und Wohlfahrtspflege gekümmert. Er schritt höchstens in äußersten Notfällen ein. Die eigentliche Hilfeleistung war ganz der christlichen Liebestätigkeit überlassen, die teilweise Großes darin leistete. Im Extrem führte das aber zur Wohltätigkeit um des eigenen Seelenheils willen; der Arme, das verwaiste Kind wurde zum Objekt der Liebesbetätigung. Mit dem Zeitalter der Aufklärung, der Erklärung der Menschenrechte, der Freiheit, Gleichheit und Brüderlichkeit bereitete sich eine Wendung vor. Männer wie August Hermann Francke, Prälat Wertmann, Pestalozzi, Wichern, Bodelschwingh u. a. begannen von der öffentlichen Pflicht zur Hilfe zu sprechen. Langsam folgte der Staat. Die soziale Gesetzgebung des ausgehenden 19. Jahrhunderts, das Kinderschutzgesetz, waren Zeichen dafür, daß er sich, obschon ursprünglich aus reinen Nützlichkeitserwägungen, seiner Pflicht als Schützer der Schwachen bewußt wurde. Die eigentliche Wohlfahrtspflege und Jugendfürsorge blieben aber noch in den Händen der privaten Liebestätigkeit, der Caritas, der inneren Mission, der Zentralen für private Fürsorge; sie war ihrem Charakter, wenn auch oft nicht der Form nach, Geschenk, Wohltat. Wo der Staat eingriff, entrechtete er; der Armenunterstützte wurde ein Bürger zweiter Klasse, verlor sein Wahlrecht. Hier haben Krieg und Revolution in unerhoffter Beschleunigung vorbereiteter Entwicklung gründlich Wandel geschaffen. Der Staat erkannte jedem seiner Bürger das Recht auf Beanspruchung öffentlicher Hilfe in der Not zu.

Im Rahmen der gesamten Wohlfahrtspflege wendet der Staat der Fürsorge für die Jugend besondere Aufmerksamkeit zu. Das Reichsjugendwohlfahrtsgesetz vom 9. 7. 22 beginnt mit dem Satz: „Jedes deutsche Kind hat ein Recht auf Erziehung zur leiblichen, seelischen und gesellschaftlichen Tüchtigkeit". Damit ist ein Rahmengesetz geschaffen von größter Entwicklungsbedeutung, die nicht dadurch beeinträchtigt wird, daß sie im Gang der Umstellung noch nicht überall zum Ausdruck kommt.

Indem der Staat dem Einzelnen das Recht auf Erziehung, auf Empfang von Hilfe zuerkennt, wird es zu seinem Interesse, daß die Zahl derer, die dieses Recht geltend machen, möglichst gering bleibt. So kommt in die Wohlfahrtspflege die auf allen Gebieten sich durchsetzende Wendung zur vorbeugenden Fürsorge. Das Staatsinteresse, soziologische Erwägungen werden zum stärksten Bundesgenossen der Jugendfürsorge, deren tiefster Sinn, wie der aller sozialen Fürsorge es ist, so zu arbeiten, daß sie wieder weitgehend überflüssig werden kann. Mit anderen Worten: die Jugendfürsorge soll sich aller gefährdeten Jugend so durchgreifend annehmen, daß sie zu einem lebenswerten Dasein gelangt und keine Quelle der Gefahr für ihre Mitmenschen und Nachkommen mehr wird.

Zur Annäherung an dieses Ziel sind folgende Wege zu gehen:

1. Immer stärkere Beachtung und Betonung der soziologischen Ursachen seitens aller in der Fürsorge Arbeitenden.

2. Erziehung des ganzen Volkes zur Mitarbeit an der allmählichen Beseitigung dieser Ursachen.

3. Durchgreifende Heilung und Wiedereingliederung der schon abgeirrten oder gefährdeten Jugend.

4. Weitester Ausbau der vorbeugenden Fürsorge.

5. Geeignete Bewahrung der dauernd sozial Untüchtigen und Schädlichen.

Die heilende und vorbeugende Fürsorge umfaßt das Aufgabengebiet der Jugendfürsorge im engeren Sinn, in das der Aufbau einer neuen Gesellschaftsordnung und die Volkserziehung dauernd als Hilfsmittel und übergeordnete Zielgebung mit einbezogen sind.

Hier entsteht für uns die Frage: Was hat die Individualpsychologie zur Lösung der Aufgaben der Jugendfürsorge beizutragen?

Die Grundlage der Individualpsychologie ist die Erforschung der Zusammenhänge von sozialen, beruflichen, nervösen Schwierigkeiten mit kindlichen ungünstigen Eindrücken und Entwicklungsstörungen. Das übersteigerte Machtstreben, das die Individualpsychologie in allen Schwierigkeiten menschlichen Zusammenlebens als den ursächlichen Störenfried entlarvt, wurzelt in früherworbenen und beibehaltenen Minderwertigkeitsgefühlen. Das Studium der Quellen dieser Minderwertigkeitsgefühle führt die Individualpsychologie in die vordersten Reihen der Vorkämpfer um medizinische und pädagogische Prophylaxe in weitestem Umfang.

Das Ziel der Individualpsychologie, wie es Adler (4) u. a. am Schluß des Vorwortes zur 3. Auflage des „Nervösen Charakters" ausdrückt, ist: Erziehung aller zur Mitmenschlichkeit durch Abbau des Willens zur Macht. Sie weiß, daß sie mit dem Willen zur Beherrschung die Wurzel aller sozialen Nöte und Ungerechtigkeiten bekämpft, zugleich aber auch die all der unzähligen Erziehungsfehler, die in Elternhaus und Schule Kinder in die Verirrung und Verwahrlosung treiben können. Indem sie durch Verbreitung der Ergebnisse ihrer Forschungen „die

Erziehung den Händen des Zufalls entreißen will", zeigt sie in der Arbeit von Generationen die Möglichkeit der Heranbildung einer glücklicheren, weil gütigeren Menschheit. Die Individualpsychologie ist also auf Erziehung der ganzen Menschheit zu höherer Menschlichkeit gerichtet und will dieses Ziel durch Beseitigung der sozialen und pädagogischen Quellen der Nervosität, Verwahrlosung, Gesellschaftsfeindlichkeit erreichen. Sie kommt mit dieser Tendenz der oben aufgezeigten Grundrichtung der Jugendfürsorge begründend und helfend entgegen.

Hinsichtlich der unmittelbaren Aufgaben der Jugendfürsorge, der Bewahrung und Wiedereinfügung der gegenwärtig Gefährdeten und Gestrandeten vermag die Individualpsychologie die klare wissenschaftliche Arbeitsbasis zu liefern, nach der heute die Fachleute immer nachdrücklicher verlangen [1].

Die Individualpsychologie weiß bei auftretenden Störungen der mitmenschlichen und beruflichen Beziehungen eines Menschen die psychischen Fehlerquellen in gesetzmäßigen Rückschlüssen aufzudecken. Damit ist die Möglichkeit der dauernden Beseitigung dieser und ähnlicher Störungen gegeben durch Umgestaltung des Charakters von der Wurzel aus, von der Stelle an, wo das Abbiegen erfolgte. Wir dürfen heute auf Grund unserer Erfahrungen im vollen Bewußtsein der Tragweite dieser Behauptung aussprechen, daß die Individualpsychologie die brennendste Frage der Jugendfürsorge zu lösen vermag: Die Sicherstellung eines dauernden Erziehungserfolges bei aller in geeigneter Beeinflussung in der Jugendfürsorge befindlichen, intellektuell normalen Jugend. Die Individualpsychologie kennt den heute ja mehr und mehr verschwindenden Begriff der „Unerziehbarkeit" und selbst den der Schwersterziehbarkeit nicht; sie vermag tatsächlich den in unermüdlicher Liebe und Selbstaufopferung in der Jugendfürsorge tätigen Männern und Frauen die Waffen zu liefern, die ihrem Wirken unter Schonung wertvollster Kräfte Erfolg versprechen.

Wir wenden uns nun der praktischen Jugendfürsorgearbeit in ihren Formen der geschlossenen und offenen Fürsorge zu. Zu den Anstalten der Jugendfürsorge dürfen wir heute im Hinblick auf die Arbeit von Dr. Herrmann und Dr. Bondy in Hahnöfersand und auf die Ausgestaltung einiger modernster Jugendgefängnisse diese zu rechnen beginnen. Das neue Jugendgerichtsgesetz vom 16. 2. 23 hat den früheren Vergeltungsgedanken im Jugendgericht endgültig und nachdrücklich durch den Erziehungsgedanken ersetzt. Damit ist die Ausgestaltung der Jugendgefängnisse noch mehr als zuvor in den Brennpunkt des Interesses gerückt. Der Grundgedanke wird der: Wie können wir dem jugendlichen Rechtsbrecher helfen, daß sein Aufenthalt im Gefängnis für ihn zu einer Zeit der Besinnung und Umkehr wird? Aus dieser Frage heraus haben sich einige Richtlinien für die neuen Anstalten entwickelt: verständnisvolle Behandlung der Gefangenen, psychiatrische Untersuchung und Überwachung, Schulung der Beamten und Aufseher, theoretischer und beruflicher Unterricht der Gefangenen, Stufensystem u. a. Da diese Forderungen auch weitgehend für die Fürsorgeerziehungsanstalten, überhaupt für alle Heime gelten, können diese in die Betrachtung mit einbezogen werden. Als Unterlagen dienen hierbei und im folgenden, neben den einschlägigen individualpsychologischen Veröffentlichungen, die kritisch-theoretischen Arbeiten der Münchener individualpsychologischen Fürsorgegemeinschaft, deren Ergebnis ihr Leiter, Amtsrichter Dr. Naegele (278), zusammengefaßt hat, und ferner

---

[1] S. Dr. Käthe Mende: „Die amerikanische Methode der Social Case Study" im Zentralblatt für Jugendrecht u. Jugendwohlfahrt, Juni 1925 und Prof. Dr. Gregor, Flehingen, Erziehungswissenschaft und Anstaltserziehung, ebendort, Januar 1926.

die Erfahrungen aus unseren Erziehungsberatungsstellen. Wenn wir im Nachstehenden nicht vermeiden können, einige, von den führenden Kreisen der Jugendfürsorge längst ausgesprochene Gedanken und Forderungen (siehe Seif [185], Mitteilungen aus den Erziehungsberatungsstellen [110]) zu wiederholen, so geschieht dies, teils weil ihre Erfüllung noch nicht überall erreicht und ihre erneute Hervorhebung darum nur wünschenswert ist, teils weil ihre Erwähnung im Rahmen einer allgemeinen Stellungnahme nötig erscheint.

Der Individualpsychologe sieht in jedem jungen — und erwachsenen — Verbrecher, Rechtsbrecher, Asozialen und Verwahrlosten einen Menschen mit gestörtem Gemeinschaftsgefühl, einen Entmutigten. Die Anstaltserziehung soll den Abgeirrten für die freudige Mitarbeit an den Aufgaben der menschlichen Gemeinschaft gewinnen. Der Weg dazu ist direkte und indirekte Ermutigung durch kameradschaftlich achtungsvolle Behandlung und Schulung der Leistungsfähigkeit. Gütige Behandlung ist allererste Voraussetzung. Adler (100) sagt einmal in „Heilen und Bilden": „Erste Bedingung bei der Erziehung Verwahrloster ist Schonung ihres Selbstgefühls, das nicht verwundbar genug gedacht werden kann." Diese übergroße Empfindlichkeit, die niemals, auch bei den scheinbar ganz Gleichgültigen oder Frechen fehlt, ist bei allen Erziehungs- und Beeinflussungsversuchen zu berücksichtigen. Gerade der Verwahrloste, der Verbrecher muß menschlich voll genommen und mit möglichster Achtung seiner Willensfreiheit behandelt werden, wenn man ihm überhaupt zur Umkehr helfen will. Darum sind auch alle irgendwie herabsetzenden und isolierenden, vor allem die körperlichen Strafen unbedingt abzulehnen. Wenn „Strafe" überhaupt eintreten soll, so darf sie es nur in der Form einer natürlichen Folge, wie das Leben jeden von uns bei Übertreten seiner Gesetze zu bestrafen pflegt. Der Erzieher muß die wirklichen Beweggründe des widersetzlichen Verhaltens erkennen und dem Verständnis seines Schutzbefohlenen in freundschaftlicher Besprechung ohne jedes Drängen zugänglich machen können. Er braucht dabei, wenn er die richtige Persönlichkeit, d. h. selbst mutig und liebevoll der Gemeinschaft eingegliedert ist, nicht um seine „Autorität" oder die „Disziplin der Anstalt" besorgt zu sein. Es wird ihm gelingen, das ganze Heim mit einem Geist des gegenseitigen Vertrauens und der Hilfsbereitschaft zu erfüllen, in dem Verfehlungen als Irrtümer und falsche Geltungsversuche verstanden werden. Die Behandlung von Verfehlungen muß aber immer dem Erzieher, nicht den Jugendlichen selbst, etwa in Jungensgerichten, überlassen werden.

Die Mitarbeit des individualpsychologisch geschulten Arztes ist in jedem Jugendgefängnis und auch jeder Fürsorgeerziehungsanstalt, vor allem für ältere Zöglinge, ganz unerläßlich. Die jungen Gefangenen und die nicht mehr schulpflichtigen Fürsorgeerziehungs-Zöglinge, für die noch Anstaltsunterbringung nötig erachtet wird, sind ausnahmslos schon so schwer abgeirrt, daß sie einer systematischen Aufhellung ihres falschen Lebensplanes durch den Individualpsychologen bedürfen. Wie sich hier Arzt und Heimleiter am besten in die Aufgabe teilen, kann nur die Praxis, vielleicht von Fall zu Fall, zeigen. Selbstverständlich müssen alle Erzieher und Mitarbeiter genügend individualpsychologisch geschult sein, um auf die im Einfügungsprozeß unvermeidlichen Schwankungen und Rückschläge richtig reagieren, andererseits auch vielleicht äußerlich unscheinbare Fortschritte richtig würdigen zu können. Dann wird die Gewinnung der Schutzbefohlenen oft unerhofft schnell erfolgen. Das Stufensystem darf nur einer solchen fortschreitenden inneren Eingliederung und nicht äußerer Einordnung angepaßt werden.

Die berufliche und allgemeine Aus- und Fortbildung der jungen Gefangenen und Fürsorgeerziehungs-Zöglinge stößt heute noch auf ganz besondere Schwierigkeiten. Hier können vielleicht einige der neuen „Gemeinschaftsschulen" als

Wegweiser dienen [1]. Der Gedanke, den z. B. Bakule in seinem Prager Heim für verkrüppelte und verwahrloste Kinder und Jugendliche verwirklicht hat, daß die gesamten Betriebsunkosten des Heimes durch freiwillige, gemeinschaftliche Qualitätsarbeit seiner Insassen gedeckt werden, auch in der ärgsten Inflationszeit von Verkrüppelten gedeckt wurden, ist sehr gesund. Allerdings gehört zu seiner Durchführung in unserer wirtschaftlich schwierigen Zeit ein Erzieher vom Schlage Bakules, der es versteht, in seinen Kindern nicht nur die Liebe zum Heim, sondern die Liebe zu der Aufgabe ihres Heimes zu wecken, der es überdies versteht, in jedem Kinde die freischaffenden „künstlerischen" Kräfte zu lösen. Der Schlüssel dieser Macht des Erziehers ist seine Einfühlungs- und Hingebungskraft. Früher glaubte man, daß diese „angeboren" oder „nicht angeboren" sei. Dies trifft nicht zu. Sie ist, wie Naegele (277) sehr fein sagt „vielmehr eines jener kostbaren Geschenke des Lebens an diejenigen, die in dem inneren Leben aus der Gemeinschaft heraus, in der forderungslosen Hingebung, die Voraussetzung ihrer Einstellung von Mensch zu Mensch sehen können". Diese Einstellung kann in schrittweiser Annäherung erarbeitet werden; die Individualpsychologie zeigt den Weg dazu, indem sie immer wieder zur unerbittlichen Selbstprüfung anleitet.

Die Einbeziehung von Naturerleben, Kunst-, Tier- und Pflanzenpflege, Pflege der festlichen Geselligkeit in die Erziehung ist so selbstverständlich, daß sie hier nur der Vollständigkeit wegen erwähnt werden soll.

Die Schwierigkeit der Unterbringung und Behandlung der sogenannten Schwersterziehbaren, der Ausreißer, Nörgler, Querulanten, sehr Erregbaren und sexuell Perversen liegt darin, daß diese Elemente nicht gut mit den anderen zusammengebracht werden können, und doch auch nicht isoliert werden sollen. Wir würden für sie die Unterbringung in den Erziehungsheimen angegliederten „Aufnahmestationen" vorschlagen, wo der Neuankömmling so lange bleibt, bis durch ärztliche, individualpsychologische Behandlung die gröbsten Schwierigkeiten beseitigt sind und die Einfügung angebahnt ist. In diesen Aufnahmestationen ist dem jungen Menschen Gelegenheit zum Alleinsein und Ruhigwerden ohne Isolierung gegeben. Hier ist auch eine stärkere Überwachung der zum Ausreißen Geneigten, die der Individualpsychologe von vornherein aus ihrem Gesamtplan, ihrem „Training" erkennt, möglich. Der Aufenthalt in der Aufnahmestation sollte so lange ausgedehnt werden können, daß die Notwendigkeit einer Rückverlegung nach dem einmal erfolgten Übergang in das große Heim nicht mehr zu erwarten ist. Der große Vorzug der Individualpsychologie ist eben, daß sie Reaktionen voraussagen und dadurch, wenn nicht vermeiden, so doch unschädlich machen kann, wie sie überhaupt die Grundlagen für ein ganz klares Urteil über den jeweiligen Zustand des Zöglings gibt. In der individualpsychologischen Einsicht in die zu erwartenden Rückschläge liegt zugleich auch die Gewähr für die Erhaltung des Optimismus, des unerschütterlichen Vertrauens auch in das schwer irrende Kind, die die Voraussetzung aller Erziehungsarbeit bilden. Die Individualpsychologie gibt den Schlüssel, der den Zugang noch zum verzweifeltsten jungen Herzen findet, wie uns unsere Erfahrungen z. B. in den Erziehungsberatungsstellen immer wieder bestätigen.

Die Aufenthaltsdauer in einem derartig ausgebauten Heim kann, dank der Möglichkeit der Vermittlung einer radikalen Umstellung, durchweg viel kürzer

---

[1] S. u. a. Hans Würtz: Das Oskar-Helene-Heim in Berlin-Dahlem in „Die Neuen Schulen in Deutschland", herausgegeben von Fritz Karsen, Verlag Julius Beltz, Langensalza, und Direktor Bakule, Prag, „Meine Heimschule" in „Die Entfaltung der schöpferischen Kräfte im Kinde", herausgegeben von Dr. Elisabeth Rotten. Verlag Leopold Klotz, Gotha.

berechnet werden, als dies sonst der Fall ist, wo noch mit dem Prinzip der Gewöhnung und der Voraussetzung „schlechter Triebe und Anlagen" gearbeitet wird, die die Individualpsychologie ja bekanntlich ablehnt. Andererseits sollte die Möglichkeit bestehen, noch nicht ganz Gewonnene, etwa jugendliche Gefangene, deren Strafzeit abgelaufen ist, bis zu ihrer völligen Heilung in Fürsorge zu behalten. Sehr oft wird hierfür die nachgehende Entlassenenfürsorge genügen, wenn sie in geeigneten Händen liegt. In schwereren Fällen kann das Verwahrungsgesetz eine große Hilfe werden, sofern es ermöglicht, junge, haltlose Menschen noch einer Erziehung, der sie sich sonst widersetzen würden, zuzuführen. Wir glauben, daß sehr viele der nach dem heutigen Stand „der Verwahrung Bedürftigen", vor allem die sogenannten „schweren Psychopathen", in einem guten Heim wieder zu gewinnen wären. Sie müßten in den zu schaffenden Verwahrungsheimen von den organisch geistig Minderwertigen getrennt werden. Mit fortschreitendem Einbau der Individualpsychologie in die Jugendfürsorge wird sich das Verwahrungsgesetz allmählich auf diese letzte Gruppe beschränken können.

Die Einführung des Begriffs der „Psychopathie" in Praxis und Theorie der Jugendfürsorge wird als einer der größten Fortschritte der letzten Jahrzehnte betrachtet. Er war es auch durchaus, insofern er die moralisierende Wertung und Verurteilung derartig schwer erziehbarer Jugend durch die Anerkennung einer besonderen „schwierigen Veranlagung" ersetzte und dem Arzt das Wort gab. Heute droht die Bezeichnung Psychopath eine Fessel zu werden. Die Individualpsychologie lehnt sie nachdrücklich ab. Sie sieht darin, auch wo sie nicht, wie so oft, als bequeme Entschuldigung für das Scheitern der Erziehung gebraucht wird, eine Quelle der Entmutigung für Kind und Erzieher. Es klingt in dem Worte, auch wenn es heute einen Teil seiner pessimistischen Färbung einzubüßen beginnt, zu viel von „Vererbung und angeborener Veranlagung", also schicksalhafter Bedingtheit, mit. Wir haben zu viel erlebt von dem Schaden, den der blinde Vererbungswahn in der Masse des Volkes angerichtet hat und anrichtet, um nicht ähnliches von einem „Psychopathenwahn" zu befürchten. Übrigens finden wir ihn heute schon in allen Schichten der Bevölkerung in der Form, daß fast jedes dritte Kind „nervös" genannt wird. Wir sehen in allen diesen Kindern immer nur Entmutigte und führen die sogenannten psychopathischen Typen auf spezifische Organminderwertigkeiten zurück. Zweifellos sind solche Kinder, wie z. B. die motorisch Erregten, die Zappler, oft schwer zu erziehen; manchmal genügt freilich auch eine Aufklärung über die Zusammenhänge zur schnellen Beseitigung der schlimmsten Symptome. Besondere schulische Einrichtungen, „Psychopathenklassen", für derartige Kinder halten wir nicht für wünschenswert. Kann sich ein Kind in eine normale Schulklasse gar nicht einfügen, so soll es lieber in ein Heim gebracht werden. Die individualpsychologisch geleiteten Heime müßten vor allem solchen Kindern offen stehen. Sie wären bald fähig, wieder in die normale Schule und, wenn nicht nach Hause, so doch in eine gute Familie oder in ein Heim gebracht zu werden.

Zuletzt muß noch ein besonderes Wort über die Heime für „gefallene" und sittlich gefährdete Mädchen gesagt werden. Zu einer der wichtigsten Erkenntnisse der Individualpsychologie gehört die Anschauung, daß sexuelle Abirrungen nicht als Folge besonderer, triebhafter Veranlagung, sondern wie jede andere Äußerung der Verwahrlosung und Neurose als Symptom eines irrigen Lebensplanes aufzufassen und als solche zu behandeln und abzubauen sind. Aus der Zahl der Aufsätze zu dieser Frage sei hier nur auf Adlers (7) Abhandlung über „Die individuelle Psychologie der Prostitution" verwiesen. Die Überschätzung der Sexualität, die sich gleichermaßen im absichtlichen, schweigenden Übergehen oder einer überbetonten Berücksichtigung äußert, ist heute nicht zuletzt unter dem Einfluß der psychoanalytischen Schule noch so groß, daß ihr gerade auch im Hinblick auf die Gestaltung solcher Mädchenheime entgegengetreten werden muß. Wir finden bei diesen Mädchen immer einen gemeinsamen Zug, eine ungewöhnlich große Weichlichkeit und Entmutigung und eine ebenso große Überschätzung des Mannes. Sie suchen in ihren Beziehungen zum andern Geschlecht eine Erhöhung ihres Selbstwertgefühls, Milderung ihres übergroßen weiblichen Minderwertigkeitsbewußtseins; mit Sexualität hat dies zunächst garnichts zu tun. In der Erziehung solcher Mädchen bietet die größte Schwierigkeit ihr, trotz gelegentlicher äußerer Frechheit, ausnahmslos sehr niedriges Selbstvertrauen. Sie haben fast immer jeden Mut zur positiven Arbeit verloren und suchen den Weg des geringsten Widerstands; sie wollen den Gewinn ohne Leistung und Verpflichtung. Darum muß der Heimaufenthalt für sie länger dauern als für Menschen, die noch an irgend einer Stelle Positives leisteten. Ihre schrittweise Gewinnung durch Steigerung des Leistungsmutes muß mit besonders sorgsamer Eingliederung der Arbeit in die Erziehung vor sich gehen. Jede kleinste Neigung und Fähigkeit muß erkannt und möglichst gepflegt werden. Ganz unzulänglich ist es, wenn gerade solche Mädchen nur mit den ihnen sehr häufig unlieben Haus- und Handarbeiten, von denen sie außerdem oft wenig Erfolg und Dank sehen, beschäftigt werden. Es gibt so viele Handwerke, die Frauen auch ausüben können! Für Mädchen, die noch, oder wenigstens zeitweise draußen im Arbeitsleben standen, sind die Erziehungsaussichten viel günstiger; man wird sie verhältnismäßig früher entlassen können. Sehr erschwerend sind natürlich heute die trostlosen wirtschaftlichen Verhältnisse. Der zunehmende Ausbau der Gefährdetenfürsorge, die wir in diesem Zusammenhang vorweg erwähnen wollen, hat das Studium des Fragengebietes der sexuellen Gefährdung in der letzten Zeit sehr in den Vordergrund der Erörterungen gerückt, und die Errichtung neuer geeigneter Heime, u. a. auch für die im freien Leben beruflich tätigen Frauen, gebieterisch gefordert. Wir hoffen, daß gerade auf diesem Gebiet die Erkenntnisse der Individualpsychologie immer stärker zur Hilfe herangezogen werden. Ganz verschwinden können die sexuellen Abirrungen auch in wirtschaftlich besseren Zeiten nur mit der fortschreitenden Gleichwertung von Mann und Frau in unserer ganzen Kultur und Gesetzgebung. Die neuerdings von Fachleuten zunehmend geforderte Angliederung der Geschlechtskranken-Abteilungen für Jugendliche an die Erziehungsheime ist lebhaft zu begrüßen; wertvollste Zeit kann dadurch auch für die seelische Behandlung gewonnen werden.

Neben den Jugendgefängnissen, den Fürsorgeerziehungs-Anstalten und Heilerziehungsheimen, die noch für Jahrzehnte hinaus mit der dringendsten heilenden Arbeit beansprucht sein werden, stehen die Heime für Verwaiste, Obdachlose, nur Milieukranke, nicht eigentlich schwer erziehbare Kinder. Diese Heime, in denen die Kinder oft ihre ganzen Schul- und manchmal auch Lehrjahre verleben, bieten natürlich auch ganz andere Möglichkeiten der erzieherischen Beeinflussung und der Gestaltung der Heimgemeinschaft. Sie können sich auch leichter zu der „Erziehungsumgebung" ausbauen, die Naegele schildert, und für deren Verwirklichung auch in Schulen sich schon hier und da Ansätze finden. Der Individualpsychologe hätte in einem Dauerheim die Möglichkeit, Kinder zu einem so hohen Grad des Gemeinschaftsgefühls und der Entfaltung ihrer Fähigkeiten zu erziehen, daß sie als bewußte, sozial-pädagogische Mitarbeiter ins Leben gehen könnten. Wir brauchen diese Erneuerung und Mitarbeit von unten herauf!

Der Ausgangspunkt der Individualpsychologie war, wie G. Kühnel (46) neuerdings wieder ausgeführt hat, Adlers „Studie über die Minderwertigkeit von Organen" (1). Die Beleuchtung der Zusammenhänge von Organminderwertigkeiten,

Kompensationsstreben und psychischem Überbau steht im Zentrum der individualpsychologischen Lehre. Eine gewisse Kenntnis dieser Zusammenhänge lebt ja im natürlichen Empfinden des Volkes (Märchen vom Däumling, von boshaften Zwergen u. a.), in jedem guten Seelenkenner und Erzieher. Indem Adler sie aber bis in alle Feinheiten hinein verfolgt und erklärt, schult er den Blick für das Verständnis eines der feinsten Kunstgriffe des Lebens zu seiner Erhaltung und mannigfaltigen Ausgestaltung. Auch im täglichen Leben, im Verkehr mit „Normalen", staunt der Individualpsychologe immer wieder über die blitzartigen Einblicke in das Werden der menschlichen Persönlichkeit, die sich ihm so auftun. Für den Heilerzieher, wie für jeden in der Fürsorge Tätigen sind diese Kenntnisse unerläßlich. Ganz besonders wichtig sind sie selbstverständlich in der geschlossenen Sinnesdefekten- und Krüppelfürsorge, ebenso sehr auch in allen Einrichtungen der offenen Fürsorge, die den nur beschränkt defekten Kindern, Schwerhörigen, Schwachsichtigen, leicht Verkrüppelten dienen. Hier ermöglicht, wie unter anderm die Arbeiten des Wiener Spracharztes Dr. Stein (242) beweisen, eine individualpsychologische Orientierung der Erzieher oft eine unerwartete Steigerung des sachlichen Lehrerfolges, weil das Kind in Entmutigung oder Trotzhaltung den Organfehler vielleicht weit überschätzte und ungenügende kompensatorische Anstrengungen machte. Sonderklassen für Stotterer sind, wie Appelt (226) zeigt, nicht nur entbehrlich, sondern schädlich.

Zu den Einrichtungen für geschädigte Kinder sind auch die Hilfsschulen und im gewissen Sinne die sogenannten Förderklassen für geistig etwas zurückgebliebene Kinder zu zählen. Am stärksten ausgebaut ist die Staffelung nach „Begabungen" in dem sogenannten Mannheimer Schulsystem mit seinen Hilfs-, Förder-, Normal- und Sprach-, d. h. Begabtenklassen. Es ist hier nicht der Ort, auf die schwierigen Fragen der Einschätzung der Begabung in der Schule einzugehen. Hier wird eine andere Auffassung in der Begabungsfrage und die in langsamem Zug befindliche Rückkehr unseres Schul- und Erziehungswesens zu echter Lebensnähe und zu menschengläubigem Optimismus allmählich zu grundsätzlichen Umstellungen führen. Anzeichen davon sehen wir schon heute in manchen der „neuen Schulen".

In diesem Zusammenhang sei nur festgestellt, daß Adler die Förderklassen ausdrücklich ablehnt. Er ist der Ansicht, daß der Nutzen, den sie vielleicht dem einen oder anderen Kinde bringen, mehr als aufgewogen wird durch den Schaden, den sie durch die unheilvolle Absonderung der Schwachen und die Betonung der Begabung verursachen. Andererseits ist aber bei der teilweise großen Überfüllung der Klassen und der verzögerten Entwicklung vieler unserer Kriegs- und Nachkriegskinder das Einschieben eines Mittelgliedes zwischen Schule und Hilfsschule unbedingt nötig. Die Versetzung in die Hilfsschule ist ein Eingriff von so ungeheurer Tragweite — vielfach einer mindestens ebenso großen, wie die Anordnung der Fürsorgeerziehung —, daß er nur bei wirklich schwachsinnigen Kindern erfolgen sollte; dort wird er dann auch nicht als Härte empfunden. Tatsächlich kommt aber heute, trotz Hilfsschulgesetz, ein zweifellos hoher Prozentsatz von Kindern in die Hilfsschule, die an sich intellektuell vollkommen normal, nur vielleicht etwas langsam entwickelt, körperlich schwach und geistig verwahrlost, in jedem Fall schwer entmutigt sind. Umgekehrt bleiben viele Kinder, weil eben die Lehrer den Eingriff scheuen, als Ballast in der Klasse, oft sich und den andern zum Schaden. Beide Gruppen von Kindern sind vom Standpunkt der Jugendfürsorge aus als mehr oder minder gefährdet anzusehen. Die nicht schwachsinnigen Hilfsschüler sind in ihrem verletzten Selbstgefühl, in ihrer übergroßen Empfindlichkeit und unproduktiven Geltungssucht in der Schule meist sehr schwierige Elemente. In ihrer Unselbständigkeit und Arbeitsentmutigung fügen sie sich nach der Schule oft nur sehr schwer in eine Berufsarbeit ein. Sie brauchen immer besondere Aufmerksamkeit und Hilfe. Die in der Schule Verbliebenen sind noch unmittelbarer gefährdet. Der tägliche Vergleich mit tüchtigeren Klassengenossen drängt sie sehr oft zur Großtuerei durch Wildheit und Verwahrlosung oder in die von allen gefährlichste Haltung des „Gar nicht mehr Mittuns".

Für alle diese Kinder, so weit ihnen nicht, wie weiter unten näher ausgeführt werden wird, durch rechtzeitige, offene Fürsorge geholfen werden kann, wäre eine vorübergehende Unterbringung in einem individualpsychologischen Heim oder einer Waldschule der Versetzung in die Hilfsschule oder Förderklasse oder dem häufigen Sitzenbleiben in der Normalschule weitaus vorzuziehen. Unsere Erfahrungen mit Fällen von „Flucht in die Dummheit" (siehe Löwy [157, 159]), die sehr viel häufiger ist, als man glaubt, und mit der Behandlung von „Unbegabten" und „Konzentrationsunfähigen" rechtfertigen unsere Erwartung, daß diese Kinder sehr bald, so weit nicht ausgesprochene körperliche Schwäche der Hauptgrund des Versagens ist, der Normalschule zurückgegeben werden können. Gegenüber den Kosten des Hilfsschulunterrichts und der erschwerten Berufsausbildung würden die Kosten einer solchen Heimunterbringung nicht ins Gewicht fallen, ganz abgesehen von allen ideellen Vorteilen und der Förderung der Volkskraft. Als erster Schritt wäre eine individualpsychologische Untersuchung und Beratung aller Kinder, die in Hilfsschulen oder Förderklassen überwiesen werden sollen, zu fordern, mit gleichzeitigem Ausbau der entsprechenden Hilfseinrichtungen. Als weitere Maßnahme ist neben der schon erwähnten Gesamtumstellung der Schulen und der Lehrerschaft die dringend notwendige Verkleinerung der Klassen zu nennen.

Die Erholungsheime, Ferienkolonien und Tagesstätten für erholungsbedürftige Kinder werden nicht nur für Erholungs-, sondern auch für Erziehungszwecke beansprucht. Das gute Erholungsheim will den Kindern während ihres Aufenthalts zugleich auch seelisch weiter helfen. Die Erholungsheime haben den großen Vorzug, daß hier Arzt und Erzieher schon überall in anerkannter enger Zusammenarbeit stehen. Die individualpsychologische Schulung beider kann hierbei sowohl den Heil-, wie den Erziehungserfolg wesentlich fördern. Der weitaus größte Teil der kleinen Feriengäste ist als ursprünglich körperlich minderwertig anzusehen; auch mißliche soziale oder ungünstige Familienverhältnisse sind vielfach vorauszusetzen. Eine Heimleitung, die diese Faktoren als Quellen kindlicher Mutlosigkeit und Geltungssucht und sogenannter Frechheit kennt, wird auch die überwiegend psychischen Ursachen schlechten Essens, Bettnässens, übertriebenen Heimwehs richtig erfassen und durch ihre so ermöglichte Beseitigung den Heilerfolg wesentlich steigern können. Wir hatten in der Erziehungsberatungsstelle einmal ein zehnjähriges, stark neurotisches Mädchen mit der typischen Haltung des jüngsten Mutterkindes, dem wir einen Erholungsaufenthalt in einem sehr guten Heim vermittelten. Anfangs erholte es sich ausgezeichnet; als seine sehr ausgeprägte Wichtigtuerei aber mehrfach starker Ablehnung begegnete, setzte es mit Heimweh ein und nahm nicht mehr zu. Den kleinen Rest, der ihm von der Erholung verblieben war, zerstörte es nach seiner Rückkehr in der ersten Woche durch den übertriebenen Ehrgeiz, mit dem es sich an das Ergänzen der entstandenen Schullücken machte. Die Mutter lehnte jeden weiteren Erholungsaufenthalt ab; die Kleine, die im Heim nicht die Rolle hatte spielen können, wie zu Hause, sich im übrigen auch gar nichts zutraute, hatte ihr Ziel erreicht, immer bei der Mutter bleiben zu dürfen, wo sie sich vor Ansprüchen, die man an sie stellen könnte, geschützt glaubte. Diese Kleine war durch jahrelange körperliche Schwäche und ihre Stellung als Jüngstes bei der sehr nervösen Mutter und ebensolchen Geschwistern sehr entmutigt, überehrgeizig, zerfahren, unselbständig und egoistisch. Bei

ihr wäre eine richtige, heilerzieherische Behandlung auch für ihren körperlichen
Zustand zur Beseitigung ihrer Unruhe nötig gewesen. Sie hätte systematisch
zu größerem Selbstvertrauen und damit zur Selbständigkeit und Lebensfreude
geführt werden müssen. Da sie sich einer Beeinflussung in der offenen Fürsorge
zu entziehen verstand — sie hatte kein Interesse daran, sich zu ändern — lag
hier für das Erholungsheim eine große Aufgabe. Nachdem deren Lösung dort
nicht glückte, ist die Prognose für die Zukunft dieses Mädchens nicht günstig.
Hier kann der Einwand erhoben werden, daß es nicht angeht, die Erholungsheime auch noch mit solchen besonderen erzieherischen Aufgaben zu belasten.
Wir halten diese Bedenken nicht für stichhaltig. Eine ausgesprochene individualpsychologische Schulung scheint uns, wie das oben angeführte Beispiel zeigt,
für alle Heimleiter und Helfer nötig; dann könnten in die Erholungsheime immer
auch einige schwierige und nervöse Kinder, die heute ja teilweise nur sehr
schwer unterzubringen sind, mit aufgenommen werden. Kurt Seelmann
und Alfons Simon (187) zeigen, was individualpsychologische Erzieher auch
noch unter den schwierigsten Umständen im täglichen Leben erreichen können.
In einem Heim, wo die Kinder aus der für sie erzieherisch ungenügenden Umgebung gelöst sind, ist die Beeinflussung natürlich sehr erleichtert. Die Gefährten
können zum Gewinn für alle Teile zur freundlichen Mitarbeit herangezogen
werden. Wichtig ist natürlich, daß der Heimleiter eine Kenntnis der Vorgeschichte, wenigstens in großen Zügen, erhält.

Eine andere Frage ist, ob man Erholungsheime speziell für schwer erziehbare
Kinder einrichten soll. Der Verein zur Fürsorge für jugendliche Psychopathen
hat bei Berlin einige solche Heime, in denen er seine Schützlinge zu erziehen
sucht. Hier ist der Erholungs- und der Erziehungsgedanke eng miteinander
verknüpft. So wird z. B. Gymnastik bewußt als Erziehungsmittel verwendet.
Diese Form der Erholungsheime mit ausgesprochenem erzieherischem Auftrag hat viele Vorzüge. Sie kann sehr erfolgreich als Vorstufe oder zum Vermeiden der eigentlichen Anstaltserziehung benutzt werden. Die Unterbringung
in einem Erholungsheim bedeutet für Kinder und Eltern, vor allem wenn es
sich sonst um leidlich geordnete Verhältnisse handelt, einen viel leichter trag-
baren Eingriff als die Überweisung in ein Erziehungsheim. Sie würde z. B.
für einen großen Teil unserer Erziehungsberatungskinder, die sogenannten
nervosen, noch nicht verwahrlosten, die schnellste und durchgreifendste Hilfe
bedeuten. In diese pädagogischen Erholungsheime könnten auch die kleinen
entmutigten Schulversager geschickt werden, möglichst noch vor dem ersten
Sitzenbleiben. Die Kinder könnten voraussichtlich meist nach der üblichen
Erholungskurdauer unter Beibehaltung einer nachgehenden Fürsorge wieder
nach Hause zurückkehren; bei schwierigeren Fällen müßte selbstverständlich
eine Verlängerung der Kurzeit möglich, oder ein Aufenthalt in einem Erziehungsheim anzuschließen sein.

Alle diese Ausführungen klingen sehr optimistisch, ja, für viele vielleicht
utopisch. Für uns sind sie keine Utopien. Wir haben zwar noch keine individualpsychologischen Jugendfürsorge-Heime, aber schon sehr verheißungsvolle Anfänge in Privat-Heimen, und wir wissen, daß unsere Gedanken sich schrittweise
verwirklichen werden, in dem Maße, wie die Individualpsychologie Gemeingut
aller Erzieher wird. Die Jugendfürsorge ist ja, wie alle Erziehung, letzten
Grundes nicht eine Frage der Kinder: die ursprünglich vorhandene Bereitschaft
zum Guten ist in keinem intellektuell intakten Kinde jemals ganz zerstört.
Sie ist eine Frage der Erzieher, ihrer Schulung und ihrer Selbstbefreiung. Weil
wir Erwachsenen heute noch in tausend Vorurteilen, eigenen Schwierigkeiten
und Entmutigungen stecken, darum scheitern wir mit den Kindern. Das Geheimnis der individualpsychologischen Erziehung liegt in der Erkenntnis, daß,

wo beim Kinde Schwierigkeiten auftreten, immer Fehler seitens der Erzieher vorausgingen, Fehler freilich sehr oft von unschuldig Schuldigen, die es nicht besser wußten. Mit dem Auffinden und Ausgleichen dieser Fehler verschwinden mit Sicherheit die Schwierigkeiten.

Die Anstaltserziehung wird gelegentlich als Ersatzerziehung bezeichnet, die eintreten muß, wo die natürliche Erziehung in der Familie versagt. Zwischen beiden steht die Erziehung, die in der Familie, aber unter Aufsicht und Mithilfe von Organen der offenen Jugendfürsorge geleistet wird. Die Frage, ob und wie weit diese Form der Erziehung der Heimunterbringung vorzuziehen sei, wird oft erörtert. Viele sind der Ansicht, daß selbst eine mangelhafte Familienerziehung einer guten Anstaltserziehung, vor allem in den ersten Jahren vorzuziehen sei, wie u. a. Professor Pfaundlers eingehende Untersuchungen bewiesen haben. Die individualpsychologische Praxis bestätigt dasselbe; sehr frühe Entfernung von der Mutter wirkt fast immer ungünstig auch auf die psychische Entwicklung des Kindes und seine Grundeinstellung zum Leben. In der Frage der Notwendigkeit einer Heimunterbringung größerer Kinder wegen Erziehungsschwierigkeiten wird das Urteil des Individualpsychologen auf Grund seiner Erkenntnis des kindlichen Lebensplanes oft anders ausfallen, als man nach den gewohnten Maßstäben erwarten würde. Er wird in vielen Fällen, vor allem bis die offene Fürsorge noch mehr ausgebaut werden kann, die sachkundige Heimerziehung der prinzipiell immer höher zu schätzenden Familienerziehung erziehen. In einer unserer Münchener Erziehungsberatungsstellen betreuen wir z. B. seit 1½ Jahren ein jetzt fünfzehnjähriges Mädchen, bei dem niemand, weder seine braven Eltern noch andere Erzieher, etwas von seiner schweren sexuellen Gefährdung ahnte. Es war ursprünglich nur wegen Berufsfragen zu uns gekommen. Dieses Mädchen, das nur durch intensive persönliche Fürsorge mit knapper Not vor sehr schlimmen Dingen bewahrt werden konnte, hätte zu seiner Sicherung eigentlich einer vorübergehenden Heimunterbringung bedurft. Ein anderes Schulbeispiel in dieser Hinsicht ist Hans B. (siehe Simon und Seelmann [187]), der Junge, der auf und ab der Musterschüler und zugleich das geistige Haupt einer kindlichen Diebesbande war. Eine Entdeckung und Verhandlung, mit gleichviel welchem Ausgang, hätte den ehrgeizigen Jungen vernichtend treffen müssen, und nur individualpsychologische Behandlung konnte ihm zu recht helfen. Auch das „normale Mädchen", von dem Hutter (38) erzählt, gehört zu diesen Kindern, die durch scheinbare Einordnung und Bravheit über ihre sehr große Gesellschaftsfeindlichkeit hinwegtäuschen. Umgekehrt wird der Individualpsychologe oft von einem scheinbar notwendigen Heimaufenthalt abraten, z. B. bei Kindern, deren Schwierigkeiten gerade in dem Argwohn, die Eltern wollten sie nicht haben, vielleicht, weil sie sie früher schon einmal fortgegeben hatten, wurzeln.

Der Grundgedanke der ganzen bisherigen Ausführungen, durch weiteste Fruchtbarmachung der individualpsychologischen Erkenntnisse eine Sicherstellung des Erziehungserfolges, bessere Ausnutzung aller vorhandenen Jugendwohlfahrtseinrichtungen und damit die Möglichkeit wachsender vorbeugender Arbeit zu geben, gilt auch für alle Gebiete der offenen Jugendfürsorge und Jugendpflege.

In der ganzen offenen Jugendfürsorge, vor allem bei Vorermittlungen im Jugendgerichts- oder Fürsorgeerziehungsverfahren, kann unser „Fragebogen zum Verständnis und zur Behandlung schwer erziehbarer Kinder" (124) sehr wertvolle Dienste leisten. Er soll selbstverständlich immer nur zur Anleitung dienen und nicht schematisch ausgefüllt werden. In allen Fällen von Schutzaufsichten, Beistandschaften und nachgehender Fürsorge ist die Mitarbeit einer Erziehungsberatungsstelle unerläßlich. Der Helfer muß sich dort immer Rat holen können, denn ohne ein gutes Verständnis für den Lebensplan seines Schützlings ist er dessen „Fleißaufgaben" nicht gewachsen und kann ihm den Sinn seiner Torheiten nicht erklären. Er muß fähig sein, mit dem inneren Wesenskern des jungen Menschen Kontakt zu bekommen, so daß das Gefühl, verstanden zu werden, und die erste Ahnung einer rein menschlichen Gleichwertigkeit für diesen schon allein einen großen Halt und Ermutigung bedeutet. Bei aller Hilfsbereitschaft muß schließlich der Helfer selbst so selbständig und klarsehend sein, daß er den Jungen zur wachsenden Selbständigkeit, auch ihm gegenüber, führen kann.

Ganz besonderes Interesse bringt die Individualpsychologie allen schulischen Einrichtungen, einschließlich der Schulhorte und Kindergärten entgegen. Über die Schulen wird an anderer Stelle gesprochen. Die Horte haben vor allem heute eine ganz besonders große erzieherische Bedeutung. Abgesehen davon, daß die sie besuchenden Kinder schon zu einem großen Teil aus schwierigen Verhältnissen stammen, haben sie die Möglichkeit, in der Schule im Lernen entmutigte Kinder im Rahmen der Hortspiele und Arbeiten besonders heranzuziehen. Sie, die nicht so sehr auf „Disziplin" achten müssen und an keinen Lehrplan gebunden sind, können sehr stark ausgleichend wirken. Die Zusammenarbeit zwischen Schule, Hort und notfalls der Erziehungsberatungsstelle kann nicht eng genug sein. Dann kann sie oft einem Kinde, selbst wenn eine verständige Mitarbeit des Elternhauses nicht zu erreichen ist, zurecht helfen. In einigen Städten sind die Kindergärten für schulpflichtige, aber noch nicht schulreife Kinder eingeführt. Wir halten sie für sehr wertvoll. Die „Zurückstellung" wird viel öfter als man denkt vom Kinde als Herabsetzung, als erstes „Im-Leben nicht-genügen" empfunden. Schwächlich, wie es ist, wird sein Minderwertigkeitsgefühl verstärkt und eine etwa schon vorhandene Bereitschaft zur Neurose oder Verwahrlosung zur Auslösung gebracht. In der Vorgeschichte später schwieriger Kinder spielt die Zurückstellung sehr oft eine entscheidende Rolle. Der Schulkindergarten kann der Entmutigung entgegenarbeiten; fehlt er, so müßten diese Kinder wenigstens in den ersten Schulmonaten besondere Beachtung im Rahmen einer ausgebauten Schulpflege finden können.

Die Schulpflege, die vor dem Kriege vielfach im Anschluß an die Schularzttätigkeit eingerichtet wurde, hatte ursprünglich nur gesundheitliche Aufgaben. Sehr bald traten aber die jugendfürsorgerischen in den Vordergrund, was sich in der Einstellung von Schulpflegerinnen statt Schulschwestern zeigte. Mit dem Ausbau der öffentlichen Wohlfahrtspflege wurden ihre Aufgaben von den Familienfürsorgerinnen oder Sozialpflegerinnen mit übernommen. Diese sind aber heute mit der Wirtschaftsfürsorge so überlastet, daß sie den Forderungen einer eingehenden Erziehungsfürsorge nicht auch noch gerecht werden können. Darum wird in manchen Städten wieder die Einstellung besonderer Schulpflegerinnen mit regelmäßigen Sprechstunden in der Schule eingeführt und angestrebt. Hier steigt der Gedanke an individualpsychologische Schulpflegerinnen auf. Durch sie könnte, wenn sie vor allem in den untersten Klassen sorgfältig durchgeführt würde, vorbeugende Fürsorge im größten Maße ausgeübt werden. Sie könnten sich der kleinen Klassennachzügler annehmen, soweit nicht eine vorübergehende Heimunterbringung vorgezogen würde. Sie könnten bei allen Fällen plötzlichen Versagens oder auffallenden Benehmens eines Kindes nach der Ursache in seiner häuslichen Umgebung forschen und dem Kinde die Schwierigkeit überwinden helfen. Sie könnten sich der Unehelichen, der Pflegekinder, der Mutterlosen und der Stiefkinder, aller irgendwie Auffälligen mehr annehmen, als das dem Lehrenden in der großen Klasse möglich ist. Die Einstellung solcher Schulpflegerinnen und Pfleger würde sich durch die

Ersparnis an allen andern Jugendfürsorgekosten mehr als bezahlt machen. Eine Verquickung dieser Schulpflege mit der Wirtschaftsfürsorge scheint nicht ratsam. Selbstverständlich ist engste Zusammenarbeit beider, wie der Schulpflegerin mit der gesamten Lehrerschaft, eine Grundbedingung.

Für die Betreuung der Pflegekinder hat Adler noch einen besonderen Vorschlag. Er meint, sie sollten alle 14 Tage zu Ärzten, Lehrern, Geistlichen, Richtern, zu irgendwie in der Erziehung erfahrenen, gütigen Menschen kommen dürfen, die sich von ihrem Gesundheits- und Gemütszustand zu überzeugen hätten und ihnen vor allem ein Stück ganz persönlicher Wärme geben könnten, deren jedes Kind zum Festwurzeln bedarf. Er meint, es müsse die Zeit kommen, wo alle Kinder, denen Vater oder Mutter oder beide fehlen oder versagen, neben dem amtlichen Vormund einen solchen älteren Freund fänden.

Die Jugendpflege hat seit dem Kriege das Interesse der breiten Öffentlichkeit in vorher nie gekannter Stärke gefunden. Leider wurde dabei der Meinungsstreit der Erwachsenen vielfach in die Arbeit mit hineingetragen. Man kämpfte und kämpft um die Gewinnung der Jugend zum Bannerträger der eigenen politischen und weltanschaulichen Ideale. Der Individualpsychologe, der das freie Selbstbestimmungsrecht jedes Menschen achtet, wird niemals Jugend für bestimmte Gruppenziele erziehen wollen. Sein Ziel wird die Erziehung zur Selbständigkeit und Gemeinschaft sein, deren gegenseitige Bedingtheit u. a. Seif (78,79) immer wieder betont. Nur der wahrhaft selbständige und mutige Mensch ist fähig zur sachlichen Mitarbeit auch in den Gruppenbeziehungen der Menschen. Wir können heute eine ganz ausgedehnte Jugendpflege nicht entbehren; vor allem unsere proletarische Großstadtjugend braucht ältere Freunde, die sie aus der Unfreiheit der engen Wohnungen erlösen, ihrem Entwicklungshunger Nahrung geben, ihnen ein Verständnis für Natur und Kunst und Geisteswerte vermitteln und sie vor allem den Wert menschlicher Freundschaft erfahren lassen. Diese Arbeit kann kaum in großen Gruppen vor sich gehen; darum können nicht genug Helfer da sein. Hier liegt tatsächlich eine Aufgabe für das ganze Volk, ein Stück der allgemeinen Hilfsbereitschaft, zu deren Weckung die Individualpsychologie an ihrem Teil beitragen will.

Die Berufsberatung hat die doppelte Aufgabe der möglichsten Berücksichtigung der jugendlichen Wünsche und des Ausgleichs zwischen Angebot und Nachfrage im Wirtschaftsleben. Sie soll einerseits den Idealismus des jungen Menschen, seine Liebe zum gewählten Beruf fördern, andererseits ihn auf Erwerbs- und Fortkommensmöglichkeit hinweisen. Sie muß oft von einem gewählten Beruf abraten können, ohne die Arbeitsfreude des Jugendlichen zu mindern. Die Individualpsychologie hat sich von jeher mit der Psychologie der Berufswahl eingehend beschäftigt (siehe Kramer [35], Adler [102, 105]). Sie versäumt nie, einen Menschen nach seinem Berufsziel und seiner Begründung desselben zu fragen, weil sie damit einen wichtigen Einblick auch in sein geheimes Lebensziel erhält. Sie kann feststellen, wer das bewunderte Vorbild des Kindes ist, in welcher Richtung seine Heldenträume gehen. Wenn ein Kind gar keine, auch keine oberflächlichen Berufspläne äußert, so ist das sehr oft ein ungünstiges Zeichen einer großen Entmutigung und Passivität. Die Kenntnis der Zusammenhänge der Berufsziele mit dem gesamten Lebensplan, vor allem auch mit Organminderwertigkeiten, erleichtern dem Berater seine Arbeit sehr, besonders wo er von dem gewählten Beruf abraten muß. Zwei 10- oder 11jährige Jungen äußerten in der Erziehungsberatungsstelle den Wunsch, Schutzmann zu werden. Der eine ist ein gepflegter, kräftiger Bursche, ein tüchtiger Schüler, ein „Musterkind“; aber dennoch ist bei ihm nicht alles ganz in Ordnung. Er hält sich im Hort und in der Schule immer abseits, spielt nur mit, wenn er Vater, Lehrer, Aufsichtsperson sein kann. Er ist ein kleiner Pharisäer; strahlend erzählt er: „Wenn ich Schutzmann bin, sperre ich alle ein, die was Böses tun, auch den Vater und die Mutter, wenn sie was anstellen." Wahrscheinlich ist er unter dem Druck eines selbstgerechten, überehrgeizigen Vaters neben älteren, weniger „braven" Geschwistern der kleine Tadellose geworden. Er wird seinen Berufswunsch sicher durchsetzen, aber nicht, um der Ordnung zu dienen, sondern um als Gerechter strahlen zu können. Der andere zukünftige kleine Schutzmann ist ein ungewöhnlich schwaches, früher schwer rachitisches Kind aus geordneten, aber sehr armen Verhältnissen. Er träumt nur von Körperstärke und will Schutzmann werden, „weil man da stark sein muß". Dann will er die fassen „die, wo stehlen". Er ist nämlich selbst ein kleiner Näscher und Dieb, ein in Hort, Schule, Elternhaus in jeder Hinsicht unbändiges und schwieriges Kind. Aber sein ganzes Verhalten während der Beratung zeigt, daß er eigentlich etwas viel Besseres machen möchte und nur aus seinem bösen Kreis noch nicht herausfand. Er wird kein Schutzmann werden, aber neben dem Ausgleichsideal der Stärke steckt in seinem Berufswunsch ein gutes Stück echten Ordnungs- und Gemeinschaftswillens.

Den in der Berufsberatung jetzt so häufig angewandten Tests stehen wir mit großen Vorbehalten gegenüber. Sie sind zweifellos für technische Eignungsprüfungen wertvoll und auch für den Jugendfürsorger wichtig, weil sie dem schädlichen Berufswechsel vorbeugen können. Aber sie legen zu leicht einen gegenwärtigen Zustand als dauernde Veranlagung oder Begabung fest. Kein Intelligenz- oder Begabungstest vermag jemals etwas über die wirklichen Möglichkeiten eines Menschen, sondern nur über den gegenwärtigen Stand seines Trainings zu sagen! Wir wissen, wie ein verändertes Training „Begabungen" entstehen und vergehen lassen kann! Viel mehr als auf die sogenannte Berufseignung kommt es auf den Grad des Muts und der Ausdauer des Jugendlichen an. Ist er geschult, Schwierigkeiten tapfer anzufassen und schrittweise zu überwinden, oder läuft er gern gleich davon? Dann kann ihm, wenn er nicht großes Glück mit der Lehrstelle hat, nur ein individualpsychologisches Verständnis für die Ursachen seiner Empfindlichkeit wirklich helfen. Auch ein Lehrherr, der in großen Zügen darüber aufgeklärt ist, wird leichter mit dem Jugendlichen zurecht kommen.

Immer wieder wurde im vorausgehenden die Zusammenarbeit mit der Erziehungsberatungsstelle gefordert, auf ihre Erfahrungen hingewiesen. Unsere Erziehungsberatungsstellen, deren es zur Zeit etwas über 20, davon die meisten in Wien, gibt, sind bisher ein Hauptmittel zur Verbreitung der individualpsychologischen Erkenntnisse in der Laienwelt gewesen und werden es auch weiter sein. Sie haben, soweit sie öffentlich sind, den doppelten Zweck, dem einzelnen Kinde zu helfen und der Nachschulung aller Lehrer, Eltern und Erziehungsberechtigten zu dienen. Niemand weiß, wieviel Hilfe durch sie wie durch die ganze Individualpsychologie, auch dem „fremden Kind", dem „fremden Leidenden", wie Adler (101) einmal sagt, schon zugekommen ist. Seit Beginn des Jahres 1926 haben sich die individualpsychologischen Erziehungsberatungsstellen in München und Wien je zu einer Arbeitsgemeinschaft zusammengeschlossen; im Rahmen der Jugendfürsorge, in immer engerer Zusammenarbeit mit dieser, werden sie sich zu einer der wirksamsten Hilfsorganisationen entwickeln. Sie müssen so zahlreich werden, daß sie als Zentren der freien Jugendfürsorge in jedem Bezirk dienen können. Sie müssen, wie dies schon stellenweise beginnt, so sehr mit der Bevölkerung ihres Bezirks verwachsen, daß Eltern, Lehrer, Kinder sie von selbst in schwierigen Lagen aufsuchen, etwa wie dies heute die junge Mutter mit der Säuglingsberatungsstelle tut. Sie müssen in engster Fühlung mit der Anstaltsfürsorge und der ganzen Jugend-Wohlfahrtspflege arbeiten, ein Sammelpunkt für alle, die sich ihrer Pflicht gegenüber ihren weniger glücklichen Mitmenschen und der Jugend bewußt werden. In der Erziehungsberatungsstelle kann auch der sonst der sozialen Arbeit Fernstehende Einblick bekommen in die Verhältnisse, die sie nötig machen, und kann sich der Erkenntnis seines Teils Mitschuld nicht entziehen. Die Erziehungsberatungsstellen müssen immer mehr Mitarbeiter finden, damit sie ihren Schützlingen so lange zur Seite stehen können, bis sie dem Leben gewachsen sind und vielleicht auch ihrerseits in den Kreis der Helfer eintreten können.

Etwas anders als unsere Erziehungsberatungsstellen, denkt sich Dr. Hugo Sauer die Jugendberatungsstellen, die er, ausgehend von der Statistik über Selbstmorde Jugendlicher, so warm fordert [1]. Er will erfahrene, besonders ausgewählte Männer und Frauen mit der Aufgabe betrauen, in regelmäßigen Sprechstunden in ihrem Heim zur Beratung aller Jugend, die sich in irgend einer Not befindet, bereit zu sein. Er meint, daß die Einrichtung dieser Beratungsstellen, in die die Jugend unbemerkt und namenlos kommen kann, nicht privat und intim genug gehalten werden kann. Durch Bekanntgabe der Adressen der Berater in allen Schulen, Fabriken, öffentlichen Gebäuden, soll die Jugend die Gelegenheit haben, von dieser Hilfsmöglichkeit zu erfahren. Inwieweit eine Zusammenlegung dieser Jugendberatungsstellen, die unseres Wissens bisher erst in Nürnberg versucht wurden [2], mit unseren Erziehungsberatungsstellen möglich ist, kann nur die Praxis entscheiden. Im Grunde ist ihre völlige Verschmelzung denkbar. Auf jeden Fall können die Erziehungsberatungsstellen die Jugendberater für ihre Arbeit schulen, beraten und heranziehen. Die von Adler (268) vorgeschlagenen Eheberatungsstellen sollen in diesem Zusammenhang als indirekte Jugendfürsorgemaßnahme auch noch erwähnt werden.

Zuletzt muß noch einmal auf die durchgehend betonte Notwendigkeit der individualpsychologischen Schulung aller Erzieher und Sozialarbeiter hingewiesen werden. Sie müßte in allen in Frage kommenden Ausbildungsstätten im Mittelpunkt des Unterrichts stehen. Künkel (143) hat über einen Entwurf für einen individualpsychologischen Lehrgang für Sozialarbeiter und Erzieher auf dem II. internationalen Kongreß für Individualpsychologie im Herbst 1925 in Berlin berichtet. Auf ihn kann hier verwiesen werden, ebenso wie auf die von Adler (7) längst erhobene Forderung nach Errichtung eines heilpädagogischen Lehrstuhls. Niemals kann aber eine theoretische Beschäftigung mit den Erkenntnissen der Individualpsychologie genügen. Wer individualpsychologisch erziehen will, muß erst einmal bei sich aufgeräumt haben mit allen offenen und versteckten Beherrschenstendenzen, mit der Sehnsucht nach Erfolg seiner Erzieherarbeit. Er muß den Mut gefunden haben zur forderungslosen Hingebung und der ganz dem Andern zugewandten Einfühlung. Es kann nicht oft genug gesagt werden: Jugendfürsorge und alle Erziehung ist im Grunde nur eine Frage der Selbstbefreiung und Selbsterziehung aller Erzieher.

---

[1] S. Dr. Hugo Sauer: „Jugendberatungsstellen". Heft 12 der Entschiedenen Schulreform. Verlag Ernst Oldenburg, Leipzig 1923.

[2] Anm. während der Korrektur: In jüngster Zeit ist Wien nachgefolgt.

Jugendlicher und Justiz.

Von

Amtsrichter Dr. Otto Naegele-München.

I. Der Jugendliche und die Straftat.

1. Der Zeitgeist.

Gemeinschaft im Leben eines Volkes bedeutet etwas Grundlegendes, Umfassendes, Überpersönliches, von dem aus das Einzelne Sinn, Wert und Maß erhält. Jeder gibt sich mit seiner ganzen Kraft, Zuversicht und Mut den großen und kleinen Aufgaben hin, fühlt sich durch seine Einstellung und Verhaltungsweisen nicht nur sich, sondern auch dem großen Ganzen und jedem einzelnen seiner Mitmenschen verbunden und verantwortlich. Man findet das Richtige, weil man aus dem gemeinschaftsfreundlichen Geiste der leitenden Anschauungen und der wenigen Gesetze lebt.

Mit der Abnahme der Hingabefähigkeit, der Zuversicht und des Mutes der Einzelnen zerfällt die innere Verbundenheit der Menschen. Der Gemeinschaftsgeist verkümmert, die einheitliche Richtung verblaßt, die Gemeinschaft löst sich auf in einzelne Gruppen. Weil das Vertrauen zu sich und zu Anderen schwindet, glaubt die Gesellschaft und jeder Einzelne ängstlich sich, den Besitz und die Geltung durch Gewalt, Macht und persönliche Autorität schützen zu müssen. Wo früher Pflichten standen, findet man jetzt Inselgruppen von persönlichen Rechten und Vorteilen. Die Führer der Verbände werden zu Gewalthabern, die zu einander in „persönliche" Abhängigkeitsverhältnisse treten.

Die leitenden Gedanken, Gesetze und Verwaltung erstarren; ein Netz von Gesetzen, Behörden, Institutionen und Strafandrohungen überzieht die Gesellschaft. Die Wertungsmaßstäbe verschieben sich in der Richtung von Besitz, Macht, Erfolgswertung und -Geltung. Die treibenden Kräfte der Gesellschaft sind andere geworden, die Beziehungen werden zu Machtfragen und vom Gelde beeinflußt. Der Egoismus baut ein neues System auf. Vorteilhascherei und Furcht werden die treibenden Kräfte. Ungesunder Ehrgeiz, Rivalität und Rekordstreben blühen. Unsicherheit und Schwankungen nehmen zu, Kunst und Sitten beginnen zu verwildern, Genußsucht, Auswüchse, Haschen nach Sensationen, Gebrauch von Nervengiften, egoistische und üppige Lebensführung treten immer mehr in Erscheinung. Modetorheiten verzerren das äußerliche Auftreten, verwischen Geschlechtsunterschiede und verkehren sie ins Gegenteil, schablonisieren, typisieren die äußere menschliche Erscheinung und erstrecken sich auf die einfachsten Gebrauchsgegenstände. Eitelkeit und Prahlsucht folgen dem Narrentanz.

Das Streben nach Besitz und Macht greift immer mehr um sich; man glaubt das Gleichgewicht erst hergestellt, wenn man mehr Macht, Geld und Sicherheit hat als der andere, wenn man den anderen festlegen kann, selbst aber unverfügbar bleibt. Schließlich laufen die Gemeinschaftswerte nur mehr um wie falsches Geld mit Zwangskurs. Das Eigentum verpflichtet nicht mehr zum Dienste an der Gemeinschaft, es wird eine Waffe im egoistischen Sinne. Daraus ergibt sich ein ungesundes Streben nach Kapitalbildung und möglichst hohem Gewinne; ja sogar Vereinigungen bilden sich zu diesem Zwecke, unbekümmert um das Schicksal der weiteren Umwelt. Das Zwischenhändlertum wächst. Unlautere Machenschaften mehren sich. Die Arbeit scheint nur mehr Sinn durch das Geld zu bekommen. Und oft ersetzt geradezu Geld, Schmarotzertum oder Entartung die Arbeit, den Beruf. Der wirtschaftliche Kampf nimmt unerhörte, erbitterte und rücksichtslose Formen an. Er reißt die wirtschaftlich Schwachen in seinen Strudel, treibt mehr und mehr das ganze Volk in eine Über-betonung der wirtschaftlichen Interessen. Wirtschaft und Geld werden in Theorie und Praxis der entscheidende Machtfaktor. Macht und Besitz über-fluten jede sachliche Einstellung, verderben die persönlichsten Stunden der Familie, beeinflussen Gesundheit, Lebenshaltung, Wohnung, Kleidung, Arbeit und Erholung. Sie wuchern in den Gehirnen der Menschen bei Tag und Nacht, umlauern und verderben die Kinder, die rettungslos diesem Pesthauche des Zeitgeistes preisgegeben sind. Die Kinder sehen im Leben des Alltages eine solche Menge von Beispielen des Egoismus, Macht- und Besitzrausches, des Genußhungers, daß man sich nicht wundern darf, wenn das Kind der Ver-lockung erliegt.

Das Gefühl der Verbundenheit im Volke ist fast verschwunden; jeder ist sich selbst der Nächste. Die Gesetze bestehen für „die Anderen". Die Er-wachsenen weisen die Forderung, den Kindern mit gutem Beispiel voranzu-gehen, zurück mit dem Hinweise, daß ihnen alles erlaubt sei, was nicht straf-rechtlich verboten ist. Schließlich wird das Streben nach Besitz und Macht allgemein; ein persönliches Gefühl des Unzufriedenseins, des Nichtgenughabens ergreift Mensch und Volk. Schon die Tatsache eines natürlichen Unterschiedes, ja schon das Weibsein wird als Zurücksetzung erlebt. Es scheint, als ob das Gefühl dafür verloren gegangen wäre, daß jeder Mensch als Persönlichkeit individuell geartet und geworden ist, nicht meßbar an anderen Menschen, geschweige denn an äußeren oder materiellen Maßstäben. Mit dem allgemeinen Sinken des Vertrauens zu sich und anderen steigt der Pessimismus in allen Lebensäußerungen, dringt auch in die Wissenschaft ein. Autoritätsdruck, Uniformierung des Denkens und Gewissens, Veräußerlichung selbst der Religion greift um sich. Intellektualität beherrscht die Beziehungen, übertönt gelegent-lich auch den Charakter. Selbst der Verbrecher nützt sie, gepaart mit List, im Kampf mit der Gemeinschaft, der er damit unter dem Schein des Rechtes ein Schnippchen schlägt. Der Spaltpilz des Egoismus schafft überall neue Gruppen und Grüppchen. Ja, die Betrachtung der Menschenseele selbst ist von Pessimis-mus getragen; sie zersetzt sich ebenfalls in die Betrachtung von Einzeltat-beständen, fehlt, leider, nur das geistige Band. Der Blick für das Ganze scheint verloren gegangen zu sein.

Der Zeitgeist ist pessimistisch und egoistisch geworden.

2. Die soziale Erkrankung.

Ein Kind, das nicht in lebenswarmer Erziehungsgemeinschaft aufwächst, in derselben nicht gutes Beispiel und vernünftige Liebe kennen lernt, hilflos dem pessimistischen Zeitgeist überlassen ist, läuft allzu leicht Gefahr, in seinem Gemeinschaftsgefühle und Mute frühzeitig zu verkümmern. Am Anfang seiner Lebensgleichung steht dann ein Minus, das, zwar ausgleichbar, mangels freundlicher Hilfe aber nicht mehr ausgeglichen wird. Da dies Kind Wert und Maß dieser Kräfte gar nie kennen gelernt hat, schätzt es sich für seine Aufgaben im Verhältnisse zu gering und zu schwach ein, bringt auch nicht das nötige Maß von Selbstzutrauen, Mut und Hingabe auf, ihnen gerecht zu werden; es versagt und bestätigt sich durch seine Mißerfolge selbst die Richtigkeit seines Irrtums. Es beginnt an seinen Irrtum als an eine unumstößliche Tatsache zu glauben. Pessimistisch und ängstlich zieht es sich mehr und mehr auf sich selbst, seinen Egoismus zurück. Seine Verhaltungsweisen gewinnen in steigendem Maße Sinn und Bedeutung von Sicherungen, werden schablonenhaft nach Mustern aus der Umgebung gebildet und starr festgehalten. Weil es sich auf dem geraden Wege der Einfügung nicht mehr zur Geltung bringen kann, strebt es danach, gewaltsam und überhitzt seine Geltung sich zu erzwingen; dies ist nur mehr auf dem Wege des Scheines möglich. Sein Lebensweg wird also, von ihm selbst nicht erkannt, zum Irrwege, der in die Gemeinschaftsfeindlichkeit führt, sein Ziel wird nach dem Maße des mangelnden Selbstzutrauens über-lebensgroß. Der Egoismus zersetzt ihm jede Beziehung, zwingt alles in seinen Bann. Das Kind ist in der Welt seiner Umgebung einsam geworden. Von dem irrigen Ausgangspunkt und dem unwirklichen Ziele her wird alles Erleben, ja die ganze Wirklichkeit, umgewertet, mit einem falschen, subjektiven Schlüssel gelesen. So verstanden, gewinnen Denken, Fühlen, Wollen und Handeln des Kindes Geschlossenheit, Logik und Harmonie, einen geheimen Sinn. Das Kind hat sich eine eigene pessimistische Lebensanschauung gebildet, deren Irrtümer und Zusammenhänge es nicht überblicken kann, deren Zwang es aber immer wieder gefühlsmäßig folgt.

Eine wirkliche Erlösung aus diesem Banne des Irrtums und Zwanges kann nur eine sachgemäße, freundliche, auf Optimismus beruhende Aufklärung der Zusammenhänge und Irrtümer bringen, die eigene innere Erlebnisse erstehen, das Gemeinschaftsgefühl neu erwachen und erstarken läßt. Dies zu erreichen erscheint uns nur möglich durch die individualpsychologische Methode, die mehr ist als eine bloße Methode, nämlich eine persönliche Kunst in der Hand eines reiferen Führers. Hier liegt die Brücke zwischen Mensch und Mensch, zwischen Heilerzieher und Kind. Hier liegt auch der Kern der Gemeinschafts-beziehung. Der Erfolg jedes Heilerziehers ist abhängig von der Größe seiner persönlichen Reife und der Annäherung seiner Methode an die Wirklichkeit der seelischen Zusammenhänge. Unfruchtbar aber ist und bleibt ein Kampf von Lebensanschauung gegen Lebensanschauung, eine persönlich autoritäre Auseinandersetzung zwischen Erzieher und Kind. Was wir hierin täglich im religiösen, wissenschaftlichen, politischen und gesellschaftlichen Leben er-fahren, gilt auch für die Erziehungsfrage. Hier finden wir auch den Grund des Scheiterns so vieler gutmeinender Erzieher.

3. Die herrschende Erziehungs-Anschauung.

Es ist eine notwendige Folge des Pessimismus, daß er die ursprüngliche, grundlegende und positive Kraft, das Gemeinschaftsgefühl, nicht anerkennt. Da er nichts Neues, Ursprüngliches, Einheitliches schaffen kann, atomisiert er materialistisch die menschliche Seele und stellt als Grundkräfte eine un-begrenzte Zahl von „Trieben" dar, die den Menschen angeblich von Haus aus beherrschen. Er zerreißt die wirklichen seelischen Zusammenhänge und macht die Teile seinen Sonderzwecken dienstbar. Der Pessimismus verkennt weiterhin, daß die Art der Verwendung dieser Triebe von der individuellen Lebensan-schauung, dem Lebensplan her diktiert ist. Die Individualpsychologie zeigt uns unmißverständlich und logisch unanfechtbar aus dem Zusammenhang auf, wie der Mensch aus seinem Irrtum heraus, verständlich aber unverstanden, eine Tatsache zur ausschlaggebenden Ursache macht und andere Tatsachen als Wirkungen folgen läßt. So sieht man, warum das eine Kind seinen Bewegungs-trieb zum Schulbesuch, das andere zum Schulschwänzen benützt, warum der eine Junge den Tätigkeitsdrang zur Mithilfe im väterlichen Garten, der andere zum Apfelstehlen ansetzt. Je nachdem die Triebanlagen dem Ziele des Machtstrebens oder dem Gemeinschaftsgefühle unterstellt sind, ergeben sich verschiedene Verbindungen. Der Pessimismus aber sieht die Triebe als selbstherrlich an und sagt schematisch: „Der Mensch mit seinem freien Willen kann seine Triebe beherrschen." So gelangt er zu der eigentümlichen Folgerung, gegen das unbeherrschte, „zerfahrene" Wirken dieser Triebe „Hemmungen" anerziehen zu wollen. Die Hemmungen sollen durch Ermahnungen, Gebote, Verbote, Lohn und Strafen eingeschaltet werden; so soll allmählich eine „Gewöhnung" erreicht werden, deren Idealform der „brauchbare Bürger" ist.

Die Hemmungen kommen aus einer anderen Lebensanschauung, einer anderen Welt; sie sind etwas Verschiedenartiges, Fremdes, wirken autoritär; sie werden äußerlich andressiert. Wir sehen in den Hemmungen etwas Negatives, der Pessimismus etwas Positives. Daraus folgt wieder, daß unsere Grundlage positiv, optimistisch, die andere negativ, pessimistisch ist. Wie der Pessimismus mit Hemmungen zu einer geschlossenen harmonischen Persönlichkeit erziehen will, ist nicht recht verständlich; denn eine harmonische Persönlichkeit ist eine Selbstverständlichkeit, von innen heraus natürlich gewachsen, festgegründet auf dem lebendig wirkenden Gemeinschaftsgefühle. Der Pessimismus sieht immer nur einzelne Teile, einzelne Fehler, nie große Zusammenhänge, geschweige denn solche von der überpersönlichen Gemeinschaft her; er arbeitet konsequent mit äußerlichen Mitteln, während der kritische Optimismus zur freiwilligen Mitarbeit zu gewinnen weiß. Der Pessimismus erschöpft sich in der Symptombehandlung, der kritische Optimismus geht an den Kern der Sache heran. So wird auch verständlich, daß die übereifrige, moralisierende, schimpfende, ja schlagende Erziehung die sogenannte gute Erziehung unseres Zeitgeistes werden konnte. Zucht und Ordnung im Staatswesen zu schaffen, war nach den Zeiten der politischen Verwirrung und Sittenverwilderung zweifellos ein Führerverdienst. Aber auch dieses Ideal erstarrte und führte zur strammen und autoritären Erziehung.

4. Die Erziehung im Elternhause.

Der Zeitgeist prägte für die herrschende Erziehung die Anschauung, daß das Kind möglichst schon im ersten Lebensjahre zu unbedingtem Gehorsam erzogen werden müsse. Diese Anschauung kennt nicht die beiderseits beseligende Wechselwirkung zwischen Erzieher und Kind, die auf liebevollem Eingehen und freundlich beachtendem Gewährenlassen des Erziehers beruht, einer Einstellung, der jedes Kind sich so gern anvertraut. Die herrschende Anschauung verkennt weiter, wie notwendig und förderlich für den Mut und die Hebung der äußeren Fertigkeiten die selbständigen kindlichen Versuche sind, sich an das Leben heranzutasten, die notwendigen Handgriffe zu erlernen, wenn dabei auch unvermeidlicherweise Fehlversuche, wie bei jedem Lernen, in Kauf genommen werden müssen. Diese Anschauung übersieht gerade das Kindliche, Eigene in der Entwicklung, ja sogar die mangelnde geistige Reife des Kindes, den Sinn all dieser Gebote, Verbote und Verhaltungsmaßregeln einzusehen. Die kindliche Entwicklung und das Kind selbst werden vergewaltigt, weil man die kindliche Seele nicht kennt und sich auch nicht genügend Mühe gibt, sich in sie einzufühlen; sie wird allzusehr vom Standpunkt der Erwachsenen und ihren Wünschen aus beurteilt. Der autoritäre Erzieher verfährt so, als ob er eine Sache vor sich hätte, die er beliebig hin und her schieben kann und nicht ein fremdes, in sich souveränes Seelenleben. Wo alles auf Gewalt und persönliche Autorität eingestellt ist, kann das bei der Erziehung nicht anders sein.

So entstehen, und zwar in unleugbarem Verhältnisse des Abstandes des Kindes von der Macht und dem Machtgefühl seiner Erziehungsumgebung, Reibungen zwischen Erzieher und Kind. Die autoritäre Einwirkung verstärkt sich. Man sucht durch Ehrgeizerweckung, Vorhalten von guten Beispielen, durch Lob und Tadel, ja durch Liebesentzug, Belohnung, Drohung und Strafe zum Ziel zu kommen. Das Kind widersetzt sich dieser unverstandenen, lieblosen Erziehung. Der Erzieher, der von dem Kinde Liebe, Dank und Gehorsam „fordert", weil das Kind sie ihm „schulde", fühlt sich in seiner Autorität und Unfehlbarkeit verletzt. Er sieht in den kindlichen Fehlern nicht mehr die tastende Entwicklung, sondern nur noch die Verstöße gegen seine Autorität. Er empfindet das kindliche Verhalten als ein Kampfverhältnis. Er drückt noch mehr auf das mit schlechten Trieben belastete Kind. Er erweckt Schuldgefühle, Verantwortungen. Der äußere und innere Druck verstärkt sich immer weiter, um den Widerstand zu brechen, den schlechten Trieben gegenüber die notwendigen Hemmungen anzuerziehen. Lohn und Strafe, Zwang, Drohung, Furchterweckung und Befehle hindern jede Weiterentwicklung des kindlichen Gemeinschaftsgefühles, drängen das Kind in eine utilitaristische, egoistische, ja materialistische Richtung. Innere Erlebnisfähigkeit, Begeisterungsfähigkeit, Hingabefreudigkeit, Sachlichkeit und Mut werden dadurch erstickt. Die Erziehung durch die wesensfremde „Gewöhnung" ist ein Leidensweg für das Kind geworden; die Jugend des Kindes wird vernichtet. Und so ist das Kind ganz sachte in die Anschauungsweise des Zeitgeistes hinein erzogen worden; die sittlichen Belange werden mit materiellen verwechselt, Gemeinschaftsgefühl, Selbständigkeit und freie Verantwortung werden durch die Gewalt gedrosselt, die kindliche, wirtschaftliche und in gewissem Sinne kulturelle Abhängigkeit wird zu persönlicher Abhängigkeit und Unterordnung ausgebaut: Der fremde Wille entscheidet. Gelingt dies, so hat die herrschende Erziehung ihr Ziel erreicht.

Bei den Kindern aber, denen die Anpassung aus irgendwelchen Gründen erschwert oder unmöglich ist, frißt an der Wurzel der Persönlichkeit ein verschärftes Minderwertigkeitsgefühl, ein Gefühl der Unzufriedenheit, und Verkürztheit, weil sie die Möglichkeiten und das Ausmaß ihrer Kräfte überhaupt nie kennen gelernt haben. Ihr Gemeinschaftsgefühl verkümmert, sie schätzen ihre Kraft für die durchschnittlichen Aufgaben, die ihnen als zu groß erscheinen, zu gering ein und sind geneigt, allzu rasch ihre Bemühungen wieder abzubrechen. So sind sie für ihr Leben in der Gemeinschaft nicht genügend vorbereitet; treten sie mit der Wirklichkeit in Berührung, so ergeben sich unvermeidliche, aber grundsätzlich vermeidbare Mißerfolge als Folge. Abgeschreckt engen sie ihren Tätigkeitsbereich künstlich immer mehr ein und suchen krankhaft nach der Erhöhung ihrer Geltung, aber auf dem Wege der Tricks, List und Überrumpelung der Mitmenschen, denen gegenüber sie sich rücksichtslos und egoistisch verhalten.

Für die Grundform ihres weiteren Verhaltens ist nun entscheidend, wie die seelische Gesamthaltung war zu der Zeit, als das Ausweichen aus den gesellschaftlich durchschnittlichen Lebensformen eintrat. Wieviel Mut brachte das Kind noch auf? Inwieweit erkannte es noch Beziehungen zwischen sich und anderen an? Legte es den Hauptton auf Entschuldigungen, Unfähigkeit, Hemmungen gegen jedes Handeln, Träumereien, oder zeigte es noch den — natürlich irrenden — Willen, andere zu überwinden? Im ersten Falle, dem des neurotischen Verhaltens, sucht es das Gemeinschaftsgefühl möglichst zu umgehen, Aufgaben, Bindungen und Beziehungen auszuweichen, hat das Bedürfnis, sich sein eigenes Recht immer wieder zu beweisen. Es sucht sich erleichterte Bedingungen für sein geringes Maß von Leistungen im Leben. Und wo es Konflikte mit der Gemeinschaft riskiert, haben diese nur den Sinn, Niederlagen als Beweis für die Richtigkeit seines Verhaltens zu schaffen und das weitere Ausweichen noch besser zu begründen. Übertritt das Kind hiebei das Gesetz, so fällt die Naivität und die geringe Überlegung besonders auf. Die Taten sind mangelhaft vorbereitet, werden deshalb oft ohne weiteres entdeckt, es fehlt das Streben, sich erleichterte Bedingungen oder mildernde Umstände zu schaffen. Die Rechtsbrüche erscheinen manchmal geradezu sinn- und zwecklos, auch vom materiellen Egoismus, d. h. vom Standpunkt eines Vorteils aus gesehen. Es ist, als ob die bewußte Absicht fehlte; ja es fehlt oft geradezu eine Schädigungsabsicht, die Affektbeimischung und der Einsatz der Persönlichkeit. Die Rechtsbrüche fallen häufig auf durch ihre blitzartigen, überraschenden Angriffe auf die nichtsahnende Umgebung. Von dieser Betrachtung aus ergeben sich im Einzelfalle neue Gesichtspunkte für die Beurteilung des dolus eventualis und der Fahrlässigkeit. Dieses den reifen Menschen als sonderbar erscheinende Verhalten wird nur erklärlich durch den alles beherrschenden Gedanken, sich vor den Beziehungen und Aufgaben der Umwelt zu warnen. Und so nimmt der Neurotiker auch die Strafe und den gesellschaftlichen Ausschluß als Folgen seiner Tat beinahe als selbstverständlich in Kauf. Nicht Form und Inhalt also, sondern der Grad der Entmutigung ist der wirkliche Maßstab für die Schwere und Bedeutung einer Neurose.

Anders der Verwahrloste, der Verbrecher. Er hat noch Beziehungen zu gleichgesinnten Freunden, entwickelt gelegentlich einen förmlichen Bandengeist und beachtet Bandendisziplin, er hat noch Umgang mit dem anderen Geschlechte, besucht Wirtschaften. Diese Beziehungen dienen aber nicht der Erfüllung normaler menschlicher Aufgaben; sie entstammen einem mutgedrückten, krampfhaften Überwinderwillen, der das Gemeinschaftsgefühl durchbricht und billige Siege sucht. Der Weg hiezu geht über feige, listige, aber auch tätige Verbrechen, um in einer Heldenrolle zu erscheinen und wenigstens den Schein zu retten. Der Verwahrloste und Verbrecher wahrt den Zusammenhang mit der Gesellschaft mehr und zwar dadurch, daß er seine Ausbrüche mit dem Gefühle der Not, des Hasses, Neides, der Rachsucht deckt. Er sucht meist auch einen gewissen Nutzen und Vorteil und versteht es, für den Entschluß zur Tat und für die Tat selbst sich erleichternde Bedingungen zu schaffen. Seine Tat erscheint viel überlegter und sinnvoller, klarer, bewußter, mehr unter Einsatz der Persönlichkeit. Dies wird aber dadurch einigermaßen ausgeglichen, daß die menschliche Gesellschaft vor ihm schon gewissermaßen auf der Hut ist.

Als Typen von eingeschüchterten Kindern fallen besonders auf: Das Musterkind, der Streber, der Vorteilhascher, das liebebedürftige, sich anschmiegende, überzärtliche Kind, das die Umgebung in seinen Dienst stellt. Ist der Mut noch mehr gedrückt, so entschuldigt sich das Kind mit allerlei Gründen, wie fremden Befehlen und Ratschlägen, fremder Schuld, Verführung oder es weicht in Träumereien, in die Dummheit, Krankheit, ja in den Selbstmord aus.

Die nicht so stark eingeschüchterten Kinder bieten in ihren stärkeren Erscheinungen die verschiedenen Formen des Trotzes, des Ungehorsams, der positiven Unarten, Schwierigkeiten und Perversionen, schließlich der Verwahrlosung und des Verbrechens.

Diese beispielsartige Aufzählung soll weder erschöpfend sein noch die in Wirklichkeit fließenden Grenzen scharf trennen.

Ist das Kind einmal auf den Irrweg gekommen, so kann die herrschende Erziehungsanschauung durch ihren immer mehr sich verstärkenden Druck und durch ihr Mißtrauen nur die Schwierigkeiten des Kindes in konsequenter Weiterentwicklung steigern, seine Sicherungen und Widerstände vermehren. Der persönliche Egoismus des Erziehers trägt bei dem Kinde Früchte; ein gereiztes

Überlegenheitsziel des Kindes ist die Folge. Das Kind glaubt schließlich an die Feindseligkeit der Umwelt, von deren Ehrlichkeit es nicht mehr überzeugt ist. Von seinen Voraussetzungen aus gibt es nur eine Weiterentwicklung in der Linie seiner ersten Irrtümer; sie ist in erhöhtem Maße von glücklichen oder unglücklichen Umständen abhängig. Letzten Endes ist es der Pessimismus, der sich weigert, sich einzufügen.

5. Die Erziehung in der Schule.

Auch unsere Lernschule als solche ist diesen Schwierigkeiten gegenüber in weitgehendem Maße hilflos. Sie überbetont, dem Zeitgeist folgend, den Intellekt und hilft sich über das Scheitern der Erzieher und Lehrer mit der Annahme einer schlechten Veranlagung der Kinder hinweg. Lehrpläne, Prüfungen mit der ihnen eigentümlichen Überwertung der Benotung, Qualifikationen und sonstige Einrichtungen drängen die Lehrer allzusehr in eine erziehungsfremde Richtung. Die Lehrer können sich mit den Kindern kaum mehr persönlich beschäftigen. Disziplinarmittel müssen die Schulzucht aufrecht erhalten. Im übrigen verweist man die schwierigen Kinder wieder an das Elternhaus und dieses schiebt die schwierige Aufgabe wieder der Schule zurück. Eltern und Lehrer sind mangels Einblicks in die wirklichen Zusammenhänge großenteils hilflos. Kostbare Zeit geht verloren. Das Kind gerät unterdessen immer mehr auf Abwege: Mißerfolge in der Schule, Naschen, Rauchen, Kinobesuch, Lektüre schlechter Bücher, Lügen, Stehlen, Betrügen, Urkundenfälschen, Schulschwänzen, Ausweichen in alle möglichen Unarten und Schwierigkeiten, Bandenbildung und schließlich noch schwerere Rechtsbrüche folgen. Schroffe Gegenwirkungen sind nun unabwendbar geworden. Das Kind kommt vor den Jugendrichter.

II. Der Jugendliche vor dem Richter.

1. Einstellung des Jugendlichen.

Bevor das Kind den schweren Gang zu Gericht antritt, erfährt es meist noch eine Reihe drückender Herabsetzungen, sei es nun im Elternhause, in der Schule oder in der Lehrstelle. Man hatte ihm vielleicht schon mit dem Richter gedroht. Nun soll es wirklich noch gerichtlich bestraft werden. Das Beschämende, Neue dieser Lage quält das Kind schon lange, bevor der verhängnisvolle Tag anbricht.

Endlich tritt es dem Richter gegenüber. Das äußere Gepränge der Strafsitzung, die symbolische Erhöhung der mehreren Richter, der Staatsanwalt, das Verlesen der Anklageschrift, die Raschheit, Sicherheit und Gemessenheit der prozessualen Behandlung, all das drückt stark auf das Kind, das sich ohne Hilfe allein mit seinen Nöten diesen Mächten unentrinnbar ausgeliefert sieht.

Infolge der verallgemeinernden, starren Tendenz seiner Einstellung verhält sich das Kind auch in dieser Lage nach seinem bisherigen Schema. Noch ängstlicher als sonst sichert es sich gegen die erwartete starke Herabsetzung, die Verurteilung. Es beurteilt von seinen Erfahrungen aus auch den Richter, noch bevor er ein Wort zu ihm gesprochen hat. Das Kind ist auf inneren Widerstand eingestellt.

2. Allgemeine Einstellung des Richters.

Wie stellt sich nun der Richter zu seiner Aufgabe? Welche Vorbereitung bringt er mit? Wieweit trägt er den Anschauungen des Zeitgeistes Rechnung? Welche Anschauung hat er von der menschlichen Persönlichkeit? Wie ist es

mit seinen psychologischen Kenntnissen bestellt? Inwieweit folgt er der herrschenden Erziehungsanschauung? Welche Stellung hat er zur Strafe? Betont
er mehr die Erziehung oder mehr die Strafe? Wie handhabt er das Gesetz?
Wie ist seine persönliche Einstellung und Reife als Mensch? Schließlich: Geht
er mit kritischem Optimismus oder im Innersten, vielleicht selbst unbewußt,
mit Pessimismus an seine Aufgabe heran? Diese Fragen laufen letzten Endes
in die eine zusammen: Inwieweit fördert oder hemmt er das erziehliche Gedeihen
des ihm anvertrauten Kindes?

Das neue Jugendgerichtsgesetz hat etwas von dem Hauche der Reichs-
verfassung vom 11. 8. 1919 verspürt. Es ist aber ein Kompromißgesetz. Eigentlich möchte man erwarten, daß der Staat gegenüber einem Kinde, an dem er
als Erzieher eine Bildungsaufgabe zu erfüllen hat, einen Strafanspruch nicht
erhebt. Er tut es aber doch noch, wenngleich das Gesetz die staatliche Strafe
zugunsten von gerichtlichen und außergerichtlichen Erziehungsmaßnahmen
mehrfach einschränkt. Und all dies, obwohl sich immer mehr die Anschauung
Bahn bricht, daß bei Jugendlichen Strafe auszuschließen wäre dann, wenn die
Tat auf mangelhafter Erziehung beruht. Wie oft Erziehungsmängel aber in
das kindliche Leben bestimmend eingreifen, darüber gibt uns erst die Individualpsychologie klaren Aufschluß. Aber nicht einmal diesem Kompromißgesetze
wird die Anschauung des Alltages immer gerecht. Und so erfährt das Jugendgerichtsgesetz in der Praxis auch eine reichlich verschiedene Handhabung.

3. Das Erziehungsziel: Der brauchbare Bürger.

Bis weit in die Kreise der fortschrittlichen Jugendrichter hinein gilt die
oben geschilderte Anschauung von der menschlichen Persönlichkeit und die
herrschende Erziehungsanschauung. Diese Anschauung findet ihre Ergänzung
und folgerichtigen Ausbau in dem Erziehungsziel des „brauchbaren Bürgers".
Das heißt, dem Richter erscheint es schon als Idealzustand, wenn ein Kind
kein Strafgesetz verletzt. Nun ist es aber allgemein bekannt, daß es viele gibt,
die das Gesetz brechen, ohne ertappt zu werden. Die meisten der jugendlichen
Kriminellen haben in ihrer Umgebung auch schon die Erfahrung gemacht,
daß es selbst mit den engsten Gesetzesmaschen nicht immer gelingt, jeden
Rechtsbrecher in das Netz der Justiz zu fangen. Ja noch mehr, sie wissen,
daß es auch Schädlinge gibt, die nicht nur das Gesetz nicht verletzen, sondern
es raffiniert so mißbrauchen, daß Gutgläubige und Ehrliche hintergangen
werden. Das Leben unserer Zeit bietet hiefür genügend Beispiele. Ist es ein
Wunder, daß das Kind sich geradezu klüger fühlt und den Richter für einen
naiven, weltfremden Menschen hält, wenn er dieses Ideal vertritt? Es wird
aus dem Falle die Lehre ziehen, ein anderesmal vorsichtiger zu sein und sich
nicht mehr erwischen zu lassen. Es wird vielleicht bei Wissenden sich genau
erkundigen, wieweit es gehen kann und sich in die Schleichwege einweihen
lassen. Aber auch, wenn ein Jugendlicher diese Erkenntnisse noch nicht hat,
ist es ausgeschlossen, ihn mit Hilfe dieses Erziehungszieles in das Leben der
Gemeinschaft innerlich hineinzustellen. Denn dieses Ziel begnügt sich mit
einer äußerlichen Verhaltungsweise, verständlich aus der Triebelehre und der
Unfähigkeit der Erzieher, den geheimen Sinn des kindlichen Lebensplanes zu
erfassen; es verzichtet geradezu auf eine innerliche Wiedergewinnung, die
übrigens mit den geltenden Motiven des Strafrechts auch gar nicht möglich
wäre. Dieses Erziehungsziel geht aus vom Pessimismus und erschöpft sich in
Egoismus und Utilitarismus. Und weil es nicht zu lebendiger Gemeinschaft,
zu Hingabe und voller Verantwortung erzieht, trägt es mit bei zum Verfall
des Volkes.

4. Stellung des Richters zur Strafe und Gegenwirkung.

Wie steht der Richter nun zur Strafe?

In dem Maße, als der Richter der herrschenden Triebe-Theorie nahesteht, wird er geneigt sein, bei Versagen des Kindes mit immer stärker werdendem Drucke vorzugehen, d. h. er wird eher geneigt sein, zu strafen, als Erziehungsmaßnahmen anzuordnen oder er wird wenigstens großen Wert auf die gerichtliche Strafe legen.

5. Das Motiv der Vergeltung.

Insoweit die Ausführungen oder Erwägungen des Richters von dem Motiv der Vergeltung getragen sind, wird er bei dem sozial kranken, d. h. durchaus egoistisch eingestellten Kinde nur den Eindruck der Rache der ihm ohnehin schon feindlichen Umwelt erwecken, selbst wenn das Kind noch nichts von den historischen Formen der Strafrechtspflege gehört hat. Dieses Motiv ist für die Ohren solcher Kinder doppelt gefährlich, weil sich bei ihnen dadurch die Meinung noch bestärkt, daß man zugefügte Unbill vergelten dürfe. Gar von einer gerechten Vergeltung wird er dieses Kind nie überzeugen; es hält ihm sofort entgegen, daß so manche Täter nicht entdeckt oder verfolgt werden, vielleicht, weil man sich scheut, sie anzuzeigen oder weil die Eltern die Sache mit Geld aus der Welt geschafft haben. Es kommt sogar vor, daß Kinder antworten: „Bei dem oder jenem Richter hätte ich weniger bekommen". Die Gedankengänge einer sittlichen Weltordnung sind einer Reihe von Kindern aus ihrer Erziehung her fremd. Tatsächlich ist Vergeltung immer Schadensersatz auf nicht zivilrechtlichem Boden und hat mit sittlicher Weltordnung nichts zu tun. Dieses Motiv übersieht die Selbstlosigkeit der Tugend und des Ideals und erzieht deshalb zu Eigennützigkeit.

6. Das Motiv der Abschreckung.

Die Abschreckung durch die allgemeine Strafandrohung des Gesetzes, die sogenannte Generalprävention, versagt besonders in Zeiten, in denen das Vertrauen zu der Gemeinschaft und zum Rechte erschüttert ist. Dies ist auch ein Anzeichen dafür, daß es sich bei den Rechtsbrüchen um soziale Krankheiten handelt. Den sogenannten „normalen" Rechtsbrechern bedeutet es oft nicht mehr als ein Hazardspiel, wenn sie das Recht und die Mitmenschen überlisten, ohne erwischt zu werden. Ein tieferer Einblick in gewisse Wirtschaftsverhältnisse der Kriegs- und Nachkriegszeit bestätigt dies. Es gibt, auch schon unter den Jugendlichen, gewandte Spieler, die, bildlich gesprochen, ihren Stolz darein setzen, auf des Messers Schneide zu tanzen. Eine Zeit, die Macht und Besitz so übermäßigen Wert gewinnen läßt, muß solche Menschen in stattlicher Anzahl hervorbringen. Den sogenannten Normalen kommen am nächsten die Verwahrlosten; diese durchbrechen infolge des irrtümlichen Zwanges ihres Lebensplanes verhältnismäßig klar bewußt das Gemeinschaftsgefühl und überlegen sich die Ausführung ihrer Tat vorher oft sehr genau. Dagegen fallen die Neurotiker infolge ihrer stärkeren Mutlosigkeit, allerdings seltener, aber um so mehr unter dem Zwang ihrer irrtümlichen Leitlinie in Rechtsbrüche herein. Wäre diese allgemeine Abschreckung ein so geeignetes Mittel, wie das behauptet wird, so müßte sie doch schon vor der ersten Straftat wirken. Wir sehen aber, daß dies nicht der Fall ist. Ja, es kommt nicht allzu selten vor, daß Jugendliche geradezu um Strafe bitten, weil sie dadurch hoffen, einer länger dauernden Beaufsichtigung oder gar Freiheitsberaubung im Wege der Fürsorgeerziehung zu entkommen. Es sind dies Kinder, die schon durch eine Reihe von Strafen hindurchgegangen sind, bevor sie vor den Richter treten. Diesen Kindern macht

die Strafe sicher nicht den Eindruck, den man ihr zuschreibt. Es ist ihnen mit
der Strafe nicht ernst; sie nehmen dieselbe nicht etwa aus Besserungswillen auf
sich, sondern nur, weil sie die Strafe als eine Abschlagszahlung für das diesmal
verlorene Spiel ansehen, aber auf Revanche brennen; innerlich sind sie durchaus gesonnen, ihr Leben gegen die Gemeinschaft weiterzuführen.

Die Abschreckung durch Strafvollzug, die sogenannte Spezialprävention,
sinkt in ihrer Bedeutung, schon äußerlich betrachtet, durch die Rückfall-
statistik. Ist es aber ein Beweis, daß die Kinder sich äußerlich oder gar innerlich
geändert haben, wenn sie nicht mehr ertappt werden? Sind sie nicht vielleicht
listiger geworden? Verstehen sie, dank ihrer Erfahrungen mit dem Gerichte,
nicht vielleicht besser, sich den Armen der Justiz zu entziehen? Ist das, was
sie später dem Richter und Fürsorger zeigen, ihre wirkliche Einstellung? Wir
wissen, daß Irrtum und gereiztes Geltungsstreben dem sozial kranken Kinde
eine zwangsweise Unterwerfung nicht gestatten; fällt ihm ja doch schon die
freiwillige so außerordentlich schwer. Gar gegenüber den offensichtlich unge-
bessert Entlassenen versagt dieses Motiv völlig.

Da die Abschreckung keinerlei sachgemäße Aufklärung gibt, kann damit
nur auf einen Eindruck in der Richtung der Furchterweckung gerechnet werden.
Man will eben den aktiven Verbrechermut brechen. Wir erinnern uns hiebei
wieder an den Zeitgeist unserer Gesellschaft, die das Gute tut und das Böse
unterläßt, leider nur allzu oft aus Furcht. Dahinter lauern Heuchelei und
Pharisäismus auf die Gelegenheit, sich doch irgendwie durchzusetzen. Wäre
das Gemeinschaftsgefühl in unserem Zeitgeiste nicht so erschütternd gering,
so brauchten sich die Erzieher nicht gar so sehr der Gewalt und dem Zwange
anzuvertrauen. Mit diesem Motiv der Abschreckung erkennt man stillschweigend
den selbstherrlich gewordenen Egoismus als Zeitgeist an und macht das Zugeständnis, daß dieser eine durchschnittliche Folge unserer herrschenden Erziehungskunst ist. Mit freudiger Anteilnahme an der Gemeinschaft, mit Sittlichkeit, freiem Willen und lebendigem Gemeinschaftsgefühl hat dies nichts
mehr zu tun.

7. Das Motiv der Sühne.

Sühne bedeutet, richtig verstanden, aktives Handeln. Das bloße Erdulden
einer Strafe kann nicht Sühne sein. Die Strafvollstreckung als solche kann ein
Kind nicht läutern, wenn es auch dem Richter verklärt erscheinen mag. Die
freiwillige Übernahme einer Strafe erklärt sich nur aus einer Anpassung an
die herrschende Anschauung; dies Verlangen entspringt der irrenden Einstellung
eines außerordentlich mutlosen und unselbständigen Menschen; jedenfalls
aber ist es die Verkennung des richtigen Weges. Das Wesentliche wäre die
Änderung der inneren Einstellung, aus der der Rechtsbruch hervorgegangen
ist, unter Mithilfe des Heilerziehers durch sachgemäße Aufklärung.

8. Die Buße.

Mit dem Begriff der Buße kommt wieder eine recht materiell anklingende
Anschauungsweise herein. Insoweit dies mit der Züchtung von Schuldgefühlen
zusammenhängt, wird davon weiter unten gesprochen werden.

9. Die Wahrung der Staatsautorität und der Schutz der angegriffenen Rechtsgüter.

Dieses Mittel stellt besonders Bondy[1] als ein Mittel dar, die Strafe bei
dem Jugendlichen zu rechtfertigen. Er sagt, es sei die Aufgabe der Erziehung,

---

[1] Curt Bondy, Pädagogische Probleme im Jugendstrafvollzuge. Hamburgische
Schriften zur gesamten Strafrechtswissenschaft, herausgegeben von Professor Dr. M. Liep-
mann. Verlag: Bensheimer 1925. S. 5.

die jungen Menschen das Vorhandensein und die Unerbittlichkeit der über ihnen stehenden Mächte anerkennen zu lehren. Dazu bedürfe es der Strafe, auch der gerichtlichen. Mit Recht hebt solchen Gedankengängen gegenüber schon Ellger [1] hervor, daß das Ziel der staatlichen Strafe Legalität, das Ziel der Erziehung Moralität heiße. Beide Absichten aber auf gleiche Stufe zu stellen, beruht auf einer Verkennung des Wesens der menschlichen Persönlichkeit. Ein Mensch, der aus Irrtum heraus fehlt, kann nicht schuldig werden; soweit die Schuld fehlt, fehlt auch die Berechtigung zur Strafe. Ob die Strafe überhaupt sittlich berechtigt ist, wird noch erörtert werden.

Es besteht bei diesem Motiv weiter die Gefahr, daß die formale Autorität und der Schutz der Rechtsgüter betont wird. Allzu gern treten Eltern, Lehrer, Erzieher, Richter und Strafvollstreckungsbeamte als persönliche Vertreter der Autorität, des sittlichen Prinzips auf. So verschiebt sich der Ton von der überpersönlichen Gemeinschaft auf äußere Organisationen und Personen, also von der Autorität der Vernunft auf die Autorität der Person. An die Stelle der wachsenden Erkenntnis sowie des inneren Erlebens des Abstandes vom Ideale tritt dann letzten Endes wieder der äußere Zwang gerade dann, wenn der Mut und die Bereitschaft des Kindes, sich zu ändern, aus dem Wirken der Lebensirrtümer heraus nicht so groß sind, um freiwillig mittun zu können. Hier liegt aber der Kern des Erziehungsproblems.

10. Die Unzurechnungsfähigkeit.

Die Strafe beruht auf Zurechnungsfähigkeit. Die Zurechnungsfähigkeit wird ausgeschlossen, wenn der herrschenden psychiatrischen Lehrmeinung zufolge organische, biologische Störungen festgestellt oder angenommen werden. Die Fälle rein organisch bedingter Geisteskrankheit oder Schwachsinns gehören unbestritten hierher. Unter § 3 des Jugendgerichtsgesetzes fallen aber auch — eine moderne Konzession — die Fälle der Unfähigkeit, den Willen der Einsicht in das Ungesetzliche der Tat gemäß zu bestimmen. Dies sind die Fälle der sogenannten schweren Psychopathie, die bis in die Formen der Geisteskrankheit hereinreichen. Psychiatrie und Rechtswissenschaft drücken diese Erscheinung so aus: In der Lebensführung dieser Kinder sind die Triebe trotz aller erzieherischen Gegenwirkung zu stark, der Wille zu schwach. Individualpsychologisch gesehen sind dies die Fälle der schweren Neurose und Verwahrlosung. Wir wissen, daß der Zwang des irrtümlichen Lebensplanes und die zurückgebliebene innere Erlebnisfähigkeit einheitlich die Triebe und den Willen leiten. Wir wissen, daß meist unsere unzulängliche überkommene Erziehungsanschauung oder die persönliche Unzulänglichkeit der Erzieher oder beides das dauernde Versagen des Kindes herbeigeführt haben. Aus der Erfahrung wissen wir weiter, daß die Bedingungen solcher Störungen im Prinzip aufklärbar und heilbar sind. Wir fühlen uns also nicht berechtigt, hier von biologischen Störungen, von einer Belastung des Kindes zu sprechen, sei es des Willens, sei es der Urteils- und Kritikfähigkeit, wie dies in intellektualistischer Weise geschieht. Von unserem Gesichtspunkte aus greifen wir mit der Entschuldung viel weiter als die herrschende Lehre. Der Standpunkt der herrschenden Lehre wird verständlich durch das Dogma der Willensfreiheit, der Veranlagung und durch die Überbetonung des Intellektes.

Entscheidend aber wenden wir uns gegen das Dogma einer schlechten Veranlagung, einer psychopathischen „Konstitution" solcher Kinder und gegen die damit verknüpfte Belastung. Werden dem Kinde damit schon äußerlich manche Wege der Wiedereinfügung verbaut, so ist der innere Schaden ein noch viel

---

[1] Zitat bei Bondy S. 11.

größerer. Die Einreihung in die Klasse der Minderwertigen und erblich Belasteten schließt das Kind aus der wertvollen menschlichen Gemeinschaft aus; das Kind sieht sich zu einem Menschen zweiter Klasse förmlich gestempelt. Der Glaube des Kindes, es in dieser ihm feindselig gesinnten Welt nicht schaffen zu können, wird durch die amtliche Bestätigung noch verstärkt. Es liegt die Gefahr sehr nahe, daß das Kind diese Maßnahme als eine förmliche Rache der Gesellschaft ihm gegenüber erlebt und sich nun mit aller Entschiedenheit auf seinen irrigen Standpunkt stellt, ja, daß es, wie Beispiele zeigen, seine Narrenfreiheit wie einen Freibrief bei jeder passenden Gelegenheit benützt, um sich damit wieder an der Gesellschaft zu rächen.

Eine Öffnung der starren Grenzen der herrschenden Anschauung tut hier dringend not, und zwar nicht nur im Interesse der Kinder, sondern auch der Gemeinschaft und der diesen Fällen gegenüber so pessimistisch und mutlos eingestellten Erzieher; es mag hier erwähnt werden, daß der § 3 III Jugendgerichtsgesetzes dem Richter in diesen Fällen ausdrücklich die Pflicht auferlegt, zu prüfen, ob Erziehungsmaßregeln erforderlich sind.

11. Das schuldige Kind.

Das nach der herrschenden Lehre normale Kind mit freiem Willen wird seines Rechtsbruches für schuldig erklärt und hat gerichtliche Strafe zu gewärtigen. Nach dem Wortlaute des Jugendgerichtsgesetzes, besonders der §§ 6, 9 IV, 10 I, ist die gerichtliche Strafe gedacht als verstärkter Druck gegen das Kind, wenn die bisherigen Erziehungsmittel nicht vermocht haben, Hemmungen gegen die ungeordneten, schädlichen, rechtsbrecherischen, zu starken Triebe anzuerziehen und das Kind an ein brauchbares bürgerliches Leben zu gewöhnen. Die gerichtliche Strafe kennzeichnet sich also als eine äußere Zwangseinwirkung, um einen inneren Vorgang zu erzielen. Hierzu kommt noch eine innere Seite. Das geltende Recht drängt den Richter in eine noch schroffere Form der herrschenden Erziehungsanschauung durch den Schuldbegriff, der unserem gesamten Rechte zugrunde liegt. Durch den aus praktischen Gründen verständlichen Ausschluß gewisser subjektiver Gründe und durch die Zulassung der Erfolgshaftung wird die strafrechtliche Belastung des Kindes noch formeller, nähert sich mehr einer materiellen als erzieherischen Auffassung. Wird so dem Kinde das Verständnis schon nicht erleichtert, so wirkt die persönliche Belastung mit Schuldgefühlen geradezu hindernd für eine gedeihliche Erziehungsatmosphäre.

Die herrschende Erziehungsanschauung muß, um überhaupt etwas Greifbares in Händen zu haben, einzelne Tatsachen herausgreifen. Dies entspricht auch ihrer Grundanschauung von dem Wesen der menschlichen Persönlichkeit. Sie reißt einzelne Tatbestände aus dem lebendigen und fließenden Werden, aus ihren Zusammenhängen, entkleidet sie dadurch ihres Sinnes, entrückt sie dem Verständnisse und hält sie wie in einem schlechten Momentbilde als etwas Einmaliges fest. Man sieht nun mit den Augen des Alltages nicht mehr das Woher und Wohin, das Gestern und Morgen, sieht nicht mehr Sinn und Dynamik der Bewegung, sondern nur noch eine Tatsache. Diese Tatsache ist eine Verletzung des objektiven Rechtes. Der Rechtsbrecher wird für schuldig erklärt; sein Wille wird mit der Straftat belastet. Er soll sich deshalb auch persönlich schuldig fühlen. Diese Unterwerfung, sagt man, sei der erste Schritt zur Besserung. Die Lage hat sich von der gedeihlichen erzieherischen Möglichkeit schon entfernt, denn dieser Schuldbegriff überwuchert den Entwicklungsbegriff. Die Tatsache des Abstandes vom Ideale wird zu einer Belastung des Kindes verselbständigt, die wirkenden Zusammenhänge aber werden nicht aufgezeigt. Je starrer und

betonter diese Belastung erfolgt, um so mehr entfernt sich der Richter von
der Einleitung einer Heilerziehung. Das Kind ist vielleicht ehrlich genug, zu
verraten, daß es damit nichts anfangen kann, denn „das hat es schon immer
so gehört". Fühlt sich nun der Richter verpflichtet, dieses Schuldbewußtsein
trotzdem um jeden Preis zu wecken, so wird er zu weiterem inneren Drucke
greifen müssen. Es kommt vor, daß Eltern während der Verhandlung in solchen
Augenblicken den Richter geradezu bitten: „Sagen Sie ihm nur einmal ordentlich die Meinung, von uns glaubt er es ja doch nicht". Geht der Richter darauf
ein, so wird er dem Kinde vielleicht die Schändlichkeit seiner Handlungsweise,
die Verworfenheit seiner Gesinnung vorhalten, er wird ihm diese oder jene
schlimmen Folgen abschreckend ausmalen, er wird etwa im Ton und durch
Worte das Kind herabsetzen, er wird ihm vielleicht gar Möglichkeiten absprechen
und Schlimmes für die Zukunft vorhersagen. Kurz, der Richter arbeitet dann
mit stärksten seelischen Erschütterungen, um die verbrecherische Widerstandskraft zu brechen, das Kind als schlecht und schuldig sich fühlen zu lassen und
auf diese Weise den Willen zur Umkehr und Besserung zu stärken, kurz um
abzuschrecken und Hemmungen anzuerziehen.

Der Richter glaubt zwar, das Richtige getroffen zu haben, aber das Kind
kann von seiner Lebensanschauung aus nicht mit. Es weiß in dieser fürchter-
lichen Lage nicht mehr ein noch aus. Es wird sich mit seiner individuellen
bisher immer geübten Verhaltungsweise zur Wehr setzen. Ob es nun verstummt
oder trotzig und herausfordernd wird, ob es etwa gar zur Antwort gibt: „Man
hat mich einen Verbrecher genannt, ich will nun auch einer sein", ob es weint
oder zu allem „ja" sagt, bloß um fortzukommen, ob es etwa wie vernichtet
dasteht und an sich verzweifelt: Hier hat sich eine Mauer zwischen Richter und
Kind aufgerichtet, die kein Vertrauen erwachsen läßt. Hier ist keine Brücke
geschaffen zum freien Willen, zum Mittun, zum Aufleben des Gemeinschaftsgefühles. Die seelische Folter ruft alle Kräfte des Egoismus auf den Plan, übertönt laut die Stimme des Gemeinschaftsgefühles in dem Kinde, denn Druck
und Furchterweckung sind Feinde der Vernunft und der darauf aufgebauten
Freiheit.

Der Richter wird nur in dem Maße auf Erfolg rechnen können, als er das
Gemeinschaftsgefühl und die innere Not des Kindes, das sich ohnehin schon
in sehr bedrängter Lage befindet, zu seinen Bundesgenossen nimmt und dem
Kinde durch sachliche, freundliche Aufklärung die Wege ebnet zu eigener
sachlicher Einsicht in die Zusammenhänge und Irrwege. Für die Erziehung
sind nur diejenigen seelischen Erschütterungen von Wert, die hieraus, also aus
eigenem, durch freiwilliges Mitschaffen gefördertem Erleben entspringen. Der
erziehliche Ton liegt nicht darauf, die schlechten Triebe, den verbrecherischen
Willen zu bändigen, sondern Mut und Gemeinschaftsgefühl in Verbindung
mit Verschaffung der notwendigen Einsichten in die Zusammenhänge zu stärken.
Es ist also ein positiver Weg im Gegensatz zu dem negativen der herrschenden
Anschauung. Innerer oder äußerer Druck kann vielleicht augenblicklich un-
liebsame Äußerungen der irrenden kindlichen Lebensanschauung zurückstauen.
Vielleicht zeigt das Kind sogar Reue, gelobt Besserung, sei es aus seiner Not
oder als Konzession gegenüber dem Richter. Man muß aber darauf gefaßt sein,
daß dieser uneinsichtige Sklavengehorsam zur Sklavenrevolte führt, weil dieses
Kind wirkliche Freiheit gar nicht kennt. Es besteht immer die Gefahr, daß die
innere Demütigung das Kind in noch stärkere Schwierigkeiten und in den
Rückfall hineintreibt, sobald die äußerlich drückende Lage schwindet und der
wirklichen Einstellung des Kindes wieder freien Raum gibt. Es kam schon
vor, daß Kinder, die eben wegen Diebstahles verurteilt worden waren, den
Gerichtssaal verließen und in der nächsten Stunde wieder stahlen.

12. Verhaltungsweisen des Kindes.

Reue.

In diesem Zusammenhange müssen die Verhaltungsweisen des Kindes vor Gericht, besonders die Reue, besprochen werden.

Nicht alles, was vom Standpunkte der herrschenden Triebe- und Erziehungsanschauung aus als Reue erscheint, ist auch wirkliche Reue oder innerlich gewachsene Einsicht. Der äußere Schein trügt. So gibt es z. B. eine Reue, die von den Eltern angestiftet ist, damit das Kind noch relativ glimpflich durch das Verfahren kommt; das sind beispielsweise Eltern, die ihr Kind entweder verzärteln oder solche, die der behördlichen Behandlung gern irgendwie grundsätzlich Widerstand entgegensetzen, auch solche, die irgendwie sich bewußt oder gefühlsmäßig in dem Kinde schuldig fühlen oder sonstwie stark in dem Kinde sich selbst fühlen. Das Kind wird auf diese Weise zur egoistischen Täuschung der Umwelt geradezu erzogen. Andere Kinder haben von irgendwelchen Beispielen her die Nützlichkeit einer solchen Verhaltungsweise einmal kennen gelernt und gebrauchen nun in dieser bedrohlichen Lage das Weinen als Trick und Sicherung. Wieder andere Kinder drücken mit dem Weinen nur ihre alteingeübte, gewöhnliche Verhaltungsweise gegenüber drohenden Gefahren aus; solche Kinder weinen schon bei dem ersten Worte des Richters, ganz gleich, wovon er spricht, ja sogar schon beim Betreten des Gerichtssaales. Diese Kinder haben mit dem Weinen vielleicht zuhause Erfolg gehabt und sind durch die häusliche Erziehungsweise so stark eingeschüchtert worden, daß sie sich sehr entmutigt fühlen. Oder die Kinder beginnen bezeichnenderweise dann zu weinen, wenn man ihnen vorstellt, welch schöne Möglichkeiten sie, vielleicht für dauernd, verloren haben und wie sie sich selbst gegenüber anderen in ihrem Fortkommen zurückgesetzt haben. Endlich tritt bei einer stattlichen Reihe von Kindern heftiges Weinen in dem Augenblicke auf, wenn der Fürsorgeerziehungsbeschluß bekanntgegeben wird; denn in diesem Augenblicke erfährt ihr Überlegenheitsziel einen außerordentlich heftigen Stoß; sie sehen sich der Möglichkeit, auf dem bisherigen Wege sich weiter durchzusetzen, beraubt und befürchten für die Zeit der Fürsorgeerziehung eine Reihe weiterer Herabsetzungen. In dem Weinen verrät sich oft blitzartig die Vergangenheit und die Zukunft des Kindes. Aber selbst das Weinen des Kindes bei Beschimpfungen und bei der Urteilsverkündung muß noch individuell verstanden werden. Nebenbei mag erwähnt werden, daß wirkliche Reue oft in einer Form in die Erscheinung tritt, daß sie rein äußerlich betrachtet kaum als solche erkannt wird.

Es wäre verfehlt, die eben erwähnten Formen der Erschütterungen im Sinne einer beginnenden Einsicht und Besserung zu deuten und darauf Straf- oder Erziehungserwägungen aufbauen zu wollen. Der Richter, der glaubte, nun den Sieg über den bösen Willen errungen zu haben und dies in einer milderen Behandlung auch äußerlich zum Ausdruck brächte, würde sich durch das spätere Verhalten des Kindes sicher enttäuscht fühlen. Wenn dieses Kind nun wiederholt vor dem Richter erscheinen müßte, so wäre es falsch, dem Kinde die Enttäuschung über die gehegten Erwartungen fühlen zu lassen, es etwa gar als verworfenes Kind zu bezeichnen. Es kommt besonders bei Eltern öfter vor, daß sie glauben, mit erpreßten Zusagen des Kindes beinahe ein persönliches Recht auf eine bestimmte Verhaltungsweise erlangt zu haben. Der Richter darf sich dann durch das Verhalten nach exemplarischer Bestrafung nicht von der ruhigen sachlichen Betrachtung abbringen lassen.

13. Sonstige Verhaltungsweisen von Kindern vor Gericht.

Die gesamten Verhaltungs- und Ausdrucksformen erhalten ihre Zielrichtung, ihren Sinn vom Lebensplane her. Sie sind unter irgendwelchen Vorbildern und Eindrücken als brauchbar angenommen, durch mehrfache Versuche bestätigt, schließlich festgehalten und dem Ganzen zweckvoll eingereiht worden. So verstanden geben sie dem kundigen Richter außerordentlich wertvolle Aufschlüsse.

Vielleicht hat der Richter, den das Kind noch nicht kennt, schon auf dem Wege in sein Büro vor dem Sitzungssaale Gelegenheit, mit kurzem Blick das Kind zu betrachten. Jedenfalls ist es für den Richter wichtig, wie das Kind eintritt, wie in diesem Augenblicke Körperhaltung, Gesichtsausdruck, Gang und Handbewegungen sind. Noch mehr bei der Verhandlung selbst. Da verzieht sich einmal bei einem bestimmten Worte die Oberlippe, dort leuchtet ein blitzartiger Blick auf, hier schleicht ein scheuer, bangender Blick zu dem Gesicht des Richters, ein andermal zieht das Kind die Stirne kraus, lächelt geringschätzig oder ein Erröten, Erblassen, unruhiges Hin- und Herrücken, auffallende Körperhaltung oder Fußstellung ist zu bemerken. Oder das scheinbar offene Gesicht hat etwas Starres, Prüfendes, wieder einmal hat das Gesicht etwas unerforschlich Maskenhaftes. Oft spricht das Verhalten der Hände oder der Lippen aus, was die Zunge nicht sagt. Dies alles können nur wenige zufällige Beispiele sein. Auch die Beurteilung vom Anzug, Sauberkeit, Haartracht gehört mit hierher.

All diese Momente sind im Zusammenhange mit dem kindlichen Lebensplane, den bekanntgewordenen äußeren Umständen und dem sonstigen Verhalten des Kindes wichtig. Freilich dürfen diese Anhaltspunkte nicht mit der starren Anschauungsweise der herrschenden Triebe- und Erziehungsanschauung verstanden werden, denn die Fassaden sagen nicht immer ohne weiteres das, was sie von der herrschenden Anschauung aus zu sagen scheinen. Straferwägungen und Erziehungsmaßnahmen oder Heilungsaussichten können darauf nicht aufgebaut werden, wenn man nicht gleichzeitig die Stärke des Gemeinschaftsgefühls und den Grad des noch vorhandenen Mutes kennt.

So kann ein verschüchtertes, verschlossenes Kind aus den Vergewaltigungen seiner Kinderstube her gelernt haben, daß es besser ist, nichts zu sagen und still zu sein, weil es sonst noch mehr geschimpft und geschlagen wurde. Das Kind wird auch dem Richter diese seine allgemeine Verhaltungsweise zeigen. Es ist aber durchaus möglich, daß dieses Kind unter warmherziger, verständiger Hilfe bald freiwillig sein Inneres öffnet und vielleicht rasch zu einem glücklicheren Lebenswege sich entschließt. Das Kind, das einen fügsamen Eindruck macht, zu allem „ja" sagt, dem Richter vielleicht sogar offen in die Augen sieht, ist gewiß nicht immer leicht und dauernd zu Erziehungserfolgen zu bewegen. Es hat vielleicht schon die Verhaltungsweise Erwachsener kennen gelernt, anderen Menschen recht zu geben und doch zu tun, was man will, um überall möglichst glatt durchzukommen. Der Junge, der mit trotziger Miene vor dem Richter steht, erscheint demselben gerne als der typische böse Bube. Er braucht es nicht zu sein. Er hat vielleicht seinen ersten starken Mißgriff getan; er leidet nun innerlich sehr unter der gerichtlichen Behandlung. Er besitzt noch einen so starken Grad von Gemeinschaftsgefühl, daß er ohne allzu große Mühe von kundiger Hand zu einem tüchtigen Menschen erzogen werden kann. Auch dies sollen nur einige willkürlich herausgegriffene Beispiele sein.

14. Protesthaltungen.

Noch einige Beispiele dafür, mit welchen Mitteln Jugendliche ihrer individuellen Art gemäß und nur von ihrem Lebensplane her verständlich versuchen, sich dem Richter gegenüber in Geltung zu setzen und zur Beherrschung der Lage zu gelangen. Es sei auf die früher schon erwähnte Widerstandshaltung des Kindes hingewiesen. Wie diese Jugendlichen schon bisher aus dem Irrtum heraus zwangsläufig ihr Leben gegen die Gemeinschaft gelebt haben, so fühlen sie sich durch den verstärkten Druck des Gerichtsverfahrens aufs höchste gefährdet und sichern sich in der Richtung ihrer bisherigen Techniken. Ob diese vom Standpunkt der herrschenden Erziehungsanschauung aus das positive oder negative Vorzeichen tragen, ist für die erzieherische Beurteilung ohne Betracht. Entscheidend ist der Grad der Gemeinschaftsfreundlichkeit und des Mutes.

Ein verzärtelt erzogenes Kind wird sich wie sonst, so auch dem Richter gegenüber unter Umständen anschmiegsam und nachgiebig zeigen; es hat aber sein Versprechen schon völlig vergessen, wenn eine andere Situation ihm später irgendwie eine leichtere Möglichkeit zeigt, zu einem billigen Erfolge zu kommen. Es gibt Mädchen, die mit Koketterie zu reizen gewöhnt sind und die auch bei dem Richter versuchen, ihn mit ihrem hübschen Kleidchen, mit freundlichem Benehmen und gewinnendem Mienenspiel zu fesseln. Oder sie arbeiten mit unsachlicher Weichherzigkeit, stellen ihre Verteidigung auf Rührung und Not ab, arbeiten mit Verblüffungsversuchen. Wieder andere Kinder zögern, weichen aus, warten ab, um den Richter kennen zu lernen und hienach ihr Verhalten auf den einen oder anderen Pol ihrer Leitlinie einzustellen. Es kommt vor, daß Kinder Bemerkungen des Richters wie mit einer geheimen Absicht umgestalten mit dem Zwecke, von der Hauptsache abzulenken, den Richter oder andere ins Unrecht zu setzen. Ein Verwahrloster gibt sich in der sichertuenden Geste, um den Richter zu täuschen und sich selbst Mut zu machen. Ein anderer Jugendlicher moralisiert oder klagt sich selbst an, zeigt sogar neue Straftaten an, als wollte er dem Richter beweisen, daß er moralischer und weitschauender ist, mehr weiß als der Richter und ihn eigentlich gar nicht braucht. Feige, verantwortungsscheue oder listige Kinder wollen mit den ihnen eigentümlichen Mitteln der Anklage anderer, der Entschuldigung, der Lüge und Bemäntelung sich schützen. Oder sie verschieben kunstvoll die Tatbestände, verfallen in eisiges Schweigen, um die Spuren zu verwischen. Oder sie sprechen nicht, lassen den Richter immer wieder fragen; sobald er aber etwas sagt, fallen sie ihm mit einer nichtssagenden Antwort in die Rede, um die Verhandlung zu keinem greifbaren Ergebnisse kommen zu lassen. Ein trotziges oder hochmütiges Kind versucht, freilich wiederum nicht klar bewußt, den Richter zu reizen, weil es seine ruhige Art als drückende Überlegenheit empfindet; es braucht einen polternden Gegenspieler, um die Gefährlichkeit der Mitwelt sich und anderen zu beweisen. Jugendliche Prostituierte ergehen sich gelegentlich in unflätigen, zynischen Ausdrücken, als wollten sie dem Richter sagen, daß er sie besser in Ruhe ließe. Gelegentlich fallen auch förmliche Rollen auf, in denen sich Jugendliche fühlen; hierher gehört besonders die Erlöser-, Helden- oder Führerrolle.

15. Notwendigkeit der psychologischen Orientierung des Richters.

Es ergibt sich mit Rücksicht auf die gesamte strafrechtliche und erzieherische Behandlung des Kindes die Wichtigkeit der Forderung, daß der Richter die Nöte des Kindes versteht, daß er die wissenschaftlichen Mittel kennt, die Konflikte des Kindes mit der Umwelt zu erfassen und zu verringern, d. h. daß er über das Wesen der sozialen Krankheit orientiert ist. Er wird diese Aufgabe nicht allein mit intellektualistischen, wissenschaftlichen Mitteln lösen können; er kann die Kunst des raschen Verstehens nur üben in dem Maße, als er selbst entwickelt ist und über diejenigen inneren Erfahrungen verfügt, die auch

anderen wieder weiterhelfen können. Diese Frage hängt weiter zusammen
mit der Frage der persönlichen Einstellung des Richters, die später zu erörtern
sein wird.

In der Praxis findet man öfter die Meinung, psychologische Erkenntnisse
seien nicht nötig, es genüge der gesunde Menschenverstand. Aber dieselbe
Praxis zeigt, wie zahlreich und schwer die Enttäuschungen sind, die der gesunde
Menschenverstand in Erziehungsfragen erfährt. Nicht, als ob dies immer so
der Fall sein müßte. Die wichtige und heilige Aufgabe der Wiedergewinnung
eines gescheiterten Kindes legt uns aber die Pflicht auf, alles zu tun und die
Möglichkeiten zu erschöpfen, die bestehen. Hier ist in erster Linie der Mangel
zu erwähnen, daß es auch heute noch dem persönlichen Belieben des Richters
überlassen ist, sich in psychologischen Dingen auszubilden oder nicht. Die
Folge des mangelnden Einblickes ist, daß der Richter allzu leicht geneigt ist,
sich auf Ermittlungen von irgendwelchen Organen zu verlassen, ohne dieselben
nachzuprüfen. Diese Organe verfügen auch nur selten über diejenigen psychologischen Fähigkeiten und Kenntnisse, die gute Ermittlungen schaffen können.
Ich verweise hier auf die wertvolle Hilfe des individualpsychologischen Frage-
bogens (124), der allerdings nicht schematisch und nicht ohne Vorkenntnisse in der
Methode gehandhabt werden darf. So kommen schiefe Urteile von gescheiterten
oder vielleicht nicht immer tauglichen Erziehern, sowie Äußerungen von in
der Sache oder im Einzelfall nicht genügend kundigen Helfern maßgebend in das
Gerichtsverfahren herein. Solche Äußerungen verdichten sich manchmal
geradezu zu förmlichen Gutachten, die erfahrungsgemäß leicht präjudizierend
wirken. So wertvoll und notwendig rein tatsächliche, unbedingt sachliche
Ermittlungen über die Verhältnisse der Kinder sind, schon deswegen, weil
der Richter das alles unmöglich selbst besorgen könnte, so scharf muß hier die
Grenze zwischen Helfertätigkeit einerseits und Richtertätigkeit und -Verant-
wortung andererseits gezogen werden. Es ist im Rechtsleben ohnehin leider
schon manchmal üblich, daß der Richter sich allzusehr auf Gutachten verläßt,
ohne den letzten Gründen und großen Zusammenhängen immer nachzugehen.
Es muß aus mehrfachen Gründen klar gefordert werden, daß die Frage der
Gesetzesanwendung und die Verantwortung für die Handhabung allein beim
Richter bleibt. Der Richter käme sonst in den Verdacht, nur ein formales
Werkzeug in den Händen anderer zu sein; das Jugendgerichtsverfahren würde
zu einer äußerlichen Organisationsfrage herabsinken. Wieder ein wichtiger Teil
der richterlichen Tätigkeit ginge unvermerkt in fremde Hände über. Das Vertrauen zur Rechtspflege würde dadurch im Volke nicht gestärkt, denn es kann
nur bei größter Sachlichkeit und Ungebundenheit des Richters bestehen. Gerade
die Fülle der Macht, die der Jugendrichter als Erziehungs-, Ermittlungs-, Straf-
und Strafvollstreckungsrichter besitzt, die Kostbarkeit des Gutes, der Jugend,
und die Tragweite seiner Entscheidungen für das ganze Leben der Kinder
muß in ihm das größte Verantwortungsgefühl wachrufen.

Der Jugendliche ist von seiner gegensätzlichen, starren und beeinflussungs-
feindlichen Einstellung her ein scharfer, überempfindlicher und für fremde
Schwächen feinfühliger Kritiker, wenn dies oft auch nur gefühlsmäßig, nicht
klar bewußt geschieht. Gewänne nun der Jugendliche etwa den Eindruck,
daß der Richter sich von fremden Urteilen und Meinungen abhängig macht,
so würde gerade dieser Eindruck unter Umständen vernichtend für den Erfolg
des ganzen Verfahrens sein. Denn das Kind käme dann zu dem Glauben, daß
hier ein Verfahren sich automatisch abrollt, wie eine Maschine, die gegen es
aufgezogen und losgelassen ist, daß alles schon vorher festgelegt ist, daß es
ganz gleichgültig ist, was es sagt, daß man von vornherein gegen es eingenommen
ist, ja, daß das ganze Verfahren nur ein ausgemachtes Zusammenspiel ist und

daß der Richter eben auch nur ein Teil jener feindlichen Mächte ist, die ihm bisher schon überall hindernd entgegengetreten sind.

Die Meinung, daß es psychologischer Kenntnisse bei dem Richter nicht bedürfe, erklärt sich aus der Triebetheorie; man findet sie besonders da, wo der Strafwille des Richters ein ausgesprochener ist. Die Aufrollung der Schuldfrage führt zwangsläufig zur Feststellung von klaren Tatbeständen. Daß eine klare Feststellung jeder vagen Vermutung unbedingt vorzuziehen ist, dürfte selbstverständlich erscheinen. Aber vom Erziehungsgesichtspunkte aus, besonders unter Zuhilfenahme der individualpsychologischen Methode, verblaßt die alleinige und unbedingte Bedeutung solcher Feststellungen. Die individualpsychologische Heilerziehung ist von äußerlichen Feststellungen nicht so entscheidend abhängig, wie die herrschende Erziehungsanschauung. Sie stützt sich auf reichere und tiefere Möglichkeiten, das für die Erziehung Wesentliche zu erkennen. Sie weiß verschwiegene oder anders dargestellte Teile der Einstellung leichter, rascher und sicherer zu finden, als die herrschende Erziehungsanschauung. Gewiß ist die Aufgabe bei verschiedenen Jugendlichen verschieden schwer; die individualpsychologische Erziehung darf aber im allgemeinen auch eher mit einer freiwilligen Mithilfe des Kindes rechnen, als das gerichtliche Strafverfahren.

Je mehr der Ton auf die peinlich genaue Aufklärung rechtlicher Tatbestände gelegt werden muß, um so mehr besteht die Gefahr, den psychologischen Teil, die heilerzieherische Hilfe, dabei an zweite Stelle zu setzen und gerade das Wesentliche, das Herausfinden der wirklich geeigneten Erziehungsmaßnahmen und die Abschätzung ihrer Tragweite für das Kind weniger wichtig zu behandeln. Daß die strafrechtliche Behandlung der erzieherischen allzu leicht Eintrag tut, wurde schon erwähnt.

16. Die Parteistellung.

Aber auch die rein strafprozessuale Behandlung gefährdet das Erziehungswerk unter Umständen. Die Parteistellung, die mit der Strafbehandlung notwendig verbunden sein muß, bringt das Kind für die erzieherische Behandlung in eine schiefe Einstellung; sie gestattet ihm als Partei, zu lügen. Sie reizt das Kind, das das Recht hat, um seine Schuld oder Nichtschuld zu streiten, geradezu, unzugänglich zu werden. Tritt nun etwa noch ein Strafverteidiger für den Jugendlichen ein, so werden Richter und Kind von den Erziehungszusammenhängen abgelenkt. Der Jugendliche verschließt seine Seele, der Richter erscheint ihm als sein Feind. Die Unzugänglichkeit des Angeklagten wird durch die Strafprozeßordnung legalisiert und autorisiert. Ein guter Jugendrichter sollte aber zugleich der beste Verteidiger eines Jugendlichen sein. Es bedarf feinen Taktes und großer Umsicht des Jugendrichters, die unüberbrückbare Kluft zwischen geltendem Strafrecht und einer tiefgreifenden, psychologisch richtig einzuleitenden Heilerziehung zu wirklicher Gemeinschaft einigermaßen auszugleichen.

Natürlich kann von dem Richter nicht verlangt werden, daß er persönlich Heilerziehung treibe; er wird aber durch kurze Hinweise dem Kinde wichtige und für das Verständnis des Verfahrens notwendige Aufschlüsse aus der Tiefe seiner Erfahrung geben können und müssen; er muß den erzieherischen Sinn und die Tragweite seiner Maßnahmen ermessen können und dazu den großen Zusammenhang im Kinde überblicken. Vom Standpunkt der Heilerziehung selbst aus kann dies alles nicht mehr sein, als eine gute Einleitung zur wirklichen Behandlung.

17. Das Verfahren und das Urteil.

Die Gemessenheit der prozessualen Behandlung drückt während des ganzen Verfahrens immer mehr auf das Kind. Es liegt schon in der Art des Verfahrens,

daß es einen starken Eindruck auf den Jugendlichen macht, wenn auch seine
äußerliche Geste das nicht immer und jedenfalls nicht immer in der gewünschten
Richtung verrät. Wenn der Richter mit pflichtgemäß peinlicher Genauigkeit
die Tatumstände erhebt, fühlt der Jugendliche, wie sich der Kreis immer enger
und enger um ihn zieht. Die Verhandlung steigert sich zum Schuldspruche.
Das Kind fühlt sich wie zum Verbrecher staatlich gestempelt.

Zur Zeit ist es für einen individualpsychologisch geschulten Richter, der
das Gesetz anzuwenden hat, auf das er verpflichtet ist, nicht möglich, in der
wünschenswerten Weise von Strafe abzusehen. Es ist aber schon viel gewonnen, wenn er der Strafe das vernichtende Werturteil nimmt und sie als
eine äußerliche Folge in den großen Lebens- und Erziehungszusammenhang
hineinstellt. Es kann sich ein Hinweis darauf empfehlen, daß durch die Strafe
das schädigende Verhalten selbst und eine Reihe der üblen Folgen, besonders
diejenigen in seelischer Richtung, nicht ungeschehen gemacht werden kann.
Schadensersatz und Erweisen besonderer Dienste in der Richtung des verletzten
Rechtsgutes können erziehungsunterstützend wirken dann, wenn es gelingt,
das Kind zu innerer Freiwilligkeit dieser Leistung zu bewegen. Einen Zwang
in dieser Richtung auszuüben dadurch, daß die Gewährung der Probezeit von
der Erfüllung solcher Bedingungen abhängig gemacht wird, ist erzieherisch
ohne Wert.

18. Die gerichtliche Strafe.

Die gerichtliche Strafe besteht in Freiheits- oder Geldstrafe. Über die
Wirkung der Freiheitsstrafe werden eingehendere Ausführungen folgen. Die
Geldstrafe hat mit der Erziehung nichts zu tun. Soweit sie von den Eltern und
nicht aus dem Verdienste des Jugendlichen bezahlt wird, ist sie lediglich
ein Druckmittel gegen die Eltern. Die Geldstrafe trifft Arme und Reiche verschieden schwer. Gefährlich ist der bei der Geldstrafe naheliegende wirtschaftliche Ausgleichgedanke, weil der Jugendliche dadurch in die Meinung kommen
könnte, daß man die Verletzung von Gemeinschaftsinteressen mit Geld wieder
wettmachen kann.

Gewisse Entartungen, sogenannte „Epidemien", bereiten dem Großstadt-
Jugendrichter gelegentlich Schwierigkeiten. Diese Verirrungen sind z. B.
Schulversäumnisse und Geschlechtsentartungen. Man kommt ihnen weder mit
dem psychiatrischen Begriffe der Veranlagung, noch mit der Methode der
autoritären Erziehung bei. Da die Gesellschaft sich aber doch gegen diese
Schäden schützen muß, greift man zu stärkstem Drucke, sucht durch strenge
Strafen und sofortigen Strafvollzug abschreckend zu wirken. Diese Straftaten
scheinen nun allerdings einander zu ähneln wie ein Ei dem andern. Die strafrechtliche Tatbestandsfeststellung und die Erziehungsanschauung, die bei der
Typisierung stehen bleiben, arbeiten hier einander in die Hand im Sinne einer
schablonenhaften Strafreaktion. Maßgebend wäre doch aber auch hier der
Grad des Gemeinschaftsgefühles und Mutes, sowie die inneren Verhältnisse,
aus denen der Lebensirrtum dieses Jugendlichen herausgewachsen ist. Die
äußeren Erscheinungsformen spielen demgegenüber nur eine sekundäre Rolle.
Beiläufig bemerkt mag schon die eine Tatsache zu denken geben, daß unter
den Geschlechtsentarteten viele uneheliche Kinder und Waisen zu finden sind.
Erreicht wird durch die Strafe unter Umständen höchstens eine größere Vorsicht
des Gewarnten und dadurch vielleicht nach außen hin eine größere Legalität,
manchmal aber auch das nicht, weil die Wurzeln der Verwahrlosung im Boden
der kindlichen Seele haften bleiben, jeden Tag neue Blüten treiben können und
treiben. Diese Gefahr ist umso größer, je mehr der Jugendliche das Affektive
dieser Strafreaktion herausfühlt und dadurch innerlich verhärtet wird.

19. Die Entscheidungserwägungen.

Die Entscheidungen über Strafausmaß, mildernde Umstände, die Entscheidung der Frage, ob Strafe allein oder neben Erziehungsmaßregeln anzuordnen ist, wird oft auf äußere Eindrücke oder auf Erwägungen einer subjektiven Gefühlspsychologie sowie des gesunden Menschenverstandes aufgebaut. So beruft sich der Richter auf die berühmte Erstmaligkeit der richterlichen Behandlung, wobei natürlich in keiner Weise feststeht, daß dies auch wirklich die erste Straftat des Jugendlichen ist. Ein frühzeitig gewarnter und listig gewordener Verwahrloster kann vielleicht noch nicht mit dem Gerichte zu tun gehabt haben und doch ein innerlich festgefahrener, gefährlicher Schädling sein. Man weiß auch, daß es Kinder gibt, über die zwar dauernd Klagen einlaufen, die es aber verstehen, sich Feststellungen zu entziehen. Die Geringfügigkeit des eingetretenen Schadens aus dem Gesichtspunkte der Erfolgshaftung kann nicht immer, der Ersatz durch die Eltern oder der unfreiwillige Ersatz durch den Jugendlichen nie einen Beurteilungsmaßstab geben. Über die Reue wurde schon gesprochen, über Verführung und Not wird später noch etwas zu sagen sein. Aber auch andere Umstände, eine mehr oder minder zufällige freundlichere oder ungünstige Beurteilung des Kindes von dritter Seite spricht oft maßgebend mit; manchmal lassen sich Richter durch den Wunsch der Eltern nach Gelderwerb des Kindes oder durch die berühmte plötzlich verschaffte Arbeitsgelegenheit, hinter der sich gelegentlich noch anderes versteckt, bewegen, die Heilerziehung des Kindes zurückzustellen, was erfahrungsgemäß meist zum Schaden des Kindes ausschlägt. Das Geständnis ist selbst dann, wenn es innerlich vollkommen freiwillig ist, nicht immer gleichwertig zu beurteilen, weil die grundlegenden Verhaltungsweisen des Kindes aus seinem Lebensplane heraus verschieden sind und also auch diese Freiwilligkeit einen verschiedenen Wert hat. Um nur einen krassen Fall zu erwähnen: Es gibt auch ein Geständnis, das mit seiner Heldentat irgendwie prunkt.

Eine ganz wesentliche und ebenfalls meist zu schematisch behandelte Rolle bildet der Rückfall. Nicht jeder Rückfall kann jedes Kind gleich belasten, nicht einmal dasselbe Kind. Man müßte auch hier die Art der inneren Linie im Kinde kennen, ob sie aufsteigend oder absteigend ist und wie die innere Verfassung und die äußere Lage des Kindes zur Zeit des Rückfalles war. Inwieweit fehlte es vielleicht an der wirklich sachverständigen Behandlung seitens der Erzieher oder Heilerzieher in einem schwierigen Augenblicke? Welche Rolle spielt der Rückfall im gesamten Leben des Kindes? Denn das Leben ist etwas Fließendes, Werdendes; innere Änderungen gehen nicht mit einem Schlage restlos vor sich, wenigstens meistens nicht, so wie wenn man etwa einen Wasserhahn abstellt. Gewisse Rückfälle liegen unter Umständen durchaus auf dem Wege zur Heilung; verschärfter Gegendruck kann hier ein mühsames Erziehungswerk in einem Augenblick vernichten oder schwer gefährden.

Mancher Richter wird geneigt sein, Kinder von arbeitsscheuen, trunksüchtigen oder verbrecherischen Eltern milder zu beurteilen als Kinder erziehungsübereifriger, zu strenger Eltern, weil die Strenge immer noch als gute Erziehung anerkannt wird. Aus all den unzähligen Fehlerquellen, von denen die angeführten nur zufällige Beispiele sein können, kommen wir nur heraus mit einer gründlichen psychologischen Betrachtung. Der Richter muß, wenn er seine Entscheidungen nicht auf Sand aufbauen will, die Ansprechbarkeit des Gemeinschaftsgefühls und den Grad des Mutes kennen, die dem Kinde noch verblieben sind. Diese allein lassen eine Entscheidung in sich richtig begründen. Aus all dem ist verständlich, daß, von den verschiedensten Bedingungen beeinflußt, die Verschiedenartigkeit der Handhabung des Gesetzes durch die Richter eine größere ist, als menschlicher Weise notwendig und billig ist.

20. Der Eindruck der Strafe auf das Kind.

Es ist vom Standpunkt des Strafrechtes aus durchaus verständlich, daß der Richter Strafen und Strafmaß nach einheitlichen Grundsätzen handhabt. Und doch treffen sie innerlich und äußerlich oft recht verschiedene Voraussetzungen bei den Kindern, fallen also auf recht verschiedenen Boden; man hört dies sogar gelegentlich aus dem Munde von Jugendlichen später wieder, wie verschieden die Beurteilung von ein- und demselben Strafmaß bei derselben Straftat durch mehrere Jugendliche ist. Die Strafe ist in jeder Form etwas Summarisches, ein Universalmittel, das den individuellen Fall, das psychologische Werden weder genügend berücksichtigen will noch kann. Die Strafe ist der Ausdruck des mangelnden Vertrauens des Erziehers zu seiner Kunst, eines Erzieherpessimismus, der die leitenden seelischen Zusammenhänge nicht genügend übersieht, seine natürlichen Bundesgenossen im Kinde nicht kennt und in negativer Weise deswegen mit Brechen und Gewalt vorgeht. Pessimismus und Strafwille stehen im gegenseitigen Abhängigkeitsverhältnis.

Man darf höchstens auf einen Eindruck in der Richtung der Furcht oder auf einen Augenblickserfolg rechnen. Im günstigsten Falle wird das Kind gewitzter, schlauer; seine Gemeinschaftsfreundlichkeit, seinen Mut aber zu heben vermag die Strafe nicht. Die Strafe besitzt deshalb keine sittliche Wirkung und Kraft. Wer das Gemeinschaftsgefühl als grundlegende Tatsache anerkennt, wird die Heilerziehung als eine auf sachgemäßer Aufklärung und innerem Erleben beruhende Ermutigung fordern müssen.

21. Das Absehen von Strafe.

Der Jugendrichter kann von gerichtlicher Strafe absehen, wenn er Erziehungsmaßregeln für ausreichend hält, — § 6 JGG. — oder bei leichten Fällen von Vergehen und Übertretungen — § 9, IV JGG.—. Für diese Entscheidungen gilt psychologisch dasselbe, was schon oben ausgeführt wurde.

Es ist sehr erfreulich, daß man wenigstens begonnen hat, das Kind gerichtlichen Strafmaßnahmen zu entziehen. Es ist aber aus der herrschenden Ansicht heraus verständlich, daß die Gründe, besonders im Falle des § 9/IV, äußeren Gesichtspunkten entnommen werden. Es sind besonders Verführung und Not, die als Gründe angesehen werden. Die richtiggestellte Frage müßte aber lauten: Wie ist die innere Situation des Kindes? Bei Prüfung dieses Gesichtspunktes kann sich vielleicht herausstellen, daß dieses Kind erziehungsbedürftiger ist als ein anderes, das mit Erziehungs- oder Strafmaßnahmen bedacht wird. Es ist nicht bloß eine Sache des Zufalls, in welche Verhältnisse ein Kind hineingerät. Es sind doch alle Kinder mehr oder minder dauernd z. B. von Verführungen umgeben. Warum sagen die Einen „Ja", die Anderen „Nein"? Es muß schon eine innere Bereitschaft in dem Kinde vorhanden sein, wenn das „Ja" erfolgt. Und ist das alles wirklich Not und Verführung, was als solche bezeichnet wird? Ist das nicht oft nur eine Ausrede, die nicht genügend nachgeprüft wird? Es müßte also in all diesen Fällen die Frage der Erziehungsbedürftigkeit genau geprüft werden; man müßte die Scheu, erzieherisch zur rechten Zeit und frühzeitig einzugreifen, überwinden und nicht immer abwarten, bis Kinder vielleicht in größere Schwierigkeiten hineingeraten. So wie die Dinge heutzutage liegen, sind aussichtsreich für die Heilerziehung in der Regel nur mehr die frühzeitig zur Behandlung kommenden Schwierigkeiten. Meist aber wartet man, bis „es nicht mehr anders geht".

Unbedingt abzulehnen wäre es, etwa im Wege eines stillschweigenden Übereinkommens mit der Polizei es dieser zu überlassen, ob sie leichtere Fälle zur Anzeige bringen will oder nicht. Solche geringfügige Übertretungen, bildlich gesprochen, kleinere Grenzüberschreitungen, sind oft ein recht bedeutsamer Hinweis auf die gesamte innere Einstellung eines Jugendlichen.

22. Erziehungsmaßregeln.

Man könnte sich eine gemeinschaftsfreundlichere Zeit denken, in der man es nicht notwendig hätte, ein Schema von Erziehungsmaßregeln — bezeichnenderweise „Maßregeln" — im Gesetze zu geben. Aus dem Schema folgt, wie die Praxis zeigt, die dringende Gefahr, daß das Erziehungswerk veräußerlicht, als Organisationsfrage behandelt wird. Dies würde also heißen, der Richter regelt nur noch äußere Verhältnisse. Er würde also selbst mit daran arbeiten, aus dem Erziehungswerk persönlich auszuscheiden und dasselbe ganz in andere Hände übergehen zu lassen.

Eine solche Handhabung entbehrte nicht ihres Eindruckes auf den Jugendlichen. Sinn und Zweck des Jugendgerichtsverfahrens liegt ja doch gerade in der guten Einleitung eines richtigen Heilverfahrens. Wenn der Richter seine Erziehungsmaßnahme nicht in den Erziehungs- und Lebenszusammenhang des Kindes lebendig hineinzustellen vermag und diese Dinge dem Kinde so wirklich innerlich näherrückt, wird auch der Jugendliche die Erziehungsmaßnahme eben als eine äußerliche Regelung ansehen, ja noch mehr, er wird sie, weil sie vom Gerichte ausgeht, geradezu als Strafe empfinden. Verbindet nun der Richter die Erziehungsmaßnahme mit dem Strafurteil, so muß dieser Eindruck bei dem die Dinge nicht so genau unterscheidenden Kinde geradezu zwangsläufig hervorgerufen werden. Es ist nun eine Erfahrungstatsache, daß gerichtliche Strafen als äußerer Zwang empfunden und mit innerem Widerwillen als etwas Unabänderliches hingenommen werden. Man kann sich denken, welche Widerstände der gute Erzieher überwinden muß, wenn sein Werk von vornherein dem Kinde derart belastet erscheint. Man muß also von dem Richter verlangen, daß er nicht nur seine Maßnahme der inneren Einstellung des Kindes psychologisch richtig anpaßt, sondern daß er sie auch dem kindlichen Verständnisse möglichst aus dem großen Zusammenhange heraus erklärt, um dadurch die innere Bereitschaft des Kindes für diesen neuen Lebensweg zu wecken. Ohne innere Bereitschaft des Kindes versagt jeder Erziehungsversuch. Es ist ferner notwendig, daß der Richter dem Jugendlichen klar sagt, daß Richter, Eltern, Lehrherr und Erzieher ihm auf dem neuen Wege nur Helfer und Freund sein können, daß der Jugendliche selbst aber bei diesem Werke die eigentliche Arbeit zu leisten habe. Einmal auf diesem Wege, ist es nur folgerichtig, daß der Richter auf jeden Druck, auf Zwang und Drohung verzichtet, die die herrschende Erziehungsanschauung ihm nahelegen möchte. Dies gilt besonders gegenüber der Zubilligung der Probezeit, die richtiger aus dem Gesichtspunkte des Vertrauens zu begründen und individueller anzuwenden wäre, wenn sie nicht ihr Ansehen völlig verlieren soll.

23. Die Erziehungsmaßnahmen im Einzelnen.

Die Maßnahmen sind die Verwarnung, die Überweisung unter die Zucht der Erziehungsberechtigten oder der Schule, das Auflegen besonderer Verpflichtungen, die Unterbringung, die Schutzaufsicht und die Fürsorgeerziehung.

Die Verwarnung wie das Auferlegen besonderer Verpflichtungen gehört von vornherein zu den Erziehungsmitteln der herrschenden Erziehungsanschauung. Sie sind nur von der formalen Autorität her verständlich und arbeiten mit Druck und Zwang.

26*

Die Überweisung unter die Zucht der Erziehungsberechtigten oder der Schule ist ein Mittel, mit dem viele Praktiker nichts Rechtes anzufangen wissen. Die Erziehungsberechtigten sind bei dem Kinde ja erwiesenermaßen schon gescheitert. Die Schule hatte bisher schon das Recht und die Pflicht, einzuschreiten. Was bedeutet also diese ausdrückliche richterliche Sanktionierung eines erzieherisch unhaltbar gewordenen Zustandes? Man möchte fast glauben, es sei damit eine Zwangserziehung schlimmer Sorte gemeint, wenigstens wenn man sich die Dinge ansieht, wie sie in der Praxis liegen. Die Erzieher haben, wenn auch vielleicht mit Zähneknirschen, noch auf das Gericht gehofft. Nun schiebt ihnen das Gericht die Aufgabe wieder zurück. Erwägt man, daß bei den Erziehungsberechtigten oft noch eine Reihe von Affekten hereinspielt, so der Ärger über die Einmischung der Behörde, über die sog. „Schande", über das Scheitern der Erziehungskunst, der verletzte Elternstolz, der Verdruß über die öftere Nachfrage nach dem Kinde, die bezeichnenderweise öfter als Polizeiaufsicht bezeichnet und empfunden wird, der Ärger über weitere Schwierigkeiten durch das Kind, der Verdruß darüber, daß sich trotz des gerichtlichen Verfahrens und der vielen Aufregungen doch eigentlich gar nichts geändert und gebessert hat, so kann man sich ein Bild machen von der manchmal schädigenden Wirkung der gerichtlichen Maßnahme. Es bleibt im übrigen eine offene Frage, ob in unserer Zeit der noch lebhaft herrschenden Prügelstrafe dieses Erziehungsmittel nicht auf diesem Umwege über den Jugendlichen wieder verhängt wird, wenn auch außergerichtlich und nicht etwa einmal, sondern so und so oft, privat und unkontrollierbar. Sieht man ferner, wie diese gescheiterten Kinder wieder einer Umgebung überantwortet werden, die selbst schwer versagt hat und sich ihres schlechten Beispieles den Kindern gegenüber gar nicht bewußt wird, so sehen wir ein erschütterndes Stück aus der Hilflosigkeit unserer Erziehung und unserer Zeit.

Die Unterbringung und Schutzaufsicht wird in dem Maße förderlich sein, als die Betreuer des Jugendlichen die erforderlichen Einsichten besitzen. Sind die Störungen bei den Kindern nicht schwer, sind die Eltern guten Willens und lenkbar, zeigen sie auch die erforderliche persönliche Reife, so ist die Belassung im Elternhause tunlichst anzustreben. Sind die Schwierigkeiten bei dem Kinde aber erheblicher, ist die Elternehe gestört, sind die Eltern selbst in stärkere Irrwege geraten und sind sie vielleicht einer Aufklärung gar nicht zugänglich, so kann eine gedeihliche Heilerziehung des Kindes nur bei Entfernung desselben aus dem Elternhause erfolgen. Äußerliche Gründe dürfen hiebei eine entscheidende Rolle nicht spielen.

Die Fürsorgeerziehung ist das letzte, schwerwiegendste Erziehungsmittel. Es ist aber von unseren Anschauungen und von den Erfahrungen der Praxis aus gesehen ein nur mehr aus der herrschenden Anschauung von der väterlichen Gewalt her zu erklärender Fehler auch des neuen Reichsjugendwohlfahrtsgesetzes, daß die Fürsorgeerziehung entweder das Verschulden der Erzieher oder den Eintritt der Verwahrlosung voraussetzt, dagegen das in ausländischen Rechten schon anerkannte Gefährdungsprinzip bei Unzulänglichkeit der Erziehung nicht anerkennt. So kommt es, daß durchgreifende Maßnahmen meist erst getroffen werden, wenn es bei der jetzigen Erziehungsmethode zu spät geworden ist.

Von dem Ausmaße der Schwierigkeiten, der Stärke, Tiefe und Dauer der Störungen, aber auch von der Gefährlichkeit für eine fremde Familie und deren Kind hängt es ab, ob ein Fürsorgezögling einer fremden Familie oder einer Anstalt anvertraut wird. Letzteres ist bei Gemeingefährlichen, Schwerverwahrlosten, Hochstaplern, Blendern, Ausreißern, zu sexuellen Unarten wie Prostitution und Strichjungentum Neigenden, bei Geschlechtskranken und geistig nicht intakten Kindern erforderlich. Eine Erziehung, da wie dort, wird allerdings nur in dem Maße von Erfolg begleitet sein können, als diese Erzieher um die Zusammenhänge des Seelenlebens Bescheid wissen. Die individualpsychologische Anschauung ist weitergehend als die herrschende Praxis zur Unterbringung in einem Heime geneigt, allerdings nur in einem Heime, das sachgemäß die notwendigen Aufklärungen gibt. Sie rechnet dabei mit kürzeren Aufenthaltszeiten, glaubt die Kinder eher als die herrschende Anschauung einer gewissen Freiheit wiedergeben und dadurch auch mehr Kinder aufnehmen und behandeln zu können; sie vermag dies dank ihrer Aufklärungsmethode, während die herrschende Anschauung nur mit längeren Gewöhnungszeiten, meist nicht unter einem Jahre, rechnet.

Es ist eine gewiß für alle Beteiligten nicht erfreuliche Erscheinung, daß diese Maßnahme in der Praxis, nicht immer zum Nutzen der Kinder, von anderen Rücksichten, besonders materiellen, durchsetzt wird. Der individualpsychologische Heilerzieher würde die Erziehung so lange sichern, bis der Erfolg erreicht ist. Für den Fall des Mißerfolges besteht zur Zeit noch eine bedauerliche Lücke im Gesetze.

24. Die Bestimmungen erziehungsfördernden Charakters im neuen Jugendgerichtsgesetz.

Zu den Bestimmungen erziehungsfördernden Charakters im neuen Jugendgerichtsgesetze gehören besonders die Schaffung eines eigentlichen Jugendgerichtes, die Heranziehung eigener Jugendschöffen und eigener Jugendstaatsanwälte, der Ausschluß der Öffentlichkeit bei der Verhandlung, der Grundsatz der tunlichen Vermeidung der Untersuchungshaft, die Anordnung von Ermittlungen über den Jugendlichen, die Betonung des Erziehungscharakters im Strafvollzuge und die Regelung der Strafaussetzung im Gesetze, während sie bisher Gnadenakt war. Diese Bestimmungen sind sicher wertvoll und fortschrittlich, sie erscheinen uns jedoch noch nicht genügend. Besonders eine Bestimmung wird ebenso, wie von der Schule in ihrem Bereich, hier schmerzlich vermißt: eine durchgreifende Heranziehung der Eltern, die für ihre Erzieheraufgaben geeignet zu gewinnen wären. Diese Aufklärung ist gewiß schwierig, weil sie nicht nur in der Richtung der Fehler der Kinder zu gehen hätte, sondern auch in der Richtung der ungeeigneten erzieherischen Behandlung durch die Eltern, ja noch mehr, in der Richtung der dieselben bedingenden eigenen mangelhaften persönlichen Reife der Eltern. Der Philosoph Nelson forderte schon vor längerer Zeit mit Recht die Erziehung der Erzieher. Dieser Gedanke wurde einmal von anderer Seite drastisch so ausgedrückt, daß eigentlich nicht die Kinder, sondern die Eltern vor den Jugendrichter gehörten. Man sieht, hier knüpfen sich die Fäden nicht nur zur herrschenden Erziehungsanschauung, sondern auch zum Zeitgeiste. Leider erscheint diese Forderung zur Zeit aus verschiedenen Gründen kaum erfüllbar.

25. Die persönliche Einstellung des Richters.

Die Erfüllung der Aufgabe eines Jugendrichters ist mehr als jede andere richterliche Tätigkeit eine Frage der Gesamtpersönlichkeit des Richters. Auch der Richter ist ein Kind seiner Zeit, durch seine Erziehung und Ausbildung, aber auch durch seine Stellung den Anschauungs- und Bildungsweisen der Zeit irgendwie unterworfen. Auch der Jugendrichter ist als Mensch nicht frei von Irrtum, er ist kein unfehlbarer Gott. Er unterliegt ferner den Schwierigkeiten und Sorgen eines Menschen unserer Zeit. Seine Stellung im Beruf, im sozialen Leben, zur Familie, zu den eigenen Kindern, zu den wirtschaftlichen Fragen, zu

Krankheit, zu den Widrigkeiten des Alltags setzt ihn wie jeden anderen Menschen einer Reihe von Belastungsproben aus. Je nach Maßgabe seines Lebensplanes wird er diese Schwierigkeiten für kaum übersteiglich, für störend oder für lösbar halten. Aber gerade sein Beruf, anderen Führer und Helfer zu sein, weist ihn gebieterisch darauf hin, seine eigenen seelischen Zusammenhänge soweit wie möglich zu überblicken und sich immer weiter zu entwickeln, die größeren Irrtümer immer mehr zugunsten von kleineren abzubauen und so allmählich zu versuchen, im Wege des Lernens und Werdens dem Ideale einigermaßen sich zu nähern. Er wird nur insoweit anderen als Reifer, Entwickelter Wertvolles auf den Lebensweg mitgeben können, als er die Werte selbst innerlich erlebt hat, die er anderen vermitteln soll.

Das Kind fühlt es, wenn der Richter sein Seelenleben nicht begreift, es sich so vorstellt, wie er es haben möchte, wenn er von ihm die Gefühls- und Denkweise eines Erwachsenen und nicht die eines Jugendlichen voraussetzt. Das Kind fühlt Widerstände, wenn der Richter etwa nach einer Kompromißlösung strebt, damit ihm keine weiteren Schwierigkeiten erwachsen sollen; Kinder lieben Kompromisse nicht, wenn sie zu ihrem Nachteile sind. Wenn der Richter bestimmte Schwierigkeiten der Kinder in dieser oder jener Richtung betont, vielleicht weil ihm diese Fragen selbst noch Schwierigkeiten bereiten, merkt das Kind sofort die Ansprechbarkeit und wird sie irgendwie auszunützen trachten. Die Betonung religiöser Gesichtspunkte erregt oft unmittelbaren Widerstand, die Überbetonung erweckt den Verdacht, als ob der Glaube des Richters selbst nicht ganz fest wäre. Alle subjektiven Äußerungen des Richters, die mit dem Erfolg oder Mißerfolg seiner Erziehertätigkeit zusammenhängen, subjektive gefühlsmäßige Äußerungen über den Rechtsbruch drängen die Kinder in ihre Widerstände förmlich hinein. Gar persönliche Distanz in dieser oder jener Form, autoritäres Wesen sind Dinge, die von vornherein ungünstig auf den freien Willen des Kindes wirken. In einer mangelnden persönlichen Reife, wie im Pessimismus liegt eine große Gefahr für die Richteraufgabe. Beide erwecken in dem Kinde, das dem Richter gegenüber auf scharfe Kritik eingestellt ist, das geradezu darauf lauert, die besten Mühen des Richters zu entwerten, den Eindruck des Unlogischen, der Phrase, der Unaufrichtigkeit, des Falschen. Das Kind fühlt, empfindlich, wie es nun in seiner verzweifelten Stimmung ist, doppelt fein die fremde, eisige Stimmung, die etwa von dem innerlich uninteressierten Richter ausgeht. Ein solcher Eindruck bei dem Kinde kann genügen, seine Bereitschaft, die Niederlage des Richters herbeizuführen und ihn scheitern zu lassen, zu unübersteiglichen Schwierigkeiten wachsen zu lassen. Es legt sein Geltungs- und Machtstreben betont in die Wagschale und verschließt sich. Man sieht, ein gescheitertes Kind wiederzugewinnen ist mehr als eine Frage des Intellektualismus und der Organisation.

Auch die persönlich warme Note, die ein Kind zur Mitarbeit gewinnt, kann nicht gemacht werden, wenn die innere Hingabefähigkeit, die etwas ganz anderes ist als ein gewaltsamer oder gewalttätiger Bekehrungsversuch, bei dem Richter nicht vorhanden ist. Die positiven, wirklich erziehungsförderlichen Werte zu finden, sie im rechten Augenblicke an die rechte Stelle zu setzen, auch die gespannteste Lage nie abbrechen zu lassen, immer wieder die Hand zu bieten, das sind Dinge, die aus dem Innersten des Richters kommen müssen. Nur wer große Zusammenhänge zu übersehen gelernt hat, wird sie auch bei dem Kinde sehen; nur wer Vertrauen in eigene Kraft besitzt, wird dem Kinde gegenüber diejenigen Worte, Anerkennungen und Ermutigungen finden, die ihm Herz und Mund öffnen. Er wird diese positiven Werte dem kindlichen Lebensplane entnehmen müssen und nicht im Sinne einer suggestionsähnlichen schematischen Beeinflussung aussprechen dürfen. Der Richter, der weiß, worauf es ankommt, bedarf nicht vieler Worte, keiner Rhetorik. Gerade der schlicht hingestellte treffende Satz wirkt oft wie ein Schlüssel zum kindlichen Herzen. Dann kommt es vor, daß ein Kind plötzlich die Augen groß aufschlägt und sagt: „So hat noch nie jemand mit mir gesprochen."

26. Unsere Anschauung.

Die Erfahrung lehrt uns, daß die herrschende Praxis ihrer Aufgabe nicht gerecht zu werden vermag und zwar in der Richtung:

1. der Wiedergewinnung des Rechtsbrechers,
2. des Schutzes des Verletzten,
3. des Schutzes der weiteren Gemeinschaft.

Wie wäre nun Abhilfe möglich? Diese kann nur kommen durch eine Neuorientierung des Problems. Von dem grundlegenden Gemeinschaftsgefühl ausgehend beurteilen wir diese Frage von der überpersönlichen Gemeinschaft her. Dieser Gemeinschaft ordnen wir die Interessen des Rechtsbrechers, des Verletzten und der von dem Verbrechen nicht unmittelbar Betroffenen unter. Wir verlassen damit den auf der Linie der Einzel-Interessen verlaufenden einseitigen Schutz der Rechte des Verletzten oder der Erziehung des Rechtsbrechers, der die Werte der Gemeinschaft zu kurz kommen läßt. Wir sehen den Jugendlichen in seiner engeren und weiteren Bezogenheit, betonen auch die seelischen Auswirkungen seiner Handlungen auf seine Mitmenschen und gehen den Zusammenhängen der auf ihn einwirkenden Einflüsse seiner Umgebung nach. Wir legen also Wert auf die Wechselwirkungen, aus denen jedes menschliche Zusammenleben besteht. Wir erfassen eine Reihe von mitwirkenden Faktoren, indem wir größere Zusammenhänge betrachten. Wir sehen in der Frage somit ein sittliches, also alle interessierendes und angehendes Problem. Materielle Belange sind nicht entscheidend. Mit anderen Worten: Wir orientieren die Frage an der innerlich erfaßten Gemeinschaft, nicht an einem äußerlichen, formal gerechten Verhalten.

Wenn es sich schon um ein Problem des „freien Willens" handelt, so müssen wir genau prüfen, wieweit der Zwang berechtigt ist. Er ist berechtigt, soweit er notwendig ist. Hierfür gibt uns Maß die Erkenntnis vom Wesen der menschlichen Persönlichkeit. Diese Erkenntnis läßt uns die Rechtsbrüche als Äußerungen sozialer Erkrankung, als grundsätzlich aufklärbare und heilbare Irrtümer sehen. Wo Irrtum, da ist keine Schuld; wo keine Schuld, gibt es keine Berechtigung zur Strafe. Die Gemeinschaft ist vielmehr aus der sittlichen Verbundenheit Aller gegen Alle heraus verpflichtet, ernstlich alles daran zu setzen, dem Abgeirrten den Rückweg zur Gemeinschaft zu ebnen, mit einer brauchbaren Heilmethode, nicht mit einem hilflosen Tasten, dessen Mißerfolge man mit Veranlagung und erblicher Belastung zu entschuldigen sucht. Wir müssen von den berufenen Organen der Gemeinschaft, wie von der Gemeinschaft selbst, als reiferen, entwickelteren Menschen verlangen, daß sie den Unreiferen mit gutem Beispiel vorangehen. Der innere Zwang und Druck muß als schädlich, unbrauchbar und unsittlich abgelehnt werden.

Äußerer Zwang hat als Notwehr der Gemeinschaft Berechtigung nur dann, wenn Rechtsbrecher in der Freiheit nicht wiederzugewinnen sind, also dann, wenn sie der Wiedergewinnung unbedingten oder dauernden Widerstand entgegensetzen, wenn sie gemeingefährlich, geschlechtskrank oder sonstige schwere Schädlinge sind. Der äußere Zwang bestünde in Verwahrung, also in einem Entzug der Freiheit und der persönlichen vollen Verfügungsfähigkeit. Dieser Entzug wäre eine rein tatsächliche, äußere, notwendige Folge des Verhaltens dieser Rechtsbrecher, ein Akt der Notwehr der Gemeinschaft. Dieser Entzug würde das körperliche und seelische Existenzminimum freilassen müssen, dürfte nicht in der Form der Strafe erfolgen, nicht Selbstzweck sein. Auch in dieser Form würde sie übrigens von den meisten Menschen schon als schwerer Eingriff empfunden werden.

Dieser Zwang wäre notwendig, solange die Voraussetzungen beim Rechtsbrecher vorliegen. Die Dauer der Verwahrung würde also allein auf den freien Willen des Rechtsbrechers abgestellt bleiben. Fügt er sich innerlich ein, so hätte die Verwahrung ihre Aufgabe erfüllt und wäre zu beenden. Der Schutz der Gemeinschaft würde auf diese Weise gründlicher erfolgen, als es bisher geschieht. Niemals aber dürfte einem Menschen, auch dem schlimmsten Rechtsbrecher nicht, die freiwillige Rückkehr zur Gemeinschaft verschlossen oder erschwert werden. Eine bloße Unschädlichmachung ohne ernstlichen Versuch zur Wiedergewinnung lehnen wir ebenso ab wie eine von vornherein lebenslängliche Verwahrung.

Diese Gesichtspunkte hätten für Jugendliche wie für Erwachsene grundsätzlich gleichermaßen zu gelten.

Die Erfahrungen des täglichen Lebens und die Betrachtung der geschilderten Zusammenhänge zeigt uns aber ohne weiteres, daß mit einer Erreichung dieses Zieles in absehbarer Zeit nicht zu rechnen ist. Wir wissen, daß im Volk, wie bei Einzelnen, Gemeinschaftsgefühl und Mut die Voraussetzung zu Fortschritten sind und daß wir hier wie dort nur freundlich aufzeigen, aber nicht drängen dürfen. Wir werden mitarbeiten und das unter den obwaltenden Umständen Erreichbare als Annäherung an unser Ziel hinnehmen, ohne das als richtig erkannte Ziel aus dem Auge zu lassen. Als mögliche nahe Etappen auf dem Wege der Weiterentwicklung sehen wir mit anderen die relativ bestimmte Verurteilung, das Verwahrungsgesetz und einen flüssigeren Übergang der obersten Progressivstufe des Gefängnisses in die Fürsorgeerziehung. Die kurzzeitige Freiheitsstrafe lehnen wir ab.

III. Der Jugendliche im Gefängnis.

1. Innere Einstellung des Jugendlichen.

Die schweren Gefängnistore haben sich hinter dem Jugendlichen geschlossen. Lähmend und niederdrückend beschleicht ihn das Gefühl, von der menschlichen Gesellschaft ausgeschlossen zu sein, ausgeschlossen durch die Macht des Richterspruches, getrennt durch starke Mauern, feste Gitter und sorgsame Wächter; er ist nunmehr ein Gefangener, ein Büßer. Die Hoffnungslosigkeit und Machtlosigkeit dieser Lage hat seinem gereizten Überlegenheitsziele einen empfindlichen Schlag versetzt. Freilich, dieses Gefühl des Ausgeschlossenseins kann sich recht verschieden ausdrücken, so in der Form der Niedergeschlagenheit oder Gleichgiltigkeit, in der Schweigsamkeit, Verbissenheit, in Trotz oder Zynismus, wie eben der Lebensplan die Verhaltungsweise diktiert. Das neurotische und verwahrloste Kind kann diese Lage nicht anders denn als schwere Zurücksetzung erleben, als Feindseligkeit der menschlichen Gesellschaft ihm gegenüber. Wir dürfen von diesem irrenden Menschen nicht erwarten, daß er sich der menschlichen Gemeinschaft liebend und hingebend zuwende, ihren Bedingungen sich gern und willig unterwerfe.

Die trotzigeren Formen der Verhaltungsweise fallen begreiflicherweise mehr auf, schon weil sie störender wirken. So wird in der Praxis gelegentlich auf das hochgespannte Selbstgefühl der rückfälligen Rechtsbrecher hingewiesen, aber auch auf den eigentümlichen Heldenehrgeiz, die menschliche Gesellschaft auch von der Gefängniszelle aus noch herauszufordern. Weniger richtig beachtet werden aber die Formen der Apathie; meist empfindet man sie nur als Trägheits-erscheinung beim Arbeiten.

2. Die Erziehung nach der herrschenden Anschauung.

Die Isolierung durch Einsperrung hat den kaum wieder gutzumachenden seelischen Nachteil einer weiteren schweren Entmutigung des ohnehin schon mutschwachen Kindes zur Folge. Dieser Nachteil wird nicht durch die Vorteile ausgeglichen, die darin liegen, daß der Jugendliche aus seiner gefährdeten Umgebung entfernt ist und nun einmal Zeit zum Nachdenken über sein Leben bekommt. Würde der Jugendliche während dieses Abschlusses von der Außenwelt über seine Lebensirrtümer sachgemäß aufgeklärt, würde eine Änderung der inneren Einstellung von Grund aus abgebahnt, so könnte ein wertvoller Ausgleich erfolgen. Dies ist jedoch mangels getroffener Veranstaltungen und vorhandener Bereitschaft zur Zeit noch nicht möglich. Wir müssen uns also mit den er-zieherischen Versuchen der uns schon bekannten herrschenden Anschauung befassen, wie diese mit dem Kinde fertig werden wollen.

Hauptsächlich sucht man die Erziehung mit Hilfe eines Systems von Stufen durchzuführen, durch das der Jugendliche bei guter äußerer Führung zu besserer Lebenshaltung im Gefängnis aufsteigen kann. „In der untersten Stufe, der der Erprobung, gibt es keine Vergünstigungen. Hier kommt der Vergeltungs-zweck und die abschreckende Wirkung der Strafe noch zu ihrem Rechte. Hier soll der Gefangene zeigen, ob er den Einwirkungen der Strafe zugänglich ist, ob er Reue und Besserungswillen zeigt und bestrebt ist, sich in die Hausordnung zu fügen und sich ordentlich zu führen. Es muß also in dieser Stufe eine innere Wandlung des Gefangenen vor sich gehen, die aus eigener sittlicher Kraft kommt. Die Behandlung muß ernst, die Disziplin streng sein. So weit als möglich soll der Gefangene in Einzelhaft gehalten werden. Die Gefangenen tragen Sträflingskleidung“.[1] Der Zusatz der Reichstagsvorlage zum Jugend-gerichtsgesetze „unter Wahrung des Ernstes der Strafe“ wurde zwar vom Reichstagsausschusse gestrichen. Das Stufensystem beruht aber, soweit es durch-geführt wird, gerade darauf, daß Milderungen des Strafvollzuges verdient werden müssen.

Erinnert man sich hier an das früher über die innere Einstellung, die leitenden zwingenden Irrtümer und die pessimistische Lebensanschauung des rechts-brecherischen Kindes Gesagte, so ergibt sich der Schluß, daß von dem jugend-lichen Gefangenen in diesem Zeitpunkte und unter solchen Umständen mehr verlangt wird, als von einem reifen erwachsenen Menschen in voller Freiheit. Richtig ist und fast allgemein anerkannt, daß der Einzelaussprache bei der Wiedergewinnung ein großer Wert beizumessen ist. Es wird aber gelegentlich, sicher zu weitgehend, die Forderung nach Einzelhaft an Stelle der Gemein-schaftshaft grundsätzlich vertreten. Natürlich versucht man auch in dieser ersten Stufe, je nach der persönlichen Eigenart der Beamten, mit gutem Beispiele und Liebe auf den Jugendlichen bessernd einzuwirken. Meist ist diese Einwirkung entscheidend in die Hände der Geistlichen gelegt. Seel-sorge und Heilerziehung eines sozialkranken Menschen sind aber verschiedene Dinge. Nicht als ob das immer so bleiben müßte und überall so wäre. Aber für die herrschende Anschauung trifft dies jedenfalls noch zu, besonders dann, wenn man der göttlichen Gnade eine Aufgabe zuschiebt, die man selbst er-ledigen sollte und könnte. Besteht nun bei einem Gefangenen gar mehr oder

---

[1] Aus: „Die Einführung des Stufensystems in den bayer. Strafanstalten“ von Richard Degen, Ministerialrat im bayer. Staatsministerium der Justiz. Monatsschr. f. Kriminal-psychol. u. Strafrechtsreform, Jahrg. 14. Heft 1/3. 1923.

minder grundsätzliche Gegnerschaft zur Religion, so wird das Wiedergewinnungs-
werk bei diesem Jugendlichen durch das Amt des Geistlichen jedenfalls nicht
gefördert, wenn nicht andere berufene Hände die Aufgabe ergreifen.

3. Die Erziehungsmittel der herrschenden Anschauung.

Man sucht nun auf recht verschiedene Weise, durch eine Reihe äußerlicher
oder intellektualistischer Mittel, die Besserung bei dem Jugendlichen zu erreichen. Im Anschluß an die geltende Erziehungs- und Strafrechtsanschauung
sieht die Praxis diese Wiedergewinnung in der Willensstärkung des grundsätzlich willensfreien Menschen. Wie soll nun der Wille gestärkt werden?

Durch Zwang? „Der Zwang des Erziehers führt", wie Bondy[1] ausführt,
„nur zu dem Kampf des Verbrechers um die Macht und steigert in ihm gerade
diejenigen Eigenschaften, um derentwillen er in die Anstalt gekommen ist.
Die äußerlich mustergiltige Ordnung und Ruhe in solchen Anstalten wird immer
wieder durch ernstliche Meutereien und Ausbrüche unterbrochen werden".
Aber auch das Moment der persönlichen Autorität und der „Ernst" des Strafvollzuges sind geeignet, erziehungshemmend zu wirken.

Etwa durch Belohnung? Die Belohnung ist der Kern des Stufensystems;
sie ist ein äußerer, materieller Anreiz, ein Lockmittel, das wir schon von der
häuslichen Erziehung her kennen. Man erzieht damit bestenfalls zum Egoisten.
Eine Gewähr für eine innere Umkehr ist damit weder gegeben, noch könnte
eine etwaige Besserung mit den Mitteln der herrschenden Erziehungsanschauung
nachgewiesen werden. Erfahrungsgemäß führen sich gerade Gewohnheits-
zuchthäusler in der Anstalt recht gut. Es besteht die Gefahr, daß man eines
Tages, wenn die Nutzlosigkeit dieses Belohnungssystems offenkundig wird, den
Weg aus dem Kreislauf des Egoismus und der persönlichen Beurteilung hinaus
in die überpersönliche Gemeinschaft wieder nicht findet und nun mangels
eines besseren Weges zum alten System der reinen Strafe zurückkehrt.

Auch die Gewöhnung wird als Erziehungsmotiv genannt. Hiervon wurde
schon oben gesprochen. Man klammert sich an dieses recht äußerliche Moment
scheinbar nur deswegen so stark an, weil dieses Moment bei dem Mangel einer
wirklich brauchbaren Erziehungsmethode eben die letzte Hoffnung ist, um nicht
alle Hoffnungen sinken zu lassen. Wäre die herrschende Meinung konsequent
und würde sie an die Wirksamkeit dieses Motives selbst ernstlich glauben,
so müßte sie den Rechtsbrecher so lange verwahren, bis die Gewöhnung wenigstens
äußerlich erreicht zu sein scheint. Damit hätten wir einen Schritt weiter zur
Verwahrung. Dem steht aber zur Zeit noch die zeitlich bestimmte und die
kurze Freiheitsstrafe entgegen.

Die Bereitstellung und Festigung von Motiven empfiehlt Lindworsky. Warum kann nun der Jugendliche seinen Willen nicht so lenken,
wie es der Staat und das Gesetz, die Gemeinschaft will? Wir wissen: Weil
die unverstandenen Irrtümer den Jugendlichen trotz einer vielleicht entgegen-
stehenden und ausgesprochen anders gerichteten Absicht immer wieder in
eine andere Bahn drängen.

Auch die Beherrschung als solche und der Ehrgeiz werden genannt.
Beide sind aber, wie uns bekannt, vom Lebensplane her diktiert und treten
in den Dienst der Leitlinie. Sie folgen dem geheimen Sinn des Lebens, können
also nicht unabhängig als willensbildende Faktoren wirken.

Die Schulung des Intellekts kommt schon näher an das Problem heran.
Interessant ist, daß die herrschende Anschauung und Zeitrichtung hinter dem
mangelnden Willen wieder nur den Intellekt sucht. Dabei wird Intellekt nicht

---

[1] Dr. Curt Bondy: Pädagogische Probleme im Jugendstrafvollzug. S. 49/50.

verstanden als die Anlage der Denkfähigkeit von Geburt an, sondern als die Urteils- und Kritikfähigkeit, insofern sie der Motivbildung beim Handeln im praktischen Leben vorangeht. Der mehr oder minder bewußte Widerstreit zwischen der Vernunft einerseits und dem Zwange des Lebensirrtums andererseits kann durch irgend eine Schulung lediglich des Intellektes des Jugendlichen nicht behoben werden. Man übersieht die Kräfte des Gemeinschaftsgefühles, die Triebkraft des Mutes und schließlich die gestaltende Kraft der inneren Erlebnisse. Überlegungen, die zwischen Trieb und Handlung eingeschaltet werden, können, wie schon Bondy in dem angeführten Buche S. 56 richtig sagt, positive sittliche Handlungen nicht gewährleisten. Ob es sich nun um größere oder kleinere Zusammenhänge handelt, bleibt hierbei gleich. Bondy spricht weiter den treffenden Satz aus: „Der Mensch hat seine Vorentscheidung schon getroffen“. Er meint dies allerdings im Sinne des Fehlens eines einheitlichen Lebensideales. Wir sagen: Auch der Rechtsbrecher hat seine, allerdings irrige, Lebensanschauung, von der aus sein ganzes Verhalten diktiert wird.

„Erziehung durch Arbeit zur Arbeit“ ist nicht nur in der Fürsorgeerziehung, sondern auch im Gefängnisse ein bekanntes Losungswort geworden. Es ist nun aber ein wesentlicher Unterschied, ob ein Jugendlicher im Gefängnisse arbeitet, weil er muß oder weil es ihm materielle Vorteile bringt, ob jemand arbeitet, um davon leben zu können oder ob er aus seinem Gemeinschaftsgefühle heraus Arbeit und Beruf als gern übernommene Pflicht, ja als kulturellen und sozialen Wert in seinen Lebenszusammenhang hineinstellt, sich dadurch dem Ganzen innerlich verbunden fühlt. Nur in dem Maße, als die Stellung des Jugendlichen zu den allgemein gesellschaftlichen Beziehungen, zu der Beziehung der Arbeit und des Berufes heilerzieherisch geklärt ist, kann auf eine freiwillige Arbeit für die Dauer gerechnet werden. Man kann also auch hier nicht bloß mit einzelnen Motiven oder mit Gewöhnung heilen; die Praxis, die das übersieht, läßt therapeutisch eine empfindliche Lücke; nicht Organisation kann den Menschen innerlich ändern, sondern nur inneres Erleben.

Soweit die innere Bereitschaft zu Arbeit und Beruf wenigstens in einem gewissen Maße bei dem Jugendlichen schon vorhanden ist, kann eine sachgemäße, freundliche, erzieherisch, fachmännisch und menschlich gut geleitete Arbeit auch weitere sittliche Förderungen mit sich bringen, insbesondere zu Regelmäßigkeit, Pünktlichkeit und Genauigkeit erziehen. Ein weiteres stärkendes Moment ist die Möglichkeit, in dem Berufe Lebensinhalt, Lebensunterhalt und Anerkennung zu finden.

Zu begrüßen ist die Betonung gegenseitiger Hilfe bei der Arbeit sowie Arbeit in frischer Luft. Daß stumpfsinnige, geisttötende, monatelange Erd-, überhaupt Massenarbeit, Stunden- und Überarbeit der Erziehung nicht förderlich sind, braucht nicht betont zu werden. Die materialistische Anschauung von der Arbeit als Marktware kann der Erziehung hinderlich werden. Geradezu gefährlich und erziehungswidrig wäre es, Arbeit als Disziplinierungsmittel, als Strafe anzuwenden. Aus dieser allgemeinen Erwägung heraus wenden wir uns auch gegen die grundsätzliche Abstufung der Arbeit je nach der Schwere der Freiheitsstrafen. Arbeitsentzug, etwa in der Form des Arrestes, überantwortet den Jugendlichen seinen Phantasien und hilflosen Grübeleien; er ist deshalb erzieherisch unbedingt zu verwerfen. Eine Abschließung bei schwersten Widerständen für kurze Dauer wäre lediglich nach den Gesichtspunkten der Notwehr zu begründen und durchzuführen.

Ämter und Gruppen. Es kann sich empfehlen, aus dem Kreis der notwendigen Aufgaben des Gefängnisalltages gewisse Pflichten Jugendlichen zu übertragen, die sich durch gehobenes Verantwortungsgefühl dem Vertrauen der Beamten empfehlen. Nicht maßgebend aber dürfte für die Schaffung solcher

Ämter irgendeine Form von Aufsicht oder Überordnung sein; es wäre darauf zu achten, ob diese Einrichtungen von Jugendlichen nicht der Heuchelei oder Angeberei dienstbar gemacht werden.

Ähnliches gilt von Musik-, Turn- und anderen Gruppen. Sie müßten immer dem großen Ganzen sich dienend einfügen. Eigenbrötelei, Vereinsmeierei, Kliquenwirtschaft, besonderer „Geist" oder besondere Formen, kurz alles, was als Abschluß wirken würde, wäre schädlich.

Erziehung durch Beispiel und Liebe. Es bleibt also in der Praxis tatsächlich nur das gute Beispiel und die Liebe, wie dies gelegentlich auch die herrschende Anschauung betont. Es ist nun allerdings richtig, daß man mit vernünftiger Liebe und gutem Beispiel ein unverdorbenes Kind durchaus zur Gemeinschaft erziehen kann. Es ist aber nicht möglich, einen schon schwer gestörten Menschen ohne Auflösung seiner erheblichen Irrtümer wieder zu gewinnen. Sind die Schwierigkeiten nicht sehr erheblich, so wird gutes Beispiel und Liebe allein nur in dem Maße wirken, als Gemeinschaftsgefühl und Mut dem Kinde von sich aus gestatten, mitzutun, durch Erfahrungen zu lernen und so der Gemeinschaft von selbst sich wieder zuzuwenden.

4. Das Führerproblem Bondys.

Ein interessanter Versuch, der sich allerdings von der herrschenden Anschauung entfernt, ist die Auffassung des Führerproblems durch Bondy in dem schon mehrfach erwähnten Buche. Bondy will diejenigen Jugendlichen, die sich auf ihn persönlich einzustellen vermögen, durch Erotik, natürlich nicht durch Sexualität, fesseln und durch diesen Einfluß auch auf Fernerstehende erzieherisch wirken. Es ist bezeichnend, daß Bondy, der das ganze Gefängnisproblem nur von der Seite des Jugendlichen her orientiert, auch in einer persönlichen Bindung des Jugendlichen an ihn den Kern seiner Tätigkeit sieht; er kann also diese Frage nicht in der überpersönlichen Gemeinschaft praktisch und sachlich verankern, obwohl er die Notwendigkeit hiezu gelegentlich deutlich fühlt. Eine weitere Gefahr besteht darin, daß Bondy als Führer seine jugendlichen Gefangenen nicht gleichmäßig umfassen kann; er macht Ausnahmen. Wie will er über diese Ausnahmen hinweg das Ganze erfassen? Er hat doch schon in Hahnöfersand die Erfahrung gemacht, daß sich gegen den Innenring ein Außenring bildete.

Wir sehen in der Beziehung des Erziehers zum Zögling wie in einem Brennpunkte den Grad des Gemeinschaftsgefühles und der persönlichen Reife des Erziehers. Ein reifer Führer läßt sich nicht mit Unreifen in ungleiche Bindungen ein, die von letzteren nur egoistisch verstanden, je nach Bedarf zur Vergöttlichung oder Verteufelung benützt werden. Die erotische Bindung zwischen Heilerzieher und Zögling erscheint uns also ebenfalls als eine autoritäre Form, allerdings mit einem positiven Vorzeichen. Aufgabe des Erziehers wäre aber doch, erstmals Art und Wesen einer sachlichen Beziehung, die in der überpersönlichen Gemeinschaft ihre Werte orientiert, praktisch zu zeigen, von hier aus Selbständigkeit und Selbstverantwortlichkeit anzubahnen, den Jugendlichen seinen Weg mühsam selbst wählen und finden zu lassen, ihm den inneren Kampf und die innere Auseinandersetzung nicht zu ersparen, die jene wichtigen inneren Erlebnisse und Errungenschaften zeitigen, die allein den festen Halt im Kampf des Lebens geben. Der Erzieher darf dem Jugendlichen die Verantwortungen nicht abnehmen. Die selbstlose, immer sachliche Mitarbeit an diesem Werke kann nur gedeihen, wenn sie von wirklicher Hingabe und Selbstaufopferung getragen ist, die keine Forderungen und Erwartungen mehr kennt, geschweige denn auf Dank oder Zuneigung rechnet. Freilich spricht auch Bondy von der

Ablösung vom Führer. Wie will er dies aber machen, wenn er den Mechanismus des Egoismus nicht klar überschaut, wenn er nicht weiß, inwieweit er sich mit der erotischen Bindung in die Hand des unreifen Jugendlichen begibt? Gerade die Auflösung des subjektiven Macht- und Geltungsstrebens beim Jugendlichen und letzten Endes die Loslösung des Jugendlichen von dem Erzieher auch dann, wenn der Erzieher sich selbst nicht bindet, ist das letzte und manchmal schwerste Stück jeder Heilerziehung.

Die Kehrseite der persönlichen Bindung des Führers ist seine persönliche Empfindlichkeit. Hier wird noch deutlicher, daß es sich um eine autoritäre Form handelt, denn die Empfindlichkeit wirkt sich nicht durch Verschaffung einer sachlichen Einsicht aus, sondern durch eine unsachliche, persönliche Betonung eines Vorfalles, also durch ein Mehr, das die Arbeit kompliziert und den Blick von der inneren Entwicklung abzuziehen geeignet ist.

5. Die 2. und 3. Stufe.

Nach einigen Monaten steigt der Gefangene von der ersten Stufe zur zweiten, der Läuterung, wenn man[1] „aus dem Gesamtverhalten in der ersten Stufe auf eine innere Wandlung und Einkehr, auf den ernstlichen Besserungswillen schließen" zu können glaubt. In dieser Stufe werden schon einige Erleichterungen im Strafvollzug gewährt. Wieder nach Umfluß einiger Zeit kann der Gefangene in die dritte Stufe, der Bewährung, aufsteigen, wenn er sich[1], „von entschuldbaren leichten Verstößen abgesehen, tadellos geführt hat und wenn die Beamtenkonferenz die Überzeugung gewonnen hat, daß die Strafe ihren Zweck erfüllt und daß der Gefangene den ernstlichen Willen und die sittliche Kraft hat, nach seiner Entlassung ein ordentlicher Mensch zu werden und zu bleiben". Da diese dritte Stufe[1] „den Übergang zur Freiheit darstellt, erhält der Gefangene in derselben weitere Vergünstigungen, die den Strafvollzug des strengen Charakters entkleiden". Wer aber wegen schwerer Verstöße[1] „zurückversetzt wird, hat jedes Anrecht, wiederholt in eine höhere Stufe zu gelangen, verwirkt".

Neben diesen Reizmitteln versucht man noch in anerkennenswerter Weise durch eine Reihe förderlicher und erziehungunterstützender Mittel, den Gefangenen wieder zu gewinnen, so durch Schulen, geeignete Ansprachen, Vorträge, zum Teil mit Lichtbildern, durch Büchereien, Gefängniszeitung, ferner durch Turnen, Sport, Musik, Singen, Veranstaltungen und Feste, gelegentlich sogar durch eine gewisse Selbstverwaltung. Die handwerkliche Ausbildung und Beschäftigung wird in moderner Art und unter Zubilligung von Verdienstanteilen durchgeführt. Schließlich ist noch wesentlich zu erwähnen die Fürsorge für die aus dem Gefängnis Entlassenen.

Trotz dieser ernstlichen Bemühungen gibt aber die herrschende Praxis selbst zu, daß die Erfolge recht bescheiden und unsicher sind. Herr Ministerialrat Degen hat in seiner mehrfach erwähnten Schrift auf den wunden Punkt hingewiesen, den auch wir betonen: Es fehlt die positive Heilmethode.

6. Kritik des Stufensystems.

Die herrschende Anschauung muß wegen ihrer Schwierigkeiten, mit der gestellten Aufgabe fertig zu werden, sowie aus ihrer die Zusammenhänge trennenden und schematischen Betrachtungsweise heraus zu Typisierungen greifen. Dadurch veräußerlicht sie das Erziehungswerk, materialisiert es durch

---

[1] Aus: Richard Degen, Die Einführung eines Stufensystems in der bayer. Strafanstalten. Monatsschr. f. Kriminalpsychol. u. Strafrechtsform. Jahrg. 14. Heft 1/3. 1923.

Lohn und Strafe. Sie übersieht, daß nach der Entlassung unter äußerlich geänderten Verhältnissen der egoistische Anreiz wieder ein ganz anderer sein kann,
daß demgemäß auch das Verhalten in das Gegenteil umschlagen kann. Die
Betonung der Stufenzugehörigkeit isoliert die Angehörigen der unteren Stufen,
erweckt ihren Neid und erschwert dadurch die erzieherische Beeinflussung.
In der geltenden Form ist also das Stufensystem eine Gefahr für die Erziehung.
Wir würden höchstens, unter Vermeidung einer Betonung, zwei Stufen anerkennen; in der einen befänden sich diejenigen Gefangenen, die sich Heilungsversuchen zugänglich erweisen, in der anderen diejenigen, die ihnen dauernden
Widerstand entgegensetzen. Das heißt also, die Einstufung, wie die ganze
Behandlung, wäre nur nach dem individuellen Werden zweckmäßig, nicht
nach Vorleben, Art, Schwere und Zahl der Strafen oder nach dem äußerlichen Verhalten im Gefängnis.

Ausschluß von irgendwelchen Gelegenheiten, auch vom Unterricht, als
Strafe erscheint uns nicht förderlich. Keinem, auch nicht dem rückfällig Gewordenen sollte der Rückweg zur Gemeinschaft erschwert oder unmöglich gemacht werden. All diese Momente vereinsamen und drücken nur auf den ohnehin
schon geringen Mut und belasten das Persönlichkeitsgefühl, hindern dadurch
die freiwillige Mitarbeit, den Angelpunkt der Wiedergewinnung. So weit etwa
Ausschlußmaßnahmen sich als unumgänglich notwendig erweisen, sollten sie
nicht als Strafe, sondern als notwendige Folge des Verhaltens der Gefangenen
erklärt werden. Isolierend wird wohl meist auch das doch nicht durchgreifende
Schweigegebot wirken. Druck und Zwang in sachlicher oder auch in persönlicher Richtung werden keine besseren Erfolge zeitigen, als die bisher bei
dem Jugendlichen gescheiterte Erziehung. Die „Beugung" der Rechtsbrecher
unter den Willen des Gesetzes ist erfahrungsgemäß sehr oft nicht von Dauer;
nur die eigene freie Einsicht kann die Besserung innerlich verankern, kann zu
dauerndem Verhalten bewegen. Die Disziplinwidrigkeiten und Verstöße gegen
die Hausordnung müßten von dem Zusammenhange der irrigen Einstellung her
verstanden und nicht, losgelöst davon, mit Hausdisziplin und Strafen bekämpft
werden. Hand in Hand mit dem Aufzeigen der seelischen Zusammenhänge
würden notfalls rein tatsächliche Reaktionen genügen. Ein Betonen und Unterstreichen der Abirrungen und Abwegigkeiten im Verhalten der jugendlichen
Gefangenen hebt dieselben zu sehr aus dem Zusammenhange und legt ihnen
zu großen Wert bei. Natürlich müssen die Zusammenhänge heilerzieherisch
besprochen und behandelt werden. Es ist falsch zu glauben, daß man mit dem
Eintritt des Jugendlichen in das Gefängnis einfach auf ein weißes Blatt Papier
schreiben könne. Konfessionelle Beeinflussung ohne Zusammenhang mit den
individuellen Gegebenheiten einer Persönlichkeit wird bei sozial Erkrankten
ebensowenig durchgreifend helfen, wie etwa formaler Unterricht in der Bürger-
kunde. Jede Verquickung von seelischen, sittlichen Werten mit äußeren, wirtschaftlichen und sonstigen materiellen Belangen, mit Lohn und Strafe, mit
Egoismus und Furcht wäre zu vermeiden. Wichtig ist, daß ein freundlicher,
menschlich warmer Ton eine Brücke von Mensch zu Mensch legt, daß man auch
das Gute anerkennt, das in jedem Menschen vorhanden ist und nur gefunden
werden muß. Diese positive Forderung ist ebenso wichtig wie die Aufklärung
von Irrtümern. Die Kunst und Reife des Erziehers kann geradezu an Ausmaß und Stärke dieser positiven Forderung ermessen werden. Stärkster
Gemeinschaftsgeist und selbstlose Hingabe muß die nach diesen Gesichtspunkten auszuwählenden Beamten und Hilfsbeamten aller Grade gegenüber diesen schwierigen Jugendlichen erfüllen. Wie die Gesellschaft, so müssen
auch die Beamten zuerst die Hand bieten und dürfen nicht gleich verärgert
sich zurückziehen, wenn die ersten Wiedergewinnungsversuche nicht gelingen.

Man darf nicht übersehen, daß diese Jugendlichen ein Leben voll von Schwierigkeiten, Enttäuschungen und Mißtrauen hinter sich haben. Die Beamten aller Grade müßten die Grundsätze eines sachgemäßen Verhaltens gegenüber den Jugendlichen im allgemeinen kennen und sich darin auch weiterbilden. Man müßte sie ferner mit den Hauptschwierigkeiten der ihnen anvertrauten Jugendlichen bekannt machen, damit sie nicht durch falsche Verhaltungsweisen derselben sich beirren lassen oder durch eigene falsche Entgegnungen das Erziehungswerk gefährden. Denn solche schwierige Kinder haben oft geradezu das Bedürfnis, die Feindlichkeit der Umwelt sich immer wieder zu beweisen; nur von dieser Voraussetzung aus gewinnt ihr Verhalten vor ihnen selbst Sinn und Berechtigung. Ein formal gerechtes Verhalten kann von solchen Jugendlichen nicht gefordert werden. Man käme sonst auf eine Spielregel hinaus, die etwa hieße: „Tu du mir nichts, dann tue ich dir auch nichts".

Rückfälle, neue Versuche der Anpassung und neue Irrtümer liegen meist durchaus auf dem Wege der Besserung. Nur die Einsicht in die seelischen Zusammenhänge kann die Beamten vor schweren Enttäuschungen zu Gunsten oder zum Schaden der Jugendlichen bewahren; man wäre bei Erledigung der gesetzlichen und Verwaltungsmaßnahmen, bei der Prüfung von Anträgen und Vergünstigungen nicht mehr so sehr auf äußerliche Anhaltspunkte angewiesen, könnte vorgeschobene Gründe vom Hauptgesichtspunkte des seelischen Zusammenhanges aus rascher und sicherer beurteilen, brauchte andererseits auch wieder weniger ängstlich zu sein. Man wüßte, inwieweit sich gute Vorsätze und schöne Versprechungen der Gefangenen mit der inneren Einstellung decken, wie weit Vertrauen berechtigt wäre. Und schließlich könnte man, wenn die Gefängnisverwaltung großzügig mit den Einsichten und Hilfsmitteln der Individualpsychologie einmal den Versuch machen wollte, doch dem einen und anderen innerlich Verirrten wieder auf den Weg zur Gemeinschaft zurückhelfen und ihn der Erfüllung seiner Aufgaben im Leben wiedergewinnen.

7. Ausblick.

Verantwortungsgefühl und aus der Erfahrung geschöpfte Einsichten haben sich auch bei der herrschenden Praxis mehr und mehr gesteigert. Wenn auch manches Gute geschaffen worden ist, so herrscht aber doch wohl allgemein das Gefühl, daß das Problem der Wiedergewinnung sozial kranker Jugendlicher noch nicht gelöst ist. Allen aber, die an diesen Fragen mitarbeiten und denen die sittliche Vertiefung unseres Gemeinschaftslebens in allen seinen Gliedern, Beziehungen und Ausdrucksformen am Herzen liegt, wird eine doppelte Aufgabe erwachsen: zu verbessern, was wir an Erziehungsanschauungen überkommen haben, aber auch weiter zu arbeiten an uns selbst, die wir in verbesserungsbedürftigen Anschauungen und Irrtümern aufgewachsen sind. Dazu brauchen wir ein weitgestecktes Ziel, an dem wir uns orientieren können. Die Ziele der individualpsychologischen Lebensanschauung erscheinen Vielen in unserer großen Teils materialistisch eingestellten Zeit noch als zu schwierige ethische Forderungen. Wir wissen, daß diese Entwicklung eine lange sein wird und muß. Denn nur im Wege einer gleichmäßigen steten Fortentwicklung aller Teile kann eine lebendige Gemeinschaft werden und gedeihen. Wir selbst stehen mitten in unserer Zeit, sind mit unseren Mitmenschen auf Gedeih und Verderb verbunden. Wir können unter Würdigung der jeweils obwaltenden Verhältnisse und Möglichkeiten nur unser Bestes tun, das Mögliche zu erreichen. Und so wird es auch hier eine Frage des Mutes für unsere Gesellschaft und jeden Einzelnen von uns sein, sich aus seinen Sicherungen loszulassen und sich einer freitragenden, aus lebendigem Geist schöpfenden überpersönlichen Gemeinschaft anzuvertrauen.

C. Psychopathologie.

Die psychologische Struktur der Neurose.

Von

Dr. **Erwin Wexberg**-Wien.

1. Klinische Abgrenzung der Psychoneurose.

Es ist bezeichnend für die Psychologie des ärztlichen Denkens, daß der Begriff der funktionellen Erkrankung im Gegensatz zur organischen sich durchsetzen und in der menschlichen Pathologie jene Bedeutung erlangen konnte, die er heute noch immer besitzt. Mit Virchows Zellularpathologie hatte sich der Grundsatz, daß jede Krankheit auf anatomische Veränderung von Körperorganen zurückzuführen sei, als Arbeitshypothese durchgesetzt. Der Umstand nun, daß bei gewissen Affektionen die anatomische Veränderung, die ihr zugeordnet war, sich mit den verfügbaren technischen Mitteln nicht nachweisen ließ, führte zu dem durchaus negativen Begriff der funktionellen, d. h. nicht organischen Erkrankungen. In dieser Gruppe waren durchaus heterogene nosologische Einheiten, wie Hysterie, Chorea, Paralysis agitans vereinigt, eine wahre Sammelkiste für den Abfall der Neurologie, mit dem man vorläufig nichts Rechtes anfangen konnte. — Allmählich begann man hier Ordnung zu machen. Man unterschied die Erkrankungen ohne anatomischen Befund in solche, bei welchen eine anatomische Grundlage vorläufig noch nicht bekannt, und solche, bei welchen sie a priori gar nicht anzunehmen, also nicht einmal zu suchen war. Die erstere Gruppe dürfte heute schon zur Gänze in das Kapitel der organischen Nervenkrankheiten übergegangen sein. Niemand denkt mehr daran, die Paralysis agitans als „Neurose" zu bezeichnen, denn sie hat ihre pathologische Anatomie. — Bleibt die zweite Gruppe, und bei dieser verwendet man gemeinhin noch immer den Ausdruck „funktionelle Neurose", ohne sich ernstlich über den Sinn dieser Nomenklatur Rechenschaft zu geben. „Funktionell" sollte hier, nach der herkömmlichen Definition, soviel bedeuten, daß es sich um Störungen der Funktion handelt, die nicht auf pathologische Veränderung irgend eines Organs zurückführbar sind.

Hier muß nun die Frage aufgeworfen werden, wie man sich denn eigentlich das Zustandekommen einer Funktionsstörung ohne anatomische Läsion vorzustellen hat. Sollte es möglich sein, daß ein Organsystem verschiedene Funktionsmöglichkeiten hat, daß es „normal" oder „pathologisch" funktionieren kann, ohne in seiner Struktur entsprechende Veränderungen aufzuweisen und ohne daß die Struktur eines anderen Organsystems, von dem jenes abhängig ist, verändert wäre? Diese Annahme würde einen Bankerott des ätiologisch-naturwissenschaftlichen Denkens bedeuten, das gemeinhin eine Wirkung ohne Ursache nicht kennt. Nimmt man an, daß die Funktion eines an sich gesunden Organs durch eine Störung der Zirkulation, der Innervation, der Hormonwirkung pathologisch verändert werden kann, dann ist die Frage nach der Ursache bloß auf das Zirkulations-, das Nerven- oder Drüsensystem verschoben und es müßte also in einem dieser Systeme die körperliche Ursache der pathologischen Funktion zu finden sein. Ob sie mit unseren Untersuchungsmethoden derzeit nachweisbar ist oder nicht, ist für die grundsätzliche Frage belanglos.

Nun wird aber, um die Möglichkeit pathologischer Funktion ohne anatomische Ursache plausibel zu machen, auf unverkennbar psychogene Funktionsstörungen, also etwa auf die Erscheinung des psychogenen Erbrechens hingewiesen. Gewiß trete, so sagt man, das psychogene Erbrechen nicht ohne Ursache auf, aber diese Ursache sei eben nicht körperlicher, sondern seelischer Natur und deshalb auch bei noch so großer Vervollkommnung unserer Untersuchungsmethoden nicht nur de facto, sondern de jure anatomisch nicht nachweisbar. Hier liegt eine unverkennbare μετάβασις εἰς ἄλλο γένος vor, ein erkenntnistheoretischer Sprung. Daß eine körperliche Ursachenreihe primär im Seelischen beginnen könne, wäre nur insofern denkbar, als das Seelische gleichzeitig auch Körperliches bedeutet. Psychogenes Erbrechen kann nun auf zweierlei Weise auftreten: entweder als gelegentliches Vorkommnis, im unmittelbaren Anschluß an einen starken Affekt, z. B. Ekel. Da handelt es sich offenbar nicht um eine Erkrankung, sondern um eine dem Affekt korrespondierende Ausdrucksbewegung, wie das Herzklopfen bei Angst und dergleichen. Hier ist von einer somatischen Störung, sei es im Magen, sei es im Nervensystem, gar keine Rede, aber auch von keiner Funktionsstörung. Sondern es gehört es zu den physiologischen Einrichtungen des Körpers, daß sich der Ekel durch Brechreiz oder Erbrechen kundtut, dieser Reflex ist ganz ebenso normal wie der Schwindel auf Körperdrehung, die Herzarrhythmie bei tiefem Atmen und dergleichen.

Nun ist es möglich, daß infolge einer Veränderung in der seelischen Haltung des Individuums der Affekt des Ekels täglich oder gar mehrmals täglich auftritt und daß jedesmal Erbrechen erfolgt. Das ändert noch immer nichts an der Auffassung des Phänomens, das, wenn es bei einmaligem Auftreten als normal und physiologisch betrachtet wird, bei öfterem Auftreten nicht pathologisch sein kann. So kann z. B. auch der Drehschwindel auf Körperdrehung als solcher nie als pathologisch betrachtet werden. Auch dann nicht, wenn er mehrmals täglich auftritt, nämlich deshalb, weil ein Individuum die eigenartige Gewohnheit hat, sich mehrmals täglich um seine Achse zu drehen. Erklärungsbedürftig wäre höchstens die rein psychologische Tatsache, daß dieser Mensch die Nötigung empfindet, sich immer wieder zu drehen. Daß aber jedesmal, wenn er sich dreht, Schwindel eintritt, wird niemand verwunderlich finden. Genau so selbstverständlich ist das gehäufte Erbrechen als Ausdruck wiederholter Ekelempfindung. Die Frage ist nur: warum empfindet dieser Mensch so oft Ekel? Damit sind wir aber aus dem Bereich der Pathologie schon vollkommen in das der Psychologie übergetreten und die Angelegenheit bietet kein medizinisches Interesse mehr.

Nun sind freilich noch andere Möglichkeiten gegeben. Es kann sein, daß ein Individuum an psychogenem Erbrechen leidet, ohne bewußt jedesmal Ekel zu empfinden. Hier ist nun zunächst an die Möglichkeit zu denken, daß es sich gar nicht um rein psychogenes Erbrechen handelt, sondern daß eine organische Überempfindlichkeit, eine gesteigerte Ansprechbarkeit sei es des Magens, sei es der zugehörigen Abschnitte des Nervensystems (Vagusneurose) vorliegt, die auf sonst unterschwellige Erregungen reagiert. Dann kann von einer „funktionellen" Erkrankung im herkömmlichen Sinne wieder keine Rede sein, auch dann nicht, wenn wir die zugrundeliegende Übererregbarkeit nicht histologisch, sondern nur durch pharmakologische Tests nachweisen können. Der Magen oder der ihm zugeordnete nervöse Apparat ist krank, wird also auch strukturell verändert sein.

Zweitens ist es möglich, daß es sich hier um die Acquisition eines bedingten Reflexes handelt. Ein ursprünglich mit Ekelgefühl verknüpfter Vorstellungskomplex erhält durch Bahnung des oft wiederholten Brechreflexes die Fähigkeit, den Reflex auch ohne die Mitwirkung des Affekts auszulösen. Diesen Charakter des bedingten Reflexes behält dann das Erbrechen auch dann bei, wenn sich aus rein psychologischen Gründen die unmittelbare Verständlichkeit des Zusammenhangs verwischt, wenn die assoziative Brücke zwischen der auslösenden Vorstellung und dem Affekt des Ekels unsichtbar geworden, ja wenn die auslösende Vorstellung selbst gar nicht mehr unmittelbar zu fassen ist. Tägliche Wiederholung führt zur Automatisierung des reflektorischen Ablaufs. Auch darin ist nichts Pathologisches im üblichen Sinn zu erblicken. Die Erleichterung des Ablaufs entspricht durchaus einer zweckmäßigen Anpassung an die erhöhte Inanspruchnahme und sie steht annähernd auf gleicher Stufe mit der Hypertrophie von Muskelgruppen, die bei Turnern, Tänzern, Athleten im täglichen Training geübt werden. Gewiß kann daraus eine pathologische Veränderung entstehen: die ursprünglich physiologische Kräftigung und Hypertrophie des Herzmuskels beim Sportsmann kann bei übermäßiger Anstrengung zu den Erscheinungen des Sportherzens führen. Aber hier handelt es sich um eine auf rein somatischer Basis erwachsende Läsion, der wiederum gar nichts Psychogenes und gar nichts Funktionelles anhaftet. Und die Gastritis, die etwa als Folgeerscheinung andauernden hysterischen Erbrechens und der dadurch bedingten Reizung der Magenschleimhaut auftritt, ist eine Erkrankung mit anatomischem Befund, die sich in nichts von der Magenerkrankung aus anderen Ursachen — unzweckmäßige Ernährung, Intoxikation und dergleichen — unterscheidet.

Daraus ergibt sich, daß es funktionelle Erkrankungen im herkömmlichen Sinne nicht gibt. Wir kennen Anomalien menschlichen Verhaltens, die, solange der psychologische Mechanismus ihrer Genese nicht verstanden ist, den Anschein einer Erkrankung erwecken, es aber in Wirklichkeit nicht sind. Daß dieser Schein einer Erkrankung in sehr vielen Fällen von dem betreffenden Individuum gewollt ist und bei dem psychologischen Mechanismus dieses psychoneurotischen Verhaltens eine bedeutsame Rolle spielt, soll weiterhin noch gezeigt werden. Des weiteren kennen wir organische Erkrankungen, die mittelbar als Folgen somatischer Läsionen auftreten, welche sich im Laufe jener Anomalien des psychischen Verhaltens ergeben.

Drittens kennen wir organische Konstitutionsanomalien, die, bisher latent, unter der Einwirkung von Störungen des seelischen Verhaltens Krankheitserscheinungen machen. Als Beispiel für die letzte Gruppe sei etwa der Fall des „psychogenen" Basedow (siehe Wexberg [255]) angeführt. Es kommt bekanntlich vor, daß im Anschluß an ein stark erregendes Erlebnis, etwa an einen Schreck, das typische Bild der Basedowschen Krankheit sich entwickelt. Psychogen ist hier bloß die starke Gemütserregung als Antwort auf eine mehr oder weniger adäquate äußere Ursache. Eine etwa vorhandene Disproportion zwischen Anlaß und Erregung wäre ebenfalls rein psychologisch zu verstehen und mit der persönlichen Zielsetzung des Individuums in Beziehung zu setzen. Da der Affekt aber nicht nur ein seelisches, sondern auch ein körperliches Geschehen darstellt, so mag es vorkommen, daß durch die derart gegebene vasovegetative Erschütterung ein pathogener Reiz auf das ganze vasovegetative System ausgeübt wird, der allerdings nur dann wirklich pathogen sein kann, wenn er auf eine konstitutionelle Anomalie dieses Systems trifft. Ob diese Anomalie im Bereiche des vegetativen Nervensystems oder der mit diesem in naher Beziehung stehenden endokrinen Apparate vorliegt, ist für die uns hier beschäftigende Frage gleichgültig. Maßgebend ist, daß auch in diesen Fällen — vegetative Neurosen aller Art, Asthma bronchiale, klimakterische Neurosen, Affektepilepsie usw. — der Begriff der funktionellen Erkrankung nicht anwendbar ist.

Von einer strengen Scheidung der drei hier angeführten Gruppen kann keine Rede sein. Ob es wirklich reine Psychogenien gibt, ist fraglich. Es könnte sein, daß jede Neurose eine konstitutionelle Anomalie des vasovegetativen

Systems voraussetzt, und daß eben darin etwas wie eine Grenze zwischen
Neurose und Simulation zu finden wäre. Dafür würde unter anderem sprechen,
daß selbst bei Neurosen mit rein psychischer Symptomatologie, wie bei der
Zwangsneurose, vegetative Reflexanomalien in einem sehr hohen Prozentsatz
festzustellen sind (Laignel-Lavastine u. a. französische Autoren). Dafür
würden ferner die Tatsachen der neuropathischen Heredität sprechen, soweit
sie nicht durch den Nachweis ungünstiger Milieueinflüsse bei neurotischen Eltern
widerlegt sind. Eine Entscheidung dieser Frage ist derzeit nicht möglich.

Praktisch scheint sie uns ohne allzu große Bedeutung. Selbst wenn sich
bei darauf gerichteter Untersuchung ergeben sollte, daß jede Psychoneurose
mit vegetativen Konstitutionsanomalien einhergeht, wären diese für unser
therapeutisches Handeln belanglos. Denn die Konstitutionsanomalie hat nicht
die Wertigkeit einer Krankheit, sie erhält sie, wenn überhaupt, so doch erst
durch die Psychogenie, die sich ihrer bedient, und sie verliert sie erfahrungsgemäß mit Auflösung und Beseitigung des psychischen Faktors. Die rein akademische Frage der Konstitutionsanomalie wird uns also in der überwiegenden
Mehrzahl der Psychoneurosen nicht interessieren. Unser medizinisches Interesse
wird sich auf die Grenzfälle beschränken, in welchen der somatische Faktor
eine deutliche Rolle spielt — Fälle von Depression mit thyreotoxischen oder
sympathikotonischen Erscheinungen, von Asthma nervosum mit Anaphylaxie
(siehe Wexberg [255]), von klimakterischer Neurose mit starken ovariellen
Ausfallserscheinungen und dergleichen.

Von diesen Grenzfällen abgesehen, stellt die Psychoneurose ein rein psychologisches Problem dar, das mit der Medizin nur insofern etwas zu tun hat, als
differentialdiagnostische Fragen zur Abgrenzung organischer Erkrankungen
zu lösen sind. Reine Psychoneurosen sind keine Krankheiten, sondern seelische
Verhaltungsweisen, die man nur psychologisch verstehen und nur pädagogisch
beeinflussen kann.

Diese Auffassung gilt ohne Einschränkung auch für jene Gruppe von Psychoneurosen, die man unter dem Sammelbegriff der Neurasthenie zusammengefaßt hat. Der Begriff der „reizbaren Schwäche" des Nervensystems ist
durchaus dem Symptomenbild des Neurasthenikers entnommen, das in vollendeter Gutgläubigkeit auf Gehirn und Rückenmark bezogen wurde. Es wäre
angängig, wenn man ihn zunächst am nachweisbar kranken Zentralnervensystem gewonnen hätte. Aber tatsächlich gehören neurasthenische Erscheinungen nicht zum Symptomenbild organischer Nervenkrankheiten. Das sog.
neurasthenische Vorstadium der progressiven Paralyse, das man wohl gelegentlich beobachtet, kann hier nicht angeführt werden, schon deshalb nicht, weil
es nur als Vorstadium vorkommt und mit dem manifesten Ausbruch der Erkrankung verschwindet. Sollte das stärker erkrankte Gehirn der Inanspruchnahme ohne sichtliche Insuffizienzerscheinungen gewachsen sein, das geringer
oder gar nicht erkrankte aber nicht?

Tatsächlich ist der Begriff der reizbaren Schwäche intuitiv dem Verhalten
des Neurasthenikers abgenommen, so daß man mühelos schon in der sprachlichen Fassung „reizbare Schwäche" die Analogie zu dem seelischen Verhalten
des Neurasthenikers, des „entmutigten Ehrgeizigen" (Adler) erkennen kann.
Daß beide so grundverschiedene Auffassungsweisen das Wesen der Neurasthenie
durch ein Oxymoron charakterisieren, dürfte kein Zufall sein. Daß aber die
somatische Deutung des Sachverhalts auf schwachen Füßen steht, wird heute
schon von Psychiatern und Neurologen aller Richtungen erkannt.

Daran ändert auch der Umstand nichts, daß man vorläufig noch an der
Unterscheidung zwischen konstitutioneller und erworbener Neurasthenie festhält, als wüßte man nicht nur über Wesen und Sitz, sondern sogar über die

Ätiologie der „Krankheit" ausreichend Bescheid. Maßgebend für den Begriff der konstitutionellen Neurasthenie sind nach der herrschenden Anschauung folgende Momente: 1. Heredität, 2. frühzeitiges Auftreten der Erscheinungen, 3. symptomatologische Besonderheiten, z. B. gelegentliches Auftreten von Zwangserscheinungen, 4. das Fehlen oder die Geringfügigkeit eines nachweisbaren Krankheitsanlasses, der immer in der Richtung auf Überanstrengung, starke seelische Erregung und dergleichen gesucht wird.

Was nun die Heredität anbelangt, so besteht, wie oben erwähnt, eine gewisse Möglichkeit, daß sie nicht nur für die Neurasthenie, sondern für jede Neurose einige Bedeutung hat; andererseits wäre es unkritisch, wollte man nach der üblichen Methode einfach dort Heredität annehmen, wo sich Zeichen der Neuropathie in der Aszendenz, also vor allem bei den Eltern des Patienten finden. Daß die Nervosität der Eltern auf dem Umweg über schwere Erziehungsfehler, begangen an den Kindern, deren Nervosität verschulden kann und in einer ungeheuren Anzahl von Fällen auch verschuldet, hat nicht die Individualpsychologie entdeckt: auch Kinderärzte wie Czerny[1] u. a. wissen das schon lang. So kann sich der Schein einer Vererbung durch mehrere Generationen hindurch ergeben.

Daß aber in solchen „neuropathischen" Familien nervöse Erscheinungen schon im Kindesalter auftreten können, ist aus eben diesen psychologischen Gründen durchaus wahrscheinlich. Denn gerade in früher Kindheit ergibt sich bei den Kindern nervöser Eltern die pathogene Situation. So wird es verständlich, daß hereditäre Belastung und frühzeitiges Auftreten nervöser Erscheinungen oft zusammenzutreffen scheinen und dadurch den Anschein einer konstitutionellen Neurasthenie hervorrufen.

Die symptomatologischen Besonderheiten der „konstitutionellen Neurasthenie" lassen sich im allgemeinen dahin zusammenfassen, daß es sich um schwerere und eingewurzelte, daher schwer beeinflußbare Erscheinungen handelt. Nun ist es durchaus verständlich, daß psychoneurotische Besonderheiten bei den Kindern nervöser Eltern besonders schwere Formen annehmen, weil es sich eben hier infolge des ungünstigen Kindheitsmilieus um schwerere Fälle handelt und weil die Erscheinungen aus eben denselben Gründen, wie erwähnt, schon frühzeitig auftreten. Soweit hier körperliche Symptome in Frage kommen, handelt es sich um jahrelang geübte, stark gebahnte Reflexe, deren Anknüpfung an Psychisches, was ihren materialen Inhalt anbelangt, schon deshalb schwer aufzudecken ist, weil sie in längst vergessene Kindheitssituationen zurückreicht. Ein grundsätzlicher Unterschied zwischen den Symptomen der konstitutionellen und der erworbenen Neurasthenie wird aber keinesfalls behauptet.

Was schließlich das Fehlen von Krankheitsanlässen bei der „konstitutionellen" Neurasthenie anbelangt, so ist dazu zweierlei zu bemerken: Psychogenien werden in der üblichen klinischen Beurteilung der Fälle fast immer übersehen, eigentlich nur dann gefunden, wenn der Patient selbst davon spricht oder auf einfache anamnestische Fragen — nach „Aufregungen", erotischen Erlebnissen und dergleichen — mit einem offenen Bekenntnis antwortet. Nun ist dies in der Minderzahl der Fälle zu erwarten. Wir konnten nicht selten die Erfahrung machen, daß ein Patient erst nach wochenlanger psychotherapeutischer Behandlung, während deren man sich mit seiner Kindheit, seiner Vergangenheit, seinen kleinen und großen Alltagserlebnissen befaßt hatte, eines Tages wie zufällig mit einem aktuellen Anlaß seiner „Erkrankung" — richtiger gesagt, seines Entschlusses zur ärztlichen Behandlung — herausrückt, der auch das ätiologische Bedürfnis des unpsychologischen Klinikers befriedigen würde.

---

[1] „Der Arzt als Erzieher des Kindes", 7. Aufl., Leipzig u. Wien 1926.

Er hatte es bis dahin einfach nicht für notwendig befunden, dem Arzt davon zu erzählen, hatte vielleicht auch geflissentlich davon geschwiegen. Auf einen diesbezüglichen Vorhalt antwortet er mit Ausflüchten, etwa daß er das nicht für wichtig gehalten, daß man ihn nicht danach gefragt habe und dergleichen.

Aber es gibt zweifellos Fälle, wo ein „adäquater" Anlaß der Erkrankung nicht festzustellen ist. Für diese Fälle gilt nun die Behauptung, daß es einfach nicht wahr ist, daß sie „erst jetzt" so nervös geworden seien. Auch wenn der Kranke dies behauptet. Geht man auf die Vorgeschichte ein, so findet man ausnahmslos, daß das ganze Vorleben des Patienten, vor allem aber seine Kindheit, eine einzige pathogene Situation darstellt, daß es sich, um bei der solchen Fällen so wenig angemessenen medizinischen Terminologie zu bleiben, um eminent chronische Fälle handelt, Fälle, die mit okkasionell determinierten Exazerbationen und Remissionen verlaufen. Diese Schwankungen im Verlauf bedürfen aber zu ihrer Auslösung durchaus nicht irgendwelcher großen Ereignisse. Ein gedankenlos ausgesprochenes Wort, eine Zeitungsnotiz, eine Begegnung ohne irgendwelche äußere Konsequenz ist imstande, assoziativ die Hölle in dem Kranken zu entfesseln. Ich erinnere mich eines Patienten, der auf die freundschaftlich scherzhafte Bemerkung eines Vorgesetzten: „Hätten Sie als Kind etwas gelernt!" (er hatte gesprächsweise erwähnt, daß er nicht sehr gut Englisch könne) mit einer schweren Nervenkrise antwortete, die ihn einige Tage ans Bett fesselte. Ist solch ein „Ereignis" als Psychogenie zu bewerten? Gewiß nicht. Sondern all die Gedankenkomplexe, die durch diese harmlose Bemerkung aufgeweckt wurden — dieser Patient lebte in dem traurig-resignierten Gedanken, daß etwas ganz Besonderes und Großes aus ihm geworden wäre, wenn er akademische Bildung genossen hätte — stellten einen wichtigen Bestandteil jener Psychogenie dar, die hier seit den Kinderjahren besteht.

Deshalb hat die Belanglosigkeit des Anlasses gar nichts zu bedeuten. Die Resonanz der gesamten Persönlichkeit ist alles. Ja, wirken denn die sog. „großen" Ereignisse, auf die man nach der herkömmlichen Auffassung der Psychogenie so viel Wert legt, die „Aufregungen", Familienkonflikte, Liebesenttäuschungen usw. anders als jene harmlose Bemerkung? Wer wollte behaupten, daß auf eine noch so schwere Liebesenttäuschung eine nervöse Erkrankung ebenso notwendig folgen müsse, wie die Grippeerkrankung auf die Infektion? Geht man aber der Frage nach, warum ein Erlebnis gerade in diesem Falle pathogen zu wirken scheint, das in einem andern Fall ohne Wirkung blieb, so zeigt es sich regelmäßig, daß das Erlebnis eben im ersten Falle nichts anderes darstellte als das Stichwort für das Auftreten dunkler Gestalten aus kindlicher Vorzeit, die immer nur zeitweilig vom Schauplatz zu verschwinden schienen. Über die Bedeutung des aktuellen Erlebnisses soll später noch mehr die Rede sein. Hier nur so viel, als zur Diskussion der Neurastheniefrage notwendig ist.

So erweisen sich die Stützpunkte für die Annahme einer konstitutionellen Neurasthenie als wenig tragfähig. Besser dürfte den Tatsachen die Annahme entsprechen, daß es sich hier um die schwereren, in Kindheitserlebnissen begründeten und dementsprechend mit dem Schein der Heredität belasteten Fälle von nervöser Erkrankung handelt. Eine Grenze gegenüber der erworbenen Neurasthenie ist nicht zu ziehen.

Was die erworbene Neurasthenie anbelangt, so ist sie, soweit psychogene Entstehung zugegeben wird, von anderen Psychoneurosen nur durch die Zufälligkeit der Symptomenwahl unterschieden. Zufälligkeit nur vom Standpunkt der grundsätzlichen Pathogeniefrage, nicht vom psychologischen Gesichtspunkt, der die Determination der Symptome aus Erlebnis und Umwelt immer voraussetzt und nachzuweisen sucht. Besonderer Erwähnung bedarf die Frage der Überarbeitungsneurasthenie. Diesbezüglich ist der experimentelle Nachweis, daß Überarbeitung überhaupt möglich und daß sie als Krankheitsursache in Betracht zu ziehen sei, noch ausständig. Von einem quantitativen Verhältnis zwischen Arbeitsleistung und Neurasthenie im allgemeinen kann gar nicht die Rede sein. Wir sehen neurasthenische Erscheinungen im Anschluß an mäßige Arbeitsleistung und völlige Gesundheit trotz schwerster Arbeit. Daß die natürlichen Regulierungsmechanismen, über die der Organismus bei übermäßiger Inanspruchnahme verfügt, überhaupt versagen können, das anzunehmen, haben wir gar keinen Anlaß. Wenn wir geistig ermüdet sind, so ermüdet, daß wir wirklich nicht mehr weiter können, dann setzt die Arbeit gewissermaßen automatisch aus und wir schlafen ein. Nach einem ausgiebigen Schlaf ist man dann wieder so frisch wie zuvor. Daß längere Schlaflosigkeit Beschwerden nach sich ziehen kann, ist nachgewiesen. Aber man vergißt immer wieder, daß alle experimentellen Belege dafür sprechen, daß auch die Beschwerden durch Schlafmangel in ganz kurzer Zeit ausgeglichen sind. Von einer „neurasthenischen" Erkrankung kann also auch da keine Rede sein.

Wohl verständlich ist aber der Anschein der ätiologischen Beziehung zwischen Überarbeitung und nervöser Erkrankung, wenn wir die psychologische Bedeutung der Arbeit als Aufgabe und die Tatsache in Betracht ziehen, daß der Neurotiker, wie mit dem ganzen Leben, so auch mit dem Problem der Arbeit nicht fertig wird. Unwillig gezwungen, die logische Forderung der Gemeinschaft nach seiner Betätigung anzuerkennen, entzieht er sich ihr immer wieder unter dem Vorwand der Intoleranz gegen eine Arbeitsleistung, der andere wohl gewachsen sind. Oder er stürzt sich wirklich mit wütendem Eifer auf die Arbeit, die ihm den Beweis seines Heldentums und seiner Unersetzlichkeit bieten soll, und „klappt zusammen", wenn er die Niederlage fürchtet oder schon kommen sieht. Ganz echt in diesem Sinne ist die „Überarbeitungsneurasthenie" in Konkurs geratener Kaufleute. Der Hinweis auf ihre fieberhafte Tätigkeit, die sie sogar krank gemacht habe, bietet ihnen ein willkommenes Alibi gegenüber den Vorwürfen der Gläubiger und gegen den eigenen Selbstvorwurf über den Mißerfolg. Hier wird, wie so oft, die ätiologische Beziehung arrangiert, weil sie entlastend wirken mag. Solche Neurasthenie ist nichts als der Ausdruck der Verantwortungsscheu.

Aber wie durch stillschweigende Vereinbarung zwischen Menschen und zwischen Ärzten wird die Fabel von der Überarbeitungsneurasthenie aufrechterhalten, als wollte es sich jeder versagen, den andern das Spiel zu verderben, dessen man sich vielleicht bei anderer Gelegenheit selbst zu bedienen Bedürfnis hat. Gelegentlich erhascht man das Augurenlächeln wissender „Neurastheniker".

Auch die Irrtümer großer Männer scheinen unsterblich zu sein. Rund zwei Jahrzehnte sind es her, seit Freud selbst seine Konzeption der „Aktualneurose", die durch mangelhafte oder unrichtige Befriedigung der Libido sexualis entstehen und nichts Psychogenes an sich haben sollte, als irrtümlich erkannt und mit dem ihm eigenen Freimut dementiert hat. Die Aktualneurose ist also gewissermaßen jetzt schon viel länger tot, als sie gelebt hat. Trotzdem spielt sie in der klinischen Neurologie noch immer eine bedeutsame Rolle. Denn hier war dem materialistisch orientierten Arzt eine handliche, für seine pathophysiologischen Vorstellungen plausible Ätiologie geboten. Daß Coitus interruptus, Coitus reservatus und frustrane Erregung auf durchaus körperlichem Wege zu neurasthenischen Störungen mit ängstlicher Färbung führen könnten, war ein Gedanke, der nur der Bestätigung durch kasuistische Erfahrung bedurfte, um für wahr zu gelten. Diese Bestätigung war nun nicht schwer zu erhalten. Angesichts der großen Häufigkeit der Angstneurose in intellektuellen und bürgerlichen Kreisen und der nicht minder großen Häufigkeit unzweckmäßigen Prohibitivverkehrs in denselben Kreisen wäre es geradezu verwunderlich gewesen, wenn Prohibitivverkehr und Angstneurose nicht recht oft koindiziert hätten. Eine statistische Beweisführung kam in diesem Falle von Anfang an kaum in Betracht. Und aus dem bloßen Umstand, daß man Neurastheniker mit Angsterscheinungen regelmäßig nach der Art ihrer Präventivverkehrs fragte, andere Kranke aber nicht, mußte sich der Anschein einer Verknüpfung auch dann ergeben, wenn diese de facto gar nicht bestand.

Aber selbst wenn ein Zusammenhang dieser Art bestünde, so wäre damit eine unmittelbar ätiologische Beziehung, die an und für sich nicht viel Wahrscheinlichkeit für sich hat, nicht erwiesen. Der Neurotiker ist ein Mensch, der an die Lösung seiner Lebensaufgaben gemeinhin mit mehr Zaghaftigkeit als Mut herantritt. So mag es verständlich erscheinen, daß er aus der ihm eigenen Verantwortungsscheu mehr zur Beschränkung der Kinderzahl und demgemäß zum Präventivverkehr neigt, als mutigere Menschen, die auch vor der Aufgabe, eine größere Kinderzahl zu erhalten, nicht zurückschrecken. Auch bei der Frau ist die Frage der Kinderzahl in erster Linie eine Frage des Mutes und der Bereitschaft zur Verantwortlichkeit. So gelten dieselben Überlegungen auch für sie. Des Weiteren aber sind Ehen nervöser Menschen meistens nicht glücklich; ein oft unterirdisch geführter, aber zäher und hartnäckiger Kampf füllt die Zeit des ehelichen Zusammenlebens aus. In diesem Kampfe kann das Arrangement nervöser Symptome als scheinbarer Folgeerscheinung sexueller Unarten des Partners eine durchaus wirksame Waffe sein. So dürfte die Idee der Aktualneurose zuerst einmal im Kopfe eines Neurotikers entsprungen sein, der in dieser Weise seinen geschlechtlichen Partner beim Arzt verklagte. Daß in solchen Fällen die vom Arzt anbefohlene Änderung des Sexualverkehrs folgerichtig zu einer Besserung führen muß — die jedenfalls ebenso arrangiert, ebenso fiktiv ist, wie die Erkrankung selbst — liegt auf der Hand. Erst wenn, nach Abstellung der angeblichen Schädlichkeit, der Kranke bei irgendeiner nächsten Gelegenheit die Waffe der nervösen Erkrankung in anderem Zusammenhang wieder verwendet, mögen dem Arzte Bedenken aufsteigen, ob sein pathogenetischer Schluß von der „Wirkung" auf die „Ursache" im ersten Fall nicht voreilig war. — Ich hatte nie Gelegenheit, eine Aktualneurose im erwähnten Sinne zu sehen, obwohl auch ich zahlreiche Neurastheniker kennen lernte, die Präventivverkehr übten. Der Grundsatz der Psychogenie aller neurotischen Störungen wird also auch durch die der Vergangenheit angehörende Lehre von den Aktualneurosen nicht erschüttert.

Machen wir aber mit dem Begriff der Psychogenie ernst, so bedeutet das nicht mehr und nicht weniger, als daß wir ihn an die Stelle des klinischen Krankheitsbegriffes setzen, daß wir also die Neurose nicht mehr als Krankheit, sondern als eine Besonderheit des seelischen Verhaltens betrachten. Das ätiologisch-konditionale Denken der Pathologie ist demnach aus der Betrachtung der Neurose auszuschalten. An ihre Stelle tritt das teleologische Denken im Sinne der Individualpsychologie. Ist es wahr, daß wir berechtigt sind, die Persönlichkeit als eine zielgerichtete Einheit zu erfassen, eine Einheit, die sich in jeder seelischen Äußerung ausprägen und zu der jede seelische Äußerung zugeordnet gedacht werden muß, dann gilt dies im eigentlichen Sinne auch für das neurotische Symptom, das eine seelische Äußerung ganz ebenso darstellt, wie Gesten, Gewohnheiten, Träume, typische Redewendungen, Schlafstellungen usw. Daraus ergibt sich, daß auch das Symptom nur aus der Erfassung der ganzen Persönlichkeit heraus verständlich ist. Mögen wir auch aus allgemeinen Voraussetzungen individualpsychologischen Denkens und aus der Erfahrung den Sinn einer Zwangsidee, einer Phobie, einer hysterischen Anästhesie von Anfang an ungefähr erraten — Gefühl der Minderwertigkeit, Geltungsstreben, Sicherung und Gemeinschaftsgefühl als allgemein menschliche Grundtendenzen müssen wohl

auch hier immer zu finden sein — so erweist sich doch die individuelle Bedeutung des Symptoms erst im Zusammenhang mit dem individuellen Erleben
dieses Patienten.

2. Die Rolle des Affekts in der Neurose. Die zentrale Stellung der Angst.

Gerade unsere Stellungnahme, die das Problem der Neurose durchaus und
ohne Einschränkung in das Gebiet der Psychologie verweist, verpflichtet uns,
darüber Rechenschaft abzulegen, wie wir uns das Zustandekommen körperlicher „Krankheitserscheinungen" auf psychischer Basis vorstellen. Diesbezüglich sei mir erlaubt, auf meine Arbeiten „Die Angst als Kernproblem der
Neurose" (258) und „Organminderwertigkeit, Angst, Minderwertigkeitsgefühl"
(261) zu verweisen, in denen ich versucht habe, die Beantwortung dieser Frage
anzubahnen. Wie kommt es, so fragte ich dort, daß gerade dem Neurotiker
physiologische Mechanismen zu Gebote stehen, die er, ohne es zu wissen,
dirigieren kann, wie es seinen Zielsetzungen entspricht? Warum hat Aufregung
nur unter bestimmten Bedingungen einen Ohnmachtsanfall „zur Folge", nämlich dann, wenn das Interesse des Individuums nicht tatkräftiges Handeln und
Geistesgegenwart, sondern im Gegenteil das Mitleid der Umgebung und Verantwortungslosigkeit wünscht?

Ich glaubte in jener Arbeit und glaube auch heute die Lösung dieser Frage
in der Tatsache der Affektivität zu erblicken, jenes psychophysisch neutralen
Grenzgebietes, das gleichzeitig psychologisch-final und — wenigstens der grundsätzlichen Möglichkeit nach — physiologisch-kausal bestimmbar ist. Auf dem
Umweg über den Affekt haben wir die Möglichkeit, das gesamte Nervensystem
in unser Machtbereich zu zwingen.

Nun kommt dem Affekt, wie ich an anderer Stelle (89) ausgeführt habe,
diese Funktion durchaus nicht in seiner Eigenschaft als subjektivem Erlebnis,
sondern als objektivem Ausdruck zu. An dem Darwin entlehnten Beispiel
des Federn- und Haaresträubens bei Tieren, das Ausdruck der Angst und
zugleich der Kampfbereitschaft darstellt, versuchte ich ein biologisches
Prinzip zu demonstrieren, das vermutlich für den Erwerb der affektiven Ausdrucksfähigkeit in der Phylogenese maßgebend gewesen sein dürfte: der Ausdruck einer Gemütsbewegung, die die Reaktion auf ein äußeres Erlebnis
(z. B. auf eine Gefahr) bedeutet, ist gleichzeitig sinnvolle Stellungnahme zu
diesem Erlebnis (z. B. ein Mittel zur Abwehr der Gefahr). In diesem Sinne ist
anzunehmen, daß die zweckmäßige Ausdrucksbewegung dem korrespondierenden
subjektiven Affekterlebnis zum mindesten logisch vorausgeht. Erst war das
Festhalten und Umklammern des fliehenden Weibchens zum Zwecke der
sexuellen Überwältigung, und dann wurde aus der Umarmung der Ausdruck
der Liebe. Daß der Affekt der erotischen Erregung auch schon vorhanden
war, als das Tier zum erstenmal das Weibchen umfaßte, ist wohl möglich, aber
in diesem Zusammenhang belanglos: logisch geht der Ausdruck dem Affekt
voraus, weil er, und nicht der Affekt, das biologisch Bedeutsame darstellt.

Daß zahlreiche Affekt- und Ausdrucksbereitschaften, die wir von unseren
Tiervorfahren überkommen haben, in unseren heutigen, domestizierten Lebensformen keinen unmittelbar verständlichen biologischen (d. h. teleologischen)
Sinn zu haben scheinen und deshalb von uns als rein reaktiv gedeutet werden,
ändert an dem Sachverhalt nichts. In der Gänsehaut des Kindes, dem man
eine schaurige Geschichte erzählt, ist gewiß der ursprüngliche biologische Sinn

des Haaresträubens nicht mehr zu finden. Aber deshalb hat das Erlebnis doch einen guten, psychologisch und biologisch faßbaren Sinn. Nur daß hier der Akzent vom objektiven Ausdruck auf das subjektive Erlebnis der Angst verschoben ist. Wert und Bedeutung des Angsterlebnisses, von dem in diesem Handbuch a. a. O. die Rede ist, erweisen sich auch bei dem fiktiven Angsterlebnis des Kindes als gültig. Es dient der Betonung seiner Unselbständigkeit und Schwäche, als deren logische Ergänzung sich jeweils der Hilferuf nach der Mutter, die Tendenz zur Bindung der erwachsenen Umgebung ergibt. Diese charakteristisch infantile Stellungnahme bildet einen wesentlichen Teil des fehlerhaften kindlichen Trainings auf Unselbständigkeit, entsprungen dem Minderwertigkeitsgefühl. So erhält der subjektive Anteil des Affekterlebnisses seine Bedeutung und seinen Sinn erst innerhalb eines egozentrischen Bezugssystems. Aber auch dieser Sinn ist ein solcher nur im Rahmen der immanenten Teleologie der Persönlichkeit.

In den oben erwähnten Arbeiten suchte ich nun nachzuweisen, daß der Angst innerhalb der Psychophysiologie der Neurose eine zentrale Stellung zukommt. Angst ist, wie die Beobachtung an Kindern lehrt, der unmittelbare affektive Ausdruck des Minderwertigkeitsgefühls. Sie ist mit diesem identisch. Nun ist es freilich zweifellos, daß uns dieses primäre Erlebnis, diese Ur-Angst, weder subjektiv noch objektiv unmittelbar gegeben ist. Was wir kennen, ist einerseits die Aggression des Geltungsstrebens als Manifestation des Minderwertigkeitsgefühls, andererseits der Angstaffekt in sekundärer Verwendung, als Aggression mit den Mitteln der Schwäche. Aus beiden schließen wir indirekt auf das Bestehen jenes Urphänomens, das demnach nichts real darstellt, sondern mit dem virtuellen Brennpunkt vergleichbar ist, in dem sich die von einem Konvexspiegel reflektierten Strahlen treffen. Die Angst als empirisch gegebenes Erlebnis aber ist, obwohl sie einen Teil eines teleologisch aufgebauten Bezugssystems darstellt, doch gleichzeitig als Ausdrucksbewegung physiologischer Ablauf. Hier handelt es sich um eine Erregung des gesamten vasovegetativen Systems, deren Symptome und Mechanismen zu beschreiben hier nicht erforderlich ist. Von Bedeutung ist diese Tatsache nur insofern, als, wie ich in der oben zitierten Arbeit ausführte, bei angeborener Übererregbarkeit des vasovegetativen Systems auch der physiologische Ausdruck des Angsterlebnisses gesteigert sein muß, so daß in solchen Fällen das Angsterlebnis für das Individuum eine außerordentlich hohe Wertigkeit erhält. Hier handelt es sich um eine Form der Organminderwertigkeit, aber doch um eine von besonderer Art. Sie wirkt einerseits im Sinne einer unmittelbaren Verstärkung des Minderwertigkeitsgefühls, andererseits als Verstärkung des Angsterlebnisses. Sie tritt mit beiden in einen Circulus vitiosus ein, der bei Neurosen mit ausgesprochener konstitutioneller Grundlage den schwer zu erschütternden Kernkomplex bildet. Ob und inwieweit dieser psychophysiologische Zirkel bei allen Psychoneurosen eine Rolle spielt, wissen wir nicht. Zweifellos ist, daß sich alle Neurosen als um den Kern „Angst — Minderwertigkeitsgefühl" gruppiert verstehen lassen, und zwar sowohl was den psychologischen Inhalt, als auch was das physiologische Geschehen anbelangt. Dies habe ich in den oben genannten Arbeiten näher ausgeführt, auf die hier verwiesen sei.

Eine bemerkenswerte Bestätigung dieser Auffassung findet sich in dem neuen Buch Sigmund Freuds „Hemmung, Symptom und Angst" (Internat. Psychoanalytischer Verlag 1926), das sich auch sonst den Anschauungen der Individualpsychologie in mancher Hinsicht nähert. Es heißt dort unter anderem: „Nach der Entwicklung der Reihe: Angst-Gefahr-Hilflosigkeit (Trauma) können wir zusammenfassen: die Gefahrsituation ist die erkannte, erinnerte, erwartete Situation der Hilflosigkeit. Die Angst ist die ursprüngliche Reaktion auf die

Hilflosigkeit im Trauma, die dann später in der Gefahrsituation als Hilfssignal reproduziert wird." Und an anderer Stelle: „... die Symptome werden geschaffen, um die Gefahrsituation zu vermeiden, die durch die Angstentwicklung signalisiert wird." Ferner: „Die Symptombildung hat also den wirklichen Erfolg, die Gefahrsituation aufzuheben." Die Analogie liegt deutlich zutage. Wie wir zwischen Angst — Minderwertigkeitsgefühl (Ur-Angst) einerseits, Angstaffekt in sekundärer Verwendung andererseits, so unterscheidet Freud zwischen der Angst als ursprünglicher Reaktion auf die Hilflosigkeit (Trauma) und Angst als Hilfssignal in der Gefahrsituation. Den Sinn der Neurose erblickt Freud nunmehr in der Abwehr der Gefahrsituation, die an die Hilflosigkeit der ersten Kinderjahre erinnert. Der Begriff der Abwehr, den Freud hier aus den Anfängen der Psychoanalyse wieder heranzieht, entspricht vollkommen der „Sicherung" in der individualpsychologischen Theorie. So darf diese neue Etappe in der Entwicklung der Psychoanalyse als ein Fortschritt zu besserer Einsicht gewertet werden. Vor etwa einem Jahrzehnt, als der Begriff des Minderwertigkeitsgefühls unter dem Namen „Kastrationskomplex" und der des Geltungsstrebens in der Form des „Narzißmus" der psychoanalytischen Theorie einverleibt wurden, schien die sexualistische Terminologie noch unentbehrlich. Heute zieht Freud eine der Grundthesen seiner Lehre, die Auffassung der Angst als „verdrängter Libido", in aller Form zurück und geht in seinen Deduktionen von der Hilflosigkeit des Kindes aus. Die Fähigkeit, umzulernen und Irrtümer zu korrigieren, gereicht dem Meister zur Ehre. Wir wünschen und hoffen, daß ihm selbst noch Arbeitszeit vergönnt sein möge, die ganze Libidotheorie, die offenbar ihre Schuldigkeit getan hat, zugunsten besserer Arbeitshypothesen aufzugeben. Von keinem seiner Schüler getrauen wir uns diese Leistung zu erwarten.

3. Der Sinn der Neurose.

Haben wir uns in den einleitenden Abschnitten über den klinischen Begriff und die Abgrenzung der Psychoneurose sowie über die psychophysische Frage — mit guter Absicht abseits von allen erkenntnistheoretischen Erörterungen — Klarheit zu schaffen gesucht, so obliegt es uns nun, auf unser eigentliches Thema — die psychologische Struktur der Neurose — einzugehen.

Hier tut zunächst eine Feststellung not: es ist das Verdienst der Adlerschen Lehre, mit den herkömmlichen Vorstellungen, die die Psychoneurose als Einzelerkrankung eines bis dahin gesunden Individuums verstanden, gebrochen zu haben. Vom individualpsychologischen Standpunkt aus gesehen, ist der angebliche Beginn der neurotischen „Erkrankung", die Art ihres phasenweisen Verlaufs und ihr scheinbar spontaner Abschluß an sich belanglos, jedenfalls nicht bedeutsamer als sonstige Einzelheiten des Ablaufs und der Symptomatologie, die wohl alle determiniert und zum Verständnis des Falles verwertbar sind, aber durchaus nicht der klinischen Beurteilung in dem Sinne unterliegen, in dem dies bei wirklichen Krankheiten der Fall ist. In den anamnestischen Mitteilungen des Patienten werden all diese pseudoklinischen Details begreiflicherweise einen breiten Raum einnehmen. Denn sein Bestreben ist aus naheliegenden Gründen darauf gerichtet, in der Rolle des Kranken beim Arzt zu erscheinen, und da er sich selbst nicht versteht, mag man ihm die bona fides zubilligen, wenn er von dem „Ausbruch" einer Neurose berichtet wie etwa von dem Ausbruch einer Meningitis oder einer Infektionskrankheit. Geht man näher auf die Vorgeschichte ein, so zeigt sich ausnahmslos, daß der Augenblick des scheinbaren Krankheitsbeginnes nur äußerlich an der Lebensform des Patienten etwas geändert hat, daß aber die wesentlichen Merkmale der neurotischen Lebensführung in seine früheste

Kindheit zurückreichen. Was uns also hier in erster Linie zu beschäftigen hat, ist nicht die Neurose als episodische Erscheinung, sondern der nervöse Charakter als die der Neurose zugrundeliegende, einzig wesentliche Anomalie.

Von dieser Seite aus gesehen, bedarf der individualpsychologische Normbegriff einer gesonderten Rechtfertigung. Lehnen wir den Begriff „Neurose" als nosologische Einheit und als Krankheit überhaupt ab, dann ist die Frage berechtigt, was in unserem Sinne als normal, was als abnorm zu verstehen ist.

Eine schlüssige Antwort auf diese Frage läßt sich nicht geben. Praktisch arbeiten wir mit drei verschiedenen Normbegriffen. Der erste ist die Norm als Grenzbegriff: betrachten wir alle aus dem Gefühl der Minderwertigkeit und seinen Kompensationen sich ergebenden seelischen Verhaltungsweisen als vom Standpunkte des biologischen Gemeinschaftsgedankens abnorm und im Prinzip korrigierbar, so ergibt sich als Norm das Bild eines vollkommen guten, vollkommen sachlichen, vollkommen vernünftigen und mutigen Menschen. Dieser Mensch wäre unfehlbar: weil Irrtum nur durch Unvollkommenheit der sachlichen Einstellung möglich ist. Er wäre charakterologisch farblos: weil sich jede prominente, als typisch erkennbare Charaktereigenschaft letzten Endes auf eine Unvollkommenheit der Einfügung in die Gemeinschaft zurückführen läßt. Er wäre frei von Affekten und Stimmungen, abgesehen von den „Gemeinschaftsaffekten", wie Liebe, Mitleid, Heiterkeit und dergleichen. Er dürfte aber durchaus nicht die seiner Vollkommenheit entsprechende Position innerhalb der menschlichen Gemeinschaft beanspruchen: weil es dieser Vollkommenheit selbst widerspräche, wenn er aus der Gemeinschaft hervorragen und dadurch den Grundsatz der Gleichwertigkeit aller Menschen verletzen würde. Es ist unmittelbar ersichtlich, daß dieser normale Mensch empirisch nie gegeben sein kann. Er ist eine „Idee der reinen Vernunft" gleich dem Ideal des höchsten Gutes (Gottesbegriff) bei Kant. An ihm gemessen, gibt es in der Wirklichkeit nur unvollkommene Menschen oder, wenn man will, nur Neurotiker, Geisteskranke und Verbrecher. Aber es ist ohne weiteres verständlich, daß dieser Begriff der „Idealnorm" als denknotwendiger Maßstab alles empirisch Gegebenen für die praktische Menschenkenntnis eine bedeutsame Rolle spielen muß. Zu einer wertenden Abschätzung und Vergleichung der Menschen untereinander reicht er freilich nicht aus und könnte nur mißbräuchlich dazu verwendet werden. Vor allem deshalb, weil der Begriff der Einheit der Persönlichkeit auch in der Zeit Geltung hat und weil es daher fehlerhaft wäre, einen Menschen bloß nach seinem bisherigen Leben zu bewerten. Adler zitiert das Bibelwort vom reuigen Sünder, über den mehr Freude im Himmel ist, als über neunundneunzig Gerechte, und weist damit auf die jederzeit gegebene Möglichkeit der Tilgung alten Irrtums durch bessere Einsicht hin. Daß diese in manchen Fällen spät kommt, liegt gewiß in den Umständen begründet und kann durch vermehrte „Nützlichkeit" im weiteren Leben wettgemacht werden. So reicht unsere Vorsicht in der Bewertung des Einzelmenschen und unsere Ablehnung des Richteramtes bis an seinen Tod. Eine historisch-biographische Bewertung nach dem Tode käme allerdings, sofern das Tatsachenmaterial dazu ausreicht, auch vom individualpsychologischen Standpunkt in Betracht.

Ein zweiter Normbegriff ergibt sich aus der Berechnung des durchschnittlichen Niveaus menschlicher Lebensführung innerhalb der jeweils gegebenen sozialen Bedingungen. Man hätte dann jene Menschen als normal zu bezeichnen, deren Irrtümer innerhalb der durchschnittlichen Fehlergrenzen liegen, als abnorm jene, die wesentlich von diesen Grenzen abweichen. Das Maß für die Ermittlung dieses Durchschnitts ergibt sich aus dem Verhältnis des Einzelnen zu den Lebensaufgaben, zur Arbeit, zur Gesellschaft und zum anderen Geschlecht. Da es sich aber hier nicht um meßbare Größen handelt, ist diese Norm der subjektiven Schätzung überlassen. Dadurch nähert sie sich dem dritten Normbegriff, der sich auf rein empirische Kriterien stützt: als abnorm ist in seinem Sinne derjenige zu bezeichnen, der entweder nach seinem eigenen Ermessen oder nach dem der Gesellschaft seine Lebensaufgaben in solchem Maße verfehlt, daß ein Eingreifen notwendig erscheint. In der großen Mehrzahl der Fälle wird sich als die sinnfälligste Form des Versagens die auf dem Gebiete des Berufs und der Arbeit ergeben. Hier ist auch am leichtesten eine Grenzbestimmung möglich. Kommt also ein Mensch mit der Mitteilung zum Arzt, daß er infolge nervöser Störungen nicht arbeiten könne, oder berichtet man uns von ihm, daß er bei der Arbeit versagt, so sind wir berechtigt, ein Abweichen von der Norm anzunehmen. Daß Menschen dieser Art regelmäßig auch die anderen Lebensaufgaben verfehlen, wissen wir aus individualpsychologischer Erfahrung. Andererseits läßt sich allerdings das Bereich des Abnormen nicht auf den Kreis der Arbeitsunfähigen beschränken. Unter den bestehenden wirtschaftlichen Verhältnissen ist der Druck der Realität in der Richtung auf Berufsarbeit viel intensiver als auf sonstigen Lebensgebieten. So gibt es viele, die den Arbeitsbetrieb, wenn auch mit nachweisbaren Fehlern, noch aufrechterhalten, wenn sie auch in gesellschaftlicher und geschlechtlicher Hinsicht vollkommen versagen. Die Drohung des Hungers erweist sich hier als wirksam genug, sie bis an die äußerste Grenze des Möglichen zur Arbeit zu zwingen. Das aber ist nur die Folge des gewissermaßen zufälligen Umstandes, daß bei den gegebenen wirtschaftlichen Verhältnissen jede Arbeit in weitgehendem Maße Zwangsarbeit ist. Wäre Berufstätigkeit etwa in dem Maße fakultativ, wie gesellschaftlicher Verkehr und erotische Beziehung, dann würde der Parallelismus deutlich zutage treten. Unter Berücksichtigung dieser Tatsache ist das Bereich des Abnormen noch auf alle jene Fälle auszudehnen, die von ihnen selbst oder von der Umgebung wahrgenommene und empfundene Störungen des sozialen und des sexuellen Wesens aufweisen, auch wenn sie arbeitsfähig sind.

Sind wir aber soweit gelangt, so sehen wir, daß wir damit unseren eigenen Standpunkt, der keine „neurotische Erkrankung", sondern, unter Vernachlässigung alles Episodischen, nur den nervösen Charakter anerkennen will, zu verleugnen im Begriffe sind. Wir sehen, daß das, was wir als empirischen Normbegriff anzuerkennen bereit waren, wohl für den Patienten und seine Umgebung, nicht aber für den Individualpsychologen gelten kann. Er kann das sinnfällige Versagen bei den Lebensaufgaben nur als Kriterium der Behandlungsbedürftigkeit, nicht als Kriterium des Abnormen gelten lassen. Dementsprechend wird er in der Behandlung grundsätzliche Unterschiede im Sinne des Normbegriffes weder unter den Patienten, noch im Vergleich mit den praktisch Gesunden feststellen können. Und das Versagen vor den Lebensaufgaben stellt sich dem Individualpsychologen als ein wichtiges Symptom unter vielen dar, das ihm die Persönlichkeit verstehen hilft, ganz ebenso wie seine Mimik, seine Redegewohnheiten, seine Träume usw. Der individualpsychologische Therapeut kennt keinen anderen Normbegriff als den der Idealnorm, diesen aber nur als Denknotwendigkeit und Grenzwert.

Eine Strukturanalyse der neurotischen Lebensform muß vom Gefühl der Minderwertigkeit ausgehen. Über sein Wesen und seine Bedeutung ist in den früheren Abschnitten dieses Handbuches schon viel gesagt worden. Hier sei nur noch einmal hervorgehoben, daß auch in der Neurose das Gefühl der Minderwertigkeit nicht primär, als Urphänomen, zutage tritt, sondern daß alles, was wir in der Neurose sehen, schon Kompensationsversuch, sekundäre Verwendung, Arrangement darstellt. Dies gilt ganz ausgesprochen auch für jene Fälle, wo der Nervöse selbst von seinem Gefühl der Minderwertigkeit spricht, wo er es als Krankheitsbeschwerde vorbringt. Sehr häufig findet man dies bei

Zwangsneurosen, bei Melancholien und beginnenden Schizophrenien, wobei die
Minderwertigkeitsgefühle je nach dem Stande der „Krankheitseinsicht" Zwangs-
oder Wahncharakter annehmen. Von wesentlicher Bedeutung ist dieser Unterschied kaum. Hier wie dort sind sie durch den einfachen Nachweis ihrer Irrtüm-
lichkeit nicht zu erschüttern, sondern nur durch den Nachweis, daß der Nervöse
sich ihrer bloß zu dem Zwecke bedient, um seinen Lebensaufgaben auszuweichen.

Untersucht man die Technik dieses neurotischen Kunstgriffes, so lassen
sich mehrere Typen unterscheiden. Eine Gruppe von Neurotikern argumentiert mit dem Hinweis auf tatsächliche Unvollkommenheiten ihres Verhaltens,
wobei sich aber regelmäßig erweist, daß sie an sich einen besonders strengen
Maßstab anlegen, als ob sie nicht von dieser Welt wären und die Verpflichtung
zur Fehlerlosigkeit hätten. Nach dem Muster des sokratischen „ich weiß, daß
ich nichts weiß; andere wissen aber nicht einmal das" entwerten sie auf diese
Weise ihre Mitmenschen viel ausgiebiger als sich selbst, so daß ihre Demut
den Charakter der Tartüfferie, der anmaßenden Bescheidenheit erhält. Der
Sinn dieses Minderwertigkeitsgefühls ist die Aggression gegen die Umgebung.
— Andere kleiden ihr Gefühl der Minderwertigkeit in die Form eines okkulten
Schicksalsglaubens, bezeichnen sich als „Pechvögel" oder erblich Belastete
und suchen sich durch diesen Kunstgriff jede Verantwortung für ihr eigenes
Schicksal zu ersparen. Eine dritte Form des bewußten Minderwertigkeitsgefühls,
vielleicht die schwerste, was ihre Beeinflußbarkeit anbelangt, bedient sich des
Zirkelschlusses: ich bin minderwertig, weil ich mich minderwertig fühle und
durch dieses Gefühl krank und leistungsunfähig bin. Die Sinnfälligkeit der
falschen Logik trübt hier die Prognose, weil sie als Absage an die Gemeinschaft
und starke Tendenz zum fluchtartigen Rückzug zu verstehen ist.

All das sind neurotische Einzelerscheinungen, die zum ursprünglichen Minderwertigkeitsgefühl, wie alle anderen Kunstgriffe des Nervösen, nur in indirekter
Beziehung stehen. Was aber dieses ursprüngliche Minderwertigkeitsgefühl
anbelangt, so können wir hier durchaus auf das in früheren Kapiteln Gesagte
verweisen. Seine Verstärkung durch Organminderwertigkeit, durch die Familienkonstellation, durch das Geschlecht, die Erziehung und durch soziale und wirtschaftliche Lebensbedingungen in der Kindheit wurde ausführlich erörtert.

Die Folgen des verstärkten Minderwertigkeitsgefühls sind Kompensationen
durch Aggression und Sicherung, die alle den Charakter der Fiktion an sich
tragen. In diesem Begriff der Fiktion liegt das Wesentliche der individualpsychologischen Neurosenlehre. Er ergibt sich folgerichtig aus der Auffassung
der Persönlichkeit als einer zielgerichteten Einheit. Fassen wir alle seelischen
Äußerungen als Versuche auf, von unten nach oben, vom Gefühl der Minderwertigkeit zum gesicherten Selbstwertgefühl zu gelangen, so ist es aus den grundsätzlichen Auffassungen der Individualpsychologie leicht ersichtlich, daß es
nur einen realen, biologisch richtigen Weg dazu geben kann: den Weg der
Leistung, der Erfüllung der Lebensaufgaben im Rahmen der Gemeinschaft.
Es gilt also, von sich selbst loszukommen, den Schwerpunkt des Lebens aus
der eigenen Persönlichkeit in die Gemeinschaft zu verlegen. Dieser Weg wird
nun von Menschen, die ein verstärktes Minderwertigkeitsgefühl in sich tragen,
verfehlt, weil sie den Zugang zur Gemeinschaftsidee nicht finden [1].

---

[1] Siehe Sumpf (82): „Ein Kriterium für die Unterscheidung zwischen psychischer
Gesundheit und Neurose ist also die normale oder abnorme Beziehungsfähigkeit. Unter
Beziehungsfähigkeit im psychologischen Sinne ist also die Fähigkeit zu verstehen, zwischen
dem eigenen Ich und den Mitmenschen — soweit dies überhaupt menschenmöglich ist —
sachlich richtige, gerechte Wertbeziehungen herzustellen und damit die Grundlage zu
gesunden Gefühlsbeziehungen zu schaffen. — Der Gesunde und der Nervöse haben gewissermaßen verschiedene „Bezugssysteme". Der erstere bezieht sich bei seinem Tun und Denken
auf objektive Werte, der letztere auf sein egozentrisches Geltungsbedürfnis."

Denn das Wesentliche der Gemeinschaft liegt in der Wechselseitigkeit der Beziehungen zwischen Mensch und Mensch, im Geben und Nehmen [1]. Daß das kleine Kind in den ersten Lebensjahren noch wenig Anzeichen von Gemeinschaftsgefühl aufweist, liegt daran, daß es in seinem Gefühl grenzenloser Hilflosigkeit nur nehmen und nicht geben will. Erst die Liebe der Mutter und anderer Menschen seiner Umgebung erweckt in ihm allmählich das Gefühl, daß es diesen etwas bedeutet, daß es geliebt wird, also auch etwas zu geben hat. Es folgen tastende, anfangs fehlerhafte Versuche, die wechselseitige Gemeinschaftsbeziehung herzustellen; etwa der Versuch, die Liebe der Erwachsenen im Sinne des eigenen Geltungsstrebens tyrannisch zu mißbrauchen, den eigenen Beitrag zur Gemeinschaft, die eigene Liebe an Bedingungen zu knüpfen. Hat das Kind das Wesen der Liebe als eines bedingungslosen Anschlusses erfaßt, dann ist es der Gemeinschaft gewonnen. Wo dies nicht gelingt, dort war das Gefühl der Hilflosigkeit zu stark, das Kind hat aus seiner egozentrischen Einstellung nicht herausgefunden. Damit beginnt die Neurose.

Ist in diesem Falle das tätige Erfassen des Gemeinschaftsgefühls mißglückt, so kann dies doch an der biologischen Tatsache, daß auch der Nervöse Mensch unter Menschen ist, und an der psychologischen Repräsentation dieser Tatsache nichts ändern. Auch der Neurotiker hat ein Gemeinschaftsgefühl. Aber es fehlt ihm der Mut, es in die Tat umzusetzen, weil er nichts geben zu können glaubt, ohne sich selbst zu verlieren. Innerhalb des neurotischen Bezugssystems stellen sich ihm also seine Lebensaufgaben folgendermaßen dar: es gilt 1. aus dem Gefühl der Minderwertigkeit mit Umgehung des biologisch richtigen Weges, des Weges zur Gemeinschaft, zum Gefühl der Geltung zu gelangen; 2. dem Gesetz der Gemeinschaft, das er in sich trägt, dadurch scheinbar Rechnung zu tragen, daß die Verantwortung für seine Umgehung auf außerhalb seiner selbst liegende Faktoren verschoben wird. Da beide Aufgaben in der Wirklichkeit des Lebens unlösbar sind, wird der Weg der Fiktion betreten. Innerhalb des neurotischen Bezugssystems ist also jede Lebensäußerung Ausdruck der leitenden Fiktion.

Hier sind nun zwei Anmerkungen zu machen: Einmal die, daß kein Neurotiker nur Neurotiker ist, sondern daß es jedem Nervösen gelingt, in bescheidenem, individuell variablem Ausmaß den Mut zur Gemeinschaft aufzubringen. In dem Maße also, als auch der Neurotiker nützliche Arbeit leistet, Anschluß an die Menschen und an das andere Geschlecht findet, steht er im Bereiche der Wirklichkeit, „auf der Seite des Nützlichen" (Adler). Aber das spezifisch neurotische Bezugssystem liegt im Bereiche der Fiktion. — Zweitens: der fiktive Charakter der neurotischen Lebensmethode hindert nicht daran, daß subjektiv durchaus echt und ursprünglich empfunden wird. Insbesondere wichtig ist dieser Hinweis für das Affekterlebnis des Nervösen. Seine Angst ist „echt", in dem Sinne, daß er sie subjektiv als wirkliche Angst erlebt, mit allen physiologischen Begleiterscheinungen des Affekts. Und doch fällt sie in das Bereich der neurotischen Fiktion, weil sie, von außen gesehen, nur als ein Mittel zum Zweck, als Etappe auf dem Wege zum fiktiven Ziel — gemeinschaftsfremde Geltung (Sicherung) unter Wahrung der Unverantwortlichkeit — zu verstehen ist. Daß man phänomenologisch zwischen mehr oder weniger „echten" Affekterlebnissen unterscheiden kann, hat mit unserem Begriff der Fiktion nichts zu tun. Immerhin mag es auch individualpsychologisch nicht ohne Bedeutung sein, ob ein Nervöser einen Affekt als elementar erlebt oder ob er dabei das peinliche Gefühl des Künstlichen hat, als sähe er sich selbst dabei zu. Der letztere

---

[1] Sumpf (82): „Es kommt darauf an, daß das Kind frühzeitig nicht nur empfangen lernt, sondern auch geben, selbst geben im ideellen Sinn."

Fall steht in naher Beziehung zu einer der wichtigsten neurotischen Fiktionen, auf die wir gesondert zu sprechen kommen müssen, zu der Fiktion einer Spaltung der Persönlichkeit.

Wie manche andere Neurosentheorie (etwa die sexualistische Auffassung der Psychoanalyse), so stammt auch die Lehre von der Spaltung der Persönlichkeit als Grundlage neurotischer Phänomene, als deren hervorragendster Vertreter Pierre Janet [1] gelten kann, eigentlich von den Neurotikern selbst. Janets Begriff des psychologischen Automatismus (Handlungen, die außerhalb des Willens und des persönlichen Bewußtseins des Subjektes erfolgen) entspricht durchaus der introspektiv-psychologischen Überzeugung des Neurotikers. Im weiteren Verlauf wurde Janets Konzeption in der Form des „automatisme mental" zum Grundbegriff der französischen Psychopathologie, dem nunmehr nicht nur hysterische Symptome, sondern auch Phobien, Zwangsvorstellungen, Wahnideen, schließlich auch Träume, Fehlleistungen usw. untergeordnet wurden.

Das Auftreten von Automatismen wird von Toulouse und Mignard [2] auf den Verlust oder die Schwächung einer seelischen Funktion zurückgeführt, die sie „autoconduction" nennen und die in der Fähigkeit besteht, die elementaren psychischen Funktionen, Wahrnehmung, Gedächtnis, Urteilsfähigkeit, im Sinne der allgemeinen Aktivität der bewußten Persönlichkeit zu verwenden. Als ein Beispiel der Schwäche der Autokonduktion bei voller Intaktheit der elementaren Mechanismen wird der Traum angeführt.

Der Verlust oder die Schwächung der Autokonduktion und das dadurch bedingte Auftreten seelischer Automatismen wären nach Toulouse und Mignard primär physiologischer (im Traum) oder pathologischer Natur. Erst später (1924—25) gelangte Mignard [3] dazu, für gewisse Fälle, insbesondere im Bereiche der Dementia praecox, eine Art psychogener Aufhebung der Autokonduktion anzunehmen. Die Wahrnehmung gewisser organischer Defekte im eigenen Seelenleben, das Erlebnis der Veränderungen der eigenen Funktionen durch den Krankheitsprozeß kann nach Mignard das Individuum zum Verzicht auf die Autokonduktion veranlassen, zu einer Interesselosigkeit an sich und der Außenwelt, die sonach den Automatismen freien Lauf läßt, aber in Remissionen jederzeit wieder teilweise oder ganz aufgehoben werden kann („subduction mentale morbide"). Der Autor empfindet also selbst, wie aus seinen Ausführungen hervorgeht, das Unbefriedigende des psychophysischen Zirkels, der zunächst die Funktion der Autokonduktion als höchste seelische Instanz über die „Mechanismen" hinaushebt und sodann für die Störung dieser Funktion wieder auf die Mechanismen rekurriert. Im Falle der „subduction" handelt es sich also auch für Mignard um einen bloß scheinbaren Verlust der Autokonduktion. Damit ist die Einheit der Persönlichkeit wiederhergestellt.

Die Individualpsychologie geht einen Schritt weiter und findet erstens, daß die „autoconduction", die nichts anderes ist als die zielgerichtete Einheit der Persönlichkeit selbst, überhaupt nicht wirklich verloren gehen kann, zweitens, daß es sich in allen Fällen von „automatisme mental", z. B. auch im Traum, immer nur um den von der Persönlichkeit gewollten und arrangierten Schein einer Persönlichkeitsspaltung im Sinne eines Verlustes der Autokonduktion handelt, und drittens, daß jene Pseudo-Automatismen nicht, wie es Mignard im Sinne seiner subduction mentale morbide meint, durch Verzicht auf die

---

[1] Janet, L'automatisme psychologique. Les stigmates mentaux de l'hysterie.
[2] Toulouse et Mignard: Les maladies mentales et l'auto-conduction. Revue de psychiatrie, Tome 15, p. 265. 1911.
[3] Mignard: Subduction mentale morbide et réactions psychopathiques secondaires. Encéphale, Mai 1925.

Führung und passives Gehenlassen, sondern vor allem durch einen aktiven Kunstgriff entstehen.

Unverkennbar beeinflußt von der französischen Psychopathologie hat Freud den Begriff der Persönlichkeitsspaltung, wenn auch nicht das Wort, in seine Lehre übernommen. Für ihn ist die Neurose das Ergebnis eines Konfliktes zwischen dem Bewußten und Unbewußten, dem Ich und dem Es, einer mißglückten Verdrängung unbewußter Triebregungen. Das Unbewußte der Psychoanalyse entspricht durchaus dem Bereiche des psychologischen Automatismus bei Janet, die Bewußtseinsfunktion der Toulouse-Mignardschen Autokonduktion (einem Begriff, der allerdings erst nach dem Erscheinen der grundlegenden Arbeiten Freuds, wenn auch ohne Kenntnis derselben, geschaffen wurde). Doch konnte Freud nicht übersehen, daß die scheinbaren Automatismen in die Kette des bewußten psychischen Geschehens eingeordnet, dem zweckhaften Denken unterworfen sind. In seinem oben zitierten letzten Buch („Hemmung, Symptom und Angst") heißt es diesbezüglich: „Die Scheidung des Ichs vom Es scheint gerechtfertigt, sie wird uns durch bestimmte Verhältnisse aufgedrängt. Aber anderseits ist das Ich mit dem Es identisch, nur ein besonders differenzierter Anteil desselben." Aber wenn Freud noch in derselben Arbeit die Annahme, als ob das neurotische Symptom teleologisch zu verstehen sei, mit der Ansicht vergleicht, ein Kriegsverletzter hätte sich das Bein nur abschießen lassen, um dann arbeitsfrei von seiner Rente leben zu können, so stellt er sich durchaus auf den Standpunkt Janets. Das Symptom wird mit einem Fremdkörper verglichen, der recht und schlecht einheilt. Das will freilich schlecht mit der in demselben Buche vertretenen Auffassung übereinstimmen, die im neurotischen Symptom ein Ergebnis der Abwehr (wir würden „Sicherung" sagen) — Schutz des Ichs gegen Triebansprüche — erblickt, wobei ausdrücklich bemerkt wird, daß diese Triebansprüche nur deshalb gefürchtet werden, weil sie eine reale Gefahr — die der „Entmannung" — mit sich bringen. Das teleologische Prinzip beschränkt sich also auch nach Freud nicht auf den oberflächlichen „Krankheitsgewinn", sondern es reicht bis in die Tiefe des Trieblebens. Faßt man das Symptom als Abwehr, dann ist es teleologisch weit über den Krankheitsgewinn hinaus verständlich, es ist weder mit einem Fremdkörper, noch mit einem abgeschossenen Bein zu vergleichen, sondern es ist — eben als Abwehr — von der Persönlichkeit produziert. Wenn man aber das Sinnhafte des neurotischen Symptoms in den sogenannten tieferen Schichten der Seele, nach psychoanalytischer Auffassung, erfaßt hat, dann zeigt sich regelmäßig, daß das, was Freud Krankheitsgewinn nennt und als belanglosen Nebengewinn, als sekundäre Verwendung des einmal vorhandenen Symptoms abtut, durchaus in derselben Richtung liegt wie die „Abwehr", daß es mit dieser geradezu koinzidiert.

Der „Triebkonflikt" der Psychoanalyse sieht aber in der neuesten Fassung etwa so aus: jemand hat Hunger und möchte gern essen. Nun hat ihm aber der Arzt strenge Diät verschrieben und ihm die Gefahren geschildert, denen er sich aussetzt, wenn er die Diätvorschrift überschreitet. Er ißt also nicht, obwohl er Hunger hat, weil seine Angst vor den Folgen größer ist als der Hunger. So ungefähr, nur auf die Libido übertragen, stellt sich Freuds Triebkonflikt dar. Ist dies überhaupt ein Konflikt? Das Wort will nicht recht passen. Vielmehr möchte es scheinen, als stellte sich in solchem Dilemma ohne Kampf der Verzicht auf die Triebbefriedigung aus Gründen der Vernunft ganz von selbst ein. Ist dies aber nicht der Fall, erlebt man den Konflikt, so läßt sich mit großer Sicherheit vermuten, daß man unterliegen und mit schlechtem Gewissen die Diätvorschrift durchbrechen wird. Schon dadurch unterscheidet sich dieser Fall von der Freudschen Konstruktion. Denn nach ihm endet

28*

der Triebkonflikt immer entweder mit gelungener Verdrängung oder mit der
Abwehr durch das neurotische Symptom, das nach psychoanalytischer Auffassung ein Kompromiß zwischen Triebbefriedigung und Hemmung darstellt.
Aber wie kommt es, daß die vernunftmäßige Triebhemmung mißglückt? Ist
der Trieb zu stark, oder die Vernunft (das Ich, die Autokonduktion) zu schwach?

Diese Frage wird von Künkel (47) ausgezeichnet beantwortet. Eine kleine
logische Überlegung zeigt die Unmöglichkeit der Ambivalenz. „Denn — sagt
Künkel — jede Ambivalenz ist aus zwei Tendenzen zusammengesetzt. Jede
Tendenz umfaßt ein Mittel, nämlich das Wunschobjekt, und einen Zweck,
nämlich das Wunschziel. Aber die Mittel-Zweck-Relation schließt den Zwang
zur Einheitlichkeit in sich. Sobald der Zweck bestimmt ist, können zwei einander
widersprechende Mittel nicht mehr gleichzeitig gewollt werden. Wer nach
Athen reisen will, kann wohl schwanken, ob er auf dem Seeweg oder auf dem
Landweg reisen soll. Beides zugleich wollen kann er aber nicht. . . . Will er
aber tatsächlich sowohl durch Thrazien als auch durch das Ägäische Meer
fahren, so ist der übergeordnete Zweck nicht, nach Athen zu kommen, sondern
es bestehen drei selbständige Zwecke, nämlich Athen, Thrazien und das Ägäische
Meer zu besuchen, und von diesen Zwecken ist nur scheinbar der eine den beiden
anderen übergeordnet. Die Ambivalenz der Mittel ist in sich unmöglich. — Aber
die Ambivalenz der Zwecke ist ebenso unmöglich. Denn es gibt keine Endzwecke im Leben. Zu jedem scheinbaren Endzweck läßt sich doch immer noch
ein übergeordneter Zweck finden, dem der vermeintliche Endzweck als Mittel
dient. . . . Praktisch läßt sich wenigstens zu allen konkret erlebten Zwecken
der übergeordnete Hauptzweck aufzeigen. Damit werden diese Zwecke, auch
wenn sie sich angeblich widersprechen, Mittel ihres gemeinsamen Hauptzweckes.
Da nun aber die Ambivalenz der Mittel unmöglich ist, die scheinbaren Endzwecke jedoch in Wirklichkeit die Mittel eines (zwar verborgenen, aber doch
wirksamen) Hauptzweckes sind, so ist auch die Ambivalenz der scheinbaren
Endzwecke unmöglich."

Besteht dies zu Recht, dann muß sich jede Ambivalenz als Schein, als Fiktion
entlarven lassen. So führt Künkel das Beispiel eines Leutnants an, der, an
Malaria erkrankt, „trotz besten Willens" kein Chinin einnehmen kann, weil
es bitter schmeckt. Daß es sich hier um zwei gleich starke, einander entgegengesetzte Impulse handelt, kann man behaupten, aber diese Behauptung um-
schreibt entweder nur den phänomenologischen Tatbestand, oder, wenn sie auf
das Wesen der Sache Bezug haben soll, so ist sie haltlos, weil Impulse keine
meßbaren Größen sind. Tatsächlich wollte der Leutnant gesund werden, ohne
die Kosten dafür zu tragen. Außerdem aber wollte er sich durch die Demonstration des seelischen Konflikts in den Mittelpunkt der Aufmerksamkeit rücken,
entsprechend seiner allgemeinen Tendenz, „zur Geltung zu kommen, der Held
des Tages zu werden und Ruhm zu erwerben". So war er aus Ehrgeiz ein pflicht-
getreuer Offizier, verstand es aber auch sonst geschickt, „Schwierigkeiten
und Leiden zu arrangieren, um die Vorgesetzten auf sich aufmerksam zu machen.
. . . Immer kam es ihm darauf an, Kameraden und Vorgesetzte mit sich zu
beschäftigen. Und wenn es ihm nicht gelang, ihre Bewunderung zu erregen,
so begnügte er sich auch damit, ihre Besorgnis oder gar ihren Zorn wachzurufen."
So auch im vorliegenden Fall: „Er versetzte sich selbst, den Stabsarzt und
alle Anwesenden durch seine körperlichen und seelischen Qualen beim Chinin-
nehmen in staunende Bewunderung."

Eine andere Form der Scheinambivalenz ist die „Versuchung". Zu ihrer
Erläuterung weist Künkel auf den Formenwandel der Leitlinien hin. Der
Leitlinie des Kindes, das seine Bedürfnisse auf dem einfachsten Wege, dem
der materiellen Auswahl, nämlich durch Zugreifen, befriedigt, steht die Leitlinie

des sachlich orientierten Erwachsenen, die der ideellen Auswahl, gegenüber, die außer dem Wunschobjekt auch die gesamte Außenwelt und die in ihr beschlossenen naturnotwendigen Beziehungen berücksichtigt. Die Technik des ambivalenten Scheins besteht nun darin, „daß ... der Formenwandel als Dauererscheinung dargestellt, das heißt ewig angedeutet und nie vollzogen wird. Was nur Vorgang, Ablauf, Prozeß sein kann, wird benutzt, um einen Zustand vorzutäuschen. Das Motiv aber ist: Der Betreffende will sich weder für die alte noch für die neue Form entscheiden, sondern er zieht eine dritte Form vor, die er für das kleinere Übel hält, nämlich die permanente Unentschiedenheit. Freilich ist die Unentschiedenheit psychologisch nicht möglich, und ihre Maske kann darum nur mit Hilfe einer dauernden Selbsttäuschung aufrechterhalten werden. ... Man möchte gleichsam den Verlauf des Lebens hemmen oder sich dem Strom der Ursachen und Wirkungen entziehen, indem man gleichsam nicht mehr weiterschwimmt, sondern sich ans Ufer dieses Stromes setzt. Hier ist der ambivalente Schein deutlich als Folge einer Entmutigung erkennbar." Als Beispiel einer „Versuchung" führt Künkel den Fall eines Mädchens an, deren Leben „wie ein ewiges Ringen zwischen ihrer ‚niederen Natur' und ihrer ‚reinen Seele'" verläuft.

Aus Künkels Darlegungen erhellt, daß Ambivalenz, Triebkonflikt, Spaltung der Persönlichkeit Fiktionen sein müssen und sich als solche erweisen lassen, auch dann, wenn sie durchaus als „echt" erlebt werden. Die phänomenologische Kategorie der Echtheit eines Erlebnisses hat, wie schon oben gesagt, mit seinem individualpsychologischen Sinn unmittelbar nichts zu tun.

Dementsprechend wäre es auch ganz mißverständlich, wollte man etwa annehmen, nach der individualpsychologischen Auffassung bestehe im Menschen ein „Konflikt" zwischen Geltungsstreben und Gemeinschaftsgefühl. Die Entwicklung vom kindlichen Geltungsstreben zum Gemeinschaftsgefühl des Erwachsenen fällt zusammen mit der von Künkel dargestellten Entwicklung von der materiellen zur ideellen Auswahl. Wo sich der Schein eines Konfliktes ergibt, dort handelt es sich eben um jenen Prozeß des Formenwandels, der fiktiv „als Dauererscheinung hingestellt" wird. Zwischen die zwei Möglichkeiten, die des Geltungsstrebens und die des Gemeinschaftsgefühls, gestellt, wählt der Betreffende ein Drittes: die Unentschiedenheit. Der Schein der Ambivalenz ist die Zuflucht der Entmutigung.

Erst jetzt, da wir den fiktiven Charakter alles seelischen Erlebens beim Nervösen festgestellt haben, können wir an die Beschreibung und Erörterung der Einzelphänomene gehen.

Die Kompensation des primären, beim Neurotiker aus den oben erörterten Quellen verstärkten Minderwertigkeitsgefühls schlägt verschiedene Wege ein. Die nähere Auswahl des Weges ergibt sich im einzelnen Fall aus dem Maß an Mut und Selbstvertrauen, das den Druck des Minderwertigkeitsgefühls überlebt. Dementsprechend können wir Methoden der aktiven Kompensation und solche der Kompensation durch Schwäche unterscheiden.

Die Methoden der aktiven Kompensation, auch Aggression benannt, lassen im allgemeinen auf einen geringeren Grad der Entmutigung schließen. Neurotischer Ehrgeiz scheint oft einer Art Entgleisung des gesunden Leistungsstrebens zu entsprechen. Aber noch beim älteren Kinde sind die beiden deutlich auseinanderzuhalten. Wildheit, Trotz, Ungebärdigkeit stellen kindliche Formen der Aggression aus den Quellen des Minderwertigkeitsgefühls dar, die mit Leistungsstreben noch wenig zu tun haben, ihm sogar vielfach zuwiderlaufen. Aber schon beim gesunden Kinde bahnt sich der Übergang zum nützlichen Training an: in Spiel und Sport. So lassen sich aus der Art des kindlichen Verhaltens schon sichere Schlüsse auf seinen Mut ziehen. Zur Neurose disponierte Kinder werden im allgemeinen bei geregelten Sportspielen versagen oder ihnen ausweichen. Sie werden dafür geneigt sein, durch tollkühne Heldenstücke sich und den anderen ihren „Mut" zu beweisen. Bei näherem Zusehen entdeckt man, daß es nicht Mut, nicht Selbstvertrauen, sondern die aus Eitelkeit erwachsende, auf glanzvollen Triumph abzielende Verwegenheit des teilweise Entmutigten ist. So erklärt sich der scheinbare Widerspruch, daß man von Patienten aus ihrer Kindheit berichten hört, sie seien sehr „mutig", nämlich zu den tollsten Streichen aufgelegt gewesen, aber abends, allein, im dunklen Zimmer, hätten sie sich gefürchtet. Entmutigung und Ehrgeiz gehören untrennbar zusammen. Es ist wirklich dieselbe Persönlichkeit, die sich vor dem Alleinsein fürchtet und die sich durch Tollkühnheit auf Nebengebieten, durch Scheinerfolge von eben jenem Gefühl der Minderwertigkeit befreien will, das in der Angst unverhüllt zutage tritt.

Wir finden denselben Widerspruch, der keiner ist, beim erwachsenen Nervösen. Ein Zwangsneurotiker, durch und durch voll Angst und Unsicherheit, erzählt, er könne an einem Streit auf der Straße, in öffentlichen Lokalen, nicht vorbeigehen, ohne sich einzumengen. Derselbe Patient ist es, der seine Frau durch maßloses Jammern über körperliche Beschwerden ungeduldig macht und dann, wenn sie ihn wegen seines feigen, „unmännlichen" Benehmens hart anläßt und sich dadurch ins Unrecht setzt, mit einem Tobsuchtsanfall antwortet, in dem er Sessel, Vasen, Fensterscheiben zertrümmert [1].

Begibt sich die Aggression auf sexuelles Gebiet, so wird sie zum „männlichen Protest". Auch hier finden wir die ersten Ansätze in der Kindheit, wovon schon oben die Rede war. Männlicher Protest ist die bubenhafte Wildheit des kleinen Mädchens, das sich auf diesem Wege seiner als minderwertig empfundenen Geschlechtsrolle zu erwehren glaubt. Männlicher Protest ist aber auch die Masturbation heranwachsender Knaben, sobald sie das spezifisch „Männliche" ihrer anfangs nur um des Lustgewinns willen betriebenen Spielerei erfaßt haben. Bei Erwachsenen entstehen auf diesem Boden Störungen der Sexualfunktion: der oben erwähnte Zwangsneurotiker klagt über einen Hypererotismus, der ihm sein Leben und seine Ehe verbittert. Aber derselbe Mann, der seine übergroße sexuelle Appetenz als Schwäche empfindet, die unter anderem auch die Überlegenheit seiner Frau begründe, berichtet mit eitler Selbstgefälligkeit von seiner großartigen Potenz, die es ihm ermöglicht habe, vor seiner Ehe durch zwei Jahre täglich mit seiner Freundin zu verkehren.

Eine der häufigsten Formen des männlichen Protestes beim Neurotiker ist durch den Don Juan-Typus gekennzeichnet. Er rühmt sich, daß keine Frau ihm widerstehen könne, spricht von einem geheimnisvollen Fluidum, das ihm die Frauen gefügig mache. Aber entweder läßt er es — wie in einem von mir beobachteten Fall — gar nicht darauf ankommen, begnügt sich mit dem Triumph, die Frauen dazu zu bringen, daß sie sich ihm anbieten (womit er ihnen gleichzeitig die aktive Rolle zuschiebt), oder er läuft, wenn er noch den einen Schritt zum wirklichen Besitz wagt, von einer Frau zur andern davon, um von keiner besessen zu werden. Denn seinem sexuell gefärbten Minderwertigkeitsgefühl entspringt nicht nur das eitle Bedürfnis nach erotischen Siegen, sondern auch die maßlose Angst vor der Frau, die als Gegner im Kampfe gefürchtet, herabgesetzt, oder auch in den Himmel gehoben und dadurch in ungefährliche Distanz gerückt wird. Die literarisch stark vertretene Ideologie vom „Kampf der Geschlechter", vom Geheimnis der Frauenseele, der Frau als Dämon, als Sphinx oder als Vampyr (Strindberg), aber auch die von der

---

[1] Weinmann (249) weist in diesem Sinne auf die Bedeutung der Gereiztheit in der Psychologie zyklothymer Stimmungsschwankungen hin.

moralischen und intellektuellen Minderwertigkeit des weiblichen Geschlechtes (Weininger) — sie repräsentieren die neurotische Geschlechtsangst des Mannes, der nicht an sich glaubt. Aus derselben Quelle des Minderwertigkeitsgefühls stammt die weitverbreitete Überschätzung der Sexualsphäre überhaupt, der neurotische Pansexualismus, der dem Pansexualismus der Psychoanalyse weit vorausgegangen ist. — Die schematische Apperzeption des Neurotikers neigt dazu, das ganze Leben unter dem vereinfachenden Gleichnis der Sexualität zu erfassen (Adler: Organdialekt).

Bei Frauen führt der männliche Protest zum Streben nach Manngleichheit, zur Frigidität — die wirklich, wie es der oben erwähnte Zwangsneurotiker bei seiner Frau empfindet, geeignet ist, als Instrument der Herrschaft zu dienen — zur Vielmännerei oder zur Homosexualität. Die zweifellos bestehende Ungerechtigkeit in der Verteilung der Rechte und Pflichten auf Mann und Frau wird maßlos übertrieben empfunden und die Ehe als Mittel zur Versklavung des Weibes abgelehnt. Weil aber die Mutterschaft als der elementarste Ausdruck des Gemeinschaftsgefühls von ethisch orientierten Frauen nicht abgelehnt werden kann, so kam eine Patientin auf die romantische, aber durchaus konsequente Idee, sich unbeschadet ihrer Ablehnung des Mannes ein eigenes Kind zu verschaffen, und führte sie aus: sie wählte den Vater des Kindes rein aus eugenetischen Gesichtspunkten und schickte ihn fort, sobald sie ihr Ziel, das Kind, erreicht hatte. — Andere, minder sittliche Frauen lehnen auch die Mutterschaft ab und bedienen sich dazu vielfacher Vorwände und Arrangements. Die Produktion neurotischer Symptome in der ersten Zeit der Ehe dient oft gar keinem anderen Ziel als diesem.

Die neurotische Aggression ist der Ausdruck dafür, daß der Neurotiker vielfach nicht asozial, sondern antisozial eingestellt ist. Von den einfachen Merkmalen der Ungezogenheit, die man im täglichen Leben so gern mit „Nervosität" entschuldigt, bis zu den tobsuchtartigen Ausbrüchen des reizbaren Neurotikertypus und bis zu blutigen Sexualverbrechen auf psychoneurotischer Basis geht eine kontinuierliche Linie. Und doch sind dies, soweit es die Persönlichkeit des Patienten anbelangt, im allgemeinen die leichteren Fälle. Denn sie haben sich genügend Aktivität bewahrt, um ins nützliche Leben zurückzufinden und ihre egozentrische Orientierung geht nicht so weit, daß der Kontakt mit der Umwelt gelockert wäre. Der feindselige Kontakt ist, so könnte man sagen, immer noch besser als gar keiner.

Ausnahmslos gilt dies freilich auch nicht. Es gibt, wie man weiß, auch einen erethischen Typus bei der Dementia praecox und bei Grenzfällen, die schwierig zu klassifizieren, aber jedenfalls prognostisch ungünstig zu beurteilen sind. Ein Fall dieser Art, ein junger Mensch von 25 Jahren, steht seit etwa 10 Jahren im schärfsten Kampf mit seiner Familie und seiner ganzen Umgebung, ist ständig in nichtige, aber um so geräuschvollere Konflikte mit Kellnern, Straßenbahnschaffnern, Wachleuten usw. verwickelt und tut sonst gar nichts, da er ja ständig durch seine Kämpfe präokkupiert ist. Der Fall wurde mehrfach als paranoide Demenz aufgefaßt, entbehrt aber der Wahnideen und zeigt keinerlei Progression. Andererseits erweist sich auch individualpsychologische Aufklärung als wirkungslos, weil sie kaum gehört, nie verstanden und deshalb auch nicht in die Wirklichkeit umgesetzt wird. Hier ist der Kontakt mit der Umwelt offenbar viel geringer, als es nach dem Verhalten des Patienten den Anschein hat. Die Aggression ist gewissermaßen zur katatonen Geste erstarrt, sie hat nicht mehr den Sinn der lebendigen, wenn auch fehlerhaften Beziehung zur Umwelt. Es geht gar nicht um den Kellner, den er ohrfeigt, und nicht um den Anlaß, der zu dem Konflikt führte, sondern Ohrfeige und Konflikt sind stereotype Gesten, durch die er sein Anderssein, seine Unfähigkeit zur Ein-

fügung demonstriert, und so wirksam demonstriert, daß die Eltern des Patienten
sehr zufrieden sind, wenn er ihnen durch sein Verhalten nicht allzugroße Unannehmlichkeiten bereitet, und den Versuch, ihn zu nützlicher Tätigkeit zu
bewegen, längst aufgegeben haben. Sollten sie jemals mit derartigen Forderungen kommen, dann genügt eine kleine Verstärkung seines antisozialen Verhaltens, eine Gewalttat, ein Mord vielleicht, um ihn in einer geschlossenen
Anstalt in Sicherheit zu bringen. — Gewalttaten bei Geisteskranken sind wohl
allgemein in diesem Sinne zu bewerten. Sie haben nur äußerliche Ähnlichkeit
mit der Reizbarkeit des Neurotikers, der gewöhnlich nur so weit geht, als er es
unter dem Schutze seiner „Nervosität", seines Milderungsumstandes, wagen
kann, ohne den Anspruch zu verlieren, daß er im wirklichen Leben noch ernst
genommen werde. So schafft er sich Erleichterungen, da man mit seiner Empfindlichkeit und Reizbarkeit rechnet. Um vollkommene Enthebung ist es ihm
nicht zu tun.

Aber schon in dieser Haltung der antisozialen Aggression ist hinter dem
fiktiven Vorstoß der tatsächliche Rückzug zu erkennen. Die Empfindlichkeit
des reizbaren Neurasthenikers zielt darauf·ab, ihm eine Ausnahmsstellung zu
sichern, die Forderungen der Gemeinschaft soweit herabzudrücken, als es seine
Entmutigung für notwendig erachtet. So erhält auch die Aggression den Charakter der Sicherung vor Niederlagen, die der Nervöse, wie er meint, befürchten
müsste, wenn er mit den andern zum gleichen Start antreten, ohne Vorrecht
und Protektion ans Werk gehen sollte.

Sicherung ist der deutlich faßbare Sinn jedes neurotischen Symptoms.
Insofern als die Symptomfiktion Schwierigkeiten und Hemmungen im Leben
schafft, stellt sie jenes „Handicap" dar, dessen sich der Nervöse bedient, mag
er nun Erfolg haben oder nicht: im Falle des Erfolges, um diesen noch größer
erscheinen zu lassen, im Falle des Mißerfolges, um ihn zu entschuldigen. In
weiterer Folge aber führt das neurotische Symptom zu einer sinnfälligen Verkleinerung des Aktionsradius, dadurch, daß mit Rücksicht auf die Krankheit gewisse Lebensaufgaben überhaupt ausgeschaltet erscheinen. Der Agora-
phobe, der sich nicht allein auf die Gasse wagt, beschränkt eben dadurch seinen
Pflichtenkreis im wesentlichen auf die vier Wände seines Heims. Der Zwangsneurotiker, der durch das Arrangement einer „krankhaften" Gewissenhaftigkeit und Pedanterie sein Arbeitstempo maßlos verlangsamt (Adlers „zögernde
Attitüde"), kann demgemäß nur im Verhältnis zu dieser Verlangsamung mit
Arbeit belastet werden. Der Sexualneurastheniker, der nur unter ganz bestimmten, nicht leicht herstellbaren Bedingungen sexuell leistungsfähig ist,
kann naturgemäß nicht heiraten. Die verkleinerte Operationsbasis sichert dem
Neurotiker eine Art Kräftegleichgewicht, freilich um den Preis des nervösen
Leidens.

Man würde dem Nervösen unrecht tun, wollte man seine Menschen-, Ehe-
und Arbeitsscheu, die ihn dazu treibt, die darauf gerichteten Anforderungen der
Gemeinschaft durch Sicherungssymptome auf ein Minimum zu reduzieren, als primär gegebene Tatsache und Charakterdefekt, als konstitutionelle Psychopathie
oder moral insanity bezeichnen. Es läßt sich leicht zeigen, daß er diese Forderungen de jure anerkennt — auch wenn er dies nicht wahrhaben will — und daß er
auch bereit wäre, sie zu erfüllen, wenn er nicht jeden Schritt auf diesem Wege der
normalen Lebensführung als Prüfung, als endgültige Entscheidung über Wert und
Unwert seiner Persönlichkeit fürchten würde. Die Angst vor der Entscheidung,
die die Möglichkeit einer Niederlage mit sich bringt, treibt ihn immer wieder dazu,
die Distanz zwischen sich und ihr zu vergrößern, Vorwände und Ausreden zu
arrangieren, um den gefürchteten Augenblick der Prüfung wenigstens solange
als möglich hinauszuschieben. Am sinnfälligsten zeigt sich dieser Kunstgriff

der Distanz, wenn man den Neurotiker fragt, was er zu tun gedächte, wenn er gesund würde (Adler). Er wird in der Regel eben das nennen, wovor er sich durch die Krankheit sichern will: also die Ehe, einen Berufswechsel, die Wiederaufnahme menschlicher Beziehungen oder dergleichen. Nervöse Erkrankungen junger Mädchen zur Zeit der Verlobung sind immer als Angst vor der Ehe und nicht, wie man vielfach glaubt — auch die Kranken selbst glauben es manchmal — als ungeduldige Erwartung oder als Folge der frustranen erotischen Erregung zu verstehen. Gewöhnlich haben sie auch, nach Bedarf gesteigert, den Erfolg, daß die Heirat „bis zur Gesundung" hinausgeschoben wird. Ist die Angst zu groß, dann findet sich gewiß in dieser glücklich gewonnenen Gnadenfrist ein Hindernis, das es ermöglicht, die Verlobung rückgängig zu machen — sei es auch nur ein Streit mit dem Verlobten, der sich natürlich ganz von selbst aus der schweren Nervosität des Mädchens ergibt. In anderen Fällen gelingt es ihr, soweit Mut zu fassen, daß sie, durch die Nervosität vor allzugroßen Anforderungen in der Ehe gedeckt, ihren Widerstand aufgibt. Oft genug geht dann freilich der Kampf nach der Verehelichung mit anderen Mitteln weiter, und er gilt nun dem Ziel, die Aufgaben des ehelichen Lebens, denen sich die junge Frau nicht gewachsen fühlt, zu distanzieren oder ihnen auszuweichen. Dazu ist wieder Nervosität das beste Mittel. Lassen es die materiellen Verhältnisse nur einigermaßen zu, so kann man sich auf diese Weise der Führung des Haushaltes entziehen. An ein Kind ist natürlich nicht zu denken, solange sich der Zustand der Nerven nicht gebessert hat. Für die Frequenz des ehelichen Verkehrs ist nie der Wunsch des Mannes, sondern immer und ausschließlich der Nervenzustand der Frau maßgebend. Und bringt dieser Frigidität mit sich, dann würde sich der Mann doch offenbar zum Tier erniedrigen, wollte er sie um seiner eigenen Befriedigung willen zum Geschlechtsverkehr zwingen.

Andere Formen des Ausweichens vor Entscheidungen, Prüfungen und Pflichten sind nicht minder leicht verständlich. Typisch ist der Fall des Neurotikers, der seinen Beruf verfehlt hat. Er hatte Begabung zur Malerei, mußte aber, durch die Ungunst der Verhältnisse gezwungen, Kaufmann werden. Die freie Zeit wird nun mit der künstlerischen Tätigkeit ausgefüllt. Selbstverständlich ist aber, daß man weder auf diesem, noch auf jenem Gebiet etwas Bedeutendes von ihm erwarten kann. Als Kaufmann glaubt er sich zu keiner Leistung verpflichtet, weil er diesen Beruf nur gezwungen ausübt. Als Maler aber hätte er sicher Hervorragendes leisten können, wenn es ihm vergönnt gewesen wäre, sich auszubilden und die Malerei als Beruf zu wählen. So freilich, in den freien Stunden, kommt man über Dilettantismus nicht hinaus. Durchforscht man das Leben dieses Mannes, so findet man gewiß, daß er mit einiger Courage und genügendem Selbstvertrauen wohl auch Maler hätte werden können. Aber dann hätte er gewiß andere Vorwände gefunden, um der Probe auf seine Leistungsfähigkeit auszuweichen. Wer ausweichen will, findet den Weg dazu.

Auf sexuellem Gebiet gehören alle Perversionen hieher, mögen sie nun ganz an die Stelle der normalen Geschlechtsbeziehung getreten sein oder diese nur komplizieren und erschweren. Durchaus verständlich in diesem Sinne ist die Homosexualität. Die gleichgeschlechtliche Beziehung bleibt immer, welche Form sie auch annehmen mag, ohne ernste Konsequenzen der Art, wie sie der Nervöse von der normalgeschlechtlichen zu fürchten gewohnt ist: der homosexuelle Mann hat sich nicht als „Mann" zu bewähren, die lesbische Frau kein Kind zu erwarten. Aber nichts ist vielleicht für die psychogene Entstehung der Homosexualität, die noch immer auf den Widerspruch zahlreicher Fachleute stößt, beweisender als der Hinweis auf eine charakteristische Verschiedenheit in der Haltung des homosexuellen Mannes und der homosexuellen Frau. Unter Lesbierinnen findet man nicht selten außerordentlich lebenstüchtige, leistungsfähige Menschen, im Gegensatz zu den männlichen Homosexuellen, bei denen intellektuelle und moralische Hochwertigkeit zu den Ausnahmen gehört. Der typische Homosexuelle ist feig, lügenhaft, kokett, arbeitsscheu, genußsüchtig (daher die in letzter Zeit viel diskutierte Beziehung zum Kokainismus). Die naheliegende Erklärung der Vertreter der konstitutionellen Homosexualität, daß sich gerade in diesen Charaktereigenschaften die „heterosexuelle Komponente" zeige, daß der homosexuelle Mann eben seelisch mehr Weib als Mann sei, läßt die Frage unbeantwortet, wieso dann eben nur die schlechten Eigenschaften der Frau im homosexuellen Mann zutage treten und nicht ihre Mütterlichkeit im Verkehr mit Kindern, ihr Opfermut, ihre Güte, ihre Standhaftigkeit im Ertragen von Schmerzen? Das sind ja wohl die Vorzüge, die nach der Ideologie der Konstitutionsgläubigen dem weiblichen Geschlecht vor allem zukommen. Berufen sich diese darauf, daß man es bei der Homosexualität mit einer Degenerationserscheinung zu tun habe und daß sich degenerierte Psychopathen eben durch Defekte im Bereiche der positiv wertvollen Eigenschaften kennzeichnen, dann muß wieder die Gegenfrage gestellt werden, warum das für die Lesbierin nicht gelten sollte? Denn diese hat ja recht oft gerade die wertvollen „männlichen" Eigenschaften, Tatkraft, Selbständigkeit, Mut, schöpferische Energie, in hohem Maße ausgebildet. Ist sie also nicht degeneriert?

Die Individualpsychologie vermag diesen Gegensatz wohl zu erklären. Die Ablehnung der Frauenrolle, die von so vielen Frauen entsprechend der allgemein üblichen falschen Wertung als minderwertig empfunden wird, ist das treibende Moment bei der Entstehung der weiblichen Homosexualität. Sie ist gewiß ein Kennzeichen der Entmutigung, weil eine Frau mit ruhigem Selbstvertrauen über diese tatsächliche Schwierigkeit hinwegkommt und ihre Aufgabe im Leben auch als Frau zu erfüllen vermag. Aber stärker als die Entmutigung ist bei der Lesbierin der positive Ehrgeiz, es dem Manne gleichzutun, und sie wird, falls ihr Mut dazu ausreicht, alles daran setzen, durch Selbständigkeit, Energie und Leistung ihrem Ideal der Männlichkeit nahezukommen — gelegentlich allerdings auch durch „männliche" Brutalität, Rücksichtslosigkeit usw. — Beim männlichen Homosexuellen aber überwiegt die Entmutigung, und sie treibt ihn dazu, jeder Aufgabe auszuweichen, auf sexuellem wie auf sonstigem Gebiet. Die Maske der seelischen Weiblichkeit dient ihm bloß dazu, seine Perversion vor sich selbst und der Welt als physiologische Tatsache zu rechtfertigen. Aber die wertvollen Qualitäten der Frau anzustreben, fehlt ihm der Mut und auch der Wille. Denn er betrachtet seine „Weiblichkeit" nicht als Ideal, sondern als unabänderliche, vielleicht sogar beklagenswerte Veranlagung, eine Not, aus der er eine Tugend macht. — So spiegelt sich in den charakterologischen Besonderheiten der Homosexuellen die ungleiche Bewertung der Geschlechter, das durch unsere einseitige kulturelle Einstellung bedingte Primat des Mannes wieder.

Eine Form des Ausweichens stellen auch die Erscheinungen der Zwangsneurose dar. Die subjektiv als Zwang empfundene Überbetonung eines Zeremoniells, einer Zwangsidee, einer Phobie verschiebt den Hauptakzent des Lebens von der Hauptsache, von den gefürchteten Lebensaufgaben, auf ein Nebengebiet, wo man „so tun kann, als ob man etwas täte" (Adler), ohne in der fiktiven Welt der Zwangserscheinungen eine Prüfung, einen Mißerfolg, eine Niederlage zu fürchten. Das ist das ureigenste Gebiet der scheinbaren Ambivalenz. Die Zwangsidee wird auf eigene Füße gestellt, so daß sie der übrigen Persönlichkeit als ein von ihr unabhängiges Wesen, ihrem Willen nicht unterworfen, erscheint. Und nun wird gegen den „automatisme mental" der Kampf aufgenommen, unter stärkstem Aufgebot an Affekt und Willensanstrengung, als handelte es sich wirklich um einen Eindringling aus einer anderen Welt und nicht um das Produkt eigenen Denkens. Gewöhnlich siegt die Zwangsidee; unterliegt sie, so erhebt sich an ihrer Stelle die Angst, ihr ebenbürtiger Vertreter. Das Ziel aber ist weder Sieg noch Niederlage, sondern eben der Kampf. Und das hat doppelten Sinn.

Erstens wird durch die Eröffnnung eines Nebenkriegsschauplatzes das Ziel des Ausweichens erreicht. Fortan treten alle Lebensfragen in den Hintergrund. Die Welt, die Wirklichkeit, wo jene ihren Platz haben, wird zum wesenlosen Schatten, die Operationsbasis wird auf die eigene Person, auf das eigene Denken eingeschränkt und alles Interesse gehört dem Kampf zwischen Zwangsidee und bewußtem Willen. Solange dieser Kampf nicht entschieden ist — und er ist nie endgültig entschieden — gibt es nichts Wichtiges. Entscheidungen, Aufgaben, Forderungen der Gemeinschaft, kurz, alles, was man fürchtet, ist ausgeschaltet.

Zweitens aber wird durch die Personifikation des Zwangsgedankens, durch seine Ausstattung mit einer vom bewußten Willen unabhängigen Kraft, das Ideal der Unverantwortlichkeit erreicht. Was nun geschieht, und was nicht geschieht, fällt dem Zwang zur Last, nicht der Persönlichkeit. Daß sie sich wehrt, daß sie sich nicht kampflos ergibt, bietet ihr das Alibi, dessen sie bedarf. Und gerade in dieser arrangierten Unverantwortlichkeit erkennt man, bei aller Asozialität des Zwangskranken, die Anerkennung der verpflichtenden Gemeinschaft, der man sich trotz Feigheit und Angst nicht zu entziehen wagt, ohne auf eine tragfähige Entschuldigung hinzuweisen.

Das Bedürfnis nach einem Nebenkriegsschauplatz und nach Unverantwortlichkeit ist in jeder Neurose nachzuweisen. Für den Agoraphoben wird die Frage der Entfernung vom Hause zum Problem, mit dem er sich lieber abgibt als mit den Forderungen der Wirklichkeit; die ins Körperliche konvertierte Angst aber, die ihn auf der Straße befällt, enthebt ihn der Verantwortung. Die reizbare Hysterika sucht und findet Konflikte mit ihrer Umgebung, aus denen sie mit Hilfe von Anfällen als Siegerin hervorgeht — Sieg auf dem Nebenkriegsschauplatz. Für die Anfälle aber kann sie nichts, das ist Krankheit, und man sollte sie schonen und ihr den Willen tun, ohne sie in schädliche Erregung zu versetzen. Durch die Erscheinung der psychischen Impotenz wird die gefürchtete Frage der Geschlechtsbeziehung auf das Nebengebiet der körperlichen Tauglichkeit verschoben, und wenn der Kranke nunmehr den Frauen ausweicht und die Ehe vorläufig nicht in Betracht zieht, so ist, glaubt er, die Potenzstörung schuld und nicht er.

All diesen Mechanismen ist eines gemeinsam: sie stellen Kunstgriffe dar, Arrangements oder Tricks, dazu bestimmt und dazu geeignet, dem Außenstehenden und dem Patienten selbst den Einblick in den wahren Sachverhalt zu verschleiern. Die Zwangsidee wird zuerst von der Persönlichkeit im Sinne ihrer Zielsetzung mit der Machtvollkommenheit des Zwanges ausgestattet und dann von derselben Persönlichkeit bekämpft, als wäre sie nicht ein Stück ihrer selbst. Ebenso kommen die anderen Symptome zustande. Der allen zugrundeliegende Kunstgriff ist eben jene Ambivalenz, die Fiktion einer Spaltung der Persönlichkeit, die doch unteilbar und untrennbar ist und sich gerade in dem scheinbar ihrem Willen entzogenen Symptom deutlicher offenbart als in der Sphäre des bewußten Willens.

Wesentlich für das Zustandekommen dieser auf Enthebung und Unverantwortlichkeit abzielenden Operation ist eines: daß die bewußte Persönlichkeit nur das arrangierte Endergebnis zur Kenntnis nimmt, nicht aber den Mechanismus, dem es sein Entstehen verdankt. Es ist durchaus unzweckmäßig, diesem Mechanismus einen eigenen psychischen Ort — das Unbewußte — zuzuweisen. Läßt man auf diese Weise ein zweites Ich oder, wie Freud es nennt, ein Es

gelten, das von der bewußten Persönlichkeit unabhängig ist, so spielt man das
Spiel des Neurotikers, dem nichts erwünschter sein kann, als wenn die von ihm
arrangierte und subjektiv erlebte Ambivalenz vom Psychologen ernstgenommen
wird. In Wirklichkeit stellt das Nicht-zur-Kenntnis-nehmen jener Mechanismen
wieder einen Kunstgriff, ein listiges Arrangement dar, das für die Herstellung
der Unverantwortlichkeit unumgänglich ist. Denn niemals vermöchte einer
mit sehenden Augen den logischen Fehler zu machen, der der Neurose zugrunde-
liegt. Das gelingt nur durch Selbstbetrug.

Daß es ihm aber gelingt, bleibt trotz allem erstaunlich, sofern man das
fertige Ergebnis, das neurotische Symptom betrachtet, dieses vollendete Arte-
fakt einer Krankheit, die keine ist und doch in ihrer Wirkung einer echten Krankheit gleichkommt. Um dies zu verstehen, bedarf es der Einsicht, daß Neurosen
niemals plötzlich, „reaktiv" im Anschluß an ein Erlebnis entstehen, auch dann
nicht, wenn das Symptom urplötzlich in die Erscheinung tritt. Immer geht
dem Ausbruch der Neurose eine Periode der Vorbereitung voraus, die Monate,
oft auch Jahre dauert. Gelingt es, in diese Periode aus den Mitteilungen des
Patienten Einblick zu erhalten, so wird man gewöhnlich Spuren eines systematischen Trainings bemerken, einer Bahnung und Ausgestaltung der neurotisch verwendbaren Reflexe und Mechanismen zu immer größerer Vollkommenheit. (Siehe Adler, Ruth Künkel [230]). Es ist leicht ersichtlich, daß auch
dieses Training ohne bewußte Kenntnisnahme vor sich gehen muß. Nicht selten
wird es vor allem in den Schlaf, in die Träume verlegt. So berichten Kranke
mit Depressionszuständen zuweilen, daß sie schon längere Zeit vor ihrer Erkrankung böse Träume hatten, in denen sie weinten, ängstlich und verzweifelt
waren. Aus dem Traum erwacht, konnten sie lange nicht einschlafen. Hier
wird nicht nur die Depression, sondern vor allem auch die Schlaflosigkeit
systematisch eingeübt.

Das Ergebnis des Trainings ist aber eine so vollkommene Automatisierung
aller erforderlichen Mechanismen, daß von der Beteiligung des Willens nichts
mehr zu bemerken ist. So vermag wohl auch der Gesunde durch willkürliche
Produktion angsterregender Vorstellungen sein Herz zu schnellerer Tätigkeit
zu bringen. Es ist leicht verständlich, daß dieser psycho-viszerale Reflex durch
systematische Wiederholung gebahnt wird und mit immer größerer Vollkommenheit und Leichtigkeit abläuft. Schließlich genügt das entfernte, von der bewußten Persönlichkeit kaum zur Kenntnis genommene Anklingen einer angst-
betonten Vorstellung, um heftiges Herzklopfen hervorzurufen. Das sind dann
jene Zustände von Herzneurose mit scheinbar spontan, ohne jeden psychischen
Anlaß auftretender Tachykardie, die „vegetativen Anfälle" mit Zittern, Schweiß-
ausbruch und vasomotorischer Unruhe, die man klinisch gut kennt und deren
Zustandekommen zunächst rätselhaft ist. Es ist wahrscheinlich, daß eine vasovegetative Übererregbarkeit als Organminderwertigkeit die Voraussetzung für
das Zustandekommen dieser Anfälle bildet. Aber diese Übererregbarkeit ist
noch keine Krankheit; sie bleibt symptomlos, solange sich die Persönlichkeit
nicht ihrer bedient, um im Wege des Trainings Symptome zu produzieren, deren
sie bedarf.

Auf ganz demselben Wege können nervöse Magen-Darm-Erscheinungen,
Kopfschmerzen, Schlaflosigkeit, Sexualstörungen, kurz alle neurotischen Symptome zustandekommen, deren psychogene Entstehung lange bekannt ist, ohne
daß man sich über den Mechanismus ihres Entstehens deutliche Vorstellungen
machen konnte. Die Übergangsstation zwischen dem psychischen und dem
körperlichen Bereich stellt immer, wie wir es oben ausführten, die Affektivität dar, und innerhalb dieser spielt wiederum die Angst insofern eine zentrale
Rolle, als sie sowohl zu dem Ausgangspunkt des psychischen Geschehens, zum

Minderwertigkeitsgefühl, als auch zum neurovegetativen Apparat unmittelbare Beziehung hat. Das Training bewirkt sowohl die immer leichtere Auslösbarkeit der pathogenen Affektlage, als auch die Intensivierung jenes somatischen Geschehens, das physiologisch dem Affekt zugeordnet ist, als schließlich die Automatisierung des Ablaufs bis zu dem Grade, daß erst das Endglied der Kette, das neurotische Symptom, der bewußten Persönlichkeit zur Kenntnis kommt. In diesem Prozeß der Einübung liegt eine weitgehende Analogie zu den Mechanismen der **bedingten Reflexe Pawlows**, an denen man zum erstenmal die physiologische Bedeutung des psychischen Faktors, der im Training mitspielt, experimentell kennen lernte. Daß eine hysterische Frau etwa beim Anblick eines Kindes einen Anfall bekommt, ohne zu wissen, wie das zugeht, ist um nichts wunderbarer als das Auftreten von Magensaftfluß auf ein Glockensignal, das der **Pawlowsche** Hund mit der erwarteten Fütterung zu verknüpfen gelernt hat. Hier wie dort handelt es sich durchaus nicht um krankhafte Störungen, sondern um ungewöhnliche Formen der Verwendung an sich normaler Mechanismen. Nur daß die Initiative zu dieser Verwendung hier vom Experimentator, dort von der zielstrebigen Persönlichkeit ausgeht, die des Symptomarrangements zur Sicherung bedarf.

Durchaus nicht so einheitlich wie die Frage der Symptombildung durch Training ist die nach der **Determination** der Symptomenwahl zu beantworten. Gewiß kommt dieser bei der individualpsychologischen Auffassung der Neurose keine überragende Bedeutung zu. Die teleologische Betrachtungsweise verlegt den Schwerpunkt des Interesses auf das Ziel des neurotischen Arrangements und auf die seelische Grundhaltung der Persönlichkeit, die immer diesem Ziel gemäß ist. Die Determination der spezifischen Kunstgriffe, deren sich das Individuum bedient, tritt demgegenüber in den Hintergrund, vor allem auch aus einer pragmatischen Überlegung: eine sorgfältige Erörterung der Einzelsymptome in der Psychotherapie widerspricht der individualpsychologischen Methodik, die vielmehr bemüht ist, die Persönlichkeit des Patienten zunächst als zielgerichtetes Ganzes zu erfassen und dann erst die Symptome gewissermaßen in das Bild einzufügen. Trotzdem kann die Frage der Symptomwahl nicht als müßig bezeichnet werden. Sie ist weniger von psychologischem, als vielmehr von medizinisch-diagnostischem Interesse.

An erster Stelle steht hier die **Organminderwertigkeit** als determinierende Komponente. Die von **Adler** gefundene Tatsache, daß nervöse Symptome sehr oft in jenen Organen ihren Sitz haben, die auch sonst zu Erkrankungen disponiert sind, ist heute allgemein anerkannt. Wenn z. B. in neuerer Zeit darauf hingewiesen wird, daß sich bei Kranken mit chronischer Hyperazidität und chronischer Obstipation auf der Grundlage einer Vagusneurose nicht selten später ein Ulcus ventriculi entwickelt, so besteht gewiß die heute von mancher Seite erwogene Möglichkeit einer neurogenen (trophischen) Entstehung des Ulcus. Wahrscheinlicher ist jedoch die Annahme, daß es sich hier um koordinierte Erscheinungsformen einer und derselben Organdisposition handelt, die zuerst zur Lokalisation psychoneurotischer Störungen in dem von Jugend auf „betonten" Magen-Darmtrakt, später aus nicht näher bekannten Gelegenheitsursachen zur Ulcusbildung geführt hat. Daß in solchen Fällen auch eine konstitutionelle Übererregbarkeit des parasympathischen Systems, ebenfalls als Organminderwertigkeit, eine bedeutsame Rolle spielt, glauben wir und haben die Besonderheit der Mechanismen, die sich zwischen Psyche und vasovegetativem System, um den Kern der Angst gruppiert, abspielen, oben dargelegt. Des weiteren läßt sich aber auch immer wieder zeigen, wie die von Jugend auf empfundene Minderwertigkeit des Magen-Darmtrakts auf die Entwicklung des Charakters Einfluß nimmt. Der von den französischen

Psychoanalytikern (Laforgue) als allgemeingültig beschriebene Kindheitscharakter, in dem, von der Nahrungsaufnahme abgeleitet, das In-sich-aufnehmen, die Besitzergreifung die zentrale Rolle spielt, gilt vor allem für Menschen mit angeborener Minderwertigkeit des Magen-Darmtrakts. Freuds „Analcharakter" stammt ebendaher. Von der Bedeutung des Anus als einer erogenen Zone ist schon bei den Franzosen nichr mehr die Rede.

Freilich genügt die Organminderwertigkeit zur Erklärung der Symptomwahl nicht. Noch erkennt man ihre Bedeutung in den zahlreichen neurotischen Erscheinungen der vasovegetativen Sphäre. Aber hier kommt doch schon ein zweites wichtiges Moment hinzu: die Bedeutung des Symptoms als Ausdruck, als Mimik im weitesten Sinne. Eine ganze Reihe nervöser Symptome — Herzklopfen, Atemnot, Zittern u. a. — läßt sich aus dem physiologischen Ausdruck der Angst unmittelbar ableiten. Mittelbar läßt sich aus ihr die nervöse Schlaflosigkeit in all den Fällen verstehen, in denen entweder angstbetonte Vorstellungen oder die erwähnten somatischen Begleiterscheinungen der Angst, vor allem das Herzklopfen, schlafstörend wirken. Ebenso mittelbar ergeben sich, wie ich mehrfach beobachten konnte, sonst schwer verständliche somatische Beschwerden aus affektiv bedingten Veränderungen der Respiration (affektive Hypopnöe und Hyperpnöe), die, wie die neueren Beobachtungen der Hyperventilationstetanie und der durch Hyperventilation auslösbaren epileptischen Anfälle zeigen, weitgehende, dem Persönlichkeitswillen direkt nicht unterworfene Folgezustände nach sich ziehen können. Eine organische Prädisposition bildet in nicht näher bestimmbarem Maße die Voraussetzung für manche pathogenen Wirkungen der veränderten Respiration. Andererseits aber unterliegt keinem Zweifel, daß auch diese sekundär, auf dem Wege des Trainings, in das psychische Bereich einbezogen und dementsprechend zielgerecht verwertet werden können.

Als dritte, mindestens ebenso wichtige Quelle der Symptomenwahl ergibt sich die rein psychologische, die zur Symptombildung auf erlebnismäßigem Wege, durch assoziative Verknüpfung, symbolische Konversion psychischer Komplexe und Nachahmung führt. Es ist gewiß kein Zufall, daß man etwa unter Zwangsneurotikern verhältnismäßig viele findet, die eine streng religiöse Erziehung genossen haben, eine Erziehung, in der die Riten des betreffenden Glaubens, das Zeremoniell und das Gebet eine prominente Rolle gespielt haben. Schon darin liegt, wenigstens so, wie die Riten von den primitiven Völkern und von Kindern verstanden werden, die Fiktion einer magischen Gewalt, einer Beziehung zu überirdischen Mächten, die wir in dem zum neurotischen Symptom gewordenen Aberglauben der Zwangsneurose wiederfinden. Es kann natürlich nicht davon die Rede sein, daß zwischen religiöser Erziehung und Zwangsneurose ein ätiologischer Zusammenhang bestehe. Aber wenn aus anderen Quellen die Entwicklung zur Neurose bestimmt ist, mag die religiöse Erziehung in jener spezifischen Form, die auf das Rituale das Hauptgewicht legt, determinierend auf die Wahl der Neurose wirken. — Symbolische Konversion seelischer Inhalte in körperliche Erscheinungen sehen wir in manchen Fällen von Hysterie, obwohl unseres Erachtens die Konversionshysterie in ihrer reinen Form bei weitem nicht so häufig ist, als es Freud darstellt. Insbesondere ist der hysterische Anfall wohl keinesfalls hieher zu rechnen. Er ist vielmehr vor allem Ausdruckssymptom, mit Hilfe des — vielleicht ursprünglich ad hoc arrangierten — Affekts produziert, später durch Training automatisiert, so daß die Beziehung zwischen Anlaß und Anfall unverständlich geworden scheint. — Die Rolle der Nachahmung schließlich ist bekannt. Sie führt zu „psychischen Infektionen" in Betrieben, zu wetteifernder Symptomproduktion in Krankenhäusern, vor allem aber auch — und das ist wohl praktisch das

Wichtigste — zur Imitation neurotischer Symptome innerhalb der Familie, wobei die erklärende Fiktion einer Vererbung naheliegt und dementsprechend gerne verwendet wird. Die Gefahr, daß auch der fachkundige Beobachter der Verlockung unterliegt, Heredität anzunehmen, wo es sich in Wahrheit um Nachahmung handelt, besteht zweifellos. Und doch sind gleichartige Erkrankungen bei Müttern und Töchtern, Vätern und Söhnen aus zwei rein psychologischen Momenten verständlich: aus den Erziehungsschäden, denen gerade die Kinder nervöser Eltern in besonders hohem Maße ausgesetzt sind, und aus der die Gleichheit der Symptome erklärenden, als Kampf um Geltung verständlichen Imitation. Dazu kommt allerdings noch ein körperliches Moment: die häufige Vererbung von Organminderwertigkeiten, die ja, wie oben ausgeführt, ebenfalls symptomdeterminierend wirken.

Wie wir oben auseinandersetzten, gehört das Interesse der Individualpsychologie weitaus mehr dem nervösen Charakter, dem eigentlichen Grundphänomen, als der einzelnen Neurose. Aus diesem Grunde büßt sowohl die Frage der Symptomenwahl, als auch die der Bedingungen des Auftretens der Symptome und ihrer Anlässe beträchtlich an Bedeutung ein, soweit es sich um die Frage der Psychogenese an sich handelt. Bei richtiger Würdigung des individualpsychologischen Gesichtspunktes verliert die weitverbreitete Annahme eines „reaktiven" Entstehens neurotischer Erscheinungen durchaus an Glaubwürdigkeit. Für die ältere Psychopathologie sind „reaktiv" und „psychogen" ungefähr Synonyma. Auch darin, wie in so vielen anderen Punkten, übernimmt sie einfach die Theorie, die ihr vom Neurotiker selbst fertig geliefert wird. Die meisten Nervösen kommen mit der Mitteilung zum Arzt, daß sich ihre Erkrankung unmittelbar an ein Erlebnis angeschlossen habe und daher aus diesem zu erklären sei. Bei den Neurasthenikern ist es gewöhnlich Überarbeitung, bei Angstkranken ein angstbetontes, bei Hysterischen ein sonstwie erregendes — etwa sexuelles — Erlebnis. Geht man näher auf die Vorgeschichte ein, so zeigt sich regelmäßig, daß sich im Anschluß an das Erlebnis wohl die Art und die Intensität der Symptome, aber durchaus nicht die seelische Grundhaltung des Patienten geändert hat. Immerhin verlohnt es sich um des psychologischen Verständnisses willen, auf das aktuelle Erlebnis einzugehen. Es spielt für die Neurose ungefähr dieselbe Rolle wie das vom Vortag stammende Material für den Traum. Immer führt eine Brücke vom Aktuellen zu den grundlegenden seelischen Schwierigkeiten, die von Kindheit auf bestehen und sich jeweils nach Maßgabe der Situation auswirken. Sehr häufig handelt es sich wirklich um eine „Gefahrsituation", wie es Freud in Anlehnung an die individualpsychologischen Anschauungen jetzt nennt: Berufswahl, bevorstehende Verheiratung, eine befürchtete oder bereits erlittene Niederlage, ein Konflikt mit Angehörigen, aus dem sich die Neurose als der beste Ausweg darstellt. Oft, aber nicht immer, ist das populär gewordene Schlagwort von der „Flucht in die Krankheit" am Platze. Fast ebensooft bedeutet die Erkrankung keine Flucht, sondern einen Angriff auf vermeintliche oder wirkliche Gegner oder auf die Gemeinschaft. Auf die starke Aggression, die in den meisten Melancholien verborgen ist — eine um so ernster zu bewertende Aggression, als sie den Gegner durch Hilflosigkeit und Selbstvorwürfe entwaffnet — hat Adler zuerst hingewiesen. Im selben Sinne spricht Freud [1] von Melancholien, die dort eintreten, wo man eigentlich einen Wutausbruch erwarten sollte. Den wahren Sinn, der der Neurose im Hinblick auf die scheinbar pathogene Situation innewohnt, errät man am besten, wenn man die unmittelbaren Folgen der Erkrankung in der Umgebung und in der Lebensführung des Patienten beobachtet. Arbeitseinstellung, Isolierung, Abrücken

---

[1] „Hemmung, Symptom und Angst" l. c.

vom anderen Geschlecht, despotische Beherrschung der Familienangehörigen
sind häufig und im Sinne der Individualpsychologie als Sicherungen oder als
Versuche, zur Geltung zu gelangen, leicht verständlich. Daß die Situation
recht oft das Stichwort gibt, können wir bestätigen. Aber das post hoc, ergo
propter hoc stellt ein durchsichtiges Arrangement des Patienten dar, der hier
der Tendenz folgt, durch Belastung des Schicksals oder der Familie mit der
Schuld an seiner Erkrankung sich selbst unverantwortlich zu machen.

Daß es Situationen gebe, in denen auch der „Gesunde" zusammenbrechen
muß, kann wohl bestritten werden. Der Beispiele gibt es genug, wo Erlebnisse
von grausigster Furchtbarkeit von den daran Beteiligten ohne Folgeerscheinungen neurotischer Natur ertragen wurden. Denn Trauer und Kränkung,
womit der durchschnittlich Normale auf derartige Erlebnisse reagiert — auch
hier kann die ausschließliche Gültigkeit des reaktiven Momentes bestritten
werden, doch würde dies hier zu weit führen — sind als adäquate Reaktionen
von der Neurose weit entfernt. Wo aber diese Reaktion über das zu erwartende
Maß hinausgeht, wo sie vor allem eine sichtbare Störung der Gemeinschaftsbeziehung im Sinne der Isolierung oder der Arbeitsunfähigkeit mit sich bringt,
dort wird sich bei näherem Eingehen auf den Fall regelmäßig nachweisen lassen,
daß der Schicksalsschlag nur der äußere Anlaß, das Signal für das Manifest-
werden einer Entmutigung bedeutet, die von Anbeginn bestand, und daß der
Nervöse sich des äußeren Anlasses bedient, um einen gedeckten Rückzug anzutreten, den er schon lange vorbereitet hat.

Stillstand und Rückzug aber sind der deutliche Inhalt jeder Neurose.
Sie bereiten sich vor durch eine Verlangsamung im „Vormarsch des Lebens"
(Adler), der unverkennbar vor Schwierigkeiten, Hindernissen, Prüfungen im
weitesten Sinn einsetzt. In diesem Sinne ist wohl nicht die Neurose selbst,
aber jede Phase in ihrem Verlauf situationsbedingt. Scheinbar spontane Verschlechterungen und Besserungen, „gute" und „schlechte" Tage sind immer
irgendwie psychologisch determiniert, auch dann, wenn der Patient nichts
darüber zu sagen vermag. Oft erhellt der Anlaß einer Verschlechterung aus
einer beiläufigen, in anderem Zusammenhang fallenden Bemerkung. Denn der
Krankheitswille des Patienten verrät sich auch darin, daß er sich selbst und
dem Arzt über die psychische Bedingtheit der Schwankungen in seinem Befinden nicht Rechenschaft ablegen, diese gewissermaßen als endogen und somatisch bedingt darstellen und empfinden will. Aber der Sinn jeder derartigen
Schwankung spricht unverkennbar aus der geänderten Haltung zu den Fragen
des Lebens, aus dem, was der Patient tut oder unterläßt. Verminderte Arbeitsfähigkeit bis zur Arbeitseinstellung, Störung der Gemeinschaftsbeziehungen zu
den Nebenmenschen bis zur vollkommenen Isolierung und Gesellschaftsunfähigkeit, Einengung der Geschlechtsbeziehung bis zur gänzlichen Aufhebung lassen
das jeweilige Stadium des Rückzuges ablesen. Auch lärmende Angriffslust,
Vielgeschäftigkeit, Großsprecherei dürfen nicht dazu verleiten, die Tatsache zu
übersehen, daß letzten Endes nichts dabei herauskommt, daß sich hinter der
großen Geste die Angst vor dem Leben verbirgt, daß die Geste den Rückzug
deckt.

Die Rückzugslinie ist aber durch die beiden Orientierungspunkte „Ich" und
„Gemeinschaft" eindeutig bestimmt. Aus dem egozentrischen Verhalten des
Kindes findet der Heranwachsende mit zunehmendem Selbstvertrauen ganz
von selbst den Weg zum tätigen Gemeinschaftsgefühl. Der Neurotiker strebt
zurück, zunächst von der großen Gemeinschaft der wirklichen Welt zu der
kleinen der Familie, dann aber zu einem Leben der engsten Ichbezogenheit,
der Ausschaltung aller Leistung, aller Sachlichkeit und aller Mitmenschlichkeit.
Selten, nur in den schwersten Fällen, bricht er die Brücke ganz ab, wie der

Geisteskranke. Er wahrt den Schein einer Beziehung, die nur vorläufig, nur durch Krankheit, ohne sein Verschulden gehemmt sei, und anerkennt das Gesetz der Gemeinschaft eben durch den Kunstgriff des neurotischen Symptoms, dessen er bedarf, um sich Unverantwortlichkeit zu sichern. Er beansprucht das Recht auf egozentrische Lebensführung nur unter dem Titel der Krankheit und läßt sich die Möglichkeit offen, irgend einmal wieder „gesund" zu werden und den Vormarsch wieder aufzunehmen. Vollständige Entmutigung aber führt zum Selbstmord oder, wenn die konstitutionelle Möglichkeit dazu gegeben ist, zur Psychose. Mit der psychotischen Aufhebung der Logik und des Realitätsbewußtseins, mit Wahnideen, Sinnestäuschungen und Sprachverwirrtheit schwindet die letzte Beziehung zur Wirklichkeit. Sie wieder anzuknüpfen ist möglich, aber schwer.

Die grundsätzliche Anerkennung der Verpflichtung an die Gemeinschaft, die wir beim Neurotiker gerade aus der Tatsache seines Krankseins entnehmen, ist unabhängig von seiner welt- und lebensanschaulichen Stellungnahme. Er mag theoretisch jede Verpflichtung negieren: in der Wirklichkeit kann er sich dem Zwang, seinen Rückzug zu rechtfertigen und die Verantwortung für seine Abkehr von der Gemeinschaft abzubürden, nicht entziehen. Welt- und Lebensanschauung aber sind beim Nervösen demselben Ziel zugeordnet. Dafür sprechen die geradezu pathognomonischen Typen der Lebensanschauung, die sich beim Neurotiker feststellen lassen [1].

Der Pessimismus des Nervösen stellt die Deckung seines Ehrgeizes und seiner Entmutigung dar. Über den Wahrheitsgehalt pessimistischer Philosophien soll damit nichts ausgesagt werden. Der Neurotiker aber hat als Philosoph auch dann unrecht, wenn er mit richtigen Argumenten kämpft, weil es ihm nachweislich nicht um die Sache, sondern um seine Person zu tun ist. Überwiegt im Leben das Leid über die Lust, dann lohnt es nicht der Mühe, sich um der Lebenserhaltung willen anzustrengen. Wie der Fuchs die sauren Trauben, so verachtet er das Leben, dem er sich nicht gewachsen glaubt. Die philosophische Entwertung aller Werte gibt ihm den Schein der Überlegenheit über eine Menschheit, die sich sinnlos plagt und schindet, und ermöglicht es ihm, auf der fiktiven Höhe seiner Lebensanschauung in vornehmer Isolierung zu verharren, nicht mitzuspielen. Wäre er des Triumphes sicher, den seine Eitelkeit und sein unsachlicher Ehrgeiz träumen, dann wäre das Leben nicht so schlimm, dann würde er wohl mittun. Weil er aber keine Möglichkeit sieht, die ganze Welt seinen persönlichen Zielen dienstbar zu machen und weil ihm der Mut fehlt, mit andern Menschen zum gleichen Start anzutreten, darum verzichtet er ganz und hält diese Welt für die schlechteste aller Welten. — Pessimismus in bezug auf sittlichen und geistigen Wert der Menschen ermöglicht ihm den Rückzug von der Gemeinschaft, die Isolierung in einer ad hoc geschaffenen sittlichen Höhe, die nichts anderes ist als überhebliches Pharisäertum. Es ist natürlich ganz leicht, nachzuweisen, daß alle Menschen „schlecht" sind, daß auch scheinbar gute Handlungen nur aus „Egoismus" erfolgen und wahrhafte Güte nicht vorkomme. Aber ganz abgesehen davon, daß sich auch ganz gut das Gegenteil beweisen läßt, hätte der pessimistische Neurotiker doch wohl nur dann das Recht, die Menschen zu verurteilen, wenn er selbst ohne Fehler oder wenigstens viel besser wäre als sie. Insgeheim oder offen hält sich auch jeder Menschenverächter für eine Ausnahme. Und hier zeigt sich, in der Form der Lebensanschauung, am deutlichsten ein durchgehender Charakterzug des Nervösen: er wandelt auf Erden, als ob er nicht dazu gehörte, als wäre er von einem andern Planeten herabgestiegen und eigentlich zu gut für diese Welt.

---

[1] Siehe Wexberg (257).

Daß auch hier wieder eine Schwäche zur Stärke umgelogen, daß das Gefühl der Unzulänglichkeit und der Angst vor dem Umgang mit Menschen in aristokratische Reserve verkehrt wird, liegt auf der Hand. Es gibt wenige Neurotiker, die nicht bewußt oder unbewußt eine Art Robinson-Ideal in sich tragen. Allein, von aller Menschheit abgeschieden, auf einer einsamen Insel, da wäre man freilich aller Verpflichtungen ledig, da bedürfte man der Neurose nicht, um sich vor Anforderungen der Gemeinschaft zu sichern. Kein Zweifel, daß man alle Nervösen durch die Erfüllung dieses Wunschtraumes — jedem eine Insel für sich — gesund machen könnte. Nur freilich, daß der vollkommen und dauernd isolierte Mensch nicht mehr Mensch, daß ein solches Leben wirklich nicht mehr lebenswert wäre.

Denn auch die zweite lebensanschauliche Position des Nervösen, sein egozentrischer Hedonismus, erweist sich nur innerhalb des neurotischen Bezugssystems als tragfähig. Die Anschauung, als wäre der Sinn des Lebens mit einem Maximum an Lust und einem Minimum an Unlust für den Einzelnen erschöpft, ist mit dem Pessimismus untrennbar verbunden. Sie bildet seine logische Voraussetzung. Wird diese konzediert, dann bleibt es dem Pessimisten unbenommen, die Lust-Unlust-Bilanz zu ziehen, die freilich immer nur mit fiktiven Wertungen arbeitet, aber ebendeshalb leicht so eingerichtet werden kann, daß ein Lust-Defizit das Ergebnis ist. Doch es läßt sich leicht zeigen, daß der Hedonismus des Nervösen einem psychologisch verständlichen Irrtum entspringt. Der Lust-Unlust-Mechanismus gehört zu den biologisch sinnvollen Tatsachen unserer Organisation. Lust ist Prämie für lebens- und gemeinschaftsfördernde Funktionen, Unlust Hemmung für Gefahren und Schädlichkeiten. Lust ist biologisch nicht als Selbstzweck, Unlust nicht als das an sich zu Vermeidende zu betrachten, sondern beide stehen im Dienste höherer Ziele. — Wir kennen Bedingungen der Kindheitsentwicklung, unter welchen die Überwertung des Lust-Unlust-Mechanismus, seine irrtümliche Erhebung zum Mittelpunkt allen Lebens verständlich ist. Am leichtesten erfaßbar ist diese Entwicklung bei Kindern, die unter sozial und wirtschaftlich ungünstigen Bedingungen heranwachsen (siehe Wexberg [199]). Die drückende Entbehrung des Alltags, der erzwungene Verzicht auf natürliche Lustquellen — Leckerbissen, Spielzeug, Unterhaltung — verstärken das kindliche Minderwertigkeitsgefühl und bringen naturgemäß eine Überschätzung all jener Güter des Lebens mit sich, deren sich andere Kinder erfreuen, während man selbst das Zusehen hat. Dazu kommt der in proletarischen Familien fast ausnahmslos bestehende Arbeitszwang für Kinder, entweder zur Unterstützung der in der Hauswirtschaft tätigen Mutter, oder — etwa in Familien von Heimarbeitern — im Erwerbsleben. Diese durchaus nicht kindertümliche Arbeit (siehe Rühle [175], Kanitz [136]), zu der wohl jedes Kind erst gezwungen werden muß, gibt ihm den Anlaß zu einer grundsätzlich falschen Bewertung der Arbeit überhaupt, als wäre sie stets nur Mißvergnügen, Zwang und Qual. Wie jeder Zwang, so wirkt sich auch dieser im Sinne einer Verstärkung des Minderwertigkeitsgefühls und zunehmender Entmutigung aus. So drängt sich dem proletarischen Kinde eine Lebensanschauung auf, die sich in die Formel fassen läßt: Genuß ist der Himmel, Arbeit die Hölle. Geld ist Tauschobjekt für Genußmittel. Furchtbar schwer, kaum erschwinglich scheint dem entmutigten Kinde die Aufgabe, soviel Geld zu erwerben, daß es naschen, hübsche Kleider kaufen, ins Kino gehen kann, soviel es will. Als Ideal der Persönlichkeitsentwicklung aber erscheint dem lusthungrigen Knaben der Mann, der trinkt und raucht, soviel es ihm beliebt, dem Mädchen die feine Dame, die sich jeden Genuß leisten und vor allem schöne Kleider kaufen kann. Ist es verwunderlich, wenn unter sonst ungünstigen Umständen — Verwahrlosung, schlechtes Beispiel — gerade dem proletarischen Kinde der Weg zu Verbrechen und Prostitution nahe liegt? Diese Lebensformen stellen, von der Perspektive des Jugendlichen aus gesehen, Kunstgriffe dar, jenes Persönlichkeitsideal des egozentrischen Hedonismus trotz aller Hemmnisse auf einem Umweg zu erreichen, der nur die Gemeinschaft des bürgerlichen Staates — eine Gemeinschaft, die der Verwahrloste nicht schätzen gelernt hat — verletzt, ihm aber den Zwang zur Arbeit zu ersparen scheint. Was durch Verbrechen und Prostitution erworben wird, dient dann der Stillung des Lusthungers. Nur selten wird etwas erspart und für schlechtere Zeiten zurückgelegt.

So erweist sich der Lusthunger im Falle des proletarischen Kindes als ein Irrweg der Entmutigung, als ein durch ungünstige Milieueinflüsse erklärliches Mißverstehen des Lebenssinnes. Wie in diesem Falle, so stellt aber auch sonst die hedonistische Lebensauffassung im Sinne des Lusthungers und der Intoleranz gegen Unlust eine Lebensform der entmutigten Ehrgeizigen dar. Spartanisch strenge Erziehung, wie sie noch immer in vielen Familien geübt wird, kann im Wege der Auflehnung und des Protestes zur entgegengesetzten Entwicklung, zu Arbeitsscheu und Genußsucht führen, die sich neurotischer Kunstgriffe und einer hedonistischen Lebensanschauung als Rechtfertigung bedienen. Aber auch verwöhnte Kinder, die von wohlhabenden Eltern die irrtümliche Überschätzung des Genusses und die Verachtung der Arbeit übernehmen, können ähnliche Wege einschlagen. In diesem Falle führt die Entwicklung meist über frühzeitige Abstumpfung gegen alltägliche Genüsse zu ästhetischer Überfeinerung des Lebens und aristokratischem Kulturdünkel, Nervosität als Modekrankheit, lebensfeindlicher Hypersensitivität, Mißbrauch von Rauschgiften. All diese Typen haben eines gemeinsam: Entmutigung, die den Willen zur Leistung nicht aufbringt und deshalb geflissentlich den Sinn des Lebens im Sinne des egozentrischen Hedonismus umfälscht.

Die dritte Form der dem Neurotiker angemessenen Lebensanschauung, der Fatalismus, steht wiederum mit den beiden ersten in engstem Zusammenhang. Wer auf die Leistung verzichtet, weil er das Leben nicht für lebenswert erachtet oder weil er im Genuß Befriedigung sucht, muß naturgemäß die schicksalformende Kraft seiner eigenen Tatenergie gering einschätzen. So wird das Schicksal personifiziert und mit der vorbestimmenden Allmacht einer Gottheit ausgestattet. Fast jeder Neurotiker ist ständig bemüht, sich als Pechvogel hinzustellen. Sein Pech, so meint er, habe mit seiner Kindheit begonnen: erbliche Belastung, ungünstige Entwicklungsbedingungen. Aber auch weiterhin habe er die Erfahrung gemacht, daß in kleinen und großen Dingen alles, was er in die Hand nimmt oder wo er beteiligt ist, schief geht. Nun habe er sich damit abgefunden und darauf eingerichtet. Es ist leicht ersichtlich, daß diese Lebensauffassung dem mutlosen Neurotiker einen beträchtlichen Vorteil bietet: Für alle Fehlschläge im Leben ist nicht er verantwortlich, sondern sein Pech. Der Versuchung, anscheinend günstige Chancen auszunützen und sich in Unternehmungen einzulassen, die Tatkraft und Mut verlangen, vermag er billig auszuweichen, weil ja doch alles auf Glück ankomme und weil er bekanntlich ein Pechvogel sei. Beweise aus Erfahrung lassen sich leicht konstruieren. Es genügt, alle Fehlschläge zu vergrößern, Erfolge zu verkleinern oder womöglich zu vergessen, um mit Hilfe eines tendenziösen Gedächtnisses die Erfahrung für sich sprechen zu lassen. Geht man aber mit der kläglichen Zuversicht „Es wird schon schief gehen" an eine Aufgabe heran, so ist freilich der Mißerfolg wahrscheinlich. So „macht" der neurotische Fatalist seine Erfahrungen (Adler) und konstruiert nachträglich den induktiven Beweis für seine Lebensauffassung. Es ist bemerkenswert, daß auch intelligente und gebildete Nervöse, die ansonsten jeden Aberglauben ablehnen, gerade den Schicksalsaberglauben, die Überzeugung von ihrem vorherbestimmten Pech, hartnäckig und ernsthaft festhalten, aller sachlichen Logik zum Trotz.

Schließlich sei einer Form der Welt- und Lebensanschauung beim Neurotiker gedacht, die deutlich die Kennzeichen der Lebensflucht an sich trägt: des Bekenntnisses zu mystischen Glaubenslehren (siehe Buchner [294]). Noch einmal sei hier betont, daß die individualpsychologische Bewertung der weltanschaulichen Stellungnahme des Neurotikers nichts mit dem Wahrheitsgehalt seiner Positionen zu tun hat, daß unsere Kritik auch dann gilt, wenn sich der Neurotiker an sich richtiger Argumente bedienen sollte [1]. Führen sie ihn zur Weltflucht, dienen sie ihm zur Rechtfertigung eines gemeinschaftswidrigen Verhaltens, so sind sie bei ihm nicht richtig, sondern falsch. Von irgendeinem metaphysischen Standpunkt aus könnte man wohl die These verteidigen, daß auch die biologisch gegebene Gemeinschaftsgebundenheit des Menschen nichts bedeute gegenüber ewigen Wahrheiten und Offenbarungen, die nicht den Menschen als Naturerscheinung, sondern seine Seele betreffen. Der Individualpsychologie muß die Gemeinschaft als biologische Tatsache die höchste Instanz sein, von der aus alles Menschliche zu bewerten ist. Bedient sich ein Neurotiker einer mystischen Weltanschauung, um sich den Aufgaben des Lebens zu entziehen, entwertet er die Wirklichkeit, die ihn umgibt, durch den Hinweis auf ein Jenseits, das unter anderen Gesetzen steht als jene, so nimmt seine Weltanschauung durchaus den Platz eines neurotischen Symptoms ein; wie dieses, bietet sie ihm den Vorwand, abzulehnen, was er sonst nicht ablehnen könnte, wie dieses, entlastet sie ihn von der Verantwortung für ein biologisch unrichtiges Verhalten, wie dieses, ermöglicht sie es ihm, aus dem Minus seiner Lebensangst ein Plus zu machen, höhere Einsicht, höhere Weihen auf den Stufen der Gottheit.

4. Die kulturelle Bewertung der Neurose.

Es fehlt in dem vielstimmigen Chor philosophischer und schöngeistiger Urteile unserer Zeit nicht an Meinungsäußerungen, die dahin gehen, daß die Neurose aus unserer Kultur nicht wegzudenken, daß ihre Beseitigung nicht wünschenswert sei und daß wir ihr künstlerische und menschliche Werte verdanken, die ohne sie nicht wären. Als Beweis dienen Hinweise auf zweifellos neurotische, selbst geisteskranke Künstler (Hölderlin, van Gogh usw.), die nicht trotz ihrer seelischen Anomalie, sondern gerade aus ihr heraus geschaffen hätten. Aus Prinzhorns „Bildnerei der Geisteskranken" scheint hervorzugehen, daß zwischen dem Schaffen der Psychose und echtem Künstlertum fließende Übergänge bestehen, eine Grenzbestimmung unmöglich ist.

Versuchen wir die hier vorliegenden Probleme auf eine psychologische Fragestellung zu reduzieren, so werden wir gut daran tun, von der ästhetischen Wertung zunächst abzusehen und uns mit den grundsätzlichen Willensrichtungen zu befassen, die dem „gesunden" und dem „kranken" Schaffen zugrunde liegen. Aus den bisherigen Ausführungen wird es ohne weiteres verständlich sein, wenn wir dem egozentrischen Ehrgeiz des Neurotikers das gemeinschaftsverbundene Leistungsstreben des Normalen gegenüberstellen. Das Ziel des Ehrgeizes ist die Erhöhung der eigentlichen Persönlichkeit, das des Leistungsstreben Bereicherung der Gemeinschaft.

Vorweg sei zweierlei betont: Erstens, daß es, wie wir ja schon mehrfach auseinandersetzten, den Idealtypus des Normalen nicht gibt, daß wir es also in der Wirklichkeit ausnahmslos mit Misch- und Übergangstypen zu tun haben;

---

[1] Siehe Allers' (223) polemische Erörterung meiner Arbeit „Zur Psychopathologie der Weltanschauung", in Bd. 100 derselben Zeitschrift, und meine Replik (259) in Bd. 102.

zweitens, daß Aussage, Denken und Empfinden des Individuums für seine wirkliche Zielsetzung nicht beweisend sind, daß wir also ebensowohl bei einem Künstler, der für die Gemeinschaft zu schaffen behauptet, ein Vorwiegen persönlichen Ehrgeizes vorfinden können, als auch umgekehrt bei einem andern, der nur für sich zu schaffen glaubt, in seinem Schaffen und in seiner Persönlichkeit einen Gemeinschaftswillen feststellen können, von dem er keine Ahnung hat. Hier wie überall kann nur die Ganzheitsbetrachtung, das Verstehen der gesamten Persönlichkeit Aufschluß über die Bedeutung der einzelnen Lebensäußerung geben.

Dies vorausgeschickt, läßt sich aus der Fassung der individualpsychologischen Begriffe leicht verstehen, daß dem neurotischen Ehrgeiz an sich nicht die Fähigkeit innewohnen kann, Werte zu schaffen. Denn da dem Begriffe des Wertes seine Gemeinschaftsbezogenheit wesentlich ist — wobei über die Größe der Gemeinschaft, auf die der Wert bezogen erscheint, nichts ausgesagt wird — da andererseits der Ehrgeiz seinem Wesen nach egozentrisch, also gemeinschaftsfremd ist, kann eine Beziehung zwischen Ehrgeiz und Wert nicht behauptet werden.

Der Widerspruch, der sich gegen diese Behauptung erhebt, läßt sich durch den Hinweis auf den Doppelsinn und die schwebende Bedeutung des Wortes „Ehrgeiz" beruhigen. Würde dieses Wort stets in dem prägnanten Sinne des neurotischen, egozentrischen Geltungsstrebens gebraucht, wie wir es hier verstehen, dann könnte es nicht sein, daß es im üblichen Sprachgebrauch eher als eine Tugend denn als Laster gewertet wird. Tatsächlich wird es vielfach mit dem Begriff des Leistungsstrebens vermischt, so daß man, um ihm den oben erwähnten prägnanten Sinn zu geben, eigentlich gezwungen ist, von „Ehrgeiz in üblem Sinne" zu sprechen. Diese Begriffsvermischung, die einem Bedeutungswandel des Wortes entspricht, gibt aber als solche die tatsächlichen Verhältnisse ganz gut wieder. In der Tat haben wir es im wirklichen Leben selten mit reinem Ehrgeiz und überhaupt nie mit reinem, sachlichem Leistungsstreben zu tun. Schon die Tatsache, daß etwa der Künstler für ein Publikum schafft, von dem er verstanden und gewürdigt werden will, kann dafür sprechen, daß ihm bei allem Ehrgeiz die Gemeinschaftsbezogenheit nicht abgeht, nämlich dann, wenn er als ehrlicher Künstler dem Publikum etwas zu geben bestrebt ist und nicht bloß auf schlechte Instinkte und Ungeschmack spekuliert, um daraus materiellen Vorteil zu ziehen. Dies gilt in erhöhtem Maße von dem Künstler, der sich vom Tagesgeschmack unabhängig macht und unbekümmert um die Verständnislosigkeit des Publikums für spätere Generationen schafft, denen er sich verbunden fühlt (siehe Wexberg [315]). Ehrliches Schaffen kann nur auf Leistungsstreben zurückgeführt werden. Die Versenkung in das eigene Kunstwerk, die Selbstvergessenheit des schaffenden Künstlers ist das entscheidende Merkmal, nicht die ästhetische Qualität des Werkes, die zu beurteilen uns vielleicht die Kriterien fehlen. Wo man erkennt, daß dem Künstler sein Werk Erlebnis ist, daß er sich ihm hingibt, in ihm sich verliert, dort ist Leistungsstreben am Werk, mag daneben auch persönlicher Ehrgeiz noch so deutlich zutage treten. Aber nicht dieser ist es, der den Wert schafft.

Nun ist freilich eine gewisse Affinität zwischen dem nervösen Charakter und künstlerischem Schaffen unverkennbar. Den Sinn dieser Beziehung versteht man am besten an dem Beispiel des schwärmerischen Dichtens der Pubertätszeit. In dieser Periode erhöhter Unsicherheit und mehrfach erhöhten Ehrgeizes ist die Verlockung zu künstlerischen Versuchen naheliegend. In vielen Fällen deshalb, weil die relative Unkontrollierbarkeit des künstlerischen Produkts dem jungen Menschen die Illusion schafft, als hätte er Großes geleistet, und ihn doch vor der Gefahr sichert, durch den Nachweis der Wertlosigkeit seiner Leistung aus allen Himmeln gestürzt zu werden. Dann aber, weil dem maßlosen Ehrgeiz des Jungen die Idee der Genialität, die herkömmlicherweise gerade mit der künstlerischen Leistung assoziiert wird, als Ziel gerade gut genug ist. Aus eben diesen Gründen lockt die Kunst auch den Neurotiker an, der in diesem wie in manchen anderen Punkten auf einer früheren Entwicklungsstufe zu verharren scheint. Sein Ehrgeiz erspäht hier die Möglichkeit raschen Aufstiegs. Ist er erfolglos, dann bleibt die Hoffnung auf die Nachwelt. In dem Maße aber, als sein Wille auf wirkliche Leistung und nicht bloß auf Erfolg oder auf die Geste des verkannten Genius gerichet ist, und nur in dem Maße wird aus dem, was er produziert, Kunst.

Darüber hinaus scheint noch eine materiale Beziehung zwischen Neurose und Kunst zu bestehen. Das Pathos des Inhalts entstammt der neurotischen Phänomenologie. Vernunft, Sachlichkeit und Gemeinschaftsgefühl sind kein dramatischer Vorwurf, noch vermöchten sie der bildenden Kunst zu genügen. Die Musik vollends ist das in Tönen erfaßte Abbild emotionalen Erlebens, mit all seinen Stürmen, mit Ekstase, Sehnsucht und Verzweiflung. Wer all dies gestaltet, muß es erleben — oder erlebt haben. Wohl möglich, daß die Kunst das eigentliche Revier des „reuigen Sünders" (Adler) ist, der nach langem Irren und Kämpfen zur Ruhe, zur Gemeinschaft und zur Leistung zurückfindet. So meint es gewiß auch Ibsen in den vielzitierten vier Zeilen:

> Leben heißt — dunkler Gewalten
> Spuk bekämpfen in sich,
> Dichten — Gerichtstag halten
> Über sein eigenes Ich.

Schließlich muß als eine weitere Beziehung zwischen Neurose und Kunstschaffen darauf hingewiesen werden, daß das Gebiet der Kunst recht eigentlich das Gebiet der „Geniereligion" (Zilsel) darstellt. Die maßlose Überschätzung, die eine schwachmütige Menschheit der Persönlichkeit bedeutender Künstler zuteil werden läßt, ist der kulturpsychologische Ausdruck des „Begabungswahns" und kann als solcher wie ein neurotisches Symptom verstanden werden. Daß es „gottbegnadete" Genies gibt, ist Balsam und Rechtfertigung für all die, welche aus Mangel an Selbstvertrauen auf halbem Wege stecken bleiben und ihr Können lange nicht ausschöpfen. Eine Demokratie des Geistes, die Jedem den Weg zur Höhe offen ließe, hätte mit der erbitterten Gegnerschaft all Jener zu rechnen, welche sich gern damit trösten, daß sie eben keine Genies seien. Die Individualpsychologie ist eben im Begriffe, eine solche Demokratie vorzubereiten.

Zwischen dem Thema „Neurose und Kunst" einerseits, „Neurose und Erotik" andererseits besteht ein fließender Übergang. Denn an der Ideologie des neurotischen Erotismus, des Kultus der Gefühle als Selbstzweck ist insbesondere die Literatur stark beteiligt. Wohl hat sie das Material dem wirklichen Leben, der Selbstbeobachtung entnommen, aber längst wirkt sie auf die Gefühle zurück und liefert in Roman und Lyrik den jungen Menschen unserer Zeit gebrauchsfertig all das, was sie Liebe nennen und was in Wahrheit Kampf der Geschlechter ist. Die wirkliche Liebe, dieses Wunder des Gemeinschaftsgefühls zu Zweien, hat mit der neurotischen Konfliktstimmung des Erotismus nichts zu tun. Hier liebt man die Liebe des Partners, nicht ihn. Man bietet Bewunderung gegen Bewunderung und sonnt sich im Spiegel der eigenen Eitelkeit. Verliert das Spiel seinen Reiz, dann erkaltet die „Liebe" und man schreitet zu neuen Taten. Den kulturellen Wert dieser erotischen Eroberungstaktik kann man, glaube ich, nicht zu gering einschätzen. Es kann nur besser, menschliches Erleben in der Liebe echter und stärker werden, wenn es Romantik und Sentimentalität mehr und mehr von sich abwirft. — Auch hier gilt freilich, was von der Kunst gesagt wurde: Es gibt keine reinen Typen. In jeder Liebesbeziehung ist etwas Geschlechtsangst und Eitelkeit, in jeder auch etwas echtes Gemeinschaftsgefühl.

Noch ungünstiger fällt das Urteil aus, wenn wir die Bedeutung der Neurose für die Ethik betrachten. Neurotiker sind, von dieser Seite gesehen, Menschen, welche das ethische Pathos bis zum Überdruß im Munde führen und sich seiner zur Entwertung der Mitmenschen bedienen. Also der Typus des Pharisäers, auf den das Wort vom Splitter und vom Balken gemünzt scheint. „Zu gut für diese Welt", sucht der Nervöse Beweise für die Schlechtigkeit der Menschen und findet sie natürlich dort, wo er sie sucht, nämlich nicht bei sich. Selbst der Kunstgriff der melancholischen Selbstanklage dient keinem anderen Ziel. Denn wer sich grundlos der Sünde zeiht, muß doch wohl besser sein als die andern, die reuelosen Sünder? Wer die Exzesse pharisäischer Ethik an nervösen Patienten kennen gelernt hat, erkennt sie mühelos in ihren Alltagsformen, im öffentlichen Leben, in der Journalistik, in der Rechtsprechung wieder. Ihr ideologischer Repräsentant ist nicht der Verteidiger, auch nicht der Richter, sondern der Staatsanwalt. Menschen werden verurteilt, statt daß man ihnen hilft. Die abergläubische Idee der Vergeltung, durch die eine Sünde getilgt erscheint — eine Art Homöopathie der Sittlichkeit, die ein Verbrechen durch ein anderes kurieren will — hat sich seit dem Mittelalter unverändert erhalten.

Was hier nur flüchtig angedeutet werden konnte, aber wohl einer gründlichen Erörterung würdig wäre, das ist, daß die Neurose, als Faktor unserer Kultur betrachtet, ohne Einschränkung Unwert bedeutet — vielleicht mit einziger Ausnahme der Kunst, deren materiale Beziehungen zu neurotischen Erscheinungen nicht zu verkennen sind. 'Aber es könnte sein, daß die Menschheit eher bereit wäre, auf die Kunst zu verzichten, als die Last an Irrtum und Schwäche, an Kampfgeist und Elend, die man insgesamt „Neurose" nennen könnte, in alle Ewigkeit mit sich zu schleppen.

5. Die Korrektur der neurotischen Lebensmethode.

Man sprach bisher von einer Therapie der Neurosen, weil man sie für Krankheiten hielt. Sonderbar genug ist diese Inkonsequenz, die in der Vorstellung liegt, als könnte man wirkliche Krankheit durch Suggestivmaßnahmen, also gewissermaßen durch Zauber heilen. Richtig wäre es gewesen, schon in dem Zeitpunkt, als man die psychische Behandlung der Neurosen einleitete, den Begriff der Krankheit auf sie nicht mehr anzuwenden.

Was die bisher üblichen somatischen Behandlungsmethoden anbelangt, so teilen wir sie in roborierende, kalmierende und umstimmende ein, wobei wir von der rein suggestiven Form der somatischen Behandlung absehen, um sie im Zusammenhang mit der Suggestivtherapie mit zu berücksichtigen.

Die roborierenden Behandlungsmethoden können, vom individualpsychologischen Standpunkt aus gesehen, den Wert haben, daß sie die etwa vorhandene körperliche Grundlage eines Minderwertigkeitsgefühls beseitigen. Hebung der allgemeinen Körperkräfte wirkt zweifellos ermutigend.

Kalmierende Therapie — Brom, Schlafmittel — ist offenbar wertlos. Unsere Aufgabe kann es nicht sein, die Beschwerden des Patienten zu mildern, sondern ihn dazu zu veranlassen, daß er seine Symptome aufgebe. Die Beschwichtigung dieser Symptome ist nur geeignet, ihn zu desorientieren.

Die umstimmende Therapie — ich meine damit Hormonbehandlung etwa nachweisbarer endokriner Störungen, aber auch die direkte pharmakologische Beeinflussung des vasovegetativen Systems — kann zur Behebung oder Milderung von Organminderwertigkeiten von beträchtlichem Wert sein. Hervorzuheben ist die Luminalbehandlung melancholischer Angstzustände, die dazu geeignet ist, den von der Angst ausgehenden psychophysischen Zirkel durchbrechen zu helfen und der Psychotherapie erst den Weg freizumachen.

Allen somatischen Behandlungen haftet aber ein beträchtlicher Nachteil an: Der Arzt, der sie verschreibt, spielt das Spiel des Patienten, er erkennt ihn dadurch, daß er ihn mit Medikamenten und physikalisch-therapeutischen Prozeduren behandelt, als krank an und erschwert sich dadurch seine psychotherapeutische Position, die ja, man mag welche Methode immer benützen, auf der Annahme beruht, daß der Patient auch anders könnte, wenn er wollte. Gegen den Einwand des Patienten: „Ich möchte wohl, aber ich kann nicht" ist man dann eigentlich machtlos. Aus diesem Grunde halten wir im allgemeinen somatische Behandlung für mehr schädlich als nützlich und dort, wo sie aus den oben erwähnten Gesichtspunkten in Betracht kommt, nur unter besonderen psychotherapeutischen Kautelen zu verwenden.

Die bisher üblichen psychischen Behandlungsmethoden lassen sich in drei Formen unterscheiden: die suggestiven, die edukatorischen und die analytischen. Daß sie alle Erfolge verzeichnen können, steht außer Zweifel. Das wird verständlich, wenn man in Betracht zieht, daß ihnen ein Ziel gemeinsam ist, das sie meistens unbewußt verfolgen, das man aber als das einzig legitime Ziel jeder Psychotherapie gerade vom individualpsychologischen Standpunkt aus erkennen kann: Ermutigung.

Ermutigung liegt schon im therapeutischen Optimismus des Arztes, auch dann, wenn er die Aufgabe des Patienten nicht in der Lösung seiner Lebensfragen, sondern, dessen Irrtum teilend, in der „Gesundung" erblickt. Insofern spielt Ermutigung auch bei den somatischen Behandlungsmethoden eine wichtige Rolle. Darüber hinaus aber bedeutet die Stellungnahme des Psychotherapeuten, der eigentlich schon durch die Wahl seiner Methode die Fiktion des Krankseins erschüttert, Trost und Zuversicht für den Nervösen, der sich nunmehr den Schwierigkeiten gegenüber, vor denen er ausweicht, nicht mehr allein fühlt. Deshalb ist die persönliche Bindung des Patienten an den Arzt — das, was die Psychoanalyse „Übertragung" nennt — bei den suggestiven und edukatorischen Methoden besonders stark. An dem Freudschen Begriff der Übertragung scheint soviel richtig zu sein, daß es sich hier zuweilen um die Erneuerung, oder den Versuch einer Erneuerung, jenes Vertrauensverhältnisses handelt, das zwischen dem Nervösen als Kind und seinen Eltern, insbesondere der Mutter bestand. Einen Menschen zu haben, der das Kommando übernimmt und damit die Verantwortung für alles, was nun kommt, bedeutet Trost und Erlösung für den Schwachmütigen, der mit dem Leben nicht fertig wird. Insofern als ihm die neurotischen Symptome nur dazu dienten, sich vor den Entscheidungen und Gefahren des Lebens zu sichern, kann er sie nun mehr oder weniger durch eine möglichst innige Beziehung zum Arzt ersetzen. Denn diese vermag ihm dasselbe zu leisten. So kommen rasche „Heilungen" zustande, mit Regungen tiefster Dankbarkeit gegen den Arzt, dem nun auch weiterhin das unbedingte Vertrauen des Patienten gehört, weit über das ärztliche Gebiet hinaus — denn nun wird er vor jeder Entscheidung, die wichtige Lebensfragen betrifft, um Rat gefragt. Er hat über Ehe, über Beruf, über alles Schwierige zu entscheiden. Das Vertrauen des Patienten geht dann gewöhnlich weiter, als es dem Arzte lieb ist. Das aber, was wirklich notwendig, was die eigentliche Heilung wäre, kann ihm auf diesem Wege naturgemäß nicht gelingen: den Patienten selbständig zu machen.

Diese Darstellung gilt von allen suggestiven und hypnotischen Methoden, von der gewöhnlichen therapeutischen Hypnose sowohl, wie von der Wachsuggestion und der „autoritären Schnellbehandlung" Stranskys. Sie gilt auch von der Duboisschen Persuasionsmethode. Der Erfolg dieser Behandlungen hängt davon ab, ob der Patient auf Grund der Struktur seiner Persönlichkeit, seiner Bereitschaften und Kindheitsreminiszenzen zu jener pseudomasochistischen Einstellung (siehe Adler) geneigt ist, die in der Willens- und Verantwortungslosigkeit unter dem Kommando eines andern Erlösung und Erleichterung findet. Bezeichnend ist übrigens gerade für die nach diesen Methoden behandelten Fälle, was zum großen Teil auch für die andern gilt: man sieht weitgehende Besserungen, Besserungen, die „fast" an Heilung grenzen, aber es bleibt so gut wie ausnahmslos ein Rest (Adler) der Neurose, der gewöhnlich praktisch so gut wie belanglos ist. Die Bedeutung dieses Restes ist ohne weiteres verständlich: er bleibt als Reserve für spätere Zeiten, er markiert, mag er noch so geringfügig sein, die unveränderte Haltung des Patienten, der die Fiktion des Krankseins grundsätzlich auch dann beibehalten will, wenn er unter der autoritären Obhut des Arztes auf die praktische Auswirkung der Symptome derzeit verzichten kann, weil ihm das Verhältnis zum Arzt alle Symptome ersetzt. Dieses dauert aber nicht ewig. Sei es die jeder Beziehung dieser Art — auch der Beziehung zu den Eltern — immanente Bereitschaft zur Opposition, sei es der Zufall eines „falschen" Rates, den der Arzt erteilt — einmal kommt der Tag, an dem der Patient das Vertrauen zum Arzt verliert. Und nun hat er die Möglichkeit, aus dem „Rest" sofort wieder die ganze Neurose aufzubauen. Die Besserung unter dem ärztlichen Einfluß wird zur vorübergehenden Episode, der Arzt wird nun in dem Maße entwertet, als er vorher in den Himmel gehoben wurde, und alles ist so, wie es früher war.

Eine etwas feinere Art der Ermutigung stellt die Coué-Baudouinsche Methode dar. Die Übungen, die in dieser Methode eine wesentliche Rolle spielen, etwa der Pendelversuch, bilden eine praktische Demonstration für die Ausdehnung des Willensbereiches, die wohl dazu geeignet ist, die Krankheitsfiktion des Neurotikers zu erschüttern. Mancher Patient, dem auf diese Art gezeigt wurde, was er kann, wenn er sich das Ziel einer Intention nur intensiv vorstellt, mag sich durchschaut fühlen und stillschweigend den Schluß ziehen, daß, so wie der Pendel, auch sein Organismus und sein Denken der determinierenden Tendenz seiner Persönlichkeit weniger entzogen seien, als er bisher glaubte. Er ist nahe daran, das neurotische Symptom als Arrangement zu erkennen, auch dann, wenn ihm die Wirksamkeit der Zielvorstellung nur zu dem Zwecke demonstriert wurde, um ihn zu einer Anstrengung in der Richtung auf Gesundung zu ermutigen. Gleichzeitig aber stellt die Behandlung, so wie jede andere Methode, die goldene Brücke dar, die es ihm ermöglicht, eine falsche Lebensmethode ohne Eingeständnis des Fehlers aufzugeben — vorausgesetzt, daß er schon mit dem Gefühl, daß es so nicht weitergehe, zum Arzt kam.

Einen Schritt weiter bedeuten die analytischen Methoden, die psychoanalytische und die auch heute noch vielfach geübte hypnokathartische Methode (Breuer, Frank). Beiden gemeinsam ist das spezifisch „kathartische" Moment, die Erleichterung durch Aussprache und die Reproduktion von Erinnerungen, die mit der aktuellen „Gefahrsituation" in assoziativer Verknüpfung stehen. Auch ohne daß das zutage geförderte Material richtig interpretiert wird, ermöglicht die eingehende psychologische Anamnese das Aufleuchten von wirklichen Erkenntnissen, die Schlußfolgerung durch den Patienten selbst, das Bewußtwerden von neurotischen Mechanismen, die nur funktionieren können, solange sie nicht zur Kenntnis genommen, nicht verstanden werden. Die Einsicht in das Sinnvolle der neurotischen Symptombildung ergibt sich in weitgehendem Maße auch schon aus diesen analytischen Methoden. Damit fällt aber die Fiktion der Krankheit, auch wenn sie noch immer so genannt wird. Schließlich kommt aber hinzu, daß diese Methoden, so wie sie heute geübt werden, sich uneingestanden individualpsychologischer Erkenntnisse und Technizismen in weitestem Ausmaß bedienen. Mag man auch Minderwertigkeitsgefühl und Geltungsstreben mit den termini technici „Kastrationskomplex" und „Narzismus", das Gemeinschaftsgefühl mit dem Namen „Über-Ich" belegen — schließlich bleibt es doch dasselbe. Der Kranke lernt, in den Sexual-Jargon übersetzt, ein gut Teil dessen kennen, was tatsächlich den Sinn seiner Symptome ausmacht. Durch das Rotwelsch der psychoanalytischen Diktion wird ihm die Aufgabe, sich zurechtzufinden und sich zu verstehen, zwar einigermaßen erschwert, aber wenn er intelligent ist, kann es ihm wohl gelingen, auch auf dem Wege der Psychoanalyse den Weg zur wirklichen Heilung zu finden.

Die Individualpsychologie erblickt ihre therapeutische Aufgabe zunächst darin, in gemeinsamer Arbeit mit dem Patienten das Verständnis seiner Persönlichkeit und erst dadurch seiner Neurose zu finden, in dem Sinne, wie wir es oben darzustellen versuchten. Dieser analytische Teil der Behandlung ist aber nicht der Wichtigste. Mit ihm verbindet sich die Methode systematischer Ermutigung, durch Beseitigung der Irrtümer, die zur Entmutigung führten.

So gilt es zunächst, den Irrtum im Minderwertigkeitsgefühl zu entlarven. Es gibt keine zureichenden Gründe zur Mutlosigkeit (siehe Adler). Regelmäßig läßt sich zeigen, daß all jene Momente, die das verstärkte Minderwertigkeitsgefühl herbeiführten — Organminderwertigkeit, soziale und wirtschaftliche Mißstände, Familienkonstellation, Geschlecht, Erziehungsschäden — vom Patienten von Anbeginn überschätzt und später innerhalb seines neurotischen Bezugssystems verwertet wurden. Der Patient muß verstehen, daß er a priori nicht wesentlich schlechter gestellt als andere Menschen, daß seine Minderwertigkeit nicht anders zu bewerten ist als die vielfältigen Schwierigkeiten, mit denen wir alle zu kämpfen haben. Die Tatsachen, die er anführt, mögen an sich richtig sein; bedient er sich ihrer aber als Vorwand, um den Lebensaufgaben auszuweichen, so bedeutet das einen Mißbrauch an sich richtiger Argumente, und er hat auch dann unrecht, wenn er recht hat. Die Strenge des Vaters, die Unsicherheit über die Geschlechtsrolle, die gedrückte Stellung des jüngsten Kindes — all das mögen Erschwerungen und Hindernisse ernster und tatsächlicher Natur im Leben des Kindes gewesen sein. Sie haben seine ängstliche Haltung dem Leben gegenüber bestimmt, die nunmehr festgehalten wird, wo all jene tatsächlichen Ursachen längst nicht mehr aktuell sind, wo das wirkliche Leben ganz andere Aufgaben stellt, denen der Nervöse ebenso gewachsen wäre wie wir alle, brächte er es über sich, auf die Sicherungen, die unter ganz anderen, kindlichen Lebensbedingungen erlernt und trainiert wurden, zu verzichten.

Als zweite Aufgabe des pädagogischen Teils der Behandlung ergibt sich der Aufbau jener biologisch gegründeten Lebensanschauung, die die Gesetze des menschlichen Lebens aus der Tatsache der Gemeinschaftsbezogenheit ableitet. Diese Tatsache muß, wie Adler es ausdrückt, innerhalb einer richtig orientierten Lebensmethode die Rolle der „absoluten Wahrheit" spielen. Aus ihr ergeben sich notwendige Folgerungen — die „Logik des Lebens" — denen sich kein Mensch entziehen kann, auch wenn er in seinem bewußten Denken von ganz anderen — etwa individualistischen — Voraussetzungen ausgeht und demgemäß theoretisch zu anderen Resultaten kommt. Versucht er diese Resultate einer irrtümlichen Lebensauffassung in die Praxis umzusetzen, so gelingt ihm dies immer nur scheinbar, durch Kunstgriffe, „Tricks", die, wenn man sie richtig versteht, wie schlechte Witze anmuten (Adler). Einen Kunstgriff dieser Art stellt das neurotische Symptom dar. Der Versuch, mit seiner Hilfe, unter der Fiktion der Krankheit, die kostenlose Enthebung von den Lebensaufgaben zu erwirken, trägt die Notwendigkeit seines Scheiterns in sich. Denn es zeigt sich, daß eben in dem Trick des auf Unverantwortlichkeit abzielenden neurotischen Symptoms die grundsätzliche Anerkennung des verpflichtenden Gemeinschaftsgefühls mit enthalten ist (siehe Adler). Die vorläufige Enthebung kann nur um den Preis eines Leidens erzwungen werden, das mit der Fiktion des Krankseins naturnotwendig verbunden ist. Wenn der Neurotiker behauptet, gesund werden zu wollen, so ist dies ohne weiteres so zu verstehen, daß er gern von seinen Leiden befreit sein möchte, aber nur unter Beibehaltung seiner falschen Lebensmethode. Es kommt alles darauf an, ihm zu zeigen, daß dies logisch unmöglich ist. Seine Leiden stellen die Kriegskosten dar, die es ihm überhaupt erst ermöglichen, den Kampf gegen die Forderungen der Gemeinschaft zu führen. Er hat nur die Wahl, den Kampf weiterzuführen und seine Kosten zu tragen, oder Frieden zu schließen, den Mut zur Gemeinschaft aufzubringen und damit gleichzeitig alles Leiden zu ersparen[1].

Richtig gesehen, bleibt ihm nur scheinbar diese Wahl. Hat er einmal die Zusammenhänge im individualpsychologischen Sinne erfaßt, so muß er früher oder später die praktischen Konsequenzen daraus ziehen und den Kampf aufgeben. Denn das neurotische Symptom lebt von seiner Undurchsichtigkeit und es lebt nur so lange, als es undurchsichtig ist. Der Kunstgriff verliert seinen Wert — der darin besteht, daß er den Neurotiker unverantwortlich macht — wenn der Neurotiker sich auch für ihn selbst verantwortlich fühlt. Hat er aber gleichzeitig seine Angst vor dem Leben als gegenstandslose Gespensterangst erkannt und eingesehen, daß er ebenso wie irgendein anderer den Anforderungen des Lebens gewachsen ist, so steht dem nichts im Wege, daß er nunmehr den Vormarsch antrete.

Das wird in der Regel nicht mit einem Schlage geschehen. Es liegt in der Art unseres Denkvermögens, daß es nicht den Gesetzen der reinen Logik, sondern determinierenden Tendenzen gehorcht, die in der Richtung langjährig eingeübter Zielsetzungen und Gewohnheiten verlaufen. Die Anerkennung der „Logik des Lebens" geht dem Neurotiker gegen den Strich. Er mag sie ein-, zwei-, dreimal theoretisch erfaßt und seine Gegenargumente als haltlos erkannt haben, er wird immer wieder — und zwar regelmäßig angesichts einer aktuellen Schwierigkeit — in seine alte Denkweise zurückverfallen und mit seinen Symptomen operieren, als sei die individualpsychologische Aufklärung nur ein Scherz gewesen und als wären die Symptome noch immer geeignet, ihm die Unverantwortlichkeit, die er ersehnt, zu sichern. Hier ist Geduld am Platze. Mit welchen methodischen Mitteln man es anzustellen hat, um den logischen Sprung, der Theorie und Praxis trennt, zu beseitigen und die scheinbar gestörte Einheit der Persönlichkeit auch sinnfällig wiederherzustellen, dies zu erörtern wird Aufgabe des Kapitels über psychotherapeutische Technik sein.

Sinn und Ergebnis der individualpsychologischen Behandlung lassen sich aber wieder am besten durch das Wort „Ermutigung" kennzeichnen. Alle Feinheiten und technischen Kunstgriffe der Methodik stellen nur Mittel und Wege zu diesem Ziele dar, das durch die Individualpsychologie zum ersten Male bewußt als das Ziel der Psychotherapie überhaupt, als Methode zur Heilung des Neurotikers, des entmutigten Ehrgeizigen, festgestellt wurde.

---

[1] Künkel (48): „Aber das Leben erzwingt schließlich die Korrektur aller Irrtümer. Denn die falsche praktische Haltung, welche mit der falschen Theorie verbunden ist, führt notwendigerweise in ein Labyrinth von Verwirrung und Qual."

Neurasthenie und Hysterie.

Von

Dr. med. F. Künkel-Berlin.

A. Grundlagen.

I. Methodologische Vorbemerkungen.

Die vorangegangenen Untersuchungen, insbesondere die Ausführungen Wexbergs über „Die psychologische Struktur der Neurose" stellen eine breite und gut fundierte wissenschaftliche Plattform dar. Auf ihr soll sich nun der weitverzweigte Bau der speziellen Neurosenlehre erheben. Und das heißt, die Tragfähigkeit dieser Plattform soll gleichsam ihrer entscheidenden Belastungsprobe unterzogen werden. Aber hier wie überall ist das logisch Spätere doch das historisch Frühere. Die Neurosenlehre bildet nicht nur die Krönung, sondern auch den Ausgangspunkt der Individualpsychologie. Und somit kann kein Zweifel darüber bestehen, wie das Experimentum crucis ausfallen wird.

Indessen erscheint es ratsam, zuvor noch aus der Fülle der bisherigen Erörterungen diejenigen Einsichten herauszuheben und gegebenenfalls neu zu formulieren, auf die die Neurosenlehre im einzelnen gegründet werden soll. Damit wird auf jener Plattform der Grundriß des geplanten Gebäudes abgesteckt. Und zwar geschieht dies am besten in Gestalt einer methodologischen Erwägung.

Der einheitliche Gang der Darstellung und die Rücksicht auf diejenigen Leser, welche mit dem Stoff noch nicht vertraut sind, verlangt, daß die Untersuchung vom Einfacheren zum Komplizierteren, vom Allgemeineren zum Spezielleren und vom mehr Theoretischen zum mehr Praktischen fortgeführt werde. Auch innerhalb der speziellen Neurosenlehre müssen also die späteren Einsichten, welche sich erst als Konsequenzen aus den individualpsychologisch gesehenen Krankheitsbildern ergaben, früher besprochen werden, als diese

Krankheitsbilder selbst. Ätiologie und Pathogenese müssen der Symptomatologie vorangehen. Und weiter: für die Darstellung der Neurosenlehre ergibt sich nach dem Gesagten nur ein einziges Prinzip als individualpsychologisch brauchbar: es ist das genetische Prinzip.

Aus dem pathogenen Einfluß einer unangemessenen Situation muß das weitere pathologische Verhalten des Individuums folgerichtig erklärt werden. Und nicht etwa umgekehrt, die pathologische Situation aus dem pathogenen Verhalten des Individuums. Dieser letztere Zusammenhang spielt freilich sekundär, z. B. bei der Auswertung der Organminderwertigkeiten und im neurotischen Arrangement eine sehr wichtige Rolle; aber ihn zum primären Erklärungsprinzip erheben, heißt sich durch die Maske der Neurose täuschen lassen, heißt Inneres und Äußeres verwechseln, heißt veränderliche Faktoren für unveränderlich halten und heißt demzufolge auch, heilbare Zustände für unheilbare Gegebenheiten ansehen.

Was an pathologischen Momenten später im Subjekt vorhanden ist, die neurotischen Bereitschaften, der pathologische Charakter, oder die „psychopathische Disposition", muß als ein Gewordenes historisch verständlich gemacht werden, und zwar eben als die selbstverständliche normale Folge einer unnormalen, pathogenen Situation. Somit muß wenigstens theoretisch das Individuum in der ersten derartigen Situation als gesund vorausgesetzt werden. Der pathogene Faktor ist prinzipiell als exogen, als ein von außen kommender Umstand anzusehen. Und für die Pathogenese ergibt sich die Formel: der Ursprung der Neurose ist die normale Reaktion eines normalen Individuums (und zwar meist eines Kindes) auf eine unnormale Situation[1].

Das Reagieren selbst ist immer, auch wenn die Neurose bereits voll entwickelt ist, als „normal" anzunehmen. Unnormal können nur die (exogenen oder endogenen) Voraussetzungen der Reaktion sein. Wenn wir sehen, daß ein Hysteriker sich seltsam benimmt, so müssen wir fragen, unter welchen seltsamen Voraussetzungen würde sich ein normaler Mensch genau so benehmen, und man wird auf diese Weise ermitteln können, welches jene seltsamen Voraussetzungen sind.

Das Ergebnis jeder Reaktion ist aber ein doppeltes; erstens eine Veränderung der Außenwelt (des Objektes), die uns hier nicht weiter interessiert, zweitens aber auch eine Veränderung der inneren Verfassung des Subjektes und das heißt: eine Erfahrung. Diese letztere ist für die Neurosenlehre das allein wichtige, denn sie beeinflußt die inneren Bedingungen für die nächste Reaktion. Die Erfahrung formiert die Reaktionsbasis.

Von diesem Standpunkt aus sieht man leicht ein, daß ein heute von außen kommender pathogener Einfluß morgen als endogener Faktor dazu beiträgt, die Situation ungünstiger zu gestalten. Das pathologische Verhalten ist demnach, wenn man es genau bezeichnet, ein normales Verhalten unter unnormalen inneren Voraussetzungen.

Fragt man sich aber, worin denn diese Basis, diese innere Voraussetzung des Individuums, besteht, so ist die Antwort leicht zu geben, sofern es sich dabei um einen bewußten Menschen handelt. Die Reaktionsbasis des bewußten Menschen besteht aus zwei Faktoren, erstens aus seiner Zielsetzung und zweitens aus seiner Einschätzung der Lage, die wiederum von der Zielsetzung und von der Größe seines Mutes abhängig ist. Beides aber, Zielsetzung und Mut, unterliegt wieder der Beeinflussung durch die Erfahrung und beeinflußt seinerseits das reaktive Verhalten des Individuums und damit seine künftige Erfahrung. Genau dasselbe gilt nun, wenn es auch schwerer vorstellbar ist, für das sogenannte

---

[1] Über das Verhältnis zwischen Organminderwertigkeit und Mut vgl. außer dem betr. Abschnitt dieses Buches auch: Adler (1), Kühnel (46), Wexberg (221).

unbewußte Verhalten, also für diejenigen Vorgänge und Handlungen, deren subjektive Voraussetzungen dem Subjekt nicht bekannt sind.

So erwachsen aus dem biologischen Begriff der Reaktion zwei weitere Probleme, die das begriffliche Handwerkszeug zum Aufbau der Neurosenlehre liefern müssen: Das Problem des Unbewußten und das der Erfahrung. Aber ehe wir des Näheren auf sie eingehen, muß noch einiges über unsere wichtigste Denkvoraussetzung gesagt werden, nämlich über das, was wir vergleichsweise als die Apriorität der Gesundheit und die Aposteriorität der Krankheit bezeichnen können.

Der Satz vom normalen Beginn jeder Neurose stellt zunächst nur ein methodologisches Postulat dar. Wie weit er brauchbar sein wird, kann erst der Fortgang unserer Untersuchung erweisen. Aber selbst wenn man ihn nur als heuristisches Prinzip gelten läßt, bringt er schon die beiden Motive zur Wirksamkeit, um derentwillen er hier aufgestellt werden muß:

Erstens: Bei der theoretischen Aufklärung einer neurotischen Reaktion ist der körperliche Zustand des Individuums den äußeren Bedingungen (den Objekten) zuzurechnen, auf welche reagiert wird und nicht der inneren Bedingung, nicht dem Subjekt, welches reagiert. Das gleiche gilt auch von den Organminderwertigkeiten, mit denen belastet das Individuum etwa zur Welt kommt; auch sie sind theoretisch exogene, nicht endogene Bestandteile der Neurose. Das Subjekt ist a priori unbelastet. Damit ist gleichzeitig gesagt: Das reagierende Subjekt ist weder als seelisch noch als körperlich vorzustellen, sondern psychophysisch neutral. Es ist die übergreifende Einheit von Körper und Seele, die auf ihren eigenen körperlichen Zustand und seelischen Inhalt genau so reagiert wie auf andere Zustände und Inhalte und die ihre eigenen seelischen und körperlichen Fähigkeiten genau so richtig oder falsch einschätzt wie diejenigen anderer Leute.

Und zweitens: Der Begriff der psychopathischen Konstitution verliert jeden Sinn. Er wird zum Scheinbegriff, der überall da auftritt, wo ehrlicherweise nur eine noch ungelöste Aufgabe für die Neurosenforschung angegeben werden müßte. Erweist sich also bei der Reaktion des Subjekts auf das Objekt die Reaktionsbasis des Subjektes, seine Bereitschaft, wie wir es nennen, seine Disposition, wie man bisher sagte, als neurotisch, so erhebt sich die Frage: durch welche Erfahrungen ist diese neurotische Reaktionsbereitschaft zustande gekommen, denn a priori kann sie nicht im Individuum vorhanden gewesen sein. Und diese Fragestellung muß sich solange wiederholen, bis man eine Situation findet, in der der neurotische Faktor von außen her, aus den pathogenen Umständen, dem bis dahin unneurotischen Individuum aufgezwungen worden ist.

Es versteht sich von selbst, daß dieser Punkt in praxi längst nicht bei jeder Neurose aufgezeigt werden kann. Auch für die Therapie ist seine Kenntnis glücklicherweise nicht immer erforderlich. Wichtig ist nicht so sehr die Rekonstruktion des Ausgangsstadiums, als vielmehr das Forschungsprinzip, das da besagt: Wir erkennen keinen Zustand als gegeben an, außer dem normalen. Alles Pathologische ist uns erklärungsbedürftig, und unser wissenschaftliches Gewissen ist erst beruhigt, wenn wir das Pathologische auf das Normale, als auf die einzige nicht weiter erklärbare Gegebenheit zurückführen können.

Neurose ist uns stets nur gehemmtes Leben, nicht aber Mangel an Leben. Normales Funktionieren ist die Voraussetzung, ohne die das unnormale Funktionieren nicht gedacht werden kann.

Auf dieser letzten These beruht die unbeirrbare Zuversicht der individualpsychologischen Therapie, die auch vor den schwersten Krankheitsbildern nicht mehr halt macht.

II. Das Unbewußte.

Das Problem des Unbewußten zerfällt für uns in zwei Fragen, die scharf getrennt werden müssen. Man kann sie als die Frage der Rationalität und die des Gewissens bezeichnen. Sofern es sich um die Rationalität handelt, ist es für unsere Betrachtungsweise prinzipiell gleichgültig, ob ein Mensch imstande ist, sich über sein Verhalten klar zu werden oder nicht. Es kommt nur darauf an, daß das Benehmen etwa eines Säuglings, eines Schlaftrunkenen und eines besonnenen Erwachsenen in gleicher Weise sinnvoll und darum auch verständlich ist; ohne Rücksicht auf den Grad der Bewußtheit oder den Grad der Einsicht in die Motive dieses Benehmens. Der Säugling weiß vermutlich nicht. was er erlebt. Der Schlaftrunkene weiß vielleicht eben noch was er tut, aber er weiß nicht, warum er es tut. Er handelt „wie im Traum", d. h., ohne den Sinn-Zusammenhang seiner einzelnen Handlungen im Bewußtsein zu haben. Der besonnene Erwachsene dagegen kontrolliert sich selbst und glaubt nicht nur zu wissen, was in ihm vorgeht, sondern auch, warum es in ihm vorgeht. Tatsächlich aber hat auch er nur eine Meinung über sich selbst, und zwar wahrscheinlich eine falsche oder doch unvollständige Meinung. Absolutes Bewußtsein im Sinne von „sich selbst wissen" kommt ihm nicht zu.

Es ist aber nicht nur nebensächlich, ob es jemandem gelingt, sein eigenes Verhalten zu verstehen, oder ob ihm einzelne Bestandteile, oder der Zusammenhang der Teile, oder gar das Ganze unbekannt bleibt; sondern es ist sogar nebensächlich, ob es überhaupt jemanden gibt, der sich die Mühe macht, dies Verhalten verstehen zu wollen. Wichtig ist allein die Tatsache, daß das fragliche Verhalten seiner Struktur nach auf jeden Fall so beschaffen ist, daß es von einem beliebigen menschlichen Bewußtsein aus verstanden werden könnte. Wenn also das Verhalten eines Menschen ihm selbst oder anderen unverstehbar, irrational erscheint, so muß der Mangel an ratio nicht in diesem Verhalten gesucht werden, sondern in der Verständnislosigkeit derer, die es angeblich verstehen möchten. Aber diese ihre Verständnislosigkeit muß natürlich wieder als sinnvolles Verhalten erklärt werden können. Die mangelhafte Anwendung der ratio muß sich als rational erweisen.

Das Letztere gilt nun auch von den neurotischen Symptomen. Das Verhalten des Neurotikers erscheint meist nicht nur dem Neurotiker selbst, sondern auch seiner Umgebung durchaus unverständlich, es gilt als irrational. Urteile wie „krankhaft, albern, widersinnig, zerrissen, chaotisch, dämonisch" und dergl. bringen das deutlich zum Ausdruck . Die Tatsache aber, daß viele es nicht verstehen, erweckt in uns nicht etwa den Gedanken, es könnte tatsächlich unverstehbar sein, sondern nur den Verdacht, daß es triftige Gründe geben wird, die die Einsicht in den sicher vorhandenen Sinnzusammenhang verhindern. Unsere Aufgabe ist also von nun an eine doppelte. Wir müssen erstens den vorhandenen Sinnzusammenhang in dem scheinbar sinnlosen Symptomenbilde nachweisen und müssen zweitens dartun, warum es sinnvoll war, daß dieser Zusammenhang den beteiligten Personen bisher nicht ins Bewußtsein treten konnte.

Aller Bewußtseinsinhalt unterliegt dem Satze der Identität. Es ist nicht möglich, sich der Tatsache bewußt zu werden, daß A gleich Nicht-A ist. Erfahrungen, die dem Satze der Identität scheinbar widersprechen, spielen darum für den Beginn der Neurose, und zwar besonders für das Einsetzen von Denkhemmungen und Bewußtseinstrübungen eine außerordentlich wichtige Rolle. Aber nicht nur was ins Bewußtsein hineingeht, sondern auch was aus ihm herauskommt, unterliegt dem Zwange zur Einheitlichkeit. Man kann nicht das Gleiche wollen und nicht wollen. Eine tatsächliche Ambivalenz der Ziele kann im

Bewußtsein ebensowenig vorkommen wie der logische Widerspruch. Wer meint, das Urteil in seinem Bewußtsein zu haben: „Ich will und ich will zugleich nicht", der belügt sich selbst. Er möge einmal weniger auf die Spiegelfechtereien seiner Gedanken, als auf sein wirkliches Verhalten acht geben und er wird wissen, ob er will oder ob er nicht will.

Was aber für die Selbstbeobachtung gilt, das gilt auch für die Fremd-beobachtungen. Man kann von einem anderen Menschen unmöglich aussagen: „Er will und er will zugleich nicht". Denn das hieße, dem gleichen Subjekt das Prädikat A und Nicht-A gleichzeitig zusprechen. Es gibt aber keinen Be-obachter, der das bei klarem Bewußtsein zustande bringt. Im letzteren Falle ist aber der Ausdruck „Wollen" schon nicht mehr auf dasjenige „Wollen" be-schränkt, welches dem Beobachteten bewußt ist, sondern es umfasst bereits die ganze Zielstrebigkeit, welche sich aus seinem Verhalten erschließen läßt.

Einheitlich muß also das Wollen des Menschen sein, sofern es ihm bewußt ist. Einheitlich muß auch das Wollen sein, das ein anderer am Menschen zu be-obachten oder zu erschließen vermag. Ein Widerspruch kann nur zwischen dem ersten, dem selbstbeobachteten und dem zweiten, dem fremdbeobachteten Wollen auftreten. Dieser Widerspruch aber muß stets auf einem Mangel an Einsicht bei dem Beobachter beruhen. Wo der Bewußtseinsinhalt laut Selbst-beobachtung ein Wollen als vorhanden aufweist und das Verhalten laut Fremd-beobachtung ein Nichtwollen erkennen läßt, da besteht nicht etwa eine Ambi-valenz, ein innerer Widerspruch der Ziele oder der Triebe, sondern es besteht nur ein Mangel an Beobachtungsfähigkeit auf seiten des Zuschauers. Und damit ergibt sich in allen derartigen Fällen die Aufgabe, das tatsächlich wirksame, einheitliche Ziel aufzusuchen, dem erstens das im Bewußtsein irrtümlicherweise vorhandene Scheinziel, und zweitens das wirkliche Verhalten und drittens die Tatsache des in der Selbstbeobachtung obwaltenden Irrtums, also des Wider-spruches zwischen subjektivem und objektivem Wollen, als verschiedene, aber einheitlich und sinnvoll wirkende Mittel zugeordnet sind.

Der zuletzt genannte Faktor, der Irrtum im Bewußtseinsinhalt des Selbst-beobachters, erweist sich immer als eine Unvollständigkeit in der Beurteilung der Zusammenhänge. Das zeigt sich aufs Deutlichste am Schema der Fehl-leistung. Jemand will eine Zahlkarte zur Post bringen, behält sie aber mehrere Tage lang in der Tasche. Bei der Entdeckung seiner Vergeßlichkeit sind in seinem Bewußtsein drei verschiedene Gefühlsurteile: 1. Es ist ihm unangenehm, daß er die Zahlkarte nicht zur Post gebracht hat. 2. Es ist ihm von Anfang an unangenehm gewesen, daß er die betreffende Zahlung leisten sollte. 3. Die Peinlichkeit der Lage ist erheblich schlimmer geworden, weil er die Zahlung immer noch nicht geleistet hat. Was ihm aber nicht klar ins Bewußtsein tritt, trotzdem er es schon ahnt, ist der tatsächliche Sinnzusammenhang dieser drei Gefühlsurteile und der zu ihnen gehörigen Tatbestände. Dem unbefangenen Beobachter ordnen sie sich aber mühelos in folgender Mittel-Zweck-Relation: an erster Stelle steht der Wunsch, das Geld nicht zu bezahlen oder wenigstens die Zahlung so lange wie möglich zu verzögern; an zweiter Stelle aber steht die Bedingung, dabei mit gutem Gewissen vor sich und anderen sagen zu können, daß die Verzögerung ohne eigene Schuld zustande gekommen sei. Und beide dienen dem gleichen Ziel: dem Prestige[1].

Das Unbewußte fängt also da an, wo die klare Einsicht aufhört, und das heißt, es fällt tatsächlich zusammen mit dem Ungewußten. Prinzipiell aber sind die ungewußten Zielsetzungen wißbar, vorausgesetzt, daß das Nichtwissen nicht wieder zu diesen ungewußten Zielsetzungen gehört.

---

[1] Freud: „Psychopathologie des Alltags". Wexberg (87).

Der Grund aber, weswegen die Unklarheit oder der Mangel an Einsicht Ziel sein kann, liegt in dem dritten und höchsten Zwange zur Einheitlichkeit, der das Bewußtsein auszeichnet. Was wir mit Bewußtsein tun, und die Folgen unserer Taten, soweit sie sinngemäß zu diesen Taten gehören, rechnen wir uns selber zu. Wir fühlen uns dafür verantwortlich, wir müssen uns daher auch mit den Folgen einverstanden erklären und es geht nicht an, andere Menschen oder äußere Umstände dafür verantwortlich zu machen. In diesen Taten und ihren Folgen sind wir, in ihnen offenbart sich unser Wesen. Dieser Zwang zur einheitlichen Selbstzurechnung unserer Taten und ihrer Folgen ist das Gewissen. Aber was wir tun, ohne es zu wissen, oder wenigstens ohne es zu verstehen, oder, wie wir nun auch sagen können, was wir tun, ohne es zu wollen, das rechnen wir uns nicht zu, darin sind wir angeblich nicht enthalten, das bleibt außerhalb unseres Gewissens; das rechnen wir anderen zu, selbst wenn diese anderen in Form von Trieben, Erbanlagen, Verdrängungen oder Dämonen erst mühsam konstruiert werden müssen.

Alles Endogene ist einheitlich und darum bewußtseinsfähig. Aber es unterliegt, sobald es bewußt wird, der Verantwortlichkeit des Subjekts und dadurch wird ein Abschieben der Folgen unmöglich. Wer also die Verantwortung für die Folgen nicht sich, sondern einem anderen zurechnen möchte, muß Endogenes mit Hilfe eines Kunstgriffs zu Exogenem umstempeln. Dieser Kunstgriff aber besteht darin, daß man die betreffenden Zusammenhänge sich nicht ins Bewußtsein treten läßt. Und das wiederum ist leicht zu erreichen, da ja die Richtung der Aufmerksamkeit und damit die Aufnahme der jeweiligen Inhalte ins Bewußtsein ebenso dem Ziele der Gesamtpersönlichkeit dienstbar ist wie jede andere Funktion des Lebens. Damit ist der Grund für die Lückenhaftigkeit unseres Wissens um uns selbst, — das ist die korrekte Bezeichnung für dasjenige, was meist das Unbewußte genannt wird, — in der Furcht vor der Verantwortlichkeit nachgewiesen.

Hier liegt nun auch der Grund, warum die Symptome des Neurotikers scheinbar aus dem Unbewußten herauswachsen. Er darf seine Symptome nicht verstehen, darf ihre Ziele, die doch seine Ziele sind, nicht wissen, denn sonst müßte er sich für seine Krankheit verantwortlich fühlen. Und er würde sich gezwungen sehen, seine Ziele und damit sein ganzes Leben zu ändern. Und schließlich deutet sich an dieser Stelle schon die Möglichkeit und zugleich auch die Schwierigkeit der individualpsychologischen Therapie an. Die Symptome verschwinden erst, wenn man sein Leben ändert; und sie verschwinden nicht, wenn man nicht sein Leben ändert. Die Umorientierung, die Besserung der charakterologischen Grundeinstellung ist der Preis, der für die Gesundheit bezahlt werden muß. Und diesen Preis bezahlt niemand gern. — Aber kehren wir nach diesem Exkurs in die Probleme des Unbewußten zum Problem der Erfahrung und damit zu dem Ausgangspunkt der Neurose zurück. Die Frage, ob die betreffenden Vorgänge bewußt oder unbewußt verlaufen, soll uns zunächst, bei der Entstehungsgeschichte der Krankheit, sehr wenig, aber später, bei der Darstellung der Heilung, um so mehr interessieren.

III. Die Erfahrung.

Wenn hier von Erfahrung die Rede ist, so handelt es sich, wie schon angedeutet wurde, nicht um ein erkenntnistheoretisches, sondern um ein biologisches und psychologisches Problem. In biologischer Hinsicht hat sich schon gezeigt, daß die Erfahrung die Reaktionsbasis formiert, und genauer, daß sie denjenigen Bestandteil eines Lebensvorganges bildet, welcher das Subjekt dieses Vorganges verändert; im Gegensatz zur „Außenwirkung", welche denjenigen Bestandteil des Lebensvorganges darstellt, der das Objekt verändert.

Für die Psychologie ergibt sich hieraus, daß unter Erfahrung weder ein affektiver, noch ein intellektueller, noch ein voluntaristischer Vorgang zu verstehen ist; sondern eben eine Veränderung des Subjektes selbst, d. h. des Trägers, welcher hinter allen diesen Vorgängen steht. Eine Erkenntnis ist z. B., sofern sie nur einen Gedankenvorgang bildet, nicht als Erfahrung zu bezeichnen, sondern sie verdient diesen Namen nur insofern, als sie Ausdruck und Teil einer Änderung im Gesamtverhalten des Subjektes ist. Wenn man also einen Menschen belehrt, so ist das was der Belehrte lernt, oder die Erfahrung die er macht, bekanntlich durchaus nicht immer das, was man ihm sagt. Sondern seine Erfahrung heißt in den meisten Fällen nur: „Was man mir auch sagt, — man will mich schulmeistern". Und dementsprechend verhält er sich, indem er zu allen guten Lehren ja sagt und trotzdem unbelehrbar bleibt.

Man kann nun die Erfahrungen bestimmen, erstens als positive, indifferente oder negative, zweitens als Mittel- oder Zweckerfahrungen, und drittens als adäquate oder inadäquate. Wie durch diese verschiedenen Arten von Erfahrung das Schicksal des Subjektes weiterhin gestaltet wird und wie aus den inadäquaten Erfahrungen die Neurose entsteht, das läßt sich, wenigstens soweit es hier in Betracht kommt, am besten an einfachen Beispielen darstellen.

Ein Kind sieht einen Ball vor sich liegen und möchte ihn haben. Es tut nun, was es in ähnlichen Fällen schon öfter getan hat: es streckt den Arm aus und erreicht sein Ziel.

Diese Erfahrung ist indifferent in bezug auf das Mittel. Denn ganz wie das Kind es erwartete, hat sich die Bewegung des Armes als geeignet erwiesen für die Erreichung des Zieles. Und das gleiche gilt in Hinsicht auf den Zweck. Seine Erreichung löst die schon oft empfundene Befriedigung aus. Der ganze Vorgang ist also die Wiederholung und Bestätigung einer früheren Erfahrung. Die Reaktionsbasis bleibt dabei nahezu unverändert. Der einzige Einfluß, den dieses Erlebnis auf das Kind ausübt, besteht in einer Verstärkung der Bereitschaft, das Erlebnis in Zukunft zu wiederholen. Wir sprechen in solchem Falle von einer Gewöhnung.

Ist der Ball aber durch Ausstrecken des Armes nicht zu erreichen, z. B. weil er unter einem Schrank liegt, so verläuft die Erfahrung in bezug auf das Mittel zunächst negativ. Die Folge ist dann, daß ein anderes Mittel an die Stelle des ersten treten muß. Nehmen wir nun an, das Kind verfällt zum ersten Male in seinem Leben darauf, vielleicht in Nachahmung eines Erwachsenen, den Ball mit Hilfe eines Stockes unter dem Schrank hervorzuholen, so wäre die negative Mittelerfahrung durch eine Änderung des Mittels in eine positive verwandelt worden. Wir sprechen dann von einer Entdeckung.

Die Beeinflussung des Subjektes besteht hier nicht nur darin, daß das Kind etwas gelernt hat, nämlich die Verlängerung des Armes durch einen Stock, also den Gebrauch eines Werkzeuges, sondern sie besteht vor allem in der Ermutigung, die man etwa in die Worte übersetzen könnte: wer ein Ziel verfolgt, das sich mit den gewohnten Mitteln nicht erreichen läßt, der kann durch die Entdeckung neuer Mittel trotzdem zu seinem Ziele gelangen.

Ist der erstrebte Gegenstand nicht ein Ball, sondern etwa eine brennende Kerze, und die Erfahrung fällt, was die Mittel anlangt, positiv oder indifferent aus, so erreicht das Kind die Kerze. Aber nehmen wir nun an, es verbrenne sich dabei die Finger. In diesem Falle erweist sich das Ziel als nicht in Übereinstimmung mit den latenten Zielen der Gesamtpersönlichkeit. Es paßt nicht in die (noch unbewußte) Zielpyramide. Man muß dann von einer negativen Zielerfahrung sprechen. Und die Folge ist das Wirksamwerden und, was oft dasselbe ist, das Bewußtwerden des nächsthöheren Zieles. Die Tatsache, daß durch negative Zielerfahrungen „höhere" Ziele aktiviert werden, läßt sich beliebig oft im täglichen Leben und besonders drastisch in der kindlichen Entwicklung nachweisen. Indessen sind die neuauftauchenden Ziele nicht immer „höher" im Sinne der Charakterentfaltung, sondern oft genug nur allgemeiner und darum wichtiger im Dienste der Erhaltung des Lebens. Wenn z. B. ein Kind die Erfahrung macht, daß es für sich allein mit seinem neuen Bilderlotto nicht spielen kann, daß aber in Gemeinschaft mit den Kameraden eine sehr schöne Beschäftigung daraus wird, so tritt an Stelle des alten Zieles „ich will spielen" das kulturell höhere „wir wollen spielen". Wenn dagegen das Lotto durch die anderen Kinder beschädigt oder gar zerrissen wird, tritt an Stelle des spezielleren Zieles „ich will spielen", das allgemeinere „ich will mein Spielzeug retten" und damit der Abbruch des gemeinsamen Spieles. Der erste Fall bedeutet ein Wachsen in der Richtung der latenten finalen Gesetzmäßigkeit des Lebens, der zweite stellt ein Zurückgreifen auf die kausalen Voraussetzungen des Lebens dar. Dann ist dies hervortretende Neue gleichsam nur die negative Seite des höheren Zieles. Wir bezeichnen es dann als Sicherung. In unserem Falle könnte diese Sicherung etwa heißen: „gebranntes Kind scheut Feuer", wobei noch unentschieden bliebe, was das Kind mit seinem so gesicherten Dasein weiterhin anfangen wird.

Oft aber, wie gesagt, tritt durch eine negative Zielerfahrung nicht nur die Sicherung des übergeordneten Zieles hervor, sondern dieses höhere Ziel selbst. Dann wird aus der negativen Zielerfahrung eine positive. Im vorliegenden Falle könnte sie etwa in der Unterscheidung zwischen brennenden Kerzen und anderen leuchtenden Gegenständen bestehen. Das Ziel wird dann seiner Idee nach festgehalten, aber genauer bestimmt und gleichsam von Irrtümern gereinigt. Die Freude an der brennenden Kerze würde sich fernerhin nicht mehr im Anfassen, sondern nur im Betrachten aus der Ferne auswirken wollen. An Stelle des Besitzergreifens wäre das Schauen als sachlich angemessenes Ziel hervorgetreten.

Die Entscheidung, ob eine Erfahrung negativ oder positiv verläuft, hängt davon ab, wie sich der Druck der negativen Erfahrung einerseits und die Anpassungsfähigkeit des Individuums andererseits zueinander verhalten.

Indessen gibt es auch positive Zielerfahrungen in dem Sinne, daß neue, bisher noch verborgene Teile der Zielpyramide ohne vorhergehende negative Erfahrung in Wirksamkeit treten. Der Vorgang besteht dann darin, daß das Subjekt allmählich für Reize aufnahmefähig wird, für die es vorher unempfänglich war. Das deutlichste Beispiel dafür ist die Geschlechtsreife. Dies Wachstum der Ziele hängt erstens ab von der Herstellung der körperlichen Voraussetzungen, also von der Funktionsfähigkeit der Organe und zweitens von der Bereitschaft des Subjektes, sich auf die noch unerforschten Möglichkeiten neuer Erlebnisformen einzulassen. In dieser Bereitschaft aber finden wir die zentrale Voraussetzung aller Erfahrung, nämlich die subjektive Möglichkeit der Erfahrung überhaupt: die Anpassungsfähigkeit, die sich der Selbstbeobachtung als Mut darstellt.

Positive Erfahrungen steigern den Mut, indifferente und negative verringern ihn. Wenn negative Erfahrungen sehr kraß ausfallen, können sie den Mut so stark hemmen, daß die Lust zu weiteren Erfahrungen und damit auch die Möglichkeit einer Korrektur der so verdorbenen Bereitschaften wesentlich eingeschränkt wird. Wir sprechen dann von inadäquaten Erfahrungen. Indessen ist der Übergang zwischen diesen und den weniger entmutigenden negativen Erfahrungen durchaus fließend.

Das psychologische Kennzeichen der inadäquaten Erfahrung und damit auch der Neurose ist die Entmutigung. Ihr biologisches Kennzeichen besteht im Verlust eines Zieles, genauer gesagt, im Hervortreten einer Sicherung, ohne das gleichzeitige Wirksamwerden des dazu gehörigen höheren Zieles. Dadurch wird die Sicherung, die doch ihrer Natur nach nur ein Mittel der weiteren Entfaltung sein sollte, zum Selbstzweck gestempelt. Das Selbstzweckwerden eines Mittels bedingt dann weiter die Leere und Starrheit der Neurose und das Stagnieren der Lebensvorgänge, welches das allgemeine Charakteristikum dieser Verhaltungsweise bildet.

Da nun, wie aus der vorangehenden Aufstellung leicht zu ersehen ist, die innere Entfaltung des Menschen größtenteils darin besteht, daß er aus seinen Irrtümern lernt, und da andererseits die Fehler den Mut gefährden, so läßt sich das Problem der Entwicklung und auch das der Erziehung formulieren als die Aufgabe: aus den Fehlern zu lernen, ohne den Mut zu verlieren. Anders ausgedrückt: man vermeide inadäquate Erfahrungen, ohne den negativen aus dem Wege zu gehen. Und das Problem der Neurosenbehandlung heißt alsdann: Rückgängigmachung der inadäquaten Erfahrungen, oder Wiedergutmachung der fehlerhaften Erziehung.

B. Aufbau der Neurasthenie und Hysterie.

I. Ursprung der Neurose.

Allen Kinderärzten dürften zahlreiche Fälle bekannt sein, in denen Säuglinge nur schwer, manchmal sogar nur auf Umwegen und mit großer Verzögerung an den Übergang von der Flasche zur Breinahrung zu gewöhnen sind. Lassen sich organische Störungen mit Sicherheit ausschließen, so sind diese Fälle sehr geeignet, um an ihnen den Ausgangspunkt der Neurose aufzuzeigen.

Stellen wir uns zunächst den normalen Verlauf der Sache vor und fragen wir uns, was dabei geschieht. Ein vier Monate altes Kind, 9 Pfund schwer und organisch gesund, erhält zum ersten Male Mohrrübenbrei. Gleichzeitig wird es zum ersten Male mit dem Löffel gefüttert, statt mit der Flasche. Es zeigt Erstaunen und macht Miene, den Inhalt des ersten Löffels wieder auszuspucken. Auf freundliches Zureden schluckt es aber den Brei hinunter. Beim zweiten Löffel schließt es fest die Lippen. Die Mutter lacht ihm zu, scherzt mit ihm und lenkt seine Aufmerksamkeit auf irgend einen anderen Gegenstand. Das Kind lächelt und nimmt den zweiten Löffel willig an. Mit einiger Geduld bringt man ihm am ersten Tage etwa 30 g Mohrrüben bei. Am übernächsten Tage ißt es auf die gleiche Weise schon eine volle vorschriftsmäßige Mahlzeit. Die Umgewöhnung ist gelungen.

Das Kind hat bei dieser Gelegenheit einen wichtigen Schritt in seiner Entwicklung gemacht. Es hat sich an eine neue Form der Nahrungsaufnahme und an ein neues Nahrungsmittel angepaßt. Beides bedeutet eine Erweiterung der kindlichen Erfahrung. Und zwar handelt es sich um eine Erfahrung, welche in bezug auf die Mittel positiv (nämlich eben erweiternd) und in bezug auf die Zwecke indifferent (weder erweiternd noch verengend) zu nennen ist. Der Zweck bleibt bei der neuen Errungenschaft der gleiche, der er vorher war: die Sättigung. Aber das Mittel ändert sich. Nach einem kurzen Übergangsstadium wird das neue Mittel als dem alten Zwecke dienlich anerkannt und von da ab werden die Mohrrüben löffelweise mit einem ähnlichen Lustgefühl gegessen, wie vorher die Milch aus der Flasche getrunken wurde.

In einem anderen, weniger günstigen Falle sträubte sich ein Kind recht hartnäckig gegen den Brei. Es war wenige Tage jünger als das erste Baby. Die Mutter gab sich viele Mühe, verfuhr aber hastig und etwas schroff. Das Kind spuckte den Brei wieder aus, bis die Mutter schließlich die Geduld verlor und ihre Zuflucht noch einmal zur Flasche nahm. Erst einige Wochen später lernte das Kind etwas mit dem Löffel zu essen und zwar Grießbrei. Die Mohr-

rüben verweigerte es auch dann noch. Aber auch zu dieser Gewöhnung an den
Grießbrei war von seiten der Mutter ein recht großer Aufwand von Bitten, Loben
und Tadeln, oder wie es für diese Altersstufe wohl richtiger heißen müßte:
von Entziehung und Zuwendung des mütterlichen Wohlwollens nötig. Unter
dem Druck dieser künstlichen Verstärkung seiner Werterlebnisse nahm das
Kind allmählich den Grießbrei an. Dann wurde es gelobt und war stolz auf seine
Leistung.

Hier handelt es sich um eine Erfahrung, welche in bezug auf die Mittel
zunächst negativ (beschränkend) und in bezug auf den Zweck positiv (erweiternd)
genannt werden muß. Denn als Mittel für den ursprünglichen Zweck, die Sättigung, wird der neue Stoff, der Brei, und auch die neue Methode, das Essen mit
dem Löffel, als unpassend empfunden und abgelehnt. Von hier aus kommt der
neuen Ernährungsform keinerlei subjektiver Wert zu. Andererseits taucht aber
hinter dem alten Zweck, Sättigung, ein neuer noch wichtigerer Zweck auf,
nämlich die günstige Gestaltung des Verhältnisses zur Mutter. Und um dieses
neuen Zweckes willen wird die neue Ernährungsform allmählich angenommen.
Das Resultat ist schließlich: Das Kind ißt Brei, nicht um satt zu werden, sondern
um der Mutter zu gefallen. Die Sättigung tritt natürlich ein, trotzdem sie nicht
als Motiv für das Essen in Betracht kam. Damit ist aber die ursprüngliche
Ordnung zerrissen. Das Breiessen steht psychologisch in einer Zweckmittel-
verbindung mit dem Verhältnis zur Mutter und gleichzeitig physiologisch im
Kausalzusammenhang mit der Sättigung. Die bisherige Finalität ,,man ißt,
um satt zu werden", tritt zurück hinter der neuen Finalität, ,,man ißt, um der
Mutter zu gefallen". Diesen Vorgang, der in der Neurosenlehre eine überaus
wichtige Rolle spielt, bezeichnen wir als ,,Umfinalisierung".

Der neue Zweck, in unserem Falle die günstige Gestaltung der Beziehungen
zur Mutter, allgemeiner ausgedrückt, die Wahrung der Gemeinschaft, ist eins
von jenen allgemeinen Mitteln, die als selbstverständliche Voraussetzungen
des Lebens garnicht Problem sind. Sie spielen in dieser Beziehung eine ähnliche
Rolle wie etwa die Atemluft. Im Augenblick aber, da sie in Frage gestellt sind,
treten sie wegen ihrer fundamentalen Wichtigkeit so stark in den Vordergrund,
daß alle anderen Ziele ihnen untergeordnet werden müssen. Damit aber haben
wir den typischen Fall eines zweckgewordenen Mittels und zwar in Form einer
Sicherung. Psychologisch gesprochen: die Entmutigung; biologisch gesprochen:
die Abdrosselung neuer Erfahrungsmöglichkeiten und die Erstarrung in einem
einseitigen inhaltsarmen Interesse.

Die Umfinalisierung läßt sich jetzt folgendermaßen beschreiben: Ein Mittel,
das zwar lebenswichtig ist, aber bisher neben vielen anderen Mitteln unbemerkt
im Dienste der Entwicklung stand, wird plötzlich gefährdet und tritt darum
an die Spitze der Zweckpyramide. Es wird Selbstzweck und die anderen Mittel
treten in seinen Dienst. Damit ist die Möglichkeit zu weiteren positiven Zielerfahrungen abgeschnitten, denn alles, was an Erfahrungen noch auftreten kann,
wird von vornherein diesem überwertig gewordenen Ziel untergeordnet.

Das ist der Ursprung der Neurose.

Es versteht sich von selbst, daß eine solche Umfinalisierung alsbald weitere
Komplikationen nach sich ziehen muß. Aber wir brechen hier ab und gehen
zu einem anderen Fall über, der schon deutlich die Hauptbestandteile einer
Neurose erkennen läßt.

Fall A: Hungerstreik. Ein Mädchen von 14 Monaten, von normaler
Größe, aber in mäßigem Ernährungszustand, wird von der Mutter ins Krankenhaus gebracht, weil es seit drei Tagen nicht zum Essen zu bewegen ist. Zur
Vorgeschichte wissen die Eltern nur anzugeben, daß das Kind schon immer
schlecht gegessen hat, daß es einzelne Nahrungsmittel, wie z. B. alle Gemüse,

ablehnte, sonst aber von seiten des Magendarmtraktes keinerlei Schwierigkeiten
zeigte. Die Verdauung war normal. Plötzlich aber verweigerte es hartnäckig jede
Nahrungsaufnahme. Es schrie, sobald man ihm mit irgend etwas Eßbarem
nahte und wurde erst wieder ruhig, wenn man alle Nahrungsmittel aus seinem
Gesichtskreis entfernt hatte. Man versuchte es auf alle mögliche Weise, mit
Güte und Strenge, mit Freundlichkeit und Härte, mit Bitten und Strafen und
schließlich auch mit Hungernlassen. Aber es half alles nichts.

Die Untersuchung des Kindes ergab keinerlei Anhaltspunkte für die Erklärung seines Verhaltens. Es war körperlich und geistig normal entwickelt,
sprach einige Worte und schien intellektuell seinen Altersgenossen ein wenig
voraus zu sein. Weder das Nervensystem noch das Drüsensystem wies Zeichen
einer Organminderwertigkeit auf; nur die fehlerhafte Stellung der oberen
Schneidezähne deutete an, daß der Ernährungsapparat in diesem Organismus
den locus minoris resistentiae bildete. Sonst waren Degenerationszeichen außer
angewachsenen Ohrläppchen nicht zu konstatieren.

Der Fall verlief, wie die meisten derartigen Fälle verlaufen: im Krankenhaus versuchte die Schwester ruhig und freundlich das Kind zu füttern, während
die anderen Kinder rundherum aßen. Es sträubte sich und man ließ es in Ruhe.
Dann spielte es still vor sich hin bis zum Abend. Und dann aß es. Nach zwei
Tagen holte es die Mutter ab und nach weiteren zwei Tagen brachte sie es wieder.
„Es müsse doch wohl krank sein, denn es wolle noch immer nicht essen". Diesmal zeigte es lebhafte Freude beim Anblick der Stationsschwester und aß sofort
auf deren Schoß sitzend und noch in Gegenwart der Eltern einen Teller voll
Gemüse und einen halben Keks, was die Mutter überaus peinlich berührte.

Nun kam eine umfassende Aussprache zustande und sie ergab einen Tatbestand, ohne den der Hungerstreik psychologisch unverständlich geblieben
wäre. Die Mutter war 29 Jahre alt, seit 4 Jahren verheiratet, aber wenig glücklich
in ihrer Ehe. Die kleine Patientin ist ihr einziges Kind. Die Mutter war von
Jugend auf nervös, regte sich leicht auf, vertrug sich auch schlecht mit Verwandten und Bekannten und war gegen Widerspruch und Kritik außerordentlich
empfindlich. Zeitweise, nach besonders großen Aufregungen, hatte sie unter
migräneartigen Kopfschmerzen zu leiden. — Ihr Erziehungsideal war, daß ihr
Kind es einmal besser haben sollte, als sie selber. Vor allem sollte es frühzeitig
lernen, daß man im Leben überhaupt und besonders von den Männern nicht
viel Gutes zu erwarten hat. Alle Mädchen müßten von Anfang an darüber aufgeklärt werden, daß die Männer sie ausnutzen wollen. Sie fühle sich verpflichtet,
ihre Tochter vor dem allgemeinen Weiberschicksal zu bewahren, und dafür werde
ihr die Kleine noch einmal auf den Knien danken müssen. Der Ausdruck „Dankbarkeit des Kindes" tauchte im Verlauf der Unterredung zu ungezählten Malen
auf. Er war gewissermaßen der Mittelpunkt ihrer pädagogischen Gedankengänge.

Dem Individualpsychologen können diese Angaben genügen. Es handelt
sich bei der Mutter offenbar um einen Fall von männlichem Protest in klarer
Ausprägung. Und es läßt sich mit Sicherheit vorhersagen, wie sich dieser Protest
zur Tyrannei über Mann und Kind auswachsen muß. Eine solche Mutter kann
keine gute Erzieherin sein. Ihr Streben nach Sicherung und Geltung wird ihr
nicht erlauben, sachlich und geduldig auf das Kind einzugehen. Sie kann nicht
warten. Es ist für sie stets eine persönliche Kränkung, wenn das Kind nicht
sofort ihr den Willen tut. Die Mittel, die sie anwendet, um ihren Willen durchzusetzen, müssen aber das Kind nur immer mehr aus dem Gleichgewicht bringen.
Sie bestürmt es zunächst mit überschwänglichen Bitten und Zärtlichkeiten,
wartet dann einen Augenblick und geht sofort in eisige Strenge und in den Ton
einer beleidigten Königin über. Kommt sie auch dann noch nicht zum Ziel,
so muß sie, scheinbar um der Erziehung des Kindes willen, in Wahrheit aber

um ihre eigene bedrohte Ehre zu retten, zu rücksichtslosen Gewaltakten ihre Zuflucht nehmen.

Als im Laufe einer schwierigen Unterredung und im ständigen Kampf mit heftigen Widerständen diese Dinge zutage gekommen waren, berichtete der Vater den eigentlichen Ausgangspunkt des Hungerstreiks. Die Mutter hatte schließlich einmal, als die Schwierigkeiten bei der Fütterung bis zur Unerträglichkeit anwuchsen, völlig die Fassung verloren. Sie hatte dem Mädchen gewaltsam den Mund geöffnet und ihm einen Löffel voll Gemüse nach dem andern hineingestopft. Und die Mutter fügte hinzu: „Ich fühlte schon die beginnende Migräne und wußte kaum noch was ich tat, so hatte mich der Eigensinn des Kindes zur Verzweiflung gebracht."

Nun dürfte das Benehmen der großen und damit auch das der kleinen Neurotikerin keine psychologischen Rätsel mehr enthalten.

Dadurch, daß die Frage des Essens, die zunächst nur die Beziehungen zwischen Mensch und Sache berührt, hier zu einem Mittel für die Gestaltung der Beziehungen zwischen zwei Menschen gemacht wird, tritt sie gleichzeitig in eine Reihe mit vielen anderen Mitteln, die schon in der gleichen Weise umfinalisiert worden sind. Da ist das Waschen des Gesichts, das Kämmen der Haare, das Nägelschneiden und noch manches andere. Alle diese Dinge, die sonst reibungslos vor sich gehen, kosten hier viele Tränen, viel Zärtlichkeit und Strenge und vor allem viel Zeit. Sie sind für die Mutter genau so aufregend wie für das Kind. Je mehr aber die Mutter in ihrer Eitelkeit und ihrem Geltungsbedürfnis verletzt ist, desto heftiger und sprunghafter müssen die Maßnahmen ausfallen, die sie ergreift, um das Kind zum Gehorsam zu zwingen. Denn je bedrohter ihre Autorität ist, desto mehr hat sie die bedingungslose Unterwerfung ihrer Mitmenschen nötig. Das Kind aber hat bald gründlich die Erfahrung gemacht, daß es recht unbequem ist, auf die Wünsche seiner Mutter einzugehen. Man wird dann nicht nur geküßt und verhätschelt, mehr als einem lieb ist, sondern man muß auch immerfort etwas lernen und vormachen, man muß Händchen geben, lachen, mit dem Kopfe wackeln, allerlei Worte sagen, die man nicht versteht — und alles das auf Befehl und ohne Rücksicht auf die eigenen kindlichen Wünsche. Auf diese Weise kann man seines Lebens nicht froh werden. Also versucht es das Kind auf die andere Weise, die es auch schon kennen gelernt hat: Es tut nicht, was die Mutter will, sondern immer gerade das Gegenteil.

Auch das ergibt noch keinen Idealzustand, aber man kann dabei doch ein wenig besser bestehen. Das Wesentliche dieser Lebensstufe, die Eigenbewegung, die ersten Schritte zur persönlichen Autonomie, sind in der Opposition gegen eine solche Mutter doch noch etwas besser möglich, als im völligen Gehorsam. Etwas anderes aber als Opposition und Gehorsam kommt wegen der Reizbarkeit der Mutter garnicht in Betracht. Übrigens war die Mutter nicht imstande, sich das dritte, nämlich die freie Entfaltung des Kindes bei sachlicher Anpassung an die jeweilige Situation, auch nur vorzustellen. Sie kannte nur Gehorsam und Ungehorsam, was Lebendigkeit ist, wußte sie nicht. Sie behauptete, es weder bei sich noch bei anderen jemals bemerkt zu haben und hielt es für ein Gedankengebilde lebensfremder Idealisten.

Das Kind tat also nur, was es seiner Natur nach tun mußte, es reagierte normal auf eine unnormale Situation, indem es sich in prinzipielle Opposition begab und d. h., indem es eine neurotische Haltung annahm.

Ist es einmal so weit gekommen, so tritt das Kind auf Grund seiner vorhergegangenen Erfahrungen den künftigen Erfahrungen schon mit der Bereitschaft zur Opposition entgegen. Das aber muß dazu führen, daß bei einer neuen, vielleicht ganz harmlosen Gelegenheit der Gegensatz zwischen Mutter und Kind nunmehr vom Kinde aus hervorgerufen wird. Natürlich kann die Mutter nicht anders, als auf den unerwarteten Widerstand des Kindes mit heftigen Affekten antworten. Denn diesmal weiß sie doch, daß sie ihrerseits dem Kinde durchaus friedfertig entgegengekommen ist. Und wenn das Kind trotzdem feindselig reagiert, muß sie zu der Überzeugung kommen, daß hier eine ganz grundlose Ungezogenheit und vielleicht sogar eine bösartige Veranlagung des Kindes vorliege und daß man mit äußerster Strenge dagegen einzuschreiten habe. Durch diese Strenge muß aber die kämpferische Haltung des Kindes noch mehr verschärft werden.

Das ist der Teufelskreis zwischen der nervösen Mutter und ihrem Kinde, der, wenn er erst einmal im Gange ist, zwangsläufig alle Funktionen des Kindes in den Machtkampf gegen die erzieherische Gewalt hineinreißt. Die Neurotisierung des ganzen Kindes ist damit bereits im Gange. Oder um den Ausdruck eines Patienten zu gebrauchen: Die Neurose greift unaufhaltsam, wie das Verhängnis in der griechischen Tragödie, von einer Generation auf die andere über.

Dieser Fall gleicht in der ersten Hälfte seines Verlaufes durchaus dem vorigen. Zahlreiche negative Mittelerfahrungen, nämlich unangenehme Zwischenfälle bei den Verrichtungen des täglichen Lebens lassen ein neues Ziel aus der Verborgenheit hervortreten, nämlich die günstige Gestaltung der Beziehungen zur Mutter. Nun aber kommt im Gegensatz zum vorigen Falle eine weitere negative Erfahrung hinzu. Trotzdem das gesamte Verhalten des Kindes auf dieses Ziel umfinalisiert wird, kommt es mit der Mutter nicht zu einem erträglichen Verhältnis. Die Stellung des Kindes in der Gemeinschaft bleibt nach wie vor unerträglich. Gleichzeitig aber taucht die negative Seite eines noch allgemeineren Zieles auf, das sich bei näherem Zusehen als ein noch allgemeineres und bisher selbstverständliches Mittel der Entwicklung erweist: die Selbsterhaltung des Kindes, genauer gesagt: die Wahrung des psychologischen Subjektes.

Will man das eigene Subjekt unter allen Umständen wahren und gleichzeitig die Gemeinschaft so gut wie nur irgend möglich aufrecht erhalten, trotzdem die Gemeinschaft dauernd das Subjekt gefährdet, so bleibt nur ein Ausweg möglich, und zwar der, den das Kind tatsächlich gefunden hat: Man stellt sich zur Umwelt ein für allemal kämpferisch ein. So bleibt von der Beziehung zur Mutter doch noch ein Rest, wenn auch nur ein negativer erhalten, und das Ich ist auf alle Fälle gesichert. Diese Haltung, die schon eine tiefe Entmutigung voraussetzt, vermittelt dem Kinde die unheimlichste „positive" Erfahrung, die man auf Erden überhaupt machen kann. Es erlebt die Macht der Verneinung. Das schwache, ausgelieferte, wehrlose Kind ist plötzlich Sieger über seine gesamte Umgebung. Es hat eine Waffe in der Hand, gegen die auch die autoritativsten Eltern machtlos sind, wenn es nur so beharrlich und gründlich nein sagt und nein tut, daß der Negativismus der Mutter dadurch überboten wird. Dann bekommt die Mutter Angst und gibt nach, denn wenn sie auch alle Freuden und Leistungen bei sich und bei ihrem Kinde um ihrer Autorität willen zu zerstören bereit ist, an ein Positives ist sie doch gebunden, da sie ja Untertanen nötig hat, nämlich an das Leben des Kindes. Sobald das Kind seine Beharrlichkeit im Neinsagen so weit treibt, daß sein Leben dadurch gefährdet wird, ist es Sieger. Die Rekordleistung auf dem negativen Wege sichert die Erhaltung des psychologischen Subjektes und zwingt gleichzeitig den Partner, die zerstörte Gemeinschaft wieder herzustellen, nun aber nicht als ein organisches Gebilde gleichberechtigter Lebewesen, sondern als die Sklaverei des einen und die Herrschaft des anderen, nämlich des Kindes.

II. Symptombildung.

Im vorigen Falle sahen wir ein neurotisches Symptom, den Hungerstreik, auf sinnvolle (d. h. vom Standpunkt des Patienten aus: auf zweckmäßige)

Weise entstehen. Der Zweck des Symptoms, die Sicherung des Ich in einer ungünstigen Gemeinschaftssituation, war ein tatsächlich vorhandenes und darum wirksames Ziel. Sobald dieses Ziel wegfiel, nämlich als das Kind im Krankenhaus sein Ich in der Gemeinschaft für gesichert hielt, trat das pathologische Ziel von der Spitze der finalen Pyramide zurück. Die Funktionen, welche bisher im Dienste dieses Zieles mißbraucht worden waren, wurden freigegeben und traten wieder in ihren natürlichen Finalzusammenhang ein. Mit dem Aufhören der pathogenen Situation verschwanden die pathologischen Verhaltungsweisen.

Es fragt sich nun, warum in anderen Fällen die Symptome nicht verschwinden, trotzdem die pathogene Situation sich längst geändert hat; warum also der sinnvolle Mißbrauch der Funktion in einen scheinbar sinnlosen Dauermißbrauch übergeht. Die Antwort auf diese Frage soll an einem Falle kindlicher Neurose dargestellt werden, von dem es dem Leser überlassen bleiben mag, ob er ihn den Hysterien oder den Neurasthenien zurechnen will.

Fall B: Erythrophobie. Es handelt sich um die Vorgeschichte eines Patienten, der zur Zeit der Behandlung 29 Jahre alt war. Die Einzelheiten und ihre Zusammenhänge ergaben sich im Laufe einer eingehenden Individualanalyse. Indessen soll hier, dem genetischen Prinzip zuliebe, die Entwicklung der Symptome in ihrem historischen Zusammenhang dargestellt werden und nicht in der analytischen (umgekehrten) Reihenfolge, in der sie sich dem rückschauenden Blick des Therapeuten nach und nach enthüllten.

Von den zahlreichen Diagnosen, mit denen der Patient im Laufe der Jahre belastet worden war, seien nur zwei mitgeteilt, die wenigstens den Sachverhalt einigermaßen charakterisieren: „Psychische Errötungsangst auf Grund konstitutioneller vasomotorischer Störungen" und „Funktionelle Vagotonie". Im Vordergrunde des Symptomenbildes stand die Tatsache, daß der Patient niemanden besuchen und auch keine Lokale betreten konnte, ohne daß er über und über rot wurde, feuchte Hände bekam und ein sehr heftiges Gefühl von Peinlichkeit und Ängstlichkeit zu überwinden hatte. Gelegentlich traten auch Herzklopfen und leichte Zittererscheinungen auf.

Die Mutter des Patienten war eine sparsame und ängstliche Frau, deren Lebensführung auf der Voraussetzung beruhte, daß man von seinen Mitmenschen durchaus nichts Gutes zu erwarten habe. Sie ist noch heute überzeugt, daß alle Menschen (außer ihr und ihrem Manne) ausgemachte Schurken sind, und demnach sind Vorsicht, Zurückhaltung und Mißtrauen die wesentlichen Merkmale ihres Charakters. — Die Familie lebte still und freudlos in einer norddeutschen Kleinstadt. Der Vater war ein hypochondrischer Bankbeamter. Geschwister hatte der Patient nicht.

Seine früheste Kindheitserinnerung ist eine Szene, die wie ein Mythos die wesentlichen Züge seiner Urgeschichte in einem wirkungsvollen Symbol zusammenfaßt. Sie lautet folgendermaßen: „Ich sitze, ungefähr 4 Jahre alt, auf der Schwelle meines Elternhauses. Mehrere andere Jungen laufen vorüber, die Straße entlang, irgendeiner abenteuerlichen Unternehmung entgegen. Die Mutter sieht aus dem Küchenfenster, ob ich auch nicht etwa mitgelaufen bin. Aber ich weiß, daß ich nicht zu den Straßenjungen gehen darf. Ich sehe ihnen nach. Ich bin allein. — Nachmittagssonne. — Ich bin traurig". (Protokoll der ersten Stunde).

Das Kennwort seines Schicksals heißt: Zuhausebleiben. Später, in seinem 20. Lebensjahr gibt es eine genaue Wiederholung dieser Szene: „Am 3. August 1914, — der schwerste Tag meiner Krankheit — das Infanteriebataillon ging ins Feld. Ich stand vor der Haustür, fast noch der einzige Zivilist unter all meinen Altersgenossen. Auf der Straße, feldgrau, mit Blumen überschüttet, Kompagnie nach Kompagnie, und unübersehbar rechts und links der Strom von Menschen, Mädchen, Frauen, — Einheit, ein ungeheures Wir, und Kraft und Gefahr. — Der Hohenfriedberger Marsch. — Nachmittagssonne. — Ich bin nicht dabei. — Krankheit, Resignation. — Unsagbare Einsamkeit". (Aus dem Tagebuch des Patienten.)

Das Typische an beiden Erlebnissen ist das Nichtmitmachen. Das zweite Mal wird die Krankheit dafür verantwortlich gemacht, das erste Mal ein „ich darf nicht", also der Wille der Mutter. Zwischen beiden Szenen liegt die Entwicklung von der einfachen Mutlosigkeit zur ausgebildeten Neurose.

Entsprechend der neurotischen Einstellung der Mutter hat hier das Erfahrungsergebnis der ersten Kinderjahre etwa die Form angenommen: Man muß sich in Acht nehmen, man darf nicht mitmachen, sonst wird die Mutter böse, und dann gibt es Strafe. Darum sind alle Lebensvorgänge so finalisiert, daß die alsbald zum Hauptziel gewordene allgemeine Bedingung „Wahrung des mütterlichen Wohlwollens" unter allen Umständen gesichert erscheint. Die Einschränkung der Wirksamkeit auf den kleinen Kreis der Familie liegt hier also nicht nur formal in der Mutlosigkeit des Kindes begründet, sondern auch schon inhaltlich in der mütterlichen Vorschrift: „Man muß sich zurückhalten", also schon in der Mutlosigkeit der vorigen Generation.

Noch eine Einzelheit ist für das Verhältnis zur Mutter charakteristisch. Sie war Süddeutsche und hatte es mit vieler Mühe dahin gebracht, daß das Kind ihren Dialekt sprach, trotzdem es rings von niederdeutscher Mundart umgeben war und trotzdem der Vater auf reines Hochdeutsch großen Wert legte. Auf dieses Zeichen von „seelischer Nähe" zwischen Mutter und Kind war sie nicht wenig stolz.

Von hier aus wird die Entstehung zweier Charakterzüge verständlich, die für die Ausgestaltung der Krankheit äußerst wichtig geworden sind und deren Anfänge sich mit Sicherheit bis ins 4. Lebensjahr zurückverfolgen lassen. Ihr tatsächliches Auftreten dürfte indessen schon früher, vielleicht um den Ausgang des zweiten Lebensjahres, anzusetzen sein. Der erste dieser Züge ist die besondere Entfaltung derjenigen Fähigkeiten, die auf stille, einsame und bescheidene Bastelei hinauslaufen. Mit vier Jahren konnte der Knabe stundenlang mit seinem Baukasten spielen, mit fünf Jahren war er groß in Flechtarbeiten, mit neun Jahren baute er elektrische Apparate. Später aber, als seine Klassenkameraden auch technische Interessen entwickelten, verging ihm die Lust zu den praktischen Dingen und er zog es vor, Ritterburgen zu konstruieren und phantastische Städte für Bleisoldaten zu bauen. Zwar ordnen sich auch diese Tätigkeiten dem Finale „Mutternähe" unter, denn jede solche Leistung erhielt ihren vollen Wert erst, wenn sie von der Mutter begutachtet und für ein geniales Meisterwerk befunden wurde. Aber die Leistungen wurden durch dieses Finale nicht unmöglich gemacht, sie sind zugelassen. und erleiden eine Einschränkung erst, als die Konkurrenz der Kameraden auftritt. Doch davon später.

Der zweite wichtige Zug ist die Indienststellung der Mutter. Als der Junge fünf Jahre alt war, mußte die Mutter ihn nicht nur noch vollständig aus- und anziehen, sondern manchmal auch noch bei Tische füttern. Seine Stiefel konnte er sich erst mit acht Jahren selbständig zuschnüren, aber er tat es auch dann nur selten, denn es dauerte mindestens 40 Minuten und so lange konnte die Mutter, die ihn dabei beaufsichtigte, niemals warten. Also blieb ihr nichts übrig, als ihm diese Leistung abzunehmen. Die Langsamkeit war auch sonst ein Mittel, um die Mutter nach Bedarf zu Dienstleistungen heranzuziehen oder zur Verzweiflung zu bringen. Durch diese Feststellung rückt das Finale „Mutternähe" in ein seltsames Licht und hinter der zielgewordenen allgemeinen Bedingung „Wahrung der günstigen Stellung des Ichs in der Gemeinschaft" lugt auch hier die noch allgemeinere Bedingung hervor, die zu einem noch höheren Ziele wird: „Wahrung des Subjektes selbst". Die kombinierte Aufgabe: „Wahrung des Ego bei gleichzeitiger Wahrung der Beziehung zur Mutter" ist hier in mustergültiger Weise gelöst, indem das Kind aus der Mutter das macht, was wir einen „Regiersklaven" nennen. Sie dient ihm in jeder Hinsicht, vor allem aber darin, daß sie ihm alles Gefährliche, alles wobei man eine Niederlage erleiden könnte, verbieten muß. So wird sie für ihn zu einer Sicherung gegen das Hinaustreten in den gefährlichen größeren Kreis. Noch als erwachsener Mann beruft er sich auf die Mutter, die ihm „leider" das Wandern, Schwimmen, Skilaufen, Segeln und Reiten nie erlauben wollte und ihn so zum Stubenhocker gemacht hat. Daß dieser Regiersklave nur beibehalten wurde, weil er als Mittel zur Abschiebung aller Verantwortung ausgezeichnet zu brauchen war, wurde dem Patienten erst während der Analyse klar, trotzdem es so auf der Hand lag, daß seine Freunde ihn schon vor vielen Jahren über seine Eigenschaft als Muttersöhnchen ganz richtig aufklären konnten. Nur mußte die Aufklärung damals wirkungslos bleiben, weil keine Ermutigung mit ihr verbunden war.

Die Charakterhaltung, welche sich bei allen Kindern entwickelt, die von ihren Eltern gleichsam in Watte gepackt werden, bezeichnen wir am besten durch den Ausdruck „Prinzessin auf der Erbse", wobei die selbstverständliche Inanspruchnahme der Überlegenheit durch das Prinzentum und die starke Gefährdung dieser Überlegenheit oder anders ausgedrückt, die starke Bereitschaft zu Minderwertigkeitsgefühlen, durch das Reagieren auf die Erbse ganz gut angedeutet wird. Diese mutlose Grundeinstellung bildet bekanntlich eine sehr häufige Form des „nervösen Charakters". Das Ziel „Prinz sein um jeden Preis" erweist sich bei genauem Zusehen als der eigentliche Gipfel der finalen Pyramide. Alle anderen Ziele, auch die Wahrung der Mutternähe, ordnen sich diesem Hauptziel sinngemäß unter. So ist z. B. das Aufgeben der elektrotechnischen Interessen in dem Augenblick, da die Konkurrenz der Kameraden einsetzt, ein deutlicher Beweis für das Funktionieren des finalen Apparates. Die Gefahr der Niederlage wurde zu groß, und es blieb dem Prinzen, wenn er sein Prinzentum wahren wollte, nichts übrig, als der Entscheidung aus dem Wege zu gehen. Auch der Widerspruch, daß das 5jährige Kind die kunstvollsten Flechtarbeiten macht, aber nicht imstande ist, sich die Stiefel zuzuschnüren, erklärt sich einheitlich aus dem prinzlichen Finale. Es gehört zum Prinzen, daß man Bewunderung erregt und sich bedienen läßt. Aber die Angst des Prinzen vor der Erbse führte in unserem Falle, wie in den meisten Fällen, allmählich zur Symptombildung.

Die früheste Erinnerung des Patienten, in der das Rotwerden vorkommt, ist folgende: Er ging, 6 Jahre alt, kurz nach Beginn der Schulzeit, eines Sonntags mit seinen Eltern spazieren. Unterwegs begegneten sie ihren Verwandten. Man begrüßte sich, und der kleine Junge sagte zu seiner Kusine auf gut bayerisch: „Grüaß di Gott, mei Basele". Darob herrschte große Heiterkeit, und als er rot wurde vor Beschämung, lachte man ihn erst recht aus. Schließlich fing er an zu weinen, und die Mutter knuffte ihn ärgerlich in die Arme, damit er ihr nicht noch am Sonntag-Nachmittag Schande mache.

Seine Scheu vor Niederlagen und infolgedessen seine Abneigung gegen das Zusammentreffen mit fremden Menschen fand an diesem Erlebnis einen konkreten Stützpunkt. Die Erinnerung daran konnte im Dienste der Sicherung gegen eine etwaige Wiederholung solcher Szenen gute Dienste leisten. Es lag also im Interesse des herrschenden Finale, daß sie möglichst eindrucksvoll erhalten blieb. Aber die Art, wie ein derartiger Denkzettel verwandt wird, hängt wieder vom Mute des Kindes ab.

Je größer der Mut ist, desto stärker wird die Neigung sein, das ursprüngliche Ziel, etwa Umgang, Spiel und Arbeit in der Gemeinschaft, trotz aller Mißlichkeiten aufrecht zu erhalten und aus der stattgehabten Blamage nur die Lehre zu ziehen, sich künftig in allen ähnlichen Fällen klüger zu verhalten. Je geringer aber der Mut ist, umso radikaler wird das Bedürfnis nach Sicherung auftreten, und das Ergebnis der Erfahrung wird lauten: „Ich darf mich niemals wieder der Gefahr aussetzen, daß mir so etwas passiert". Man erkennt deutlich, die verschiedene Einschätzung der eigenen Fähigkeiten. Der Mutige meint: „Ich muß mich vorsehen, dann passiert es mir nicht wieder". Der Mutlose aber ist überzeugt: „Wo nur immer die Möglichkeit einer Niederlage gegeben ist, da werde ich ihr nicht entgehen". Und zweitens die Verschiedenheit des Weltbildes: der Mutige sagt: „Wenn auch einmal etwas mißglückt, so läßt sich doch herausfinden, woran es gelegen hat, und das nächste Mal gelingt es dann umso besser". Der Mutlose dagegen: „Wenn es einmal mißglückt ist, mißglückt es immer". Und schließlich die verschiedene Empfindlichkeit; der Mutige fängt den Mißerfolg elastisch auf, sein Mut wird dadurch nicht verringert; was auf dem Spiele steht, ist für ihn nur der sachliche Einsatz, der bei dem einzelnen Ereignis tatsächlich in Betracht kommt; also etwa eine momentane Unannehmlichkeit, die kaum nennenswerte Folgen hat. Aber für den Mutlosen bedeutet der Mißerfolg eine neue Entmutigung. Denn für ihn steht nicht nur der tatsächliche Einsatz des Einzelfalles auf dem Spiel, sondern sein ganzes Selbstvertrauen, seine Achtung bei den Menschen, seine Menschenwürde überhaupt. Bei ihm geht es immer um das Ganze, er fühlt sich immer ganz oben oder ganz unten. Unser Patient war aber schon damals so mutlos, daß für ihn jede Erfahrung, die auch nur ein Körnchen Negatives enthielt, als inadäquat wirkte, und das eben heißt, er war ein Prinz auf der Erbse, ein nervöser Charakter, ein Mensch mit erschüttertem Gemeinschaftsgefühl.

Die ursprüngliche Sicherung: „Geh nicht zu fremden Leuten, sonst wird die Mutter böse", konnte nun die Form annehmen; „Geh nicht zu fremden Leuten, sonst lachen sie über deinen Dialekt und das tut dir weh". Die Sanktion, die Drohung, war nicht mehr einer anderen Person, der Mutter, beigelegt, sondern in den Sinnzusammenhang des Lebens selbst, ja sogar in das eigene Wesen, in eine Eigenschaft des Subjektes hineingerechnet. Das Sicherungsbedürfnis beruft sich auf den Dialekt wie auf eine Organminderwertigkeit, also auf etwas Gegebenes, das als unabänderliche Ursache für die Niederlage verantwortlich gemacht wird. Ein finaler Zusammenhang „ich weiche den Menschen aus, um keine Niederlage zu erleiden", wird vom Subjekt aus in eine kausale Theorie umgedeutet: „Weil ich Dialekt spreche, lacht man mich aus, und weil ich ausgelacht werde, gehe ich nicht zu den Leuten". Diese kausale Theoriebildung[1] liegt durchaus im Interesse des Sicherungsbedürfnisses, denn sie bedeutet das Abschieben der Verantwortung und die Freisprechung vor dem eigenen Gewissen und vor dem der Mutter. Denn auch der mutlosen Mutter war der Satz so evident und unausweichlich wie ein kausales Naturgesetz: Wer süddeutsch spricht, kann nicht zu norddeutschen Menschen gehen.

Damit ist aber auch gesagt, daß die Niederlage nun tatsächlich nicht mehr als Möglichkeit, sondern in jedem Einzelfall als unentrinnbare Gewißheit vorausgesehen wird. Sich in die Situation einer möglichen Niederlage begeben, heißt schon, sich der Niederlage selber unterziehen. Darum treten die dazu gehörigen Affekte und Affektäußerungen von jetzt ab nicht erst in der wirklichen Verlegenheit auf, sondern immer, sobald nur die Möglichkeit der Verlegenheit vorliegt. Möglichkeit und Gewißheit fallen nunmehr zusammen.

Wenn die Mutter jetzt den Jungen zum Krämer schickt, um irgend eine Kleinigkeit zu besorgen, wird er rot, verlegen und ängstlich, als ob er schon

---

[1] Ähnlich hat Goldscheider die Stellungnahme des Menschen zu seiner Krankheit als „autoplastisches Krankheitsbild", und Kretschmer als „Objektivierung" beschrieben.

von allen Menschen, die im Laden stehen, ausgelacht würde. Durch die Antizipation des letzten Gliedes der Kette wird aber das vorhergehende Glied (das unangenehmste) unmöglich gemacht. In diesem Zustand von Angst, Verlegenheit und Gesichtsröte kann man sich unmöglich in den Krämerladen hineingetrauen. Das sieht auch die Mutter ein und sie erläßt ihm darum den Auftrag. Er hat sich also, freilich ohne sich darüber klar zu sein, von der realen Niederlage dadurch losgekauft, daß er ihre Folgen schon vorher auf sich genommen hat. Die Folge der Niederlage, Ängstlichkeit und Erröten, erweist sich als geeignetes Mittel, um die Ursache der Niederlage, nämlich das Sprechen mit den Leuten, zu vermeiden. Das Erröten wirkt als Sicherung gegen die Ursache des Errötens. Es tritt in den Dienst der allgemeinen Schutzmaßregel: „Ich bleibe zu Hause!"

Das negative Ziel, nur ja den Niederlagen aus dem Wege zu gehen, ist so überaus wichtig, daß alle, auch die kostspieligsten und unangenehmsten Mittel in seinen Dienst treten müssen. Je öfter sich also die eben beschriebene Erfahrung wiederholt, umso exakter wird sie der Zielpyramide eingefügt werden und allmählich wird die kausale Verbindung: „Man errötet, weil man sich schon im Voraus wegen seines Dialektes ausgelacht fühlt", umgewandelt in die finale Verbindung: „Man errötet, um zu Hause zu bleiben". Es ist die Finalisierung eines Kausalzusammenhangs, wie sie uns in der Biologie auf Schritt und Tritt begegnet.

Daß mit dem Ausdruck „Finalisierung eines Kausalzusammenhanges" nicht nur ein Wechsel des Standpunktes oder der Auffassung des Beobachters bezeichnet wird, sondern daß eine wirksame Veränderung des biologischen Tatbestandes vorliegt, geht mit absoluter Gewißheit aus der Weiterentwicklung der Neurose hervor. Vor allem erweist es sich in dem Fortbestehen der Erythrophobie, nachdem ihre erste Ursache, das Dialektsprechen, längst verschwunden war.

Die beruflichen Pläne des Patienten erwuchsen sinngemäß aus den Erfahrungen und Vorbereitungen seiner Kinderjahre. Scheu vor Menschen, Mißtrauen gegen die Außenwelt einerseits und gewisse Erfolge seiner stillen, lebensfernen Bastelei andererseits wiesen ihm den Weg. Man wird ihn sich etwa als den Weg eines Erfinders, eines Künstlers oder Forschers vorstellen können. Aber die Auswahl der möglichen Berufe verengte sich, als die Konkurrenz mit den Kameraden ihm die Elektrotechnik verleidete. Von da an wandte er sich vom Stofflichen ab, das Ziel mußte im Phantastischen oder im Abstrakten gesucht werden. Es blieb nur noch der Künstler oder der Gelehrte übrig. In dieser Wahl aber gaben die Erfahrungen der Schulzeit den Ausschlag.

Die Schule war ihm von Anfang an ein Weg gewesen, um durch Artigkeit und Fleiß seine sonstigen Unzulänglichkeiten und besonders den Mangel an sportlichen Leistungen auszugleichen. Wie er zu Hause der Prinz war, so war er in der Schule der Musterknabe. Und da machte er die Erfahrung, daß seine starke Seite im Lernen, genauer im Auswendiglernen lag und nicht im freien Schaffen. In Deutsch und Mathematik war er mäßig, in Geschichte hatte er gute Noten, solange es auf das Wissen von Namen und Zahlen ankam, und er versagte, sobald man Ansprüche an seine Kombinationsfähigkeit stellte. Wie auf der körperlichen Seite wagte er sich auch in Gedanken nicht aus dem festumgrenzten Kreise des Bekannten hinaus. Und so ergab es sich, daß er die Laufbahn des Wissenschaftlers einschlagen wollte. Ebenso selbstverständlich war aber, daß für ihn als Prinzen von vornherein nur die oberste Stufe in Betracht kam. Er richtete sich also darauf ein, Universitätsprofessor zu werden.

Freilich hieß es: „Ich werde Dozent, vorausgesetzt, was ja wohl selbstverständlich ist, daß es inzwischen gelingt, meine Krankheit zu heilen"; nur mit dieser Sicherung: „wenn es gelingt", konnte der kühne Plan so feste Form annehmen. Solange die Erythrophobie bestand, war eine öffentliche Lehrtätigkeit völlig ausgeschlossen. Und im Schutze seiner Symptome wie hinter einer Barrikade, die ihn vor der Wirklichkeit deckte, konnten die Pläne sich ungehindert entfalten. Und zwar nahmen sie an Pracht und Schönheit um so mehr zu, je kläglicher die Wirklichkeit sich gestaltete. Je höher aber die Pläne und damit auch die Selbsteinschätzung und die Ansprüche an die eigenen Leistungen stiegen, umso fataler wäre es gewesen, wenn der Wegfall der Krankheit den Patienten vor die Notwendigkeit gestellt haben würde, nun an die Ausführung seiner Projekte zu gehen. Man sieht also, daß der ganze Lebensplan, der aus hohen Ansprüchen und Furcht vor Niederlagen zusammengesetzt war, nur bestehen konnte, solange es dem Patienten möglich war, vor sich selber zu argumentieren: „So und so würde ich sein, das und das würde ich leisten, wenn ich gesund wäre. Was ich jetzt bin und leiste, solange ich krank bin, das gibt für die Beurteilung meiner Persönlichkeit gar keinen Maßstab ab". — Das ist wieder ein Stück kausale Theoriebildung, die die genaue Umkehrung des tatsächlichen finalen Tatbestandes darstellt.

Trotzdem also der ursprüngliche objektive Grund des Errötens, die Vorstellung einer Blamage wegen des süddeutschen Dialektes, schon längst nicht mehr bestand und trotzdem auch die im Subjekt liegende physische Kausalverbindung „ich werde rot, weil ich an meinen Dialekt denke" nicht mehr zum Erröten führen kann, da der Betreffende ja den Dialekt nicht mehr spricht, so hat die Fortdauer des Symptoms doch einen guten Sinn und zwar als allgemeine Sicherung gegen Niederlagen überhaupt. An Stelle des kindlichen „ich bleibe zu Hause", ist für den Erwachsenen die Formel getreten: „Ich setze mich nicht der öffentlichen Kritik aus". Der finale Sinn des Symptoms ist also im Grunde derselbe, nur seine äußere Formel wandelte sich mit steigendem Alter. Aber das kausale Substrat des Symptoms mußte wechseln. An Stelle des „ich erröte, weil ich an den Dialekt denke", trat das ebenso zwingende „ich erröte, weil ich an meine Erythrophobie denke". Es gab ja auch Erinnerungen genug, in denen sich die Tatsache des Errötungszwanges als einzige aber unentrinnbare Ursache einer schweren Niederlage darzustellen schien. Und die Vorstellung etwa eines Antrittsbesuches verband sich selbstverständlich automatisch mit der Vorstellung einer abgrundtiefen Verlegenheit. An Material für die kausale Unterbauung eines Symptoms fehlt es der Neurose nie. Indessen muß sie das Material aus dem Bereich ihrer eigenen Wirkungen nehmen, so daß hier regelmäßig ein circulus vitiosus entsteht; „weil ich rot werde, erleide ich Niederlagen, und weil ich Niederlagen voraussehe, werde ich rot".

Indessen würde auch ein solcher circulus vitiosus auf die Dauer nicht in Wirksamkeit bleiben, wenn nicht ein dauernder aktueller Grund für das Auftreten des Symptoms vorhanden wäre. Denn sonst würde der allgemeine Gegengrund gegen jede Neurose in Kraft treten, der sich summarisch als die Lästigkeit oder Lebenswidrigkeit einer solchen Krankheit andeuten läßt. Der Grund aber kann alsdann keine Ursache, sondern er muß ein Ziel sein. Was den circulus vitiosus in Gang erhält, muß im Hinblick auf die finale Pyramide der Persönlichkeit einen Gewinn darstellen.

Auch der letzte Einwand, daß der Grund vielleicht in einer somatischen Ursache bestehen könnte, etwa in der vasomotorischen Konstitution des Patienten, wird durch die Tatsache widerlegt, daß das Symptom in dem gleichen Maße verschwindet, in dem es gelingt, das herrschende Ziel durch ein anderes zu ersetzen. — Maßgebend also für das Fortbestehen oder Verschwinden des Symptoms ist nicht die physische Kausalität, sondern die psychische Finalität.

Demnach läßt sich zusammenfassend sagen: Es handelt sich bei der neurotischen Symptombildung um zwei einander entgegenlaufende Vorgänge.

Erstens um die (tatsächliche) finale Einbeziehung ursprünglich kausaler physiologischer Vorgänge in die biologische Zweck-Mittel-Pyramide, um die Finalisierung von Kausalzusammenhängen. Und zweitens gleichzeitig um die Ver-
deckung dieses Vorganges im Bewußtsein des Patienten durch eine Theoriebildung, deren wesentlichen Bestandteil die (theoretische) Kausalisierung von
Finalzusammenhängen und damit die Entschuldigung des Trägers der Neurose
darstellt. Ohne eine solche Theoriebildung müßte das Wesen der Neurose dem
Kranken allmählich klar werden, und da es sich mit seinem Gewissen nicht vereinbaren lassen würde, bald verschwinden. Der Mangel an Einsicht in den wahren
Zusammenhang ist demnach ein wesentlicher Bestandteil der Symptombildung,
aber nicht ihr tiefster Kern. Dieser Kern ist vielmehr im Zentrum der erkrankten
Persönlichkeit zu suchen. Er bildet das, was wir den nervösen Charakter nennen,
nämlich die psychische Auswirkung der Mutlosigkeit.

III. Neurasthenie. (Fall C.)

Mit Hilfe der bisher gewonnenen Begriffe soll nun die ausführliche Darstellung zweier typischer Krankheitsbilder versucht werden und zwar soll der
erste Fall dem weiten Bereich derjenigen Syndrome entnommen werden, die
man gewöhnlich unter dem Namen „Neurasthenie" zusammenfaßt. Als zweiter
soll eine gut charakterisierte Hysterie gewählt werden. Aus dem Vergleich
beider wird dann zur Genüge hervorgehen, daß es nur eine Neurose gibt, nämlich
das Auftreten des Ich als Finale. Gegenüber dieser einheitlichen Bestimmung
durch den Zweck erweisen sich alle Unterschiede der Krankheitsformen nur
als Verschiedenheiten der Mittel, die für den immer gleichen neurotischen Zweck
angewandt werden.

Freilich können zwei Beispiele nichts beweisen. Sie sollen hier nur als Illustrationen dienen. Den Beweis für die Richtigkeit unserer Anschauungen muß
sich jeder selbst in der praktischen Arbeit holen, nachdem er gelernt hat, unsere
Gesichtspunkte auf die Wirklichkeit anzuwenden.

Und noch ein Wort über die Frage der Indiskretion. Die Krankengeschichte
der Neurasthenie ist vom Patienten für die Veröffentlichung freigegeben worden.
Sie konnte daher, abgesehen von den Eigennamen, unverändert wiedergegeben
werden. Die Patientin des anderen Falles mußte aber darauf bestehen, daß die
Geschichte ihres Lebens und Leidens unkenntlich gemacht werde. Die Rücksicht auf die noch lebenden Verwandten, deren eigene Neurose gleichsam die
Gußform für die Hysterie der Patientin abgegeben hat, macht diese Forderung
ohne weiteres verständlich. Indessen brauchte auch hier nur der äußere Rahmen
der Ereignisse geändert zu werden. Der Kern der Sache selbst, die wichtigen
Zusammenhänge der Pathogenese konnten bis in die Einzelheiten hinein wort-
getreu zum Abdruck gelangen, und zwar aus einem Grunde, der für unsere
Zeit charakteristisch sein dürfte. Es erweist sich nämlich bei genauerer Prüfung,
daß die gleichen Mißlichkeiten, die gleichen Untugenden und Zerwürfnisse
sich in den Familien so vieler Patienten wiederholen, daß durch ihre Beschreibung
zahllose Eltern sich genau so getroffen fühlen könnten, wie die Eltern der tatsächlich beschriebenen Patientin. Ja sogar eine ähnliche Tante kommt ungefähr
in jeder vierten oder fünften Krankengeschichte vor. Wer sich also hier wieder-
erkennt, bekundet dadurch seine Zugehörigkeit zu einem Typus, und zwar zum
Typus derjenigen Charaktere, die auf ihre Umgebung neurotisierend wirken.
Und damit wäre für die psychische Hygiene viel gewonnen, nämlich soviel,
wie durch die Entdeckung eines Bazillenträgers, — vorausgesetzt, daß der
Bazillenträger gewillt ist, die sozialen Konsequenzen aus dieser Einsicht zu
ziehen.

Fall C: Neurasthenie. Der Patient ist Jurist, 1901 geboren und leidet seit etwa 1918 an Kopfdruck, Schlafstörungen, anfallsweisen Magenschmerzen und Mattigkeit. Die letztere steigert sich zeitweise bis zur völligen Arbeitsunfähigkeit und bis zum Lebensüberdruß. Das Referendarexamen hat er so lange wie irgend möglich hinausgeschoben. Nun zwingen ihn wirtschaftliche Gründe zur Entscheidung, ob er sich der Prüfung im Laufe des nächsten Semesters unterziehen will, oder ob er die Juristenlaufbahn überhaupt aufgeben soll. In dieser Situation entschließt er sich zur Individualanalyse. — Im Laufe einer etwa viermonatlichen Behandlung ergab sich nun das folgende Lebensbild.

1. **Entmutigung:** Er ist der Älteste von fünf Geschwistern. Nach ihm kommt eine zwei Jahre jüngere Schwester und ein fünf Jahre jüngerer Bruder. Die beiden anderen Geschwister, zehn und dreizehn Jahre jünger als der Patient, spielen für die Gestaltung der Neurose keine Rolle. Charakteristisch ist nur, daß er „von ihrer Existenz niemals Notiz genommen hat". Sein Vater war Hauptlehrer in einer Dorfschule in Westdeutschland, ein grüblerischer und einsamer Mann, der die Erziehung der Kinder vollständig seiner Frau überließ. Die aber ist eine ebenso herrschsüchtige, wie fleißige und robuste Holsteinerin. Als einzige Tochter eines reichen Bauern ist sie mit dem Anspruch aufgewachsen, einmal „etwas Besseres in dieser Welt zu werden". Sie hat gegen den Willen ihrer Eltern den Lehrer geheiratet, der ihr Bildung, feine Lebensart und sozialen Aufstieg zu verkörpern schien.

Bald aber stellte sich heraus, daß sie sich gründlich getäuscht hatte. Ihr Mann studierte zwar gern in dicken Büchern, quälte sich mit allerlei Problemen, besaß aber keinerlei Ehrgeiz. Ja er lehnte sogar eine Versetzung in die Großstadt entschieden ab. Und von da an war der Frieden in der Ehe endgültig zerstört, und es begann ein Kleinkrieg, der 19 Jahre lang bis zum Tode des Mannes der Familie jede freie Stunde verbittert hat. Meist griff die Mutter irgendeine Gelegenheit auf, um auf die Stumpfheit und Bequemlichkeit der Männer im allgemeinen und ihres Mannes im besonderen zu schimpfen. Der Lehrer hörte eine Weile ruhig zu, stand dann auf und ging ohne ein Wort aus der Tür. Die Mutter aber schalt weiter, während sie durch rastloses Herumarbeiten ihren Zuhörern, den Kindern oder den Nachbarinnen, eindringlich vor Augen führte, ein wie tüchtiger und viel geplagter Mensch sie sei.

Sie duldete auch nicht, daß ein anderer in ihrer Gegenwart etwas tat. Sie wollte stets alles allein besorgen und zwar mit der Begründung, daß die anderen doch alles falsch machen würden. So kam es, daß sie tatsächlich außerordentlich viel Arbeit hatte, was ihr dann wieder einen scheinbar berechtigten Grund zum Zorn auf ihre Mitmenschen gab.

In dieser Atmosphäre wuchs der Patient auf. Er kam als kräftiges ausgetragenes Kind zur Welt und entwickelte sich körperlich unter der sehr eifrigen Pflege seiner Mutter recht gut. Später zeigte sich eine leichte Andeutung von Phimose. Andere Zeichen von Organminderwertigkeit sind nicht vorhanden. Außer den gewöhnlichen Kinderkrankheiten, unter denen besonders ein sehr lang dauernder Keuchhusten erwähnenswert ist, sind körperliche Schädigungen nicht vorgekommen.

Seine früheste Erinnerung heißt: „Ich stehe mutterseelenallein mitten in der unendlichen Heide. Alles ist ganz dunkelblau, wie in der Wüste nach Sonnenuntergang". Gegen Ende der Analyse tauchte aber eine noch ältere und noch stärker gefühlsbetonte Szene auf, und zwar gerade, als die letzte Periode des Mißtrauens und der Abneigung gegen den Analytiker überwunden war. Sie lautete: „Ein Wolf ist im Zimmer. — Der Vater sitzt regungslos am Tisch. — Der Wolf ist die Mutter".

Er erinnert sich dunkel, daß dieses Bild ihn in seinen Kinderjahren oft tagelang gequält hat. Auf die Bemerkung, daß es sich hier doch wahrscheinlich um einen kindlichen Angsttraum handle, gab er nach einigem Besinnen mit großer Bestimmtheit an, daß es die Erinnerung an einen realen Vorgang sein müsse. Und dann fiel ihm der Sachverhalt wieder ein. Irgendjemand, wahrscheinlich ein Onkel, hatte die Mutter wegen ihres streitsüchtigen Benehmens eine Wölfin genannt. Er habe das Bildliche dieses Ausdrucks nicht verstanden, sondern seine Mutter für eine richtige Wölfin angesehen. Die Tatsache aber, daß seine Mutter gleichzeitig ein Mensch und ein Wolf war, habe ihm ein so entsetzliches Grauen verursacht, wie er es in seinem späteren Leben nie wieder kennen gelernt habe. — Zeitlich setzt er dies Ereignis auf das Ende seines dritten Lebensjahres an.

Bringt man diese subjektiven Zeugnisse zu der vorhin geschilderten objektiven Situation in Beziehung, so ergibt sich etwa folgender Zusammenhang: Die Mutter war ein egozentrischer Mensch, der von sich aus jede Gemeinschaft zerstören mußte. Darum sah das Kind sie gewissermaßen doppelt, einmal als seinen natürlichen Partner, als die selbstverständliche Ergänzung für seine eigene Hilflosigkeit, also als Mutter; andererseits aber als Feind, als den Verräter, der die Gemeinschaft bricht, als reißenden Wolf. Diese doppelte Einsicht ist das Ergebnis langer und schmerzlicher Erfahrungen. Und zwar sind es negative Mittelerfahrungen, die dem Kinde einerseits den Tatbestand vermitteln: „Man ist auf seinen Partner angewiesen, denn ohne ihn kann man nicht leben". (Der Partner ist das allgemeine und unentbehrliche Mittel für die Existenz überhaupt). Und andererseits die unausweichliche Erkenntnis: „Mein Partner versagt, mit meiner Mutter kann man ebensowenig leben wie ohne sie". (Der Partner gefährdet durch sein Verhalten die Existenz schlechthin.)

Der innere Widerspruch beider Erfahrungen, die scheinbare Ambivalenz, zwingt das Kind sofort zur Entscheidung. Denn nicht einmal in statu nascendi ist der Widerspruch vollziehbar. Ihn denken müssen heißt, jede Orientierung verlieren, heißt, das Weltall sich in ein Chaos auflösen sehen, heißt, den Verstand verlieren.

Selbstverständlich ist eine solche Belastung für das Kind inadäquat. Das Zerbrechen der Gemeinschaft ist gleichbedeutend mit dem Verlust des Lebensmutes. Oder anders ausgedrückt, da der Junge nun weder mit noch ohne Mutter weiter durchs Leben gehen kann, muß er auf das Gehen überhaupt verzichten. Die scheinbare Ambivalenz „sowohl Ja wie auch Nein", erweist sich in Wirklichkeit als die negative Alternative „weder Ja noch Nein". Damit tritt an Stelle des „Ja oder Nein" ein drittes, nämlich das „Nicht" als einzige Möglichkeit.

Das ist der Beginn der Entmutigung. Von nun ab geht er weder rechts noch links, sondern er geht überhaupt nicht mehr.

Die andere Erinnerung, die „Wüsteneinsamkeit", zeigt das Ergebnis dieses Vorganges. Der Junge ist allein, traurig, still und tatenlos. Die ursprünglichen und selbstverständlichen Ziele jedes Kindes, die Entfaltung der eigenen Kräfte und die Eroberung der Welt, haben sich als unerreichbar erwiesen, und ein anderes Ziel ist an die Spitze getreten, das vorher nur ein selbstverständliches Mittel war: die Bewahrung des Ich.

Wir finden also auch hier das gleiche wie im Falle B; zahlreiche negative Mittelerfahrungen führen schließlich zu einer negativen Zielerfahrung. Die Summe der negativen Momente wird größer als die Elastizität der kindlichen Persönlichkeit ertragen kann. Die Erfahrung wird inadäquat. Das führt zum Rückzug des Kindes, zur Vermeidung weiterer negativer Erfahrungen und damit zur Entwicklungshemmung, zum Stagnieren des Lebens. Von außen wurde die Gemeinschaft zerbrochen, in der das normale Kind sich normal zu entfalten begann. Es tat darauf das Einzige, was es tun konnte, es reagierte normal auf die unnormale Situation, indem es vor der Außenwelt zurückwich. Es verlor den Mut zur weiteren Entfaltung in der Gemeinschaft, die keine Gemeinschaft war. Damit war die Voraussetzung der Neurose, die Mutlosigkeit, von der Mutter auf das Kind übergegangen.

2. Isolierung. Zu Beginn der Schulzeit hätte ein Individualpsychologe dem scheuen und finsteren Knaben leicht angemerkt, daß er in Gefahr war, sich nicht ins Leben hinein, sondern aus dem Leben hinaus zu entwickeln. Er hatte im Zusammenleben mit der Mutter zur Genüge gelernt, daß der Kontakt mit einem Partner nur Verrat und Enttäuschungen bringt. Seine Geschwister machten die gleichen Erfahrungen, und da die Mutter obendrein immer irgend eins ihrer Kinder den anderen als Muster hinzustellen pflegte, so kam keinerlei Bundesgenossenschaft unter den Kindern zustande. Sie lebten isoliert und fremd nebeneinander her, niemand kümmerte sich um den anderen, und es war ihnen selbstverständlich, daß die Welt aus verbindungslosen menschlichen Atomen bestand.

Mit solcher Erfahrung und solcher Lebensauffassung ausgerüstet kam er in die Schule. Man suchte ihn in die Spiele und Unternehmungen der Klasse hineinzuziehen. Hätte nun sein Mut noch ausgereicht, so hätte sich die negative Zielerfahrung eingestellt, daß sein Finale „Ichbewahrung" mit dem wirklichen Leben nicht vereinbar ist und ein anderes sachlicheres Ziel wäre an seine Stelle getreten. Aber seine Entmutigung war schon zu groß. Auch die Versuche seiner Altersgenossen, ihn in ihre Gemeinschaft aufzunehmen, wirkten als inadäquate Erfahrungen, nämlich als Aufforderungen, die Wüste zu verlassen und sich wieder einem Partner, und das heißt einem Wolfe, anzuvertrauen.

So kam es, daß er in den ersten Wochen seiner Schulzeit überaus stark unter der Zudringlichkeit seiner Kameraden litt und daß er alle nur denkbaren Mittel anwandte, um seine Einsamkeit zu verteidigen. Als brauchbarste Waffe erwies sich hierfür ein Verhalten, das seine Mitschüler die „Traumelei" nannten. Er versank in seine Gedanken und sah und hörte nicht, was um ihn her vorging. Man schalt ihn zwar deswegen und lachte ihn aus, aber er hielt doch daran fest, als an seinem einzigen Rettungsmittel. Und als einmal eine Lehrerin ihn einen kleinen Philosophen nannte, setzte sich die Idee in ihm fest, daß alle sehr begabten Jungen und späteren Weltweisen sich so benahmen, und von da an wurde die Traumelei für ihn zur Ehrensache.

Die einsame und grüblerische Lebensweise des Vaters war ein weiterer Ansporn in der gleichen Richtung. Der Vater machte es seinen Kindern in faßlicher Weise vor, wie man durch den Rückzug in seine Innenwelt allen Schwierigkeiten des Lebens aus dem Wege gehen kann. Und kurze Zeit später, etwa gegen Ende des zweiten Schuljahres, ist bei unserem Patienten ein fest umrissenes Leitbild im Bewußtsein vorhanden: Der einsame Philosoph, der von niemandem verstanden wird, der mit niemandem zu tun hat, der klüger ist als alle anderen und dem die Menschen erst nach Jahrtausenden gerecht werden können.

Dieses Leitbild erscheint vom Standpunkt des Knaben aus als der denkbar günstigste Ausweg aus allen seinen Nöten. Eine ganze Reihe von Eigenschaften, die nach dem allgemeinen Urteil seiner Altersgenossen und seiner Lehrer negativ zu bewerten waren (die Folgen seiner früheren Rückzüge), zum Beispiel sein Versagen im Turnen und Schwimmen, seine Abneigung gegen gemeinsame Wanderungen, ja sogar seine große manuelle Ungeschicklichkeit trug nun zur Steigerung seines philosophischen Ruhmes bei. Die Umwertung des sachlichen Minus in ein persönliches Plus war gelungen. Gemeinschaft war für ihn nunmehr gleichbedeutend mit Gemeinheit. Und Einsamkeit war gleich Vornehmheit,

Auserlesenheit, Überlegenheit. Aber alsbald zeigte es sich, daß dieser Ausweg eine Sackgasse war.

Die Traumelei war durchaus nicht die tiefe innere Versunkenheit, für die der Knabe sie sich und anderen gegenüber ausgab, sondern sie war in erster Linie Flucht vor der Wirklichkeit, war Maske, Mittel zur Verteidigung des Ich, aber nicht ein sachlicher Gewinn. Und je häufiger sie auftrat, um so mehr ging die geistige Regsamkeit und die sachliche Interessiertheit des Knaben verloren. Gelegentliche Niederlagen in der Schule konnten ohnehin nicht ganz ausbleiben. Und der kleine Philosoph reagierte auch hier nach seinem einheitlichen Rezept. Er erklärte sein Desinteressement und zog sich nun auch während des Unterrichts in seine Teilnahmslosigkeit zurück. Damit aber änderte sich ein wesentlicher Faktor, der bis dahin eine Voraussetzung seiner Selbsteinschätzung gewesen war. Er wurde allmählich aus einem guten Schüler zu einem schlechten, und was noch schlimmer war, es tauchten Zweifel an seiner Begabung auf. Das aber widersprach seinem Leitbild.

Kurz vor seinem 14. Geburtstag kam es zu einer Katastrophe, die mit seinen bisherigen Zielsetzungen unvereinbar war: er blieb in Untertertia sitzen. Und nun war auch innerhalb der Neurose guter Rat teuer.

Das Mittel, mit dessen Hilfe er bisher sein Leitbild, das Ideal des Weisen, zu erreichen trachtete, war der prinzipielle Rückzug vor jeder drohenden Niederlage. Nun zeigte sich, daß durch die weitere Anwendung dieses Mittels gerade das eintrat, was vermieden werden sollte, nämlich die Niederlage. Das Ziel war also auf diesem Wege nicht zu erreichen. Eine solche negative Mittelerfahrung hätte zunächst die Wahl eines anderen Mittels zur Folge haben sollen. Es gibt aber kein Mittel, das so wenig Mut verlangt wie der Rückzug. Da es nun dem Patienten an Mut fehlte, war er gezwungen, an diesem einzigen und letzten Mittel seiner Lebenstechnik festzuhalten und es blieb ihm nichts übrig, als auf das Ziel, das Ideal des Weisen, zu verzichten. Die negative Mittelerfahrung, die das einzig mögliche Mittel betrifft, wird naturgemäß zur negativen Zielerfahrung. Und da zur Bejahung eines neuen Zieles der Mut ebensosehr fehlt, wie zur Auffindung neuer Mittel, so erweist sich die Erfahrung in ihrer Gesamtheit als inadäquat. Ihre Folge muß sein, daß der Patient seinen Lebenskreis noch mehr verengert.

Die allgemeinste Bedingung, die Erhaltung des Subjektes, muß nun in noch krasserer Form als negatives und inhaltsleeres Ziel an die Spitze der Lebenspyramide treten. Bisher hieß das Finale noch: „Ich will leben wie ein Weiser, einsam, unangetastet, vollkommen, dann steht meine Überlegenheit außer Zweifel“. Nun heißt es: „Ich will oben sein, vollkommen sein, unangetastet sein, meine Überlegenheit soll außer Zweifel stehn — und da es mit dem Ideal des Weisen nicht geht, muß es anders gehen, einerlei wie, einerlei mit welchen Opfern, — aber gehen muß es“. Und das einzige Mittel, das sich in den letzten Jahren bewährt hatte, der Rückzug, wurde auch hier wieder angewandt und er führte auch hier wieder zum Ziel.

Sich in sich selbst verkriechen, nichts sehen, nichts hören, mochte daraus werden, was da wollte! In wenigen Wochen war alles entschieden. Der Lehrer fragte, man antwortete nicht; der Lehrer strafte, man nahm keine Notiz davon; die Klasse tobte, man würdigte sie keines Blickes; die Eltern gerieten in Verzweiflung, man achtete nicht darauf. Ohrfeigen, Karzer, Hungerlassen, — lächerlich rasch hatte die menschliche Gesellschaft ihre Machtmittel erschöpft, alle Trümpfe der Erwachsenen waren schon ausgespielt und der noch nicht 15jährige Knabe hielt noch immer seinen Hauptrumpf unverbraucht in der Hand: Das unerschütterliche „Nicht-mitmachen“. Schule und Familie konnten den Bankerott ihrer Pädagogik nicht mehr verheimlichen. Und sie retteten ihr

Prestige, indem sie sich für inkompetent erklärten. Sie schickten den Jungen zum Arzt.

Da geschah ein Unglück. Denn dieser Arzt wandte in der Meinung, daß das moderne Psychotherapie sei, die großen Weltanschauungen der Vergangenheit als Heilmittel gegen neuzeitliche Neurosen an. Er ahnte offenbar nicht, wie starke Gifte er verschrieb. Gegenüber unserem Patienten bewirkte schon die Übersetzung seines Krankheitsbildes in die Sprache einer fremden Weltanschauung das genaue Gegenteil von einer Heilung.

> „Die Tore deiner Sinne sind verschlossen,,
> nach innen strömt des Lebens Kraft.
> Nicht kümmert dich das Treiben der Genossen,
> im Kern des Daseins ruhst du wesenhaft".

„So ist es", sagte der Junge und war von der Schönheit seines eigenen Zustandes tief erschüttert. Er hat die Verse zeitlebens nicht mehr vergessen. Der Arzt, der wohl glaubte, man müsse ihm noch mehr Mut machen, sagte (nach dem Bericht der Mutter): Eine vollkommenere Verkörperung des Buddhismus in Deutschland habe er noch nicht gesehen; das sei keine Krankheit, sondern eine ganz gesunde Entwicklung, wenn man sie auch vorläufig noch nicht verstünde. Man müsse solchen Menschen nur Zeit lassen.

Individualpsychologisch muß gesagt werden: Wenn der Arzt sich auch nur annähernd so ausgedrückt hat, ist er durch die Fassade seines Patienten gründlich getäuscht worden.

Die Neurose gewann durch diese Täuschung zweierlei: Erstens ein Etikett, einen Namen von weltgeschichtlichem Klang. Und damit wurde die Flucht vor dem Leben, der Rückmarsch und die Egozentrizität noch einmal in einen Siegesmarsch umgedeutet. Gleichzeitig machte die scheinbare Einordnung des Krankheitsbildes in den großen Zusammenhang der asiatischen Kulturen jede weitere Theoriebildung überflüssig. Der Buddhismus selbst wurde als Theorie akzeptiert. Wer sich zur Gefolgschaft des Gotamo bekennt, braucht sein Verhalten nicht anders zu rechtfertigen oder zu erklären, als durch den Hinweis auf das Beispiel des Meisters. Zweitens aber lag eine unleugbare positive Mittelerfahrung vor, nämlich die Erfahrung von der Allmacht der Negation: der Sieg über Schule, Familie und Arzt durch ein beharrliches und opferbereites Festhalten am Negativismus.

In den nächsten Jahren versagte er im Unterricht vollständig. Er wurde in der ganzen Stadt als seltsames Original angestaunt und belächelt. Aber es gelang ihm ziemlich leicht, auf menschliche Gemeinschaft und äußere Erfolge zu verzichten und dafür den Ruf eines Sonderlings und die innere Überzeugung der eigenen Auserwähltheit einzutauschen. Nur an einer einzigen Stelle hatte das System seiner buddhistischen Wunschlosigkeit eine Lücke: Er aß bis zur Unvernunft gerne Schokolade. Auf die konnte und wollte er nicht verzichten. Und daran merkte er selbst allmählich, daß seine Lebensweise, wie er sich später einmal ausdrückte, „nicht der Buddhismus war, sondern eine Nirvanose".

3. Symptombildung. Der Pyrrhussieg unseres Patienten, nämlich der Übergang vom Leitbild des europäischen Weisen zu dem des asiatischen Heiligen, fällt mit dem Beginn der Pubertät zusammen. Es ist daher anzunehmen, daß diese Wendung nicht nur den Ausweg aus den Schulkonflikten, sondern gleichzeitig auch die Vorwegnahme der drohenden Auseinandersetzung mit dem anderen Geschlechte darstellt. Seine Klassengenossen fingen um diese Zeit an, ihren ersten Liebesabenteuern nachzugehen. Es bildeten sich zwei Gruppen, deren eine die Annäherung an höhere Töchter und Gymnasiastinnen versuchte, während die andere den psychologisch leichteren, aber disziplinarisch gefährlicheren Weg

zu Fabrikmädchen und Prostituierten bevorzugte. Der Buddhist aber sah auf beide mit der gleichen Verachtung herab.

Nicht nur Gefühle-zeigen, sondern auch Gefühle-haben war ihm ein Greuel. Ihm bedeutete jedes Erlebnis Verstrickung und Gefahr und Niederlage, und sein bewährtes Mittel, der innerliche Rückzug, erwies sich auch hier als ausreichend. Zu seinem alten „Nichts-sehen, Nichts-hören", trat noch als äußerste Verstärkung des Systems der Sicherungen ein rigoroses „Nichts-denken, Nichts-fühlen" hinzu. Und es gelang über Erwarten gut: Er erlebte nichts mehr. — Je weiter nun dieses Training fortschritt, um so ungefährlicher war ihm die Gegenwart junger Mädchen.

Er besuchte damals in der gleichen Stadt wie seine Schwester die höhere Schule und es ließ sich nicht vermeiden, daß er des öfteren mit ihren Freundinnen zusammentraf. Dabei erging es ihm ähnlich wie manchen Homosexuellen. Die Mädchen fühlten, daß er keine Gefahr für sie bedeutete und zeigten sich ihm gegenüber fast so harmlos, als ob er eine der ihren wäre. Er seinerseits glaubte, daß sich hier die ersten Erfolge buddhistischer Erleuchtung bemerkbar machten und übernahm allmählich die Rolle eines priesterlichen Beichtvaters, Weltverächters und Spaßmachers. So sicher fühlte er sich in seinem Harnisch von Bedürfnislosigkeit.

Indessen mußte er nun eine negative Erfahrung machen, die sich viele Male wiederholte. Die jungen Mädchen bestaunten ihn zuerst, dann schütteten sie ihm ihr Herz aus, dann fingen sie an, sich über ihn lustig zu machen und schließlich gingen sie mit irgendeinem weniger mutlosen Mann davon. Er aber konnte auf dieses Restchen von Kontakt mit dem Leben nicht mehr verzichten. Aus der Hilfsbereitschaft des Bedürfnislosen war das Bedürfnis des Helfens geworden. Er mußte versuchen, seine Ausnahmestellung im Kreise der Mädchen aufrecht zu erhalten, und in dieser Notlage verfiel er, freilich ohne sich darüber klar zu sein, auf ein naheliegendes Mittel, nämlich auf eine Übertragung seiner Rückzugstechnik vom Gebiete der Interessen auf das der Gesundheit.

Er hatte schon erfahren, daß seine bleiche Gesichtsfarbe und seine melancholischen Augen auf viele Backfische einen unwiderstehlichen Eindruck machten. Als guter Buddhist aß er wenig, niemals Fleisch und an manchen Tagen nur Schokolade. Häufige Magenverstimmungen waren die Folge, und alsbald zeigte es sich, daß seine Krankheiten und Schmerzen sich gut in die Dynamik der neurotischen Leitlinien einfügten. Daß sie gleichzeitig dem theoretischen Ideal des Buddhismus widersprachen, spielte dabei keine Rolle. Die Not des Hinaufdrängens aus dem Minderwertigkeitsgefühl zur Geltung ist so stark, daß dem Neurotiker wie dem Ertrinkenden alle Mittel recht sind. Es war ein Sieg, wenn er wortlos mit leidender Miene dasaß und auf alle Fragen, was ihm fehle, nur mit bedeutungsschwerem Schweigen antwortete. Es war aber auch ein Sieg, wenn man Schmerzen hatte und es niemandem zeigte. Man trug ein ungeheures Schicksal in sich, vielleicht Tuberkulose oder Magenkrebs, und niemand von den oberflächlichen und leichtsinnigen Menschen um einen herum nahm es wahr. Sie wußten nicht, wen sie vor sich hatten, sie wußten nicht, was man litt. Ja sie durften es nicht einmal wissen, denn sie waren nicht fähig, es zu verstehen.

Damit ist das Leitbild des unerkannten Märtyrers an die Stelle des Buddha-Schülers getreten. Das bedeutet aber einen neuerlichen Formenwandel der Neurose, der nun zum ersten Male zur Bildung ausgesprochener Symptome führt. Gleichzeitig wird die Leitlinie „Nichts-fühlen" derart korrigiert, daß der Patient nur in seinen Beziehungen zur Außenwelt gefühllos bleibt, aber den Vorgängen und Zuständen seines Körpers mit großer Aufmerksamkeit und Gefühlsschärfe gegenübersteht. Dadurch treten starke hypochondrische Züge im Krankheitsbilde auf.

Jeder körperliche Schmerz läßt sich nun zu einem Siege über die Umgebung ausnützen und jedes seelische Leid zu einer Auszeichnung umdeuten, und da man prinzipiell auch hier die Auseinandersetzung mit der Außenwelt vermied, waren es lauter Siege ohne Kampf, lauter Erhöhungen des Ich, ohne das Risiko einer Niederlage, also gerade das, was dieser mutlose Mensch nötig hatte. Die Kausal - Verbindung „Magenschmerzen infolge schlechter Ernährung" wurde finalisiert in „Magenschmerzen zum Zwecke der heimlichen Überlegenheit". Und dazu war nicht einmal ein neuer kausaler Unterbau nötig, da man ja teils aus weltanschaulichen Gründen, teils mit Hilfe von Fehlleistungen die schlechte Ernährung beliebig weit ausdehnen konnte. — Zu gleicher Zeit aber entstanden noch andere Symptome.

Das ursprüngliche Fluchtmittel „Nicht-sehen, Nicht-hören", war im Laufe der Zeit zu dem radikalen „Nicht-denken, Nicht-fühlen" gesteigert worden. Gleichzeitig war das Mittel zum Ausweichen vor Niederlagen auch ein Mittel zur Erlangung des Seelenheils geworden. Je mehr man nun die Flucht und damit auch das Seelenheil nötig hatte, um so mehr mußte dies Mittel angewandt werden. Aus der indischen Gedenkens-Ruhe wurde das europäische Training der Gedankenlosigkeit. In seinem 17. Lebensjahre, als die jungen Mädchen ihn mehr und mehr im Stiche ließen, kam es soweit, daß manchmal, und besonders des Nachts, durch lange Zeit, angeblich sogar stundenlang, der Gedanke „Nichts-denken, Nichts-fühlen" als einziger Inhalt in seinem Bewußtsein war. Sobald er aber diesen Gedanken losließ, tauchten Haßregungen gegen die „undankbaren und oberflächlichen Menschenweiber" in ihm auf. So kam es zu den ersten schlaflosen Nächten.

Die Schlafstörung ist zunächst die unbeabsichtigte Wirkung eines Vorganges, der im Rahmen der bisher beschriebenen Neurose durchaus verständlich ist. Sobald eine Herabsetzung droht, tritt das übliche Mittel in Funktion, das erfahrungsgemäß die Niederlage verhindert und das Geltungsbedürfnis befriedigt, nämlich die Flucht vor der Welt, die gleichzeitig eine Heiligung ist: die Gedankenlosigkeit. Ohne dieses Mittel würde die Niederlage ins Bewußtsein treten, also muß das Mittel angewandt werden, ob man will oder nicht. Die Schlaflosigkeit, die sich dabei als unvermeidliche Nebenwirkung einstellt, ist ein Leiden und tritt wie alles Leiden als nützliches Mittel in den Dienst des geheimen Märtyrerideals. Es gibt überdies keinen besseren Weg zur Steigerung der Gedankenlosigkeit als die Schlafstörung. Wer des nachts nicht schläft, ist auch bei Tage nicht fähig, körperlich oder geistig etwas anzupacken; er ist nie ganz wach, nie ganz bei der Sache. Und wer sich gegen die Gefahren des Wachseins und des Zupackens schützen will, wer Angst vor den Resten seiner eigenen Lebendigkeit hat, dem kann man nur raten, sich das Schlafen möglichst ganz abzugewöhnen.

Auch wenn keine aktuelle Ursache für die Schlafstörung bestand, wurde sie aus finalen Gründen noch häufig arrangiert. Dazu war freilich ein anderer kausaler Unterbau nötig und der wurde unter möglichster Anlehnung an den ursprünglichen Vorgang hergestellt. Dem Patienten fiel dann „zufällig" etwas Kränkendes ein und um nicht darüber nachdenken zu müssen, fing er an, sich durch die Autosuggestion „ich denke nicht, ich fühle nicht" in eine Art von halber Hypnose hinein zu träumen. Dieser Bewußtseinszustand machte dann das Einschlafen unmöglich, weil er auf einer Willensspannung beruhte und weil beim Nachlassen dieser Willensspannung der kränkende Gedanke immer wieder wie ein Alarmzeichen auftauchen mußte. Die Schlaflosigkeit stellte sich also scheinbar als Nebenwirkung eines anderen zufälligen Vorgangs ein, und erst die Analyse erbrachte den Beweis, daß „Nicht-schlafen" von vornherein das Ziel des Arrangements war.

So wird auch dieser Kausalzusammenhang im Interesse der Neurose finalisiert. Der Patient lernt rasch die zufällig entdeckte Nebenwirkung, die sich als brauchbar erweist, zu verselbständigen und auszunützen. Und damit ist sein Arsenal um eine wirkungsvolle Waffe reicher geworden.

Das dritte Hauptsymptom seines Krankheitsbildes, der Kopfschmerz, hat einen besonderen Sinn. Seine Entstehung geht auf die erste Pollution zurück, die sich merkwürdig spät, nämlich erst im 18. Lebensjahr bei ihm einstellte. Nebenbei sei bemerkt, daß Onanie im Leben dieses Menschen nie eine Rolle gespielt hat. Lange Zeit hindurch war er stolz gewesen, daß die Pollutionen, deren Bedeutung er schon kannte, bei ihm ebenso fehlten, wie libidinöse Wünsche und Phantasien. Er führte das auf seinen angeblich fehlerlosen Wandel im Geiste Buddhas zurück. — Der Individualpsychologe wird es unentschieden lassen, ob dieser junge Mann so erfolgreich von allem Sexuellen wegtrainiert hat, daß es ihm tatsächlich gelang, den Eintritt der entsprechenden Drüsenfunktion zu verzögern, oder ob auf Grund einer ursprünglichen Organminderwertigkeit (leichte Phimose!) die Pubertät nur zögernd einsetzte. Wichtig aber ist nur die Frage, wie der Patient sich zu den Tatsachen seiner Geschlechtsreife einstellte.

Als die Pollutionen begannen, war sein erster Gedanke, daß ein Unglück geschehen sei. Die Mattigkeit und ein leichter Anflug von Kopfschmerzen, die er am nächsten Morgen bemerkte, erschienen ihm als das Wichtigste an dem ganzen Vorgang, nämlich als der Beweis, daß ihm ein Teil seiner wertvollsten Kräfte verloren gegangen sei. Er beschloß daraufhin, alle nur denkbaren Mittel anzuwenden, um derartige Verluste zu vermeiden. Und im Dienste dieser Tendenz des Rückzuges wiederholt sich der vorhin beschriebene Prozeß der Symptombildung. Kausal bedingte Nebenwirkungen, Mattigkeit und Kopfschmerzen, erweisen sich als brauchbare Abwehrmaßnahmen und werden daher finalisiert und verselbständigt, und zwar im Sinne einer Warnung vor sexuellen Exzessen.

Damit der tatsächliche Geschlechtsverkehr, der ja eine Unterbrechung des gesamten neurotischen Lebensplanes bilden würde, auf keinen Fall zustande kommen kann, wird bei jeder noch so leisen Andeutung erotischer Ereignisse sofort die Notbremse gezogen. Die Vorstellung „Liebeserlebnis" wird gleichgesetzt mit „Entkräftung, Niederlage, Entmannung" und die Vorstellung „Entmannung" tritt mit ihrer vollen autosuggestiven Kraft auf, d. h. sie verbindet sich mit Kopfschmerzen, Mattigkeit und manchmal sogar mit ziehenden Schmerzen in den Genitalien. Diese autosuggestive Kraft, die hier den kausalen Unterbau für das Symptom abgibt, stammt aber nicht aus einem traumatischen Kindheitserlebnis, haftet also nicht der Vorstellung als solcher an, sondern sie tritt nur auf, weil sie vom Finale aus beabsichtigt, weil sie zielgerecht ist. Es finden sich in jenem Lebensabschnitt des Patienten Ausnahmen genug, in denen die gleiche Vorstellung ohne ihr affektives Korollarium da war, weil an dieser Stelle die Affekte nicht zielgerecht gewesen wären.

Die Notbremse aber warnt nicht nur, sondern sie verhindert kurzerhand das Hineingleiten in die Gefahr. Aus der Warnung „Nimm dich in acht, du bist nachher kein Mann mehr (nach dem Begattungsakt), du hast nämlich Kopfschmerzen wie ein entkräfteter Mann, wie ein Mann ohne Potenz", wird sofort die Konstatierung „du kannst dich auf nichts einlassen, denn du bist schon jetzt kein Mann (vor dem Begattungsakt), du hast nämlich schon jetzt Kopfschmerzen wie ein entkräfteter Mann, wie ein Mann ohne Potenz". Eine bessere Sicherung gegen das Liebeserlebnis und damit gegen die Erweiterung des Lebenskreises kann kein Psychologe ersinnen.

Die neurotische Symptombildung ist eine produktive Leistung von genialer Diplomatie und raffiniertester Ausnützung der gegebenen Bedingungen, aber leider im Dienste eines negativen, lebenswidrigen Zieles. Die gleichen Leistungen, die gleichen Mittel und Fähigkeiten in den Dienst positiver Ziele zu stellen, das heißt den Kranken in einen Gesunden und das Genie der Lebensflucht und Lebensverneinung in ein Genie des Mutes und der Lebensbejahung verwandeln. Dieser Umwandlungsprozeß ist die Heilung im Sinne der Individualpsychologie.

IV. Hysterie. (Fall D.)

1. **Entmutigung.** Die Patientin ist 1896 geboren, und zwar als einzige Tochter eines wohlhabenden und angesehenen Industriellen. Die Mutter starb, als die Patientin $2^1/_2$ Jahre alt war. Sie scheint eine zarte und unglückliche Frau gewesen zu sein. Nach ihrem Tode wurde die Erziehungsgewalt geteilt zwischen dem Vater, der seine Tochter abgöttisch liebte, aber ebensoviel autoritative Selbstgefälligkeit wie pädagogische Verständnislosigkeit besaß, und zwischen seiner Schwester, einem alternden Mädchen, dessen sentimentaler und haltloser Charakter für die Ausgestaltung der Hysterie des Kindes maßgebend wurde.

Die Patientin war ohne körperliche Fehler, aber 3 oder 4 Wochen zu früh zur Welt gekommen. Die ganze Kinderzeit hindurch blieb sie sehr zart, war häufig erkältet und wurde auf den Rat des Hausarztes auf das sorgfältigste gegen Witterungseinflüsse geschützt. Die Respirationsorgane bilden zweifellos in ihrem Organismus den Locus minoris resistentiae. Ob diese Tatsache aber auf einer angeborenen Organminderwertigkeit beruht oder ob sie ein Kunstprodukt der allzu ängstlichen Behütung bildet, dürfte wohl nicht mehr zu entscheiden sein.

Die Summe ihrer Kindheitserfahrungen nahm in ihr die Form zweier unabänderlicher Imperative an, die ihr ganzes seitheriges Leben beherrscht haben. Der eine, der den Einfluß ihrer Tante enthält, lautet: „Man muß sich in acht nehmen", und der andere, der die Persönlichkeit des Vaters widerspiegelt, heißt: „Man muß etwas darstellen". Ihre älteste Erinnerung bildet eine Verschmelzung beider: „Meine Puppe war zerbrochen, ich stand laut weinend vor dem Hause und hielt die Scherben in der Hand. Meine Tante beobachtete mich vom Fenster aus. Ich sah, daß sie gerührt war über meinen Schmerz, und ich wußte, daß sie mir eine neue Puppe kaufen würde, wenn ich nur bitter genug weinte."

Geht man dem Sinn dieser Erinnerung nach, so findet man zunächst eine Warnung. Die Welt ist häßlich eingerichtet, denn sogar das Liebste, was man hat, die Puppe, geht einem entzwei. Es wäre wohl besser, sich gar nicht oder doch nur mit äußerster Vorsicht mit den Dingen dieser Welt zu befassen. Also: Man muß sich in acht nehmen! Zweitens aber ist auch schon das Hilfsmittel gefunden. Je mehr man sich dem Unglück überläßt, desto eher wird es behoben, vorausgesetzt nur, daß man der Tante das Unglück eindringlich vorführen kann. Das dritte aber ist das Schlimmste: Das kleine Mädchen befindet sich in der Gefahr, den Eindruck, den ihr Unglück auf die Tante macht, für wichtiger zu halten als den sachlichen Verlust und auch als den sachlichen Ersatz des Verlustes. Sie könnte auf dem Wege sein, aus ihrer sachlichen Not einen Vorteil für ihre persönliche Geltung zu ziehen. Also: Man muß auf jeden Fall etwas darstellen!

Aus ihrem 4. und 5. Jahre erinnert sie sich an mehrere Szenen, in denen sie bei Familienbesuchen mit trauriger Miene und tiefbekümmert herumgeht, während die Verwandten voll Mitleid und Bewunderung über die kleine mutterlose Heilige ihre Bemerkungen austauschen. Das heißt in unsere Sprache übersetzt: Was zunächst ein zweckdienliches Mittel war, um einen erlittenen Verlust auszugleichen (nämlich der zur Schau getragene Kummer, der ihr eine neue Puppe einbrachte), das wurde nun dem allgemeinen Geltungsbedürfnis dienstbar gemacht und bei jeder passenden Gelegenheit angewandt. Der kausale Unterbau dazu war von vornherein vorhanden, denn der Verlust der Puppe hatte gefühlsmäßig eine ähnliche Bedeutung wie der Verlust der Mutter.

Die Finalisierung des Kausalzusammenhanges stellt sich hier folgendermaßen dar: Aus dem kausalen „weil ich meine Mutter (oder meine Puppe) verloren habe, muß ich bitterlich weinen", wird das Finale „wenn ich im Dienste meiner Geltung bei den Erwachsenen Kummer und Tränen nötig habe, denke ich an meine tote Mutter. Das trägt mir die Bewunderung aller ein."

Zum vollen Verständnis dieser Finalisierung fehlt aber noch das Wichtigste, nämlich der eigentlich treibende Faktor, das Finale, das die persönliche Geltung höher stellt als die ursprünglichen sachlichen Ziele. Kausal gesprochen: Es fehlt noch die ursächliche Entmutigung, die die Voraussetzung für die Umfinalisierung bildet. Wir werden sie in dem von der Tante übernommenen Imperativ vermuten. Und tatsächlich stoßen wir ohne vieles Nachforschen auf eine Situation, die psychologisch manche Ähnlichkeit mit dem entsprechenden Stadium des Falles B aufweist.

Bei den vorhin erwähnten Besuchen traf das Kind mit mehreren Vettern und Kusinen zusammen, die eine wilde und kriegerische Horde bildeten. Die Kleine aber mußte sich in acht nehmen, 1. daß sie sich nicht erkältete, 2. daß sie ihr neues Kleidchen nicht schmutzig machte, 3. daß sie von den andern nicht geschlagen oder gar auf die Erde geworfen wurde und 4., daß sie keine häßlichen Ausdrücke von ihnen lernte. Was aber das Verderblichste war, alle derartigen Einschränkungen wurden in Form von Bitten vorgetragen, die mit tausend Zärtlichkeiten umhüllt waren. Meist nahmen sie die Form an: „Wenn du mich lieb hast, tust du das und das nicht", oder gar: „Um deiner toten Mutter willen mußt du dich so und so benehmen." Diese Vorschriften für den sonntäglichen Verkehr lassen darauf schließen, welche Fülle von Verboten und Geboten diesem Kinde die Spiele des Alltags verleidete. Und tatsächlich gab es so vieles, was man nicht durfte, und so weniges nur, was man durfte, daß es dem Kinde nicht möglich war, sich die für seine Entwicklung nötigen Erfahrungen zu verschaffen. So war es in der Entfaltung seiner Kräfte aufs schwerste behindert. Und daß man ihm die Möglichkeit zu adäquaten Erfahrungen verkümmerte, mußte allmählich dazu führen, daß jede beliebige Erfahrung von ihm als inadäquat empfunden wurde. So führte schließlich alles, was ihm das Leben brachte, zur Entmutigung. Die Empfindlichkeit des Mädchens gegen die rauhe Außenwelt wuchs von Jahr zu Jahr, und die typischen Charakterzüge der Prinzessin auf der Erbse traten immer deutlicher hervor.

Fruchtbare Beziehungen zwischen dem Kinde und den Dingen seiner Umgebung waren kaum noch vorhanden, und sein gesamtes Interesse richtete sich auf die eigene Geltung, und darum vor allem auf die Beziehungen zu Tante und Vater. Seine Selbsteinschätzung, etwa aus der Zeit kurz vor dem Schulbeginn, lautet (in den offenbar von der Tante übernommenen Ausdrücken des Kindes): „Ich bin eine kleine, zarte, überzarte, unglückliche, überunglückliche Elfe". Darin kommt das sentimentale Prestige des Unglücks, die Unvergleichlichkeit des auserlesenen Schmerzes und die Macht des Negativen, die Umwertung des Unten in ein Oben deutlich zum Ausdruck. Dahinter aber verbirgt sich, dem Auge des Psychologen nur allzu deutlich erkennbar, der Mangel an Bereitschaft zu neuen Erfahrungen, die Scheu vor den Mühen und

Wunden, welche die Wirklichkeit den Menschen verursacht, und vor allem die Ablehnung jeder Verantwortung. Hinter dem „Man muß sich in acht nehmen" entwickelt sich von Jahr zu Jahr stärker das „Ich kann nicht, ich bin den Schwierigkeiten des Lebens nicht gewachsen, ich bin auf die Hilfe anderer angewiesen". Das ist die Kehrseite des Geltungswahns: das Minderwertigkeitsgefühl.

Diese scheinbar doppelte Selbsteinschätzung stellt nicht etwa eine Ambivalenz dar, sondern sie bildet nur die beiden Pole der einheitlichen Dynamik, die das ganze Leben des Neurotikers durchzieht und deren Sinn sich am einfachsten als das Streben von Unten nach Oben verstehen läßt. Im Dienste dieser Dynamik tritt je nach Bedarf einmal das eine und einmal das andere Urteil in den Mittelpunkt des Bewußtseins. Und der Widerspruch zwischen beiden wird nicht bemerkt, weil es im Interesse jener finalen Dynamik liegt, daß er nicht bemerkt werde. Denn sonst müßte er ja beseitigt werden, und damit würde die Gefahr einer Erschütterung des neurotischen Lebensplanes gegeben sein. Und das wäre gleichbedeutend mit einer Erschütterung des Subjektes selbst. Denn das Finale des Lebensplanes heißt eben: Ich.

Die Gemeinschaft spielt in der Entstehung dieser Neurose eine etwas andere Rolle als im vorigen Falle. Dort erfolgte der Bruch der Gemeinschaft von der Mutter aus, und das Kind mußte, um der Ichbewahrung willen, die Umgebung sich zu unterwerfen trachten. Hier scheint ein offener Verrat niemals erfolgt zu sein. Das Kind wurde aber durch die Gesamtrichtung der Erziehung aus dem Bezugsystem Mensch—Sache hinaus- und in das Bezugssystem Mensch—Mensch hineinmanövriert; was freilich nur durch die gleichzeitig erfolgende Entmutigung möglich war.

Nicht aus sachlichen Gründen, sondern den Personen seiner Umgebung zuliebe lernte es jene tausend Vorschriften befolgen, lernte es, daß es dem Leben nicht gewachsen war, und lernte es schließlich sogar, daß man nur ein einziges zentrales Lebensproblem haben darf, nämlich seinem Ich die richtige, hohe und unantastbar sichere Position zu verschaffen. Man kann sogar sagen, der Umgebung, dem Vater und der Tante zuliebe lernte das Kind die Bewunderung und Rührung dieser Umgebung zu erregen und sich durch die Huldigungen eben dieser Umgebung gegen alle Niederlagen, und das heißt gegen das Leben selbst und gegen die eigene Entwicklung zu schützen. Die Umgebung zwang das Kind nicht nur aus der sachlichen in die persönliche Finalität hinein, sondern sie zwang es auch, die Umgebung selbst im Dienste des neuen neurotischen Finales auszubeuten.

Das ist der Übergang der Neurose von der älteren auf die jüngere Generation: die zwangsläufige Induktion der Krankheit vom Erzieher auf den Erzogenen.

2. Die Affektneurose. Die innere Vorbereitung, mit der das Mädchen aus der Familie in den nächst größeren Kreis, nämlich in den Kreis der Schule hinaustrat, bestand außer den beiden schon erwähnten Imperativen „man muß sich vorsehen" und „man muß etwas darstellen" noch in dem Ergebnis zahlloser scheinbar positiver Erfahrungen, welche besagten, „das beste Mittel, um etwas darzustellen ohne unvorsichtig zu sein, ist das öffentliche Leiden". Und es versteht sich von selbst, daß dieses Arkanum in verstärkter Dosis angewandt werden mußte, als die neue Situation in der Schule die Gefahr einer Niederlage und damit die Nötigung, sich vorzusehen und etwas darzustellen, ganz erheblich verstärkte.

Wenn man sich in eine Lage begibt, in der von allen Seiten inadäquate Erfahrungen drohen, so reagiert man normalerweise mit dem Signal zur allgemeinen Mobilmachung, das sich sowohl objektiv wie subjektiv am besten als Erregung bezeichnen läßt. Eine Steigerung aller Reaktionsbereitschaften und eine größere Labilität aller Zweckmittelrelationen sind der unmittelbare Ausdruck dieser Alarmierung. Aber der Ruf „Feind in Sicht!" bedeutet für den Mutlosen immer „stark überlegener Feind in Sicht." Und das Signal „An die Waffen!" ist für ihn gleichbedeutend mit dem Signal zum Rückzug, denn der Rückzug ist ja seine einzige Waffe. Die normale Gefühlsreaktion aber, die angesichts eines stark überlegenen Feindes den Rückzug einleitet, ist die Angst. Es war also durchaus normal, daß unsere Patientin auf dem Wege zur Schule vom ersten Tage an unter ganz ausgeprägten Angstaffekten zu leiden hatte. Wer einsieht, daß sie auf Grund ihrer bisherigen Erfahrungen die neue Situation als überaus gefährlich und sich selbst als dieser Gefahr durchaus nicht gewachsen einschätzen mußte, der wird auch verstehen, daß hier die Angst zunächst noch keine krankhafte, sondern eine völlig normale seelische Äußerung darstellt.

Der Zusammenhang zwischen dem Erkennen der Gefahr und dem Auftreten der Angst ist phylogenetisch final und darum endogen wirksam. Sein Sinn ist die Flucht der Individuen aus der Gefahrzone und dadurch die Erhaltung der Rasse. Aber ontogenetisch tritt er dem Einzelnen als kausale Gegebenheit, also als exogen wirksam entgegen, und es fragt sich nun, was das Subjekt aus diesem objektiven Tatbestande machen wird. Für unsere Patientin war der Weg zur Verwertung der Angst aber schon vorgezeichnet. Sie hatte ja längst das öffentliche Leiden als das beste Hilfsmittel im Kampf ums Dasein kultivieren gelernt. Und was sie aus der Trauer über den Tod der Mutter gemacht hatte, das machte sie auch aus der Angst vor der Schule: einen unvergleichlichen Bühnenerfolg und eine neue Etappe in ihrer Laufbahn als Primadonna der großen Gefühle. — Aber die Finalisierung des Kausalzusammenhanges ging weiter. Sie führte auch hier zur Verselbständigung der Wirkung durch final bedingtes Arrangement ihrer Ursache.

Wer von tiefer Angst ergriffen wird, erregt mit Notwendigkeit die Beachtung, das Mitleid und die Hilfsbereitschaft seiner Mitmenschen. Wer also die Kunst versteht, in Angst zu geraten, dem stehen die Hilfsquellen der Menschheit zur Verfügung. Es fragt sich nur, wie man es fertig bringt, in den Angstzustand hineinzugeraten. Denn die Voraussetzung für das Funktionieren dieses gewaltigen Hilfsmittels ist es selbstverständlich, daß die Produktion der Angst dem Individuum immer im geeigneten Augenblick möglich sein muß. Und damit kommen wir zu der Frage des kausalen Unterbaues, mit dessen Hilfe die Angst auch außerhalb des Schulweges arrangiert werden konnte.

Daß von Simulation hier nicht die Rede sein darf, versteht sich von selbst. Eine Täuschung würde niemals den geheimen Zweck dieses Arrangements erreichen. Nur wer die Angst wirklich erlebt, nur wer den vollen Preis bezahlt, erreicht dafür das Mitgefühl seiner Umgebung. Aber auch eine willkürliche Autosuggestion kommt nicht in Betracht. Ein solches Verfahren würde von seiten des 6jährigen Kindes klare Einsicht in die Sachlage, straffe innere Disziplin, gut ausgebildete Technik und vor allem die Entschlossenheit zu bewußtem Betruge voraussetzen. Alles das ist bei dem schwächlichen, empfindsamen und von seinen Affekten hin und her gerissenen Mädchen ausgeschlossen. Es bleibt also die Frage übrig, mit Hilfe welcher unbewußten Regiekunstgriffe die Angstanfälle außerhalb des Schulweges erzeugt wurden.

21 Jahre später, während der Individualanalyse, traten zeitweise die gleichen Angstzustände auf, wie sie in der Vorgeschichte seit Beginn des Schulbesuches berichtet wurden. Ihr Zustandekommen ließ sich restlos aufklären, und man kann annehmen, daß die kindlichen Anfälle prinzipiell auf dem gleichen Wege, wenn auch vielleicht mit Hilfe etwas anderer psychischer Inhalte entstanden sind. Und überdies paßt der Mechanismus der Angsterzeugung, der sich hier

vor unseren Blicken enthüllt, durchaus in den Stil der kindlichen Verhaltungsweise, den wir bisher kennen gelernt haben.

Wir geben darum hier die Analyse der Angstanfälle aus dem 27. Lebensjahr
der Patientin wieder und versuchen sie retrospektiv zur theoretischen Aufklärung der Kinderangst zu verwenden.

Die äußeren Bedingungen, unter denen die Angst auftrat, ließen sich zunächst einheitlich dahin bestimmen, daß jedesmal die Nötigung vorlag, allein,
ohne daß jemand dabei war, auf den man die Verantwortung hätte abwälzen
können, einen folgenschweren Schritt zu machen. Freilich verfuhr die Patientin
dabei nach dem Grundsatze „der kluge Mann baut vor". Nicht erst, wenn
die Nötigung zu dem fatalen Schritte schon da war, trat die Angst auf, sondern
schon vorher, wenn auch nur die leiseste Möglichkeit einer solchen Zwangslage
sich andeutete. Das entsprach genau der Situation des ersten Schulweges.
Die Notwendigkeit der selbständigen Schritte drohte auch damals erst in weiter
Ferne, nämlich im Klassenzimmer. Aber mit der Irritabilität, die sich bei allen
leicht verletzbaren Organismen als Schutzorgan ausbildet, witterte sie schon
die in der Luft liegende Gefahr. Und die Abwehrreaktion setzte ein, als die
Aussicht auf Erfolg am günstigsten war.

Als kausaler Unterbau funktioniert also hier die vorweggenommene, aus
der Zukunft in die Gegenwart verlegte Vorstellung einer möglichen Niederlage,
ganz ähnlich wie im Falle B das Erröten schon eintrat, wenn der Knabe die
gefahrdrohende Situation nur am Horizont als vage Möglichkeit auftauchen
sah. Aber an Stelle der konkreten Niederlage in der Schule konnte naturgemäß
jede beliebige andere Demütigung als Schreckgespenst in Wirksamkeit treten.
Und die Bedingung der drohenden Gefahr ließ sich in diesem Falle ganz allgemein fassen, weil die Mutlosigkeit und darum das Sicherungsbedürfnis der
Patientin D ungleich größer war als das des Patienten B. Für eine Prinzessin
auf der Erbse besteht immer und überall die Möglichkeit, einmal mit einer
Erbse in Berührung zu kommen, und je empfindlicher sie ist, um so mehr Anzeichen drohender Gefahren wird sie jederzeit um sich herum wahrnehmen.
Ein solcher Mensch lebt also in einer dauernden Angstbereitschaft. Er hat
immer Ursache genug, sich zu ängstigen. Die Ängstlichkeit ist bei ihm zum
Charakterzug geworden.

Nun kehrt sich die Frage nach dem kausalen Unterbau der Angstanfälle
in ihr Gegenteil um: Es ist soviel dauernde Ursache zur Angst vorhanden,
daß vielmehr erklärt werden muß, warum die Patientin nicht ununterbrochen
in flagranter Angst lebte, sondern nur zeitweise eruptiven Attacken ausgesetzt
war. Das ist die Frage der finalen Auslösung. Die kausal gegebene Angstbereitschaft wird nur aktiviert, wenn es final den Interessen der Persönlichkeit
entspricht. Der kausale Unterbau stellt sich also hier als eine dauernd vorhandene kausale Möglichkeit dar. Aber der Ausdruck „kausale Möglichkeit"
enthält freilich eine scheinbare Contradictio in adjecto, und man wird geneigt
sein, sein Verhältnis zur finalen Auslösung als das der Causa efficiens zur Causa
occasionalis, also rein kausal, aufzufassen. Indessen wird das Folgende zeigen,
wie die Rolle der finalen Auslösung gedacht ist und aus welchen Gründen sie
sich der Kategorie der Kausalität nicht einordnen läßt.

Eine zweite Bedingung betrifft die vorhin schon erwähnte Aussicht auf Erfolg. Es mußte jemand da sein, den man mit Hilfe der Angst in seinen Dienst
stellen konnte. Und zwar war ursprünglich die persönliche Gegenwart des
Partners nötig, wie es ja auch auf dem ersten Schulwege der Fall war: Die
Tante begleitete das Kind und wurde durch die Angst der Kleinen aufs Tiefste
erschreckt. Aber die andere Bedingung, die Notwendigkeit selbständiger Schritte,
trat naturgemäß häufiger ein, wenn das Kind allein war. Und gerade dann

leistete der Angstanfall ihr die besten Dienste. Wenn dann der Erwachsene wiederkam, fand er seinen Schützling bleich, zitternd und mit Schweiß auf der Stirn in einem Winkel kauern. Es war gar nicht mehr nötig, den Sinn dieser Szene in Worte zu fassen: „Ich habe einen Angstanfall gehabt, du darfst mich nie wieder allein lassen". — Das nächste Mal trat die Angst natürlich auf, ehe der Erwachsene das Kind verließ. Die Sicherung wurde um eine Station vorgeschoben. Bald aber zeigte sich, daß sich diese Sicherung nicht nur beliebig weit vorschieben, sondern auch verallgemeinern ließ. Der Notschrei der Angst brauchte sich durchaus nicht nur an die Tante zu wenden, sondern er konnte an jeden Menschen, ja sogar an die ganze Menschheit und letzten Endes auch an Gott adressiert werden. Und wenn der Adressat keine Notiz davon nahm, so entstand daraus ein um so schwererer Vorwurf gegen ihn und ein um so größeres Leiden und ein um so höherer Glanz in der Märtyrerkrone der Patientin. Seit ihrem achten Lebensjahr hat sie deutliche Erinnerungen, wie sie sich während ihrer Angstanfälle selbst bedauerte und zwar vor allem, wenn niemand da war, der ihr während des Anfalls beistehen konnte.

Durch diese Wendung ließ sich das Verwendungsgebiet dieses Mittels ins Ungemessene ausdehnen. Denn nun hatte man stets alles beisammen, was zur Inszenierung eines Anfalls nötig war. Die kausale Möglichkeit, gleichsam das Material, aus dem die Angst geformt wurde, war durch die allgegenwärtige Gefahr des Lebens stets vorhanden. Und die Garantie, daß der Anfall auch wirklich eine Erhöhung des Persönlichkeitsgefühls herbeiführte, lag darin, daß man nunmehr selber den mitleidigen Zuschauer darstellte, daß man also Richter und Partei in einer Person war. Wie ein geladenes und gezieltes Geschütz stand der Affekt bereit. Der Befehl aber zum Abschuß kam nicht aus der kausalen Verknüpfung starrer und toter Mechanismen, sondern aus der finalen und ewig plastischen Lebendigkeit der Person.

Denn außer der Summe aller kausal faßbaren Bedingungen einer Reaktion muß immer noch eine weitere Bedingung vorhanden sein, die sich nicht kausal verstehen läßt, nämlich die Reaktionsfähigkeit selbst. In unserem Falle muß außer den eben aufgezählten Bedingungen des Angstaffektes immer noch ein Finale wirksam sein, und zwar nicht als tote Causa finalis, nicht als starre, ziehende Kraft, sondern als vorwärts gerichtetes Streben, als Ziel und Wertung des Individuums. Nur solange das Individuum wertet, nur solange es Ziele hat (bewußte oder unbewußte), kann es reagieren. Den Begriff Leben im Gegensatz zu Totsein kann man nicht anders fassen denn als „nach Zielen streben und Mittel zur Erreichung der Ziele verwenden". Leben ist gleichbedeutend mit der praktischen Anwendung der Zweck-Mittel-Relation; oder anders ausgedrückt: Leben ist die inhaltliche Erfüllung der Kategorie Finalität, genau so, wie das physische Geschehen die inhaltliche Erfüllung der Kategorie Kausalität darstellt. Zielstrebigkeit also als wesentliche Eigenschaft der lebenden Individuen schlechthin ist dasjenige, was als die letzte nicht weiter erklärbare Begründung für das Auftreten sowohl des gesunden wie auch der kranken Lebenserscheinungen gedacht werden muß [1].

Nachdem die Frage des kausalen Unterbaues und der finalen Auslösung soweit geklärt ist, als es zum Verständnis der hysterischen Affektbildung nötig erscheint, bleibt noch ein wichtiges Problem übrig, nämlich die Frage, wie denn nun im konkreten Einzelfall aus der kausal gegebenen Angstmöglichkeit und bei vorhandenem finalem Bedarf der wirkliche Affekt entsteht. Es ist

---

[1] Vgl. hierzu unter anderem: Kant, Kritik der Urteilskraft. II. Teil. Schopenhauer, Über die vierfache Wurzel des Satzes vom Grunde. Henri Bergson, Schöpferische Entwicklung. Hans Driesch, Philosophie des Organischen.

die Frage des Hineintretens der Lebensvorgänge aus dem schattenhaften Bereich ihrer Möglichkeiten und Bedingungen in das krasse Licht der Wirklichkeit, die Frage, wie das Leben konkrete Gestalt annimmt. Und damit stoßen wir an die letzte Frage der Biologie überhaupt. —

Manchmal gelang es der Patientin, einer Vorstellung habhaft zu werden, die zu Beginn des Angstanfalles am Rande des Bewußtseins auftauchte. Ein Auge mit dunkler Braue sah aus unendlicher Ferne die Patientin an, kam näher und näher, wurde größer und größer, starrte drohend und weit aufgerissen, und wuchs schließlich riesenhaft an, als ob es die Patientin verschlingen wollte. Im Augenblick, da das Entsetzliche hätte geschehen müssen, brach der Angstanfall los.

Bei der Besprechung dieses Vorganges entstand die folgende Assoziationsreihe: Auge; Dreieck; Auge Gottes; Allgegenwart; Gericht; mein Vater; Verbotenes; jeder hat Verbotenes getan; ich auch; nur der Vater vielleicht nicht; ich bin ein feiges und verlogenes Geschöpf; ich horche oft an der Wand; ich lese gern fremde Briefe; meine Tante macht es genau so; Ihre (des Arztes) Frau vermutlich auch; überhaupt alle Weiber; wir sind alle gemein; ich sehe durch ein Schlüsselloch; ich will wissen, ob man etwas über mich sagt; oder ob es erotische Szenen zu beobachten gibt; lüstern bin ich auch; sehen will ich alles; aber erleben möchte ich nichts; alles nur heimlich; im dunkeln; ohne daß mich jemand zur Rechenschaft zieht; (Pause) — mir fällt ein: Selbstbefriedigung — anstatt — Liebe — oder Hingabe; — ich bin nicht liebesfähig; — ich liebe niemand! — Auch Sie nicht! — Es ist genug. — Hol Sie der Teufel! —

Die Angst vor dem Gesehenwerden und Beurteiltwerden ist die Angst vor der Entscheidung überhaupt, die Angst vor dem Gericht, in dem die Wahrheit offenbar wird. Dieser Zusammenhang findet in der Vorstellung vom Auge Gottes ein überaus starkes und beunruhigendes Symbol, wie es zur Aktivierung der Angstbereitschaft garnicht passender gedacht werden kann.

Aber selbst wenn die Psychoanalytiker Recht hätten, die in der Annäherung des Auges die symbolische Darstellung des Incestes mit dem Vater erkennen würden, so wäre dadurch doch nur das Vereinzelte an die Stelle des Allgemeineren gesetzt. Im übrigen aber bliebe der Sinnzusammenhang der gleiche. Im Gesehenwerden, Erkanntwerden, Begattetwerden, im unausweichlichen Schicksal des Weibes muß der Kern ihres Wesens zutage kommen. Die erotische Prüfung stellt nur einen Sonderfall der ewigen Prüfung dar, die das Leben selbst ist, und vor der sie sich ein für allemal fürchtet.

Aber ob nun der Gedanke an die unentrinnbare Allgegenwart Gottes, oder an die prüfenden Polizeiaugen des Vaters, oder an das Ausgeliefertsein im Begattungsakt die konkrete Form abgab, in der die Angstbereitschaft psychische Realität gewinnen und erlebt werden konnte, das ist nicht das Wichtige, um das es sich hier handelt. Sondern wichtig ist die Tatsache, daß eine Vorstellung, die normalerweise mit Angst durchaus verbunden sein kann, gleichzeitig mit dem Angstaffekt auftritt. Es ist nun auch einerlei, ob man die Vorstellung als das Erste und den zugehörigen Affekt als das Zweite betrachtet, oder umgekehrt, oder aber, ob man beides für koinzident hält. Jedenfalls zeigt sich, daß das Problem des technischen Arrangements jetzt zusammenfällt mit dem Problem des freisteigenden Einfalls.

Man nehme hinzu, daß auch in der Neurasthenie die Schlaflosigkeit dadurch arrangiert wurde, daß dem Patienten „zufällig" eine Kränkung einfiel, die er irgendwann einmal erlitten hatte. Und man wird der Vermutung Raum geben müssen, daß zwar nicht der Einfall selbst, aber das Schema, die Entstehungsart des freien Einfalls, anders gesagt, daß einfallsartige Lebensvorgänge im Getriebe der Neurose eine überaus wichtige Rolle spielen.

Wann aber und unter welchen Bedingungen fällt dem Menschen etwas ein? Wann steigt ihm ein Einfall auf, wann kommt eine Vorstellung, ein Gefühl oder ein Impuls zustande? — Die Antwort, wenigstens für den Bereich unserer Untersuchung, stellt eine Erweiterung des anfänglich dargelegten Schemas der Reaktion dar. Sie lautet: Das Eintreten einer seelischen Wirklichkeit hängt ab: 1. vom Vorhandensein seelischer Finalität überhaupt; 2. von der inhaltlichen Bestimmung des Finales; 3. von der äußeren Lage, wie das Individuum sie sich vorstellt; 4. von der Selbsteinschätzung des Individuums und 5. von den tatsächlich im Individuum vorhandenen kausalen Möglichkeiten. Von diesen 5 Bedingungen bilden die erste und die letzte objektive biologische Tatbestände; die anderen drei sind subjektiver und psychischer Natur, was nicht heißt, daß sie bewußt sein müssen. Aber sie sind dem Irrtum unterworfen, veränderlich, und darum auch korrigierbar. Sie enthalten die Möglichkeit der neurotischen Erkrankung und der psychotherapeutischen Heilung.

Es ist also jeweils in einem Individuum dasjenige psychische Wirklichkeit, was seinem Finale und seiner Einschätzung der äußeren und inneren Lage entspricht und was gleichzeitig kausal möglich ist. In unserem Falle kam die Angst und die gleichzeitig auftretende Vorstellung zustande, sobald und weil ihr Auftreten final sinnvoll und kausal möglich war. Die Technik aber des Vorganges war die, welche wir subjektiv aus unseren eigenen Einfällen kennen, und welche des Genaueren zu beschreiben nicht angängig ist.

Für unsere Patientin nun war es möglich und sinnvoll, daß sie zeitweise täglich, sonst aber in Abständen von 1 bis 2 Wochen durch heftige Angstzustände gequält wurde. Dann mußte jemand bei ihr sitzen und ihre Hand halten. Wirkliche Erleichterung aber schaffte ihr nur die Anwesenheit der Tante oder des Vaters. Diese Anfälle verhinderten jede dauernde Leistung, jede Ausbildung und schließlich auch jedes Vergnügen. Die Angst, und die Angst vor der Angst, und die Versuche ihrer Verhütung oder Heilung nahmen das gesamte Interesse nicht nur der Patientin, sondern auch der ganzen Familie in Anspruch. Und man sagt nicht zuviel, wenn man behauptet, die Angst sei für sie das gewesen, was für die anderen der Beruf ist.

Gelegentlich aber waren auch andere Affekte für sie sinnvoll und möglich, nämlich Ausbrüche überflutender Zärtlichkeit gegen die Tante, die ihr vor sich selbst und vor anderen den Ruf eines seelenguten und heißblütigen Geschöpfes eintrugen; und bei ganz seltenen Anlässen auch Anfälle von Wut, die dann allerdings in so satanischer Stärke auftraten, daß jeder sagen mußte: Das ist nicht mehr unser gutes, zartes, liebevolles Mädchen, das ist ein böser Dämon, der von ihr Besitz ergriffen hat.

Der Sinn und die Entstehung dieser Affekte ist so leicht vorstellbar, und ihre Darlegung im einzelnen würde zu so vielen Wiederholungen führen, daß wir uns mit der Kennzeichnung der psychischen Gesamtlage der Patientin etwa um das 14. Lebensjahr begnügen können. Alle Antworten, die sie auf die Fragen des Lebens gab, bestanden in exaltierten Affekten. Das gemeinsame und einheitliche Ziel der scheinbar oft widerspruchsvollen Gefühlsausbrüche hieß: Mittelpunkt sein um jeden Preis! Und dahinter stand die Lebensauffassung: Wenn man nicht Mittelpunkt ist, ist man überhaupt nichts.

3. Konversionshysterie. Als die Patientin 14 Jahre und 7 Monate alt war, trat die erste Menstruation auf. Sie war auf dieses Ereignis recht ungenügend vorbereitet. Denn ihre Tante hatte ihr nur in dunklen Andeutungen davon gesprochen, daß das weibliche Geschlecht von der Natur stiefmütterlich und menschenunwürdig behandelt worden sei, daß man die Schande seiner Weibheit alle Monate wie eine Krankheit erdulden müsse und daß es kein

Mittel gebe, sich dagegen zu wehren. Als nun die 14jährige eines Tages Blutspuren in ihrer Wäsche entdeckte, war ihr sofort klar, daß das die menschenunwürdige Krankheit sei. Und sie antwortete auf diese Entdeckung mit einem überaus starken Abwehraffekt, der sich in einem wilden Schreien Luft machte und dann in eine Ohnmacht überging.

„Ich kann kein Blut sehen", war für sie längst ein feststehendes Gesetz. Nun sah sie ihr eigenes Blut unter den denkbar ungünstigsten Umständen. Sie wagte nicht nachzuforschen, woher es eigentlich stamme, glaubte aber, es komme aus dem Darm, was ihr auch in ästhetischer Hinsicht als menschenunwürdig erschien. Ihr Persönlichkeitsgefühl war aufs tiefste verletzt und ihr Bedürfnis nach Ausgleich setzte automatisch mit entsprechender Kraft ein. Die Stimmung, die sie in diesem Augenblick beherrschte, gab sie später etwa durch die Worte wieder: „Ich bin ein Weib, bin blutig, hilflos, ekelhaft, und ich kann mich nicht dagegen wehren. Ich bin machtlos, ausgeliefert, in ohnmächtiger Wut. Ich bin vernichtet, bin der letzte Auswurf aller Kreatur. Ich halte es nicht aus!" Dann kam die Ohnmacht.

Es fragt sich nun zunächst, wie das Zustandekommen der Ohnmacht in kausaler Hinsicht vorzustellen ist. Das aber ist ein biologisches Problem, welches nicht auf die Neurosenlehre beschränkt werden kann. Die Ohnmacht stellt einen allgemeinen Mechanismus des Selbstschutzes der Lebewesen dar und muß, wenn sie unter angemessenen Bedingungen auftritt, als ein normaler Vorgang bezeichnet werden. Es mag hier genügen, darauf hinzuweisen, daß für jeden Menschen die Gesamtlage einmal so ungünstig werden kann, sei es durch körperliche oder durch seelische Belastungen, daß ihm schließlich nichts anderes übrig bleibt als die Flucht in die Ohnmacht. Der vasomotorische Prozeß dürfte dabei ähnlich, aber in umgekehrtem Sinne verlaufen wie beim Erröten, und besonders wie bei dessen höchstem Grade, der Kongestion. Die beiden einander entgegengesetzten Vorgänge der übermäßigen Blutfüllung und Blutleerung des Gehirnes kommen offenbar durch phylogenetisch final festgelegte und darum ontogenetisch kausal wirkende Verbindungen zwischen seelischen und körperlichen Prozessen zustande.

Von diesem Standpunkt aus ist die erste Ohnmacht unserer Patientin noch keine Krankheitserscheinung. Sie ist vielmehr die normale Reaktion auf ein unnormales Ereignis. Das Eintreten der Menstruation nämlich, so normal es an sich auch sein mag, ist für das schlecht vorbereitete und überaus empfindliche junge Mädchen eine psychologisch inadäquate Situation. Das Ereignis war für sie nach ihrer eigenen Schilderung etwa vergleichbar mit dem Erlebnis Krimhilds, als sie plötzlich vor Siegfrieds Leiche steht. Ihr Ein und Alles ist ihr entrissen. Sie ist vernichtet, durch eine grausame und rätselhafte Macht. Der Mensch, der von einem so namenlosen Verlust getroffen wird, fällt in Ohnmacht.

Von einer unnormalen Reaktionsbasis aus erscheint eine an sich normale Situation als unnormal. Und die objektiv normale Reaktion auf die subjektiv unnormale Sachlage ist ein objektiv unnormaler Vorgang, nämlich die Ohnmacht beim Anblick des Menstruationsblutes.

Die erste Ohnmacht würde demnach zwar in pathologischer Hinsicht zunächst nichts Neues bringen. Aber sie ist nicht nur normal von der Reaktionsbasis der Patientin aus, nicht nur der phylogenetischen Finalität entspricht die kausale Wirkung des tiefen Abwehraffektes, sondern auch dem persönlichen Finale der Patientin fügt sich der Erfolg des Ereignisses in denkbar günstigster Weise ein.

Mit Hilfe der Ohnmacht entging das Mädchen dem unerträglich peinlichen Anblick, und gleichzeitig rief sie durch das Schreien Hilfe herbei. Das mag noch im Rahmen der phylogenetischen Finalität der Ohnmacht liegen; aber außerdem versetzt sie sich als Kranke durch die Ohnmacht in den Mittelpunkt des allgemeinen Interesses. Und das ist eine ontogenetische Eigentümlichkeit, die zunächst einen zufälligen Nebengewinn darstellt. Tatsächlich stand im nächsten Augenblick die Tante, das Dienstmädchen und die Köchin um die am Boden liegende Patientin herum. Der Arzt wurde gerufen, Wiederbelebungsversuche wurden gemacht, und als sie die Augen aufschlug, wurde sie mit Liebkosungen und Tröstungen überschüttet. Niemand wird bezweifeln, daß die Ohnmacht unter diesen Umständen vom Finale der Patientin aus ein sinnvolles Verhalten darstellt, vielleicht sogar das genialste, das im Augenblick denkbar war.

Das ist eine positive Mittelerfahrung, eine glänzende Entdeckung im Dienste des neurotischen Finales der Patientin. Und wir können daher erwarten, daß sie den hier zum ersten Male wirksamen Kausalzusammenhang zwischen Affekterlebnis und Ohnmacht finalisieren, verselbständigen und bei allen passenden Gelegenheiten anwenden wird. Und so geschah es tatsächlich.

Die Analyse konnte deutlich die Stufen nachweisen, die das Training zur Ausnützung der neuen Waffe durchlief. Zuerst kamen Fälle vor, in denen die Ohnmacht eintrat, wenn die Patientin das Blut zwar nicht sah, aber wenn von Blut gesprochen wurde. Ob die Reaktion unter dieser Bedingung jedesmal erfolgte, oder ob es auch Ausnahmen gab, ließ sich leider nicht mehr mit Sicherheit feststellen. Doch spricht vieles dafür, daß diese Verkettung wenigstens einige Zeit hindurch ausnahmslos und zwingend gewesen ist.

Damit tritt das sehr wichtige Problem einer Generalisierung im Dienste der kausalen Theoriebildung auf. Viele Symptome nämlich (z. B. die meisten Phobien) sind generell an äußere Bedingungen gebunden. Das Gesetz, das der Kranke anerkennt und durch sein Verhalten bestätigt, bildet gleichzeitig seine subjektive Krankheitstheorie. Es heißt etwa: „Sobald von Blut gesprochen wird, falle ich in Ohnmacht". Durch diese Verallgemeinerung steigen die Regiekosten der Neurose selbstverständlich ins Ungeheuerliche. Aber sie scheint in vielen Fällen doch nötig zu sein, weil sonst die Umdichtung der tatsächlichen finalen Sinnzusammenhänge in die für das Fortbestehen der Krankheit nötige Theorie der kausalen Zusammenhänge nicht mehr gelingen würde. Weil es also dem kranken Finale entspricht, die Krankheit rein kausal zu erleben, wird sie, soweit es geht, als rein kausale Gesetzmäßigkeit tatsächlich gelebt. Die Ohnmacht, die final nur in wenigen Fällen zweckmäßig wäre, tritt nun prinzipiell in allen Fällen ein, in denen das Stichwort „Blut" zufällig gegeben wird; also auch in zahlreichen Fällen, in denen sie gar keinen anderen Sinn hat als den, die wenigen wirklich final nötigen Fälle in der Masse der übrigen verschwinden zu lassen.

Aber auch das war noch nicht genug. Es kam dann ein Stadium, in dem die Ohnmacht mit Hilfe der mehrfach beschriebenen Mechanismen jedesmal einsetzte, wenn die Patientin an ihre Menstruation denken mußte. Sie konnte also nunmehr durch den freisteigenden Einfall jederzeit ausgelöst werden. Dadurch wurde sie ein noch beweglicheres Werkzeug im Dienste der neurotischen Politik, und die überaus lästige Generalisierung, von der eben die Rede war, verlor sich allmählich. Sie wurde durch das neue und zweckmäßigere Arrangement abgelöst.

Dann aber wurde das Symptom selbst weiter ausgestaltet. Das Erwachen aus der Ohnmacht wurde hinausgeschoben. Es traten Zwischenstufen ein, in denen die Patientin körperlich schon wieder annähernd normal reagierte, ohne jedoch bei Bewußtsein zu sein. Zuerst dauerten diese Übergänge nur

5 bis 10 Minuten, später aber dehnten sie sich immer länger aus. Die Angehörigen mußten ihre Erfindungsgabe aufs Äußerste anspannen, um immer neue Mittel herbeizuschaffen, die das völlige Erwachen des Mädchens endlich bewirkten.

Zu Beginn der Individualanalyse befand sich die Kranke in einem solchen Zustand, der etwa 36 Stunden anhielt. Ihr Verhalten erinnerte sehr an das Gansersche Syndrom. Die Ohnmacht war längst vorüber, die Blutzirkulation ließ nichts zu wünschen übrig, aber die Patientin starrte mit weiten Pupillen vor sich hin, sprach unverständliche Worte, zupfte an ihrer Bettdecke und war für alles Zureden unempfänglich. Das Erwachen erfolgte, nachdem ihr der Sinn ihres Verhaltens in individualpsychologischer Weise unter völliger Ignorierung ihrer scheinbaren Verständnislosigkeit aufs Freundlichste auseinandergesetzt worden war.

Im Anschluß an die längeren Bewußtseinsstörungen traten mehrfach Abasien auf, die aber nie vollständig waren, sondern immer als Haltlosigkeit und Schwäche in den Fuß- und Kniegelenken ohne Lähmungserscheinungen beschrieben wurden. Eine Störung der Sensibilität kam nur einmal zur Beobachtung, und zwar als Anästhesie und Taubheitsgefühl an allen Hautpartien, welche beim Sitzen mit der Außenwelt in Berührung sind: Fußsohlen, hintere Seite der Oberschenkel, Gesäß und Schulterblätter. Sie dauerte zwei Tage und klang dann ohne besondere Maßnahmen ab. Die Veranlassung ihres Auftretens war individualpsychologisch eindeutig. Ihr Vater hatte ihr mitgeteilt, daß er vor dem wirtschaftlichen Zusammenbruch stehe. Sie fühlte sich in diesem Augenblick nach ihrer eigenen Beschreibung „wie eine Tote". Sie sah und hörte nichts mehr, aber sie wußte, nun wird alles anders. Und tatsächlich ließ sich die Hysterie in ihrer bisherigen Form mit den vielen Sanatoriumsbesuchen und Badekuren nicht mehr aufrecht erhalten. Die Angst vor der drohenden Veränderung und der intensive Wunsch, dabei nicht mitmachen zu müssen, fand seinen Ausdruck im Auftreten des neuen Symptoms. Aber die kurz darauf einsetzende Individualanalyse schnitt die weitere Entwicklung dieses neuen Fluchtweges ab.

Nach den bisherigen Ausführungen über die Entstehung der einzelnen Konversionssymptome kann das Wesentliche über die Störungen des Bewußtseins, der Motilität und der Sensibilität in aller Kürze formelhaft ausgedrückt werden. Die bereits bestehende Affekthysterie bringt auf Grund ontogenetisch kausaler Zusammenhänge eine Fülle von Erfahrungen mit sich, die sich als zweckmäßig erweisen. Sie werden final eingeordnet und im Bedarfsfalle wieder hervorgerufen, indem man ihre Ursache neu arrangiert. Und sie werden festgehalten, solange es im Dienste des Finales ratsam erscheint. Stellen sich aber dabei neue kausale Folgen ein, so werden auch die, so gut es geht, ausgewertet, oder aber doch mit in Kauf genommen, da sie jedenfalls den Zweck erfüllen, das Maß der Leiden noch zu erhöhen.

So verdanken die Dämmerzustände ihre Finalisierung der Entdeckung, daß protahierte Ohnmachten in hypnoide Zustände übergehen können. Die Abasie war die Ausnützung des Umstandes, daß man nach einer langen Ohnmacht schwach auf den Beinen ist. Und die Anästhesie stellte die Ausnützung von Mechanismen des sensiblen Apparates dar, wie wir sie aus hypnotischen Experimenten zur Genüge kennen. Die wirksame autosuggestive Vorstellung, die dabei den Mechanismus in Funktion setzte, dürfte etwa gewesen sein: „Nun bin ich wie eine Tote."

So hat sich im Laufe der Jahre aus unscheinbaren Anfängen bei einem ursprünglich normalen Menschen ein schwerer Krankheitszustand entwickelt, der ihn selbst arbeits- und nahezu lebensunfähig machte und die Angehörigen aufs Schwerste belastete. Zum Schluß sei aber noch einmal darauf hingewiesen, daß es sich dabei weder im ganzen noch in Einzelerscheinungen um bewußten Betrug handelt.

Die Patientin benimmt sich ihrem Finale und ihren sonstigen Bedingungen gemäß durchaus korrekt. Sie wußte meist, was sie tat, aber den Zusammenhang, den Sinn, die finale Verknüpfung ihrer Verhaltungsweisen kannte sie nicht. Und daß sie ihn nicht kannte, entsprach wieder ihrem herrschenden Finale. Denn sich selbst verstehen hätte für sie bedeutet, sich selbst ändern. Dazu fehlte ihr aber der Mut. Also war die richtige Selbstbeurteilung unmöglich. Und eine Theoriebildung, die ihr den wahren Sachverhalt verschleierte, mußte an Stelle der besseren Einsicht treten.

Diese Theorie lautete noch zur Zeit, als die Individualanalyse begann, im 28. Lebensjahre der Patientin, recht einfach und naiv: Ich bin ein überaus begabter, wertvoller und feinnerviger Mensch. Die Umwelt behandelt mich völlig verkehrt und macht mich dadurch immer kränker. Ich bin ein Opfer der menschlichen Verständnislosigkeit. Alle Symptome, die Affekte, soweit sie über das normale Maß hinausgehen, die Angstanfälle und die Ohnmachten sind die natürlichen Folgen der ununterbrochenen Kränkungen, denen ich ausgesetzt bin. Und sie werden erst aufhören, wenn die Menschen anfangen, mich so zu behandeln, wie ich es verdiene.

C. Abbau der Neurose.

I. Das Prinzip der Heilung.

Über die Technik der individualpsychologischen Therapie wird Dr. Novotny später berichten. Hier soll nur noch die innere Gesetzmäßigkeit der Heilung besprochen werden.

Selbstverständlich fällt die Wendung zum Besseren und damit der Beginn der Heilung zeitlich nicht immer mit dem Beginn der Behandlung zusammen. Es gibt Fälle, in denen die Individualanalyse nur den Abschluß eines Heilungsprozesses bildet, dessen Anfänge schon weit zurückliegen. In anderen Fällen wieder beginnt die Heilung erst gegen Schluß einer längeren Behandlung, läuft dann aber selbständig weiter. Will man diese komplizierten Vorgänge verstehen und sich ein Urteil bilden über die Rolle, die die Behandlung als heilender Faktor spielt, so ist es ratsam, auf Grund der allgemeinen Ausführungen über die Erfahrungen zunächst das Prinzip der Heilung rein schematisch darzustellen.

Im Falle C läuft z. B. der Circulus vitiosus: der Patient ist ein Einsiedler; er verneint die Welt; und weil er die Welt verneint, benimmt sie sich feindlich gegen ihn; und weil sie ihm nicht wohlwill, lehnt er sie ab und geht in die Einsamkeit. Sieht man aber genauer zu, so stellt sich der Zirkel als eine Spirale dar oder als eine Schraube ohne Ende, die sich etwa folgendermaßen beschreiben läßt: Das Leben unter den Menschen ist mit gelegentlichen negativen Erfahrungen verbunden. Es fehlt der Mut, negative Erfahrungen zu ertragen, darum wirken sie als inadäquat, d. h. der Mut sinkt weiter und die Möglichkeit zu neuen negativen Erfahrungen muß vermieden werden. Das führt zum Rückzug in die Träumerei. Diese Sicherung aber führt zu einer neuen inadäquaten Erfahrung, nämlich zum Versagen in der Schule. Und das macht einen neuen Rückzug nötig: den Rückzug in die Gedankenlosigkeit. Aber auch dieser Versuch, sich vor weiteren inadäquaten Erfahrungen zu schützen, führt mit Notwendigkeit wieder in eine inadäquate Erfahrung hinein. Denn eine solche Sicherung würde die vollkommene Isolierung mit sich bringen. Wenn aber kein Zuschauer (und auch kein Pfleger) mehr da wäre, würde das Ich nicht mehr gesichert sein, sondern es müßte aufs Neue im Kampf ums Dasein seine Existenz aufs Spiel setzen. In dieser äußersten Gefahr öffnet sich die Flucht in die Krankheit als in das kleinere Übel. Die Krankheit aber, wohl die kostspieligste Sicherung des Ich, bildet selbst schon ein so deutliches Minus, daß sie vom Subjekt nicht nur als Ausweg, sondern gleichzeitig auch als Niederlage gewertet wird. Andererseits stellt sie das einzige Mittel dar, das noch zur Erhöhung des Selbstgefühls, nämlich zur Steigerung des erhabenen Unglücks ausgenutzt werden kann. Je qualvoller die Krankheit also wird, um so mehr muß sie gesteigert werden, denn es gibt keine andere Möglichkeit mehr, sich die Qual zu versüßen, als die Vermehrung der Qual.

Diese unsinnige Spirale schraubt den Neurotiker über kurz oder ·lang in den Zusammenbruch hinein. Was aber zusammenbricht, ist das Selbstbewußtsein, oder objektiv gesprochen, der Lebensplan, das Finale des Patienten. Er macht die für ihn grauenvolle negative Zielerfahrung; sein letztes Ziel, das er doch nur an die Spitze seines Lebens gestellt hat, weil ihm alle anderen Ziele unmöglich wurden, die Icherhaltung, erweist sich als unerreichbar. Alle, auch die raffiniertesten und kostspieligsten Mittel, die man im Laufe vieler Jahre mühsam ausgebildet hatte, führen nicht zu diesem Ziel hin, sondern imme weiter davon weg. Das Ich gerät in immer größere Gefahr, je sorgsamer man es zu schützen sucht. „Wer sein Leben erhalten will, der wird es verlieren".

Vom Standpunkt der Neurose aus ist diese Erfahrung so vollkommen inadäquat, daß die extremste Anspannung der Sicherungen, der denkbar intensivste Rückzug, und das ist die völlige Vernichtung des Subjektes, die einzig mögliche Folge sein wird. Und tatsächlich scheint es kaum einen schweren Neurotiker zu geben, der nicht am Wendepunkt zwischen Kränkerwerden und Gesünderwerden durch die Erfahrung des Selbstmordes hindurchgehen muß. Aber auch diese Erfahrung ist negativ. Die Macht der Negation, die so oft in der Entwicklung der Neurose den Erfolg des Ich herbeigeführt hatte, läuft hier gegen die Grenzen ihres Bereichs, sie überschlägt sich in sich selbst und es kommt zutage, daß sie von Anfang an verkappte Schwäche war. Denn die Selbstvernichtung ist bestenfalls ein kämpferischer Akt gegen den Partner und gegen die Menschheit oder gegen Gott und insofern eine Waffe im Dienste der Icherhöhung, aber eine Waffe, die ihren Zweck nicht erreicht. Das Ich wird nicht erhöht, sondern ausgelöscht. Die anderen Verlockungen aber, die im Selbstmorde liegen, das Aufhören der Qual, das Vergehen, die Ruhe, das Nichts, das sind Herrlichkeiten, die man bestenfalls vom Todsein, also vom Ziel des Weges, aber nicht vom Sterben, nicht vom Wege selbst, erhoffen kann. Dieser Weg, das erhoffte sanfte Einschlafen, erweist sich bei dem ernstlichen Versuch, ihn zu gehen, als ein so großes Risiko, als eine solche Fülle von neuen Erfahrungen, daß gerade das Ziel des Selbstmordes, die erlebnislose Ruhe des Ich, durch den Selbstmord in sein Gegenteil verwandelt wird, nämlich in einen Orkan von inneren Ereignissen. Dann schlägt die Angst vor dem Leben um in die Angst vor dem Tode.

Wer durch dieses Erlebnis hindurchgegangen ist, befindet sich bereits auf dem Wege der Heilung. Denn die Erfahrung, die vom Finale der Neurose aus so inadäquat ist, daß sie dieses Finale selbst vernichtet, ist gleichzeitig vom unendlichen Finale des Lebens aus nicht nur adäquat, sondern sogar in unvergleichlicher Weise positiv. Die Tyrannei des Ich bricht zusammen, der Gipfel der Zielpyramide wird frei, die neurotisch hypertrophierten Werte, Ichbewahrung, Selbsterhaltung, Erlebnislosigkeit und die Summe von quälenden Imperativen, die sich in ihrem Gefolge ausgebildet haben, werden plötzlich nebensächlich und verlieren ihre zwingende Gültigkeit. Die Neurose dankt ab, und an ihre Stelle tritt das einfache, selbstverständliche, vorhandene Leben. „Wer sein Leben verliert, wird es gewinnen".

Der Neurastheniker (Fall C) brach zusammen, als es sich herausstellte, daß seine Neurose die drei Wege, die er vor sich sah, sämtlich in gleicher Weise ungangbar gemacht hat. Daß er, so lange er dem neurotischen Finale folgte, sein Examen nicht machen konnte, war ihm von vornherein klar. Daß er sein buddhistisches Ideal, nämlich Straßenhändler zu werden, auch nicht verwirklichen konnte, sah er ein, als sich herausstellte, daß die Bequemlichkeit ein sehr wesentliches Mittel zu seiner Ichbewahrung darstellte. So blieb ihm nur der Selbstmord. Und den unterließ er, als nach Abzug der kämpferischen Nebengewinne ihm nur das Wagnis, das Risiko des Sterbens, der völlig ungesicherte Schritt ins Dunkle übrig blieb. Er, dessen ganzes Leben auf die allseitige Sicherung seiner Persönlichkeit eingestellt war, mußte nun sehen, daß es nirgends in der Welt eine Sicherung gab, die standhielt bis zum Ende. Alles, was er bisher als Sicherung benutzt hatte, erwies sich als Schein und als heimliche Vergrößerung der Gefahr. Das war der betrügerische Bankerott der Neurose.

In der entscheidenden Behandlungsstunde wurde nur wenig gesprochen. Es war alles schon unzählige Male erörtert worden. Es brauchte nur in Stichworten an das Wesentliche erinnert zu werden. Er gab noch mit einem Gemisch aus Wut und Ironie sein Fläschchen mit Blausäure dem Therapeuten. Dann versank er in dumpfes Brüten und fing schließlich an, lautlos vor sich hinzuweinen. Eine Viertelstunde lang geschah äußerlich garnichts. Dann aber sah er plötzlich auf und sagte verwundert: „Ich weine ja! Das ist mir seit 10 Jahren nicht mehr geschehen".

Das war die Erfahrung, die ihm gefehlt hatte. Die freie Reaktion des lebendigen Menschen, ohne die Orientierung auf das neurotische Finale. Erfahrung aber bedeutet, wie schon gesagt wurde, nicht etwa eine Änderung der Denkinhalte, und auch keine Änderung der Gefühle und ebensowenig eine Änderung der Willensrichtung, sondern eine Änderung des Subjektes selbst, das aus sich heraus denkt, fühlt und will. Erfahrung ist die Änderung der Reaktionsbasis und darum eine Änderung in den Vorbedingungen sämtlicher Erfahrung, die die Zukunft noch bringen kann. Wer die Erfahrung macht, daß das Leben als Wagnis, das Leben als Risiko, ohne Sicherung und ohne Vorbehalt weit besser gelingt und reicher und fruchtbarer sich gestaltet, als das vorsichtige, zurückhaltende und gleichsam nur tastende Dahinvegetieren des Neurotikers, der kann nicht mehr zurück. In ihm ist das unendliche Finale des Lebens wirksam und das kurzsichtige Finale der Neurose wird als Irrtum erkannt und außer Funktion gesetzt. Aber nicht wer es liest oder hört, sondern wer es erlebt, ist geheilt.

Demnach ergibt sich für das Prinzip der Heilung die einfache Formel: Die Heilung besteht in negativen Zielerfahrungen, die gleichwohl adäquat sind und die sich darum schließlich als positiv erweisen. Und das Problem der Therapie besteht nunmehr darin, dem Patienten derartige Erfahrungen zu vermitteln. Die einzige Situation aber, in der der Therapeut es in der Hand hat, dem Patienten Erfahrungen zu vermitteln, ist die Situation, in der er selbst der Gegenstand für die Erfahrungen des Patienten ist. An ihm, an seinem Mut, seiner Sachlichkeit und seiner Gemeinschaftsfähigkeit muß der Patient erleben, daß hinter allen Zusammenbrüchen noch immer das Leben steht. An der Lebensverneinung seines Erziehers ist der Patient erkrankt, an der Lebensbejahung seines Arztes wird er gesund.

Die negative Spirale: „Rückzug aus Furcht vor Niederlagen, noch schlimmere Niederlagen infolge des Rückzugs, steigende Furcht, weiterer Rückzug, wachsende Niederlagen..." verwandelt sich nun in die positive Spirale: „Weil die Niederlagen das Leben nicht zerstören, sondern nur von Irrtümern reinigen, sind die Gefahren längst nicht so bedrohlich, wie man annahm. Die Scheu vor den Gefahren verringert sich, der Mut wächst, die Sicherungen bilden sich zurück und man macht infolgedessen bessere Erfahrungen als bisher. Dadurch wächst der Mut weiter, man wird umgänglicher und zutraulicher, und macht darum noch bessere Erfahrungen, und der Mut wächst noch mehr."

Mit der gleichen Gesetzmäßigkeit, mit der die Spirale der inadäquaten Erfahrungen den Patienten in die Neurose hineingetrieben hat, schraubt ihn die Spirale der positiven Erfahrungen in die mutige Lebensgestaltung hinein.

II. Der Weg der Heilung.

Die Anwendung dieses Prinzips ergab im Falle D. während einer achtmonatlichen Behandlung die folgenden 3 Phasen des Heilungsverlaufes, die sich ähnlich in den meisten Fällen wiederholen. Sie sollen hier als die Analyse des Krankheitsbildes, die Analyse des Widerstandes und die Synthese der Erfahrung unterschieden werden. In der Praxis waren freilich die Phasen so ineinander verflochten, daß sie sich in jedem Augenblick alle drei zugleich als wirksam erwiesen. Indessen trat in den verschiedenen Stadien der Kur doch jeweils die eine mehr in den Vordergrund, so daß sie sich zum Zwecke der theoretischen Beschreibung annähernd klar gegeneinander abgrenzen lassen.

Die Individualanalyse begann mit der Feststellung des Sachverhalts. Das aber bedeutete gleichzeitig den Abbau der neurotischen Krankheitstheorie, auf die die Patientin sich bisher berufen hatte. Die Krankheitstheorie, deren Quintessenz hieß: „Ich leide, weil die Menschen mich nicht verstehen und darum falsch behandeln", hing aber unlösbar mit dem gesamten Weltbild der Patientin zusammen. Ihr Weltbild mußte sich etwa folgendermaßen darstellen: „Die Welt ist eine Hölle, in der sich die Menschen teils aus Böswilligkeit, teils aus Blindheit gegenseitig verkennen und quälen; und es gibt keine Möglichkeit, das zu ändern".

Diesem tendenziösen Pessimismus gegenüber ließen die therapeutischen Besprechungen, ohne auf den weltanschaulichen Gegensatz einzugehen, das objektive Krankheitsbild hervortreten: die Krankheit ist ein Mittel, um das Ich gegen die Umwelt zu verteidigen, weil man den Mut nicht aufbringt, sich sachlich mit dem Leben auseinander zu setzen. Die Antwort der Patientin hieß selbstverständlich: „Ich würde mich sachlich mit dem Leben auseinandersetzen, wenn ich gesund wäre". Hier tritt also wieder der Zirkel in Erscheinung: Weil ich krank bin, muß ich kranke Methoden in der Auseinandersetzung mit der Wirklichkeit anwenden, nämlich die Symptombildung. Dadurch werde ich noch kränker und dadurch bin ich noch mehr auf die kranken Methoden angewiesen.

Es war leicht, der Patientin klar zu machen, daß dieser Circulus vitiosus ins Verderben führen mußte, sie gab es gern zu, da es Wasser auf die Mühle ihres Pessimismus zu sein schien. Dann aber folgte die weitere Aufklärung, daß der ursprünglichen krankhaften Haltung ein Irrtum zugrunde liege, daß nämlich die Imperative „man muß sich in acht nehmen und man muß etwas darstellen" gar nicht wichtig sind und daß es tatsächlich im Leben auf ganz etwas anderes ankommt. Daran schloß sich von selbst die Forderung, auf Grund dieses Sachverhalts nicht nur theoretisch umzulernen, umzuwerten, sondern auch praktisch das Leben umzugestalten. Denn es gibt keine andere Möglichkeit, als entweder die falsche Lebenstaktik beizubehalten und dadurch immer tiefer in die Qualen der Neurose hinein zu geraten, oder aber die Taktik zu ändern und sich aus den neurotischen Schlingen zu befreien. Es traten also konkrete Forderungen auf, z. B.: Wenn du gesund werden willst, darfst du nicht wegen deiner Symptome die Rücksichtnahme deiner Umgebung verlangen, sondern du mußt trotz deiner Symptome deinerseits auf die Umgebung Rücksicht nehmen. — An dieser Stelle erhoben sich die Widerstände und damit begann das zweite Stadium der Behandlung.

Das Ziel dieses ersten Teiles ist, wie das Ziel der ganzen Behandlung, die völlige Heilung des Patienten. Und wenn die Aufklärung unter Umgehung der anderen Behandlungsphasen ihr Ziel erreicht haben würde, so wäre die Patientin schon hier gesund geworden. Die kausale Krankheitstheorie würde alsdann der Einsicht in den tatsächlichen finalen Sinnzusammenhang der Neurose Platz gemacht haben. Und damit würde die sachliche Einstellung der Patientin zu ihren Symptomen und die Übernahme der vollen Verantwortung für die Krankheit Hand in Hand gegangen sein. Anstatt zu denken: Weil ich Angstanfälle habe, kann ich keinen Beruf ergreifen, würde sie denken: Um keinen Beruf ergreifen zu müssen, produziere ich Angstanfälle. — Aber ein solches Umlernen der Denkweise bedeutet nicht etwa eine Autosuggestion, sondern es bedeutet ein Stück Erkenntnis der Wahrheit. Und die heilende Wirksamkeit einer solchen Erkenntnis übertrifft die der Suggestion um genau so viel, wie die Wirklichkeit die Täuschung übertrifft. Wer hier einwendet, daß doch das Wissen allein bekanntlich niemandem helfen kann, der möge bedenken, daß es sich ja nicht um die intellektuelle Vermittlung eines Wissens handelt, sondern um das bewußte Erleben von Zusammenhängen. Das Erlebnis der Wahrheit aber hat eine unvergleichlich viel größere Wirkung als jede Suggestion, sie wirkt nämlich unentrinnbar, d. h. sie setzt sich um in Erfahrung, sie verändert das handelnde Subjekt. Daß aber soviele Menschen angeblich das Richtige wissen und doch das Falsche tun, rührt daher, daß sie tatsächlich das Richtige nicht wissen, sondern sich nur einbilden, es zu wissen. Hätten sie nämlich den Mut, es zu wissen, so hätten sie auch den Mut, danach zu handeln. Weil ihnen aber dieser Mut fehlt, fehlt ihnen gleichzeitig die richtige Einsicht und das richtige Handeln. Eine solche aus dem Mut erwachsende Einsicht in den objektiven Sinnzusammenhang der neurotischen Symptome ist gleichbedeutend mit dem sogenannten Bewußtwerden des Unbewußten. Diesem Vorgange aber steht als markantester Ausdruck der Mutlosigkeit das entgegen, was wir als Widerstände bezeichnen.

Widerstände sind die praktischen Sicherungen und Arrangements, die der Selbsterhaltung des neurotischen Lebensplanes dienen. Was die Theoriebildung im Abstrakten leistete, das sollen sie im Konkreten leisten; ja sie sind geradezu die Realisierungsversuche, die Tatbeweise für die Richtigkeit der kausalen Krankheitstheorie. Darum ist ihre wichtigste Methode die Verschlimmerung der Symptome. Das Argument nimmt dann die Form an: „Ich gebe mir alle denkbare Mühe, die Krankheit so anzusehen, wie Sie es verlangen, ich glaube also, daß ich selbst auf dem Wege über meine Affekte meine körperlichen Symptome fabriziere, und ich versuche Tag für Tag, diese Affekte zu vermeiden, aber es gelingt nicht. Das Wollen habe ich wohl, aber das Vollbringen finde ich nicht. Im Gegenteil, die Krankheit wird immer schlimmer. Also muß Ihre Anschauung falsch sein".

Auf diese Weise wäre nicht nur der neurotische Lebensplan gesichert, sondern sogar ein Sieg und damit eine Verstärkung des neurotischen Finale gewonnen, nämlich der neuerliche Beweis, daß gegen eine solche Krankheit alle Methoden versagen. Die Patientin wäre wieder um einen Grad unglücklicher und bedauernswerter geworden, und ein neuer Arzt (in unserem Falle der 34.) wäre zur Strecke gebracht. Ließe sich der Arzt also durch die Verschlimmerung irreführen oder gar entmutigen, so wäre die Behandlung gescheitert.

Der Weg zur Heilung führte vielmehr über die sorgfältige Entlarvung des Widerstandes. Und diese lautete etwa: „Wäre der Mut zum Leben vorhanden, so wären die Symptome längst eingetrocknet. Da der Mut nicht vorhanden ist, muß jeder Versuch, den Festungsgürtel der Sicherungen zu durchbrechen und den Menschen schutzlos dem Leben gegenüberzustellen, zu einer Verstärkung der Sicherungen führen. Also ist die Verschlimmerung des Leidens ein Beweis, daß das scheinbare Gleichgewicht des neurotischen Lebensplanes schon erschüttert ist“.

Freilich gelang es der Patientin, diese Aufklärung als eine persönliche Kränkung anzusehen, und das gab den geeigneten kausalen Unterbau ab, um in der Person des Therapeuten den typischen, böswillig mißverstehenden Partner wieder zu erkennen, der gegen das Unrecht der Umgebung blind ist und alle Schuld der Patientin selber beimessen möchte. Gleichzeitig traten Schikanen, Verleumdungen, ja sogar Beleidigungen auf. Die geeignete Antwort fand sich aber auch hier nicht aus der Frage, ob das Verhalten der Patientin richtig oder falsch sei, sondern nur aus der Überlegung, wozu sie sich so verhielt.

Zweifellos handelte es sich um Versuche, die Überlegenheit über den gefürchteten Gegner doch noch zu erlangen. Und das wäre erreicht, wenn der Therapeut durch irgend ein Zeichen von Ungeduld, Verlegenheit oder Gereiztheit sich mit den von ihm vertretenen Anschauungen in Widerspruch setzte. Damit nämlich hätte die kausale Krankheitstheorie einen außerordentlich wichtigen Zuwachs an Beweismaterial erhalten.

Aber es gelang, auch diese Klippe zu umsegeln. Indessen blieb auch nun noch ein Weg zur Rettung der Neurose offen: das scheinbare Bündnis mit dem Arzte, die Anerkennung aller seiner Darlegungen, die Besserung einiger peripherer Symptome und der Fortbestand des neurotischen Kernwerks, nämlich der völligen Lebensunfähigkeit. Diesmal war es der Versuch, die Analyse selbst als Mittel in den Dienst des neurotischen Finales zu stellen. Denn auch sie kann, wenn sie erst als unentbehrlich erscheint, den Patienten genau so vor dem Beruf und dem Leben schützen, wie ihn bisher seine Anfälle geschützt haben. Das Hauptsymptom wird dann, wie der Patient C sich ausdrückte, die Analysitis.

Es gibt innerhalb der Widerstandsanalyse nichts, was diesem Prozeß ein Ende machen könnte. Sie kann nur Verschiebungen der Symptome, nicht aber ihr völliges Verschwinden erreichen. Eine Heilung kommt erst durch die dritte Phase der Behandlung zustande, durch die Synthese der Erfahrung, die die eigentliche Ermutigung bildet.

Ein wesentlicher Teil dieser Erfahrung ist dem Patienten allerdings implizite und unvermerkt schon während der Widerstandsanalyse übermittelt worden. Nämlich die Erfahrung, daß es auch eine andere Verhaltungsweise gibt, als die kämpferische oder fluchtbereite, auf Selbstbewahrung und heimliche oder offene Überlegenheit eingestellte Haltung der Neurose. Der Arzt ist der erste Mensch, an dem der Patient diese Haltung studieren kann. Denn hätte er schon früher die Gelegenheit gehabt, eine solche Erfahrung gründlich zu machen, so wäre er schon früher gesund geworden. So wild er auch anfangs gegen die unbeirrbare Freundlichkeit des Therapeuten ankämpfen mag, er sieht doch wieder und immer wieder, daß jede Waffe unwirksam wird, wenn der Partner sich nicht auf den Kampf einläßt, sondern die Gemeinschaft mit dem Angreifer aufrecht erhält.

Was der Patient hier lernt, ist genau das Gegenteil von dem, was er in der frühesten Kindheit gelernt hat. Im Falle D war das Ergebnis der kindlichen Lehrzeit: „Man muß sich in acht nehmen und man muß etwas darstellen". Nun überzeugte sich die Erwachsene, und zwar nicht mehr durch theoretische Überlegungen sondern durch praktische Erfahrungen davon, daß man sich weder in acht zu nehmen, noch etwas darzustellen braucht, sondern daß es nur darauf ankommt, sachlich die Aufgaben zu lösen, die das Leben gerade stellt.

Das fundamentale Erlebnis, in dem die Verzweiflung (vom Standpunkt der Neurose aus) und das Erwachen von Mut und Vertrauen (vom Standpunkt der Gesundheit aus) zusammenfallen, vollzieht sich manchmal in krisenhafter Ballung, wie im Falle C am Problem des Selbstmordes, oder aber wie im Falle D auseinandergezogen in zahlreichen Einzelerfahrungen, zwischen denen eben soviele Rückfälle und Widerrufe liegen. Diese Teilbefreiungen waren bei der letztgenannten Patientin nach einem einheitlichen Schema gebaut. Sie begannen in einer Situation, in der die Patientin mit Hilfe arrangierter Leiden eine gewaltige Explosion von negativen Affekten zur Entladung bringen wollte. Sie erwartete, daß der Therapeut doch dieses Mal aus dem Gleichgewicht geraten werde. Und wenn er die Dinge, die sie so stark erregten, in die banale Finalität der Widerstände auflöste und nicht den geringsten Grund fand sich darüber zu ereifern, so produzierte sie einen Angstanfall. Und wenn der Therapeut auch hier nicht gerührt wurde, sondern ruhig blieb, weil er den Zusammenhang durchschaute, lief sie fort mit der Erklärung, er sei so verständnislos, daß er ihr unmöglich helfen könne. Aber nach zwei Tagen kam sie wieder und hatte eine Einstellung zu den Dingen genommen, die der Sachlichkeit um ein gutes Stück näher lag als ihr voriges Verhalten. Aber sie versicherte, daß sie auf eigene Faust, ohne das Dazutun des Arztes, und vielleicht sogar im Gegensatz zu ihm, zu dieser Umstellung gelangt sei.

Hier den wahren Hergang aufdecken, hätte bedeutet, die Wahrheit in den Dienst des therapeutischen Geltungsbedürfnisses zu stellen. Mochte sie ihre Sinnesänderung ausschließlich ihrer eigenen Leistung zuschreiben und so ihrem Geltungsdrang noch einen Lorbeerkranz gewinnen. Das ist die goldene Brücke, die der Therapeut dem abziehenden Feinde mit gutem Gewissen bauen kann. Seine Achtung vor dem Patienten bleibt darum unverändert.

Erlebniskritisch betrachtet, hat sich dabei folgendes ereignet: Die Patientin hat das Versagen ihrer neurotischen Waffen erlebt. Der Arzt, den sie zum Gegner machen wollte, blieb unberührt. Das ist für sie eine Niederlage, sie fürchtet, sich lächerlich gemacht zu haben, und das wäre für sie gleichbedeutend mit Vernichtung. Darum kommt sie wieder, in dem Bestreben, die Scharte auszuwetzen und verkündet ihren Übergang zu einer neuen Lebensauffassung wie einen gewaltigen Triumph. Da aber erlebt sie, daß sie gar keine Niederlage erlitten hatte, daß sie gar nicht lächerlich war, daß also für die Angst vor dem Vernichtetsein kein Grund vorlag. Kurz, sie erlebt, daß man Fehler machen kann, ohne darum sterben zu müssen. Sie macht die positive Erfahrung, daß negative Erfahrungen nicht immer inadäquat sind. Denn ihre Gemeinschaft mit dem Arzt und die Achtung und Sympathie zwischen ihnen besteht weiter, so töricht sie sich auch benommen haben mag. Damit ist ihre maßlose Scheu vor Niederlagen gebrochen. Ihre Sachlichkeit und ihr Mut beginnen langsam zu wachsen. Die positive Spirale ist im Gange und schraubt sie in immer positivere Erfahrungen hinein. Gleichzeitig bröckeln die Widerstände ab und die objektive Einsicht in die Sinnzusammenhänge ihrer Krankheit, der nun nichts mehr im Wege steht, setzt sich immer energischer durch. So erweist sich auch hier, daß die zentrale Qualität, von der die Steigerung oder Verminderung aller anderen Lebensvorgänge abhängt, der Mut ist. Der Mut des Mutlosen aber entfaltet sich unweigerlich im Zusammensein mit einem mutigen Menschen.

D. Ergebnis.

Das Ergebnis der vorliegenden Untersuchung läßt sich in drei Sätze zusammenfassen:

1. Neurasthenie und Hysterie sind Formen der allgemeinen Neurose, die als eine endemische, übertragbare Krankheit angesehen werden muß und deren Wesen in dem zwangsläufigen Übergreifen der Lebensverneinung von der einen Generation auf die andere besteht.

2. Alle neurotischen Symptome sind Ausdrucksformen der Lebensverneinung, wobei die gegebenen körperlichen und sozialen Verhältnisse im Dienste der Verneinung ausgenutzt werden.

3. Ihre Beseitigung gelingt nur, wenn an Stelle der Verneinung die Bejahung, an Stelle der Mutlosigkeit der Mut sich entfaltet; aber die im Patienten frühzeitig unterdrückte Bejahung muß durch ermutigende Erfahrungen im ständigen Ankämpfen gegen Sicherungen und Widerstände allmählich wachgerufen werden; und zwar ist die Voraussetzung für das Zustandekommen solcher Erfahrungen die einsichtige, sachliche und gemeinschaftsfähige Persönlichkeit eines Therapeuten, der das Leben von Grund aus bejaht.

Die Zwangsneurose.

Von

Dr. Leonhard Seif, Nervenarzt, München.

Hineingestellt in den Strom des Lebens, in die eherne Notwendigkeit alles Geschehens, die ihn nicht nur fördert, sondern auch einengt und bedroht, finden wir den Menschen, soweit wir geschichtlich von ihm wissen, in einem Gefühl der Unsicherheit und dauernden Auseinandersetzung mit dieser Notwendigkeit und sehen ihn in einem unablässigen Ringen bestrebt, Macht über sie zu gewinnen, sie niederzuzwingen, sich dienstbar zu machen oder sich ihr zu entziehen, jedenfalls aber seine Sicherheit, Freiheit und Unabhängigkeit gegen sie zu behaupten. Mannigfaltig waren und sind die primitiven und fortgeschritteneren Wege und Versuche der Menschheit, jene Angst unwirksam zu machen, den Lebensmut zu heben, das Gefühl der Freiheit und der Lebbarkeit des Lebens zu retten. Technik, Zauberei, Religion, Aberglaube, Glaube, Wissen, Philosophie, Ethik, Recht, sozialer Zusammenschluß und Arbeitsteilung und schließlich das Streben nach einer inneren Freiheit des Geistes gegenüber dem äußeren Schicksal kennzeichnen den „normalen"' Weg des mutigen Menschen und der Gemeinschaft, die durch tatkräftige Hingebung an die Forderungen des Lebens und der Erde das zur Erhaltung und Entwicklung Nötige und Mögliche verwirklichen, dankbar für das Erreichte und in versöhnter Resignation gegenüber dem Unabänderlichen.

Zwang [1] und Notwendigkeit sind nicht identisch. Notwendigkeit braucht kein Gegensatz zur Freiheit zu sein, sondern geht mit ihr zusammen, wenn es gelingt, die Notwendigkeit („Logik des Lebens", wie Adler sagt) zu einer Sache der Freiheit (aus der „Sache der Pflicht eine Sache der Neigung" [Schiller]) zu machen. Erst der äußere menschliche Zwang „führt" dazu, Notwendigkeit und Lebensbedingungen mit dem Zwang zu verwechseln. Nur Zwang und Freiheit sind kontradiktorische Gegensätze, bestimmen sich gegenseitig negativ: Zwang als die Abwesenheit von Freiheit, Freiheit als die Abwesenheit von Zwang. Der den Zwang übt, wird zum „Herrn", nimmt sich das „Recht" und „Vorrecht." Der den Zwang erleidet, wird zum unfreien „Sklaven", hat nur „Pflichten". Würde Gleichberechtigung gelten, so wäre nicht Zwang, nicht Herren noch Knechte, sondern Freie und Gemeinschaft. Dann würde „Rechte haben" heißen: „Pflichten haben" und die „Rechte der Anderen achten", um ihre Achtung vor dem eigenen Rechte zu ermöglichen. Zwang aber ist Mißachtung der „Würde der Person" (Kant), der Freiheit und des Rechtes des Mitmenschen und erzeugt durch Gebote, Verbote, Drohungen, Strafen jene allgemeine, alles vergiftende Atmosphäre des kritiklosen Pessimismus, der Angst, Mutlosigkeit, Überempfindlichkeit und Verantwortungsscheu gegen alle Bindungen, Grenzen und Gesetze und reaktiv in ihrem Gefolge — als vermeintlichen Schutz und Ausgleich — alle Züge des Ressentimentscharakters: Furcht, Neid, Rachsucht, Überheblichkeit, unbändig gewordenen Freiheitsdrang und den anarchischen Widerwillen gegen alle Einordnung in die realen und notwendigen Forderungen des Zusammenlebens.

---

[1] Seif (240).

Als Wege, wie die, durch Gemeinschaft, Freiheit und Gleichberechtigung das Problem des Zwanges zu lösen, charakterisieren sich auch die schwachmütigen Wege der Neurose, Psychose, des Selbstmordes, der Perversionen und des Verbrechens. Der Unterschied beider Wege besteht nur darin, daß der erste das volle, fruchtbare und lebendige Leben bedeutet, dieser letztere aber mehr oder minder die Unfruchtbarmachung, Selbstzerstörung des Lebens und die Verewigung der Angst.

Zwischen beiden Wegen liegen und dürfen nicht übersehen werden noch die mannigfaltigen „normalen" Vorstufen des Abnormen. Das Leben wohl der meisten Gesunden zeigt mehr oder minder Spuren eines solchen „Gegenzwanges" gegenüber einem — wenn auch noch so leise empfundenen — Zwang, „völlig da zu sein" und „ganz" an den Augenblick und die Gegenwart sich hinzugeben: Gewohnheiten, Sitten, Pedanterien, Zwangsausdrucksbewegungen der Finger, Hände, Beine, der Mimik und Gestikulation oder einen Zwang, Fenster, Stockwerke, Türen, Häuser, Treppenstufen, Flecken, Linien und Formen auf dem Teppich, auf dem Fußboden oder Silben usw. zu zählen, Symmetrien aufzusuchen, von einer Melodie stunden- und tagelang besessen zu sein usw. Die Ursache solcher mehr oder minder geringen „Anwesenheit", also „Distanz", liegt in der Erschütterung der Gemeinschaft, dem Mangel an Verbundenheit und Kameradschaftlichkeit, den Störungen des Liebes- und Ehelebens, der Verleidung und Erschwerung der Arbeit und Zusammenarbeit, ja der nackten Existenz überhaupt, so daß die „volle Hingebung an die berechtigten Forderungen des Zusammenlebens", an das Hier und Heute, nur zu leicht als mehr oder minder peinlicher Zwang aufgefaßt wird. Alles als Folge politischen, wirtschaftlichen und kulturellen Zwanges, in der Kinderzeit des autoritären Zwanges des Elternhauses, dessen Druck schon dem Kinde das Zusammenleben und die Mitarbeit erschwert und sein Ausweichen oder seinen Gegendruck provoziert.

Auch die schöne Literatur ist an der Erscheinung solcher Zwangshandlungen nicht vorübergegangen. Adler [1] erzählt drei Fälle: Als ersten die Lebensgeschichte des verschwundenen Romantikers v. Sonnenberg, der ein trotziger, ehrgeiziger, ungebärdiger Junge und in häufigem Konflikt mit seiner Umgebung war, an dem Symptom des Gebetszwanges litt und zwar meistens während der Unterrichtsstunden, so daß der Unterricht oft stockte und unterbrochen werden mußte.

Der zweite Fall betrifft Jean Pauls „Schmelzle's Reise nach Flaez", der zahlreiche Zwangshandlungen beschreibt, u. a. den Zwang des Helden, in seiner Kinderzeit plötzlich laut „Feuer!" zu schreien, was leicht Paniken hervorrufen konnte.

Im dritten Fall in Vischers „Auch Einer" ist die ganze Weltanschauung des Helden auf Nieszwang und Schnupfen aufgebaut.

Einen vierten Fall finde ich in L. Richters „Erholungsreise" (Nicolaische Verlagsbuchhandlung, Berlin), einem humoristischen Repetitorium der Wahrheiten und Weisheiten der Individualpsychologie, mit einem Zahlenzwang und Zauber, um sich der Frau zu entziehen, die man mit allen Kräften zu suchen scheint.

Der Übergang zur Neurose ist hier ein fließender. Neurose ist mehr minder Angst und Flucht vor fremdem Einfluß, jedem äußeren wirklichen oder vermeintlichen Zwang, erbitterter Kampf um Freiheit, Unabhängigkeit und gleichzeitig ein ungeheurer offener oder verschleierter Zwang und Druck auf die

---

[1] Adler, Alfred: Die Zwangsneurose in „Praxis und Theorie der Individualpsychologie" (7). — Ebenda: Zur Funktion der Zwangsvorstellung als eines Mittels zur Erhöhung des Persönlichkeitsgefühles.

Umgebung, um aber, selbst frei vom Zwange der Umgebung, das letzte Wort zu haben und die anderen festzulegen auf alle möglichen Wünsche und Forderungen. Schon die Angst vor dem Zusammensein und Alleinsein deckt den Zwangscharakter auf. Denn sie tritt nur dort auf, wo das Zusammen- und Alleinsein als ein Zusammen- und Alleinsein-„Müssen" empfunden wird, so daß auch die Freiheit und Selbständigkeit der anderen zum quälenden Zwang wird, wie überhaupt alles, was nur irgendwie, wenn auch noch so entfernt, nach einem „Müssen", „Sollen", einem „Nichtandersdürfen" aussieht. So bedeutet auch der Nebenkriegsschauplatz neurotischer, spielerischer, phantastischer Betätigungen nur solange Freiheit, als der Hauptkriegsschauplatz der Betätigungen in der Gemeinschaft als herabsetzender Zwang und als Freiheitsberaubung erlebt wird. Sowie der Nebenkriegsschauplatz zum Hauptkriegsschauplatz wird, Einer z. B. die Malerei, die er bisher nur nebenbei frei und spielerisch ausübte, zum Berufe macht, wird auch die Freiheit zum Zwang, wie der ersehnte freie Sonntag oder die Ferien, wo man nun wirklich tun könnte, was man während der Woche so gerne wollte. Das Ende ist: Schließlich doch glücklich den Sonntag zu verbummeln und „nicht dazu zu kommen" und den nächsten Sonntag dasselbe Spiel fortzusetzen. Die Neurose sucht zwar Leistungen, Bemühungen und Opfer der Umgebung zu erzwingen, aber von der als Zwang fingierten, von den Anderen erwarteten Leistung sich selbst zu absolvieren. Auf derselben Linie liegt alles nervöse Aufschieben und Zuspätkommen.

So ist Alles an der Neurose eigentlich Zwang: das Ziel, „Herr", „oben" zu sein, die Angst, Sklave, „unten" zu sein (wie Adler so schön es ausdrückt: „Der Nervöse verstrickt sich in den Maschen seiner Fiktion") und zwangsläufig das ganze neurotische System der Mittel, so daß man geradezu jede Neurose eine „Zwangsneurose" heißen könnte.

Was der eigentlichen Zwangsneurose diesen Charakter in ganz besonderem Maße verleiht, ist, daß hier der Zwang selbst ausgesprochen als unmittelbar gefühlter Zwang und Symptom das einheitliche Krankheitsbild beherrscht und zwar in den verschiedensten Formen, als Zwangsvorstellungen, -Gefühle, -Impulse und -Handlungen:

Als Denk-, Grübel-, Spiel-, Melodie-, Riech-, Blick-, Hör-, Berührungs-, Bewegungs- (Tic-), Stotter-, Wasch-, Eß-, Hunger-, Lach-, Wein-, Masturbations-, Schlaf-, Schlaflosigkeits-, Perversions-, Gebets-, Buß-, Gelübde-, Lästerungs- (Koprolalie-), Ordnungs-, Symmetrisierungs-, Pünktlichkeits-, Rettungs-, Zerstörungs-, Trink-, Eifersuchts-, Wiederholungs-, Zeremonien-, Orakel-, Sanktionen-, Stehl- (Kleptomanie-), Selbstmord-, Mord- usw. -Zwang.

Die Zwangsneurose ist wie jede Neurose die Ausdrucksform des Ehrgeizes eines Entmutigten. eine abwegige Stellungnahme zu den Aufgaben des Lebens und der Erde, der Geselligkeit, des Berufes, der Liebes- und Ehefrage, also eine soziale Erkrankung. Sie ist, ganz gleichgültig, welche Zwangsform die Konstellation der Kindheits-„Position" (nicht „Disposition") nahelegt, eine Störung des Verhältnisses von Mensch zu Mensch.

Haltung und Stimmung des Zwangsneurotikers tragen durchwegs den Charakter der Ängstlichkeit, der Jagd nach „Macht und Schein", der Selbstquälerei, mangelhafter Menschenliebe und Freundschaftsbeziehungen, der Unnahbarkeit, kämpferischen Abwehr und Kontaktangst eines Menschen, der frühzeitig das Vertrauen in seine Kräfte und Fähigkeiten und auch in die Vertrauenswürdigkeit und Zuverlässigkeit der Umwelt verloren hat, mit einem Worte der Distanz zu den gesellschaftlich notwendigen Aufgaben. Dies ergibt sofort die Antwort auf die Frage: „Was würden Sie tun, wenn Sie gesund wären?", wo der Kranke gerade die Aufgabe verrät, vor der er in den Zwang abbiegt.

Die Zwangsvorstellungen und -impulse („imperative ideas", wie der treffende englische Ausdruck lautet) sind charakterisiert durch zwei Teile, die sich gegenseitig bedingen: 1. Schaffung der Schwierigkeit, der Vorstellung, des Impulses, 2. Überwindung, Abwehr, Kampf dagegen. Der Kampf des Patienten gilt 1. der gefürchteten Einordnung in die Forderungen des Gemeinschaftslebens und der verantwortungslosen Enthebung von ihnen, 2. der Verohnmächtigung der vermeintlichen oder wirklichen Widersacher und 3. der Erpressung von Privilegien. Schon, daß er es schwerer hat als alle anderen, bedeutet seinem unstillbaren Ehrgeiz eine vorläufige Abschlagssahlung. Geht es auch nicht mit der „Heldenrolle", so doch mit der „Märtyrerrolle"!

Die übliche Auffassung der Zwangsvorstellungen als „Vorstellungen, denen als etwas völlig Sinnlosem die Persönlichkeit mit ihrem ganzen Wissen und Willen ablehnend gegenüberstehe", ist nicht ganz zutreffend, wie die Erfahrung bei allen jenen Fällen beweist, wo das abgewehrte Sinnlose schließlich zur Ausführung kommt, die wie eine Befreiung empfunden wird, z. B. beim Masturbationszwang: Gehorsam gegen Gottes- und Menschengebote und -verbote, kämpft der Patient unablässig und verzweifelt gegen die ebenso unablässige Versuchung des Zwanges, um ihm schließlich doch in siegreichem Trotz zu erliegen. Und erst, wenn der Sieg der trotzigen Gebotsübertretung dialektisch in das Gefühl der Niederlage, in die Angst vor den Folgen gegenüber Gott und Menschen umschlägt, stellen Reue, Gewissensbisse, Schuldgefühle und gute Vorsätze den gefährdeten Kontakt durch Unterwerfung wieder her und befestigen ihn neuerdings durch Zwangsvorstellungen und Abwehrzwang — bis zur nächsten Auflehnung. Der Kranke benimmt sich so, als ob er durch seinen langen Kampf sich und der Welt seinen „guten Willen" beweisen wollte und nun aus ihm „das Recht, seine Zwangssymptome zu produzieren" (Adler) herleitete. Die Fadenscheinigkeit seiner Argumentation wird erklärlich, wenn man erwägt, daß er Angeklagter, Kläger und Richter in einer Person ist.

Der innere Kampf eines solchen Menschen drückt also aus, wie die Prinzipien des „Guten" und „Bösen", des Egozentrismus und des Gemeinschaftsgefühles miteinander ringen, wie er sich zum heißumstrittenen Tummel- und Kampfplatz zwischen Gott und dem Teufel macht, um sich bald auf die eine, bald auf die andere oder, was dasselbe ist, auf gar keine Seite zu schlagen (Nestroys Holofernes: „Nun wollen wir mal sehen, wer stärker ist: Ich oder Ich!"). Hier handelt es sich um Menschen, die weder den Mut zum Guten noch zum Bösen haben, aber von Beiden kampf- und kostenlos nur das „Angenehme" haben, um alles „Unangenehme" dagegen wie: Risiko des Kampfes, Opfer, Verantwortung, Folgen usw. sich gerne drücken möchten (Peer Gynt und der Knopfgießer). Auffallend ist die „Tendenz zur absoluten Konfliktslosigkeit"[1] des auf Hedonismus, nicht auf „den allgemeinen Nutzen" eingestellten Kranken.

Dieselbe Ambivalenz wie Zwangsvorstellung und -impuls bietet ein anderes Symptom der Zwangsneurose: der Zweifel. Der Zweifel ist ein „seelisches Hin- und Her", ein charakteristischer Rhythmus von „Ja und Nein", von „Rückwärts und Vorwärts", das auch motorisch in den Ausdrucksbewegungen seine Darstellung findet. Der Patient stößt z. B. auf dem Spaziergang auf einen Wurm am Wege. Sein „Mitleid" fordert, daß er ihn ins Gras lege, um ihn vor dem Zertretenwerden zu schützen. Die Respektierung der freien Beweglichkeit des Wurmes aber, daß er ihn liegen lasse. Lange schwankt er;

---

[1] L. Seif: Über die Tendenz zur Konfliktlosigkeit im Leben und in der Neurose. Zeitschr. f. Individualpsychol. 2. Bd.

schließlich siegt der Entschluß, ihn liegen zu lassen, hinter der Maske der Achtung vor der Freiheit des Wurmes die versteckte „Grausamkeit", die ihn einem ungewissen Schicksal überläßt.

Die wesentliche Aufgabe des „Zweifels" ist: Die Arbeit und Entscheidung hinauszuschieben oder kurz vor der Entscheidung ein künstliches Hindernis einzuschalten (z. B. Angst. Angst, Zwang und Zweifel sind nahe verwandt, können einander ersetzen oder gegenseitig verstärken. Ihr Zweck, das Abrücken von der Aufgabe, ist der gleiche), oder angefangene Arbeiten wieder abzubrechen (Penelope) und in unnützlicher Tätigkeit die Zeit zu vertrödeln. Häufig finden sich Träume vom Zuspätkommen oder eine „Wenn"-Konstruktion: „Was würde ich leisten, wenn …" (z. B. „mich nicht dieser Zweifel quälen würde, wenn ich wüßte, was ich tun soll!"), die der Lebenslüge, der Eitelkeit so lange zu dienen haben, bis sich der Patient mit seinem nervösen Lebensplan ehrlich auseinandergesetzt hat.

Ein nicht seltenes Zwangssymptom sind die „Sanktionen", ins Übermenschliche gerückte „Wenn"-Konstruktionen, die das Ziel zauberhafter, grenzenloser, gottähnlicher Macht, der „Allmacht" (Freud[1]), jeden äußeren Zwang zu brechen, Herr über Leben und Tod zu sein, aufs Schärfste zur Darstellung bringen, den „eigenen" Willen also über jeden anderen setzen, z. B. „Wenn ich noch eine Zigarre rauche, wird meine Mutter sterben" oder: „Wenn ich dem Rufe meines Chefs folge und in den Hof hinabgehe, wird meine geisteskranke Braut nie mehr aus der Irrenanstalt herauskommen und gesund werden." Der Sinn ergibt sich sofort aus der positiven Fassung: „Wenn ich dieses oder jenes tue oder unterlasse, wird z. B. diese oder jene Person gesund aus der Irrenanstalt kommen oder nicht sterben."

Auf derselben Linie liegt die „Verantwortungsangst": z. B. „Wenn ich diese Orangenschalen in dem Gepäcknetz des Eisenbahnwagens liegen lasse, können sie herabfallen, jemanden verletzen und dadurch die unabsehbarsten Folgen nach sich ziehen, die vielleicht sogar noch irgendeinen Herrn in China in Mitleidenschaft ziehen (siehe im Nachfolgenden Fall 5!). Oder: Dort liegt ein Stein, er kann herunterfallen und jemanden töten; die Menschen wissen es nicht, wenn ein Unglück geschieht, bin ich dafür verantwortlich." Der Patient ist in jenem Augenblick „für die ganze Welt verantwortlich". Hinter dem „Rettungszwang", der übertriebenen, überzarten Rücksicht wird deutlich sichtbar das Leitbild der „fehlerlosen Heiligkeit und Allmacht", der Ehrgeiz. Auch der asketisierende Bußzwang, ferner der Wasch-, Gebets- und Grübelzwang verraten dieselbe Tendenz: „Ich bin opferfähiger, reiner, frömmer, gründlicher als Andere!"

Sehr bemerkenswert ist die Kontreminierung der Neigung zur Gewalttätigkeit: der stark moralisierende Einschlag der Zwangsneurose, den sie mit der Melancholie gemeinsam hat. Er ist das Symptom des Kampfes zwischen Egozentrismus und Gemeinschaftsgefühl, zwischen unsachlichem, „persönlich" gefärbtem Gehorsam und Trotz einerseits und „sachlicher" Einordnung andererseits und gelangt zum markantesten Ausdruck in der übertriebenen „Gewissenhaftigkeit" des Patienten, der die „Gebote und Verbote, Schuld- und Reuegefühle", die Gewissensbisse als Hüter und Sicherung vor dem Sturz beigesellt sind. Die Gewissenhaftigkeit scheint in den meisten Fällen geradezu das Primärsymptom der Zwangsneurose zu sein, das schon sehr frühzeitig in der Kindheit auftritt, wo es vom Kinde als wertvolles

---

[1] S. Freud: Über einen Fall von Zwangsneurose. Jahrbuch f. psychoanalyt. u. psychopath. Forschungen. I. Bd. Wien: Deuticke.

Mittel seines Geltungsstrebens in seiner Umwelt erlebt wird. Daher wird es auch verständlich, daß auffallend viele „Musterkinder" und „Musterschüler" zum Kontingent der Zwangsneurose gestellt werden. Auch die Hausfrauen-Psychose in all ihren mannigfaltigen Abschattierungen gehört hieher, die Pedanterie des Ordnungs-, Reinlichkeits- und Pünktlichkeits-Fimmels („ordentlicher, reinlicher, pünktlicher als alle Anderen"), deren ewig nörgelnde Haltung alles Familienleben zur Hölle machen kann. Die häufige und moralisierende Gleichsetzung von Kot und Sexualität mit Schmutz und Sünde (Jones[1]), hinter der meist Organminderwertigkeiten des Magen-Darm- und Urogenitaltraktes stehen, folgt nur dem gewöhnlichen Sprachgebrauch.

Wie eine Karikatur religiöser Kulthandlungen mutet der Zeremonien-Zwang an, diese Mischung von mimischen und seelischen Ausdrucksformen, von Zauberei, Beschwörung, Aberglauben etc. mit der Bestimmung, das Schicksal zu meistern („corriger la fortune"), Vorteile zu sichern, Nachteile zu meiden.

Wer sich von dem oberflächlichen Eindruck verführen ließe, die Zwangsneurose sei ein mehr passives Gebilde, würde sich irren. Die Kranken lassen sehr häufig einen gewissen Zug von Aktivität nicht vermissen (Adler). Sie zeigen allerlei Ansätze dazu, mit den Fragen des Berufes, der Geselligkeit und Liebe sich auseinanderzusetzen und haben in einzelnen dieser Gebiete oft bedeutende Ergebnisse zu verzeichnen.

Eine Tendenz hat die Entmutigung des Zwangsneurotikers mit den meisten anderen Neurosen, wenn auch in noch schärferer Ausprägung, z. B. beim Grübelzwang, beim Zweifel usw., gemeinsam: Denken an Stelle von Handeln zu setzen. Dieses „Zerdenken" des gefürchteten Handelns bildet einen Teil seines selbstgeschaffenen „Käfigs" und dient dem Ausweichen vor den Erprobungen des Lebens, dem Zeitvertrödeln, dem „Pathos der Distanz". Der Patient ist ein starker, wenn auch armseliger „Theoretiker", aber ein schlechter Praktiker.

So sehr auch die Zwangsneurose eine verhältnismäßig in sich abgegrenzte Krankheitsform ist, spielen doch einzelne ihrer Symptome, z. B. Zwangsvorstellungen, Bewegungen, Hemmungen, in andere Neurosen und auch Psychosen hinein: z. B. in die Angstneurose (auf die Verwandtschaft von Angst und Zwang als gegenseitig ersetzbar wurde schon hingewiesen), in die Phobien z. B. Platzangst, Syphilidophobie usw., in die Hypochondrie (z. B. Schluckhemmung[2]. Oder z B. ein Patient sagt: „Ich muß immer denken: Wenn ich diese Reise nicht gemacht hätte, so wäre es mit dem Herz und den Nerven nie so schlimm gekommen." Der Patient schafft hier zu seiner Rechtfertigung unerfüllbare Bedingungen, über deren Änderung er nur allein verfügt), in der Hysterie, vor allem aber in den zahlreichen Tics und Beschäftigungsneurosen (Schreib-, Violin-, Klavierspielerkrampf usw.). Errötungszwang findet sich nicht selten bei paranoiden Störungen. Ausgesprochene Zwangssymptome, Zwangsvorstellungen und Zwangsimpulse (z. B. Mord- und Selbstmordzwang, „unwiderstehliche Triebhandlungen") Bewegungen oder deren Hemmung vervollständigen häufig das Bild der Melancholie und Schizophrenie (hier neben Zwangsvorstellungen die Symptome des Negativismus, der Stereotypien usw.) und führen oft zu den Erscheinungsformen der verschiedenen Narkotismen (Alkohol, Morphium, Schlafmittel usw.) oder durchsetzen sie.

Wer ein Gefühl hat für die Ästhetik der Logik, kann nicht eine Bewunderung unterdrücken für den lückenlosen und harmonischen Aufbau dieser Krankheits-

---

[1] E. Jones: Einige Fälle von Zwangsneurose. Jahrb. f. psychoanalyt. u. psychopath. Forschungen. 5. Bd. Wien: Deuticke.
[2] L. Seif (241).

form, deren Fehler sich dem kundigen Auge nur in der „irrtümlichen" Voraussetzung offenbart. Eine Zwangsneurose zu entwickeln ist keine leichte Sache.
Sie erfordert ein langes Training und großen Kraftaufwand.

Die Ursachen der Zwangsneurose sind im allgemeinen dieselben wie
bei den übrigen Neurosen (siehe Wexbergs Artikel in diesem Handbuch!).
Die Zwangsform der Neurose ergibt sich gewöhnlich als eine irrtümliche, also
nicht notwendige, aber begreifliche Folge des autoritären Familien- und Schul-
zwanges, der den Gegenzwang des „offenen oder versteckten Kampfes" gegen
alle, nun als vermeintlicher oder wirklicher Zwang oder Angriff gewerteten
Erwartungen oder Haltungen der Umwelt reaktiv auslöst. Es ist jedenfalls
eine beachtenswerte Tatsache, daß sich in der Vorgeschichte schwer nervöser
Erkrankungen, wozu die Zwangsneurose und die ihr in vielem nahestehende
Melancholie gehört, häufig eine zu strenge oder gar böse Person findet. Außer
der strengen, besonders stark moralisierenden, religiösen, lieblosen oder ver-
nachlässigenden Erziehung (es kann auch „Zuckerbrot und Peitsche" gemischt
sein), die die für die Weiterentwicklung des Kindes wichtige und
unerläßliche Verwurzelung im Gemeinschaftsboden hemmt und die
Umwelt als so feindlich empfinden läßt, daß man ihr nahe zu kommen sich hüten
müsse, spielt für die Entstehung der Zwangsneurose eine große Rolle die Stellung
in der Abfolge der Geschwister: ob ältestes oder jüngstes, einziges Kind, mitt-
leres Geschwister oder einzelnes Mädchen unter lauter Knaben. Entscheidend
ist der Grad des empfundenen Druckes in der Familie und des daraus resultierenden überkompensierenden Gegendruckes und Geltungszwanges. Auch
Organminderwertigkeiten, zumal des Magen-Darm- oder Urogenitaltraktes, sind
von Einfluß.

Die Prognose der Zwangsneurose hängt in erster Linie ab von dem
Grade, der Intensität und dem Umfange der Entfaltung des Gemeinschaftsgefühles, also der Verknüpfung mit der Wirklichkeit und ihren Aufgaben und
parallel damit von dem dieser entsprechenden Grad, der Intensität und dem
Umfang der Zwangserscheinungen. Andererseits — als der „conditio sine qua
non" der Behandlung und Heilung — von dem Grad des Unbefriedigtseins
über ein derartiges Leben, des Darunterleidens und von der Stärke des „Ände-
rungs-Willens. Erst, wenn dem „Zauberlehrling" vor seiner „Gottähnlichkeit"
bange und der Preis für sie zu groß wird, ist die erfolgreiche Voraussetzung der
Beschreitung des Heilungsweges gegeben.

Behandlung: Sie ist unter individueller Anpassung an jeden einzelnen Fall im allgemeinen dieselbe wie bei den übrigen Neurosen (siehe Nowotny's Artikel in diesem Handbuch). Wenn bei der Behandlung aller Neurosen
jeder Zwang, jedes Moralisieren und jede Kränkung strengstens vermieden
werden muß, so noch mehr und ganz besonders bei der Zwangsneurose, wenn
man den Patienten nicht in den „Käfig" seiner Isolierung, aus der ihn heraus-
zumanövrieren ja gerade die Aufgabe ist, zurückjagen will. Man kann sich jedenfalls seine Überempfindlichkeit und Kampfbereitschaft nicht groß genug vorstellen. Die wichtigste Voraussetzung des Erfolges ist die Herstellung dessen, was der Patient nie besessen hat und was die wichtigste Ursache seiner Neurose ist: die Herstellung des absoluten
Vertrauensverhältnisses, vor allem der Vertrauenswürdigkeit und
Zuverlässigkeit des Arztes als Brücke zur Entfaltung seines Gemeinschaftsgefühles. Jede Ausdrucksbewegung des Arztes muß diktiert sein von
der dem Falle „entsprechenden" Antwort auf die Frage: „Wie gewinne ich
diesen „Grenzbewohner" und „Zaungast des Lebens" für das Mittun? Wie
helfe ich ihm seine Kräfte und Fähigkeiten loszueisen von der unnützen,
Zeit und Leben vertrödelnden Tätigkeit seiner Zwangserscheinungen, um sie

besser und befriedigender zu verwenden im Dienste des „allgemeinen Nutzens"?

Der Arzt muß wie eine „Mutter" sein, die den Patienten, aber nichts für sich gewinnen will.

Neben der Aufdeckung seines Lebensplanes, seiner Leitlinie und deren „irrtümlicher" Voraussetzungen in einer Zusammenhangsbetrachtung mit seinen Störungen bildet die herzliche „Ermutigung" den Kern der gemeinsamen Arbeit. Der Gang der Behandlung spielt sich ungefähr in drei Stadien ab: 1. „Der alte Wein in den alten Schläuchen": es ist alles im wesentlichen noch beim alten. 2. „Der neue Wein in den alten Schläuchen": der Patient „versteht" alles, aber mit dem „Tun" hat es noch seine Schwierigkeiten. Fortschreitende Entfaltung des Gemeinschaftsgefühles unter Schwankungen und Rückfällen. Und schließlich 3. „Der neue Wein in den neuen Schläuchen": Übergewicht des Gemeinschaftsgefühles über den Egozentrismus und Verschwinden der Zwangserscheinungen. Der Patient ist „Herr seiner Laster und Tugenden" geworden. Er hat auch die anderen Worte Nietzsches richtig und wirkungsvoll verstanden: „Gewissensbisse sind unanständig". Wer sich wirklich ändern und bessern will, hat nicht Gewissensbisse, sondern ändert und bessert sich. Der Andere hat Gewissensbisse, aber ändert und bessert sich nicht. Der Patient hat die beste Sicherung gefunden: die Herstellung seines Kontaktes mit Mensch und Erde: seine tätige Mitmenschlichkeit.

Die geschilderten Zusammenhänge sollen an den folgenden Fällen klargelegt werden.

Erster Fall: Frau Anna B., 49 Jahre alt, die nach dem Kriege von ihrem inzwischen verheirateten Sohn, dessen Liebe, Angst und Fürsorge sie immer in ihren Dienst zu stellen gewußt hatte, durch die Wohnungsnot getrennt wurde. „Seitdem" litt sie unter rätselhaften Angstzuständen, Verstimmungen, an einem sie Tag und Nacht quälenden Zwangsimpuls, sich aus dem Fenster auf die Straße hinunterzustürzen.

Sie war das mittlere von 3 Geschwistern, das einzige Mädchen und als solches dem Vater, der sich einen Jungen gewünscht hatte, zunächst unwillkommen. Sie hatte eine leichte Wirbelsäulenverkrümmung, war immer schwächlich und kränklich und hatte oft mit Stuhlverstopfung zu tun. Dadurch war sie Gegenstand besonderer Fürsorge und Verwöhnung der im Hause wohnenden Tante, die in Abwesenheit der von ihrem Geschäfte tagsüber in Anspruch genommenen, sehr fleißigen Eltern die Kinder betreute. Patientin war immer schüchtern, ängstlich, hilflos, ungeschickt und ertrug es nie, allein zu sein. Sie war besonders gegen den strengen Vater sehr folgsam und brav, so daß sie alsbald sein Liebling wurde, was den Neid und die Eifersucht der Brüder erregte, mit denen sie häufig Reibereien hatte, besonders mit dem älteren. Eine durch ihr ganzes Leben festgehaltene auffallende Gewissenhaftigkeit trieb sie oft zur Tante mit der quälenden Frage: „Tante, macht es was?" Oder mit der Frage, ob sie etwa gelogen habe, wofür sie dann Trost, Beruhigung und die Anerkennung, sie sei ein braves Kind, einheimste.

Mit 5 Jahren auf Besuch auswärts bei Verwandten, antwortete sie auf die Frage, wie es ihr da gefalle: „Gar nicht. Die Häuser sind so spitz, und ich habe ein Pferd gesehen, das hat „einen fahren lassen!" Großes Gelächter. Sie fühlte sich tief beschämt. In der Schule war sie wie zu Hause „Musterkind", fast immer die Erste, tief unglücklich, wenn sie an den zweiten oder dritten Platz kam. Gegen strenge Lehrerinnen war sie sehr ängstlich und empfindlich; Tadel machte sie ganz verzweifelt; dann ging sie am Ende der Schule zur Lehrerin und bat um Verzeihung. — Sie war später auch im Institut fast immer der Liebling aller Lehrerinnen. Als sie einmal eine Klosterfrau beschuldigte, den Abort beschmutzt zu haben, was nicht wahr war, war sie schwer gekränkt. Unter ihren Freundinnen wußte sie stets der „Mittelpunkt" zu sein.

Vom Beginn des Beichtens ab wuchs ihre Ängstlichkeit und bei der Kommunion kam die erste quälende Zwangsvorstellung, sie müsse das Kruzifix mit Kot verunreinigen, die sich in der folgenden Zeit durch Angst vor der Unvollständigkeit, Unwahrhaftigkeit oder Ungültigkeit ihrer Beichte derart verstärkte, daß sie mit dem Verlassen des Institutes mit 16 Jahren diese kirchlichen Handlungen auf das Minimum von einmal im Jahre einschränkte.

Ihr Aktionsradius hatte sich fast ausschließlich auf das Elternhaus eingeschränkt, wo sie in ihrer Mitarbeit einen pedantischen Fleiß, eine auffallende Ordnungsliebe, Reinlichkeit und Nörgelsucht gegen ihre beiden Brüder — besonders den älteren — zeigte, wenn diese nicht ordentlich waren.

Mit 22 Jahren heiratete sie einen sehr tüchtigen und gutmütigen Mann, den sie vollständig in ihren Dienst zu stellen verstand. Mit Dienstboten vertrug sie sich infolge ihrer Nörgelei schlecht und hatte häufigen Wechsel. Sie konnten ihr nichts recht machen. Nur was sie tat, war gut. Das erste Kind gebar sie tot; nach der Geburt des zweiten Kindes, eines gesunden Sohnes, setzten neue, sehr irritierende Zwangsvorstellungen ein, ihrem Kinde eine Hutnadel in den Kopf zu stoßen oder mit Hunden sexuelle Beziehungen einzugehen, die sich nach der Bestimmung der Ärzte, sie dürfe keine weiteren Kinder mehr bekommen, ebenso zurückbildeten, wie der nach dem Tode ihres Mannes auftretende Zwangsimpuls, zu masturbieren, als man ihr überall zuredete, sich wieder zu verheiraten und sie sich endlich entschlossen hatte, Witwe zu bleiben und nur der Erziehung ihres Sohnes zu leben.

Nun kamen relativ ruhige Jahre, die sie dank ihrer Wohlhabenheit behaglich und zurückgezogen mit ihrem einzigen Sohne und einem kleinen Freundeskreis verbrachte, bis zur Zeit nach dem Kriege, wo ihr Sohn sich verheiratete und infolge der Trennung von ihm der heftige Selbstmordzwang einsetzte. Der Sohn wußte die Mutter, deren unbrauchbare Lebenseinstellung ihm abschreckendes Beispiel war, gut zu nehmen und ihren Widerspruchsgeist und ihre Empfindlichkeit mit Humor zu schonen. Er war nach dem väterlichen Vorbilde sehr lebenstüchtig geworden.

Derselben Technik wie als Kind, wo sie Gewissenhaftigkeit und Fleiß, Schwäche, Hilflosigkeit, Angst, Verstimmung, Überempfindlichkeit, Rechthaberei, Tränen als Machtmittel gegenüber ihrer Umgebung kennen und schätzen lernte, bediente sie sich auch wieder späterhin gegen vermeintliche oder wirkliche Bedrohungen des Lebens, gegen eine „weibliche Rolle“: d. h. weiteren Kinderzuwachs, eine neue Ehe oder das Alleingelassenwerden mit Hilfe des Arrangements der verstärkten Angst, Verstimmung und Zwangsvorstellungen und sie hatte, wie in der Kinderzeit, gut gerechnet; sie behielt das letzte Wort: Sohn und Schwiegertochter nahmen sie wieder zu sich.

Das Minderwertigkeitsgefühl dieses Falles baute sich auf über der Organminderwertigkeit der Wirbelsäulenerkrankung, der Magen-Darmstörungen, der allgemeinen Schwächlichkeit und Kränklichkeit, der Position des einzigen, zunächst unwillkommenen Mädchens unter zwei Knaben, der strengen, autoritären Gehorsamserziehung und Verwöhnung und mündete in den unersättlichen Ehrgeiz des Musterkindes. Die frühzeitig einsetzende Technik ihrer Ängstlichkeit, Überempfindlichkeit, vor allem aber der Gewissenhaftigkeit, mit der sie sich insbesondere den Brüdern gegenüber zur Geltung brachte, legte die Ausbildung der Zwangsneurose verführerisch nahe, die sie noch mit den kämpferischen Zügen der Hausfrauen-„Psychose“: Pedanterie, Ordnungsliebe, Reinlichkeit und Nörgelei verstärkte. Die Zwangsvorstellungen und Impulse, verstärkt durch die Angst, enthielten Gotteslästerungen (die Verwendung des Kotes hängt mit ihrer Darmminderwertigkeit zusammen), Selbstmord-, Mord- und perverse Tendenzen. Sie dienen der Warnung und Sicherung ihres Persönlichkeitsgefühles vor Handlungen, die sie herabsetzen könnten und verraten deutlich die starr eingehaltene Leitlinie der fehlerlosen Vollkommenheit und Überlegenheit, an der sie sich und ihre Umgebung maß und mit der der Schwachmütige sich vor jeder wesentlichen Entscheidung auf den Nebenkriegsschauplatz der Neurose abdrängte, um hier durch eine Scheingeltung zu erschleichen, was sie sich auf dem Wege der Einordnung in die Gemeinschaft nicht zutraute.

An dieser Stelle setzte die Behandlung ein, deren Prognose dadurch gute Chancen bot, daß die Patientin einen relativ guten Anschluß — wenn auch an einen beschränkten Kreis von Menschen — hatte und sich durch ihren Fleiß, ihre Tüchtigkeit, sowie Züge von Hilfsbereitschaft und Gefälligkeit nützlich zu machen verstand. Es gelang ihre Ermutigung in der Richtung größerer Selbständigkeit, Rücksicht und Verträglichkeit mit ihrer Umgebung und des Abbaues ihrer Eifersucht auf Sohn und Schwiegertochter, für deren Heim wie für ihre Freunde sie heute einen brauchbaren Zuwachs bildet.

Zweiter Fall: Karl F., 21 Jahre alt, Philologiestudierender, an Schule und Gymnasium auf und auf immer primus omnium, litt von Untersekunda an an Zwangsvorstellungen. Zuerst überfiel es ihn in Untersekunda in der Mathematikstunde, als von einem Sandkegel die Rede war. Da mußte er plötzlich an Exkremente denken, was sich auch dann bei anderen Figuren: Ellipse, Kugel, usw. zu seinem Entsetzen wiederholte und sich immer mehr als Hindernis vor seine Schularbeit, Lektüre usw. störend dazwischen schob. Versuche, die Gedanken zu verscheuchen, wurden immer aufreibender und mündeten in die Angst, der Gedanke komme wieder (Angst vor der Angst). So machte er sich ein System zu ihrer Beseitigung: Nach jeder Zwangsvorstellung ein Gebet: „Gott, mache mich frei von diesen Dingen!“ oder: „Pfui, wie gemein!“ oder: „Gott, wie gemein!“ Dazu kam plötzlich oft der Gedanke: Mit Pfui kann Gott gemeint sein. Dann wieder setzte das Gegenteil ein: Im Buche, an den Händen, überall mußte er an Kot und Schmutz denken. Auf der Schule und im Anfange

33*

der Universitätszeit, die er zunächst in einer Stadt „ganz nahe" seiner Heimat verbrachte, um immer wieder rasch nach Hause zu können, kamen die Zwangsvorstellungen nur bei der Arbeit. Als er aber eine „entferntere" Universitätsstadt aufsuchte, verschärften sich die schmutzigen Vorstellungen und mengten sich mit solchen sexuellen Inhalts, besonders jungen Mädchen gegenüber. Es war ihm, als müsse er an deren Genitalien Kot sehen oder an Kot in der Speise, in seinem Munde denken oder das männliche Glied in seinem Munde oder, als müsse er mit dem Bleistift oder dem Finger in den After der Hunde fahren usw. Das Gefühl, ein ganz schlechter, verlorener Mensch zu sein, erregte den lebhaften Wunsch, ein neues Leben anzufangen, bis er schließlich am Ende des zweiten Semesters völlig zusammenbrach und durch einen Freund — allein getraute er sich nicht zu reisen — sich nach Hause begleiten ließ und dort den Arzt aufsuchte, gegen dessen Persönlichkeit und verständnisvolle Behandlung er zunächst den größten Protest hatte.

Als er zu mir kam, bezichtigte er sich selbst „eines fabelhaften Ehrgeizes, eines Strebertums im üblen Sinne, das alles für sich allein haben will." Nie wollte er es mit den Eltern oder Lehrern verderben; einziges Ziel seines Lebens war ihm in Elternhaus und Schule nur: das Lernen, die Note, das gute Zeugnis. Eine quälende, pedantische „Gewissenhaftigkeit", die dauernde Prüfungsangst zwangen ihn, schon in Sexta und Quinta so zu lernen, daß nichts daran auszusetzen, kein Fehler, kein Versprechen daran wäre. Laut lernte er, lief zum Vater hin, ließ sich ausfragen, bis er keinen Fehler mehr machte, damit er es ja nicht mit dem Lehrer verderbe — damals schon Angst, ob er das Gymnasium mitmachen könne. Den Gipfelpunkt seines Glückes erreichte er, als ihn ein Lehrer der ganzen Klasse als das Musterbeispiel eines anständigen Jungen hinstellte und ein anderer Lehrer auf Prima ihn bei der Schulaufgabe auf sein Katheder setzen ließ, damit ja keiner von ihm abschreiben könne. Beim Extemporale wollte er alles für sich allein wissen, half den Nachbarn nicht (Geiz) und wollte es doch wiederum mit den Mitschülern nicht verderben — bat vorher in der Kirche immer Gott um eine gute Arbeit.

Sein 10 Jahre älterer Bruder (er war der jüngste und hatte außerdem noch eine 5 Jahre ältere Schwester), der das Gymnasium glänzend durchlaufen hatte und im Kriege fiel, stand ihm immer als Vorbild vor Augen. Mit ihm und der Mutter stand er am besten. Der Vater — auch Philologe — war mehr ernst, gelegentlich auch wohl warm und stellte sehr hohe sittliche und religiöse Anforderungen. Er meinte, dem Vater gegenüber „Musterknabe" sein zu müssen, dann mache er ihm Freude, während er bei der Mutter etwas ausgelassener sein durfte. Seine Unselbständigkeit und Unfähigkeit, Mißerfolge zu ertragen, zeigte sich frühzeitig beim Spiele, wo er bemalte, was der Vater vorgezeichnet hatte. War ihm das Vorgezeichnete zu viel, so weinte er. Die Waffe der Tränen, um vermeintliche Nachteile abzuwehren oder Vorteile zu erlangen, benutzte er ausgiebig. So z. B. mit 12 Jahren, als er bei einer Schulaufgabe vorübergehend der Zweite geworden war und er unter Tränen den Lehrer nach der Schule fragte, ob er wieder der Erste werden könnte und der Lehrer ihm tröstend dies bejahte, oder während der Inflationszeit bei der großen Lebensmittelknappheit, als er in einem Geschäfte einkaufen sollte und angesichts der vor ihm wartenden vielen Menschen in einen derartigen Weinkrampf ausbrach, daß ihn die Geschäftsfrau vor allen anderen sofort abfertigte und ihm mehr Lebensmittel gab, als er hätte haben dürfen. Als er mit dem ihn begleitenden Jungen aus dem Laden wegging, meinte er zu diesem: „Weinen ist doch manchmal eine sehr nützliche Sache." Tadel und Strafe ertrug seine Überempfindlichkeit außerordentlich schlecht, ohne daß es aber bei seiner Feigheit auf einen geradlinigen offenen Kampf ankommen zu lassen wagte, so z. B. dem Vater gegenüber, der ihn Jahre hindurch Morgens zu fragen pflegte: „Hast Du Deine Zähne geputzt?" und dessen Frage er nur den „passiven Widerstand" (Trotz) eines listigen Ausweichens entgegenzusetzen getraute, oder einem Lehrer gegenüber, der ihn schlagen wollte und den er nach einem schwachen, wütenden Drohen mit dem Direktor nach der Schule um Verzeihung bat, um es mit ihm nicht zu verderben.

Der Erziehungsgeist des Hauses war, wie gesagt, streng puritanisch. Der Vater verteidigte die alte kirchliche Richtung gegen alles Moderne und Unkirchliche. Karl war das fromme, gehorsame Musterkind, das vor dem Zubettegehen laut und lange betete, dessen grenzenloses Geltungsbedürfnis damit das Wohlgefallen der ganzen Familie erntete. Charakteristisch für ihn ist, wie er mit 7 Jahren zum neuen Jahre einen Zettel recht feierlich bemalte mit den Worten, „er wolle ein recht gutes Kind sein und seinen Eltern folgen". Als ihm die Mutter mit 13 Jahren einmal ärgerlich sagte: „Früher hast du uns Freude gemacht, jetzt nicht mehr!", war er außer sich.

Derbe Worte zu gebrauchen, den nackten Körper anzusehen, das Gesäß oder das Glied zu berühren, war streng verboten. Daß er mit 6 Jahren auf Anstiften einer Gespielin das Wort „Popo" auf einen Zettel schrieb, wurde ihm von der Schwester ebenso scharf verwiesen, wie mehrere Jahre später, als er zu den derben Ausdrücken eines Kameraden heftig lachte. Gesäß und After interessierten ihn brennend. Da er zu Hause sich nicht zu fragen getraute, suchte er bei einem Kameraden Aufklärung und ließ sich von einer Gespielin das Gesäß zeigen. Sehr verübelten ihm die Großeltern und die Eltern, daß er mit 5 Jahren in die Hose machte, weil er das Klosett nicht finden konnte, einmal das Bett mit Stuhl beschmutzte und mit 7 Jahren den Stuhl in das Nachtgeschirr entleerte, weil er sich in der Nachtzeit nicht auf das Klosett hinunterzugehen getraute, desgleichen, als er kurze Zeit später mit der Großmutter auf einer Reise — noch dazu in einem fremden Hause — das Bett näßte (gelegentliche Enuresis). Mit 5 Jahren entblößte er, allein auf einer Wiese, wo Rinder weideten, sein Gesäß, zeigte es einer Kuh und wünschte, daß sie es ablecke (alles Züge des heimlichen, versteckten Trotzes). Von antiken Statuen und Abbildungen hatte er später auf dem Gymnasium „nur" den unangenehmen Eindruck, daß sie „nackt" seien. Aufklärung über den Geburtsakt seitens eines Freundes, als er 15 Jahre alt war, lehnte er ab. So etwas gab es nicht für ihn. Trotzdem hatte er dabei eigentümliche erotische Gefühle. Gedanken über den natürlichen Verkehr mit dem weiblichen Geschlechte hielt er weit von sich weg (Sicherung vor der Frau), und als er mit 16 Jahren Abbildungen vom Geburtsakte sah und nachher Mädchen erblickte, klagte er dem Vater, er habe unsaubere Gedanken. Dieser ging nicht weiter darauf ein und beruhigte ihn nur. Er stand diesem ganzen Gebiete so fremd gegenüber, daß er nach seinem Zusammenbruche die ihm rätselhaften Störungen, Erektionen und Pollutionen, als eine Geschlechtskrankheit ansah.

Er hatte nie eigentliche Freunde, vor Mädchen große Angst, stand bei Spielen, wenn er nicht gerade der Mittelpunkt sein konnte, abseits. Er fühlte sich schwächer und ungeschickter als die anderen, und so zog er sich immer wieder auf die Bücher und das Lernen zurück, wo er „Allen über" war. Schwester und Bruder schienen ihm im geselligen Verkehr und Spiel so unerreichbare Vorbilder, daß er nach einigen Mißerfolgen weitere Versuche, es darin mit ihnen aufzunehmen, völlig aufgab. Ein gleichalteriger Junge, der vom 8. bis 14. Jahre mit in der Familie als Pensionär war und sich als stärker, mutiger, gewandter und großer Draufgänger überall erwies, erregte seinen besonderen Neid und seine Eifersucht. Wenn jener bei Tische mehr aß oder einen größeren Teller hatte, mußte er selbst noch mehr essen und einen noch größeren Teller haben. Beim Soldatenspielen durfte jener nur der Untergebene sein — weiß noch, wie er jenem einmal das Kommando übertrug, es aber nur zehn Minuten aushielt. Gewissensbisse über seine Herrschsucht suchte er damit los zu werden, daß er sich ermahnte, jenen zu lieben, und in der Kirche für ihn betete.

Seine Zukunfts- und Berufsphantasien beschäftigten sich häufig damit, seine Eltern könnten einmal sterben und er „allein und hilflos in der Welt stehen". — Dachte sich dann aus, er würde auf einem Dorfe oder im Walde mit seiner Schwester leben, weshalb ihm deren Absicht, Krankenschwester zu werden, sehr unangenehm war und er sie davon abzuhalten versuchte (Flucht vor der Frau). Er träumte sich als berühmter Mathematiker, Philosoph, Universitätsprofessor, Nervenarzt und malte sich effektvolle Szenen seiner Größe und Genialität aus, denen der Vater in fassungsloser Bewunderung gegenüberstände, z. B. wie er als Universitätsprofessor vom Katheder aus in eine gewaltige ungläubige Zuhörermenge erschütternd hineinrufen würde: „Ja, es gibt einen Gott!" — Höchstes Entzücken des Vaters, dessen ganzes Herz sich ihm beglückt zuwenden würde!

Karl bot das Bild des entmutigten Ehrgeizes, des asozialen Musterschülers, für den eine Gemeinschaft nur soweit möglich war, als er der Überlegene sein konnte. Seine Eitelkeit und Überempfindlichkeit ertrug keine Fehler, Mißerfolge, Tadel, sondern nur die Rolle des verwöhnten und vergötterten Lieblings in Elternhaus, Schule und Gesellschaft und hemmten dadurch die Entfaltung des Gemeinschaftsgefühles, seines mitmenschlichen Kontaktes, in dem ihm seine Geschwister und weniger tüchtigen Mitschüler und Gespielinnen weitaus überlegen waren. Sein bestes Pferd im Stalle waren seine schulischen Leistungen und auch diese nur ein getrübtes Glück, das ihn aus dem angstvollen Zittern vor der Niederlage nie herauskommen ließ. Mit jeder Erweiterung des kleinen Kreises des Elternhauses zu dem größeren Kreis der Schule, später des Gymnasiums, des Berufes, der Gesellschaft, der Beziehung zur Frau, wuchs die Verzagtheit des allzuschlecht vorbereiteten und unverträglich Verträglichen. Schritt für Schritt zeigt die Geschichte des Ausbaues seiner Neurose, wie er mit der rechten Hand scheinbar dem Leben sich zuwendet, mit der linken den Rückzug unausgesetzt und erfolgreich vorbereitet, den Rückzug des durch die „Krankheit" verantwortungslos gewordenen und alle beherrschenden „Sorgenkindes" in den kleinen Kreis des Elternhauses. Eine Mittelpunktsrolle, wie er sie dort spielte, fürchtete er doch, nirgends mehr im Leben zu finden. Er hat ja nie gelernt, für den allgemeinen Nutzen zu arbeiten, sondern nur für den eigenen Nutzen, für die Note und die Bevorzugung durch Eltern und Lehrer; nicht aber hatte er gelernt, sich mutig auseinanderzusetzen mit den Fragen des Zusammenlebens und Zusammenarbeitens. Er nahm nichts sachlich, sondern alles, auch das Sachliche, nur persönlich. Leben und Umwelt waren ihm nur Mittel für seinen fiktiven, ehrgeizigen Endzweck, ebenso wie die Haltungen der Unterwürfigkeit oder empörerischen Trotzes gegenüber den Geboten und Verboten des Himmels und der Erde. Daß er gerade zur Zwangsneurose mit ihrem moralisierenden Charakter griff, um seinen Rückzug vor Beruf, Frau und Gesellschaft zu decken und berechtigt zu machen, ist wohl verständlich aus seiner vom pietistischen und ehrgeizigen Familiengeist ihm nahegelegten und gehätschelten Methode der Gewissenhaftigkeit, Frömmelei und Lernpedanterie. Durch alle seine Verhaltungsweisen schimmert so von Kindesbeinen an das starr festgehaltene Leitbild der Gloriole makelloser Heiligkeit, Reinheit und Vollkommenheit, das „Oben" hindurch, mit dem ihn die Warnung vor dem gefährlichen „Unten", vor dem entwertenden Schmutz der Unreinheit, Sünde, in dauernd aufpeitschendem Kontakt erhält. Traut sich seine Entmutigung nicht mehr vor den Entscheidungen und Verantwortungen der gesellschaftlichen Aufgaben zu, durch Fleiß und Gehorsam gegenüber seinen Rivalen sein Überlegenheitsziel zu halten, so umbaut er sich mit dem von langer Hand vorbereiteten „Käfig" der isolierenden und ihn verantwortungslos machenden Zwangsneurose, mit der er erstens sich von seinen Aufgaben enthebt, zweitens den Vater und die ganze Familie in ihren Erwartungen scheitern läßt und sie drittens alle in den Dienst der Geltungssucht des armen kranken Kindes stellt. Und er hat ja recht, denn er hat nichts Besseres gelernt. Indem er zwischen sich und sein ehrgeiziges, unerreichbares Ziel den entschuldigenden „Rest" der Neurose einschiebt, kann er nun triumphierend allen zurufen: „Ihr dürft mich nicht verdammen — was würde ich alles leisten, wenn ...!

Die Quelle seiner irrtümlichen, aber begreiflichen Entmutigung liegt in der prüden, ehrgeizigen, teils strengen, teils verwöhnenden Erziehung, in seiner Stellung als Jüngster und in dem großen Altersabstand von seinen Geschwistern, in der gegenüber seinen Kameraden peinlichen, mangelhaften Aufklärung auf erotischem Gebiete, durch die er sich aus der Beobachtung an Tieren dazu verleiten ließ, den After (Zwangsvorstellung von der Einführung des Bleistiftes) als die Zeugungsstelle anzusehen und in der überschätzten Organminderwertigkeit von Blase und Darm. Wie viele Zwangsneurosen setzt er, darin dem üblichen Sprachgebrauch folgend, Urin, Kot, Sexualität gleich Schmutz und Sünde.

Es war in der Behandlung verhältnismäßig leicht, dem wertvollen und intelligenten Patienten zu dem Zusammenhangsverständnis seiner Schwierigkeiten mit seinen Lebensaufgaben zu verhelfen. Erst allmählich aber — unter Schwankungen — gelang die Überführung der Theorie in die Praxis, der Einsicht in die Tat: seine Ermutigung.

Er hatte in seiner Neurose so sehr jede Arbeitsfähigkeit und -lust blockiert, daß schließlich nur mehr qualvolle Zeitvertrödelung den Inhalt seines Lebens ausmachte. Nach sechs Wochen — an einem Montag — kam er und erzählte, er habe den Sonntag vorher seit langem zum ersten Male wieder zu arbeiten angefangen und da sei ihm plötzlich mit Schrecken die Frage auf die Nerven gefallen: „Was wirst du morgen dem Doktor zu klagen haben?" Sein ganzes System fing an, ins Wanken zu kommen. Er war auf dem Wege, ans Leben heranzurücken, gegen das und die Behandlung ihn nun seine lange Entmutigung, Angst und sein tiefgesunkenes Selbstvertrauen scharf machte. Der Weg in die Entmutigung ist kurz, der Weg heraus schwieriger. Vierzehn Tage später, wiederum an einem Montag, berichtete er neuerdings von seinen Arbeitsversuchen am Sonntag, bei denen ihn auf einmal die heftige Bestürzung überfiel: „Nun habe ich ja gar keine Ausrede mehr, alles was ich treibe, ist ja Schwindel und Drückebergerei und nichts weiter! Was soll nun werden?" Der sichernde Rettungsbalken seiner Angst und Scheingeltung drohte ihm zu entgleiten, und während er zunehmend, wenn auch mit Rückfällen wie bei der Echternachschen Springprozession, immer mehr und besser und mit weniger Hemmungen arbeitete und auch seine Verkehrsbeziehungen mit Kameraden, auch Mädchen, freundlicher, wenn auch noch etwas schüchtern sich zu gestalten bemühte, fand er einen neuen Trick, Zeit zu gewinnen: „das Streben nach Klarheit über sich", bis er auch diesen Trick wieder als sicherndes und zeitvertrödelndes Arrangement durchschaute und in immer mutigeren Anstrengungen das Vertrauen in die Vertrauenswürdigkeit der Wirklichkeit errang und mit der Mitmenschlichkeit sich aussöhnte.

Dritter Fall: Betty G., 16 Jahre, ängstigte und quälte mit 11 Jahren sich und ihre Familie durch Zwangshandlungen, indem sie auf der Straße Gras, Scherben, Steine auflas und verschlucken wollte, um ihre Angehörigen, wie sie motivierte, vor der Berührung mit diesen angeblich vergifteten Gegenständen zu schützen („Retter"-Eitelkeit) — und weiterhin noch mit einem Wasch-, Zweifel- und Grübelzwang, der sie von allen ihren Aufgaben abhielt und alle häusliche Ordnung dauernd durchkreuzte. Sie war das erstgeborene Kind sehr nervöser Eltern (Vater Zwangsneurose), schwächlich und durch das Beschmutzen von Bett und Kleidern auch noch im Institute infolge einer angeborenen Blasen- und Darmschwäche, die bis zum 16. Jahre dauerte, Gegenstand häufiger Schmähungen und harter Züchtigungen seitens der sehr reinlichkeits-, pünktlichkeits- und ordnungsfanatischen Mutter, die den zwei Jahre jüngeren Bruder vorzog und gegen sie ausspielte. So verlor sie jeden Mut und jedes Zutrauen zu sich selbst, wurde eine schlechte Schülerin, besonders im Rechnen, wo der Bruder glänzte, schüchtern, ängstlich, jähzornig, trotzig, ging immer, wenn sie zu ihren Aufgaben, den Mahlzeiten, Spaziergängen usw. kommen sollte, aufs Klosett und ließ alle warten — oft stundenlang —, kam also überall zu spät und verweigerte der Mutter konstant die immer schmähend, drohend und unter Schlägen geforderten Reuetränen, Zerknirschung und Rechtfertigung. „Ich habe sie geschlagen", sagte mir die Mutter, „wie noch nie ein Kind geschlagen wurde. Glauben Sie, sie hätte einmal geweint? So schlecht und verstockt ist sie!"

Als Betty mit 14 Jahren von dem Wachtmeister des Ortes verführt worden war und durch drei sexuelle Beziehungen mit Arbeitern in der Fabrik ihres Vaters — sie verkehrte mit Vorliebe in der Küche mit den Dienstboten, mit leichtfertigen Arbeitern und schlimmen Kindern; etwas anderes traute der Ehrgeiz dieses entmutigten Mädchens sich nicht mehr zu — die Eltern schwer chockiert und bloßgestellt hatte, forderte die verzweifelte und außer sich gebrachte Mutter von ihr, durch einen Selbstmord („sie solle sich doch unter einen Eisenbahnzug werfen") die Familie von sich und der Schande zu befreien.

Der Rettungs-, Selbstaufopferungs- und Waschzwang, aber auch der verschleierte Trotz in den schlechten Schulergebnissen, dem Zuspätkommen, der Beschmutzung von Bett und Kleidern und in den heimlichen Sexualbeziehungen dieses Mädchens hatte und erfüllte die Aufgabe, die Eltern ängstlich und besorgt zu machen, Macht über sie zu gewinnen, Familienmittelpunkt zu werden, ihr mildernde Umstände zuzubilligen, hinter dieser Maske aber für den grausamen Erziehungszwang sich vor allem an der Mutter zu rächen und sie aus Neid und Eifersucht auf den bevorzugten Bruder scheitern zu lassen, also gerade in alledem, was der Mutter das Teuerste und Heiligste war: Pünktlichkeit, Ordnungsliebe, körperliche und seelische Reinlichkeit, wozu noch die Ironie kommt, daß sie die Mutter durch Wasch- und Reinlichkeitszwang mit deren eigenen Mitteln schlug und desavouierte.

Wer versteht nicht, daß dieses unglückliche Menschenkind, diese Mischung von Neurose und Verwahrlosung, das nie das für die Entwicklung unentbehrliche Gefühl der Vertrauenswürdigkeit und Zuverlässigkeit der Mutter kennen gelernt hatte, der Verleitung erlag, das Leben und die Gemeinschaft als feindselig anzusehen und aus seiner tiefen Verzagtheit heraus in seiner schweren Zwangsneurose sich für das Leben unmöglich zu machen und seine außerordentliche Empfindlichkeit, Eigenliebe und Eitelkeit, die nur mehr mit niedriggestellten Personen: Dienstboten, Arbeiter usw. zu verkehren ertrug, vor weiteren gefürchteten Herabsetzungen zu sichern und sich von allen sozialen Leistungen zu befreien?

Durch die Aufklärung und Mithilfe der Eltern, die Aufklärung und Ermutigung Bettys ließ die Behandlung, die leider nur (Patientin war von auswärts) einige Wochen dauern konnte, wenigstens den Erfolg erreichen, daß die Verunreinigung von Bett und Kleidern mit Stuhl und Urin sehr rasch völlig verschwand und Betty allmählich freier, offener, freundlicher, mutiger und ordnungsliebender wurde, also sich nützlich machen lernte und damit auch ihre Schüchternheit und Ängstlichkeit und „Zwänge" wesentlich verlor. Als ich sie zwei Jahre später einmal wieder sah, hatte sich dieser Erfolg nicht nur behauptet, sondern auch noch vertieft dank der verständnisvollen Mitarbeit der Mutter. Aus dem Mädchen, das durch seine Zwangsneurose und Verwahrlosung verloren zu gehen drohte, war ein sehr viel umgänglicheres und brauchbareres Mitglied der Gesellschaft geworden.

Vierter Fall: Bewegungstic. Ein 45jähriger, unverheirateter Philologe zeigt das Bild eines allgemeinen Abwehrbewegungszwanges: Ruckweises Zurückwerfen des Kopfes, Strecken des Rumpfes, Trommeln mit den Fingern, stoßweise Streckbewegungen der Beine, Grimassieren, Augenzwinkern, Stirnrunzeln, „Schnauze machen" (die Mutter sagte immer: „Jetzt macht er wieder den Elefanten", d. h. er bockt), hastiges Sprechen und Ausstoßen der Worte. Dies alles seit Kinderzeit, wo der pedantische, ängstliche und und strenge (selbst zwangsneurotische) Vater ewig mahnte: „Halt dich ruhig!", „sprich nicht so schnell", „Iß nicht so langsam!", „Zieh deinen Überzieher an!" usw. und nicht weniger die übermoralische Mutter: „Wo bist du gewesen?", „Hüte dich vor den bösen Mädchen!", „Was hast du gemacht?", „Sieh mir ins Auge!", „Ich durchschaue dich!", „Vor mir kannst du nichts verbergen!". —

Er war der älteste von 5 Geschwistern, zappelig und hastig in allem, auch in sprachlichen Äußerungen (Organminderwertigkeit des motorischen wie Sprachapparates), sehr verletzbar, ängstlich, leicht verlegen (Errötungsangst), unsicher, übergewissenhaft, pedantisch und in Zweifeln gegenüber Entscheidungen, in einem dauernden Kampfe mit dem nächsten, stärkeren Bruder, der ihn oft prügelte, sehr ehrgeizig, worin ihn die ehrgeizige Mutter, deren Liebling und „Mutterkind" er war, bestärkte, überartig, Musterknabe, aber jähzornig und streitsüchtig, immer Primus in der Schule, später hervorragender Sprachwissenschaftler und Forscher auf dem Gebiete der neueren Sprachen. Im 16. Jahre, als er hörte, daß Männer mit Frauen verkehren, plötzlich großes „Fremdheitsgefühl", das später immer wiederkehrte, wenn er an die Forderungen des Lebens, des Berufes, insbesondere aber der Ehe heranrückte. — Ist ohne eigentliche Freunde — „kann nur in der Entfernung leben", die Nähe — auch der schönsten Frau — enttäuscht ihn oder er denkt gleich an eine andere Frau. Hatte zahllose flüchtige Verhältnisse mit Mädchen und Frauen (Trotz und Hohn gegen das Verbot und die „Allwissenheit" der Mutter! Hatte aber dabei immer Schuldgefühle und Gewissensbisse). Kann nicht auf die „Plattform" der Anderen treten (Primat „des eigenen Willens"), nicht entgegenkommen, daher seine große Angst und sein Protest gegen den gesellschaftlichen Kontakt, der ihm identisch ist mit der Gefahr des Freiheitsverlustes, der Blamage und Herabsetzung. So ist seine Bedingung des Mittuns, daß die Anderen ihm entgegenkommen und „die Frauen erst eine freundliche Atmosphäre schaffen." Wissenschaftlich vermag er nur zu „schreiben", wo er (fern der Front) alles gemütlich und ruhig für sich übersehen und überlegen kann, nicht aber oder nur schwer öffentlich zu „sprechen"; erträgt ebensowenig Forderungen wie Abkehr der Anderen, keinerlei fremde Initiative, ist dann gleich verträumt, verstimmt, müde, nicht da, isoliert, oder er ist übertrieben höflich, um dann wieder ebenso plötzlich unartig abzulehnen. Wohl ist ihm nur, wo er der Erste ist!

Der immer wache, bei Annäherung an die Wirklichkeit blitzschnell und automatisch einsetzende Abwehrbewegungszwang findet seine volle Erklärung in seinem kindlichen Leitbild, das er aus den ewigen Mahnungen des autoritären Zwanges der Eltern und seiner Organminderwertigkeit abstrahierte und mit dem er sich an jeden neuen, vermeintlich bedrohenden Lebenszwang herantastete: „Handle so, als ob du wieder in jene demütigende Lage der Kinderzeit kämest und mache es wie damals: gib nicht nach, der Andere muß nachgeben, wie damals die Mutter (die ihm immer wieder liebevoll entgegenkam) oder laß ihn scheitern wie Vater und Mutter!", so daß seine Nervosität ihn vor Liebe, Ehe und Geselligkeit, also mögliche Kränkungen seines hochgespannten Ehrgeizes zu schützen hatte, der Beruf aber fast der einzige und stärkste, wenn auch an manchen Stellen, wie gezeigt, etwas lockere Faden war, der ihn mit dem Leben und der Gemeinschaft noch verband und vor einem völligen Zusammenbruch sicherte.

Seine Behandlung, die durch äußere Umstände nach kurzer Zeit immer wieder abgebrochen werden mußte, hob — unter Schwankungen — seinen Lebensmut und die Freiheit, Sicherheit und freundliche Gleichmäßigkeit seiner Verkehrsbeziehungen wesentlich — auch gegenüber der Frau (zu heiraten wagte er noch nicht). Er sprach immer freier und gewandter in öffentlichen Vorträgen und entfaltete eine große und sehr segensreiche Tätigkeit in wissenschaftlicher Forschung und praktischer pädagogischer Arbeit. Hand in Hand damit ist auch der Bewegungstic seines Abwehrzwanges fast gänzlich zurückgegangen.

Die in keinem Fall von Zwangsneurose — auch in den vier genannten Fällen — nicht fehlenden „Schuldgefühle und Gewissensbisse", die das überhitzte Persönlichkeitsgefühl vor dem Sinken zu behüten und immer wieder moralisch zu heben haben, zeigt der

fünfte Fall: Er ist 50 Jahre, sehr ehrgeizig, eine hervorragend tüchtige Arbeitskraft, in einem Gelehrtenberufe, war in der Schule und auf der Universität immer der Erste, mit 27 Jahren verheiratet, Vater dreier Kinder, nach 20jähriger Ehe, die leidlich gut ging und nur gelegentlich durch das Superioritätsstreben der beiden Ehegatten etwas gestört wurde, Witwer. Zu Beginn seiner Ehe, aber gelegentlich auch während derselben und besonders beruflichen Schwierigkeiten gegenüber, vor allem aber, als ihn die Eingehung einer zweiten Ehe zu beunruhigen begann, quälten ihn Zweifel, Verantwortungsangst und Zwangsvorstellungen, seine Arbeit nicht sorgfältig genug zu machen (er kontrollierte alles vielmals), andere durch seine Handlungen menschlich, beruflich oder finanziell geschädigt zu haben (so schrieb er einmal an die Eisenbahndirektion, falls sich beim Kassasturz ein Defizit von Mk. 3.— bis Mk. 5.— ergebe, gehe das auf seine Rechnung) oder er scheuchte sich mit der Zwangsvorstellung, vorbestraft zu sein, mit der er auf der Straße vor jedem Schutzmann zitterte, nach Hause zurück und hatte erst wieder Ruhe, wenn er „glücklich daheim" war.

Diese Zwangsvorstellung des „Vorbestraft- und Geschädigtseins" zeigt deutlich die Linie der übertriebenen Gewissenhaftigkeit und fehlerlosen Überlegenheit („So gewissenhaft und ehrlich wie ich bin, ist keiner") und die übertriebene Vorsicht gegenüber möglichen Handlungen, die sein Persönlichkeitsgefühl herabsetzen könnten. Diesen Zug hat dieser Fall gemeinsam mit der Melancholie, in der zum Zwecke der Warnung eine gefürchtete Möglichkeit, z. B. Andere zu schädigen, zum Zwecke der Sicherung, als fester Tatbestand andere geschädigt zu haben, vorweggenommen wird.

Ältester von sechs Geschwistern, schwächlich, mit einer Organminderwertigkeit des Magen- und Darmapparates behaftet, litt er unter dem Spott und der Tüchtigkeit des sehr angesehenen, stattlichen, manchmal auch etwas strengen Vaters, besonders aber unter dem Druck der sehr moralistischen, oft harten und geizigen Mutter, rang immer um die Priorität gegenüber den jüngeren und kräftigeren Geschwistern. Er war ängstlich, scheu, witzig und sarkastisch, war gern zu Streichen gegen Erwachsene aufgelegt und doch immer vor den Folgen zitternd (der charakteristische Kampf des Zwangsneurotikers zwischen Ehrgeiz und Gemeinschaftsgefühl). Einmal wurde er vom Vater bei einer falschen Unterschrift auf einem Strafzettel der Schule erwischt und bestraft, rächte sich auch gelegentlich unter Gewissensbissen durch kleine Veruntreuungen an der geizigen Mutter (siehe oben „vorbestraft!"). War großer Tierfreund (Tiere sind zuverlässiger als Menschen!). Er hatte auch Freunde, aber sein Ehrgeiz ertrug immer nur den kleinen Kreis, fürchtete den großen, ja sogar schon eine kleine Erweiterung des kleinen Kreises im Falle einer neuen Ehe, wie folgender charakteristische Traum zeigt: „Drei Kanarienvögel wurden von einer

Katze aus dem Käfig herausgefangen und aufgefressen. Irgendwo handelt es sich auch noch um die Zahl 5530." Der Traum handelt von einem wirklichen Erlebnis der Kinderzeit und benützt es als Memento für die Zukunft. Wie viele Zwangsneurotiker huldigt auch er gerne dem Aberglauben, hier dem Orakelzwang und fragt die Zahlen um Rat. 5530 gibt addiert die Zahl 13, eine Unglückszahl, und heißt, wie er selbst erklärt: Deine Macht, vor allem deine Freiheit, behütet durch den Käfig deiner Isolierung (ein beliebtes Symbol aller Neurosen) ist wiederum einmal in Gefahr, durch eine neue Ehe, eine neue Frau, die katzenfalsch wie alle Frauen, wie auch die Mutter war, dich und deine drei Kinder vernichten wird. Vorsicht!" —

Die Behandlung dieses Falles, dessen Prognose durch seine ziemlich weitgehende Anpassung an das Leben eine sehr gute war, schloß mit einer baldigen Heilung, die sein gehobener Lebensmut und sein entfaltetes Gemeinschaftsgefühl durch eine glückliche Ehe mit einer „Katze" krönte.

Sechster Fall: Karoline D., 26 Jahre alt (Krankenschwester), klagt über Zwangsvorstellungen, die bis in ihr 13. Lebensjahr zurückreichen und ihr den Verkehr mit den Menschen, zumal aber die Ausübung ihrer religiösen Pflichten zu einer wahren Höllenqual machen: Sie muß sich ständig unreine Dinge vorstellen, Körperteile, die mit der Ausscheidung von Urin und Kot zusammenhängen und die sie sich quälenderweise gedrängt fühlt, mit den Menschen ihres Umganges, auch dem Priester in der Kirche, im Beichtstuhl und, noch schrecklicher, sogar mit Gott in Verbindung zu bringen. In ihrem Beruf ist sie voll Angst, etwas falsch zu machen oder Schaden anzurichten, voll Überempfindlichkeit gegen ihre Vorgesetzten und Mitarbeiter, welch letzteren sie mit qualvoller Vorsicht gegenübersteht. Gesellige Beziehungen sind ihr dank ihrer Ängstlichkeit, Schüchternheit und Befangenheit überhaupt kaum möglich.

Sie ist die dritte von 6 Geschwistern: Vor ihr zwei Brüder, die sich immer über sie lustig machten, nach ihr ein Bruder und zwei Schwestern, die immer schon gegen ihre Aufsicht, zu der sie von der Mutter beauftragt war, rebellierten. Sie erinnert sich, nie anders als ängstlich und schüchtern gewesen zu sein, und „abseits" gestanden zu haben. Zu Hause und in der Schule, überall fühlte sie sich wehrlos gegenüber dem Spott der Anderen. Durch häufige Versetzungen des Vaters, der Beamter war, besuchte sie als Schulkind acht verschiedene Schulen (sie lebt jetzt in der 15. Stadt!), so daß sie nie dazu kam, irgendwie einmal heimisch zu werden und zu verwurzeln. Hatte nie Freundinnen. Der Vater war immer still, ernst, verstimmt, unnahbar, sehr jähzornig, besonders bei Tische mit den Brüdern, nach denen er mit der Serviette schlug oder sie hart zur Türe hinauswies, ein Schicksal, das auch Patientin gelegentlich erlitt und ihr immer besonders schrecklich war. Die Mutter war von einer maßlosen Frömmigkeit, ging jeden Tag in die Kirche, kommunizierte täglich, beichtete jede Woche und behandelte alles als schmutzig, schlecht und schwere Sünde, was Nacktheit, Gesäß, Genitale usw. hieß, konnte die Kinder nicht genug davor warnen und stieß Patientin so erst recht in Angst und Skrupelhaftigkeit hinein. Im Alter von 5 Jahren führte sie der ältere Bruder hinter einen Busch, forderte sie auf, ihm ihr Gesäß zu zeigen und entblößte sein Glied, „denn" die Mutter hatte den Kindern streng verboten, diese Teile anzuschauen oder zu berühren. Während die Geschwister — besonders die älteren Brüder — sehr ungehorsam und trotzig waren, der ältere Bruder durch Fluchen der Mutter viel Kummer machte, hatte Karoline die Mutter „namenlos gern", gehorchte ihr absolut, fühlte sich aber ebenso häufig von ihr „namenlos verletzt", so z. B., als sie einmal sagte: „Du hast einen traurigen Charakter!" Die Mutter schimpfte viel, war sehr herrisch, streng, maßlos jähzornig, konnte unaufhörlich und erschütternd weinen, wenn sie sich vom Bruder unhöflich behandelt und verletzt glaubte, wobei sie von einem Zimmer ins andere ging — die ganze Schar der Kinder verzweifelt hinter ihr —, die meinten, der Bruder habe gegen die Mutter ein Verbrechen begangen, weil er sie so weinen machte.

Karoline war ein sehr braves, sehr fleißiges, folgsames und frommes Kind, übergewissenhaft, überängstlich, nur den kleinsten Fehler zu machen, voll Empfindlichkeit und leicht weinerlich gegenüber jeder Kritik, die sie sich gerade seitens der pedantischen und überordentlichen Mutter wegen ihrer Unordentlichkeit (Trotz) oft zuzog. Obschon sie die Erste in der Schule war, behandelte man sie in der Familie immer als Dummkopf, minderwertig und ungeschickter als die Geschwister, von deren guten Fortschritten man immer sprach, nur nicht von den ihrigen. — Sie stritt viel mit den Brüdern, gegen die sie sich als Mädchen sehr benachteiligt vorkam, denn die Brüder durften allein ausgehen, tun was sie wollten, während sie als älteste Tochter mehr arbeiten mußte als jene, ja sogar noch für jene und die jüngeren Geschwister und dauernd unter dem Druck und Erziehungszwang der Mutter stand (Minderwertigkeit der Frau). Bis ins 18. Lebensjahr mußte sie allein täglich mit der Mutter in die Kirche und vom zehnten Jahre ab täglich mit ihr kommunizieren und jede Woche beichten. Die Angst der Mutter, ein Mädchenhändler könnte sie in seinem Auto verschleppen, erlaubte ihr nie, allein zu gehen, ohne Begleitung zur Beichte, auch mit 17 Jahren noch nicht. Mit 11 Jahren beschäftigte sie sich viel mit Heiligen, wollte selbst heilig werden (Leitbild ihres Ehrgeizes!) und auch Freundinnen und Cousinen

zu Heiligen machen. Damals hatte sie eine außerordentlich strenge Lehrerin, die
so streng war, daß sie, als ihr die Schülerinnen ein Blumengeschenk machten, erwiderte:
zum Danke wolle sie mit ihnen noch strenger sein. Ihre Angst vor der Lehrerin, Schule,
vor dem Versagen bei Aufgaben und Prüfungen wuchs und stieg auf den Gipfelpunkt,
als sie im Kloster mit 13 Jahren zweimal Exerzitien mitmachte und die Beschreibung
der Höllenqualen, ihrer Ewigkeit und der hoffnungslosen Sehnsucht der Verdammten
nach Gott („die Uhr der Hölle schlägt immer, doch nimmer für Gott!") die ersten
Zwangsvorstellungen auslöste. Schon früher hatte sie nur den einen Gedanken, ihr
Leben ganz dem Heilande zu widmen und doch dabei immer das marternde
Gefühl, zwischen Gott und ihr liege eine Wand, sie sei nicht in Gottes Gnade (wie
gegenüber Vater und Mutter). Die Angst, Sünde zu begehen, ungültig zu beichten
und unwürdig zu kommunizieren verstärkte sich. Unreine Gedanken an das Gesäß und
Genitale, an Urin und Kot, die sie mit Priester und Gott in Verbindung bringen mußte,
schmutzige Schimpfworte gegen Gott und schließlich alle Sünden des ganzen Katechismus
drängten sich ihr auf. Überall erinnerten sie runde Gegenstände an das Gesäß; von der
Mutter war sie ja schon immer davor gewarnt worden als Todsünden gegen das sechste
Gebot und hatte gelernt, solche Gedanken von sich abzuweisen wie „Feuer auf der Hand".
Durch Abwehr- und Gegenbewegungen, wie z. B. Beißen in die Hand usw. suchte
sie sich vor der Einwilligung in jene Sünde zu schützen. Versuche, durch Aussprache ihrer
Skrupel bei der Mutter sich zu erleichtern, und der Wunsch, vom Kloster wegzukommen,
wo sie sich unter den lebhaften anderen Kindern immer schüchtern, verlegen und einsam
vorkam, schlugen fehl. Im Gegenteil: Die Mutter zwang sie auf die Kniee, sie solle Gott
das Opfer bringen und im Kloster bleiben, wenn sie nicht seinen Zorn auf sich herabziehen
wollte. Sie aber wehrte sich entsetzlich. Nun nötigte sie die Mutter erst recht zur täglichen Kommunion und wöchentlichen Beichte, Karoline irrte von einem Geistlichen zum
anderen: Der eine beruhigte sie, sie solle sich über das sechste Gebot nur ganz allgemein
anklagen, der andere erschütterte sie: was sie täte, wären die entsetzlichsten Gotteslästerungen. Als sie sich mit 17 Jahren weigerte, überhaupt noch zu beichten, gelang es unter
dem Drucke der mütterlichen Vorwürfe und Tränen doch einem Beichtvater, sie noch
einmal zu überreden durch die Frage, ob sie nicht doch beichten wolle, wenn das Leben
ihres Vaters davon abhinge, was sie maßlos betrübte.

Eine Klosterschwester, in die sie verliebt war, und bei der sie oft sexuelle Gefühle hatte
und immer den Gedanken, jene sich über sie denke, was sie denke, wußte sie immer wieder zu dem
Empfang der Sakramente zu „vergewaltigen". Der Beichtvater sprach von den Wollust-
gefühlen und fragte sie, ob sie diese am Genitale fühlte, und sagte, wenn man diesen Gefühlen mit dem Willen nachgebe, wäre dies eine sehr schwere Sünde. Nun verfolgte sie
immer die Angst, sie würde auf diese Gefühle eingehen.

Mit 18 Jahren kam sie von zu Hause fort auf das Konservatorium, wo sie große Fortschritte machte, das sie aber mit 19 Jahren nach dem Tode des Vaters wegen wirtschaftlicher Schwierigkeiten wieder verlassen mußte. Sie war dann längere Zeit bei Verwandten,
dank deren Freundlichkeit sie sich allmählich ruhiger und heimischer fühlte, bis sie die
Krankenpflege aufnahm, die ihr durch ihre Gewissenhaftigkeit und Verantwortungsangst,
an dem Tode von Kranken schuld zu sein (Warnung und „Eitelkeit", sie ist gewissenhafter
als alle Anderen), nichts selbständig ohne Schaden tun zu können, und durch ihre Empfindlichkeit und Eifersucht gegenüber den Mitschülerinnen, Schwestern und Ärzten oft recht
qualvoll wurde.

Eine heftige Berührungsangst gegenüber allem, was mit Stuhl und Urin zusammenhängt, die sie mit den Händen an die Türklinke, ihr Täschchen, an die Mitmenschen, die
Hostie, hinzubringen fürchtete, löste einen so intensiven Waschzwang als Abwehr
aus, daß sie alles waschen mußte, stundenlang an der Wasserleitung stand, bis ihre Hände
ganz wund und aufgerissen waren. (Sie ist reiner als alle.)

Alles zwang sie, sich in eine Situation zu bringen, aus der es kein Entrinnen mehr gab. So lud sie z. B. der Onkel zu einer Autofahrt ein. Sie freute sich und
im gleichen Augenblick quälte sie der Zwang, das Gelübde zu machen, nicht mitzufahren;
dieses Gelübde aber würde sie verpflichten, auch wenn es während der Fahrt käme, aus-
zusteigen, was sie doch nicht könnte, weil sie sich vor dem Onkel blamieren würde; so
würde also das Gelübde gebrochen. (Angst und Zwang, das Gelübde zu machen und zu
brechen!)

Typische, häufig sich wiederholende Träume handeln von der Polizei, von Verfolgung — einmal wurde sie gekreuzigt (sie ist „oben", Christus und Mann!). Ein anderer
gelegentlicher Traum war, daß sie in einer Gesellschaft sich nackt ausziehe und auf das
Podium steige, tanze und dies alles sehr lustvoll genieße. Sie weiß im Wachen, daß es eine
schwere Sünde ist, aber im Traum ist das alles gleichgültig. Oft dachte sie: Wenn schon
alles Sünde ist und sie verdammt wird, dann liegt ja nichts daran, wenn sie es tut, und
wünschte darum oft, daß Verbotenes deshalb nicht Sünde sei, weil es ihr
die höchste Lust bereite. An diesen letzten Traum erinnerte sie eine Phantasie aus dem

12. Jahre, wo sie, nachdem sie von der gefürchteten und strengen Lehrerin „schlechte Punkte" bekommen hatte, träumte, sie käme nackt in die Klasse und würde dann für immer verschwinden, dann könnten ihr Lehrerin und Klasse nichts mehr antun, alles wäre gleich. —

Während des letzten Jahres hatte sie einen verständigen Priester gefunden, der sie beruhigte und von der Verantwortung für ihre vermeintlichen Sünden als „krankhafte Gedankenprodukte" entband und sie zum Leben und zur Arbeit ermutigte. Nur einmal — zu Beginn ihrer Beziehung — war er aus der Rolle gefallen, aufgeregt und ärgerlich geworden, als sie ihm darüber klagte, Gott mit Urin und Kot zusammenbringen zu müssen, was er aber, als er die Wirkung auf sie sah, durch Beruhigung sofort wieder gutzumachen suchte. Sie klammerte sich sehr an ihn, als den einzigen Menschen, bei dem sie sich heimisch fühlte und der sie nicht schalt, sondern tröstete, und hatte nur eine Angst: er könnte sterben oder sie aus seiner Stadt fortmüssen und allein hilflos und preisgegeben in der Welt stehen (Unselbständigkeit).

Könnte man von einer systematischen Erziehung zu einer Zwangsneurose sprechen, so wäre es in diesem Falle berechtigt, wo von Kindheit an alles: Eltern, Geschwister, Schule, Kameradinnen und Beichte zusammenhalf (natürlich nicht ohne die von ihr selbst nicht verstandene Mithilfe!), sie immer tiefer in die Entmutigung und Zwangsneurose hineinzustürzen. Ihre so begreifliche Schüchternheit, Überempfindlichkeit, Angst, ihr Mißtrauen, ihr maßloser Ehrgeiz, der in ihrer moralisierenden Gewissenhaftigkeit und Pedanterie den stärksten Ausdruck fand, ihre Eifersucht, ihr offener und versteckter Trotz ließen zwar noch die Entwicklung ihrer Fähigkeiten und Kräfte, ihre Tüchtigkeit in der Schule und bei der Arbeit zu, soweit sie überlegen sein konnte, machten dagegen mitmenschliche und kameradschaftliche Beziehungen fast unmöglich, bis auf einen kümmerlichen Rest der Beziehungen zu einigen Verwandten und zum Priester. Ihr ganzes jahrelanges neurotisches Training deutet auf Flucht vor den mitmenschlichen Aufgaben, vor der Geselligkeit, weniger vor dem Berufe, wo ihr Ehrgeiz Befriedigung fand, aber die ganze Geschichte ihres Lebens und ihrer Zwangsneurose beweist die Angst vor dem Manne, der Liebe und Ehe — und sie hatte ja Recht damit. Es fehlte ihr die Vorbereitung dazu. Denn schon die Kinderstube versäumte, ihr die wichtigste und unerläßlichste Voraussetzung dafür mit ins Leben zu geben: die Zuverlässigkeit des Vaters und der Mutter, das Vorbild einer Lebensgemeinschaft, das Vertrauen zu sich und den Menschen. So sah sie in der Erde und in der Beziehung zu Anderen und zum Manne nur „Feindesland", vor dem sie auf den Nebenkriegsschauplatz der Neurose angstvoll abrückte. Ihre Lebensfeigheit getraute sich nur mehr, sich Gott zu widmen und den Mann und die übrigen Mitmenschen zu entwerten in dem starren Leitbild der Heiligkeit und reinen Jungfräulichkeit, mit dessen Unerreichbarkeit sie aber in den gleichen Kampf geriet wie mit der Wirklichkeit.

Ihre Berührungsangst, Andere mit Kot und Urin zu beschmutzen und zu Sündern zu machen, ebenso wie früher ihr Drang, Andere zu Heiligen zu bekehren, verrät deutlich ihren ehrgeizigen Drang zur „Allmacht", wie ihr Waschzwang sie zur Reinen und Reinlichsten von allen zu machen hatte.

Auch dieser Fall zeigt wie so viele andere die Gefahren der moralisierenden und ehrgeizigen Erziehung für die Entmutigung und Lebensentfremdung des Kindes, für seine asoziale Isolierung und Kampfhaltung, die ihren stärksten Ausdruck findet in der zeitvertrödelnden und unnützen Tätigkeit des Hin- und Herpendelns zwischen Gehorsam und Trotz gegen Mensch und Gott, zwischen Himmel und Hölle, Halten und Brechen von Geboten, Gelübden und Verboten, um für das nach oben drängende Scheingeltungsstreben einen Auftrieb zu gewinnen, das überempfindliche Persönlichkeitsgefühl zu heben. Geht es nicht mit der Heldenrolle, so doch wenigstens mit der Märtyrerrolle! Nur nicht an die gefährliche, mit Verantwortung und Herabsetzung drohende feindliche Front!

Die Aussöhnung dieses Mädchens mit der Erde und ihren Forderungen bildete bei der Kürze der Behandlung keine leichte Aufgabe. Faßte auch rasch die Aufklärung ihrer begreiflichen aber nicht berechtigten Irrtümer und Vorurteile ihrer Einstellung und das Zweckvolle ihrer Neurose als Rache an Vater und Mutter und Sicherung vor Mann und Gesellschaft, so hatte ihre schrittweise Ermutigung doch immer mit der „Angst vor dem Mute" zu weiteren Schritten zu ringen, die sie im Lichte ihrer trostlosen Kinderzeit zu sehen geneigt war, bis sie mit jedem Schritt vorwärts besser verstand, daß sie diese Kinderzeit nicht verpflichte, zu verzweifeln, daß sie immer zuviel gefürchtet und erwartet und zu wenig gegeben hatte und daß die Neurose doch ein teurer Kampfpreis sei. Sie lernte allmählich, mehr entgegenzukommen, aus sich herauszugehen, wurde selbstständiger, auch unabhängiger von ihrem Seelsorger, der sehr verständnisvoll und ermutigend die Bemühungen des Arztes und der Patientin unterstützte. Ihre Schüchternheit und Verschlossenheit machte mehr und mehr einem freieren Wesen Platz, die krampfhafte Überspanntheit ihrer religiösen Einstellung löste sich, womit ihre Zwangsvorstellungen immer mehr zu überflüssigen Sicherungen wurden und in den Hintergrund traten.

Siebenter Fall: 9jähriges Mädchen, mit dem seine Eltern unsere Erziehungsberatungsstelle aufsuchten. Der Vater ist Lehrer. Beide Eltern — besonders die Mutter — von streng kirchlicher Einstellung. Das sehr hübsche Kind hatte frühzeitig Bravheit, Gehorsam und Gewissenhaftigkeit als wertvolle Mittel erfaßt, der bewunderte und gepriesene Mittelpunkt seiner Familie und der Hausfreunde zu werden.

Mit 5 Jahren bekam sie ein kleines Schwesterchen; mit 6 Jahren kam sie in die Schule, in der sie Musterschülerin wurde und in Fortgang und Betragen weitaus die Beste war. Nun fiel es auf, daß sie zu Hause immer häufiger mit skrupelhaften Fragen zur Mutter kam, ob sie auch die Wahrheit gesagt, nicht gelogen, nichts entwendet habe usw. Anfangs ging die Mutter beruhigend auf ihre Fragen ein, später wurde sie mit dem Kinde ungeduldig und ärgerlich, was aber das Kind nicht hinderte, mit seinen Skrupeln und Zweifeln die Mutter noch mehr in Anspruch zu nehmen. Sie interessierte sich ganz außerordentlich für Beichte und Kommunion, obschon diese für ihr Alter noch gar nicht in Betracht kamen. Der Geistliche, dem die Mutter besorgt die Not mit ihrem Kinde klagte, meinte, es handle sich bei dem Mädchen um ein ganz besonders frommes Kind, das man deshalb früher als die anderen zu den Sakramenten lassen müsse, womit gewiß alle Not sofort ein Ende hätte. Die Zwangsvorstellungen nahmen indes dermaßen beunruhigend zu, daß die Eltern mit dem Kinde die Erziehungsberatungsstelle aufsuchten. Eines Tages nämlich vor der Schule war das Mädchen in einer ganz besonders großen Aufregung und klagte der Mutter, daß es sein Gedicht für die Schule nicht gelernt habe. Die Mutter nahm das Buch und sagte: „Nun, versuch doch einmal, das Gedicht herzusagen!" Das Kind konnte es lückenlos. „Aber Du kannst es ja," tröstete die Mutter, „was quälst Du Dich denn?" Darauf erwiderte das Kind: „Ja, ich habe es nur „durchgelesen", nicht „gelernt" — die Lehrerin hat doch gesagt, wir sollen das Gedicht „lernen!"

In der Erziehungsberatungsstelle ging das Kind, dessen ganzes Auftreten das Musterkind verriet, frei und offen aus sich heraus, aber doch ganz etwa so, als ob es wie in der Schule eine Aufgabe herzusagen hätte. Es erzählte, daß die Mutter oft nicht zufrieden mit ihm sei, wenn es mit so vielen Fragen zu ihr käme, und ihr Vorhaltungen mache, warum es nicht auch so nett und lustig wie das Schwesterlein sei. Sie habe keine Freundin in der Schule. Von einem Spaziergang mit dem befreundeten Geistlichen des Hauses berichtete sie, sie habe ihn gefragt, was denn die Kommunion sei, worauf er ihr erklärte: wie die Menschen die irdische Speise für das irdische Leben brauchen, so brauchen sie die himmlische Speise für das himmlische Leben.

Mit 7 Jahren erstach sie im Traume eine Hexe, von der sie sich bedroht fühlte (wie schön wäre es, wenn die strenge Mutter nicht immer da wäre!). Ihr Lieblingsmärchen ist das Aschenbrödel.

Eine Mitarbeiterin, die aus dem Korridor vor dem Beratungszimmer hereinkam, erzählte, sie habe mit dem Kinde geplaudert und es gefragt: „Nun, was hat der Doktor zu dir gesagt?" worauf das Mädchen prompt erwiderte: „Er sagte mir, daß ich auf mein lustiges Schwesterlein eifersüchtig bin, weil die Mutter es lieber habe wie mich, und daß ich alles nur mache, um die Mutter mehr mit mir zu beschäftigen und das Schwesterchen auszustechen". Sie hatte also von alledem, was ich über den Zusammenhang ihrer Angst, Skrupel und Zwangsvorstellungen mit ihrer Einstellung zu ihrer Familiensituation sagte, ausgerechnet den Kernpunkt sofort richtig verstanden. Die anwesende Lehrerin fügte dem bei, sie müsse sich einen Vorwurf machen, daß sie dieses Kind nicht richtig behandelt habe; sie habe sich immer nur mit den andern Kindern abgegeben, die sie mehr brauchten, weil sie sich dachte: „Diese kleine Streberin hat mich nicht nötig!" Ein beherzigenswerter Hinweis, daß Musterkinder das Vertrauen und die Ermutigung erst recht nicht entbehren können, noch weniger wie die gesunden Kinder!

Die Mithilfe der sehr verständnisvollen Lehrerin und des nun aufgeklärten Elternhauses brachten es in kurzem fertig, daß das Kind auflebte und eine sehr gute Mitspielerin in der Familie und Schule wurde und nette Freundinnen hatte.

Achter Fall: Hermann F., 27 Jahre alt, Rechtskonzipient, erzählt, daß ihn seit etwa elf Jahren immer die Zwangsvorstellung quäle, für irgendetwas verantwortlich zu sein. Er war im Felde neben den Preußen. Es war abgemacht, Leuchtkugeln abzuschießen als Zeichen des Rückzuges. Der Nachbar sollte das erwidern, um sicher zu sein, daß er mitkomme. Er war Unterführer, schoß die Leuchtkugeln ab — der Nachbar erwiderte nicht. Und erst jetzt kommt ihm die Zwangsvorstellung, jemand von den benachbarten Preußen, die kein Zeichen zurückgegeben, könnte doch zurückgeblieben, von ihm im Stiche gelassen worden sein, „vielleicht" sei deshalb ein Mann, ein Preuße, gefallen, dessen Kinder jetzt leben und er sei dafür verantwortlich.

Die Eltern leben. Vater ist ein höherer, sehr tüchtiger Beamter, nervös, trotzdem aber fest, gut, jedoch auch sehr streng; Mutter ist schwach, schwermütig, sehr ängstlich und ewig besorgt. Er ist von drei Geschwistern der Älteste, hat noch zwei jüngere Schwestern (4 Jahre und 6 Jahre jünger), die erste faul, aber sehr energisch und zielbewußt; die jüngste lernte viel besser als er; beide Schwestern waren immer sehr heiter und ausgelassen, frisch, geschickt und unternehmend im Gegensatze zu ihm, der immer ernst und verschlossen war und von den Eltern darüber angesprochen wurde. Er hatte immer die Aufsicht über die Schwestern und die Verantwortung für sie, die sich von ihm nichts sagen ließen und ihn immer den „Polizeidiener" nannten. Wenn er mit den Schwestern stritt, halfen die Eltern zu ihnen. Er war ein sehr braver, folgsamer, gewissenhafter Junge, von beiden Eltern bis zum 4. Jahre sehr verwöhnt, auch von den Freunden des Hauses immer als „das schöne Buberl" gehätschelt, und weil er so schön deklamieren konnte. Dann wurde er auf einmal häßlich, dunkelhaarig, während er früher blond war. Als er ganz klein war und mit im Haushalt helfen wollte, sagte ihm die Mutter: „Laß das, da kann man dich nicht brauchen!" Die Mutter hat ihm überhaupt viel Angst gemacht, vor den Leuten alles tragisch zu nehmen. Mit vier Jahren gab ihm der Vater einen Veilchenstrauß, den er der Mutter bringen sollte. Er warf ihn im Vorübergehen in einen Keller hinein, „damit die Leute auch eine Freude haben". Großes Bedauern und Vorwürfe seitens des Vaters und der Mutter. Seitdem oft Selbstvorwürfe, wenn er etwas verlor: Federhalter, Bleistifte, Mütze oder Hut, die er von der Mutter bekommen hatte. — Die größte Quälerei begann in der Schule. Die Kameraden verspotteten ihn. Er stand völlig abseits. Auch mit den Lehrern ging es nicht. Er war faul und besonders schlecht ging es mit dem Rechnen (auch heute noch). Der Vater rechnete mit ihm zu Hause, wurde leicht ungeduldig und drängte ihn, schrie ihn an: „Man sieht es ja, der Kerl strengt sich nicht an!" Dann zappelte und hetzte er, zeigte Mißmut, um seinen „guten Willen" kundzutun. Die Eltern sollten sehen, daß es trotz seines Fleißes nicht gehe und ihn vom quälenden Studieren befreien. Immer hatte er das Gefühl, er kommt nicht mit, er wird nicht fertig. Schreiben ging auch nicht; er schrieb immer falsche Zahlen oder las sie „verkehrt", machte orthographische Fehler, schrieb „Ihr" als Anrede klein und umgekehrt oder „das" statt „daß", war immer verwirrt, verlegte die Schlüssel usw. — auch heute noch. Das Schlimmste, was den Vater besonders ärgerte, war immer und ist seine Langsamkeit (Trotz und Kampf gegen den Vater).

Er wurde immer trotziger, verstimmter, verschlossener und empfindlicher. Die Kameraden nannten ihn „Spinner", was ihm entsetzlich war, und die Mutter erzählte vom König Otto und fügte hinzu, es sei schrecklich, wenn die Leute von einem sagten „Spinner". Er hatte immer einen starken Wandertrieb, weil es zu Hause so beengend war, ging am liebsten allein und immer weiter als alle Anderen (Isolierung und Überlegenheitstendenz).

Seine Träume spiegeln ausgezeichnet die Situation seiner Kinderzeit wieder. Entweder er träumte, er müsse etwas besorgen, habe Notizen bei sich, verliere davon einige Blätter oder verliere Schlüssel oder dieser oder jener, den er treffen wolle, sei nicht da, nirgends klappe es, ließ seinen Mantel oder Hut irgendwo liegen und soll ihn wieder holen, und schließlich laufe er nur mehr in einem Hemd herum. Oft träumte er vom Walde oder von einem Hinterwäldlerhaus, wo er ganz allein und es wunderschön ist.

Mit 10 Jahren kam er auf das Gymnasium. Die Vorbereitung war schrecklich. Wieder lernte der Vater mit ihm, schalt ihn wegen seiner Langsamkeit, die ärger wurde, während ihm die Mutter in den Ohren lag: „Du wirst mir doch nicht durchfallen!" So bekam er noch mehr Angst. Mit den Kameraden und Lehrern ging es ebenso wie in der Volksschule. Vom vierzehnten bis zum siebzehnten Jahre hatte er einen Religionslehrer, der alle Welt verdammte, alle Menschen für Dummköpfe hielt und fesche Leute in die Hölle steckte. Vor allem regte ihn die Beichte so auf, daß er alles für eine schwere Sünde hielt und Todesangst hatte. „Wenn die Leute erfahren, wer er sei, sperren sie ihn sein Leben lang ein". Da kamen ihm die ersten sexuellen Zwangsvorstellungen (als Protest gegen den Priester). Die Mutter gab ihm ein Buch eines Geistlichen mit dem Titel: „Gebt mir gute Gedanken". Dabei quälte ihn die Idee: „Jetzt hast du schon das Gelübde gemacht, ein Geistlicher zu werden!" Um unkeusche Begierden loszuwerden, wehrte er sofort ab mit Zappeln. — In der Schule oft Lachkrampf, konnte nie mehr harmlos mit den Anderen reden, nie froh sein. Hatte immer ein Schuldgefühl bei allem, was er unternehmen wollte: Das darfst du nicht, du hast etwas auf dich geladen, oder: Das ist schlecht, du darfst keinen Erfolg erringen, es drückt die Anderen dabei, du wirst doch nicht Andere niederringen! (Überkompensation seiner schulischen Mißerfolge durch seinen moralischen Edelmut.) Du hast früher einmal etwas angestellt — vielleicht Mehreres — (Leitbild der fehlerlosen Heiligkeit), die Anderen sah er immer fehlerlos, hatte einen Neid auf sie, auf alle Mitmenschen. Mädchen waren ihm eine besondere Qual: Sie sind so frei, ungezwungen, alles geht bei ihnen glatt und klappt, und da heißt es immer: „Das schwache Geschlecht!"? und er — der Mann — bringt nichts zusammen. (Wie in der Familie gegenüber den Schwestern Minderwertigkeitsgefühl gegenüber der Frau.) Wenn er morgens erwachte, hatte er oft das Gefühl, als ob er seiltanzen sollte; man macht ein paar Schritte und dann geht es nicht! Und war er einmal lustig, dann kam plötzlich das „kalte" Gefühl: Das darfst du nicht, du hast eine Schuld auf dir! Die Schwestern waren immer lustig — er immer grantig. Trotzdem er oft dachte, andere Kinder werden besser erzogen für das Leben, hing er doch wieder an seiner Familie, da er aus Furcht vor allem Neuen, der Welt, den Menschen, vor denen ihm die Mutter immer wieder Angst gemacht hatte, sich sagte: Die Anderen sind stärker und gescheiter. Bleibe in der Familie, da geht es schon. Draußen ist es unmöglich, du kannst mit anderen nicht konkurrieren! — Andere Leute laufen auf ihren Füßen — du aber auf Stelzen!

Seine Schulleistungen kamen so mühevoll und gequält (konnte sich nicht konzentrieren) zustande, daß er mit Ach und Krach das Gymnasium absolvierte. Auf der Universität studierte er Jura. Er trat in die Verbindung seines Vaters ein, tat dort mit, ohne eigentlich mitzutun, hatte immer so seine „eigenen" Gedanken. Er tat alles nur äußerlich, wagte nie, seinen Kameraden näherzukommen, keine richtige Freundschaft. Er war sehr fleißig, kam aber nur mühsam vom Fleck. (Der Vater sagte: „Schnell" — er machte „langsam.")

Das Universitätsexamen bestand er knapp; ebenso später das Staatsexamen, das er dann mit gleichem Erfolg wiederholte, um in einer Rechtsanwaltskanzlei unter einem nervösen Chef unbefriedigende Arbeit zu leisten.

So kam er in die Behandlung. Sein erster Traum lautete: Er sieht das Lustschloß des Kurfürsten von Mainz und geht dann durch den „Großen Busch" (Gehölz in der Nähe seiner Vaterstadt), aber nicht auf der großen Straße, sondern seitwärts, wo keine Wege und Menschen sind. Der Traum kennzeichnet ausgezeichnet seine Situation, seine Stellung zu Geselligkeit, Beruf und Frau und erörtert zwei Lösungsmöglichkeiten: Geistlicher zu werden — aber natürlich ein ganz großer, ein Kurfürst — also unverheiratet zu sein und doch ein Lustschloß zu haben, wo man sich mit Frauen vergnügen könnte, ohne die Verantwortung einer Ehe übernehmen zu müssen, wäre die eine Lösung der drei Fragen, die andere noch radikalere Lösung wäre: seitab von der großen Verkehrsstraße der Gemeinschaft, wie es sein Wandertrieb schon immer getan hatte, allein zu gehen, weglos, ob und wie es gerade ihm paßt, frei und gesichert. (Die Eltern hatten ihm immer gesagt: „Du hast nicht zu tun, was dich freut, sondern was dich nicht freut!" Wie alle Zwangsneurotiker erträgt auch seine Entmutigung und sein Freiheitsdrang keinen anderen Willen mehr als den „eigenen"). Kurz nachher brachte er, was er zu Hause über seinen Zustand niedergeschrieben hatte: „Zwei qualvolle Tage. Schon vorher — am Sonntag — ging es an mit Zwangsschuldgefühlen und Angst. Am Montag fiel der Schritt in den Beruf schwer; es sollte etwas bearbeitet werden. Ich hätte mich freuen sollen, einmal etwas Richtiges tun zu können. Die Sache wurde schon zaghaft angefaßt, mit dem Bewußtsein: Es wird doch nicht genügend werden. Dann brauchte ich lange Zeit. Die Beweglichkeit des Geistes war durch Kummer geschwächt; Unruhe im Körper störte. Tagsüber hatte ich noch anderes zu tun; so saß ich bis abends $\frac{1}{2}$11 Uhr an der verhältnismäßig einfachen Sache. Mein Chef wunderte sich, daß ich so lange brauchte, auch noch nicht eine entsprechende Lösung erreicht hatte und hielt mir dies vor. Ich fürchtete, jetzt fortan überhaupt nichts mehr zur Bearbeitung zu bekommen. Heute hat infolgedessen der Gram volle Überhand. Neidisch auf fast alle Mitmenschen — Furcht vor ihrem Spott — rasende körperliche Unruhe, vor allem, wie ich deutlich merkte, geschlechtliche, ließ mich auch keinen ruhigen Gedanken fassen. Ich hätte am liebsten hinausgebrüllt oder alles zertrümmert (Gewalttätigkeit der Zwangsneurose). Will man sich hier selbst Ruhe zureden, so klingt das wie Hohn. Als ich zu den gewohnten Botengängen geschickt wurde und einige Zeit in Bewegung auf der Straße war, wurde es besser. Das beständige Wühlen des Grames in Kopf und Körper fanden durch die Bewegung etwas Luft. Zu einer Konzentration der Gedanken bin ich auch da bei weitem nicht fähig. Energie anzuwenden, erscheint mir wieder wie Hohn. Allerlei Fratzen (Gesichter von Menschen) erscheinen, die mir über sind und einen „erziehen", quälen und zwingen; vor allem gewisse Frauen und Mädchen- aber auch Männergesichter erscheinen da, die die Unruhe nur verstärken — dann zurück zur Arbeit, wieder an den Tisch! Die körperliche Unruhe ist fürchterlich und quälend, auch mit etwas Beengung der Brust verbunden. Dauernd sind die Fratzen auf dem Sprunge, über einen herzufallen — sie sind das eigentliche Hemmnis.

Diese Schwierigkeit habe ich stets, aber so besonders stark nur periodenweise, und ich glaube sicher, daß das mit geschlechtlichen Wallungen zusammenhängt.

Die Fratzen erscheinen übrigens auch immer, wenn man sich vornimmt, etwas richtig anzupacken. Ich kann nur halb handeln, denn allein der Entschluß, sich ein Herz zu nehmen und endlich … ist nur ein Hohn. Selbstvertrauen bedeutet mir nur Spott. Wie soll das anders möglich sein? Wenn es nur besser möglich wäre!"

Diese Explosion aus der Zeit etwa zwei Wochen nach Beginn der Behandlung ist der treffende Ausdruck seiner Stellungnahme zum Leben. Die Fratzen von Frauen-, Mädchen- und Männergesichtern (in der Kinderzeit Eltern und Geschwister, später Lehrer und Kameraden, sein Chef, die Mädchen seines Verkehrs usw.) die einem „über" sind und einen erziehen, quälen und zwingen, hält er sich gerade in dem Augenblick vor Augen, „wo er sich vornimmt, anzupacken", also in dem Augenblick, wo er den Kontakt herstellen und

an die „Front" gehen soll, um sich mit den Fragen: Beruf, Frau und Gesellschaft auseinanderzusetzen. Selbstvertrauen und Energie sind ihm, der nur „halb" handeln kann,
nichts als Spott und Hohn. Er traut sich aus dem Hinterlande nicht heraus. Oft beschäftigt
ihn der Gedanke, da er nun einmal doch zu einem geistigen Berufe nicht tauge, dorthin
zu gehen, wo auch die Ahnen der beiden Eltern her waren, auf das Land, um Bauer zu
werden. (Cäsar auf dem Dorfe!) Ganz plötzlich blitzt ihm der Gedanke und Wunsch auf:
Wenn es nur besser möglich wäre! —

Nach und nach gelang es, sein Verständnis zu gewinnen durch die Aufdeckung der
Quellen seiner irrtümlichen Entmutigung: seine Stellung als einziger Knabe unter Mädchen, seine Schwächlichkeit (mit 10 Jahren war er in der Schule immer noch der Kleinste)
seine Verwöhnung, die Ängstlichkeit und Ungeduldigkeit der Eltern, seine mangelhafte
Vorbereitung für die Gemeinschaft in der Schule und das Hindernis seines ehrgeizigen
und unerreichbaren Ideals des Musterknaben, mit dem er sich dauernd dem Zusammen
leben entfremden und seine Angst verewigen mußte. Er faßte immer mehr Vertrauen
und lernte begreifen, wie seine Angst und Eitelkeit den Käfig der Zwangsneurose als Sicherung vor Kritik und Verantwortung um ihn herumspanne und welch furchtbaren Preis
er dafür bezahlte. Hatte er auch immer nur den Fleiß eines Entmutigten, so war er doch
immer mit dem Leben in einem gewissen Kontakt geblieben und hatte sich auch eine gewisse Aktivität gerettet.

Hier konnte die Behandlung mit der Ermutigung erfolgreich einsetzen, das in seiner
mangelhaften Vorbereitung bisher Wertvolle zu verbessern und seinen nervösen Lebensplan langsam abzubauen. Er taute immer mehr auf, schloß sich mehr an seine Kameraden
an und wurde auch zu seiner Familie — deren Aufklärung wesentliche Dienste mitleistete —
freundlicher und gemütlicher, sein Trotz lockerte sich, er ging mehr aus sich heraus und
begann ernsthaft, sich mit seinem Berufe zu beschäftigen, Freude an der Arbeit zu erlangen.
Sein Selbstbewußtsein stärkte sich nnd sogar der Verkehr mit Mädchen fing an, ihm Freude
zu machen. So besteht begründete Aussicht, daß die Behandlung, die aus äußeren Gründen
für kurze Zeit unterbrochen werden mußte, in ihrer Fortsetzung zu seiner vollen Einfügung
in die Gemeinschaft führen wird.

Neunter Fall: Franz R., 35 Jahre, hervorragend qualifizierter, tüchtiger Beamter,
brach nach seiner Beförderung auf einen sehr verantwortungsvollen Posten mit einer psychogenen melancholischen Depression zusammen, die schon zwei Jahre dauerte, seine Arbeitsfähigkeit schwer bedrohte und ihn der Gefahr des Abbaues, der für ihn besonders schmerzlich gewesen wäre, aussetzte, da er eine Frau und fünf Kinder hatte und mittellos war.
Er klagte (wie Fall 1) über quälende Zwangsimpulse und -Vorstellungen, sich das Leben
zu nehmen. So konnte er an keinem Baume mehr vorbeigehen, ohne den Zwangsgedanken,
sich daran aufzuhängen, keine Brücke mehr passieren, ohne den Drang, sich in den Fluß
stürzen zu müssen und bat seine Frau, ihm den Revolver zu verstecken.

Sein Vater (Hypochonder und Nörgler) prophezeite und drohte ihm in der Kinderzeit
oft: „Kerl, ich sehe dich noch am Galgen baumeln!" Einmal war er auf dem Eise einge-
brochen und konnte sich nur mit Mühe retten. „Ich sehe dich noch ersaufen!" schalt
der Vater. Er war der Liebling der Mutter, der der Vater oft Vorwürfe machte, daß sie
den Jungen verwöhne. Doch war auch dieses Glück nicht ungetrübt und manchmal, wenn
er es zu bunt trieb, er war ein wilder Junge, suchte ihn die Mutter damit zu bändigen, daß
sie ihm ihre Liebe zu entziehen drohte. Die Großmutter war sehr streng mit ihm. Er war
der vierte unter sechs Geschwistern, von drei älteren Mädchen und drei Knaben, also von
diesen der Älteste. Eine seiner Schwestern erkrankte später nach der Geburt eines Kindes
an einer unheilbaren Melancholie. Besonders eifersüchtig war er auf seinen jüngsten Bruder,
der ihn bei der Mutter manchmal auszustechen schien. Er war bis zum 12. Jahre Bettnässer, was ihm oft schwere Herabsetzungen eintrug, ein mutwilliger und trotziger Junge,
jähzornig und gerne spöttisch; doch auch wieder gutmütig und hilfreich und hatte wertvolle Freunde. Seine Studien schloß er als Erster ab, was ihm die glänzende Beamten-
laufbahn sicherte. Von manchen seiner Kollegen war er wegen seines beißenden Sarkasmus
gefürchtet. Trotzdem er Mädchen und Frauen gegenüber immer etwas unsicher gewesen
war, wagte er schließlich doch mit einem braven, sehr „häuslichen" Mädchen die Ehe, die
relativ recht gut ging und seinen Machtgelüsten keine zu großen Konflikte setzte. Er war
gesellig, mußte aber immer dominieren und schulmeisterte gern.

Patient hat den brennenden Ehrgeiz des mittleren Geschwisters als Überkompensation
über einer Zuckerbrot- und Peitschenerziehung und einer schweren Organminderwertigkeit
(Enuresis), verstärkt durch Züge von Trotz und Auftrumpfen und eine Tendenz zu spötti-
scher Entwertung des Gegners. Immerhin hatte er sich so viel Gemeinschaftsgefühl, Tatkraft und Entschlossenheit gerettet, daß er eine beachtenswerte Lösung seiner Lebensaufgabe zustande brachte. Erst in dem Augenblick, wo eine verantwortungsvolle Änderung
seiner Situation seine Vorbereitung, seinen Mut und die Tragfähigkeit seiner Seele über-
schritt, brach er zusammen. Er ist einer gewesen, der den erfolgreichen Versuch gewagt
hatte, den Gegenbeweis gegen die Prophezeiungen des Vaters anzutreten. Aber ein Rest

seines Selbstzweifels war hängen geblieben und erhob sich warnend, wo er zu seinem Schrecken endlich erreicht hatte, was er so heiß und lange sich gewünscht. Gerade seine suizidalen Zwangsvorstellungen zeigen deutlich die Anknüpfung an Kindheitserinnerungen und die Spitze gegen den drückenden Vater, indem er mit dem Gedanken spielte, ihn zu desavouieren damit, daß er ihm Recht gebe. Es ist, als ob er zum Vater sagen wollte: „Ich habe dir ja nie etwas recht machen können, du hast mir alles abgesprochen. Es geschieht dir gerade recht, wenn ich das tue, was du mir allein zutraust: mich aufhängen oder ins Wasser gehen!"

Er versieht heute seinen Platz glänzend und ist ein zuverlässiger, wohlwollender, hilfreicher Mitarbeiter, Freund und Kamerad geworden.

Der oft erörterten Frage, ob bei der eigentlichen Zwangsneurose die Zwangsvorstellung des Selbstmordes zum Selbstmord führen müsse oder könne, habe ich nur entgegenzuhalten, daß mir kein solcher Fall aus eigener Erfahrung oder der Literatur bekannt ist. Kommt es bei der Zwangsvorstellung des Selbstmordes zur Ausführung, so scheint es sich immer um das Krankheitsbild der schweren Melancholie zu handeln. Ganz ähnlich verhält es sich bei den homicidalen (Mord)-Zwangsvorstellungen, wie

Fall 10 eines etwa 40 Jahre alten Staatsanwaltes zeigt, der vor der Beförderung auf den Staatsanwaltsposten eines größeren Tätigkeits- und Verantwortungsfeldes in eine tiefe Melancholie ausbrach. Schon in seiner Kinderstube entmutigt wegen einer Organminderwertigkeit (einer auffallend großen Nase), verulkt und verhöhnt, war er immer einsam. In Gesellschaft schüchtern und ohne Freund, warf er sich mit seinem zitternden Ehrgeiz auf das Lernen, um seine Studien mit einem ausgezeichneten Prüfungsergebnis abzuschließen. Er heiratete als Amtsrichter und hatte zwei Kinder. Im Mittelpunkt seiner Melancholie stand die trostlose Angst vor seiner Zukunft und seiner völligen Unfähigkeit gegenüber der drohenden Beförderung. Drei Lösungen seiner Schwierigkeiten beschäftigten ihn allein als Ausweg aus seiner Verzagtheit: Als erste erwog er, um der öffentlichen Blamage zu entrinnen, auf jene Beförderung zu verzichten und wieder Amtsrichter zu bleiben, was er sich aber auch nicht mehr zutraute, als zweite die Irrenanstalt und als dritte seine dauernde Pensionierung. Da er aber mittellos war und sein Pensionistengehalt für den Unterhalt von vier Personen ihm nicht ausreichend schien, so quälte er sich mit dem Gedanken, wie gut er mit seinem Pensionistengehalt leben und fertig werden könnte, wenn er nicht die Frau und die beiden Kinder hätte. Und immer häufiger drängte sich nun in den Vordergrund seines Denkens die Zwangsvorstellung, alle drei aus dem Wege zu schaffen, gegen die er sich entsetzt und mit allen Kräften noch „wehrte". Ich schickte den Kranken in die Heilanstalt, wo er sich nach Jahr und Tag so weit besserte, daß ihm, um seine Entlassung vorzubereiten, immer häufiger in Begleitung seiner Frau der Besuch in seiner Familie gestattet wurde. Eines Tages bei einem solchen Besuche zu Hause hörte die Frau, die sich im Nebenzimmer für die Rückkehr in die Anstalt ankleidete, plötzlich ein Geräusch, und als sie die Tür öffnete, sah sie ihren Mann starr und stumpf mit dem langen Küchenmesser in der Hand, mit dem er eben dem einen Kind den Hals durchschnitten hatte. Seine völlige Entmutigung traute sich nur mehr den radikalen Rückzug, die Lösung 2 und 3 als Antwort auf alle Lebensfragen zu, indem sie den Abwehrcharakter der Zwangsvorstellung aufhob zugunsten der mörderischen Entscheidung aus seiner Melancholie heraus, um sich damit von allen sozialen Lebensforderungen zu entheben.

Ganz anders verhält sich die Sache bei der Zwangsneurose, wie

Fall 11 zeigt: Ein 30jähriger, in seinem Berufe sehr tüchtiger Musiklehrer, schüchtern, steif und von übertriebener Liebenswürdigkeit in seinem Auftreten, erzählt unter häufigem Stocken und Erröten, wie er aus der Angst und Unruhe im Leben, unter den Menschen, bei der Arbeit, nie richtig herauskomme und dadurch in seinen Verkehrsbeziehungen — auch Mädchen gegenüber — besonders bei öffentlichem Auftreten, recht gestört sei. Am allermeisten stören ihn Zwangsvorstellungen, die sich zwischen ihn, die Arbeit und den Verkehr hemmend einschieben und ihm alles zu einer qualvollen Mühe und Selbstüberwindung machen: zunächst solche sexueller Art, z. B. auf die Genitalgegend der Männer und Frauen hinzublicken, mit denen er eben zusammen ist, oder der Zwang, sich selbst zu entblößen oder mit Tieren sexuelle Beziehungen einzugehen, oder auch der Drang (Patient leidet auch an „Höhen"- bezw. „Tiefen"-Angst), sich von der Höhe eines oberen Stockwerkes oder Berges — der Abgrund greift geradezu mit Händen nach ihm, ihn herunterzuziehen — herabzustürzen, oder, was ihm noch schrecklicher ist, kriminelle Impulse, z. B. Todeswünsche gegen den Vater, seine Mutter oder beneidete Nebenbuhler, oder Mordzwang, andere ins Wasser oder einen Berg herabzustoßen, sie zu erstechen oder zu erwürgen usw. In der öffentlichen Bedürfnisanstalt ist er neben den anderen gehemmt, zu urinieren, leidet an „Harnstottern", hat Angst, die anderen könnten zusehen. Hat er einen Brief geschrieben oder die Wohnung verlassen, so muß er sich immer wieder überzeugen, ob er sie geschlossen habe. Übt er ein Musikstück, so hat er den Zwang, es immer und immer wieder zu spielen, wird nie fertig, macht es sich nie ganz recht. Melodien verfolgen ihn stunden- und tagelang, ohne daß er sich von ihnen frei machen kann; in Gesellschaft plagt ihn die Angst vor Erröten, das er mit aller Gewalt unterdrücken will und nicht kann. Sein Ordnungs- und Symmetrisierungszwang läßt ihn überhaupt nie zur Ruhe kommen, z. B. bei Tische, wo er alles: Gabel, Messer, Teller, Glas, Serviette, symmetrisch geordnet, geregelt hinlegen muß, während zu Hause seine Unordnung sich zu Bergen häuft, die er erst nach Monaten in einem plötzlichen Raptus abträgt, um sie dann wieder von neuem zu häufen.

Auf der Straße, wo ihn die Menschen unsicher machen, beschäftigt ihn der Zählzwang, die Stockwerke, Fenster, die Häuser, die Menschen zu zählen, oder die Symmetrie der Bauten. Beim Treppensteigen muß er immer die ungerade erste und dritte Stufe nehmen, dann fühlt er sich gesichert, ruhig, nicht aber die gerade zweite und vierte. Das bedeutet Unglück, wie auf der Straße das Herabgleiten vom Randstein, wo er mit Vorliebe geht.

Er ist nämlich der Ältere von vier Geschwistern (2 Schwestern und 1 Bruder) und steht am besten mit der zweiten Schwester, also dem dritten Kinde, am schlechtesten mit der nächsten Schwester und dem jüngsten Bruder, dem zweiten und vierten Kinde also, mit denen er sich viel raufte und stritt, zankte. Körperlich war er zart und schwächlich, litt bis zum 7. Jahre an Bettnässen und gelegentlicher Verunreinigung der Kleider durch Urin und Kot. Der Vater ist Handwerker, tüchtig, aber sehr nervös, jähzornig und gewalttätig, schlug Mutter und Kinder, besonders ihn, den er nie gelten ließ und dem er alles absprach. Auch die Mutter ist nervös, aber gütiger und freundlicher zu den Kindern. Schläge von ihr waren ihm besonders schlimm. Seine früheste Kindheitserinnerung ist, daß der Vater die Mutter schlägt, sie an eine Bettwand drückt und ihr mit Umbringen droht. Angst und Schrecken regierte immer die Familie; selten war es nett (nur die Mutter war oft mit den Kindern heiter). Aus seinem fünften Jahre erinnert er sich, hinter einer Türe im Hofe mit einem gleichalterigen Mädchen gestanden zu sein, das er entblößte und berührte, während er sein Genitale zeigte. In schlimmer Erinnerung steht ihm der erste Schultag, wo er unter Tränen die Mutter zwingen wollte, ihn wieder mit nach Hause zu nehmen. Er lernte rasch und leicht und war immer unter den Ersten; nie überwand er die Angst vor den Lehrern, deren Strenge und Schläge er sich nicht selten wegen seiner Wildheit zuzog. Er hatte kameradschaftlichen Verkehr, stritt aber oft mit den Kameraden, weil er immer der Führer sein und Recht haben wollte, raufte als Schwacher nur mit den Schwächeren; gegen die Stärkeren war er feige. Mit manchen von ihnen — auch mit Mädchen — pflegte er Heimlichkeiten, immer mit der Angst vor der Entdeckung; sie spielten Doktor, entblößten und untersuchten sich. Mit zehn Jahren von einem Kameraden über den Geschlechts- und Geburtsvorgang aufgeklärt und zur Masturbation verführt, versuchte er den Geschlechtsverkehr mit seiner Schwester, brach ihn aber aus Angst und Scheu wieder ab. Durch kurze Zeit trieb er mit den Kameraden Masturbation.

Er hatte immer Angst und ein schlechtes Gewissen, was mit dem Beginn der Beichte und nach der Kommunion ärger wurde. Schon die religiöse Erziehung zu Hause war überstreng, brandmarkte alles als Sünde und drohte mit Gott, Teufel und ewiger Verdammnis. Er wurde immer skrupulöser (war inzwischen auf das Realgymnasium gekommen), fürchtete, in der Beichte nicht alles gesagt zu haben und mit einer Sünde aus dem Beichtstuhl wegzugehen. Was ihn besonders quälte, war die Reue als Bedingung der Absolution. In seiner tiefen Reue und Zerknirschung schaute zu seiner Qual und Angst ihm der Versucher über die Schulter, er würde die Sünde doch wieder begehen. Gott und Teufel rangen unausgesetzt um seine Seele. Aus Angst, eine Sünde nicht oder zu wenig gebeichtet zu haben, infolge seiner immer mehr überspitzten Gewissenhaftigkeit klagte er sich schließlich zahlloser und aller Sünden des ganzen Beichtspiegels an, auch wenn er sie gar nicht verstand, um es nur ja ganz gut zu machen. Er hatte die Linie zum Heiligen als Abwehr beschritten. Gegen seine Zwangsmasturbation, die ihm nur kurze Befriedigung brachte, kämpfte er mit den heftigsten Gewissensbissen und Schuldgefühlen — bis zum nächsten Mal. Einige Male, wo er auf Besuch bei Verwandten mit der Mutter im Bette schlafen mußte, quälte ihn der Zwangsgedanke, sie am Genitale zu berühren oder mit ihr geschlechtlich zu verkehren. Er hält sich der größten Verbrechen für fähig und sucht in gesteigerter Frömmigkeit, in immer häufigeren Gelübden, deren Erfüllung seine freie Zeit stark in Anspruch nahm, Schutz und Abwehr, die sich durch Glaubenszweifel und den Zwang zu den greulichsten Gotteslästerungen in ein unfruchtbares Nichts aufzulösen drohten.

Der Gedanke an die Zukunft, an den Beruf erfüllte ihn mit Angst und Sorge. So dachte er manchmal, als Buße für seine Sünden dauernd ins Kloster zu gehen, vor dessen Zwang ihm anderseits wieder graute. Zu seinem Verkehr wählte er sich einige der Frömmsten unter den Mitschülern, mit denen er in freien Stunden viel musizierte. Die Musik bildete seinen Trost und seine Erholung; in ihr machte er die größten Fortschritte. Aufgerufenwerden in der Schule und Prüfungsaufgaben bedeuteten für ihn, obschon er immer zu den besten Schülern gehörte, stets wieder neue Angst und Qualen.

Sein Schlaf war häufig von schweren Angstträumen durchsetzt: Angst vor Gespenstern, Teufeln, Riesen, wilden Tieren, die ihn verfolgten, während er gehemmt nicht vom Flecke kam, und aus denen er mit einem Aufschrei erwachte. Oder er träumte von einem furchtbaren Sturz in die Tiefe, oder wie er mit einer wundervollen Leichtigkeit sich in die Lüfte erhob und beseligt und angestaunt hoch über den Menschen mühelos dahinflog (Ehrgeiz); oder dann wieder, daß er im Hemde auf der Straße ginge, voll Angst, von den Menschen gesehen zu werden, oder aber zu spät kam, nicht fertig wurde. Er hatte Prüfungsträume, in denen er völlig versagte.

Mit dem Abitur, das er gut bestand, schlug für ihn die Stunde der Freiheit von dem Zwang zur Schule, des Elternhauses und der religiösen Übungen. Nach harten Kämpfen mit den Eltern, die das juristische Studium von ihm verlangten, wendete er sich seinem Lieblingsstudium, der Musik, zu und bezog die Akademie. Nun etwas ruhiger geworden, arbeitete er unter dem Drucke seines Ehrgeizes mit dem größten Fleiße, wenn auch nicht ohne Schwierigkeiten, die ihm seine Angst, Schüchternheit und Überempfindlichkeit gegenüber Lehrern und Kameraden setzten. Relativ am wohlsten und freiesten fühlte er sich mit seinen Freunden, mit denen ihn gemeinsame künstlerische, wissenschaftliche und literarische Interessen verbanden, wenn er auch ihnen und ihrer größeren Ungezwungenheit, Sicherheit und Heiterkeit gegenüber sich manchmal gedrückt und verstimmt fühlte. Am schwersten wurde ihm der Verkehr in größerem Kreise, besonders mit Mädchen — und vor allem das öffentliche Auftreten, wo ihn seine Angst nie ganz leisten ließ, was er eigentlich konnte. Außer seiner Schüchternheit, seiner Angst zu erröten und sich zu blamieren, waren es vor allem die eingangs genannten Zwangsvorstellungen, die ihn wie ein Hexenkreis von den Anderen trennten. Nur mit größter Überwindung und Selbstbeherrschung brachte er leidliche Beziehungen zur Umwelt fertig. So blieb es auch nach dem Bestehen der Akademie in seiner beruflichen Stellung. Eine flüchtige Beziehung zu einer Prostituierten trug ihm eine Geschlechtskrankheit (Gonorrhoe) ein und verschärfte seine Angst und Sicherung vor der Frau, für die nun desto heftiger sexuelle Phantasien und Zwangsmasturbation mit ihren nachfolgenden Gewissensbissen der einzige Ersatz blieben.

Die Entmutigungsquelle dieses Falles bildet seine allgemeine Schwäche, die Blasen- und Darmminderwertigkeit, seine Linkshändigkeit (Symmetrisierungszwang), die schlechte Elternehe, brutale Erziehung, deren religiöse Strenge und Einschüchterung. Wie sehr ihm darum die Erde als Jammertal und Feindesland erschien, in dem nur die Gewalt Recht behalte, macht sein Traumleben und seine früheste Kindheitserinnerung, der Vater schlage die Mutter, drücke sie an die Bettwand und bedrohe sie mit Erwürgen, grell sichtbar. Diese Kindheitserinnerung enthält sein Leitbild: „Wirst Du im Leben die Rolle des Vaters oder der Mutter, eine männliche oder eine weibliche Rolle spielen? Nur keine weibliche! Um jeden Preis nur eine männliche!" Er glaubte lediglich an die Gewalt. Offene, geradlinige Gewalt erlaubte ihm weder seine Schwachmütigkeit noch der Rest seines Gemeinschaftsgefühles. Sein Leben und die ganze Struktur seiner Zwangsneurose wird so zum einheitlichen Ausdruck des kraftvergeudenden Kampfes zwischen verschleierter Gewalttätigkeit und Gemeinschaftsgefühl.

Das positive Stück, das seinem Gemeinschaftsgefühl wenigstens eine schwache Entfaltung gestattete, war das Verhältnis zur Mutter und zu den zwei Geschwistern.

Die Arbeit war noch seine beste und erfolgreichste Verknüpfung mit der Umwelt und Befriedigung seines ungeheuren Ehrgeizes (seine Flugträume). Schon sein Eintritt in die Schule zeigt seine schlechte Vorbereitung für die Gemeinschaft, die noch die Bildung eines ganz kleinen Kreises erlaubte, alles weitere aber, den Verkehr in größerem Kreise, zumal mit der Frau, nur unter großen Schwierigkeiten und Hemmungen vor sich gehen ließ oder ganz unmöglich machte. Das lange Training seiner Zwangsneurose verrät den entmutigten „Grenzbewohner" (sein Gehen auf dem Randstein) und seine Sicherung vor diesen Aufgaben („ein Zaungast des Lebens", lüstern aber mutlos!). Er hatte verständlicherweise frühzeitig den Glauben an sich und an die Menschen verloren und verausgabte einen guten Teil seiner Zeit, Kräfte und Fähigkeiten auf der Jagd nach dem Schein, auf den Abwegen seiner Zwangsneurose, in unnützen Selbstquälereien statt im Dienste des allgemeinen Nutzens. Das ganze Kompendium von Zwangsvorstellungen, das er dabei aufwendete, zeigt nur den hohen Grad seines Unsicherheitsgefühles und die Sicherung vor der Herstellung des gefürchteten Kontaktes. Vor diesem schützte er sich durch die Fiktion, der größten Verbrechen fähig zu sein (z. B. Mord-, Inzest-, Gotteslästerungszwang usw.), wie durch deren Überkompensation im fiktiven Endzweck seines unerreichbaren Persönlichkeitsideales, des fehlerlosen Heiligen.

Das Ergebnis der ermutigenden Aufklärung dieses Patienten war seine völlige Heilung. Stufenweise sozusagen tat er den schmerzlichen Sturz von der Höhe seines Helden- und Märtyrerthrones in die Tiefe der Wirklichkeit, also vernünftiger und sachlicher Mitmenschlichkeit, indem er immer mehr einsehen lernte, daß alle Schwierigkeiten seiner Kindheit ihn nicht verpflichteten, mit den Menschen und der Erde unversöhnt zu bleiben. Er verstand, daß er zu viel gefordert und zu wenig gegeben hatte und daß Vertrauen, die Freundschaft und die Achtung der Mitmenschen nur zu erreichen sind, wenn er sät, was er gerne ernten möchte. Sein Streben nach Macht und Schein entlarvte sich ihm als Schwindel und schlechtes Geschäft, zu dem zu greifen er keine Lust mehr fand, da er nun etwas

Besseres und Befriedigenderes hatte. So baute er Schritt für Schritt seinen nervösen Lebensplan ab, um immer beherzter an die Lösung seiner gesellschaftlichen Aufgaben zu gehen. Die Unbefangenheit, Freiheit und Natürlichkeit seines öffentlichen Auftretens und seiner gesellschaftlichen Beziehungen wuchs und mit ihr schwand auch seine Angst vor der Frau. Seine pädagogische Tätigkeit begann ihm immer mehr Freude zu machen und wurde von dem größten Nutzen für seine Schüler und deren Entwicklung. Eine glückliche Ehe folgte dem Abschluß der Behandlung.

Zusammenfassung.

1. Allen Fällen von Zwangsneurose ist eigen eine ängstliche, grüblerische und gequälte Haltung im Zusammenhang mit der Fiktion eines allgemeinen Zwanges alles Lebens und Zusammenlebens, der Kameradschaft, des Berufes, der Liebe und Ehe, gegen den ein individueller, kämpferischer, sichernder Gegenzwang aufgerichtet wird in den Erscheinungen der eigentlichen Zwangsneurose, aber auch gelegentlich in den anderen Neurosen, ebenso in den Psychosen und in den mannigfaltig abgestuften Übergängen und Abschwächungen bis hinein in die „Normalität".

2. Der unbändige, anarchische und von keinerlei Wirklichkeit zu stillende Freiheitsdrang eines solchen Menschen, der zügellose Ehrgeiz und Wille zu grenzenloser, zauberhafter Macht, zur „Allmacht" oder doch wenigstens ihrem Schein (nur der „eigene Wille" soll gelten, kein anderer!), die kämpferische Überlegenheitstendenz des pessimistisch Orientierten und mit der Wirklichkeit Unversöhnten hat ihre tiefste Wurzel in der fehlenden, Vertrauen und Lebensmut weckenden Verknüpftheit mit Mutter oder Vater in der Kinderzeit und in einem übertriebenen irrtümlichen Minderwertigkeitsgefühl, das sich dem Kinde aus dem zu starken autoritären Erziehungsdruck einerseits, seiner Organminderwertigkeit anderseits aufdrängt und es zu seiner falschen Selbst- und Lebensauffassung verführt.

3. Das Ziel und die geheime Absicht des Patienten ist, durch den neurotischen Zwang vom vermeintlichen Zwang der berechtigten Forderungen des gemeinschaftlichen Lebens sich zu entheben, deren gefürchtete Erfüllung seine Verzagtheit durch unnütze Scheintätigkeit und Zeitvertrödeln auf dem Nebenkriegsschauplatz seiner Neurose unmöglich zu machen sucht.

4. Dieselbe Aufgabe wie der Zwang haben Zweifel und Angst, die sich gegenseitig ersetzen, ergänzen und verstärken können.

5. Eigenliebe und Eitelkeit suchen der Umwelt das Maß aufzuzwingen, mit dem das Individuum gewertet und gemessen sein will, um den Schein seiner „Helden-" oder wenigstens „Märtyrerrolle" zu retten: „Von mir darf man nicht so viel erwarten, ich bin nervös! Was würde ich alles leisten, wenn...!"

6. Die Zwangssymptome haben weiterhin die Aufgabe, das Mitleid, die Fürsorge und Nachsicht oder eine Ausnahmestellung, also Privilegien in der Umgebung zu gewinnen oder diese zu ärgern, zu quälen, zur Ohnmacht zu verdammen und dadurch das überempfindliche Persönlichkeitsgefühl zu heben.

7. Außer der Melancholie eignet der Zwangsneurose eine stark moralisierende und häufig auch „religiöse" Tendenz, die ihren Ursprung in einer entsprechenden Kindheitssituation hat und ihren markantesten Ausdruck in dem sehr frühzeitig auftretenden Charakterzug der „Gewissenhaftigkeit", in den Schuld- und Reuegefühlen, den Gewissensbissen und in dem Kampf des „guten" und „bösen" Prinzipes in der Struktur des Zwangssymptomes aufweist.

8. Weibliche, passive, pseudomasochistische Züge verschleiern häufig die starke Aktivität des Individuums und vor allem seine aggressiven Tendenzen.

9. Aufgabe der Behandlung ist die Aufklärung dieser Zusammenhänge, der Abbau der irrtümlichen Auffassungen und Vorurteile aus der Kinderzeit, der Ängstlichkeit und des maßlosen Ehrgeizes. Streng zu vermeiden ist, wie in der Behandlung aller Neurosen, so insbesondere bei der Zwangsneurose: jeder Zwang und alles Moralisieren.

Sprachstörungen.

Von

Alfred Appelt-München.

Die Beeinträchtigungen im Vermögen, durch korrekte artikulierte Lautverbindungen mit der Umwelt in Verbindung zu treten, werden seit Kußmauls
Definition getrennt in Aphasien und dysarthrische Sprachstörungen. Bei den
ersteren gilt eine Störung der Diktion, bei den letzteren eine solche der Artikulation als Voraussetzung.

Wenn man aus einem Bedürfnis des ordnenden Verstandes heraus die Hoffnung gehegt hatte, daß bei genügend fortgeschrittener Erkenntnis die mannigfachen Formen der Sprachstörungen sich aus bestimmten anatomischen Sub-
straten erklären lassen würden, so hat sich diese Hoffnung nicht einmal hinsichtlich der Aphasien in befriedigender Weise erfüllt. Vielmehr hat in neuerer
Zeit (Goltz, Munk, Hitzig u. a.) die Überzeugung mehr und mehr an Boden
gewonnen, daß die durch Gehirnläsionen verursachten Ausfallserscheinungen
der Diktion in den meisten Fällen als sinnfälliger Ausdruck eines Schocks angesprochen werden müssen, dessen Auswirkungen restitutionsfähig sind. Besonders die reichen Erfahrungen, die während der Kriegsjahre an Hirnverletzten
gemacht worden sind, haben diese Erkenntnis nicht selten in überraschender
Weise bestätigt. In einer anderen Reihe von Fällen ließ sich zum mindesten
nicht verkennen, daß die aphasischen Ausfallserscheinungen zum Teil immer
auch rein psychisch bedingt waren.

Die Rücksicht auf den verfügbaren Raum nötigt dazu, von einem näheren
Eingehen auf das komplexe Gebiet der Aphasien hier Abstand zu nehmen, und
die nachfolgende Darstellung wird sich deshalb auf die dysarthrischen Sprachstörungen — mit Ausschluß der symptomatischen, wie solche z. B. bei der
multiplen Sklerose und der Paralysis agitans auftreten — (I—III), den hysterischen Mutismus (IV) und die Aphonie (V) beschränken.

I. Das Stammeln.

Unter diesem Begriffe werden fast alle Aussprachefehler und insbesondere
Störungen der Lautbildung zusammengefaßt. Ihr klinisches Kennzeichen
ist die Erscheinung des Ungeschickten oder mangelhaft Geübten. Geringe Ansätze von Stammeln finden sich bei der Sprachentwicklung eines jeden Kindes,
weil naturgemäß erwartet werden muß, daß ein Kind in allen seinen Anfangsleistungen ataktisch ist. Lassen sich doch dysarthrische Störungen selbst beim
Erwachsenen beobachten, wenn er sich in einer fremden, ihm noch nicht geläufigen Sprache versucht.

Die Fehler, die man zum Stammeln rechnen muß, sind nahezu ebenso zahlreich wie die Konsonanten des Alphabets und können zunächst darin bestehen,
daß bestimmte Laute nicht mit ausreichender Präzision gebildet werden: die
Laute werden entweder zum Teil verschluckt und damit undeutlich vernehmbar
oder sie werden unverständlich mit ziemlichem Kraftaufwand hervorgestoßen.
Eine weitere Form stellt das am häufigsten zu beobachtende Stammeln dar,

das auf eine oder mehrere Lautgruppen beschränkt bleibt und sich meist als eine Hemmungserscheinung bei der kindlichen Sprachentwicklung vorfindet. Während sich die stammelnden Kinder gewöhnlich auf bestimmte Konsonanten festlegen, die sie für die übrigen oft wahllos einsetzen, vermengen andere wieder die Laute derart miteinander, daß zuweilen ein unentwirrbares Konglomerat entsteht. Am häufigsten wird der Paragammazismus beobachtet, der in der Ersetzung des G und K durch die Explosivlaute der zweiten Artikulationszone (d, t) besteht. Die letzteren Laute finden auch nicht selten Verwendung an Stelle der gewollten S-Laute (Parasigmatismus). Endlich wird für L, wenn auch nicht so häufig, ein N gesprochen (Paralambdazismus). Trotz der Vielgestaltigkeit der Ausfallserscheinungen läßt sich in der Regel feststellen, daß die Vokale korrekt und klangrein gebildet werden.

In den Fällen, wo sich Fehler der Sprachorgane (besonders Wolfsrachen) ausschließen lassen, verliert sich das Stammeln mit verschwindenden Ausnahmen von selbst, sobald das Kind seine ursprüngliche Unsicherheit so weit überwunden hat, daß ihm eine genügende Differenzierung der Laute durch das Gehör möglich ist; und zwar wird der Aussprachefehler sich umso schneller verlieren, je mehr sich die Umgebung bemüht, in Gegenwart des Kindes lautrein und ohne Hast zu sprechen. Es empfiehlt sich nicht, Sprachübungen mit dem Kinde vorzunehmen, da die Gefahr, die Gedanken des Kindes auf das Sprechen hinzulenken und dadurch unter Umständen eine Basis für späteres Stottern zu schaffen, nicht allzu gering veranschlagt werden darf.

Den bereits angeführten Formen des Stammelns stehen diejenigen Fehler der Aussprache gegenüber, die sich in verschärftem Maße auf einzelne Laute beschränken. Hier kommen besonders der Sigmatismus, Lambdazismus und Rhotazismus in Betracht, die durch eine fehlerhafte Aussprache des S, L und R charakterisiert sind.

Gewöhnlich werden fünf Formen des Sigmatismus unterschieden, deren Differenzierung in der Hauptsache dadurch zustande kommt, daß die Zunge entweder an die Zahnreihen angedrückt oder zwischen diese gesteckt wird; oder daß die Zungenspitze hinter die obere Zahnreihe gelegt wird und nun den Luftstrom nötigt, seitlich über den erhöhten Zungenrand mit einem Geräusch („Schlürpsen") die Mundhöhle zu verlassen; oder endlich dadurch, daß die Zunge die Lage einnimmt, wie sie die Aussprache eines N bedingen würde, und die Luft nunmehr infolge Austritts durch die Nase einen Schnarchlaut erzeugt. Die letztgenannte Form (Sigmatismus nasalis) ist auf einen mehr oder minder großen Fehler im Verhalten des Gaumensegels zurückzuführen und nicht immer leicht zu diagnostizieren.

Manche Autoren (Gutzmann, Fröschels) neigen zu der Annahme, daß S-Fehler motorisch oder sensorisch bedingt sein könnten, letzteres vornehmlich in solchen Fällen, wo der Sigmatiker den akustischen Unterschied zwischen dem physiologisch korrekten und seinem eigenen Laut nicht wahrnimmt. In solchen Fällen wäre eine sensorische Ursache anzunehmen, während auf einen motorischen Grund dann geschlossen werden müßte, wenn der Sigmatiker sich seines Sprachfehlers bewußt sei. Gegen diese Hypothese dürfte indes der Einwand zu erheben sein, daß das sensorische Moment nicht als unmittelbare Ursache angesprochen werden kann und zwar um deswillen nicht, weil sich in den in Betracht kommenden Fällen ausnahmslos wird feststellen lassen, daß — abgesehen vom Sigmatismus — ein völlig normales Gehör für artikulatorische und musikalische Töne vorhanden ist. Bei der Beurteilung derartiger Fälle darf niemals außer acht gelassen werden, daß, namentlich wenn es sich nicht mehr um Kinder unter 6 Jahren handelt, ein neurotischer Faktor ausschlaggebend geworden sein kann. Man wird bei näherer Prüfung der Fälle, in denen der Sigmatismus sensorisch begründet zu sein scheint, auf ziemlich ausgesprochenen Negativismus stoßen, auf dessen Konto der „Hörfehler" zu setzen ist. In der Regel läßt sich ohne Mühe feststellen, daß diese Sigmatiker frühzeitig häufigem Tadel wegen ihres fehlerhaften S-Lautes ausgesetzt gewesen waren und die Protestregungen sie schließlich in bezug auf diesen Defekt „taub" gemacht hatten. In gleicher Weise erklären sich die oft lange anhaltenden Schwierigkeiten, auf die man bei Sigmatikern stößt, welche den richtigen Laut, obschon er ihnen optisch-taktil wiederholt gelehrt worden war, prompt wieder falsch bilden, wenn man ihn auf akustischem Wege von ihnen verlangt.

Beim Fehlen einer inveterierten Protesthaltung gelingt die Beseitigung des Sigmatismus gewöhnlich in ganz kurzer Zeit. Will man von der Benutzung eines der verschiedenen Mittel, welche die Zunge an einer falschen Stellung im Munde mechanisch hindern, Abstand nehmen, so führt die von Fröschels vorgeschlagene „F-Methode"[1] meist ohne Komplikationen zum Ziele. Diese Methode besteht darin, daß man die Lippen des Sigmatikers, während er ein langgezogenes F artikuliert, langsam trennt und von den Zähnen abhebt; damit ist die korrekte Zungenstellung gegeben und der scharfe Luftstrom verläßt zwischen den Vorderzähnen den Mund unter Bildung eines normalen S-Lautes.

Der Lambdazismus kommt, abgesehen von der frühkindlichen Sprachentwicklung, seltener zur Beobachtung. Der Sprachfehler ist dadurch charakterisiert, daß das L entweder gänzlich ausgelassen oder ein D oder T dafür eingesetzt oder endlich, daß es lateral gesprochen wird. Wo er auftritt, verschwindet er in der Regel mit der fortschreitenden Sprachentwicklung von selbst.

Unter Rhotazismus wird generell der Gebrauch des Gaumen-R an Stelle des rhetorisch einwandfreien Zungen-R verstanden. Diese Abweichung kann als Sprachfehler nur dann aufgefaßt werden, wenn es sich um Personen handelt, deren Idiom kein Gaumen-R zuläßt oder aber deren Beruf die Anwendung des Zungen-R erheischt. Die Einübung des letzteren kann von den syntopischen Lauten d, t aus leicht vorgenommen werden. Wo sie auf Schwierigkeiten stößt, wird man damit rechnen müssen, daß die scheinbare Unfähigkeit sich aus einer kindlichen Trotzeinstellung herleitet, die, wie bereits angedeutet, geeignet ist, jede Übungstherapie zur Ohnmacht zu verurteilen. Zur Illustration dieser Tatsache sei hier ein typischer Fall angeführt:

Ein Oxforder Student der Jurisprudenz hatte in der frühen Kindheit eine deutsche Erzieherin gehabt, die ein Zungen-R, wie es die englische Sprache bekanntlich erfordert, nur selten sprach. Durch ihr Beispiel hatte er sich das Gaumen-R angewöhnt. Fortgesetzte Versuche von seiten seines Vaters, ihn zur korrekten Aussprache des R zu veranlassen, erwiesen sich als fruchtlos. Auch als die deutsche Erzieherin durch eine englische ersetzt worden war, trat kein Wandel ein: der Knabe war durch den Druck des herrschsüchtigen Vaters bereits in solchem Maße in die Revolte hineingetrieben worden, daß es ihm nicht mehr möglich war, jetzt nachzugeben. Als Student erklärte er außerstande zu sein, die Universitätsferien zu Hause zu verbringen, weil er da nicht mit der wünschenswerten Konzentration zu studieren vermöchte. Er ging während der Ferien regelmäßig zu Verwandten in der Nähe von Paris. Hier fiel jeglicher Zwang fort, und er sprach nunmehr französisch meist mit Zungen-R, obschon dieses Idiom ein solches nicht erfordert. Kehrte er am Ende der Ferien nach England zurück, so war es ihm sofort wieder unmöglich, sich gegen den durch die englische Sprache gesetzten Zwang nicht aufzulehnen. Rhetorische Übungen, denen er sich im Hinblick auf seinen späteren Anwaltsberuf unterzog, blieben erfolglos. Zum Ziele führte erst eine individualpsychologische Behandlung, in

---

[1] Fröschels: Lehrbuch der Sprachheilkunde. Leipzig u. Wien 1913. S. 211.

deren Verlauf seine Trotzhaltung gegen jegliche Autorität und seine Unsicherheit gegenüber seinem zukünftigen Beruf beseitigt wurden.

Von allein ausschlaggebender Bedeutung wird die psychische Komponente in denjenigen Fällen, wo ein eigentlicher Rhotazismus nicht nachweisbar ist, gleichwohl aber die Angst besteht, daß das R unter gewissen Umständen nicht korrekt ausgesprochen werden könne. Diese befürchtete Unfähigkeit wird aus Sicherungsgründen durch beständige Antizipation wachgehalten. Bei manchen Patienten stellt die Schwierigkeit lediglich die Fortsetzung eines früher bestandenen Rhotazismus dar und ist der Ausdruck eines vertieften Unsicherheitsgefühls; bei anderen setzt sie erst in vorgerücktem Lebensalter ein unter der Wirkung von Einflüssen, die ein ursprüngliches Minderwertigkeitsgefühl wesentlich zu verstärken geeignet sind.

So trat bei einer ehrgeizigen Frau von 32 Jahren plötzlich die Angst auf, zwei- und mehrsilbige Wörter, die mit einem R beginnen, „in guter Gesellschaft" nicht glatt aussprechen zu können. Sie hatte mit 25 Jahren dramatischen Unterricht genommen, um sich auf eine Bühnenlaufbahn vorzubereiten; nach einigen Monaten war er aber wieder abgebrochen worden, weil sie sich inzwischen entschlossen hatte zu heiraten. Ihr Gatte war als Zivilingenieur erfolgreich im Berufe und fand mit der Zeit Eingang in die wohlhabendsten Kreise. Mußte sie Einladungen aus diesen Kreisen Folge leisten, so verhielt sie sich äußerst zurückhaltend und meist schweigsam. Kurz nach Aufnahme dieser Beziehungen trat bei ihr plötzlich der Zweifel auf, ob sie „in guter Gesellschaft" das Zungen-R, das sie im früheren Unterricht geübt, in der Konversation wählen oder, um das Pathos der Distanz möglichst abzuschwächen, am „gemütlichen R" (gemeint ist das Gaumen-R) festhalten sollte. Bald wuchs der Zweifel infolge ihres fortgesetzten Trainings und nahm schließlich die Form an, daß die Frau unter den Zwang geriet, mehrsilbige mit R beginnende Wörter ängstlich vermeiden zu müssen. Konnte sie eine Art Telegrammstil oder einsilbige Wörter wählen, so trat das Angstgefühl und der innere Kampf nicht auf — eine Erscheinung, auf die im Abschnitt „Stottern" noch zurückzukommen sein wird. Die restlose Beseitigung der Angst und des quälenden Zweifels hinsichtlich der Aussprache des R gelang mit den Mitteln der Individualpsychologie in verhältnismäßig kurzer Zeit.

Zusammenfassend kann gesagt werden, daß es sich beim Stammeln in der Hauptsache — soweit die Störungen rein funktioneller Art sind — um Sprachfehler von transitorischem Charakter handelt. Bestehen sie über das 5. oder 6. Lebensjahr hinaus oder treten sie erst später auf, so ist mit der Wahrscheinlichkeit zu rechnen, daß die Perseveration bzw. ihr späteres Erscheinen durch eine neurotische Komponente verschuldet ist. In diesen Fällen ist mit Übungstherapie allein eine gänzliche Beseitigung des Defektes nicht zu erwarten, sie wird vielmehr nur zu erzielen sein durch Aufdeckung der pathogenen kindlichen Situation, in der die Entmutigung sowohl wie die Protestregung wurzeln.

II. Das Poltern.

Dieser Sprachfehler liegt bereits völlig auf dem Gebiete der Neurose. Sein klinisches Kennzeichen ist eine weitgehende Störung des temporalen Akzentes, die dadurch zum Ausdruck kommt, daß entweder Laute in einer das Verständnis erschwerenden Weise zusammengerückt oder Konsonantenbildungen vorweggenommen werden, die erst für nachfolgende Silben in Betracht kommen. In schwereren Fällen läßt sich häufig beobachten, daß die Polterer am Ende, zuweilen sogar inmitten eines Satzes plötzlich festsitzen. „Man findet das Poltern" sagt Gutzmann, „als Gewohnheitsfehler gewöhnlich bei unruhig hastenden

Personen, die auch ebenso überstürzt handeln, wie sie sprechen. Es ist schwer dauernd zu beseitigen, weil es zu sehr dem Charakter und Wesen der betreffenden Patienten entspricht".[1] Fröschels meint, „es wäre verlockend, an eine angeborene Anomalie des Schläfenlappens zu denken; doch liegen in der Literatur bisher keine hirnanatomischen Untersuchungen von Polterern vor".[2]

Der Gutzmannsche Pessimismus ist verständlich, da nicht zu erwarten ist, daß diesem Sprachfehler durch die Gutzmannsche oder irgend eine andere Übungstherapie der Boden auf die Dauer entzogen werden kann. Daß der Störung ein somatisches Substrat entspricht, darf als vollkommen ausgeschlossen gelten. Es handelt sich in Wirklichkeit stets um Menschen — meist sind es zweitgeborene oder jüngste Kinder —, bei denen sich alles im Zeichen des Wettlaufes vollzieht. Das Überstürzen, das Überspringen oder Vorwegnehmen von Lauten beim Sprechen ist der Ausfluß einer ohnmächtigen Exaltation (Adler), die den schwachen Punkt, ein ziemlich ausgeprägtes Minderwertigkeits- und Unsicherheitsgefühl, nur sehr dürftig verdeckt. Richtig gesehen, stellt das Poltern lediglich eine Vorstufe des Stotterns dar und ist von letzterem nur graduell verschieden. Während beim ausgeprägten Stotterer der hemmende Gedanke: „Ich kann nicht sprechen" den automatischen Ablauf der Sprache stört, trifft man beim Polterer regelmäßig die Fiktion an: „Wenn ich mich beeile, schaffe ichs vielleicht". Es sind Leute, die beständig wie unter hohem Dampfdruck arbeiten und deren Träume meist Situationen zeigen, in denen sie in Gefahr sind, den Anschluß zu versäumen.

Wie der Stotterer spricht auch der Polterer völlig korrekt, wenn er allein ist. Jenes „Vielleicht" macht seine störende Wirkung indes sofort geltend, wenn er den Kontakt mit den Mitmenschen herzustellen hat. Ist die Situation eine besonders schwierige, so kann das „Vielleicht" momentan so sehr in Frage gestellt werden, daß es sich in eine Negation verwandelt und er infolgedessen gänzlich stecken bleibt.

Das Poltern ist ebensowenig monosymptomatisch wie das Stottern und kommt in den weitaus meisten Fällen auch nur vergesellschaftet mit dem letzteren vor. Darum kann auch die Therapie nur die gleiche sein wie die des Stotterns. Der einzige Unterschied ist, daß man bei den leichteren Graden des Polterns mit der individualpsychologischen Behandlung verhältnismäßig schnell zum Ziele kommt, während es sich beim Stottern meist um langwierigere Arbeiten handelt.

Prophylaktisch kann kein anderer Rat erteilt werden als der, daß tunlichst alles vermieden werden sollte, was die Gefahr heraufbeschwören könnte, ein Kind der Neurose in die Arme zu treiben.

III. Das Stottern.

Unter allen Sprachstörungen nimmt das Stottern die wichtigste Stelle ein, nicht nur im Hinblick auf die Häufigkeit seines Vorkommens, sondern vornehmlich in Anbetracht der Dauer und Schwere der Leidens. Es stellt eine funktionelle Störung der Koordination des Sprechens dar und äußert sich in der Hauptsache in krampfartigen Bewegungen der Artikulationsorgane, die durch psychische Hemmungen ausgelöst werden und die Kranken nötigen, bei einzelnen, individuell meist verschiedenen Lauten zu Beginn oder inmitten der Rede weit länger, als der temporale Akzent erfordert, zu verweilen. Die äußerlich in Erscheinung tretenden krampfhaften Bewegungen werden gewöhnlich als tonische

---

[1] Gutzmann: Die dysarthrischen Sprachstörungen. Handb. d. Neurologie. Bd. 5, S. 508. Berlin 1914.
[2] Fröschels: Kindersprache und Aphasie. Heft 3 der „Beihefte zur Monatsschr. f. Psychiatr. u. Neurol." Berlin 1918. S. 27.

und klonische unterschieden, je nachdem der Stotterer entweder außerstande ist, den Artikulationsverschluß sofort zu lösen und zur Phonation überzugehen, oder aber unter dem Zwang steht, einen Laut oder eine Silbe mehrere Male wiederholen zu müssen, ehe er den folgenden Laut anzuschließen vermag. Wie das Sprechen zeigt auch das Atmen mannigfache Anomalien inbezug auf die Atmungsmuskulatur nicht nur, sondern auch hinsichtlich des Verbrauches an Luft während des Sprechaktes.

Wenn auch die früheren Anschauungen, daß das Stottern etwa auf Schwäche der Nerven und Muskeln des Sprechapparates oder auf Reflexspasmen zurückzuführen sei, seit einer Reihe von Jahren verlassen worden sind und einer psychologischen Betrachtungsweise mehr und mehr Platz gemacht haben, so kann man sich beim Studium der neueren Fachliteratur doch nicht dem Eindruck verschließen, daß die nicht individualpsychologisch orientierten Autoren einer wirklichen Erkenntnis der auslösenden Ursachen kaum einen wesentlichen Schritt nähergekommen sind. Es mag genügen, hier nur einige Autoren anzuführen:

Fröschels[1] unterscheidet zwischen „Entwicklungsstottern", welches sich auf dem Boden einer psychasthenischen Konstitution in der Kindheit herausbilde, und exogenem Stottern, das beim Erwachsenen nach vorausgegangenen seelischen oder körperlichen Schädigungen erstmalig auftrete. Ihm scheint „der eigentliche spezifische Kern des Stotterübels jener seelische Zustand zu sein, welcher das Bewußtsein der gestörten Sprache bei den ‚ataktisch' Sprechenden aufkommen läßt". Für das Zustandekommen der exogenen Form müsse angenommen werden, daß heftige Traumen psychische Hemmungen von solcher Intensität erzeugen, wie sie beim Entwicklungsstottern erst allmählich unter dem deprimierenden Einflusse von fortgesetzten Entgleisungen und Bloßstellungen beim Sprechen entstehen. Traumen sowohl wie Infektionskrankheiten seien imstande, bei Erwachsenen das motorische Sprachzentrum zu stören und so eine Grundlage für jene seelischen Hemmungen zu schaffen. Diese Hypothese wird von anderen Autoren angesichts der Tatsache für fraglich gehalten, daß die in derartigen Fällen angestellten Untersuchungen keine Resultate ergeben haben, die eine Alteration des Sprachzentrums wahrscheinlich machen.

Liebmann[2] „möchte glauben, daß eigentlich ein Unterschied zwischen gewöhnlichem und hysterischem Stottern gar nicht besteht". Im Beginne jeden Falles von Stottern zeigten sich nur unwillkürlich inkoordinierte Sprachbewegungen, die eine Hemmung des Redeflusses infolge einer Verstärkung des konsonantischen Widerstandes bewirkten. Und erst dadurch, daß die Kranken versuchten, durch mehr oder minder willkürliche Innervation benachbarter Muskelgebiete jenen Widerstand zu überwinden, entstände schließlich das charakteristische Bild des tonisch-klonischen Stotterns.

Hoepfner[3] sieht eine primäre Störung der sprachlichen Koordination — primäres ataktisches Sprechen —, das zum Wiederholungsstottern führen könne, als Ausgangspunkt an. Er tritt dafür ein, daß der Ausdruck „Stottern" auf die Anfangsstadien des Leidens beschränkt werden solle, und ist der Meinung, daß beim ausgebildeten wie auch bei dem durch Infektionskrankheiten entstandenen Stottern als Kernpunkt eine weitgehende Dissoziation der Sprachvorstellungen anzusprechen sei. Er schlägt deshalb für das ausgebildete oder

---

[1] Fröschels: Lehrbuch der Sprachheilkunde, l. c. S. 282 ff.
[2] Liebmann: Vorlesungen über Sprachstörungen. Berlin 1898 ff.
[3] Hoepfner: Stottern als assoziative Aphasie. Zeitschr. f. Pathopsychol. Bd. 1, Heft 2/3. Leipzig 1912.

durch toxische Einflüsse hervorgerufene Stottern die Bezeichnung „assoziative Aphasie" — als eine Varietät der motorischen Aphasie — vor.

Kehrer[1] bemerkt mit Recht, daß aus den Feststellungen der Autoren leider nicht deutlich erkennbar sei, wie in all den Fällen von angeblich erworbenem Stottern die Entstehung desselben zu denken sei, und kommt zu dem Schlusse, daß das sehr komplizierte Problem zunächst einmal genügender klinischer Fundierung bedürfe.

Was die Behandlung betrifft, so erhielten sich bis zum Beginn des gegenwärtigen Jahrhunderts als einzige Therapie des Stotterns die mechanischen Übungsmethoden, mit deren Hilfe man hoffte, den vermeintlichen Ursachen — dem falschen Atmen und den Reflexspasmen nebst ihren Begleiterscheinungen — den Boden zu entziehen. Obschon die Zahl der im In- und Auslande bis zur Gegenwart zur Anwendung gebrachten sprachgymnastischen Methoden sehr beträchtlich zu sein scheint, so findet man doch bei näherer Prüfung derselben, daß sie ausnahmslos das gleiche Ziel verfolgen, nämlich durch systematische Einübung der Sprechwerkzeuge das Selbstvertrauen des Patienten zu heben. Da auf diesem Wege die wirkliche Wurzel des Leidens (s. u.) nicht berührt und auch das Angstproblem keiner wirklichen Lösung zugeführt wird, so müssen die Vertreter der Übungsmethoden zu Verschleierungen des wirklichen Sachverhaltes ihre Zuflucht nehmen. So sagt z. B. Fröschels: „Was nun die übungsgymnastischen Methoden so anwendbar macht, ist, daß man scheinbar vor den Augen des Patienten die Sprache in ihre Bestandteile zerlegt und nun das Haus sozusagen vor seinen Augen aufbaut. Ich sage: scheinbar, denn jene wichtigen und gerade für das Stottern ausschlaggebenden Momente, welche in der Seele liegen und den Kern des Übels ausmachen, verschweigt man entweder gänzlich oder sagt dem Patienten, das sei lediglich etwas Sekundäres. Würde man ihm nämlich eingestehen, daß der Grund des Leidens, oder besser das Leiden selbst, die Angst vor dem Sprechen sei und daß sich daraus erst die anderen Symptome entwickeln, so wäre man mit jeder übungsgymnastischen Methode machtlos. Man muß dem Kranken vielmehr sagen oder ihn fühlen lassen: Du leidest an falschen Sprachbewegungen und weil du deshalb nicht recht von der Stelle kommst, so hat sich allmählich Angst vor dem Sprechen in dir entwickelt. Kommst du nun durch die Übungen über alle Worte leicht hinweg, so wirst du auch die Angst als grundlos erkennen und sie allmählich verlieren"[2].

Wenn der Therapeut die Heranbildung der Suggestion „Ich kann sprechen" durch seinen persönlichen Einfluß kräftig unterstützt, so kann allerdings in manchen Fällen ein solcher Grad der Ermutigung erreicht werden, daß die Angst für einige Zeit verschwindet und die Innervation des Sprechaktes glatt vonstatten geht. Da aber auf diesem Wege die für eine dauernde Heilung unbedingt erforderliche weitgehende psychische Umstellung des Patienten nicht herbeizuführen ist, so kann die Tatsache nicht überraschen, daß fast alle scheinbar Geheilten binnen wenigen Monaten wieder rückfällig werden. Ist sich nämlich der „Geheilte" bewußt, daß er bei Wiederkehr eines Stotterparoxysmus die Regeln der Übungsmethode sorgfältig angewandt hat, gleichwohl aber vor dem Anfall nicht bewahrt geblieben ist, so beginnt dieser Gedanke sofort die künstlich aufgebaute Auto-Suggestion zu erschüttern, mit dem unausbleiblichen Erfolge, daß sein Selbstvertrauen sinkt, die Angst sich wieder einstellt und damit weitere Anfälle ermöglicht. Sobald aber die Sprechangst sich wieder fühlbar macht, vermag keine Sprachmethode mehr zu stützen, weil der geradezu paralytische

---

[1] Kehrer: Spezielle Symptomatologie der Hysterie und Neurasthenie. Handb. d. Neurologie. Ergänzungsband. Berlin 1924. S. 123.

[2] Aus Fröschels: Über die Behandlung des Stotterns. Zentralbl. f. Psychoanalyse u. Psychotherapie. III. Jahrg., Heft 10/11. Wiesbaden 1913.

Zustand der Sprachorgane es dem Leidenden unmöglich macht, sie nach Willkür zu bewegen.

Es erscheint überflüssig, auf einzelne der bis zum heutigen Tage angewandten mechanischen Methoden einzugehen, weil es für die wirkliche Heilung des Stotterns ganz gleichgültig ist, auf welchen besonderen Punkt bei der physiologischen Einübung der für das Sprechen nötigen Bewegungen das Hauptgewicht gelegt wird. Der suggestive Einfluß der Übungstherapie soll, wie gesagt, keineswegs geleugnet werden; er wird aber reichlich durch den Nachteil aufgewogen, daß die durch die neurotische Sicherungstendenz geschaffene automatische Neigung der Kranken, beim Sprechen den Akzent vom Was? auf das Wie? zu verschieben, immer wieder neue Anregung erhält, anstatt — wie es die Anbahnung der Heilung verlangt — die Präokkupation und Antizipation mehr und mehr aus dem geistigen Blickfeld zu rücken und schließlich dem Vergessen völlig anheimfallen zu lassen. Wie zu erwarten war, ist der Glaube an die Dauerwirkung der Sprachgymnastik in den letzten zwei Dezennien empfindlich erschüttert worden, und verschiedene Autoren (Hoepfner, Fröschels, Rothe u. a.) haben erkannt, daß eine wirkliche Heilung des tiefsitzenden Leidens ohne „Umerziehung" nicht zu erzielen ist. Es kann hier auf eine Diskussion der Frage verzichtet werden, inwieweit die hierzu gewählten pädagogischen Mittel imstande sind, die Wurzel des Leidens, so lange sie unbekannt bleibt, dauernd zu beseitigen.

Die von der Nancyer Schule ausgegangene Woge des Hypnotismus ließ natürlich auch die Therapie des Stotterns nicht unberührt. Aber auch mit diesem Mittel ließen sich befriedigende Erfolge nicht erzielen, weil die hypnotische Suggestion sich nur an das Symptom wendet, während der Sprachstörung eine tiefgehende falsche Orientierung der gesamten Psyche zugrunde liegt. Das gleiche gilt mit Bezug auf die Anwendung von Auto-Suggestionen im Couéschen[1] Sinne. Coué hält ein kleines Stück Wahrheit in der Hand, übertreibt sie aber schematisierend in solchem Ausmaße, daß sie für die meisten, besonders aber für die nervösen Patienten falsch wirkt. Aus den Veröffentlichungen einiger Schüler Coués (in erster Linie Baudouins) läßt sich übrigens entnehmen, daß die Couéisten nach einer brauchbaren analytischen Methode suchen, um weitere Fehlgriffe zu vermeiden und nicht in Oberflächlichkeiten stecken zu bleiben.

Schließlich mag noch der Bestrebungen Erwähnung getan werden, die darauf abzielen, eine Heilung des Leidens durch „Erziehung des Willens" herbeizuführen. Diese Bemühungen vermögen aber ebenso wenig positive Erfolge zu zeitigen, weil die Entfaltung der Energie völlig vom unbewußten Lebensplane der Kranken abhängig ist. Da die Psyche des Stotterers zwangsmäßig umfassende Bremsvorrichtungen angebracht hat und, solange die Ursachen nicht beseitigt sind, aus der inneren Not heraus an ihnen festzuhalten genötigt ist, so vermag er die für die Beseitigung seiner Sprachstörung angeblich nötigen Energien schlechterdings nicht aufzubringen. Als Endergebnis solcher fruchtlosen Anstrengungen kann man nicht selten infolge der daraus resultierenden Entmutigung eine Verschlimmerung des Leidens beobachten.

Bei der Sprachentwicklung eines nicht unbeträchtlichen Prozentsatzes von Kindern treten vorübergehend Erscheinungen auf, die kaum als pathologisch bezeichnet werden können, obschon sie sich, rein äußerlich betrachtet, vom echten Stottern kaum wesentlich unterscheiden. Die Schwierigkeit, die meist im Wiederholen von Silben besteht, zeigt sich besonders zwischen dem 2. und 3. Lebensjahre, wenn das Kind vom Gebrauch einzelner Wörter zur Satzbildung

---

[1] Coué: Die Selbstbemeisterung durch bewußte Auto-Suggestion. Deutsch: Basel 1924.

übergeht. In dieser Phase entsteht leicht ein Widerstreit zwischen den ungeübten grammatischen Bestandteilen und den bereits eingeschliffenen Wörtern, die naturgemäß einen funktionellen Vorrang besitzen. Dazu kommt noch, daß die Sprachnot (W. Stern) des Kindes, erwachsen aus dem ständig zunehmenden Reichtum an Erlebnissen und genährt durch den Zwang, den Wortschatz relativ schnell erweitern zu müssen, Spannungen in der kindlichen Psyche hervorruft, die geeignet sind, die Wortfindung wesentlich zu erschweren. Unter der Wirkung dieser Einflüsse, die noch durch den stark affektbetonten Sprechdrang verschärft wird, sieht das Kind sich oft genötigt, eine Silbe so lange zu wiederholen, bis ihm der gesuchte Ausdruck einfällt. Bei sehr lebhaften Kindern bleibt die Störung zuweilen nicht auf das klonische Moment beschränkt, sondern es stellt sich auch Pressen in den Sprachwerkzeugen — das tonische Element — ein.

Es werden dieser Sprachstörung vornehmlich jene Kinder ausgesetzt sein, bei welchen die angeführten Faktoren in verschärftem Maße wirksam sind: vor allem einzige und jüngste Kinder, die nur Menschen um sich sehen, die bedeutender sind, weit fließender reden als sie selbst und sie vielleicht noch zum vielen Reden direkt anspornen. Dadurch wird der kindliche Geltungsdrang aufgepeitscht, und das jedem Kinde innewohnende Minderwertigkeitsgefühl im Verein mit der mangelnden Übung lösen das „physiologische Stottern" (Fröschels) — Hoepfner hat die Bezeichnung „assoziative Ataxie" dafür vorgeschlagen — aus. Mit der fortschreitenden Übung wird die Assoziierung der Wortklangbilder in der Regel derart gefestigt, daß infolge der zunehmenden Sicherheit die ataktischen Bedingungen bald wieder — in der Regel währt die Störungsperiode nur 4—8 Wochen — in Wegfall kommen. Dieses frühkindliche Stottern unterscheidet sich in nichts von dem gelegentlich bei Erwachsenen zu beobachtenden Verlegenheitsstottern und verschwindet ebenso wie dieses mit dem Aufhören der Unsicherheit.

Das echte Stottern schließt sich nur äußerst selten unmittelbar an die initiale Form an; meist liegen mehrere Jahre dazwischen, während deren die Kinder ohne jede Störung gesprochen haben. Ließe sich in allen Fällen von Stottern, das bis zum 5. oder 6. Lebensjahre der Patienten in die Erscheinung getreten ist, anamnestisch jene initiale Sprachstörung feststellen, so würde der Gedanke an einen rein physiologischen Zusammenhang naheliegen; etwa in dem Sinne, daß die primäre Wortfindungsstörung eine Reizung des Sprachzentrums geschaffen, die infolge von fortgesetzten Schockierungen schließlich zum „Entwicklungsstottern" geführt habe. Nun wird zwar in einer Reihe von Fällen die frühkindliche Sprachstörung vorausgegangen sein, in der Mehrzahl der Fälle aber wird sie gefehlt haben und das manifeste Stottern später unvermittelt, gleichsam wie eine force majeure, eingetreten sein. Die ätiologische Begründung der letzteren Fälle, ebenso wie die des durch Nachahmung und infolge von Traumen oder Infektionskrankheiten entstandenen Stotterns hatte die Autoren zur Aufstellung von Hypothesen geführt, die dem Circulus vitiosus psychophysischer Wechselwirkung nicht gerecht werden.

Angesichts der Tatsache, daß — vom Intensitätsgrad abgesehen — ein wesentlicher physiologischer Unterschied zwischen dem initialen und dem ausgebildeten Stottern nicht besteht, konnte die Lösung der Frage nur in der seelischen Domäne zu suchen sein. Nach den Feststellungen der Individualpsychologie ist nun für das Zustandekommen einer Neurose stets das Moment ausschlaggebend, daß der Erkrankte sich in einer solchen seelischen Zwangslage befunden haben muß, daß er mit Rücksicht auf seinen mangelnden Mut sich zu der Lösung gedrängt sah, das Symptom zum Zwecke der Sicherung und Erhöhung seines Persönlichkeitsgefühles ins Leben zu rufen. Da er sich im Zustande der Notwehr befindet, so hat er ein großes persönliches Interesse daran, sich am

Symptom wie an einem Rettungsbalken anzuklammern. Diese Konstellation besteht nicht beim initialen Stottern, trifft aber gleichermaßen für alle Formen des echten Stotterns zu, und es dürfte dieserhalb jeglicher Grund entfallen, die bisherigen Unterscheidungen — Entwicklungs-, Nachahmungs- und hysterisches Stottern — aufrecht zu erhalten. Für die Zwecke der Differentialdiagnose erscheint dagegen der von Hoepfner vorgeschlagene Terminus „assoziative Ataxie" für das initiale Stottern angemessen.

In jedem Falle von Stottern wird sich feststellen lassen, daß das Leiden sich in drei Phasen und zwar in innigstem Anschluß an jeweils verstärkte Aggressionshemmungen entwickelt hat. Die erste Phase ist identisch mit der frühinfantilen Periode aller Nervösen. Bei den Patienten läßt sich unschwer ein sehr verstärktes Minderwertigkeitsgefühl und — als psychische Kompensation — ein überstiegener Geltungsdrang feststellen, die sich bis in das 2. Lebensjahr zurückverfolgen lassen. Ebenso gelingt es stets nachzuweisen, wie die damit geschaffene verschärfte Aggression in dem Augenblick zur Aufstellung einer psychischen Hemmung geführt hatte, wo die geradlinige Aggression des Kindes entweder gescheitert war oder zum mindesten ernstlich zu scheitern drohte. Als hervorstechendster Ausdruck dieser Hemmung trat sehr bald Schüchternheit den Stärkeren und vornehmlich Fremden gegenüber auf. Zur Sicherung des Persönlichkeitsgefühls wurden gleichzeitig Überempfindlichkeit und die verschiedenen Formen des kindlichen Trotzes entwickelt, und das Kind ging aus Furcht, sich zu exponieren, schon sehr frühzeitig daran, durch eine Art passive Resistenz sich der Überlegenheit der anderen zu entziehen. In den Anfang dieser Periode fällt auch das etwaige Auftreten der assoziativen Ataxie.

Der Kreis der ersten Phase schließt bei intelligenten Kindern ungefähr mit Ende des 3. Lebensjahres ab. Entwickelt sich ein solches Kind in den darauffolgenden Jahren günstig und gewinnt es mehr und mehr Vertrauen in seine eigene Kraft, so erfährt das Minderwertigkeitsgefühl eine entsprechende Reduktion und die nervösen Charakterzüge verlieren infolgedessen an Intensität. Sind die Verhältnisse dagegen ungünstig gelagert, so kann es zur Entwicklung der zweiten Phase, des latenten Stotterns kommen. Diese Phase ist zeitlich nicht allgemein abzugrenzen, da sie in manchen Fällen nur Monate oder wenige Jahre, in anderen Fällen unter Umständen aber den ganzen Rest des Lebens andauern kann.

Unter das latente Stottern fällt vornehmlich das Poltern (s. o.) und die auffälligeren Formen des Zögerns beim Beginn der Rede oder zu Beginn eines neuen Satzes. Meist tritt auch in Verbindung hiermit die Neigung auf, das Sprechen vor Höherstehenden nach Möglichkeit zu vermeiden mit Rücksicht auf das nervöse Spannungsgefühl, das durch das Pathos der Distanz ausgelöst wird und das sich vornehmlich auf der Brust, zuweilen auch im Kehlkopf unangenehm fühlbar macht.

In Fällen, bei denen der Druck der Umgebung besonders stark oder die konstitutionelle Schwäche des Kindes sehr ausgeprägt ist, dauert die zweite Phase häufig nur einige Monate, so daß manifestes Stottern schon bei Kindern im Alter von $3^3/_4$ Jahren nicht selten beobachtet werden kann. In den meisten Fällen zeigt sich sein Beginn aber erst im Laufe des Schulbesuches, dessen Anforderungen ihren Mut und ihre Kontaktfähigkeit auf eine Probe stellen, der sie sich auf die Dauer nicht gewachsen fühlen.

Jetzt erfolgt unter dem Drucke des „männlichen Protestes" eine weitere Verstärkung der Aggressionshemmung: der Zweifel an dem Sprechenkönnen und im weiteren Verlauf auch die Sprechangst (nach Alarmierung der halluzinatorischen Fähigkeiten der Psyche) werden nunmehr hypostasiert. Die Fertigstellung dieser psychischen Arrangements kann — wie der Autor in einigen

Fällen direkt festzustellen vermochte — bis zu drei Monaten nach der erlittenen oder befürchteten Niederlage in Anspruch nehmen. Dann tritt die Sprachstörung, also nunmehr das manifeste Stottern, unerwartet, wie ein Blitz aus heiterem Himmel, zum ersten Male auf.

In dieser Weise ist nahezu jeder Stotterer in seine Psychoneurose hineingewachsen. Eine Ausnahme bilden nur diejenigen Fälle, bei denen die 2. und 3. Phase zeitlich mehr oder weniger zusammenfallen; es sind das jene, bei denen das manifeste Stottern im unmittelbaren Anschluß an einen Schock oder an eine schwere Infektionskrankheit (und dadurch bedingte wesentliche Verstärkung des subjektiven Unsicherheitsgefühls) auftritt.

Die ersten Stotterparoxysmen kommen physiologisch in der Weise zustande, daß das Kind das in schwierigeren Situationen auftretende Spannungsgefühl im Larynx als ein Hindernis empfindet, welches es instinktiv durch stärkere Inanspruchnahme der Bauchpresse zu überwinden trachtet. Der dadurch leicht eintretende Glottisverschluß unterbindet momentan die Phonation, und der Versuch, durch gesteigerte Artikulation das Sprechen zu erzwingen, tritt äußerlich als Stottern in die Erscheinung. Die Anfangsschwierigkeiten spielen sich immer im Kehlkopf ab; erst später verschiebt das Kind den Akzent mehr und mehr auf die Artikulation, die es für die Spracherschwerung glaubt verantwortlich machen zu müssen, und müht sich dann andauernd mit den „schweren" Buchstaben ab. Weitere Komplikationen resultieren aus der übermäßigen Beteiligung der Gegenmuskeln, die zur feineren Abstufung des Sprechaktes verwendet werden sollten, beim entmutigten Stotterer aber in bremsender Absicht zu stark innerviert werden.

Da jeder Nervöse die Neigung hat, vor der Erfüllung bestimmter Aufgaben stecken zu bleiben, so muß das Stottern, wenn es den Zweck einer psychischen Sicherungsvorrichtung zuverlässig erfüllen soll, als Hemmung natürlich in dem Augenblick am stärksten wirken, in dem der Patient den Schauplatz betritt. Dazu kommt noch, daß bei seinem mangelnden Gemeinschaftsgefühl die Herstellung des ersten Kontaktes die größte Schwierigkeit verursacht. Auch die Anomalien der Atmung sind gänzlich von dem jeweiligen Grad der Sicherungstendenz abhängig. Besonders interessant in dieser Hinsicht sind diejenigen Fälle, wo die Kranken zunächst den Atem ohne einen Versuch der Stimmbildung schießen lassen und dann unter Verwendung der Residualluft zu sprechen anfangen. Man erkennt daran deutlich die Benutzung der pseudo-machosistischen Technik: die Patienten müssen erst den Zustand der „weiblichen" Ohnmacht, also in diesem Falle die Atemlosigkeit, erreichen, ehe sie den „männlichen" Aufstieg und damit den Sprechakt wagen dürfen.

Was das Wiederholungsstottern, d. h. die ein- oder mehrmalige Wiederholung des Anlautes oder der ersten Silbe eines Wortes, angeht, so erklärt sich diese Erscheinung einfach aus dem Umstande, daß der Stotterer das Sprechen als eine Tat erlebt, die er sich nicht ohne weiteres zutraut. Infolge seiner allzu niedrigen Selbsteinschätzung unterliegt er ständig der Verleitung, fast alle Schwierigkeiten des Lebens zu überschätzen und dadurch ihnen gegenüber eine Distanz zu schaffen, die ihm den Mut zum Vorwärtsschreiten nimmt und vornehmlich beim Sprechen die „zögernde Attitüde" erzeugt. So bietet der an Wiederholungsstottern Leidende regelmäßig das Bild eines Menschen, der im Begriff ist, über ein (tendenziös geschaffenes) Hindernis zu setzen, den Sprung aber erst nach ein- oder mehrmaligem fruchtlosen Anlauf wagt. Eine ähnliche psychische Mechanik zeigt auch eine bei Stotterern häufig anzutreffende Erscheinung: die Embolophasie, i. e. die Anwendung von Flickwörtern, die nicht dem auszusprechenden Gedanken angehören und nur gebraucht werden, wenn Sprachschwierigkeiten auftreten. Diese Flickwörter, wie z. B. „also", „und",

„quasi", haben regelmäßig den Wert eines psychischen Sprungbrettes, mit dessen Hilfe der zur Überwindung des scheinbar schwierigen Wortes erforderliche Elan ausgelöst werden soll.

Was die sogenannten Mitbewegungen anbelangt, so wird hierbei gewöhnlich unterschieden zwischen rein körperlichen und solchen mit Lautcharakter. Die ersteren verraten, wenn richtig interpretiert, stets die Tendenz des Stotterers, von der weiblichen Linie zur männlichen abzurücken; wie z. B. bei „schwierigen" Worten das Stampfen mit dem Fuße, das Berühren der Nase oder des Kopfhaares, das Bedecken des Mundes mit der Hand (häufig zu beobachten bei der schweren Form des Stotterns: os quadratum) u. ä. Die Mitbewegungen mit Lautcharakter erscheinen meist in Form einzelner Buchstaben — am häufigsten n, ü oder r — deren individuelle Wahl sich bei der psychologischen Behandlung unschwer feststellen läßt. Da diese Laute stets unmittelbar vor das „schwierige" Wort gesetzt werden, so ergibt sich ihr Zweck, nämlich wiederum die Stelle eines Sprungbrettes einzunehmen, von selbst.

Die Wahl der „schweren" Buchstaben, die in der Präokkupation und Antizipation der Kranken zuweilen eine geradezu lähmende Rolle spielen, ist quantitativ wie qualitativ psychisch streng determiniert. Es erfordert nicht selten einen beträchtlichen Aufwand an Mühe, um in einem konkreten Falle festzustellen, wie die Psyche des Patienten jene Buchstaben nach Analogie eines Mementos verankert hat; stets dienen sie aber dem gleichen Zwecke: sie sind Warner, die den Stotterer jeden Augenblick daran erinnern sollen, daß er sich, sobald er in Aktion tritt, nur unter Aufbietung der allergrößten Vorsicht vorwärts bewegen darf. Ebenso entspricht der neurotischen Sicherungstendenz die bei vielen Stotterern anzutreffende zwangsläufige Neigung, in schwierigeren Situationen im sogenannten Telegrammstil zu sprechen. In solchen Situationen nötigt ihn seine Unsicherheit, dem „Gegner" möglichst jegliche Angriffsfläche zu entziehen; er handelt gleichsam wie ein Admiral, der im Kampfe auf das sorgfältigste darauf Bedacht nehmen muß, dem Feinde nie die Breitseite seiner Schlachtflotte darzubieten.

Der Autor hat schon früher (225) unter Anführung typischer Fälle darauf hingewiesen, daß man sich unmittelbar ein Urteil darüber bilden kann, welches Ausmaß das Unsicherheitsgefühl eines Stotterers erlangt hat, wenn man ihn darüber befragt, in welchen Situationen er ernste Hemmungen beim Sprechen gewöhnlich beobachtet habe. Solange die Kontaktfähigkeit der Kranken keiner Erprobung unterzogen wird, ist der normale Ablauf des Sprechaktes bei ihnen nicht behindert. Eine scheinbare Ausnahme bilden nur jene — übrigens äußerst selten anzutreffenden — Fälle, die auch beim Alleinsein infolge überaus starker Einfühlung in imaginäre Situationen eine psychische Bremswirkung beim Sprechen auslösen können.

Liegt eine sehr niedrige Selbstwertung vor, so erreicht die Entmutigung meist einen Grad, der es diesen Stotterern zur Unmöglichkeit macht, z. B. zu einem Hunde ohne Schwierigkeit zu sprechen. Ist die Einschätzung des Eigenwertes weniger niedrig ausgefallen, so bringen die erwachsenen Patienten gewöhnlich den Mut auf, mit Kindern im Alter bis zu etwa 12 Jahren fließend zu sprechen. Als Voraussetzung gilt dabei zwar, daß die Kinder nicht auffallend selbstsicher oder aggressiv sind, da sonst das Überlegenheitsgefühl dieser Patienten leicht ins Wanken kommen und damit die sichernde Sprachhemmung wieder ausgelöst werden würde.

Ähnliche Rückschlüsse auf die Intensität des Minderwertigkeitsgefühles gestatten auch die verschiedenen Grade der Antizipation und der Angst, die bei den Stotterern anzutreffen sind. In der Regel ist das Stottern zunächst nicht mit spürbarer Angst verbunden, die Angstbereitschaft wird vielmehr erst im Laufe des fortgesetzten seelischen Trainings mobilisiert und zwar von dem Augenblicke an, wo das Kind alt genug ist, um seine durch die Sprachstörung heraufbeschworenen Bloßstellungen in Gegenwart anderer als schwere, sein Persönlichkeitsgefühl tief verletzende Niederlagen zu erleben. In vielen Fällen ist die Schule das Gespenst, das die Angst verschärft und die Sprachhemmung verschlimmert.

Neben der Angst nimmt die gleichfalls im Dienste der Sicherungstendenz stehende Antizipation die wichtigste Stelle ein: sie wirkt nicht allein in Form einer vorherigen Einfühlung in Empfindungen und Situationen, sondern zwingt den Kranken auch, beim Sprechen mit seinem geistigen Auge vorauszueilen, beständig spähend, ob etwa ein „schwerer" Buchstabe in Sicht kommt. Es spielt sich ein fortgesetzter Kampf während des Sprechens in der Psyche ab, denn der Stotterer hat unausgesetzt zu prüfen, ob er den Mut aufbringt, dieses oder jenes Hindernis direkt zu nehmen, oder ob es vorzuziehen sei, der Schwierigkeit durch Substitution eines „leichteren" Wortes auszubiegen. Da er infolge seiner starken Aggressionshemmung auf das Umgehen von Gefahren eingestellt ist, so nimmt die Intensität der Sprachhemmung ab, solange sich Substitutionsmöglichkeiten bieten. Fehlen diese Möglichkeiten, wie z. B. beim Lösen einer Eisenbahnfahrkarte, so ergeben sich meist sofort Schwierigkeiten.

Als eine der wichtigsten individualpsychologischen Erkenntnisse ist die Tatsache herausgestellt worden, daß die Frage nach dem Mut und dessen Konstellation die Frage des Charakters ist. Wird die sichere Entwicklung eines Kindes in der Richtung der Entfaltung des Mutes gestört, so wird sein Minderwertigkeitsgefühl verstärkt und das Kind unfehlbar auf Wege der Schwäche gedrängt werden. Infolge der Verschärfung des Ohnmachtsgefühls wird aber die Kindheit auch unter ständigen Anstrengungen verlaufen, den Lebensplan so zu gestalten, daß er, soweit irgend möglich, mit dem fiktiven Ziel der Allüberlegenheit in Einklang steht (Adler [4]). Da das Ziel unrealisierbar ist, begnügt sich das Kind — und später auch der erwachsene Nervöse — mit dem „Willen zum Schein". Um Aufgaben und Forderungen, deren Ausführung mit einer Niederlage enden könnten, werden bald Umwege gemacht, und das Denken, Fühlen und Wollen gerät allmählich völlig unter den Druck der fiktiven Endabsicht.

Der Stotterer wächst aber nicht nur in sein Leiden hinein, sondern hält fortgesetzt an ihm mit Hilfe eines ununterbrochenen negativen Trainings fest, das besonders in seiner Präokkupation, seinen Phantasien und Träumen klar zu erkennen ist. Zur Illustration dieser Tatsache mag es genügen, aus einem großen Material hier nur einen Traum anzuführen, den ein junger Mann kurz nach Beginn der Behandlung hatte. Der Traum lautete:

„Ich hatte meiner Braut einen Brief geschrieben, in dem ich sie aufforderte, mich am nächsten Tag um 3 Uhr am Stiglmaierplatz zu erwarten. Als ich hinkam, mußte ich einige Zeit auf sie warten. Das ärgerte mich, und als sie erschien, stellte ich sie schroff wegen der Verspätung zur Rede. Sie gab mir aber nur ruhig zur Antwort, daß sie nicht eher habe kommen können. Das reizte mich so sehr, daß ich ihr eine Ohrfeige gab. Weinend lief sie nun davon. Ich wollte ihr nachlaufen, aber da kam mir der Gedanke, ich würde jetzt zu dem Mädchen ohne Stottern nicht reden können, und ich ging schließlich allein nach Haus."

Den fraglichen Brief hatte der junge Mann am Tage vor dem Traume tatsächlich an seine Braut geschrieben. Es entsprach seiner Gepflogenheit, zum Büro wie auch zum Rendezvous häufig zu spät zu kommen, er konnte es aber nicht ertragen, wenn ein anderer ihn auch einmal warten ließ. Es ist leicht ersichtlich, welche Aufgabe dem Gedanken an die Sprachstörung hier zufiel, wenn man im Auge behält, daß jeder Traum eine Spiegelung von seelischen Haltungen ist, die in charakteristischer Weise andeuten, wie vom Träumer zu einem bevorstehenden Problem (cf. „Traum und Traumdeutung"[1]) Stellung genommen wird. Der Mann hatte sich schon als Kind zum Beherrscher des Hauses aufgeworfen; ernstere Widerstände, die ihm die Mutter oder seine um vier Jahre ältere Schwester gelegentlich entgegensetzten, suchte er durch Wutanfälle oder, wenn das nicht fruchtete, durch tagelanges trotziges „Bocken" zu überwinden. Der Vater ist ein vielbeschäftigter Kaufmann, der sich um die Erziehung der Kinder nicht kümmerte. Es ist deutlich im Traume, wie der junge Mann sich während des Schlafes in die früher geübten Haltungen hineintrainiert: Sollte meine Braut meiner diktatorischen Aufforderung nicht pünktlich Folge leisten, so würde ich mein hohes Roß besteigen und die vorgeübten, im Kampfe gegen ein Unterliegen glänzend bewährten Attitüden wieder zur Anwendung gelangen lassen. Als er dann im Traume unter dem Einfluß des Wutaffektes zu Tätlichkeiten greift und das Mädchen sich seinem weiteren Zugriff durch die Flucht entzieht, erzwingt seine Leitlinie, daß er sich wieder auf die Trotztechnik verlegt. Daß er sich haarscharf auf dieser Linie bewegen muß, dafür sorgt auch das Stottern. So lange er die Braut zur Rede stellte, meldete sich kein Gedanke an die Sprachhemmung; er mußte aber, gleichsam wie eine höhere Gewalt, in dem Augenblick auftauchen, wo er von seinem hohen Roß hätte herabsteigen und seine Braut um Verzeihung bitten müssen. Da eine solche Rolle damals noch mit seinem Streben nach Allüberlegenheit in schroffem Widerspruch stand, so vermochte er im Traume keine andere Lösung zu finden als die, das Gemeinschaftsgefühl abzulehnen mit dem Gedanken: Ich laufe keinem Mädchen nach! — zu ergänzen: ebensowenig, wie ich jemals der Mutter oder Schwester nachgelaufen bin.

Die krankhafte Ausartung des Charakters, nahezu jeden aus den alltäglichen menschlichen Beziehungen sich als naturnotwendig ergebenden Zwang als eine Beeinträchtigung der persönlichen Freiheit zu erleben und mit einem Gegenzwang zu beantworten, zeigt bei den meisten Stotterern ein großes Ausmaß. Aus einer Entwicklung hervorgegangen, die ihnen die Aufrichtung eines so weitgehenden Gegenzwanges als einen Akt der inneren Notwehr erscheinen ließ, gingen sie frühzeitig daran, in der Richtung zu trainieren, daß sie heimlich oder offen nach Vorwänden suchten, um sich vom Zwange der Umgebung zu befreien. Und unter dem dauernden Drucke des hypnotisierenden Leitideals und nach dem Einsetzen wiederholter Aggressionshemmungen kam schließlich als stärkster Gegenzwang das Symptom des Stotterns zustande, dem als erste Aufgabe zufiel, unbequeme Forderungen der Umgebung abzulehnen und den Stärkeren das Spiel zu verderben. Erst später wird die Sprachhemmung, nachdem das seelische Sicherungssystem noch vollständiger ausgebaut worden, auch dazu verwendet, alle vermeintlichen Schwierigkeiten des Lebens auf das kleinste Maß zu reduzieren und jede Entscheidung und jedes Zusammentreffen, die das Persönlichkeitsgefühl des Stotterers einer Verletzung aussetzen könnten, wenn irgend möglich, völlig zu vermeiden oder zum mindesten hinauszuschieben. So entschleiert sich das Stottern regelmäßig als Angriffs- und Verteidigungswaffe eines entmutigten Ehrgeizigen im Kampfe gegen ein befürchtetes Unterliegen und gegen die Gefahr, daß sein vermeintlicher Unwert offenbar werden könnte.

Die Aufgabe, die dem Training während der Entstehung der Sprachstörung zufiel, übernehmen später im Schlafe, wie oben angedeutet, der Traum und im Wachen das Spiel der Phantasie, sowie die Präokkupation und Antizipation des Kranken. Sie alle arbeiten Hand in Hand, um das zuverlässige Funktionieren

---

[1] Adler (7).

der fiktiv festgelegten Sprachhemmung als Sicherung des Persönlichkeitsgefühls zu gewährleisten. Dem beständigen Training, in dessen Planmäßigkeit der Nervöse selten einen Einblick hat, ist es zuzuschreiben, daß im Leben des Stotterers die Sprachstörung fast den Mittelpunkt all seines Denkens, Fühlens und Wollens bildet. Dabei ist ihm noch ein sehr verhängnisvoller Fehler untergelaufen — dem allerdings auch nahezu alle Autoren bisher zum Opfer gefallen waren: er hat sich auf die Überzeugung festgelegt, daß seine Entmutigung und sein Ausweichen eine Folge seines Stotterns seien. In Wirklichkeit ist aber das Umgekehrte der Fall: Ursache war seine niedrige Selbsteinschätzung und seine falsche Vorbereitung für die Aufgaben des Lebens, während das Stottern Folge der daraus resultierenden Entmutigung und der durch die Kompensation erzwungenen Nötigung ist, den „Gott in der Brust" vor etwaigen Niederlagen zu bewahren.

Da die Sprache eine die Gemeinschaftsbeziehungen festigende Funktion ist, so weist das Stottern als eine Störung dieser Funktion unmittelbar auf eine mehr oder minder weitgehende Drosselung des Gemeinschaftsgefühls hin. Die erforderliche Entfaltung dieses Gefühls wird vom Nervösen fortgesetzt dadurch verhindert, daß er sich infolge seiner irrigen Zielsetzung mit allen Menschen kämpferisch mißt und sie daraufhin abschätzt, ob sie ihm über- oder unterlegen sind. Ist der „Gegner" ihm überlegen, so vermeidet er den Kontakt mit ihm nach Möglichkeit; ist er ihm dagegen unterlegen, so wird der überhitzte Geltungsdrang des Nervösen allzu bald in Erscheinung treten. Im ersteren Falle ist die Sprachstörung dazu bestimmt, dem Stotterer den Rückzug zu decken. Folgendes einfache Beispiel wird den Zusammenhang klar machen: Wenn zwei nicht nervöse Menschen über einen Gegenstand ihre Meinungen austauschen, so wird beiden als Ziel vorschweben, daß sie sich festzustellen bemühen, wo die Wahrheit liegt. Ganz anders beim Stotterer: sein einziges Ziel ist, seine Überlegenheit, sein Besserwissen dem andern zu beweisen. Daß er bei diesem Bestreben zuweilen die Logik etwas beugt, kommt ihm meist nicht zum Bewußtsein. Eines wird aber sicherlich eintreten: bemerkt er, daß der „Gegner" überzeugendere Argumente zur Verfügung hat, ihm also „über" ist, so wird er unverzüglich in sein Minderwertigkeitsgefühl hinabgleiten und automatisch nach seiner Sprachbremse schielen, deren Anwendung die Situation unter dem Zwang seiner Zielsetzung jetzt notwendig macht. Er wird, wenn bis dahin vielleicht das Sprechen verhältnismäßig glatt vonstatten gegangen war, nun plötzlich bemerken, daß der Stottergedanke ihn ganz beherrscht. (Da er keinen Einblick in die inneren Zusammenhänge hat, er sich aber wieder aus seinem Minderwertigkeitsgefühl herausheben muß, so wird er dies in solchem Falle mit Hilfe des tröstenden Gedankens tun: „Ich würde die Situation leicht haben retten können, wenn mich der unerwartet aufgetretene Stottergedanke nicht daran gehindert hätte." Er weiß nicht, daß er, um seinen Ehrgeiz mit diesem Wenn-Satz zu retten, jenem vorstehend erwähnten Denkfehler wieder zum Opfer gefallen ist.)

Die Ablehnung des angeborenen Gemeinschaftsgefühls ist der psychische Repräsentant jener Leere, die den Nervösen umfängt und ihn isoliert. Ihm ist nicht aufgegangen, daß nur derjenige sich im Leben am freudigsten zu behaupten und seine Fähigkeiten am freiesten zu entwickeln vermag, der sein Gemeinschaftsgefühl weitgehendst entfaltet hat. Was ihn zwingt, dieses Gefühl zu drosseln, ist einerseits der feste Glaube an seinen Unwert, der ihn vor dem engeren Kontakt mit den Mitmenschen zurückschrecken läßt, und andererseits sein Streben nach übertriebener Geltung, das ihn nötigt, nur an sich zu denken und die anderen außer acht zu lassen.

Da der Blick des Nervösen fast ausschließlich auf die eigene Person gerichtet ist, so bildet sich bei ihm regelmäßig ein „privates" Bezugssystem seines Lebens heraus, das mit dem sozialen Bezugssystem, das die absolute Logik des menschlichen Zusammenlebens und seiner Folgen berücksichtigt, in scharfem Widerspruch steht. Seine kämpferische Einstellung verhindert seine Einfügung in den Gemeinschaftszusammenhang, und der irrtümliche Eindruck, daß das Leben sich ihm feindlich gegenüberstelle, macht ihn häufig zum Spielverderber. So ist er gezwungen, an dem Bezugssystem seines egozentrischen Lebens festzuhalten und mit der Sprachstörung so zu operieren, als ob es sich um ein unentrinnbares, rätselhaftes Schicksal handle.

Die Ablehnung des Gemeinschaftsgefühls spielt eine derart wichtige Rolle in der Struktur der Neurosen, daß das allmähliche Nachlassen dieser Ablehnung einen direkten Maßstab für die fortschreitende Heilung abgibt. Das wird nicht überraschen, wenn man bedenkt, daß die Besserung der Du-Beziehung eine entsprechende Umstellung des völlig auf die Erhöhung des Ichs gerichteten „privaten" Bezugssystems zur Voraussetzung hat. Diese Umstellung läßt sich besonders deutlich an Hand der Träume kontrollieren, die während der Behandlung produziert werden und die gewissermaßen als Stichproben gewertet werden können. So wird besonders ein Symbol von den Stotterern ungemein häufig in ihren Träumen benutzt, das die Schwierigkeit des Nervösen, den Kontakt mit den Mitmenschen herzustellen, in einer Form behandelt, die man als das „Brückenproblem" bezeichnen kann. Der Träumer sieht sich allein — als Ausdruck seiner Isolierung — entweder auf einer Insel oder an einem Flußufer und hat den Wunsch, zu Menschen zu gelangen, die am jenseitigen Ufer sich befinden, bemerkt aber plötzlich, daß die vorhandene Brücke entweder gänzlich unbrauchbar oder zum mindesten in einem so baufälligen Zustande ist, daß ein Überschreiten derselben als ein großes Wagnis erscheinen würde. In schweren Fällen darf man mit ziemlicher Bestimmtheit erwarten, daß der Stotterer kurz nach Beginn der Behandlung sein mangelndes Gemeinschaftsgefühl im Traume so darstellen wird, daß die zu den anderen hinführende Brücke nur durch einige Pfeiler ohne jegliche Verbindung angedeutet ist. Der Sinn des Traumes ist durchsichtig: „Ich kann und darf nicht an die Mitmenschen heran, wenn ich mich keiner Lebensgefahr (Junktim!) aussetzen will!" Bei fortschreitender Besserung wird ein ähnlicher Traum sich einstellen, mit dem Unterschied, daß nunmehr die Brücke ihrer Fertigstellung entgegengeht und — wenn auch noch mit einiger Vorsicht — bereits passierbar ist. In dem Maße, wie das Gemeinschaftsgefühl und damit der Mut des Patienten wächst, wird das „Brückenproblem" in zunehmend positivem Sinne gelöst; im selben Verhältnis entfernt er sich auch von seinem jahre-, vielleicht jahrzehntelang zu Sicherungszwecken geübten negativen Training.

Was schließlich die Behandlung angeht, so dürften ihre wesentlichsten Momente bereits aus den obigen Ausführungen ersichtlich geworden sein. Es sind dabei vornehmlich zwei Aufgaben zu lösen, nämlich einmal ist das neurotische System des Patienten, sein Lebensplan, aufzudecken und weiter ist er anzuleiten, sein egozentrisches Bezugssystem nach dem sozialen hin allmählich umzustellen. Beide Aufgaben sind nicht zeitlich nacheinander, sondern nebeneinander zu lösen: der sich im Laufe der Behandlung ständig vertiefende Einblick des Stotterers in seine früher unverstandene neurotische Lebenstechnik nötigt ihn, gleichzeitig jene Umstellung vorzunehmen.

Die Entfaltung des Gemeinschaftsgefühles ist erst von dem Augenblicke an möglich, wo der feste Glaube des Stotterers an seinen persönlichen Unwert erschüttert worden ist und er anfängt, seine hochangesetzten ehrgeizigen Ziele einer Korrektur zu unterziehen. Ist er sich ferner des ehernen Zusammenhanges zwischen sozialer Einstellung und Leistungsfähigkeit bis in alle Einzelheiten klar bewußt geworden, so wird er mehr und mehr zum positiven Training übergehen und seinen Mut systematisch entwickeln. Dabei darf der Patient namentlich gegen Ende der Kur nicht zum letzten Schritt gedrängt werden; er wird ihn von selbst tun, wenn er sein früheres Bezugssystem endgültig aufgegeben hat und jegliche Angst vor den Forderungen des Lebens verschwunden ist.

IV. Der psychogene („hysterische") Mutismus.

Jedes Kind durchläuft während seiner frühesten Entwicklung eine Periode der Stummheit, während deren es noch nicht zu sprechen vermag, obschon es bereits zu hören imstande ist. Mit dem Beginn des zweiten Lebensjahres weicht dieser Zustand in dem Maße, wie das Kind Fortschritte im Sprechen macht. Läßt die Sprachentwicklung ungebührlich lange auf sich warten und ist ein Kind am Ende des dritten Lebenjahres über die Phase des Lallens noch nicht wesentlich hinausgekommen, so muß sein Zustand als pathologisch angesprochen werden.

Lassen sich im konkreten Falle anatomische Gründe für die anhaltende Stummheit mit Sicherheit ausschließen, so wird gewöhnlich angenommen (Treitel, Liebmann u. a.), daß ein Mangel an Aufmerksamkeit und an Gedächtnis für die fehlende Sprachentwicklung verantwortlich zu machen sei. Bei tieferer Einsicht in die Zusammenhänge ergibt sich indes, daß es sich stets um Kinder handelt, die in einer Umgebung aufgewachsen sind, der sie nur beobachtend und fordernd gegenüberstanden. Sie besitzen meist eine ausgezeichnete Beobachtungsgabe, die allerdings durch ängstliches Zurückweichen vor fast jeder Leistung nicht selten verschleiert ist. Es besteht ausnahmslos eine sehr große Entmutigung, und der Mutismus ist gewissermaßen die Antwort auf die Minderwertigkeitsgefühle dieser Kinder. Die in der Stummheit zum Ausdruck kommende weitgehende Unselbständigkeit und Unsicherheit entwickelt sich in einer großen Reihe von Fällen im Anschluß an schwere Erkrankungen (Meningitis, Rachitis, Fraisen u. a.) im ersten oder zweiten Lebensjahre, die erfahrungsmäßig die Umgebung leicht verleiten, dem Kinde gegenüber eine Haltung einzunehmen, welche die Entwicklung der Selbständigkeit ungemein erschwert. Selbst in den Fällen, in denen frühzeitige Erkrankungen nicht in Betracht kommen, wird das Moment der Verzärtelung eine außerordentliche Rolle spielen, und es wird sich aus den Zusammenhängen ergeben, daß diese Kinder am Infantilismus des Nichtsprechenkönnens festgehalten haben, um die überlegenen Erwachsenen durch diesen ohnmächtigen Defekt dauernd an sich zu ketten.

In der Regel beschränkt sich die Unselbständigkeit nicht nur auf den Mangel der Sprache, sondern zeigt sich auch in bezug auf jede andere Leistung, die ein gewisses Maß von Selbstvertrauen voraussetzt. Im Gegensatz zu der vorzüglichen Beobachtungsgabe dieser Kinder ist ihre tendenziöse Unaufmerksamkeit auffällig, die sich sofort bemerkbar macht, sobald man ihr Interesse auf Dinge der Außenwelt hinzulenken sucht. Wenn nur der geringste Verdacht bei ihnen auftaucht, daß irgend eine Leistung von ihnen erwartet werden könnte, setzt eine innere Abriegelung ein, mit dem Ergebnis, daß ihre Aufmerksamkeit nicht gefesselt werden kann.

Um die psychologischen Zusammenhänge aufzuzeigen, mag ein Fall hier angeführt werden, der vielleicht als typisch gelten kann: Es handelt sich um einen Knaben, den jüngsten von 4 Geschwistern, die sämtlich wesentlich älter als er selbst sind. Er war von Geburt ein kräftiges, gut entwickeltes Kind, erkrankte aber mit $1^1/_4$ Jahren an einer Pneumonie so schwer, daß an seinem Aufkommen gezweifelt wurde. Seine Mutter und die im Hause seiner Eltern lebende Großmutter überboten sich in der Sorge um das erkrankte Kind und ließen darin auch kaum nach, als es wieder genesen war. Beide wetteiferten darin, dem Knaben jeden Wunsch, den er andeutete, zu erfüllen. Der Vater, ein Landwirt, versuchte in etwas derber Art, dieser verzärtelnden Erziehung zu steuern; diese Bemühungen zeitigten indes nur das Ergebnis, daß das Kind sich gänzlich von ihm zurückzog. Das gleiche geschah mit Bezug auf seine Geschwister, die dem verhätschelten, eigensinnigen Kinde nicht sonderlich wohlgesinnt waren. Mit $2^1/_2$ Jahren ließ der Knabe noch jeglichen Versuch zum Sprechen vermissen. Es hatte sich aber inzwischen eine Art Zeichensprache zwischen ihm und der Mutter entwickelt, mit deren Hilfe eine beschränkte Verständigung selbst in Gegenwart des Vaters, also gewissermaßen hinter dessen Rücken, möglich war. Die Mutter wurde mit der Zeit das Sprachrohr des Kindes und war stolz darauf, daß sie und die Großmutter die Einzigen waren, die die Gebärdensprache des Knaben verstanden. Sie ahnte nicht, welche Gefahr der Sprachentwicklung eines Kindes droht, das in einer Umgebung aufwächst, in der es die Sprache nicht nur nicht braucht, sondern ohne sie noch erfolgreicher imstande ist, die fortgesetzte Sorge bestimmter Familienangehörigen auf sich zu konzentrieren. Die besondere Bindung an die Mutter kam überdies noch dadurch zum Ausdruck, daß der Knabe an Enuresis litt. Auch in den folgenden drei Jahren machte seine Sprachentwicklung keine nennenswerten Fortschritte: sein Wortschatz kam nicht hinaus über einzelne, zum Teil verstümmelte Wörter in Befehlsform, wie „dibb!" (gib!), oder Schimpfwörter, wie „dam" (du bist damisch!). Auf mündliche Aufforderungen reagierte er einzig und allein, wenn sie von seiner Mutter ausgingen, allerdings auch dann meist nur, nachdem ihm eine Belohnung versprochen worden war. Mit dem vierten Jahre hatte er bei einem Konzert, das auf einem öffentlichen Platze abgehalten wurde, beobachtet, wie sämtliche Musiker dem Taktstock des Dirigenten gehorchten, ohne daß der letztere ein Wort sprach. Seitdem trug er fast ständig einen kurzen Stecken und versuchte, mit seiner Hilfe seinen Wünschen zu Haus besonderen Nachdruck zu verleihen. Den Kontakt mit anderen Kindern vermied er auf das ängstlichste; er konnte aber stundenlang am Fenster stehen und ihren Spielen auf der Straße zusehen. Bezeichnend für das seelische Training des Knaben war ein Traum, den er im Alter von etwa $5^1/_2$ Jahren wiederholt hatte, nachdem ihm kurz vorher — es war um die Weihnachtszeit — die Geschichte von der Geburt Christi erzählt worden war. Ihm träumte, er säße auf dem Schoße der Mutter und sähe einen Stern mit langem Schweife über sich; dann wären viele Menschen gekommen und sie alle wären vor der Mutter niedergekniet und hätten gelobt, ihr jeden Wunsch zu erfüllen. Der Knabe wurde schließlich mit sechs Jahren behandelt, und es bedurfte anfangs der größten Mühe und Geduld, ehe er die Bereitschaft entwickelte, auf andere Kinder einzugehen.

Bei der Behandlung derartiger Fälle besteht die Hauptschwierigkeit darin, daß diese Kinder auf der einen Seite völlig entmutigt und auf der anderen Seite gänzlich unvorbereitet sind für Aufgaben, die ihnen von anderen gestellt werden. Dazu kommt noch, daß diese Kinder wenig Neigung zeigen, auf die Prärogative kampflos zu verzichten, die ihnen ihr Mutismus innerhalb der Familie geschaffen hatte. Deshalb würde in solchen Fällen der Versuch, mit ihnen sofort systematische Lautübungen vorzunehmen, auf große Widerstände stoßen und recht unbefriedigend ausgehen (cf. Friedmann [132]).

Um die Aufhebung des Mutismus anzubahnen, wird das Augenmerk vor allem auf die allmähliche Herstellung der Kontaktfähigkeit zu richten sein. Da die Bedingungen hierfür innerhalb der Familie am seltensten gegeben sind,

ist in schwierigeren Fällen die Unterbringung des Kindes in einem — am zweckmäßigsten individualpsychologisch geleiteten — Erziehungsheim angezeigt.
Unter verständiger Führung wird es verhältnismäßig schnell gelingen, das
Kind für den Kontakt mit annähernd gleichaltrigen Kameraden zu gewinnen,
obschon die Aufgabe anfangs infolge der außerordentlichen Entmutigung und
der daraus resultierenden mannigfaltigen Protestregungen solcher Kinder eine
keineswegs leichte ist. Ebenso bedarf es besonderen pädagogischen Geschickes,
um den Trieb zum Sprechen schrittweise wachzurufen, der naturgemäß so lange
gedrosselt bleibt, wie die ursprüngliche asoziale Haltung unvermindert fort-
besteht. Es versteht sich von selbst, daß vermieden werden muß, auf etwaige
Tricks — wie im obigen Falle z. B. die Zeichensprache des Knaben — auch
nur im mindesten einzugehen.

Noch mehr als beim Stottern liegt beim psychogenen Mutismus der Gedanke
nahe, das Erlernen des korrekten Sprechens durch Übungstherapie zu fördern.
Nach den individualpsychologischen Erfahrungen empfiehlt sich dieses Verfahren
bestenfalls bei leichten Fällen; in schwereren Fällen ist stets zu besorgen, daß
der mit der Anwendung einer systematischen Sprachgymnastik notwendig
verbundene Zwang, selbst wenn er noch so gering ist, auf den Fortgang der
Heilung ungünstig einwirkt. Zweifellos lassen sich in einer Reihe von Fällen
mit Hilfe des Sprachdrills Scheinleistungen erzielen; aber man täusche sich
nicht: die Kinder werden ihren Drang zum Sprechen immer nur in dem Verhältnis entwickeln können, in welchem ihr Mut und ihre Kontaktfähigkeit
wächst. Wird dagegen das Hauptgewicht auf die Entfaltung der letzteren beiden
Faktoren gelegt, so entwickelt sich die Sprache zwangloser und letzten Endes
auch schneller von selbst. In den meisten Fällen läßt sich die Heilung beschleu-
nigen, wenn man auf die Kinder, nachdem sie bereits Fortschritte gemacht,
nur reagiert, wenn sie aus eigenem Antriebe und deutlich sprechen. Haben sie den
Punkt erreicht, daß die Angst vor der Leistung wesentlich abgeschwächt ist
und einer gewissen Unbefangenheit Platz gemacht hat, so wird das letzte
Stück des Wegs zur Heilung oft überraschend schnell zurückgelegt.

Um diesen Kindern ein späteres Martyrium zu ersparen, ist es dringend
geboten, ihre Behandlung vor Eintritt der Schulpflicht vornehmen zu lassen.
Wird dies versäumt, so wird man erwarten müssen, daß solche Kinder in der
Klasse allenthalben auf Schwierigkeiten stoßen, weil sie ja — ganz abgesehen
von ihrem schweren Sprachdefekt — weder für die Mitarbeit noch für das Mitspielen auch nur im mindesten vorbereitet sind. Die etwaige Einweisung in
eine Hilfsschule bedeutet um deswillen selten für diese Kinder eine Beseitigung
ihrer Schwierigkeiten, weil der Lehrer innerhalb der Klasse schwerlich auf sie
so individuell einzugehen vermag, wie es ihr komplizierter seelischer Zustand
erfordern würde.

Tritt Mutismus bei Erwachsenen auf, so gilt auch für diese Fälle das gleiche:
der sprachliche Ausfall ist nur Teilerscheinung eines komplizierten seelischen
Bildes. Der hysterische Mutismus tritt meist auf als Folgeerscheinung eines
Schocks, und als Patienten kommen in erster Linie solche Menschen in Betracht,
die schon früher einen Krankheitszustand nicht als eine Erschwerung des Lebens
empfunden, sondern als ein Mittel schätzen gelernt hatten, um gewissen Schwierigkeiten des Lebens aus dem Wege zu gehen. Darum konnte es nicht verwundern,
daß während des Krieges die Fälle von hysterischem Mutismus immer mehr
an Zahl zunahmen, je länger er andauerte und je drückender die dadurch aufgezwungene Situation auf den unter zunehmender Entmutigung leidenden
Menschen lastete. Daß dem Mutismus die Aufgabe zufiel, eine Sicherung vor
dem Dienst an der Front zu bieten, wird durch die allgemein gemachte

Beobachtung bestätigt, daß „die Patienten psychisch nichts Bemerkenswertes zeigten, nur war ihre Stimmung angesichts der Schwere der Störung auffallend gut"[1].

In den meisten Fällen trat der Mutismus als Rückbildungsstadium einer allgemeinen Schrecklähmung nach Granateinschlägen und Verschüttungen auf. Es ließen sich eine leichtere und eine schwerere Form unterscheiden; die leichtere Form bestand in höchstem Grad von Stimmlosigkeit, hervorgerufen durch Schwäche der phonatorischen Exspiration, während die schwerere Form das Bild einer „hilflosen Stummheit" (Muck) darbot, die sich entweder in einem regellosen Spiel der Stimmbänder erschöpfte oder jeglichen Impuls zum Glottisschluß vermissen ließ. Die Unterschiede erklären sich aus der geringeren oder größeren Entmutigung der betreffenden Kranken. Die Frage des Mutes war auch entscheidend hinsichtlich der Rückbildung des Mutismus. In einer Reihe von Fällen ließen sich vollkommene Spontanheilungen beobachten; bei den meisten Kranken ging die Stummheit aber zunächst in eine längere Zeit anhaltende Aphonie über; bei anderen endlich machte der Mutismus schwerem Stottern Platz, das jeder der im Kriege angewandten Therapien dauernd trotzte. Die Letztgedachten müssen als die Verzagtesten oder — vom Standpunkt der Sicherungstendenz aus betrachtet — als die Vorsichtigsten angesehen werden.

In bezug auf das Zustandekommen der psychogenen Stimmstörungen haben sich die Anschauungen im Laufe der Kriegsjahre den Erkenntnissen der Individualpsychologie nicht unwesentlich genähert. Daß diese Störungen unter dem Einflusse einer teleologischen Orientierung zustande kamen, ist von einer Reihe von Neurologen, wenn auch meist ohne einen tieferen Einblick in die seelischen Zusammenhänge, erkannt worden. Diese Erkenntnis wurde hauptsächlich durch die Beobachtung angebahnt, daß ähnliche Störungen bei den Kriegsgefangenen gänzlich fehlten und bei Verwundeten nur sehr selten auftraten. Dagegen wurde hinsichtlich des Grundes der Fixierungen keine Klarheit geschaffen; im allgemeinen begnügte man sich damit, die Tendenz zur Fixierung auf eine neurotische Konstitution zurückzuführen. In Wirklichkeit erfolgt, worauf Adler (7) wiederholt hingewiesen hat, die Fixierung eines Symptoms durch Einfühlung, wenn es aus der Position des Nervösen heraus für seine Zwecke geeignet erscheint; und er wird an der Erkrankung mit Hilfe eines negativen Trainings so lange festhalten, bis er sie aus den gleichen Gründen wieder aufgibt.

Die symptomatische Behandlung des Mutismus mit Hilfe der Suggestion, des faradischen Stromes usw. zeitigte gewisse Erfolge. Sie konnte jedoch bestenfalls nur das Symptom beheben, vermochte aber, von ganz verschwindenden Ausnahmen abgesehen, die Basis der Erkrankung nicht zu beseitigen. Die Gefahr von Rezidiven blieb in den meisten Fällen bestehen, und die Mehrzahl der Patienten wurde deshalb möglichst dem Frontdienste entzogen.

Eine gründliche Heilung würde erfordern, daß vor allem die pathogene kindliche Situation aufgedeckt wird, in der die Tendenz zur Revolte verankert ist. Weiter wäre dem Patienten aufzuzeigen, daß er schon bei früheren Anlässen bestimmten Forderungen des Lebens aus einem fiktiv verstärkten Gefühl der Ohnmacht heraus ausgewichen war und daß sein Mutismus dem gleichen Zwecke diente. Schließlich müßte er angehalten werden, sein egozentrisches Bezugssystem aufzugeben und an dessen Stelle auf eine ausgiebige Entfaltung des Gemeinschaftsgefühls Bedacht zu nehmen. Nur auf diesem Wege könnte

---

[1] Harms: Unsere Erfahrungen über hysterische Sprach- und Stimmstörungen bei Kriegsteilnehmern. Passows Beiträge z. Anat. etc. des Ohres, der Nase u. d. Halses. Bd. 11, S. 70. Berlin 1919.

der neurotische Charakter mit seiner automatischen Neigung, sich vor Gefahren durch Einfühlung in ein schützendes Krankheitssymptom zu sichern, dauernd beseitigt werden.

V. Die Aphonie.

Die aphonischen Störungen sind durch Tonlosigkeit der Stimme charakterisiert und kommen weit häufiger zur Beobachtung als der psychogene Mutismus. Sie sind ein Symptom pathologischer Prozesse, die sich im Kehlkopf abspielen und entweder organisch oder psychisch bedingt sein können. Die organische Bedingtheit stellt eine seltene Ausnahme dar, da die verschiedenen Bilder isolierter Lähmung einzelner und mehrerer Larynxmuskeln (besonders die sogenannte Internus- und Transversusparese), wie wiederholte Untersuchungen eindeutig gelehrt haben, psychogen zustande kommen.

Die funktionellen Bewegungsstörungen der an der Stimmbildung beteiligten Muskeln des Kehlkopfes treten stets symmetrisch auf. Aus dieser Erscheinung hat Barth den Schluß gezogen, daß „eine einseitige Lähmung eines Kehlkopfmuskels oder einer Kehlkopfmuskelgruppe beziehungsweise einer ganzen Kehlkopfhälfte immer organischer Natur" ist [1]. Bezeichnend für die psychische Bedingtheit der Stimmstörung ist die Feststellung, daß die reflektorischen Glottis- und Kehlkopfbewegungen ungehemmt ablaufen; auch der reflektorische wie der willkürliche Husten geht gewöhnlich in normaler, tönender Weise vor sich. Bei den funktionellen Stimmlähmungen handelt es sich um kein einheitliches Glottisbild, sondern es kommen die mannigfaltigsten Formen von Koordinationsstörung und damit fehlerhaften Stimmritzenschlusses zur Beobachtung. Auf die dadurch bedingten Abweichungen der Stimmbildung (Flüster-, Quetsch-, Falsett- und Fistelstimme) soll hier nicht weiter eingegangen werden.

Über den Entstehungsmechanismus der psychogenen Aphonie divergieren die Anschauungen nicht unerheblich. Die ursprüngliche Annahme, daß sie unmittelbar nach einem psychischen Trauma auftrete, ist wieder fallen gelassen worden, weil bei kritischer Prüfung der subjektiven Angaben der Kranken ein derartiger ätiologischer Zusammenhang in keinem Falle mit zwingender Eindeutigkeit hat festgestellt werden können. Insbesondere bot die Aufhellung der Zusammenhänge in denjenigen Fällen Schwierigkeiten, wo die Aphonie intermittierend auftritt, d. h. wo entweder die Aphonie unvermittelt einsetzt, nachdem eben noch mit lauter Stimme gesprochen worden war, oder wo sie täglich nur einige Stunden in Erscheinung tritt, sich zu einer bestimmten Tageszeit aber wieder verliert.

Eine genaue Einsicht in die ätiologischen Momente ist im konkreten Falle naturgemäß nur zu erlangen auf Grund einer intimen Kenntnis des ganzen Individuums. Im allgemeinen darf aber gelten, daß Aphonien eine Organminderwertigkeit des Kehlkopfes voraussetzen (cf. ihr sehr häufiges Auftreten in Verbindung mit Laryngitis) und nur bei solchen Nervösen anzutreffen sein werden, deren Entmutigung noch keinen allzu hohen Grad erreicht hat, die sich also noch eine relativ große seelische Widerstandskraft gegenüber den Lebensforderungen bewahrt haben. Die Aphonie wird dann einsetzen, wenn die Gefahr besteht, daß die Tragfähigkeit ihrer Psyche einer größeren Belastungsprobe ausgesetzt werden könnte, als sie ihr glauben zumuten zu dürfen. Der intermittierenden Form liegt die Technik zugrunde, daß — analog dem Stottern — die Stimmlosigkeit jedesmal dann eintritt, wenn ein Sinken des Persönlichkeitsgefühls zu befürchten steht.

---

[1] Barth: Die psychogenen Lähmungen der Stimme, Sprache und des Gehörs. Med. Klinik, XIII. Jahrg. Berlin 1917. S. 1340.

Die psychogene Aphonie verhält sich zum hysterischen Mutismus ähnlich wie das Poltern zum Stottern: es sind lediglich Gradunterschiede, die sogar physiologisch zum Ausdruck kommen, dergestalt, daß bei der Aphonie die Adduktoren die Bildung der Flüsterstimme noch zulassen, während beim Mutismus die Glottis so weit geöffnet bleibt, daß die Ausatmungsluft auch kein Reibegeräusch mehr zu erzeugen vermag.

Ist die Position des Erkrankten bekannt, so ergibt sich der Einblick in die psychische Struktur seiner Aphonie ohne Schwierigkeit. Ein Beispiel für viele: Unlängst wurde der Autor von einem 48jährigen Kaufmann konsultiert, der fünf Monate zuvor eine Aphonie nach einem heftigen Streit mit seiner Familie akquiriert hatte. Er berichtete, daß er schon immer nervös gewesen sei und wiederholt an Kehlkopfkatarrhen gelitten habe. Es stellte sich heraus, daß das Verhältnis zu seiner Frau in den letzten Jahren sehr zu wünschen übrig gelassen und daß die Beziehung zum einzigen Sohne eine direkt feindselige war, angeblich weil der Sohn sich in allen Streitfragen mit der Mutter solidarisch erklärte und sich außerdem fortgesetzt weigerte, in das väterliche Geschäft einzutreten. Einige Monate vor dem Auftreten der Aphonie hatte der Patient ein Verhältnis mit einem jungen Mädchen angeknüpft, und er war von ihr, um Zusammenkünfte zu vereinbaren, des öfteren mittelst Fernsprechers in seiner Privatwohnung angerufen worden. Da die Anrufe zuweilen auch erfolgten, wenn er in Berufsgeschäften abwesend war, so entdeckte seine Frau schließlich die Seitensprünge ihres Gatten. Es gab eine Reihe von unerquicklichen Auseinandersetzungen, in deren Verlauf er sich schließlich bereit erklärte, die Beziehungen zu dem Mädchen abzubrechen. Teils fehlte ihm indes der Mut, teils hinderte ihn sein Trotz, den Bruch zu vollziehen. Da erfolgte endlich der oben erwähnte heftige Streit, in dem er Frau und Sohn geschlossen gegen sich sah. Er wetterte und überschrie sich, wobei sein Groll sich hauptsächlich gegen den Sohn richtete. Am nächsten Morgen wachte er mit der Aphonie auf. Da eine Erklärung des neurotischen Symptoms stets nur aus einer finalen Betrachtungsweise zu holen ist, so ergibt sich die Frage: Wohin zielte diese Aphonie? Aus der Position des Patienten läßt sich die Antwort eindeutig ableiten: Das psychogene Symptom hatte die Aufgabe, den Kranken vor der Gefahr des Unterliegens zu sichern und seine seelische Position zu verbessern. Kurz darauf ergab sich, daß er sozusagen drei Fliegen mit einer Klappe geschlagen hatte. Einmal mußte seine Frau jetzt schonend mit ihm umgehen und auf weitere Szenen verzichten; weiter war der Sohn jetzt genötigt, in das väterliche Geschäft einzutreten, um den mündlichen Verkehr mit der Kundschaft zu übernehmen; und endlich zerfiel das Verhältnis mit dem jungen Mädchen, weil er mehrere Wochen das Haus nicht verließ und telephonische Anfragen infolge der Aphonie nicht beantworten konnte. Der Patient hatte schon vorher zwei Behandlungen (Suggestiv- und Elektrotherapie) durchgemacht, die ohne jeglichen Erfolg geblieben waren. Nachdem durch die individualpsychologische Methode die Aphonie als tendenziös entlarvt und die Kampfposition des Kranken beseitigt worden war, verschwand das Symptom.

Die Erfahrungen der Kriegsjahre haben die Anschauungen der Individualpsychologie nur bestätigen können. So besonders die Erscheinung, daß bei einer ganzen Anzahl von Leuten Stimmstörungen bereits aufzutreten begannen, als ihnen eine militärische Verwendung erst bevorstand. Von Interesse sind vornehmlich jene noch zahlreicheren Fälle, bei denen die Aphonie als Mittel des Ausweichens jedesmal einsetzte, sobald und so oft eine Heranziehung zum Heeresdienst erfolgte. Am häufigsten wurden Aphonien im Anschluß an „Erkältungen im Felde" beobachtet und diesen dann die Schuld am Entstehen der Stimmstörungen zugeschrieben.

Während der Kriegsjahre sind in manchen — besonders bei den postlaryngitischen — Fällen Spontanheilungen eingetreten. Im allgemeinen wurde indes die Beobachtung gemacht, daß die Aphonien den angewandten therapeutischen Mitteln entweder gänzlich widerstanden oder ihre scheinbare Heilung bald wieder zu Rezidiven führte. Die Krankheitsbereitschaft blieb also bestehen, und man tröstete sich schließlich mit der Hoffnung, daß sie nach Beendigung des Krieges mit dem Wegfall der auf ihn gerichteten „Begehrungsvorstellungen", wenn auch nicht verschwinden, so doch nicht mehr in Form von erneuten Rückfällen in Erscheinung treten werde.

Hinsichtlich des Weges, der eingeschlagen werden muß, um eine gründliche Heilung der Aphonie herbeizuführen, gilt das am Ende des vierten Abschnittes bereits Gesagte.

Über sexuelle Verirrungen.

Von

Otto Kaus-Berlin und Dr. **Fritz Künkel**-Berlin.

Bei der Behandlung der Frage der sexuellen Verirrungen (Sexualperversionen) erwächst uns eine eigentümliche Schwierigkeit bereits beim Versuch, den Kreis von Erscheinungen aus dem Sexualleben abzugrenzen, die man als „pervers", „krankhaft" oder „abnormal" anzusprechen befugt ist. Es ist nicht ohne weiteres festzustellen, welche Formen der Sexualbetätigung im konventionellen Sprachgebrauch des Alltags und der Fachwissenschaft als abnorm gelten. Je nach der Tradition, den religiösen und moralischen Abhängigkeiten eines Volkskreises oder einer Bevölkerungsschicht wird sich die Grenze, die das Normale und Erlaubte vom Abnormalen und Verpönten scheidet, sehr stark verschieben. Alfonso de Liguori z. B. zeigt in seiner Moraltheologie in bezug auf die Formen des Sexualverkehrs eine große Toleranz. In den Anweisungen zur Abnahme der Beichte für die Priester wird jede Form des Sexualverkehrs (zwischen Ehegatten) als erlaubt und Gott wohlgefällig hingestellt, welche nicht auf Verhinderung der Konzeption gerichtet ist. Die mannigfachsten erotischen Manipulationen werden sogar als empfehlenswert bezeichnet, insofern sie das Zustandekommen des Sexualverkehrs fördern, der ohne ihre Hilfe nicht gelingen würde. Durch diese Definition wird für den Verkehr zwischen Andersgeschlechtlichen und kirchlich Verheirateten kaum eine Form der Sexualbeziehung ausgeschlossen, auch jene nicht, die selbst einem liberalen Sexualempfinden als eindeutig abnorm gelten könnten. Dieser Toleranz, der man die Abstammung des Katholizismus vom sinnenfreudigen romanischen Süden anmerkt, steht die strengere puritanische Auffassung gegenüber, die jedes Abweichen von der charakteristischen Form des Sexualverkehrs unter allen Bedingungen verpönt, oder gar die Auffassung gewisser religiöser Sekten, welche den normalen Verkehr selbst zwischen Ehegatten nur als Schwäche, Verirrung und Verunreinigung gelten lassen wollen. Wer im Banne dieser Sekten lebt, wird demnach auch beim normalen Sexualverkehr von einem sündhaften, „perversen" Gefühl verfolgt.

Daß es im Rahmen irgendeiner Spezialwissenschaft — etwa der neuzeitlichen „Sexualwissenschaft" — möglich sei, einen objektiven Maßstab aufzustellen, nach dem man aus der bloßen Betrachtung des menschlichen Sexuallebens die Grenze zwischen normaler und perverser Sexualbetätigung in zuverlässiger Weise ziehen könnte, ist eine Illusion, ebenso wie die Annahme von der Möglichkeit einer solchen selbständigen Wissenschaft, welche die menschliche Sexualität unabhängig von allen sonstigen biologisch-psychologischen Problemen im Menschen zu behandeln berechtigt wäre. In der psychiatrischen und psychopathologischen Literatur ist die Abgrenzung durchaus vage. Älteren Autoren zufolge (Krafft-Ebing) gehört z. B. die Homosexualität unbedingt zum Gebiet der Sexualverirrungen. Im System Magnus Hirschfelds (sexuelle Zwischenstufentheorie) und Sigmund Freuds (Psychoanalyse) treffen wir hingegen auf das Idealbild des „gesunden" Homosexuellen. Einigkeit herrscht im Grunde nur in bezug auf jene Formen des Sexualverkehrs (extremer Sadismus, sexuelle Mordlust usw.), welche das Individuum in einem eindeutigen Sinne als sozial gefährlich erscheinen lassen. Der Maßstab für die Sexualverirrungen fällt dabei mit den allgemeinen Anschauungen über die Regeln des menschlichen Verkehrs zusammen und verliert jeden speziellen Charakter. Diese äußerste Ausdehnung des Begriffes der Norm im Geschlechtlichen, welche die liberale Toleranz gern zur Allgemeingültigkeit erheben möchte, würde bloß einer abstrakten Definition entsprechen; sie würde im Widerspruch stehen zum unmittelbaren Durchschnittsempfinden und zu den pathopsychologischen Befunden selbst, die uns sehr klar darüber belehren, daß das individuell und sozial Krankhafte und Schädliche beim Geschlechtsverkehr auch bei Betätigungsformen zur Auswirkung gelangt, die sich dem gröberen Maßstab des allgemeinen mitmenschlichen Verkehrs entziehen.

Noch größer mag die Verwirrung werden, wenn wir einem individualpsychologischen Gedankengang folgen, der uns aufzeigt, daß auch bei Wahrung des äußerlichen Zeremoniells der Norm der Sexualbetätigung des Menschen ein tief perverser, pathologischer, beide Partner schädigender Sinn zukommen kann. Dies wird überall dort der Fall sein, wo die Sexualität im Individuum einer problematischen Linie folgt, überwertigen Charakter annimmt und zum Tummelplatz gehemmter Aggressions- und Machttendenzen ausartet. Mit dieser Überlegung verweisen wir bereits auf den seelischen Inhalt der Geschlechtsbetätigung im Gegensatz zum äußeren Zeremoniell, an dem die Vulgärpsychologie und weitaus der größte Teil aller fachwissenschaftlichen Abhandlungen noch immer haften. Die Orientierung nach den seelischen Inhalten erlaubt uns jedoch keineswegs eine bequeme Klassifikation, sondern scheint das Problem vorerst mit neuen Schwierigkeiten zu belasten. Wie empfindlich sich die Frage gerade in dieser individualpsychologischen Beleuchtung gestaltet und daß eine oberflächliche Scheidung von Macht- und sozialen Komponenten nicht genügt, zeigt der Umstand, daß in der charakteristischen, „normalen" Sexualstellung, die für den gesamten Umkreis unserer abendländischen Kultur gilt (der Mann oben, die Frau unten) unzweifelhaft das Machtverhältnis zwischen dem männlichen und weiblichen Geschlecht zum Ausdruck kommt. Wir erkennen in dieser Sexualstellung das plastische Abbild dafür, daß im Rahmen der Männerkultur, im Zeichen des Mannesprivilegs, der Mann das erobernde, herrschende, unterdrückende und die Frau das unterjochte, geopferte, gedemütigte Prinzip darstellt. Das sexuelle Zeremoniell entspricht — und dies so kraß als möglich — diesem grundsätzlichen antisozialen Antagonismus, der das gesamte Kulturmilieu durchzieht [1]. Der normale Sexualakt erscheint dadurch als Akt der Machtergreifung, als Äußerung des Herrscherwillens des Mannes fest-

---

[1] Die Gegenbestätigung dafür liefern Zeichnungen aus prähistorischer Zeit (siehe die Sammlung im „Institut für Sexualwissenschaften", Berlin), welche den Sexualakt mit dem entgegengesetzten Zeremoniell darstellen: die Frau liegt oben und der Mann unten. Daß diese Zeichnungen aus Zeiten der Frauenherrschaft stammen, entspricht sowohl den allgemeinen historischen Annahmen als auch folgender Überlegung: der prähistorische Künstler wird sich der höchst mühsamen Arbeit der Herausmeißelung der Figuren aus sprödestem Material kaum unterworfen haben, um einen atypischen, für die Gemeinschaft, in der er lebte, unwichtigen Lebensvorgang festzuhalten. Alle prähistorischen Zeichnungen geben lebenswichtige Dinge und Situationen wieder und lassen sich verstehen als bildhafte Vorübungen für den Kampf ums Dasein. Unzweifelhaft war das Verhalten bei lebenswichtigen Handlungen auch kultmäßig geschützt und vorgeschrieben. Der auffallende Gegensatz zwischen der Obenstellung der Frau in der charakteristischen Sexualstellung prähistorischer Zeiten und der Obenstellung des Mannes in allen Kulturkreisen der historischen Zeit (die Grenze fällt ziemlich genau zusammen mit dem Übergang vom Matriarchat zum Patriarchat, das die Vorperiode als eine Periode der Unterlegenheit des Mannes als barbarisch verurteilte und aus der Erinnerung der Menschen verbannte) ist nicht anders zu erklären als durch unmittelbare Bezugnahme auf das in der Gemeinschaft geltende Herrschaftsprinzip.

gelegt und jede Gemeinschaftsbeziehung im Akte selbst gleichsam symbolisch durchkreuzt. (Die Annahme, daß diese typische „normale" Sexualstellung mit Rücksicht auf die angeblich erleichterte Konzeption prädiliert würde, gehört zu jenem Bestand scheinwissenschaftlicher, mythologischer Anschauungen, an denen gerade die Sexologie keinen Mangel leidet. Sie entspricht auch einer psychologischen Realität nur dort, wo sie als bewußte These zum Denkinhalt des Menschen geworden ist, also erst im Zusammenhang mit den Irrungen und Wirrungen moderner Sexologie. Wir sehen in dieser These selbst eher das Arrangement eines tendenziösen Junktims im Dienste des Mannesprivilegs, das in einem biologischen Prinzip seine Sanktion sucht.) Da das entgegengesetzte Verhalten nur die Umkehrung der Machtverhältnisse, aber keineswegs die Emanzipation der Liebe vom Machtprinzip selbst bedeuten würde [1], erscheint gerade im Rahmen einer Anschauung, welche das Ziel der idealen Norm in der möglichst innigen Annäherung an das ungetrübte Gemeinschaftsgefühl sucht, die Möglichkeit der Unterscheidung normaler und perverser Geschlechtsempfindungen ins Unendliche hinausgeschoben, und zwar zugunsten einer fast ausschließlichen Herrschaft des Perversen.

Diese Schlußfolgerung finden wir auch tatsächlich bei der buddhistischen Askese dogmatisch ausgebaut [2]. Ihr steht ebenso der unmittelbare Befund am ausgeglichenen lebenstüchtigen Menschen gegenüber wie die Erwägung, daß jede Form der radikalen Flucht vor der Liebe (Askese, Impotenz, Zwangsneurose) nur als Ausdruck eines neurotischen, überängstlichen, daher auch prestige- und machtlüsternen Lebensplanes zu verstehen ist. Ein Vollendungsstreben, das sich durch die Ablehnung der Beziehung zum andern Geschlecht intakt zu erhalten sucht, ist als Eingebung der Angst sofort zu entlarven. Jede theoretische Maskerade, die es suchen mag, wird gegen das Argument zerschellen, daß in der Verneinung einer Aufgabe, ohne deren Erfüllung die Menschheit zum Selbstmord verurteilt wäre, kein Vorzug des Menschen liegen kann. Der krasse Widerspruch zum Lebenswillen der Menschheit selbst ist es, der die Askese als individuelle Leitlinie zur Überlegenheit auch immer wieder Widerlegungen und Anfechtungen ausliefert. Es ist unvermeidlich, daß in jeder lebenskräftigen Gemeinschaft nur jener Typus, der ihre wesentlichen Notwendigkeiten anerkennt, mit den Akzenten der Vollwertigkeit belohnt wird und daß sich jeder negativistische Typus in einer quälenden, unfruchtbaren Polemik verzehrt. Die Gemeinschaft setzt ihre Ziele durch, indem sie auf das Selbstgefühl des Einzelnen einen ständigen Druck ausübt und jede Versündigung gegen ihre Aufgaben mit schweren Einbußen am Selbstwertgefühl des Individuums bestraft. Die

---

[1] Der Dichter Karl Sternheim schildert in seinem Roman „Europa" (Musarion Verlag München, 1919, Bd. 2, S. 227—229) das Liebesabenteuer einer Frau, die eindeutig den Typus des „männlichen Protestes" repräsentiert: „.... In Sekunden, die dem Aufklinken der Türe vorangingen, hatte sie nur die schneidende Angst, er möchte vor ihr durch den Eingang treten, sie rücklings aufs Bett nageln, und sich an ihr milliardenmal gewesene männliche Freude erfüllen, die in der Welt alles beim Alten und sie gewöhnlich ließe. So daß auch in des Lebens steilstem Moment sie aus Durchschnitt nicht ins Vorbildliche, in Verklärung trete und den aus ihren weiblichen Kräften möglichen mitmenschlichen Anschluß versäume."

Ganz außer sich und aller Erfahrung weiß sie sich und daß in ihrer Brust das All in diesem Augenblick den Atem anhielt.

Da, als hinter der Wand bei ihr sein Schritt schlürft, drückt sie aufs Schloß und ist ihm gegenüber, der in Überfallsüberraschung ans Bett zurückweicht.

.... Da, — gegen Widerstände die sämtlich sterben, quillt auf in ihm, was trotzdem die lüsterne abendländische Eva ihm köstlich und unübertrefflich macht. Mit keuchendem Seufzer bricht flach er ins Bett und läßt von duftender Wolke überall runden Fleisches sich nehmen, schwächen und dem Bewußtsein entführen."

[2] Siehe Paul Dahlke, „Die Ehe als Fessel", „Das Ehebuch", herausgegeben von Graf Hermann Keyserling. Niels Kampmann, Verlag, Celle.

Verschleierung der ursprünglichen Angst und die Überwindung der Demütigung, die im Gefühl nichterlangter Reife liegt, kann nur durch die Flucht in eine Scheinwelt gelingen, von der aus sich die Bedingungen des Lebens verzerrt darstellen. Dadurch wird gerade das Liebesprogramm des Asketen dem Liebesprogramm des Sexuell-Perversen — als einer verwandten Erscheinungsform der Angst vor der Liebe und des Zwanges zur Fälschung des Sinnes geschlechtlicher Liebesgemeinschaft — angenähert. Wir sehen dies in der Tatsache bestätigt, daß der Weg zur Askese in der Regel über ein manifest perverses Liebesprogramm führt [1], wie hinwiederum in jeder Perversion der Keim zur sexuellen Impotenz liegt.

Diese widerspruchsvollen Erwägungen und Konstatierungen zeigen uns, an welchen Punkten die Auseinandersetzung über das Problem der sexuellen Verirrungen und der Sexualität überhaupt in ein leeres Begriffspiel und theoretische Willkür ausarten kann: dort, wo der Versuch unternommen wird, Wesen und Entwicklungsbedingungen der menschlichen Geschlechtlichkeit unabhängig vom gesamten seelischen Zusammenhang im Einzelmenschen und unabhängig vom gesamten sozialen Zusammenhang zu betrachten. Der meistgeübte Kunstgriff, um trotz dieser lebensfremden Betrachtungsweise den Schein der Übereinstimmung mit der Welt der Erscheinungen zu wahren, besteht im Auseinanderreißen der beiden an jedem Geschlechtsakt beteiligten Komponenten; der seelischen und der körperlichen oder „physiologischen" Komponente, ein Vorgang, dessen fälschender Charakter sich darum der Kritik leicht entzieht, weil bei der innigen Verflechtung der inneren Bedingungen des Erlebens und des äußeren Zeremoniells im Geschlechtsleben des Menschen jede physiologische These unwillkürlich an seelische Tendenzen anklingt und umgekehrt, so daß der einseitig gerichtete Forscher die Totalität der Erscheinung zu fassen glaubt, wenn er kaum ihre oberflächlichsten Merkmale festgestellt hat. Das äußere Zeremoniell beim sexuellen Erleben des Menschen verhält sich zur seelischen Absicht wie der mimische Ausdruck zu dessen psychischem Antrieb. Beide Pole, voneinander isoliert, stellen wesenlose Begriffe dar, Kunstprodukte des Verstandes, denen keine lebendige Wirklichkeit entspricht. Unzählige Scheinprobleme, die in der Vulgärpsychologie und in der nicht individualpsychologisch orientierten Sexologie ihr Unwesen treiben, verdanken diesem billigen Irrtum ihr Dasein, — Scheinprobleme, die wir dann alle als irrtümliche Annahmen (Sicherungen, Fiktionen) im Lebensplan des Neurotikers wieder auftauchen sehen. Dazu gehört z. B. die tendenziöse Trennung von „Sexualität" und „Erotik", die Konstruktion eines seelisch gesunden, aber triebmäßig kranken Menschen, oder die eines triebmäßig freien, aber seelisch gehemmten Menschen usw. Man kann wohl sagen, daß alle möglichen Kombinationen, die sich aus der mißverständlichen einseitigen Betrachtung ergeben, bereits ihre wissenschaftliche Repräsentanz gefunden haben.

Vor diesen Verwirrungen kann uns nur eine klare prinzipielle Einstellung bewahren, die gleichzeitig der Gesamtheit der Erscheinung gerecht wird. Für die Individualpsychologie stellt sich das Problem der Norm im Geschlechtlichen dar nur als ein Sonderaspekt des Normproblems überhaupt [2] und kann nur gelöst werden im Rahmen einer psychophysischen Einheitsbetrachtung [3]. Die Persönlichkeit des Menschen erfüllt sich in den obersten Zielen, denen ihr

---

[1] Siehe „Die Versuchungen des heiligen Antonius" von Gustave Flaubert und überhaupt alle künstlerischen Darstellungen des Legendenthemas; ebenso die Beichten von Einsiedlern, Mystikern usw. Die These von der „unhygienischen" Askese stellt sich hinwiederum als ein Hysteron-Proteron dar, als naive unpsychologische Legende, als welche sie bereits in Tolstojs „Kreutzersonate" treffend charakterisiert wird.

[2] Siehe Otto Kaus, „Das Problem der Norm in der Individualpsychologie" (229).

[3] Siehe O. Schwarz. (237 76, 239).

Tun und Lassen unterworfen ist, im Persönlichkeitsideal, in dem alle
Bereitschaften seiner psycho-physischen Konstitution gipfeln. Durch sein Persönlichkeitsideal wird er auch in seinem geschlechtlichen Verhalten geformt.
Nur auf dieses Persönlichkeitsideal hin ist die Frage nach der Norm statthaft,
nicht im Hinblick auf die isolierte Lebensanekdote. Der Maßstab der Norm, mit
dem jedes individuelle Persönlichkeitsideal verglichen werden kann, ist weder
durch Abstraktion aus dem tatsächlich beobachteten Verhalten des Durchschnitts, noch durch Hypostasierung willkürlich gewählter Teilmerkmale zu
gewinnen (der „ideale Mann", die „ideale Frau" usw.). Der Maßstab der Norm
ergibt sich aus historischer Erfahrung und sozialer Einsicht. Als normal sind
jene subjektiven Ziele anzusprechen, die sich auf der Linie einer objektiv zu
rechtfertigenden Gemeinschaftstendenz bewegen — als anormal oder pathologisch
hingegen jene Ziele, welche den objektiven, überpersönlichen Sinn der Gemeinschaft durchkreuzen (objektiv im Sinne menschlich zugänglicher Erkenntnis,
nicht erkenntnistheoretischer Absolutheit). Das objektive Normideal (oder
Persönlichkeitsideal einer konkreten Gemeinschaft) wird dadurch zu einer
aktuell wirksamen psychologischen Kraft, daß sich die Lebensnotwendigkeiten,
vor denen eine Gemeinschaft steht, im gesellschaftlichen Verkehr selbst umsetzen in ein System von Spielregeln, sittlichen Forderungen und Verboten,
von Teilidealen und konkreten Aufgaben, mit denen sich der Einzelne bei der
Bewältigung seines subjektiven Lebensproblems ständig auseinandersetzen muß.
Dort, wo zwischen den von den herrschenden Autoritäten oder vom traditionell
geheiligten Vorurteil empfohlenen Idealen und den von einem geläuterten Ver-
nunftsstandpunkt erfaßten Lebensnotwendigkeiten der Gemeinschaft eine Lücke
klafft, erwächst jedem Menschen die Aufgabe der Arbeit an der Zukunft. Diese
Aufgabe gehört um so mehr zu den unvermeidlichen Forderungen des Lebens, als
die Entwicklung des sozialen Lebens selbst die Daseinsbedingungen der menschlichen Gesellschaft ständig verändert. Aus dem Gesetz der Entwicklung folgt
jedoch nicht die Willkür oder Nichtexistenz sozialer Gebundenheit, sondern die
Wandelbarkeit der Spielregeln, welche den gesellschaftlichen Verkehr beherrschen.

Als normal können demnach im Geschlechtsleben des Menschen nur jene
Betätigungsformen gelten, die mit der sozialen Funktion der Liebe überhaupt
in Übereinstimmung stehen. Zu sozialer Bedeutung erwächst die Liebe in
zweifacher Beziehung: dadurch, daß sie der Ausdruck der tiefsten Gemeinschaft
ist, welche die beiden durch ihre Geschlechtskonstitution getrennten Hälften
der Menschheit verbinden kann (in dieser Bedeutung wird sie vor allem vom
Jugendlichen erlebt, als Steigerung des Selbstgefühls und Erweiterung des
Gemeinschaftsgefühls) und dadurch, daß sie die Fortpflanzung der Gattung
garantiert (wodurch sie an das allgemein soziale Verantwortungs- und Bindungs-
gefühl des Menschen appelliert). Als pathologisch stellen sich uns jene Formen
der Erotik dar, welche auf absoluten Macht- und Prestigegewinn, unter Mißbrauch des Liebeszeremoniells auf Kosten des Partners, und prinzipiell auf Ablehnung und Durchkreuzung sozialer Bindungen und des Prokreationsgedankens
(Ehelosigkeit, Kinderlosigkeit) eingestellt sind. Innerhalb dieser Grenzen liegt
die Breite des Normalen und innerhalb dieser Grenzen wird jeder lebenstaugliche
Mensch mit seinen erotischen Aufgaben fertig, nicht nur ohne Einbuße an seinem
Selbstgefühl zu erleiden und ohne die Gemeinschaft zu schädigen, sondern
unter Stärkung und Bereicherung seines Selbstgefühls und der Lebensenergien
der Gesellschaft. Inwieferne das Liebesverhalten des Einzelnen diesem Maßstab entspricht, kann hinwiederum nur die Gesamtbetrachtung seines Liebesprogramms ergeben (da ein Ziel sich selbst gleichbleiben kann, aber je nach
Alter, Umständen, Erfahrung sich verschieden äußert) und die Eingliederung
seines Liebesprogramms im Ensemble seines Lebensplanes.

Von diesem Standpunkt aus lassen sich unschwer bestimmte Richtlinien gewinnen für die Unterscheidung von perverser und gesunder Geschlechtlichkeit innerhalb unseres Kulturkreises, wobei es sich ex definitione ergibt, ob man von Sexualverirrungen dann zu sprechen beliebt, wenn sich die mangelhafte Bejahung des Nützlichen und sozial Förderlichen hinter der Fixierung an bestimmte Formen der Liebe — also hinter der Scheinbejahung — verbirgt, oder auch im Falle manifesten Versagens (Impotenz, Onanie). Diese Richtlinien stimmen naturgemäß mit den subjektiven Empfindungen überein, denen der sexuell Abnorme selbst ausgeliefert ist. Wenn es von einem abstrakt — theoretischen Standpunkt aus noch so kontrovers erscheinen mag, welche Geschlechts-empfindungen als abnorm zu gelten haben — die Kranken selbst klären uns so eindeutig darüber auf, daß jede weitläufige Diskussion darüber obsolet ist. Der Kranke ist ein empfindlicher Seismograph nicht nur für die Wertung der Geschlechtsformen, die wir aus einer unpersönlichen Betrachtung allgemein gültiger Gemeinschaftsziele gewinnen, sondern auch für jene speziellen Wertungs-nuancen, welche für die Umgebung, die seine Entwicklung beeinflußte, charak-teristisch waren. (Bei Gleichartigkeit der allgemeinen Tendenz schwanken diese Wertungen auch innerhalb desselben Kulturkreises entsprechend den Unter-schieden in den Lebensbedingungen verschiedener Volkskreise, Gegenden usw.) Die Tendenz zur Perversion kommt dadurch zustande, daß der Einzelne bei seinen Vorbereitungsakten auf das Leben und bei seinem Training auf Liebe sich antagonistisch und negativistisch zu jenen Zielen und Spielregeln einstellt, die ihm von der Gemeinschaft als lebensmögliche und lebenstaugliche empfohlen werden. Der grundsätzliche Irrtum, der jeden neurotischen Negativismus bedingt, liegt in der niedrigen Einschätzung seines Selbstwertes, in all jenen Entmutigungs- und Kompensationsmechanismen, in welche uns die individual-psychologische Neurosenlehre einführt. Wir möchten hier jedoch auf die be-sondere Rolle verweisen, welche gerade im Verhältnis zu den sexuellen Perver-sionen die besondere traditionelle oder moralische Organisation der Umgebung zu spielen vermag. Von ihr wird dem heranwachsenden Menschen vorgezeichnet, welche Formen des sexuellen Zeremoniells als pervers und welche als erlaubt zu gelten haben; wesentlich bleibt für die weitere Entwicklung das Erlebnis des Gegensatzes, nicht die Fixierung auf ein bestimmtes Zeremoniell oder die größere oder geringere Berechtigung der Umgebung zu ihrer spezifischen Auf-fassung. In der psychotherapeutischen Behandlung wird daher dem Kranken auch nicht damit geholfen, daß man ihn darüber aufklärt, ein bestimmtes Zeremoniell, das er als pervers erlebt, verdanke den Akzent des Strafbaren und Verpönten bloß der besonders engen Auffassung der Umgebung, in welcher er aufgewachsen ist. Bei einem solchen Vorgehen muß man dessen gewärtig sein, daß der Kranke die Front der Perversion ausdehnt und neue Perversionen hinzulernt, um entsprechend seinen neuen Milieukenntnissen zu demselben Distanceerlebnis zu gelangen. Wir sehen auch, daß sich dieser Prozeß tatsächlich dort vollzieht, wo sich der Perverse in verschiedenartige Umgebungen einlebt. Was den Perversen zu einem Sonderfall im Verhältnis zu einer gesunden Ent-wicklungskurve stempelt, ist die perverse Gesinnung, nicht die äußere Kon-stellation des Geschlechtsgenusses. Dieser Umstand tritt uns ganz deutlich dort entgegen, wo der Kranke eine an sich harmlose Manipulation (z. B. das Kitzeln) mit den stärksten perversen Akzenten versieht und im Verfolg dieser scheinbar ungefährlichen Linie in genau dieselbe innere Gefährdung hinein-wächst wie andere an der Hand schwerster perverser Mechanismen. Es gilt, hier in besonderem Maße den individualpsychologischen Grundsatz zu beachten: nicht das Was ist entscheidend, sondern das Wozu einer Handlung, besonders dort wo die Schuldgefühle des Neurotikers, die niemals der Auflösung des

Konfliktes, sondern bloß dem Aufrechterhalten der Distanz dienen, auf eine falsche Fährte weisen.

Um diesen Punkt (der aktuellen negativistischen, antisozialen Gesinnung) versuchen sich und die Umgebung alle jene Perversen herumzuschwindeln, welche ihre Auffassung des erotischen Problems unter Berufung auf Sitten und Gewohnheiten der Menschen zu anderen Zeiten, in anderen Kulturkreisen zu rechtfertigen versuchen. Diese Methode ist besonders in Kreisen der Homosexuellen im Schwange, wird in verlogen-schwärmerischen Traktätlein immer wieder den „Gesinnungsgenossen" kredenzt und ist direkt zu einem scheinwissenschaftlichen System ausgebaut [1]. Die Methode beruht auf historischen Fälschungen und auf der naiven Banalisierung und Simplifizierung wesentlicher sozialpsychologischer Kategorien, wie sie die summarische Gleichsetzung der mannigfaltigsten Zusammenhänge auf Grund äußerlicher Ähnlichkeiten stets in sich schließt. Trotz dieser intellektuellen Manöver wird der sexuell Abnorme die antagonistische Tendenz in seinem eigenen Sexualprogramm niemals ausmerzen können, welcher dieses Programm selbst seinen Ursprung und seinen Fortbestand verdankt, und sein Appell an die Einsicht und das Gemeinschaftsgefühl der anderen wird sich leicht als der Wille zur Entwertung und Negierung selbstverständlicher Zusammenhänge entlarven lassen. Die Umkehrung des „schlechten Gewissens" in tendenziösen Trotz läßt den Tatbestand nur noch deutlicher hervortreten, oder die Erweiterung des subjektiven Programms zum Kollektivprogramm einer polemisch eingestellten Scheingemeinschaft („Männerbund"). Alle diese Experimente sind selbst nur durchsichtige Kulissen, die vor eine neurotische Zielsetzung geschoben werden, und laufen darauf hinaus, die Perversion zum einzigen Lebensinhalt und Lebenszweck, zum Zentrum aller

---

[1] Siehe Gustav Wyneken: „Eros". Adolf Saal Verlag, Lauenburg Elbe, 1922. Der Verfasser, der aus seinen nach der Antike orientierten homoerotischen Mißverständnissen und psychologischen Dilettantismen sonderbarerweise pädagogische Richtlinien für die Gegenwart ableiten will, sieht z. B. bei der Darstellung der Rolle der Homo-Erotik im antiken Sparta nicht einmal, daß diese Verhaltungsweise der erwachsenen den jüngeren Männern gegenüber nur darum als soziale Tugend gewertet wurde, weil sie durchaus der Kampftaktik des damaligen Männerheeres entsprach, bei welcher die unmittelbare gegenseitige Hilfeleistung im Kampf und persönliche Bindung der Kämpfenden die größte Rolle spielte. Dieser Erfolg, der durch die homoerotische Bindung angestrebt wurde, ist keineswegs sekundär einzuschätzen, wie Wyneken es tut, sondern enthält den Ursprung und die eigentliche Legitimation des gesamten sozialpsychologischen Phänomens, das sich also als auf den Schutz einer lebenswichtigen Gemeinschaftsfunktion gerichtetes Arrangement und keineswegs als ein Wert an sich erklärt. Im Hinblick auf jedes höher organisierte Gemeinschaftsgefühl ist daher diese lakedaimonische Homoerotik eine sehr primitive und innerlich widerspruchsvolle Form der Sicherung sozialer Funktionen zu nennen, die völlig wesenlos wird und bloß die Widersprüche hervorkehrt, sobald sie ihr besonderes Ziel verliert. Oder wäre Wyneken imstande, jene sozial bedeutsame Funktion in der modernen Gesellschaft zu nennen, die eine so enge Verbundenheit von Männern und gerade von Männern verlangt, wie sie die von ihm so hoch gepriesene Päderastie der „Böotier, Lakedämoner und Kreter" schuf, und der zuliebe unsere heutige Gemeinschaft die schweren Widersprüche und Gefahren zu bejahen bereit wäre, die mit der Heiligsprechung so seltsamer Tugenden untrennbar verknüpft wären? Bei seinen theoretischen Luftsprüngen unterschlägt er seiner bedauerlichen Gemeinde nicht weniger als die ganze, seit Jahrtausenden und vor allem durch den Sieg der christlichen Lehre angebahnte Entwicklung in der abendländischen Menschheit, die auf die möglichst innige Eingliederung der Frau in das allgemeine Kulturschaffen und auf die Aufhebung der Distanz zwischen den Geschlechtern hinzielt. Es müssen wohl tiefe und schmerzliche Lebensverluste gewesen sein, welche die Menschheit zur Anerkennung der Liebesidee des neuen Testamentes (die Frau als Erlöserin, gegen die Frau als Verführerin der mosaischen Legende) veranlaßten und die sich in einem fortschreitenden und stets verfeinerten Mißtrauen gegen jede männliche Selbstverherrlichung auswirken mußte. In der Verpönung der Homosexualität, gegen welche sich der groteske Kampf der homoerotischen Cönakeln richtet, sind wesentliche Lebenswerte unseres Kulturgefühls verflochten. Daß Wyneken, der bereits mit seiner unverantwortlichen Stellungnahme zum gesamten erotischen Problem die verhängnisvollste Lückenhaftigkeit offenbart,

geistigen und moralischen Bemühungen des Individuums zu erheben [1]. Der Einzelne muß seinen aktuellen Lebenskampf in einer konkreten, gegebenen Gemeinschaft bestehen und nicht sub specie aeternitatis; die Rechnung des Lebens wird ihm nicht vom absoluten Geist, sondern von der Wirklichkeit vorgelegt, ebenso wie er nicht durch den Verkehr mit dem absoluten Geist, sondern mit der sozialen Wirklichkeit das wurde, was er ist. Der Versuch, diese reale Bezogenheit der Seele durch die Flucht in die Ewigkeit zu verschleiern, ist einem endlosen Abenteuer des Geistes zu vergleichen, dem Gespinst der Penelopeia, das die irregeleitete List des Verstandes mit beiden Händen mühevoll knüpft, während es die Wirklichkeit mit einem Finger immer wieder zerreißt [2]. Jeder, der sich durch seine geschlechtlichen Spielregeln in dauerndem Fehdezustand mit dem Kulturensemble befindet, in dem er lebt, wird beim Versuch der Verabsolutierung seines subjektiven Standpunktes zu einer generellen Kriegserklärung gegen die wesentlichsten Interessen seiner Artgenossen gelangen müssen; er wird somit wenigstens in einem Punkt die Fehlerhaftigkeit seines Standpunktes verraten: dadurch, daß er ein Lebensideal zu rechtfertigen versucht, in welchem die Sexualität eine überwertige, fast sämtliche Daseinswerte usurpierende Rolle spielt, — also schon im Hinblick auf diese **sexualfetischistische** Besessenheit eine Karikatur des Lebens aufstellt.

Eine antagonistische Zielsetzung beim Ausbau eines individuellen Liebesprogramms und **Sexualfetischismus** sind somit stets innig miteinander verknüpft. Der Sexualfetischismus des Neurotikers äußert sich sowohl darin, daß er stets bestrebt ist, das Geschlechtsproblem als solches gesondert von allen Lebensproblemen zu betrachten, als wohnte der Sexualität eine geheimnisvolle Kraft und Gabe inne, die sie von allen Entwicklungsbedingungen im Menschen und von allen Regeln des mitmenschlichen Verkehrs emanzipiert; und zweitens darin, daß er der Sexualität einen übermäßig großen Raum in seinem Existenzplan und eine tyrannische Herrschaft über seine Entschlüsse einräumt. Beide Tendenzen bedingen und ergänzen sich gegenseitig. Ein Liebesprogramm, das in manifester Weise gegen das Gemeinschaftsgefühl verstößt, wird der Einzelne nur unter der Bedingung aufrecht erhalten können, daß er sämtliche Regungen, Einfälle, Eingebungen, die ihm aus der erotischen Sphäre zukommen, heilig spricht und ihnen eine souveräne Eigengesetzlichkeit verleiht. Damit ermöglicht er sich auch die Finte, jede Willkür, der er ein erotisches Vorzeichen gibt, zu sanktionieren. Das subjektive Liebesprogramm, aus allen labilen Bedingtheiten

---

in gewissen Kreisen pädagogischen Kredit genießt, gehört zu jenen vielen Rätseln, welche uns das deutsche Geistesleben der letzten Periode aufgibt. Hoffentlich heißt seine Devise nicht immer: Das Kind zum Böotier erziehen! — Siehe dazu auch bei Kaus (229) den Vergleich zwischen der Homosexualität im antiken griechischen und im modernen abendländischen Kulturkreis.

[1] Siehe I. K. Huysmans „A Rebours". Die komplizierte Scheinwelt, die des Esseintes in kunstvollen, langen Bemühungen aufbaut, wird durch den Anblick — eines Straßenjungen, der ein Zwiebelbrot ißt, zerstört. Des Esseintes wird das Opfer einer Zwangsneurose, die ihn wieder unter die Menschen treibt. Sein Erfindungsgeist konnte offenbar kein Wundermittel entdecken, das imstande gewesen wäre, das hinter allen Phantasien lauernde Minderwertigkeitsgefühl zum Schweigen zu bringen. Dieser Zweifel am eigenen Wert bricht mit elementarer Gewalt hervor, sobald das Leben den ersten unschuldigen Sendboten in seine selbstgewählte Einsamkeit entsendet.

[2] Hier liegt der tiefere Grund, weswegen wir von einem individualpsychologischen Standpunkt die Aufhebung aller Ausnahmegesetze gegen die Homosexualität (§ 175 d.StGB. und die einschlägigen Gesetzesbestimmungen anderer Staaten) empfehlen. Durch das Bestehen solcher Zwangsbestimmungen wird die Tendenz zur mutlosen Rebellion gefördert und dem Negativismus ein Ziel gesetzt. Der Kampf gegen das Gesetz, das mit ebenso berechtigten wie billigen Argumenten geführt werden kann, gibt der neurotischen Attitüde einen scheinbaren Lebensinhalt. Der richtige Gegenzug der Gemeinschaft gegen diese Form der Desertion heißt nicht Zwang, sondern Erziehung und Aufklärung.

einer unsicheren, von Minderwertigkeitsgefühlen geplagten Entwicklung entstanden, wird zum starren Dogma erhoben und als freigewählter (scheinbar un-
persönlicher, natur- oder gottgewollter) Zwang, dem Zwange der lebendigen
Gemeinschaft entgegengehalten, nach demselben Schema, nach dem sich die
Zwangsneurose entwickelt. Hier liegt die psychologische Wurzel für die scheinbare Evidenzkraft aller triebpsychologischen Gedankengänge, für den moralischen
Kredit, der jeder theoretischen Phantasmagorie eingeräumt wird, sobald sie sich
auf die fatalistische Schablone der triebmäßigen Gebundenheit des Menschen,
der naturgewollten Verpflichtung zu irgendeiner Form des Verhaltens in der
Gemeinschaft beruft (und hier liegt auch der Grund, der die Ausschaltung des
Triebbegriffes aus jeder psychologischen Diskussion empfiehlt, solange ihm die
konventionelle Bedeutung einer angeborenen spezifischen Zielstrebigkeit
des menschlichen psycho-physischen Organismus anhaftet, die neben die allgemeine Teleologie als allgemeine Form des Erlebens eine partielle, als dessen
gesonderten Inhalt, postuliert). Durch diesen Kunstgriff wird der einmal
gewählte Standpunkt mitsamt dem ganzen zwangneurotischen Bezugssystem
verewigt und unkorrigierbar gemacht. Da jedoch die tieferen Gründe der Unangepaßtheit (Angst, Minderwertigkeitsgefühl, Unsicherheit und die kompensierenden Fiktionen: Gottähnlichkeitsstreben, Entwertungstendenz, leistungsloser
Prestigegewinn usw.) dadurch nicht behoben, sondern verstärkt werden, wird
durch dieses Manöver eine zwangsmäßige Entwicklung zum Hypererotismus und
Panerotismus in die Wege geleitet. Der Kranke ist von allen Seiten vom lebendigen Leben abgesperrt und seine Sexualfloskeln (sein Sexualjargon) bleiben
ihm als einziger Bereich seiner Freiheit, als einzige Gelegenheit zur Steigerung
seines Selbstgefühls. Der bequem herstellbare sexualfetischistische Fatalismus
wird schließlich wie eine leicht bewegliche Kulisse vor alle Lebensverluste, vor
alle lästigen Forderungen des Daseins geschoben und wächst sich zur instinktiven,
„unbewußten" Generalsicherung gegen die ganze Wirklichkeit aus, die im Wachzustand und im Traum immerwährend eingeübt wird. Dieser Prozeß wird dadurch gefördert, daß das Liebesproblem an sich, als wesentliche Aufgabe jeder
menschlichen Existenz, ständige Bedrohungen und Reizungen schafft, die im
Sinne des neurotischen Bezugssystems weiterverarbeitet werden. Das Schluß-
bild, in welches eine solche Entwicklung mündet, stellt dann die tragische Ver-
wicklung so dar, als ob der Perverse von seiner Perversion „aufgefressen" würde,
als ob er nicht leben könnte, weil er pervers ist, während er seine Absperrung
mit Hilfe seiner Perversion durchgeführt hat. Man spricht dann von einer
„Sexualneurose" oder „Sexualhysterie", als ob eine Neurose denkbar wäre, bei
der keine erotischen Schwierigkeiten vorliegen, oder eine Neurose, bei der es keine
anderen Schwierigkeiten gäbe als solche sexuellen Ursprungs. Das Arrangement
dieses Scheins ist an und für sich eine List der Neurose, eine Finte im Dienste
eines neurotischen Persönlichkeitsideals und die Entlarvung dieser Zusammenhänge vom allseitig gesicherten Finale des heilig gesprochenen Machtzieles und
der Flucht aus dem Leben her der erste Schritt zum Verständnis der Neurose.

Sexualfetischismus und die perverse (negativistische) Gesinnung
bilden die zwei Merkmale, welche allen sexuellen Verirrungen gemeinsam sind
und vor denen alle spezielleren Mechanismen einer Perversion an Bedeutung
verlieren. Der Homosexuelle, der Sadist, der Masochist treten uns vor allem
als „Sklaven" ihrer sexuellen Gelüste entgegen, fühlen sich gehetzt und ge-
knechtet durch ihre Begierden und unterscheiden sich bereits dadurch vom
Normalen, noch bevor sie uns die Besonderheit ihrer Perversion verraten. Ihr
Innenleben ist erfüllt durch Grübeleien, Sorgen, Pläne, Affekte, die auf ihre
abnormen Leidenschaften und sonst auf nichts Bezug haben, und ihre Lebensführung wird den Erfordernissen ihres Sexuallebens unterworfen. Auffallend

ist in jeder Perversion das ebenso kompliziert, wie präzis ersonnene Zeremoniell, das dem sexuell Abnormen zur Erreichung des vollen Geschlechtsgenusses notwendig erscheint, die Unzahl der Bedingungen, die er stellt, um zur Liebe gelangen zu können. Es kommt darin ebenso seine Machtlüsternheit zum Ausdruck wie die Vorliebe für das schwierige Experiment, das die angestrebte Situation wie unter bengalische Beleuchtung stellen soll und den notwendigen Aufwand an Zeit, Bemühung steigert, den Vorwand zur Lebensflucht immer neugebärend. Gleichzeitig ist jeder Kranke dieser Art erfüllt vom Bewußtsein und Gefühl seiner Andersartigkeit, mag es uns als weltschmerzlerisches Minderwertigkeitsgefühl oder als geltungslüsterner skurriler Stolz entgegentreten. In der Regel wird auch der von Schuldgefühlen Verfolgte das sieghafte Aufleuchten im Auge, den ironischen Zug um die Mundwinkel beim Bericht über seine gelungenen Abenteuer nicht unterdrücken können, die uns blitzartig verraten, wie innig sein erotisches Erleben seinem Überlegenheitsstreben und seinem männlichen Protest verschwistert ist. Art und Erscheinungsform des Zeremoniells sind in jeder Einzelphase besonders determiniert, — durch Fixierungen auf Organreize (als Sensibilitätstraining minderwertiger Organsysteme), durch Kindheitserlebnisse, traumatisch wirkende Erfahrungen, durch den Symbolwert der erotischen Situation, die eine Momentphotographie des angestrebten Persönlichkeitsideals darstellt. Durch alle diese Determinanten, welche bereits in früher Jugend das Suchen der Überlegenheit auf einer falschen Linie einleiten, wird die Entwicklung zum abnormen Sexualprogramm angebahnt und gefördert. Die wesentliche Zweckmäßigkeit des Sexualprogramms als Ganzes erkennen wir jedoch immer wieder erst an dem Umstand, daß der Kranke durch seine Sexualverirrung vom Leben abgesperrt wird und zwar genau in dem Maße, als er diese Absperrung — entsprechend seiner Mutkonstellation — braucht.

Die abnorme Sexualhaltung ist früh eingeübt und trägt daher regelmäßig infantile Züge. Der Kranke verfügt in Dingen der Liebe, trotz vorgespielter Geriebenheit und Erfahrung, und meistens in bezug auf die gesamte gefühlsmäßige, instinktiv-sinnliche Einstellung zum Dasein und zum Mitmenschen über die Erfahrungen eines kleinen Kindes: weite Bezirke des Lebens sind ihm verloren gegangen, alle jene, die hinter der „weiblichen Linie" liegen, die er stets gemieden hat (auch der „feminine" Typus des Invertierten ist ein Typus des männlichen Protestes; er sucht mit pretiösen Gesten die milderen Bedingungen des Daseins zu erschleichen, unter deren Schutz er dann seine aggressive Taktik zur Entfaltung bringt). Er ist nicht nur mit seinem Sexualprogramm, sondern mit seinem ganzen Wesen in der Pose des Kindes stecken geblieben, das sich das Hinaustreten ins Leben nicht zutraut. Jede abnorme Sexualeinstellung hat jedoch die Tendenz zur absoluten Absperrung, zum radikalen Negativismus und läßt uns das von ihr betroffene Individuum als einen allgemein gefährdeten Menschen ansprechen; sie berechtigt auch dort, wo sie sich noch nicht als schwere pathologische Hemmung in den Vordergrund schiebt, zu ungünstiger Prognose in bezug auf die ganze Lebenskurve [1]. Der sexuell Abnorme wächst

---

[1] Der Neurotiker versucht oft seine Versager durch den Hinweis auf die Leistungen von Persönlichkeiten zu legitimieren, deren Lebensgeschichte ähnliche neurotische Charakterzüge verrät und die es doch zu bedeutenden Leistungen brachten. Der Schwurzeuge des Homosexuellen ist z. B. Oscar Wilde, des Frauenhassers Nietzsche oder Schopenhauer. Diese Beispiele dienen auch unklaren Schöngeistern zur Unterstützung des wenig geistreichen Arguments, mit dem der individualpsychologische Fortschritt bekämpft werden soll, die Individualpsychologie sei geeignet, den Menschen ihre Produktivität zu rauben. Daß diese ängstlichen Gemüter viel mehr an den sichtbaren Erfolg einer Leistung als an deren objektiven Wert für die Menschheit denken, versteht sich zwischen den Zeilen, ebenso daß die Vorstellung, aus einem menschlichen Manko könne ein Wert für die Menschheit erwachsen, die creatio ex nihilo voraussetzt. Umgekehrt „wird ein Handschuh draus": Die oft beobachtete schwierige Entwicklung bei besonders leistungsstarken, „genialen"

von zwei Seiten in seine Lebensuntauglichkeit hinein (und meistens von beiden Seiten zugleich), durch seine allgemeine Leistungsschwäche und durch seine erotische Schwäche.

Die Entwicklung zum Sexualfetischismus wird durch einige spezielle Umstände unterstützt, welche teils mit der allgemeinen biologischen Organisation des Menschen, teils mit allgemeinen Voraussetzungen unserer Kultur zusammenhängen. Ein Junktim (eine tendenziöse Verbindung) zu spezifischen Sexualaffekten und Organreizen kann der Mensch von jeder Affektregung aus herstellen [1]. Der Mensch kann gleichsam alle seine Gefühle „erotisieren" (ebenso wie er sie zu desexualisieren vermag, indem er sich gegen jede sexuelle Anregung absperrt und abstumpft; dies trifft nicht nur im Falle der Impotenz, der arrangierten Unempfindlichkeit dem anderen Geschlecht gegenüber zu, sondern auch im Falle der lustlosen Potenz, des völlig leidenschaftslosen Sexualaktes; das erste Liebesexperiment des schüchternen Jünglings ist nichts weniger als lustbetont). Die leichte Ansprechbarkeit der Sexualsphäre hat es zur Folge, daß jedem menschlichen Konflikt eine sexuelle Nebenbedeutung unterschoben werden kann unter Berufung auf die tatsächlich vorhandene Erregbarkeit der Sexualität von jedem Punkt der seelischen Peripherie aus. Der unmittelbare Gewinn ist der einer scheinbaren Entlastung und Befreiung, die dadurch zustande kommt, daß die Wirklichkeitsakzente des Lebens verwischt und die Probleme des Daseins in das Gewebe einer Scheinwelt verflochten werden, die Überlegenheit und Verantwortungslosigkeit unter milderen Bedingungen garantiert. Entsprechend der Verlockung zu dieser fiktiven Selbstgefühlssteigerung, die den Menschen im Wachstum zu wirklicher Wehrhaftigkeit behindert, kann die willkürliche Innervation der Sexualsphäre kunstvoll durchtrainiert werden. In Anlehnung an den Aberglauben von der Selbstherrlichkeit oder intentionalen Neutralität körperlicher Abläufe und der Schablone der triebmäßigen Verursachung gilt dann die physische Erregung als letzter, unumstößlicher Beweis für die Unvermeidlichkeit eines Entschlusses. Die sexuelle Erregbarkeit steht als Ergebnis eines langen phylogenetischen und individuellen

---

Menschen zeigt insoferne einen ursächlichen Zusammenhang mit der Leistung, als diese Menschen an ihrer eigenen Gefährdung die Schwierigkeiten des Lebens tiefer erfassen und glücklich bekämpfen lernten. Ein Wert für die Menschheit erwuchs aus dieser Auseinandersetzung mit sich und mit der Welt nur insofern, als sie zu brauchbaren, objektiv lebenstauglichen Resultaten führten. Daß der neurotische „Rest" sich oft derselben Wertschätzung erfreut wie der lebendige Wert, hängt mit der Unreife menschlicher Kritik zusammen und mit der Tatsache, daß den Menschen nichts so sehr verlockt, wie die Apotheose seiner Fehler. Mit verantwortungsvoller Wertbestimmung hat diese Betrachtungsweise, die auf die Verherrlichung jeder Willkür und jedes Unwertes, auf die Kapitulation der Vernunft hinausläuft, natürlich nichts zu tun, sondern höchstens mit zweideutigsten und banalsten Prestigemechanismen. Der scheinbare Widerspruch des leistungsfähigen „Neurotikers" löst sich in der Banalität auf, daß man jeden Menschen nur mit sich selbst vergleichen kann — d. h., daß neben den ungünstigen Bedingungen einer Entwicklung stets günstige Bedingungen vorhanden sind, die den Menschen befähigen, mit mehr oder weniger Glück seine eigene Gefährdung zu überwinden. Über die Versager geht, wenn nicht die oft durch ihre eigene Neurose bestochene Mitwelt, die Nachwelt, die sich das Steckenbleiben in einem Fehler nicht allzulange erlauben darf, regelmäßig sehr radikal zu Gericht. Wenn man aus dem Leben „bedeutender" Männer lernen will, kommt es also darauf an, sich unabhängig von subjektiven Sonderinteressen ihren Lebenskampf anzusehen, wobei es nicht anders sein kann, als daß wir alle individualpsychologischen Erkenntnisse bestätigt finden. Die Schöngeister, die durch die Neurose die „Produktivität" zu züchten glauben, müßte man fragen, ob man das Schöpfertum Oscar Wildes oder nicht eher seinen Zusammenbruch auf das Konto der Neurose schreiben könnte? Bei dieser Betrachtungsweise wäre man wenigstens in guter Gesellschaft, z. B. in der Gesellschaft Oscar Wildes selbst, der ein viel zu guter Psychologe war, um die Gründe seines Zusammenbruchs in einem „zufälligen" Zusammenstoß mit der Konvention der englischen Gesellschaft zu suchen. Siehe dazu auch Kaus: „Die Träume in Dostojewskis Rodion Raskolnikoff" (391).

[1] Siehe Wexberg: (258), O. Schwarz (239).

Trainings dem homo sapiens dann und dort zur Verfügung, wo er sie braucht, im Sinne seines Lebensplans und Persönlichkeitsideals.

Diese Spiegelfechterei mit Organreizen, die an einen Taschenspielertrick erinnert, entbehrt auch bis zu einem gewissen Grade nicht der Wirkung auf die Umgebung, die aus verschiedenen Vorurteilen heraus der falschen Logik des Sexualjargons zugänglich ist. Für den Typus, der dem sexualfetischistischen Junktim anheimfällt, ergibt sich aus denselben Gründen der Lebensangst, die ihm den Sexualjargon anzüchten, die Notwendigkeit, innerhalb der Sexualsphäre selbst keineswegs solche Bedingungen aufkommen zu lassen, die ihn wiederum in den gefürchteten Bereich des Lebens zurückführen. Die Wünsche, Liebesregungen, Pläne, die er produziert, werden alle den Stempel der Angst, die Absicht zum Ausweichen in entscheidenden Augenblicken offenbaren. Direkt oder indirekt werden sie die dauernde Bindung an den Geschlechtspartner ausschließen, den Partner der radikalsten persönlichen Entwertung ausliefern, den Teil vor dem Ganzen wählen (also unter dem Scheine der penibelsten Empfindlichkeit bei der Wahl in Wirklichkeit die Wahllosigkeit in bezug auf die Person voraussetzen — der Kunstgriff der „pars pro toto" im Fetischismus), sich jenseits jeder Möglichkeit sozialer Verpflichtung bewegen (am gründlichsten beim Arrangement der Homosexualität), die Kinderlosigkeit fordern (bei allen Formen, welche die Konzeption ausschließen). Gleichzeitig werden jedoch in jedem neurotischen Sexualprogramm die Tendenz zum unmittelbaren Machtgewinn, die auf eine fiktive Apotheose gerichtete Regie hervortreten. Der Negativismus, der ihm empfiehlt, einen Nebenkriegsschauplatz des Lebens zum Hauptkriegsschauplatz zu erklären, weist ihm gleichzeitig den Weg in ein Wunschland, in dem er hoffen darf, seine Aggression unter einer milderen Kontrolle zur Geltung zu bringen, als es sonst in der sozialen Wirklichkeit üblich ist. Beiden Tendenzen, sowohl dem Ausweichen unter der sexualfetischistischen Devise, als auch dem unlauteren Machtgewinn, kommen allgemeine Tendenzen unserer Kultur in weitem Maße entgegen, so daß wir auf dem Gebiet der Sexualität ständig die Verflechtung individueller Verirrungen und rückständiger Kulturtendenzen beobachten können.

Die „neurotischen" Züge unserer Kultur, die sich auf dem Gebiete der Geschlechtsmoral und der erotischen Erziehung mit besonderer Heftigkeit auswirken, sind in der Abhängigkeit unserer Kultur vom Mannesprivileg, in ihrer bisher nur schwach erschütterten grundsätzlichen Einstellung auf die Überlegenheit des Mannes und die Unterdrückung der Frau verwurzelt. Der Einfluß dieser dogmatischen Voraussetzung kann wie ein generelles Vorzeichen der erotischen Anschauungen aller im Schoße der Männerkultur heranwachsenden Individuen vorangestellt werden. Ihre Wirkung auf alle erotischen Spielregeln, alle das Geschlecht betreffenden Gefühle und Gedanken, pädagogischen Maßnahmen, Symbolschöpfungen, auf die Sprache des Alltags und die philosophische Abstraktion, auf Kunst und Mode ist allseitig und ununterbrochen. Die Atmosphäre der Männerkultur hält jede Seele umklammert und durchtränkt sie mit den Regungen des „männlichen Protestes". Man kann kein erotisches Einzelschicksal, kein individuelles Sexualprogramm, das uns aus dem Kreise der Männerkultur entgegengebracht wird, verstehen, wenn man es nicht gegen die Folie der vom Mannesprivileg beherrschten Gesellschaft hält. Die Mann-Weib-Schablone affiziert das gesamte Affektleben und Denken des Menschen von heute mit falschen Akzenten, liefert jeder Willkür im Leben billige Floskeln und Beispiele und ergießt in das Strombett der Liebe die trüben Wogen der Angst und des Prestigewillens aus vollen Schleusen.

Im Dienste des Mannesprivilegs steht auch die Annahme, daß die Liebe „eine Privatsache sei" oder daß „im Krieg und in der Liebe alles erlaubt sei";

vom Geist des Mannesprivilegs sind alle liberal und menschenfreundlich aufgeputzten Forderungen der sexuellen Toleranz durchtränkt, so daß jeder verantwortungsvolle Geist sich immer wieder vor der falschen Einstellung der Probleme in der breiten Öffentlichkeit auf ein Drittes und Allgemeineres zurückgeworfen fühlt, wofür dem Menschen von heute noch vielfach das Organ zu fehlen scheint (sexuelle „Freiheit", Fruchtabtreibung, Abolitionismus usw.). Nicht Irrtum und Wahrheit, Freiheit und Zwang, Erziehung zur Liebe und Erziehung zum Haß stehen einander gegenüber, solange beide Lager im Schatten einer letzten Verantwortungslosigkeit kämpfen, welche den wesentlichen sozialen Charakter des menschlichen Geschlechtserlebens nicht zum Bewußtsein kommen läßt, sondern Irrtum und Irrtum. Sowohl das Risiko des Zwanges als auch das Risiko der Libertinage lastet zum größten Teil auf den Schultern der Frau und entzieht sich deswegen der Wahrnehmung des von seinem Privileg besessenen Beurteilers. Das Endergebnis besteht darin, daß auf dem Gebiete der Sexualität ein großes Maß an sittlichen Verfehlungen — Betrug, Vergewaltigung in jeder Form, Überrumpelung, Überlistung usw. — als erlaubt gilt und unbestraft bleibt, das — etwa auf die wirtschaftliche Organisation der Gesellschaft losgelassen — zur sofortigen Anarchisierung des gesamten gesellschaftlichen Verkehrs führen würde [1]. Der Sexualfetischmus, der sich dem Neurotiker teils als Flucht vor dem Leben, teils als bequemer Weg zum Machtgewinn empfiehlt, eignet im weitesten Maße dem gesamten sozialen Milieu der Männerkultur. Es ist nicht anders möglich, als daß der machtgierige Kunstgriff, der die Logik jeder mitmenschlichen Beziehung durchkreuzt, mit schweren Lebensverlusten erkauft wird, mit moralischen und körperlichen Gebresten in weiten Bezirken des Lebens, mit Ausschaltung und Hemmung wertvoller Kräfte aus dem Leistungsdrange der Gesellschaft als Ganzes und jedes einzelnen Menschen, mit dumpfem Druck, der auf allem Geschlechtserleben und damit auf allem Sinnen- und Gefühlserleben lastet. Das Gemeinschaftsgefühl des Menschen wird in der Liebe eingeengt und beschnitten durch die starren Schranken, welche der im Antagonismus Mann-Weib lebendige egozentrische Geltungsdrang immer wieder gegen die freie Entfaltung menschlicher Sehnsucht errichtet.

So findet der Neurotiker im Schoße der Gesellschaft selbst und unter dem Schutze geheiligter Devisen einen Tummelplatz für jedes trügerische Gelüste vorbereitet und geebnet. Er kann in der Liebe sein Persönlichkeitsideal in voller Freiheit entfalten, mit all seiner Fehlerhaftigkeit ausleben, deren Betätigung im weiten Umkreis des sozialen Lebens mit schwerer Strafe belegt wäre. Das erotische Experiment eignet sich zur „Antezipation" (Vorwegnahme, symbolische, fiktive, Erfüllung) auch des abwegigsten Persönlichkeitsideals. Leichter als anderswo und wieder unter der Komplizität sozialer Vorurteile und Institutionen (Liebesromantik, Prostitution) findet hier der Neurotiker sein Opfer, das sich — entweder im Banne der korrespondierenden „Gegenneurose" befangen (Masochismus-Sadismus, passive und aktive Homosexualität) oder aus einer anderen Demoralisation heraus — für das sexuelle Attentat eignet. Abseits von jeder Rechtsfrage oder von jeder Frage der konventionellen Moral bleibt für den Sozialkritiker als unumstößliche Tatsache bestehen: was der Neurotiker als lustbetont und scheinbar ermutigend oder „aufpulvernd" auf seiner falschen erotischen Linie erlebt, ist die Bestätigung und Rechtfertigung der sichernden, kompensierenden Leitlinie, die er am Material seiner Sexualaffekte plastisch darstellt. Er „trinkt sich Mut zu", wie ein Feigling vor dem Angriff, der nie erfolgt, — er sucht einen mutlosen, seelenvernichtenden „Trost". Die weitertreibende pathogene Wirkung der Sexualperversion liegt in der

---

[1] Siehe Otto Kaus: „Der Fall Großmann" (274).

Festigung der lebensuntauglichen Zielsetzung, im kulturfeindlichen Training, das durch sie ermöglicht wird. Durch den unvermeidlichen, immer wiederkehrenden Zusammenstoß mit den schlecht verstandenen Gesetzen des Lebens, den der Neurotiker erlebt, sobald er aus der Atmosphäre seiner Alkoven-Apotheose und seiner mühsam inszenierten erotischen Experimente hervortritt, wird er in sein Scheindasein zurückgeworfen und den Dämonen der Lebensangst wehrlos ausgeliefert. Der sexuell Perverse oder „Invertierte" muß aus allen diesen Voraussetzungen heraus als eine Gefahr für sich und die Nebenmenschen, als ein Kranker und sozialer Schädling angesehen werden.

Die Ableitung der einzelnen Formen der Sexualverirrungen in ihrer charakterologischen Bedeutung aus diesen allgemeinen Richtlinien wird selten Schwierigkeiten bereiten. Die erotische Geste des Menschen ist von großer mimischer Ausdruckskraft gerade darum, weil sie — ähnlich hierin dem Traume — unter dem Schutze der Verantwortungslosigkeit steht, und wird den erfahrenen Beobachter selten irreführen. So gut wie unverschleiert tritt uns das Persönlichkeitsideal des Individuums bei seiner Sexualhaltung entgegen, unverhüllter als in anderen Lebenssituationen, die nicht unter dem Privileg der straflosen Entäußerung antisozialer Tendenzen stehen und einen stärkeren Zwang zur Anpassung an den Alltagsjargon, zur Hervorkehrung der sozialen Dressur in sich tragen. Schwieriger für das Verständnis ist nur die sexualfetischistische Façade, die den wesentlichen Faktor für den pathologischen, lebensfeindlichen Charakter der Sexualperversionen bildet. Bei der Deutung der sexuellen Konstellation selbst feiert die Psychologie billige Siege und auch die Korrektur der dahin hervortretenden Richtlinien würde keine wesentlichen Schwierigkeiten bereiten, wenn nicht vor jeder Korrektur und Heilungsmöglichkeit die Lebensangst stünde, das Mißtrauen gegen die Tragfähigkeit mitmenschlichen Verkehrs und die Unkenntnis seiner Bedingungen.

Während alle anderen sexologischen Systeme in mühsamer Detailforschung und unter Häufung der widerspruchsvollsten Beobachtungen und Vermutungen sich vom Sinn der Erscheinung immer mehr distanzieren, gelingt es vom individualpsychologischen Standpunkt aus, dank der prinzipiellen Zusammenhangsbetrachtung sämtlicher Lebensprobleme, gerade den negativen Charakteren des Phänomens, die sich jeder anderen Betrachtungsweise entziehen, den inneren Sinn der Erscheinung abzugewinnen und die fälschlich übertriebenen Detailfaktoren einheitlich zu ordnen. Wer den Sexualfetischismus und das durchgängig negativistische Wesen des sexuell Abnormen nicht sieht oder nach irgend einem naiven mechanistisch energetischen Schema (angeborener Hypererotismus, angestaute Libido-Energie usw.) zu erklären versucht, dem muß die Bedeutung des Typus völlig entgehen.

Bestimmte biologische Voraussetzungen fördern das Ausbiegen in die sexuelle Verirrung, erklären sie jedoch nicht. Diese biologischen Voraussetzungen hängen mit der fötalen Entwicklung der physischen Konstitution des Individuums im engeren (stets nur im Sinne einer klassifizierenden Konvention gegebenen) Sinne des Wortes zusammen; sie treffen jedoch andererseits in weitem Maße für jeden debilen Typus zu, so daß von der Physis her es kaum möglich erscheint, einen zur Sexualneurose prädestinierten Typus anders als durch relative Annäherungswerte abzugrenzen (die psychologische Fälschung, die bei der Hypostasierung konstitutioneller Voraussetzungen zu „Trieb"-Einstellungen eingeschmuggelt wird, wurde bereits früher charakterisiert). Individuen, die mit einer angeborenen Minderwertigkeit des Sexualapparates, des enuretischen Komplexes (die stets als eine segmentale Minderwertigkeit aufzufassen ist [1]),

---

[1] Siehe Alfred Adler: „Myelodysplasie oder Organminderwertigkeit?" in „Praxis und Theorie der Individualpsychologie" (7). S. 227ff.

behaftet sind, zeigen naturgemäß eine größere Labilität bei der Entwicklung zur reifen Sexualität und zum vollwertigen Geschlechtsempfinden. Entwicklungsschwierigkeiten und Anomalien des Urogenitaltraktes (die sich sowohl in den Erscheinungen der Frühreife als auch in solchen der protrahierten Pubertät offenbaren), fordern zu stärkeren kompensatorischen Bemühungen des Gesamtorganismus, des Zentralnervensystems und zur Ausbildung eines sichernden psychischen Überbaus heraus. Zweifel an der eigenen Männlichkeit (bei Knaben), ängstliche Ablehnung der weiblichen Rolle (bei Mädchen), ein Vortasten in der Richtung des psychischen Hermaphroditismus, Überempfindlichkeit und tendenziöse Mißverständnisse in bezug auf die Rolle des eigenen Körpers knüpfen unmittelbar an solche physiologische Entwicklungsschwierigkeiten an. Zweifel in bezug auf die eigene Geschlechtsrolle, die durch Organreize und Organerscheinungen unterstützt werden, üben einen starken Druck auf das Selbstgefühl aus und müssen verwirrend auf die Ausbildung des gesamten Lebensplanes wirken. Im Zusammenhang mit prestigebetonten Kindheitserfahrungen können sie das Individuum in eine so grundsätzlich falsche Auffassung über seine Geschlechtsbestimmung hineindrängen und ein so tief eingreifendes Training von Seele und Leib einleiten, daß ein unvorsichtiger Forscher dann das Resultat des teleologisch gerichteten Werdens als angeborenes Naturspiel (z. B. Metatropismus) sich anzusprechen berufen fühlen mag.

Nicht zu übersehen ist, daß jedes bewußte Sexual- und Pubertätserlebnis innerhalb der pädagogischen Atmosphäre der Männerkultur bereits der Schablone Mann-Weib anheimfällt und dadurch unmittelbar zum Ausbau von Sicherungen im Sinne der Furcht vor der Frau (oder der Furcht vor dem Manne) anreizt. Der Mensch von heute ist gleichsam erotisiert — und zwar in einem sehr ungünstigen Verstande, der die Sinnlichkeit auf Sieg, Apotheose, Überlegenheit und dementsprechend auf Angst, Furcht vor der Blamage, vor der Niederlage ausrichtet — noch bevor er sexualisiert wird.

Schon im Hinblick auf die Korrelation der Erbanlagen ist jedoch keine stärkere spezifische Organminderwertigkeit denkbar ohne eine allgemeine Minderwertigkeit, so daß eine relative Schwäche des Urogenitaltraktes als hemmender Entwicklungsfaktor bei jedem Neurotiker vorausgesetzt werden kann, dessen Vorgeschichte überhaupt in einer organischen Minderwertigkeit verwurzelt erscheint[1]. Jeder Neurotiker weiß von Zweifeln an seiner männlichen Vollwertigkeit, auch in dem speziell sexuell betonten Sinne, zu berichten und in jedem solchen Erlebnis sind physiologische und psychische Tendenzen untrennbar miteinander verflochten. Wenn es bereits Schwierigkeiten bereitet, die Beteiligung des Urogenitaltraktes an der Vorgeschichte einer Neurose zu definieren und die Stigmata einer angeborenen Schwäche des enuretischen Komplexes genauer abzugrenzen, deshalb, weil uns stets nur die Totalität des Lebens mit seinen sämtlichen Schwierigkeiten und sämtlichen Sicherungen zur Beobachtung gestellt wird und jede Isolierung der Einzelbedingungen einen gewaltsamen Eingriff in das Wesen selbst der wirklichen Entwicklung bedeutet,

---

[1] In Adlers Aufsatz „Myelodysplasie oder Organminderwertigkeit?" (7) und in seiner „Studie über die Minderwertigkeit von Organen" (1) findet sich die klare Definition, daß „alle Erscheinungen der Neurosen und Psychoneurosen zurückzuführen seien auf Organminderwertigkeiten, den Grad und die Art der nicht völlig gelungenen, zentralen Kompensation und auf auftretende Kompensationsstörungen." Es darf jedoch nicht übersehen werden, daß durch diese Definition ebensowenig ein absoluter Maßstab postuliert wird wie durch irgend eine andere individualpsychologische Definition. Der Begriff der Minderwertigkeit setzt ein Verhältnis zwischen zwei Größen voraus, zwischen gegebenen Bereitschaften und einem Leistungsziel, das je nach der Beschaffenheit der Umgebung sehr schwankend sein wird. Der Begriff ist demnach nur dialektisch zu verstehen.

erscheint bei der Abschätzung der Bedeutung der sekundären Geschlechtsmerkmale besondere Vorsicht geboten. Im Hinblick auf eine irgendwie definierbare biologische Verpflichtung des Individuums zur Entwicklung seiner sexuellen Leitlinie nach der „männlichen" oder „weiblichen" Seite hin besagen die sekundären Geschlechtsmerkmale überhaupt nichts[1]. Das Problem der Verwendung oder Nutzbarmachung seines Sexualapparates und seiner Sexualaffekte ist für den Menschen durchaus ein Problem der Erziehung, der psychischen Intentionalität, der im Sinne der Gemeinschaft oder gegen sie gerichteten Entwicklung. Die alte Streitfrage, ob der Mensch bisexuell, homo- oder heterosexuell auf die Welt komme, wird durch die einfache Beobachtung als müßig entlarvt (zu welcher die Erwachsenen allerdings nur fähig erscheinen, wenn sie den Sexualjargon des erwachsenen Menschen durchschaut haben), daß die angeborene Sexualität des Menschen amorph und intentional indifferent ist und zu einer bestimmten Richtlinie erst hinaufgezüchtet wird. Jede In-Beziehung-Setzung zu einem Objekt oder Partner ist ein soziales Problem, von dem die sozial blinde „Natur" nichts weiß und nichts wissen kann. Angesichts dieses aufgeklärten biologischen Standpunktes erscheint jedes Suchen nach der Männlichkeits- oder Weiblichkeitskomponente in der physiologischen Konstitution des Menschen als wesenlos und prinzipiell falsch, weil es in die physiologische Kausalreihe (die als solche keiner lebendigen Realität entspricht, sondern eine Aneinanderreihung von aus komplexeren Lebensfunktionen herausgelösten Einzelphasen nach einem konventionellen Schema darstellt) eine Fragestellung hineinträgt, die einer sekundären tendenziösen, artistischen Anschauung des Menschen, einem Kunstgriff der Männerkultur ihre Entstehung verdankt. Jeder unvoreingenommene Betrachter wird auch dem Versuch einer radikalen Schematisierung der sekundären Geschlechtsmerkmale die Beobachtung entgegenhalten können, daß der Mischtypus, in dem sich die verschiedensten „männlichen" und „weiblichen" Sexualcharaktere vereinigen, die allgemeine Regel bildet[2], so daß auch jede Einteilung sich als willkürliche Konstruktion nach einem gewollten Idealtypus herausstellt.

Fixierung an Mund und After lenken unsere Aufmerksamkeit auf Minderwertigkeiten des Magen-Darm-Traktes, die in entsprechenden Charakterzügen (Gier, Alles-Haben-Wollen, Angst vor dem Verhungern) ihre weitere Bestätigung finden. Sexuelle Osphresiologie (sexuelle Geruchsanomalien) hängt mit Hypersensibilität der Nasenschleimhaut zusammen. Wichtiger als alle physiologischen Determinanten bleibt stets die allgemeine Charakterlinie, der eine sexuelle Perversion dient, und der mimische Ausdruck, durch den sie sich als Träger psychischer Äquivalente empfiehlt (Cunnilingus, Fellatio-Pseudomasochismus oder „männlicher Protest mit weiblichen Mitteln"; beim Masochis-

---

[1] Diese Tatsache wird durch die Befunde bestätigt, die der Schöpfer selbst der „Zwischenstufentheorie", Magnus Hirschfeld, an wirklichen und Pseudo-Hermaphroditen gesammelt hat, die eindeutig darauf hinausgehen, daß die „Triebeinstellung" des Individuums im Leben unabhängig von seiner physischen Konstitution und bloß abhängig ist von seiner spontanen Stellungnahme zu seiner eigenen Geschlechtsrolle. Der Hermaphrodit betätigt sich als Mann oder Frau, je nachdem er sich als Mann oder Frau „fühlt". Magnus Hirschfeld fühlt sich trotzdem zur Annahme angeborener Triebeinstellungen berechtigt, indem er die Frage nach der konstitutionellen Verpflichtung gleichsam nach hinten verlegt und in irgendwelchen letzten biologischen Tiefen, die sich ob der von ihm selbst konstatierten Disproportionalität der äußeren Stigmata zur inneren Einstellung der Nachforschung entziehen, nach den konstitutionellen Keimen sucht.

[2] Wird auch von Magnus Hirschfeld festgestellt, der in seiner Zwischenstufentheorie ebenso einen günstigen heuristischen Standpunkt fand, um zu einer umfassenden Beschreibung der Erscheinungen zu gelangen, der er sein reiches Lebenswerk widmete, wie eine für ihn unüberwindliche Grenze der Erkenntnis. Seine sichersten Befunde widerlegen die Theorie selbst auf das Eindeutigste und werden von ihm in sonderbarer Selbsttäuschung als Bestätigungen aufgefaßt.

mus selbst dienen die komplizierten Vorschriften, die jeder Masochist ersinnt, zur Beherrschung des scheinbar „aktiven" Partners). In reinster Form tritt uns die Wurzel aller sexuellen Abwegigkeiten in der männlichen und weiblichen Homosexualität entgegen. Angst vor der Widerlegung des eigenen Überlegenheitsideals, Männlichkeitsfetischismus (auch nach der Formel: wir Männer — wir Frauen — übertrumpfen die Frauen sogar an Weiblichkeit — die Männer an Männlichkeit), Angst vor menschlicher Bindung und sozialer Verantwortung, Angst vor der Anerkennung der Gesetze des Lebens und der Eingliederung in allgemein - menschliches Schicksal, Ablehnung jedes höheren sittlichen und sozialen Gehaltes der Liebe (ohne den jede nach subjektiver Willkür versuchte „Sublimierung" oder „Veredelung" sexueller Regungen ein leeres Wortspiel bleibt) — alle diese Akzente sind in der Generaldevise der Furcht vor dem anderen Geschlecht enthalten. Sie führen uns zu unserer Ausgangsbetrachtung zurück: daß das Problem der Sexualverirrungen nur als allgemeine soziale Frage zu verstehen und zu lösen ist.

Beispiele aus der Praxis.

Nirgends in der Medizin ist die Veröffentlichung von Krankengeschichten so notwendig und zugleich so mißlich, wie auf dem weiten Gebiete der sexuellen Verirrungen. Notwendig ist sie, um den Lernenden die Orientierung zu erleichtern, dem Praktiker Vergleichsmöglichkeiten zu schaffen und dem Theoretiker die bunte Mannigfaltigkeit der Probleme in Erinnerung zu bringen. Für die Kranken aber ist es nötig, daß sie ihre Leiden in klaren typischen Bildern ohne Sensationslust und ohne Prüderie dargestellt sehen, damit sie von dem Irrtum loskommen, daß gerade ihre Krankheit einmalig und unvergleichlich sei, und damit sie die beiden wesentlichen Hindernisse ihrer Heilung, nämlich die Scheu vor der Aussprache einerseits, und die Neigung zur Dramatisierung und zur tragödienhaften Steigerung andererseits überwinden.

Aber begreiflicherweise ist es auch nirgends so schwer wie hier, die Erlaubnis zur Veröffentlichung der genauen Berichte zu erhalten. Und nirgends wäre es so gemeinschaftswidrig wie hier, das ärztliche Beichtsiegel gegen den Willen des Patienten zu brechen. Unter den folgenden 4 Fällen sind daher nur 2 unverändert geblieben. Beide Male aber wurde die Erlaubnis zur Veröffentlichung mit der Begründung erteilt: „Wenn ich etwas dagegen hätte würde das beweisen, daß ich die Individualpsychologie nicht erlebt hätte und folglich nicht geheilt wäre." Ein anderer mußte in den äußeren Angaben entstellt werden, doch gelang es, die zwingenden und typischen Zusammenhänge in ihrer ursprünglichen Fassung zu erhalten. Bei einem Falle endlich (Nr. 3) mußten wesentliche Momente durch ähnliche ersetzt werden. Doch ist durch diese Änderung das Gesamtbild weder vereinfacht noch kompliziert worden. Und der erfahrene Individualpsychologe wird finden, daß auch hier der Zusammenhang wahrheitsgemäß dargestellt worden ist, nämlich so, wie er seinen inneren Gesetzen entsprechend verlaufen mußte.

Die Beschränkung des zur Verfügung stehenden Raumes machte es nötig, entweder nur wenige Beispiele für die wichtigsten Formen der sexuellen Entgleisung in einiger Ausführlichkeit darzustellen, oder aber einen Übersichtskatalog der Perversionen zu schreiben, wobei auf den Einzelfall nur mit wenigen Worten hätte eingegangen werden können. Das erstere erschien begreiflicherweise ratsamer. Und so kommt es, daß zahlreiche Erscheinungen, wie Fetischismus, Exhibitionismus, Koprophilie und manches andere übergangen worden sind. Die individualpsychologische Durchleuchtung solcher Fälle dürfte aber nach Analogie der hier gegebenen Beispiele nicht allzu schwer fallen.

1. **Impotenz.** Der Patient ist 31 Jahre alt, einziger Sohn eines höheren Beamten, Akademiker, vielseitig interessiert, Inhaber eines verantwortungsvollen Postens in der Industrie, körperlich gesund, Sportsmann, guter Tänzer, beliebter Gesellschafter und großer Frauenverehrer. Er hat eine Phimose mittleren Grades. Seine erste Pollution datiert aus dem 19. Lebensjahre (!). Onanie hat er erst später, gegen Mitte der 20er Jahre getrieben. Er hatte mehrere Verhältnisse mit Frauen aus Bohemekreisen, versagte aber stets im Liebesakt. Nur in einer kurzen Zeitspanne, gegen Ende des Krieges, wenn er als Offizier auf Urlaub war, erwies er sich als einigermaßen begattungsfähig.

Die Individualanalyse ergab, daß seine Kindheit unter dem Einfluß einer überragenden Mutter stand. Sie war eine strenge, prüde, kalte und energische Frau, die ihr und ihrer Angehörigen Leben nach unerschütterlichen puritanischen Grundsätzen regierte. Sie tyrannisiert ihn sogar noch jetzt, oder versucht es wenigstens, und bemüht sich unermüdlich, eine passende Frau für ihn zu finden. Ferner haben in seiner Kindheit eine Tante und eine ältere Kusine eine Rolle gespielt, beide in dem Sinne, daß er durch Zärtlichkeiten und Schelmerei ihre Gunst oder durch Trotz und Gewalttätigkeit ihre Bewunderung zu erringen versuchte.

Er erinnert sich an einen Traum, den er in frühester Kindheit geträumt haben muß: Er geht als ganz kleiner Junge nach dem Baden, in sein Badetuch gehüllt, durch den Treppenflur. Seine Kusine, die schon erwachsen ist, hat auch gebadet. Sie ist die Treppe heruntergefallen und kommt ihm unten entgegen. Sie ist nackt und hat keine Hände mehr. Er sieht die Stümpfe ihrer Unterarme, wird von tiefem Entsetzen erfaßt und wacht auf.

Ferner tauchte ihm während der Behandlung eine dunkle Erinnerung auf, als ob ein Dienstmädchen ihm einmal gedroht habe, ihm das Genitale abzuschneiden, und als er schreiend vor Angst zur Mutter lief, scheint diese ihn heftig gescholten zu haben. Ob es sich dabei um die Bestrafung kindlicher Masturbation handelte, war nicht mehr festzustellen, doch ist es wohl als wahrscheinlich anzunehmen.

Das schrecklichste Erlebnis, das er kennt, ist das Zahnziehen. Er sagt: „Lieber noch einmal im Trommelfeuer an die Front von Ypern, als in den Folterstuhl eines Maulklempners." Das Gemeinsame dieser Angstvorstellungen ist, daß es sich jedesmal um eine Verletzung der Integrität des Menschen handelt. Es liegt darum nahe, im Sinne Sigmund Freuds die Kastrationsdrohung (als Abschreckung von der Masturbation) für den kausalen Ausgangspunkt dieser Ängste zu halten, und alles andere als Folgen dieses Traumas anzusehen. Dann bleibt aber die Frage, die schon Freud sich stellte, warum gerade dies eine Kind gegen die früher allgemein übliche Drohung so außerordentlich stark reagiert. Und da ergibt sich eine einleuchtende Erklärung, wenn man nicht die Sexualität, sondern das gesamte Persönlichkeitsgefühl des Kindes zum Gegenstand der Untersuchung macht.

In unserem Falle zeigt sich dann, daß schon gegen Ende seines zweiten Lebensjahres eine starke Empfindlichkeit für die Beeinträchtigungen seines Prestiges bemerkt worden ist. Einmal aß er einen ganzen Tag lang nichts, weil die Erwachsenen beim Morgenkaffee über ihn gelacht hatten. Ein andermal, etwa drei Jahre alt, war er in den Straßenschmutz gefallen und hielt sich darauf stundenlang auf dem Boden versteckt. Er kam erst gegen Abend hervor, weil er sich genierte seine Schande zu zeigen. Aus seinem Schulleben gibt es zahllose Beispiele, daß er es vorzog sich nicht einzusetzen, wenn die Gefahr einer Niederlage bestand. Das Schlimmste aber war ihm das Wagnis des Gefühls. Jemandem zeigen, daß er etwas wünschte, oder daß er sich nach etwas sehnte,

daß er liebte oder haßte, kurz, daß sein Herz im Spiele war, erschien ihm bis zu
seiner Analyse als eine völlige Unmöglichkeit.

Mehr noch als die körperliche war es die seelische Integrität seiner Persönlichkeit, die er zu sichern strebte. Das Wort, das den Kernpunkt seines Minderwertigkeitsgefühls bezeichnete, hieß: „Ausgeliefertsein" und dieser Kernpunkt
war mit vielen Sicherungen wie mit Warnungstafeln umstellt. Bald hieß es:
„Sei kein Weib! Du wirst unterlegen sein! Man wird Dich kastrieren!", bald
wieder „sie werden Dich auslachen! Du wirst blamiert sein! Du wirst
dastehen wie ein kleines Kind!" oder auch „bedürftig sein, weich sein, auf andere
angewiesen sein, das ist schlimmer als der Tod!" Was vermieden werden sollte,
war immer das Gleiche: die Gefährdung der Souveränität des Ich.

Warum also kommt der Begattungsakt nicht zustande? Was soll durch das
Versagen vermieden werden? Etwa die Kastration? Nein, das Gefühl selbst,
das Hinschmelzen des Ich, die Beseligung im Angewiesensein auf die Partnerin,
das Ausgeliefertsein, das Weichsein, der Orgasmus. Tatsächlich ist der Patient
nicht fähig, „das Bewußtsein aufzugeben". Er bleibt z. B., auch wenn er viel
Alkohol trinkt, immer soweit nüchtern, daß er sich noch kontrollieren kann.
Die Narkose ist ihm genau so verhaßt, wie die musikalische oder politische
Begeisterung. Alles Rauschhafte, alles, was darauf hinausläuft, daß das Ich
die Steuerung aus der Hand gibt und daß der Mensch mehr gelebt wird, als daß
er lebt, fällt für ihn unter die psychologischen Unmöglichkeiten. Er ist weder
im guten noch im schlechten Sinne dazu imstande, sich zu vergessen, und folglich
ist er auch nicht liebesfähig.

Die Behandlung mußte darauf hinauslaufen, den Panzer von Sicherungen
zu schmelzen, der ihn von seinen Mitmenschen absperrte. Die Impotenz mußte
als Gegenstand der Kur zurücktreten hinter der viel umfassenderen und gründ-
licheren Aufgabe, ihn liebesfähig zu machen, im Sinne von hingabefähig, opfer-
fähig, gemeinschaftsfähig. Er sagte: „Ich werde ein überaus liebesfähiger
Mensch sein, wenn ich erst potent sein werde." Und der Individualpsychologe
sagte: „Du mußt erst, und zwar ohne Garantien, ohne ichhafte Ansprüche
auf Entgelt, dich dem Leben anvertrauen, mußt mitmachen, dich daransetzen,
dich wagen, dann kannst du nachher deine erotischen Beziehungen gestalten,
wie du willst."

Aber der übliche Wenn-Satz, der das Symptom nicht als Aufgabe, sondern
nur als Ausrede gelten lassen wollte: „Wenn ich potent wäre, würde ich ...."
kehrte so lange wieder, bis der Mut des Patienten in ganz anderem Zusammenhange und auf ganz anderem Gebiete, nämlich in der gemeinschaftlichen Arbeit
mit dem Arzt, so weit gewachsen war, daß er es wie andere Menschen für selbstverständlich hielt, Gefühle zu haben und Gefühle zu zeigen.

Indessen stand ihm nach dem Satze, daß das gebrannte Kind Feuer scheut,
die Angst vor der Auslieferung an das Weib, will sagen die Angst vor der Lieblosigkeit der Kusine, vor dem Hochmut der Tante und vor der Härte der Mutter,
zunächst noch wie ein unüberwindliches Hindernis im Wege. Erst als er in
seiner Beziehung zum Arzt die Erfahrung machte, daß es auch Menschen gibt,
die nicht darauf aus sind, ihre Mitmenschen zu erniedrigen, schwand diese
Angst allmählich. Und sein Verhältnis zu Mitarbeitern und Untergebenen
besserte sich von Stund an; und auch mit seiner Familie, die er in den letzten
Jahren völlig ignoriert hatte, kam er nach und nach in immer bessere Beziehungen. Parallel mit dieser Steigerung seiner Mitmenschlichkeit lief die Veränderung seiner Einstellung zu einem jungen Mädchen, das er bisher leidenschaftlich zu lieben glaubte, in Wahrheit aber durch tragische Gesten und dunkle
Andeutungen seines Leidens unablässig gequält hatte. Nun sah er ein, daß
Lieben nicht heißt, für sich etwas verlangen und jammern, wenn man es nicht

bekommt, sondern, daß lieben heißt, sich um den anderen kümmern und das Wohl des anderen in den Mittelpunkt der eigenen Interessen stellen.

Eines Tages erlebte er etwas, das ihm ganz neu schien, er sah nämlich, daß seine Freundin auch ein Mensch war, ein Ich mit einem eigenen Schicksal, nicht das Objekt seiner Ansprüche, sondern das Mitsubjekt seiner Liebe. Das war das erste Wir-Erlebnis ohne den Arzt. Zunächst waren es die Augen seiner Freundin, die ihn veranlaßten, sie ernst zu nehmen und in ihr den Menschen zu erleben. Dann fand er in ihren Haaren, in ihrem Gang, in ihrem Körper und allen ihren Bewegungen das Gleiche: die Erweiterung seines eigenen Menschentums. Er lernte lieben. Aber noch einmal versuchte er der Verantwortung auszuweichen. Er behauptete, aus wirtschaftlichen Gründen nicht heiraten zu können, und er blieb impotent und heiratete nicht.

Indessen waren die Erlebnisse, zu denen die Individualpsychologie ihm den Weg gebahnt hatte, nicht mehr rückgängig zu machen. Die positive Spirale lief weiter. Seine Liebe wuchs in dem gleichen Maße, wie sein Vertrauen zu sich und zu den Menschen und zum Leben zunahm. Und immer wiederholte positive Erfahrungen sorgten dafür, daß dies Wachstum nicht stillstand. Ein halbes Jahr später entschloß er sich zur Ehe, und wenige Wochen darauf schrieb er aus Italien, daß er sich auf der Hochzeitsreise befinde und völlig geheilt sei. Seither ist er Vater geworden und es scheint, daß seine Ehe glücklicher ist als viele andere.

2. Satyriasis (Donjuanismus). Nicht alle Fälle verlaufen so günstig wie der eben geschilderte. Doch scheint die Impotenz und ihr weibliches Gegenstück, die Frigidität, besonders bei jüngeren Patienten, für die Individualpsychologie ein recht erfolgreiches Anwendungsgebiet darzustellen. Weit mißlicher sind die Aussichten bei der entgegengesetzten Symptombildung, der Satyriasis, die im Sprechzimmer zwar weniger häufig, im Leben aber dafür um so weiter verbreitet sein dürfte.

Als Vertreter dieser Gruppe sei ein Journalist von 25 Jahren geschildert. Ihm war, wie er sich ausdrückte, „die Frauenliebe nötiger als das liebe Brot". Mußte er drei oder vier Nächte lang allein zu Bett gehen, so geriet er in dumpfe Verzweiflung, Schlaflosigkeit und Zwangsonanie, so daß seine Arbeitsfähigkeit sank und bei einer etwaigen Fortdauer dieses Zustandes seine wirtschaftliche Existenz ernstlich gefährdet erschien.

Theoretisch deckte er sein Verhalten durch eine Weltanschauung, die er Panerotismus nannte und die aus Ansichten von Wedekind und Freud geschickt zusammengesetzt war. Danach kam es im Leben auf die Entbindung möglichst intensiver erotischer Energien an und die Menschen waren dazu da, „Funken auseinander zu schlagen". Seine eigene Mission sah er darin, möglichst viele Frauen zu erlösen, d. h. zu Priesterinnen des Eros zu machen, so daß diese Frauen dann wieder ihrerseits Knaben und Männer erlösen konnten.

Aber an zwei Problemen geriet er mit dieser Anschauung ins Gedränge, und er war ehrlich genug, es sich einzugestehen. Nämlich erstens bei der Frage der Kinderverhütung, die er ebenso ablehnte wie die Kindererzeugung; und zweitens an der Frage des Alterns. Indessen hoffte er durch einen Umsturz der Gesellschaftsordnung auch hier noch Auswege zu finden. In die Individualanalyse begab er sich aber nicht wegen dieser theoretischen Schwierigkeiten, sondern wegen der Zwangsonanie, deren neurotischen Sinn er ziemlich deutlich erkannte.

Es zeigte sich nun, daß seine ganze Entwicklung durch die starke Opposition gegen sein äußerst prüdes Elternhaus charakterisiert war. Er hatte von früh auf alles Erotische einerseits als verboten und sündhaft, andererseits aber als das geheimnisvolle Paradies betrachten gelernt, das nur den Erwachsenen zugänglich ist. Seine Phantasie umkleidete es mit allen Schauern der Gefahr und allen Reizen des Abenteuers, und zwar um so mehr, je strenger und geheimnisvoller die Eltern ihm alles Fragen in dieser Richtung verboten. Im übrigen war aber die Erziehung nicht besonders entmutigend. Es ging spartanisch und abgesehen von einigen Kraßheiten in der Handhabung des Pflichtbegriffes ziemlich fröhlich zu. Sämtliche Kinder, es waren drei Brüder, wuchsen zu einer starken Aktivität heran. Aber trotz ihrer scheinbaren Frische und Tüchtigkeit waren sie alle drei von typischen Sklaveninstinkten beherrscht: Sie kannten nichts Köstlicheres als das Ausbrechen aus den Schranken der elterlichen Moral.

Ein solches Erziehungssystem, das aus Ertüchtigung und Unterdrückung gemischt ist, scheint in sozialer Beziehung besonders exponierte Charaktere zu schaffen. Diese drei Brüder sind sämtlich ihrem oppositionellen Finale zum Opfer gefallen. Der jüngste wurde homosexuell und führte als Kinoregisseur und Kokainhändler ein abenteuerliches Dasein. Der zweite, dessen Leistungsfähigkeit und soziale Einstellung, entsprechend seinem günstigen Platz in der Geschwisterreihe, am weitesten ausreichte, ist als Kommunistenführer im Auslande erschossen worden. Der älteste ist unser Patient.

Seine Wendung zum Don Juan verdankt er einem Dienstmädchen, das in seinem 14. und 15. Lebensjahr in seinem Elternhause war. Sie stand, wie die Kinder, in Opposition gegen die rigorosen Pflichtbegriffe des Hausherrn. Und als der einfachste Weg, sich aus diesem Druck zu befreien, bot sich ihr die Verführung des Knaben. Der aber war auf dies Ereignis bereits aufs Beste vorbereitet.

Wir sehen hier, wie jeder denjenigen Weg einschlägt und die geheime Revolte auf denjenigen Kriegsschauplatz hinüberspielt, der sich ihm gerade durch die begleitenden Umstände eröffnet. Der Jüngste stahl und log, der Mittlere lernte die Reden Lassalles auswendig, und der Älteste trieb sexuelle Spiele mit dem Dienstmädchen. Aber alle Drei taten das Gleiche, nämlich sie triumphierten heimlich über die elterliche Autorität.

Als Fünfzehnjähriger machte der Patient die Erfahrung, die sich ihm in seiner damaligen Situation nicht anders darstellen konnte, denn als Triumph auf der ganzen Linie, als Triumph über das erwachsene Mädchen, das bezwungen vor ihm lag, Triumph über den Vater, dessen Gesetze zerbrochen, Triumph über die Mutter, deren Geheimnisse enthüllt, und Triumph über die Welt, deren Vorurteile abgeschüttelt waren. Ein unablässiges Training auf erotische Siege war die notwendige Folge dieser Erfahrung. Und bald war die typische neurotische Spirale im Gange. Man ertappte ihn, als er die Schule schwänzte, um Backfischen Fensterpromenaden zu machen, er wurde bestraft und wußte aus dieser Niederlage keinen anderen Ausweg, als nur um so kühnere erotische Eskapaden. Neue Entdeckungen, neue Demütigungen, und dadurch die Nötigung zu neuen Heldentaten. Man drohte ihm mit der Relegation von der Schule, und er antwortete, indem er die Tochter des Direktors verführte. Bald hielt er sich für unwiderstehlich, und weil es ihm weder an Selbstvertrauen, noch an romantischen Ideen fehlte, war er es auch. Doch die Spirale schraubte ihn in immer tollere Abenteuer hinein. Er wurde der öffentliche Abscheu und der heimliche Abgott seines Heimatstädtchens. Aber kurz vor dem Abiturium ereilte ihn die Rache der gefährdeten Gesellschaftsordnung: er wurde von der Schule gejagt.

Von nun an ging es abwärts mit ihm. Er zog nach Berlin, um Journalist zu werden. Bald aber wurde es ihm klar, daß es in der Welt, und besonders im Deutschland nach dem Kriege, auf etwas anderes ankommt als auf die Fähigkeiten eines Casanova. Das Leben zeigte ihm, daß er mit seiner Methode höchstens eine Kleinstadt in Aufregung versetzen konnte, daß sie aber nicht einmal ausreichte, sich wirtschaftlich über Wasser zu halten. Das war der Zusammenbruch seines neurotischen Finales. Aber es blieb ihm auch diesmal kein Ausweg aus der Katastrophe als die Steigerung seiner bisherigen Anstrengungen. Der einzige Zustand, in dem er sich noch als sieghaften Herrn der Schöpfung fühlen konnte, war der Rausch des erotischen Erfolges. So blieb er also um seiner imaginären und momentanen Überlegenheitsgefühle willen darauf angewiesen, immer neue Orgien zu arrangieren. Andererseits brauchte er nun für diese Lebensform eine Rechtfertigung, denn es lag zu deutlich auf der Hand, daß er die Zeit, die er mit galanten Abenteuern verbrachte, besser auf den Redaktionen oder an seinem Schreibtisch hätte ausnützen sollen. Diese Rechtfertigung lieferte ihm zuerst seine Wedekind-Freudsche Lebensauffassung. Bald aber machte sich die Korrektur der Wirklichkeit so kraß bemerkbar, daß ihm nichts anderes übrig blieb als die Flucht in die Krankheit.

An Abenden, an denen es ihm nicht gelang, einer Frau habhaft zu werden, konnte er sein Minderwertigkeitsgefühl nur durch den gespielten Sexualakt notdürftig beseitigen. So kam er zur Selbstbefriedigung. Aber dieser Ausweg stand im Widerspruch mit seiner Casanova-Ehre. Er erniedrigte ihn aufs neue, und der Ausdruck für dies quälende Gefühl des Untenseins war die Schlaflosigkeit, die ihn dann freilich zu einem kranken, unglücklichen, bedauernswerten und darum oben befindlichen Menschen machte.

Seine psychologische Situation war also durch folgenden Finalzusammenhang bestimmt: um sein Minderwertigkeitsgefühl zu betäuben, mußte er sich sexuelle Siege oder wenigstens Scheinsiege verschaffen. Und wenn das nicht gelang, blieb ihm nichts anderes übrig, als die Schlaflosigkeit in eine prestigesteigernde Krankheit umzufinalisieren. Er deutete also, wie alle Neurotiker, den finalen Sinn des Vorganges in einen kausalen um, indem er sagte: „Je genauer ich mich prüfe, umso deutlicher sehe ich, daß mein Geschlechtstrieb mich krank macht, denn er raubt mir den Schlaf." Das war die Theoriebildung, die seine Neurose vervollständigte, sanktionierte und gegen die Selbstheilung sicherte.

Die Individualanalyse hatte es nicht schwer, diese Theoriebildung zu entkräften und ihren geheimen Sinn zu entlarven. Adler (7) sagt einmal, daß es weit leichter ist, den Menschen vom Vorhandensein seines Machtstrebens zu überzeugen als von dem Vorhandensein seines Gemeinschaftsgefühls. Vielleicht kann man ihn das letztere nur erleben lassen, wenn er mit dem ersteren bereits ein so gründliches Fiasko erlitten hat, daß der nervöse Zusammenbruch durch die individualpsychologische Behandlung zu einer vollständigen Entwertung des neurotischen Finales ausgebaut werden kann. In unserem Falle führte die finale Aufklärung nur zu dem Resultat, daß der Patient einsah, wie wenig seine Lebenstechnik mit den Bedingungen der Wirklichkeit übereinstimmte. Er begriff vor allem den Selbstboykott, der in dem Arrangement der Schlaflosigkeit und in der theoretischen Kausalisierung des Geschlechtstriebes vorlag. Und wenige Wochen später, nach der Überwindung einiger geringer Widerstände, hatte er sich so weit geklärt, daß er im Notfall auch ohne Frauen schlafen konnte. Und damit betrachtete er sich als geheilt. Von einem Abbau seines egozentrischen Finales war keine Rede. Im Gegenteil, sein bewußter Lebensplan hieß nun: arbeiten um Geld zu verdienen, und Geld verdienen, um Frauen verführen zu können. So war er zwar die störendsten Symptome aber noch nicht die Krankheit losgeworden. — Er pries indessen die Individualpsychologie als das beste Mittel zur epikuräischen Erhöhung des Lebensgenusses; und auf die Bemerkung, daß das Schicksal ihm so lange Leiden schaffen müsse, bis er gelernt habe, sich der menschlichen Gemeinschaft einzufügen, antwortete er höflich, daß er im Falle neuer Schwierigkeiten selbstverständlich wiederkommen werde. Vorläufig aber wolle er seine unbestreitbare Überlegenheit über Männer und Weiber nach Herzenslust auskosten.

Es gelang nicht, seinen Mut soweit zu heben, daß er die Not seiner Opfer auch nur im entferntesten zu sehen vermochte. Und so blieb nichts übrig, als die Fortsetzung der Kur geduldig dem Leben zu überlassen.

3. Homosexualität. Der jüngste Bruder des eben beschriebenen Patienten kam bald darauf zur Individualanalyse. Er war 22 Jahre alt, Kokainist und angeblich konstitutionell invertiert. Er hatte nie in seinem Leben einer Frau gegenüber auch nur die leiseste sexuelle Regung verspürt. Dagegen war es ihm angeblich von jeher selbstverständlich gewesen, sich als Lustknaben älterer und energischer Päderasten zu denken. Als Zwanzigjähriger hatte er zeitweise aus dieser Neigung einen Erwerb gemacht, war mehrfach mit der Polizei in Konflikt geraten und führte ein abenteuerliches, aber sorgenfreies Leben.

Theoretisch hielt er die Homosexualität natürlich für eine kulturell hochwertige und tragische Erbanlage. Daß sie nicht etwa eine heilbare Krankheit sei, belegte er durch den angeblichen Ausspruch eines berühmten Spezialisten, der gesagt haben sollte, die Homosexualität sei unheilbar, denn von 900 Fällen, die er, der Spezialist, behandelt habe, sei keiner geheilt worden. Und der Einwand, daß die Tatsache, daß manche Ärzte eine Krankheit nicht heilen können, doch noch nichts gegen ihre Heilbarkeit schlechthin aussage, versetzte ihn in den ersten heftigen Widerstand.

Freilich mußte er bald zugeben, daß er sich mit allen nur denkbaren Mitteln für die Unheilbarkeit seines Zustandes einsetzte, trotzdem er angeblich davon befreit werden wollte. Aber er fand den Ausweg, daß er „instinktiv" den Verlust seiner letzten Glücksmöglichkeit fürchte. Indessen fand er sich nun vor der Entscheidung, ob er seine sexuelle Einstellung und die daraus folgenden Mißlichkeiten behalten wolle, oder ob er sie mit samt ihren Glücksmöglichkeiten zugunsten einer vollständigen Umorientierung seines Lebens zu opfern bereit sei. Er entschloß sich für das Letztere. Und damit war der erste Widerstand aufgelöst. In den nächsten Wochen ergab sich fast mühelos das vollständige genetische Bild der Krankheit, das bis dahin hartnäckig im Dunkeln gehalten worden war. Allerdings war die Aufdeckung der finalen Krankheitsgenese gleichbedeutend mit der Zerstörung der kausalen Theorie von der homosexuellen Konstitution.

Als Jüngster hatte er nicht nur unter den spartanischen Erziehungsformen seiner Eltern, sondern auch unter der Tyrannei seiner beiden Brüder zu leiden. Man gab ihm sehr handgreiflich zu verstehen, daß er der Kleinste und Schwächste und Unfähigste von allen war. Andererseits forderte man von ihm, genau wie von den anderen, Verantwortlichkeit, Leistung und Konsequenz. Wenn er versagte oder gar weinte, nannte man ihn eine Weiberseele, und wenn die Größeren Indianer spielten, war er regelmäßig das junge Squaw, das geraubt, geprügelt und ausgelacht wurde. Er lernte aber bei solchen Gelegenheiten, daß es möglich ist, sich dem Wettstreit der Männer zu entziehen, und daß es große Vorteile bietet, wenn man sich zum Mädchen macht. Dann braucht man keine Verantwortung, keine Leistung und keine Konsequenz auf sich zu nehmen und hat dafür als Entgelt nur den Spott der anderen zu tragen. Das Letztere aber gelang ihm leicht mit Hilfe der Umfinalisierung nach dem Rezept der Geusen. Er machte aus seinem Schimpfnamen ein Adelsprädikat. „Gewiß, ich bin ein Weib, aber wer von euch ahnt, was das heißt! Ich bin ein Weib, und wenn ihr vor Wut darüber aus den Fugen geht. Ich will ein Weib sein, und ich bleibe ein Weib!" So war er nicht nur von den Verpflichtungen der männlichen Tapferkeit befreit, sondern er hatte sogar eine Waffe, mit der er einen Sieg über seine Quäler erringen konnte. Denn sie waren machtlos gegen sein konsequentes weibisches Verhalten. Je mehr man ihn beschimpfte, umso femininer benahm er

sich. Und so hatte er es in der Hand, seine Umgebung in jeden gewünschten
Grad von Wut zu versetzen.

Wie sein Bruder auf dem Wege des Don-Juanismus, so zog er auf dem Wege
der Inversion von Sieg zu Sieg. Zuerst war es das Armband, dann das Parfum,
dann die seidene Damenwäsche, die er seiner Umgebung zum Trotz ostentativ
zur Schau trug. Und als von seiten der besorgten Erzieher die Warnung laut
wurde, er solle sich ja vorsehen, daß er nicht gar dem Laster der Griechen ver-
falle, da war sein Triumph über ihre Philistermoral endgültig entschieden.

Homosexuelle Phantasien, anknüpfend an zufällige Reizungen bei gelegentlichen Raufereien und schlüpfrige Berichte von Klassenkameraden, waren
schon mehrfach in ihm aufgetaucht. Und nun, da die Erzieher die Homosexualität als Gefahr und Laster hinstellten, war in ihm kein Zweifel mehr,
daß gerade das seine einzige Erlebnisform sei. Mit 15 Jahren ließ er sich verführen und mit 17 Jahren war er schon gewohnheitsmäßiger Lustknabe.

Vergleicht man sein Schicksal mit dem seines ältesten Bruders, so findet
man in beiden die gleiche Spiralis vitiosa. Beide schlagen einen Notweg ein, um
aus einem Minderwertigkeitsgefühl herauszukommen. Darauf wird der Druck
von seiten der Umgebung verstärkt, um ihnen die Schädlichkeit des Notweges
zu beweisen. Die Folge ist aber nicht etwa die Umkehr, sondern gerade das
Weitergehen der jungen Leute auf dem verderblichen Wege. Denn Weitergehen in der gewohnten Richtung ist für sie das einzige Mittel, um das steigende
Minderwertigkeitsgefühl auszugleichen. Je mehr also der Druck wächst, um so
mehr wächst auch das Übel, das durch den Druck beseitigt werden sollte.
Diese gutgemeinte Erziehung zwingt die Knaben mit mathematischer Notwendigkeit gerade in diejenigen Katastrophen hinein, vor denen sie sie retten
wollte. Aber wie leicht wäre es gewesen, ihnen den Ausweg zu zeigen, wenn
sich nur jemand gefunden hätte, der nicht in dem Wahn von den angeborenen
Trieben und in der dazugehörigen Prügelpädagogik befangen gewesen wäre.

Das weitere Schicksal des Patienten verlief genau, wie es die Moralisten
ihm geweissagt hatten. Er verließ die Schule als Primaner, folgte seinem Bruder
nach Berlin und wurde zunächst Lehrling in einer Bank. Selbstverständlich
kam er bald in eine Gesellschaft von jungen Abenteurern; und in der Inflationszeit begann er einen ausgedehnten Handel mit Kokain. Er verdiente viel Geld,
gab seine Stellung auf, wurde Filmregisseur, geriet aber nach der Stabilisierung
der Mark in wirtschaftliche Schwierigkeiten, und nun zeigte es sich, daß seine
Lebensfähigkeit von jeher Lug und Trug gewesen war.

Die Bedeutung des Kokainismus ist individualpsychologisch so durchsichtig,
daß man sie kaum zu erörtern braucht. Nur als Beispiele für die Einbeziehung
einer physiologischen Kausalreihe in den finalen Zirkel der Neurose bieten die
Rauschmittel ein gewisses Interesse. Der Patient greift zum Kokain, genau wie ein
anderer zur Schlafsucht oder zur Schlaflosigkeit greift. Das Ziel ist immer dasselbe:
der momentane Ausgleich eines akuten Minderwertigkeitsgefühls. Die physiologischen Folgen des Mittels verstärken aber gerade dieses Minderwertigkeitsgefühl, und er sieht sich gezwungen, das Mittel in noch stärkerer Dosis anzuwenden, da ihm zur Zeit kein anderer Weg, der von unten nach oben führen
könnte, zur Verfügung steht. So stellt der Kokainismus in unserem Falle eine
Steigerung der Neurose gegenüber der Homosexualität dar, nämlich den Rückzug in einen noch engeren Kreis, und gleichzeitig eine Beschleunigung in der
Wirksamkeit der neurotischen Spirale.

Von diesem Standpunkt aus ergibt sich mit Notwendigkeit, daß alle Ent-
ziehungskuren zwecklos sind, wenn sie nicht gleichzeitig eine ganz andere,
rein psychotherapeutische Aufgabe lösen, nämlich die Ermutigung des Patienten
in einem solchen Grade, daß er die Flucht in das Narkotikum nicht mehr nötig

hat. Bei unserem Patienten aber kam noch die Schwierigkeit hinzu, daß er bei steigendem Mut voraussichtlich zuerst seine letzte Ausflucht, nämlich das Kokain, aufgeben würde, und daß er den anderen Fluchtweg, nämlich die Homosexualität, beibehalten würde, daß also die Heilung an dem gleichen Punkte scheitern würde wie bei seinem Bruder.

Indessen reichte seine Mutlosigkeit tiefer, als es zunächst den Anschein hatte. Und darum gestaltete sich seine Beziehung zum Therapeuten so stürmisch, daß das Loskommen vom Kokain ihm bedeutungslos erschien im Vergleich zu der persönlichen Auseinandersetzung mit seinem vermeintlichen Gegner. Er versuchte mit allen erdenklichen Mitteln die Wiederholung seiner typischen Erfahrung zu arrangieren, nämlich daß jede nicht erotisch gefärbte Gemeinschaft zwischen Mann und Mann nur verkappte Feindschaft und Gaunerei und Verrat sein könne. Er spielte alle Trümpfe seines Geltungsbedürfnisses aus in der uneingestandenen Absicht, eine feindselige Reaktion des Therapeuten hervorzurufen. Und als das nicht gelang, durchlebte er eine Phase „rätselhaften urtiefen Hasses gegen alle Männer, in Sonderheit aber gegen die Nervenärzte". In dieser Zeit arbeitete er einen Gesetzentwurf aus, dem zufolge alle Psychotherapeuten als Hochstapler in Anklagezustand versetzt werden sollten. Und als auch auf diesem Wege dem Arzte keine Feindschaft abzuringen war, erklärte er plötzlich mit Goethe, daß es Menschen gebe, die so groß seien, daß man sie nur lieben könne, um sie nicht hassen zu müssen.

Diese schwüle Verehrung bewahrte ihn wenigstens vor dem voreiligen Abbruch der Kur. Ehe nämlich auch sie sich als ein unzweckmäßiges Mittel des neurotischen Finales erwies, hatte sich die Homosexualität sehr deutlich als ein arrangierter Schein herausgestellt, und zwar in doppeltem Sinne, nämlich erstens als Flucht vor der Frau, was gleichbedeutend ist mit Flucht vor einer unvermeidlichen Niederlage (eine Erfahrung, die er an der Mutter immer wieder gemacht hatte) und zweitens als Sieg über die bürgerliche Moral (wie er es im Kampf gegen die väterliche Erziehung zur Genüge lernen konnte). Gleichzeitig aber war sein Mut durch die unerschütterliche und sachliche Achtung, die der Arzt ihm entgegenbrachte, so weit gewachsen, daß er nicht umhin konnte, bei einem neuerlichen homosexuellen Abenteuer den ganzen Vorgang mit individualpsychologischen Augen zu sehen. Dabei durchschaute er die Neurose seines Liebespartners ebenso wie seine eigene. Die sentimentale Aufmachung und die Kläglichkeit der Superlative, mit denen die geschminkte Lebensfremdheit des Arrangements verschönert werden sollte, erschien ihm durchaus lächerlich. So mißriet das Abenteuer, und der Patient kam halb lachend und halb wütend in die nächste Behandlungsstunde, um zu erklären, daß er nun seinen einzigen Lebensinhalt tatsächlich verloren habe, wie er es von Anfang an befürchtete. Es gäbe nun keinen anderen Weg mehr für ihn als den Selbstmord.

Die Selbstmordanalyse verlief, wie sie immer verläuft. Und die Kur endete damit, daß der Patient einen Posten als Kinoregisseur im Auslande annahm. Beim Abschied war er zwar vom Kokainismus frei, und die Homosexualität bot ihm keinerlei Anreiz mehr, aber er war noch nicht ganz mit dem Leben (will gleichzeitig sagen: mit dem Therapeuten) ausgesöhnt. Er sagte zwar, daß ihm alle neurotischen Umwege gründlich verleidet seien, aber er schloß mit dem Satze: „Wenn Sie indessen denken sollten, ich würde mich zum Schluß noch einmal in eine menschliche Ziege verlieben — nein, mein Herr, den Gefallen tue ich Ihnen nicht". So waren zwar die Symptome verschwunden, aber der Patient blieb teilweise negativ eingestellt. Die Ermutigung war nicht vollständig gelungen, und unter ungünstigen äußeren Verhältnissen ist daher mit der Möglichkeit eines Rückfalles zu rechnen.

4. **Masochismus.** Ein junges Mädchen von 24 Jahren wird von einem praktischen Arzte geschickt mit der Anweisung, man solle sie hypnotisieren, was sehr leicht sei, und ihr auf diesem Wege mehr Selbstbewußtsein einflößen. Die Patientin ist aber selber davon überzeugt, daß dieses Rezept einen inneren Widerspruch enthält, und sie freut sich, daß die Hypnose abgelehnt wird. Dann berichtet sie ohne Widerstreben und, wie sich bald zeigt, mit einer Art von wollüstigem Grausen die Einzelheiten ihres Schicksals.

Sie ist die Tochter eines mittleren Beamten, hat vier ältere Brüder und wurde von ihren Eltern darauf dressiert, die männlichen Familienmitglieder zu bedienen. Sie war ein artiges Kind, was, wie sie sagte, auch nicht zu verwundern sei, denn für jede Unart habe man sie braun und blau geschlagen. — Zwischenfrage des Arztes: „Man hätte doch auch trotzig oder verbittert werden können bei solcher Behandlung". — Antwort: „Nein, nach der Züchtigung, wenn man Abbitte tat, wurde man so lieb gestreichelt und getröstet, daß es ganz wunderschön war". Das Ergebnis dieser Erziehungsmethode war zunächst scheinbar recht günstig. Das Mädchen lernte gut und war brav in der Schule, half zu Hause der Mutter fleißig, zeigte sich überaus gefügig, und wenn es wirklich einmal aus Versehen etwas falsch gemacht hatte, bekannte es reumütig seine Schuld und legte sich weinend und zitternd über einen Stuhl, um sich schlagen zu lassen.

Bald aber zeigten sich weitere Folgen, die die Fehlerhaftigkeit der so gezüchteten Charaktereinstellung deutlich bewiesen. Wenn jemand ihr in der Haltung einer unbedingten Autorität entgegentrat oder ihr gar mit Strafen drohte, hatte sie keine Möglichkeit, „nein" zu sagen. Sie gehorchte jedem, der ihr etwas befahl. Mit 16 Jahren fiel sie einem rohen und sadistisch eingestellten Manne in die Hände, mit 17 Jahren wurde sie schwanger, und um sich das Kind nehmen zu lassen, ging sie zu einem Hypnotiseur. Tatsächlich kam ein Abortus zustande, aber sie lief nun von Hause fort, um mit dem Hypnotiseur von Stadt zu Stadt zu ziehen. Bald aber gab dieser sie an einen Zirkusangestellten weiter, der ebenfalls Sadist war und der sie in einer Provinzstadt eines Tages plötzlich verließ. Sie versuchte dann eine Zeitlang als Büroangestellte ihr Leben zu fristen, verliebte sich aber regelmäßig in ihre Chefs, und zwar umso unsinniger, je krasser sie abgewiesen wurde. Schließlich kehrte sie nach mancherlei Irrfahrten zerbrochen und verzweifelt in ihr Elternhaus zurück. — Ihre Angaben wurden später in den wesentlichen Zügen durch die Angehörigen bestätigt, so daß sie höchstens in einigen Nebensachen phantastisch entstellt sein können.

Der psychologische Zusammenhang ist leicht zu durchschauen. Die Patientin hatte schon als Kind die Erfahrung gemacht, daß die innigste Gemeinschaft und damit auch der höchste Grad von Sicherheit und von Geltung an die Bedingung geknüpft ist, daß man sich schlagen läßt. Je mutloser sie war, und sie wurde es im Laufe ihres abenteuerlichen Lebens immer mehr, umso ausschließlicher war sie darauf angewiesen, sich auf diese Weise Sicherheit und Geltung in den Augen ihres Partners zu verschaffen. Ihre Erziehung hatte ihr kein anderes Mittel in die Hand gegeben, das zur Ausgleichung ihres Minderwertigkeitsgefühles geeignet gewesen wäre, als eben diese Verhaltungsweise, die wir Masochismus nennen. Der wichtigste Krankheitsgewinn aber, der die Umfinalisierung des ursprünglich schmerzlichen Vorganges im Dienste eines erotischen Lustgewinnes, und des erotischen Lustgewinnes im Dienste des Lebensplanes erst möglich machte, war die Abschiebung der gesamten Verantwortung auf den aktiven Partner und die gleichzeitige Möglichkeit, diesen Partner durch die Leiden, die er seinem Opfer zufügte, in beliebigem Grade zu belasten.

Daß das Geschlagenwerden in paradoxer Weise als lustbetont erlebt werden konnte, so daß es sich der Patientin schließlich als Selbstzweck darstellte, ist final leicht zu verstehen. Denn ohne diese Lustbetonung wäre das Mittel allzu kostspielig und darum auf die Dauer unanwendbar gewesen. Die Änderung der Gefühlsbetonung aber, die die Umfinalisierung begleitete, also das eigentliche Problem des Masochismus, bedarf in kausaler Hinsicht noch einer genaueren Darstellung.

Die früheste Erinnerung der Patientin ist, daß ihre Mutter sie auf dem Arm trägt und kommandiert: „Gib Küßchen, eins, zwei, drei!" Wenn sie nicht gehorcht, wird sie „scherzhaft und schmerzhaft" in die Backen gekniffen. Bezeichnenderweise kann sie sich nicht mehr vergegenwärtigen, ob dieser Vorgang ihr Freude oder Unbehagen gemacht hat. Aber man kann mit Sicherheit annehmen, daß schon hier die zärtliche Gemeinschaft gern durch Schmerzen erkauft wurde und daß darum der finale Zusammenhang alsbald die Form annahm: Schmerzen sind das Mittel, um Zärtlichkeiten zu erreichen. Das entspricht genau der Regel, nach der die Schmerzneurosen entstehen. Denn ob man von innen heraus Kopfschmerzen arrangiert oder sich von außen her Züchtigungen verschafft, bedeutet ja nur einen Unterschied im kausalen Unterbau, der finale Sinn ist in beiden Fällen der gleiche: das Erkaufen der angestrebten Situation in der Gemeinschaft durch ein Mittel, das zunächst als ein Minus empfunden wird.

Der innere Unterschied beider Krankheitsformen besteht aber darin, daß der Schmerzneurotiker für seine Methode den real erlebten Schmerz, also den Gefühlsinhalt, nötig hat, während der Masochist den realen äußeren Vorgang, die Züchtigung, braucht. Denn sie spekulieren auf verschiedene Reaktionsweisen ihrer Partner, die Schmerzneurose auf das Mitleid, der Masochismus auf die sadistischen Neigungen des anderen. Der Masochist, der nicht den Schmerz, sondern den Schmerz erregenden Vorgang zum Mittel seiner Prestige-Politik macht, wird also theoretisch die Möglichkeit und praktisch die Tendenz haben, dem Vorgang diejenige Gefühlsbetonung beizulegen, die seinem Werte für das persönliche Finale entspricht: die positive. Daß dies aber stets nur bis zu einem gewissen Grade gelingt, etwa in Form des „süßen Schmerzes und der wollüstigen Qual", ist ein Beweis dafür, daß die phylogenetische finale Funktion des Schmerzes als Wächter des Lebens sich auf diesem Wege nicht ganz ausschalten läßt, weil ja die Erhaltung des Lebens Voraussetzung für das Zustandekommen der masochistischen Erfolge ist. Aus dieser Beeinträchtigung erklärt sich die bekannte Erscheinung, daß viele Masochisten ihr passives Training nur in der Phantasie vollziehen, während sich ihr Masochismus sofort als ungeeignete Leitlinie erweist, wenn sie ihn in die Realität zu übersetzen versuchen. Unsere Patientin aber war von Anfang an auf den Weg der realen masochistischen Erlebnisse gedrängt worden, was sie freilich nicht hinderte, diesen Weg in der Phantasie noch um ein ganz erhebliches Stück weiter zu führen.

Die Behandlung verlief günstig. Die Patientin stellte sich, wie zu erwarten war, sofort masochistisch auf den Arzt ein. Aber es war nicht schwer, ihr nachzuweisen, daß sie dadurch nur eine rigorose Tyrannei über ihn ausüben wollte. Was sich wie Liebe gebärdete, entpuppte sich einwandfrei als machtlüsternes Geltungsbedürfnis. Denn als er es ablehnte, die Rolle des sadistischen Gegenspielers zu übernehmen, erklärte sie ihn für unmenschlich, hartherzig und gemein, und versuchte ihm, noch immer unter der Maske eines Käthchens von Heilbronn, so viel Unannehmlichkeiten zu bereiten, wie nur möglich. Die Erfahrung aber, die ihr bisher gefehlt hatte, weil sie sie geflissentlich verhinderte, war die, daß man Gemeinschaft haben kann, ohne sich gegenseitig zu quälen. Und diese Erfahrung drängte sich ihr im Laufe der Behandlung auf. Das mußte freilich dazu führen, daß sie die Verantwortung für den Verlauf ihrer Beziehungen zum

Arzt allmählich selbst auf sich nahm, anstatt sie wie bisher restlos dem Gegenspieler zuzuschieben. Dadurch aber lernte sie, wenn auch mit vielem Widerstreben, selbst das Steuer ihres Lebens in die Hand zu nehmen. Sie trat aus der Verborgenheit des heimlichen und unverantwortlichen Mitregenten hervor in das helle Licht der autonomen Selbstkritik, in der jeder Erwachsene vor seinem eigenen Gewissen für die Gestaltung seines Schicksals die volle Verantwortung trägt.

Je mutiger sie wurde, um so weniger hatte sie es nötig, dem Überlegenheitsstreben ihres Partners zu schmeicheln. Dadurch verlor ihr Masochismus zunächst den Charakter der Zwangsläufigkeit. Aber die Neigung, das Glück der erotischen Gemeinschaft in der willenlosen Unterordnung unter die brutalen Launen eines Mannes zu suchen, blieb noch längere Zeit hindurch bestehen. Da sie sich jedoch nunmehr für die Folgen ihrer Verhaltungsweise verantwortlich fühlte, lernte sie bald, daß sie auf ihrem bisherigen Wege nicht die Liebe ihres Partners, sondern nur seinen Machtrausch hervorrief. Und je mehr sie inzwischen erlebte, was Liebe tatsächlich ist, um so normaler wurden ihre erotischen Wünsche.

Sie hat ungefähr ein Jahr nach Beendigung der Kur geheiratet und ist inzwischen zweimal Mutter geworden. Ihr Liebesleben verläuft seit der Geburt des ersten Kindes völlig normal.

Die Schizophrenie im Lichte der Individualpsychologie.

Von

Dr. **Ilka Wilheim**-Wien.

Der Krankheitsbegriff der Schizophrenie oder, mit dem älteren Kraepelin-schen Namen, Dementia praecox, gehört in der Psychiatrie zu denjenigen, die am meisten umstritten werden, ein Beweis dafür, daß es sich um ein trotz der vielseitigen Bemühungen noch wenig geklärtes Gebiet handelt. Ich möchte an dieser Stelle die Forschungsergebnisse einiger der bekanntesten Psychiater nur kurz in Erinnerung bringen, um eine bessere Gegenüberstellung mit denen der Individualpsychologie zu ermöglichen.

Kraepelin subsumiert unter der Bezeichnung Dementia praecox eine große Anzahl von psychischen Erkrankungen, die in ihren Äußerungsformen trotz der großen Variabilität der Symptome doch auch wieder in vieler Hinsicht eine weit-gehende Ähnlichkeit besitzen. Ein Hauptcharakteristicum der Dementia praecox ist seiner Ansicht nach der Beginn des Prozesses in der Jugend, besonders zur Zeit der Pubertät, und sein nach einer mehr oder weniger langen Reihe von Jahren wahrnehmbares Endergebnis, ein verschieden weit vorgeschrittener Zustand der Verblödung. Später wurden von Kraepelin selbst und auch von anderen Autoren [1] die Grenzen dieses Begriffes weiter gezogen, so daß schon manche seelische Störungen von Kindern einerseits, Präsenilen andererseits [2] jetzt unter diesem Titel zusammengefaßt werden. Während die älteren Autoren, insbesondere aber Kraepelin, bemüht sind, ein möglichst gut abgegrenztes Bild der Dementia praecox zu geben, haben es sich die neueren Forscher zur Aufgabe gemacht, die Psychologie der Schizophrenie zu ergründen. Auf diesem Wege sind besonders die Arbeiten von Jung und Bleuler bahnbrechend geworden. Nachdem Bleuler zu der Feststellung gelangt war, daß keine scharfe Grenze zwischen dem Gesunden und dem Schizophrenen gezogen werden könne, und gezeigt hatte, wie tief überall schizophrene Züge in das Leben vieler anscheinend ganz gesunder Menschen hineinreichen, war er bemüht, eine psycho-logische Erklärung der verschiedenartigsten Ausdrucksformen der Schizo-phrenie zu geben, und zwar vom psychoanalytischen Standpunkt aus. Zunächst unternahm er eine Einteilung der beobachteten Symptome in primäre und sekundäre, nannte die primären „unmittelbare seelische Äußerungen eines organischen Prozesses", zu denen er die Tendenz zu Stereotypien, manche katatone, melancholische und manische Anfälle, ferner die Disposition zu Halluzinationen, Benommenheitszustände und Assoziationsstörungen rechnete. Sekundäre Symptome sind seiner Meinung nach „teils psychische Funktionen unter veränderten Bedingungen, teils die Folge mehr oder weniger mißglückter oder auch geglückter Anpassungsversuche an die primäreu Störungen." In diese

---

[1] Baecke: Katatonie im Kindesalter. Ag. Z. Pt. 45. 1909. Vogt: Über Fälle von Jugendirresein im Kindesalter. Ag. Z. Pt. 66. 1909. Voigt: Dementia praecox im Kindes-alter. Ag. Z. Pt. 48. 1909. Grünthal: Die Schizophrenie im Kindesalter. M. Pt. N. 46. 1919.

[2] Schröder: Die Katatonie im höheren Lebensalter. N. Z. B. 20. 1902. Sommer: Zur Kenntnis der Spätkatatonie. Z. N. Pt. 1, 1910. Albrecht: Die funktionellen Psychosen des Rückbildungsalters. Z. N. Pt. 22. 1913.

Gruppe fallen seiner Ansicht nach die Stereotypien selbst, die Katalepsie, der Stupor, der Negativismus, die Ambivalenz, die Störungen der Affektivität und des Denkens, der Autismus, die Wahnideen und Sinnestäuschungen, und andere. Alle diese sekundären Symptome versuchte er nach Freud zu determinieren. Er ist auch einer der wenigen Vertreter der Ansicht, daß auch der schizophrene Blödsinn psychologisch zu erklären sei. Im Sinne Bleulers, aber noch etwas weiter als dieser, ging auch Jaspers [1], der durch seine Methode viel zum Verständnis der Psychopathologie beitrug. Kretschmer [2] und fast gleichzeitig auch Birnbaum [3] setzten sich beide für die vorwiegende Bedeutung der konstitutionellen und überhaupt organischen Komponenten als Grundlage für den psychischen Ablauf bei der Schizophrenie ein. Kraepelin war ein absoluter Verfechter der Endogenese der Dementia praecox, vernachlässigte dagegen vollkommen die mögliche Mitbeteiligung äußerer Einflüsse. Bleuler, Jaspers und Birnbaum richteten hinwieder ihr Hauptaugenmerk eben auf den Zusammenhang der Dementia praecox mit exogenen Einflüssen. Nach Bleuler ist zwar die Schizophrenie nicht verursacht durch eine seelische Erschütterung, wohl aber im günstigen oder ungünstigen Sinn durch eine solche bis zu einem gewissen Grad zu beeinflussen.

Er unterscheidet genau zwischen dem schizophrenen Prozeß und dem äußeren Krankheitsbild. Wilmanns [4] führt zur Unterstützung dieser Ansicht die Häufung von Schizophrenie bei lebenslänglich Internierten, dagegen die relativ seltenen akuten Ausbrüche der Krankheit im Kriege an, wobei er sich auf eine ganze Reihe anderer Autoren beruft.

Legion sind die Arbeiten von Neurologen und Psychiatern, welche die Dementia praecox auf rein organischer, meist hirnphysiologischer oder endokriner Basis zu erklären versuchen. Ihre fast unübersehbare Zahl und die Mannigfaltigkeit der wissenschaftlichen Ausgangspunkte, die sie benützen, beweisen zwar eindeutig nichts für die organischen Grundlagen der Schizophrenie, wohl aber die Feststellung, wie wenig Positives vorläufig auf diesem Wege erreicht werden konnte. Tatsache ist, daß bisher seitens der pathologischen Anatomie eine wirklich plausible Erklärung für die organische Struktur der Schizophrenie noch zur Gänze aussteht.

Im Rahmen dieses Handbuches soll nun der Versuch unternommen werden, die individualpsychologische Auffassung auch auf die Schizophrenie anzuwenden, und zwar der besseren Anschaulichkeit halber an einem Fall, den ich unter besonders günstigen Umständen zu beobachten Gelegenheit hatte. Die ersten, grundlegenden Erkenntnisse auf diesem Gebiete wurden schon früher von Wexberg (256) in einer sehr interessanten Abhandlung fixiert.

Fall 1. Es handelt sich um einen derzeit 31jährigen jungen Mann, den einzigen Sohn seiner Eltern, der nur noch eine um 6 Jahre ältere Schwester besitzt. In der Familie sind bisher Geisteskrankheiten nicht vorgekommen. Somatisch o. B.

Der Vater des Patienten ist ein sehr reicher, weit über seinen Kreis hinaus angesehener, vielseitig gebildeter, eitler und herrschsüchtiger, beinahe despotischer Mensch, der sich auch über den Rahmen der Familie hinaus in rücksichtslosester Weise Geltung und Anerkennung zu verschaffen bestrebt ist. Seit frühester Jugend jähzornig, hat er es verstanden, durch sein aufbrausendes Wesen allen Menschen seiner engeren und weiteren Umgebung Furcht und Schrecken ein-

---

[1] Jaspers: Zur Analyse der Trugwahrnehmungen. Z. N. Pt. 6. 1911.
[2] Kretschmer: Gedanken über die Fortentwicklung der psychiatrischen Systematik. Z. N. Pt. 48. 1919.
[3] Birnbaum: Der Aufbau der Psychose. Ag. Z. Pt. 75. 1919.
[4] Wilmanns: Die Schizophrenie. Z. N. Pt. 78. 1922.

zuflößen. Er ist ein fanatischer Verfechter seiner Überzeugungen, ist überall bestrebt, sich für das Recht einzusetzen, ohne zu bemerken, daß er durch die zu diesem Zweck gewählten Mittel sehr oft selbst den andern Unrecht tut. Weichere Regungen wurden an ihm fast niemals beobachtet. In der Familie ist er ein absoluter Verfechter des Autoritätsprinzips und macht bei der geringsten sich ergebenden Meinungsdifferenz die lärmendsten Szenen. Er kränkelt seit Jahren infolge eines Nieren- und Blasenleidens.

Die Mutter galt von frühester Jugend an als ausgesprochene Schönheit, ist noch heute, trotz ihres vorgerückten Alters, eine sehr mondäne, lebensfrohe und vielumschmeichelte Erscheinung, die eine dem wohlhabenden Milieu, welchem sie entstammt, entsprechende, sehr gute Allgemeinbildung besitzt und im Verkehr mit Menschen ungemein liebenswürdig auftritt. Sie wurde bis zu ihrer Verheiratung absolut unselbständig gehalten und dies war mit ein Grund, weshalb sie sich entschloß, den schon damals sehr angesehenen und reichen Mann zu heiraten. Sie versprach sich von der Ehe, daß sie ihr größere Bewegungsfreiheit ermöglichen werde. Nach ihrer Eheschließung begnügte sie sich aber damit, ein großes und geselliges Haus zu führen, dessen viel gefeierter und bewunderter Mittelpunkt sie war. Alljährlich verbrachte sie mehrere Monate auf Reisen und in den mondänsten Kurorten der ganzen Welt, angeblich, um sich von den Strapazen der Haushaltführung zu erholen, in Wirklichkeit, um immer mehr und neue Menschen um sich zu versammeln. Sie selbst sagt von sich, sie sei Zeit ihres Lebens niemals in der Lage gewesen, einen selbständigen Entschluß zu fassen. Die geringste Entscheidung, sei es auch nur die über den Ankauf irgendeines Toilettegegenstandes, verursachte ihr stets die schwersten inneren Kämpfe. Sie befragte alle Leute ihrer Umgebung nach ihrer Meinung darüber, um schließlich doch das Gegenteil dessen zu tun, was man ihr geraten hatte, und nachher sich und den anderen die schwersten Vorwürfe deshalb zu machen, eine Eigenschaft, die sich mit zunehmendem Alter nur noch stärker ausbildete.

Die Schwester wurde von klein auf sehr verwöhnt und, da sie ein auffallend schönes, auch kluges und aufgewecktes Kind war, von der Mutter gerne vorgeführt. Sie galt als sehr musikalisch, lernte schon frühzeitig mehrere Sprachen mit sehr gutem Erfolg. Besondere Aufmerksamkeit wurde auch ihrer zeichnerischen Ausbildung zugewendet und ihre Erziehung wurde von der des jüngeren Bruders vollständig getrennt durchgeführt. Dank dem gründlichen Unterricht, den sie im Malen und Klavierspiel genoß, feierte sie schon in jungen Jahren auf beiden Gebieten große Triumphe. Sie galt als vielversprechendes und rasch aufstrebendes Talent. Doch wurde durch die Eitelkeit der Mutter einerseits, durch die unumschränkte Tyrannei des Vaters andererseits der Ehrgeiz des jungen Mädchens ins Maßlose gesteigert. Durch die Ungeschicklichkeit einer Erzieherin, die das Kind allzusehr bewunderte und durch übertriebenes Lob bemüht war, es zu immer größeren Leistungen anzuspornen, denen es auf Grund seiner mangelnden Reife nicht gewachsen sein konnte, verlor es frühzeitig jedes Selbstvertrauen. Mit 20 Jahren, zur Zeit seiner größten Triumphe, war das Mädchen von seiner Leistungsunfähigkeit ebenso überzeugt wie von der Tatsache, daß es alle seine Erfolge, die ihm in dieser Zeit in reichstem Maße auf allen Gebieten zuteil wurden, nur seinem Reichtum und dem Ansehen des Vaters zu verdanken habe. Das tiefgreifende Mißtrauen gegen alle Menschen, namentlich gegen die Männer, die schon die Halbwüchsige in großer Zahl umwarben, hinderte sie bis jetzt daran, eine Ehe einzugehen, obwohl sie sich eigentlich danach sehnte, dem ihr unerträglich scheinenden häuslichen Milieu zu entrinnen. Wiederholt machte sie den Versuch, zu einem Manne in Beziehung zu treten, doch wurde sie jedesmal in ihrem Mißtrauen durch ihre Mutter noch bestärkt, die sich bei solchen Gelegenheiten dazu verpflichtet fühlte, die Tochter vor der Gefahr, sie könnte einem Mitgiftjäger zum Opfer fallen, zu warnen. Heute ist sie ein tiefunglücklicher Mensch, der nirgends Ruhe findet, sie erscheint sich im Leben vollständig zwecklos, weil sie ihr Ziel, eine Ehe einzugehen, nicht erreicht hat, und vernachlässigt aus Angst vor Mißerfolgen, trotz ihres wirklich großen Könnens, sowohl die Musik als auch die Malerei.

Unser Patient entwickelte sich in den ersten Lebensmonaten infolge eines mehrfachen, ungünstigen Ammenwechsels nur sehr langsam. Seine Schwächlichkeit wurde noch vermehrt durch einen Darmkatarrh, der kurze Zeit nach der Geburt einsetzte, so daß bei ihm schon von den ersten Lebensmonaten an Ernährungsschwierigkeiten bestanden. Seine Geburt wurde mit großem Aplomb begrüßt. Er wurde von den ersten Tagen an als der einzige männliche Erbe des angesehenen Namens und des Riesenvermögens gefeiert und scherzweise, besonders vom Vater, der Kronprinz oder Thronfolger genannt. Die Mutter begnügte sich mit der rein äußerlichen Freude über die Geburt des Sohnes, setzte im übrigen ihr ausschließlich gesellschaftliches Leben unverändert fort und bekümmerte sich um das Kind nur insoferne, als sie darauf achtete, ihm eine möglichst um sein körperliches Wohlbefinden bemühte Pflegerin zu halten. Die erste, die ihn betreute, war bereits vorher durch mehrere Jahre die Wärterin der älteren Schwester gewesen, ohne daß es ihr gelungen wäre, sich die Liebe und Zuneigung des Kindes zu erwerben, da sie es wie einen kleinen Hund zu dressieren bemüht war. Ihre Stellung im Hause schien daher zur Zeit der Geburt des Knaben einigermaßen erschüttert, und um diese zu festigen, wandte sie bei ihm eine andere Technik an. Sie war auf jede Weise bemüht, sich ihm durch maßlose Verwöhnung unentbehrlich zu machen, was ihr auch so gut gelang, daß das Kind zu schreien begann, wenn sie nur für wenige Augenblicke das Zimmer verließ. Unter dem Vorwande ihrer großen Liebe zu dem Knaben war sie ängstlich bemüht, ihn daran zu hindern, auch nur den kleinsten Handgriff selbständig auszuführen. Er konnte mit 4 Jahren noch nicht einmal allein essen, keinen Knopf allein auf- oder zumachen. Andererseits war er an seine Pflegerin so gebunden, daß er auch nicht die kleinste Hilfeleistung von jemand anderem als von ihr annahm. Jeder gegenteilige Versuch wurde seinerseits mit den heftigsten Jähzornausbrüchen und ungeheurem Geschrei quittiert, das seine ganze Umgebung zur Verzweiflung brachte. Eine weitere Reaktion auf seine schon damals gänzlich verfehlte Erziehung war sein hartnäckiges Bettnässen, das nur ganz allmählich verschwand, aber gelegentlich noch bis zu seinem 11. Lebensjahr vorkam. Wegen dieser seiner „Unart", sowie wegen der Schwierigkeiten beim Essen, mußte das Kind von Zeit zu Zeit von seiten der Eltern die schwersten Vorwürfe, manchmal auch Schläge, ertragen. Man glaubte auf diese Weise sich an der Erziehung des Kindes beteiligen zu müssen.

Mit 4 Jahren trat eine neue Eigenschaft des Kindes in Erscheinung, die für dasselbe für Jahre hinaus die Quelle unzähliger Leiden werden sollte. Es begann zu onanieren. Seine Pflegerin, die dies als erste bemerkte, hatte nichts Eiligeres zu tun, als das ganze Haus auf diese schwere „Sünde" aufmerksam zu machen, und nachdem man es mit Güte und Strenge vergebens versucht hatte, den Knaben davon abzubringen, verfiel sie auf eine sonderbare Methode, mittels deren sie ihn davon „heilen" wollte. Sie saß ganze Nächte lang an seinem Bette und hielt ihn an beiden Händen fest, um das Onanieren im Schlaf zu verhindern. Der einzige Effekt dieser „Behandlung" war der, daß der Knabe, wenn sie infolge physischer Erschöpfung ihren Platz an seinem Bette verlassen mußte, aus dem Schlafe zu schreien begann und sich überhaupt vor dem Alleinsein fürchtete. Nach diesen vergeblichen Bemühungen, der Onanie Herr zu werden, wurde das Kind von einem Arzt zum andern gebracht, welche die verschiedensten Mittel empfahlen, die alle erfolglos angewandt wurden. Mit 7 Jahren wurde ihm von einem Spezialarzt das ununterbrochene Tragen von einer Art Korb verordnet, wodurch erreicht wurde, daß das Kind sich eine ganz eigene Technik des Onanierens zurechtlegte, die es ohne Verwendung der Hände, also unauffälliger für die Umgebung, praktizieren konnte. Bis zu seinem 11. Lebensjahre wurden in dieser Weise die vergeblichen Bemühungen fortgesetzt und schließlich als gänzlich aussichtslos aufgegeben. Durch seinen ausschließlichen Umgang mit Erwachsenen — aus Angst vor Infektionskrankheiten wurde jede Berührung mit anderen Kindern ausgeschaltet — entwickelte sich der Knabe zu einem altklugen, vorlauten, aber sehr intelligenten Wesen.

In geistiger Beziehung war die Entwicklung des Kindes in seinen ersten Lebensjahren eine ganz ausgezeichnete. Er konnte sich mit 4 Jahren bereits in 3 Sprachen verständigen, beherrschte sie mit 6 Jahren auch schriftlich und verblüffte seine Umgebung durch sein auffallend rasches Auffassungsvermögen, besonders im Rechnen. Es bildete jedoch eine ständige Kränkung der eitlen Mutter, daß das Kind den Anschein absoluter Unmusikalität erweckte. (In dieser Zeit galt die Mutter als über den Durchschnitt begabte Sängerin, die Schwester als für ihre große Jugend auffallend gute Pianistin, die als Wunderkind im Klavierspiel gefeiert wurde.) Einen weiteren Grund zu fortwährendem Tadel und zu Vorwürfen sah die Mutter in seinem Mangel an Ordnungssinn, sowohl in bezug auf seine Kleidung, als auch auf seine Spielsachen und Schulrequisiten, sowie in seinen Unarten beim Essen. Er zeigte sich dabei äußerst wählerisch, benützte fast niemals ein Besteck, griff oft mit den Händen in die Schüssel, um sich den größten Bissen herauszuholen. Wenn er bei solchen Gelegenheiten, und dies geschah sehr häufig, in strengem Ton zurechtgewiesen wurde, verweigerte er überhaupt jede Nahrungsaufnahme. Da man die Nahrungsverweigerung aus Angst vor einer Gewichtsabnahme fürchtete, ließ man ihn im engsten Familienkreise schließlich gewähren. Dagegen setzte es die schrecklichsten Szenen und oft auch Streitigkeiten der Eltern untereinander, wenn sich derartiges in Gegenwart Fremder ereignete. Schließlich kam es soweit, daß das Kind von Mahlzeiten, an denen Gäste teilnahmen, vollkommen ausgeschlossen wurde. Damit war ein weiterer Schritt zu seiner Vereinsamung getan, den aber das Kind in dieser Zeit vielleicht noch nicht unter diesem Gesichtspunkt empfinden mochte; so ersparte es sich, das fortwährende Ziel der elterlichen Ermahnungen in Gegenwart Fremder zu sein. Es mußte nicht als das schwarze Schaf neben der artigen Schwester figurieren, die ihm immer wieder als Muster von guten Manieren und Wohlerzogenheit hingestellt wurde, die ihn auch fortwährend selbst bekrittelte. Andererseits war diese differente Behandlung der beiden Kinder der Grund zu der tiefen, mit den Jahren immer intensiver werdenden Abneigung gegen die Schwester, ohne daß dies den Eltern oder einem der zahlreichen Lehrer der Geschwister überhaupt aufgefallen wäre. Die Trotzeinstellung des Knaben und sein Jähzorn brachten es mit sich, daß sich seine verschiedenen Unarten mit der Zeit nur noch stärker entwickelten. Ein Beweis dafür ist eine kleine Episode, die sich ereignete, als der Knabe bereits 16 Jahre alt war. Damals wurde er in Begleitung eines Instruktors von seiner Mutter und Schwester auf eine Reise nach der Schweiz mitgenommen. In einem der großen Kurorte, wo die Familie in einem fashionablen Hotel abgestiegen war, erregte er durch seine Unmäßigkeit im Essen und seine Unarten dabei derart den Unwillen seiner Mutter, daß sie ihm erklärte, sie könne sich und die Schwester nicht länger durch seine Manierlosigkeit an der Table d'hôte kompromittieren lassen, sie müsse sich seiner schämen, und ihn kurzerhand mit seinem Begleiter in eine kleine Pension übersiedelte. Sie vermied es von nun an, sich mit ihm öffentlich zu zeigen.

Im Schulunterricht kam der Knabe anfänglich sehr gut vorwärts, da er in dieser Richtung schon eine Menge Vorkenntnisse mitbrachte und sich also, vielleicht zum ersten Male in seinem Leben, weniger unsicher fühlte. Doch wurde dieser günstige Einfluß der Schule dadurch wieder verdorben, daß der Knabe sehr bald durch seine Unreinlichkeit, manuelle Ungeschicklichkeit und Unselbständigkeit zum Gespött der anderen Kinder wurde, so daß er auch hier keinen rechten Kontakt finden konnte und sich bald von der Gemeinschaft der Mitschüler zurückzog. Immerhin hielten ihn seine guten Lernerfolge, die er ziemlich mühelos errang, noch einigermaßen über Wasser.

Eine rapide Verschlechterung seiner allgemeinen Verwahrlosung, denn nicht anders kann dieses Stadium bezeichnet werden, trat ein, als der Knabe nach dem Verlassen der Volksschule in eine hochfeudale staatliche Mittelschule eintrat. Denn hier kam zu allen seinen schweren bis jetzt schon erworbenen Minderwertigkeitsgefühlen ein neues hinzu, das dadurch ausgelöst wurde, daß er als einziger Bürgerlicher und noch dazu Nichtarier in die ausschließliche Gesellschaft von Aristokratenkindern geriet, die ihn den „Makel" seiner bürgerlich-jüdischen Abkunft nach Kinderart in der grausamsten Weise fühlen ließen, ohne daß einem der Lehrer das Martyrium des Kindes aufgefallen wäre. Er bildete unausgesetzt die Zielscheibe des allgemeinen Spottes infolge seiner verschiedenen Eigentümlichkeiten und sein Unglück wurde nun noch vermehrt durch den ihm bisher fremd gebliebenen Antisemitismus, den er ständig zu fühlen bekam. Als Einzelner war er gegen die geschlossene Masse der anderen und namentlich gegen ihre nicht seltenen tätlichen Angriffe vollkommen wehrlos, wurde immer schüchterner, schloß sich vollständig ab, was ihm auch den Vorwurf der physischen Feigheit eintrug. Dies und der strenge militärische Drill der Anstalt hatten zur Folge, daß er jede Gelegenheit benutzte, um sich namentlich von den körperlichen Übungen der Schüler soviel als möglich fernzuhalten. Nur ganz selten ließ er es zu einem offenen Kampf kommen, nachdem er sich in eine Art Wutanfall hineingesteigert hatte, wobei er wiederholt blutiggeschlagen wurde und infolge der Übermacht der anderen immer wieder den Kürzeren ziehen mußte. Die Folgen seiner fortwährenden Niederlagen zeigten sich alsbald in seinen Lernergebnissen. Diese wurden immer mangelhafter, so daß schon im Laufe des zweiten Jahrganges ein Nachhilfeunterricht einsetzen mußte, den auf Wunsch des Vaters und Anraten der Lehrer ein besonders energischer und strenger „Pädagoge" übernahm, dessen hauptsächlichste Beschäftigung im Zurechtweisen und Bestrafen des Knaben bestand. Natürlich blieb infolgedessen jeder günstige Einfluß des Nachhilfeunterrichtes aus, der auf diese Weise nur eine Mehrbelastung des Kindes mit sich brachte. Alle Bitten des Jungen, ihn in eine andere Schule gehen zu lassen, als in diese, wo seine einzige Stärke, die allgemein anerkannt wurde, der Reichtum des Vaters war, blieben bei der Einsichtslosigkeit und Eitelkeit der Eltern erfolglos.

Unter diesen Mühseligkeiten gelangte der Knabe schließlich bis zur 6. Klasse und hier schien nun durch das vernünftige Eingreifen eines Anstaltspräfekten eine günstige Wendung in seinem Schicksal eintreten zu wollen. Diesem Präfekten war es nämlich, nachdem er die Qualen des Jungen erfaßt hatte, gelungen, die feindselige Haltung der übrigen Knaben gegen den „Millionärjuden" zu mildern, und einige seiner Mitschüler machten sogar ganz schüchterne freundschaftliche Annäherungsversuche an ihn. Gerade in diesem Zeitpunkt fiel es den Eltern ein, obwohl der Junge seine jahrelange Angst vor dieser Schule bereits zu überwinden begann, ihn plötzlich doch in ein Staatsgymnasium zu versetzen. Gleichzeitig übergaben sie ihn einem Knabenpensionat zwecks Anerziehung eines weltmännischen Benehmens. Dieser Milieuwechsel wäre vielleicht von günstigem Einfluß gewesen, wenn er längere Zeit hätte einwirken können. Als man jedoch entdeckte, daß das oberste Prinzip des Pensionatsleiters bei der Erziehung der ihm anvertrauten Zöglinge ein freundschaftlich-väterliches Eingehen auf deren Interessen und Bedürfnisse sei, wurde der Knabe, damit er in bessere „Zucht" komme, in ein anderes, „strengeres" Erziehungsheim gebracht. Zur Charakteristik seines neuen Erziehers sei nur kurz eine kleine Episode erwähnt, die sich während seines Einwirkens auf den Patienten ereignete. Der Knabe, der auch hier infolge seines linkischen und schüchternen Betragens viel unter dem Spott seiner Kameraden zu leiden hatte, faßte eines Tages den unter solchen Umständen mutigen Entschluß, durchzugehen und zu den Eltern zurückzukehren. Zu Hause angekommen, bedeutete ihm aber die Mutter trotz seiner Bitten, er müsse sofort wieder zurückgehen, denn sie könne ihn heute, da sie Gäste erwarte, nicht im Hause behalten. Der Junge hatte noch so viel Mut, diese schmerzliche Niederlage zu überwinden und eine Schwester seiner Mutter aufzusuchen, die ihn seit seiner frühesten Jugend immer sehr bewundert und noch mehr verwöhnt hatte, sich aber in der momentanen Situation nicht anders zu helfen wußte, als daß sie den Pensionatsbesitzer vom Eintreffen des Knaben verständigte und es ihm freistellte, über ihn weiter zu beschließen. Eine halbe Stunde später erschien der Lehrer selbst, um ihn wieder zurückzuholen. Da sich der Junge weigerte und, als alles Bitten nichts nützte, sich auf die Erde warf und zu schreien begann, hob der Herr Direktor ihn, der damals bereits 17 Jahre alt war, kurzerhand auf und trug ihn zu dem bereits wartenden Wagen. Diese Flucht vor dem harten Erzieher war so ziemlich die letzte selbständige Tat des Patienten.

Schon in der ersten Zeit, nachdem der Knabe in die Mittelschule eingetreten war, hatte er begonnen, sich mit einzelnen Schulfächern besonders intensiv zu beschäftigen, insbesondere mit Mathematik und Geographie; diese Beschäftigung war jedoch eine überwiegend spielerische, die hauptsächlich dem Zwecke einer Zeitvertrödelung diente. So erlernte er es zum Beispiel, alle Eisenbahnverbindungen inklusive Zugabgangszeiten und Entfernung in Kilometern von Wien für jeden beliebigen, oft ganz unbedeutenden, kleinen Ort, den man ihm nannte, auswendig herzusagen, die Höhe auch wenig bekannter Berge oder die Einwohnerzahl von kaum genannten Städten prompt zu wissen. Mit dieser Beschäftigung erlangte er einerseits große Bewunderung bei seiner Umgebung, andererseits das Alibi einer ernsthaften Betätigung, wenn es galt, andere, ihm unangenehme Aufgaben zu lösen. Er hatte dadurch niemals Zeit für sportliche Betätigung, die er aus Furcht, wegen seiner Ungeschicklichkeit verlacht zu werden, mied, und dieser Trick gelang ihm auch sehr oft, indem er die Beschäftigung mit einer ernsten Wissenschaft, wie es die Geographie ja unbestritten war, einer ganz „geistlosen", rein körperlichen Betätigung vorzog. Ebenfalls dem Zwecke, einen „Nebenkriegsschauplatz" zu gewinnen, galt eine Zwangshandlung, die sich in dieser Zeit auszubilden begann. Er mußte, was immer er sprach oder las, die Buchstaben jedes Wortes zusammenzählen und die gefundene Zahl nach jedem Wort aufschreiben oder mindestens laut hersagen, eine Eigentümlichkeit, die ihm anfangs zwar Strafen von seiten der Eltern und Lehrer, später aber das größte Bedauern und Mitleid aller eintrug.

In dieser Zeit begann er auch, sich auf seine spätere vollkommene Flucht aus der normalen Sexualität vorzubereiten, wozu er bei seinem ständigen Aufenthalt in Pensionaten reichlich Gelegenheit hatte. Eine systematische sexuelle Aufklärung erfolgte überhaupt erst in seinem 18. Lebensjahr durch jenen strengen Pensionatsleiter, da er auf Wunsch seiner Mutter möglichst lange „unschuldig" erhalten werden sollte. Aus seinen später, nach vollem Ausbruch der Krankheit geäußerten Bemerkungen geht deutlich hervor, daß er in dieser Zeit nicht nur allein und mutuell masturbierte, sondern auch versuchte, sich homosexuell zu betätigen. In seinen jetzigen Wahnvorstellungen äußert er immer wieder Phrasen, die sich auf seine Furcht vor der Frau beziehen, was bei der Art der Frauen in seiner Familie nicht weiter verwunderlich erscheint. So nannte er einen Krankenpfleger, dem er sehr zugetan ist, lange Zeit hindurch „Amanda", eine Bezeichnung, die er auch öfters mit den Namen verschiedener Schulkollegen in Verbindung bringt. Die Furcht vor der Frau und noch mehr seine Minderwertigkeitsgefühle als Mann kommen deutlich zum Ausdruck in der Frage: „War ich eine gute Frau?", die ebenfalls aus dieser Zeit stammt. Dies alles läßt schließen, daß er sich sowohl aktiv als auch passiv homosexuell betätigte oder sich zumindest in Gedanken viel mit diesen beiden Möglichkeiten beschäftigte.

Unter diesen Schwierigkeiten und Hindernissen rückte das Schreckgespenst der Matura, deren „Wichtigkeit" von allen an dem Jungen Interessierten bei jeder passenden und unpassenden Gelegenheit nicht genug betont werden konnte, immer näher. Zu seinen bisherigen Methoden des Auskneifens kam eine neue. Er begann plötzlich über häufige, lange anhaltende, starke Kopfschmerzen und hartnäckige Schlaflosigkeit zu klagen. Der konsultierte Arzt verordnete vollständige Unterbrechung des Schulbesuches und radikalen Milieuwechsel. Dieser Rat wurde in der Weise befolgt, daß der Kranke mit einem Instruktor, seiner Mutter und Schwester und einem ganzen Hofstaat von Angestellten in einen sehr mondänen Kurort gebracht wurde, wo er sich aber „trotz" der unausgesetzten Ermahnungen von seiten seiner Umgebung ziemlich weitgehend besserte. Er gewann wieder etwas mehr Freude am Leben, machte ausgedehnte Wanderungen, wurde ein eifriger und nicht ungeschickter Tennisspieler, verlor viel von seinen Auffälligkeiten im Verkehr mit Fremden und zeigte sogar manchmal Interesse am Lernen, das auch in dieser Zeit nicht ganz ausgeschaltet war. Schließlich ließ er sich durch das Drängen seiner Eltern, die ihn immer wieder mit der dreijährigen Militärdienstpflicht schreckten, falls er sich nicht entschließen könnte, die Maturitätsprüfung abzulegen, doch bewegen, sich der Prüfung zu unterziehen. Es gelang ihm schließlich, allerdings unter einem kolossalen Aufwand von Nachhilfeunterricht und Protektion, die Prüfung zu bestehen. Trotz des Erfolges, den er nach außenhin errungen, konnte er dessen nicht froh werden, weil er immer wieder zu hören bekam, daß er mit weniger Protektion und Nachhilfe niemals soweit gekommen wäre.

Statt ihn nun gewähren und seinen Beruf frei wählen zu lassen, mußte er gegen seinen Willen und seine Neigungen Jus inskribieren, weil der Vater dies auch getan hatte. Damit er die Vorlesungen regelmäßig besuche, wurde ein älterer Kollege gewonnen, der ihn im Arbeiten beaufsichtigen und auf allen seinen Ausgängen begleiten mußte. Die Rache für diese seiner Meinung nach eines Akademikers ganz unwürdige Behandlung war eine absolute Indolenz dem Studium gegenüber. Er besuchte Vorlesungen, ohne ihnen zu folgen. Seine Kollegienhefte enthielten ganz zusammenhanglose Notizen, untermischt mit boshaften Randbemerkungen zu den gehörten Vorträgen, mathematischen Aufgaben, Landkarten, Fahrplänen usw. Da alle Ermahnungen und Szenen der Eltern fruchtlos blieben, er auch damit begann, den Vorlesungsbesuch durch stundenlanges Herumtrödeln beim Anziehen zu sabotieren, gaben die Eltern schließlich, nachdem sich seine Jähzornausbrüche immer mehr häuften, nach und ließen ihn mit seinem Instruktor eine größere Reise antreten. In dieser Zeit begann er über neue Zwangsvorstellungen zu klagen. So konnte er beispielsweise kein größeres Gewässer sehen, ohne zu fürchten, er werde schwindelig werden und hineinfallen. Seine Mutter, die damals am Lido weilte, zwang ihn, sie zu besuchen, um ihm diese „Dummheiten" abzugewöhnen. Er verlangte selbst, zu einem Neurologen gebracht zu werden, welcher Wunsch ihm als Ausdruck seiner „unmännlichen" Hypochondrie lange Zeit hindurch abgeschlagen wurde.

Inmitten seiner Weltreise wurde er im Ausland von der Kriegserklärung überrascht. Auf der fluchtartigen Rückkehr kamen er und sein Begleiter auf hoher See in eine vom Feind eingeschossene Zone, und die Aufregungen und Strapazen dieser überstürzten Heimreise versetzten ihm schließlich den Rest. Knapp nach der Landung in Deutschland bekam er einen schweren Tobsuchtsanfall, sprach vollkommen verwirrt, bedrohte sich und seine Umgebung, so daß sein Begleiter gezwungen war, ihn in der nächstgelegenen Irrenanstalt zurückzulassen.

Nun beginnt ein neuer Abschnitt auf dem Leidenswege des Patienten. Er erholte sich zwar nach einigen Tagen wieder vollständig bis auf eine tiefe Depression, die noch lange Zeit bestehen blieb. Er fühlte sich in seiner neuen Umgebung unter lauter ziemlich schwer Geisteskranken sehr unglücklich, schloß sich von den andern immer mehr und mehr ab, machte, als man seine Harmlosigkeit einsah, allein stundenlange Spaziergänge in den umliegenden Wäldern und litt unter schwerem Heimweh, was aus seinen Briefen hervorgeht, die er in dieser Zeit an seine Eltern schrieb und worin er immer wieder von neuem sie anflehte, ihn aus der Anstalt herauszunehmen. Vom Leiter derselben wurde ihm jede geistige Anregung durch Lektüre, nach der er oft stürmisch verlangte, entzogen, da jener der Ansicht war, er werde durch das Lesen, namentlich von Zeitungen, sehr aufgeregt, dies um so mehr, als er ein besonderes Interesse für die Kriegsberichte an den Tag legte. Auf diese Weise verfiel der Patient immer mehr und mehr in einen apathischen, einer Katatonie ähnlichen Zustand, der nur zeitweilig durch schwere Jähzornausbrüche unterbrochen wurde, in denen er sich durch stundenlanges Schreien und Schimpfen über seine Internierung Luft machte. In den Zwischenpausen schien er teilnahmslos, sprach kaum mit seiner Umgebung, vernachlässigte sein Äußeres; den Gedanken an eine baldige Heimkehr mußte er notgedrungen aufgeben, da seine Eltern, in der Absicht, ihn dadurch vor einer Kriegsdienstleistung zu bewahren, hartnäckig auf seiner Internierung bestanden. „Lieber würde ich noch an die Front gehen, als dieses Leben hier weiter ertragen zu müssen", schrieb er immer wieder nach Hause. Wenn diese Bemerkung auch nicht allzu wörtlich zu nehmen ist, so beinhaltet sie unter den gegebenen Umständen und den absolut konservativen Ansichten, in denen der Patient erzogen worden war, einen Rest von Mut. In Intervallen von 1—1½ Jahren besuchte ihn eines der Familienmitglieder für wenige Tage. Nach jedesmaliger Trennung trat immer eine Verschlimmerung des Zustandes ein. Mit dem Versprechen, nach Eintritt des Friedens in die Heimat zurückkehren zu dürfen, vertröstet, blieb doch immer alles beim alten. Denn da nach dem Umsturz in seiner engeren Heimat die Einrückungsgefahr nicht geschwunden war, dachten die Eltern garnicht daran, ihr Wort zu halten.

Nach fast 5jähriger „Gefangenschaft" in der geschlossenen Anstalt, als sich die Eltern nicht mehr verhehlen konnten, daß sie es mit einem schwer Kranken zu tun hätten, bestimmten sie, daß eine langjährige Angestellte des Hauses, die er seit seiner Kindheit gekannt hatte, die aber für den Zustand des Kranken nicht das geringste Verständnis besaß, zu seiner Gesellschaft und Pflege bei ihm leben sollte. In den vier Jahren des Zusammenlebens mit dieser Frau verfiel der Patient schließlich in völlige geistige Umnachtung. Es bildeten sich allmählich alle Symptome aus, die bei einer Schizophrenie überhaupt zu beobachten sind. Nicht wenig mag zu diesem Verfall die ganz unsinnige Behandlung von seiten seiner Gesellschafterin beigetragen haben. Ihr vorgerücktes Alter sowie ihr langjähriger Aufenthalt in der Familie des Patienten brachten es mit

sich, daß sie auch in der Irrenanstalt bestrebt war, das mit ihr verwachsene
Autoritätsprinzip bei dem Kranken durchzusetzen. Dazu kam noch, daß sie
in ihm noch immer den kleinen Knaben von einst sah und sich angewöhnte,
ihn, da sie ihn anders nicht zur Ordnung und zu manierlichem Essen bewegen
konnte, täglich zu waschen und anzukleiden und ihn mit dem Löffel zu füttern.
Die verheerenden Folgen einer solchen Behandlung mußten daher selbstverständlich eintreten.

Erst nachdem der Karren soweit verfahren war und der Patient als vollkommen aufgegeben betrachtet wurde (schon seit seinem vierten Lebensjahre
hatte er für abnormal gegolten), begannen die Eltern nach einem neuen
Behandlungsweg zu suchen.

Er verbrachte fast ein Jahr auf den angesehensten psychiatrischen Kliniken
Deutschlands und wurde, als sich noch immer keine Änderung zeigte, schließlich zu einem letzten Versuch und da man nichts Anderes mit ihm anzufangen
wußte, in eine hiesige Privatirrenanstalt mittelalterlichster Type gesperrt,
die ihm den Rest gab. Die Behandlung, die bisher, wenn auch mit ungeeigneten, so doch menschlichen Mitteln geführt worden war, beschränkte sich
jetzt auf Zwangsjacke und Gitterbett. Eine ungenügende Verpflegung, ein
gewissenloser Pfleger brachten ihn schließlich, der vorher wenigstens physisch
in einem relativ guten Zustand gewesen war, auch in dieser Beziehung in
kurzer Zeit vollkommen herunter, so daß er in jeder Richtung total verwahrloste. Auch die Familie trug dazu nicht unwesentlich bei. Sie bestimmte bei
seiner Übersiedlung zwecks besserer Geheimhaltung der „Schande", als welche
sie den geisteskranken Sohn betrachtete, kurzerhand, daß er an seinem neuen
Aufenthaltsort nicht mit seinem Familiennamen, sondern mit dem seiner früheren
Gesellschafterin angesprochen werde. Man kann sich leicht vorstellen, welchen
Eindruck dieser plötzliche Namenswechsel auf den Patienten machen mußte,
der sich auf diese Weise von der Familie, die für ihn nie viel mehr als Ermahnungen
und Vorwürfe übrig gehabt hatte, nun vollkommen verleugnet und ausgestoßen
sah. Er mag wohl die ganze Härte des Gefühles empfunden haben, der Schandfleck in der Familie gewesen zu sein, ohne selbst daran Schuld zu tragen. In
dieser Zeit stellte sich sein altes „Leiden", das Bettnässen, wieder ein und nur
einem zufällig glücklich getroffenen Pflegerwechsel war es zu danken, daß er
körperlich nicht vollkommen vertierte. Sein neuer Pfleger brachte ihn allmählich unter den größten Schwierigkeiten und vollständiger Hintansetzung
seiner eigenen Person wenigstens physisch in eine so gute Verfassung, daß er
ohne weiteren Schaden 5 Fieberkuren, die ihm in mehrmonatigen Intervallen
immer wieder appliziert wurden, überstand. Da dem Pfleger aber von keiner
Seite irgend eine Unterstützung bei seiner schweren Arbeit zuteil wurde, er
auch psychotherapeutisch nicht geschult war, so konnte er den vollkommenen
geistigen Verfall des Kranken bei aller Hingabe nicht verhindern. Er war auch
der einzige Mensch, von dem der Patient in dieser Zeit freundliche Worte zu
hören bekam, da in psychischer Hinsicht von seiten der Anstalt nicht das
geringste Verständnis für die Bedürfnisse des Patienten aufgebracht wurde.
Nach mehr als zweijährigem Aufenthalt in dieser erniedrigenden Umgebung
lernte ich ihn kennen.

Er zeigte damals das Bild eines vollständig mutlosen, an den Mitmenschen
verzweifelnden, absolut unselbständigen Wesens. Er ließ sich mechanisch wie
ein Automat von seinem Pfleger in allem und jedem dirigieren, sprach nie
spontan ein lautes Wort, antwortete auf alle Fragen nur mit ja oder nein,
äußerte niemals selbständig einen Wunsch, außer wenn er Durst oder Hunger
hatte oder rauchen wollte. Stundenlang saß er unbeweglich auf einem Fleck
oder stand am Fenster und starrte in die Ferne oder lief im Garten am Arm

seines Pflegers in leicht gebückter Haltung immer die gleichen Wege auf und ab. Zwischendurch bekam er, scheinbar vollkommen unmotiviert, seine Schrei-anfälle, die immer in der gleichen Weise verliefen. Er begann im Zimmer auf und abzulaufen, dann verkrampfte er die Finger, knirschte mit den Zähnen und begann zu grimassieren. In dieser Phase des Anfalles ließ er sich, gewöhnlich vollkommen widerspruchslos, die Zwangsjacke anlegen und begann dann mit un-geheurem Stimmaufwand, die einzelnen Worte und Sätze immer wiederholend, zu schreien, wobei er inhaltlich bei jedem Anfall immer die gleichen Phrasen brachte. Ein solcher Anfall dauerte gewöhnlich $1/_2$—3, manchmal auch 5 Stunden, wiederholte sich zeitweise auch 3—5mal täglich und auch in der Nacht. Sehr häufig pflegte der Patient zu onanieren und betrieb diese Beschäftigung dank seiner früher erwähnten Technik auch trotz Beschränkung durch die Zwangs-jacke. Außerdem zeigte er eine ganze Reihe von Zwangshandlungen, die er in bestimmten Intervallen immer wieder ausführte, z. B. tiefe Kniebeugen, oder er legte sich platt auf den Boden oder salutierte, oder hielt sich mit beiden Händen die Ohren zu, oder bückte sich plötzlich während des Gehens und strich mit den Fingern ein paarmal durch den Sand und dann an seinem Genitale vorbei. Alle diese Zwangshandlungen hatten anscheinend gar keinen Sinn oder Zweck, doch zeigte sich auch hier nach genauerer Kenntnis der Persönlich-keit die Unstichhältigkeit dieser Behauptung.

Bei meinen ersten Besuchen schien er von mir keinerlei Notiz zu nehmen, reichte mir auf Kommando seines Pflegers die Hand oder bot mir einen Platz an, im übrigen benahm er sich in meiner Anwesenheit ebenso, wie wenn ich nicht zugegen war. Den ersten Kontakt fand ich, als ich einmal für wenige Augen-blicke mit ihm allein blieb und er mich, wie sonst seinen Pfleger, spontan an-redete: „Hast du noch eine Zigarette?" Ich bedeutete ihm, er solle sich aus meiner auf dem Tisch liegenden Tasche selbst eine nehmen, worauf er zunächst eine ganze Reihe von Zwangshandlungen ausführte, wiederholt um den Tisch herumlief und schließlich doch, wenn auch mit einiger Unbeholfenheit, der Tasche das Gewünschte entnahm. Nachdem er nach einigen aufmunternden Worten die Zigarette auch selbst angezündet hatte, blieb er plötzlich mit ganz verklärtem Gesicht vor mir stehen und sprach ganz leise, indem er gleichzeitig einen ungeschickten Versuch machte, mich zu streicheln: „Bist du wirklich so gut zu mir?" Diese kleine Episode zeigt ganz deutlich den ungeheuren Grad von Entmutigung, bis zu dem der Patient gefallen war. Als ich ihn aber schließlich noch aufforderte, die Zündhölzchen in meine Tasche zurückzulegen, wobei er sie fallen ließ, geriet er darüber in eine solche Aufregung, daß er wenige Minuten später einen Anfall bekam.

Des besseren Verständnisses halber sei hier ein Stück eines solchen wörtlich angeführt. Nach den üblichen, bereits geschilderten, einleitenden Bewegungen, wie Grimassieren, Zähneknirschen usw. begann Patient plötzlich zu schreien: „Doktor N. N. (Name des Vaters, dessen Nennung er mit einem Ausspucken begleitete). — Gegen das Stubenmädchen K. E. habe (trotz der andersartigen Meinung der Angehörigen besteht die größte Wahrscheinlichkeit, daß Patient im Alter von 15—16 Jahren erfolglose Annäherungsversuche an diese An-gestellte seiner Mutter gemacht habe). — Keine Ansprüche an U. N. (seine frühere Gesellschafterin) habe — Gekündigt — Ich bin euch nicht zugetan — Ihr kennt mich nicht im mindesten — Ihr schneidet mir nicht den Bart ab? (Patient äußerte später wiederholt: „Ich will ein Weib sein"!) — Es scheint euch sehr gut zu gehen! — Ihr seid mutiger als ich. — Gott dem Herrn für alles danken — Bitte mir das sofort zu dokumentieren — Keine 2 Pfennige bekommt ihr — Letzte Tagung — Schneidet mir den Penis ab! (siehe früher). Unterzu-gehen, das ist fürchterlich! — Wenn ihr so dumm seid, ja! — Doktor N. N. —

Hoch die liberale Partei! — Ihr habt im Palazzo J. (sein damaliger Aufenthalt)
nichts zu suchen! — Ich werde nie mehr onanieren! — Ich habe keinen von
euch gerufen! — Ich will euch nicht haben! — Ihr habt nichts hier zu suchen!
— Ich zeihe euch des Verbrechens der Majestätsbeleidigung! (schon seit Ausbruch seiner Erkrankung äußerte Patient zeitweilig die Größenidee, er sei
der Thronfolger oder der Kaiser Wilhelm, was sich daraus erklärt, daß er in
seiner Kindheit, wie schon erwähnt, scherzweise der Kronprinz oder der Thronfolger genannt wurde). — Schneid mir das ab! (den Penis) — Du sollst mich
beißen! — Packt euch! — N. N. abzudanken! — Was meint ihr, ihr seid Gott
der Heerscharen? — Ich werde euch gleich enterben! — Ich will euch nicht
haben! — Ich werde dir das Doktorat entziehen! (dem Vater) — 42 Stunden zu Sklavenarbeit verurteilt! — Ihr seid alle Bourgeois! — Ich sage euch
vieles nach! — Ich kenne euch nicht! — Nichts zu suchen! — Multimilliar-
däre! — Abgerechnet! — Packt euch! — Zum Teufel hinein, was wollt ihr von
mir, gnädiger Herr! (der Vater) — Ihr kindischen Trottel, ihr! — Ich kenne
euch kaum! — Ich kenne euch nicht! — X. X. (Name der Mutter) — Ich
kenne euch nicht! — Frau U. N. gekündigt! — Nichts zu lachen! — Das bitte
ich mir aus! — Geladen, Setzet an, Feuer! — Marsch! — Zu entfernen! —
Im Namen des Gesetzes! — Zum Tode durch den Strang! — Vittorelli m. p.
(ehemaliger Justizminister) usw.

Dabei pflegte er jeden dieser abgerissenen Satzteile mehrfach zu wiederholen.
Wie schon aus diesem kurzen Bruchstück ersichtlich, kehren die gleichen Phrasen
immer wieder. In ein normales Deutsch übertragen wollte er ungefähr sagen:
„Ich hasse meinen Vater, denn er erklärte, ich dürfe keinerlei sexuelle Ansprüche,
weder an das Stubenmädchen K. E. noch an Frau U. N. stellen. Ich kündige
deshalb ihm und allen andern die Freundschaft, bin der Familie nicht zugetan,
denn sie versteht mich nicht im mindesten. Vielleicht würde man mir als Frau
weniger Unrecht tun oder geringere Ansprüche an mich stellen. — Meiner Familie
scheint es ja sehr gut zu gehen, denn sie sind alle mutiger als ich, aber ich
werde es ihnen schon zeigen! wenn ich erst etwas zu reden haben werde, bekommt
keiner von ihnen auch nur 2 Pfennige von mir, das kann ich ihnen schriftlich
geben! — Unterzugehen durch die Dummheit der andern ist fürchterlich, aber
es wäre nicht nötig, wenn man mich liberaler behandeln würde. Mein Vater hat
hier nichts mehr zu suchen, denn er ist schuld daran, daß ich hier eingesperrt
bin. Und vielleicht ist auch meine Onanie mit schuld, ich will auch nie mehr
onanieren, denn die Onanie schwächt mich und macht mich zum Weibe. Da
wäre es ja noch besser, wenn ich von Haus aus ein solches geworden wäre,
denn dann wäre mir dies Alles erspart geblieben. Aber meine Zeit wird auch noch
kommen, denn mein Vater, der sich einbildet, ein Gott zu sein, wird doch noch
einmal abdanken müssen, und dann werde ich, der Nachfolger und Erbe, den
ihr jetzt so schwer kränket, euch schon den Herrn zeigen! Ich werde meine
ganze Familie entrechten, es durchsetzen, daß mein Vater den Doktortitel
verliert, dessen Mangel bei mir immer die Ursache von Vorwürfen war. Ich
weiß genug Dinge über meine Angehörigen, womit ich ihnen schaden könnte.
Sie erniedrigen mich zum Sklaven und sind dabei selbst lauter Bourgeois. Ich
werde mit diesen Multimilliardären noch abrechnen, ich will sie nicht mehr
kennen, diese kindischen Trottel! Besonders meine Mutter und Frau N. werden
nichts zu lachen haben, wenn sie der Justizminister über meine Veranlassung
zum Tode verurteilen wird . . . .

Alle diese Zusammenhänge wurden mir natürlich erst viel später klar,
nachdem ich den Patienten längere Zeit hindurch beobachtet und eine Reihe
von Details aus seiner Vergangenheit in Erfahrung gebracht hatte. Inhaltlich
spielten sich alle seine Anfälle immer nach dem gleichen, oben erwähnten

Schema ab, nur die Reihenfolge und Affektbetonung der einzelnen Phrasen wechselte.

Nachdem sich der Patient einigermaßen an mich gewöhnt hatte und mich ebenso behandelte wie seinen Pfleger, nahm ich ihn aus der geschlossenen Anstalt heraus und brachte ihn in eine eigens für diesen Zweck adaptierte Wohnung, in der er sich frei bewegen konnte.

Vor der Abfahrt nach seinem neuen Bestimmungsort weigerte er sich plötzlich, sein Zimmer zu verlassen, führte eine ganze Reihe von Zwangshandlungen auf, um die Abfahrt zu verzögern. Dies erschien einigermaßen unverständlich, da er sich ursprünglich anscheinend sehr darauf gefreut hatte, was er mir, so oft ich auf seine Übersiedlung zu sprechen kam, damit auszudrücken versuchte, daß er mir am Schlusse meiner Ausführungen jedesmal versicherte: „Du bist eine feine Maid." Schließlich gab er selbst den Schlüssel zu seinem Widerstand, denn nachdem ich ihm bereits zum X-tenmale versichert hatte, er solle seine Freiheit wieder gewinnen und an einen sympathischeren Ort übersiedeln, schrie er plötzlich in höchster Verzweiflung: „Man will mich wieder hineinlegen!" Nachträglich erfuhr ich, daß es die Gewohnheit seiner Mutter sei, die Motive aller ihrer Handlungen und diese selbst immer möglichst zu verheimlichen oder falsch darzustellen und sich immer mit einer Art Geheimniskrämerei wichtig zu machen. Bei allen früheren Ortsveränderungen des Patienten hatte sie ihm vorher jedesmal weitschweifige und gänzlich unwahre Erklärungen gegeben, auch alles Mögliche versprochen, und immer wieder war es für ihn eine Enttäuschung geworden, daher sein begreifliches Mißtrauen auch mir gegenüber. Auf der Fahrt war er ruhig und heiter, sprach kaum ein Wort, klatschte nur von Zeit zu Zeit freudig in die Hände wie ein kleines Kind und war bemüht, mir in seiner kindlichen Art seine Dankbarkeit auszudrücken, obwohl ich ihn immer wieder darauf verwies, daß er all das Neue nur seiner Mutter zu verdanken habe, deren Anwesenheit bei der Übersiedlung er gar nicht beachtete. Auf unsere Fragen nannte er alle Orte, größeren Straßen und öffentlichen Gebäude, welche wir passierten, vollkommen richtig, wiewohl er sie seit mehr als 10 Jahren nicht gesehen hatte.

Bei seinem ersten Ausgang ins Freie machte er ein ganz strahlendes Gesicht, als er das weit offene Gartentor erblickte, und wagte es anfangs nicht auf die Straße zu treten. Er blieb ganz ratlos stehen und sagte schließlich, nachdem ich ihn mehrfach ermuntert hatte, mit leiser Stimme: „Also du willst wirklich mit mir spazieren gehen, ganz weit weg spazieren gehen?" Als ich dies bejahte, umarmte er den Pfleger und mich stürmisch und drängte uns zum Tor hinaus. Unterwegs las er alle Firmenschilder und Plakate, anscheinend mit großem Interesse, laut vor und benahm sich im übrigen vollkommen unauffällig. Als wir aber den Wald erreichten, begann er rascher zu gehen, war uns immer um einige Schritte voraus ohne sich umzusehen, und warf sich plötzlich auf den Boden, den er stürmisch küßte. Dann wieder sprang er auf und umarmte wortlos abwechselnd uns und die Baumstämme. Es war ganz klar, daß er uns durch sein Gehaben seine Dankbarkeit für die wiedergewonnene Freiheit ausdrücken wollte, die ihm bei dieser Gelegenheit zum erstenmal zum Bewußtsein kam.

Im übrigen benahm er sich in den ersten Tagen kaum anders als in der Irrenanstalt, nur seine Jähzornausbrüche blieben in der ersten Zeit vollkommen aus.

Noch eine Eigentümlichkeit soll hier erwähnt werden, die für den Kranken charakteristisch war. Seit seiner für ihn so verhängnisvollen Umbenennung hatte er die Gewohnheit angenommen, alle Menschen, mit denen er in Berührung kam, ebenfalls umzutaufen. Entsprechend seiner Wahnvorstellung, der Thronfolger oder der Kaiser Wilhelm zu sein, umgab er sich dabei mit einem ganzen

Hofstaat. Auch ich wurde nun in dieser Weise in diese seine Wahnvorstellung einbezogen. Doch nannte er jeden einzelnen von uns konsequent mit gleichem Rang und Namen, so daß eine Verwechslung der Personen von seiner Seite auszuschließen war. Durch dieses Manöver hatte er sich für das Vorgehen seiner Familie nicht nur gerächt, sondern sie sogar übertroffen, denn er war noch radikaler vorgegangen.

Allmählich begann er etwas mehr Vertrauen zu seiner neuen Umgebung zu fassen, was sich darin äußerte, daß er gesprächiger wurde. Er saß nicht mehr stumm und unbeweglich an einem Ort, sondern ging sehr viel herum, wagte es auch, die herumliegenden Gegenstände zu berühren oder sogar zu untersuchen, sich selbst eine Zigarette oder etwa Eßbares zu nehmen. Aber in demselben Verhältnis als sein Mut, wenn auch ganz langsam und nur für den Geübten wahrnehmbar, wuchs, stellten sich seine Jähzornausbrüche wieder ein und zwar nur dann, wenn er durch irgend einen Umstand an seine frühere Situation erinnert wurde oder wenn er den geringsten Grund zum Mißtrauen zu haben glaubte. Doch war es ein unleugbarer Beweis seines Verständnisses für die veränderte Lage, daß er sowohl in seinen Schreiausbrüchen als auch in den Selbstgesprächen während der ruhigen Phasen Bemerkungen einflocht, die auf das neue Milieu Bezug hatten und die er früher niemals geäußert hatte, z. B.: „Warum sind Sie jetzt so gut zu mir?" Oder: „Ich habe mich früher nie ausgesprochen." Oder: „Ich will hier ewig leben!" Nach einem Besuch seiner Mutter, der ihm deutliches Mißbehagen verursacht hatte, sagte er: „Die freundlichen Angriffe wurden heute soeben wieder eingestellt." Ein anderesmal sagte er: „Wie froh bin ich, daß ich erlöst bin!", und mit Bezug auf seine Mutter: „Abgerechnet! — Mische man sich nicht ein! — Eine Egoistin, sie hat mir alles zerstört! — Ich will, daß die Mutter stirbt! — Ich bitte dich, bring sie um, erschlage meine Mutter!"

Hie und da begann sich auch ein Ansatz von Krankheitseinsicht zu zeigen. Während er früher im Anfall immer wieder geäußert hatte: „Ich bin vollkommen gesund, aber man hat mich eingesperrt!", wurden diese oder ähnliche Bemerkungen immer seltener und an ihre Stelle traten neue, z. B.: „Ich bin krank, Herr Professor! — Ja Menschenskind, du weißt ja nicht, wie krank du bist!"

Entsprechend den behördlichen Vorschriften waren wir gezwungen, für jede Eventualität eine Reihe von Sicherheitsvorkehrungen zu treffen, die geeignet waren, den Patienten in seiner Freiheit nötigenfalls sofort zu beschränken. Seine Reaktion darauf war, als er dies entdeckte, eine ganz eklatante. Er bekam einen regelrechten Tobsuchtsanfall, wurde aggressiv, demolierte seine Zimmereinrichtung fast vollständig und konnte nur unter Anwendung von Narkotizis nach mehr als einstündigem Toben beruhigt werden. Der Anfall war dadurch ausgelöst worden, daß der Patient die Sicherheitskette entdeckt hatte, die wir an seiner Türe angebracht und über Nacht in Aktion gesetzt hatten. Die Vehemenz des Anfalles erklärt sich daher, daß der Patient in den drei Wochen, die er bereits in Freiheit verbracht hatte, an Mut und Selbstvertrauen bereits zugenommen hatte, ohne es aber erlernt zu haben, seinen Mut in nützlicher Weise zu betätigen. Dieser Anfall dürfte der schwerste gewesen sein, den Patient jemals gehabt hatte. Er war auch der einzige, bei dem ich, und zwar hauptsächlich aus Sicherheitsgründen für die Umgebung, Narkotika in Anwendung bringen mußte. Im übrigen beschränkte ich mich bei der Anwendung von Medikamenten auf die Verabreichung von Schlafmitteln (meist Paraldehyd), die aber dem Patienten niemals aufgedrängt wurden.

Es folgte nun neuerlich eine Phase vollkommener Stumpfheit, die demjenigen Zustand glich, in welchem ich den Patienten kennen gelernt hatte, doch blieb

sie nicht von langer Dauer. Nach etwa zwei Wochen schon war die relative
geistige Regsamkeit, wie sie vor dem großen Anfall bereits bestanden hatte,
wieder erreicht. Patient war wieder sehr mitteilsam, sprach in der anfallsfreien
Zeit entweder außerordentlich laut oder ganz leise flüsternd, ungemein viel
mit sich selbst, wobei die Reden, die er führte, sich meist auf seine eigene Vergangenheit bezogen. Anscheinend waren sie ganz zusammenhanglos, bei näherer
Untersuchung aber ganz ähnlich aufzulösen, wie der früher beschriebene
Anfall. Ich erfuhr auf diese Weise sehr viele Details aus seiner Vergangenheit,
deren Richtigkeit mir nachträglich von der Mutter fast ausnahmslos bestätigt
wurde.

Einzelne Bemerkungen aus dieser Zeit möchte ich, weil besonders illustrativ,
hervorheben. So fragte er einmal den Pfleger: „Warst du auch im ..... (Name
der Militärmittelschule)?“, und als dieser verneinte, meinte er: „Dort ist es
nicht .....“ und nach diesen Worten legte er höchst ausdrucksvoll den Finger
an den Mund. Er hatte nicht den Mut, die beabsichtigte abfällige Kritik zu Ende
zu sprechen.

Als Zeichen seines wachsenden Mutes konnte ich eine andere sehr hübsche
Beobachtung machen. In der ersten Zeit, nachdem er zu sprechen begonnen
hatte, war es ihm zur Gewohnheit geworden, daß er alles, was er tat, auch seine
Zwangshandlungen, mit ganz bestimmten Phrasen, die immer in Form eines
Fragesatzes vorgebracht wurden, ankündigte, z. B.: „Werde ich da abbeißen?“,
oder: „Werde ich ein Glas Wasser trinken?“, oder: „Werde ich diesen Sessel
besteigen?“, oder: „Werde ich dreimal knicksen?“ (damit meinte er seine
tiefen Kniebeugen) usw. Indem er diese Fragen aussprach, führte er die jeweils
angekündigte Handlung auch schon aus. Schon wenige Wochen später änderte
sich diese Erscheinung, er hörte auf zu fragen und setzte dafür Behauptungen.
Er sagte also: „Ich will eine Zigarette rauchen“, „Ich will spazieren fahren“,
usw. Das wachsende Selbstvertrauen ist in diesem Wandel unverkennbar.

Sehr charakteristisch ging aus seinem ganzen Betragen auch sein maßlos
übertriebener Ehrgeiz hervor. Es ist schon früher erwähnt worden, daß Patient
ganz unglaubliche Geographiekenntnisse besitzt, und um ihm wenigstens zeitweilig das Gefühl der Überlegenheit über uns zu verschaffen, pflegten wir bei
jeder passenden Gelegenheit irgendwelche Fragen an ihn zu richten, die mit
Geographie in irgendeinem Zusammenhang standen. Meist pflegte er sie dann
absolut richtig zu beantworten und freute sich sehr, wenn wir seine Kenntnisse
belobten. Konnte er aber einmal eine Frage nicht beantworten, so hätte er dies
niemals zugegeben, sondern ging entweder aus dem Zimmer oder machte irgendwelche Zwangsbewegungen oder, besonders wenn er schlecht gelaunt war,
konnte sogar eine solche Frage einen Anfall auslösen. Nach fast 2 monatigem
Zusammenleben antwortete er bei einer ähnlichen Gelegenheit zum erstenmal:
„Da verlangst du zuviel von mir, woher soll ich das wissen!“

Ungefähr in die gleiche Zeit fällt das Auftauchen einer ganzen Reihe neuer
Eigentümlichkeiten, die deutlich sein gutes Auffassungsvermögen beweisen.
Er hatte die veränderte Tendenz in seiner Behandlung klar erkannt und fürchtete
nun, unversehens doch ein wenig aus der Sicherung seiner Krankheit heraus-
gelockt zu werden. Er schloß sich daher oft in sein Zimmer ein und blieb stundenlang allein, simulierte auch manchmal Schlaf, wenn wir versuchten, ihn in unsere
Gesellschaft zu ziehen. Dazu sagte er öfters: „Ziehen wir uns ins Privatleben
zurück“. Als ich einmal bei einer solchen Gelegenheit trotzdem an seinem Bette
sitzen blieb, schrie er mich plötzlich an: „Ich hab dich sehr lieb, aber laß mich
schon in Ruhe!“

Manchmal zeigte er auch ganz kleine Ansätze eines erwachenden Gemeinschaftsgefühles, faßte z. B., als ich einmal an einer der gemeinsamen Mahlzeiten

nicht teilnehmen konnte, eine Schüssel mit einem seiner Lieblingsgerichte, rannte damit in mein Zimmer und machte ein ganz unglückliches Gesicht, als er mich nicht vorfand. Manchmal war es möglich, ihn zum Vorlesen oder zu einem Spiel heranzuziehen, wobei er sich immer sehr freute, wenn wir ihn, ohne daß er es merkte, gewinnen ließen. Doch hatte er gewöhnlich schon nach kurzer Zeit die Lust an diesen Beschäftigungen verloren und stand fast immer mit der Bemerkung auf: „Ich bin kein Spielverderber". Er fürchtete unsere Kritik in diesem Sinne und wollte uns auf diese Weise zuvorkommen, oder er sagte: „Ich bin müde, liebes Kind!", ohne daß dies wirklich der Fall gewesen wäre. Wenn er irgendeinen Grund zur Unzufriedenheit zu haben glaubte, so war seine ständige Phrase: „Brutalerweise mißbraucht". War er mit mir zufrieden, oder wollte er mir für etwas danken, so sagte er: „Ich will dich zur Frau haben!", wollte er mir dagegen sein Mißfallen ausdrücken, so hieß das: „Ich will dich zur Frau haben ..... nicht um die Burg!", oder: „Ich will die M. W. (eine Bekannte aus früherer Zeit) zur Frau haben". Mit wachsendem Mut änderte er diese Phrase dahin ab, daß er sich zu sagen angewöhnte: „Ich will dich nicht zur Frau haben". Wenn er das Gefühl hatte, in irgendeiner Weise in seiner Freiheit beschränkt zu sein, so hieß das: „Hier meine Reichsgrenze", oder kurzweg nur: „Reichsgrenze".

Eines Tages sagte er ganz unvermittelt: „Heute ist der Übergang vom Pessimismus zum Optimismus — oder soll ich noch weiter den Pessimisten spielen?", und als ihn darauf der Pfleger fragte, wann denn die Komödie endlich einmal ein Ende nehmen werde, antwortete er: „Entweder jetzt oder nie". Von diesem Tage an war tatsächlich insoferne eine Besserung zu verzeichnen, als seine Anfälle seltener und von kürzerer Dauer wurden. In bezug auf seine Vergangenheit gebrauchte er oft den Satz: „Schönstes 17. Jahrhundert liegt hinter mir", und etwas später zu mir: „Ich habe dir furchtbar viel Anregung zu verdanken". Von sich selber pflegte er zu sagen: „Ich bin ein Trottel. — Ich bin ein Idiot. — Wir begehen ja Fehltritte auf Fehltritte. — So meschugge bin ich nicht mehr. — Ich begehe ja Übelmut auf Übelmut. — Herr ich weiß mehr als ich rede. — Ich bin feig, das wissen wir schon, aber mach mir keine Vorwürfe!"

Einen Beweis für seine gute Beobachtungsgabe lieferte er gelegentlich eines Kontrollbesuches des Oberbezirksarztes. Ich war bemüht, die Aufmerksamkeit des Besuchers von dem Patienten im Interesse seiner Freiheit abzulenken, was der Kranke nicht weiter zu beachten schien. Kaum war jedoch der Oberbezirksarzt aus dem Zimmer gegangen, als er auf mich zutrat und trocken bemerkte: „Bin ich noch immer meschugge?" — und in bezug auf mein Benehmen während des Besuches: „Du bist eine strebsame Maid!" Als ihn der Pfleger einmal anrief: „Kommen Sie her, Freunderl", antwortete er: „Ich bin nicht dein Freunderl, sondern dein Freund, und Freundschaften kann man auch kündigen".

Nach 3 monatigem Beisammensein ergab sich die Notwendigkeit eines Wohnungswechsels. Auf der Fahrt nach dem neuen Bestimmungsort verlangte er wiederholt in kategorischem Ton zurückzukehren, was zunächst unverständlich erschien. Knapp vor dem Ziel gab er uns aber selbst die Erklärung durch seine Äußerung: „Amtlich wird verlautbart: Wieder bei S. (das strenge Knabenpensionat) eingerückt", und beim Betreten der neuen Wohnung: „Paß auf, gleich wird S. erscheinen." Er war ziemlich unruhig, blickte ängstlich hinter jede Tür und äußerte die Befürchtung, wieder eingesperrt worden zu sein. Allmählich beruhigte er sich, als er sah, daß nichts dergleichen geschah, und sagte schließlich ganz erleichtert: „Es ist doch gut, daß wir echappiert sind, ich will hier ewig leben."

Nachdem er sich in seiner neuen Umgebung einigermaßen eingelebt hatte, trat eine langsame, aber ganz auffällige Besserung des Allgemeinzustandes ein. Er gewöhnte sich daran, manierlicher zu essen, er lernte es, sich zum großen Teil selbst anzukleiden, seine Zwangsbewegungen wurden immer seltener und verschwanden schließlich ganz. Er nannte uns alle mit unseren richtigen Namen, hörte auf, uns zu duzen, seine Selbstgespräche wurden immer seltener, dafür aber auch für den Nichteingeweihten zusammenhängender und hörten schließlich ganz auf. Auf alle an ihn gerichteten Fragen antwortete er fast ausnahmslos sinngemäß. Er unternahm mehrstündige Ausflüge zu Fuß, war imstande, kleine Besorgungen selbst zu machen, las mit großem Interesse die Zeitung, besuchte das Kino und Restaurant, fuhr in der Straßenbahn und benahm sich bei allen diesen Gelegenheiten vollkommen unauffällig. Dabei zeigte er ungemein lebhaftes Interesse auf den verschiedensten Gebieten und schien bestrebt, die geistige Lücke, die in den letzten Jahren entstanden war, auszufüllen. Er hörte immer wieder mit größter Aufmerksamkeit Erklärungen über die technischen Erfindungen der jüngsten Zeit an. Besonders das Radio schien einen großen Eindruck auf ihn zu machen, denn er stellte immer wieder Fragen in dieser Richtung. Der Umsturz und seine Folgen, die derzeitigen politischen und geographischen Verhältnisse, die Verfassung der österreichischen Nachfolgestaaten, die hiesigen Theaterverhältnisse bildeten immer wieder den Gegenstand seiner Erkundigungen. Er legte großes Gewicht auf ein tadelloses Äußeres, wobei er die Auswahl seines Anzuges immer selbst besorgte. Einmal schrieb er spontan eine Karte folgenden Inhaltes an seinen Vater: „Lieber Vater! In den letzten Tagen nichts besonderes Neues. Von Haus her keine Nachrichten, außer einem Brief der Tante X. von Mitte November 25. Ungeheuer heftige Kälte, trotzalledem fanden an allen Tagen Spaziergänge statt. — Noch immer vielfach heftige Schreckträume, das Befinden bessert sich indes zusehends! — Die Gliedschmerzen dauern noch teilweise an (diese Bemerkung bezieht sich auf eine ganz unbedeutende Verletzung, die er sich einige Zeit vorher beim Onanieren zugezogen hatte). — Es würde mich sehr freuen, wenn Du mir bald Nachrichten zukommen ließest. Beste allseitige und herzlichste Grüße sendet A." Dieses Schreiben war ohne jede Hilfe vollständig fehlerfrei zustande gekommen. Die Schrift selbst war auffallend klar und deutlich und unterschied sich, rein graphologisch gesprochen, deutlich von seiner früheren Kritzelei. Charakteristisch daran war ein gewisser Optimismus und eine ziemlich hochgradige Unsicherheit.

Leider blieb diese glänzende Verfassung des Kranken nur von kurzer Dauer. Nach kaum 4 Wochen trat ein schwerer Rückschlag ein, der durch ein äußeres Erlebnis ausgelöst wurde. Gelegentlich eines Spazierganges traf er zufällig einen Arzt der Irrenanstalt, in der er sich zuletzt befunden hatte, und dieser redete ihn mit dem Decknamen an, unter dem er in der Anstalt geführt worden war. Der Patient schien zwar etwas betroffen, benahm sich aber bis zu seiner Rückkehr von diesem Ausgange noch vollkommen unauffällig. Zu Hause angekommen trat aber kurze Zeit darauf der Umschwung ein. Er griff sich plötzlich an den Kopf, der Gesichtsausdruck veränderte sich und mit den Worten: „Was ist das? Träume ich oder ist es Wirklichkeit? Ich bin doch der A., nicht der U.!", setzte er mit einem wirren und sehr erregten Selbstgespräch ein, das sich allmählich bis zu einem schweren und langen Schreianfall steigerte. Alle Bemühungen ihn abzulenken blieben erfolglos. Alle seine früheren Eigentümlichkeiten waren fast vollständig wieder zurückgekehrt und es dauerte fast 3 Monate, bis wieder leichte Ansätze einer Besserung wahrnehmbar wurden, doch konnte man in dieser ganzen Zeit immerhin eine Reihe von Details feststellen, durch die er sich jetzt von seinem ursprünglichen Zustand unterschied. Eine Menge von Kenntnissen, die er sich in der Remission angeeignet hatte, verflocht er nun in seine Monologe. Psychologisch sehr interessant war die Tatsache, daß er uns jetzt alle mit richtigen Namen nannte, ausgenommen den einen Pfleger, der ihn noch in der Irrenanstalt betreut hatte. Er nannte ihn jetzt ebenso wie zur Zeit seines dortigen Aufenthaltes. Ich möchte diese Erscheinung dahin erklären, daß die Begegnung mit dem Anstaltsarzte in ihm die Erinnerung an alle dort ausgestandenen Leiden wieder wach rief, die durch die ständige Anwesenheit des Pflegers immer von neuem rege gehalten wurde. Zur Strafe dafür war er bemüht, den Pfleger durch den falschen Namen immer wieder in in die unangenehme Vergangenheit einzubeziehen. Über die Tatsache, daß der Pfleger an seinem jetzigen, ihm sympathischeren Aufenthalt zur Hebung seines Behagens nicht unwesentlich beigetragen hatte, ging er vollständig hinweg, während er uns anderen von Zeit zu Zeit auf seine schon früher beschriebene Weise seine Anerkennung zu bezeigen versuchte. Auch seine jetzt wieder ziemlich starke Aggressivität richtete sich hauptsächlich gegen diesen einen Pfleger.

Seit dem Rückfall bestand bei dem Kranken eine ganz auffallende Krankheitseinsicht, für die er unter vielen anderen Äußerungen als eine der bezeichnendsten die folgende gefunden hatte: „Andere rezidivieren ja auch, aber nicht so sehr und nicht auf so lange".

Immerhin waren Spuren von Mut wahrnehmbar, die sich allerdings in einer für die Umgebung unangenehmen Weise zeigten. Der Kranke war ungemein aggressiv, schlug uns bei der geringsten Veranlassung und tat alles, um sich möglichst eindrucksvoll bemerkbar zu machen. Er zertrümmerte Geschirr, warf mit Speiseresten um sich und duldete absolut nicht, daß sich jemand in seiner Umgebung mit etwas anderem als mit ihm beschäftige. Wenn er dergleichen bemerkte, riß er uns jeweils das Buch oder den sonstigen Gegenstand unserer Aufmerksamkeit weg. Bei einer solchen Gelegenheit machte ich einmal ganz vorsichtig die Bemerkung: „Sie wollen wohl versuchen, ob Sie auch boshaft sein können?", worauf er prompt erwiderte: „Alles weiß sie, Bosheit ist eingetreten!" Ein anderes Mal trat er plötzlich auf mich zu und sprach: „Ich bin doch neugierig, wie lange ich es noch treiben werde, bis du mich internierst". Auf meine Versicherung, daß dies niemals der Fall sein werde, versetzte er mir eine schallende Ohrfeige mit den Worten: „Auch jetzt nicht?" Sein scheinbarer Wunsch nach Internierung, den er auch wiederholt äußerte, entsprang seiner ständigen Angst vor einer Niederlage bei den verschiedenen kleinen Leistungen, zu denen wir ihn immer wieder heranzuziehen versuchten. Den gleichen Ursprung hatte auch seine immer wieder vorgebrachte Bemerkung: „Ich bin noch untüchtiger als mein Vater", oder „Der Jude ist faul", womit er als Rasseneigentümlichkeit zu seiner Entschuldigung darstellen wollte, was seinem persönlichen Mangel an Selbstvertrauen entstammte.

Eine Andeutung von Gemeinschaftsgefühl, wenn auch bei seiner Krankheitseinsicht vermischt mit einer eigenen Entwertungstendenz, scheint mir darin zu liegen, daß er in der letzten Zeit seine beiden Pfleger mit „Herr Kollege" apostrophierte.

Zur Zeit der Erstattung dieses Berichtes befindet sich Patient auf einem ähnlichen Weg der Besserung des Gesamtzustandes, wie einige Wochen vor dem ersten günstigen Umschwung, als er sich bereits in individualpsychologischer Behandlung befand, so daß ein großer Teil der oben angeführten Eigentümlichkeiten jetzt nur mehr teilweise nachweisbar ist.

Nach dieser ziemlich ausführlichen Schilderung handelt es sich hier um einen Fall, der alle Symptome, die die klinische Schule bei der Dementia praecox paranoides beschreibt, in sich vereinigt. Er zeigt Affektdissoziation, Originalitätssucht, Vorliebe für Phrasen, manierierte Bewegungen und Bewegungsstereotypien, Verbigerationen, Halluzinationen und Wahnideen, Grimassieren, Negativismus, Hypochondrie, Zwangsvorstellungen, Aggressivität usw., alle mehr oder minder deutlich ausgebildet.

Die Affektdissoziation kommt z. B. deutlich zum Ausdruck, wenn der Patient mit dem strahlendsten Gesicht versichert, er werde seine Mutter oder seine Schwester oder denjenigen von uns, der eine kleine Anforderung an ihn stellt, „um einen Kopf kürzer machen", oder „standrechtlich erschießen lassen". Er kämpfte in seiner Jugend und auch noch nach Beginn seiner Erkrankung so lange vergebens mit logischen Affektäußerungen, daß er schließlich auf ihr Gegenteil verfiel, von dem ganz richtigen Schluß ausgehend, er werde damit, also mit einer manifest krankhaften Ausdrucksform, mehr Eindruck machen. Es war dieses Vorgehen nur einer der vielen Schritte aus der normalen menschlichen Gemeinschaft, die an ihn immer nur Anforderungen stellte und von der er nur die Schattenseiten kennen gelernt hatte. Als Gesunder hätte er niemals wagen dürfen, einen Todeswunsch gegen die Familie, den er oft empfunden haben mag, laut zu äußern. Der Kranke konnte dies hemmungslos tun und so die Wahrheitsliebe, die ihm immer, namentlich von dem übertrieben rechtlich denkenden Vater, in der unangenehmsten Weise gepredigt worden war, ad absurdum führen. Er sprach ja jetzt ganz ehrlich aus, was er im innersten empfand.

Unter das Kapitel „Originalitätssucht" möchte ich aus rein empirischen Gründen eine Reihe anderer Symptome subsumieren, die von den Anhängern der klinischen Richtung bisher als selbständige beschrieben wurden, und zwar: Manierierte Bewegungen und Bewegungsstereotypien, die Vorliebe für Phrasen und als deren Folge die Verbigerationen, und schließlich das Grimassieren. Bei unserem Patienten kam die motivische Zusammengehörigkeit dieser Symptome besonders schön zum Ausdruck, denn er pflegte nach irgendeiner, seiner Meinung nach besonders auffallenden Leistung auf einem dieser Gebiete spontan die Frage zu stellen: „Soll ich noch origineller sein?" Manchmal brachte er auch die Quelle dieses seines „Komödiantentums" selbst an die Oberfläche, indem er fragte: „Bin ich so originell wie mein Vater?", oder :„Soll ich noch origineller sein als mein Vater?" Der Nachweis solcher Motive ist mir fast in jedem der zahlreichen Fälle, die ich zu untersuchen Gelegenheit hatte, gelungen. Bei unserem Patienten kommt als spezielles Moment noch hinzu, daß der Beruf seines Vaters es mit sich brachte, oft große, öffentliche Reden zu halten, so daß er sich mit der Zeit eine ganze Menge von guten und schlechten Eigenschaften eines Redners angeeignet hatte, was im Kreise der Familie oft besprochen und noch mehr bewundert wurde. Es ist also klar, daß der Sohn bei der Rivalität mit dem Vater diesen übertreffen mußte. Er gewöhnte sich noch klingendere Phrasen, noch mächtigere Gesten und Mienen an und verzerrte sie schließlich ins Groteske. Als auch dieses Mittel abgenützt war, kam als letzte Ausflucht das Verbigerieren. Patient selbst ist sich dieses Vorganges zeitweise bewußt, denn wenn er mit seinen Reden besonderen Eindruck machen will, so leitet er sie mit der Frage ein: „Wie drücke ich mich nur aus in meiner zutatenreichen Sprache?"

In fast allen auf dieses Kapitel bezüglichen Arbeiten findet man immer wieder die Ansicht vertreten, daß die Reden eines Schizophrenen schwereren Grades vollkommen sinnlos und unverständlich seien; eine Behauptung, die nur auf Grund mangelhafter psychologischen Beobachtungen der einzelnen Fälle aufgestellt werden konnte. Es ist bei genauer Kenntnis der Geschichte eines Falles möglich, den Sinn oder mindestens den Zweck jeder Äußerung des Kranken zu erkennen. Bei oberflächlicher Betrachtung hat man oft den Eindruck, als würde der Kranke vollkommen inadäquate Äußerungsformen für das wählen, was er auszudrücken wünscht. Doch ergibt es sich bei genauerer Betrachtung immer, daß die Ersatzworte oder -phrasen in der Geschichte des Kranken genau determiniert sind und daß er zum Ausdruck des gleichen Gedankens immer die gleichen Redewendungen benützt.

Mein Patient drückt seine Zufriedenheit einer Frau gegenüber damit aus, daß er sagt: „Ich will dich zur Frau haben!", im gleichen Falle sagt er zu einem Manne: „Du bist eine feine Stütze". Unzufriedenheit mit den anderen heißt bei ihm: „Ich habe nie mit dir Freundschaft (oder ein Bündnis) geschlossen". Wenn er einen von uns zu einem Gespräch auffordern will, sagt er: „Der Kampf wurde an allen Fronten eingestellt". So ließe sich für die oben aufgestellte Behauptung noch eine Unmasse von Beispielen anführen, man könnte wahllos jede einzelne seiner Redensarten hierhersetzen.

Der Kranke, der aus der Gemeinschaft in seine Psychose geflüchtet ist, tut eben alles, um jede Verbindung mit der Außenwelt abzubrechen; zu diesem Zwecke müssen Sprache, Mimik und Gestikulation als die wichtigsten Verbindungsbrücken zur Gemeinschaft weitgehendst zerstört werden. An Stelle der normalen Sprache tritt als Surrogat die Verbigeration, die ich als „Chiffrensprache" bezeichnen möchte. Gelingt es, diese durch genügende Beobachtung zu dechiffrieren, so ist ein Verstehen des Patienten absolut möglich. Was nach Auffindung des „Sprachschlüssels" weiter unverständlich bleibt, ist, falls nicht ungenaue Beobachtungen vorliegen, die bis zum äußersten durchgeführte Flucht des Patienten.

Etwas anderes ist die Erklärung für das fortwährende Wiederholen von Aussprüchen und Bewegungen. Es dient dem Zwecke, größeren Eindruck zu machen, und ist somit ein Ersatz für richtige Phrasierung, die bei Schizophrenen in vorgerückten Stadien meist verloren gegangen ist, so daß sie bei längerer Beobachtung den Eindruck der Monotonie erwecken. Auch diese Behauptung beweist unser Patient, wenn er in seine Reden die Bemerkung einflicht: „Muß ich dir alles 10 mal sagen?" Dabei nimmt er gleichzeitig Rache dafür, daß er selbst vor seiner jetzigen Behandlung unausgesetzt dressiert wurde.

Die Stereotypien im Reden und Handeln bekommen im Laufe der Zeit ihres Bestehens allmählich den Charakter des Zwanghaften und treffen sich dann mit den eigentlichen Zwangsvorstellungen und -handlungen, die von einem anderen psychologischen Gesichtspunkt aus zu erfassen sind. Die letzteren bilden sehr oft das erste Symptom der Erkrankung und dienen fast ausschließlich dem Zweck, die Zeit zu vertrödeln und so einer nützlichen Beschäftigung auszuweichen, wie dies schon früher an einigen Beispielen gezeigt wurde. Der Patient bringt dies auch klar zum Ausdruck, wenn er zu sich selbst sagt: „Du bist so faul, daß du nicht einmal 3 mal knicksen (tiefe Kniebeuge) willst!", oder wenn er sagt: „Faulheit ist eingetreten", und dann mit allen Zeichen der Selbstüberwindung irgendeine seiner Zwangshandlungen unzähligemal hintereinander wiederholt. Die Zwangsvorstellungen sind ähnlich wie die Schlaflosigkeit das Ergebnis eines Trainings zur Konzentrationsunfähigkeit. Sie gehen daher bei der Krankheitsentwicklung den Zwangshandlungen immer voraus und sind in den Anfangsstadien ein gutes Mittel zur Verschleierung der Furcht vor Verantwortung und Niederlagen, also ein Freibrief für mangelhafte und mangelnde Leistung.

An dieser Stelle dürfte auch der Übergang zu den Halluzinationen zu suchen sein. Die lebhafte Vorstellungskraft, die bei jeder Zwangsvorstellung vorhanden ist, wird durch entsprechendes Training bis zu Halluzinationen gesteigert. Diese wieder braucht der Patient, weil er ja, gemäß ihrem hauptsächlichsten Inhalt, immer wieder neue unterstützende Gründe für die konsequente Durchführung seiner Flucht in die Krankheit aus ihnen bezieht. Es verhält sich mit

den Halluzinationen ähnlich wie mit den Träumen gesunder Menschen. Sie
sind sozusagen eine Generalprobe für die eigentliche „Komödie" der Krankheit,
ein Training. Inhaltlich bestehen sie meist aus alten Erinnerungen, fast immer
unangenehmer Natur, was nötig ist, um den Patienten immer wieder von neuem
zur Auflehnung gegen die Gemeinschaft, die ihm so viel Unrecht zugefügt hat,
aufzustacheln. Nur mit dieser geheimen, ich möchte sagen „Energiequelle
zur Mutlosigkeit", bringt er es fertig, konsequent in seiner Psychose zu verharren.
Dabei habe ich bei fast allen mir bisher zugänglich gewesenen Fällen die Beobachtung gemacht, daß auch zur Auslösung einer Halluzination eine gewisse
Vorbereitung nötig ist, die selbst bei ganz alten Fällen immer eine geraume Zeit
in Anspruch nimmt. Sehr oft läßt sich auch ein auslösendes Moment nachweisen.
Eine abgeschlagene Bitte, ein nach Ansicht der Kranken unfreundliches Wort,
eine unangenehme Nachricht, ein unwillkommener Besuch, eine Ermahnung
usw. kommen dafür am häufigsten in Betracht. Alle diese Umstände sind geeignet, eine ganze Reihe unangenehmer Erinnerungen auszulösen, in die sich
der Patient solange hineinsteigert, bis er wirklich zu halluzinieren beginnt.
Dieser Vorgang dauerte z. B. bei dem beschriebenen Patienten dank seiner
jahrelangen Übung nur 10—30 Minuten und es gelang auch manchmal, ihn durch
Ablenkung zu unterbrechen, aber nur dann, wenn das auslösende Moment
bekannt war.

Die Wahnideen tragen meist Größencharakter, und wenn sie auch keineswegs, auch bei ganz initialen Fällen, jenen präzisen, logischen Aufbau zeigen,
wie ihn die der Paranoia aufweisen, so sind sie doch immer streng aus der Vergangenheit des Patienten determiniert. Pötzl (Prag) nannte sie gelegentlich
eines Vortrages die „jüngelhafte Ausgabe der paranoischen Wahnideen", ein
Ausdruck, der sie bei all seiner populären Fassung sehr plastisch darstellt, weil
damit implizite das unreife, unfertige, oft kindliche oder sogar kindische
ihres Wesens ausgedrückt wird. Unser Patient war in seinen Wahnideen der
Kaiser Wilhelm oder der Erzherzog Thronfolger, womit er nur, entsprechend
seinem übrigen Wesen, den Scherz, den man in seiner Jugend oft mit ihm gemacht hatte, ins Groteske verzerrte. Aber auch in seinem Wahn ist ihm eine
gewisse Logik und Konsequenz nicht abzusprechen, denn zu Zeiten, da er die
Personen seiner Umgebung noch umzubenennen pflegte, gab er ihnen immer
nur höchst aristokratische Namen und Titel, sprach von seiner Mutter als von
der Kaiserin usw. Sein Leitmotiv, sich an seiner Familie und allen anderen
„vermeintlichen Feinden" zu rächen und sie vor allem zu übertrumpfen, brachte
er auch zum Ausdruck, wenn er sie in seinen Halluzinationen standrechtlich
erschießen oder an den Galgen hängen ließ, oder wenn er schließlich aus dem
Wunsche heraus, der Vater möge aus seinem Leben verschwinden, zitierte:
„Meinen Völkern sage ich Dank, sie taten meinem Herzen wohl, mögen sie
dieselben patriotischen Gefühle auch meinem Nachfolger bewahren".

Ein Kapitel für sich bildet der Negativismus der Schizophrenen. Seine
Wurzel ist in allen Fällen eine Trotzeinstellung in der Jugend, vermischt mit
krankhaft gesteigertem Geltungsdrang. Der Kranke ist zu feig, um logisch zu
widersprechen. Er hat zu wenig Selbstvertrauen, um seine Meinung, wenn sie
von der der Umgebung abweicht, zu vertreten, und er hat, das konnte ich in allen
mir zugänglich gewesenen Fällen nachweisen, in seiner Jugend viel unter äußerem
Zwang gelitten. Es kann ihm also auf Grund seiner Erfahrungen nicht entgehen,
daß der Trotz und, in seiner Fortsetzung, der Negativismus, ein äußerst wirksames Mittel ist, um sich, wenn auch auf Umwegen, doch durchzusetzen. Für
diese Befriedigung nimmt man gerne die Unannehmlichkeit mit in den Kauf,
auch einen wohlgemeinten Rat nicht zu beachten. Man kann sich dabei evtl.
sogar eine gewisse Märtyrerglorie beilegen, die, durch den Astigmatismus der

Psychose gesehen, garnicht zu verachten ist. Ich kannte eine Patientin, die monatelang konsequent jede Nahrungsaufnahme verweigerte und lieber die Unannehmlichkeit der Sondenfütterung auf sich nahm, was ihr ständig die Aufmerksamkeit und das Mitleid der ganzen Familie sicherte. Zur Motivierung gab sie an, sie sei für eine höhere Aufgabe bestimmt als für das primitive Essen, durch das sie sich nicht ablenken lassen könne. Das Essen und die Pflicht, sie zu füttern, überlasse sie den Nichtauserwählten. Der früher beschriebene Patient machte sich diese Sache viel bequemer. Wenn er z. B. dazu aufgefordert wurde, eine Türe zu schließen, die er offen gelassen hatte, so sagte er: „Du wirst diese Türe niemals schließen", und im selben Augenblick tat er es doch.

Wie die Individualpsychologie die Aggressivität eines Kranken auffaßt, wurde bereits früher gesagt. Es sei nur nochmals kurz erwähnt, daß sie gegenüber der absoluten Passivität z. B. der Katatonie und Katalepsie immerhin eine gewisse Besserung bedeutet, wenn sich dabei auch die couragiertere Einstellung nur nach der unnützlichen Seite hin äußert. Aber es ist sicherlich, vom Standpunkt des Kranken aus gesehen, eine Tat, den Mut zu einer Ohrfeige aufzubringen, wobei einem das Herrengefühl direkt verzapft wird, wenn auch der Mut zu einer kleinen Dienstleistung nicht aufgebracht wird, von der man im voraus bei mangelndem Selbstvertrauen nie wissen kann, ob sie gelingen wird, und wenn, ob sie auch die richtige Anerkennung finden wird. Und nur um diese ist es ja dem Kranken zu tun. Der Gedanke, eine Pflicht um ihrer selbst willen auszuführen, ist eben dem Kranken vollständig abhanden gekommen, denn im andern Falle wäre er nicht krank und stünde nicht außerhalb der Gemeinschaft.

Sehr charakteristisch ist auch das Kapitel von der Sexualität bei diesen Kranken, denn wenn die Psychose eine Flucht vor dem Leben ist, so ist es selbstverständlich, daß der damit Behaftete auch vor der normalen Erotik, als einer der großen Lebensfragen, Reißaus nehmen wird. Auch auf diesem Gebiet bot unser Patient ein Schulbeispiel; ich will wieder an Hand seiner Geschichte meine Ausführungen erhärten. Wahrscheinlich hatte er, sowie fast alle Onanisten, die nicht erst in einem späteren Alter durch Beispiel oder Lektüre darauf hingelenkt werden, durch Zufall diese Beschäftigung entdeckt. Der mächtige Sturm, den er damit in der Familie erregte, machte ihm erst die Wirksamkeit dieser Waffe im Kampf mit der unglückseligen Erziehung ganz klar. — Das Sprichwort von der besonderen Güte der verbotenen Früchte könnte ein praktizierender Individualpsychologe erdacht haben. — Man muß sich nur die Größe des Triumphes vergegenwärtigen, den der Knabe empfand, wenn er die ganze Familie mit seinem Onanieren an der Nase herumführte, wenn er durch diese „Krankheit" nun plötzlich für alle, die ihn mit ihren Dressurversuchen gequält hatten, so furchtbar interessant erschien, in den Mittelpunkt des Familienlebens rückte. Außerdem war er ja ein ausgesprochener Held, wenn er etwas tat, was nach Ansicht aller für ihn maßgebenden Leute eine schwere „Sünde" darstellte. Als Überbleibsel aus dieser Zeit stammt seine auch jetzt noch oft vorgebrachte Bemerkung: „Ich treibe verruchtestes Sündenspiel". Daß er aus der ihm eingeflößten Angst vor den Folgen der Onanie immer wieder neue Minderwertigkeitsgefühle bezieht, versteht ja weder er noch die Familie. Er bleibt also weiter der Held, weil er weiß, daß er einmal „verblöden wird, wenn er onaniert", daß er ein „unanständiger Mensch" oder noch weniger, nur ein „Tier" sei, wie die gescheiten Eltern, die brave Schwester, die derartiges noch nie getan haben, immer behaupten. Und so kommt er aus diesem Circulus vitiosus nicht mehr heraus, im Gegenteil, der Kreis, in den er sich verrannt hat, wird immer enger, und schließlich steht er allein da, aber als interessanter Fall, der das Tagesgespräch in der Familie bildet. In dieser Verfassung kommt er in die Militärmittelschule und entdeckt nun plötzlich eine neue Besonderheit an sich, die ihn von allen anderen Knaben trennt; er ist der einzige Beschnittene unter den anderen, der Auswurf der Menschheit für seine Kollegen, denn er ist ein Jude. Aus den vielen darauf bezüglichen Bemerkungen, die der Kranke noch heute macht, kann man ersehen, wie sehr er unter dem Spott seiner Mitschüler gelitten haben muß, wie man ihn damit neckte, er werde, weil beschnitten, niemals mit einer Frau geschlechtlich verkehren können. Andererseits mag man ihn oft genug ob seiner notorischen Feigheit gehänselt haben. Er sei feig wie ein Weib oder noch ärger. Daraus mag sein immer wieder geäußerter Wunsch: „Ich will ein Weib sein!", entsprungen sein, denn es ist bei der durchaus „ritterlichen" Atmosphäre, wie sie in dieser Lehranstalt herrschte, nicht weiter verwunderlich, wenn er überzeugt war, daß man von einer Frau alle jene „Tugenden", die er so gar nicht besaß, wie Tapferkeit, Mut, Draufgängertum usw. nicht verlangen konnte, sondern daß im Gegenteil die Frau als die „Schwächere" zu beschützen sei und immer respektiert werden müsse. Dieses falsche Ideal mußte ihm in seiner damaligen Situation, an dieser gemessen, als besonders erstrebenswert erscheinen, und dies um so mehr, als auch in der eigenen Familie reichlich viel Frauenkult nach der alten Auffassung dieses Begriffes getrieben wurde. Da jede vernünftige sexuelle Aufklärung unterblieb, lernte er vor dem normalen Sexualverkehr den homosexuellen kennen, für den bekanntlich Pensionate der günstigste Nährboden sind. Besonders interessant vom psychologischen Standpunkt aus ist eine Bemerkung, die ein Produkt aller seiner verworrenen Sexualbegriffe und Minderwertigkeitsgefühle auf sexuellem Gebiete ist: „Ich will mit dir christlich-sozial vögeln". Diese Aufforderung, die er in seinen schlechten Phasen sehr oft vorbrachte, richtete er fast ausschließlich an Männer. Abgesehen von der homosexuellen Komponente, die in der Anwendungsweise dieser Phrase zum Ausdruck kommt, heißt das auch noch für uns: „Ich schäme mich, ein Jude, ein Zirkumzidierter zu sein. Wenn ich das nicht wäre, dann könnte ich mich mit einer Frau einlassen, so aber habe ich nicht den Mut dazu. Ich bin nicht nur kein Mann, sondern noch dazu ein Jude." Ein Beweis für die Richtigkeit dieser Zusammenhänge waren mir seine oft vorgebrachten Redensarten: „War ich eine gute Frau?", und: „Ich will ein Christ sein", oder manchmal sogar: „Ich bin kein Freund der Juden, ich bin ein Christ". Manchmal pflegte er seinen Wunsch nach der weiblichen Rolle in der Weise zu äußern, daß er sagte: „Schneid mir die sämtlichen Bart- und Penishaare ab!". Seine Mut- und Ratlosigkeit in sexuellen Dingen äußerte sich auch darin, daß er uns und gelegentlich sogar dem Hund den Arm hinhielt und verlangte: „Du sollst mich beißen!", oder erklärte: „Ich werde mit diesem Hunde koitieren", wobei er das Tier mit aller Kraft an sein Genitale preßte. Sehr oft trat er plötzlich vollständig unbekleidet aus seinem Zimmer, wies auf seine Genitalien und fragte: „Bin ich schön?", oder er küßte wahllos alle erreichbaren Gegenstände. Mit dem Onanieren verknüpfte er die Überzeugung, daß er dadurch geschwächt werde oder daß seine Potenz oder gar seine Geisteskraft darunter leide. Er sprach das auch direkt aus: „Das Onanieren hat mich sehr geschwächt", „Ich werde die Onanie zurücktrinken", „Der kann ja nicht einmal koitieren!", „Der wird noch ganz verblöden, der Onanist!" Eine Zeitlang hatte er die Gewohnheit, jeden Bissen, bevor er ihn zum Munde führte, seinem Genitale zu nähern. Hierher gehört auch die Erklärung einer seiner bereits erwähnten Zwangshandlungen. Wenn er mit der Hand zuerst über den Boden und dann über sein Genitale strich, so wollte er damit die Fruchtbarkeit der Erde auf sich übertragen. Ursprünglich hatte er diese Bewegung nur im Freien ausgeführt, erst später hatte er sie unter seine Zwangshandlungen aufgenommen und sie auch im Zimmer praktiziert. Dadurch hatte er sie, aber nur für den Nichtpsychologen, jedes Sinnes und Zweckes entkleidet. Im Laufe der Behandlung wurden alle diese Eigentümlichkeiten immer seltener und verschwanden zum Teil ganz. In der bereits geschilderten Phase der Remission stellten sich sogar alle normalen Hemmungen wieder ein.

Um zu zeigen, daß die aufgestellten Behauptungen nicht nur in diesem speziellen Falle, sondern auch bei anderen Kranken, abgesehen von kleinen individuellen Schwankungen, zum größten Teil zutreffen, sei mir gestattet, hier noch kurz einige andere Fälle zu streifen, die sämtlich dem Material der Wiener psychiatrischen Klinik entnommen sind, also nur vorübergehend meiner Beobachtung, aber nicht einer individualpsychologischen Behandlung, zugänglich waren und trotzdem in vielem eine ganz auffallende psychologische Übereinstimmung mit Fall 1 zeigen.

Fall 2. Ein 19jähriger junger Mann, E. C., wurde auf die Klinik gebracht, weil er sich für den rumänischen Kronprinzen ausgegeben hatte, behauptete, in die ungarische Frankenfälscheraffaire verwickelt zu sein und wiederholt auf die französische Gesandtschaft gelaufen war, um dort wichtige Aufklärungen in dieser Angelegenheit zu geben. Bei der Aufnahme war er vollkommen ruhig, orientiert, und erzählte mir auf Befragen folgendes:

Bis vor 6 Jahren sei er immer gesund gewesen. Im Alter von 6 Jahren habe er plötzlich im Anschluß an einen heftigen Schreck zu stottern begonnen. Er sei damals auf der Straße unartig gewesen, darum sei seine Mutter auf einen Wachmann zugegangen und habe diesem gesagt, er solle das Kind mitnehmen. Die Angst davor habe das Stottern ausgelöst, das seither trotz mehrfacher Behandlung nie ganz geschwunden sei. Er sei sehr ungern in die Schule gegangen, wollte aber doch Jus studieren. Zu Hause habe er es nicht aushalten können, weil man ihm wegen seiner schlechten Schulfortschritte immer Vorwürfe gemacht habe. Er sei dann eine Zeitlang in einem Pensionat gewesen, sei dort aber durchgegangen, weil er das Leben kennen lernen wollte, sei 6 Tage lang ausgeblieben, die er damit verbrachte, auf der Straße herumzulungern. Einigemal habe er im Hotel übernachtet, dann, als ihm das Geld ausging, auf einem Sportplatz. Schließlich kehrte er wieder in das Pensionat zurück, als er sich nicht anders zu helfen wußte. Vor etwas mehr als einem Jahre sei er von einem Auto niedergestoßen worden, seither bekomme er öfters Herzkrämpfe und höre Stimmen, die ihn dazu auffordern, den Bundeskanzler umzubringen. Seitdem er in den Zeitungen gelesen, daß der Kronprinz von Rumänien abgedankt habe, bilde er sich zeitweise in Augenblicken der Sinnesverwirrung ein, er sei der neue rumänische Thronfolger. Auch habe er manchmal das Gefühl, in die Frankenfälscheraffaire verwickelt zu sein, weil er wisse, daß er sich das zu einer Thronbesteigung nötige Geld nur auf diese Weise verschaffen könne. Er werde von allen Leuten bekämpft, weil er auf den rumänischen Thron aspiriere, er fürchte sich auch davor, er werde eines Tages einem Attentat zum Opfer fallen. Er sei auch wiederholt auf der französischen Botschaft gewesen, teils weil er Licht in die Frankenfälscheraffaire bringen wollte, teils um sich über den derzeitigen Stand der rumänischen Frage zu orientieren und um zu sehen, ob und welche Chancen er habe, zur Regierung zu gelangen. In diesem Sinne habe er auch wiederholt Briefe an verschiedene Funktionäre der Botschaft gerichtet, die aber nie zu seiner Zufriedenheit erledigt worden seien. Er sei sogar mehrfach abgewiesen worden, wenn er persönlich vorsprechen wollte. Darüber habe er sich so gekränkt, daß er beschloß, sich das Leben zu nehmen. Als letzten Versuch habe er noch einen Brief (der im Original vorlag) an seinen Vormund — der Vater war vor 2 Jahren gestorben — gerichtet, der nur die Worte enthielt: „Rettung meines Lebens nur durch Adoption möglich. E." Daraufhin habe ihn sein Vormund unter dem Vorwand der Adoptionsdurchführung zum Polizeiarzt gebracht, der seine Internierung veranlaßte. Patient fügte dann noch hinzu, er habe nie an diese Dinge geglaubt und sie nur aus Freude am Lügen vorgebracht.

Ich lasse nun die Anamnese, die mir die Mutter des Patienten, eine auffallend ängstliche, schüchterne, aber recht intelligente Frau, über mein Ersuchen schriftlich gab, abgesehen von einigen wenigen stilistischen Änderungen und unwesentlichen Kürzungen wörtlich folgen:

„E. C. wurde als jüngstes Kind von vier Geschwistern, einer Schwester und zwei Brüdern, die alle gesund und geistig normal sind, geboren. Mein Mann litt zur Zeit seiner Geburt an einer schweren Knochentuberkulose, war immer geistig normal und starb vor zwei Jahren nach längerem Spitalsaufenthalt an einem Aortenaneurysma. Kinderkrankheiten des Patienten: Röteln, Masern, Feuchtblattern. Im vierten Lebensjahre erlitt das Kind nach einer prophylaktischen Diphtherieseruminjektion einen schweren Kollaps. Im sechsten Lebensjahre erkrankte es an Diphtherie, war damals eine Zeitlang im Kinderspital.

Als kleines Kind war E. sehr eigensinnig, bei Schulbeginn begann er zu stottern. Er wurde mit den beiden anderen Brüdern im gleichen Institut erzogen. Der Fortschritt in den Normalklassen war ganz gut, ebenso sein Betragen. Er war sehr eingenommen für religiöse Übungen und wollte Geistlicher werden. Beim Eintritt ins Gymnasium kehrte er in die Familie zurück. Seine Zeugnisse waren nur mittelmäßig, deshalb wollte er in die Realschule übertreten, erreichte dies auch, und hier war der Fortgang im Lernen in der zweiten und dritten Klasse befriedigend, das Betragen gut. Doch war er in der Familie sehr unverträglich und maßlos eigensinnig. In dieser Zeit kam er wegen seines Stotterns in sprachpädagogische Behandlung, die jedoch wenig Erfolg hatte. Die vierte Realschulklasse mußte er repetieren, es kamen ununterbrochen Klagen der Professoren, er halte keine Disziplin, handle eigenmächtig, sitze im Winter mit Handschuhen im Klassenzimmer, sei frech, zeige kein systematisches Lernen, nur Tändeln, beschmiere und bekritzle alle Hefte, Lehr- und Geschichtenbücher. Er verlor täglich Utensilien und begehrte kategorisch Taschengeld. In der Familie war er der Tyrann für uns alle. In dieser Zeit wurde er neuerlich zu einem Spracharzt in Privatbehandlung gegeben, den er durch $1^1/_2$ Jahre fast täglich besuchte. Dieser erklärte ihm wiederholt, er sei nicht mehr behandlungsbedürftig und schon so weit, daß nur durch Übung und Beobachtung der Methode die vollständige Heilung eintreten könne. Er aber verlangte eigensinnig, solange zur Ordination zu gehen, bis er selbst fühle, daß er geheilt sei. Ich solle „schwarz werden vom Zahlen“, denn ich sei schuld, daß er stottere. Alles Zureden, daß er sich dies nur einbilde, war umsonst. Es gab monatelang keinen Tag, an dem er mich nicht damit gequält hätte. Der Arzt nahm sich die größte Mühe, auch psychisch auf ihn einzuwirken. Schließlich gab er die Sache auf und erklärte, bei dem Jungen käme er auf keinen Grund. Wenn man dem Knaben Vorwürfe machte, gab er zu, ein „Lauser“ zu sein, doch änderte er sich in keiner Weise. Wenn er etwas verlangte und ihm dies verweigert wurde, legte er sich ins Bett und blieb so lange liegen, bis ihm alles restlos bewilligt worden war. Bei jeder Gelegenheit drohte er: „Ihr werdet schon noch etwas erleben, es muß bei Gericht ausgemacht werden, was ich hier ertrage. Ich habe Ansprüche und die müssen erfüllt werden“. Er lag in fortwährendem Kampf mit der Familie, die ohnehin vor ihm zitterte und alle seine Forderungen erfüllte. Jeder Blick, den er erhaschte, war ein Anschlag gegen ihn. Er behauptete, ich hätte es ihm in der Schule bei den Professoren verdorben; ich machte ihn überall schlecht, um selbst als die Gütige zu erscheinen. Dann erklärte er, die Realschule freue ihn nicht mehr, er habe Lust in die Handelsakademie zu gehen. Wir gaben nach und das Martyrium begann nun noch ärger.

Während der Ferien begann eine neue Lebensweise, er hielt nicht mehr die gemeinsamen Mahlzeiten, erklärte, Frühstück brauche er keines, aber schenken wolle er es der Familie nicht, es müsse ihm bezahlt werden. Wenn er die verlangten Quantitäten von Nahrungsmitteln nicht bewältigen konnte, warf er sie dem Hunde hin, denn mit der ihm gebührenden Ration könne er machen, was er wolle. Er verlangte nach damaligen Begriffen und den verfügbaren Mitteln ein hohes Taschengeld. Da es ihm nicht gewährt werden konnte, machte er einen Hungerstreik, legte sich ins Bett und ließ jede Nahrung 10 Tage lang vollkommen unberührt. Als er sein Ziel erreicht hatte, begann er wieder zu essen und beschuldigte die Eltern, daß sie ihn verhungern ließen.

Er wird maßlos eitel, heißt es im Bericht der Mutter weiter, zwei bis dreimal täglich wird die Hosenfalte gebügelt, er setzt sich auch nie nieder, nur um den Bug zu erhalten, die Hemdkragen kann niemand so plätten, wie er es haben will, ihre Reinigung besorgt er selbst und meist beginnt er erst spät abends damit. Keine Arbeit baut er logisch auf. Bei Tage tändelt er herum und nachts schmiert er unter Singen und Pfeifen seine Aufgaben, so daß niemand zur Ruhe kommen kann. Seine Kasten versperrt, diejenigen der anderen durchwühlt er. Am liebsten fährt er zwei bis dreimal täglich mit der Straßenbahn hin und her, das sei keine besondere Ausgabe, das müsse sein, er tue dies nur, weil ihm sonst nichts gegönnt werde. Geht er an mir vorbei, so bleibt er stehen, weicht nie aus und ist der Weg zu schmal, um an ihm vorbeizukommen, ohne an ihn anzustreifen, so putzt er sich den Ärmel ab und macht: „Pfui!"

Jeden Tag um 5 Uhr nachmittags, ob er arbeitet oder nicht, läßt er auf die Minute pünktlich alles liegen, nimmt selbst im Winter, wenn es bereits dunkel ist, ein Buch mit schönem Einband unter den Arm und macht täglich, auch bei schlechtestem Wetter, den gleichen Spaziergang bis punkt 6 Uhr.

In der Handelsakademie war er nur 14 Tage lang ein ordentlicher Schüler, dann kam er täglich zu spät, störte den Unterricht, war maßlos frech mit den Professoren und durfte nur auf mein Bitten hin den 2. Jahrgang als Privatist besuchen. Die Lehrer kamen zu der Überzeugung, daß er absolut keine Autorität über sich dulde, keine Disziplin kenne und stets der Meinung sei, jeder der Herren wolle ihm schaden. Die Schuld daran gab er mir allein, denn ich rücke die Uhr täglich anders, er komme deshalb zu spät.

Anfangs November 1924 bekam der Vater einen Schlaganfall, E. machte, als ob gar nichts geschehen wäre, und ging diesmal pünktlich zur Schule. Der Vater wurde ins Spital gebracht, E. war nicht zu bewegen, ihn zu besuchen. In diesen Tagen des Jammers pfiff und sang er, und wenn ich abends mit Nachrichten vom Krankenbett nach Hause kam, ging er, den Mund höhnisch verziehend, aus dem Zimmer. Eindruck machte erst die Todesnachricht auf ihn. Da war er wirklich ergriffen und tat einige Tage lang gut.

Schon vor Weihnachten 1924 begann alles nur noch ärger, er war Herr der Situation, befahl, forderte, brüllte, stieß mich aus den Zimmern, rollte die Augen, ließ sich in keiner Weise unsere eingetretene Armut begreiflich machen, alles sei Lüge und Heimlichtuerei. Den Vormund, einen alten Bekannten, in dessen Hause er vor des Vaters Tode oft gewesen war, lehnte er ab. Er erklärte sein Benehmen damit, daß wir ihn beim Vormund schon angeschwärzt hätten. In den Skandalen, die er provozierte, verlangte er auf einmal aus dem Hause fort, der Vormund müsse das bezahlen. Er war sehr verblüfft, als ihn der Vormund eines Tages abholen kam, machte aber, als ihm der Wohnungsschlüssel abverlangt wurde, einen derartigen Lärm, daß ich einen Wachmann holen mußte, dem er endlich die Schlüssel ausfolgte. Nun erst ließ er sich ohne Widerrede in ein Internat bringen.

Anfangs war dort alles in Ordnung, dann war er unverträglich, an mich und an den Vormund richtete er in beleidigenden Briefen Befehle, die, wenn nicht ausgeführt, zu unangenehmen Konsequenzen führen würden. Besonders drohte er, daß er dann die Schule nicht weiter besuchen werde. Bei Schulbeginn erklärte mir der Institutsleiter, er könne ihn nicht länger behalten, er korrumpiere die anderen.

Ich nahm ihm eine neue Koststelle und forderte ihn mit lieben Worten auf, endlich seinen Trotz zu brechen, und er gab sich zunächst zufrieden. Aber schon nach wenigen Tagen begann er auch hier aufzubegehren. Er lasse sich keine Ausgangszeit vorschreiben, er sei nicht im Gefängnis, bei den Mahlzeiten könne er nicht pünktlich sein, er habe anderes zu tun, aufstehen werde er, wann er wolle. Ohne mein Wissen hatte er sich beim Direktor der Handelsakademie abgemeldet und erklärte, er werde nur in die Schule gehen gegen meine schriftliche Zusicherung, daß man ihn nicht weiter verfolge. Ich verschaffte ihm eine Stelle in einem Verlage. Nach zwei Tagen wurde er wegen Unverwendbarkeit entlassen. Ich ließ ihn in die Hotelfachschule einschreiben. Er besuchte den Unterricht, wann es ihm behagte. Dabei drohte er fortwährend mit dem Gericht und war nur durch Ohrfeigen zu bändigen.

Durch eine zufällig hingeworfene Bemerkung seinerseits erfuhr ich von seinen wiederholten Besuchen bei der französischen Botschaft. Als er deshalb von seinem Vormund in meiner Gegenwart zur Rede gestellt wurde, sprach er ganz konfus über seine weiteren Absichten, ließ durchblicken, daß er eine große politische Aktion plane und war von seinen Ideen nicht abzubringen. Da mir kein anderer Ausweg blieb, war ich gezwungen, ihn, wenn auch schweren Herzens, internieren zu lassen."

Ich habe mit Absicht diese ausführliche Beschreibung, welche mir die Mutter über die Krankheitsentwicklung ihres Sohnes gab, hierhergesetzt, ohne sie zu kommentieren. Hätte die Schreiberin gewußt, in welchem Sinne ich ihre Mitteilungen aufnehmen würde, so hätte sie dieselben bestimmt in einer wesentlich anderen Form gemacht, in der sie in ihrer Eigenschaft als Erzieherin in ein günstigeres Licht gerückt worden wäre, da sie unausgesetzt bestrebt war, ihre „gute" Behandlung des Jungen besonders zu unterstreichen. Ich möchte nur noch kurz hinzufügen, daß es sich auch in diesem Falle wieder um ein jüngstes Kind handelt, dessen ältere Geschwister schon frühzeitig selbständig waren und Geld verdienten, was in der Familie immer besonders lobend hervorgehoben wurde. Sie wurden dem Patienten wiederholt als Beispiel hingestellt, waren stolz darauf, in materieller Hinsicht dem jüngsten Bruder, dem Sorgenkind der Familie, eine möglichst gute Ausbildung angedeihen zu lassen, was sie ihm gegenüber aber nicht genug betonen konnten.

Sehr eingehend schildert die Mutter das Training des Patienten bis zum Ausbruch der Psychose. Wie er anfangs selbst noch schwankt in der konsequenten Durchführung seines Weges zur geistigen Erkrankung und in Augenblicken, da man es am wenigsten erwarten würde, plötzlich weich wird und aus der Rolle des „mißratenen Kindes" herausfällt, so z. B. wenn er während der Krankheit seines Vaters immer das Gegenteil dessen tut, was man von einem Kinde in dieser Situation erwartet, und nach dem Tode desselben einige Tage hindurch der rücksichtsvollste und einsichtigste Sohn der Mutter gegenüber wird. Einem solchen Ereignis gegenüber ist er noch nicht genug „gewappnet.'

Auf der Klinik erzählte er mir, er sei selbst nur deshalb auf seine „Wahnideen" verfallen, weil er sich interessant machen und der Familie einen Schrecken einjagen wollte. Er sei nur, wenn er sehr lange an die Geschichte von dem rumänischen Kronprinzen denke, imstande, auch wirklich daran zu glauben. Er habe, bevor er zu anderen davon sprach, erst in allen Zeitungen, die er erreichen konnte, darüber nachgelesen und nur sehr vorsichtige Andeutungen über seine „Phantasien" gemacht, um zu sehen, welchen Eindruck er damit auslöse, erst dann habe er die Sache soweit ausgebaut, bis er selbst nicht mehr unterscheiden konnte, was daran Wahres sei. — Der Mutter gegenüber beharrte er auf seinen Wahnideen.

Dieser Kranke war als Jüngster in der Familie ursprünglich dazu bestimmt, es im Leben unter seinen Geschwistern am weitesten zu bringen. Er sollte studieren und Karriere machen, damit er es besser habe, als die anderen. Dieser Ansporn von seiten der Familie war geeignet, den Ehrgeiz des Kindes soweit aufzustacheln, daß es sich niemals die Fähigkeiten zutraute, das gesteckte Ziel, die Geschwister und den Vater zu überflügeln, auch erreichen zu können. Dazu kam noch die große Bedeutung, die man seinen Schulfortschritten zu Hause beilegte. Da er durch die Verwöhnung, die er von klein auf erfahren hatte, für eine wirkliche Leistung nicht genügend vorbereitet war, fehlte ihm auch jenes gesunde Selbstvertrauen und der Mut, die dazu unerläßlich sind. (Daß er schon in ganz jungen Jahren das Bedürfnis nach einer Sicherung empfand, beweist sein Stottern, dessen Auftreten nach Angabe der Mutter mit dem Eintritt in die Schule zusammenfällt.) Es ist daher weiter nicht verwunderlich, wenn er bei seinem anerzogenen Geltungsdrang kein Mittel unversucht ließ, um diesen zu befriedigen. Immer wieder ist es die falsche Heldenpose, die Kinder von der Art des Patienten dazu verleitet, sich nach der unnützlichen Seite hin auszuleben. Bei den ersten derartigen Versuchen entdecken sie dann, welche Waffe diese Einstellung im Kampf mit den anderen werden kann, und klammern sich an sie. Auch Fall 2 tat nichts anderes. Da sich aber alle Mittel mit der Zeit abnützen, seine Hoffnung, durch einen Schulwechsel dem gesteckten Ziele näher zu kommen, sich immer wieder als trügerisch erwies, so daß seine Mutlosigkeit nur noch zunahm, war er, wenn er seine Vormachtstellung im Hause behalten wollte, gezwungen, auf der unnützlichen Seite zu bleiben und da immer neue Überraschungen zu produzieren. Die Familie durfte nicht zur Ruhe kommen, denn auch er fand keine Ruhe vor ihren ehrgeizigen Plänen. Dafür mußte sie büßen. Man ließ ihn fühlen, daß er die anderen enttäusche, also sollten sie wirklich ausgiebig enttäuscht werden. Man verdiente seinetwegen Geld und legte sich Entbehrungen auf, also mußte er es vergeuden. Man unterstrich die Wichtigkeit des Schulbesuches, also mußte er ihn sabotieren, da er ihm ohnehin nur Niederlagen brachte. Und schließlich waren Eltern und Vormund monarchistisch gesinnt (Angabe der Mutter), also mußte er auf einen Thron aspirieren, was ihm bei seiner lebhaften Phantasie, wenn auch anfangs schwer, so doch nach einigem Training gelang. Jetzt konnte er im Bett liegen bleiben, ohne deshalb Vorwürfe zu hören, es wurden keinerlei Anforderungen an ihn gestellt, er war wieder das verwöhnte kleine Kind, dem man in allem seinen Willen tat. (Es gehört mit zu den charakteristischen Merkmalen der Schizophrenie, daß die Kranken immer bestrebt sind, eine kindliche Entwicklungsstufe zu imitieren.)

Wegen der Gedrängtheit des Raumes möchte ich hier einige andere Fälle nur noch ganz kurz streifen, um zu zeigen, daß der Entwicklungsgang bei Schizophrenen im allgemeinen ein ziemlich ähnlicher ist und durch konsequente Entmutigung und darauf basierende geringe Selbstwertung zur Loslösung von jeder Gemeinschaft führt, wobei die Kranken mit untauglichen und scheinbar unlogischen Mitteln ihr Selbstwertgefühl zu heben trachten.

Fall 3. F. R., ein 25jähriger Student, ist der siebente von acht Geschwistern, doch wurde das jüngste Kind erst einige Jahre nach dem Patienten geboren und verbrachte seine ersten Lebensjahre größtenteils außerhalb der Familie, so daß der Patient bei der Erziehung eigentlich wie ein jüngstes Kind behandelt wurde. Die Mutter erzählt, sie sei ihm stets mit sehr viel Güte entgegengekommen, habe oft selbst den Eindruck, daß sie ihn verwöhne. Er sei schon als Kind sehr ehrgeizig und empfindlich, still und zurückgezogen gewesen, habe sich schwer an andere angeschlossen und habe, wenn man ihm irgend einen Wunsch versagen mußte, heftige Jähzornausbrüche bekommen. Er selbst erzählt, er kränke sich, daß er sein bisheriges Leben niemals in irgend einer Richtung ausgenützt habe. Er habe sich einerseits nach Selbständigkeit gesehnt, andererseits davor gefürchtet, und sehe nun ein, er habe bisher nur die Zeit vertrödelt. Er sei immer überzeugt gewesen, daß er zu einer besonders interessanten psychologischen Entwicklung ausersehen sei, denn sonst wäre es undenkbar, daß er Zeit seines Lebens immer der körperlich schwächste und meist auch kleinste unter seinen jeweiligen Kameraden gewesen sei. Er habe sich deshalb immer nur mit seiner Psyche beschäftigt, dadurch keine Zeit gehabt, seine Schulaufgaben oder irgend eine andere Pflicht zu erledigen und dies sei noch ärger geworden, als er durch einen Zeitungsartikel auf die Psychoanalyse aufmerksam wurde. Vorher sei er von seinen Geschwistern, die nur den „Wirbel" im Hause liebten, immer verspottet worden, jetzt glaubt er zu bemerken, daß sie ihn zu bemitleiden beginnen, und er will auch wissen, daß dies deshalb der Fall sei, weil er zu dem Experiment auserlesen sei, zu zeigen, wie sich ein Mensch verhält, der nur auf seine eigene psychische Entwicklung eingestellt ist. Er werde deshalb von allen Menschen, auch von ganz fremden Leuten auf der Straße, immer sehr forschend und mitleidig betrachtet. Einmal sei es ihm an einer Straßenkreuzung passiert, daß ihm alle Leute auswichen, um zu beobachten, wie er sich beim Übersetzen der Straße verhalten werde. Er getraue sich nicht mehr, mit Menschen zu verkehren, aus Furcht, er könnte sie mit seinen Ideen so sehr von der Wichtigkeit des mit ihm veranstalteten Experimentes überzeugen, daß sie von ihm angesteckt würden.

Auch hier kommt wieder das Moment des Trainings sehr deutlich zur Geltung. Außerdem sieht man, wie der Augenblick des Bewußtwerdens der subjektiven Organminderwertigkeit (körperliche Kleinheit und Schwäche) den Ausgangspunkt der späteren Erkrankung bildet und wie die ganze Einstellung darauf gerichtet ist, diese Minderwertigkeit und die daraus resultierenden Minderwertigkeitsgefühle zu kaschieren und zu kompensieren. Die Verwöhnung bei der Erziehung wird von der Mutter zugegeben.

Fall 4. H. R., 25 Jahre alt, Hochschüler, erzählt, er sei der ältere von zwei Brüdern, sei als Kind sehr aufgeweckt und lebhaft gewesen. Er sei ein ganz guter Schüler gewesen, dabei aber trotzig, maßlos ehrgeizig und empfindlich. Er sei in ziemlicher Unselbständigkeit erzogen worden, gegen die er immer mit Trotz und Eigensinn opponierte. Mit seinem Bruder habe er sich immer gut vertragen, doch gab es in den letzten Jahren oft Meinungsverschiedenheiten. Als Grund dafür gibt er mit der Bitte, dies nicht in die Krankengeschichte einzutragen, an, er habe sich immer davor gefürchtet, von seinem Bruder in irgend einer Richtung überflügelt zu werden. Er habe immer viel mit Schulkollegen verkehrt, doch habe er jüngere den Altersgenossen vorgezogen. Derzeit stehe er vor dem Abschluß seines Hochschulstudiums, das er bis auf die letzten Prüfungen absolviert habe. Er sei in den letzten Jahren immer einsamer geworden, weil ihn die Menschen durch ihre Lebenslust abstießen. In der jüngsten Zeit sei er schweren inneren Konflikten ausgesetzt gewesen, weil er es mit seinem Stolz nicht habe vereinbaren können, in geistiger und materieller Beziehung von seinen Eltern abhängig zu sein. Er sei, das fühle er, ein großes Talent auf allen Gebieten, dessen ungeachtet habe er bisher noch nichts Besonderes im

Leben erreicht und dies sei einer der Gründe dafür, daß er begonnen habe, das Leben zu verachten. Er sei schon seit Jahren „nervös", was er auf sein starkes Rauchen zurückführt. Im Zusammenhang damit schildert er in hypochondrischer Weise eine ganze Reihe von körperlichen Beschwerden. Durch diese mannigfachen Leiden und seinen Ehrgeiz sei er in einen schweren Zwiespalt geraten, aus dem er nun keinen Ausweg finde. Er könne nicht mehr selbst entscheiden, ob er im „öffentlichen Leben" bleiben oder sich lieber in ein Kloster zurückziehen solle. Auch die sexuelle Frage habe ihm seit jeher viel zu schaffen gemacht, weil er sie als besonders wichtig empfunden habe. Sein Sexualtrieb sei psychisch immer normal, vielleicht sogar lebhaft gewesen. Er habe schon als Knabe und noch bis in die letzte Zeit etwa zweimal wöchentlich onaniert; darin und in seiner großen Scheu vor dem weiblichen Geschlechte erblicke er einen Hauptgrund seiner Krankheit, er sei überzeugt, daß ihm die Onanie schade. Infolge seiner Scheu vor den Frauen oder weil er „zu stolz oder zu dumm" gewesen sei, habe er nie auch nur die geringste Liebkosung von seiten einer Frau erfahren. Er habe aber viel unter Pollutionen gelitten. Er hoffe nun mit Hilfe seiner „Willenskraft" der sexuellen Frage im Kloster „auszuweichen", was er sich wohl zutraue, nicht aber die, seiner Meinung nach, notwendige Stärke, als Sonderling unter den freien Menschen zu leben, denn das bedeute Kampf und kämpfen würde er nur für die Wahrheit und sonst für nichts anderes.

Alle diese Angaben machte Patient untermischt mit unzähligen Phrasen und Gemeinplätzen und verstrickte sich dabei fortwährend in Widersprüche. Er gestikulierte beim Sprechen sehr lebhaft und zeigte hie und da einen Anflug von Zerfahrenheit. Er hatte sich über Anraten eines Arztes freiwillig auf die Klinik aufnehmen lassen, doch scheint er dies in Wahrheit nur unter dem Druck der Eltern getan zu haben, die in letzter Zeit beobachtet hatten, daß er immer arbeitsunlustiger, aufgeregter, unhöflicher und manchmal sogar grob gegen sie geworden sei. Die Mutter erzählte, er habe sein Studium vor der letzten Prüfung unterbrechen müssen, weil er die Professoren nicht einmal habe ansehen können. Er habe vor einem Jahr Weiningers Geschlecht und Charakter gelesen und „das sei ihm zu Kopfe gestiegen". Er machte seinem Vater in erregtester Weise die heftigsten Vorwürfe, daß er ihn für das Leben nicht genügend vorbereitet habe. Bei einer solchen Gelegenheit sei er einmal sogar tätlich geworden. Von ihr verlange er immer, sie solle ihm sagen, was das Leben sei. Er kniee dann vor ihr nieder und flehe sie stürmisch um diese Aufklärung an. Für Frauen habe er sich nie interessiert, sei extrem prüde gewesen. Pollutionen habe sie nie an ihm beobachtet. Er sei imstande, stundenlang vor sich hinzugrübeln. Beim Essen gab es seit jeher Schwierigkeiten, einmal zeigte er Heißhunger, dann wieder verweigerte er die Nahrungsaufnahme; geschlafen habe er immer sehr unruhig.

Dieser Fall zeigt schon bei Betrachtung der wenig ausführlichen Beschreibung, daß es sich in der Hauptsache wieder, wie bei Fall 1 und 2, um schwere Erziehungsfehler, besonders von seiten der Mutter handelt. Die Hauptmotive sind auch hier Unselbständigkeit, Rivalität mit dem Bruder, ein dadurch und den direkt dahinzielenden Einfluß der Mutter ins Maßlose gesteigerter Ehrgeiz, und damit verbunden die Angst vor einer Niederlage. Daß dieser Patient sich seit jeher vor den Frauen fürchtete, ist bei der Art seiner Mutter nicht verwunderlich. Er erzählte auf Befragen, daß seine Mutter immer das Regiment im Hause geführt habe, daß ohne ihre Einwilligung nichts geschehen durfte, und daß er sich, trotz ihrer großen Liebe zu ihm, immer vor ihr gefürchtet habe. Es ist daher selbstverständlich, daß sich seine Krankheitsäußerungen hauptsächlich auf sexuellem Gebiete bewegen. Vielleicht mag auch in seiner

Kindheit eine Minderwertigkeit seiner Sexualorgane bestanden haben, jedenfalls war davon zur Zeit seines Aufenthaltes auf der Klinik außer einer Verdickung des Kopfes des rechten Nebenhodens nichts zu konstatieren. In seiner oppositionellen Einstellung zur Mutter war die Lektüre von Weininger natürlich nur noch Wasser auf seine Mühle.

Aus mir unverständlichen Gründen wurde bei diesem Patienten die Dopplersche Operation ausgeführt (Bepinselung der Vasa spermatica mit einer Phenol-Trikresollösung). Einige Tage später behauptete der Patient, daß er sich bedeutend frischer und wohler fühle und nur den Wunsch habe, wieder zu arbeiten. Er habe mehr Appetit und schlafe gut. An seine „nervösen" Beschwerden denke er gar nicht mehr. Er habe in den letzten Nächten wiederholt Pollutionen mit sexuellen Träumen gehabt, ohne sich danach geschwächt zu fühlen, wie dies früher immer der Fall gewesen sei. Außerdem zeigte er den Brief eines Freundes, in dem ihm dieser mitteilte, ein ihm bekanntes Mädchen habe sich nach ihm und seinem Ergehen erkundigt. Für den Individualpsychologen ist die Feststellung nicht schwer, daß die plötzliche Besserung in diesem Falle nicht durch die Operation an sich, sondern durch ihre suggestive Wirkung und durch ihr zufälliges Zusammentreffen mit der erwähnten Stelle aus dem Brief seines Freundes herbeigeführt wurde. Seine Beschwerden werden in irgend einer Form in dem Augenblick sofort wieder auftreten, wenn sich der Patient vor eine Aufgabe gestellt sehen wird, der er sich nicht gewachsen fühlt, oder wenn die großen Hoffnungen, die er aus dem Briefe schöpfte, sich nicht bewahrheiten sollten.

Fall 5. R. M., 17jähriger Mittelschüler, wurde der Klinik eingeliefert, weil er eines nachts plötzlich von seinen Eltern einen Revolver verlangte, um sich zu erschießen, und als ihm dies verweigert wurde, zu toben begann und seine Eltern bedrohte. Bei der Einlieferung war Patient vollständig gesperrt und machte einen absolut katatonen Eindruck. Nach mehrfachen vergeblichen Versuchen, ihn zum Sprechen zu bewegen, gelang es, von ihm zu erfahren, daß er sich unter dem Einfluß einer Wahnidee habe erschießen wollen. Er sei weder streitsüchtig noch ehrgeizig, bilde sich nicht ein, mehr zu sein als die Ärzte. Er sei der älteste von drei Brüdern, mit denen er sich immer gut vertragen habe. Er sei immer sehr still gewesen, habe keine Freunde gehabt. In die Schule sei er sehr gerne gegangen, doch habe er nicht besonders gut gelernt. Weitere Angaben waren von dem Patienten infolge seiner schlechten Fixierbarkeit nicht zu erlangen. Er kletterte während des Gespräches am Gitter seines Bettes herum und perseverierte bei allen weiteren Fragen immer nur das bisher Mitgeteilte. Nach langem Zureden legte er sich schließlich nieder und verfiel wieder in sein früheres stuporöses Zustandsbild. Ich hatte Gelegenheit, die Eltern des Patienten gleichzeitig zu sprechen, die keinen sehr günstigen Eindruck erweckten. Sie erzählten beide, indem sie sich gegenseitig fortwährend ins Wort fielen, in der weitschweifigsten Weise die Beobachtungen, die sie an ihrem Sohne gemacht hatten, aber noch mehr von sich selbst. Dazwischen verwiesen sie sich gegenseitig immer wieder zum Schweigen, waren bemüht, sich möglichst an mich heranzudrängen, um mir mehr Eindruck zu machen, wobei sie sich gegenseitig immer wieder wegzuschieben versuchten, um, jeder für sich, mir gegenüber im günstigeren Lichte zu erscheinen. Der Vater des Patienten ist ein kleiner Beamter mit ziemlich guter Schulbildung, aber ohne jede Intelligenz und mit allen Eigenschaften einer katzbuckelnden, servilen Krämerseele, der nur seinen Untergebenen, also auch seinen Kindern gegenüber, Mut aufbringt. Diesen verzapft er in weitschweifigen Tiraden ununterbrochen gute Ratschläge und ermahnt sie in salbungsvoller Art, ihm nachzueifern. Die Mutter ist eine ehemalige Erzieherin und Kinderpflegerin, die immer „nur in erstklassigen

Häusern gelebt hat", früher bei ihren Zöglingen und jetzt bei ihren eigenen Kindern „immer nur das anwendet, was sie von erstklassigen Autoritäten auf dem Gebiete der Kinderpflege über Erziehung gelernt hat". Sie verstehe es wie keine zweite Mutter, mit Kindern umzugehen. Sie lasse die Kinder niemals aus den Augen, wasche und kleide sie täglich selbst, gönne sich absolut keine Ruhe und eifere auch ihre Kinder ununterbrochen zum größten Fleiß und zum Brav-sein an. Als ich mir daraufhin nicht versagen konnte, eine Bemerkung über das gänzlich Verkehrte im Vorgehen beider Eltern den Kindern gegenüber zu machen, konnten sich beide nicht genug tun an Selbstlob und Beschuldigungen des anderen Teiles. Über den Patienten erfuhr ich schließlich, nachdem ich beide mehrfach daran hatte erinnern müssen, daß sie ja seinetwegen erschienen seien, daß er bis vor drei Monaten vollkommen unauffällig gewesen sei. Damals hatte er, nach übereinstimmender Ansicht beider Eltern vollkommen ungerechter Weise, nacheinander einige Mißerfolge in der Schule. Seither war er deprimiert, weigerte sich in die Schule zu gehen, drohte mit Selbstmord, sprach schließlich nichts mehr, verweigerte die Nahrungsaufnahme, so daß ihn die Mutter mit dem Löffel zu füttern gezwungen war, und war überhaupt nicht mehr zu bewegen, das Bett zu verlassen. In der Nacht vor seiner Internierung sprang er plötzlich laut schreiend aus dem Bett, begann um sich zu schlagen, verlangte einen Revolver, und da ihn die Eltern nicht beruhigen konnten, mußte er schließlich gewaltsam auf die Klinik gebracht werden. Vorher sei er immer ein Musterschüler gewesen und habe immer alles getan, um auf Menschen einen möglichst guten Eindruck zu machen. Bei sämtlichen Wohnungsnachbarn habe er immer als das bravste Kind des ganzen Hauses gegolten. Mit den beiden jüngeren Geschwistern habe er sich immer gut vertragen und sie immer nur zum Guten angehalten.

Die Geschichte dieses Falles ist so illustrativ, daß sich jeder weitere Kommentar von selbst erübrigt. Daß dieser junge Mensch in die Krankheit flüchtete, ist für den Individualpsychologen beinahe selbstverständlich, denn dies war die einzige Möglichkeit, sich an seinen ewig nörgelnden, unverträglichen, alles besser wissenden Eltern zu rächen. Daß er dabei eine mehr katatone Form der Schizophrenie inszenierte, ist ebenfalls begreiflich, denn wenn die Erziehung darin besteht, daß auf den Zögling ununterbrochen nur eingesprochen wird, so gibt es eigentlich logischerweise nur zwei Wege, um das ewige Gerede zu übertrumpfen. Entweder man überschreit es wie Fall 1, oder man verstummt ganz wie Fall 5.

Wir haben nun gesehen, wie weit in allen beschriebenen Fällen (das Gleiche gilt ausnahmslos für alle bisher von mir beobachteten) fehlerhafte Erziehung, schlechte Milieu- und sonstige äußere Einflüsse beim Zustandekommen des schizophrenen Krankheitsbildes maßgebend waren. Immer wieder spielen übermäßige Verzärtelung oder allzugroße Strenge, die Stellung des Kranken in der Geschwisterreihe und ein hauptsächlich durch diese beiden Momente großgezüchteter Ehrgeiz eine ungeheure Rolle bei seiner Entwicklung. Natür-lich ist damit noch nicht erklärt, warum nicht alle Menschen, die unter ähnlichen ungünstigen Verhältnissen aufwachsen, schizophren werden, sondern zum Teil nur verwahrlosen, zum Teil sogar sozial gut möglich bleiben können. Aber schon Bleuler hat darauf hingewiesen, wieviel schizophrene Züge man bei anscheinend ganz gesunden Menschen finden kann, und dann müßte im Zusammenhang mit dieser Frage das große Kapitel von der Organminder-wertigkeit einer genauen Untersuchung unterzogen werden. Es wäre ja denkbar, daß wirklich eine spezifische Minderwertigkeit eines bestimmten Organes nötig wäre, um bei entsprechendem Zusammentreffen mit den oben beschriebenen äußeren Einflüssen die manifeste Schizophrenie auszulösen, es wäre aber ebenso denkbar, daß dazu irgend eine beliebige Organminderwertigkeit schon ausreichend ist, vorausgesetzt, daß die entsprechenden äußeren Bedingungen dazu kommen. (Zum Kapitel Organminderwertigkeit siehe die Arbeit von Adler (1) und Reis in diesem Handbuch.) Noch eine dritte Möglichkeit gäbe es zur Klärung dieser Frage. Durch das fortgesetzte Training, das die Kranken vor Ausbruch der Schizophrenie anwenden, könnten sich möglicherweise, so wie dies durch die einschlägige Übungstherapie bei manchen organischen Hirnstörungen möglich ist, neue Assoziationsbahnen ausbilden, deren prävalierende Inanspruchnahme schließlich dazu führen könnte, daß ohne langeinwirkende, entgegengesetzte Beeinflussung die Benützung der normalen Assoziationswege unmöglich gemacht würde. Diese Hypothese, die noch bewiesen werden müßte, hätte auch Raum für die Erklärung, wieso durch psychische Behandlung (siehe Fall 1) oder durch Besserung der Milieueinflüsse oder durch Wegfall von schädigenden Momenten Remissionen erzielt werden können. Im übrigen verweise ich zu diesem Thema auf eine derzeit noch in Vorbereitung befindliche Arbeit von Dr. Rudolf Friedmann, Wien.

Ich bin mir wohl bewußt, daß die geringe hier mitgeteilte Zahl von Fällen nicht überzeugend wirken kann, doch war die Anzahl der von mir beobachteten Kranken, bei denen ich zu ähnlichen Resultaten gelangte, um ein Vielfaches größer, und jedem, der Gelegenheit hat Schizophrene zu beobachten, wird es, wenn er nur einigermaßen objektiv an die Kranken herantritt, möglich sein, die Stichhaltigkeit der individualpsychologischen Ansichten zu überprüfen.

Es sei mir nun gestattet, nochmals kurz die wesentlichsten Punkte zusammenfassend aufzuzählen, in denen die individualpsychologischen Ansichten über die Schizophrenie von denen der anderen psychiatrischen Richtungen abweichen.

Die Schizophrenie ist eine psychisch ausgelöste und psychisch beeinflußbare Erkrankung. Ihre Symptome sind, eine entsprechend genaue Kenntnis der „prämorbiden Persönlichkeit" vorausgesetzt, ausnahmslos rein psychologisch aufzulösen. Wie die Individualpsychologie den Begriff der „prämorbiden Persönlichkeit" auffaßt, ist an anderer Stelle dieses Handbuches ausführlich geschildert. Zwischen ihr und dem manifest krankhaften Zustandsbild besteht im einzelnen Falle charakterologisch nur ein quantitativer, kein qualitativer Unterschied, denn die prämorbide Phase stellt nur das Training für die eigentliche Erkrankung dar. Ausgehend von dieser Voraussetzung sind die einzelnen Symptome der Schizophrenie aufzufassen, wie folgt:

Die Affektdissoziation entspringt dem Bedürfnis nach Steigerung der normalen Affektausdrucksmöglichkeiten und der Tendenz des Kranken, sich von der Gemeinschaft zu entfernen. Die Originalitätssucht und mit ihr als ihre Ausdrucksformen die manierierten Bewegungen und Bewegungsstereotypien, das Grimassieren, die Vorliebe für Phrasen und die Verbigerationen und schließlich der Negativismus sind Äußerungen des krankhaften Geltungsstrebens. Alle katatonen Züge dienen der Loslösung von der Gemeinschaft, ebenso wie die Aggressivität, jedoch mit dem Unterschied, daß bei der letzteren der „Mut zum Unnützlichen" noch vorhanden ist. Die Zwangsvorstellungen und -handlungen sind ein „Nebenkriegsschauplatz" bei der Flucht vor Verantwortung, also ein Ausdruck der geringen Selbstwertung der Kranken. Die Halluzinationen endlich sind ein Training für die konsequente Beibehaltung oder Verstärkung des Krankheitsbildes.

Zum Schlusse möchte ich noch ein paar Worte über die individualpsychologische Behandlung der Schizophrenie sagen, die sich im wesentlichen an die in der Arbeit von Nowotny (siehe dieses Handbuch) gegebenen Richtlinien hält. Das oberste Prinzip ist die Beseitigung und Verhütung jedes Zwanges, dem der Kranke unter gar keinen Umständen ausgesetzt sein darf. Die geschlossene Anstalt in dem Sinne, wie sie bisher bekannt ist, bedeutet für den Patienten reines Gift. Es ist daher vor allem nötig, ihm eine von seinem bisherigen Milieu gänzlich verschiedene, aber dabei unbedingt freundschaftliche und liebevolle Umgebung zu schaffen, die es ermöglicht, ihn, ohne daß er es merkt, bewachen und beaufsichtigen zu können, die ihm aber doch soviel als möglich Bewegungs- und Handlungsfreiheit gestattet. Grundbedingung bei der Durchführung dieses Prinzips ist eine möglichst genaue Kenntnis der Eigentümlichkeiten und der Vorgeschichte des Falles, um gegen etwaige Überraschungen, die besonders zu Beginn der Behandlung von den Kranken gerne gebracht werden, geschützt zu sein und sie ungefähr voraussehen zu können. Die Allgemeinbehandlung muß ihr Hauptaugenmerk auf eine Hebung des Selbstgefühles und Erziehung zur Gemeinschaft richten in der Weise, wie dies in der zitierten Arbeit von Nowotny ausführlich geschildert ist. Die symptomatische Behandlung, die damit Hand in Hand gehen muß, besteht darin, daß man den Kranken davon überzeugt, daß er mit seinen Symptomen gar keinen Eindruck macht. Es wird dies am besten erreicht, wenn man die Symptome entweder überhaupt nicht beachtet und, aber nicht allzu ostentativ, über sie hinwegsieht, oder indem man sie, ganz leicht gesteigert, aber ohne sie zu kritisieren, imitiert. Durch diese zweite Methode erreicht man, daß der Patient einsehen lernt, daß seine verschiedenen Tricks schon deshalb nichts Besonderes seien, weil sie jedermann leicht nachahmen könne. Durch das leichte Unterstreichen empfindet er manchmal selbst das Komische und Sinnlose der Situation und verzichtet auf ihre Beibehaltung. Fall 1 hatte die Gewohnheit, speziell während der Mahlzeiten einige seiner Zwangshandlungen auszuführen, z. B. seine tiefen Kniebeugen. Auf meine Anordnung war eingeführt worden, daß alle bei Tisch Befindlichen in einem solchen Falle sofort aufspringen und „mitknicksen" mußten. Lange Zeit hindurch schien der Patient unser Treiben gar nicht zu beachten, bis ihm die Sache eines Tages doch langweilig wurde und er inmitten seiner Kniebeugen plötzlich innehielt, den Pfleger, der ihm zunächst stand, mit einem unbeschreiblich verachtungsvollen und ironischen Blicke ansah und sagte: „Aber das ist ja grotesk!" Von diesem Moment an waren die tiefen Kniebeugen aus seinem Programm fast vollständig verschwunden. Welche der beiden genannten Methoden jeweils zur Anwendung kommen soll, muß natürlich den zahllosen verschiedenartigen Situationen, die sich im Laufe einer solchen Behandlung ergeben, immer angepaßt und durch das persönliche Taktgefühl der bei der Behandlung Beschäftigten entschieden werden. Auch darf sich die Umgebung keine allzu großen Übertreibungen leisten, um nicht beim Patienten den Anschein zu erwecken, als ob man ihn lächerlich machen wollte. Die Grenze zwischen humorvoller und derbkomischer Behandlung darf nicht überschritten werden; jedenfalls ist aber Humor von seiten der Umgebung ein nicht zu unterschätzendes Hilfsmittel. An dieser Stelle möchte ich noch eine ganz kleine Episode aus der Behandlungsgeschichte des ersten Falles erwähnen. Der Patient überraschte uns eines Tages mit der an ihm ganz neuen Eigentümlichkeit, daß er Blätter aus dem Telefonbuch herausriß, sie ganz klein zusammenknüllte und verschluckte. Das Verstecken des Buches blieb wirkungslos, da er schon nach kurzer Zeit seinen Aufbewahrungsort entdeckte oder es direkt von uns verlangte, eine Bitte, die ihm nicht gut abgeschlagen werden konnte; bis ich der Sache eines Tages dadurch Herr wurde, daß ich in Gegenwart des Kranken der Köchin, ohne eine Miene zu verziehen, den Auftrag erteilte, als Mehlspeise für den nächsten Tag gebackene Telephonnummern zu servieren. Der Kranke begann zu lachen und von dem Augenblick an gab er diese Gewohnheit bis auf einige vereinzelte Fälle auf. — Wichtig ist es, den Kranken das Komödiantenhafte ihres Treibens begreiflich zu machen, um sie auf diese Weise vom Nimbus des „unheilbar Kranken" zu befreien. Ich tat dies bei Fall 1, indem ich ihm bei jeder passenden Gelegenheit erklärte, er sei nicht geisteskrank, sondern spiele nur die Rolle eines solchen Kranken. Daß diese meine Versicherung nicht spurlos an ihm vorbeigegangen war, zeigte mir eines Tages seine mit dem glücklichsten Gesicht vorgebrachte Feststellung: „Jetzt, da mein Geist wieder zu erwachen beginnt, bin ich ein schlechterer Komödiant".

Leider ist eine so eingehende Beschäftigung mit jedem einzelnen Kranken derzeit infolge der hohen materiellen Anforderungen nur vereinzelt möglich, da es an entsprechenden Anstalten, in denen sich eine so weitgehende individuelle Beschäftigung mit den einzelnen Fällen durchführen ließe, vollkommen mangelt; doch ist zu hoffen, daß es der individualpsychologischen Schule gelingen wird, auch in dieser Richtung nicht nur theoretisch, sondern auch praktisch Abhilfe zu schaffen.

Manisch-depressives Irresein.

Von

Dr. med. **Kurt Weinmann**-München.

Einleitung.

Methodologische und geschichtliche Vorbemerkungen.

Für die Aufgabe, das manisch-depressive Irresein innerhalb des „Handbuches der Individualpsychologie" zu bearbeiten, sehe ich nur eine beschränkte Lösungsmöglichkeit, die abzugrenzen mir vorab nötig erscheint. Sie liegt:

1. Auf dem Gebiet der „verstehenden Psychopathologie[1]" der Psychosen. Zunächst sei eine grundsätzliche Feststellung gegenüber Jaspers gemacht, der in seiner „allgemeinen Psychopathologie[2]" viel zur methodologischen Besinnung in der Psychiatrie beigetragen hat. Er bezeichnet dort die Phasen und Perioden des abnormen Seelenlebens als „unverständliche Folgen", die nur statisch verständlich (phänomenologisch erfaßbar) seien, nicht etwa aus einander hervorgehen, also nicht genetisch (im Sinne einer „verstehenden Psychopathologie") verstanden werden könnten. Das volle Ver-, ständnis für eine einzelne Phase oder Periode seelischen Geschehens oder auch für eine beliebige — sozusagen als Querschnitt der Persönlichkeit zu betrachtende — Einzelsituation ist nur möglich im Rahmen eines Überblickes über die Gesamtpersönlichkeit. Wir kommen also im Sinne der Individualpsychologie zur Forderung der Eingliederung und Verständlichmachung dieser Einzelsituation in das Gesamtbild der Persönlichkeit.

Es ergibt sich daraus die Notwendigkeit, nicht nur zu fragen, woher kommt etwa eine depressive oder exaltierte Stimmungslage, sondern sie verständlich zu machen, bezogen auf die Linie, die ein Mensch gegenüber dem Leben oder der Gemeinschaft überhaupt, das heißt der Grundrichtung nach, einzuhalten pflegt, also nach dem Vorgang Adlers zu erforschen, welche Leitlinie ein Individuum verfolgt.

Allgemeine Voraussetzung ist also letztlich die Auffassung der Gesamtpersönlichkeit als einer zielgerichteten dynamischen Einheit.

2. Auf dem Gebiet der psychiatrisch-diagnostischen Systematik. Nach dem Vorgang Kraepelins[3] und seiner Schule waren wir gewöhnt, das manisch-depressive Irresein als eine spezifisch endogene Krankheit zu betrachten, das heißt also die Depression und die Exaltation, die traurige und die heitere Verstimmung sollten „von innen heraus" ohne verständliche äußere oder innere psychische Entstehungsursache im Ablauf des individuellen seelischen Geschehens auftreten. Als Voraussetzung für diese Erscheinung wurde ein konstitutives Moment, eine besondere Veranlagung gefordert, die man in der „Entartung"

---

[1] Vgl. Weinmann (249).
[2] Springer 1920.
[3] Lehrbuch der Psychiatrie. J. A. Barth. 8. Aufl. 1913.

zu erblicken glaubte. Man subsumierte dementsprechend diese Krankheitsform unter der Gruppe des Entartungsirreseins.

Dem gegenüber hat sich im Laufe der Zeit ein gewisser Wandel der Anschauungen vollzogen. Es wurde mehr und mehr das „reaktive" Moment betont [1] und nach psychologisch verständlichen Ursachen zum mindesten im Sinne einer auslösenden Veranlassung geforscht. Dabei hat sich gezeigt, daß eine Akzentverschiebung vom Endogenen auf das Exogene bedingt ist durch die jeweilige Auffassung von dem Grade der Verständlichkeit oder Einfühlungsmöglichkeit von Verstimmungen; sie richtet sich also nach dem Stande unserer psychologischen Einsicht oder nach dem Gesichtspunkt unserer psychologischen Beurteilung.

Damit im engsten Zusammenhang stehen die Fragen der diagnostischen Systematik [2], der Ordnung, unter der wir die einzelnen Krankheitszustände und -Abläufe zu begreifen und voneinander abzugrenzen versuchen.

Cimbal glaubt z. B. sogenannte depressive Psychoneurosen der Erwachsenen von den Krankheitsbildern des manisch-depressiven Irreseins ebenso scharf unterscheiden zu können wie von der Nervosität im Sinne originärer Krankheitsprozesse (Kraepelin, Lehrbuch 8. Aufl. XI, XV, XVI) und versteht darunter solche Erkrankungen des Gesamtnervensystems, die teils aus erblichen Grundlagen, teils aus erlebten körperlichen und seelischen Schädigungen entstehend, einerseits eine dauernde depressive Verstimmung, andererseits eine einseitige Bereitschaft zu depressiven Reaktionen aufweisen.

Die einzelne depressive Reaktion kann alle neuropathischen und psychopathischen Formen des melancholischen Affekts: Hemmung, Unentschlossenheit, Gleichgültigkeit, Angst, Schuldgefühle, Schlaflosigkeit, Herz-, Kopf- und andere Schmerzen, Stoffwechselstörungen und Gewichtsverlust zeigen; kann, ohne geheilt zu sein, durch Erziehung und asketisches Wollen überwunden werden, kann aber auch mit dem Nachlassen der ursächlichen Schädigungen und durch psychotherapeutische Kunst des Arztes ausheilen.

Die praktische Bedeutung der konstitutionellen Depressionsbereitschaften gegenüber den psychopathischen Veranlagungen und dem manisch-depressiven Irresein ist ihre größere Behandlungs- und Heilungsmöglichkeit.

Die klassische Kraepelinsche Begriffsbestimmung des manisch-depressiven Irreseins [3] „umfaßt einerseits das ganze Gebiet des sogenannten periodischen und zirkulären Irreseins, andererseits die einfache Manie, den größten Teil der als „Melancholie" bezeichneten Krankheitsbilder und auch eine nicht unerhebliche Anzahl von Amentia-Fällen. Endlich rechnen wir hierher gewisse leichte und leichteste, teils periodische, teils dauernde krankhafte Stimmungsfärbungen, die einerseits als Vorstufe schwerer Störungen anzusehen sind, andererseits ohne scharfe Grenze in das Gebiet der persönlichen Veranlagungen übergehen. Die hier zu einer klinischen Einheit zusammengefaßten Krankheitsformen können nicht nur ohne erkennbare Grenzen ineinander übergehen, sondern auch in einem und demselben Krankheitsfalle einander vertreten und ablösen. Auf der anderen Seite ist es grundsätzlich wie praktisch unmöglich, einfache, periodische und zirkuläre Verlaufsarten irgendwie zuverlässig auseinanderzuhalten; überall gibt es fließende Übergänge. Andererseits aber sehen wir bei dem gleichen Kranken nicht nur Manie und Melancholie, sondern auch Zustände

---

[1] Vgl. Kurt Schneider.
[2] Vgl. hierzu W. Cimbal. „Die depressiven Psychoneurosen der Erwachsenen und ihre Entstehung aus den Krankheitsbereitschaften des Kindes- und Jugendalters." Zeitschr. f. d. ges. Neurol. u. Psychol. Bd. 101, S. 77ff. 1926.
[3] Vgl. dazu Kraepelin, l. c.

tiefster Verworrenheit und Ratlosigkeit, ausgeprägte Wahnbildungen und endlich leichteste Stimmungsschwankungen miteinander wechseln. Ferner bilden dauernde einseitige Stimmungsfärbungen ganz gewöhnlich den Hintergrund, auf dem sich vollentwickelte umgrenzte Krankheitsanfälle des manisch-depressiven Irreseins herausbilden". — Auf die Differentialdiagnose des manisch-depressiven Irreseins soll hier nicht näher eingegangen werden; lediglich zur Abgrenzung der oben erwähnten „originären Nervosität" sei noch darauf verwiesen, daß auch Kraepelin[1] „sich im ganzen des Eindruckes kaum erwehren kann, als ob zwischen den Verstimmungen der Nervösen und der depressiven Veranlagung eine gewisse tiefere Verwandtschaft bestände". — „Im allgemeinen läßt sich sagen, daß die ersteren in weit höherem Grade von äußeren Verhältnissen abhängig sind als die Verstimmungen der depressiv Veranlagten. Bei manchen Fällen von „psychogener" Depression, bei Psychopathen sind wir in der Tat, bevor wir die uns geflissentlich verschwiegene auslösende Ursache kannten, zu der Auffassung einer manisch-depressiven Erkrankung gekommen." — Umgekehrt haben Hecker[2] und Wilmanns[3] betont, daß ein erheblicher Teil der als Psychopathen, Neurastheniker bezeichneten Kranken an zyklothymen Stimmungsschwankungen leidet und somit ebenfalls dem Gebiete des manisch-depressiven Irreseins angehört. Wilmanns[4] meint sogar: „Es unterliegt keinem Zweifel, daß ein Teil derjenigen Persönlichkeiten, deren schöpferische Kraft nur periodisch wirksam ist, an dieser Zyklothymie leidet. So lange sie ihre Eigenart voll anerkennen und bekämpfen und die Wirkung auf ihre Leistungsfähigkeit durch rechtzeitig vorbeugende Maßregeln abzuschwächen wissen, wird man kaum von einer Krankheit bei ihnen reden dürfen. Allein die nahe Verwandtschaft dieser leichtesten endogenen Schwankungen mit den oben[3] geschilderten Zuständen tritt deutlich hervor, wenn sich entweder ohne erkennbare Ursache oder auf irgend welche psychischen Schädigungen hin, diese aus jenen entwickeln".

In diesen Ausführungen tritt die Problematik der diagnostischen Abgrenzung sowohl wie der psychologischen Auffassung der hierher gehörigen seelischen Abläufe besonders deutlich hervor. Wilmanns subsumiert gleichermaßen endogene Stimmungsschwankungen, die „ohne erkennbare Ursache" auftreten, mit solchen, die „auf irgendwelche psychische Schädigungen hin" sich entwickeln unter dem Begriff der Zyklothymie, einem „Typus geistiger Entartung, der durch das Auftreten von Dysthymieen und Hyperthymieen gekennzeichnet ist". — Homburger[5] führt in seiner sehr instruktiven Übersicht über die Literatur des manisch-depressiven Irreseins von 1906—1910 zur Frage der Abgrenzung der Zyklothymie innerhalb des umfassenderen genannten Krankheitsbegriffes u. a. folgendes aus: „Im Vordergrund der zyklothymen Depression steht neben der Traurigkeit das Insuffizienzgefühl und die subjektive Hemmung, welche sich ganz besonders auf das Gemütsleben bezieht und mannigfaltigere, spezialisiertere und differenziertere Abwandlungen darbietet, als dies bei den depressiven Phasen des manisch-depressiven Irreseins der Fall ist. Ausgeprägter als dort ist nicht nur das Krankheitsbewußtsein sondern auch die Krankheitseinsicht im engeren Sinne schon während der Dauer des Zustandes selbst, sowie die Möglichkeit der Beherrschung und die Beeinflußbarkeit. Häufiger als beim manisch-depressiven Irresein ist die Auslösung, die Anknüpfung an affektbetonte Erleb-

---

[1] Ebenda. S. 1373 ff.

[2] Hecker: „Die Zyklothymie, eine zirkuläre Gemütserkrankung. Zeitschr. f. prakt. Ärzte 1898.

[3] „Die leichten Fälle des manisch-depr. Irreseins (Zyklothymie) und ihre Beziehungen zu Störungen der Verdauungsorgane. Volkmannsche Sammlung 1906.

[4] Wilmanns: Die Zyklothymie in Lewandowskys Handb. d. Neurologie. V. S. 542 ff.

[5] Zeitschr. f. d. ges. Neurol. u. Psychiatrie 1911 (Referate). Bd. 2, H. 9/10.

nisse. Die Frage des endogenen oder exogenen Entstehens ist für die Prognose des einzelnen Falles von großer Bedeutung. Die nahe Verwandtschaft zum manisch-depressiven Irresein geht daraus hervor, daß Zyklothyme in einzelnen Anfällen an echter Melancholie und flotter Manie erkranken, und daß manche Fälle im späteren Alter dauernd in schwere Formen des manisch-depressiven Irreseins übergehen. — Ich möchte in diesem Zusammenhang noch auf eine gewisse, nicht belanglose Differenz gegenüber dem echten manisch-depressiven Irresein hinweisen, die oft angedeutet, aber nicht genügend hervorgehoben wird. Während die manische Phase des letzteren zwar mit einem Plus an psychischem Geschehen einhergehen kann, welches aber ein Minus an Qualität ist, zeigen Zyklothyme im Stadium der Hyperthymie oft eine wirkliche Steigerung der Produktivität in qualitativer Hinsicht, zu der sie im freien Intervall nicht befähigt sind [1]". —

Ein interessantes Problem für die psychiatrische Systematik ist die Frage, inwieweit eine „Einheitsbeziehung" bestehe zwischen den Krankheitsformen etwa der Melancholie, der Manie, der Mischzustände, der Zyklothymie bzw. der periodischen oder zirkulären seelischen Störungen, die man dem „erweiterten Begriff' des manisch-depressiven Irreseins zurechnet. Hierzu möchte ich auf die Ausführungen Homburgers in dem erwähnten Referat verweisen. „Die Zugehörigkeit zu diesem größten Kreise funktioneller Psychopathien wird bestimmt durch den endogenen Faktor der degenerativen Veranlagung; durch ihre Eigentümlichkeit, psychologischer Deutung in weitem Umfange zugänglich zu sein und durch den normverwandten Charakter ihrer Symptome." Homburger teilt, abgesehen von den Ausführungen über die Melancholie, den hier von Bumke [2] vertretenen Standpunkt und pflichtet ihm auch in der Begründung bei. Das oberste Prinzip, der Oberbegriff, der die klinische und symptomatologische Betrachtung der funktionellen Krankheitsbilder beherrschen muß, ist die Übergangsmäßigkeit selbst. Aus der Tatsache der fließenden Übergänge ergibt sich erst ein Verständnis der variablen Formen, die keineswegs ein unklassifizierbarer Rest sind, der da übrig bleibt, nachdem die scharf umrissenen und streng begrenzten Krankheitstypen naturgetreu ausgesondert sind. Innerhalb der degenerativen Psychosen gibt es aber eine Zahl von Fällen, deren Symptomatologie klar, das heißt nicht sehr reichhaltig und in den einzelnen Symptomen voll entwickelt ist, die eindeutig in der Verlaufsrichtung und der Intensität nach sicher krankhaft, mit einem Worte typisch sind. Das heißt, sie sind durch eine Reihe übereinstimmender und unterscheidender Merkmale zur Aufstellung von Typen geeignet als Orientierungspunkte, durch deren Heraushebung das ganze Terrain eingeteilt wird. Aber jeder einzelne Punkt hat seine Nähen und Fernen; mit dem Wechsel des Ortes gehen sie ineinander über. Nicht nur rücksichtlich der Klassifizierung ist das Übergangsmäßige das Prinzipielle, es ist es auch innerhalb des Typus von Fall zu Fall. Die progredienten Geistesstörungen sind eben arthaft, die funktionellen weitgehendst individuell bestimmt. Die individuellen Unterschiede sind die Grundlagen der Übergänge und symptomatischen Gemische und gerade darin begründet sich die Tatsache, daß von jedem der Typen, die wir unterscheiden können, eine Reihe von Fällen auch zur Norm hinüberleitet. Die Anerkennung dieser Tatsächlichkeit führt aber keineswegs zu dem Schluß, das Studium der Typen sei überflüssig, da sie alle einer großen Familie angehören. Denn nie kann eine Übersicht über das Tatsächliche erreicht werden ohne ein Eingehen auf Abart und Einzelfall. Das Resultat aber wird stets ein Kunstprodukt des ordnenden Verstandes bleiben,

[1] Deny et Camus: La psychose maniaque-dépressive. Paris 1907. Baillère et fils.
[2] Bumke: Über die Umgrenzung des manisch-depressiven Irreseins. Zentralbl. f. Nervenheilk. u. Psychiatrie 1909. 381.

das jedem neuen revidierenden Gedanken jederzeit Zugang gewähren muß."
Dieser Gedankengang erscheint Homburger als ein durchaus konsequenter;
er verneint die abgeschlossene Krankheitseinheit „manisch-depressives Irresein" und unterstellt dieses als eine besondere wiederum auflösbare Gruppe
den degenerativen Psychosen. Unter dieser Voraussetzung können die Unterformen wieder enger gefaßt und gegeneinander strenger unterschieden werden. —
Homburger legt auf die gegebene Formulierung Wert nur als auf ein Prinzip
der Übersicht, welches der unschematischen Wirklichkeit durch möglichste
Zwanglosigkeit gerecht zu werden sucht. Neuerdings hat Homburger in
seiner „Psychopathologie des Kindesalters"[1] noch zu der grundlegenden Frage
der Endo- oder Exogenität des manisch-depressiven Irreseins bzw. der Zyklothymie folgendermaßen Stellung genommen: „Wir unterscheiden — innerhalb
der unendlichen Mannigfaltigkeit der quantitativen Abwandlungen und individuellen Verschiedenheiten von Grundstimmung und Stimmungsablauf —
mit einer an das Grundsätzliche grenzenden Schärfe wenigstens theoretisch
einen endogenen und exogenen Faktor. Eines jeden Menschen Stimmung
hält sich nicht stets auf gleicher Höhe, sondern unterliegt gewissen Schwankungen nach oben und unten, deren Stärke und zeitliche Erstreckung individuell
verschieden ist und die als etwas Selbstverständliches hingenommen werden.
Bei manchen sind sie kaum merklich, bei anderen fallen sie schon mehr auf,
aber niemand denkt daran, sie als krankhaft zu bezeichnen. Diese aus der
inneren Organisation des Individuums stammenden, zum primären biologischen
Geschehen, zum Ablauf der grundlegenden Lebensvorgänge gehörigen Schwankungen nennen wir endogen. Exogen sind diejenigen Schwankungen, welche
durch Erlebnisse ausgelöst, auf sie verständlich beziehbar, ein Teil der reaktiven Wirkungen sind, welche letztlich aus den Beziehungen zur Außenwelt notwendig hervorgehen und individuelles Leben überhaupt erst möglich
machen[2]. So laufen in jedem psychischen Dasein endogene und exogene
Schwankungen der Stimmung nebeneinander her oder beeinflussen sich, je
nachdem ein äußeres Erleben mit dieser oder jener Phase der endogenen
Stimmungskurve zusammenfällt. Die exogene Stimmungsbeeinflußbarkeit ist
ihrerseits selbst wiederum ein eigener konstitutiver Faktor, der aber nicht
den Merkmalen des Ablaufes, sondern denjenigen der Reaktionsvorgänge, der
Reizbeantwortungen zugehört. Wäre in Wirklichkeit die Trennung eine so
unbedingte, wie sie in der Theorie erscheint, so könnte keine Rede davon sein,
daß die Phasen einer ihrem Wesen nach endogenen Psychose, wie das manisch-
depressive Irresein es ist, in irgend eine Abhängigkeitsbeziehung zu seelischen
Außenwirkungen gebracht werden können. Daß solche Beziehungen aber doch
statthaben, werden wir sehen". — „Man muß zugeben — heißt es späterhin —
daß seelische Einflüsse bei vorhandener endogener Bereitschaft sehr wohl
imstande sein können einen Anfall auszulösen, und zwar unabhängig von der
psychologisch-affektiven Natur des Erlebnisses, also ein trauriges Ereignis
auch eine hypomanische Erregung."

Bezüglich der Prophylaxe meint Homburger: „Das Auftreten zyklothymer
Anfälle zu verhüten, sind wir nicht fähig". In der Berufswahl „muß darauf
Rücksicht genommen werden, daß ein Zyklothymer möglichst nicht in einen
Beruf eintritt, der mit besonderer persönlicher Verantwortung verbunden ist,
und in dem er ganz auf sich selbst gestellt sein wird" — ein Standpunkt, zu
dem später noch eingehend Stellung zu nehmen sein wird.

---

[1] Springer 1926.
[2] Vgl. hierzu die Arbeit des Verfassers: Zur Psychologie nervöser und zyklothymer
Stimmungsschwankungen (249).

3. Diese prognostischen Erörterungen leiten uns über zu dem in diesem Rahmen wichtigsten **Problem der psychotherapeutischen Beeinflußbarkeit des manisch-depressiven Irreseins.**

Zunächst: Sollen wir beim manisch-depressiven Irresein überhaupt psychotherapeutisch vorgehen?

Es entspricht einer neuerdings immer mehr hervortretenden Neigung zu therapeutischer Aktivität auf dem Gesamtgebiet der Psychiatrie [1], daß diese Frage auch für das manisch-depressive Irresein von verschiedenen Seiten — wenn auch mit begreiflichen Vorbehalten — bejaht wurde. Noch Kraepelin [2] stellt im Verfolg der von ihm versuchten scharfen Trennung des manisch-depressiven Irreseins z. B. von psychogen bedingten depressiven Zuständen den Satz auf: „Eine ursächliche Behandlung des manisch-depressiven, tief in der Persönkeit wurzelnden Irreseins gibt es nicht". Ähnlich sagt Bumke [3]: „Da wir die biologischen Grundlagen der manisch-depressiven Erkrankungen nicht kennen, verfügen wir auch über keine kausale Therapie". Bei ganz leichten Depressionen hält er psychotherapeutische Erfolge wenigstens insofern für erzielbar, „als man ihnen das Krankhafte ihrer Hemmungen klar macht und ihnen immer wieder versichert, daß es sich um einen vorübergehenden Zusammenbruch handle. Dazu können stets erneuerte Ermunterungen durch den Arzt dem Kranken auch insofern über diese Phasen leichter hinweghelfen, als sie seinen eigenen Mangel an Entschlußfähigkeit bis zu einem gewissen Grade ersetzen. — Daß bei reaktiven Depressionen, auch wenn sie auf manisch-depressivem Boden entstanden sind, eine systematische Psychotherapie am Platze ist, versteht sich wohl von selbst. Sie wird freilich zumeist nur da schnelle und sichere Erfolge haben, wo sich auch die äußeren Anlässe der Verstimmung abstellen lassen." —

Kraepelin sieht auch den Einfluß äußerer Schädlichkeiten als wahrscheinlich an; er meint, wir wüßten noch nicht, wie weit es möglich ist, den einzelnen drohenden Anfall im Entstehen zu unterdrücken und verweist dabei nur auf medikamentöse Versuche. Der Hinweis darauf, daß es sich in der Regel empfehle, die Kranken aus ihrer gewohnten Umgebung zu entfernen, da die Patienten durch diejenigen Personen und Dinge, die sie am nächsten berühren, durch ihre Angehörigen, ihr Heim, ihre Berufstätigkeit am meisten erregt zu werden pflegen, enthält zwar implicite ein psychotherapeutisches Moment — auf die für eine individualpsychologische Betrachtungsweise sehr naheliegenden Zusammenhänge des Ausweichens vor den Lebensaufgaben wird jedoch nicht weiter eingegangen. — „Die psychische Behandlung wird sich wesentlich auf die Fernhaltung gemütlicher Reize zu beschränken haben. Lange Gespräche sind nach Möglichkeit zu vermeiden". Andererseits meint Kraepelin im Hinblick auf Angehörigenbesuche bei internierten Patienten, daß die lange Absperrung der Kranken von den Ihrigen, wie sie früher vielfach für notwendig gehalten wurde, oft recht ungünstig wirke. — „Besonderer tröstender Zuspruch ist auf der Höhe der Verstimmung meist ziemlich wirkungslos; späterhin, wenn die Stimmung sich aufhellt, erscheint sein Nutzen gewiß oft größer als er in Wirklichkeit ist. Immerhin ist das Bewußtsein, sich dem Arzte gegenüber aussprechen und namentlich in seine Hände alle täglichen kleinen Entscheidungen legen zu können, für manche Kranke sehr beruhigend; auch die stets wiederholte Versicherung, daß alle Selbstquälereien krankhaft seien

---

[1] Vgl. Kogerer: Psychotherapie der Psychosen. Zeitschr. f. d. ges. Neurol. u. Psychiatrie. Bd. 46, S. 1/3.

H. Simon: Aktivere Therapie in der Irrenanstalt. Verhandl. d. Dtsch. Vereins f. Psychiatrie. Innsbruck 1924.

[2] Lehrbuch der Psychiatrie. 8. Aufl. Bd. 11, S. 1391. 1915. III.

[3] Lehrbuch der Geisteskrankheiten. 2. Aufl. 1924. S. 550ff.

und volle Genesung eintreten werde, wird in dem Andrang von Befürchtungen und Zweifeln oft als Trost empfunden." — Cimbal[1] erscheint es „immer noch zweifelhaft, ob das manisch-depressive Irresein einer planmäßigen Psychotherapie wirklich zugänglich ist".

Eine grundsätzlich mehr bejahende und optimistischere Stellung zum Problem der Psychotherapie des manisch-depressiven Irreseins nehmen aus der psychoanalytischen Schule Abraham[2] und Schilder[3] ein. Abraham hat im Jahre 1912 über 6 Fälle seiner Praxis berichtet. Zwei davon waren Zyklothymien, ein dritter Patient litt an kurzen, aber rasch auseinanderfolgenden Depressionszuständen. Bei zwei weiteren Patienten handelte es sich um erstmalige depressive Psychosen mit vorher bestehender Neigung zu leicht manischen und depressiven Stimmungsschwankungen. Ein Patient endlich war mit 45 Jahren an einer schweren und hartnäckigen depressiven Psychose erkrankt. — Zur Frage der therapeutischen Wirkung der Psychoanalyse meint der Autor, daß die Ergebnisse, abgesehen von der Aufhellung der psychologischen Struktur der manisch-depressiven Erkrankungen und trotz ihrer damaligen Unvollkommenheit und Lückenhaftigkeit zu der Erwartung berechtigen, „der Psychoanalyse werde es vorbehalten sein, die Psychiatrie von dem Alb des therapeutischen Nihilismus zu befreien". Er teilt unter anderem mit, daß es bei einem Fall (3) schon in der ersten Zeit der Behandlung gelungen sei, „eine frisch entstandene melancholische Depression zu kupieren, was früher auf keine Art zu erzielen gewesen war". Ferner rät er, was auch Schilder[4] betont und was jeder psychotherapeutisch in dieser Richtung Bemühte bestätigen wird, „bei solchen Kranken, welche zwischen ihren einzelnen manischen oder depressiven Phasen längere freie Zwischenzeiten haben, die Behandlung während dieser Zeit vorzunehmen. An schwer gehemmten melancholischen und unaufmerksamen manischen Kranken wird man sie nicht durchführen können". — Freilich sind wir nicht in der Lage, der Formulierung von Schilder zuzustimmen, wenn er die Ursache hierfür darin sieht, daß diese schweren Fälle „nicht die notwendige Übertragung aufbringen, welche für eine Psychotherapie notwendig ist". Wir würden sagen, daß bei solchen Patienten die Distanzierung[5], die Abkehr von der Umwelt und der mit ihr gegebenen Lebensaufgaben eine so entschiedene ist, daß auch auf dem Wege sprachlicher Wechselwirkungen ein Appell an die Vernunft oder an die immanente Logik des menschlichen Zusammenlebens nicht mehr möglich ist. Damit ist der Patient in höchst wirksamer Weise aller Verantwortung und aller Verbindlichkeiten gegen die Umwelt entzogen.

Wenn wir uns grundsätzlich auf den Standpunkt stellen, eine psychologisch richtig orientierte aktive Psychotherapie sei auch beim manisch-depressiven Irresein angezeigt, so ergibt sich die Aufgabe, vor allem die Vorteile aufzuzeigen, welche die Behandlung nach den individualpsychologischen Gesichtspunkten im Sinne A. Adlers bietet.[6] Im einzelnen wird das in der später darzustellenden Kasuistik deutlich werden. Prinzipiell möchte ich an dieser Stelle wiederholen, was ich bezüglich einer individualpsychologischen Behandlung bei den nervösen und den leichteren Fällen zyklothymer Stimmungsschwankungen auch schon

---

[1] Cimbal, W.: Die depressiven Psychoneurosen der Erwachsenen usw. Zeitschr. f. d. ges. Neurol. u. Psychiatrie. Bd. 101. 1926.

[2] Abraham: Ansätze zur psychoanalytischen Erforschung und Behandlung des manisch-depressiven Irreseins. Zentralbl. f. Psychoanalyse. II. 1912.

[3] Schilder, P.: Entwurf zu einer Psychiatrie auf psychoanalytischer Grundlage. Internat. Psychoanal. Verlag 1925.

[4] Leitsätze seines Referates: „Zur Psychotherapie der Psychosen" auf dem 1. Allg. ärztl. Kongreß f. Psychotherapie in Baden-Baden 1926.

[5] Vgl. hierzu Adler: Das Problem der Distanz. (7).

[6] Vgl. Adler (8, 215).

früher (249) gesagt habe, daß die therapeutischen Aussichten in solchen Fällen nicht ungünstiger sind als bei anderen Neurosen gleichen Grades. Heute läßt sich noch hinzufügen, daß unsere Erfahrungen sich in der Richtung schwererer, im eigentlichen Sinne psychotischer Fälle von manisch-depressivem Irresein in günstigem Sinne erweitert haben. Die Beobachtung der in dieser Arbeit mitgeteilten Fälle (1—5) erstreckt sich bisher auf einen Zeitraum von etwa zwei bis vier Jahren seit der Behandlung. Selbstverständlich lassen sich daraus noch keine endgültigen Schlüsse ziehen; weitere kritische Beobachtung und Nachprüfung wird notwendig sein. Allein schon die Aufhellung der Struktur oder besser Dynamik und damit die Vertiefung unseres psychologischen Verständnisses auch der psychotischen Abläufe des Seelenlebens beim manisch-depressiven Irresein läßt ein Weiterforschen in dieser Richtung berechtigt erscheinen. Aber gerade auch die therapeutischen Ergebnisse — wie wir im kasuistischen Teil, evident zu machen hoffen — ermutigen uns mit kritischen Optimismus auf dem eingeschlagenen Wege forzuschreiten. Eine möglichst vorurteilsfreie Nachprüfung auch an klinischem Material durch entsprechend geschulte Kräfte wäre sehr wünschens- und dankenswert.

I. Allgemeine Psychopathologie des manisch-depressiven Irreseins.

1. Wenn wir das Wesen der manisch-depressiven Erkrankungsformen nach seinen allgemeinen Grundzügen zu fassen versuchen, so wollen wir zunächst vom psychologischen Gesichtspunkt ausgehen:

Ganz allgemein kann gesagt werden, daß es sich um eine Störung des seelischen Gleichgewichtes handelt, als dessen Indikator zweckmäßig das Selbstwertgefühl dienen kann. Dieses ist bei der traurigen Verstimmung (Depression), also in der Melancholie bzw. in der melancholischen Phase typisch herabgesetzt, gedrückt, beherrscht von kritiklosem Pessimismus, also von negativem Wertcharakter. Bei der heiteren Verstimmung (Exaltation), in der Manie oder in der manischen Phase dagegen finden wir es krankhaft gehoben, in kritiklosen Optimismus verfärbt, mit positivem Wertcharakter. Dementsprechend ist die Stimmungslage gedrückt oder gehoben, traurig oder heiter. Das psychomotorische Verhalten scheint uns, als Ausdruck der Grundstimmung und Gesamthaltung betrachtet, ohne weiteres verständlich. Daß also ein deprimierter Mensch in seiner gedrückten, von Unlustempfindungen beherrschten Stimmung wenig Bewegungsdrang und Unternehmungslust zeigt, vielmehr sich gehemmt und entschlußunfähig fühlt, entspricht nur seiner Rückwendung auf sich selbst (seiner „Introversion", um mit C. G. Jung[1] zu sprechen), seinem Drang zur Abwendung, „Distanzierung" von der Umwelt. Daraus ergeben sich als Konsequenzen unter Umständen der weitgehende Verzicht auf sprachliche Äußerungen oder das leise Sprechen, das gedankliche Versiegen; bei größerer Aktivität unlustbetonte Äußerungen, Selbstentwertungen, -beschuldigungen und -vorwürfe; als äußerster Schritt der Rückwärtsbewegung und negativen Selbstbewertung die gänzliche Absage ans Leben oder Lebensverneinung im Stupor oder im Selbstmord.

Umgekehrt erscheint ohne weiteres verständlich, daß ein heiterer Mensch in seiner gehobenen, von Lustempfindungen beherrschten Stimmung sich unternehmungslustig und zu lebhaft gesteigerten Bewegungen geneigt fühlt. Die verstärkte Zuwendung zur Außenwelt (die „Extraversion" im Sinne C. G. Jungs) läßt seinen Rededrang, seine leichte Ablenkbarkeit, sein Hingenommensein

---

[1] Jung, C. G.: Psychologische Typen. Rascher u. Cie. Zürich 1921.

von den Objekten begreiflich werden. Der vermehrte Hang zur Geselligkeit, das Suchen nach Verkehrsbeziehungen, schließlich die gesteigerte sexuelle Affinität ist wiederum als Ausdruck dieser Gesamthaltung durchaus sinngemäß. Die geringe Tiefe und Ausdauer aller Triebregungen und der gedanklichen Aktivität läßt aber den Schluß zu, daß in der expansiven Phase ähnlich wie in der depressiven das eigentliche Ziel der seelischen Abläufe nicht in der Richtung der Wirklichkeitsbewältigung gelegen ist, sondern daß im Gegenteil das Wesentliche beider Haltungen als eine Tendenz zum Ausweichen verstanden werden kann. — Wir sind uns dessen bewußt, daß hier eine Deutung [1] im Sinne einer verstehenden Psychologie versucht wird, die indessen durchaus von dem tatsächlichen Verhalten der Patienten und ihren Äußerungen abgeleitet ist, wie später an den Fällen aufzuzeigen sein wird.

Schwierigkeiten macht die psychologische Analyse der sogenannten Mischzustände. Jaspers [2] hat schon darauf hingewiesen, daß der Versuch einer Auflösung von Manie und Depression in Komponenten, wie ihn Kraepelin und Weygandt [3] unternommen haben, methodologisch nicht einwandfrei ist durch die Vermengung verstehender mit objektiv erklärender Psychologie. Nur die objektive Trennung von Verstimmungs- und Hemmungserscheinungen ließe sich vielleicht aufrecht erhalten. Die Zerlegung der Manie in Heiterkeit, Ideenflucht, Bewegungsdrang, und der Depression in Traurigkeit, Gedankenhemmung, Bewegungshemmung, ferner die daraus folgende Ableitung der „unproduktiven Manie" = Heiterkeit + Gedankenhemmung + Bewegungsdrang oder des „manischen Stupors" = Heiterkeit + Gedankenhemmung + Bewegungshemmung ist dagegen durch Verwendung von Elementen verständlicher Zusammenhänge als objektive Komponenten und Faktoren des Seelenlebens irreführend.

Hier scheint uns nur eine individualpsychologische Analyse des einzelnen Falles und eine Verständlichmachung seiner Gesamthaltung möglich, in die sich alle Einzelsymptome sinngemäß einordnen, wenn man die Leitlinie der wirklichkeitsabgewandten rückläufigen Bewegung erfaßt hat als einen kompensatorischen Akt mit dem Ziel der „Sicherung" des Persönlichkeits- oder Selbstwertgefühls [4].

Bezüglich des Stadiums der „Gereiztheit", das in typischer Weise z. B. beim Übergang zirkulärer Krankheitsformen von der depressiven zur expansiven Phase oder umgekehrt zu beobachten ist, darf ich auf meine früher zitierten Ausführungen (249) verweisen. Wir können die gereizte Stimmung auffassen als Ausdruck der Erschütterung des Selbstwertgefühls. Seine Oszillationen deuten sozusagen ein kritisches Stadium an: das irritierte seelische Gleichgewicht kann eine gesteigerte Störung im Sinne einer Depression oder Exaltation erfahren; die traurige oder heitere Verstimmung sind hier häufig in statu nascendi und an ihrem Ausgangspunkte zu beobachten, der, vom Standpunkt des Betroffenen gesehen, allemal eine Bedrohung oder Gefährdung seiner Selbstwertsicherheit darstellt, vor der er in der Tendenz der Selbstwerterhaltung auszuweichen sucht [5]. Hieraus ergibt sich wieder die Dynamik der psychotischen Reaktion als Kompensationsversuch, der an der Wirklichkeit und ihren Forderungen gemessen freilich als mißlungene Überkompensation erscheint, daher folgerichtig als abnorm oder krankhaft bezeichnet wird. Als

---

[1] Vgl. hierzu Allers (20).

[2] Allgemeine Psychopathologie.

[3] Weygandt: Über die Mischzustände des manisch-depressiven Irreseins. München 1899.

[4] Vgl. Adler: Das Problem der Distanz (7).

[5] Vgl. den Vortrag des Verf. auf d. IX. Kongr. f. exp. Psychol. 1925. Über das Selbstwertgefühl und seine Störungen (83).

Maßstab der Abweichung von der Norm dient zweckmäßig die Krankheitseinsicht — wiederum ein Ausdruck der Selbsteinschätzung. —

2. Was diesem als reaktiv zu bezeichnenden Verhalten der Patienten als konstitutioneller biologischer Faktor zugrunde liegt, gehört zwar nicht in den engeren Bereich der uns hier gestellten Aufgabe. Das uns grundsätzlich wichtig Erscheinende soll aber doch kurz gestreift werden.

Ewald[1] nennt, entsprechend seiner auf die Begriffe des „Biotonus" und der „Konstruktion" (Reagibilität) zurückgehenden Trennung von Temperament und Charakter, das manisch-depressive Irresein die Quantitätskrankheit, die biotonische Krankheit, die Temperamentskrankheit $\varkappa\alpha\tau$' $\dot{\varepsilon}\xi o\chi\dot{\eta}\nu$, wobei er eine uns zu weit gehende Trennung von reaktiven (psychogenen) und endogenen Psychosen vorzunehmen versucht. Freilich schränkt er selbst das Trennende seiner Hypothese ein und betont die zusammenfassende Einheit des Organismus in seiner Ganzheit. Er weist z. B. auf die bekannte Tatsache hin, „daß sich bei innersekretorischen Störungen Verschiebungen im ganzen System einzustellen pflegen, daß der Organismus durch vikariierende Hyper- und Hypotrophie korrelativ verbundener Organe immer wieder nach Ausgleich strebt". — Fr. Kraus[2] betont unseres Erachtens mit Recht: „Wir brauchen nicht bloß eine Zusammenhangslehre für die Beziehungen zwischen Form und Funktion der Organe, sondern auch die synthetische Erfassung des individuellen menschlichen Organismus nach Entwicklung, Bau und Leistung in allen Zusammenhängen mit seiner besonderen (leblosen und lebenden) Umwelt. — Das Einzelindividuum hat seine besondere Art der Herstellung von Gleichgewichten zwischen Organismus und Umwelt." — Wir haben uns mit A. Adler (1) daran gewöhnt, als biologische Grundlage seelischer Gleichgewichtsstörungen die Minderwertigkeit von Organen und Organsystemen anzunehmen. Im Minderwertigkeitsgefühl erblicken wir die primäre psychische Reaktion hierauf. Es wird zum Anstoß und Ausgangspunkt für den gesamten psychischen Überbau, der einen kompensatorischen Charakter hat, oder auch für eine Überkompensation im Organischen oder Psychischen. — Welche Organminderwertigkeit sollen wir nun beim manisch-depressiven Irresein als konstitutionelle Voraussetzung annehmen? — Es scheint uns mit Wexberg (258) in hohem Grade wahrscheinlich, daß ähnlich wie für die Neurosen auch für unser Gebiet eine Organminderwertigkeit des vegetativen Systems als anlagemäßiger Faktor eine grundlegende Rolle spielt. Es erübrigt sich, die gesamten Manifestationen der krankhaften Tonusschwankungen des vegetativen Nervensystems beim manisch-depressiven Irresein aufzuzählen. Erinnert sei nur daran, daß alle „Lebenstriebe" als Funktionen der von L. R. Müller[3] sogenannten Lebensnerven typischen Schwankungen und Veränderungen unterliegen. — Die Organminderwertigkeit äußert sich also in Störungen der Selbststeuerung des antagonistischen Verhaltens von Sympathikus und Parasympathikus (Kraus), in einer Anomalie des neurovegetativen Reaktionstypus (Wexberg) einerseits; andererseits bei den engen (effektorischen) Beziehungen des vegetativen Systems zu allen anderen Organfunktionen, z. B. der endokrinen Drüsen, auch in Gleichgewichtsschwankungen in dem komplizierten Synergismus dieses Apparates, ferner des Stoffwechsels, des Kreislaufs usw. Wenn wir uns den universellen Wirkungsbereich des vegetativen Nervensystems vergegenwärtigen,

---

[1] Ewald: Temperament und Charakter. Berlin, Springer. 1926.
Derselbe: Die biologischen Grundlagen von Temperament und Charakter. Jahreskurse f. ärztliche Fortbildung. Maiheft 1926.
[2] Die krankhaften (endo- und exogenen) Störungen des individuellen Erregungstypus. In: Krehl-Mering, Lehrb. d. inn. Med. 14. Aufl. 1922. Bd. 2, S. 520ff.
[3] Müller, L. R.: Die Lebensnerven. Berlin, Springer. 1924.

so läßt sich kein Organ oder Organsystem als „Erfolgsorgan" für Störungen ausschließen, die ihren Ursprung mittelbar oder unmittelbar, jedenfalls aber auch vom seelischen Erlebnis, etwa vom Affekt aus nehmen können. — Das vegetative System ist das Bindeglied zwischen der Person und den Organen, wie Fr. Kraus treffend sagt, dessen Ausführungen in seiner „allgemeinen und speziellen Pathologie der Person"[1] eine Fülle von Aufschlüssen zu unserem Problem gibt, auf die hier aber nur hingewiesen werden kann. — Auch in der heutigen Psychiatrie, meint der Verfasser, greift der Begriff der Konstitution, im allgemeinen Sinne von individuell eigenartiger Reaktionsweise verstanden, immer mehr Platz. Die psychische Konstitution ist für Kraus gar kein neues Moment mehr, dessen besondere Heraushebung sich rechtfertigt, sie gehört vollständig zur individuellen Artung überhaupt. Auch für Alfred Adler ist die psychische Konstitution kein Sonderproblem mehr, indem er, wie O. Kaus (42) ausführt, Physisches und Psychisches demselben dynamischen Prinzip unterstellt: der durchgängigen Zielstrebigkeit des Organismus im Hinblick auf eine fortschreitende Anpassung an die Umweltverhältnisse. — Wie dieser Anpassungsversuch unter den erschwerten Verhältnissen einer Organminderwertigkeit vor sich geht, hat Adler (1, 5) gezeigt. „Sobald das vorauszusetzende Gleichgewicht im Haushalt des Organs oder Organismus gestört erscheint, steigen die unbefriedigenden Ansprüche so lange, bis der Ausfall durch Wachstum im minderwertigen Organ, im symmetrischen oder in einem andern Organ gedeckt wird, was ganz oder teilweise eine Stellvertretung ausüben kann. Diese Tendenz zur Deckung des Defekts durch Wachstums- und Funktionssteigerung, Kompensation, kann unter günstigen Umständen bis zur Überkompensation gelangen und sie wird zumeist auch das Zentralnervensystem (wir möchten hinzufügen: einschließlich des vegetativen Systems) in seine gesteigerte Entwicklung miteinbeziehen."

„Der organisch erschwerten Einfügung in das Leben entsprechen seelische Schwierigkeiten. Im Kampfe mit diesen und zu ihrer Überwindung entstehen seelische Haltungen, auffallende Charakterzüge besonderer Art, krankhafte Affekte und Symptome."

Was die psychologische Struktur der Melancholie angeht, sei auf die Arbeit Adlers über „Melancholie und Paranoia" (7) verwiesen. Über die Haltung und den Lebensplan der zur Melancholie Disponierten heißt es dort: „Die Melancholie befällt Individuen, deren Lebensmethode vorwiegend mit den Leistungen und Unterstützungen anderer Personen schon seit der frühen Kindheit an rechnet. In ihrem Leben überwiegen leicht erworbene Triumpherscheinungen von geringerer Aktivität und solche unmännlicher Natur. Der eigenen Hauptfrage ihres Lebens aber, dem Fortschreiten der Entwicklung oder auch nur dem Festhalten ihres eigenen Wirkungskreises weichen sie bei auftauchenden Schwierigkeiten aus oder nähern sich ihnen nur zögernd. Der Typus des Manisch-Depressiven dagegen dürfte ganz allgemein dadurch gekennzeichnet sein, daß er jede Aktion enthusiastisch beginnt, um bald nachher gewaltig abzuflauen. Dieser charakteristische Rhythmus, der auch den Bewegungen und Haltungen der gesunden Tage eigen ist, wird im Zeitpunkt der Erkrankung unter Berufung auf die Wahnidee und durch demonstrative und zweckentsprechende Ausgestaltung derselben verstärkt und befestigt. Zwischen diesen beiden Formen steht die periodische Melancholie, deren Ausbruch regelmäßig erfolgt, sobald der wankende Glaube des Patienten an seinen Erfolg einen Ruf des Lebens (Ehe, Beruf, Gesellschaft) abzuwehren zwingt.

---

[1] Kraus, Fr.: l. c. Thieme, G., Leipzig 1919 u. 1926.

„Die gesamte Lebensführung des „Typus melancholicus" läßt als Voraussetzung und wichtigsten Anhaltspunkt eine fiktive aber durchdringende
Anschauung — eine melancholische Perspektive, dem kindlichen Seelenleben entstammend — erkennen, nach welcher das Leben ein schwieriges,
ungeheures Wagnis vorstellt, die überwiegende Mehrzahl der Menschen aber
aus feindlichen Individuen und die Welt aus unbequemen Hindernissen besteht.

„Die Selbsteinschätzung der Depressiven bzw. der zur Melancholie
Disponierten ist demnach seit der Kindheit eine deutlich niedrige, was
aus ihren unausgesetzten Versuchen zur höchsten Geltung zu kommen zu
folgern ist; immerhin deuten sie häufig auf die versäumte Möglichkeit einer
außerordentlichen Entwicklung · hin (und diese meist versteckten Hinweise
kennzeichnen die seelische Verwandtschaft der Paranoia, ·auf die hier nicht
näher eingegangen werden kann), meist auf familiäre Übelstände, ·oder sie verraten in ihrer melancholischen Wahnidee eine unerschütterliche Voraussetzung
von übermenschlichen, ja göttlichen Kräften. Dies und nichts anderes nämlich
liegt solchen Klagen zugrunde, in denen der Kranke in einer versteckten
Größenidee das schreckliche Schicksal beklagt, das zugleich mit seinem Ende
über seine Familie etwa hereinbrechen werde, oder wenn er seine Schuld an dem
Untergang der Welt, an der Entfesselung des Weltkrieges, am Tod und Verderben anderer Personen unter Selbstvorwürfen hervorhebt. Nicht selten auch
liegt in der forcierten Klage über die eigene Unfähigkeit ein drohender Hinweis
auf ganz reale, materielle oder moralische Gefahren für den Familien- und
Freundeskreis und zugleich eine nicht stärker zu denkende Hervorhebung'
der persönlichen Bedeutung des Kranken. Solcher Art sind die Ziele des Melan-
cholikers und zu solchen Zwecken bezichtigen sie sich offen aller Formen der
Minderwertigkeit und nehmen demonstrativ die Schuld für alle Fehlschläge und Mißerfolge auf sich. Der Erfolg ihres Verhaltens ist dann
zum mindesten der, daß sie weitaus mehr als bisher in den Brennpunkt der
Aufmerksamkeit ihres eingeschränkten Kreises rücken, und daß sie die ihnen
verpflichteten Personen zu den größten Leistungen, zu den namhaftesten Opfern
und zum weitestgehenden Entgegenkommen anspornen. Dagegen hat sich ihr
Wille von jeder kleinsten sozialen Verpflichtung und Gebundenheit befreit,
was ihrem egozentrischen, leitenden Ideal immer am besten entsprach, weil
dieses jede Einfügung und Bindung an den andern und dessen Rechte als einen
unerträglichen Zwang und als schweren Verlust des persönlichen Wertes empfinden ließ.

„Neben den Selbstvorwürfen und Selbstbeschuldigungen fehlen aber nie
die heimlichen Hinweise auf Heredität, auf Erziehungsfehler der Eltern, auf
böswillige Rücksichtslosigkeit der Angehörigen oder Vorgesetzten; nur daß
sich diese Anschuldigung anderer aus der einleitenden Position des Melancholischen ergibt. Hinweise auf die obigen Mängel, auf Heredität, körperliche
Anomalien usw., dienen andererseits auch der Feststellung, daß es sich um eine
unabänderliche, unheilbare Erkrankung handelt, was den Kurswert des Leidens
beträchtlich erhöht.

„So dient die Melancholie dem Bestreben, den gesellschaftlichen Wert des
Eigenwillens und der Persönlichkeit, zum mindesten für die eigene Empfindung
namhaft zu erhöhen. Ihre forcierte Eigenart gestaltet sich unter dem Drucke
einer tiefgefühlten Unzufriedenheit und eines objektiv meist ungerechtfertigten
Minderwertigkeitsgefühls bei Personen, deren Kindheitstypus eingangs geschildert
wurde. Daß sie die uns unglaublich erscheinenden Kosten einer immerhin
konsequenten Haltung in schwierigen Positionen ihres Lebens zahlen, lehrt
vor allem der Augenschein und ist in der übergroßen Spannung begründet, in
der sie zum Leben stehen. Ihr empfindlicher Ehrgeiz, der sie mit heimlichem

Zagen nach aufdringlicher Überlegenheit jagen läßt, zwingt sie gleichzeitig zur Desertion oder zur Zaghaftigkeit vor größeren gesellschaftlichen Aufgaben. So gelangen sie durch systematische Selbstbeschränkung auf ein Nebengeleis, in einen streng abgezirkelten Kreis von Personen und Aufgaben, den sie so lange pflegen, bis ihnen eine schwierig scheinende Veränderung droht. Jetzt greift die in der Kindheit aufgebaute niemals revidierte Schablone abermals ungeprüft ein: sich klein zu machen, durch Schwäche und Krankheit zu wirken, um allen Aufgaben zu entgehen.

„Das hervorragendste Kampfmittel des Typus melancholicus behufs Hebung der Position ist seit früher Kindheit: Klage, Tränen und traurige Verstimmung. Er demonstriert in quälendster Weise seine Schwäche und die Notwendigkeit seines jeweiligen Begehrens, um andere zu Dienstleistungen zu zwingen oder zu verleiten.

„Sie gewinnen ferner auf ihre Art den Anschein und die Überzeugung der Unverantwortlichkeit für ihre Mißerfolge im Leben, weil sie immer ihre unabänderliche Schwäche und den Mangel einer Hilfe von außen hervorheben. Die seelische Verwandtschaft mit dem Typus der Phobiker und Hypochonder ist nicht zu verkennen; nur daß im Falle der Melancholie zum Zwecke des stärkeren Angriffs und aus Gründen des umfassenderen Minderwertigkeitsgefühls die Krankheitseinsicht schwindet, jede Kritik der Wahnidee ausgeschaltet wird: mittels einer starken Antezipation eines unentrinnbaren Unheils und einer entschlossenen Einfühlung in die drohende Gefahr. Der kategorische Imperativ des Melancholischen lautet demnach: „Handle, denke und fühle so, als ob das schreckliche Schicksal, das du an die Wand malst, bereits über dich hereingebrochen oder unabwendbar wäre". Dabei als Hauptvoraussetzung des melancholischen Wahnes: sein der Gottheit verwandter, prophetischer Blick."

Immer handelt es sich um die Wirkung auf die Umgebung. Als einen überaus brauchbaren Leitfaden, ein psychogenes Krankheitsbild durchsichtiger zu machen, bezeichnet Adler[1] die Frage nach dem „Gegenspieler" (vgl. Fall 6). Die Lösung dieser Frage zeigt uns den psychogen erkrankten Menschen nicht mehr in einer künstlichen Isolierung, sondern in seinem gesellschaftlich gegebenen System. Leicht ergibt sich dann die Kampftendenz der Neurose und Psychose und was sonst als Abschluß der Betrachtung gelten konnte: die spezielle Erkrankung, wird jetzt an die gehörige Stelle eingesetzt, als ein Mittel, eine Methode des Lebens, als ein Symptom zugleich für den Weg, den der Patient geht, um zum Ziel der Überlegenheit zu kommen, oder um es als ihm zukommend zu empfinden.

Als Grundbedingungen der Wahnbildung, die beim manisch-depressiven Irresein gelegentlich eine vordringliche Rolle spielen, nennt Adler die folgenden:

1. Antezipation und halluzinatorische Darstellung eines Wunsches oder einer Befürchtung zum Zwecke einer Sicherung.
2. Tendenziöse Entwertung und Abstraktion von der Wirklichkeit (unter anderem Durchbrechung der Logik, als einer Funktion der Gemeinschaft).
3. Resultierende Erhöhung des Persönlichkeitsgefühls.
4. Kampf gegen die nähere oder weitere Umgebung und deren Herabsetzung.
5. Verlegung der Aktivität des Patienten von seinem Hauptproblem weg auf einen Nebenkriegsschauplatz.

---

[1] Lebenslüge und Verantwortlichkeit in der Neurose und Psychose. Ein Beitrag zur Melancholiefrage (7).

Voraussetzung und Ausgangspunkt der Wahnbildung ist das verstärkte Gefühl der Unsicherheit und Unzulänglichkeit einer bevorstehenden Entscheidung gegenüber oder eine starke Entmutigung.

Hier soll auch kurz eingefügt werden, was Adler (7) zur Theorie der Halluzination beigetragen hat. „Der schöpferische Akt einer angeborenen seelischen Fähigkeit der Voraussicht und Lenkung des Willens in eine für das Individuum charakteristische Richtung liegt auch der halluzinatorischen Fähigkeit zugrunde. Sie besitzt durchaus mit der Außenwelt Fühlung und es ist die gleiche psychische Kraft, die in der Wahrnehmung, Vorstellung und Erinnerung eine schöpferisch aufbauende Tätigkeit gestattet, wenn auch in verschiedenem Maße. Wir sehen in der Halluzination eine der Logik und dem Wahrheitsgehalt des gesellschaftlichen Lebens widersprechende Äußerung der schöpferischen seelischen Fähigkeit, deren Wesenheit unserem Verständnis bis zu einem gewissen Grade verschlossen ist. Der Halluzinant hat sich aus dem Bereiche des Gemeinschaftsgefühls entfernt und strebt mit Umgehung der Logik und Erdrosselung des Wahrheitsgefühls einem anderen als dem uns gewohnten Ziele nach. Dieses Ziel ist aus der Halluzination als solcher nicht ohne weiteres zu erschließen. Sie ist, wie jedes aus dem Zusammenhang gerissene seelische Phänomen, vieldeutig. Der wahre Sinn der Halluzination, ihre Bedeutung, ihr Wohin und ihr Warum — dies sind die Fragen unserer Individualpsychologie — ist nur aus dem Ganzen des Individuums, aus seiner Persönlichkeit zu verstehen. Als deren Ausdruck in einer besonderen Position gilt uns auch die Halluzination.

Auch in der Psychose wie in der Neurose sind es neue oder schwierig scheinende Situationen, Entscheidungen im Beruf, in der Liebe, Prüfungen aller Art, in denen sich zu Zwecken der Ausreißerei oder des Zögerns, wie in einem komplizierten Lampenfieber der verstärkte Hinweis auf die Unabänderlichkeit von Schwächen und auf ein trauriges Schicksal als nötig erweist. Dabei muß der Untersucher sorgfältig vermeiden, seinen eigenen Eindruck von der ganzen Schwierigkeit der Situation in die Rechnung zu stellen. Denn was den Melancholiker bei seinen Befürchtungen leitet, was seine Wahnideen „unkorrigierbar" macht, ist nicht der Mangel an Intelligenz oder Logik, sondern die Unlust, die planmäßige Abneigung, diese Logik anzuwenden. Der Patient denkt, fühlt und handelt „sogar unlogisch", wenn er nur auf diesem Wege mit dem Mittel des Wahns seinem Ziele näher kommt, wenn er sein Persönlichkeitsgefühl erhöhen kann. Wer an seinem Wahn zu rütteln sucht, erscheint ihm folgerichtig als sein Gegner und so empfindet er auch die ärztlichen Maßnahmen und Persuasionsversuche als gegen seine Position gerichtet.

Die Nutzlosigkeit jeder von außen kommenden Beruhigung bei Ausbruch der Melancholie liegt gleichfalls nicht in einem Mangel ihrer Folgerichtigkeit, sondern ergibt sich aus der unbeugbaren Absicht des Kranken, die Erschütterung seiner Umgebung bis zum stärksten Maß zu steigern, alle Beteiligten einzuklemmen und ihnen jede Aussicht zu nehmen. „Eine Heilung erfolgt nach Maßgabe des dem Patienten verbliebenen Lebensmutes in dem Zeitpunkt, in welchem der Patient die Genugtuung seiner Überlegenheit voll genossen hat und ermutigt ist; der taktvolle Hinweis auf die wirklichen Zusammenhänge fern von jeder Überlegenheitspose und von Rechthaberei hat sich als günstig erwiesen. Die Voraussage des Abschlusses eines melancholischen Arrangements ist sicherlich nicht leichter als die von der Beendigung der Tränen bei einem Kinde. Rettungslose Positionen, besonderer Mangel an Lebensmut in der Vorgeschichte, Provokationen und zur Schau getragene Respektlosigkeit der Umgebung können die Selbstmordabsicht als äußersten Racheakt einer ständig gegen die eigene Person gerichteten Aktivität hervorrufen.

„Die aus der Einfühlung in drohende Mißerfolge oder Niederlagen oder in das Verlorensein erwachsende **melancholische Perspektive**, die aus ihren tendenziösen Ergebnissen im Wachen und im Traume sich immer aufs Neue vertieft, gibt in ihren Wirkungen auf den Gesamtorganismus den ständigen **Anreiz ab für eine verschlechterte Funktion der Organe**. In vorsichtiger Weise kann demnach die Funktion der Organe, körperliche Haltung, Gewichtszunahme, Schlaf, Muskelkraft, Herztätigkeit, Darmerscheinungen usw. prognostisch verwertet werden.

„Der nähere Einblick, der nur durch eine individualpsychologische Zusammenhangsbetrachtung ermöglicht wird, ergibt, daß die melancholische Haltung als ein Zustandsbild und gleichzeitig als ein Kampfmittel bei den oben charakterisierten Personen in einer derartigen Lage (Position) auftreten kann, in der wir andernfalls eine zornige, vielleicht wütende, rachsüchtige Aufwallung erwarten würden. Der frühzeitige Mangel an sozialer Aktivität bedingt jene eigenartige Angriffshaltung, die einem Selbstmord nicht unähnlich durch Schädigung der eigenen Person zu einer Bedrohung der Umgebung oder zur Rache schreitet. Im gelegentlichen Raptus melancholicus oder im Selbstmord bricht auch der zu erwartende Affekt sichtlich durch.

„Da dem Melancholiker der Nebenmensch immer nur Mittel zum Zweck der Erhöhung des eigenen Persönlichkeitsgefühls ist (wozu ihm außerhalb der Krankheit wohl auch die Gebärde der Freundschaft und Fürsorglichkeit zur Verfügung steht), kennt er keine Grenzen in der Erstreckung seines Zwanges über den andern, raubt ihm alle Hoffnung und geht bis zum Selbstmord oder zu Selbstmordgedanken, falls er seine Endabsicht auf Enthebung von fremden Forderungen verloren geben muß, oder wenn er unüberwindlichen Widerstand findet.

„Hält man sich an die maßgebende Leitlinie des Nervösen, die aus einem Gefühl der Minderwertigkeit nach „oben" zielt, so ergibt sich als das nervöse Zwittergeschöpf beider Gefühlslagen ein immerwährendes „Hin und Her", ein „Halb und Halb", die Haltung einer ohnmächtigen Exaltation, von der meist Züge der Ohnmacht oder der Exaltation deutlicher zutage treten. Am ausgeprägtesten zeigt sich dieser Ablauf gerade beim manisch-depressiven Irresein." [Adler (8)].

Dieser sonderbare Vorgang wurde von Adler als die „zögernde Attitüde" beschrieben. Außerdem hat er aufgezeigt, daß der Nervöse jeweils an einer bestimmten Stelle seiner Aggression von der erwarteten Richtung seines Handelns Abstand nimmt. Die Art, wie der Patient an dieser Stelle eine „Distanz" zwischen sich und die zu erwartende Tat oder Entscheidung legt, hat der Verfasser in einem vierfachen Modus zu formulieren versucht. Dieser ließe sich in besonderem Hinblick auf die Verhaltungsweise beim manisch-depressiven Irresein etwa folgendermaßen darstellen:

I. Rückwärtsbewegung	II. Stillstand:	Kompensation in Vorwärtsbewegung:
in der Depression u. Hemmung		in der Exaltation (Manie) und Lösung
Motorische Zurückhaltung	—	Motorische Expansion
Bewegungsarmut	Stupor	Bewegungsdrang
Entschlußunfähigkeit bzw. -erschwerung	Willenshemmung bzw. -sperrung, Abulie	Impulsives (unüberlegtes) manchmal tollkühnes Handeln. Vielgeschäftigkeit
Fehlende oder eingeschränkte sprachliche Äußerungen,	Mutismus	Rededrang, laute oder überlaute sprachliche oder musikalische Äußerungen
Gedankenarmut		Gedankenflucht

Menschenscheu u. Weltflucht	Isolierung	Gesteigertes Geselligkeitsbedürfnis
Angstanfälle		Wutanfälle (Raptus)
Triebherabsetzung auf allen Gebieten	—	Triebsteigerung auf allen Gebieten
Herabsetzung des Lebensgefühls und entsprechende vegetative Erscheinungen	Gleichgültigkeit (Indifferenz)	Hebung des Lebensgefühls und entsprechende vegetative Erscheinungen
Widerspiegelung in der Entmutigung und im herabgesetzten Selbstwertgefühl (Pessimismus)		Widerspiegelung im gesteigerten Lebensmut und gehobenem Selbstwertgefühl (Optimismus)
Selbstbeschuldigung und Vorwürfe, Selbstmordgedanken und -versuche	Selbstmord	
Vernachlässigung der Körperpflege und Kleidung		Erhöhte Körperpflege und Eitelkeit

III. Zweifel und gedankliches oder tätiges „Hin und Her".

Hinausschieben der Arbeit und notwendiger Entscheidungen		Bewältigungsversuch in hastiger Übereilung
Zeitvertrödelung		Hetze

IV. Konstruktion von Hindernissen („Bremsen") und

Schaffung der Distanz, nicht mehr um abzubrechen, sondern

deren Überwindung (als Andeutung der Distanz)

um sie zu überwinden; und zwar in gesteigertem Anlauf, der leicht wieder zur Ermüdung führt und zu erneuter Rückwärtsbewegung

Leichtere Angst- und Zwangszustände
Müdigkeit (neurasthenische Symptome)
Schlaflosigkeit
Magen u. Darmbeschwerden
Zwangsneurotische Pedanterie
Reizbarkeit, Stimmungswechsel
Konfliktsvorbereitungen mit der Umgebung
Masturbation und Pollutionen mit abergläubischen Folgerungen u. dgl.

Zusammenfassend sagt Adler: „Der Patient macht dabei immer mit sich die Probe, ob er auch tauglich sei, kommt aber bewußt oder ohne es sich zu sagen, zu dem Ergebnis einer krankhaften Insuffizienz. Oft liegt dieses Ergebnis unausgesprochen aber leicht zu verstehen in eben jenem neurotischen Arrangement, das durch den Lebensplan des Patienten protegiert wird. Ist die Distanz einmal fertig, dann darf sich auch der Patient gestatten, sich auf „seinen anderen Willen" zu berufen oder gegen seine eigene Haltung anzukämpfen. Seine Linie setzt sich dann eben zusammen aus: unbewußtem Arrangement der Distanz und mehr oder weniger unergiebigem Kampf gegen dasselbe. Es soll nicht weiter verkannt werden, daß der Kampf des Patienten gegen sein Symptom, dazu auch noch seine Klage, seine Verzweiflung und etwaige Schuldgefühle im Stadium der entwickelten Neurose in erster Linie geeignet sind, die Bedeutung des Symptoms in den Augen des Kranken und seiner Umgebung stark hervortreten zu lassen."

In noch höherem Grade gilt das Gesagte für das manisch-depressive Irresein. Besonders folgendes Wechselspiel ist charakteristisch und am deutlichsten bei den zyklischen Formen (der Zyklothymie): die Anhäufung von Schwierigkeiten in der Hemmung und Depression (Dysthymie) aus der in diesem Zustand besonders gesteigerten Entmutigung und der negativen Selbsteinschätzung heraus: durch Zeitvertrödelung und Unterlassungssünden einerseits; andererseits der gesteigerte Bewältigungsversuch in übertriebenem oder verzweifeltem Anlauf der Hyperthymie oder Hypomanie (Exaltation), der bald zur Erschöpfung führen muß; die krankhaft gesteigerte Unternehmunglust, die sich zerplittert und wiederum durch Überhäufung mit Arbeit zur Entmutigung führt, worauf sich der vorher geschilderte Ablauf wiederholt.

Wir sehen als das Wesentliche also: zu große Pendelausschläge, eine erhöhte Labilität, eine mangelnde Selbststeuerung; bezogen auf das Ziel der Bewältigung der Lebensaufgaben: ein Versagen der Anpassung, ein Ausweichen auf beiden Wegen, nur in verschiedenen Richtungen, sozusagen mit entgegengesetzten Vorzeichen.

Rückblickend können wir hier die schon früher (249) gegebene Formulierung anführen, daß weder die Depression etwa als reine Verneinung, als ein Aufgeben des „Ich", noch die Exaltation oder hypomanische Aggression als ein reines „Ja" zur Umwelt aufzufassen ist, sondern beide Haltungen dienen, nur mit verschiedenen Ausdrucksmitteln, als eine scheinbare Selbstverneinung oder Selbstbejahung dem individuellen Geltungs- oder Machtstreben ohne Rücksichtnahme auf die Umwelt und ohne Einordnung in die Gemeinschaft als eben die Aufgabe, vor der ausgewichen wird. Die Anerkennung der dem Individuum wie den Mitmenschen immanenten Gemeinschaftspflichten würde beide Haltungen entbehrlich oder unmöglich machen, da die freiwillige Bejahung und Betätigung dieser Gemeinschaftspflichten die Stimmungslage nicht in derart schwere und als krankhaft zu bezeichnende Gleichgewichtsstörungen brächte.

Der seelische Rhythmus des Individuums würde mehr oder minder harmonieren mit der Umwelt, damit wäre auch in der Stimmungslage wie in der Gesamthaltung des Einzelmenschen die Möglichkeit eines harmonischen Zusammenklanges mit der Umwelt und damit auch das Gefühl individueller Ausgeglichenheit und Erfüllung gegeben.

II. Die spezielle Psychopathologie einiger dem manisch-depressiven Irresein zuzurechnender Krankheitsformen

soll in den folgenden Krankengeschichten[1] dargestellt werden:

I. Fall. E. M., 28 Jahre, verheiratet, Mutter eines Mädchens, klagt seit etwa 1 Jahr über schwere Verstimmungs-, Angstzustände, Interesselosigkeit gegenüber allen ihren häuslichen und außerhäuslichen Aufgaben, Unentschlossenheit, Schlaflosigkeit, Selbstmordgedanken, traut sich deshalb nicht mehr allein zu gehen aus Angst, sich etwas anzutun; allein ist es ihr unheimlich, „weil alles so verkehrt ist". Wenn sie allein ist, sind die schweren Gedanken noch ärger, lassen sie gar nicht los. Seit vielen Monaten hat sie nichts mehr gelesen; im Theater kann sie nicht zuhören; traut sich gar nichts mehr zu. Zittert vor allem. „Am liebsten möchte sie in einer Pension leben, wo sie keine Pflichten hat und frei ein- und ausgehen kann."

Sie ist die älteste von vier Geschwistern; als Kind war sie sehr viel krank, schwächlich, hatte wiederholt Lungenentzündung, Blutsturz, mehrere Herzkollapszustände und Nierenentzündung. — Der Vater lebt nur seinem Berufe und hat für die Familie keine Zeit. Er ist ernst und hypochondrisch, die Mutter seit Jahren wegen manisch-depressiven Irreseins in der Anstalt. Ihre verheiratete Schwester und ein verheirateter Bruder sind angeblich gesund. Eine ledige Schwester ist sehr tüchtig, sehr aggressiv, ein sehr großer Flirt.

---

[1] Die Mitteilung der Fälle I—V verdanke ich der Liebenswürdigkeit des Herrn Dr. L. Seif.

Durch ihre vielen Erkrankungen mußte Patientin oft lange Zeit die Schule versäumen, blieb dabei gegenüber den anderen zurück, was sie in ihrem Ehrgeiz schwer kränkte. Durch ihren Fleiß und ihre Tatkraft holte sie aber immer innerhalb kurzer Zeit das Versäumte wieder nach und rangierte immer unter den besseren Schülerinnen. Sie hatte immer Freundinnen. Sie aß als Kind bei Tische sehr langsam und wurde nie fertig (Trotz!), was ihr seitens der jähzornigen, reizbaren Mutter schwere Vorwürfe, oft auch Schläge eintrug. Sie hatte in ihrer Kindheit nie das Gefühl, frei zu sein, Kind oder harmlos sein zu dürfen; immer wurden ihr Verantwortungen zugeschoben, vor allem die Aufsicht über ihre jüngeren Geschwister. Wenn sie mit gleichaltrigen Kindern spielen oder Blumen pflücken wollte, hieß es sofort: „Emma, paß auf deine Geschwister auf!" Seit sie auf der Welt ist, hetzt sie sich ab. Die Mutter schimpfte sie immer, daß sie nichts recht mache, hatte richtige Wutausbrüche, schlug sie auf das Gesäß oder ins Gesicht. Die Mutter schien mit ihrem Leben auch nicht zufrieden zu sein, schimpfte dann mit dem Manne, den Kindern, mit den Dienstmädchen. Nur, wenn Emma krank war, ist die Mutter um sie besorgt gewesen, aber sowie die Krankheit etwas länger dauerte, wurde die Mutter gegen das Kind grob.

Als Emma zwölfeinhalb Jahre alt war, die kleine Schwester in eine Kinderklinik mußte und niemand anderen um sich haben wollte als sie, widmete sie sich Tag und Nacht der Pflege des kleinen Schwesterchens in der Klinik — nicht ohne ein schmerzliches Gefühl der Verantwortung und Belastung durch diese Aufgabe. Als eines Tages die Schwester, nun bereits auf dem Wege der Besserung, beim Spiel im Garten sich blutig schlug, bekam Emma vom Vater die heftigsten Vorwürfe: „So kann man sich auf dich verlassen!" — Das war schrecklich für sie. Sie hatte doch in Wirklichkeit die ganze Zeit so gut aufgepaßt und wegen dieses einen Augenblickes sollte ihre ganze Leistung nichts bedeuten! Um dieselbe Zeit setzte ihre Menstruation ein und wiederholte sich mit schweren Blutverlusten in kurzen Abständen von etwa 10—16 Tagen. Sie wurde dadurch sehr blutarm und einmal sagte die Lehrerin zu ihr: „Wenn ich so schlecht aussähe, daß man mir ansieht, was mit mir los ist, würde ich zu Hause bleiben!" So blieb sie noch länger zu Hause, was sie wieder in Konflikt mit den Schulaufgaben brachte. Sie war sehr eifersüchtig auf die im Gegensatz zu ihr sehr tüchtige und unternehmende Schwester, die auch viele Freunde und Freundinnen hatte und sich überall durchzusetzen wußte. Sie sah sie immer als Vorbild und für begabter an als sie selbst.

In Gesellschaft war sie immer unsicher und ängstlich, sich zu blamieren. Sie ging nur schwer aus sich heraus, zögerte hinzugehen und suchte immer wieder nach Gründen, sich davon zu drücken.

Zwischen dem achtzehnten und zwanzigsten Jahre war sie in einer Gartenbauschule und zum ersten Male von ihren Eltern getrennt, ohne daß es ihr schwer wurde. Infolge der Erkrankung ihrer Mutter mußte sie nach Hause und deren Stelle im Haushalt übernehmen. Die Abwesenheit der dauernd erregten Mutter ergab zum ersten Male eine ruhige, häusliche Atmosphäre, in der sich alle erleichtert fühlten. Sie machte ihre Sache gut, wurde aber niemals ganz frei von einer gewissen Verantwortungsangst, es nicht gut genug zu machen.

Ihre erste Depression setzte ein, als sie sich mit 23 Jahren mit einem wertvollen Manne verlobte. Sie hatte eine Himmelangst vor der Ehe und glaubte nicht daran, sich einem Menschen anpassen zu können; alles in ihr bäumte sich dagegen auf. Wie in der eingangs geschilderten Depression klagte sie sich auch damals an, unwürdig ihres Verlobten zu sein, unbegabt und unfähig, einen Haushalt zu führen, nie Frau und Mutter sein zu können. Sie war ganz gehemmt, vernachlässigte sich völlig, schlief nicht mehr usw. Der Verlobte suchte ihr auf jede Weise ihre Lage zu erleichtern, blieb konsequent herzlich und warm zu ihr, so daß er sie schließlich doch zur Ehe überredete. Sie selbst gab zuletzt nach, d. h. „sie zwang sich dazu". Die Schwangerschaft und Geburt machte sie ohne wesentliche Beschwerden durch; der Pflege des Kindes oblag sie mit der größten Fürsorge und Ängstlichkeit. Es war ihr schwer, das Kind jemand anderen anzuvertrauen — von einer dauernden Verantwortungsangst aber konnte sie sich nie frei machen.

Einige Monate nach der Niederkunft setzte ein leichtes manisches Stadium ein. (Patientin hatte auch früher gelegentlich „ausgelassene" Zeiten, wenn auch nie sehr lange.) Sie wurde sehr unternehmungslustig, gesprächig, ging viel in Gesellschaft — ganz gegen ihre sonstige Gewohnheit — war auffallend heiter, von Unrast gehetzt im Haus und außer Hause und dies durch viele Monate hindurch, bis sie eines Tages beim Einzug in eine neue Wohnung plötzlich mit der eingangs geschilderten melancholischen Depression zusammenbrach.

So war es mit ihr immer gewesen: sie hatte immer Angst vor allem Neuen, Fremden; zu reisen, die Schule zu wechseln, einen neuen Lehrer zu bekommen, einen Besuch zu machen, einer Einladung zu folgen, stets die gleiche Angst, ob man sich da einfügen könne. Immer zitterte sie davor wie in der Kinderzeit Vater, Mutter und Lehrern gegenüber, den Erwartungen der anderen nicht gerecht werden zu können. Es war doch immer so gewesen: sie konnte sich zu Hause mühen soviel sie wollte, wenn ihr nur die geringste Kleinigkeit passierte, so waren ihre ganzen Leistungen nichts mehr wert. Wenn ihr nun in der Ehe dasselbe passierte? Sie traute sich ja gar nichts zu. Häufige Träume von Selbstmord erwogen eine Lösung, gegen die sie andererseits durch die oben geschilderte Angst vor dem Alleinsein der Rest ihres Lebensmutes zu schützen suchte.

Ihre Schwächlichkeit, die zahlreichen Erkrankungen und Schulversäumnisse ihrer Kinderzeit, der dauernde Verantwortungsdruck, unter dem sie ihren Geschwistern, Vater und Mutter gegenüber stand, besonders aber die lieblose, brutale Behandlung seitens der Mutter, die ihr alles absprach und bei ihr niemals ein Vertrauen zu sich selbst und zur Umgebung, zu den Menschen, aufkommen ließ, wurden die Quelle einer tiefen Entmutigung, Ängstlichkeit, Schüchternheit, ihres Mangels an Selbstvertrauen und vor allem ihrer großen Verantwortungsangst und -scheu. Jede Erweiterung des kleinen Familienkreises um eine neue, ihr fremde Aufgabe wurde ihr zum schweren Konflikt. Beispiel und Vorbild einer richtigen Lebensgemeinschaft fehlten ihr; die Elternehe ging schlecht; die Mutter kam mit dem Leben, Mann, Kindern und Haushalt gar nicht zurecht, der Vater mit seinem Berufe nur schwer. Wie sollte sie es nun besser machen, mit Mann und Kind zurecht kommen können, nachdem es ihr doch mit den Eltern und den kleinen Geschwistern mißlungen war? Die Verlockung, den Weg der Mutter zu gehen, war für sie groß und sie ging ihn: als Kranke war sie verantwortungslos. Die einzige Zeit, wo sie als Kind Rücksicht erfahren hatte und zur Geltung kam, war die Zeit ihrer Krankheit.

Die Prognose des Falles war dank der erfolgreichen Ausdauer und Energie, mit der Patientin immer gearbeitet hatte und dank ihres, wenn auch mangelhaft entwickelten Gemeinschaftsgefühles eine gute. Die Behandlung hatte an diesem Positiven ihrer Vergangenheit anzuknüpfen. Es gelang in kurzer Zeit, ihr den Zusammenhang ihres Symptomenbildes mit ihrem nervösen Lebensplan klar zu machen und ihre Reaktion auf alle entmutigenden Einflüsse ihrer Kindheit als zwar begreiflich, aber nicht verpflichtend aufzuzeigen; ebenso auch die Unerreichbarkeit des überhohen, ehrgeizigen Zieles ihrer fehlerlosen Überlegenheit, durch das sie auch ihr Handeln und jede Unternehmungslust lähmte.

Sie lernte ihr manisches, expansives Verhalten als kindisches, unreifes Getue und eine unnütze Jagd nach dem Scheine verstehen und ihre Depression als mutlosen Versuch einer Enthebung von allen Verbindlichkeiten und Verantwortungen gegenüber Familie und Umwelt, wofür sie doch nur schwere Kriegskosten zu tragen hatte. Schritt für Schritt ging sie mit wachsendem Mute und Erfolg — und vor allem auch dank der Mithilfe ihres Mannes — an die Lösung ihrer familiären und gesellschaftlichen Aufgaben heran, denen sie seit zwei Jahren in ruhiger, freundlicher und ausgeglichener Weise gerecht wird.

II. Fall. L. R., 32 Jahre alte Frau, seit fünf Jahren verheiratet, kinderlos, war drei Jahre wegen manisch-depressiven Irreseins, gelegentlich von Dämmerzuständen durchsetzt, und wegen Morphinismus in einer Heilanstalt. Sie war eine sehr schwierige Kranke, besonders in ihren manischen Perioden, wo sie die anderen Kranken so lange reizte, bis sie in Wut bringen, mit ihnen raufen und sie überwältigen konnte. Sie verließ die Anstalt mäßig gebessert, um nach Hause zurückgekehrt, sehr bald wieder von neuem zum Morphium zu greifen. In diesem Zustand kam sie in die Behandlung. Sie machte einen sehr scheuen, ängstlichen und verschlossenen Eindruck und erzählte von den großen Schwierigkeiten ihrer Lage. Ihr Mann war kränklich und nur deswegen getraute sie sich ihn zu heiraten. Sie war so lange Zeit gut zu ihm, als er krank war. Der leiseste Eindruck, daß er sich nicht genug um sie kümmere, löste bei ihr Wutanfälle aus, in denen sie ihm alles, was sie gerade zur Hand hatte, nachwarf: Messer, Geschirr, oder sie bedrohte ihn mit der Pistole. Neigung zu Wutanfällen hatte sie schon seit früher Kinderzeit — seltener gegen die Mutter, häufiger gegen den Vater. Sie empfand dem Manne gegenüber nie eine sexuelle Befriedigung, hat nie konzipiert, stand immer in Widerspruch zu ihm. Er fürchtete z. B. Erkältung und wollte die Schlafzimmerfenster geschlossen haben; sie wollte nur bei offenem Fenster schlafen. Oder: sie ging zu Bett und erwartete, daß er nachkäme — er kam nicht. So legte sie sich bei offenem Fenster auf den Boden, um sich zugrunde zu richten. War der Mann aufgeregt, wurde sie es auch, blieb er ruhig, bewahrte sie auch die Ruhe.

Sie ist das einzige Kind ihrer Eltern. Der Vater starb, als sie fünf Jahre alt war. Schon in dieser Zeit war sie so trotzig und schwierig, daß sie jede Erzieherin aus dem Hause hinausekelte. Sie schlief bis zum 13. Jahre, wo sich die Mutter wieder verheiratete, in deren Schlafzimmer. Ein großer Konflikt in der Kinderzeit war für sie ihre „Häßlichkeit". Die Mutter war eine schöne und gefeierte Frau. Fremde hielten die gleichalterige schöne Kusine, die oft ins Haus kam, immer für die Tochter der Mutter — nie aber sie. Hatte große Angst vor Blitz und Gewitter, im Gegensatz zur Mutter, die sie dabei immer ans Fenster zog. Immer fühlte sie sich von der Mutter verächtlich behandelt. Zu ihren frühesten Kindheitserinnerungen gehört eine Ohrfeige, die sie mit drei Jahren von der Mutter — vermutlich wegen einer Lüge — bekam. Zur selben Zeit sei sie einmal mit Äpfeln auf die Straße gefallen und hatte große Angst, zu Hause geschimpft zu werden. Sie fühlte die Mutter immer „als kalt statt warm". Aus der Angst kam sie nie heraus, auch in der Schule nicht. Die Kinder wichen vor ihr aus, doch war sie immer lieber in der Schule als zu Hause. Sie war eine schlechte Schülerin, in Konflikt mit den Lehrerinnen und wußte durch Schrullen und Sonderlichkeiten sich zum bestaunten Mittelpunkt ihrer Kameradinnen zu machen. Sie sezierte gerne tote Tiere, Vögel, Mäuse usw. und zeigte die Skelette den anderen Kindern. Sie war sehr wild, kletterte auf die höchsten Bäume, turnte ausgezeichnet, ertrug es aber schlecht, irgendeine Übung nicht besser zu machen als die anderen. So legte sie auch ein großes Gewicht darauf, größere Füße und Schuhe zu haben wie alle anderen. Liebte es, mit Knaben zu spielen, was ihre Mutter sehr störte. Schon in der Kinderzeit hatte sie nach ausgelassenen Perioden solche, wo sie ganz verschüchtert war, an den Wänden herumstand und glücklich war, wenn sie von Lehrern und Angehörigen gefragt wurde, was ihr denn fehle. Sehr wichtig war es ihr, in der Schule immer die größte zu sein. „Als sie später beim Turnen nicht mehr die erste war, ließ sie es völlig fallen“. Nie lernte sie gern mit den Freundinnen, die ihr die Mutter gab, sondern immer mit anderen, z. B. mit einem Mädchen, mit der sie die Schule schwänzte und gefälschte Entschuldigungszettel schrieb. Vom siebten bis zum zehnten Jahre stand sie im Speisesaale während der Mahlzeiten, wo oft viele Gäste da waren, hinter einem Paravent, von wo aus sie alles beobachten und zuhören konnte (Tarnkappe). Sie war sehr unordentlich und verschloß deshalb immer ihre Schubläden aus Angst vor der überordentlichen und strengen Mutter. Ihre größte Liebe gehörte den Tieren. Mit Vorliebe war sie im Stalle, ritt gerne und gut. Vor Weihnachten hatte sie immer große Angst und Schwierigkeiten, zur Feier hereinzukommen, suchte immer durch den Vorwand irgendeiner Arbeit ihr Hereinkommen hinauszuschieben. Einmal lief sie am Weihnachtsabend weg. Ein andermal legte sie sich als „krank“ zu Bett, obwohl ihr gar nichts fehlte. Auch die Mutter hatte keine Freude daran und sagte immer: „Wenn viele Kinder da. sind, ist es nett, sonst nicht!“ L. zeigte keine Freude, um keinen Preis. So freute sich die Mutter auch nicht. L. schämte sich überhaupt, Affekte zu zeigen, auch Freude. Als ihr z. B. später einmal der Stiefvater ein Theaterbillett geschenkt hatte und sie sich nicht freute, drohte er, ihr nie wieder eines zu schenken. In Wirklichkeit hatte sie sich riesig darüber gefreut, aber es nicht gezeigt. (Trotz gegen die Mutter, die sich immer darüber ärgerte, daß sie weder ein Zeichen der Freude noch der Traurigkeit, z. B. beim Tadel von sich gab — Revolte gegen die Behandlung der Mutter, die zu allen lieber war als zu ihr). Sie beneidete alle anderen Kinder, bei denen es netter war als bei ihr. Der Stiefvater, der mit ihrem 13. Jahre ins Haus kam, war einerseits überzärtlich zu ihr, was sie heftig ablehnte, anderseits sehr strenge, besonders gegenüber ihrem Verkehr mit Jungen. Zur Zeit der Menses fühlte sie sich sehr unwohl, während die Mutter in dieser Zeit sich nie schonte. Sie bewunderte immer die Gesundheit der Mutter, während sie viel krank war. Auf Reisen mit den Eltern zog sie sich unter dem Vorwande großer Müdigkeit abends immer frühzeitig in ihr Zimmer und Bett zurück, um den vielen Menschen auszuweichen. Sie sollte stets englisch sprechen, hatte auch immer Engländerinnen zu Erzieherinnen, tat es aber um keinen Preis. Nie wurde sie von ihrer Mutter gelobt, nie empfing sie von ihr Zärtlichkeiten. Bei der Mahlzeit hieß es immer, wenn sie etwas sagen wollte: „Ein Kind hat bei Tische nicht zu sprechen!“ Mit ihrem Stiefvater sprach sie oft wochenlang kein Wort. Als ihr Stiefvater — sie war achtzehn Jahre alt — einmal eine Anspielung auf ihre künftige Ehe machte, rief sie entsetzt aus: „Wie soll ich heiraten, ich bin ja noch ein Kind!“

Mit 20 Jahren ging sie von zu Hause fort, um sich auf das Abitur vorzubereiten, weil sie gerne Naturwissenschaften studieren wollte. Auch dazu brachte sie nicht den Mut und die Ausdauer auf. Nie in ihrem Leben sah sie sich einer Prüfung unterziehen können. So ritt sie z. B. gut, fuhr ausgezeichnet Ski, traute sich aber nie zu, ein Rennen mitzumachen. Von jeher brach sie alles, was sie anfing, wieder ab, hatte nie Freunde, war immer menschenscheu. Schon als Kind hatte sie immer mit Selbstmordgedanken gespielt.

Mit 27 Jahren heiratete sie oder vielmehr ließ sich, wie gesagt, heiraten, angezogen durch das Mitleid mit der Kränklichkeit des Mannes und seine große Hingebung.

Ihre größte Angst und Abneigung war, ein Kind zu bekommen. Alles in der Ehe war ihr Zwang. Aus sich herauszugehen und dem Manne entgegenzukommen, war ihr unmöglich. Das Verhältnis wurde immer unerträglicher. Eines Tages verschaffte sie sich gegen einen Schmerz Pantopon, das sie in immer größeren Dosen gebrauchte. Ihr Zustand verschlimmerte sich, bis ihr Aufenthalt zu Hause unmöglich war und sie in eine Anstalt gebracht wurde.

Schon in der Kinderzeit hatte sie typische, immer wiederkehrende Träume, z. B. in einen tiefen Schacht zu fallen oder: etwas fällt auf sie. Sie springt im Erwachen aus dem Bett auf und versucht als Schutz einen Stuhl über sich zu halten. Ihr erster Traum in der Behandlung, charakteristisch für ihre ganze Einstellung, war: sie fährt im Lift aufwärts, kann aber nicht anhalten, der Lift durchstößt die Decke (manisches Stadium) und sie stürzt in die Tiefe (Melancholie).

Die ganze Vorgeschichte dieses Falles zeigt Ansätze zu periodischen seelischen Schwankungen, zu expansiven und depressiven Haltungen bis zurück in die früheste Kindheit, einen großen Mangel an Kontaktfähigkeit, Angst, Verschlossenheit, Schüchternheit, maßlosen Trotz und Isolierung gegenüber Mutter, Erzieherinnen, Schule, Stiefvater, später dem Manne, auch aller Geselligkeit, einen zitternden Ehrgeiz, der sie bei jedem Mißerfolg „die Flinte ins Korn werfen" ließ (z. B. Turnen, Studium!).

Ihre Kontaktfähigkeit hatte gerade noch so weit gereicht, die Ehe einzugehen, nicht mehr aber dazu, sich in sie und ihre Verbindlichkeiten einzuordnen. Aus Angst vor dem Manne und einem Kinde griff sie zur Verstärkung ihrer alten expansiven und depressiven Sicherungen.

Patientin änderte unter den aufklärenden und ermutigenden Einflüssen der Behandlung ihr Verhalten derart, daß sie frei, ohne Zwang, das Morphium aufgab, ihr scheues und ängstliches Wesen weitgehend besserte, gesellige Beziehungen wagte, ja sogar Ansätze machte zu ruhigeren und freundlicheren Beziehungen mit ihrem Manne. Erst mit dem Augenblicke ihrer Konzeption — zwei Monate nach Beginn der Behandlung — kam der Erfolg ins Wanken. Sie empfand die Schwangerschaft als noch zu früh, als einen „Zwang", als etwas, zu dem sie sich noch nicht stark genug fühlte, war wieder leicht verstimmt und verschlossen, kam nur in großen Abständen in die Behandlung, spielte dabei mit dem Gedanken, in eine Melancholie einzutreten und wieder in die Anstalt zurückzukehren, da sie sich dem Leben, besonders einem Kinde, sie, die selbst Unfertige, noch nicht gewachsen fühlte. Sie nahm gelegentlich dann öfter Schlafmittel, wurde verstimmt, äußerte Proteste gegen das Kind, die erst in dem Augenblicke verschwanden, als ich, mit ihrem Widerspruchsgeiste rechnend, ihr sagte, sie solle doch, wenn ihr das Kind so unwillkommen sei, was doch ebenso schlimm für das Kind wie für sie selbst wäre, zum Frauenarzt gehen und sich mit ihm besprechen wegen einer evtl. Beseitigung. Von diesem Augenblicke an kam sie auf den Protest gegen das Kind nicht mehr zu sprechen. Ihre Stimmung besserte sich, blieb aber immer etwas ernst und erst kurze Zeit vor der Geburt nahm sie gelegentlich („des Kindes wegen" getraute sie sich nicht zu oft) Morphium. Die Schwangerschaft war beschwerdelos verlaufen. Die Geburt des Kindes, eines gesunden, kräftigen Mädchens, ging in einer Klinik leicht vor sich. Aber sie weigerte sich, das Kind anzusehen, anzuerkennen, zu ihm zärtlich zu sein, es mit sich nach Hause zu nehmen und zu pflegen, verschaffte sich heimlich Morphium und spielte mit dem Gedanken, in eine Manie zu gehen und sich wieder in die Heilanstalt zurückzuziehen. So sah ich sie 14 Tage nach der Geburt.

Ihre Besserung, d. h. ihre Ermutigung war jedoch so weit fortgeschritten, daß sie, wie während ihrer Schwangerschaft nicht von der Melancholie, so jetzt nicht mehr von der Manie Gebrauch machte, in kurzer Zeit von Morphium frei wurde und mit dem Kinde nach Hause ging, allerdings — um es zunächst noch abzulehnen und der Sorgfalt einer Wärterin anzuvertrauen. Erst allmählich akzeptierte sie „den Zwang des Kindes", zeigte wachsendes Interesse und Freude und übernahm immer mehr und sehr geschickt dessen Pflege und Erziehung. Ihr ganzes Wesen begann sich unter der Fortsetzung der Behandlung zu verändern. Sie wurde, wie sie nie vorher ihre Angehörigen noch ihre Bekannten gekannt hatten, aufgeschlossen, frei, umgänglich, gütig, gewann sich einen Freundeskreis, wußte sich überall nützlich zu machen. Sie hatte ja nun in ihrer Arbeit und Mitmenschlichkeit etwas Besseres gefunden.

Die Behandlung dieses Falles illustriert charakteristisch den Abbau des manisch-depressiven Kriegsschauplatzes und die gleichzeitige „Wandlung".

III. Fall: Zyklothymie. Frau Hanna J., 30 Jahre alt, seit zehn Jahren verheiratet, Mutter eines 9jährigen Jungen. Zyklothymie seit dem 14. Lebensjahre. Depressives Stadium durch Herbst und Winter, expansives Stadium im Frühling und Sommer. Seit vier Jahren jeden Winter in der Heilanstalt. Beide Stadien gehen jeweils allmählich ineinander über.

Patientin ist zwei Jahre jünger als der ältere Bruder. Vater war sehr nervös, jähzornig, verachtete die Frauen als dumm und faul. Die Mutter mußte immer nachgeben — häufige Szenen zwischen den Eltern. Das Schlimmste zu Hause waren die Mahlzeiten, wo der Vater fast regelmäßig Krach schlug, die Mutter zankte, Patientin weinte (sie weinte bei jeder Gelegenheit, was der Vater nicht leiden konnte). Vater und Bruder übten einen großen Zwang auf sie aus; der Bruder kam ihr sehr überlegen vor, kommandierte sie, ihm die Schuhe auszuziehen, Butterbrote zu streichen usw. Beim Spiele mit Bruder und Kusine mußte sie immer nachgeben, durfte nie einen eigenen Willen haben. Der Bruder war der Brave, sie der Wildfang, trotzig, jähzornig, schmutzig, schnippisch, unordentlich, wofür sie von der Mutter viele Ohrfeigen bekam: bei jedem neuen Kleide bekam sie regelmäßig Nasenbluten, machte es sofort schmutzig und zerknüllte es, konnte den Eltern nie etwas recht machen, die das Prinzip hatten, nie zu loben, nur zu tadeln. Als die Mutter einmal „Herzl" zu ihr sagte, war Patientin einen Tag überglücklich. Vater und Bruder waren manchmal „himmelblau", dann aber kam das dicke Ende nach, sie traute deswegen niemand, fürchtete das „Himmelblau", die Nächstenliebe und Freundlichkeit der Anderen, wurde zu oft verraten — auch von der Mutter — die ihr Anvertrautes an die Tante weitersagte. Sie wurde von allen immer bespöttelt wegen ihres empfindlichen, weinerlichen Wesens. So konnte sie nur schwer entgegenkommen, weil sie immer ein Nein zu erfahren, zu stören oder aufdringlich zu sein fürchtete, war aber sehr unglücklich, wenn die anderen nicht entgegenkamen, z. B.

die Freundin beim Abschied nicht fragte: „Was machen wir heute Nachmittag?" Immer hatte sie Angst vor etwas, was sie schrecklich ärgern könnte, lief vor allem davon, blieb aber doch immer „mit einem Fuße hängen". Heftig bedrückte sie, daß sie bis zum zehnten Jahre kleiner war als ihre Mitschülerinnen. Sie war eine gute Schülerin, hatte aber nur wenige Freundinnen. In den Zeiten ihrer Verstimmung fürchtete und mied sie jeden größeren Verkehrskreis, während sie in expansiven Zeiten ausgelassen, wild, vergnügungssüchtig war und von allem das Beste haben mußte.

In dieser Zeit konnte sie nicht genug schöne Kleider haben im Gegensatz zu den Verstimmungsperioden, wo sie außerstande war sich etwas zu kaufen. Ihre erste Depression setzte mit ihrer ersten Menstruation ein, die immer unregelmäßig verlief und von quälenden Krämpfen und Migräne begleitet war. Schon damals bis zur Gegenwart hatte sie immer die unheimliche Angst vor irgendeiner Katastrophe, daß sie einmal in eine Lebenslage komme, wo sie „weder ein noch aus" wisse.

Den größten Konflikt ihres Lebens bildete ihre Ehe, da sie nicht den Mann ihrer Wahl heiraten durfte, sondern den, den der Vater wünschte. Alle Schwierigkeiten ihrer Ehe setzte sie auf dieses Konto: „Was wäre aus mir geworden, hätte ich den Mann heiraten dürfen, den ich liebte!" — Sie war sexuell anästhetisch. Dabei ist der Mann rücksichtsvoll, nachgiebig, herzlich, in seinem Geschäfte sehr tüchtig und tut alles nur irgend Mögliche, ihre Wünsche zu befriedigen. In ihren Depressionen — zumal in den letzten vier Jahren — versagte sie ihren ehelichen und häuslichen Aufgaben gegenüber gänzlich, war voll Angst, Selbstzweifel, gehemmt, blieb bis Mittag im Bette liegen, ließ sich völlig gehen, ging allen Menschen aus dem Wege, hatte häufig Lebensekel und Selbstmordgedanken, nur die Abende verliefen ruhiger.

Schon die kleinsten Änderungen oder Neuerungen empfand sie in dieser Zeit als unübersteigliche Berge und beantwortete sie mit einer Verstärkung ihrer Depression. Den Versuch eines Arztes, sie mit Gewalt zu behandeln, beantwortete sie mit einer Selbstvergiftung durch Opium.

Das Training und die Vorstufen ihrer Zyklothymie reichen bis in ihre früheste Kinderzeit zurück und drücken sich dort in den Gegensätzen der Ausgelassenheit und Wildheit einerseits, des weinerlichen Wesens andererseits aus; sie verstärkten sich von der Pubertät ab, um mit der Ehe ihren höchsten Grad zu erreichen und lassen immer mehr den Rückzug vor dieser und ihren übrigen gesellschaftlichen Aufgaben erkennen. Ihre ganze Ehe wirkt wie eine Rache gegen den Vater: indem sie ihm gehorcht und seinen Willen tut, läßt sie ihn zugleich auch scheitern unter Übernahme der furchtbaren Kriegskosten.

Der Zustand der Patientin und ihre Anpassung an ihre Aufgaben ist seit vier Jahren gegen früher weitgehend geändert, so daß sie nie mehr in die Anstalt ging, die depressive Phase erst nur mehr ganz leise und kurz durch einige Wochen, schließlich nur mehr einige Tage anklang und die expansive ausblieb. Sie überwand die Isolierung, pflegte regelmäßige gesellschaftliche und freundschaftliche Beziehungen, ordnete sich ihrer Ehe und ihren häuslichen Aufgaben ein, lernte ihre Ansprüche zurückschrauben und half dem Manne tapfer die wirtschaftlichen Schwierigkeiten mittragen.

IV. Fall: Chronische Depression. Max R., 22 Jahre alt, Kaufmann, einziges Kind, Vater Trinker, Mutter asthmaleidend — schlechte Elternehe; oft gerügt wegen seiner Enuresis, die vom ersten bis zum sechsten Jahre dauerte und dann wieder vom zehnten bis zum zwölften, nachdem sie in der Zwischenzeit vom sechsten bis zehnten ausgefallen war. Zwischen dem zehnten und zwölften Jahre war er im Seminar, wo das Bett des Bettnässers aufgedeckt blieb bis zum Abend, damit es alle merkten. So suchten alle derartigen Patienten ihre Betten vorher rasch zuzudecken. Vom „Nikolaus" erhielt jeder Bettnässer einen „Rettungsgürtel". Als Kind träumte er oft von Verfolgung durch Räuber, denen er mit knapper Not bergauf und bergab entwischte, sehr häufig auch von Feuersbrünsten, Schwimmen und Baden (charakteristisch für Bettnässer!) und Streit mit dem Vater. Der Vater war nämlich sehr streng gegen ihn und schlug ihn oft, weil Patient ein großer Streuner war und immer später nach Hause kam, als er sollte (Trotz!). Selten war der Vater nett zu ihm. Schrecklich war, wenn der Vater betrunken nach Hause kam. Mit der Mutter, die sehr zärtlich und lieb zu ihm war, verstand er sich besser. Wollte die Mutter ins Theater, dann heulte er in einer Ecke so lange, bis sie zu Hause blieb. Lange Zeit konnte er die Luft der Kirche, in die ihn die Mutter regelmäßig mitnahm, nicht vertragen; es wurde ihm dort übel, er mußte heraus und heimgehen.

Die ganze Stimmungslage seines Lebens war immer ängstlich, verschlossen, trotzig, ernst und gedrückt, nie war er eigentlich heiter. Er war ein guter Schüler, hatte aber keine Freunde. Vor Lehrern und Vorgesetzten wurde er die Angst nie los. Seine chronische Depression verstärkte sich, da ihn seine Braut, ein sehr heiteres Mädchen, als „zu ernst, schwerfällig und durch seine Niedergedrücktheit ihre Heiterkeit erstickend", verließ und sich mit einem freundlicheren Manne verlobte.

Das drückende Familienmilieu, die schwer gestörte Elternehe, die strenge Gehorsamserziehung, die Position als einziges Kind und nicht zuletzt die Organminderwertigkeit des

Harnapparates wurden die Quellen seines Minderwertigkeitsgefühles. Seine daraus wohl verständliche Präokkupation, die in seinen Angstträumen ihren prägnanten Ausdruck findet, erlaubte gerade noch seine guten schulischen und beruflichen Leistungen, durch die er gegenüber den anderen zu überlegener Geltung kam, nicht mehr aber die Ausgestaltung seiner geselligen Beziehungen, ganz wenig aber nur die zur Frau, der er nicht genug gab und von der er zu viel forderte. So trat er — der Vater war inzwischen gestorben — wieder den Rückzug zu der Frau an, bei der er durch seine chronische Depression als „Sorgenkind" eine Rolle spielte, wie er es bei keiner anderen Frau je erwarten durfte: zur Mutter.

Die Heilung dieses Falles hatte zur günstigen Voraussetzung die berufliche Tüchtigkeit des Patienten und einen starken Änderungswillen. Die wachsenden Schwierigkeiten, in die ihn seine depressive Haltung im Berufe — aber vor allem mit seiner Braut — immer mehr brachte, hatten in ihm den kräftigen Wunsch geweckt, ein anderer zu werden.

V. Fall: Chronische melancholische Depression. Annemarie F., 29 Jahre, Lehrerin, dritte unter vier Geschwistern. Vater erhängte sich vor einem Jahre wegen eines Konkurses; Mutter schwermütig, verschlossen, streng, nie zärtlich, starb vor 13 Jahren an einem Herzleiden. Patientin war als Kind immer sehr schüchtern, leicht weinerlich und wurde viel ausgelacht wegen einer Sprachstörung (sie konnte das Zungen-R nicht aussprechen). Das erbitterte sie sehr und verleitete sie zur Isolierung. Andererseits war sie wieder wild, trotzig und spielte am liebsten mit Buben. Sie war immer eine sehr gute Schülerin, hatte auch Freundinnen, konnte aber nie so ganz aus sich herausgehen. Am liebsten las sie, durfte dies aber nur heimlich tun, da es die Mutter streng verpönte und sie strafte, wenn sie sie erwischte. Als sie ihr Vater einmal als Kind freundlich vorstellte mit den Worten: „Das ist meine Kleinste!" war sie darüber so empört, daß sie sich um jeden Preis noch einen jüngeren Bruder wünschte, der auch sechs Jahre später kam.

Ihre melancholische Depression setzte mit 22 Jahren ein, als sie, beunruhigt darüber, daß sie nie menstruiert war, vom untersuchenden Arzte erfuhr, daß ihre Genitalorgane völlig unausgebildet seien (atresia vag. et ut.). Der Versuch, durch eine Operation eine Scheidenplastik zu machen, mißlang. Obschon sie als Mädchen immer wilder war als alle Jungen und immer ein Junge sein wollte, nie ein Mädchen, hatte sie in dem Augenblicke, wo sie erfuhr, daß sie keine Frau sei, nie heiraten, keine Kinder haben könne, nur den trotzigen Gedanken: nun doch eine Frau sein zu wollen! Die Verzweiflung darüber, es nicht und nie sein zu können, leitete die Depression ein, die sich aber erst mit dem Abschluß ihrer Studien in dem nächsten Jahre auf ihren Höhepunkt entwickelte. Ihr früher glänzendes Gedächtnis versagte völlig. Sie konnte nicht mehr denken, las nur mehr Worte, konnte nichts verstehen, zog sich von jedem Verkehr zurück. Dauernd quälten sie Selbstmordideen, Angstzustände und der marternde Gedanke von der Zwecklosigkeit ihres Lebens. Am schlimmsten war es morgens und vormittags, etwas leichter abends. Jeden Tag mußte sie sich zu ihrem Berufe zwingen: je mehr sie sich aber zwang, desto verwirrter wurde sie, — ihr Kopf war dann wie vernagelt. Nichts befriedigt sie mehr. — Nur ein Gefühl der Öde, der Leere und des Alleinseins, der Unfähigkeit mit Menschen zusammen zu sein, die sie ebenso meidet wie sie sich nach ihnen sehnt, füllt ihre Tage aus.

Schrittweise erfaßte Patientin das Irrtümliche ihrer Entmutigung und ihres nervösen Lebensplanes, zu dem sie das nervöse Familienmilieu, die strenge Erziehung und ihre mißverständliche Auffassung des Frauenschicksals verleitet hatte und lernte, sich mit ihrer Organminderwertigkeit auszusöhnen. Je mehr sie den Mut fand zu beruflicher Arbeit und zu geselligen Beziehungen, desto freudiger erkannte sie, wieviel ihr dennoch geblieben war, um „auch" ihrem Leben und Schaffen einen für sich und die Umwelt nützlichen und lebenswerten Inhalt zu geben.

VI. Fall: Manisch-depressives Irresein mit Wahnideen und Halluzinationen. Frau Z. K., 36 Jahre, ist als die älteste Tochter wohlhabender Eltern geboren. Der Vater war Gelehrter, weltfremd, führte in der Familie sein eigenes, egozentrisches Dasein; er konnte mit Geld nie recht haushalten, kümmerte sich wenig um die Kinder, verstand es nie, ihr Vertrauen zu gewinnen, sie hatten Angst vor ihm. — Ihre Mutter verlor sie schon im 8. Lebensjahr; sie starb mit 32 Jahren im Wochenbett. Patientin erinnert sich wenig an sie. Sie sei sehr energisch gewesen, eine sehr tüchtige Hausfrau. Mit ihr konnte sie jedoch nicht fertig werden und war oft verzweifelt darüber. Wenn Patientin als Kind von ihr geschlagen wurde, schlug sie gelegentlich wieder oder bekam einen Wutanfall. „Je mehr man böse zu mir war, desto wütender und bockiger wurde ich". — Von eigentlichen Psychosen in der Familie ist nichts bekannt. Ein Bruder der Mutter und ein Onkel des Vaters seien etwas sonderbare Menschen gewesen. — Ein Bruder der Patientin sei Neurastheniker und sehr weich. Ihre jüngere Schwester wurde vom Vater sehr vorgezogen. Sie soll furchtbar sanft und artig gewesen sein, „der blonde Engel" im Gegensatz zur Patientin, dem „schwarzen Teufel". Als Kinder stritten sich die beiden Schwestern viel; wenn die jüngere nicht tun wollte, was die ältere wünschte, riß diese die Kleine an den Haaren. Oft war sie eifersüchtig auf ihre Schwester. — Von den Großeltern, die auf sehr großem Fuße lebten, wurde sie sehr verwöhnt und viel auf Reisen mitgenommen. Ihre Erziehung lag vorwiegend in den Händen englischer Erzieherinnen. Eine von ihnen, die sie in ihrem 11. Lebensjahr hatte, litt angeblich an religiösem Wahnsinn. Sie kniete viel vor ihren Heiligenbildern, zwang die Kinder, Bibelverse auswendig zu lernen und „dressierte sie wie die Seelöwen". Bis die Patientin ihr eines Tages die Bibel vor die Füße warf und sich beim Vater über die schlechte Behandlung beklagte, worauf sie entlassen wurde. — Das Kind geriet bald in eine heftige Trotzeinstellung, lehnte sich gegen jeden Zwang auf und galt als „schwierig", so daß die zweite Erzieherin vor ihr gewarnt wurde, ehe sie ins Haus kam. Sie war dann in der Tat furchtbar ungezogen und wehrte sich immer mehr, zum Teil mit offener Auflehnung, Schreien und Wutanfällen gegen die immer wiederholten Versuche der Disziplinierung. Die Engländerin sagte dann einmal in ihrer Verzweiflung: „Du wirst sicher noch mal verrückt werden!" — Sie hatte schon frühzeitig, bald nach der Pubertät, weltschmerzliche Gedanken: „Wozu bin ich auf der Welt?" frug sie sich. — „Ich hatte wohl das Gefühl, ich müßte eigentlich was tun — aber was ich tun mußte, empfand ich als Zwang". Sie flüchtete sich aus dieser unbefriedigten Wirklichkeit in ein Reich der Phantasie, dachte sich ganze Märchen aus von einem traumhaften Leben in größtem Luxus oder etwa, daß sie den Kronprinzen heiraten würde; außerdem las sie, was sie an Büchern bekommen konnte. Mit 16 Jahren kam sie in eine Hauswirtschaftsschule, in der sie zur Einfachheit erzogen werden sollte — „man wollte mir die Flausen vertreiben" — aber nach einem halben Jahr wurde sie wieder herausgenommen, weil sie sich furchtbar unglücklich fühlte und sich nicht recht einfügen konnte. Sie galt auch dort für „übergeschnappt". — Als sie in die Gesellschaft eingeführt wurde, war sie schrecklich schüchtern, hatte, wie sie sagt, keine Spur von Selbstbewußtsein — später aber gelegentlich Größenwahn: sie fand sich viel klüger und vielseitiger interessiert als die anderen Frauen. Andererseits hielt sie sich immer für häßlich — „meine Schwester war auffallend hübsch und ein großer Flirt. Warum kann ich das nicht auch sein?" dachte sie. „Dich muß man nur angucken, dann ist man schon abgeschreckt", konstatierte die Schwester. So entwickelte sich auf dem Boden dieses Minderwertigkeitsgefühles bald eine große Eitelkeit und ein übertriebenes Interesse für ihren Körper. Als sie dann nach einigen ganz oberflächlichen Beziehungen erlebte, daß ihr Mann sehr intensiv um sie warb, dem gerade ihre scheue Zurückhaltung gefiel, war sie davon so überwältigt, daß sie seinem Drängen nachgab und sich mit 19 Jahren mit ihm verlobte. „Er hat mich gezwungen, ihn zu heiraten" — so stellt sie es dar — „ich hab ihn schon lieber gehabt als alle anderen und war dann auch sehr verliebt — aber ich war ja noch ein halbes Kind und hatte noch nichts erlebt. Ich dachte nur: „Gott sei Dank, ein Mensch, der dich von zu Hause wegnimmt". Die Liebe zu ihrem Mann war in der ersten Zeit der Ehe wie ein Rausch, sehr exaltiert und übersteigert. Wenn er geschäftlich verreisen und sie allein lassen mußte, war sie außer sich und blieb tagelang weinend im Bett. Von jeher wollte sie nicht allein gelassen werden; auch hatte sie immer in kindlichem Trotz versucht, sich gegen unvermeidliche Gegebenheiten aufzulehnen. Als die Sonne einmal verschwunden war, trommelte sie als vierjähriges Kind wütend gegen die Fensterscheiben: „Ich will, daß die Sonne wieder scheint!" — Gegen ihre erste Schwangerschaft, die bald nach ihrer Verheiratung in ihrem 21. Jahr eintrat, lehnte sie sich heftig auf. Sie quälte ihren Mann sehr, warf sich gelegentlich auf den Boden und schrie: „Ich will kein Kind!" und verfluchte die Frucht in ihrem Leibe. — Nach der Entbindung war sie wieder ruhig. Ihr zweites Kind, eine Tochter, bekam sie drei Jahre später, wie sie sagt, freiwillig; sie meint aber, sie habe sich nie sehr um die Kinder gekümmert, sondern das meiste einer Erzieherin überlassen. — Als der Mann im Jahre 1914 ins Feld mußte, war sie außer sich, verzweifelt. Sie lehnte sich gegen den Krieg als Tatsache ebenso auf, wie sie es ihrem Manne als Mangel an Liebe und als Treulosigkeit auslegte, daß er seine militärische Pflicht erfüllte. Sie hatte wegen ihrer Gesinnung heftige Kämpfe mit seiner sehr patriotischen Familie. In dieser Zeit schrieb sie verzweifelte Tagebuchaufzeichnungen und Gedichte, in denen sich immer wieder Selbstmordgedanken vordrängten. — Diese wurden noch verstärkt, als 1916 ein Verwandter ihres Mannes fiel. Sie war untröstlich und zog sich lange ganz von der Geselligkeit zurück. Sie schlief damals sehr schlecht, aß wenig, vernachlässigte sich körperlich sehr — ganz im Gegensatz zu ihrer früheren Gewohnheit — und war, wie sie sagt, eigentlich immer „am Umkippen" — tatsächlich in einer deutlichen reaktiven Depression, die sich erst löste, als sie mit ihrem Mann und den Kindern 1917 mehrere Monate im neutralen Ausland verbringen konnte. Das sei „die schönste Zeit ihres Lebens" gewesen. — Ende 1918 kam sie nach Hause zurück. 1919 war sie launisch und öfters verstimmt, 1920 und 1921 fühlte sie sich relativ wohl. Sie hatte als Hausfrau in einem neuen Hause viel zu tun, beschäftigte sich mit großem Ehrgeiz und Eifer mit dessen Einrichtung und Führung, bis bei zunehmender Inflation ihr die Schwierigkeiten des Haushalts über den Kopf wuchsen und sie um die Jahreswende 1922/23 zunehmend depressiv wurde. Im März 1923 war sie mit ihrem Mann zur Erholung im Gebirge. Da er sehr sportliebend und unternehmungslustig ist, drängte er sie sehr, auch Skilaufen zu lernen. Sie wollte es forcieren, pulverte sich künstlich auf, wurde aber dabei immer erregter. Nach ihrer Heimkehr entwickelte sich schließlich ein manisch-depressiver Mischzustand mit Gedankenflucht, Rededrang, der sich auch in Reimereien äußerte und Angstzuständen.

Man versuchte im Beginn die Patientin durch Opium und Schlafmittel zu Hause zu halten. Als sie aber Bilder und Wahnideen produzierte und das Zusammenleben für den Mann und die Umgebung immer unerträglicher wurde, mußte man sie schließlich in eine Anstalt bringen. Dort wurde sie dauernd aber mit Mühe im offenen Hause gehalten. Sie litt sehr unter der Internierung und der Trennung von ihrem Mann und den Kindern, meinte aber, er und die Erzieherin trachteten ihr nach dem Leben. Opium und Hyoscin verschlimmerten angeblich ihre Visionen. Sie war sehr reizbar, querulierend, beschimpfte die Ärzte, zertrümmerte gelegentlich Vasen. Sie litt maßlos unter Stimmen und Bildern, an die sie sich, wie an alle Einzelheiten ihrer Krankheit und Behandlung genau erinnert. Die halluzinatorischen Vorstellungen spielen auch heute noch eine Rolle, auf die später noch genauer einzugehen sein wird. Sie hörte die Stimme des rächenden Gottes im Gewitter, der sie wegen ihrer Sünden verfluchte. Drohend und auf ein zukünftiges Schicksal im Irrenhaus deutend, erschien ihr ihre alte englische Erzieherin. Ein riesiger haariger Affe, der bald mit Vergewaltigung drohte, bald nur — sie leicht streifend — durchs Zimmer glitt, bedeutete ihre Abstammung und Zukunft — als Affe würde sie einst endigen. Ihre zunehmende Körperbehaarung (endokrine Störung; sie litt zeitweise auch an Polyurie und Polydipsie) wurde dafür als Beweis betrachtet. Alles sprach in Reimen zu ihr, die sich ihr lebhaft einprägten und sie manchmal wie eine abgedroschene Melodie nach Art einer Obsession verfolgten. Oft versuchte sie, die Stimmen durch lautes Gegenreden zu übertönen. Täglich führte sie endlose Gespräche über Selbstmord und verlangte nach Gift. — Allen diesen Erscheinungen stand sie gelegentlich bei ruhiger Unterhaltung wieder objektiv gegenüber und war bereit, sie sachlich zu diskutieren. Sie las viel in der Bibel und in philosophischen Büchern. — Als sich anfangs 1924 die Halluzinationen verschlimmerten, ließ sie sich von ihrem Mann zur Aufnahme in eine andere, auf dem Lande gelegene Privatheilanstalt überreden. Nach seiner Abreise fühlte sie sich aber von ihm im Stich gelassen und verraten; die Erregung steigerte sich schon zwei Tage später sehr heftig, auf Zwangsmaßnahmen wuchs sie sich zu einem wilden, medikamentös nicht zu bekämpfenden Tobsuchtszustand aus. Ins geschlossene Haus verbracht, war sie nach dem Bericht der behandelnden Ärzte gefährlich und kaum zu bändigen. Erst nach Wochen beruhigte sie sich, war aber immer noch sehr lebhaft und spielerisch, verarbeitete wahnhaft alles in ihrer Umgebung, was mit der Anstalt, dem Eingesperrtsein usw. zusammenhing. Nach 8 Wochen kam sie zurück ins ruhige Haus, war geordnet, gesellig, zu Phantasien und schöngeistigen Gesprächen geneigt. Ihr Aufenthalt in der Anstalt wurde durch eine Reise mit ihrem Mann unterbrochen, auf der wieder eine Verschlimmerung eintrat. Neuerdings von ihrem Mann in der Anstalt zurückgelassen, machte sie im August 1924 einen ernsten Selbstmordversuch, indem sie sich mit der Schnur ihres Schlafrockes am Fenster aufhing, wobei sich schließlich der Knoten löste. Zu einem zweiten Versuch hatte sie den Mut verloren. Nachher war sie psychisch sehr alteriert, weicher als sonst. Kam wieder in das geschlossene Haus. Dort war sie meist depressiv, selten manisch, nie autistisch. Im April 1925 kam sie wieder in das offene Haus. Im Juli machte sie eine gut verlaufende Reise mit ihrem Mann. Im September 1925 wurde sie auf dringenden Wunsch ihres Mannes mit Bedenken entlassen. Vom Oktober 1925 ab war sie wieder zu Hause. Sie bekam den Winter über mit Unterbrechungen Luminal und Eukodal, ab und zu Schlafmittel; psychiatrische Therapie nur kontrollierend und Gelegenheit zur Aussprache gebend, die immer beruhigend wirkte. Gegen ihren Mann war sie meist unausstehlich, fühlte sich sehr von Bildern geplagt. Zeitweise hatte sie ein starkes Redebedürfnis, bedrängte damit manchmal ihre Umgebung. Sie kaufte sich einen Revolver und versteckte ihn im Schlafzimmer, spielte immer mit Selbstmordplänen, nicht ohne ihren Mann damit in Atem zu halten. Die Familie war bald wieder erschöpft; man veranlaßte sie Ende Januar 1926 zu einer vierwöchigen Italienreise in Begleitung einer Freundin, auf der aber unter den vielen Anregungen und Eindrücken eher eine Verschlimmerung eintrat.

Auf der Rückreise von Italien sprach ich die Patientin zum ersten Male. Sie war äußerlich vollkommen geordnet, zuerst etwas scheu, gab aber bald sehr gesprächig Auskunft. Sie erzählte vor allem von ihren Bildern und Stimmen, außerdem von der Entwicklung ihrer Krankheit. Auf meine Frage, wovor sie denn eigentlich Angst habe, gab sie prompt zwei sehr sinnvolle Anworten: ,,Erstens vor dem Alter und zweitens vor dem Verrücktwerden". Als Begründung gab sie an, ihr Mann, der von jeher großen Wert darauf legte, eine schöne und elegante Frau zu haben, habe ihr wiederholt zu verstehen gegeben, er könnte mit keiner häßlichen Frau verheiratet sein. Außerdem habe er ihr ausdrücklich gesagt: ,,Wenn du einmal nicht mehr schön bist, habe ich dich nicht mehr lieb". Für die in ihrem Selbstwertgefühl von jeher so unsichere Frau, die sich schon als Kind für häßlich hielt, eine schreckliche Perspektive! Und das, nachdem ihr Mann sie durch seine glühenden Liebesbeteuerungen und den jahrelang mit ihr getriebenen Schönheitskult in alle Himmel gehoben hatte! — Im Zusammenhang mit dieser Sorge stand als Schreckgespenst der Affe. — Der zweite Gedanke knüpfte an die Prophezeihung der Engländerin an, sie würde noch einmal verrückt werden. Mußte sie nicht recht behalten? Was blieb ihr sonst für ein Ausweg? Und das alles war die Strafe des Rachegottes, der ihr Buße auferlegte für alte, längstbegangene Schuld ihrer Voreltern. Wie ließe sich sonst all das Schwere erklären, das ihr auferlegt war?

Ich versuchte ihr begreiflich zu machen, daß „der Rachegott" nur ihrer eigenen rache-
durstigen Phantasie entstamme; daß sie selbst sozusagen im Begriffe sei, einen Rachekrieg
gegen ihre Umgebung, besonders gegen ihren Mann zu führen und das alles aus einer tief-
gehenden Entmutigung, die in ihrer Entstehung bis in ihre Kindheit zurückreiche, wo sie
auch ihrerseits die Eltern und die Erzieherinnen in die Verzweiflung hineinmanövrierte,
um so die Plattform zu ihrem weiteren Kampf zu finden. Als wie abwegig und zu unmöglichen
Konsequenzen führend die Patientin diesen kämpferischen Versuch sich durchzusetzen
auf die Dauer empfand, ließ sich an ihren Selbstmordgedanken aufzeigen, die sich ihr immer
wieder aufdrängten — als logische Konsequenz ihrer Absage ans Leben. — Ihrem Zweifel
gegenüber, ob sie jemals gesunden könne, bezeichnete ich eine geeignete psychotherapeutische
Behandlung keineswegs als aussichtslos, zumal ein systematischer Versuch in dieser Richtung
noch nie gemacht worden war. — Sie wollte zunächst nach Hause, um mit ihrem Manne
darüber zu sprechen. — Nach dem Bericht des Arztes, der sie später zu mir in Behandlung
brachte, brach am Tage der Rückkehr zu Hause ein klarer manischer Zustand aus mit
Gedankendrängen, Schreiben- und Redenmüssen, Reimen, zahlreichen, besonders ekel-
haften und schrecklichen Bildern. Sie wurde unter Opium gesetzt, bekam außerdem
Somnifen, Allional und Medinal. Sie wurde damit zur Not im Bett gehalten. Allmähliche
Beruhigung gegen Märzende. Sie nahm aber noch bis zuletzt täglich zwei Neurophyllin-
pillen und 0,5 Medinal. Auch in schlimmen Tagen war sie leicht ablenkbar und zu beruhigen,
auch von ihren Angehörigen, zu denen sie manchmal nachts in wilder angstvoller Auflösung
ins Zimmer stürzte. — Am 9. 4. 1926 kam sie trotz anfänglichen Widerstrebens nach München,
äußerte dabei Angst vor einem neuen manischen Anfall und erneuter Einsperrung. Außerdem — schrieb der Arzt — habe sie offenbar Angst vor dem Gedanken, daß dort der Entschluß zum Selbstmord viel leichter sei als zu Hause.

Die Patientin ist seitdem, etwa zwei Monate, in meiner Behandlung. Ich darf vorwegnehmen, daß in dieser Zeit weder ein manischer noch ein ausgesprochen depressiver Zustand
eingetreten ist. Ich stellte ihr von Anfang an — zu ihrem großen Erstaunen — frei, ob sie
noch weiter Schlafmittel nehmen wolle oder nicht — mit dem Erfolg, daß sie sehr bald ganz
darauf verzichtete und von der weiteren Erlaubnis, gelegentlich etwas zu nehmen, nur sehr
selten und ausnahmsweise Gebrauch machte. Ferner muß hervorgehoben werden, daß sie
bei einer befreundeten Familie Aufnahme fand, wo man ihr freundlich und möglichst wie
einer Gesunden begegnete, ständig darauf bedacht, sie in allem schrittweise zum Mittun
zu ermutigen. Anfangs befremdet durch die veränderte Einstellung ihrer Umgebung und
den gänzlichen Mangel an Angriffspunkten, fügte sie sich zunächst zögernd und unsicher
tastend, bald aber zuversichtlicher in ihre neuen Lebensbedingungen ein. Sie überstand
auch meine in der zweiten Woche notwendige Abwesenheit von 5 Tagen ohne irgendeinen
Zwischenfall oder die auch ihr gegenüber als möglich bezeichnete Verstärkung ihrer Symptome. Nach weiteren 14 Tagen übersiedelte sie mit der Familie aufs Land, fand sich dort
auch gern in die veränderten Verhältnisse, genoß das Landleben und die harmonische Umgebung sehr und unternimmt jetzt zweimal in der Woche allein die Fahrt in die Stadt, die
sie erst sehr ungern und nur in Begleitung gewagt hatte. Sie geht selbständig ins Theater
oder in eine Gemäldegalerie und macht ihre Besorgungen. Sie trifft auch aus eigener Initiative Verabredungen mit alten und neuen Bekannten, wenn auch noch mit gewissen Sicherungen in Form gelegentlich wieder auftretender Symptome: ihrer „Bilder" oder „Stimmen",
die wie Zwangserscheinungen immer dann belebt werden, wenn Gefahr im Verzug ist. „Ich
bin die reinste Messalina", meinte sie scherzhaft, weil sie zwei sehr harmlose Verabredungen
mit zwei Bekannten getroffen hatte. „Aber im Grunde trau ich mich ja nichts. — Ich
spiele immer nur mit allem". Auch hier wird das kämpferische Zweckmoment offenbar,
das immer ihre Unbefangenheit stört, wenn sie sagt: „Mein Mann ist ja leider nie eifersüchtig — wenn ich ihn nur mal so richtig eifersüchtig machen könnte, so wie ich es bin.
Wenn man nicht eifersüchtig ist, liebt man auch nicht. Ich schreibe ihm viel zu nette
Briefe und verwöhne ihn zu sehr. Ich kann die Zeit kaum mehr erwarten, bis er in 10 Tagen
kommt. Ich möchte aber nicht so abhängig von ihm sein — jetzt jongliere ich zwischen
zwei verschiedenen Männern — am liebsten möchte ich aber bei meinem Mann sein, in
seine Tasche reinkriechen und ruhig drin sitzen bleiben". — Wenn sie mit Selbstmordgedanken spielt — das Gegenstück zu dieser Sehnsucht nach absoluter Konfliktlosigkeit
und Geborgenheit — hält sie immer die Erwägung ab, daß sie dann doch wieder ohne ihren
Mann und die Kinder wäre". Ja, wenn er mit ihr sterben wollte — sofort, mit tausend
Freuden. Es scheint ihr leichter als mit ihm zu leben. — Dies ist das Leitbild ihrer Einstellung zum Dasein, in dem sie begreiflicherweise nie richtig froh werden kann, in der ständigen
zitternden Angst, ihren Mann für immer zu verlieren, eine Besorgnis, die sie in die Psychose
getrieben hat, die wiederum eine erhöhte Gefahr der Entfremdung von ihrem Mann bedeutet. So ist der Circulus vitiosus geschlossen. Von hier aus ist im Zusammenhalt mit dem
tiefen Unsicherheitsgefühl ihrer Kindheit das ganze Krankheitsbild restlos einfühlbar und
leicht verständlich.

Zur Verdeutlichung seien noch einige psychologische Zusammenhänge an Ausschnitten
aus der Krankengeschichte aufgezeigt:

Zu ihrem Pessimismus teilt die Patientin mit: „Schon als sechsjähriges Kind habe ich mir vorgestellt, wie es aussah, als die Welt noch nicht erschaffen war: — das Nichts". Sind solche Gedanken verwunderlich, wenn wir z. B. erfahren, daß die Eltern, beide blond und enttäuscht über ihre Tochter mit den pechschwarzen Haaren, sie als „schwarzes Schaf" und als „Findelkind" bezeichneten? Mußte sie damit nicht ihre Geltung bestritten sehen, besonders als dann die jüngere Schwester ihr so vorgezogen wurde? Und vorher war sie das einzige und erste Enkelkind der Lieblingstochter ihrer Großeltern gewesen! — Von hier aus läßt sich die Leitlinie der Negation wie ein roter Faden verfolgen: Etwa über die Verkleidung als Schornsteinfeger im Gegensatz zum Konditorjungen (ihrer jüngeren, blonden Schwester), ihren Eigensinn und ihre oppositionelle Einstellung in der Schule bis zu ihrer Rolle als Kassandra, wie ihre Großmutter sie nannte, die z. B. von Beginn an den ungünstigen Ausgang des Krieges prophezeite. — Ihre Einstellung zur Arbeit charakterisiert folgende Äußerung: „Was nicht rasch geht, reizt mich nicht". Zwischen Biegen oder Brechen wählt sie lieber das Brechen. „Und wenn das Leben mich zusammenbricht, so breche ich das Leben". — „Ich habe mich nie den Dingen gewachsen gefühlt. Jetzt kann ich nicht mal mehr den Haushalt führen, ich würde alles verkehrt machen". Dabei war sie, wenn sie zugriff, eine sehr gute Hausfrau, freilich sehr pedantisch und gründlich, so daß sich ihre Energie leicht vorzeitig in Kleinigkeiten erschöpfte. Zu diesem irrläufigen Rhythmus neigt sie überhaupt, ob sie nun vier Treppen steigt oder einen Strumpf strickt oder sonst eine Handarbeit anfängt — immer wird ein atemraubendes Tempo eingeschlagen, das nur darauf hinzielt, vorzeitig abzubrechen und den Mut zu weiteren Versuchen zu verlieren. „Dann bin ich immer deprimiert, daß ich nichts kann." Auch ist sie Mißerfolgen oder Fehlschlägen gegenüber allzu empfindlich eingestellt: „Beim Skilaufen wollte ich aus Angst hinzufallen gar nicht erst anfangen." — Wir betrachten es nicht als Zufall, daß die jüngere Schwester „eine wahnsinnige Optimistin" ist. Das gerade verführte die Patientin in ihrem Gefühl der Zurücksetzung ins Gegenteil zu verfallen. „Warum bin ich nicht wie die? — Ich war immer mit mir unzufrieden". Wir begreifen auch, daß sich aus dieser peinigenden Unzufriedenheit ein überhoher Ehrgeiz, eine Art von geistigem Hochmut entwickelte. Sie wollte gerne einen „Salon" in ihrer Heimatstadt haben, eine berühmte Frau sein, von der man sprach, las sehr viel philosophische Schriften, beschäftigte sich mit allen möglichen Interessengebieten wie Buddhismus, Theosophie, Monismus usf., dabei sich zersplitternd und ohne zu einer Befriedigung zu kommen. — Bemerkenswert ist, daß in der manischen Erregung, die sich an eine solche Zeit der Vielgeschäftigkeit anschloß, ihr „alle gescheiten Menschen" erschienen wie Napoleon, Goethe, verschiedene Heilige und Märtyrer, Christus und Ignatius von Loyola. Nun hatte sie sich in der psychotischen Phase den Kreis geschaffen, der ihr angemessen schien. Rückblickend schrieb sie später:

„Erkenntnis suchend trug mich hoch mein Flug
Bis eine Stimme rief: nun ist's genug!
Und ich zu Boden stürzte, flügellahm. —
Nicht rückwärts blicken, was dann alles kam
An Qualen, die zu schildern Worte fehlen!"

Sie hat nach all den Schrecknissen der Psychose Angst vor Verlust der Selbstbeherrschung, sie empfindet diese auch als eine sittliche Aufgabe — aber hat sie je gelernt sich darin zu üben, hat man sie je dafür zu gewinnen verstanden, in dem Gleichmaß einen positiven Wert zu erleben? Wurde sie nicht durch Bevorzugung der „bequemeren, leichter zu behandelnden" Schwester in die Opposition, in den Trotz getrieben? — Wie leicht es ist, sie in diese Haltung hineinzumanövrieren, ergibt sich aus einem charakteristischen Beispiel: Ihr Mann versicherte ihr während ihrer psychotischen Phasen wiederholt, was er von den Ärzten gehört hatte: „Wir wissen bestimmt, daß du wieder gesund wirst". Sie gibt unumwunden zu, daß sie das maßlos reizte. „So eine lächerliche Albernheit — dieser Idiot! — „Wir wissen" — als ob er Psychiater wäre! Und auch die wissen nichts — es gibt keine unfehlbare Diagnose! — Ihr seid alle Idioten — ich werd's euch schon zeigen! — Psychiatrie ist Dreck!" ist ihre Devise. Sie will diese Wissenschaft ad absurdum führen, „damit keiner mehr Psychiater wird". — Hier wird ihre Kampfeinstellung gegen die Umwelt besonders deutlich. Es ist wie in ihrer Kindheit — niemand darf mit ihr fertig werden, aber alle müssen sich um sie bekümmern. Es ist eine Art von Entschädigung für das in der Kindheit schmerzlich entbehrte Interesse von seiten des Vaters. Während eines Verstimmungszustandes sah sie ihn einmal händeringend in Verzweiflung an ihr Bett treten und einen Kranz niederlegen, als ob er sagen wollte: „Was habe ich angerichtet!" — Den Hauptgegenspieler hat sie aber in ihrem Mann gefunden, dem sie vor allem verübelt, daß er seinen Beruf so in den Vordergrund stelle. „Erst kommt das Geschäft, dann seine Zigarren, dann ich", — so interpretiert sie tendenziös seine Wertskala. Andererseits gibt sie zu, daß er sie in ihrer Ehe sehr verwöhnt habe. Eigentlich seien ihr seit ihrer Krankheit alle Pflichten abgenommen worden und mit gemischten Gefühlen arbeitet sie neuerdings an dem Gedanken, wie sie sich das aufgegebene Reich ihres hausfraulichen und mütterlichen Berufes wieder zurückgewinnen kann. Sie ist besorgt, wie sie den verscherzten Kredit in ihrer häuslichen Umgebung sich wieder wird verschaffen können. Sie schwankt zwischen dem sehnlichen

Wunsch, die Zügel wieder in die Hand zu bekommen, die Befriedigung eines nützlichen Daseins zu finden und der Neigung, auf Grund ihrer Krankheitslegitimation, für die sie doch so teuer bezahlen mußte, weiter von allen Verbindlichkeiten des menschlichen Zusammenlebens enthoben zu bleiben. Vor allem hemmt sie immer wieder der eine Gedanke in dem Bestreben, sich mit der Welt und ihrem Schicksal zu versöhnen, daß ihre Krankheit ihrem Mann so wenig Eindruck gemacht habe. — „Ich sehe immer als Bild vor mir: meinen Mann im Smoking, tanzend oder mit einem Glas Sekt in der Hand — und ich — verzweifelt hinter vergitterten Fenstern. Malen Sie sich das aus — da könnte man jetzt noch alles zerschlagen. Ich hatte immer das Gefühl: Was aus mir wird, darum kümmert sich kein Mensch. Deshalb habe ich immer die Ärzte alarmiert. Bedenken Sie: ein ganzes volles Jahr war ich dauernd in der Anstalt eingesperrt — dabei immer der Gedanke: zu Hause sitzt der Mann. Daß ich da nicht richtig verrückt geworden bin! Ich war ja nie verrückt! Ich habe immer mein volles Bewußtsein gehabt“, behauptet sie jetzt. Es gibt immerhin zu denken, daß sie sagt: „Wenn die Ärzte wüßten, was in einem vorgeht, sie würden einen anders behandeln“. — „Ich kann die Vergangenheit nicht ruhen lassen. Ich erzähle es jedem Menschen, daß mich mein Mann hat internieren lassen — absichtlich — aus dem Gefühl heraus, daß mir Unrecht geschehen ist. Nach dem Selbstmordversuch hat er sich viereinhalb Monate nicht um mich gekümmert“. — Und wenn man den Mann fragt, wie er zu alledem steht, ihn, der es sicher gut meint und so gut zu machen versucht, wie er es auf Grund seiner Voraussetzungen bisher eben konnte, so wird leicht erkennbar, daß ihm im Grunde bangt vor seiner Frau. „Ich wußte mir nicht mehr anders zu helfen“, ist die charakteristische Auskunft. Gewiß, er neigt zur Ungeduld, drängt, wo der Patientin der Mut fehlt; er entmutigt sie dadurch noch mehr; oft auch durch eine verletzende Ironie. Er bevormundet sie ohne durchschauen zu können, aus welcher inneren Not und quälenden Unsicherheit sie sich wie ein unmündiges Kind benimmt. Er hat ihr sozusagen den Kredit gekündigt, wozu sie ihn freilich systematisch, wenn auch unbewußt, provoziert hat. Hier liegt noch ein schwieriges Stück Arbeit, auch den Gegenspieler zur Mithilfe zu gewinnen; ihm selbst aus der Entmutigung herauszuhelfen, damit er auch seiner Frau zum Helfer werden könne. — Der erste kurze Besuch des Mannes am ersten Mai verlief noch etwas stürmisch, nach einem heftigen Vorspiel am Telephon, wobei sie abbrach und den Hörer hinwarf, als sie erfuhr, daß er nicht solange bleiben könne, wie sie glaubte erwarten zu müssen. Zu mir sagte sie: „Jetzt ist's aus — jetzt will ich nicht mehr. Ich will ihm eine Depesche schicken, daß er nicht zu kommen braucht“. Am Schluß der Sprechstunde fragte sie nochmal schüchtern: „Soll ich ihm nicht absagen?“ Meine Antwort: „Wie sie wollen“ mußte ihr die Verantwortung überlassen, die sie — wenn auch mit einigem Widerstreben — schließlich auf sich nahm. Eine gemeinsame Pfingstreise von 4 Tagen war begreiflicherweise auch noch nicht frei von kämpferischen und dramatischen Momenten, verlief aber schon besser und friedlicher. Der Mann merkte, wenn seine Frau ihn provozieren wollte und lehnte es ausdrücklich ab mit ihr zu raufen; immerhin gab er mir offen zu, daß er eigentlich Angst vor jedem Zusammensein mit ihr habe. Dieses Gefühl weiß die Patientin auch durch entsprechende Briefe wachzuhalten, auf die sie noch nicht ganz verzichten kann. „Ich wälze immer wieder Rache- und Vergeltungsgedanken in meinem Hirn und meine Grausamkeit kennt keine Grenzen“. Und später: „Ich will nicht eingeengt werden. Das hieße mein Ich aufgeben, es verkümmern lassen, das kann und will ich nicht mehr. Und damit mußt Du rechnen“. — Geht es hier um Liebe oder um Macht — um Geben oder Nehmen? — Was Wunder, wenn der Mann seinem nächsten, an sich von beiden Seiten erwünschten Besuch noch mit dem bangen Gedanken entgegen sieht: „Hoffentlich gibt es keine Enttäuschung!“ —

Es ließe sich der Konflikt, der durch das gestörte Gleichgewicht bedingt ist zwischen dem Wunsche nach einer harmonischen Gemeinschaft und der Angst, sich nicht als „Ich“ behaupten zu können, noch mit beliebig vielen Beispielen aus dem vergangenen und gegenwärtigen Leben der Patientin illustrieren; es dürfte aber das Wesentliche klar geworden sein: der Hintergrund des in früher Kindheit erworbenen Unsicherheitsgefühles, die daraus folgende Trotzeinstellung und kämpferische Auflehnung gegen die Umwelt als krampfhafter Versuch der Selbstbehauptung (Überkompensation). Als weitere Folge: die ständige Gleichgewichtsstörung, erkennbar in der seelischen Schiefhaltung eines kritiklosen Pessimismus, zuweilen abgelöst von einem eben so irrtümlichen Optimismus. Der gelegentlich verstärkte Versuch der Konfliktlösung mittels Überkompensation in der depressiven Phase (durch Absage ans Leben und Enthebung von allen Pflichten) oder in der expansiven Phase (durch Überhebung und Hinwegtäuschung über die ungelösten Aufgaben).

Ein Bericht über den weiteren Verlauf muß einer späteren Gelegenheit vorbehalten bleiben.

Die Technik der individualpsychologischen Behandlung.

Von

Karl Nowotny - Wien.

Es ist noch nicht so lange her, daß in der medizinischen Wissenschaft Gedankengänge über die psychogene Ätiologie gewisser nervöser Zustände und Krankheiten Platz gegriffen haben. In Paris war es Charcot, der die Erscheinungen der Hysterie auf dem Wege der Hypnose und Suggestion erfassen und beeinflussen wollte. Damit war eine neue Epoche medizinischer Forschung und Behandlung begonnen, die durch Janet, Dubois, Moebius und andere fortgesetzt und erweitert wurde. In Wien gingen Breuer und Freud daran, bei nervösen Erkrankungen nach der Entstehung der Symptome zu forschen. Freud gelangte von der Hypnose aus zu einer neuen, der kathartischen, später zur psychoanalytischen Methode; er ließ die Kranken all ihre Gedanken erzählen (Methode der frei aufsteigenden Assoziationen) und deutete die Träume der Patienten, wobei er fand, daß das Symptom bei einem Erlebnisse begann. Aus der psychoanalytischen Schule stammt auch Adler, der bald selbständige Wege einschlug und mit einem kleinen Kreis von Mitarbeitern die „vergleichende Individualpsychologie" schuf.

Es würde über den Rahmen dieser Arbeit hinausführen, die methodologischen Unterschiede zwischen psychoanalytischer und individualpsychologischer Behandlung zu erörtern. Nur soviel sei gesagt: die Therapie der Psychoanalyse beginnt mit der Aufhellung der Verdrängung, d. h. Bewußtmachung des Unbewußten, und führt nach Unterdrückung des Widerstandes und nach Beseitigung der Übertragung zur Heilung des Kranken. Das Wirkungsfeld psychoanalytischer Behandlung ist aber eingeengt; die sog. „Aktualneurosen" und die Psychosen, vornehmlich Paranoia und Schizophrenie, sind nach Ansicht der Freudschen Schule zur psychischen Behandlung nicht geeignet. Die „Aktualneurose", worunter die gewöhnliche Nervosität verstanden wird, ist nach psychoanalytischen Anschauungen eine rein somatische Angelegenheit, während bei den Psychosen eine Beeinflussung durch den Therapeuten unmöglich erscheint, weil bei diesen Fällen die Libido nicht übertragbar ist, eine Voraussetzung der psychoanalytischen Behandlung.

Für die Individualpsychologie sind Neurosen und Psychosen nur verschiedene Stadien auf dem gleichen irrigen Weg, der von der Gemeinschaft wegführt. Der Unterschied zwischen Neurosen und Psychosen liegt in den Ausdrucksformen; der Neurotiker sucht die Gültigkeit der Logik in Beziehung auf die anderen aufzuheben, während die Psychose auch sich selbst logischer Gesetzmäßigkeit zu entziehen trachtet.

Die theoretischen Grundsätze der Individualpsychologie werden im Rahmen dieser Arbeit nur so weit auseinandergesetzt, als für das Verständnis der Methode erforderlich ist. Die individualpsychologische Behandlung geht nicht aus von

der Voraussetzung einer bestimmten Disposition, sondern sie sucht das ganze
Gebäude der Neurose aus der Zusammenhangsbetrachtung zu erfassen und dem
Patienten seine irrtümliche Stellungnahme, seine falsche Anschauung zu vergegenwärtigen, um eine richtige Beziehung des Individuums zum Leben zu ermöglichen.

Der Psychotherapeut muß das Seelenleben des Patienten in seiner Totalität
zu verstehen suchen; er muß das offene oder verborgene Ziel aufdecken, nach
dem alle Bewegungen und Äußerungen des Kranken gerichtet sind. Wenn wir
die „Leitlinie" kennen, die den Weg des Patienten zu dem ihm vorschwebenden
Ziele bestimmt, werden wir sehen, was ihn mit der „Logik der Tatsachen" in
Widerspruch bringt. Die Therapie ist dementsprechend dahin gerichtet, den
Patienten zur Beseitigung seiner irrtümlich gewordenen Minderwertigkeitsgefühle und zum Aufgeben des daraus entstammenden und auf dieser Erde
unerreichbaren Lebenszieles zu bewegen, um an dessen Stelle die Angleichung
an die Forderungen der Realität im Sinne der Nützlichkeit zu setzen. Nicht
darum handelt es sich uns, dem Patienten neue Erkenntnisse zu vermitteln, sondern ihn so weit zu bringen, daß er seine Stellung zu den Lebensfragen versteht.

Zum Verständnis eines vorliegenden Falles ist es notwendig, die Geschichte
dieser Persönlichkeit genau zu kennen.

Es scheint mir nicht unangebracht, hier einige kleine Hinweise auf das Verhalten dem Kranken gegenüber zu geben. Gerade in der Individualpsychologie
ist es eine Conditio sine qua non, daß der Therapeut seine Sache auf nichts
stellt, daß er von seiner Person vollkommen abstrahiert und den Glauben an
seine Autorität, den ihm der Kranke entgegenzubringen geneigt ist, von allem
Anfange an zerstört. Ein Patient schrieb einmal in seinem Tagebuch in bezug
auf mich: „Kann er es den springenden Punkt sein lassen, daß ich gesund
werde?" Der Patient muß merken, daß seine Genesung nicht unser „springen-
der Punkt" ist. Dabei empfiehlt es sich, immer freundlich, zuvorkommend,
wohlwollend zu sein, vielleicht sogar die Liebenswürdigkeit ein wenig zu übertreiben, um jeden Schein einer Autorität zu vermeiden. Kleine Übertreibungen
scheinen überhaupt in der Praxis notwendig, weil wir ja alles plastisch gestalten
sollen; selbstverständlich darf es aber nie so weit kommen, daß der Patient
gekränkt oder beleidigt würde.

Wenn ein Patient z. B. warten muß — im allgemeinen soll man das zu vermeiden trachten — ist es erforderlich, sich zu entschuldigen und ihn unter
gewissen herzlichen Förmlichkeiten zum Nähertreten zu bitten. Dadurch
gewinnen wir schon sehr viel; der Patient, der ja gewöhnlich mit seiner Krankheit
seine Umgebung drangsaliert und deshalb nicht eben immer freundlichst behandelt wird, sieht sich da auf einmal einer Situation gegenüber, auf die er
nicht vorbereitet war. Daß ihm jemand freundschaftlich entgegenkommt
und dabei nichts von ihm verlangt, nicht einmal das Gesundwerden, das muß
ihn wankend machen. Er sieht aber noch mehr: er sieht, daß er von uns genau
so behandelt wird wie die anderen, er, der doch immer für anders galt, und er
merkt darin die Aufhebung der so gefahrvollen Unterscheidung zwischen Kranken
und Gesunden, zwischen Unfähigen und Fähigen, Begabten und Unbegabten;
dabei sehen wir natürlich von imbezillen Patienten ab.

Die Erkenntnisse, die uns Alfred Adler in seiner Individualpsychologie gab,
ermöglichen es uns, mit einigen fest fundierten Tatsachen an die Behandlung
heranzugehen. Wir wissen: da kommt ein Mensch, der von sich nichts hält und
der nun mit kleinerem oder größerem Geschick und Raffinement — Adler
nennt das Tricks — sich den Anforderungen des Lebens und der Gemeinschaft
zu entziehen trachtet. Unsere Aufgabe besteht nun vor allem darin, den Weg,

der den Kranken von seinem Gefühl der Unzulänglichkeit zu seinem individuellen Ziel führt, aufzudecken.

Die Methodik der Behandlung von Kindern, die in ihren Einzelheiten an anderer Stelle dieses Handbuches ausführlich besprochen wird, unterscheidet sich nicht wesentlich von der Behandlung Erwachsener, nur daß es bei Kindern ungleich leichter ist durchzudringen, weil ja alles noch so klar, so kulturell ungehemmt daliegt, daß man oft schon beim Eintritt des Kindes und aus seinem Verhalten der Begleitperson gegenüber weitgehende Schlüsse ziehen kann. Auch beim Erwachsenen ist es wichtig, zu beobachten, wie er zur Tür hereinkommt; wenn er sich ängstlich umsieht, die Türe ängstlich schließt, sich nur auf den Rand des Stuhles setzt, so werden wir wohl nicht fehlgehen mit der Annahme, daß dieser Mensch sich unsicher fühlt. Solche Züge konnte Adler häufig bei Homosexuellen beobachten; doch zeigen diese Kranken manchmal auch ein gegenteiliges Verhalten, so, als würden sie ihren Makel herausstellen, damit nur ja niemand an sie herankann.

Eine wichtige Beobachtung ergibt auch die Art, wie jemand die Hand reicht. Wenn er nur die Finger gibt oder nimmt und dabei eine Stellung einnimmt, als wollte er sich zurückziehen, so werden wir wohl nicht zweifeln, es mit einem ängstlichen, schwachmütigen Menschen zu tun zu haben; auch da werden wir ihn rasch festigen, wenn wir uns freundlich zu ihm stellen, es nie auf einen Kampf mit ihm ankommen lassen oder ihn gar tadeln. Jede Angriffsmöglichkeit gegen den Therapeuten muß dem Kranken genommen werden und deshalb wird es sich auch empfehlen, nie irgendwelche Forderungen an den Patienten zu stellen. Diese freundliche Haltung muß auch bei den kleinsten Anlässen für den Patienten sichtbar sein; so wird es z. B. ratsam sein, die Stunde der Besprechungen im Einvernehmen mit dem Patienten zu bestimmen, nicht etwa ihm zu sagen: „Sie müssen täglich um vier Uhr kommen". Denn darin sieht er einen Zwang, dem er sich auf jeden Fall zu entziehen trachtet. Wir alle lassen uns ja im allgemeinen nicht gerne zwingen, der Nervöse aber schon gar nicht. Das sehen wir besonders deutlich bei Fällen von Zwangsneurose, die den selbstgesetzten Zwang durchleiden, um sich dem Zwange des Lebens zu entziehen. Dabei repräsentieren die Leiden des Nervösen im allgemeinen die „Kriegskosten", die der Patient notgedrungen tragen muß, solange er den Kampf gegen die Forderungen der Gemeinschaft führt.

Die Form der Behandlung ist die eines freundschaftlichen Gespräches und es ist selbstverständlich, daß wir auf das psychoanalytische Zeremoniell — der Kranke muß liegen und darf den Behandelnden nicht sehen — verzichten, weil uns diese Aufmachung zu suggestiv erscheint. Die Unterredungen — Worte wie „Behandlung", „Ordination" sind Patienten gegenüber zu vermeiden — beginnen nun mit belanglosen Fragen, wie etwa: „Was führt Sie her?", oder „Worüber klagen Sie?". Wir bekommen dadurch eine unbeeinflußte Äußerung des Patienten, die er mit seinem eigenen Inhalte füllen kann. Recht häufig antworten Patienten auf unsere Frage, sie wüßten nicht, womit sie anfangen sollen; da müssen wir uns auf eine sehr lange Dauer der Unterredung vorbereiten. Manche Patienten wieder warten gar nicht auf unsere Aufforderung zum Bericht, sondern sie legen gleich los und sind schier unerschöpflich in immer neuen Varianten und Demonstrationen, die uns die Schwierigkeit ihrer Position, die Richtigkeit ihres Standpunktes, die Hindernisse, ihr Nichtanderskönnen zeigen und beweisen sollen. Das allein gibt uns schon den sicheren Erweis für das Vorhandensein eines Minderwertigkeitsgefühles. Diese Überproduktion an Rhetorik stellt sicher sehr hohe Anforderungen an die Geduld der Therapeuten, und doch ist es notwendig, daß wir den Patienten einmal ausreden lassen. Freilich wird das oft mißbraucht; die Patienten wollen uns damit scheinbar mundtot

machen, wollen verhindern, daß wir ihnen die „Wahrheit", die sie ja irgendwie
ahnen, sagen. Trotzdem scheint es, daß wir das ruhig hinnehmen müssen,
gewissermaßen als Regiekosten. In der Mehrzahl der Fälle hört die gewohnte Umgebung den Erzählungen und Klagen des Patienten nicht oder nicht mehr zu.
Unsere Patienten sind durchwegs Pessimisten und schöpfen aus dem Verhalten
ihrer Umgebung immer neue Bestätigung und Berechtigung für ihre ablehnende
Stellungnahme. „Ich will doch nichts! Wenn ich nur mit jemand reden kann,
bringt mir das schon Erleichterung", wie mir einmal ein Patient sagte. Darum soll
man den Kranken immer ausreden lassen und ihn nie unterbrechen, auch wenn er
schon Bekanntes spricht. Natürlich sind auch Störungen während der Unterredung
oder gar Gähnen oder auf die Uhr sehen nach Tunlichkeit zu vermeiden. Der
Patient soll den Eindruck haben, daß wir in der Besprechung nur für ihn da
sind. Manchmal allerdings wird aber eine Unterbrechung unvermeidbar sein,
weil die Anforderungen des Patienten zu weit gehen würden. Da empfiehlt es
sich wieder, mit äußerster Vorsicht zu Werke zu gehen. Die Patienten sind von
einer geradezu unerhörten Empfindlichkeit und kleinste Anlässe genügen, um
sie in schärfste Opposition zu drängen. Jeder Hinweis auf Zeitmangel z. B.
würde vom Patienten als persönliche Beleidigung empfunden und gerächt.
Gewöhnlich genügt es, den Patienten zu bitten, die Unterredung zu unterbrechen
mit Rücksicht auf den nächsten Patienten, der schon wartet. Der Schluß
der Unterredung ist zu bedauern und dem Patienten die sichere Gewähr zu geben,
daß er nächstens weiterreden kann. Bei der Gelegenheit wollen wir hervorheben, daß es sich im allgemeinen empfehlen wird, die Unterredungen in nicht
zu großen Zwischenräumen zu wiederholen, ja, wenn irgend möglich, im Anfang
wenigstens, täglich mit dem Patienten zu sprechen, weil dadurch die Behand-
lungsdauer nicht unwesentlich abgekürzt wird.

Klagt der Patient über Symptome, die evtl. organisch bedingt sein könnten,
so soll eine körperliche Untersuchung vorgenommen werden. Diese soll sich
nicht auf einzelne Körperabschnitte, etwa bei Klagen über Magenbeschwerden
auf eine Untersuchung des Abdomens, beschränken, sondern es soll eine genaue,
nicht zu umständliche Untersuchung des ganzen Körpers vorgenommen werden,
wobei es öfters gelingt, äußere Stigmen, wie Muttermale u. ä. zu finden. Eine
zu gründliche Untersuchung gerade der Region des Körpers, über die der Patient
klagt, wäre vielleicht geeignet, dem Patienten erst recht die Bedeutung und
Wichtigkeit seiner Krankheit vor Augen zu führen. Nervöse Patienten sind ja
gerne geneigt, ihr Leiden als organisch bedingt hinzustellen, um sich dadurch
der Verantwortung zu entziehen. Wir haben aber gesehen, daß das etwa vorliegende körperliche, pathologisch-anatomische Substrat für das Verständnis
einer Persönlichkeit irrelevant ist, weil es ja nur darauf ankommt, wie der Patient
sein Manko auszuwerten trachtet, was er mit seinem Leiden zu erreichen oder
zu umgehen sucht. Nicht auf die objektiven Tatsachen kommt es uns also an,
sondern auf die subjektive Anschauung, die der Patient von diesen Tatsachen hat.

In vielen Fällen wird sich ein körperlicher Befund, eine Organminderwertigkeit nachweisen lassen. Diese Minderwertigkeit betrifft ein oder mehrere
Organe, z. B. Sinnesorgane, Nervensystem, die in ihrer morphologischen Zusammensetzung oder in ihrer Funktion irgendwie gestört sind oder gestört waren.

Im Zusammenhange mit der körperlichen Untersuchung ergeben sich die Erörterung der Heredität, die Aufnahme der Anamnese, morphologische und
funktionelle Kennzeichen und gewisse Reflexanomalien, in welch letzteren Adler
ebenfalls Zeichen von Organminderwertigkeit festgestellt hat.

Die Erhebung einer genauen Anamnese, besonders die Kenntnis der Kindheitsgeschichte, ist unbedingt nötig. Die verschiedenen Entwicklungsbedingungen
des Kindes, die hier nur andeutungsweise zur Darstellung gebracht werden,

bilden das gegebene Material, aus dem sich die Persönlichkeit formt. Überstandene Krankheiten zeigen uns manchmal ein punctum minoris resistentiae, der Beginn der Sinnesfunktionen, der Sprach- und Gehfähigkeit (bei rachitischen Kindern z. B. wird die Gehfähigkeit verspätet einsetzen), das Aufhören von Kinderfehlern, z. B. Daumenlutschen, Bettnässen, Pavor nocturnus, geben uns wichtige Hinweise zum Verständnis der Persönlichkeit. Unsere Fragen nach Eltern und Anverwandten werden sehr oft in dem Sinne beantwortet, daß z. B. die Mutter auch schon „nervös" gewesen sei; es ist eine naheliegende Entschuldigung für den Patienten, wenn er auf „hereditäre Belastung" hinweisen kann. Es wird sich da empfehlen, gleich den Wahn des Patienten zu zerstören, indem man ihm etwa sagt, daß man nervöse Zustände nicht erbt, sondern erlernt, „verdient". —

Die Aufgabe des Zentralnervensystems bei Organminderwertigkeit besteht darin, die Möglichkeit der Angleichung an die Forderungen des Lebens und der Umwelt zu schaffen. Wir finden immer das Streben, ein Manko auf psychischem Wege zu kompensieren, und wo diese Kompensation nicht restlos gelingt, treten Kompensationsstörungen auf, die sich im weiteren Verlaufe, oft beeinflußt durch äußere Momente, zur Neurose oder Psychose entwickeln können.

Die Untersuchung nervöser Zustände führt vor allem dahin, festzustellen was der Patient mit seiner Krankheit erreicht. Davon können wir uns in vielen Fällen rasch ein Bild entwerfen, wenn wir den Patienten etwa nach der Stellungnahme seiner Umgebung zu seiner Krankheit fragen. Wenn der Nervöse darauf antwortet, die Umgebung nehme die Krankheit nicht ernst oder sie verstehe ihn nicht richtig zu behandeln, so werden wir in der Neurose ein „Kriegsmittel" sehen, eine Methode seines Kampfes gegen die Umgebung. — Andere Patienten werden wieder auf unsere Frage mit Ausdrücken des tiefsten Bedauerns über die arme Familie, der sie so viel „Unglück" brächten, antworten. Durch diesen „Trick" entheben sich die Kranken bis zu einem gewissen Grade der Verantwortlichkeit und ersparen sich die Vorwürfe der anderen. —

Was nun der Patient an sprachlichen Äußerungen bringt, ist nicht als Mitteilung gegebener Tatsachen, sondern nur als Symptom zu werten. Es ist ein Grundprinzip der Individualpsychologie, den Aussagen des Patienten nur den Wert einer symptomatischen Geste beizumessen. Wenn wir über einen Menschen Klarheit wollen, dann müssen wir von seinen Worten abstrahieren und dürfen nur aus seinen Aktionen schließen, was für ein Mensch er ist. Das gilt z. B. von allen Fehlleistungen, die Freud so treffend beobachtet hat. In dem Verhalten eines Menschen sehen wir also vor allem einen Versuch, dem Gefühl der Minderwertigkeit irgendwie zu entrinnen; das beobachten wir bei Kindern, die sich auffällig benehmen und bei Erwachsenen, die besondere Charakterzüge zeigen, wie z. B. große Vorsicht, Jähzorn, Geiz, Neid und ähnliches.

Der Patient wird uns nun natürlich mit seinen Gefühlen kommen; für uns aber sind „Gefühle keine Argumente", denn sie stellen sich immer so ein, wie es der Endabsicht des Kranken entspricht und darum lassen wir Gefühle nur so weit gelten, als wir aus ihnen Schlüsse zu ziehen vermögen. Der Patient aber wird immer sein Gefühl betonen und dessen Korrektur fordern, wie andere nur von ihrem Symptom befreit sein wollen. Die Behauptung der Patienten, sie wollten gesund werden, ist also in dem Sinne zu verstehen, daß sie gerne von jenen „Kriegskosten" enthoben, von dem Leiden befreit werden möchten, ohne ihren Kurs zu ändern. Es ist von entscheidender Bedeutung, dem Patienten zu zeigen, daß das unmöglich ist; gerade in der Tatsache seines Leidens liegt ja die uneingestandene Anerkennung der „absoluten Wahrheit", der Gesetze der Gemeinschaft. Darin ist auch unsere therapeutische Hoffnung begründet: der Kampf lohnt nicht die Kosten. Man darf sich also nicht verleiten lassen, ausschließlich Symptomentherapie zu treiben; dem Patienten wird es ja in der Regel nicht schwer fallen, wenn man sein Symptom beseitigt hat, einen anderen Weg zu wählen, der ihn von jeder wirklichen Leistung enthebt. Das sehen wir deutlich bei dem so beliebten und leicht zu arrangierenden Symptom der nervösen Schlaflosigkeit; wenn wir da von allem Anfang an dem Patienten Schlafmittel geben, so würde er wohl schlafen; das Hypnotikum gibt ihm Berechtigung und Entschuldigung, aber er wäre am nächsten Tage natürlich müde und so ebenfalls ungeeignet, z. B. seinen Geschäften nachzugehen. Manchmal freilich, bei lange bestehender d. h. lange trainierter Schlaflosigkeit wird es nötig sein, den Patienten erst einmal an den Schlaf wieder zu gewöhnen und dazu wird man wohl eines Medikamentes nicht leicht entraten können [1].

Das Gefühlsmoment spielt natürlich auch bei der Schilderung der Symptome eine nicht unwesentliche Rolle und wir raten deshalb, auf die Beschreibung der Symptome, natürlich nur soweit sie nicht organisch bedingt sein können, nicht zu viel Gewicht zu legen. Jedes Symptom kann aber als zielgerichtete „Handlung" aufgefaßt werden, hat also einen Sinn, und den herauszubekommen scheint wichtig. Das können wir nun leicht, indem wir den Patienten etwa fragen, was er tun würde, wenn er dieses Leiden nicht hätte. Da sehen wir den Effekt seines Symptomes und erfahren gewöhnlich, was er mit seinem Leiden verhindert; oder wir fragen direkt, ob ihn das Leiden an etwas hindere.

Die Frage nach dem Arrangement der Symptome würde über den Rahmen dieser Arbeit führen; nur so viel sei gesagt, daß dem Symptom fast immer ein sehr langes Training vorausgeht und daß es sich oft um die Auswertung einer Organminderwertigkeit handelt.

Es gibt auch eine Simulation neurotischer Symptome, doch ermöglicht uns die Gesamtheit der Erscheinungen die Unterscheidung zwischen Neurose und Simulation; wir werden bei der Neurose immer den Zusammenhang mit der ganzen Persönlichkeit finden, werden auch gewöhnlich andere neurotische Züge feststellen können, während das simulierte Symptom isoliert dasteht.

Wenn wir nun auch auf dem Standpunkt stehen, der Schilderung der Symptome und der Gefühle nicht zuviel Wert beizumessen, so scheint es keineswegs opportun, a priori alles, was der Patient uns bringt, als unrichtig, als falsch hinzustellen; im Gegenteil, wir merken, daß der Patient in irgend einem Belang, natürlich innerhalb seines subjektiven Bezugssystems, recht hat, und schließlich sind wir ja alle keine Engel und weit davon entfernt, für fehlerfrei gelten zu wollen. Das sollen wir dem Kranken deutlich vor Augen führen, weil es unsere Stellungnahme dem Patienten gegenüber wesentlich verbessert.

In den Darstellungen des Patienten sehen wir vor allem den Ausdruck seiner Schwachmütigkeit und es gelingt relativ leicht, das dem Patienten zu zeigen. Schwerer scheint es schon, ihm klar zu machen, was hinter seiner Schwachmütigkeit steckt, weil der Patient nicht geneigt ist einzugestehen, daß er von sich nichts hält. Davon ist er tief durchdrungen, das ist mit ihm groß geworden und daran werden auch eventuelle Erfolge nichts ändern, weil er diese dem Zufall zuschreibt. Auch das gegenteilige Verhalten finden wir zuweilen: die Patienten paradieren mit ihrem Minderwertigkeitsgefühl, natürlich ebenfalls zu

---

[1] „Ein rascher Erfolg läßt sich nicht erzwingen. — Braucht man ihn dringend, so wird er am ehesten zu haben sein, wenn man den Pat. kurz, unverblümt und geschickt darüber belehrt, daß die Schlaflosigkeit ein günstiges Zeichen einer heilbaren seelischen Erkrankung sei, und wenn man in der Folge, ohne auf sie weiter zu achten, mit Interesse nach den Gedanken während der Nacht forscht. — Gelegentlich weicht dann die Schlaflosigkeit einer tiefen Schlaftrunkenheit, die sich weit in den Tag hinein erstreckt und den Patienten in gleicher Weise am Verfolg seiner Aufgabe hindert." — Adler: Nervöse Schlaflosigkeit (206).

dem Zweck, um sich des Hinweises auf erschwerende Umstände als einer Erleichterung und Entschuldigung zu bedienen. Solche Patienten werden uns in der Behandlung immer kontreminieren, sie werden die Richtigkeit unserer Interpretationen negieren oder abzuschwächen suchen, sie werden immer ein Aber finden. Das ist vornehmlich gegen die Behandlung gerichtet; unser Grundsatz, unbekümmert um jede Wertung vorzugehen, wird uns da gute Dienste leisten, weil der Patient sieht, daß wir uns aus seiner Kritik nichts machen.

Wir zeigen also dem Patienten die Genese seines Minderwertigkeitsgefühles. Meist sehen wir dieses Gefühl nicht offen zutage liegen und auf unsere Fragen nach dem Bestehen eines Minderwertigkeitsgefühles werden uns nur sehr wenige Patienten eine bejahende Antwort zu geben vermögen, aber wir können aus dem Verhalten eines Menschen auf das Vorhandensein des Minderwertigkeitsgefühles schließen. Das müssen wir gelegentlich dem Patienten erklären, daß seine Sicherungsmaßnahmen ihm das Gefühl der Minderwertigkeit ersparen. Wenn sich einer in Gesellschaft von zwei Polizisten mit einigen Polizeihunden in ein Zimmer einsperrt, in jede Hand einen geladenen Revolver nimmt und dann stolz erklärt, er fürchte sich nicht, so „lügt er mit der Wahrheit". Natürlich hat er nicht das Gefühl der Angst, aber so handelt doch nur ein Mensch, der sich unsicher fühlt. Seine Angst liegt sozusagen im Revolver.

Sieht der Patient die Entstehung seines Minderwertigkeitsgefühles, so werden wir ihm zeigen, wieso das Gefühl bei ihm persistieren konnte; zeigen ihm, daß er, maßlos verzärtelt und dadurch unselbstständig, sich den Anforderungen des Lebens nicht gewachsen glaubt, oder daß er liebeleer aufwuchs und die absolute Notwendigkeit der Gemeinschaft nicht versteht; daß er durch angeborene oder erworbene Defekte sich für nicht gleichwertig hielt, daß er als Linkshänder die für ihn natürlich bestehenden Schwierigkeiten unserer rechtshändig orientierten Kultur überschätzte usw.

Auch die Stellung innerhalb der Geschwisterreihe wird hier besprochen werden müssen, soweit dies nicht schon bei der Erhebung der Anamnese geschah. Denn es ist durchaus nicht gleichgültig, ob einer ein erstgeborener, ein zweitgeborener, ein jüngster, ein einziger Junge unter Mädchen oder ein einziges Mädchen unter lauter Männern ist. Ohne Gefahr einer Schablonisierung lassen sich da gewisse Typen feststellen, wie es natürlich auch alle erdenklichen Variationen gibt. Der Erstgeborene wird gewöhnlich der Mächtige sein, dabei aber Züge von Eifersucht verraten, der Zweitgeborene, der ja eine wesentlich günstigere Situation antrifft, wird sehr ehrgeizig und immer unzufrieden sein, der Jüngste immer den „kleinen Däumling" darstellen usw. Wir können also aus manchen Charakterzügen die Kindheitsposition eines Menschen erschließen; solche Feststellungen dem Patienten gegenüber sind überaus wichtig, weil sie ihm zeigen, daß wir Zusammenhangsbetrachtung pflegen, und unsere Erklärungen vermögen die Patienten oft dahin zu bringen, daß sie ihre Schwierigkeiten nicht überschätzen. Wir müssen dem Kranken zeigen, daß diese Schwierigkeiten nicht in der Position an sich liegen, sondern nur in seiner Anschauung von der Bedeutung dieser Position.

Sieht der Patient die Entstehung seines Minderwertigkeitsgefühles, so liegt unsere nächste Aufgabe darin, ihm zu zeigen, wie er sein Minderwertigkeitsgefühl zur Ursache erhob und nun „die Folgen folgen" läßt. Dabei gelingt es oft schon, die Ansichten des Patienten etwas zu lockern, denn er sieht, daß hier nicht die Gesetze absoluter Kausalität herrschen, sondern daß er es ist, der die Zusammenhänge herstellt.

Es gibt eine einfache Methode, die Situation der Minderwertigkeit und ihre Kompensation aufzudecken; sie besteht darin, den Patienten nach seinen ältesten Kindheitserinnerungen zu fragen. Diese Kindheitserinnerungen sind richtunggebend und stehen im Zusammenhang mit dem Weg zu seinem Ziel. Viele Patienten machen nun Schwierigkeiten, indem sie etwa sagen, sie würden sich an nichts erinnern können, oder es wäre nichts „Wesentliches", oder sie bringen eine einfache Biographie; doch gelingt es bei einiger Konsequenz meistens, Kindheitserinnerungen vom Patienten herauszubringen. Ein Patient reproduzierte als seine erste Kindheitserinnerung: „Als Kind von zwei Jahren — es ist immerhin auffallend, daß er sich so weit zurückerinnert — wurde ich von unserem Mädchen auf der Straße getragen; wir begegnen meinem Großvater, der mich dem Mädchen abnimmt und nach Hause trägt". Dieser Patient wurde behandelt, weil er seit 30 Jahren an Platzangst litt und in den letzten Jahren überhaupt nicht mehr auf die Straße ging. Wenn wir seine „Krankheit" mit seiner ersten Kindheitserinnerung vergleichen, so sehen wir, daß das eigentlich dasselbe ist: er hat seine Lebensschablone ausgebaut unter der Forderung, der andere müsse für ihn gehen.

Sehr häufig wird uns als erste Erinnerung der erste Schultag erzählt; hier sehen wir, wie die Erinnerung an den Situationswechsel aus dem kleinen Kreis der Familie in den größeren der Schule festsitzt; ein solcher Mensch wird immer bei Situationswechsel furchtsam sein. Aus den Kindheitserinnerungen können wir erfahren, ob einer visuell orientiert oder ob er Akustiker ist, ob er dem motorischen Typ angehört usw., immer werden wir das Leben in Übereinstimmung mit den ältesten Kindheitserinnerungen finden. Die Frage nach den frühesten Erinnerungen muß an richtiger Stelle vorgebracht werden, etwa bei Erörterung der Stellungnahme des Patienten zu den drei großen Lebensfragen, dem gesellschaftlichen, dem beruflichen und dem erotischen Problem. Für unsere Patienten sind diese Lebensfragen keine angenehmen Leistungen, keine „Pflichten, aus denen sie eine Neigung machen", sondern schwere Gefahren, vor denen sie sich ängstlich hüten. Wir werden also hier besonders deutlich die Tendenz finden, auszuweichen. Die Erörterung dieser Probleme nimmt nun in der Behandlung einen ziemlich großen Raum ein, weil wir dem Patienten seine aus seinem Irrtum logisch folgende Stellungnahme darlegen müssen. Oft hat oder fühlt der Patient nur Schwierigkeiten in einem Belang; wir müssen ihm zeigen, daß diese Schwierigkeiten durch ihn bedingt sind und daß er wahrscheinlich auch in den anderen Belangen, nur vielleicht weniger deutlich, Schwierigkeiten haben wird. Ich verweise hier auf die schönen Beispiele, die Künkel in seiner Arbeit „die geheime Distanz zwischen Mann und Frau" (48) veröffentlicht hat.

Hier führen wir also dem Patienten so recht die Wichtigkeit der Zusammenhangsbetrachtung vor Augen, zeigen ihm, daß die gesellschaftliche Frage alle Beziehungen des Ich zum Du beinhaltet, daß die berufliche Frage aus der Beziehung Mensch-Erde erfließt, und daß die Lösung der erotischen Frage keine Privatangelegenheit ist.

Ein Teil der Patienten nimmt nun gerne uns gegenüber die Stellung ein, daß sie uns in allem Recht geben, uns mit Beweisen ihrer zustimmenden Anerkennung geradezu überhäufen, um dann alles beim Alten zu lassen. Darin liegt ihre Kampfesart; zum offenen Angriff gegen uns wagen sie nicht überzugehen, sondern sie trachten im geheimen an uns heranzukommen. Dieser Kampf gegen uns wird ihnen dann zum leitenden Motiv. Auch da müssen wir unbekümmert weitergehen, weil es ja wichtiger ist, die Totalität dieses Menschen zu erfassen, als etwa die Mittel, mit welchen er seine Idee erfüllt.

Manche Patienten wieder sind gegen den Therapeuten sehr zurückhaltend, fast feindselig und es wird nicht leicht gelingen, aus solchen Kranken etwas herauszubringen. Es ist notwendig, die Patienten auf ihre Opposition gegen die

Behandlung hinzuweisen und ihnen begreiflich zu machen, daß man ihre Zurückhaltung als Sicherungsmaßnahme durchschaue; dadurch können wir ihnen diesen
Weg verstellen. Es ist klar, wie große Schwierigkeiten es geben wird, solche
Menschen, die sich keiner Aufgabe gegenüber sehen wollen, zu heilen, doch
gelingt auch in solchen Fällen die Ermutigung, nur wird es verhältnismäßig
lange dauern. Der Widerstand gegen den Arzt, den die Freudsche Schule
als einen wesentlichen Faktor der Therapie gelten läßt, erklärt sich also individualpsychologisch als eine der Sicherungsmaßnahmen des Nervösen. Übrigens:
schon Pestalozzi hat darauf hingewiesen, daß Kinder jenen Menschen, die sie
bessern wollen, den größten Widerstand entgegensetzen.

Fast immer werden wir auch finden, daß uns der Patient sein Wissen, sein
Wünschen, sein Wollen bringt, werden aber gleichzeitig beobachten, daß er
sich ängstlich davor hütet, eine Tat zu setzen. Darin liegt ein beliebter Trick
der Nervösen und es wird sich empfehlen, unsere Patienten darauf aufmerksam
zu machen, daß das Wissen, das wir verlangen, sich im Verhalten, im Benehmen
zeigt. Gewöhnlich muß man das dem Patienten durch Beispiele und Vergleiche
anschaulich machen. Wir vergleichen ihn etwa mit einem Menschen, der sich
in einem Zimmer befindet, aus dem eine Türe hinausführt; er will aus dem Raume
hinausgehen, weiß von dem Vorhandensein dieser Türe, geht aber immer zum
Fenster. Sein Wissen von der Existenz dieser Türe wird sich erst dann nutzvoll
gestalten, wenn er auch wirklich durch diese Türe geht. Durch solche Vergleiche
gelingt es oft leicht, dem Patienten die Situation und seine Stellung zu veranschaulichen. Es ereignet sich auch nicht selten, daß der Patient sein Wissen
mißbraucht, d. h. er wird es in den Dienst seines Zieles stellen. Er glaubt schon
vorwärts dringen zu können, macht vielleicht auch schon einen Schritt, der
ihn aber in die entgegengesetzte Richtung führt; er macht etwas, was gar nicht
zur Sache gehört. Wir dürfen aber auch gar nicht erwarten, daß unsere Patienten
die Courage, die sie bekommen, gleich sinnvoll anwenden; im Gegenteil: wir
werden sehr oft kunstvolle Arrangements von Gegengründen finden, durch die
uns der Patient sagen will: „Bemühe dich nicht, bei mir ist alles vergebens".
Diese Situation erfordert die vollständige Ruhe des Behandelnden; es wäre
ein Fehler, wenn der Therapeut da Bedenken hätte oder gar wegen der „Verschlechterung" unruhig würde. Auf diese Wendung in der Behandlung muß
man vorbereitet sein und darf sich nicht erschrecken lassen. Redewendungen
wie: „Erschrecken Sie mich nicht" oder „Rauben Sie mir nicht alle Hoffnung"
nehmen dem Patienten oft die Freude an der Opposition. Man soll im Gegenteil
dem Patienten zeigen, daß das ganz bedeutungslos ist, daß wir „trotzdem"
die Hoffnung nicht aufgeben, weil wir nicht so leicht zu entmutigen sind. Das
kann man dem Patienten nicht eindringlich genug vor Augen führen, weil er
nur zu leicht geneigt ist, in der Behandlung, die er angeblich als „letzten
Rettungsanker" betrachtet, die Krankheitslegitimation zu erblicken, die ihm
das Recht gibt, abseits zu stehen, nichts zu tun. Bei solchen Menschen müssen
wir besonders vorsichtig sein. Diese Kranken ergehen sich in wahren Lob-
gesängen über den Arzt, stellen ihn so hoch, daß er dieser Stellung gar nicht
gerecht werden kann, und kommen dann eines Tages mit den bittersten Vorwürfen,
daß man ihnen doch nicht geholfen habe usw.; jedenfalls ist das Lob der Patienten
nicht zu ernst zu nehmen und wird gewöhnlich bald einer Herabsetzung weichen.
Darin liegt natürlich auch ein Trick des Patienten, eine Macht, die er groß
gemacht, wieder zu stürzen. Durch unser indifferentes Verhalten seinem Nicht-
vorwärtskönnen gegenüber zeigen wir ihm, daß uns auch nichts daran liegt,
einmal nicht reüssieren zu können, daß wir auch eine Niederlage nicht fürchten.
Adler sagt da gelegentlich auch: „Ich gebe Ihnen das schriftlich, daß ich bei
Ihnen keinen Erfolg hatte". Es gilt also vollkommen unbefangen zu Werke

gehen und sich durch keinerlei Rücksichten von der Fortsetzung der Behandlung abhalten zu lassen. Auch Besserungen im Befinden des Patienten müssen wir mit gleichmütiger Selbstverständlichkeit quittieren, um dem Patienten keine Möglichkeit für einen Machtkampf zu bieten, um zu verhindern, „daß der Arzt in die Behandlung des Kranken gerate" (Adler). „So verspreche man auch in den sichersten Fällen nie die Heilung, sondern immer nur die Heilungsmöglichkeit. Einer der wichtigsten Kunstgriffe der Psychotherapie erfordert die Zuschiebung der Leistung und des Erfolges der Heilung auf den Patienten . . . ." (Adler [7]). Wir werden oft auch Patienten beobachten können, die nicht zum Zwecke ihrer Genesung zum Arzt kommen, sondern nur um zu zeigen, daß ihnen eben nicht mehr geholfen werden kann, daß sie zum Frontdienst untauglich sind und ins Hinterland gehören. Diese Patienten sind sehr leicht daran zu erkennen, daß sie schon bei vielen Ärzten waren. Sie verlangen denn auch gleich von uns eine Kritik der bisherigen Behandlung, die sie dann in dem Sinne werten, als ob die bisherige Behandlung schuld wäre, daß sie noch nicht gesund sind, und nun die ganze Verantwortung für ihr Leiden, natürlich unter Beibehaltung ihrer Symptome, dem bisherigen Behandlungsregime, am liebsten dem früheren Arzt, aufhalsen. Es wird sich also empfehlen, jede Kritik einer früheren Behandlung — sei sie psychisch oder somatisch gewesen — zu vermeiden. Natürlich sind das die schwierigeren Fälle, während die anderen schon durch den Besuch beim Arzt dokumentieren, daß sie aus ihrer Krankheit herauswollen; dementsprechend wird es auch leichter sein, solche Patienten zu ermutigen.

Es ereignet sich häufig, daß Patienten, die längere Zeit behandelt wurden, den Standpunkt einnehmen: „Ich sehe das alles ein, was soll ich aber jetzt tun, um nicht mehr zurückzuschrecken vor den Aufgaben des Lebens, um von der unnützen auf die nützliche Seite hinüberzugehen?" Darin liegt ein weitverbreiteter menschlicher Zug; das sind Menschen, die alles zugeben, um dann in die Opposition zu gehen. Wir finden diesen Zug bei Kindern, die unter einem gewissen Druck aufgewachsen sind und können daraus schon auf den Charakter des Menschen Schlüsse ziehen. Oder manche Patienten sagen, sie verstünden schon alles, würden sich aber doch noch nicht trauen, z. B. über die Straße zu gehen. Es wird da nicht schwer fallen, dem Patienten zu zeigen, daß er eben doch noch nicht alles versteht.

Gewöhnlich entstehen ja bei der Behandlung die Schwierigkeiten, wenn es sich darum handelt, daß der Patient seinen Mut in die Tat umsetzt. Diese Schwierigkeiten zeigen sich manchmal schon rein äußerlich an; der Patient kommt zu spät oder er kann die gewohnte Zeit nicht mehr einhalten, oder er behauptet nichts mehr erzählen zu können usw. Das müssen wir ignorieren und weiter fortfahren ihn zu ermutigen. Patienten sind ja gerne geneigt, das, was wir Mut nennen, in einen abstrakten Begriff zu verwandeln und mit diesem Begriff vor uns zu jonglieren. Da wird es sich empfehlen, dem Patienten zu zeigen, wie er sich rhetorisch über jede wirkliche Leistung, über jede nützliche Anwendung seines Mutes hinwegzusetzen trachtet. Will er auch da noch nicht mit, dann soll er es eben ohne Mut machen. Es kommt ja nicht darauf an, seinen Mut zu zeigen, sondern nur darauf, sich nützlich zu machen (Adler).

Der Patient versucht auch manchmal uns im Bewußtsein seiner Sicherheit zu zeigen, daß er nicht vorwärts kann. Dann rät man ihm, die Sache überhaupt sein zu lassen, weil er ja wirklich keinen Mut aufbrächte und kündigt ihm nun mit leichter Überschwänglichkeit das „unfehlbare Mittel" an, durch das er in kurzer Zeit, in Stunden gesund werden kann. Leicht ironisierend, natürlich ohne den Patienten zu kränken, kann man Zweifel ausdrücken, ob er überhaupt imstande sein werde, dieses Mittel in Anwendung zu bringen.

Das Mittel, dessen Schwere man ihm nicht deutlich genug vor Augen führen kann, besteht darin, anderen eine Freude zu machen. Diese Aufforderung zeitigt nun die verschiedensten Reaktionen. Viele Patienten, denen ihr Zorn, ihre mehr oder minder verkappte Wut schon klar ist, erklären rundweg, daß sie das nicht könnten. Da hilft dann die ergänzende Erklärung, sie müßten ja gar nicht wirklich die Freude machen, aber wenigstens daran denken, und das könnten sie doch, z. B. in schlaflosen Nächten, über die sie ja reichlich verfügten. Das wirkt meistens einem Wunder gleich. Manche Patienten freilich, deren Entmutigung schon weit vorgeschritten ist, entgegnen auf unseren Vorschlag: „Wie macht man Freude?" Darin zeigt sich uns die ganze Größe der Verzweiflung, in die ein Mensch, der den Zusammenhang mit der Gemeinschaft verloren hat, geraten kann.

Mit der Aufforderung, Freude zu machen, zeigen wir dem Patienten die Unterscheidung zwischen „Nützlich" und „Unnützlich" und bringen ihn meistens dahin, sein Handeln von diesem Gesichtspunkte aus zu bestimmen. Gibt es aber auch hier noch Einwendungen, dann hilft der Rat zur Dissimulation; der Patient solle das so machen, wie wenn er ein Schauspieler wäre und die Rolle zu spielen hätte, jemandem eine Freude zu machen. Da hören wir nun in den seltensten Fällen eine Entgegnung.

Die Ratschläge, die wir gezwungenermaßen manchmal den Patienten geben müssen, sollen immer negativ sein; es ist geradezu ein Gebot für den Psychotherapeuten, positive Ratschläge für den Kranken zu vermeiden. Denn abgesehen davon, daß der Kranke seine ganze Energie dahin richten wird, uns in Befolgung der Ratschläge ad absurdum zu führen — er kann es schon so anpacken, daß alles schief ausgeht — übernehmen wir mit dem Ratschlage auch die Verantwortung, um die sich eben der Kranke drücken will. Was aber durch die Behandlung erreicht werden soll, ist ja, daß der Patient ohne Angst vor Entscheidungen, ohne Furcht vor der Verantwortung selbst sein Handeln in Übereinstimmung mit den Forderungen der Gemeinschaft bestimmt.

Es wird wohl auch empfehlenswert sein, mit der ständigen Umgebung des Patienten in Fühlung zu treten; manchmal wird es sogar zweckmäßig erscheinen, die Familie oder die Umgebung in die Zusammenhänge der Krankheit einzuweihen, doch soll dies nicht in weiterem Ausmaße geschehen, als es unbedingt notwendig ist, um dem Kranken seine Position zu erleichtern. Zwischen dem Nervösen und seiner Umgebung tobt immer ein schwerer Kampf, der sich je nach der Situation der verschiedensten Mittel bedient, immer aber zu einem Sieg des Kranken führen muß, der dann seine Machtstellung, seine durch die Krankheit erworbene Übermacht mißbraucht. Es wird also gut sein, der Umgebung nervöser Kranker den Rat zu geben, jeden Kampf zu vermeiden, ja sich a priori als Besiegte zu erklären. Diese Waffenstreckung muß der Patient sehen und wir müssen ihm sagen, daß er nun zu befehlen habe, daß wir alle nur da seien, um seinen Wünschen nachzukommen. Der Patient wird so viel eher geneigt sein, Rücksichten walten zu lassen, — er, der Sieger kann ja auch edel sein — als wenn wir ihn zum Kampf reizen, indem wir ihm etwa sagen: „Tun Sie das nicht, schonen Sie Jhre Leute ein bischen" usw.

Besondere Vorsicht verlangt die Behandlung der Melancholie. Im Gegensatz zur Ansicht der Schulpsychiatrie hat Adler nachgewiesen, daß die Melancholie eine ungeheure Aggressionstendenz zeigt, daß keine Form neurotischen Lebens so bösartig ist, wie die der Melancholie. Diese Kranken gehen in ihrer Wut, in ihrem Rachebedürfnis so weit, daß sie zum Selbstmord greifen. Darin liegt die große Gefahr bei der Behandlung von Melancholikern. Wir müssen bei jedem Fall von Melancholie mit der Möglichkeit eines Selbstmordes rechnen und dementsprechend die Umgebung solcher Kranker auf diese Gefahr aufmerksam machen und betonen, daß wir die Verantwortung nicht übernehmen können. Wenn der Kranke in häuslicher Pflege bleibt, so muß er schärfstens überwacht werden, ebenso in Anstaltsbehandlung, die in manchen Fällen mit Rücksicht auf den Milieuwechsel und die dadurch bedingten für den Patienten leichteren Bedingungen empfehlenswert erscheint. Natürlich muß man auch in häuslicher Pflege dem Patienten alle Erleichterungen schaffen, die er wünscht, weil die Krankheit dadurch milder verläuft. Die Schwierigkeit bei der Behandlung liegt u. a. auch darin, daß diese Kranken zum Selbstmord greifen, wenn wir ihn am wenigsten erwarten, z. B. wenn die Melancholie im Abklingen ist. Durch aufmerksame, für den Kranken nicht unangenehme Überwachung wird es wohl in den meisten Fällen möglich sein, die Ausführung der Selbstmordabsicht zu verhindern. Leider gelingt dies nicht immer. Natürlich setzt es dann Vorwürfe gegen die Behandlung und so bedauerlich es auch ist, einen Menschen zu verlieren, der vielleicht zu retten gewesen wäre, so unangebracht sind in solchen Fällen Selbstvorwürfe. Auch bei der Melancholie kann die Besserung nur aus der Ermutigung des Kranken erwachsen; dabei ist es ratsam, äußerst vorsichtig vorzugehen und dem Patienten doch in wohlwollender Weise, ohne zu starke Betonung des tragischen Akzentes, das Wesen seiner Krankheit auseinanderzusetzen.

Ein charakteristisches Zeichen für den nervösen Kranken, besonders aber für den Melancholiker geradezu pathognomonisch, ist das schlechte Befinden am Morgen, das so die hilflose Stimmung des Patienten dem kommenden Tag gegenüber widerspiegelt. Die klinische Behandlung der Melancholie ist im großen ganzen eine passive; sie trachtet den Selbstmord zu verhindern und wartet im übrigen auf das Abklingen der Krankheit, das sicher zu gewärtigen ist, wenn der Kranke es erlebt. Bei der nächsten Schwierigkeit, die dem Kranken erwächst, wird er immer wieder leicht den Weg in die Krankheit finden. Ist doch der Melancholiker auch in seinen gesunden Tagen ein Pessimist, der sich gerne der Lösung seiner Aufgaben entzieht. Unsere Therapie ist da vor allem darauf gerichtet, solche Kranke zu ermutigen, ihnen den Glauben an sich selbst wieder zu geben. Deshalb bedeutet auch für uns die anfängliche Besserung während der Behandlung nicht viel, weil wir wissen, daß sie nicht lange anhält, daß sich die wirkliche Besserung oder Heilung erst draußen im Leben, „an der Front" erweist.

Wenn es nun gelingt, den Patienten zu ermutigen, dürfen wir nicht erwarten, daß er gleich richtig anpacken wird. Es wird im Anfang immer Mißerfolge geben, auf die wir die Patienten vorbereiten müssen. Wir können ihnen sagen, daß ein frühzeitiger Triumph Rückschläge nach sich zieht, die sie schwer treffen würden und ihm jede Hoffnung rauben. Es wird sich empfehlen, den möglichen Rückfall vorauszusagen, um den Patienten die Möglichkeit einer nachherigen Opposition zu nehmen.

Eine wichtige Bestätigung für die Richtigkeit unseres Verständnisses von der vorliegenden Persönlichkeit gibt uns die Deutung von Träumen. Es ist vielleicht das größte Verdienst Freuds, das allgemeine Interesse auf diese Erscheinung menschlichen Seelenlebens gelenkt zu haben. Wir müssen den Traum so verstehen, als ob er von einem Punkt des gegenwärtigen Lebens eine Richtung nach vorwärts einzuschlagen versuchen würde. Die Traumdeutung ist demzufolge nur möglich aus der Zusammenhangsbetrachtung; wir sehen im Traum einen Vorversuch, aus irgendeiner Situation herauszukommen und ein vorliegendes Problem einer Lösung zuzuführen. Wir werden also im Traum wieder die Eigenart eines Menschen beobachten, wie er dem Leben gegenübersteht. Der Trauminhalt wird erst aus der aktuellen Situation heraus sinnvoll.

Manche Träume sind so charakteristisch, daß es unschwer gelingt, aus dem
Traum auf die „Leitlinie" des Träumenden zu schließen. Träume vom Schwimmen oder vom Wasser haben unter Umständen Menschen, die ursprünglich beim
Schwimmen Schwierigkeiten hatten und nun diese Schwierigkeiten als Analogie
heraufbeschwören; Prüfungsträume kommen oft jahrelang wieder und haben die
Bedeutung, die Situation zu vergegenwärtigen, in der der Patient Schwierigkeiten hatte, die er für unüberwindlich hielt oder dem Träumenden warnend zu
sagen: „gib acht, du bist schon wieder nicht genügend vorbereitet!". Häufig
sind die Flug- und Fallträume, die wohl besonders deutlich die Bewegungslinie
verraten. Nicht selten sind auch Träume, in denen ein Eisenbahnzug, ein Anschluß versäumt wird; diesen Traum haben gewöhnlich Menschen, die eine
günstige Gelegenheit, etwas zu tun, vorübergehen lassen und nachher Gewissensbisse haben. Sehr häufig ist auch der Einbrechertraum, den mißtrauische
Patienten träumen und der ihnen ihre Wehrlosigkeit, die Gefahren vor Augen
führen soll. Unsere Auffassung von der Bedeutung des Traumlebens hat
Adler einmal in einem treffenden Vergleich charakterisiert: wir schließen aus
dem Traum auf die Persönlichkeit, wie etwa der Rauch brennenden Holzes dem
Holzkenner die Art des Holzes verrät.

Außer dem Umstand, daß uns der Traum eindeutig die individuelle Leitlinie des Patienten aufzeigt, ermöglicht uns die Traumdeutung auch, dem
Patienten zu zeigen, daß er bei diesen scheinbar unbewußten Seelenvorgängen
seine Hand mit im Spiel hat und daß es sich hier ebenso verhält wie mit seinem
nervösen Symptom.

Es gibt noch andere Zeichen, aus denen wir weitgehende Schlüsse auf die
Persönlichkeit ziehen können. Die Haltung eines Menschen, die wir schon ein-
leitend in einigen Zügen charakterisiert, die Mimik, die Schrift können uns
wichtige Hinweise geben; die richtige Beurteilung dieser Zeichen wird durch
längere Übung ermöglicht, speziell, was die Deutung der Schriftzüge betrifft.
Aus der Schrift allein lassen sich wohl keinerlei sichere Schlüße ziehen;
aber im Zusammenhang mit der Persönlichkeit betrachtet kann uns die Schrift
Bestätigungen für die Richtigkeit unserer Interpretationen geben. Einige Hinweise, die sich uns in der Praxis immer bestätigten, wollen wir hier mitteilen.
Zeigt die Schrift deutliche Züge nach rechts, so werden wir darin Zeichen von
Tatkraft sehen; ein Pessimist wird in seiner Schrift eine Neigung nach rückwärts verraten; Schrift, die schief nach abwärtshängt, weist auf Schwermut
hin; wenn die Buchstaben eines Wortes nicht ineinander übergehen, so stammt
diese Schrift wahrscheinlich von einem Menschen, bei dem wir auch sonst
mangelnde Kontaktfähigkeit finden werden. Wenn einer mit großen Buchstaben anfängt und mit kleiner Schrift endigt, so können wir daraus schließen,
daß dieser Mensch auch seinen Lebensaufgaben gegenüber die gleiche Stellung
einnimmt; er wird alles mit Emphase beginnen, aber wahrscheinlich nichts zu
Ende führen. Ganz charakteristisch in dieser Beziehung ist die Schrift von
Kranken mit manisch-depressivem Irresein. Eine unten spitz zulaufende
Schrift verrät Trotz, Auflehnung, während große Rundungen bei Buchstaben
auf Schwachmütigkeit, auf die Tendenz auszuweichen, hindeuten. Es werden
sich natürlich noch andere Züge des Menschen in seiner Schrift widerspiegeln,
immer aber werden wir die Schrift im Einklang finden mit der Gesamthaltung
der Persönlichkeit.

Wenn man Gelegenheit hat, die Schlafstellung eines Menschen zu beobachten, so wird auch hier die Übereinstimmung mit der seelischen Haltung des
Individuums auffallen; besonders bei Kindern sehen wir das sehr deutlich.
Freilich dürfen wir nicht erwarten, aus der Schlafstellung eines Menschen einen
wesentlich neuen Zug erschließen zu können, sondern wir werden darin bloß

eine Ausdrucksform seines Trainings sehen. Einige typische Schlafstellungen wollen wir wieder anführen. Menschen, die nachts die Decke über den Kopf ziehen, werden auch sonst Züge von Feigheit zeigen, herrschsüchtige Menschen, die nur immer „oben" sein wollen, werden nachts auf dem Bauch liegen; wenn jemand ganz gerade im Bett liegt, in „Habt acht"-Stellung, so können wir daraus auf ein großes Geltungsbedürfnis schließen. Alle diese Zeichen aber sind, wie wir schon auseinandergesetzt haben, für uns nicht bestimmend, weil wir nie aus einer Tatsache allein Schlüsse ziehen; nur im Zusammenhang werden wir sie als Bestätigungen werten können.

Was die Frage einer Anstaltsbehandlung für nervöse Kranke betrifft, so sind die Ansichten darüber sehr verschieden. Der Milieuwechsel wird auch heute noch vielfach als das einzige Mittel angewandt, unsere Kranken von ihrer Krankheit zu heilen. Dieser Milieuwechsel ist in den meisten Fällen der Aufenthalt in einem Sanatorium, wo dann die Patienten einer mechanischen, elektrischen oder hydrotherapeutischen Kur unterzogen werden. Und in der Tat gelingt es scheinbar häufig, nervöse Kranke durch Anstaltsbehandlung zu „heilen". Aus den vorhergegangenen Erörterungen wird es nicht schwer fallen, diese „Heilungen" zu verstehen. Der Anstaltsaufenthalt ersetzt dem Kranken die Krankheitslegitimation und entrückt ihn, wenigstens für kurze Zeit, seinen Pflichten. Solche Besserungen können auch noch einige Zeit nach dem Sanatoriumsaufenthalt anhalten, wenn der Kranke etwa sein Ziel dadurch schon erreicht hat; gewöhnlich wird aber die nächste Schwierigkeit — und deren gibt es für den Nervösen immer welche — eine neuerliche Erkrankung und damit eine erneute Anstaltsbehandlung notwendig machen. Ich sah wiederholt Patienten, die nach einem Sanatoriumsaufenthalt gebessert, ja „geheilt" waren, nun aber aus dem Anstaltsaufenthalte das Recht für sich ableiteten, nichts zu tun. Eine Kranke, die wegen nervöser Schlaflosigkeit in ein Sanatorium gebracht worden war, schlief dann sehr gut, erklärte aber, sie gehe jetzt nicht mehr auf die Straße, weil sie sich schäme, da alle Leute wüßten, sie sei in einer Anstalt „interniert" gewesen.

Wenn es gelingt, die Umgebung eines Nervösen zu einem gewissen Wohlwollen dem Kranken gegenüber zu bringen und ihn unter erleichternde Bedingungen zu stellen, so werden wir von einer Anstaltsbehandlung absehen können. In manchen Fällen allerdings wird man trotzdem der Anstaltsbehandlung nicht entraten können; sie stellt dann eben das kleinere von zwei Übeln dar. Die Umgebung des Kranken und der Patient verlangen oft selbst nach der Anstaltsbehandlung; dagegen dürfen wir uns natürlich nicht wehren, trotz unserer gegensätzlichen Anschauung, aber wir können dem Patienten zeigen, wo er da hinaus will. Die Anstaltsbehandlung muß aber vor allem durch großes Wohlwollen dem Patienten gegenüber ausgezeichnet sein. Der Kranke darf zu nichts gezwungen werden, nicht einmal zu seiner „Kur". Es wird sich z. B. empfehlen, den Patienten selbst mitbestimmen zu lassen oder wenigstens im Einvernehmen mit ihm den Kurplan festzulegen; wir nehmen ihm dadurch die Möglichkeit einer Opposition. Das schließt natürlich nicht aus, daß wir dem Kranken einen „milden Zwang" angedeihen lassen, um ihn langsam dem Leben wiederzugeben. Es müßte auch in den Anstalten für verschiedene Arbeitsmöglichkeit gesorgt sein, damit der Kranke seiner Neigung gemäß arbeiten kann.

Speziell die große Gruppe der Zwangsneurotiker wird in vielen Fällen, vielleicht auch aus Rücksicht auf die Umgebung des Kranken, eine Anstaltsbehandlung opportun erscheinen lassen. Die individualpsychologische Behandlung in den Anstalten ist ungleich schwieriger als die ambulante Behandlung, bei der wir den Kranken einmal des Tages höchstens für eine Stunde bei uns sehen; in der Anstalt leben wir mit ihm, wir wohnen mit ihm, wir sehen ihn in der „Blüte seiner Sünden". Die Anforderungen, die solche Kranke an uns stellen, sind enorm. Tag und Nacht, zu jeder Stunde muß man dem Kranken zur Verfügung stehen und es bedarf einiger Übung, bis man sich der Versklavung entziehen kann, ohne den Kranken zu verletzen. Bei Melancholikern wird die Anstaltsbehandlung mit Rücksicht auf die große Selbstmordgefahr und die leichtere Überwachung solcher Kranker in Anstalten meistens nicht zu vermeiden sein. In allen Fällen aber hat die Anstaltsbehandlung nur dann die Möglichkeit einer Heilung, wenn sie sich nicht darauf beschränkt, Symptomentherapie zu treiben, sondern durch Psychotherapie den Kranken zu beeinflussen trachtet. Kranke, die an Dementia praecox leiden und denen mit der Diagnose gleichzeitig das Todesurteil gesprochen wird, werden natürlich in Anstaltsbehandlung nicht ermutigt; die bisherige Therapie bei solchen Kranken bestand ja in der Regel darin, daß man sie ständig und sorgfältig überwachte, bis der Tod uns von ihnen und — sie von uns befreite. Es scheint aber, daß diese Kranken, wenn man sie in eine freundliche, anforderungslose Umgebung bringt, etwa zu wohlwollenden Bauern auf ein entlegenes Gehöft, einer weitgehenden Besserung, oft bis zur sozialen Heilung, fähig werden. Die derzeitige Anstaltspflege besonders von Psychosen ist bestimmt nicht die geeignetste; dafür spricht schon der niedrige Prozentsatz von Heilungen. Vielleicht spielt da das autoritäre System, das in solchen Anstalten herrscht, eine nicht unwesentliche Rolle. Es wurde auch schon wiederholt die Frage einer individualpsychologischen Massenbehandlung in Anstalten erörtert, doch scheint die Massenbehandlung nur in prophylaktischer Hinsicht von Wichtigkeit. Massenbehandlung in der Anstalt kann sich nur „im Geist der Anstalt" dokumentieren.

Der Vollständigkeit halber wollen wir auch noch einiges über die medikamentöse Behandlung nervöser Erkrankungen sagen. Unsere Stellungnahme zur medikamentösen Therapie ergibt sich aus unseren Anschauungen über die nervöse Erkrankung und das nervöse Symptom. Die medikamentöse Behandlung ist vor allem Symptomentherapie, zu der uns der Patient nur zu gerne verlockt. Im allgemeinen werden wir also trachten, von Medikamenten absehen zu können, und nur in solchen Fällen, wo der Kranke z. B. sehr unruhig ist oder eine unmittelbare Gefahr besteht, wird man zum Medikament greifen. Wenn die Kranken, wie es ja speziell in Anstaltspflege üblich ist, einer „Kur" unterzogen werden, so ist natürlich dagegen nichts einzuwenden, solange der Kranke nicht auch die Therapie in den Dienst seines Zieles stellt; die Gefahr ist allerdings ziemlich groß und schon deshalb wird es sich empfehlen, auf die Darreichung von Medikamenten nicht zu viel Gewicht zu legen. Speziell bei der nervösen Schlaflosigkeit werden wir, wie früher auseinandergesetzt wurde, medikamentös keinen wirklichen Erfolg erzielen; denn der Kranke wird wohl schlafen, er wird aber nächsten Tages genau so müde, so wenig erquickt sein, wie wenn er nicht geschlafen hätte.

Im Vorhergegangenen ist der Versuch unternommen worden, die Stellungnahme des individualpsychologischen Psychotherapeuten dem Kranken gegenüber kurz zu umschreiben. Ohne Anspruch auf Vollständigkeit sollte an einigen besonders häufig sich wiederholenden Situationen gezeigt werden, wie wir unser Verhalten einzurichten haben. Ein vollständiges Brevier individualpsychologischer Technik zu geben, ist wohl unmöglich; denn vielgestaltig wie das Leben und seine Äußerungen ist auch die Neurose. Allen Erscheinungsformen neurotischer Lebensführung müssen wir gerecht werden können. Wir dürfen uns also durch nichts bluffen und durch nichts abhalten lassen, die individualpsychologische Therapie ihrem Ziele zuzuführen, das allein die sichere Gewähr bietet für die dauernde Heilung unserer Kranken: der Ermutigung. „Alle Maßnahmen, die, wenngleich ahnungslos, den Mut stärken, alle Wunderkuren,

Suggestionen, Autosuggestionen und medizinischen Eingriffe wirken nur so weit, als sie den Mut des Kranken heben können. Sicheren Erfolg verspricht nur ein Traitement, das dem Neurotiker das Gefühl der Gleichwertigkeit gibt, indem es die Irrtümer der Kindheit von seiner mangelhaften Befähigung zerstört" (Adler).

Deshalb gibt es auch eigentlich keine Kontraindikation für die Anwendung individualpsychologischer Behandlung, vielleicht mit Ausnahme von Fällen mit organischer Demenz; aber auch in solchen Fällen wird es häufig gelingen, bei sehr großer Geduld die Kranken ein Stück vorwärts zu bringen, ebenso wie die Behandlung von Psychosen unter günstigen äußeren Bedingungen erfolgversprechend ist, ganz besonders beginnende Fälle von Dementia praecox. Ich verweise hier auf die Arbeit von Ilka Wilheim über die Schizophrenie in diesem Handbuche.

Auch bei organischen Erkrankungen läßt sich durch richtig durchgeführte Psychotherapie sehr viel erreichen; nicht, als ob wir die Ataxie eines Tabikers oder die säurefesten Stäbchen aus dem Sputum eines Tuberkulosekranken zum Schwinden bringen könnten; aber fast bei allen organischen Erkrankungen, besonders, wenn sie von längerer Dauer sind, spielen psychologische Momente eine komplizierende Rolle, und und diese lassen sich wohl beeinflussen. Der Neurotiker kann natürlich etwa vorhandene organische Krankheitserscheinungen tendenziös, im Sinne seiner Zielsetzung verwerten, doch ermöglicht die Zusammenhangsbetrachtung, insbesondere die genaue Kenntnis der prämorbiden Persönlichkeit, die Differentialdiagnose zwischen organisch bedingtem Symptom und psychischem Überbau.

Was die Dauer der Behandlung betrifft — viele unserer Patienten fragen darnach, bevor sie sich der Behandlung unterziehen — so ist sie vorher nicht zu bestimmen, weil sie nicht bestimmbar ist. Es kann Wochen und Monate dauern, andererseits gibt es auch Fälle, die nach einer Unterredung schon ermutigt den „Mist" wegschaffen. Die waren wohl schon sehr nahe und es genügte die Aufdeckung der Zusammenhänge, um sie so weit zu bringen, den irrigen Weg aufzugeben. Jedenfalls wird es sich empfehlen, immer wieder zu betonen, daß die Dauer der Behandlung nicht vom Behandelnden, sondern einzig und allein nur vom Patienten abhängt, „dem man sich in kameradschaftlicher Weise als Mitarbeiter zur Verfügung stelle" (Adler).

Nicht selten ereignet es sich, daß die Aufklärung des Kranken in Wesen und Zusammenhänge seiner Krankheit nicht bis zu seiner gänzlichen Heilung durchzuführen ist, weil der Patient die Behandlung unterbricht. Von äußeren Momenten, die dazu Anlaß geben können, wie etwa Wohnungswechsel, abgesehen, liegt im Abbruch der Behandlung von seiten des Patienten immer ein Zeichen seiner Opposition. Er gönnt dem Psychotherapeuten den Ruhm des Erfolges nicht; bedeutet es doch für den Nervösen einen schweren Schlag, wenn er zugeben muß, daß ein anderer recht hat. Solche Patienten werden dann durch irgendeine neue Kur, der sie sich unterziehen, rasch gesund gemacht. Wir haben eingangs die unbedingte Notwendigkeit hervorgehoben, daß der Psychotherapeut seine eigene Sache auf nichts stellt. Dementsprechend werden wir die „goldene Brücke", die sich der Patient zu seiner Heilung baut, nicht abreißen, weil es uns ja nicht darauf ankommt, daß wir dem Patienten zur Heilung verhelfen, sondern nur darauf, daß er seinen Lebensaufgaben wiedergegeben ist.

In Analogie zu dem Fragebogen, den der Internationale Verein für Individualpsychologie zum Verständnis und zur Behandlung schwer erziehbarer Kinder herausgegeben hat, hat Wexberg (262) ein Schema von Fragen für die Untersuchung und Behandlung funktioneller Neurosen entworfen, das wir im folgenden wiedergeben.

Frageschema.

I. Vorläufige Orientierung über die aktuelle Situation und Persönlichkeit des Patienten.

1. **Die Haltung des Patienten:** Allgemeiner Eindruck (anmaßend, schüchtern, liebenswürdig, trotzig, verschlossen, mitteilsam, klaghaft, heroisch, manieriert, kampflustig); sprachliche Äußerungen (wortkarg, gesprächig, läßt niemand zu Wort kommen, grob, übertrieben höflich, schreit beim Reden, spricht ganz leise, stockend, stotternd, fließend, gezierte Ausdrucksweise, verwendet mit Vorliebe Fremdworte, richtig oder falsch, medizinische Exkurse, betont Vertrauen, Mißtrauen zum Arzt, zur Art der Behandlung); Mimik (reichliche, spärliche Gesten, lebhaft, schauspielerhaft, ausdrucksvoll, affektlahm, selbstbewußt, unsicher, weinerlich, trotzig, humoristisch usw.); Affektlage (unruhig, ruhig, erregt, heiter, traurig, ängstlich, zornig, hypochondrisch, querulierend, humorvoll, selbstironisierend usw.).

2. **Die gegenwärtige Neurose:** Schilderung der Symptome; Beginn? Ist der Zustand in Besserung oder Verschlechterung? Phasenwechsel? Zyklischer Verlauf? Beziehung der Erkrankung zu aktuellen Begebenheiten des gesellschaftlichen, beruflichen, erotischen Problemkreises, jüngst vergangen, gegenwärtig oder bevorstehend; Erkrankung vor, während oder nach Schwierigkeiten und Entscheidungen, Verschlechterungen, Anfälle, Besserungen oder Phasenwechsel in solchem Zusammenhange. Besteht Selbstmordgefahr? Spricht der Kranke davon? Hat er schon einmal Selbstmord versucht? Unmittelbare Folgen der Krankheitserscheinungen in bezug auf die drei Lebensfragen. Soziale Auswirkung des Leidens. Wer in der Umgebung leidet an meisten unter der Erkrankung? Stellungnahme der Umgebung zu der Erkrankung (Mitleid, Rücksicht, Duldsamkeit, Gleichgültigkeit, Skepsis, Auflehnung). Stellungnahme des Kranken zu seiner Krankheit (volle Krankheitseinsicht, Pessimismus, hypochondrische Einstellung, eigene Theorie, Wehleidigkeit, Heroismus).

3. **Berufsleben:** Erfolgreich, Mißerfolg in jüngster Zeit, Angst vor bevorstehenden Entscheidungen, Arbeitsfähigkeit, Arbeitslust, tatsächliche Arbeitsleistung, Arbeitsmethode (hastig, unsicher, flüchtig, unsachlich, langsam, pedantisch); Ehrgeiz, Gleichgültigkeit, Pessimismus, Spielernatur, übertrieben vorsichtig, feig, unselbständig. Wenn Patient ohne Beruf und ohne Arbeit: Gründe (Ausreden, Vorwände) der Arbeitslosigkeit oder Arbeitsunfähigkeit. Berufung auf „Pech". Selbstanklagen, Neigung andere verantwortlich zu machen? Wen? Bei Frauen: Verhältnis zur häuslichen Arbeit und zur Arbeit für die Kinder. Übertriebene Gewissenhaftigkeit? Nachlässig? Vorwände? Art der etwaigen Berufsarbeit („männliche" und „weibliche" Berufe). Verteilung des Interesses für Haus- und Berufsarbeit.

4. **Geschlechtsleben:** Art des Sexualverkehrs; Stärke der sexuellen Appetenz. Neigung zu Perversionen? Welcher Art? Masturbation? Polygame Neigungen? Bei Männern: Beziehung zur Prostitution, Potenz; Art der etwaigen Impotenz. Angst vor venerischen Infektionen? Erfolg bei Frauen? Bei Frauen: Angst vor Männern? Vor Kindern? Frigidität? Berücksichtigung der Phasen des Geschlechtslebens (Pubertät, Menstruation, Gravidität, Klimakterium). Bei Unverheirateten: Stellungnahme zur Ehe; gegenwärtige erotische Beziehungen. Bei Verheirateten: welcher Teil hat die Führung in der Ehe? Kinder? Wenn nicht: warum nicht? Im Falle des Präventivverkehres: welcher Art? sind beide Teile befriedigt?

5. **Beziehung zu Mitmenschen und zur Gemeinschaft:** Verhältnis zu Familienangehörigen. Bei Kindern und Jugendlichen Familienkonstellation (einziges Kind, ältestes Kind, jüngstes Kind, einziger Knabe, einziges Mädchen?

Reihenfolge der Kinder und Altersdifferenz; spätgeborenes Kind? Waise?)
Sind in der jüngsten Zeit Konflikte vorgefallen? Aus welchem Anlaß? Tendenz
zur Isolierung? Verkehr mit Verwandten? Mit Fremden? Hat er Freunde?
Freundinnen? Spricht er sich aus? Spricht er viel? Interesse für das Schicksal
anderer Menschen?

II. Kindheitsanamnese.

1. **Organminderwertigkeiten**, Heredität, Familienanamnese, bisherige
Erkrankungen seit der Kindheit.

2. **Familienkonstellation** in der Kindheit, soziale und wirtschaftliche
Lage in der Kindheit, Art der Erziehung von seiten des Vaters, der Mutter,
älterer Geschwister (streng, mit Züchtigungen, liebeleer, verzärtelnd, nörgelnd,
übertrieben ängstlich).

3. **Was war er für ein Kind?** brav, schüchtern, ängstlich, wild, trotzig,
verlogen usw. Konflikte und nervöse Erscheinungen in der Kindheit: Pavor
nocturnus, Bettnässen, Daumenlutschen, Nägelbeißen, Grimassenschneiden,
Linkshändigkeit, Schwierigkeiten bei der Nahrungsaufnahme, bei Harn- und
Stuhlabgang usw. Leistungen des Kindes: Schulerfolge, Ehrgeiz, Fleiß, stetiger
Arbeiter, rasch entmutigt, Interesse für Dinge außerhalb der Schule, verträumt, verspielt, Lieblingsspiele, Lieblingslektüre?

4. **Erste Kindheitserinnerung?**

III. Weitere Anamnese.

1. **Arbeits- und Berufstätigkeit.** Typus der Berufswahl (Ehrgeiz,
Eitelkeit, Angst vor dem Tode, Nachahmung des Vaters, Ausweichen vor dem
väterlichen Beruf, Opposition oder Gehorsam gegen die Wünsche der Eltern).
Leistungsfähigkeit, allgemeine und spezielle, ihre Beziehung zur Organminder-
wertigkeit. Isoliertes Versagen in einzelnen Fächern, in- und außerhalb des
Berufes, Meinung von der eigenen Leistungsfähigkeit, Minderwertigkeitsgefühl?
Erfolge und Mißerfolge in der Vergangenheit und ihre Beziehung zu den
früheren nervösen Erkrankungen.

2. **Sexualanamnese**: Verlauf der Pubertät, Masturbation, bisherige Sexualbeziehungen und Sexualbetätigungen. Bei Frauen: Anzeichen der Unzufriedenheit mit der eigenen Geschlechtsrolle? Männlicher Protest? Mit welchen Mitteln?
(Scheu vor Berührungen mit Männern, Jungfräulichkeitsideal, Manngleichheit
durch sexuelle Freiheit, Kokottenideal, Herrschsucht in der Ehe, Rechthaberei,
Überempfindlichkeit, Angst vor Kindersegen.) Bei Männern: Anzeichen der
Unsicherheit bezüglich der eigenen Geschlechtsrolle, Überwertung der Männlichkeit, Angst vor der Frau (Frauenhasser, Don Juan-Natur, Entwertung
oder Überwertung der Frau, Frau als Dämon, als Sphinx, Angst vor der Ehe usw.).

3. **Verhalten zur Gemeinschaft**: Die Geschichte seines Verhaltens zu
Familienangehörigen, Wehleidigkeit, Empfindlichkeit, Streitsucht, Eifersucht,
Neid, Egoismus, in welcher Form? (Haustyrann, Bosheit, Unaufrichtigkeit, Hab-
gier, Geiz, Genußsucht, Ängstlichkeit, Angst vor dem Alleinsein). Opferwilligkeit,
Hilfsbereitschaft, Anmaßung, gesellschaftliche Ambition, viele Feinde, viele
Freunde, nützt Freunde aus, hält sich für anders als die Andern, für besser
oder schlechter. Stellungnahme zu Fragen der Allgemeinheit: Politik, Volkswirtschaft (Gleichgültigkeit, Neigung zu Radikalismus, Kampflust, Imperialismus,
Anarchismus, unfruchtbare Kritik, Glaube an Utopien). Betätigung für öffentliche Angelegenheiten, Ausmaß des Verantwortungsgefühles der Gemeinschaft
gegenüber. Liebe zu Tieren? Robinsonideal, religiöse Haltung (Buchstaben-
glaube, Pharisäer- und Lippenchristentum, pedantische Erfüllung religiöser

Pflichten). Philosophisches Glaubensbekenntnis (Pessimismus, Fatalismus, Hedonismus, Mystik).

4. Frühere nervöse Erkrankungen: Symptome, Verlauf, Phasenwechsel, Zusammenhang mit Ereignissen, Konflikten und Entscheidungen des bisherigen Lebens?

Diese Fragenschema, das ungefähr die wichtigsten Punkte unserer Besprechungen mit dem Patienten enthält, soll dem Psychotherapeuten die Möglichkeit geben, sich in kurzer Zeit ein Bild von der vorliegenden Persönlichkeit zu entwerfen. Natürlich ist die wort- oder absatzgetreue Anwendung in der Praxis unmöglich. Ohne jede Schablonisierung, ohne Typisierung, im freien Gespräch mit dem Patienten soll an der Hand dieser Fragen seine Stellungnahme erfaßt und ihm erklärt werden.

Die Erfolge der individualpsychologischen Behandlung lassen sich naturgemäß statistisch nicht erfassen, wie überhaupt die Ergebnisse der Neurosentherapie nicht einheitlich darstellbar sind. Die individualpsychologische Methodik trägt die Legitimation ihrer Anwendung in sich; denn sie stellt als erste aller psychotherapeutischen Methoden bewußt und systematisch den Grundsatz der Ermutigung an die Spitze ihres Handelns. Sie schafft aber auch als wissenschaftliches System der Menschenkenntnis die Voraussetzungen für jede Ermutigung. Diese Ermutigung muß wirkungslos bleiben, so lange die Wurzel des Minderwertigkeitsgefühles nicht erfaßt und so der Angriffspunkt der Therapie freigelegt ist. Wenn die individualpsychologischen Anschauungen hinsichtlich des Aufbaues und der Dynamik menschlichen Seelenlebens zurecht bestehen, dann muß die Therapie der Individualpsychologie als einzige wirklich ätiologische Therapie der Neurosen betrachtet werden.

„Vielleicht gibt es ehrwürdigere Lehren einer älteren Schulwissenschaft. Vielleicht neuere ausgeklügeltere. Sicherlich aber keine, die der Allgemeinheit größeren Nutzen brächten." (Adler, Vorwort zur dritten Auflage des „Nervösen Charakters" (4).)

Inhaltsverzeichnis.

Zweiter Band.

Geisteswissenschaften. Soziologie. Kriminalistik.

Zur Psychologie von Welt- und Lebensanschauung.

(Versuch eines Umrisses einschließlich soziologischer Gesichtspunkte.)

Von

Ada Beil-Berlin.

Alt ist verhältnismäßig der Streit, ob Philosophie eine Wissenschaft sei oder nicht, ob die Wissenschaft irgendwie Inhalte aus der Weltanschauung beziehe, ob sie von ihr befruchtet werde oder nicht, ob sie völlig „objektiv" sei, ob Welt- und Lebensanschauung allein den Inhalt der Philosophie darstellen, oder was das Wesentliche an den „großen Schöpfungen" ausmache[1].

Älter noch, weil durch Systeme und fortwährendes Suchen der Menschheit stets von neuem belegt ist die Frage, ob der Mensch bei fortschreitender Entwicklung (hier als gegeben vorausgesetzt) zu metaphysikfreier Betrachtung gelangen oder „trotz allem" freiwillig von neuem mit einer irgendwie metaphysisch gegründeten Welt- und Lebensanschauung verknüpft werde. Der Kampf um diese Dinge tobt heute heftiger denn je, und innerhalb der zünftigen Wissenschaft macht sich in dieser Hinsicht vielfache Unentschlossenheit, Unsicherheit und ein teilweiser Circulus vitiosus bemerkbar. Aber nicht diesen Gedankengängen sollen unsere Ausführungen gelten, sondern es beschäftigt uns die Frage, wie sich die Welt- und Lebensanschauungen einreihen in den menschlichen Gesamtentwicklungsgang, und welche Stellung wir von unserem Standpunkte dazu einnehmen.

Wie der Einzelne, der sich zu einer Weltanschauung bekennt, immer irgendwie Repräsentant seiner Zeit und ihres Suchens ist, so daß man ihre Zusammenhänge mit ihm erkennt, so sind es auch die jeweiligen Welt- und Lebensanschauungen im Entwicklungsgang der Menschheit. Sie von diesem und vom individualpsychologischen Standpunkte aus einzugliedern in den menschlichen Prozeß des Lebens, die „unendliche Aufgabe" Mensch — sei der Versuch dieser Zeilen.

Mit der individualpsychologischen Anschauung von der „unendlichen Aufgabe" und der ungeheuren Mannigfaltigkeit der Phänomene ist uns zu gleicher Zeit bereits die Form der Arbeitsmethode gegeben, die sich darstellen muß als eine solche, welche diesen unendlichen Vorgang irgendwie in sich zu fassen versucht, damit sie der Vielfältigkeit des Daseins einigermaßen nahe kommt. Wir müssen daher diejenige Form der dialektischen Methode wählen, die als Orientierung ausgeht nicht von angenommenen und unbewiesenen Prinzipien, sondern von der Interessenrealität des Lebens und der Wirklichkeit, eines Prinzipes, das individualpsychologisch unter der Arbeitshypothese des „Lebens als tragender Qualität" steht. Das Schema derjenigen dialektischen Methode, welche wir anwenden wollen, erhebt sich auf dem Gedanken:

1. vom Umschlagen der Quantität in die Qualität,
2. der Negation der Negationen.

Wir verstehen unter 1. den Gesichtspunkt, welchen auch die moderne Naturwissenschaft zum Ausgangspunkt ihrer Betrachtung macht, indem sie

---

[1] Vgl.: Zur Psychologie der Philosophie und der Philosophen. Von Dr. Alexander Herzberg. Verlag Felix Meiner, Leipzig 1926. Zur Psychologie des Philosophischen Denkens von Dr. O. Pfister, Zürich. Verlag Ernst Bircher, Bern.

alle Qualität, d. h. alle Erscheinungsform zurückführt auf Quantitäten, d. h. differenzierte Masse, die sie Ordnungszahlen nennt. Irgendeine Wertung ist mit diesem Begriffe also nicht verbunden. Die Ordnungszahl tritt hier an Stelle des Atomgewichtes, des „zertrümmerten Atoms" und man spricht heute bei den „Atomen" von Kernladungen und Umläufern. „Kern" und „Elektroschwarm" bilden den Aufbau, die Quantität. Die Qualität, d. h. die Erscheinungsform wird gemessen an der Quantität. Das Uran z. B. besitzt 92 Kernladungen und 92 Umläufer, dieser Quantität entsprechend ist seine Qualität (Erscheinungsform). Das Wasserstoffatom z. B. hat nur eine positive umkreisende Ladung, das Helium hat deren zwei; es ist dementsprechend leichter. Alle Qualität ist also abhängig von der Quantität. Beide gehören zum Ganzen. Quantität und Qualität sind nicht voneinander zu trennen — sie erscheinen irgendwie immer zugleich. Auch für unsere Denkmethode stehen also Erscheinungsform (Qualität) und differenzierte Masse (Quantität) im engsten Zusammenhang. Biologisch ausgedrückt erscheint der Begriff der Qualität als Zentralisation, der der Quantität als Differenzierung. Wir finden überall heute in der Wissenschaft die Versuche, mittels einer einheitlich gerichteten Denkmethode die Totalität der Erscheinungen möglichst zu umfassen.

Das Umschlagen der Quantität in die Qualität bedeutet uns sodann die Tatsache, daß überall da, wo im Kulturprozeß die Quantitäten, d. h. die Differenzierungen des Lebens in tausendfältiger Form die „in ihnen liegenden Expansionsstoffe, die schöpferischen Möglichkeiten und zeitlichen Notwendigkeiten restlos entwickelt haben", sie an einen Punkt gelangen, wo ihre Alterserscheinungen so groß sind, daß sie umschlagen müssen zu neuer Qualität, d. h. zu neuer Erscheinungsform. Ja, daß in diesem Spannungsverhältnis das individuelle Leben sowie das der Menschheit schlechthin sich vollzieht. Leben und Denken beginnt ja erst mit dem Unterscheiden. „Alles Endliche ist dies, sich selbst aufzuheben" (Hegel). Die Besinnung auf das Unbegrenzte, Unendliche im Denken ist Dialektik, und „sie kann zu dieser Besinnung nur gelangen, wenn die Tätigkeit der Denkformen, in welcher sich unaufhörlich die Zersetzung und Begrenzung des Denkens vollzieht, ebenso unaufhörlich von der Kritik der Denkformen begleitet wird. Das Prinzip der Dialektik ist die Totalität" (Max Adler[1]). Das bewegende Moment dieses Fortschrittes ist der Widerspruch. Aber nicht der Widerspruch unfruchtbarer Kontradiktion, — eine alberne Beschäftigung nach Friedrich Engels — „sondern jene Auflösung als Prozeß der Weiterentwicklung, der durch beziehentliche Gegenüberstellung die logische Isoliertheit des jeweiligen Begriffes" (der jeweiligen Lebenserscheinungsform) „in Zusammenhang setzt mit dem von ihm ausgeschlossenen Denkinhalt" (der ausgeschlossenen Lebensform), die beide als Widerspruch bei Totalitätsanschauung erscheinen müssen, da sie Ergänzung darstellen. „Da aber die Totalität des Denkinhaltes im begrifflichen Denken immer nur unvollständig zum Ausdruck gelangt" (die jeweilige Lebens- und Gesellschaftsform mit ihren Welt- und Lebensanschauungen ist stets unvollkommene Darstellung des „Lebens als tragender Qualität"), „so ist klar, daß das Denken durch bewußtes Zurückgehen auf diese Totalität" (das Zurückgreifen aller sich gestaltenden Gesellschafts- und Lebensformen auf die Totalität des Seins) „also durch planmäßige Besinnung auf seine gegensätzlich-reflektive Natur, seinen Inhalt bereichern muß"[2]. Die Dialektik der Methode besorgt selbst die Aufhebung ihrer Unterscheidung, „die Negation der Negationen".

---

[1] Max Adler: Marxistische Probleme.

[2] Um Mißverständnissen vorzubeugen sei diesem logischen Denkbegriff hinzugefügt: er gilt nicht nur im biologischen Sinne, sondern auch als Ganzheitserscheinung gemessen am Kriterium der jeweiligen Gemeinschaft.

Neben den Begriff von der „unendlichen Aufgabe", dieser Betrachtung im dialektischen Sinne, tritt dann noch der zweite individualpsychologische Ausgangspunkt vom „Leben als tragender Qualität". Von hier aus gesehen sind alle einzelnen Lebensbetätigungen Funktionen, die sich dem Leben als tragender Qualität ein- und unterordnen, um die Sicherung für das Dasein zu treffen. Die Psyche mit ihren Inhalten erscheint somit als das differenzierte und höchst zentralisierte Gebilde, das die psychische Funktion „Denken" ebenfalls als ein Organ der Sicherung in das Meer der unendlichen Bewegung hineinwarf, das von Quantität zu Qualität unaufhörlich schritt, die Erscheinungsform Mensch aus sich gebar, um weiter mit ihm im dialektischen Bewegungsprozeß das Leben zu entwickeln.

Hier steht schon eine grundlegende Erkenntnis der Individualpsychologie, welche durch ihre empirischen Forschungen die Ansichten Vaihingers unterstützt, der die Tatsache der „Überwucherung des Mittels über den Zweck" auch auf die Funktion des Denkens bezieht. Und alle Klagen heutiger Philosophen über die Unvereinbarkeit von Welt- und Lebensanschauung, von Theorie und Praxis, haben zumeist darin ihren Grund, daß man die Haupterkenntnis dialektischer Betrachtung, welche das „logische Denken" (als Hilfsmittel) trennt vom „wirklichen Denken" (des Betrachtens der Totalitätserscheinung Leben) nicht genügend beachtete innerhalb der abendländischen Philosophie. Daß man das Denken zum Selbstzweck machte und seinen funktionalen Zusammenhang mit dem Lebensprozeß verloren hatte, sind die Erkenntnisse, aus denen die Individualpsychologie ihr lebensanschauliches Gebäude zunächst bildet. Versuchen wir nun eine ungefähre Begriffsbildung, so würden wir sagen: Unter Weltanschauung fassen wir alle Versuche philosophischen Denkens, durch Beobachtung, teilweise Erfahrung, vor allem durch Erkennen, also mittels des logischen Denkens an das Wesen des Kosmos zu gelangen. Diese Versuche haben eine mehr oder weniger starke metaphysische Grundlage in sich, ja, die metaphysische Grundlage ist Hauptgegenstand und Ausgangspunkt der Untersuchung. „Erkenntnis durch den Verstand" steht im Vordergrund und muß natürlich irgendwie zu Konstruktionen führen. Unter Lebensanschauung verstehen wir solche Versuche philosophischer Darstellung, welche sich um das Wollen und seine Betätigung im Leben bemühen, wobei sie den Nachdruck auf die Lebensbetätigung, auf die Beziehung zwischen Mensch und Mensch legen unter Hintanstellung oder Vernachlässigung der Einstellung zum kosmischen Problem. Der Nachdruck wird auf die „Erkenntnis durch sinnliche Anschauung", auf die Totalität des Lebens gelegt. Sie führten, in ein System gebracht, irgendwie zu einem rationalen Realismus, weil sie im bisherigen Prozeß des Lebens die Beziehung zu einer Weltanschauung anknüpfen mußten, um sich als Philosophie legitimieren zu können. Wir bleiben uns bewußt, daß diese Definitionen das Problem nicht erschöpfen. Sie stellen einen Versuch dar. Jedenfalls ergibt sich bei unseren Untersuchungen zunächst, daß es bisher nicht gelang, Welt- und Lebensanschauung so gleichmäßig zu balancieren, daß sie zu einheitlicher philosophischer Betrachtung zusammenflossen. Auf diese Feststellung werden wir bei der Darlegung der welt- und lebensanschaulichen Bedeutung der Individualpsychologie noch besonders zurückkommen. Die Begriffe von Welt- und Lebensanschauung nach ihrem Entstehungsgang zu klären muß einer späteren Arbeit vorbehalten bleiben. Wir wissen, daß das Wort „Weltliteratur" von Goethe stammt[1]. Das Wort „Weltanschauung" taucht erst um 1850 auf, die Menschen der Goethezeit sagten durchweg: Weltansicht. Dieses Wort ist z. B. 1811 bei Campe zu

---

[1] Dr. Else Beil: Zur Entwicklung des Begriffes der Weltliteratur. In „Probefahrten". Herausgegeben von Hermann Köster, Leipzig 1915.

belegen. Das Wort „Weltanschauung" finden wir heute auf deutsch in die englische und französische Wissenschaftssprache übertragen. Der Begriff der Lebensanschauung scheint sich in jenem Prozeß gebildet zu haben, als Marx die Philosophie Hegels vom „Kopfe auf die Füße" stellte.

Bei dem Arbeitsprinzip einer dialektischen Betrachtung sind uns die scheinbaren Schwankungen zwischen Welt- und Lebensanschauung in der Menschheitsgeschichte insofern erklärbar, weil alle zusammen den Weg bedeuten hin zu jener Aufgabe, bei der wir Lebenden, als die heutigen Vollstrecker am unendlichen Prozeß des Daseins, unser Scherflein abzutragen haben in der Frage: Wie es möglich sei, den Gegensatz von Welt- und Lebensanschauung zu klären, die Einheit von Erkennen und Wollen zu vollziehen, um Theorie und Praxis zur lebendigen Darstellung zu bringen. Wir gehen mit Albert Schweitzer[1] einig, daß die Lebensanschauung nicht abdorrt, auch wenn sie ihre Wurzeln nicht in eine entsprechende Weltanschauung senken kann, denn „sie kommt nicht aus dem Erkennen, obwohl sie sich im Erkennen begründen möchte. Sie ist imstande, auf sich selbst gestellt zu sein, denn sie wurzelt in unserem Willen zum Leben" — aber wir glauben nicht wie er, die „Tragödie der abendländischen Weltanschauung" darstellen zu müssen; sondern wir wollen versuchen, unter dem Gesichtspunkt des „Lebens als tragender Qualität" an Hand dialektischer Betrachtung den Entwicklungs- und Aufgabenkreis der bisherigen philosophischen Denkarbeit zu umreißen.

Und so schreiten wir zu der Frage: „was für einen Sinn jedes Suchen nach Welt- und Lebensanschauung in sich berge"? Als das Leben sich das Denken als ein Organ der Sicherung gegenüber den Aufgaben und Auseinandersetzungen mit dem Leben schuf, als es die Fähigkeit der Gestaltung, der schöpferischen Möglichkeit im ersten Werkzeug erlebte, Gestaltung, die als Form Qualität war, da war auch jenes immanente Gesetz des Lebens lebendig, das als ein „Mit-einander" das kosmische Sein erfüllt. „Mit"einander sind Sterne und Sonnen in der Verbundenheit ihrer Atome, „Mit"menschlichkeit ist das Wesen unseres Lebens und des Gemeinschaftsempfindens, „Mit"arbeit ist der ganze vergesellschaftete Prozeß unserer Kulturentwicklung.

Und so wie im kosmischen Geschehen überall da, wo aus Masse Form wird, das Beieinander ewiger Bewegung aus sich herausgestaltend ist nach Gesetzen, die sich beim Stern im All, beim Atom des Aufbaues, dem Wachstum der Zelle und bei der unzerstörbaren Einheit der Persönlichkeit Mensch in derselben Gesetzmäßigkeit wiederholen, so sind auch alle Welt- und Lebensanschauungen mit diesen Gesetzen verbunden, deren Sinn oder Dasein es zu erforschen gilt auf dem Wege eines immer kleineren Irrtums.

Entscheidend für unsere Stellungnahme ist weiter die Auffassung vom Wesen des Bewußtseins. In dem Augenblicke nämlich, wo wir auch „das Bewußtsein" ansehen als eine Teilfunktion, eine Sicherung des Organismus, die vorhanden war als der Mensch sich vom Tiere löste, wissen wir, daß im Entwicklungsprozeß der Menschheit das Entscheidende nicht die Bewußtseinsänderung, sondern die Tatsache der Veränderung der Inhalte des Bewußtseins war. Verändertes Bewußtsein bedeutet veränderten — erweiterten Inhalt. Ist Kulturentwicklung aber nur durch die immer neue Auseinandersetzung mit neuen Bewußtseinsinhalten und deren Übertragung in das Leben möglich, so konnte auch die Menschheit erst an einer gewissen Stelle der Akkumulation von Wissen, da, wo sie die Sicherungen einer in erster Linie auf dem logischen Denken sich aufbauenden Betrachtung verlassen konnte — weil sie als Sicherungen überwunden waren — zu neuen Erkenntnisformen gelangen.

---

[1] Albert Schweitzer: a) Verfall und Wiederaufbau der Kultur. b) Kultur und Ethik (Kulturphilosophie).

Nach diesen Voraussetzungen ist der Weg für unsere Arbeit von selber gegeben: die Linie, die zu diesem Endpunkte führt, zu verfolgen, eine Linie, die zugleich beweisen dürfte, daß Philosophie keine Fachwissenschaft ist, obgleich sie die Wissenschaft von etwas höchst Realem darstellt, indem sie nämlich die Ergebnisse der Fachwissenschaft benutzt. Aber über das hinaus war sie von je auch eine Kunstleistung, welche, neben dem Versuch der Lebenseingliederung in das kosmische Geschehen, das Spannungsverhältnis von individuellem Menschsein und soziologischem Fortschrittsweg der Menschheit an Hand des ihr von den Einzelwissenschaften gegebenen Materiales als Erlebnis in sich verarbeitete und gestaltete.

Und wie die Kunst für die Allgemeinheit in ihren unsterblichen Werken die Wegweiserin in die Vergangenheit bleibt, so ist auch die Philosophie mit ihren jeweiligen großen Welt- und Lebensanschauungen — während alle Einzelwissenschaft ihrer Zeit versinkt —, die Künstlerschaft des logischen und wirklichen Denkens zugleich, der Versuch der Eingliederung in das Weltallgesetz, der uns zeigt, wie die Menschheit, Schritt für Schritt zu immer stärkerer Wirklichkeitsnähe schreitend, den unendlichen Prozeß Leben — stets von Quantität umschlagend in Qualität — formte. Wie Max Weber[1] es ausdrückte: „Ein Kunstwerk, das wirklich „Erfüllung" ist, wird nie überboten, es wird nie veralten; der einzelne kann seine Bedeutsamkeit für sich persönlich verschieden einschätzen; aber niemand wird von einem Werk, das wirklich im künstlerischen Sinne „Erfüllung" ist, jemals sagen können, daß es durch ein anderes, das ebenfalls „Erfüllung" ist, „überholt" sei. Jeder von uns dagegen in der Wissenschaft weiß, daß das, was er gearbeitet hat, in 10, 20, 50 Jahren veraltet ist. Das ist das Schicksal, ja: das ist der Sinn der Arbeit der Wissenschaft, dem sie, in ganz spezifischem Sinne gegenüber allen anderen Kulturelementen, für die es sonst noch gilt, unterworfen und hingegeben ist: jede wissenschaftliche „Erfüllung" bedeutet neue „Fragen" und will „überboten" werden und veralten. Damit hat sich jeder abzufinden, der der Wissenschaft dienen will. Wissenschaftliche Arbeiten können gewiß dauernd, als „Genußmittel" ihrer künstlerischen Qualität wegen, oder als Mittel der Schulung zur Arbeit, wichtig bleiben. Wissenschaftlich aber überholt zu werden, ist — es sei wiederholt — nicht nur unser aller Schicksal, sondern unser aller Zweck. Wir können nicht arbeiten, ohne zu hoffen, daß andere weiter kommen werden als wir. Prinzipiell geht dieser Fortschritt in das Unendliche. Und damit kommen wir zu dem Sinnproblem der Wissenschaft. Denn das versteht sich ja doch nicht so von selbst, daß etwas, das einem solchen Gesetz unterstellt ist, Sinn und Verstand in sich selbst hat. Warum betreibt man etwas, das in der Wirklichkeit nie zu Ende kommt und kommen kann? Nun zunächst: zu rein praktischen, im weiteren Wortsinn: technischen Zwecken: um unser praktisches Handeln an den Erwartungen orientieren zu können, welche die wissenschaftliche Erfahrung uns an die Hand gibt."

Früher pflegte man es als selbstverständlich anzusehen — und die Zeit liegt noch nicht allzuweit zurück —, daß eine Darstellung von Welt- und Lebensanschauungen bei den Griechen zu beginnen habe, und man würde vom Standpunkte der „reinen Vernunft wissenschaftlicher Erkenntnis" verwundert aufgesehen haben bei dem Wagnis, auch dem Primitiven eine ausführliche und kritische Darstellung seiner Weltauffassung zukommen zu lassen. Zwar hatte einst Jean Jacques Rousseau aus dem Ekel übersättigter Kulturerscheinungen die Rückkehr zur Natur — zu den Wilden — gepredigt und ihr Leben einem Idealzustand gleichgestellt, während 75 Jahre früher Thomas Hobbes

---

[1] Max Weber: Wissenschaft als Beruf.

den Menschen im Naturzustand mit einem Wolfe verglich, der wie ein Tier unter Tieren lebe und den Kontrast der wilden Natur zur friedlichen Kultur darstelle — aber diese beiden unkritischen Standpunkte hatten keine Nachfolger gefunden. Es blieb beim alten und daß man sich andern Göttern zuwandte. Auch als dann vor 80 Jahren ungefähr die prähistorische Anthropologie anfing ihr Material zu sammeln, sah man am Ende des Weges, daß aus dieser Arbeit „in psychologischer Beziehung nur wenig zu gewinnen"[1] war. „Höchstens die begleitenden Kunstprodukte gewährten hier einigen Aufschluß. Da ergab sich aber das fast entmutigende Resultat, daß der Mensch der Diluvialzeit in den Werkzeugen aus Stein, den Zeichnungen an den Wänden der Höhlen, die er bewohnte, oder in den auf Horn oder Knochen eingeritzten Nachbildungen auf der Stufe einer Kunstleistung stand, die sich von der eines heutigen Wilden kaum wesentlich unterscheidet." Wilhelm Wundt war es, der diese Sätze formte, und in seinen Arbeiten besitzen wir einen großen Schatz in der Darstellung der „Elemente der Völkerpsychologie". Aber sie konnte naturgemäß eine Psychologie in unserem Sinne nicht sein, weil sie — auch wenn sie vom lebendigen Objekt ausgeht — dennoch mehr auf soziologischer denn auf empirisch-psychologisch-dynamischer Grundlage ruhte. Und während noch die Forschung jener Zeit sagen durfte, daß „die Völkerpsychologie bei der Analyse der höheren geistigen Vorgänge eine unentbehrliche Ergänzung der Psychologie des Einzelbewußtseins" sei, so daß man sich bei manchen Fragen genötigt sehe, völkerpsychologische Motive zu Rate zu ziehen, müssen wir vom individualpsychologischen Standpunkte aus umgekehrt diesen Weg von der Erfahrung am Einzelmenschen zur Völkerpsychologie und damit zu den Primitiven gehen.

Schon S. Freud hat in seinem „Totem und Tabu"[2] den Versuch gemacht, von seiner Forschungswelt aus die Seele des Primitiven in ihren Inhalten zu erfassen. Seine Darstellung — die den kühnen Denker verrät — will vor allem „einige Übereinstimmungen im Seelenleben der Wilden und der Neurotiker" geben. Wir aber, wenn die Entwicklung uns recht geben wird, müssen den Weg zu beschreiten versuchen, der da zeigt, daß die Individualpsychologie, indem sie eine Psychologie von der unzerstörbaren Einheit des Individuums, des Menschen schlechthin ist, sich erweitern läßt zu einer Vitalrassenpsychologie, weil sie die Gesetze des Menschseins darstellt und vermittelt. Aus diesem Grunde — als einem Neuversuch — sei in diesen Ausführungen vor allem von unserem Gesichtspunkt der Welt- und Lebensanschauung die Psychologie der Primitiven etwas ausführlicher behandelt.

Wenn das biogenetische Grundgesetz Haeckels auch auf die Kulturentwicklung übertragen werden kann, so müßte es stimmen, daß auch in der Kindheit der Völker sich alle jene Spielregeln erkennen lassen, welche wir heute beim Kinde erleben. An sich geht die Individualpsychologie auf Grund ihrer empirischen Forschungen von dem Gesichtspunkte aus, daß sich bereits im 2—3jährigen Kinde die Anlage und Richtlinie seines Lebensplanes in der Auseinandersetzung mit der Umwelt erkennen läßt — eine Tatsache, die von der heutigen hochmütigen Erwachsenenkultur genau so verkannt und belächelt wird, wie frühere Zeiten die psychologischen Inhalte der Primitiven belächelten. Nun kann es nach unseren Forschungen kaum einem Zweifel unterliegen, daß der Kern der Persönlichkeitseinheit mit der Stunde der Geburt da ist und daß die Spielregeln seines Verhaltens (Charakter), wie ein Elektroschwarm den Kern des Atoms umsausend, sich unter dem Einfluß der Umgebung entwickeln. Das

---

[1] Wilhelm Wundt: Elemente der Völkerpsychologie. Völkerpsychologie. 4. u. 5. Band.

[2] Sigmund Freud: Totem und Tabu. Internat. Psychoanalyt. Verlag.

Schreien des Kindes, das seinen Unsicherheitsgefühlen entspricht, da es sich und sein Dasein in keiner Weise versteht und sich nicht anders verständigen kann, ist die natürliche Kompensation dieses Zustandes. In diesem Punkte reagieren wohl alle Menschen gleich, so daß die Tatsache von der „seelischen Gleichheit" aller in erster Linie in der gleichen Reaktionsform gegenüber den Anforderungen des Lebens zu suchen ist. Die Unsicherheitsgefühle des Säuglings nehmen nun in dem Maße ab, wie er das Gefühl der Geborgenheit erlebt, wie die Beziehung des Ich zum Du zur Ichfindung führt, wie dabei die Beanspruchung seines Gemeinschaftsempfindens ihm zum Erlebnis wird, das er bei Anreizung durch Übung kräftig zu entwickeln trachtet. Das Lebenstraining beginnt. Die Frau als Mutter stellt hier die Weibaufgabe der Menschheit in ausschlaggebendem Maße dar. Im weiteren Entwicklungsprozeß des individuellen Daseins erleben wir dann bei den Lebensanforderungen jene Formen der Aneignung gegenüber der Umwelt, die wir Erziehung und Entwicklung zum Selbstvertrauen nennen, und die mit den Zeichen größeren oder geringeren Mutes durchgeführt werden, je nachdem das Milieu diese Dinge beeinflußt. Im Spiel sucht das Kind seine Beobachtungsmöglichkeiten durch Erfahrung im Arbeitsdrang schöpferisch zu entfalten. In ihm fordert Leben als Bewegung siegreich das Recht, während zu gleicher Zeit alles Streben des Kindes der Sicherung der unantastbaren Einheit seiner Person gilt. Seine Weltanschauung wird sich zunächst verhalten wie die einer Grasmilbe, welche meint, „die ganze Welt bestehe aus Gras, weil sie ringsherum nichts als Gräser wahrnehmen kann, oder wie die eines Holzwurmes, der in einem Meisterbild einer Gemäldesammlung seine Gänge bohrt und meint, die ganze Welt sei Holz", d. h. sie wird nicht über den Umfang seiner Erfahrungserlebnisse hinausgelangen. Wenn wir mit diesen Gedanken und Erfahrungen über das Kind belastet an die Primitiven herantreten, können wir zu Schlußfolgerungen nur dann kommen, wenn wir, genau wie beim Kinde, ihre Umwelt und ihr Leben verfolgen. Die Tatsache, daß man eine Zeitlang bei dem Studium der australischen Stämme glaubte auf die primitivsten Menschen gestoßen zu sein, sei hier nur deswegen angeführt, weil diese Stämme, die schon eine ungeheuer komplizierte Beschaffenheit der gesellschaftlichen Organisationen haben, die auf eine wahrscheinlich jahrtausendelange Entwicklung weist und die der späteren totemistischen Zeit angehört, nicht von uns in die Betrachtung gezogen werden können wegen der Skizzenhaftigkeit dieser Ausführungen. Für uns sind zudem auch die allerprimitivsten uns heute noch zugänglichen Stämme, die Negritos der Philippinen, die Inlandstämme der Halbinsel Malakka und die Weddas auf Ceylon am wichtigsten, weil wir an ihnen das Menscherlebnis noch am ursprünglichsten haben. Wesentlich ist zunächst, daß die Eigenschaften, Gewohnheiten und Sitten dieser verschiedenen Völker nur in geringem Grade, und zwar je nach den besonderen Bedingungen der Naturumgebung variieren. Ihr Leben aber verläuft ebenfalls in der Auseinandersetzung

1. mit der kosmischen Umwelt, die als Arbeit erscheint,
2. mit der Hilflosigkeit allen neuen Lebens und des Lebens überhaupt, die als Gemeinschaft im Hordenwesen erscheint,
3. mit dem anderen Geschlecht, die als Polygynie, Polyandrie, vor allem aber als Monogamie erscheint, von der jene Formen als abgeleitet sich darstellen,
4. mit der Symmetrie und dem Rhythmus der Bewegung des Daseins, die als Erinnerungskunst in Tanz, Musik und Kunstnachbildung erscheint, so die Inhalte des Bewußtseins dem Gedächtnis bewahrend und die Funktion der Sprache übernehmend,

5. mit dem Problem des Todes und der Krankheit, die als unerhörtes Minder-
wertigkeits- und Unsicherheitsgefühl erscheint.

Durch die Arbeit sichert sich der Primitive seinen Lebensunterhalt, Arbeit die
sich vollzieht durch Beobachtung der Natur. Die Werkzeuge sind sämtlich
Produkte der Natur, sind ihre Nachahmung. Denn „Werkzeuge aus nichts
als dem vorher schon irgendwie die Anlage dazu in sich tragenden Material
schaffen, kann niemand." Darum sind die primitivsten Werkzeuge, wie der
Grabstock, die Keule, der Hammer, sämtlich Produkte der Natur, an denen der
Mensch höchstens kleine Veränderungen anbringt, zu denen ihn ihr Gebrauch
nötigt. Und selbst der auf Asymmetrie beruhende Bumerang ist durch
Erfahrung und Vergleich und durch die Art der Primitiven die Werkzeuge
unexakt herzustellen zufällig gefunden worden. Und ebenso wie die Herstellung
von Geräten und Werkzeugen auf natürliche Bedingungen hinweisen, so ist
auch wahrscheinlich durch die sägende Bearbeitung im Holzzeitalter die Feuer-
entzündung erstanden. Also durch Beobachtung, Nachahmung, Gebrauch, Erfahrung, Übung und Vergleich entstehen aus der natürlichen Auseinandersetzung mit der Umwelt die ersten Anfänge differenzierter Arbeit. Das Leben als tragende Qualität vollzieht den Siegeslauf
seiner selbst. Das Schöpfertum der Menschheit beginnt durch Training und
Nachahmung.

Die zweite Auseinandersetzung, die mit der Tatsache der ungeheuren Schutz-
bedürftigkeit des Lebens etwas anfangen mußte, entwickelte notgedrungen das
Gemeinschaftsempfinden, das zu den ersten Formen vergesellschafteten Men-
schendaseins führte. Die Horde entstand. Unter anderem auch weil die Höhle
als die einzige Zuflucht vor Unwetter und Sturm das Miteinander pflegte. Das
Wesentlichste in der Differenziertheit des Miteinander war sodann die Auseinandersetzung mit dem anderen Geschlecht. Alle heutigen Forschungen, die
bei Primitiven auf Polyandrie und Polygynie stoßen, führen zurück zur Monogamie als der Urform menschlicher Beziehung. Bei den primitivsten Stämmen
findet sich die Monogamie nicht bloß als die einzige Form der Ehe, sondern
sozusagen als die selbstverständliche, und zwar die Monogamie in der Form
der Einzelehe. Es rühmen sodann die Erforscher der asiatischen Primitiv-
stämme auf Malakka und Ceylon „die Ehe dieser Völker als eine durch strenge
Sitte gegen Angriffe geschützte Verbindung der Gatten" (W. Wundt).

Wenn die individualpsychologischen Erkenntnisse vom Gemeinschaftsempfinden und von der Unverletzlichkeit der Einheit der Persönlichkeit, des Ichwertgefühls, das zu seiner Erhaltung stets die Linie von
„unten nach oben" vollzieht, als immanenter Gesetze des Menschseins
zu Recht bestehen, wobei die Sexualität als ein letztlicher Ausdruck, eine Funk-
tionserscheinung des Ganzen sich darstellt, so ist unter diesen Gesichtspunkten die Tatsache der Monogamie der Primitiven sowie ihrer ganzen Lebenshaltung, die im übrigen unverhülltes Zeugnis ablegt von der Lebensangst
(Minderwertigkeitsgefühl), die mit dem Menschsein verbunden ist, und die zu
jenen Zeiten in stärkstem Maße vorhanden war, hinlänglich geklärt. Das Leben
im Zwange seiner Totalitätsnotwendigkeiten schuf sich auch hier bereits die
Sicherungen, die es um seiner selbst willen brauchte, wobei der Inhalt dieser
Sicherungen den jeweiligen Umweltverhältnissen entsprach.

Das aber, was Erscheinungsform des Lebens bedingt: die Differenzierung
und Zentralisation des physischen sowohl wie des psychischen Organismus in
ewiger Bewegung und Veränderung als Voraussetzung allen Lebens in Symmetrie,
Rhythmus und Drang nach Harmonie, sowie in Entwicklung, die immer
irgendwie Zwiespältigkeit voraussetzt, ließ auch jene Lebensäußerungen
lebendig werden, die als Erinnerungskunst Form wurden in Tanz, Musik und

bildlicher Darstellung. Sie waren Betätigung für das Leben schlechthin, weil sie Zeugnis waren für Frage und Antwort, vom Leben erfordert, für Lebensmut und Schöpfertum, das — vor aller Sprache — jenes Spannungsverhältnis von individuellem Sein und soziologischer Entwicklung in sich trug, das allem Menschenleben eignet, und das in den Anfängen der Kunst den Ausdruck seiner ersten geschlossenen Darstellung fand. So daß das **Kunstvermögen als eine a priori gegebene Lebensfunktion** erscheint.

In der Auseinandersetzung mit dem Problem des Todes und der Krankheit liegt das letzte und zwar das weltanschauliche Erlebnis des Wilden gebunden. Hier sind die Wurzeln des Zauber- und Dämonenglaubens, hier zeigen sich alle Minderwertigkeits-, Unsicherheits- und Angstgefühle, die immer irgendwie menschliches Leben beherrschen. Und alle diese Erscheinungen bei den Primitiven binden sich nicht an Regeln der Verknüpfung von Vorstellungen, sondern an Motive des Affektes. Motive der Affektivität des Affektes aber, so sagt die Individualpsychologie, sind auch heute noch die sichersten Zeichen von Unsicherheits- und Unzulänglichkeitsgefühlen, sind die Spielregeln des „nervösen Charakters". Wir finden sie beim heutigen Menschen genau so wie beim Primitiven, wie immer da, wo das Wissen um Zusammenhänge fehlt. Und der Schutzzauber jener Wilden ist dieselbe neurotische Ausweichtaktik, die uns in anderen oder ähnlichen Formen heute als Zeichen der Entmutigung gilt, einer Taktik, die damals aber notwendige Sicherungsmaßnahme war. Das uns in hohem Maße asozial erscheinende Verhalten des Primitiven beim Tode eines Genossen: ihn da liegen zu lassen, wo er liegt, zu fliehen und die Stätte, wo er gestorben ist, noch lange zu meiden, womöglich bis die Tiere die Leiche verzehrt haben, ist der Affekt eines ungeheuren Minderwertigkeitsgefühles, dem nur die Flucht vorstellbar ist (weil andere Spielregeln versagen), um den Schutz der Persönlichkeit zu vollziehen, und weil der Tod noch nicht einzureihen ist — mangels eines Wissens — in die sinngegebenen Zusammenhänge des Kosmischen. Bei vielen finden wir das Fesseln der Toten in einer Stellung, die möglichst sein Wiederkommen verhüten soll, was zeigt, daß Minderwertigkeitsgefühle und der Schutz der Persönlichkeit älter sind als Ethik. Das Gemeinschaftsgefühl nur ist immanent dem Leben und dient zunächst seiner Erhaltung. Aber da die Minderwertigkeitsgefühle des Primitiven ohne Kompensation zu tiefster Entmutigung und zu Depressionen führen mußten, die der Tod selber waren, so suchte die menschliche Psyche mit den ihr zur Verfügung stehenden Mitteln sich die erste Weltanschauung zu formen. Je geringer noch die Möglichkeit ist, durch Wissen um die Zusammenhänge bis zum kleineren Irrtum der Wirklichkeit nahe zu kommen, je unsicherer mithin der Mensch bleibt, desto affektbetonter sind seine Gemütsbewegungen, desto stärker ist auch die Sehnsucht nach dem **gegenständlichen** Totalitätserlebnis: die Einheit mit dem Kosmos zu fühlen, das Rätsel des Daseins lösen zu wollen, und um so stärker muß er darum seine Affekte **gegenständlich** in die umgebende Welt hineinprojizieren. Da die unmittelbare Anschauung aber für den Wilden bald erschöpft ist, da das, was er nicht begreift, über sein Wissen und Verstehen hinausgeht, also eigentlich übersinnlich ist, auch wenn es sich noch so fest an sinnliche Vorstellungen knüpft, so daß er etwas tun, etwas anfangen muß, um seine Unsicherheit zu kompensieren, um das Persönlichkeitsideal aufrecht zu erhalten, so entsteht das, was wir das mythologische Denken nennen: die Metaphysik beginnt. Welt- und Lebensanschauung fließen hier noch so ineinander, Mensch und Natur sind noch so nahe verbunden, daß eine bewußte Loslösung des Ich vom All nicht stattfindet, nicht stattfinden kann.

Über die Zeitdauer unendlich langer Entwicklung der primitiven Kultur wissen wir nichts Genaues. Aber die Stabilität der jeweiligen Kulturinhalte ist um so größer, je isolierter diese Primitiven leben. Erst da, wo durch Mischung und Wanderung eine neue Auseinandersetzung mit dem Leben beginnt, wo neue Spielregeln entwickelt werden müssen, wo die stärkere Entzündung des Gemeinschaftsgefühles zu finden ist, steht das abermalige Umschlagen von Quantität in Qualität, liegt die stets differenzierter werdende Entwicklungsveränderung des Daseins.

In unendlichen Zeitläuften, deren Analyse hier nicht zu geben ist, läuft sodann diese Entwicklung über die Kulturkreise des totemistischen Zeitalters, der Tabugesetze, des Seelen- und Ahnenkultes hin zum Zeitalter der Helden und Götter. Völkerwanderungen und Staatengründungen in schier unabsehbarer Fülle folgen darin nacheinander. Gebärden-, Bilder- und Lautsprachen, bei denen grammatische Kategorien in unserem Sinne nicht existieren, führen zu Wurzelsprachen. Unendliche Übung der Menschheit, unermüdliches Schaffen, erzwungen durch stets veränderte Landschaftsverhältnisse und Vermehrung der Menschheit, ist nachzuweisen. Immer wieder zu neuen Spielregeln für die Sicherung des Daseins aufgerufen, projiziert die Kette der Menschen in immer sicherer werdender Gestaltung des unendlichen Weges ihre Minderwertigkeitsgefühle stets neu geformt hinein in eine Welt, deren Gesetzmäßigkeit sie ahnend, staunend erfühlt, die zu ergründen ihr aber noch nicht gegeben ist, und schafft damit die Fülle der totemistischen Kulte.

Als ihre Qualität sich aber ausgewirkt hatte, gießt das Leben weiter in unerschöpflicher Flut seines Daseins Kraft hin in die Unendlichkeit. Helden und Götter, Pflugkultur und Züchtung der Haustiere, Zähmung des Rindes und Milchgewinnung, Kriegführung und Bewaffnung, Entstehung des Privateigentums, Kolonisation und Handel kennzeichnen diesen Umschwung. Entwicklung der politischen Gesellschaft, Stände- und Berufsscheidung, Anfänge der Rechtsordnung und Entwicklung des Strafrechtes und Sonderung der Rechtsgebiete, sie alle zeigen das langsame, durch unendlichen Aufbau von Milliarden Kräften geschaffene Werk der Kultur.

Die Unerklärlichkeit des Daseins lastet zwar noch schwer über diesen Anfängen der Entwicklung — aber die Kompensationen gelingen immer besser. Die eigene Sterblichkeit weicht der Unsterblichkeit der Götter und Helden. Die Unsicherheit des individuellen Ichs projiziert in das kosmische Geschehen die Unsterblichkeit des Ideals. Die „ideelle Leitlinie", die wir für uns heute als Fiktion ansehen, wird gelebte Realität. Welt- und Lebensanschauung beginnen sich zu trennen. Die einen halten die Erforschung der Naturgesetze für wichtiger, die anderen die des menschlichen Handelns. Von der Schwere des Daseins erschüttert, flüchtet man um so vertiefter in das Reich der Unsterblichkeit der Götter und der erhabenen Kraft, und es gelingt dem Sicherungsdrang — indem er weit über kosmogonische und theogonische Mythen hinausgriff — ein zusammenhängendes Bild von dem Ursprung der Dinge zu entwerfen. Hinter allen glänzenden Gestaltungen aber leuchtet dennoch das Bewußtsein einer unendlichen Unsicherheit gegenüber dem allgewaltigen, unverstandenen Naturgeschehen und das verstärkte Bedürfnis der Kompensation, das sich sichert in Idealen und Fiktionen, die allmählich als Dogmen erscheinen. An ihrer Fülle läßt sich stets von neuem der ungeheure Abstand zur „Wirklichkeit", hin zur kleineren Lüge ermessen. Überall aber ist auch in diesen Zeitläuften das Drängen nach Metaphysik am Werk — jedoch kann es nur so weit zu fruchtbarer Gestaltung gelangen, als die Kulturentwicklung in der Beherrschung des Erdraumes Erkenntnis und Beherrschungsmöglichkeit vermittelt. Es ist hier wie später in der Philosophie: die allgemeinen Wahrheiten enthalten immer nur so viel, als das Wissen vorher darin untergebracht hat.

Das gegenständliche Denken aber als Sicherungsfunktion des Lebens wurde immer zielbewußter und zielstrebiger und löste sich langsam aus dem Verbande seiner Umwelt. Anspannung und Aufgabe der Psyche wurden immer größer und die „korrigierenden Fähigkeiten" (Alfred Adler) der Seele entwickelten sich immer erkennbarer unter veränderten Umweltbedingungen. Der Siegeszug der Vernunft begann. Er konnte beginnen, weil seine Voraussetzung, die Sicherung des Daseins in der politischen Gesellschaft bereits vollzogen war, weil die Vernunft frei wurde zu anderen Aufgaben, und weil die Entwicklung des Gemeinschaftslebens in ihrer ökonomischen Grundlage so weit gefördert war, daß das Leben auch da Kräfte freigeben konnte, die sich die weitere Beherrschung des Daseins in der Entwicklung des ganzen Lebens als Aufgabe stellten. Die griechische Philosophie begann. Mit ihr hatte sich dann bereits im Unterbewußtsein jener teils einseitige Prozeß vollzogen, der aber notwendig war, um die Entwicklung des Denkens hin auf jene Stufe zu bringen, damit sich durch das differenzierte und wiederum zentralisierte Denken die größtmöglichste Herrschaft über die Natur gewinnen ließ. Das Lebensprinzip des Psychischen trug den Sieg über die Differenzierung im Stofflichen davon — ohne sich jedoch dieser Teilung im großen und ganzen bewußt zu werden. Die Wissenschaft entstand.

Und während man bisher die Affektbewegungen der Psyche aus notwendigem Kompensationsdrängen infolge der Unsicherheit der ökonomischen Verhältnisse und der Lösung gegenüber diesen Aufgaben hinaus projiziert hatte in das kosmische Geschehen, begann das Denken selber jetzt Forderungen aufzustellen gegenüber der Natur. Sie besagten, daß „die wahre Erkenntnis der Natur in erster Linie auf dem Verstande und nicht auf der Anschauung beruhen müsse". Es erfolgte damit jene Konsequenz, welche die „Erkenntnis durch sinnliche Anschauung" der „Erkenntnis durch den Verstand" nachstellt. Ein grandioses Schauspiel menschlicher Geistesleistung begann, nachdem in der unzähligen Arbeit von Milliarden vorher das Leben zu diesem Entwicklungspunkt geführt worden war.

In erhöhter, differenzierterer, angespannterer Zentralisation begann nun unter denselben Formen der „Beobachtung, der Nachahmung, des Trainings, der Erfahrung und des Vergleiches" wie es die Primitiven gemacht hatten, und dennoch von anderem Ausgangspunkt die Auseinandersetzung mit der Umwelt.

Man konnte jetzt den Mut aufbringen die Welt zu „entgöttern", weil man durch die Steigerung der Kulturmöglichkeiten, durch größere Beherrschung des „Stofflichen", durch stärkere Entwicklung des Gemeinschaftsgefühles im Miteinander, durch Aufspeicherung von Wissen über den Menschheitsentwicklungsgang bereits das Kindeszeitalter der Menschheit hinter sich hatte, die Flegeljahre, wie Frobenius [1] es ausdrückt. Man konnte sich hinbegeben auf den Weg, der zur zielbewußten Ausbildung des „logischen Denkens" führte. Man schritt auch bereits so sicher innerhalb der Gemeinschaft, daß man sich zur Individualität entschließen durfte, weil die individuelle Persönlichkeit bereits über genügend eigene Spielregeln verfügte, und weil der vergesellschaftetere selbständigere Prozeß der Arbeitsumwelt sie teilweise stärker denn früher freigab. Das Leben wurde mutiger und differenzierter in seinen Geschöpfen. Erkenntnistheorie, welche zu untersuchen hat, wie Erkenntnis zustande kommt, Metaphysik, welche die Beziehung zum kosmischen Geschehen beleuchtet, und Ethik, welche die Beziehungen der Menschen zueinander darstellt, das war

---

[1] Leo Frobenius: Aus den Flegeljahren der Menschheit.
Derselbe: Die reifere Menschheit.

das noch unbekannte Ziel, auf welches man in tausendfältigen Formen hinsteuerte.

Die Frage nach dem „Was" der Dinge trieb die ionische Naturphilosophie (ungefähr 600—400 v. Chr.) auf ihren Forschungsweg. Die Naturwissenschaft, die Frage nach dem Problem des Stoffes trat in den Vordergrund. Schon bei diesen Versuchen sehen wir, daß das Umschlagen von Quantität in Qualität nach außerordentlich kurzer Zeit stattfindet. Die unausgesetzten Versuche zur Ergründung kosmischer Vorgänge müssen naturgemäß in dem Augenblicke rascher zu neuer Gestaltsuche übergehen, wo durch die Primitivität der Denkmittel eine Klärung in einmal angefangener Richtung noch nicht möglich ist. Aber was in jenen Entwicklungszeiten an Leistungen des Verstandes zu verzeichnen ist, ist jedenfalls die Voraussetzung für das, was in den großen Systemen der griechischen Philosophie bis Aristoteles gestaltet wurde. Der Bearbeitung vom Problem des Stoffes folgt die Auseinandersetzung mit dem Problem der Form. Und Heraklit[1] (geb. um 540 v. Chr.) versucht erstmalig in der Einheit von Stoff und Form dadurch, daß er „das Prinzip der Änderung der Substanz selbst beilegte, das Werden, den ewigen Wechsel zu ihrem Wesen machte" die Einheit von Mensch und Natur zu begründen.

Die Weltanschauungen der vorsokratischen Philosophie, bei denen sich schon in Anaxagoras (500—428 v. Chr.) die Annahme eines geistigen, zwecksetzenden Prinzips hineinmischt, läßt uns ahnen, daß durch die Fülle des Beobachtungsstoffes und durch die Unmöglichkeit der Einordnung der vielen Auffassungen zu einem weltanschaulichen Bilde die Unsicherheit des beschrittenen Weges von neuem fühlbar gemacht und man zu veränderten Gestaltungen gedrängt wird. Man glaubt auch eine gewisse Entmutigung in der Erkenntnis gerade bei Anaxagoras zu spüren, dahingehend, daß man weder durch die Betrachtung vom Stoff noch von der Form die Sinndeutung des Lebens vollziehen könne. Die Weltanschauung besteht noch — doch das Leben will nicht mehr folgen. Zwar dringt Demokrit mit seiner Atomtheorie noch einmal mit genialem Schwunge zum Problem des Stoffes vor, es versucht Protagoras über ihn hinausgreifend bereits den Begriff des „Absoluten", der bei allen noch ausschlaggebend ist, zu erschüttern, auch kommt er an die psychischen Vorgänge weitgehend heran, indem er scheidet zwischen psychischen Inhalten, die sich auf Wahrnehmungen aufbauen und den Dingen der Umwelt, die er für etwas völlig anderes hält — aber alle vermögen den Zersetzungsprozeß nicht aufzuhalten, der das Umschlagen der Quantität in Qualität vorbereitet, weil wiederum das Leben mit der Nur-Spekulation gegenüber weltanschaulichen Problemen nicht fertig zu werden vermochte. Das Leben nimmt die Korrektur unfruchtbarer Differenzierungsprozesse durch Umbiegung vor, weil das Sicherungsprinzip andere Formen verlangt. Der Mensch und die Beziehung zum Mitmenschen werden nunmehr in den Mittelpunkt der Betrachtung gestellt — das lebensanschauliche Prinzip tritt in den Vordergrund.

Es ist bezeichnend, daß Sokrates (469—399 v. Chr.) nicht eine einzige Zeile hinterlassen hat. Und es ist nicht ohne tiefere Bedeutung, daß sein Schüler Platon (428—348 v. Chr.), dem allein wir die Überlieferung sokratischen Denkens verdanken, den Meister den Abscheu vor allzu vielem Reden und Schreiben wiederholt deutlich in seinen Werken zum Ausdruck bringen läßt. Wir gehen wohl nicht fehl in der Annahme, daß sich hier schon ein erster Abbau gegenüber der Überschätzung des logischen Denkens als akrobatischer Übung vollzieht. Und das — trotzdem wir gerade Sokrates die Tragweite des Wissens um den „Begriff"

---

[1] Pfleiderer: Die Philosophie Heraklits von Ephesus im Lichte der Mysterienidee.
Diels: Heraklit von Ephesus.
Lassalle: Die Philosophie Heraklits des Dunklen.

als eines der großen Mittel wissenschaftlicher Erkenntnis verdanken. Aber wie immer, wo lebendiges Erleben den Entwicklungsgang der Menschheit förderte, ist es aus der Beziehung zum Reichtum und zu der Fülle des Daseins gewachsen. Das Erlebnis logischen Erkennens war für Sokrates Lebens- und Weltanschauung zugleich. Aber es war so viel mehr unerhörtes Lebenserlebnis, er lebte es so bis zum letzten, daß er es verschmähte, auch nur irgendwie durch große systematische Werke eigenem Ruhme zu dienen. Er diente dem Leben aus der tiefsten Erschütterung seines Gemeinschaftsempfindens heraus und entwickelte in seinem Verkehr mit Menschen jene individualpsychologische Taktik, die im intuitiven Erfassen der Achtung vor der Persönlichkeitseinheit Meister ist und auf Selbstdarstellung verzichtet. Gerade der Streit nun um die Persönlichkeit des Sokrates gehört mit zu den Alltäglichkeiten innerhalb der wissenschaftlichen Sophistik.

Aber vielleicht ist gerade Sokrates ein Beispiel dafür, daß alle Genieleistung nicht nur zeitgebunden ist und dementsprechend beurteilt werden muß aus dem Zusammenhang des Ganzen, sondern daß große Leistungen auch immer irgendwie stärkste Kompensationsformen von Minderwertigkeitsgefühlen in sich bergen. Sokrates war klein und häßlich, die Bedürfnislosigkeit spielte bei ihm als Ideal eine Rolle in Leben und Lehre. „Nichts zu bedürfen aber bleibt Gott vorbehalten, so wenig wie möglich zu bedürfen, heißt ihm ähnlich werden."

Wir sehen also auch hier das Streben nach Gottähnlichkeit auf dem Grunde einer Unsicherheit, die um so stärker zum Ausgleich drängen mußte. Daß Sokrates ferner die Aufgabe gegenüber der Frau nicht löste, denn die Auffassung vom Wesen der Xanthippe ist eine Überlieferung, welche wir nur der Männerkultur verdanken und sie dürfte aus subjektiven Gesichtspunkten stammen, ist wohl weniger ein persönlicher Mangel als das Problem der Zeit schlechthin. Man hat auch oft darüber disputiert, ob dieser sokratischen utilitaristischen Art nicht die „Tiefenperspektive" mangle. Ohne in eine Auseinandersetzung darüber einzutreten, ob man die Auffassung des Sokrates: das Sittliche durch das Denken bestimmen zu wollen, als eine utilitaristische ansehen kann, oder ob man sie nicht vielmehr aus dem Vergleich einer soziologischen Beitragsleistung im Menschenentwicklungsprozeß bestimmen muß, wobei man hier bei Sokrates schon Gedanken findet, die von der „gleichen seelischen Reaktion aller" — die Tugend, die jedem Erkennenden vermittelt werden kann — sprechen, das eine scheint dem Psychologen sicher: wer so sterben kann wie Sokrates, wer das Problem des Todes so lösen konnte in der ruhigen Hingabe wie er, der hat damit seine „ideelle Lebensleitlinie", seinen Lebensplan, der frei ist von unfruchtbarer, allzu starker Ichbezogenheit, trotz persönlicher Schwächen, die unser aller Schicksal sind, in einer Weise offenbart, die darauf hindeutet, daß hier ein Mensch vor uns steht, dem das Evidenzerlebnis ward, der das Leben als unerhörte Kraft in sich trug und die reichsten Möglichkeiten eines Da-Seins erlebte, die überhaupt mit der Tatsache des Lebens gegeben sein können, so daß er mit souveräner Geste über die Ergebnisse der Naturphilosophie und der Erkenntnistheorie hinwegschreiten konnte, er war ja im Besitz des Ganzen. Seine Tat spricht für sein Leben: „Jedoch es ist Zeit, daß wir gehen, ich um zu sterben, und ihr um weiter zu leben. Wer aber von uns beiden zum Vortrefflicheren hingehe, das ist Allen verborgen, außer dem Gotte." Nicht Lust — um glücklich zu sein, sondern Lust — um alle Kräfte zu entwickeln war sokratisches Wollen: Leben dieser Art aber läßt sich nicht in Regeln bannen, sondern ist täglich neues Gestalten, aus tiefster Verantwortung gegenüber dem Leben. Darum eben war er auch der führenden Umwelt seiner Zeit ein stets lebendiger Vorwurf — darum mußte er den Giftbecher nehmen, weil man die eigenen Minderwertigkeitsgefühle innerhalb der führenden Schicht nicht mehr auszugleichen vermochte und sich doch verzweifelt gegen ihren Abbau wehrte. Und die Sorge um das Gedeihen der Jugend wurde der neurotische Vorwand für das eigene Tun. Weil der eigene Boden zerborsten war, rettete man sich wieder einmal in die Welt des Scheins und sprach von Idealen, um die eigene Persönlichkeitslinie nicht antasten zu müssen durch Auseinandersetzung mit der Wirklichkeit des Lebens. Man entwertete, um nicht selber entwertet zu sein.

Wie schmal die Basis der Wirklichkeitsbeherrschung durch das Geistige aber noch war, wie wenig allgemein die Auseinandersetzung auf diesem Gebiete, zeigt die Tatsache, daß — neben vielen, deren Namen nicht aufzuführen geht —, doch nur einer das Erbe des Führers Sokrates aufzunehmen versuchen konnte, um diese vorwiegende Lebensanschauung in weltanschaulicher Fassung zu fundieren. Wie so oft im geistigen Geschehen zeigt sich auch bei Sokrates-Plato, daß die große Leistung selten, ja wohl nie das Werk einer Generation sein kann. Die Arbeit vieler ist zur Darstellung der Form und auch des Inhaltes notwendig. Auch das Denken erscheint als vergesellschaftetes Sein — als organische Funktion des Lebens schlechthin.

Aber das lebendige Leben sokratischen Seins erstarrt bei Plato, da wo er Leben neu zu gestalten versucht. Gerade das, was wir noch bei Sokrates feststellen können: daß er das Leben als tragende und stets korrigierende Qualität akzeptiert, verflüchtet sich bei Plato in die Ideenlehre absoluter Geltung. Und wir sehen bei ihm deutlich, daß jeder Versuch, die Lebensnähe aufzugeben oder das Denken zum Selbstzweck zu machen, sich an irgend welchen Punkten in Erstarrung verlieren muß, trotzdem gerade in Platos Ideenlehre auch schon etwas vom immanenten Gesetz des Denkens liegt als einem Teilgebilde der kosmischen Gesetzmäßigkeit.

Jedenfalls war das ungeheure Geschenk, das durch die Arbeit aller Vorgänger und vieler Namenloser sich um Sokrates kristallisierte: die Entdeckung des Begriffes als eines der großen Mittel wissenschaftlicher Erkenntnis — noch so ungeformt, bedurfte noch so sehr der behauenden Hand der Meister, daß Plato wohl auch wiederum nur durch Überspannung des Bogens zur Gestaltung und Entdeckung der „Hierarchie der Begriffe" gelangen konnte. Ich glaube auch nicht, daß man Plato und seiner Stellung im Entwicklungsprozeß gerecht wird, wenn man seine „Republik" als eine „reine Kuriosität" (Albert Schweitzer) bezeichnet. Zwar gehört Platons Staatsideal nach unserer Kritik der Methodenlehre zu der Gattung utopischer Fiktionen als dem historisch ersten Beispiel. Aber schließlich ist der Weg der Entwicklung nie anders als über Fiktionen und Hypothesen gegangen, die alle Mittel bedeuten — Quantitäten hin auf dem Weg zum Ziel — zur Qualität. Es gewann auch die „exakte Naturwissenschaft" ihren Begriff vom absoluten Raume und der absoluten Zeit nicht ohne gewisse Abstraktion (z. B. bei dem Begriff des Fixsternhimmels „als Ganzem"), um sie dann heute zu überholen und fallen zu lassen. Es gibt wohl auch kaum für den Menschen einen anderen Weg, um mit den „Ungeordnetheiten des uns zunächst umgebenden Materials vorzudringen zu Gesetzmäßigkeiten, die das Rohmaterial nur verhüllt zeigt, gerade auf diesem Wege allein dürfen wir ja hoffen, zu Ergebnissen zu gelangen, die . . . „losgelöst" von zufälligen (d. h. innerhalb soziologischer Zeitbegrenzung gegeben — von uns hinzugefügt) — Bedingtheiten sind [1]."

Aristoteles (384—322 v. Chr.) hat wohl die Passivität und Überwertung von Grundsätzen gefühlt, die er bei Plato vorfand, und die am Leben zu stark

---

[1] Dr. Hans Witte: Raum und Zeit im Lichte der neueren Physik.

vorbeisahen. Gerade weil er aber das Umschlagen von Quantität in Qualität erlebte, konnte er die Fortschrittsgedanken des Sokrates auf dem Umwege über Plato neu aufnehmen und zu weiteren Prinzipien ausbauen. Dadurch, daß er den Tätigkeitsbegriff, die Entelechie, in das Leben selber legte, es aus sich heraus entwickeln ließ im ewigen Metamorphoseprozeß, schuf er jene Anfänge einer Betrachtung, die mit Recht den Beginn neuen Weges und neuer Schau bedeuten. Die unerhörte Durchdenkung aller begrifflichen Möglichkeiten führten ihn an Hand der Korrektur, die er hierbei teilweise dem Leben gestattete, unbewußt zu einem Prinzip, das als Erbe des letzten großen griechischen Systems Anfang neuer Betrachtung wurde. Der Begriff der Zielstrebigkeit als einer wissenschaftlichen Formulierung war in der Welt, aus den Tatsachen ins logische Denken übertragen, nachdem er bereits lange im Bewußtsein der Menschheit und früherer Philosophen eine Rolle gespielt hatte, ohne sich jedoch von der Mystik lösen zu können. Durch Plato, den die Unsicherheiten seiner Stellungnahme gegenüber dem Lebensproblem notwendigerweise teilweise zu Gedanken „asketischer Tatenlosigkeit" kommen ließen, gewarnt (auch am Negativen und gerade oft an ihm entzündet sich das verstehende Bewußtsein, weil es dadurch der Schwierigkeiten Herr zu werden vermag, die — erkannt — den eigenen Erfahrungsweg abkürzen), fand Aristoteles Ausdrucksform und Weg zum Sinn des Lebens als Bewegung, als Tätigkeit aus sich heraus. Beiden — Plato und Aristoteles — liegen allerdings noch im weltanschaulichen Gebilde, dem sie zustreben, die Begriffe des „Ideals" zugrunde, wie sie sich in den Ausführungen über den Kulturstaat ergeben, aber gerade in diesen Anschauungen vom „Ideal" zeigt sich dem Individualpsychologen die noch unendlich große Entfernung vom vollen Erkennen der Zusammenhänge gegenüber der reichen Wirklichkeit des Lebens, zeigt sich die Jugend der Menschheit. Das „Ideal" in unserem Sinne ist eine Fiktion, und wer noch mit ihm als Realität operieren muß, der ist entweder notwendig oder nicht notwendig historisch zeitgebunden, befangen, unsicher oder noch nicht zum Lebensprinzip als solchem vorgedrungen, zur Lebenserkenntnis, die da weiß: daß der Weg des Lebens zwar mit unerhörten Opfern besät ist, daß wir aber dieser Tatsache der Härte mutig ins Auge sehen müssen, um die Ehrfurcht vor dem Leben an immer breiteren und umfassenderen Wirkungen zur Darstellung, zur Tat zu bringen. Jedenfalls zeigt sich bei Plato und Aristoteles das eine: daß die Überwertung des Denkens — selbst wenn diese Einseitigkeit mit der Ausbildung der „korrigierenden Fähigkeiten" verbunden ist — Gefahren in sich birgt, die das Leben als solches gefährden.

Aber so wie wir der Meinung sein müssen, heraus aus unseren empirischen Arbeiten, daß ein Mensch in seiner ideellen Leitlinie nur so viel Gemeinschaftsempfinden aufweist wie es vorher bei ihm gelebte Realität war — denn zuerst ist das gelebte Leben da, und dann erst die Gestaltung dieser Erscheinungen in der Funktion des Denkens —, so müssen wir auch glauben, daß die Aristotelische Theorie vom Heranwachsen des Staates, die uns heute als Fiktion erscheint — ihm irgendwie als gelebte Realität sich hat darstellen müssen. Daß das von ihm erlebte Nebeneinander der sozialen Bildungen zwar willkürlich von ihm in ein Nacheinander verwandelt wurde ist nur allzu verständlich, weil der Menschheitsweg noch zu kurz und unbekannt war, um eine Übersicht zu gestatten. Aber daß von Aristoteles in seiner Politik Erörterungen gemacht werden konnten, die da behaupten, daß der Mensch ein geselliges Wesen, ein „Zoon politikon" sei, daß der Mensch zur Erreichung seiner Lebensziele des Menschen bedürfe, daß die äußere Form des Staates ethisch gleichgültig sei, wenn sie nur dem Leben diene — das alles sind Dinge, die für den psychologischen Standpunkt von außerordentlicher Wichtigkeit sind.

Denn wenn des Aristoteles Meinung ist, daß jede Verfassung, sei es Monarchie, Aristokratie oder Demokratie gut sei, wenn sie nur der angemessene Ausdruck einer bestimmten Stufe politischer Entwicklung im Hinblick auf das oberste Ziel der „Gemeinsamkeit" darstelle, so haben wir in seinen Darstellungen die Tatsache herauszulesen, daß die Aufgabe antiker Kultur: mit der Gestaltung der Lebens- und Staatsformen zu ringen und das begriffliche Gebäude des Denkens aufzuführen, — bereits anfängt, sich bewußter (da die Inhalte des Denkens und des Bewußtseins schon umfangreich genug waren) mit dem immanenten Gesetz des Lebens: dem Gemeinschaftsgefühl auseinanderzusetzen. Es scheint, als ob durch die ungeheuerlichen Veränderungen auf dem Erdball — die Zunahme der Bevölkerung und ihr Zusammenkommen durch unausgesetzte Wanderungen — wobei Austausch und Gewinn von Erfahrung die wesentlichste Rolle spielte neben der Tatsache der Auseinandersetzung mit der Lebensnot — das psychologische Bedürfnis, den Schlüssel, die Norm dieser Erscheinungen als leicht zu handhabendes Sicherungsmittel im Denken in der Hand zu haben, den letzten und ausschlaggebenden Anstoß gab. Die Entwicklung des Denkens wurde in die Anfänge jener Richtung gewiesen, wie wir sie im sogenannten Mittelalter vorfinden, wobei die Korrektur gegenüber dem Leben deutlich erkennbar vom Gemeinschaftsempfinden geleitet wird. Je nach dem Stand der gewonnenen Erkenntnisse aber ringen Welt- und Lebensanschauung miteinander in diesen Zeiten um die Herrschaft. Ehe wir jedoch zur Betrachtung mittelalterlicher Inhalte schreiten, wollen wir noch kurz die Grundlagen der ethisch-religiösen Schulen untersuchen, so wie wir sie im Stoizismus, Epikuräismus, Skeptizismus und Neuplatonismus vorfinden. Wiederum geht auch das nicht, ohne daß wir zunächst den Blick auf das Leben werfen, das, nach außen gesehen, seine Bemühungen in der Bildung von Weltreichen kundgab.

Die geistigen Mächte, die wir im „Heldenzeitalter" der Menschheit finden, hatten sich erschöpft, weil die Lebensformen desselben Zeitalters nicht mehr ergiebig waren, das Leben drängte in ewiger Metamorphose aus sich heraus weiter. Und überall da, wo „nach den ersten Kämpfen beginnender Staatenbildung, getragen von den über unterworfene Völker errungenen Erfolgen, ein erhöhtes Machtbewußtsein (von uns gesperrt) des einzelnen Staates sich zu regen beginnt" (W. Wundt), finden wir den Versuch zur Bildung von Weltreichen.

Das Streben hin zu einem Ziel, die kausal-finale Tendenz ist in der ganzen Geschichte der Menschheit unverkennbar mit allem Leben verbunden. Aber, so dekretiert das Leben: wer das Ziel will, muß auch den Weg wollen. Und wie es unvorstellbar ist, daß z. B. das Individuum über die Grenzen des Ich hinausstrebe, ohne den Austausch mit der Gemeinschaft vorzunehmen — es wächst an ihr und sie an ihm (als Sinn seines Lebens) — genau so muß der Einzelstaat über seine Grenzen hinausstreben, wenn er nicht untergehen will. Muß sich erweitern, um selber gestalten zu können. Das Kind überschreitet die Grenzen vom Ich zum Du, indem es an der Mutter seinen ersten Mitmenschen erlebt, das Gemeinschaftsgefühl fängt an sich zu entwickeln. Der Erwachsene schreitet über die Grenzen seiner Familie hinaus — das Maß am Besitz des Gemeinschaftsempfindens setzt sich um in Aktivität in der größeren Lebensgemeinschaft — aber nur da, wo es der Sicherungen neurotischer Kunstgriffe im Machtprinzip nicht bedarf — die Einzelstaaten überschreiten die Grenzen ihrer Reiche, um zu Weltreichen zu gelangen, um die Entwicklung des Gemeinschaftsempfindens auf eine größere Basis zu stellen. So ist es denn auch nicht verwunderlich, daß bei diesen Lebensvorgängen, die wir in jenen Zeiten in den vorderasiatischen und römischen Weltreichen finden, die geistigen Inhalte sich erweitern. Sicher ist, daß das Machtgefühl bei diesen Entwicklungen eine beispiellose Steigerung erfährt, daß es vielfach auch das Gemeinschaftsempfinden überrennt — aber auch hier konnte sich das Leben getrost dem Ausgleich überlassen. Das stets wachsame immanente Gesetz war wirksam. Über das Macht- und Persönlichkeitsbewußtsein des einzelnen hinaus erlebte in der „Idee des Weltreiches" der Gedanke einer „die gesamte Menschheit umfassenden Einheit" die Stunde seiner Geburt. Und so konnten um die Zeit von Christi Geburt sich jene Formen des Denkens bilden, welche, „den Geist der Antike verleugnend, . . . sich zur Ethik der allgemeinen Menschenliebe" (A. Schweitzer) entwickelten. Es ist psychologisch bemerkenswert, daß überall da, wo sich im ökonomisch-gestaltlichen Lebenprozeß große Wandlungen vollziehen, also im Unterbau des Lebens, wir im ideologischen Oberbau jene geistige Zielstrebigkeit finden, welche das Bedürfnis hat, das Ende des neuen Weges, der von den einzelnen Quantitäten zur Qualität führt, als „ideelle Leitlinie" aufzuzeigen. Bei Seneca, dem Sklaven Epiktet, dem Kaiser Marc Aurel finden wir dieselbe Leitendziellinie: zur Ethik allgemeiner Menschlichkeit zu gelangen. „Das unmittelbare, hingebende Verhalten von Mensch zu Mensch beschäftigt sie" (A. Schweitzer). Aber die Minderwertigkeits-und Unsicherheitsgefühle der Völker — bei dem unerläßlichen Drang, stets die Leitlinie der Persönlichkeitseinheit von „unten nach oben" einzuhalten — das Spannungsverhältnis zwischen Individuum und Gemeinschaft — alles ist noch so groß, daß furchtbare Lebenserlebnisse vorläufig noch das immer lebendige, immanente, nicht zerstörbare Gemeinschaftsempfinden zu ungeheuren Kompensationen im „Reiche des Ideals" zwingen. Derart stark ist dieses Spannungsverhältnis, daß aus dieser Not etwas erzeugt wird, was der Wissenschaft die zunächst naiv erscheinende Auffassung der Stoiker ausmacht, „den Weltwillen ethisch zu deuten",... „Ethik als etwas im Wesen des Universums und des Menschen Begründetes" (A. Schweitzer) zu verkünden. Für den Individualpsychologen stellt sich aber hier der Anfang einer Betrachtung dar, die sich bemüht, sich mit den in der Psyche gegebenen Gesetzmäßigkeiten auseinanderzusetzen, die also den Anfang einer Erkenntnistheorie bedeutet, von der wir allerdings glauben, daß sie eine Angelegenheit der Psychologie, mithin einer Wissenschaft ist. Denn das Denken — als eine Funktion der Psyche und die Psyche als ein Sicherungsorgan des Lebens — kann nicht über das Denken hinausgelangen, und wir meinen, daß das Denken eben „nur mittels des Denkens" erforscht werden kann. Um der Ähnlichkeit individualpsychologischer Gedankengänge willen, — wobei sich von selber ergibt, daß ethisches Gefühl für uns Gemeinschaftsempfinden bedeutet als eine Tatsache, die mit dem Menschsein gegeben ist, die eine angeborene Funktion darstellt, welche ausgebildet werden muß — seien hier einige Aussprüche der Stoiker angeführt.

Seneca (3—65 n. Chr.): „Kein Mensch ist edler als der andere, es sei denn, daß sein geistiges Wesen besser beschaffen und zu edlem Wissen fähiger wäre. Die eine Mutter unser aller ist die Welt; der erste Ursprung eines jeden läßt sich, sei es durch hochberühmte oder niedrige Verwandtschaftsstufen, bis dahin zurückführen. Keinem ist die Tugend verschlossen, allen steht sie offen, alle läßt sie zu, alle läßt sie ein: Freigeborene, Freigelassene, Sklaven, Könige und Vertriebene. Sie sieht nicht die Familie an, noch das Vermögen: der Mensch allein ist ihr genug."

Epiktet (geb. um 50 n. Chr.): „Schweige zumeist; sprich nur das Notwendige und kurz. Vor allem sprich nicht über deine Mitmenschen, sei es tadelnd oder lobend, oder vergleichend."

Marc Aurel: (121—180 n. Chr.) „Wenn du des Morgens nicht gerne aufstehen magst, so denke: ich erwache, um als Mensch zu wirken."

An diesen Ansprüchen, die voll entwickeltes Gemeinschaftsempfinden, gemessen am Ganzen, an der Ehrfurcht vor dem Leben zeigen, können wir feststellen, daß schon hier der Geist den Sieg über das rein Körperliche des Lebens bewußt davon getragen hatte. Er war bei einigen Führer geworden. Er durfte bereits schalten und mit dem Wort ordnen und die Sicherung des funktionalen Denkens gestalten, weil „leicht beieinander wohnen die Gedanken". Das ökonomisch gestaltliche Prinzip in der Allgemeinheit aber rang unterdessen noch schwer in primitiven Anfängen. Das Prinzip der alten Germanen (nach Tacitus): „daß sie nicht mit Schweiß verdienen wollten, was sie mit Blut gewinnen konnten", spielt auch im Römerreich noch die entscheidende Rolle. Hier liegen noch die tiefsten psychischen Gründe, warum es trotz deutlichster Anfänge einer Naturwissenschaft nicht zu einem Vordringen und Gestalten dieser Wissenschaft kam. Schroffer denn je standen Welt- und Lebensanschauung einander gegenüber. „Der Römergeist, der mit empirischer Technik ungeheure architektonische Aufgaben zu lösen gewohnt war, hätte den subtilen Anforderungen ... einer messenden Naturforschung ... genügt, obwohl ihm pragmatisches Denken vertrauter war als stilles Beobachten. Schwieriger wäre es in jener Epoche gewesen, die Hunderte von forschenden und entdeckenden Geistern, deren die Ausbildung dieses Wissenszweiges bedurfte, unter der kleinen Zahl von bildungsliebenden Italikern aufzutreiben. Sollte diese Abkehr des Römertums vom Markt, Tribunal und Heerlager zur Gelehrtenstube und zum Laboratorium erzwungen werden, so bedurfte es einer Not. Diese Not aber war nicht vorhanden. Denn Rom war gewöhnt, die Völker des Erdkreises für seine Erhaltung sorgen zu lassen[1]." Die Form der Raub- und Machtstaaten hinderten eine Weiterentwicklung der Naturwissenschaft. Und zwar deshalb, weil die Entwicklung und Übung des Gemeinschaftsgefühles, die stilles Beobachten, Sich-einfühlen und Der-Sache-dienen zum Inhalte hat, vorangehen mußte, ehe Naturforschung überhaupt erstehen konnte, welche verlangt, daß man sich „mit Liebe dem Tatsächlichen, ja dem scheinbar Nebensächlichen zuwende, um in lebenslanger Arbeit, Korn für Korn, das Bleibende vom Zufälligen zu sondern, ohne Hoffnung, selbst jemals des Weltsymbols teilhaftig zu werden, das aus der reinen Saat erblühen soll"[1].

Wenn die Zeit einmal gekommen sein wird, wo nicht nur auf naturwissenschaftlichem Gebiete das Wesen der Katalyse: die durch die Gegenwart eines fremden Stoffes hervorgerufene Beschleunigung oder Verlangsamung eines chemischen Prozesses (z. B. Wasserstoff und Sauerstoff verbinden sich bei gewöhnlicher Temperatur äußerst langsam, in Gegenwart von Platinschwamm aber mit großer Heftigkeit) zum Gegenstand der Untersuchung gemacht wird, sondern wenn auch auf kulturhistorischem Gebiete dank Forschungen vor allem im Bereiche der Psychologie die Zusammenhänge sich aufhellen, welche Veränderungen durch Hinzukommen neuer Zeitaufgaben schaffen, werden wir in noch ganz anderer Weise das Miteinander der Entwicklung, das uns heute meist als sprunghaft erscheint, verstehen.

Gerade auch auf diesem Erklärungsgebiete der Geschichte müht sich die Individualpsychologie, um ihren Arbeitsanteil zu bringen, indem sie ihre Untersuchungen gründet auf die Erforschung der Zusammenhänge zwischen dem Gemeinschaftsempfinden in seiner Entfaltung und dem Wesen des Mutes und des Training, des Differenzierungs- und Zentralisationsproblems der Psyche. Die individualpsychologischen Arbeitsergebnisse sind es, welche uns bereits heute erlauben, den schwierigen Übergang zu unserer weiteren Betrachtung zu vollziehen: nämlich die psychologische Begründung zu finden für die

---

[1] Walther Rathenau: Zur Kritik der Zeit.

Entwicklung von Patristik, Scholastik und Mystik (300—1400). Die ungeheuere
Aufgabe, welche der Menschheit durch die Entwicklung der logischen Funktion
zugefallen war: die Logik nun in jedweder Form zu erproben und zu verarbeiten,
sie von der aristokratischen Einzelerscheinung aus in die breitere Masse zu
bringen, erfüllt das Denken jener Zeit. Mittels der schier unerschöpflichen
Fülle synodialer Verordnungen zur Bestimmung des Lebens, mittels der Fülle
religiös gestalteter Denkübungen (denn jeder mußte sich persönlich irgendwie
mit den Verordnungen auseinandersetzen, also aktiv werden) gelang es zu
gleicher Zeit, die Entwicklung und Sicherung des Gemeinschaftsempfindens, als
dem Mittel zu weiterem Fortschritt in einer Weise zu fördern, daß den Menschen
das Ganzheitserlebnis und die Willigkeit zur Mehrarbeit wurde. Das scheint
mir im großen und ganzen vom psychologischen Standpunkt, vom Lebens-
standpunkt aus gesehen, die Aufgabe der mittelalterlichen Zeit. Gerade diese
uns bisher als lang und dunkel erschienene Periode der Menschheit möge uns
den Gedanken nahe bringen, daß „schöpferische Pausen" weder Dunkelheit
noch Unfruchtbarkeit sind. Vom Standpunkte eines in sich erfüllten Sinnes
ist alles Dasein irgendwie berechtigt, und Länge und Dauer sind relative Begriffe.
Am vielleicht 108 000 jährigen Entwicklungsprozeß „Menschheit" gemessen,
an einem Bezugsystem Mensch-Kosmos, was besagt jene kurze Zeit ? Die
Aktivität ist nicht immer Zeichen des Fortschrittes, sie kann Neurose sein,
wenn sie den Schein der Leistung anstatt die Leistung selber gibt. Jedenfalls beweisen die Kämpfe der Ratio in Patristik und Scholastik und des
Emotionalen in der Mystik, daß auch hier das Quantitäts- und Qualitätsprinzip
am Werke war, und daß in dem Ringen um lebensanschauliche Darstellungen
das weltanschauliche Prinzip, das unterdessen im Ptolemäischen System verankert eine ungeheure psychische Sicherung darstellte, nur den Hintergrund
abgab für ein teils mutiges, teils entmutigtes Mühen auf dem Schauplatz des
Lebens.

Und da, wo im gleichen Schritt durch die Bindung und versuchweise Ordnung
der Wirtschaft im Zunft- und Handelswesen das Leben gesichert mit ausreichenden
Spielregeln dastand, konnte jene unendliche Aufgabe Mensch wieder versuchen,
über sich selbst hinauszugelangen, damit die Gefahr abgebaut werde, die
durch allzu große Differenzierung und Überschätzung des logischen Denkens
einerseits und des Emotionalen andererseits das Leben mit Erstarrung bedroht. Das Training des logischen Denkens wurde ins Leben geführt, es
wurde der Naturbetrachtung dienstbar gemacht. Die Philosophie der Renaissance und eine ungeheure Entwicklung begann, in der man sich bemühte,
im Werke die Ergebnisse der schöpferischen Pause zu zeigen.

Das Bezugsystem Mensch-Erde wurde gesprengt, um dem Gedanken von
der „Unendlichkeit der Welt" (Giordano Bruno) Platz zu machen. Die Aufgabe war gegeben: die erarbeiteten Gedanken in Leben zu übersetzen.

Es kann uns von unserem Standpunkte aus nicht wundern, daß damals
„das gesamte Geistesleben ... sich in zitternder Erregung" (Friedlein [1]) befand. Dieselben Erscheinungen von Nervosität, wie wir sie in der heutigen
europäischen Menschheit erleben, machen sich in jenen Zeiten geltend. Und
wie das Individuum immer, wenn es seine Sicherheit verliert, wenn seine Spielregeln und Kunstgriffe plötzlich nicht mehr stimmen, wenn die Fülle dessen,
was einstürmt, nicht mehr zu ordnen ist, zu Gewaltkuren greift, — es sei denn,
daß es mutig genug ist, um der Überwertung seiner Ichstellung zu entsagen —
so geschah es auch in jener Zeit, wo die Ergebnisse kopernikanischer Forschung
die Menschheit erzittern machten. Als Individualpsychologen wundern wir

---

[1] Curt Friedlein: Geschichte der Philosophie.

uns nicht über Inquisition und Hexenverbrennung noch über die allzu ausgiebig geübte Verehrung der Madonna. All diese Erscheinungen stellen uns jene Formen der Unsicherheit und des Sicherungsbedürfnisses dar, die wir bei jedem nervösen Menschen heute noch finden können. Man hatte sich das Dogma als Wunderstab und die Madonna aus dem Mangel jeglicher Erziehung zur Erotik in der Ungewißheit des Lebens geschaffen. Man verteidigte das Dogma, weil sein Erkennen als Fiktion einen ungeheuren Lebensmut vorausgesetzt haben würde, weil völlige Neuorientierung damit verbunden war, die aufzubringen nur einer jungen Generation, die nicht allzu viel Umlernen hatte, vorbehalten sein konnte.

Der ungeheure Differenzierungsprozeß des logischen Denkens aber, der nur möglich gewesen war auf dem Wege der Deduktion, die ins Dogma, in die Erstarrung, in das Absolute hatte führen müssen — (auch hier weigerte sich das Leben, einen Erstarrungsprozeß mitzumachen) — schlug um in den Weg der Induktion, die sich in der Naturwissenschaft bewährte, obwohl natürlich auch die Deduktionsergebnisse wissenschaftlicher Arbeit nicht außer acht gelassen wurden. Die empirische Philosophie entstand. Vollgefüllt mit den Bewußtseinsinhalten der bisherigen Menschenarbeit traten junge Generationen von neuem in die Arena der Forschung, um sich der „Wirklichkeit" des Kosmos immer mehr zu nähern.

Ein neues, großes Menschenschauspiel nahm seinen Anfang. Die Fesseln dogmatischer Lebensformen, die wundervoll gestützt hatten, nun aber im großen und ganzen in ihren Zeitinhalten erschöpft waren, wurden auf allen Lebensgebieten zurückgedrängt, verlangten das Ringen um neue Sicherungen.

Und lächelnd und siegreich schritt das Leben in unerschöpflicher Fülle weiter, während unzählige Opfer, welche jedes Neusein erfordert, am Wege blieben und der Überwindung des Vergangenen dienen mußten. Ein Dienen am Leben auch da, wo man es hingab.

Den einsetzenden Empirismus Bacons (1521—1626) und den Naturalismus Hobbes (1588—1679) hier zu würdigen verbietet die notwendige Gedrängtheit dieser Ausführungen. Beide seien nur als die dialektischen Vorbereiter Descartes (1596—1650) und als Ausarbeiter weiterer logischer Sicherungen erwähnt. Denn das Problem des Stoffes und der Form, wiewohl es durch unzählige Übungsvariationen hindurchgegangen war, blieb doch immer noch in der Zentralbetrachtung, dessen Erklärung zu suchen man als Sicherung eines weltanschaulichen Bildes für unerläßlich hielt. Tief aber steckte die Menschheit noch in der Auffassung, daß Logik und Sein eine untrennbare Einheit seien, daß der Geist — der ja nun auch tatsächlich die Herrschaft über das Stoffprinzip davongetragen hatte — mehr als das übrige Leben selber sei. Um der Erforschung aber der Gesetzmäßigkeiten des Geistes willen und der möglichst größten Übung durch das Denken mußte die einseitige Betrachtung bis an die Grenzen der äußersten Möglichkeit getragen werden.

Da das Denken erst mit dem Unterscheiden beginnt, und da begriffliche Ergebnisse immer erst auf dem Umwege schärfster Gegenüberstellung gewonnen werden können (These, Antithese, Synthese), so löste Descartes die Aufgabe seiner Denkarbeit dahin, daß er die geistige und materiale „Substanz" in stärkste Gegenüberstellung brachte, um dann zu entscheiden, daß nur geistige Substanz unmittelbar gegeben sei, daß die Seele denkende Substanz sei: cogito, ergo sum. Die organischen Vorgänge jedoch wurden, um die Suprematie des Geistes zu einer völligen zu machen, als mechanische Abläufe erklärt. Die Verbindung aber der Zweisubstanzenlehre und der mechanischen Naturansicht war der durch die ganze Menschengeschichte wiederholte Versuch, die Einheit von Wissen und Leben herzustellen.

Bei Spinoza (1632—1677) nun, der von seiner religiösen Erziehung her mit dem Leib-Seeleproblem bekannt wird, der sich dann von religiösen Gesichtspunkten zunächst mit dem vorhandenen Material auseinandersetzt, dem stärker als Descartes das Lebenserlebnis als Ganzes im Bewußtsein liegt, muß naturgemäß der Versuch vorzufinden sein, die Mechanik aufzulösen in das lebendig Bewegte.

Um aber seinen Betrachtungen und weltanschaulichen Formulierungen gerechter zu werden, ist gerade bei Spinoza zu berücksichtigen, daß das Leben selber in jenen Zeiten wieder einmal in schärfster Weise eingriff. Die Wirtschaftsentwicklung des Feudalismus, die Lebensgebundenheit wirtschaftlicher Kleinformen unter den Ideologien religiöser Führung hatte sich in den furchtbarsten Kriegsformen einer 30jährigen Dauer neue Bahnen errungen. Die ungeheuren Möglichkeiten des Lebens — im Grauen wie im Lieben — hatten auf der einen Seite unsagbare Entmutigungen in Formen der Stumpfheit, auf der anderen ein um so heftigeres Suchen nach dem Sinn des Daseins erfolgen lassen.

Bei soviel Entsetzen und Elend des Lebens reichte die Vorstellung eines „liebenden Gottes" nicht mehr aus, um einen Halt im Wege das Lebens darzustellen. Und all die zerrissenen Seelen, welche zwar schon von Descartes „ebenso gut und ebenso schlecht sich zusammenflicken ließen", suchten weiter nach neuen Erkenntnismöglichkeiten. Die Auffassung, die E. Mach einmal als die pharmazeutische verspottet hat: „auf eine Dosis Ursache folgt eine Dosis Wirkung" drängte über die Grenzen hinaus nach Erweiterung, und Spinoza war der Vollstrecker dieser Fortschrittsmission. Die Mannigfaltigkeiten und Unverständlichkeiten des Daseins, die immer größer sich zeigten, zwingen den geistigen Prozeß zu Umstellungen in dieser Richtung. Spinoza sucht auf Grund eines pantheistischen Gottesbegriffes, in dem sich die beiden unendlichen, durch keinen Kausalnexus verbundenen Reihen: Körper einerseits und Seele andererseits zur Einheit verbinden, das Problem zu lösen. Zwar „laufen zwei Reihen von Geschehnissen in gegenseitiger vollkommener Unabhängigkeit nebeneinander her, doch hat jedes Glied der einen sein ganz bestimmtes Gegenstück in der andern. Nicht nur ist jeder seelische Vorgang mit einem körperlichen, sondern auch jeder körperliche mit einem seelischen verbunden. Und zwar gesetzmäßig. Denn wenn sich ein körperlicher Vorgang wiederholt, so wiederholt sich zugleich der geistige, der früher mit ihm zusammen aufgetreten ist und umgekehrt."

Die Erkenntnis dieser Gleichzeitigkeiten, dieses Nebeneinander der Dinge (die Vorläufer der Gedanken von der funktionellen Abhängigkeit alles Geschehens) in strenger Gesetzmäßigkeit, dem Leibniz später den Namen der „prästabilierten Harmonie" verlieh, wurde das die Menschen an Spinoza erschütternde Erlebnis, dem Goethe Ausdruck verlieh in der Gestaltung des Faust und Mephistopheles (in dem Nebeneinander und unentbehrlichen Miteinander von Gut und Böse, von Faust und Mephistopheles). Spinoza und Leibniz überwanden in ihrem System die theologische Zweckmäßigkeit in der kirchlichen Lebens-Deutung. Trotzdem aber mußte die einseitige, intellektuelle Übertonung der Betrachtung zum Scheitern führen. Weltanschauung auf Kosten des Lebens erwies sich auch hier als nicht haltbar.

„Da der Verlauf in der Welt nach den Gottes Intellekt immanenten unabänderlichen Gesetzen des logischen Denkens erfolgt, so ist jeder Zweck in der Welt ausgeschlossen". Wir sehen hier deutlich, wie die Suprematie des „logischen Denkens" die Gesamtwirklichkeit des Lebens vernachlässigt und darum notgedrungen in die Sackgasse treiben muß. Das Kennzeichen des Rationalismus wird hier deutlich, dessen Weg allerdings nötig und nur durch ausgesprochene Einseitigkeit möglich war. Die Fülle der Erfahrung war noch nicht reich genug, um die Abstraktion mit Erfolg zu erlauben.

So ist es selbstverständlich, daß bei Leibniz (1646—1716) das stärkere Suchen nach Wirklichkeits- und Lebensnähe zu finden ist. Leibniz sah im Leben überall Gegensätze in Übergängen, „Fortsetzung angefangener Reihen, fließende Grenzen". Ihm war das Gesetz der Kontinuität — wenn auch noch nicht als „Nurform" unserer Anschauung — aufgegangen. Auch ihm war es noch Realität, weil auch er die logische Betrachtung nicht nur als Hilfsmittel des Denkens ansah. Wesentlich ist, daß Leibniz dadurch daß er nicht an Atome, nicht an die „Unteilbarkeit letzter, ausgedehnter Teilchen" zu glauben vermochte, den Begriff der „ausgedehnten Substanz" vernichtete und den Anstoß darstellt zur heutigen Naturbetrachtung im Einsteinschen Sinne. Er vollzog den „materialistischen Abbau" des ausgedehnten Substanzbegriffes.

Es gehört nun zu einem der interessantesten Vorgänge innerhalb der Philosophie, wenn man von der Arbeitshypothese des Lebens als tragender Qualität ausgeht, zu beobachten, wie anders sich die philosophische Entwicklung in Deutschland gegenüber derjenigen in England vollzieht. Die durch die Insellage Englands gegebene stärkere Auseinandersetzung mit dem Leben, die notwendig stärkere Erziehung zum Mut, zum schnelleren Anpacken gegenüber den Aufgaben des Daseins hat auch die geistige Entwicklung eher zur Auseinandersetzung mit der Ganzheit des Lebens gezwungen. Das Festland hinkt hier nach, wenngleich es auf der anderen Seite durch die größere Schwerfälligkeit auch die größere Stetigkeit und Gründlichkeit des Denkens erzeugt, die z. B. Engländer so oft bei Deutschen in Erstaunen setzt. (Man vergleiche einmal die Aktivität des japanischen Inselvolkes mit der Traditionstreue Zentralasiens.) Locke, Berkeley und Hume sind in England die Träger des philosophischen Entwicklungsganges. Bei allen drängt die Empirie sich in den Vordergrund der Betrachtung, doch läßt der Einfluß des Festlandes nicht ganz zu, daß man sich allzu kühn vorwärts traut. Man legt auch in England — und vielleicht gerade in England — noch Wert darauf, in der anerkannten, der guten Gesellschaft zu bleiben.

Locke (1632—1704) nähert sich nun schon Gedankengängen, die sich bemühen, das Denken als eine biologische Funktion aufzufassen — er kommt aber trotz gründlicher psychologischer Analysen nicht vom Boden der Zweisubstanzenlehre fort, hält „das Dasein Gottes für beweisbar und glaubte an eine unendliche Stufenfolge von Geistern zwischen Gott und den Menschen". Auf ihn trifft das Wort von Richard Avenarius zu, daß das logisch Unhaltbare noch nicht ohne weiteres auch das biologisch Fallengelassene ist. Aber die ganzen Vorbereitungen in der Entwicklung drängen nun in Berkeley (1685–1753) weiter zur Entscheidung. Während er die Gedanken von den „primären und sekundären Qualitäten aufhebt", auch hier den Substanzbegriff abbauend, bringt er denselben, wie er glaubt, auch noch zu Fall durch seine spiritualistische Reduktion der doppelten Substanz auf eine.

An diesem Punkte zeigt sich wieder deutlich die Unmöglichkeit einer Denkweise, die — bei Verwechslung von logischem Denken als Hilfsmittel und wirklichem Denken (die Erkenntnis aus der Mannigfaltigkeit des Lebens) die Empire so vergewaltigt, daß schließlich nur das Geistige allein für sich im luftleeren Raume übrig bleiben muß. Aber all die Unsicherheiten und Umwege des Denkens, die das Leben, da es selber noch im Anfangsprozeß seiner Entwicklung, in der Vorgeschichte des menschlichen Seins steckte, dem Denken aufzwang, führten doch zu jenem ungeheuren Training des Geistes, das sich umsetzte in die größere Bewältigung der Natur durch technisches Können, so zu ihrer teilweisen Beherrschung durch den Geist führend, der, selber ein Stück Natur, ihre Gesetzmäßigkeiten in sich trug, so daß alles technische

Können und seine Entwicklung in Industrie und Wirtschaft nur das „im Menschenkopfe umgesetzte Materielle" war.

Angesichts dieses Lebensentwicklungsganges ist es nicht verwunderlich, daß Hume (1711—1776) vor allem von der psychischen Zergliederung zur philosophischen Formulierung kommt. Die Sicherung des Daseins durch Entwicklung der geistigen Inhalte zu technischer Beherrschung in Maschine und Wirtschaft ermöglichten auf der einen Seite einen stärkeren Abbau von ideologischen Sicherungsformeln des logischen Denkens — (der Mensch hatte genügend neue Spielregeln in der Wirklichkeit, um den Sprung in Neuentwicklung wagen zu können) — auf der anderen gewährten sie einen so viel stärkeren Einblick in Natur-Zusammenhänge, und die Akkumulation des Wissens war, — bereits in ersten Anfängen erkennbar — abtrennbar von der Tatsache des „Bewußtseins, der Seele an sich", daß Hume, an Hand seiner scharfsichtigen Untersuchungen, die aus stärkstem Wirklichkeitserleben gewonnen wurden (Hume hat die Welt vielseitig bereist), den Bewußtseinsinhalt bereits als nicht einheitlich gegebenes Moment zergliedern konnte. Nach seiner Auffassung zerfallen die Wahrnehmungen in „impressions", Eindrücke oder Wahrnehmungen und „ideas" oder die davon zurückbleibenden Vorstellungen. Erkenntnis, so schließt Hume, kommt also nur zustande durch Erfahrung — (eine äußere und innere) von der Seele kann ich weiter nichts aussagen, als daß sie „ein Bündel von Vorstellungen" ist. Die Angriffe auf die objektive Gültigkeit der Begriffe von „Substanz, Existenz, Kausalität" folgen. Und damit war der Anfang gegeben, den Weg der Unterscheidung von „Kunstregeln" und „Kunstgriffen" des Denkens aufzudecken und zu betreten. Kunstregeln sind das „Zusammen aller jener technischen Operationen, vermöge welcher eine Tätigkeit ihren Zweck, wenn auch mehr oder weniger verwickelt, so doch direkt zu erreichen weiß [1]. (Die Sicherungen durch das Denken entwickeln sich auf der jeweiligen Stufe der Kenntnis der Zusammenhänge einer jeweiligen Zeitepoche). Sie machen den Inhalt des logischen Denkens aus. Kunstgriffe dagegen sind „wunderbar zwecktätige Äußerungen der organischen Funktion des Denkens", um das Ziel auf Umwegen zu erreichen. (Die Sicherungen entbehren noch der Sinnzusammenhänge, sie sind die Bahnbrecher auf dem soziologischen Entwicklungsfortschritt und entwickeln daher ihre Vorsichtstendenz). Sie wachsen je nach Erprobung dem Inhalte des logischen Denkens zu oder vertreiben veraltete Formulierungen zugunsten neuer Inhaltsgestaltung.

In all diese drängende, gärende Entwicklung nun platzt wie eine Bombe die Philosophie Immanuel Kants (1724—1804). „Das philosophische Erstaunen" beginnt und damit der Kritizismus innerhalb des Denkens. Und zwar des Staunens darüber, daß der Gegenstand, der in unserem Bewußtsein eine Wahrnehmung erregt, und diese Wahrnehmungen selbst wesentlich voneinander verschieden sind. „Denn all unsere Eindrücke von der Außenwelt werden uns durch die Sinne vermittelt; sie gehen durch die Sinnesorgane hindurch und werden deshalb durch den Bau und die Einrichtung dieser Organe wesentlich beeinflußt und wesentlich mitbedingt." „Die Sinne geben uns (wie Helmholtz sagt) die Wirkungen der Dinge, nicht getreue Bilder oder gar die Dinge selbst." Was wir anschauen, sind nicht die „Noumena" (Dinge an sich), sondern die „Phänomena". — Die Welt als Erscheinung steht vor uns. Es ist natürlich unmöglich, in wenigen Zeilen auch nur den Versuch einer Würdigung Kants machen zu wollen. Gegenüber seiner Leistung wird sie vorausgesetzt. Aber da es sich bei einer Psychologie der Welt- und Lebensanschauungen darum handeln muß, den individualpsychologischen

---

[1] Vaihinger: Die Philosophie des Als-Ob.

Maßstab anzulegen, so kann es auch gegenüber Kant nur da geschehen, wo wir glauben, daß der Weg von seiner Arbeitsleistung aus weiter führt. Sein Positives bleibt gerechtfertigt in sich.

Psychologisch haben wir also anzusetzen bei der Kantschen Erkenntnislehre und seinen Auffassungen über das a priori. Der „neue", der transzendentale Gesichtspunkt der Kantschen Erkenntnislehre geht von der Auffassung aus, daß „die Erkenntnis nicht nach ihrem psychologischen Zustandekommen in den Individuen, sondern nach dem Geltungswert ihres Inhaltes zu untersuchen" sei. Hier stock ich schon — denn beim Gesichtspunkte vom Leben als tragender Qualität kann ich nur vom Leben, also nur vom Erfahrungsstandpunkte ausgehen, während wir eine Untersuchung nach dem Geltungswert bei dialektischer Betrachtung nur im Sinne einer soziologischen Darstellung vollziehen können. Soziologie ist aber nicht Philosophie. Wenigstens noch nicht zur Zeit — und dann würde es sich nur um eine philosophische Soziologie handeln. Bei der Tatsache jedoch, daß Kant bemüht war, seine transzentendale Betrachtungsweise von der psychologisch-genetischen zu trennen, springt für uns die Erkenntnis heraus, daß in der Logik noch Teile stecken müssen, die ihr nicht zugehören. Auch hier, um mit Vaihinger zu sprechen, befinden wir uns auf dem Wege — nachdem die Sicherung der regulären Methoden in weitestem Maße gelungen ist — zur Bearbeitung des Irregulären, dessen, was uns noch als irregulär erscheint, weil wir erst jetzt zu seiner Bearbeitung kommen können. Hier gerade hat die Individualpsychologie eine Fülle wichtigster Beiträge geliefert, die noch der philosophischen und erkenntniskritischen Eingliederung harren. Kant glaubte, daß die Logik im wesentlichen schon durch Aristoteles zum Abschluß gekommen sei. Er konnte nicht ahnen, daß sie — noch stark der Um-Weiterbildung fähig, — vor allem die erkenntniskritischen und psychologischen Momente, die sie noch in sich trägt, aus sich entfernen muß, wobei sich dann zeigen wird, daß eine Erkenntnistheorie aufzustellen eben nicht Sache der Logik, nicht der Philosophie, sondern nur der Psychologie sein kann. Auch hier hat die Individualpsychologie bereits ihren empirischen Erfahrungsschatz gebildet, der ebenfalls auf Verarbeitung wartet.

Auch gegenüber dem Kantischen „a priori" müssen wir vom individualpsychologischen Standpunkte aus schärfste Bedenken haben. Die a priorischen Faktoren im Denken und damit in den Wissenschaften selber entdecken wollen, heißt für uns Eulen nach Athen tragen. Das a priori kann nur in all den vielerlei Funktionen stecken, deren sich das Leben zu seinem Aufbau bedient. Das Denken aber ist nur eine Funktion, aus der Fülle der vielen, wenngleich eine sehr wichtige, unentbehrliche, wesentliche. Als Funktion aber ist Denken auch nur eine Sicherung und als solche dienendes Mitglied im Ganzen der ungeheuren Lebenssymphonie. Es ist hier nicht der Ort, sich mit der allgemein üblichen Auffassung auseinanderzusetzen, daß aber doch die Sätze des Denkens in der reinen Mathematik als a priori gelten. Soviel sei nur gesagt, daß allerdings die „reine Mathematik eine von der besonderen Erfahrung jedes einzelnen unabhängige Geltung hat" — aber, auch wenn ihr Stoff in höchst abstrakter Form erscheint, kann sie heute „ihren Ursprung aus der Außenwelt nur oberflächlich verdecken." Zu allerletzt beruht auch sie auf den „eigenen, freien Schöpfungen und Imaginationen des Verstandes", nämlich den imaginären Größen. „Auch die scheinbare Ableitung mathematischer Größen auseinander beweist nicht ihren apriorischen Ursprung, sondern nur ihren rationellen Zusammenhang [1]."

Kant selber hat aber eingeräumt, „daß die konkreten räumlichen und zeitlichen Eigenschaften und Verhältnisse der Dinge, sowie die einzelnen Natur-

---

[1] Fr. Engels: Herrn Eugen Dührings Umwälzung der Wissenschaft.

gesetze nicht a priori abzuleiten seien, sondern auf Erfahrung beruhten, und daß es ein glücklicher Zufall sei, daß die Erscheinungen jene „Affinität" besitzen, die es gestatten, sie einheitlich zu apperzipieren und sie mit Hilfe der Kategorien als „Natur" zu denken. Mithin müssen in den „Erscheinungen" der Dinge an sich Anhaltspunkte dafür gegeben sein, die ihrerseits auf Beschaffenheiten der Dinge an sich zurückschließen lassen, und es muß der anschaulich erlebten Räumlichkeit und Zeitlichkeit eine transzendente Ordnung entsprechen[1]." Der Begriff des „Dinges an sich" aber ist vom Standpunkt der Untersuchung Vaihingers als ein in sich widerspruchvolles Gebilde, als eine Fiktion aufzugeben.

Was nun die welt- und lebensanschauliche Bedeutung der Kantischen Philosophie für uns ausmacht, gemessen an dem Wesen der Pflicht im kategorischen Imperativ, so müssen wir der Meinung sein, daß hier zwar eine „Metaphysik der Person" (Allers) versucht wurde, aber über Ansätze nicht hinausgelangte. Sie konnte nicht darüber hinausgelangen, weil sie das Kriterium ihres Inhaltes nicht aus der Ganzheitsbezogenheit des Lebens nahm, auch noch nicht nehmen konnte, weil die Wissenschaftsentwicklung weder über genügend biologische noch soziologische Entwicklungserkenntnisse verfügte, und weil der Entwicklungsgang der Naturwissenschaft — so siegreich er war — ebenfalls nicht über den eigenen Schatten zu springen vermochte.

Die individualpsychologische Auffassung der „immanenten Logik" menschlichen Zusammenlebens, welche trotz den a priori-Formen ihrer Erkenntnis die Spielregeln individuellen Seins aus dem dialektischen Lebensprozeß entwickelt — sich aber immer orientiert an der jeweiligen Erscheinungsform des Gemeinschaftsgefühles, erscheint bei Kant noch als beziehungsloses „absolutes Postulat". Die freudlose Pflicht aber, wie sie nach Kantischer Auffassung möglich, ja teilweise notwendig ist, erscheint uns mit Max Scheler[2] nicht nur eine abzulehnende Einengung, eine Verarmung der Ethik, sondern ist für uns teilweise entmutigte Sinndeutung gegenüber der Lösung der Lebensaufgaben. Allerdings darf nicht übersehen werden, daß neben dieser Strenge des kategorischen Imperatives Kant die Berücksichtigung von Neigungen nicht völlig verneint hat. Er war nur der Meinung, „in einem sittlichen Wollen werde die Frage nach dem „Wie" des Wollens ohne Rücksicht auf die Neigungen beantwortet". Insofern in diesen Gedanken die Erkennung der Wirklichkeit in ihrer Härte — unabhängig vom sittlichen Wollen — steckt, pflichten wir Kant bei, um so mehr als er meint, daß die „Antwort auf die Frage nach dem „Was" des Wollens gerade in vollem Umfange von den menschlichen Neigungen abhänge" — individualpsychologisch gesprochen vom Finale der Persönlichkeitseinheit. Im übrigen stimmt zu unseren individualpsychologischen Erfahrungen, daß überall da, wo wir auf allzu große Strenge treffen, sich hinter dieser Geste die seelische Unsicherheit zeigt, welche noch nicht zur tiefsten Hingabe an das Leben gelangen konnte, sich aber dennoch um Formulierungen müht, um der „menschlichen Aufgabe" zu dienen.

Mit Kant und seinem Denken hatte die Menschheit wieder den Abschluß einer gewissen Qualitäts-Erscheinungsform erreicht. Der ungeheuerlich lange Weg menschlicher Geistesarbeit vom Primitiven bis zum Geistesmenschen, das Aufstapeln schier unübersehbarer Erkenntnisse, gewonnen aus der Mitarbeit von Milliarden, war dennoch naturgemäß behaftet mit allen Unsicherheitserscheinungen, die einer Teilbetrachtung, auch wenn sie das Ganze sucht, immer anhaften müssen. Noch verfing sich das Denken in vielfach gefährlichen

---

[1] A. Messer: Geschichte der Philosophie III.

[2] Vgl. Max Scheler: Die Wissensformen und die Gesellschaft. Probleme einer Soziologie des Wissens.

Experimenten. Aber das Leben, das unterdessen die Leistungen aller geistigen Ergebnisse in Technik und Handel verarbeitend — hinweg über die Grausamkeiten der Lebensvernichtung durch Kriege — seiner selbst als auch in der breiteren Masse sicherer geworden war durch den Anteil, den die Masse allmählich an den von ihr mitgeschaffenen Errungenschaften des Fortschrittes bekam, ließ — kühner gemacht — nunmehr weiterhin die „Masse" stärker heran. Der Sohn eines armen Webers zu Rammenau in der Oberlausitz, der über die Spielregeln des harten Lebenserlebnisses durch Erfahrung verfügte und daraus zu schöpfen vermochte, nahm seinen Entwicklungsgang hin zum Geistigen.

Johann Gottlieb Fichte (1762—1814) hat in erster Linie in seiner praktischen Philosophie für den Individualpsychologen Interesse. Denn diese Philosophie mündet aus

1. in einer Erziehungslehre,
2. in einem Plan zur Neuorganisation der Gesellschaft.

Nicht ohne Wichtigkeit ist für uns, die Herkunft Fichtes zu vergleichen mit seiner geistigen Leistung. Wer Fichtes Leben kennt, weiß, was für große Minderwertigkeitsgefühle, die besonders durch seine soziale Herkunft bedingt waren, er zu überwinden hatte. Die Not der Zeit und des Lebens mußte ihn wie selbstverständlich stärker zur Auseinandersetzung mit dem praktischen Leben denn mit den rein logischen Gedankengängen zwingen. Das Leben mußte gegenüber der farblos gewordenen und zum Teil erstarrten Dogmatik vom allein seligmachenden verstandesmäßigen Denken wieder einmal den Ausgleich vornehmen. Das immanente Gesetz wirkte sich aus. Und so sehen wir, wie Fichte eben aus Lebenserfahrung heraus das reale Leben stärker in seinen Werken sprechen läßt. Er kommt zu der Erkenntnis,

1. daß die Erziehung anders werden müsse, weil die Menschen noch zu sehr von asozialen Trieben beherrscht werden,
2. daß die Rechts- und Staatsverfassung in entscheidendem Maße von der Wirtschaftsweise abhängig sei.

Durch die Tatsache seines „Geschlossenen Handelsstaates", verzichtet er darauf, nur eine Staats- und Rechtslehre im engeren Sinne zu geben und bringt den für seine Zeit kühnen Plan einer Wirtschaftsordnung, die das Problem von Gebundenheit und Freiheit, von Gemeinschaft und individueller Persönlichkeitsentwicklung neu aufzurollen beginnt. Der Bann doktrinärer Beherrschung des Lebens, nur vom Erkennen her, ist gebrochen. Das Leben selber, das sich mit Windeseile in der Anhäufung von Wirtschaftsgütern seinen immanenten Entwicklungsgang vorschrieb, drängte auch das Denken, das es lange aus seiner Obhut entlassen hatte, wieder in seinen Kreis zurück. Gerade wer Fichtes Leben kennt, der weiß im übrigen, wie er selber unter seiner asozialen „Anlage", der schlechten Entwicklung und Entfaltung seines Gemeinschaftsgefühles gelitten hat, die ihm u. a. die Lösung der Aufgabe gegenüber dem anderen Geschlecht, in diesem Falle gegenüber seiner Frau, fast unmöglich machte. Er stand zu ihr, wie jener Teil der Männerkultur, der durch die Überwertung des verstandesmäßigen Denkens die Frau vorwiegend zum Objekt machte [1]. Aber wie jeder Schritt der Entwicklung und Befreiung der Menschheit nur durch das Erlebnis bitterster Not und Erfahrung gehen kann, ehe der Mensch zu neuen, fördernden Lebenserkenntnissen kommt, so ist auch Fichte in seiner lebensanschaulichen Einstellung in erster Linie nur zu verstehen aus der Analyse seiner Minderwertigkeitsgefühle und ihrer Kompensationen, die er zum Schutze

---

[1] Gertrud Bäumer: Fichte und sein Werk.

seines Persönlichkeitsgefühles entwickeln mußte. Er war im Grunde dadurch nur ein Spiegelbild der Qualitätsformungen seiner Zeit.

Ehe aber das Leben zu der breiten Besitzergreifung seiner Rechte schreiten konnte, mußte es noch der methodologischen Entwicklung harren, die ihm diesen Übergang ermöglichte.

Durch die dialektische Methode Hegels (1770—1831) wurde dieser Übergang gefunden. Was für individualpsychologische Betrachtung hier wesentlich ist, ist zunächst die scharfe Unterscheidung von logischem und wirklichem Denken. Hier zieht sich deutlich der Trennungsstrich, der dann die spätere Erkenntnis ermöglichte, Logik nur als ein Hilfsmittel für die Erkenntnis des Lebens anzusetzen. Hier beginnt, wenn auch noch nicht voll bewußt, der Abbau der Überwertung des Denkens und seine Überführung in eine Funktion. Vorab aber vollzieht Hegel noch die Entwicklungsformel so, daß er glaubt, daß das ganze Dasein Selbstentwicklung der Idee sei (der absoluten Idee) und daß der Philosoph im Denken diese ganze Entwicklung nachbilden könne. „Gegen Kants Ansicht, daß man das Erkenntnisvermögen selbst vorher untersuchen müsse, ehe man daran gehe, Gott, das Wesen der Dinge usw. zu erkennen", bemerkt Hegel: „Erkennen wollen, ehe man erkenne, ist ebenso ungereimt als der weise Vorsatz jenes Scholastikers, schwimmen zu lernen, ehe er sich ins Wasser wage." Auch ihrem Inhalte nach lehnt Hegel Kants Erkenntnistheorie ab; denn auch sie hält an der Voraussetzung fest, daß das Denken bei seinen Formen eines von außen gegebenen Stoffes nicht über sich hinausgelange zum Gegenstand, sondern daß dieser als ein „Ding an sich" schlechthin jenseits des Denkens bleibe. Die Behauptung Kants, daß die Kategorien nicht auf die „Dinge an sich" anwendbar seien, hebt nach Hegel die Wahrheit der Kategorien auf. Mit Recht hat darum nach seiner Ansicht „der konsequenter durchgeführte transzendentale Idealismus das von der kritischen Philosophie noch übrig gelassene Gespenst des „Dinges an sich" zerstört."

Sind aber die Gegenstände nichts außerhalb des Denkens Liegendes, sondern sein eigener Gehalt, so ist klar, daß die Erkenntnis nicht auf „Erscheinungen" beschränkt bleibt, sondern die „Dinge an sich" erfaßt. In der ewigen dialektischen Entwicklung des Seins (der Wirklichkeit — dem wirklichen Denken) geht der Weg der Bewegung vorwärts durch das Umschlagen von Quantität in Qualität. Zu gleicher Zeit ist es aber nach Hegel die „absolute Idee", welche hinter allem steht. Sie schlägt um in die Idee in ihrem „Anderssein", oder ihrem „Außersichsein", sie wird Natur. So geht auch Hegel aus vom Denken, um zum Sein zu gelangen. Aber er geht über die bisher übliche Auffassung hinaus, weil er kraft seiner Methode „die ganze natürliche, geschichtliche und geistige Welt als einen Prozeß, d. h. als in steter Bewegung, Veränderung, Umbildung und Entwicklung begriffen dargestellt und durch ihn der Versuch gemacht wurde, den inneren Zusammenhang in dieser Bewegung und Entwicklung nachzuweisen. Von diesem Gesichtspunkt aus erschien nun erstmalig die Geschichte der Menschheit nicht mehr als ein wüstes Gewirr sinnloser Gewalttätigkeiten, die vor dem Richterstuhl der jetzt gereiften Philosophenvernunft alle gleich verwerflich sind, und die man am besten so rasch wie möglich vergißt, sondern als der Entwicklungsprozeß der Menschheit selbst, dessen allmählichen Stufengang durch alle Irrwege zu verfolgen, und dessen innere Gesetzmäßigkeit durch alle scheinbaren Zufälligkeiten hindurch nachzuweisen, jetzt die Aufgabe des Denkens wurde."

Daß er dennoch bei der Behauptung vom Absoluten verharrte, um es zu beweisen, statt es als gegeben anzunehmen, trotzdem er es durch den dialektischen Prozeß aufhob, lag in der Tatsache seiner Auffassung, „daß das, was durchs Denken von und an den Dingen erkannt wurde, das allein an ihnen

wahrhaft Wahre sei: daß die Dinge und das Denken derselben an und für sich
übereinstimmen, daß das Denken in seinen immanenten Bestimmungen und
die wahrhafte Natur der Dinge ein und derselbe Inhalt sei."

Hegel glaubte, das immanente Gesetz des Absoluten im Denken selber
zu haben. Er kommt hier vollkommen an moderne Gedanken und Forschungsergebnisse heran. Die weltanschauliche Bedeutung Hegels liegt in der Auffassung des allgemeinen Zusammenschlusses aller Erscheinungen — der
materiellen und der geistigen —, wodurch Welt- und Lebensanschauung
Einheit werden würden. Sie praktisch herzustellen, hat Hegel nicht erreicht.
Der Gedanke aber der dialektischen Entwicklung und des Zusammenschlusses
aller Lebenserscheinungen ist seit Hegel aus der Geschichte der Philosophie
nicht wieder verschwunden.

Ehe wir nun aber auf die „Umkehrung der Hegelschen Dialektik" in die
praktische Wirklichkeit durch die Philosophie von Karl Marx eingehen, sei
hier noch kurz der Philosophie Schopenhauers und Nietzsches gedacht.
Die beiden interessieren den Individualpsychologen deshalb, weil bei beiden
Wesenszüge als Vorläufer unserer Anschauungen zu finden sind. Bei Schopenhauer (1788—1860) ist der Intellekt bereits im Dienste des Willens. Das
Denken ist somit seiner Königstelle entkleidet, es erscheint im Verein mit etwas
anderem, ist nicht mehr Selbstzweck, sondern tritt in den Dienst des Ganzen,
des Lebens. Das Denken wird Funktion. Sodann hat Schopenhauer den
flachen Optimismus der Aufklärungszeit überwunden, hat die ungeheure Härte,
Tragik und Schwere des Daseins aufgezeigt, hat verzichtet auf „hohe Ideale",
die irre führen und den Blick auf das Ganze verwehren. Er versucht einzutreten durch Pessimismus in die Bejahung des Daseins. Aber erst Nietzsche
(1844—1900) war es vergönnt, den „Willen zum Leben" im heroischen Kampf
gegen alles Schwere und Niederdrückende positiv und praktisch in seine Lehre aufzunehmen. Zwar bleibt auch Nietzsche noch gefangen in der Überwertung der
Auslese, in der Verkennung der Andersartigkeit psychischer Gesetze gegenüber
der organischen Entwicklung — aber „der Liebende des Lebens" klopft in ihm
so laut und vernehmbar an die Pforte des Lebens als tragender Qualität, um
zu befreiender Lebensanschauung zu gelangen, daß er, wie vom Dämon gejagt,
neuen Weg suchen mußte. Doch auf die brennendste Frage erfolgt noch keine
Antwort. Nur dumpfes Murren und Stöhnen dringt aus der Tiefe des Daseins
hervor. Im unendlichen Prozeß weiter aus sich heraus zeugend hat der zielgerichtete Geist in der Akkumulation des Wissens und der Wirtschaftsgüter
die Formen veralteter und erstarrter Gemeinschaftsbindung in rasendem Druck
orkanartiger Stärke gesprengt. Menschenopfer fallen — die Not grinst aus den
Ecken. Wie nur Herr werden in des drängenden Daseins Fülle? Mit „Ideen"
und „Systemen" ist dieser Entwicklung nicht mehr beizukommen. Das Leben
wird übermächtig und langsam beginnt — wieder umschlagend von Quantität
in neue Qualität — jener Prozeß, der überwertige Erscheinungen, die durch
logische Überdifferenziertheit das Leben zu ersticken drohen, durch die Einreihung in die Gesamterscheinung des neuen Lebens führt. Der Drang zu Lebensauffassungen zu gelangen äußert sich überwältigend und Karl Marx wird
ihr Verkünder.

Karl Marx (1818—1883) als Schüler Hegels unternimmt zu diesem Zwecke
den Versuch, die Dialektik Hegels „vom Kopfe her auf die Füße" zu stellen,
um so — den Entwicklungsprozeß des lebendigen Daseins betrachtend
dessen vom gesellschaftlichen Sein ausgehende Gesetzmäßigkeit, sich im
Bewußtsein des Menschen widerspiegelt — die Menschheitsentwicklung nicht
nur in bezug auf vergangene und gegenwärtige, sondern auch auf zukünftige
Eigengesetzlichkeit zu untersuchen.

Um jedem Mißverständnis vorzubeugen, sei hier ausdrücklich bemerkt, daß es ein vergebliches Bemühen wäre, Marx und Engels „als Fachphilosophen im Sinne eines Erkenntnis-Theoretikers" ansehen zu wollen. „Sie waren sachlich lediglich Vertreter der Sozialwissenschaft und Geschichte, und die Lehre von der Dialektik wie überhaupt die Theorie der materialistischen Geschichtsauffassung sind methodologische Erörterungen im Bereich der Sozialwissenschaft und der Geschichte. Nur deshalb und gerade deshalb waren sie Philosophen, weil sie diese ihre einzelwissenschaftlichen, nämlich gesellschaftlichen und historischen Forschungen im philosophischen Geiste durchführten, indem sie sich auf die logisch-methodologischen Grundlagen dieser Wissenschaften besannen und sich über sie Rechenschaft zu geben suchten. Es ist eine Verkennung des historischen Materialismus, wenn man in ihm eine Erkenntnistheorie sieht. Marx und Engels haben nicht die Frage nach den besonderen Bedingungen der Erkenntnis des sozialen Lebens. Sie wollen unmittelbar das soziale Leben der Menschen erforschen und fragten aus dieser Ansicht heraus nur, welche Bedingungen zu erfüllen seien, damit diese Erkenntnis Wissenschaft im Sinne Kants, nämlich ein einheitlicher Systemzusammenhang über die eigentliche einzelne Gegenstandserkenntnis hinaus werde. Hinter ihrer Lehre steht allerdings also eine bestimmte Erkenntnistheorie, aber Marx und Engels haben niemals auf sie Bezug genommen, sondern sie stillschweigend vorausgesetzt. Und zwar ist es der Kritizismus Kants, auf dem die Geschichtsmethodologie von Marx und Engels ruht [1]." Und indem Marx dem Prinzip des Umschlagens der Quantität in die Qualität noch das am Anfang erörterte Gesetz „der Negation der Negationen" hinzufügte, gewann er durch diese Methode die Möglichkeit, den Begriff des sozialen Lebens als Bewegung und den Entwicklungsprozeß in seiner immanenten Gesetzmäßigkeit zu untersuchen. Und Hegels Gedanke: Im Sein spiegelt sich der Entwicklungsprozeß des Denkens wurde für Marx der umgekehrte: Im Denken spiegelt sich der vergesellschaftete Entwicklungsprozeß des Seins. Das Ideelle ist nicht der Gegensatz zum Materiellen. Sondern dieses Materielle erscheint als das Bezugsystem der Lebensverhältnisse, es erscheint in den wirtschaftlichen Beziehungen, in welchen Menschen zueinander stehen, es bezieht sich auf etwas, was in der „Natur" gar nicht vorkommt, „kurz, dieses Materielle ist nichts Sachliches mehr, sondern etwas Menschliches und als solches etwas Geistiges" (Max Adler). Das Materielle ist wie das Ideelle das „im Menschenkopf umgesetzte Materielle" (Karl Marx). In der Tatsache, daß Marx das Denken nicht als „Funktion" im weitesten Sinne eingliederte, auch nicht eingliedern konnte (er sah viel zu scharf bereits, daß Erkenntniskritik nicht mehr Sache der Philosophie ist und ließ daher eine Bearbeitung dieses Problems, das bei der Unentwickeltheit der Psychologie zu klären auch für ihn noch nicht möglich war), liegt das für Marxforscher oft unerklärliche Geheimnis, daß auch Marx wie Hegel Denken und Sein identisch werden läßt. Die beiden aber, die mit ihrer Arbeitsmethode das immanente Gesetz suchten, mußten notwendig zu diesen Konsequenzen gelangen, bis eine heutige Zeit nachweisen durfte, daß in der „Immanenz" nicht nur die „Welt als Erscheinung", sondern ein Teil des kosmischen Geschehens sich enthüllt, ein Stück des Absoluten sichtbar wird, dem wir uns kraft dieser immanenten Gesetze zugeteilt finden.

Der historische Materialismus nun als eine bestimmte soziologische Methode, im Sinne Kants als transzendentale Methode aufgefaßt, ist deshalb aber so stark Lebensanschauung, weil er vom Leben als tragender Qualität ausgeht und auf alle Struktur gegenüber der Tatsache Leben verzichtet.

---

[1] Albert Kranold: Die Persönlichkeit im Sozialismus.

Bewaffnet mit der dialektischen Denkmethode legte Marx nun die Sonde an die „ökonomischen Kategorien" seiner Zeit. Und siehe da, sie lösten sich auf in Hypothesen und Fiktionen, wo sie bisher als einheitliche Struktur ökonomischer Kategorien in den Begriffen von Produktion und Konsumtion", von „Produktion und Distribution", von „Austausch und Zirkulation" erschienen waren. Durch seine Untersuchungen löste Marx den „Fetischcharakter der Ware", daß das Geld, die Ware, die Welt beherrsche und als eine unerklärliche Naturgewalt das Leben behexe auf in das Phänomen der „Verdinglichung", an dessen „struktiver Grundtatsache" (durch das logische Denken hervorgerufen) wohl festzuhalten ist, das aber verheerend wirkt als Denkmittel, wenn es seines semifiktiven Charakters nicht entkleidet wird, weil ohne diese Feststellung dem Menschen seine eigene Tätigkeit, seine eigene Arbeit als etwas Objektives, von ihm Unabhängiges, ihn durch menschenfremde Eigengesetzlichkeit Beherrschendes gegenübergestellt wird. Und zwar geschieht dies sowohl in objektiver wie in subjektiver Hinsicht. Objektiv, indem eine Welt von fertigen Dingen und Dingbeziehungen entsteht (die Welt der Waren und ihrer Bewegung auf dem Markte), deren Gesetze zwar allmählich von den Menschen erkannt werden, die aber auch in diesem Falle ihnen als „unbezwingbare, sich von selbst auswirkende Mächte gegenüberstehen[1]." Marx selber beschreibt das Grundphänomen der Verdinglichung folgendermaßen: „Das Geheimnisvolle der Warenform besteht also einfach darin, daß sie den Menschen die gesellschaftlichen Charaktere ihrer eigenen Arbeit als gegenständliche Charaktere der Arbeitsprodukte selbst, als gesellschaftliche Natureigenschaften dieser Dinge zurückspiegelt, daher auch das gesellschaftliche Verhältnis der Produzenten zur Gesamtarbeit, als ein außer ihnen existierendes gesellschaftliches Verhältnis von Gegenständen. Durch dies quid pro quo werden die Arbeitsprodukte Waren, sinnlich übersinnliche oder gesellschaftliche Dinge . . . Es ist nur das bestimmte gesellschaftliche Verhältnis der Menschen selbst, welches hier für sie die phantasmagorische Form eines Verhältnisses von Dingen annimmt[2]." Mit ihren Arbeiten haben Marx und Engels ihre einzelwissenschaftlichen, „nämlich gesellschaftlichen und historischen Forschungen im philosophischen Geiste" durchgeführt, sie haben dasselbe getan — indem sie die „logisch-methodologischen Grundlagen" ihrer Wissenschaft mit Hilfe der dialektischen Methode herauskristallisierten, was Hans Vaihinger in seiner „Philosophie des Als-Ob" tat, indem er „die Verfälschung der Wirklichkeit durch die logischen Funktionen" nachwies.

Es ist bekannt, daß die wissenschaftlichen Untersuchungen von Marx und Engels zu weitgehendsten lebensanschaulichen Konsequenzen geführt haben. Sie enden im Sozialismus. Trotzdem ist es völlig verkehrt und „eine Verkennung des historischen Materialismus, wenn man in ihm eine Erkenntnistheorie sieht." Eine Erkenntnistheorie, die vom Leben als tragender Qualität ausgeht, ist bis jetzt noch nicht geschrieben worden. Daß allerdings die Forschungsergebnisse der Individualpsychologie zu der Annahme berechtigen, daß diese Erkenntnistheorie von unserer Seite gestaltet werden könnte, braucht nicht verschwiegen zu werden. Was aber eine metaphysische Fundierung angeht, so müssen wir wahrscheinlich noch warten, bis die Formulierungen der Biologie, der Physik und Chemie so greifbar vorliegen, daß mit ihnen und ihren wissenschaftlichen Ergebnissen die Individualpsychologie ihren Anteil zur welt- und lebensanschaulichen Fundierung eines neuen Weltbildes, das vom Leben als tragender Qualität ausgeht, für eine Philosophie der Soziologie liefern kann.

---

[1] Georg Lukács: Geschichte und Klassenbewußtsein.
[2] Karl Marx: Kapital I (38—39).

In diese Gedankengänge hinein und als notwendige Vorbereitung weiterer Entwicklung gehört sodann noch der ganze Positivismus, der in E. Mach (geb. 1838) seinen fähigsten Vertreter voll persönlicher Größe und Bescheidenheit fand, bei dem wir in stärkerem Maße den Versuch finden, das Geheimnis der psychophysischen Neutralität zu ergründen. Wir verdanken ihm vor allem die Erkenntnis von der notwendigen „Ökonomie des Denkens" („Wissenschaft ist ökonomisch geordnete Erfahrung"), eine Auffassung, die zu anderen Ansichten über das Wesen des Denkens und der Psyche über kurz oder lang führen mußte. Mach selber war sich sehr wohl bewußt, in dieser Hinsicht vorbereitende Arbeit zu tun und er erklärt selbst: „Es gibt keine Machsche Philosophie, sondern höchstens eine naturwissenschaftliche Methodologie und Erkenntnispsychologie, und beide sind, wie alle naturwissenschaftlichen Theorien, vorläufige, unvollkommene Versuche."

Den Weg hin zu einer veränderten philosophischen Auffassung, welche das moderne naturwissenschaftliche Erkennen nach Möglichkeit in sich schloß, betraten vor allem die Franzosen Boutroux[1] und Bergson. Boutroux versuchte bereits eine Philosophie der Freiheit auszubilden, während Bergson, zu dem Gedanken einer „schöpferischen Entwicklung" kommend und von ihm aus gestaltend, das Gesetz der Zielstrebigkeit im seelischen Geschehen und der Ganzheitsbezogenheit überhaupt in seiner Auffassung vom Wesen der unmittelbaren Intuition darlegt[2]. Seine Arbeiten weisen deutlich auf die Entwicklung zu neuen Formulierungen hin. Aber auch sie gehen in der Hauptsache aus von den Erkenntnissen und Vergleichen des Denkens mit dem Leben, während erst über das Psychische und seine Möglichkeiten das Letzte zu sagen ist, wenn man es an seiner Quelle, im Leben selber, aufsucht und die Empirie befragt. Das aber konnte zunächst nur Sache der Medizin sein.

Diese ersten Versuche im Anschluß an positivistische Methoden gemacht zu haben ist das große Verdienst Freuds und der psychoanalytischen Schule. Sie schuf alle jene Arbeiten und Vorbedingungen, auf denen dann teilweise die Individualpsychologie aufbauen konnte. Aber nur dadurch, daß die Individualpsychologie die positivistisch-kausale Arbeitsmethode verließ und zur dialektischen überging, hat sie die „Wirklichkeit der kleineren Lüge" erreichen können.

Zuvörderst aber, ehe wir nun zu einer kurzen Schlußskizze über die Beiträge lebensanschaulicher Ergebnisse der Individualpsychologie schreiten, möchten wir noch erwähnen, daß die Philosophie des Als-Ob unsere empirischen Erforschungen in weitgehendstem Maße bestätigt. Von Vaihinger (geb. 1852) wird das Denken betrachtet „unter dem Gesichtspunkt einer zweckmäßig wirkenden organischen Funktion", die Zweckmäßigkeitscharakter (Zielstrebigkeit in unserem Sinne) zeigt. Das logische Denken ist ihm eine organische Funktion der Psyche. Weiter behauptet er, daß die ganze Vorstellungswelt in ihrer Gesamtheit nicht die Bestimmung hat, ein Abbild der Wirklichkeit zu sein — es ist dies eine ganz unmögliche Aufgabe — sondern „ein Instrument ist, um sich leichter in derselben zu orientieren." Im gesamten Gefüge des kosmischen Geschehens sind auch die subjektiven Denkbewegungen mit einbegriffen. Sie sind die höchsten und letzten Resultate der ganzen organischen Entwicklung; die Vorstellungswelt ist gleichsam die letzte Blüte des ganzen kosmischen Geschehens; aber darum eben ist sie kein Abbild desselben im gewöhnlichen Sinn. Die logischen Prozesse sind ein Teil des kosmischen Geschehens und haben zunächst nur den Zweck, das Leben der Organismen zu erhalten und zu bereichern; sie sollen als Instrumente

---

[1] Boutroux: Die Kontingenz der Naturgesetze.
[2] H. Bergson: Schöpferische Entwicklung.

dienen, um den organischen Wesen ihr Dasein zu vervollkommnen; sie dienen als **Vermittlungsglieder** zwischen den Wesen. Die Vorstellungswelt ist ein geeignetes Gebilde, um diese Zwecke zu erfüllen, aber sie darum ein **Abbild** zu nennen, ist ein voreiliger und unpassender Vergleich. Sind doch die elementaren Empfindungen schon keine Abbilder der Wirklichkeit, sondern bloße Maßstäbe, um die Veränderungen der Wirklichkeit zu messen.

In diesen Punkten und der Anschauung über die Fiktionen gehen wir mit **Vaihinger** einig. Da, wo wir abweichen, glauben wir, daß wir die **Gesamtwirklichkeit** nicht als **Fiktion** zu nehmen brauchen. (Übrigens ist hier Vaihinger selbst nicht ganz widerspruchslos in seinen Ausführungen.) Wir gehen aus von der Tatsache des Lebens in seiner Ganzheit und sagen, indem wir die immanente Logik des menschlichen Zusammenlebens als einer erlebten Realität durch unsere empirischen Forschungen beweisen, mit **Hans Driesch**[1], daß Metaphysik — nicht im Sinne eines subjektiven Idealismus — wohl aber mit anderen Worten: „wenigstens **eine gewisse Kenntnis vom Absoluten**" **möglich ist**. Die Gesetzmäßigkeit des Absoluten aber wird uns in dem Augenblick zur Gewißheit, wo wir, durch die Akkumulation des Wissens befähigt, mit Hilfe dialektischen Denkens zu Erkenntnissen immanenter Gesetze gelangen, die nicht mehr Erscheinung sind, sondern ein Stück des Absoluten uns offenbaren, von dem wir einen Teil darstellen.

Abschließend hätten wir dann von uns zu sagen: Die Individualpsychologie als Wissenschaft hat selbstverständlich ihre Grenzen in der Empirie. Sie erhebt den Anspruch „kritischer Realismus" wie die Realwissenschaften zu sein. Sie ist sich bewußt, daß das „Gemeinschaftsgefühl" als **logisches Denkmittel** eine Semifiktion (im Sinne **Vaihingers**: Denkform, welche von der absoluten Wirklichkeit abweicht, ohne in sich selbst widerspruchsvoll zu sein) die kleinere Lüge (**Alfred Adler**), der kleinere Irrtum ist, als Lebenserlebnis aber Realität, ein Stück des Absoluten. In diesem Sinne vermittelt die Individualpsychologie Lebensanschauung.

Ihre weltanschauliche Fundierung aber kann die Individualpsychologie nur durch eine philosophische Soziologie erhalten, der sie allerdings bereits heute Bausteine durch lebensanschauliche Elemente zu liefern vermag.

Die lebensanschauliche Bedeutung der Individualpsychologie.

Die Individualpsychologie als medizinische Wissenschaft kommt von der Empirie. Ihr Schöpfer ging aus von der Untersuchung von Minderwertigkeiten des Organismus und kam zu der Feststellung, daß bei Organminderwertigkeiten des Organismus nicht nur dieser selbst seine Kompensation treffe, sondern daß die Psyche in hohem Maße an diesen Kompensationsbestrebungen teilnehme.

Aus der Untersuchung vom Verhältnis der organischen Funktionen zu den psychischen wuchsen.

1. die **Erkenntnisse vom Wesen der Konversion**. Es ließen sich die Übergänge seelischer Vorgänge in körperliche und umgekehrt nachweisen, so daß die Individualpsychologie glaubte formulieren zu müssen: daß jedem Vorgange im Seelischen ein solcher im körperlichen entspreche und umgekehrt.

Diese Erkenntnis vom Wesen der Konversion vermittelte zugleich den Gedanken von der Zielstrebigkeit jeder Lebenserscheinung und legte den Anfang

2. zur **kausal-final betrachtenden Methode** und

---

[1] Hans Driesch: Philosophie des Organischen.

3. zu der Auffassung, daß auch die Psyche nur ein Organ der Sicherung gegenüber der Tatsache des Lebens darstelle. Alles Psychische war Funktion geworden im Dienste des Lebens.

4. An Hand der kausal-finalen Methode wurde die Entdeckung vom **Formenwandel der Denkphänomene innerhalb des individuellen Bezugsystemes** zu einer entscheidenden Rolle innerhalb des Ganzen. An ihr erwuchs die Klarstellung von der Bedeutung und dem Wesen des Mutes und der Entmutigung, wodurch die ganzen Zusammenhänge mit gesundem und krankem Leben schlechthin sich klärten.

Die Untersuchung nach den Gründen des psychischen Formenwandels innerhalb der Denkphänomene führte sodann

5. zu den **Erkenntnissen vom Wesen der Unsicherheits-, Angst- und Minderwertigkeitsgefühle**, die sich bald leicht als Bestandteil jeder individuellen Psyche nachweisen ließen. Unsicherheitsgefühle, die ihre letzte Quelle in der Tatsache des individuellen Todes haben. Es entstand die Formulierung von der seelischen Gleichheit aller, eine Auffassung, die besagen will, daß die psychischen Reaktionsweisen gegenüber dem Leben bei allen gleiche Quelle und Wirkung haben und nur durch den jeweiligen Zeitcharakter einer Kultur in ihren Erscheinungsformen inhaltlich verschieden bestimmt werden.

An Hand dieser Ergebnisse ließ sich dann bereits eine gewisse **Struktur des Seelenlebens darstellen im Bewegungsgang der Erscheinung.** Jeder Psyche nämlich mußte die Tendenz eigen sein, sich möglichst aus Unsicherheitsgefühlen zu befreien, von „unten" nach „oben" zu kommen. Untensein war gleichbedeutend mit dem Gefühl der Ohnmacht, der Unterlegenheit, mit dem Begriff „weiblich". Obensein entsprach dem Bewußtsein von Macht und Sicherheit und war gleichbedeutend mit dem Gefühl von „männlich". Es erwies sich bei den Untersuchungen, die in diesem Sinne geführt wurden weiter, daß die Übertragung der Gesetzmäßigkeiten der organischen Geschlechtsunterschiede auf die psychischen Erscheinungen irrig war, und daß

6. die **Struktur jeder Psyche, auch unabhängig vom Geschlechte, die gleichen Bewegungsvorgänge aufwies.** Der Fetischcharakter vom „angeborenen männlichen und weiblichen Charakter" enthüllte sich als die psychische Verdinglichung der organischen Geschlechtsbestimmung. Sie wurde von der Individualpsychologie als Semifiktion enthüllt. In demselben Augenblick, wo das gelang, wo die „Gegenständlichkeit des Denkens", wo das logische Denken (das Denken vom Gegenstand her, das, wie bei den Primitiven, den Gegenstand der Umwelt nur auf das Ich bezieht, gelegentlich Egoismus genannt (individualpsychologisch: zu starke Ichbezogenheit), zu der stärksten Form möglichster Differenzierung gelangt war, mußte es umschlagen in andere Qualität: es trat aus der Ichbezogenheit heraus. Die Individualpsychologie erkannte

7. das **„Gemeinschaftsgefühl" als das immanente Gesetz des Lebens** als tragender Qualität. Sie lernte sehen, daß die Ichfindung des Menschen nur erlebt werden kann am Du, an der Entfaltung des Gemeinschaftsgefühles und bewies, daß erst durch das „Wir" das Kosmoserleben schlechthin dargestellt wird. Nur am „Wir" entsteht uns außerdem die Möglichkeit der Einfühlung und der Prüfung unserer Erlebnisse, der Verbundenheit alles Daseins. Durch die Erkenntnis der Gesetzmäßigkeit der Bezogenheit vom „Ich"- zum „Du"erlebnisse wurde neben der Entdeckung von der führenden Rolle des Gemeinschaftsempfindens die **stärkere Klärung des Problems des Icherlebnisses, der Persönlichkeitseinheit** möglich.

Die Seele nämlich als höchst differenziertes und zentralisiertes Organ zur Sicherung des Lebens schuf sich in der unteilbaren Einheit ihrer selbst den Kerninhalt der Persönlichkeitsanlage, um den herum sie (wie die Elektronen beim Kern des Atoms) die Spielregeln zur Verteidigung ihrer Gesetzmäßigkeit (Charakter) entwickelte. Das Wesen des Charakters als eines „angeborenen" Faktors wurde

8. durch die Individualpsychologie ebenfalls der Verdinglichung entrissen. Der Charakter als solcher enthüllte sich der Betrachtung dadurch als die Fülle der Spielregeln, die ein Mensch im Lebenslauf entwickelt, um die Bewegungslinie seiner Persönlichkeit von „unten" nach „oben" in jedem Falle sicherzustellen. Die Freiheit des Individuums war keine bloße Scheinfreiheit mehr.

Eng verbunden mit allen Untersuchungen waren naturgemäß die Ergebnisse von der ungeheuren Bedeutung

9. des „Training" auch für alles psychische Gestalten. Und es enthüllte sich (ein Prozeß, in welchem die Individualpsychologie noch mitten begriffen ist), daß in dem Augenblicke, wo die „Geschlechtsgebundenheit" der Psyche und die „Verdinglichung des Denkens" als überflüssig gewordene Sicherungen, als Semifiktion fielen, auch die Auffassung

10. vom Wesen der „angeborenen Begabung" einen starken Stoß erlitt. Sie wurde denn auch durch die individualpsychologischen empirischen Forschungen ihres geheimnisvollen Charakters langsam immer weiter entkleidet. Die Auffassung von „angeborener Begabung und Nichtbegabtheit" enthüllte sich für den individualpsychologischen Standpunkt als ein heute überfälliges Sicherungsmotiv gegenüber dem Dasein. Die Frage vom Wesen der Begabung und Nichtbegabung rückte in den Kreis der Aufgaben, mit denen irgendwie jeder vom Finale seines Persönlichkeitsideales her sich auseinandersetzen muß. Das Wesen des „Training", des „Fleißes" und des „Mutes" in bezug auf die Leistung erwies sich hierbei u. a. mit als ausschlaggebender Faktor.

Aus all diesen Erkenntnissen ergab sich für die Individualpsychologie demnach, und das sind aus den eben angeführten Forschungsergebnissen ihre lebensanschaulichen Beiträge, daß Gemeinschaft da am besten gedeiht, wo ihre Teilnehmer den „Mut" aufbringen zu verzichten auf Gewaltmaßnahmen, hinter welchen die Überkompensation sonst gesunder Selbstbehauptung, hinter welchen das Machtstreben steckt. Mit dem Abbau des Machtstrebens aber wird zu gleicher Zeit die zu starke Ichbezogenheit, die Überempfindlichkeit des Individuums, die Verdinglichung des Denkens aufgehoben, der Verzicht auf den Formenwandel der Denkphänomene, der Verzicht auf die Neurose beginnt, die „Umfinalisierung" findet statt, das Ich orientiert sich stärker als bisher am Du, der Weg von der Semifiktion zu starker Ichbezogenheit in die Gemeinschaft wird vollzogen. Der Kern der Persönlichkeit entwickelt im Charakter Spielregeln zu lebensfördernder Arbeit, deren Kriterium die sachliche Leistung in der Ganzheitsbezogenheit des Lebens ist — er verzichtet auf die Überwertung des Denkens und auf das zum Objektmachen durch Sexualität. Die neurotischen Entwertungsversuche der Umwelt werden gegebenen Falles nicht mehr auf das Ich bezogen, sondern als Mangel der Möglichkeit zur Gemeinschaftsentfaltung (verfehlter Erziehung) erkannt. Die Auseinandersetzung mit dem Leben, mit dem sozialen Partner erfolgt nicht mehr durch die Verletzung seines Ichgefühles, sondern besteht darin, daß der andere die Erfahrung machen muß daß Gemeinschaft nur dann sich öffnet, wenn man selber durch die Tat bereit zu ihr ist, indem man auf zu verdinglichte Ichbezogenheit verzichtet. Oder um mit einem Worte Alfred Adlers (4) zu schließen: „Der ernste Leser wird, hoffe ich, mit mir bis zu dem Aussichtspunkt gelangen, der uns ermöglicht, jede Menschenseele im einheitlichen Fortschreiten nach einem Ziel der Überlegenheit zu erblicken, so daß Bewegungen, Charakterzüge und Symptome unweigerlich über sich hinausweisen. Die gewonnenen Erkenntnisse werden ihn dann freilich mit einer Lebensaufgabe belasten: voranzugehen bei dem Abbau des Strebens nach Macht und bei der Erziehung zur Gemeinschaft."

Die lebensanschaulichen Beiträge der Individualpsychologie nun auch noch weltanschaulich zu fundieren, ist nicht Aufgabe dieser Arbeit, obgleich wir bereits in der Lage wären, Versuche zu einer „Metaphysik" der Person wagen zu können.

Wir möchten diesen Zeilen statt dessen zwei Ausführungen anfügen, welche den Versuch darstellen sollen 1. die in dieser Arbeit gehandhabte Methode vom Umschlagen der Quantität in die Qualität im Schema darzustellen und 2. den „Versuch eines Systems der Wissenschaften" zu bringen, von einem Standpunkte, welcher die Übereinstimmung von Theorie und Praxis, die Ganzheitsbezogenheit auch für die denkende Betrachtung ergibt.

Zu diesem letzteren Punkte seien noch einige Worte gestattet. Wir wissen, daß die heutige Wissenschaft mit allen Kräften danach ringt, „zum System zu kommen" und daß Ernst Tröltsch „in leidenschaftlichem Streben" mit andern nach diesen Möglichkeiten gesucht hat. Wir wissen ferner, daß gerade dem radikalen Empirismus, zu dem auch wir uns bekennen, von der Wissenschaft der Vorwurf gemacht wird, daß für ihn „überhaupt kein System" (Paul Tillich[1] existiere. Nun sind wir allerdings der Meinung, daß das Leben wichtiger ist als das System, wir glauben auch nicht wie Paul Tillich, „daß das System nicht nur Ziel sondern auch Ausgangspunkt alles Erkennens ist", wir halten auch fest an der Tatsache des Lebens als tragender Qualität, um von diesem Ausgangspunkt zum Ziel, zum System zu kommen. Das aber konnte auch für die Individualpsychologie erst in jenem Augenblicke geschehen, wo die Fülle der Erfahrung die Abstraktion und damit das System möglich machte.

---

[1] Dr. Paul Tillich: Das System der Wissenschaften nach Gegenständen und Methoden.

Versuch einer schematischen Darstellung des Umschlagens der Quantität in die Qualität

im philosophisch-soziologischen Entwicklungsgange der Menschheit auf Grund individual-psychologischer Gedankengänge.

Das Leben als unendliche Aufgabe

Voraussetzung:

1. Quantität und Qualität stellen keine Wertung dar, sie sind Bewegungserscheinung sind Arbeitshypothese.
2. Die Quantität erscheint stets an der Qualität und umgekehrt.
3. Qualität (Zentralisation) — Erscheinungsform.
   Quantität (Differenzierung) — das dazu gehörige Aufbaumaterial.

● Zentralisation und Differenzierung im Sinne biologischer Formulierung bedeutet: Ziel des Weges.

— bedeutet: der Weg selber, mit seinen tausendfältigen Formen des Umschlagens von Quantität und Qualität. Das Endziel steht am Anfang des Weges als „Leitideal" da. Ist es erreicht, so schlägt es zu neuer Zielsetzung um, ein neues „Leitideal" taucht auf am Ende des neu zu erarbeitenden Weges, wobei die Abstände innerhalb neuer Qualitätsformen sich vergrößern. Das Umschlagen in neue Formen stellt sich natürlich nur in fließenden Übergängen dar.

Schema des Weges der Entwicklung
von Welt- und Lebensanschauung. (Vom Gesichtswinkel: Europa.)

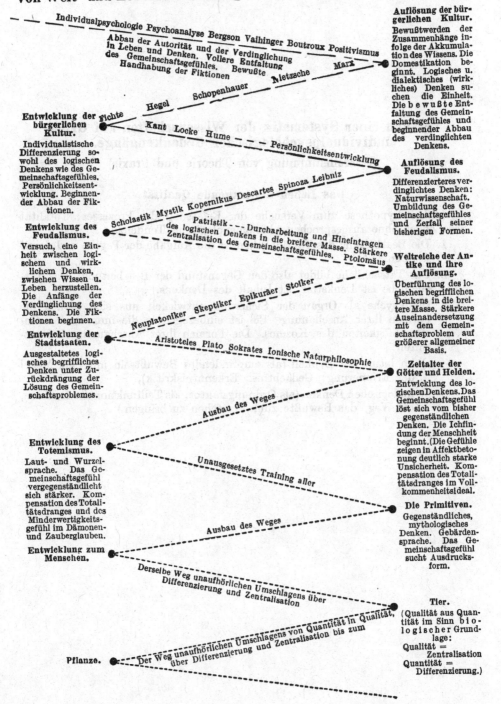

Auflösung der bürgerlichen Kultur.
Bewußtwerden der Zusammenhänge infolge der Akkumulation des Wissens. Die Domestikation beginnt. Logisches u. dialektisches (wirkliches) Denken suchen die Einheit. Die bewußte Entfaltung des Gemeinschaftsgefühles und beginnender Abbau des verdinglichten Denkens.

Entwicklung der bürgerlichen Kultur.
Individualistische Differenzierung sowohl des logischen Denkens wie des Gemeinschaftsgefühles. Persönlichkeitsentwicklung. Beginnender Abbau der Fiktionen.

Auflösung des Feudalismus.
Differenzierteres verdinglichtes Denken: Naturwissenschaft. Umbildung des Gemeinschaftsgefühles und Zerfall seiner bisherigen Formen.

Entwicklung des Feudalismus.
Versuch, eine Einheit zwischen logischem und wirklichem Denken, zwischen Wissen u. Leben herzustellen. Die Anfänge der Verdinglichung des Denkens. Die Fiktionen beginnen.

Weltreiche der Antike und ihre Auflösung.
Überführung des logischen begrifflichen Denkens in die breitere Masse. Stärkere Auseinandersetzung mit dem Gemeinschaftsproblem auf größerer allgemeiner Basis.

Entwicklung der Stadtstaaten.
Ausgestaltetes logisches begriffliches Denken unter Zurückdrängung der Lösung des Gemeinschaftsproblemes.

Zeitalter der Götter und Helden.
Entwicklung des logischen Denkens. Das Gemeinschaftsgefühl löst sich vom bisher gegenständlichen Denken. Die Ichfindung der Menschheit beginnt. (Die Gefühle zeigen in Affektbetonung deutlich starke Unsicherheit. Kompensation des Totalitätsdranges im Vollkommenheitsideal.

Entwicklung des Totemismus.
Laut- und Wurzelsprache. Das Gemeinschaftsgefühl vergegenständlicht sich stärker. Kompensation des Totalitätsdranges und des Minderwertigkeitsgefühl im Dämonen- und Zauberglauben.

Die Primitiven.
Gegenständliches, mythologisches Denken. Gebärdensprache. Das Gemeinschaftsgefühl sucht Ausdrucksform.

Entwicklung zum Menschen.

Tier.
(Qualität aus Quantität im Sinn biologischer Grundlage:
Qualität = Zentralisation
Quantität = Differenzierung.)

Pflanze.

Versuch einer Systematik der Wissenschaften auf Grund individualpsychologischer Gedankengänge.

(Übereinstimmung von Theorie und Praxis)

Das Leben als tragende Qualität

(Arbeitshypothese zum Versuche der Erfassung des Prozesses: Totalität des Lebens ohne ausgesprochen phänomenologische Tendenz.)

1. Die Bearbeitung des Tatsächlichen ist die Aufgabe der Psyche und damit des Denkens.
2. Das Tatsächliche bildet also den Gegenstand der Bearbeitung. Das Tatsächliche ist Denkstoff, ist Inhalt des Denkens.
3. Die Psyche als Organ der Sicherung entwickelt aus sich heraus die Formen ihrer Anschauung. Sie ist einbezogen in die immanenten Gesetzmäßigkeiten des Kosmos. Die Formen ihrer Anschauung sind enthalten:

    a) im intuitiven Denken (als empfindendes Bewußtsein mit dem Mittel der Erinnerung: Gedächtnis. Erkenntniskritik),

    b) im logischen Denken (als Ordnungsfaktor, als Teilfunktion des Denkens, als Weg, das Bewußte zum Verstehen zu bringen.)

Bearbeitung des Tatsächlichen durch die Psyche.

I. Logische Bearbeitung — die Form der Anschauung

Akkumulation des Wissens zur Sicherung und Entwicklung des Daseins mit den Hilfsmitteln des logischen Denkens bei kausal-historischer Arbeitsmethode.

Versuche zur Weltanschauung, unter Zurückstellung der Lösung der Lebensanschauungsfragen.

a) Raum (Zeit),
b) Zahl (Kausalität)
(Kausalität als solche: Kontinuum der Quantitäten in der Zeit)

II. Erkenntniskritische Bearbeitung — die Form der Anschauung

1. Sprach- und Rechtswissenschaft,
2. Naturwissenschaft,
3. Philosophische Soziologie (Ästhetik, Religion)
   Kausal-finale Arbeitsmethode
Versuche zur Lebensanschauung unter Zurückstellung der Lösung der weltanschaulichen Probleme.

a) Denken als Bewegung (Negation der Negationen),
b) Denken als Entwicklungsprozeß (Umschlagen der Quantität in Qualität).

III. Individualpsychologische — die Form der Anschauung
Bearbeitung

Das Leben als tragende Qualität, das Totalitätserlebnis, Erkenntnis durch den Verstand und durch die sinnliche Anschauung zugleich.

Logische und erkenntniskritische Bearbeitung

Soziologie der Geschichte
a) Kulturgeschichte (Pädagogik),
b) Wirtschaftsgeschichte
   Kausal-finale Arbeitsmethode

Welt- und Lebensanschauung. Es erscheint der Begriff des immanenten Gesetzes.

a) Arbeit aller (Bewegung aller, gleiche Aufgabe von Mann und Frau),
b) Gleichberechtigung aller in individueller Gestaltung der Arbeit gemessen am Kriterium der jeweiligen Gemeinschaftsform.

Bewegung — eine Sache der Anschauung — ist Voraussetzung des Menschseins und der kosmischen Erscheinungswelt.

Individualpsychologische Literatur zur Psychologie der Welt- und Lebensanschauungen:

Alfred Adler (1, 4, 7,35), *Max Adler* (17), *Allers* (19, 223), *Beil* (24), *Kronfeld* (301), *Neumann* (280), *Wexberg* (257, 315).

Individualpsychologie und Religion.

Von

Dr. Friedrich Schulze-Maizier - Berlin.

Es ist der Prüfstein echter Religiosität, ob sie dem Menschen gerade da über den Berg hilft, wo alle anderen Lebensmächte ihn im Stich lassen. Ob ein Individualpsychologe Religion hat, dürfte sich erst an dem Punkte recht herausstellen, wo der volle Einsatz seines Wollens und Könnens an einem schier unerbittlichen Hindernis zu zerscheitern droht, an der mauerartigen Undurchdringlichkeit eines Partners oder wohl gar an der Grausamkeit eines unaufhaltsamen Schicksals. Erst hier dürfte es offenbar werden, was eigentlich der tiefste und am innigsten verbindende Zusammenhang sei zwischen der jungen Individualpsychologie und der alten Religion.

Individualpsychologie ist nicht Religion, — sie ist eine Wissenschaft von der menschlichen Seele, die sich in Psychotherapie und Erziehung, in Fürsorge und Seelsorge praktisch auswirken will. Zu ihren kardinalen Sätzen gehört die Lehre vom „blinden Fleck" des Egoismus, von der Pathologie aller selbstbefangenen Subjektivität und von der belebenden Heilkraft herzhafter Ichüberwindung im Dienste der Gemeinschaft. Eben dieser Begriff der Gemeinschaft aber, der so recht im Brennpunkte der individualpsychologischen Theorie und Praxis steht, führt notwendigerweise zu religiösen Problemstellungen, wenn man ihn in seiner ganzen Tiefe zu erschließen trachtet und mit seiner Verwirklichung von Grund auf Ernst macht.

Es wäre ein wahres Verhängnis für die Lebenskraft der individualpsychologischen Bewegung, wenn die Begriffe, welche im individualpsychologischen Kanon verwertet sind, abgegriffene Formeln würden, bequeme Gemeinplätze, die schließlich dem Fluche der Banalität verfallen müßten. Wer die Individualpsychologie zu einem recht kräftig wirkenden Kulturfaktor gestalten möchte, muß vielmehr zu seinem Teile dafür mitsorgen, daß ihre Begriffe nicht zu Schlagworten entarten, sondern Leben behalten. Gerade die wahrhaft universalen Weltgedanken, die meistens ebenso einfach wie unausschöpflich sind, werden schal, wenn sie nicht immer wieder neu erarbeitet werden, wenn nicht mehr die volle Spannung rastlos ringender Lebendigkeit sie durchzittert. Gerade das in der Individualpsychologie so viel gebrauchte Wort „Gemeinschaft" droht leicht ins Pausbäckig-Normale, ins Behäbig-Spießbürgerliche zu vernüchtern, wenn wir uns nicht gründlich klar machen, mit wem eigentlich Gemeinschaft gehalten werden soll und bis zu welchem Grade. Sobald wir jenes Wort in aller seiner Fülle und Schwere, in aller seiner Verpflichtung und aller seiner Verheißung erfassen, erweist es sich als Zielgedanke, als regulative Idee von mächtiger Triebkraft. Gar bald werden wir dann den heilsamen Stachel der Einsicht spüren, wie vorläufig es mit unserer Gemeinschaftsfähigkeit bestellt ist, wie selbst der Reifste und Bestgewillte es eigentlich immer nur zu einer Gemeinschaft mit Auswahl und bis zu gewissen Graden bringt, also zu einer Gemeinschaft, die an einer bestimmten Stelle ihre Grenzen hat und darum noch irgendwie Subjektsbefangenheit und Isolierung bleibt. Da aber die Individualpsychologie gerade dort ihre klärende und lösende Wirkung entfalten soll, wo die ernstesten Schwierigkeiten der Vermittlung liegen, so müssen wir auch den Mut haben, den Gemeinschaftsgedanken bis dahin zu verfolgen, wo seine schwerste Problematik beginnt.

Man kann mitunter die Meinung hören, die Individualpsychologie lehre hauptsächlich die Spielregeln der durchschnittlichen „mittleren" Lebenslage; aber bis hinab zur „Eschatologie" des Daseins, bis hinab zur mörderischen Tragik gewisser Schicksale und Konflikte reiche ihr Aktionsradius nicht. Heißt das nicht, der Individualpsychologie ein Armutszeugnis ausstellen? Gewiß soll der Individualpsychologe nach Kräften jener neurotischen Pseudotragik den Garaus machen, die so gern „Bagatellen zu Tragödien aufbauscht"[1], gewiß ist gegenüber aller sentimentalen Überspannung und hysterischen Theatralik die Hygiene der aurea mediocritas nur am Platz. Wer aber nicht bloß mit dem Auge des wohlmeinenden Besänftigers, sondern mit der Witterung des rückhaltlos Geöffneten ins Leben späht, wird bald einmal inne, daß jene „Eschatologien" eigentlich gar nicht so weitab von unserer mittleren Alltäglichkeit liegen, sondern dicht dahinter. Jeder Konflikt, auch wenn er sich noch so harmlos anläßt, kann sich zu einem zerreißenden Zwiespalt auswachsen; von der Geborgenheit zur Katastrophe ists oft nur ein Schritt. Jedes Menschenleben ist mit Spannungen geladen, die sich eines Tages als Tornado austoben können oder, falls sie keinen Weg nach außen finden, die Seele von innenher tödlich lähmen und zersetzen. Wieviel lauteres Wollen und wieviel ethische Energie, wieviel eindringlichstes Bemühen haben die reifsten Geister der Menschheit schon seit Jahrtausenden an die bitter notwendige Aufgabe gesetzt, dem ewig drohenden Chaos der Zwietracht, dem Elend der Desorganisation zu entgehen und ein Gemeinschaftsethos zu wecken, das gegen jeden Zerfleischungsdämon gefeit wäre. Und wie karg, wie beklemmend kümmerlich der Erfolg!

Der Individualpsychologe, der zu seinem Teile daran mitarbeiten will, daß seine Mitmenschen wie er selbst immer gemeinschaftsfähiger werden, sollte sich täglich vor Augen halten, was für ein Non plus ultra an Aufgabe er sich damit aufgeladen hat. Eine Aufgabe, der eigentlich keiner von uns entgehen kann; eine Aufgabe, die vielleicht die dauerhafteste Art von Glück verbürgt, zu der der Mensch es bringen kann, die aber, wenn man sie ernst nimmt, ein unbeirrbares Schicksalsauge erfordert, das entschlossen ist, jeder Hölle auf den Grund zu sehen.

Denn Höllen sind es, in die wir geführt werden, wenn wir den Entgleisungen, den Verrenkungen und Erkrankungen des Gemeinschaftsgefühles nachgehen, — mögen die Höllenräume auch wohletablierte Wohnstuben sein und die darin hausenden Teufel die Züge unserer lieben Nächsten, wohl gar unseres werten Ich tragen. Die Menschheit, in der wir leben, ist nun einmal keine Lämmerherde, sondern ein Atomgewirr von Individuen, deren jedes voller Kräfte und Begierden steckt. Wer Gemeinschaftsgeist erzeugen will, muß vor allem erst einmal erfassen, in welcher Verstrickung wir Menschen insgesamt miteinander leben, in welcher unentrinnbaren Verstrickung. Jede Sozialpsychologie, welche dieser Tatsache nicht voll ins Auge blickt, ist flach. Leben heißt Hunger haben, heißt Verzehren-müssen und Genießen-wollen, Sichdurchsetzen und -behaupten und jenes Willens zur Macht voll sein, dessen elementare Triebkraft im seelischen Geschehen die Individualpsychologie mit Fug immer wieder hervorhebt. Ewig wechselnd wie das große Druck- und Kräftespiel der Atmosphäre ist unser Seelenwetter, und spät erst werden wir inne, daß auch hinter der schwärzesten Wolkenwand die Sonne scheint. Selbst der Geistigste wird oft genug an jene Binsenwahrheit erinnert, die nur viel zu drängend ist, um jemals veralten zu können,

---

[1] Fritz Künkel (48).

— an die biologische Urtatsache, daß wir Menschen nicht nur Hirn und Herz, nicht nur Vernunftauge und Liebeshand, sondern auch Gebiß und Magen, Faust und Fußtritt, Darm und Genitale sind. Wenn wir auch den Kannibalismus der Leiber hinter uns haben, — im Kannibalismus der Gemüter stecken wir mitten drin. Franz von Baader hat einem seiner Aufsätze den drastischen Titel gegeben: „Alle Menschen sind im seelischen, guten oder schlimmen Sinn unter sich Anthropophagen" [1] und darin ausgeführt, daß wir alle seelisch voneinander leben und essen, alle unter die drei Kategorien: Herznährende, Herzleerende und Herzzehrende klassifiziert werden können. Wer diese Einsicht Baaders nacherlebt hat, wird begreifen, warum gerade die intimsten Beziehungen zwischen Mensch und Mensch oft so etwas lechzend Verzehrendes haben, warum der Vampyrismus uns sehr viel tiefer im Blute sitzt, als wir gemeinhin ahnen. Wer eingesehen hat, wie weit er selbst mit seinen Unterschichten ins Animalische hineinragt, braucht darob zwar gewiß nicht an seinem Göttlichen oder wohl gar an seinem Menschlichen zu verzweifeln; aber er wird sich hüten, die Aufgabe „Gemeinschaft" leichter und harmloser zu nehmen, als sie in Wahrheit ist. Mag die Gemeinschaft, zu der wir es bringen, noch so beglückend, noch so erlösend sein, — sie ist immer eine Gemeinschaft von Kreaturen, die ihrer unentrinnbaren gegenseitigen Verstrickung nur dadurch das Furchtbare nahmen, daß sie sie freudig bejahten. Wo ein Strindberg die Eheverstrickung als ein Sich-erdrosseln erlebt, dichtet ein Goethe seinen „Amyntas", erlebt sich gern als den Stamm, der vom Epheu Weib umwunden wird, sich gern Seele und Mark aussaugen läßt, —

„Süß ist jede Verschwendung; o laß mich der schönsten genießen!
Wer sich der Liebe vertraut, hält er sein Leben zu Rat?"

Wenn wir die Idee der Gemeinschaft von diesem Augenpunkte aus erfassen, sind wir eigentlich schon mitten in dem Problem „Individualpsychologie und Religion". Denn jene radikale Verstrickung, in der wir Menschen uns miteinander befinden, gründlich erkennen, heißt bereits, nach einer Ebene hingedrängt sein, die jenseits der nur empirischen liegt. Jene Verstrickung als den Weltknoten erleben, der mitten durch unsere Existenz hindurchgeht, spüren, daß sie zur furchtbaren Fessel wird, wenn wir sie zerreißen wollen, daß sie aber ein Lebens-, ja ein Liebesband sein kann, sobald wir sie als Verpflichtung nehmen, als unumgängliche, schlechthinnige Pflicht zueinander, heißt bereits, einen empirischen Tatbestand religiös durchseelen.

Ein Individualpsychologe, welcher glaubte, die Aufgaben der Gemeinschaft als reiner Empiriker lösen zu können, würde früher oder später empfindlich auf ein „Nicht weiter!" stoßen. Er dürfte erleben, daß seine Methode manchen Neurotiker beträchtlich entspannen, dessen Kontaktfähigkeit erheblich steigern würde, — aber dürfte er sicher sein, gerade die intimsten, die akutesten und brennendsten Konflikte zwischen Mensch und Mensch radikal entgiftet zu haben? Dürfte er sich die Kraft zutrauen, hinter jede Fassade zu greifen, und sei sie noch so edel stilisiert, und gerade an dem Punkte ein Entlarver, ein Löser zu sein, wo auch der Bestgewillte noch in den Schlingen seines Ego steckt? Vergessen wir nie: Die Zähigkeit unserer zentralen, heimlichsten Selbstverkrampfung ist ungeheuer, ist unendlich viel vehementer, als wir gemeinhin ahnen. Das A und O des rechten Individualpsychologen ist unbedingte Aufrichtigkeit vor sich selbst, ein unbestechliches Qualitätsgefühl für die Solidität, für die Sauberkeit seelischer Realitäten und Beziehungen. Die chirurgische Kraft eines Psychotherapeuten dürfte bekanntlich gerade soweit reichen, wie weit er mit

---

[1] Schriften Franz von Baaders, herausgegeben von Max Pulver in der „Dom"-Sammlung des Insel-Verlages.

sich selber fertig wurde, wieweit er in der Überwindung seiner eigenen Egozentrizität gedieh, — und der Weg zu diesem schwersten Ziel führt eo ipso über
eine Ergriffenheit, über eine Erschütterung und Wandlung, die nicht nur ein
moralisches, sondern auch ein religiöses Erlebnis ist.

Selbstverständlich müssen wir den nachgerade ominös gewordenen Begriff
„Religion" hier in seinem konzentriertesten Sinne fassen, unter Abstreifung
alles antiquierten Mystizismus, alles Dogmatischen und Historisch-Relativen.
Für uns Heutige, die wir die Schule des Kritizismus und der exakten Naturwissenschaften hinter uns haben, die wir aber auch die auf so vielen Geistes-
gebieten verspürbare metaphysische Neuorientierung der letzten Jahre als
dringend nötigen Durchbruch empfinden, für uns vielgerüttelte, aller bequemen
Relativismen überdrüssige Menschen einer langsam genesenden Epoche, für
uns darf es keinen unheilbaren Dualismus mehr geben zwischen „Heiligem"
und „Profanem", zwischen „Diesseits" und „Jenseits", zwischen empirischer
Realität und transzendenter Idealität. Wir brauchen keine Dogmen mehr,
um unserm Glauben an eine letzte schöpferische Weltgewalt und Weltmitte
das Rückgrat zu stärken, keine Zeremonien, um die tiefste, heilsamste Ergriffenheit unseres Gemüts Ereignis werden zu lassen, — jede intime Lebens-
beziehung zwischen Mensch und Mensch in ihrem Ernst wie in ihrem Glück
ist uns Sakrament genug. Nicht hinter, sondern in den Erscheinungen das
unergründlich Absolute, ewig Wunderbare spüren, den Weg der Erfahrung
redlich durchmessen, ohne ihn ideologisch zu überflattern, intellektuelle Zucht
halten, ohne in Skepsis stecken zu bleiben, gerade von der geistigsten Mitte
aus den Umkreis des Empirischen bewältigen, nicht mehr gen Himmel schielen,
sondern der Erde treu bleiben, weil man lautere Kräfte ahnt, die das irdische
Wirrsal zum „Garten der Genesung" wandeln könnten, diese weltfromme Treue
zum Ganzen mitten in der Zerspaltung, dieser immer wieder sich regende Ein-
heits- und Liebeswille, dieser mystisch ergriffene Realismus, der ein ewiges
Paradoxon scheint und eine ewig spornende Aufgabe bleibt, er allein kann uns
in der allgemeinen Götterdämmerung dieser Zeit vor der Verkargung retten, uns
in Stand setzen, die Werte der alten Religion von aller falschen Transzendenz
zu reinigen und in die Religion der Zukunft einzuschmelzen.

Um es mit aller gerade hier so wünschenswerten Deutlichkeit zu sagen:
Fromm sein heißt nicht Hände falten und der pia fraus irgendeiner Hinterwelt
zum Opfer fallen, sondern es heißt den Selbstbetrug überwinden und mit jener
Idee des reinen Kultus Ernst machen, die schon bei Jesus von Nazareth so tief-
entschlossen nach Verwirklichung ringt. Fromm sein heißt nicht den Leib
kasteien und vor den Tatsachen der Sinnlichkeit angstvoll die Augen verdrehen,
sondern es heißt, bei jedem Bissen, den man zum Munde führt, bei jeder Spannung,
die man gegenüber dem Nächsten spürt, jene vorhin geschilderte Verstrickung
erleben, in der alle Kreatur miteinander verschlungen ist und die nur denjenigen
nicht erstickt, der das Wort begriffen hat: „Wer sein Leben behalten will, der
wirds verlieren". Fromm sein heißt nicht an den Gott glauben, der hinter
Wolken thront und „nur von außen stieße", sondern es heißt, sich in schlecht-
hinniger Abhängigkeit wissen von einer schöpferischen, allverpflichtenden
Grundgewalt, die nicht unermeßlich hoch über, sondern tief verschüttet in uns
selber liegt. Fromm sein heißt nicht, es dem lieben Gott überlassen, daß sein
Reich komme, sondern es heißt, von ganzem Herzen und mit allen Kräften
daran mitarbeiten, daß der Lauf der Welt nicht immer wieder ein Hohn auf das
Evangelium sei, dafür mitsorgen, daß religiöser Idealismus und handfester
Realismus nicht peinsam auseinanderklaffen, sondern sich wechselseitig durchdringen und befruchten. Abgetan ist nicht etwa die Transzendenz des echten
allgemeinen Priestertums, welche gerade vom Absoluten her den Mut und die

Kraft zur Empirie schöpft, sondern die Pfaffentranszendenz, welche nach oben himmelt, um hier unten desto bequemer im Trüben zu fischen — das sollte man seit Goethe, seit Nietzsche endlich begriffen haben.

Nur wenn wir den beunruhigend in Mißkredit geratenen Begriff „Religion" in solchem Sinn fassen und seine reine und eigentliche Mystik von allen Nebeln des Mystizismus säubern, nur dann können wir in voller Unbefangenheit dartun, inwiefern ein Individualpsychologe, der sich an die härtesten Lebensdifferenzen heranwagt, nicht nur psychologische Methode, nicht nur Charakter haben muß, sondern auch Religion.

Denn die tragischste Verknotung so vieler Beziehungen zwischen Mensch und Mensch besteht doch immer wieder darin, daß Schuld und Unschuld, Egoismus und Opferwille sich auch im Privatkonflikt ebenso chaotisch verschlingen wie in der ungeheueren Tragikomödie des Weltkrieges, dessen Lektion wir hoffentlich nicht umsonst überleben durften. Nicht das sind meine schmerzhaftesten Schläge, die mir irgendein Rohling versetzt, sondern die Stiche und Hiebe sind es, die ich im Ringen um meinen Nächsten erhalte, als Gegenreaktion auf meine eigenen, mir oft kaum bewußten Schärfen, Härten und Pressionen. Liebe, die in Haß umschlägt, weil ihr der innerste Ruck und Griff nicht glückt, Lauterkeit, die sich in Gift zersetzt, weil sie sich nicht bewähren kann, — neben dieser Tragödie, in der wir alle einmal mitspielen können, ist jedes andere Verhängnis nur ein Unglücksfall. Nicht das ist der Kernpunkt so vieler Differenzen, daß Gewalt gegen Gewalt, Monade gegen Monade prallt, sondern daß die Nähe des einen Individuums von dem anderen eine Selbstüberwindung verlangt, zu der sie beide nicht imstande sind, trotz guten, vielleicht sogar heißen Willens. Die Schicksalsstunde des Individuums ist immer dann gekommen, wenn es vor der Aufgabe steht, die Schalen der Subjektivität zu sprengen, um mit einem anderen Individuum lebendig zu verschmelzen. Bei jeder Ehe, jeder Freundschaft, überhaupt bei jeder zentralen Beziehung zwischen Mensch und Mensch ist es die entscheidende Schicksalsfrage, ob beide Teile Lebenskraft und Lauterkeit, Einsicht und Vertrauen genug aufbringen, um über all die tausend Subjektsverschiedenheiten hinweg den Wesenskern des Partners herzhaft zu erschließen. Wie schroff, wie schneidend klafft Subjekt neben Subjekt, wenn dieser zentrale Kontakt gestört ist, wie wird alsdann die Überfülle von Kräften, die in jedem Subjekt schlummert, eine Quelle der Pein! Ganz wie im Kriege werden dann alle die wundervollen Kulturfähigkeiten des Menschenhirns zur Abwehr mobilisiert, Mut wird Mordlust, Ausdauer Verbissenheit, was aufbauen könnte, wird Zerstörungsmittel, und wo man ernten wollte, hungert man auf zertrampelten Feldern. Das Furchtbarste dieses Seelenkrieges, der sich allenthalben und in den mannigfachsten Phasen und Formen vollzieht, ist nicht die Grausamkeit, mit der er oft genug geführt wird, sondern die Verrenkung, die Pervertierung echter Liebesgewalt, die aus seinen Abgründen so herzbrechend zum Himmel schreit. „Kein größer Geheimnis, als Liebe und Haß", — wer den Haß nicht polar sieht, nicht seine magnetische Beziehung zum Gegenpol Liebe ahnt, sieht nur die Hälfte. Der Individualpsychologe, der sich in den Angelpunkt menschlicher Konflikte wagt, wird immer wieder erschüttert werden von der rasenden Heftigkeit, von der elementaren Wucht, mit der zwei im Tiefsten entzweite, im Tiefsten sich suchende Individuen aufeinander reagieren. Mag er sich noch so energisch zu empirischer Nüchternheit disziplinieren, noch so schroff aller „Offenbarung" den Rücken gedreht haben, gerade hier, wo Mensch mit Mensch auf Tod und Leben ringt (bei welcher Ehe z. B. ginge es nicht auf Tod und Leben?), mitten in der unerbittlichen Realität solcher Alltagstragödien wird der individualpsychologische Helfer — falls er ein herzhaft Neutraler und kein bequemer Skeptiker ist — Offenbarungen erleben, die ihm tiefer zu denken geben, als manches Prophetenwort, Wirklichkeitsoffenbarungen, die ihn den ewigen Lebenslogos aller echten Prophetie erst unmittelbar begreifen lassen. Und unter Umständen dürfte er sich an den hier latenten Hochspannungen die hilfsbereiten Finger verbrennen, wenn er sich nicht gründlich in den seelischen Polaritätsgesetzen auskennt, an denen jene Spannungen erst verständlich werden. Wer die Urpolarität Liebe und Haß mit wissendem Auge zu sehen begann, steht vor einem Mysterium, und mag er noch so realistisch denken. Wer begriff, daß in jeder Neurose ein Rest von vergiftender Egozentrizität spukt, daß der Neurotiker ein Mensch ist, der das „Stirb und werde!" nicht fertig bringt, steht vor einem theologischen Problem, mag er sich auch noch so energisch dagegen sträuben, nach längst erledigter Pharisäermanier den Kranken zum Sünder zu stempeln.

Es ist das unsäglich wohltuende der individualpsychologischen Praxis, daß sie Vertrauen schafft. Aber man sei sich klar darüber, daß Vertrauen — das Wort in seinem Vollsinne gefaßt, als Fides — eigentlich ein Ding ist, das tief in die religiöse Schicht hinunterreicht. Immer wieder erweist es sich, daß der Neurotiker nicht vertrauen kann, nicht sich selbst, nicht dem Leben, nicht dem Nächsten. Seelisch gesund sein heißt doch, in einer Atmosphäre des Zutrauens atmen, in einer Lebensgemeinschaft wurzeln, auf die man sich verlassen kann. Über so manchem Neurotikerschicksal aber steht, aus dem Dogmatischen ins Menschlich-Unmittelbare gewendet, der Satz des alten Kirchenvaters: „Fides vero si tangitur, tangitur pupilla oculi nostri" (wenn an das Vertrauen, den Glauben gerührt wird, dann wird an die Pupille unseres Auges gerührt) — ein Satz von ungeheurer Lebenswahrheit. Wer nicht mehr vertrauen, nicht mehr glauben kann (nicht an einen mythischen Herrn der himmlischen Heerscharen, sondern an das Grundwahre, an das Göttlich-Ursprüngliche in Sich, im Nächsten), der kann sich nicht mehr bergen und ist um das einzige Erlebnis gebracht, das unserm Dasein Erfüllung gibt. Ohne Vertrauen ist der Mensch für den Menschen eigentlich nur eine aufreibende Strapaze. „Das Alleinesein", heißt es einmal bei Jean Paul, „ist der fürchterlichste Gedanke der Schöpfung und eine Angst, die nie recht aus uns will". Gemeinschaft finden heißt diese Angst der Isolierung loswerden und in einem Zusammenhang aufgehen, an den man glauben kann. Darum bleibt die Grundfrage jeder wirklichen Gemeinschaft die Frage des Vertrauens. Diese Fides zwischen Mensch und Mensch, dieses herzstärkende Erlebnis unbedingten Sich-aufeinander-verlassen-könnens ist es, was den Menschen zum Menschen macht. Wo es fehlt, da herrscht im Grunde immer noch das geistige Tierreich, und kein Firnis der Konvention, kein Lack des Esprit kann auf die Dauer den Schwamm des Egoismus übertünchen, der unter morschem Boden frißt. An dem Anspruch, den ein Mensch an die Reinheit, an die immer neu zu klärende Unbedingtheit dieser Fides stellt, kann man ermessen, was von ihm selber zu halten ist. Nietzsches Ausruf: „Ich komme um unter unreinen Bedingungen!" mag überreizt klingen, mag den Einwand wecken, daß, wer leben will, den Dreck nicht scheuen darf, der nun einmal zu dieser Welt gehört. Aber spricht aus solcher Reizbarkeit nicht ein tiefer Gesundheitsinstinkt für die einzige Bedingung, unter der das Leben vom Innersten her gedeihen kann? Festes, klares Vertrauen muß wohl eine Kernsubstanz jeder gedeihlichen Beziehung sein; denn warum sonst muß der Individualpsychologe immer wieder die nachdenkliche Beobachtung machen, daß nichts die erste, ungebrochene Kinderunschuld so schlimm in gärend Drachengift zersetzt, nichts die Psyche so in Grund und Boden ruinieren kann, als eine akute Erschütterung oder gar Vergiftung dieses Vertrauens? Wer ein Ich und ein Du, wer ein Wir hat, dem er vertrauen darf, der ist vor dem Dämon der Neurose gefeit, hat Luft in der er atmen, Grund in dem er wurzeln kann, der jappst nicht im Vakuum, tritt nicht überall auf den Falltürboden der Ungewißheit. Wäre Vertrauen nicht ein Sakrament aller Humanität, so würde seine Verletzung sich seelisch nicht so bitter rächen.

Der Begriff des Vertrauens, in seiner religiösen Tiefe erfaßt, führt unmittelbar zu den schwersten, verantwortungsvollsten Pflichten der individualpsychologischen Praxis. Wer von Grund auf gemeinschaftsfähig gemacht werden soll, muß selber durchaus vertrauenswürdig werden und muß vertrauen lernen. Aber dazu muß er aufgeschlossen, muß er geöffnet sein, muß es durchgemacht haben, was Katharsis heißt, rückhaltloses Sich-Aussprechen, und, wenn es sein muß, Sich-Ausbrechen. Eine Analyse, welche diese radikale Katharsis nicht schafft, nicht dieses Sich-Ausschütten von zäh verborgenem Krankheitsstoff langer Jahre brachte, bleibt Konversation, wird kein volles Ereignis, löst nicht den Knoten des Herzens. Der Erfolg der analytischen Arbeit steht und fällt mit dem kathartischen Instinkt des Behandelnden. Sich durch keine Fassade düpieren lassen, sondern das, was gesagt wird, als Reflex dessen deuten, was verschwiegen bleibt, ein unbestechliches Gefühl dafür haben, ob es mit einer Äußerung „stimmt" oder nicht, den doppelten Boden auch unter der schönst polierten Oberfläche, die geheime Unterschwürigkeit auch unter der rosigsten Schminke wittern, spüren, wo eigentlich der Knax, der Wurmfraß, der schwelende Brandherd sitzt, nur das heißt: analytisch sehen. Da der Neurotiker gerade sein eigentliches, peinlichstes Gebrechen am krampfhaftesten festhält und verbirgt, so ist radikale Offenheit die Grundbedingung der Genesung. Wie soll man freien Herzens in der Gemeinschaft aufleben können, wenn man sich sogar in der Analyse noch eine Geheimtür reserviert, welche zum Chambre separée der verkrochensten Lustfaulheit, der ärgsten Ichsucht führt? Jene Offenheit besteht gewiß nicht darin, daß man seine Qualen hysterisch herausschreit, seine intimsten Gebrechen exhibitionistisch entblößt, seine Wunden masochistisch zerfleischt. Von solcher im Grunde immer noch selbstgenüßlichen, immer noch in den Spiegel glotzenden Schauspieleroffenheit heißt es schon im „Zarathustra"[1]: „Auch was du jetzt bekanntest, war mir lange nicht wahr und nicht falsch genug... Deine Krankheit würdest du noch schminken, wenn du dich deinem Arzte nackt zeigtest".

Die wahre seelische Nacktkultur, die wirklich gesundmachende Gymnastik des Herzens (ohne die der äußere Weg zu Kraft und Schönheit auch nur eine halbe Sache bleibt), die innere Freilufthygiene wirkt sich anders aus, unbeklommener, geradliniger und durchgreifender. Ihre Heiterkeit ruht auf dem Ernst eines unverbrüchlichen Ehrlichseins, ihre einzige Regel heißt: „Verschweige dir nichts und mache dir nichts vor, denn jeder Selbstbetrug, und wenn du noch soviel an ihm zu profitieren scheinst, macht dich zuletzt bankerott". Wieviel falsche Scham hemmt uns noch immer im Moralischen, obwohl doch wahrlich keiner sich vor dem andern zu genieren brauchte. Der gute Ton des Herzens (der allerdings ein Klang, ein Laut sein muß) wagt gerade jenes Notwendigste, was der nicht immer gute Ton der Konvention niemals über sich bringt: Er sagt dem Nächsten diejenigen Dinge, die sonst nur hinter dessen Rücken laut werden, sine ira et studio ins Gesicht; denn er weiß, daß eine fördernde Kritik gewiß der wichtigere Liebesdienst ist als ein bequemes Verschweigen. Ist doch unser gesellschaftliches Leben voll von ungesunder Verhohlenheit, bis in die Familie hinein wimmelts von hinuntergewürgtem Ressentiment, das sich schließlich doch in der Tragikomödie des „Krachs", in der bitteren Burleske des Skandals entlädt, — und was alles entlädt sich dann, welche Geheimarchive wühlt man aus! Unsere sogenannte Öffentlichkeit ist leider zumeist keine Öffentlichkeit,

---

[1] In dem Abschnitt „Der Zauberer" im vierten Teil.

sondern nur zu oft eine beklemmend unausgelüftete Verschlossenheit. Sie sollte aber gerade die Stätte der reiflichsten, herzhaftesten Offenheit sein, das Gymnasion unseres gewissenhaftesten und liebevollsten Freimutes. Denn nur vom Privatissimum aus erarbeiten wir uns ein Publikum, das dauerhafte Gemeinschaft verbürgt.

Diese radikale Offenheit aber, ohne welche kein Konflikt, keine Seelenstörung von Grund auf ausheilen kann, ist eigentlich auch wieder ein religiöses Erlebnis: Sich verantwortlich fühlen vor einer Instanz, vor der man sich nicht verstellen kann, sich getrieben fühlen von einer Macht, vor der es kein Entrinnen gibt. Wäre das Leben nur Kampf ums Dasein, wäre es nicht auch Auswirkung ewiger Gewissensmächte, so wäre jenes Offensein eine hoffnungslose Torheit. Sich wirklich öffnen können, heißt ja nicht etwa, sich verraten, sondern es heißt einen ungeheuren Druck loswerden, aufatmen von der Despotie des Ich. Ein Du finden, dem man sich öffnen darf, heißt die Schnürbrust der Verstellung abwerfen und wieder Luft schöpfen. Sich nicht mehr zu verschweigen brauchen, sich geben dürfen wie man ist, mit allen seinen Schwächen und Nöten, allen seinen Kräften und Innigkeiten, erst von da an wird das Leben wirklich Leben, erst von da an blüht die innere Jugend wirklich auf. All sein Schlimmes und sein Gutes ohne moralistische Beklommenheit bekennen dürfen, erst das macht den Weg frei zu einem Frieden, dem man trauen darf. Einander in das Herz sehen und das Wort wahr machen: „Dann aber werde ich erkennen, gleich wie ich erkannt bin", erst das wäre die Begattung der Gemüter, ohne welche die Begattung der Leiber nur ein narrender Kitzel bleibt. [1]

Es ist ein wahres Verhängnis der Religion, daß sie so oft von Emphatikern verkündet wird, deren Pathos zu wenig Bathos hat, zu wenig von jenem „fruchtbaren Bathos der Erfahrung", das seit Kant nicht mehr ideologisch ignoriert werden kann. Sollte doch überhaupt Religion (wie schon Fichte forderte) kein abgesondertes Geschäft für den Sonntag sein, sondern ein Ferment, das gerade unseren Alltag durchdringt, ein Sauerteig, der die träge Masse unseres Menschlich-Allzumenschlichen immer wieder von innenher in Wallung treibt. Mit Sinn und Liebe handeln ist immer noch der unverfänglichste Kultus, sich für einander einsetzen gewiß das vernünftigste Opfer. Die Erneuerung der Religion, diese unumgängliche Aufgabe unserer Epoche, steht und fällt mit der Frage, ob es gelingen wird, eine metaphysische Ergriffenheit zu wecken, welche vor dem unbestechlichen Wirklichkeitsgewissen des modernen Geistes nicht als romantische Ideologie zerstiebt, sondern sich als der eigentliche und tiefere Realismus erweist. Wer es nicht in seiner eigenen Lebenspraxis erfuhr, daß nur ein religiöser Grundimpuls uns bei unseren ernstesten Krisen aus dem Chaos herausreißt und wieder auf Erfüllung hoffen läßt, wer nicht irgendwann, irgendwie einmal im Sinnzusammenhange seiner Existenz den Logos verspürt hat, der allein unser Stückwerk einem Ganzen zubringt, der weiß nicht, was Religion bedeutet. Lebendige Religiosität muß Genesung sein, Genesung von Selbstbefangenheit und Unliebe; sie muß Gesinnung sein, welche Wirklichkeit schafft, sonst bleibt sie tönendes Erz und klingende Schelle.

Die Individualpsychologie hat das Krankmachende aller Egozentrizität, die Heilkraft jedes aufrichtigen Gemeinschaftswillens mit voller Bestimmtheit erkannt und sich eben damit, vielleicht ohne es zu wissen und zu wollen, in die Nachbarschaft der Religion begeben. Wenn, wie eben gesagt wurde, das Füreinander-leben der beste Gottesdienst ist, dann dürfte auch der Individualpsychologe dem Satze Schleiermachers zustimmen: „Es gibt keine wahrhaft gesunde Empfindung, die nicht fromm wäre", wobei man sich unter „fromm"

---

[1] „Erkennen" und „Begatten" sind im Hebräischen dasselbe Verbum.

eben nicht jenes vorhin charakterisierte Nach-oben-himmeln denken muß,
sondern jene heidnisch sinnenfreudige und doch zutiefst christliche, herzhafte
Weltfrömmigkeit, die, wie G o e t h e s erquickliches Beispiel beweist, durchaus kein
unmögliches Paradoxon ist, sondern inkarniert werden kann und muß. Die
Aufgabe „Gemeinschaft" ist das gemeinsame Dritte von Individualpsychologie
und Religion; hier bestehen zweifellos die stärksten inneren Bezüge zwischen
der individualpsychologischen Pädagogik und dem Ethos des Neuen Testaments.
Daß man sein Leben verliert, wenn man es krampfhaft behalten will, daß man
nicht widerstreben soll dem Übel, um sich nicht noch mehr daran zu reiben,
daß man sich selber am gefährlichsten im Wege steht, daß man nicht auf die
anderen warten soll, sondern immer wieder damit anfangen muß, den Leuten
dasjenige zu tun, was sie einem selber tun sollen, daß es gar nichts Heilsameres
und Belebenderes gibt als die Erfahrung des „Stirb und werde!", diese ewigen
Elementargedanken nicht nur der christlichen, sondern wohl jeder voll gereiften
religiösen Kultur sind auch der eiserne Bestand der Individualpsychologie.
Hier liegt ein Grund des öfters erhobenen Einwandes, die Individualpsychologie
lehre eigentlich nichts sonderlich Neues. Daß die Individualpsychologie sich
mit jenen alten religiösen Wahrheiten in Übereinstimmung befindet, könnte
nur dann einen Einwand bedeuten, wenn sie dieselben steril übernähme, wenn
sie nicht die Kraft besäße, jenes alte Wahre lebendig anzufassen und so zu
verwerten, wie die gegenwärtige Weltstunde es verlangt.

Was aber ist die tiefste, die am unerbittlichsten drängende Aufgabe unserer
so gründlich durchgerüttelten, aber leider auch so gründlich zerspaltenen und
zermürbten Epoche? Wer mit unbestechlichem Auge in die Zeit hineinspäht und
nach ihrem innersten Schicksal forscht, nach den Krämpfen und Nöten, die
eigentlich ihre verhängnisvollsten und wichtigsten sind, obwohl sie zumeist von
derberen Tagesgeräuschen übertönt werden, wer spürt, wo diese Zeit leidet,
wird immer wieder entdecken, daß ihr die Fides fehlt, das heile, von Grund auf
gesicherte Vertrauen zu sich selber. Diese Zeit ist wach geworden; die Epoche
des Völkerbundes und der sozialen Idee hat ein empfindliches Gewissen bekommen
in den beiden Weltfragen Gewalt und Profit. Aber noch klaffen Theorie und
Praxis, Ideal und Wirklichkeit viel zu grausam auseinander, als daß das Zeitalter, sofern es ehrlich ist, sich in sich selbst gefestet fühlen dürfte. Denn seelisch
voll funktionieren heißt doch, sein liebevollstes Muß über alle Hemmungen
hinweg immer wieder auswirken und sich nicht aufreiben müssen im „Zwiespalt
zwischen gesundem Wollen und ungesundem Müssen". Daß das Evangelium
der Gerechtigkeit holde Utopie bleibt, wenn es nicht die Kraft gibt, mit jeder
wirtschaftlichen Versklavung von Grund aus aufzuräumen und eine klassenlose
Gesellschaft zu schaffen, hat mancher eingesehen, den man heute nicht mehr
schlechtweg einen Fanatiker schmähen kann. Daß es aber ein katastrophaler
Irrtum ist, den Kommunismus der Güter erzwingen zu wollen, ehe der Kommunio-
nismus [1] der Gemüter reifte, hat nachgerade mancher begriffen, den man
nicht mehr ohne weiteres als Schwarmgeist abtun kann. Wenn irgend etwas
an dieser Zeit eine Hoffnung ist, dann gewiß ihr tiefaufgerüttelter Instinkt
dafür, daß nur vom I n n e r e n her das Außen lebensvoll zu organisieren ist,
daß nur eine nach G e s t a l t u n g ringende Idee davor bewahrt bleibt, zur Schimäre
zu verwelken. Wenn irgend etwas in der Krisis dieser Zeit die Hoffnung
erlaubt, die Krisis werde eine Genesungskrisis sein, dann gewiß der Umstand,
daß die Probleme der Gemeinschaft uns allen gründlich auf den Nägeln brennen.
Wieweit bin ich s e l b e r gemeinschaftsfähig, wieweit baute ich in mir selber

---

[1] Nach F r i t z v o n U n r u h s glücklichem Ausdruck in seinem Gespräch mit Henri
Barbusse („Flügel der Nike").

Machtwillen und Profitgier ab, wieweit gedieh mein eigener Liebesmut, wieweit entkrampfte sich die eigene Faust? — wer sich heute nicht immer wieder ernstlich an diese Fragen wagt, hat das Gewissen der Zeit gegen sich, lebt an ihrer gebieterischsten Forderung vorbei.

Diese Fragen, welche eo ipso auch religiöse Gewissensfragen darstellen, sind zentrale Fragen der Individualpsychologie. Daß sie von ihr mit dem ganzen Ernst einer Herz- und Nierenprüfung, aber doch in aller nüchternen Unbefangenheit gestellt werden, ohne Drohung und Pathetik, kann nur von Segen sein. Denn die aller Hinterwelten überdrüssige Weltfrömmigkeit, die allein noch die Religion des modernen Menschen sein kann, die Frömmigkeit des Immanenzglaubens wird nur die Gesetze als religiöse gelten lassen, welche Gesetze des Lebens sind — des Lebens, das seit Goethe und Nietzsche die einzige Stätte unserer Andacht blieb. Man sündigt gegen den Sinn des Lebens, wenn man sich an den Gemeinschaftspflichten vorbeidrückt, man untergräbt sich selbst, wenn man kein „Für dich", kein „Für euch" aufbringt — diese Erfahrung, am eigenen Leibe verspürt, predigt eine eindringlichere Religion als irgend ein Priesterwort. Darum wird ein Individualpsychologe, der recht im Sinne dieser Erfahrung arbeitet, immer zugleich eine latente religiöse Wirkung erzeugen, auch wenn er ohne alle geistlichen Prätentionen ist und sich vielleicht gar für irreligiös hält.

Freilich dürfte sich der innere Aktionsradius des Individualpsychologen nur erweitern, wenn er sich darüber klar wird, wie nah seine Arbeit, ohne darum selbst Religion zu sein, an die religiöse Sphäre heranreicht. Der Individualpsychologe würde einen verhängnisvollen Fehler begehen, wenn er, um der Scylla des Mystizismus auszuweichen, sich nach der Charybdis einer empiristischen Skepsis verschlagen ließe, wenn er, weil er mit Recht im fruchtbaren Boden der Erfahrung wurzeln muß, auf alle und jede religiöse Metaphysik verzichten wollte. Das ist ja gerade eine der hoffnungsvollsten Möglichkeiten der Individualpsychologie, daß sie mit dem gesunden Realismus der Erfahrung den Idealismus zum schwersten und lockendsten aller Ziele verbindet, daß sie mitten im Wirrsal der Zerspaltung nüchtern und liebevoll daran arbeitet, die Menschen aus den Isolierzellen der Ichbefangenheit unter den offenen Himmel einer All-Gemeinschaft zu führen, welche Platz genug für jeden bietet, da jeder gebraucht wird. Denn Gemeinschaft im höchsten und eigentlichsten Sinn wäre gewiß nur die, welche jedem, aber auch wirklich jedem offen steht, der reines Willens ist — „Pax omnibus hominibus bonae voluntatis!"

Ist ein solches Gemeinschaftsethos nicht ein durchaus religiöses? Wird es nicht sofort peinsam utopisch, wenn nicht eine immer neue Ergriffenheit dahinter wirkt, ein immer wieder reger Einheitswille:

„Umzuschaffen das Geschaffne,
Damit sichs nicht zum Starren waffne" (Goethe) — ?

Denn daß auch der Gemeinschaftswilligste sich nur gar zu bald wieder zum Starren waffnet, sobald an die Achillesferse seiner Subjektivität gerührt wird — wer von uns hätte es nicht tausendmal an sich und anderen mit Schmerzen erlebt? Daß auch im Liebenswürdigsten der anziehende Pol unzertrennlich an den abstoßenden gebunden ist, daß jeder Mensch einmal durch die zähe Amalgamierung seines Besten und seines Schlimmsten den anderen zur Verzweiflung bringen kann — wer von uns wüßte nichts von dieser bittersten Erfahrung? Wer wüßte ein besseres Rezept für solche Charakternöte als den leider so eschatologischen Vers (Faust im Himmel!):

„Wenn starke Geisteskraft
Die Elemente
An sich herangerafft,
Kein Engel trennte
Geeinte Zwienatur
Der innigen Beiden.
Die ewige Liebe nur
Vermags zu scheiden".

Wer sich in die ganze harte Problematik des „Menschen untereinander" vertieft, wird sich sagen müssen, daß letztlich ein Individuum für das andere überhaupt nur sub specie aeternitatis wahrhaft zu genießen ist, vom Grundwunder
der Ewigen Liebe aus, das nicht von oben kommt, sondern von innen, mit
dem kein Gott uns begnadet, wenn wir es nicht in uns selber zum Durchbruch bringen.

Lebendige Gemeinschaft im Sinne der Individualpsychologie muß organische
Gliederung sein, in der jeder Teil gerade dadurch dem Ganzen dient, daß er
seine spezifische Funktion ungehemmt auswirkt. Kann man das Bios der Gemeinschaft überzeugender schildern, die Religion des Organischen glücklicher und beseelter zu Worte kommen lassen, als der Apostel P a u l u s in seinem lebensvollen
Gleichnis vom Leib und seinen Gliedern? (I Korinther 12, V. 12—27). Kann
man den von der Individualpsychologie so oft bekämpften Hochmut des Sich-
wichtig-dünkens, den Kleinmut des Sich-entbehrlich-wähnens verständnisinniger ad absurdum führen als jene ewig begütigende Zurechtweisung: „So
das Ohr spräche: Ich bin kein Auge, darum bin ich nicht des Leibes Glied;
sollte es um dessentwillen nicht des Leibes Glied sein? Wenn der ganze Leib
Auge wäre, wo bliebe das Gehör? So er ganz Gehör wäre, wo bliebe der Geruch?
Es kann das Auge nicht sagen zu der Hand: Ich bedarf dein nicht; oder wiederum
das Haupt zu den Füßen: Ich bedarf euer nicht. Sonderlich vielmehr die
Glieder des Leibes, die uns dünken die schwächsten zu sein, sind die nötigsten".
Wenn irgendwo der Aberglaube der Begabung, die Hybris des Sich-auserwählt-
dünkens von Grund auf abgetan wurde, dann gewiß in dem Gedanken von der
Gleichheit der Seelen vor Gott, diesem „Sprengstoff von Begriff". „Werdet
wie die Kinder", d. h. werdet harmlos, ist die erledigende Antwort auf die
Neurotikerfrage, wer der „Größte" sei. „Wir sind zur Freude der Gottheit
alle berufen" — durch nichts aber wird diese Freude so gründlich sabotiert,
als durch die Prätention des Mehr-sein-wollens.

Es ist die ewige Tragikomödie des Machtkampfes, daß die Rivalenangst
vor dem Partner uns gerade um unseren wahren Wohlstand bringt, daß wir
eigentlich unsere reichsten Lebensmöglichkeiten beschneiden, wenn wir den
Anderen egoistisch beeinträchtigen. Denn das Beste, was der Andere uns zu
geben hat, ist gerade die volle und freie Auswirkung seines Eigensten; nur
dann können wir Gebende sein, wenn wir alle unsere Kräfte nach dem Grundsatz der ungekränkten Gegenseitigkeit entfalten dürfen. Darum ist Konkurrenz
der Tod jeder organischen Gemeinschaft. Darum bringe ich mich um meine beste
Hilfe, um die unentbehrliche Ergänzung meines Stückwerks, um die dringend
nötige Korrektur meiner tausend Relativismen, wenn ich den Anderen nicht
unbedingt frei gebe. „Werde, was du bist!' — diese Einstellung zum Partner
ist unendlich ersprießlicher als das engstirnige: „Sei wie ich!" Man muß aus
dem „concurrere" ein solidarisches Miteinanderlaufen, ein unbeeinträchtigtes
Zusammenwirken machen, das allein wäre die rechte Konkurrenz, das allein
brächte die ersehnte Kongruenz, nach der wir uns sonst vergeblich quälen.

Aber täuschen wir uns darüber nicht, daß dieses Freigeben des Partners,
dieser Verzicht auf alles Oktroyieren unserer Privatneigungen, daß diese liebe-

voll neutrale Toleranz, so einfach sie auch aussehen mag, eine innere Höchst-
leistung bedeutet, sofern sie kein bequemes „Laissez faire, laissez passer!" ist,
sondern ein teilnehmendes Sich-weit-machen. Unsere gegenseitige Schicksals-
verstrickung ist viel zu schlangenknotig verwickelt, die Heftigkeit unserer
egoistischen Reflexe viel zu elementar, als daß wir nicht die ernstesten Krisen,
die wütendsten Sträubekrämpfe durchmachen müßten, ehe unsere Faust es lernt,
die Angstkrallen einzuziehen und sich als Gemeinschaftshand zu öffnen. Wenn
irgend etwas jeden vorschnellen Gemeinschaftsoptimismus gehörig dämpfen
kann, dann gewiß die nachdenkliche Tatsache, daß die Propheten der Gemeinschaft so leicht zu Fanatikern der Gemeinschaft werden, um sich alsdann die
krasseste Unduldsamkeit zu leisten gegenüber denjenigen, die das Ideal der
Gemeinschaft anders auffassen als sie. Und daß selbst die Religion, welche
doch die lauterste und parteientrückteste Verkörperung des Gemeinschaftswillens sein sollte, daß gerade sie im Namen des Heiligsten, des Allverbindenden
so oft gebannt und gemordet hat, daß selbst sie sich (von Lessing im „Nathan")
sagen lassen mußte: „Religion ist auch Partei" — wer käme nicht in Versuchung, ein für allemal zu resignieren vor dieser traurigsten Paradoxie der
Geschichte? —

Nur dann kann man die Anderen frei geben, wenn man selber frei ist. Nur
dann verliert unsere Liebe alles Aufdringliche und Eifernde, wenn sie den
letzten Rest von Narzißmus abstreift und im Anderen eben den Anderen sucht
und nicht sich selbst. Aber gerade an dem Punkte beginnt erst die ganze ab-
gründige Problematik des Liebeshasses, der unsere grausamste Geißel ist. Hier
beginnt erst die heikelste Probe der heiligen Einfalt, welche so leicht zur fürchter-
lichen Torheit wird. Wir meinen es natürlich überaus wohl mit unserem Nächsten,
unser gutes Herz ist voll der zärtlichsten Absichten, unser reger Kopf voll der
sorglichsten Projekte. Aber wir müssen die saure Erfahrung machen, daß der
Andere viel tiefer in seiner eigenen Welt steckt, als wir meinten, daß ihm mit
unserem herzlichen Willen nicht so ohne Weiteres gedient ist, daß er unsere
Bereitschaft kühler und befremdeter aufnimmt, als wir erwarteten, und uns im
Drange seiner eigenen Lebensnot wohl gar kratzt oder schlägt, wo wir meinten,
wir hätten ihn wohltuend gestreichelt. Schon Hegel hat in einem seiner
drastischsten Kapitel mit weiser Ironie demonstriert, daß das „Gesetz des
Herzens" [1], so lange es dem Anderen naiv oktroyiert wird, leicht in den Wahnsinn
des Eigendünkels umschlägt, daß die Anderen in dem Gesetz unseres Herzens
keineswegs immer das Gesetz ihres Herzens wiederfinden können. Eine solche
Ablehnung ist natürlich eine harte Probe für unser gutes Herz, dem nur zu
raten ist, es möge sich abhärten und manchen Puff vertragen lernen, ohne
sich knicken zu lassen. Andernfalls wir nur gar zu leicht Chauvinisten unseres
Herzens werden; vom segnenden Liebesapostel zum bannenden Fanatiker ists
nur ein Schritt.

Eben hier muß die Entneurotisierung der religiösen Gefühle einsetzen, die
der Individualpsychologie ein weites, fruchtbares Arbeitsfeld bietet. Denn die
Individualpsychologie, diese Disziplin der inneren Sachlichkeit, dürfte besonders
disponiert sein für den wichtigsten Nachweis, wieso sich gerade mit den höchsten
Intensitätsgraden des religiösen Gefühls auch seine bedrohlichsten Kehrseiten
und Gefahren verschwistern.

Können wir uns doch nicht oft und eindringlich genug jene psychische
Grunderfahrung vor Augen halten: daß die gespanntesten und exponiertesten
Seelenzustände am leichtesten verunglücken. Tief vom Heiligen aufgerüttelt
sein und ihm doch nicht gewachsen bleiben, sich einsetzen wollen und — weil

---

[1] In dem gleichnamigen Kapitel der „Phänomenologie des Geistes".

der Einsatz nicht gelingt — in desperate Wut und Selbstverkrampfung zurück-
sinken, das ist die furchtbarste Peripetie im Drama unserer Gefühle. Niemandem
droht schlimmer die Gefahr des Hasses als dem, der lieben will und seine Liebe
nicht anbringt. Der alte G o e t h e hat einmal scherzhafter Weise gesagt, „daß die
Liebe immer etwas impertinenter Natur sei", eine gute Kennzeichnung des Restes
von Subjektivität, ja von Egoismus, der auch unserem innigsten Zärtlichkeits-
willen nur gar zu gern sich beimischt. Es fragt sich also, ob etwa der Liebeswille
eines Messias, der alle Nichtanhänger in die Hölle schickt, für ein Ideal gelten
könne. Die Liebesergriffenheit, die uns wirklich den sittlichen Stein der Weisen
bedeuten könnte, müßte jenes Schwerste, Seltenste leisten: sie müßte auch den
letzten Winkel unseres Wesens von egoistischen Schlacken säubern, müßte
uns auch unser Subjektivstes noch verobjektivieren lassen, damit wir in jenen
kritischen Stunden, wo wir vor ehrlicher Kränkungsqual in allen Fibern zittern,
nicht in Entrüstung umkippen, sondern gerecht und sachlich bleiben. Gerade
an dieser Stelle, wo man so leicht versagt, müßte durchgehalten werden, denn erst
hinter dieser Überwindung läge das Reich einer festen Gemeinschaft. Vielleicht
ist ein solches Durchhalten nicht gar so übermenschlich schwer, wie es scheinen
könnte. Schon daß wir eine solche Leistung denken und von uns fordern können,
läßt hoffen, daß sie auch erfüllbar ist. Sachlich durchgreifen und fassen lernen,
wo man subjektivistisch zuckte, zerrte und zappelte, nur diese Disziplin bewahrt
uns vor der bösen Paradoxie: schnöde zu werden — aus Liebe. Das „Gemüt"
ist eine schöne und wichtige Sache und gewiß nicht abgetan, wenn Skepsis
es bespöttelt; aber wo Gemüt n u r Gemüt ist und vor jeder Kritik das Blümlein
Rühr-mich-nicht-an spielt, da ist immer das heilige Donnerwetter in der Nähe.
Vor der gewissenhaften Selbstprüfung des modernen Geistes kann nur die
religiöse Ergriffenheit bestehen, welche Selbstkritik übt, ohne sich skeptisch
den Kopf abzuschneiden. „Wehe allen Liebenden, die nicht noch eine Höhe
haben, die über ihrer Liebe ist!" (N i e t z s c h e). —

Der nächste und naturgegebene Gegenstand unseres religiösen Willens ist
immer der Mitmensch. Gewiß ist das alte anthropozentrische Weltbild längst
erledigt, der Homo sapiens als „Krone der Schöpfung" wurde längst entthront.
Trotzdem bleibt der Nächste, bleibt der Andere in aller seiner oft so ernüchtern-
den Unzulänglichkeit, in aller seiner oft so verletzenden Fremdheit unser wichtigstes Erlebnisgebiet der echten Transzendenz. Was hilft es, in Stern und Blume,
in Tier und Element Weltstoff und Weltgeist zu erfühlen, was hilft selbst der
ekstatische Monolog des mystisch aufgelockerten Selbst, das auf seinem Grunde
das Welt-Ich ahnt, was hilft das Schwelgen im Gedanken von der Identität
alles Seins, wenn wir uns mit dem Nächsten nicht zusammenfinden? Über den
Ernst und die Schwere dieser Aufgabe dürfen wir uns freilich nicht täuschen.
Ist doch Gemeinschaft ihrem tiefsten Wesen nach nicht nur ein Miteinander,
sondern ein Ineinander, nicht nur ein Zusammenkommen, sondern eigentlich
Verschmelzung. Aller Wille zur Eintracht, alle herzliche Liebesbereitschaft
kann nicht die harte Tatsache verhüllen, daß unter Umständen ein Individuum
für das andere geradezu vernichtend ist, ihm alle Fugen und Nähte zu sprengen
droht, solange nicht das Grundgesetz jeder Gemeinschaft erfüllt ist, welches lautet:
Wage dein Ich, um es im Wir wiederzufinden. Ob dieses Wir zustande kommt,
hängt vor allem ab von der Kraft und Reinheit unseres innersten Entschlusses.
Man muß ein Herz gefaßt haben für dieses Wir, muß nicht nur sich selbst, sondern
auch den Anderen in der Not seiner Subjektivität, in der drangvollen Überfülle
seiner unentbundenen Kräfte schauen, muß ahnen, was auch im Anderen ringt
und rast, um die Öde, die sich so oft zwischen Mensch und Mensch legt, geduldig
zu ertragen und so manchen herben Verdruß als embarras de richesse zu verstehen.

Es soll hier gewiß keiner schwärmerischen Gemeinschaftsideologie das Wort geredet werden; im Gegenteil: die oft grausame Nüchternheit, die schneidende Antithetik des Mensch zu Mensch soll in ihrer ganzen beklemmenden Wucht vor Augen treten. Aber nicht um abzuschrecken, sondern um anzustacheln und gerade aus den verhängnisvollsten Schwierigkeiten am gründlichsten zu lernen. Wenn irgendwo, dann heißt es gerade in der Gemeinschaftsarbeit: Per aspera ad astra. Wer nicht schon einmal bis ins Mark hinein an den Höllenqualen der Entzweiung gelitten hat, nicht schon einmal in Versuchung kam, an jeder wahren Gemeinschaft zu verzweifeln, ist vielleicht ein recht umgänglicher und passabler Mitspieler, aber vom Fluch der Zwietracht und vom Sakrament der Versöhnung weiß er zu wenig. Daß uns von denselben Menschen, mit denen wir uns schon tief und überzeugend zusammengefunden hatten, später doch zerreißende Konflikte trennen können, daß man einander nicht mehr zu fassen vermag, nachdem man sich schon einmal ergriffen hatte, ist vielleicht die bedrohlichste Erfahrung, die man machen kann. Welchem Frieden darf man noch trauen, wenn selbst unsere lebendigsten Stunden nicht halten, was sie zu versprechen schienen? Welchem Heiligtum sich noch verpflichtet fühlen, wenn selbst Liebe, die Erkennen war, hinterher Phantom wird?

Und doch: gerade diese ernsteste Erfahrung, an der so oft schon die innerlichsten Menschen grausam gescheitert sind, darf nicht unsrer Weisheit letzter Schluß bleiben, sondern durchaus nur der immer wieder zu stählende Wille, uns die Gemeinschaft täglich neu zu erobern und zu erarbeiten. Denn niemand, kein Mensch und kein Gott, bringt uns über die Qual dieses toten Punktes hinweg, wenn wir uns nicht selber wieder in Schwung setzen. Gemeinschaft ist eben eine ewig neue Aufgabe, sie ist der Kosmos, der dem ständig drohenden Chaos der Entzweiung abgerungen werden soll, der zäh und planvoll drainierte Kulturboden im Sumpfgelände der Unliebe. Leben heißt eine ständig aufzuhaltende Krisis meistern; hier kann Gemeinschaft nur der Stein sein, der täglich gewälzt werden muß, wenn er uns nicht erdrücken, ja zermalmen soll. Der Ernst und die Schwere dieser Aufgabe sind kein Beweis gegen die tiefe Freude, die hinter ihr wartet. Ginge es zwischen Mensch und Mensch nicht letzten Endes immer auf Tod und Leben, so wäre der echte Gemeinschaftsfriede, die Entspannung des Machtkrampfes, das Auftauen des innersten Eispanzers nicht so etwas unsäglich Beglückendes. Die Hölle des Einander-verloren-habens ist gar nicht zu trennen von dem Himmel des Sich-wieder-findens; die Furchtbarkeit des Hassen-müssens und die Beseligung des Lieben-könnens gehören durchaus zusammen, sind nur polare Auswirkungen desselben Absoluten. Wer so naiv ist, in der Liebe die stets daneben schlummernde Haßbereitschaft zu übersehen, wird immer wieder einmal des Teufels werden; wer nicht im grimmigsten Haß die dahinter rasende Liebeswut wittert, verfehlt den einzigen Punkt, von dessen Perspektive aus auch der wildeste Krieg seinen schlichtenden Sinn erhält. Darum ist die „Gratia irresistibilis", das unwiderstehlich Begnadende jeder aus der Tiefe aufquellenden Versöhnung durchaus verschwistert mit der diabolischen Vehemenz der Entzweiung. —

Wenn mit Recht gesagt wird, zur Individualpsychologie gehöre Mut, so vergesse man nicht, daß zu diesem Mut auch ein Glaube gehört. Gewiß kein Glaube an irgend eine Hinterwelt, sondern der Glaube an das, was sein könnte zwischen Mensch und Mensch und leider so selten ist. Wer die Geduld und Liebe aufbringen soll, welche eine wirklich durchgreifende individualpsychologische Arbeit in jedem einzelnen Falle erfordert, muß wissen oder wenigstens ahnen, wieviel Ja hinter allem Nein wartet, wieviel Kräfte hinter dem Versagen, wieviel Glücksmöglichkeit hinter der Verzweiflung. Daß eigentlich keiner von uns im Vollbesitze aller seiner in ihm schlummernden Fähigkeiten ist, daß trotz des tristen Geplänkels, das nur zu oft unsere Lebensfreude verdirbt, viel mehr latenter Friedenswille in der Welt vorhanden ist, als meistens zu vermuten scheint, erst das macht die sittliche Misere unseres Alltags so überaus schmerzlich. Das Produktivste, Ursprünglichste im Menschen, sein innerlichster Lebensfunke, ist am leichtesten zu verschütten. Da im Grunde jeder irgendwo an sich selber zweifelt, jeder irgendwie die Kälten und Härten der Anderen scheut, liegen gerade unsere zartesten, schöpferischen Qualitäten am traurigsten brach. In nichts ist trotz Religion und aller Kultur der Mensch noch immer so entmutigt als im innerlichsten Herzpunkte seines Gemeinschaftswillens. Es wäre keine sonderliche Leistung, die Brüder zu lieben, wenn die Brüder nur immer ohne weiteres aimabel wären. Es wäre nicht so schwer, Einheit zu erwirken, wenn man nur selber eine Einheit wäre und nicht die eigene Friedenssabotage am diabolischsten zu spüren bekäme.

Wer dem Evangelium der Gemeinschaft dienen will, muß mit den schärfsten Widerständen rechnen; denn wo die letzte Sicherheit errungen werden soll, da gilt es auch die tödlichsten Spannungen zu meistern. Wer sich auf das Ziel verpflichtet hat, durch alle Krusten und Rinden zum Herzen der Anderen durchzubrechen, muß auf das Ärgste gefaßt sein, auf verstörtestes Zurückprallen und Jahre voll Ungewißheit. Wer nur der Treue leben will, der Treue zu dem, was uns alle einen könnte, wird es an seiner eigenen Zwiespältigkeit am gefährlichsten erfahren, wieviel Verrat in jeder Seele lauert. Wer voll Enthusiasmus damit anfing, sich in die Menschheit hineinlieben zu wollen, wird leicht in die Versuchung geraten, zuletzt nicht einmal sich selber mehr liebenswert zu finden. Scheitern oder in Halbheiten versanden, den langen Atem verlieren wird hier nur der nicht, der gründlich eingesehen hat, vor welcher Aufgabe er steht: vor der schwersten und dringendsten, vor der allverpflichtenden Aufgabe der Menschheit.[1] So sehr man sich sträuben mag gegen die berüchtigte „Metabasis eis allo genos", gegen den so oft perhorreszierten Salto mortale vom Empirischen ins Metaphysische — wer einen Anderen innerlichst fassen, wer auch nur seinen eigenen Lebensknoten einigermaßen entwirren will, kommt nicht darum herum, das Einzelschicksal in eine durchaus religiöse Beziehung zum Ganzen zu setzen, zum Universum, von dem wir zwar alle nur Atome sind, das uns aber viel intimer und unmittelbarer zugehört, als unsere gute von allzuviel Banalitäten benommene Vernunft meistens wahrnimmt.

Wir müssen uns viel mehr Frömmigkeit gegenüber den allergewöhnlichsten Lebensdingen aneignen, um die Misere unserer sozialen Wirklichkeit wieder innig und mutig anpacken zu können. Um es in aller krassen Drastik zu sagen: wir müssen nicht nur im Wolkenbruch, sondern noch in jeder Gosse, jeder Pfütze den kosmischen Kreislauf erkennen, müssen die eigentlich berauschende Ubiquität des Stoffes in jeder Faser unseres Leibes, ja noch im Kehricht unserer Stuben wahrnehmen, müssen der (von Schopenhauer so staunend geschilderten) „geistermäßigen Allgegenwart der Naturkräfte" nicht nur im Sonnenstrahl oder im Umschwung unseres Planeten inne werden, sondern noch im Streichholz oder im Bleistift, der vom Tische fällt. Dann werden wir es leichter fertig bringen, auch den stockigsten Ärger unseres grauen Alltags sub specie aeternitatis zu beschauen und uns beispielsweise für einen Amtskonflikt oder Familienzwist mit derselben entrückten Sachlichkeit zu interessieren wie für den Investiturstreit oder die Völkerschlacht bei Leipzig. Geht es doch in diesem banalen Alltag viel metaphysischer zu, reicht doch das Religiöse viel tiefer in jeden Winkel unserer Existenz hinein, als wir uns meistens träumen lassen. —

---

[1] Vgl. hiezu Alfred Adlers grundlegenden Aufsatz: Kritische Erwägungen über den Sinn des Lebens (291).

Gewiß würden wir der Individualpsychologie einen fragwürdigen Dienst erweisen, wenn wir eine Religion aus ihr machen wollten. Aber nicht weniger würden wir ihr schaden, würden ihr den lebendigsten Kräftestrom abgraben, wenn wir ihr jede Beziehung zur Religion zerschneiden wollten, zu jener Religion, die nie veralten kann, weil sie eine ewig drängende Aufgabe ist, zur jeder konfessionellen Parteiung enthobenen Urreligion des „Stirb und werde", des Aufgehens im Du und Wir, des Sich-wiederfindens im Ganzen. Wenn der Individualpsychologe fragt, welches denn das Sakrament sei, dem er sich in seiner Arbeit verpflichtet fühlen könnte, so wäre wiederum am unverfänglichsten mit einem Goethe-Vers zu antworten:

> „Was ist das Heiligste? Das, was heut und ewig die Geister,
> Tiefer und tiefer gefühlt, immer nur einiger macht."

Die Frömmigkeit dieses (im Grunde durchaus christlichen) Gemeinschaftssakramentes so zu verwirklichen, daß sie kein edler Allgemeinplatz, kein pathetisches Programm bleibt, sondern trotz aller entmutigenden Rückschläge immer wieder tätig durchdringt, wäre gewiß die gesundeste und fruchtbarste Verbindung zwischen Individualpsychologie und Religion.

Ethik.

Von

Dr. **Hugo Horwitz**-Berlin.

Wir glauben unteilbare Ganzheiten zu sein, unabhängig nach freien Entschlüssen uns formen und unseren Lebensweg gehen zu können. In Wahrheit sind wir gezwungen uns anzupassen an die Forderungen, die die Umwelt an uns stellt, zu „antworten" (Adler [291]). Was bedeutet dieses „Antworten?" Haben wir nur rein passiv auf äußere Gesetzmäßigkeiten zu reagieren, das eigene innere Gesetz zu negieren und auf möglichst reibungsloses Sichanschmiegen an das Gegebene bedacht zu sein?

Alles Lebendige hat die Tendenz sich auf eine selbständige, autonome Grundlage zu stellen, nach einer einheitlichen Formel zu handeln, die in seinem Lebensgesetz angelegt ist. Je stärker und unbestrittener diese Formel in der Gattung gründet, je weniger sie individuell differenziert ist, desto leichter wird sich das Individuum der Gattung anpassen und die Gattung wieder die Anpassung an das Gesetz der Umwelt, der Erde, finden. Aber schon die Entstehung des Lebens selbst ist vielleicht eine Art Abfall von der absoluten Anpassung an die Gesetze der Erde, und dieser Prozeß schreitet fort bis zum Menschen hin. Es ist ein Kampf, eine Auseinandersetzung, ein polarer Funktionszusammenhang.

Je stärker sich das Leben differenziert, desto unsicherer wird die biologische Formel, die das Leben des Einzelwesens bestimmt. Und nun entsteht etwas völlig Neues: das Bewußtsein. Die Entstehung des Bewußtseins ist wahrscheinlich aus dem Versagen der biologisch-automatischen Anpassung zu erklären. Aus der wachsenden Loslösung und Differenzierung des Individuums, aus dem „Wandertrieb". Nun ist das sichere Funktionieren der biologischen Formel im Einzelwesen gestört. Das Bewußtsein sucht sich auf immer abstraktere, autonomere Weise mit der Umwelt auseinanderzusetzen. Es bildet Vorstellung, Begriff, Idee, stellt sich in der Funktion des Urteilens der Gegebenheit als selbständig auswählende und normierende Einheit gegenüber. Es ist ein Kampf um die Macht zwischen Erde und Lebewesen, und im Menschen erreicht er seinen Höhepunkt. Wären die menschlichen Urteile, Begriffe, Ideen fähig, den Menschen in eine absolut richtige Stellung zur Umwelt zu bringen, so gäbe es keine Fiktionen. So wäre in jedem Moment das Gleichgewicht hergestellt zwischen der Erde und ihren Kindern, und im rhythmischen Gleichklang würde sich der Ausgleich zwischen ihnen vollziehen. Aber der Mensch strebt über die bloße Abhängigkeit von der Erde hinaus, betont, umgrenzt, sichert sein Ich, strebt zu Werten, deren unmittelbare Erfüllung im Erdgeschehen nicht möglich ist. Und wahrscheinlich ist dieses Erzeugen überzeitlicher Werte sein eigentlicher Sinn (Wexberg [315]). Hierbei tritt ihm meist an die Stelle der fruchtbaren, Leben tragenden, weiterzeugenden Idee, die Kraft und Mittelpunkt der Erde in sich hinübergenommen hat, die blutlose, schemenhafte Fiktion, die einem Protest gegen die Umwelt entstammt, einer Negation, einem übertriebenen Sicherungsbedürfnis, einer Abgetrenntheit, Vereinsamung, einem Ausgeschlossensein, einer **Minderwertigkeit.**

Es gilt den Menschen von diesem unfruchtbaren Protest zu befreien, diesen kranken Kampf um die Macht zu befrieden, der aus einem Steckenbleiben stammt, aus der Unfähigkeit, die Idee so stark zu machen, daß sie auf neuer Grundlage, von einem neuen δὸς ποῦ στῶ die Kraft der biologischen Formel zurückgewinnt. Es gilt den Menschen von Neuem mit den zentralen Kräften zu verbinden, ihn der Gemeinschaft wieder zuzuführen, ohne ihm seine neu errungene, produktive Selbständigkeit zu nehmen. Der Kampf um die bloße Macht entsteht immer da, wo die vitale Verbundenheit zwischen Ich, Gemeinschaft und Umwelt, die vitale Einheit und Gestaltfähigkeit im Ich selbst irgendwie gestört oder gebrochen ist, wo primär eine Minderwertigkeit oder ein Minderwertigkeitsgefühl zugrunde liegt.

Solange der Ausgleich zwischen Ich und Welt, jene gegenseitige Besiegelung und Bejahung nicht gefunden ist, herrscht auf Erden der Kampf um die Macht. Das menschliche Ich in seinen Ansprüchen, in seinem Streben nach Machterweiterung, Selbstbehauptung und Sicherung, aber auch in seiner berechtigten Sehnsucht und in seiner tiefsten Ahnung, daß erst in der Selbstaufhebung die Selbstvollendung liege, dieses menschliche Ich ist — wir deuteten es schon an — der Träger und Verursacher aller menschlichen Tragik und Problematik überhaupt. Das Ich sucht sich zu erweitern, zu wachsen, sich zu behaupten, sich zu sichern. Oder aber: es will sich hingeben, sich lösen im Größeren, im Gemeinsamen, sich opfern. In diesem Antagonismus, der in dem Spannungsverhältnis: Mensch — Erde, Individuum — Gemeinschaft gegeben ist, und der immer wieder auf irgendeine Weise zum Ausgleich strebt, liegt der Antrieb zu aller Ethik.

Weder ist der sog. Egoismus, das egozentrische Streben zur Selbstbehauptung und Selbstvollendung schlechthin verwerflich, noch ist der altruistische Hang zur Hingabe, Selbstverleugnung, zum Opfer schlechthin gut. Beide Formen des Ichverhaltens haben zunächst mit ethischen Werten noch nichts zu tun, sind rein naturalistisch auf ihre tatsächlichen Kausal- und Zweckantriebe hin zu betrachten. Und hier liegen die eigentlichen Aufgaben der Individualpsychologie. Sie hat das Ich zu untersuchen, zu reinigen, ihm die störenden Fiktionen zu nehmen, seinen übersteigerten, krankgewordenen Machttrieb abzubauen, hat es in eine richtige, in eine produktive Beziehung zu Gemeinschaft und Umwelt zu bringen, hat den stockenden Prozeß der gegenseitigen Befruchtung von Ich und Welt, der gegenseitigen Lebens- und Wertsteigerung, der produktiven Anpassung wieder in Gang zu bringen. — Alles Verhalten des Einzelnen ist also zu betrachten in seiner Beziehung zu Gemeinschaft und Umwelt. Nicht rein aus sich selbst heraus, sondern nur aus diesem funktionalen Zusammenhang ist sein Verhalten zu verstehen.

Das Machtstreben des Einzelnen stellt ihn in Gegensatz zur Gemeinschaft, isoliert ihn, schnürt ihn ab von den lebendigen Kraftquellen der Gemeinschaft, hypertrophiert überschätzte Sonderbegabungen, trennt ihn vom tragenden Rhythmus, in dem das Gemeinsame schwingt. Wäre es also die Aufgabe, dieses trutzige, machtlüsternde, unproduktive Ich möglichst unschädlich zu machen? So einfach liegen — wir sagten es schon — die Probleme nicht.

Das gesteigerte Machtbestreben des Ich beruht auf Minderwertigkeitsgefühlen, die eine tatsächliche oder eingebildete Minderwertigkeit zur Grundlage haben. Also auf einer Brüchigkeit. Sollen wir nun jedem Ich als selbstverständliches Attribut dieses Machtstreben zuschreiben, als unumgängliche Eigenschaft, die mit der tatsächlichen Gegebenheit des Ich unlöslich verbunden ist? Wir sahen: was hier als Machtstreben hervortritt, hat im Zusammenhang Mensch—Erde seinen guten Sinn. Nur ist es dann nicht nackter Machttrieb, sondern Produktions-, Lebens-, Zeugungszusammenhang. Bloßer Machttrieb als solcher entsteht erst durch eine Gebrochenheit, eine Minderwertigkeit, eine Funktionsstörung.

Wir haben es hier mit diesem kranken Machttrieb zu tun und mit den vielfältigen menschlichen Verhaltungsweisen, die aus ihm entspringen. Er entstammt dem Minderwertigkeitsgefühl, also der Empfindung, einer Leistung, in der man Befriedigung und Bestätigung seines Ich finden möchte, nicht gewachsen zu sein. Anstatt die Leistung mutig in Angriff zu nehmen, weicht man aus und sucht seine Rettung in der überkompensierenden Fiktion. Nun ist man ausgeschlossen, abgetrennt von der Aufgabe, die man sich gesetzt hat, von der produktiven Leistung, in der man sich erfüllen möchte, von den Menschen, an denen man Halt, Wiederhall, Bereicherung sucht. Dieses Gefühl des Ausgeschlossenseins, des Abgedrängtseins ist das Wesentliche. Um die Bitterkeit einer solchen Empfindung zu überwinden, steigert sich das Selbstgefühl des Ich ins Grenzenlose. An die Stelle des Wirklichkeitsbildes, auf das es zu reagieren gilt, dem man gerecht werden müßte, treten übertriebene Phantasievorstellungen, die die Elastizität des Reagierens hemmen. Unser Wünschen und Träumen wird üppiger, verliert Halt und Maß, Boden und Begrenzung. Nun will man der Größte, der Unabhängigste, der Gottähnlichste sein. Wir sind nicht mehr determiniert von konkreten Aufgaben und deren natürlicher, sachbedingter Schwere, wir sind herausgelöst aus dem Zusammenhang, und unser Ich erprobt, bewährt und berichtigt sich nicht mehr an der konkreten Aufgabe. Es fehlt die Einheit, die uns Richtung, Begrenzung und Ermutigung zugleich gab. Die uns den Platz finden ließ, an dem wir gemäß unserem Können und Sein berechtigt waren zu stehen [1]. Dazu wird das Sicherungsbedürfnis des gefährdeten Ich in extremer Weise akut, und dieses Sicherungs- und Selbstbehauptungsbedürfnis setzt sich um in Machttrieb, der durch die eintretende Anarchie des Ich verzerrt und übersteigert wird. Doch es ist nicht nur die Gelöstheit vom Zusammenhang mit dem Ganzen, die das entfremdete, ausgeschlossene Ich schädigt, noch mehr ist es der unfruchtbare Widerstand gegen diese Ganzheit, die Negation, das unfruchtbar protestierende, negierende, sich stemmende, haßerfüllte Verhalten ihr gegenüber, das die eigene Kümmerlichkeit an die Stelle des gemeinsamen Lebensstroms zu setzen sucht. So kann aus dem Gefühl des Ausgeschlossenseins der Haß entstehen.

Der gewaltigste Gesang vom Haß ist das Nibelungenlied. Betrachten wir es einen Augenblick im Zusammenhang mit dem Sagenkreis, dem es entstammt. Wie entsteht der Haß im Nibelungenlied? Siegfried hat Brunhild bezwungen, aber er hat sie betrogen. Ihr Starrsinn, ihre Härte, ihr Machttrieb, ihr Hochmut, der sich von Mann und Gemeinschaft ausschloß und über den Mann triumphieren wollte, hatte sich gelöst, hatte sich von sich selbst befreit in der sonnenhaften, zentralen Kraft Siegfrieds. Siegfried war der Erlöser. Vorher schon hatte seine Kraft das „Nebelheim“, das Nibelungenreich bezwungen und sich dienstbar gemacht. War nicht auch Alberich ein blinder Anbeter der Macht, nachdem den Kobold die Meerjungfrauen zurückgestoßen hatten? Aber Siegfried, die zentrale Sonne der Einhelligkeit und des erfüllten Lebens, hat ein Verbrechen begangen, hat sich künstlich von Brunhild ausgeschlossen und Brunhilde von sich. Brunhilde aber, die genau fühlt, daß er es ist und nicht Gunther, haßt und demütigt ihn. So wird durch das Fehlgehen Siegfrieds von neuem Machttrieb, Haß und Vernichtung in die Welt getragen. Alle anarchischen Kräfte werden wach, da das Gleichgewicht gestört ist: in Kriemhild, deren ganzes Wesen doch vorher nur Hingebung und Liebe war, in dem luziferischen Hagen, der doch der treueste Gefolgsmann war, der weiß, daß er mit dem Mord an Siegfried den Frieden der Welt gebrochen hat, der seinen und der Seinen Unter-

---

[1] Diese Einheit ist nicht etwa als übergeordnetes Prinzip zu verstehen, sondern, wenn sie lebendig wirksam sein soll, muß sie als Funktion in Bewußtsein aller verankert sein. Ihre äußere Form ist wandelbar und temporär bestimmt.

gang weiß, die Donaufähre zerschlägt und damit selbst die Rückkehr abschneidet. Das Nibelungenlied ist das Lied vom Haß und vom sinnlosen, anarchischen Macht-, Geltungs- und Rachetrieb, weil Siegfried versagte und die Welt von neuem ins Chaos abglitt.

Der Haß entsteht also ebenso wie der Machttrieb aus einer Negation. Aus der Negation der Ganzheit, der Erfüllung im Ganzen. Doch gibt es nicht auch produktiven Haß? Ist die Ganzheit, von der ich mich abwende, immer das Bessere? In diesem Falle ist der Haß die negative Seite der Liebe zu einer höheren Ganzheit, die mir vorschwebt, und die ich an die Stelle der gehaßten setzen möchte. Hier jedoch gilt es den Haß zu entlarven als einen unfruchtbaren Protest gegen eine Ganzheit, von der wir uns ausgeschlossen fühlen, die uns nicht in ihrer Mitte duldete. Nun machen wir uns „selbständig", suchen herabzusetzen, zu schaden, zu beeinträchtigen, zu vernichten. Unser Gefühl degeneriert immer mehr, gerät immer mehr ins Negative, ruiniert sinnlos, wird ungerecht, verbohrt. Nun suchen wir nur noch Rache zu nehmen und sei es durch den eigenen Untergang. Nur um sagen zu können: Du bist daran schuld.

Ein gutes Beispiel des Herunterkommens eines edlen, die Ganzheit wollenden, väterlichen Gerechtigkeitsgefühls zu Raub und Mord ist Kleists „Michael Kohlhaas", wenn auch hier immer ein edler Zug bleibt. Ebenso wie der Haß entsteht der Neid durch Selbststeigerung, die auf einer Negation sich aufbaut und gleichzeitiger Verkümmerung. Ich will das Deine, weil ich das Meine nicht beherrsche. Nur Menschen, die sich in dem Ihren nicht sicher fühlen, die sich nicht getragen fühlen von einem Ganzen, an dem sie ihren vernünftigen Anteil nehmen, sind neidisch. Es sind auch hier die Ausgeschlossenen, die keine ruhige Kraft besitzen zu nehmen und an sich zu ziehen, was ihnen gebührt. Und wie der Neid, so der Geiz. Geiz ist nicht bloßer Besitztrieb, durchaus nicht. Man sehe sich Molières „Geizigen" an. Warum umkrampft er seine Schatulle und vergißt Liebespaare und alles darüber? Weil sie das Einzige ist, was ihm treu bleibt, was er zu beherrschen vermag. Er ist von allem ausgeschlossen, er hat sich hineingesteigert in dies eine, das seinem Ich Haltung und Geltung gab: den Besitzwahn. Die Schatulle kann ihm nicht weglaufen. Es ist sein kümmerliches, erstarrtes Ich, das sich durch seine Machtfiktion, die hier Besitz heißt, immer weiter von der Gemeinschaft der Kräfte, von Liebe, gemeinsamer Wirksamkeit, lebendigem Einströmen und Ausgeben getrennt hat. Nun herrscht er — über seine Schatulle.

Wir sehen, hier überall sind gefährliche Fiktionen wirksam, die des Gelöstwerdens bedürfen. Alle diese Fiktionen müssen aufgelöst werden durch Zurückführen zur Produktivität, zur Gemeinschaft im weitesten Sinne. Gemeinschaft mit irgendeinem Du, sei es das Werk, ein Mensch, eine Idee, oder eben die menschliche societas, die der Inbegriff von all dem sein sollte.

Ist sie es immer? Überhaupt, ist diese Selbstabsperrung des Ich, ganz gleich, welche Motive zu ihr führen, an sich schon ethisch zu werten, ethisch zu verurteilen? Sie macht krank, führt zu Übersteigerungen, Verzerrungen, unfruchtbarem Protest, zur Anarchie unserer Instinkte, unserer Handlungen, zur Verkümmerung. Aber kann nicht auch das Werk, das Du, die Gemeinschaft versagt haben? Ist Friedrich der Große schuld, wenn Zeit und Menschen zu klein sind für sein Genie? Ist Kleist schuld, wenn er einem solchen Deutschland gegenübersteht?

Kleist ist eins der besten Beispiele eines unfruchtbaren Protests aus einem großen Ethos, aus einer großen Seele heraus. Ist seine Übersteigerung, seine Abgesperrtheit an sich ethisch minderwertig? Allerdings, es entsteht manches auch ethisch Bedenkliche daraus: Neigung zu Sadismus, Grausamkeit, übersteigerter Ehrgeiz, Sucht Menschen zu quälen und zu irritieren. Doch er ist edel. Aber **krank** ist er allerdings. Und dieses Krankhafte in derart verkrampften Menschen zu bekämpfen, zu lösen, ist Aufgabe der Individualpsychologie.

Wie all die asozialen Regungen, von denen wir bisher sprachen, die sich auf einer krankhaften, unproduktiven Steigerung des Ich aufbauen und starre, anpassungsunfähige Fiktionen hervorrufen, an sich noch nicht unmittelbar ethisch zu werten sind, so wahrscheinlich es auch ist, daß sie meist zu ethischen Minderwertigkeiten führen müssen, so ist auch Aufopferung, Güte, Mitleid, Selbstlosigkeit an sich noch kein ethischer Wert. Auch sie können aus einer Armut, einer Gebrochenheit, einer Minderwertigkeit ihren Ursprung nehmen und sich von da aus zu einer verkappten Form von Machttrieb steigern. Es wird sogar meistens der Fall sein.

Der egoistische Machttrieb und die Eigenschaften, die aus ihm ableitbar sind, alle jene Produkte kümmerlicher Selbstsucht, führen zur Unproduktivität, zur Erstarrung, zur Degeneration und Anarchie der Triebe, es entsteht durch den Gegensatz zu einer lebendigen Ganzheit und die krampfhafte Absperrung eine künstliche Methode sich von den Impulsen des zeugenden Lebens abzuschließen und abzuschnüren. Auf der gleichen Schwäche wie der egoistische Machttrieb, auf derselben Absicht durch künstliche Machtsteigerung überzukompensieren, sein Ausgeschlossensein vom Lebensstrom auf künstliche Weise zu ersetzen, beruht der pathologische Altruismus.

Mitleid? Warum sind wir mitleidig? Oft nur, um den Bemitleideten herabzusetzen, uns ihm überlegen zu fühlen, auf geringschätzige Weise zu ihm gut zu sein. Aber auch da, wo der Wille zu helfen stark ist, entfließt er nicht ohne weiteres ethisch wertvollen Quellen. Da der Mitleidige nicht die Kraft in sich fühlt, sein eigenes Leben, seinen inneren und äußeren Aufbau, seine Entwicklung zu bejahen und daran als an einen Selbstwert zu glauben, da er auch nicht die Fähigkeit in sich fühlt, sich durchzusetzen und zu behaupten, so lehnt er sich an fremdes Leben an, wird „Freund", „Beschützer", „Förderer". Er schmarotzt am Leben der andern, macht sie von sich abhängig, schafft sich dadurch einen Gewinn, eine Macht, eine Möglichkeit zur Selbstbejahung. Wehe dem Armen, wenn er einmal ohne ihn auskommt. Er haßt ihn dann glühend. Denn nun ist er von seinem Leben ausgeschlossen. Hinter einem solchen Mitleid kann ein Machttrieb sich verbergen, der sich bis zum Sadismus steigert. Man betrachte daraufhin die Gesinnung mancher Diakonissinnen. Überhaupt die Gesinnung vieler kirchlicher „Liebeswerke". Es gibt kaum Schlimmeres als diese ölige Art, Mitleid und soziale Leistung zu Machtgewinn auszunutzen. Sehr gefährliche Machtgelüste entstehen auch durch Perversion der Mutterliebe. Da wo die wirkliche, schöpferische Liebe zum Kinde versagt oder noch nicht vorhanden ist, eine Liebe, die mit viel Selbstzucht, Fähigkeit zur Distanz, Fähigkeit Freiheit zu lassen, verbunden sein muß, entsteht jene verängstigte, schmarotzende, vergewaltigende Liebe zum Kinde, die sich in das Leben des Kindes einnistet unter dem Vorwand der Fürsorge und Opferbereitschaft, die in Wirklichkeit auf Anlehnungsbedürfnis auf Grund innerer Vereinsamung beruht und dem Kind das Mark aus den Knochen saugt. Alle solche Perversionen, solches Hervorbrechen des Machttriebes unter den verschiedensten Verkleidungen entstehen aus Mangel an gestaltetem Leben, das immer ebenso Verbundenheit wie Fähigkeit ist, jedem Teil das Maß seiner Freiheit zu lassen.

Auch bloße Schwäche und Wille zur Unterordnung kann zum „Mitgefühl" führen. Die Wurzel des eigenen Ich ist so schwach, daß man Leben und Notwendigkeit der anderen stärker fühlt als die eigene, daß man in kraftloser Gutmütigkeit sich ausgibt, nur um auf irgendeinem Strom zu schwimmen, sich vor Vereinsamung und völliger Verkümmerung zu schützen. Man ist zu schwach, Grenzen zu setzen. Schwächliche Gutmütigkeit ist die verwerflichste Form des Mitleids. Der bonhomme sucht sich auf diese Weise Sympathien und also ein plus zu verschaffen, da es weder zu produktiver Güte noch auch zum Egoismus bei ihm reicht. Es bleibt immer das Gleiche. Sobald die zentrale Kraft versagt, mag man sie nun Liebeskraft, Willen zum Schöpferischen, einander befruchtendes Miteinandersein oder wie sonst nennen, so entstehen durch den Zerfall, die Anarchie, die Gefährdetheit des Ich, durch seinen unproduktiven Selbstbehauptungstrieb jene kranken Machttriebe, die die Stelle des schaffenden, formenden Lebens zu übernehmen trachten, die an die Stelle zeugender Ideen, denen nachzuleben Erfüllung und echte Lebenssteigerung bedeutet, krankmachende, verengende, zur Erstarrung führende Fiktionen setzen, mögen diese Fiktionen nun zum Egoismus und zur Selbstabschnürung oder zu ebenso wesenloser Hingabe, zu Opfer- und Unterordnungsbedürfnis führen.

Ebenso wie Mitleid, Mitgefühl, Gutmütigkeit kann die Demut als Mittel dienen, sich seine Schwäche nicht einzugestehen, sie als ethischen Wert zu glorifizieren, um sich auf diese Weise einen Gewinn an Selbstschätzung zu verschaffen. Demut vor dem Schlechteren ist kein Wert, denn sie hilft dem Schlechteren zum Siege. Zu einem Wert wird sie erst, wenn sie mit einer ganz andersartigen Kraft verbunden ist: zu durchdringen, zu lösen, zu befreien, zum Höheren hinzuführen. Die Demut des Franziscus von Assisi ist etwas anderes, und die Demut eines stumpfsinnigen, im Leben zu kurz gekommenen Sektierers ist etwas anderes. Die eine löst und adelt und führt den Verkrampften, Widerspenstigen, Verbrecherischen leise zur Ganzheit und Harmonie des Lebens zurück, befreit ihn von der Kruste seiner kranken Selbstsucht, die andere sagt bei sich zum Unterdrücker: tritt du mich nur! Die Armen und Gequälten sind ja doch die Herren des Himmels, und ich werde dort einer der Ersten sein. Er tröstet sich mit den Paradieseswonnen, die seiner harren, und hilft sich so durch eine fiktive Steigerung und Erhöhung seines zukünftigen Ich. Oder er findet, daß die erlittene Niederlage edler sei als der Sieg, und Ähnliches mehr. Es gibt viele Ausflüchte für den Demütigen, edlere und minder edle. Hier überall entsteht Krankheit, entstehen Gehemmtheiten und Fiktionen, weil das Verhalten dieses Demütigen unproduktiv ist, sein Lebensstrom stecken bleibt. Seine Demut ist darum schlecht, weil es ihr an Kraft und Stolz fehlt. Weil sie nicht demütig ist und ehrfürchtig vor dem Höheren und nur vor ihm, weil sie nicht fähig ist, das Unedle zu adeln, wenn sie vor ihm kniet. Der Staretz Sossima in den „Brüdern Karamasoff" darf vor dem Verbrecher knieen. Denn er wurzelt in seinem gewaltigen Glauben und in seiner umfassenden und lösenden Liebe, nicht aber darf es, wer nur bereit ist, sich knechtisch zu ducken und seiner Feigheit das Mäntelchen der Demut umzuhängen, um dadurch dem Eingeständnis der Schwäche zu entgehen.

All dies also ist unproduktiv. Unproduktivität aber ist identisch mit innerer Abgesperrtheit und Ausgeschlossensein. Noch der sozial Tätigste, Mitleidigste, auf das Gemeinwohl Bedachteste kann ausgeschlossen, innerlich verarmt sein, wenn nicht der schöpferische Lebenspunkt in ihm ist, wenn nicht die Einheit der Kräfte des Gesamtlebens in ihm fruchtbaren Nährboden hat, wenn er nur mitgezogen wird, nicht schaffend aus eigenem Mittelpunkt heraus sich anpaßt an die Aufgaben der Gemeinschaft. Dann werden alle seine Bemühungen nur auf der Grundlage von Fiktionen entstehen, Machttrieb und Geltungstrieb wird die Fähigkeit zu sachlicher Hingabe ersticken, dann ist er ein Armer, Ausgeschlossener, Leerer trotz allem.

Alles, was bisher beschrieben wurde, gebe es sich „egoistisch", gebe es sich „altruistisch", gehört in das Gebiet der Pathologie. Hier überall hat die Individualpsychologie fruchtbare Aufgaben. Es gilt all den Fiktionen, die aus dem krampfhaften Sicherungsbedürfnis des Ich entstehen, wenn das Leben in ihm

oder um es herum sich auflöst, an die Wurzel zu greifen, das Ich wieder auf eine
Gleichgewichtsgrundlage zu stellen, auf der es produktiv zu sein vermag, sein
Verhältnis zu Gesellschaft und Umwelt so zu gestalten, daß es in ihnen Erfüllung und Bestätigung seines berechtigten Selbstgefühls findet, ihm
den Mut zu geben, an die konkreten Aufgaben, die Gesellschaft und Umwelt
stellen, ohne kranke Hemmungen heranzugehen.

Um das aber wirklich zu können, dazu gehört mehr. Dazu gehört das Wurzeln
in einer einheitlichen, von einem beherrschenden Kraftzentrum gespeisten
Daseinsform, der Glaube an sie, das Hinstreben zu ihrer Verwirklichung. Und
hier erst beginnen die eigentlich ethischen Werte wachzuwerden. Wir deuteten
es schon bei dem Problem Kleist an: sein Streben ist edel, seine Idee ist groß,
aber er ist krank. Vielleicht hätte ihm die Individualpsychologie helfen können.
Hätte sie das Problem seines ethischen Strebens gelöst? Kann sie das geistige,
einende, weltversöhnende Kaisertum schaffen, das ihm vorschwebte? Kann sie
eine von Gerechtigkeit und Väterlichkeit beherrschte Welt aus dem Boden
stampfen? Er hätte gewiß seinen Ideen in fruchtbarerer Weise leben können.
Es wäre vielleicht gelungen, ihm festeren Boden zu geben, ihn fähig zu machen
zu konkreterer Hingabe an wirkliche, durchführbare Aufgaben, zu einem weniger
überhitzten, wärmeren Liebesgefühl, es wäre vielleicht möglich gewesen, seinen
Glauben zu klären und ihm das Dunkle, Somnambule zu nehmen, vielleicht wäre
er fähiger geworden, Wirklichkeit zu ertragen und gestalterisch zu beeinflussen.
Denn er wollte Wirklichkeit. Er wollte im Grunde kein Gelehrter, kein bloßer
Künstler, er wollte ein im Leben Schaffender sein. Die Starrheit und Überhitzt-
heit seiner kompromißlosen Forderung hat ihn vom Leben abgedrängt. Doch
diese Krankhaftigkeit kommt an den gültigen, durch die verzerrte Form hindurch
sich erhaltenden, ethischen Wert der Gestaltungen Kleists nicht heran. Diese
Werte sind da, sie sind gültig, mögen sie in Krankheit umgeschlagen sein oder
nicht. Denn hier beginnt eine ganz andere, neue Sphäre. Gewiß ist Dostojewskis „Idiot" ein Kranker. Gewiß ist viel in ihm von den Krankhaftigkeiten
des Mitleids, des Mitgefühls, der Opferbereitschaft, der Demut, von denen wir
sprachen, ein Nichtkönnen, ein Versagen, ein Gezeichnetsein. Aber kamen nicht
wirklich die Kinder zu ihm, fühlten sich nicht Menschen von unerhörter Wildheit und Leidenschaftlichkeit von ihm befreit und bezwungen? Gewiß, zuletzt
schlagen die Wogen über ihm zusammen. Dafür hat ihn Dostojeswki geschaffen, der erst in Aljoscha Karamasoff die höhere Lösung fand. Über
die Getriebenheit des Dimitri, über das durch Zweifel zerstörte Wesen des
Iwan hinaus findet Aljoscha neue Heimat in der Ganzheit des russischen Geistes,
der sich in ihm und seinem Staretz auf eine höhere Stufe hebt. Aber auch im
„Idioten" ist etwas vom Wesen des Christus, mag er im übrigen ein armer
Epileptiker sein. Vom Christus, das heißt: von der Kraft zu lösen, zu befreien,
zu einen. Diese ethische Kraft, die zuletzt in einer reinen, dogmatisch nicht
bestimmten religiösen Kraft wurzelt, in einer Fähigkeit nicht nur gut zu sein,
sondern Gutes zu erzeugen, sie kann sich hinter den verzerrtesten Formen,
hinter den bedenklichsten Fiktionen und Schwächlichkeiten verbergen. Es
kommt darauf an, zu erkennen, ob nur Fiktion, Erstarrung, Wahnidee da ist,
oder ob noch ein Funke sich vorfindet jener schaffenden, das Leben höher
treibenden Energie, die den gestalterischen Aufgaben der Gemeinschaft zum
Heile dienen kann. Ganz reine, ungebrochene Formen dieser schaffenden
Liebesmacht wird es kaum geben, da die menschliche Problematik prinzipielle
Gebrochenheit aufweist. Insofern ist es richtig, dem Minderwertigkeitsgefühl
einen so wichtigen Platz in der Dynamik des Lebens einzuräumen. Aber es
fragt sich immer wieder, ob dieses Minderwertigkeitsgefühl zu völlig unfruchtbaren Fiktionen, zu nichts als krankhaftem, armseligem Selbstbehauptungs-

trieb führt, oder ob in diesem abstoßenden Gehäuse Götterbilder eingeschlossen sind. War nicht Sokrates ein solcher häßlicher Silen? War nicht Lionardo ein unbefriedigter Sucher, den aus der Labilität seines Lebensgefühls heraus der Durst zu wissen ruhelos peinigt? Ist nicht alles menschliche Bewußtsein aus der Unfähigkeit geboren, in irgendeinem Gegebenen im Gefühl absoluter Geborgenheit zu ruhen? Die Menschheit hat ihre Formel noch nicht gefunden wie das Tier, meint Adler. Und es sind nur wenige Glückliche, die in einem Moment scheinbar völlig ungebrochene Gültigkeiten zu geben vermögen. Auch Goethe dichtet man eine solche ungetrübte Harmonie mehr an, als er sie wirklich besessen hat. Aber es bleibt dabei. Das Reich der ethischen Werte ist vorhanden, in ungetrübter und untrübbarer Reinheit. Es ist das Reich der Verbundenheit, des schöpferischen Zusammenhangs, des wertverwirklichenden Miteinanderseins. Auf dem Wege zu ihm wird es immer wieder viel Vereinsamung, Krankhaftigkeit, Verzerrung, Vernichtung geben. Viel endgültiges Zurückgestoßensein von brutaleren Mächten, viel Verdorren, viel Schiefheit und Selbstmißverständnis. Es ist die Aufgabe der Individualpsychologie, all diese krankhaften Verirrungen nach Möglichkeit zurecht zu rücken. Aber über alle Psychologie hinaus muß an der Aufgabe gearbeitet werden, das Leben so zu gestalten, daß es ethischen Werten, Forderungen und Leitbildern Genüge schafft, daß das höhere Streben nicht mehr zur Verkümmerung, Vereinsamung und Weltabgewandtheit sich verurteilt fühlt, daß die Werte in einer Gesamtkultur wieder lebendige, individuelle, konkret faßbare Gestalt gewinnen, daß ein freudiges Miteinanderschaffen glaubenserfüllter Menschen wieder möglich wird. Alle Bemühungen zu Anpassung, Miteinandersein, gemeinsamer Betätigung, Befriedigung an der sachlich-konkreten Aufgabe müssen solange in höherem Sinn Stückwerk bleiben, bis die gestalterische Form des Geistes das Leben neu umfaßt hat, es hält und trägt und es zu höheren Zielen gemeinsamer Sinnerfüllung emporreißt.

Auch die Soziologie, die Lehre von den Gesetzen des gemeinsamen Lebens, kann diese Aufgaben noch nicht lösen. Sie steht auf gleichem naturalistischem Boden wie die Psychologie. Zunächst allerdings gilt es auf Grund der psychologischen und soziologischen Erfahrung den Kranken dem unmittelbaren Leben wieder zu nähern und ihn mit seinen Aufgaben neu vertraut zu machen. Ist aber diese Arbeit geleistet, so soll der Wille wieder erwachen, sich einzusetzen für die Werte, die unserm Leben erst Kraft, Richtung und Gestalt geben. Das ist nicht mehr eigentliche Aufgabe der Psychologie und der psychiatrischen Therapie. Hier hört der Bereich der Tatsachenwissenschaft auf, und der Bereich der Sinnsetzungen, des Ringens um Sinn, Norm, Wesen und Gestalt beginnt.

Gestalt, Wesen, Sinn, Norm — sind es nicht alles künstliche Abgrenzungen, Absperrungen vom Leben, Negationen? Wir haben die falschen, pathologischen, ethischen Erscheinungsformen aus dem Kampf um die bloße Macht, um künstliche Selbstbehauptung und Selbsterweiterung entstehen sehen, haben diesen kranken Machttrieb selbst als Negation des Lebens, als zur Starrheit führendes Sicherungsbedürfnis entlarvt, das dann eintritt, wenn das gestaltete, verbundene Leben auseinanderzufallen droht. Das gestaltete Leben. Folglich ist Gestaltwille doch keine bloße Negation dem irrationalen, unendlichen Strom des Lebens gegenüber, sondern eine notwendige Voraussetzung der Schaffung und Erhaltung des Lebens überhaupt. Und trotzdem sperren die „Ideale" vom Leben ab, erschweren es uns zum mindesten, auf seine unmittelbaren Notwendigkeiten sachlich richtig zu reagieren, die Beziehungen zum Leben ungebrochen zu wahren, uns anzupassen und den jeweils gestellten Aufgaben reibungslos zu genügen. „Je mehr man sich mit diesen Idealen vertraut macht, desto größer wird unsere Überzeugung, daß sie als fiktives Maß aufgestellt sind, um daran die Wirklichkeit zu entwerten" (Adler [4]). Die „Ideale", von denen Adler hier spricht, sind noch keine ethischen Ideale, sondern nur gewisse starre Forderungen, von deren Erfüllung man die Zustimmung, irgendeine Leistung auf sich zu nehmen, abhängig macht, und die dazu helfen sollen, der Leistung mit Grund auszuweichen. Aber haben nicht auch die wirklichen ethischen Ideale, Gestalt- und Sinnforderungen, die Normen, die wir aufstellen, um an ihnen die Wirklichkeit und ihren Wert zu messen, einen solchen Charakter des übertriebenen Sicherns, des Ausweichens, der künstlichen Absperrung? Wir sagten es schon: Jedes Ideal entstammt ebenso wie jede Idee und jeder Begriff einer Grenzsetzung, einer Negation. Was ist also Ethik, die nicht rein utilitaristisch und positivistisch sich gibt, anderes als Negation, künstliche Hemmung des unmittelbar dahinströmenden Lebens? Ist vielleicht Kants kategorischer Imperativ nur eine Verschanzung vor dem Leben, ein sich Stützen auf die Krücken der ratio aus Lebensflucht? Irgend so etwas ist beigemischt, wenn man das Problem rein psychologisch nimmt. Aber wir meinten ja, daß das Reich der Werte dort beginnt, wo die Psychologie aufhört.

Also: wir geben zu, daß jede imperativische Ethik eine gewisse Negation des Lebens zur Voraussetzung hat, ein — Minderwertigkeitsgefühl dem Leben gegenüber ebenso wie jede Gesetze aufstellende, Begriffe schaffende Wissenschaft. Aber ist die Negation, die Künstlichkeit, die hier durch menschliche Unvollkommenheit geschaffen ist, das Ganze? Leuchtet nicht gerade in Kants Imperativ etwas Neues auf: die Willensfreiheit?

Wir erreichen also unsere Willensfreiheit durch eine Negation, durch künstliche Abtrennung vom Ganzen, durch Protest, durch „Flucht". Wir sprachen in der Einleitung von einem „Abfall" von der Erde, der in der Entstehung des Lebens gegeben wäre, und hier stoßen wir auf einen nochmaligen Abfall, den Abfall vom Leben selbst. Ist er leerer Protest? Oder ist er das Hinüberziehen des Urgesetzes auf eine neue Stufe?

Die menschliche Tragik besteht darin, daß unsere Idealbildung meist durch ihre negative Beimischung gehemmt ist, daß ihre höheren Kräfte nicht ausreichen, das höhere Reich zu schaffen und zu stabilisieren, daß sie immer wieder zurückgezogen werden zur Erde, zu ihren befruchtenden, jedoch gestaltnegierenden Kräften. In dieser Problematik wurzelt das Wesen der Tragödie. Und alle Versuche menschlicher Ethik sind Versuche, hier einen Ausgleich zu finden.

Die Individualpsychologie betont mit Recht den ungeheuren Wert der Verbundenheit, des sich Angleichens, der „Antwort". Alle auf die Forderung menschlicher Willensfreiheit gegründete Ethik fordert mit dem gleichen Recht ein gewisses Maß von Negation des nur Gegebenen. Ist Anpassung um jeden Preis das Höchste? Muß nicht das Leben, soll es zeugungskräftig bleiben, sich ebenso der „Gestalt" anpassen wie Gestalt und Form lebenstragend bleiben müssen? Und ist der Träger dieses Gestaltwillens und der ethischen Norm: der Mensch zu einfacher Anpassung gezwungen? Jede bloß normierende, nur formale Ethik, die der Wirklichkeit, der Gegebenheit mit einem harten, unversöhnlichen: Du sollst, gegenüber tritt, bedeutet dem Leben gegenüber eine Negation. Sie wird nur dann sinnvoll, wenn ihr Imperativ das natürliche und historische Geschehen nur darum verneint oder es doch stark entwertet, um die Freiheit zu erlangen, nach einer höheren Heimat zu streben, auf die die Gültigkeit des Imperativs weist. Gibt es eine solche Gültigkeit über alle psychologische Entstehung des Imperativs hinaus, so hat diese Ethik recht. Denn daß der Mensch ein zu schwaches Material für die ethische Forderung ist, daß er an ihr verkümmert oder zerbricht, ist kein Beweis gegen ihre Gültigkeit und gegen ihr Zurechtbestehen. Es wäre nur ein Beweis dafür, daß der Mensch nicht genügt und nicht reif ist für ihre Forderung. Aber es bestehen trotzdem gegründete Bedenken; denn die rigorose Forderung dieses Imperativs verletzt die andere, ebenso wichtige Forderung: die Forderung der Verbundenheit, der Gemeinschaft. Nur wenn man glaubt, die Gemeinschaft rein rational und in gewissem Sinne überhistorisch aufbauen zu können, wie das 18. Jahrhundert es tat, wenn man glaubt, der Gemeinschaft den ethischen Imperativ als Grundlage geben zu können, und alles Irrationale nur als eine Art von Abfall, als einen „Erdenrest, zu tragen peinlich" ansieht, nur dann kann man einen solchen kategorischen Imperativ mit der Forderung der Gemeinschaft in Einklang bringen. Sieht man aber den irrationalen, historischen, in stetem Fluß befindlichen Wachstumscharakter der Gemeinschaft als deren Wesen an, so führt eine imperativische Ethik einem solchen Fließen gegenüber in der Tat zu künstlicher Gehemmtheit, Isolierung und Absperrung. Wir sehen also: in einer Gemeinschaftsethik ist der Imperativ in seiner rein formalen Gestalt nicht aufrecht zu erhalten. Er widerspricht dem Gesetz des historischen Fließens und der historischen Neuzeugung. Wollen wir dennoch an einer höheren, an einer ethischen Forderung dem Leben gegenüber und dem Leben entgegen festhalten? Ist es nicht wieder nur ein Kampf um die Macht? Er ist es, solange wir uns in der Negation, im Protest erschöpfen, solange wir nicht ein Produktives, Neues, Schöpferisches zu bieten haben, das das Leben nicht negiert, sich nicht von ihm abschnürt, nicht eine starre Form dem Leben gegenüber aufstellt, sondern im Gegenteil die Formen des Lebens selbst von ihrer Enge erlöst, sie neu zu sich selber, zu ihrer besten Kraft kommen läßt, das Wort ausspricht, in dem das Leben zur höheren Gestalt sich bindet. Denn der Sinn des Lebens ist, über sich selbst hinaus zu zeugen. Wenn wir so, getragen von den positiven Kräften, von der Geschichte, von dem immer neu sich erzeugenden Sinn, von der ganzen Gewalt des individuellen, unwiederholbaren Geschehens, nicht abgedrängt und zu künstlicher Gleichförmigkeit versteinert, sondern immer neu uns zeugend und wandelnd in der zeugenden Kraft des lebendigen Werdens; wenn wir so unser höheres Prinzip, unsere höhere Gestalt, unsern höheren Sinn in allem Wechsel aufrecht erhalten können und ihn als Norm, die hier nicht mehr starrer Befehl ist, sondern zu sich ziehende Liebe, dem Geschehen vorzuschreiben vermögen, wenn wir Sinn und geistigen Extrakt, ein geistiges Bild des Geschehens in uns tragen und es dem Werden gegenüberstellen, dem es zustrebt als seiner Sinnerfüllung und Erlösung, wenn unsere Ethik also Kraft bedeutet und bildendes, formschaffendes Prinzip; dann allerdings wird Norm und lebendige Gemeinschaft, Forderung und Sein nicht mehr auseinanderfallen, dann wird es keinen Machtkampf mehr geben, sondern nur noch produktives Ineinanderwirken von Mensch und Gemeinschaft und Erde.

Aber bis dorthin ist der Weg weit. Und ohne Bruch, ohne Negation, ohne ein Gezeichnetsein wird es für den im höchsten Sinne ethisch Fordernden im menschlichen Leben kaum abgehen. Er wird immer das Opfer bringen müssen, auch um den Einsatz, in gewissem Sinne „krank" zu sein und zu bleiben. Wir Kleineren aber, die in Gefahr geraten würden, bei diesem Experiment zu erstarren und zu verkümmern, auf deren „gottähnlichen" Haupt gar lieblich die Schellenkappe erklingen würde, während wir der Herrscherkrone oder des Glorienscheins uns teilhaftig wähnen, wir wollen in stiller, geduldiger, sachlicher Arbeit der Gemeinschaft uns einfügen und von ethischen Werten zu verwirklichen suchen, was im Rahmen unseres Könnens sich davon ohne Exaltation, wenn auch mit stetem Blick auf Sinn, Wert und Gestalt, verwirklichen läßt.

Noch ein Wort zum Schluß. Diese kurze Arbeit kann nur einen skizzenhaften Charakter haben. Es sind eine Reihe von Problemen berührt, die noch weitgehender Auseinandersetzung bedürfen. So haben z. B. über das Problem des Bewußtseins einige notdürftige Hinweise genügen müssen. Und doch ist eine Ethik nur auf der Grundlage des Bewußtseins und des auf ihm sich aufbauenden bewußten freien Willens möglich. Praktische Vernunft heißt sie darum bei Kant. Aber hier war es das Wesentliche, den Gestaltcharakter der ethischen Werte herauszuarbeiten. Ethisch streben heißt für uns: zur Gestalt streben. Und damit zur Verbundenheit, zur lebendigen, immer neu aus ihrem eigenen Mittelpunkt sich erzeugenden Ganzheit. Die Problematik und Schwierigkeit dieses Strebens liegt darin, daß es für den Menschen nur durch das Bewußtsein hindurch möglich ist, die ethischen Werte und ihre Heimat: die Gestalt zu erfassen, daß darum die Abirrung ins wenigstens teilweise Fiktive kaum vermeidbar ist. Dennoch kann der Mensch nicht zurück. Er kann sich nicht so in Gattung, Instinkt, Tradition binden, daß ihm die Notwendigkeit selbst zu urteilen dadurch erspart würde. Er kann auch nicht bloße Intuition walten lassen. Er kann natürlich auf das eigene Urteil verzichten, und die Summe der Urteile, Anschauungen, Begriffe, die ihm überkommen sind, über sich bestimmen lassen. Aber auch hier ist es ja eine Summe von Urteilen, Begriffen, Ideen, die er über sich Herr werden läßt. Denn darüber muß man sich klar sein: der Mensch als Mensch ist herausgelöst aus der Gebundenheit, die für Pflanze und Tier unterhalb des Bewußtseins bestehen mag, und ein Versuch, diese Kräfte wieder rein in sich walten zu lassen, kann nur zu bedenklichen Fiktionen, zu unklaren Mischformen, Somnambulismus und ähnlichem führen. Der Mensch hat anzuerkennen, daß er ein bewußtes Wesen ist, hat sich darüber klar zu sein, daß seine Lebensgestaltung auf seinem Urteil steht, und daß scheinbare absolute Gebundenheiten entweder durch fremde Urteile erzeugt sind, denen er sich kritiklos beugt, oder daß der Glaube an diese Gebundenheiten ein Ausweichen, eine Flucht ist vor dem Zwang, sich der Gegebenheit urteilend und bewußt gestaltend gegenüberzustellen. Aber das menschliche Bewußtsein ist ein gebrechliches Ding, und es reicht nur selten zu der Aufgabe aus, Ideen zu erzeugen, die sich gestalthaft dem unendlichen Werden einfügen. Denn wenn wir auch diesem Gestaltwerden nur durch das Bewußtsein uns nähern können, so reicht doch unsere Begriffs- und Ideenbildung an die Gestalt nur in den seltensten Fällen heran. Meist sind wir den tragischen Irrtümern ausgeliefert, die unser Bewußtsein begeht, und die in ihrer Gesamtheit unser Schicksal beeinflussen. Tragische Irrtümer schaffen die Irrwege unseres Schicksals, meint Adler, nicht sind wir irgendwelchen unausweichlichen Gebundenheiten unseres Schicksals unterworfen. Gewiß, es geht nicht an, den bestimmenden Charakter unserer Urteile, unserer Begriffe und Fiktionen ausschalten zu wollen, aber es gilt, dem Bewußtsein neue Kraft, neue Impulse zu geben durch den Glauben an die Gestalt. Er kann uns vielleicht helfen, die Schwäche und Gebrechlichkeit des bloßen Einzelbewußtseins zu überwinden, er kann uns zu einer neuen Kraft der Verbundenheit helfen, die vielleicht in irgendeiner Weise dem antiken Mythos entspricht. Es gilt eine Einheit, eine Gemeinschaft, eine gemeinsame Daseinsform zu schaffen, deren Werte der Schwäche des menschlichen Einzelbewußtseins überlegen sind, die unser Wertstreben über Irrtum, Fiktion und bloßes Machtstreben hinauszuheben vermag. Und dabei gelangen wir doch schließlich ins Überbewußte und ins irrational Schöpferische.

Hier aber beginnen Probleme, die den Rahmen dieser kleinen Arbeit sprengen würden.

Staats- und Sozialwissenschaften.

Von

Dr. Folkert Wilken,
Privatdozent an der Universität Freiburg i. Br.

I. Die Gemeinschaft und die Autonomie der Individualität.

„Gemeinschaftsleben" als Tatsache hat es immer gegeben, Gemeinschaftsleben aber als „Problem" gibt es erst in der Neuzeit. Zu Problemen werden
immer die Tatbestände des Lebens erhoben, welche in den Kreis derjenigen
Aufgaben eingetreten sind, die der Mensch selbstverantwortlich zu gestalten
hat. Solange sich das Gemeinschaftsleben selbsttätig regelt, von der Kraft
nie versagender Instinkte geleitet wird, gestaltet sich wohl Gemeinschaft durch
den Menschen, aber der Mensch braucht die Gemeinschaft nicht zu gestalten.
Er trägt dann noch nicht die Verantwortung für das Gelingen von Gemeinschaft.
Tritt jedoch der Augenblick ein, in welchem die unpersönliche Intelligenz der
gemeinschaftstragenden Instinkte zu versagen beginnt, in dem das Gemeinschaftsleben Störungen erleidet, welche sich nicht selbsttätig wieder ausgleichen,
so steht der Mensch an einem Scheidewege, dessen beide Richtungen „Sein
oder Nichtsein" bedeuten. Bleibt er untätig, hofft er auf instinktive Selbst-
regulierung, so kann es geschehen, daß der Verfall eintritt und mit der Auflösung der gemeinschaftlichen Bande auch das Individuum zugrunde geht.
Im anderen Falle dagegen wird die Menschheit von dem Bewußtsein dieser
Gefahr ergriffen, nimmt ihr Geschick in die Hand, setzt sich eine Neuordnung
der Gemeinschaft als Aufgabe und wächst dabei hinein in ein Bewußtsein der
Verantwortung für die Gestaltung ihres Lebens. Dieses Bewußtsein der eigenen
Verantwortung wird zum entscheidenden Anlaß dafür, daß der Mensch sich
Probleme setzt. Wo der Mensch ein Stück Lebensgestaltung als Problem auf-
rollt, da steht allemal der tiefe persönliche Zwang dahinter, daß man aus eigener
Verantwortung das Leben zu leben habe. Aus diesem Gesichtspunkte heraus
kann man sagen, daß die Geschichte der Problemstellungen zugleich die Geschichte
des Heranreifens der Menschen zu selbständigen und selbstverantwortlichen
Persönlichkeiten darstellt, und daß umgekehrt jeder Fortschritt in der Entwicklung der Menschheit zur Persönlichkeitsautonomie eine Fülle neuer Probleme
erzeugt.

Wenn man im Geiste solcher Gedanken rückwärts in die Geschichte der
Menschheit blickt, so gewinnt der mit dem Namen Neuzeit abgegrenzte Abschnitt
der Menschengeschichte eine hervorragende Bedeutung. Es hat niemals eine
Epoche gegeben, in welcher das gesamte menschliche Dasein, angefangen von
den materiellsten Betätigungen bis hinauf zu den Erscheinungen des Geisteslebens in solchem Ausmaße zum Problem geworden ist. Das ganze Heer der
Erfahrungswissenschaften, die rationelle Durchorganisierung der Wirtschaft sind
Errungenschaften der Neuzeit, und die Kraft, welche diese ungeheure Disziplinierung der Verstandeskräfte bewirkt hat, wurzelt nirgends anders, als in den
gewaltigen Problemerlebnissen, welche diese Zeit mit sich gebracht hat. Das
Wesen dieses plötzlich über die Menschheit hereingebrochenen Problemerlebens

läßt sich nur dadurch einem ersten Verständnis näher bringen, daß man auf den gleichzeitig eingetretenen Fortschritt in der menschlichen Persönlichkeitsentwicklung hinweist. Diese selbst bildet gewiß auch wieder ein Rätsel, aber selbst wenn wir es ungelöst stehen lassen müssen, so bereichert doch der begriffene Zusammenhang zwischen dem Werden der neuzeitlichen Persönlichkeit und den neuzeitlichen Problemstellungen das Verständnis für die letzten Jahrhunderte der Menschheitsentwicklung. Eine genauere Betrachtung der Art des Fortschrittes, welchen die neuere Persönlichkeitsentwicklung durchgemacht hat und noch immer durchmacht, kann dann weiter den Sinn dafür öffnen, warum das Gemeinschaftsproblem zu dem zentralen Problem der neuzeitlichen Lebensgestaltung überhaupt werden mußte.

Unter den menschlichen Gemeinschaften versteht man in der Regel jene Arten zwischenmenschlicher Verbundenheit, welche nicht willkürlich gestiftet worden sind durch Verträge, sondern welche durch die unsichtbare Tatsache eines Blutzusammenhanges, durch einen Wesenwillen, wie Tönnies sagt, ganz ursprünglich und unwillentlich bestehen. In diesen auf gemeinsamer Abstammung, auf der gemeinsamen Blutszugehörigkeit sich gründenden Völkerschaften, Geschlechterverbänden, Stämmen, Markgenossenschaften oder sonstigen Gruppierungen ist das zugehörige Mitglied, das Individuum, noch nicht zur Selbstbewußtheit erwacht. Es tritt noch nicht selbständig der Gruppe gegenüber, besitzt noch keinerlei Bewußtsein von Rechten gegenüber der Gruppe, es lebt vielmehr ausschließlich als unselbständiger Bestandteil derselben. Alle seine Lebensangelegenheiten werden nicht selbständig von ihm, sondern aus dem Gruppengeiste heraus entschieden. Die Gruppe ist das persönlich Primäre; Individuum und Gruppe bilden eine organische Einheit. Privateigentum gibt es deshalb nicht, höchstens eine individualisierte Nutzung des Gemeineigentums. Die Tugend des Einzelnen innerhalb eines solchen Gruppengebildes besteht in der Gruppengesinnung. Das Ich des Einzelnen ist in die Gruppenbeziehung eingebettet, wird von der Gruppe getragen und vermag nur aus dem Gruppengeiste zu denken. Es kann sich, solange diese Bindung besteht, nicht als Individuum, als selbstverantwortliches Einzelwesen bewußt werden. Bei einem solchen fließen die Persönlichkeitsrechte aus seinem isolierten Selbstbewußtsein, nicht mehr aus dem Gemeinschaftsbewußtsein der Gruppe. Solange das letztere jedoch herrscht, besitzt es den Rang einer führenden moralischen Kraft, gegen die der Einzelne durch Verfall in Egoismus, Herrschsucht und sonstiges Ausbrechen aus der Gruppe sich versündigen kann. Aber dieses Ausbrechen aus der Gruppe darf man nicht mißverstehen, nicht als einen Fortschritt im Sinne der persönlichen Verselbständigung auffassen. Im Gegenteil, dieses Ausbrechen trug immer den Charakter der Unpersönlichkeit an sich, einer Besessenheit von negativen Mächten, vom Bösen. Es war keine ichbewußte, selbstverantwortliche Tat. Das sicherste Kriterium für diese Unpersönlichkeit der gemeinschaftswidrigen Regungen in den Staats- und Gesellschaftsgruppen vor der Neuzeit bildet das völlig Unschöpferische und Überflüssige des gemeinschaftsfeindlichen Verhaltens. Als die soziale Struktur des griechischen Gemeinwesens und der römischen Gesellschaft sich auflöste, als die Einzelnen die Gruppentugenden immer mehr vernachlässigten, gingen diese Staaten zugrunde, ohne daß neues Leben von den der Gruppe abtrünnig Gewordenen ausgegangen wäre. Ganz anders in der Neuzeit, welche sich durch eine Gemeinschaftsrevolte auszeichnet, die in der Menschheitsgeschichte einzig dasteht. Hier befreit sich das Individuum von den zu Fesseln gewordenen Banden der durch die Blutsgemeinsamkeit begründeten Gruppen, es befreit sich von diesen Banden, um dem der Neuzeit gesetzten großen Entwicklungsziele der Autonomie oder Mündigwerdung der Persönlichkeit zu dienen. Gegenüber diesem Ziele mußte der Geschlechterverband mit seiner die Einzelpersönlichkeit sich unterordnenden Autonomie als Entwicklungshemmnis erscheinen. Es zu überwinden, gehörte zur Durchführung der Mission der Neuzeit.

Die Sozial- und Geistesgeschichte der Neuzeit offenbart es an jeder Stelle, daß es in ihr um nichts anderes geht, als um das Individuum, um sein Sichherausarbeiten aus den mittelalterlichen Bindungen, um seine Selbstbehauptung im Staate. Das Naturrecht konstruiert von der Seite des Rechtsdenkens aus die neuen Ansprüche des befreiten Individuums; die Wirtschaftswissenschaften entwickeln die Lehren vom Eigennutz, von der staatsfreien Sphäre, von der Harmonie auf der Grundlage des Selbstinteresses; und als letzte große Frage beschäftigt die Gemüter, wer den Vorrang habe: das Individuum oder die Gemeinschaft. Der dialektische Weg dieser zentralen Problemstellung der Neuzeit aber führt mit steigender Deutlichkeit zu einer synthetischen Lösung hin. Vor der Neuzeit hatte die Gemeinschaft den Primat vor dem Individuum. Die Neuzeit brachte die Befreiung des Individuums aus den Banden der Blutsgemeinschaft und das neue Individuum konstituierte den Primat des Individuums vor der Gemeinschaft. Dieser reflexartig in das äußerste Extrem ausschlagende Pendelschwung einer erstmals reagierenden Befreiungsimpulsivität erfuhr wieder den Gegenstoß der Ansprüche des menschlichen Gemeinschaftslebens. Und so drängen die Dinge auf einen Einklang der individuellen und gesellschaftlichen Notwendigkeiten hin, auf die Synthese beider Prinzipien. Diese ist noch nicht vollzogen. Unsere Zeit steht noch überwiegend im Zeichen der Reaktion gegen die Gemeinschaft. Ja, diese Reaktion scheint in den letzten Jahrzehnten in merkwürdiger Weise ihr eigenes Extrem aufgesucht zu haben, ein Extrem, das wie noch nie zuvor zur Störung aller sozialen Beziehungen geführt hat. Diese Störung hat seit der letzten Generation einen pathologischen Ausdruck gewonnen, dessen denkbar unzutreffende Charakterisierung als „nervöse Erkrankung" nur aus dem anfänglich völligen Mißverstehen der zugrunde liegenden Vorgänge zu erklären ist. Die Erforschung dieser Erkrankung, die einen neuen Weg mit den Untersuchungen Freuds und Breuers über Hysterie nahm, dann von Freud unter dem Namen Psychoanalyse theoretisch und praktisch umfassend weiter geführt wurde, gelangte dazu, die eigentlichen Wurzeln dieser Erkrankung in der menschlichen Seele zu suchen. Bei Freud blieb die Verwertung dieser Perspektive insofern methodisch stecken, als er den bei der Analyse zutage tretenden Konflikt noch ganz mechanistisch-naturwissenschaftlich interpretierte und ihn als die kausale Folge einer Störung der Sexualsphäre, also eines unterpersönlichen psychophysiologischen Gebietes, auffaßte. Erst Alfred Adler, welcher ursprünglich der psychoanalytischen Schule angehörte, sich dann frei machte, gelangte zu einer ungleich tieferen Erfassung der Wurzeln der nervösen Erkrankungen. Er fand, daß es sich um eine Störung des zentralen Kernes der menschlichen Persönlichkeit handelte, daß der Lebensplan, unter dem die menschliche Persönlichkeit steht, im Falle der nervösen Erkrankung die charakteristischen Wurzeln der gesamten Störung enthält. Durch diese Erkenntnis war die sog. nervöse Erkrankung aus der Sphäre der unverantwortlichen Ereignisse innerhalb des psychophysischen Trieblebens in diejenige Sphäre verlegt worden, in der die Tätigkeiten der selbstverantwortlichen Persönlichkeit statthaben. Die nervöse Erkrankung war damit zu einer Charakterfrage geworden. Und diese durch Adler begründete Forschungsmethode nannte sich dementsprechend die „individual"psychologische, und als ihr Forschungsobjekt betrachtete sie den nervösen „Charakter".

Wenn es sich nun in der Tat so verhält, daß die Autonomie der Einzelpersönlichkeit das im Vordergrunde stehende Entwicklungsziel der Neuzeit ist, so bildet das Verhältnis von Individuum und Gemeinschaft gleichermaßen die Zentralfrage oder das Kernproblem unseres Kulturzeitraumes. Wenn weiterhin die sog. nervösen Erscheinungen in ihrem Wesen eine Störung der Beziehungen zwischen der Gemeinschaftsforderung und den Individualansprüchen darstellen, weshalb sie im Rahmen der individualpsychologischen Forschung auch geradezu als „soziale Erkrankungen" hingestellt wurden, so kann es keinem Zweifel unterliegen, daß die Ergebnisse und auch die Forschungsmethoden der Individualpsychologie von großem Werte für die soziologische Forschung, speziell für die Staats- und Sozialwissenschaften werden können. Mit Nachdruck muß allerdings schon hier hervorgehoben werden, daß der Anwendungsbereich der Individualpsychologie zunächst streng beschränkt ist auf die Pathologie des nervösen Charakters und auf sein tatsächliches Vorkommen. Über dieses Vorkommen herrschen in der Regel unrichtige Vorstellungen. Zweierlei kann mit ziemlicher Gewißheit hingestellt werden. Einmal der Umstand, daß sich die sog. nervösen Erkrankungen, alias der nervöse Charakter, etwa seit dem letzten Viertel des 19. Jahrhunderts zu entwickeln begonnen haben, daß sie aber erst in den 90er Jahren als Krankheitserscheinung stärker hervortraten. Die individualpsychologische Forschung, wie auch die psychoanalytische sind in Anbetracht des Maßes, in dem die nervösen Erscheinungen verbreitet sind, zu dem übereinstimmenden Urteile gelangt, daß etwa seit der Jahrhundertwende wohl kaum noch ein Mensch völlig frei von nervösen Charakterzügen sei. Am ehesten findet sich im Umkreise der Landbevölkerung noch eine größere Anzahl Menschen, welche von dem Problem, das der nervöse Charakter in sich birgt, noch völlig unberührt geblieben sind. Die in den Städten lebenden Menschen, vor allem diejenigen, die sich geistig beschäftigen, werden so ziemlich ohne Ausnahme vom Schicksal des nervösen Charakters getroffen. Da es im Wesen dieses Charakters liegt, sich in gewisser Weise zu verheimlichen, so bedarf es selbst in leichten Fällen des geschulten Auges, um ihn wahrzunehmen. Sein Träger aber kann ihn nur unter besonderen Umständen erkennen, einmal im Traumleben, sonst aber in solchen Augenblicken, in denen sein Gemeinschaftsgefühl auf schwerere Proben als gewöhnlich gestellt wird. Die soziale allgemeine Verbreitung des nervösen Charakters in der heutigen zivilisierten Menschheit, welche die individualpsychologische Forschung aus ihren Erfahrungen heraus zu behaupten vermag, ist, zumal es sich dabei noch um eine soziale Störung handelt, für alle soziologische Forschung der höchsten Beachtung wert. Denn es folgt aus dieser Tatsache der allgemeinen Verbreitung der nervösen Störungen, daß ein Verständnis für die sozialen Probleme der Jetztzeit und jüngsten Vergangenheit ohne ein Verständnis für das Wesen des nervösen Charakters nicht in vollem Umfange gewonnen werden kann. Auf die soziologisch wesentlichen Momente im Aufbau desselben soll deshalb zunächst eingegangen werden.

II. Der nervöse Charakter als ein Stadium in der neuzeitlichen Entwicklung zur Persönlichkeitsautonomie und seine Auswirkung im Sozialleben.

Wie alle Forschung, so befindet sich auch die individualpsychologische Ergründung des nervösen Charakters im Flusse. So fest die meisten Ergebnisse dieser Forschung stehen, da sie immer wieder durch die Erfahrung bestätigt werden, so rätselhaft ist im Grunde doch das ganze Gebilde als solches geblieben. Vor allem, wenn man die Frage des „Wozu" einmal aufwirft, wenn man zu begreifen versuchen möchte, warum diese im nervösen Charakter sich dar-

stellende seltsame Störung den Menschen von heute in so allgemeiner Weise
heimsucht, wird man dazu getrieben, von anderen Seiten her das Phänomen
zu studieren. Die Individualpsychologie ist aus der therapeutischen Praxis
erwachsen, und wesentlich das Wissensgebiet der Medizin und der Psychologie
bildete das Erkenntnismittel, durch welches Klarheit über das Gebilde geschaffen
worden ist. Wir sind der Überzeugung, daß man dieses Erkenntnisweges in
keinem Falle völlig entraten kann, selbst dann nicht, wenn man einmal versucht,
mit anderen Methoden und aus anderen Gesichtspunkten heraus den Tatbestand des nervösen Charakters zu durchleuchten. Andererseits aber, wenn
es möglich ist, dieses Phänomen von einer nichtmedizinischen und nicht-
psychologischen Seite zu erkennen und zu verstehen, so kann das wiederum
nur von vorteilhaften Rückwirkungen auf die spezielle individualpsychologische
Forschung sein. Die Wissenschaften nun, welche in besonderer Weise berufen
zu sein scheinen, das Wesen des nervösen Charakters als einer sozialen Störung
zu untersuchen, sind offenbar die Soziologie und die Geschichte, soweit sie
Geistesgeschichte ist. Gerade vom Standpunkte dieser Wissenschaften hat sich
der Verfasser um das Verständnis des nervösen Charakters in mehreren seiner
Veröffentlichungen bemüht [1]. Er wurde dabei zu teilweise neuartigen Perspektiven geführt, und vor allem konnte er die Wurzeln der nervösen Störungen
noch weiter zurück verfolgen, als das mit den rein medizinischen und psychologischen Forschungsweisen im Grunde möglich ist. Die Ergebnisse, die auf
diesem Wege gewonnen wurden, widersprechen an keiner Stelle den Ergebnissen der individualpsychologischen Forschung, vielmehr muß gesagt werden,
daß diese Ergebnisse wohl kaum hätten gewonnen werden können, wenn diejenigen der Individualpsychologie nicht bereits vorgelegen hätten. Die wissenschaftliche Situation stellt sich demnach zur Zeit so dar, daß Soziologie und
Geistesgeschichte mit der Individualpsychologie in ein Verhältnis der wechselseitigen Befruchtung treten müssen, wenn es sich darum handelt, das Problem
des nervösen Charakters darzustellen und vielleicht sogar seiner Lösung näher
zu bringen.

Es kann nun im Rahmen dieser Arbeit nicht angestrebt werden, nochmals
alles dasjenige, was in den angeführten Schriften ausführlich und mit Beweisen
dargestellt worden ist, in voller Ausdehnung zu wiederholen. Nur das Herausheben der entscheidenden Gedankengänge unter dem spezifisch sozialen und
historischen Gesichtspunkt soll versucht werden, um zu zeigen, wie die Probleme
der Staats- und Sozialwissenschaften mit den Problemen des nervösen Charakters
und ihrer wissenschaftlichen Erkenntnis in Verbindung stehen.

Während die individualpsychologische Forschung das Phänomen des
nervösen Charakters zu isolieren gezwungen ist, so große Gesichtspunkte
sie im einzelnen anwendet, bringt es die soziologische und geistesgeschicht-
liche Forschung mit sich, daß sie diesen Charakter zu verstehen sucht
als eine notwendige Durchgangsstufe der menschlichen Persönlichkeitsentwicklung. Sie sieht in ihm nicht nur den sozialen Störungswert, sondern auch
einen „Sinn". Sie sucht diesen Sinn zu ergründen, indem sie sich die großen
Entwicklungslinien der neuzeitlichen Menschheit vor Augen führt; und sie
fragt dann, ob es sich nicht um eine sehr folgerichtige Anpassungserscheinung
bei dem nervösen Charakter handelt, ob die Menschheit, welche durch solch
eine Störung heimgesucht wird, nicht selbst vorher die Ursachen zu derselben gesetzt hat, oder ob diese Störung vielleicht eine sehr notwendige

---

[1] Folkert Wilken: „Grundzüge einer personalistischen Werttheorie" (287). Derselbe: „Die nervöse Erkrankung als sinnvolle Erscheinung unseres gegenwärtigen Kulturzeitraumes" (288). Schon früher: „Individualpsychologische Betrachtungen zum modernen
Wirtschaftsbetrieb" (286).

Entwicklungsstufe darstellt, damit der Mensch sich stark mache zur Verwirklichung von etwas Neuem, welches in diesem Falle eine neue Gemeinschaftsform sein würde, also die Verwirklichung jener Synthese von Individuum und Gemeinschaft, von der oben die Rede war. Solche und ähnliche Fragen können naturgemäß nur entschieden werden, wenn man sich eine klare Vorstellung von dem Entwicklungsziele des neuzeitlichen Kulturzeitraumes zu bilden vermag. Äußerlich wird dieser Kulturzeitraum bekanntlich von der Entdeckung Amerikas an, allgemein vom Beginne des 16. Jahrhunderts an gerechnet. Aber wie alle Entwicklungen, so hat sich auch die neuzeitliche schon früher vorbereitet und tritt andererseits nicht schon gleich am Anfange, sondern erst in späteren Zeitabschnitten der neuen Kulturepoche in voller Ausbildung hervor. In dem genannten Buche: ,,Die nervöse Erkrankung als sinnvolle Erscheinung unseres gegenwärtigen Kulturzeitraumes" ist vieles von dem ausführlicher behandelt worden, was im folgenden nur andeutungsweise dargestellt werden kann. Andererseits bilden die nachstehenden Betrachtungen wiederum eine Ergänzung der genannten Arbeit.

Es wurde bereits darauf hingewiesen, daß die Befreiung der menschlichen Persönlichkeit aus den Bluts- und Geschlechtsbanden eines überindividuellen Gemeinschaftsprimates die führende Entwicklungsaufgabe der Neuzeit begründet. Sie steht im Dienste des höheren Zweckes der Verselbständigung der menschlichen Persönlichkeit zu einem autonomen Individuum, das die Verantwortung für sein Leben selber übernimmt, sich damit der Autorität des Gruppengeistes entzieht und sich selbst als Autorität zu konstituieren bestrebt ist. Dieser Entwicklungsprozeß besteht aus einem negativen und einem positiven Teile. Seine negative Seite äußert sich in all den Befreiungstaten, den stillen und den revolutionären, welche das Bild der Epoche beherrschen. Zuerst sind es die oberen Schichten, welche der Drang nach Selbständigkeit erfaßt. Schon im Hochmittelalter bildet sich der ständische Staat heraus und eine Emanzipation der lokalen Gewalthaber von der Zentralgewalt, fast zur gleichen Zeit erwacht das Bürgertum in den Städten. Es emanzipiert sich von der Staatsgewalt und organisiert sich vielfach in überstaatlichen Bünden, wie der Hanse. In der Neuzeit selbst vollziehen sich dann die großen Befreiungsprozesse, welche dem einzelnen die staatsfreie Sphäre sichern wollen. Die Befreiung von der Autorität des absoluten Staates findet in der französischen Revolution ihren schon durch den Abfall der Vereinigten Staaten von England vorbereiteten welthistorischen Ausdruck. Gleichzeitig spielen sich spezielle Befreiungsvorgänge ab, welche insbesondere die wirtschaftlichen Gruppen von den mittelalterlichen oder neuzeitlich-merkantilistischen Persönlichkeitsbeschränkungen frei machen. Gewerbefreiheit und zuletzt noch die in die Mitte des 19. Jahrhunderts fallende endgültige Bauernbefreiung bilden Marksteine auf dem Wege zur Befreiung des Menschen aus autoritativen Gemeinschaftbindungen. Diese negativen Vorgänge, die eine Zerstörung des Bestehenden darstellen, werden begleitet von positiven Vorgängen, welche zeigen, daß alle die Befreiungstaten nicht Selbstzweck waren, sondern im Hinblick auf ein ,,Frei wozu" geschahen. Diese positive Entwicklungsaufgabe bildet das eigentliche Thema des historischen Geschehens in der Neuzeit. Die Neuzeit hat ihren eigenen Lebensstil herausgebildet, und dieser Lebensstil zeigt an, in welcher Weise die Menschheit ihre Persönlichkeitsautonomie zu begründen unternommen hat. Es handelte sich um eine Anpassungsleistung, die ohne Vorbild von Grund aus unternommen wurde und welche der Gefahr der Irrwege in höchstem Maße ausgesetzt war. Um das zu verstehen, muß man versuchen, sich in die Situation hineinzudenken, in die heutzutage jeder Mensch sofort geraten würde, wenn man ihm seine gesamten festgewordenen Urteile, Maßstäbe, Lebensauffassungen nähme, kurz

alles das, was dem heutigen Selbstbewußtsein seinen — meist recht dürftigen
und leicht zu erschütternden — Halt verleiht.

Es wird in der Regel nicht genügend beachtet, daß die positive Entwicklung
des Menschen zur Persönlichkeitsautonomie nur im historisch engeren Sinne
ohne Vorbild verlaufen ist. Vom Standpunkte der Geistesgeschichte zeigt es sich,
daß die Entwicklung des Menschen zur Persönlichkeitsautonomie vorbereitet
wurde durch das gewaltigste Geschehnis der Menschheitsgeschichte: durch
das Leben des Christus. Es wird heutzutage kaum noch empfunden, welche
geistige Macht von diesem Leben auf die Menschheit ausgestrahlt ist. Wenn
man sich an das hält, was die Evangelien aufgezeichnet haben, so fällt die sich
häufig wiederholende Aufforderung, daß man Vater und Mutter bekämpfen solle,
besonders auf. Aber mit dieser Bekämpfung ist nichts anderes gemeint, als was
soeben als die negative Seite der Entwicklung zur Persönlichkeitsautonomie
dargelegt wurde. Vater und Mutter bilden das Wesen der Blutsgemeinschaft;
die elterliche Verbundenheit zum Kinde ist die der Abstammung und des Blutes.
Dasselbe Band hält die Sippen und Geschlechterstaaten zusammen [1]. Aus
ihm mußte sich das menschliche Ich befreien, um zur Selbständigkeit zu kommen.
Dieser Befreiungsakt schafft naturgemäß zunächst einen Zustand der gemeinschaftlichen Entfremdung, der Asozialität. Die Überwindung der Asozialität
durch die Entwicklung einer neuen Art von Gemeinschaft ist im Wesen
des Christus der Menschheit auch bereits vorgelebt worden. Das noch unaus-
geschöpfte Mysterium der christlichen Liebe enthält jene Synthese von Individuum und Gemeinschaft, welche oben als das noch unerreichte Entwicklungsziel hingestellt wurde. Wo befindet sich nun aber die heutige Menschheit? Die
Befreiungstaten sind zu einem wesentlichen Teile vollzogen, obschon Vater und
Mutter von den meisten Menschen noch nicht genügend und in der richtigen
Weise überwunden sind; die Menschheit von heute treibt in einem Selb-
ständigkeitsfanatismus, der immer stärker auf Abschaffung von Autoritäten
sinnt und die Idee des Selbstbestimmungsrechtes über den ganzen Erdkreis trägt.
Aber worin bestehen die positiven Gestaltungen der befreiten Persönlichkeit?
Daß vom Wesen der christlichen Liebe noch nichts verwirklicht ist, ja, daß eine
Hingabe an sie als eine unbedingt zur Selbstvernichtung führende Fehlanpassung
in der heutigen Welt beurteilt wird, bedarf keines Beweises. Das neuzeitliche
Weltbild und der neuzeitliche Lebensstil sind unverträglich mit dem geistigen
Gehalt des Christentums; letzteres wird als eine vollkommene Weltfremdheit in
der heutigen Zeit empfunden, im anderen Falle rationalisiert oder sonstwie auf
den Lebensstil der heutigen Zeit zugeschnitten, d. h. wie Kierkegaard sagt,
von Grund aus verfälscht in Gestalt von Konfessionen. Diesen Zustand haben
wir hier nicht weiter zu verfolgen, wir sind in Anspruch genommen durch die
allgemeine Frage nach dem Sinn des neuzeitlichen Lebensstiles als der
positiven Schöpfung der erstmalig befreiten menschlichen Persönlichkeit.

---

[1] Vgl. Max Weber: „Wirtschaftsgeschichte", München 1923, S. 56: „Die Zersetzung
der Sippe erfolgt durch zweierlei Gewalten. Die eine davon ist die religiöse Gewalt der
Prophetie. Der Prophet sucht sich seine Gemeinde ohne Rücksicht auf den Sippenzu-
sammenhang. Die Worte Christi „Ich bin nicht gekommen, Frieden zu senden, sondern
das Schwert. Denn ich bin gekommen, den Menschen zu erregen wider seinen Vater, und die
Tochter wider ihre Mutter" (Matth. 10, 34—35), und: „So jemand zu mir kommt und hasset
nicht seinen Vater, Mutter, Weib, Kinder, Brüder, Schwestern, der kann nicht mein Jünger
sein" (Luk. 14, 26), enthalten das Programm jeder Prophetie gegenüber der Sippe . . . . .
Die zweite Macht, welche die Sippe zerstören hilft, ist die „Staatliche Bürokratie" . . . . . .
Soweit Weber. Es zeigt sich jedoch, daß man diese beiden Gewalten nicht auf dieselbe
Stufe stellen kann. In der Bürokratie ist nur die Kraft der Materialität wirksam, welche
in ganz allgemeiner Weise in der Neuzeit eingesetzt wird, um die sippenhaften Bindungen
zu zersetzen und durch rationale zu ersetzen. Der geistige Impuls zu dem allen liegt in der
genannten Prophetie und dem Zwange zur Verselbständigung der Persönlichkeit, welcher
jene Prophetie dienen will, als ihr großer Helfer, moralisch wie praktisch.

Das menschliche Ich verlor durch das Ausbrechen aus der Gruppe völlig denjenigen Halt, den die führende Kraft des Gruppengeistes in allen Lebenslagen zu bieten hatte. Es mußte einen solchen Halt wiederzufinden trachten und konnte ihn doch nicht anders bekommen, als indem es ihn sich selber schuf. Je schwächer das Ich, um so gefährdeter erlebt es sich in der neuen Situation, fürchtet sich vor der Loslösung aus der Gruppe und sucht immer wieder in der Gruppe unterzutauchen, in ihren Schoß zurückzukehren. So ging der stärkste Widerstand gegen die Befreiung der Bauern aus den sie bedrückenden sachlichen und persönlichen Abhängigkeiten von den Beteiligten selbst aus, welche nicht die Kraft in sich fühlten, in Freiheit ihr Leben auf neuer Grundlage neu zu gestalten. Und das läßt sich noch tausendfältig heute beobachten in dem Verhältnis von den Eltern zu den Kindern. Die Kinder zeigen auf der einen Seite einen unbändigen Selbständigkeitstrieb, der ungeneigt ist, irgend etwas anzunehmen, das von fremder Seite kommt; auf der anderen Seite hat es nie soviel Versorgungsängstlichkeit, Ehescheu und Familienwirtschaft gegeben wie heute. In alldem steckt eine Flucht vor den Entwicklungsansprüchen der Neuzeit. Sehen wir nun von den Fällen ab, in denen das freigestellte menschliche Ich die Befreiung wieder rückgängig zu machen sucht und Bindungen in der Gruppe anstrebt (die immer mißlingen, weil der familienhaften Gruppe die tragende Kraft geraubt worden ist[1]), so entsteht die Frage, welche Orientierung das Ich in der Welt gewählt hat, insofern und insoweit es sich autonom in die Welt zu stellen versuchte. Das Weltbild und der Lebensstil, welchen das befreite Ich gewählt hat, bietet sich der genauen Betrachtung als ein zweidimensionales dar, als ein solches, in dem zwei Kräftesysteme zum Inbegriff der Welt erhoben worden sind. Das Wesen dieser beiden Kräftesysteme ist genauer beschrieben worden in dem Aufsatze des Verfassers, welcher von der nervösen Erkrankung als sinnvoller Erscheinung des modernen Kulturzeitraumes handelt. Es sind dort diese beiden Welten als die der Materialität und die der Dämonie einander gegenübergestellt worden. Es wird im allgemeinen heutzutage leicht verstanden, was unter Materialität gemeint wird, obschon nicht immer klar ist, wie weit die Wirkungen und die Erscheinungsformen derselben reichen. Es muß z. B. verstanden werden, daß alles das, was man als Intellektualität, als rationale Kraft des Verstandes bezeichnet, eine aus dem Wesen der Materialität kommende Potenz darstellt. Es ist auch kein Zufall, daß diese Kraft der Intellektualität einerseits dazu gedient hat, die Erkenntnis und verstandesmäßige Beherrschung der Natur zu ermöglichen, und damit in die Welt gebracht hat, was man Wissenschaft nennt; andererseits die gewaltige und allseitige Rationalisierung des Staates durch Recht und Bürokratie, der Wirtschaft durch die kapitalistische Produktionsweise bewirkt hat. Die Neuzeit aber benutzt diese Kraft nicht nur an denjenigen Stellen, wo sie zu wirken berufen ist, sondern weitet ihre Kompetenzen auf die ganze Welt aus und trachtet alle Lebensverhältnisse durch sie zu meistern. Religion und Kultur wurden mit den Formen der Verstandesmäßigkeit kultiviert und dienten wiederum der Wirtschaft, dem Staate[2].

---

[1] Folkert Wilken: „Die Überwindung des Standesbewußtseins, eine Kulturaufgabe des Proletariats" (289).

[2] Für die Erkenntnis der Bedeutung des Rationalen im neuzeitlichen Lebensstile sind vor allen anderen die Schriften Max Webers zu nennen. Außer der bereits angeführten „Wirtschaftsgeschichte" die „gesammelten Aufsätze zur Religionssoziologie" 3 Bände. Tübingen 1921; dann die unter dem Titel „Wirtschaft und Gesellschaft" erschienene Bearbeitung des III. Bandes im Grundriß der Sozialökonomie, Tübingen 1922. Für alle modernen Kulturgebiete wird hier gezeigt, wie das Rationale nicht nur als herrschende Verstandeskraft alle Lebensgestaltung durchzieht, sondern daß es um die rationale „Gesinnung", um das rationale „Wirtschaftsethos" geht. Das Ethos des Rationalen ist aber die Materialität, also ein Prinzip von antiethischem Wertrange!

Schwieriger als das Wesen der Materialität ist einzusehen, was als Kraft der Dämonie von der menschlichen Seele in der Neuzeit Besitz ergriffen hat. Wir werden in dem genannten Buche zeigen, wie fast alles, was heute gemeinhin als Geist ausgegeben wird, in Wahrheit eine Manifestation des Dämonischen darstellt. Der Lusthunger, der erotische Rausch, die Selbstberauschung an erhabenen Gedanken, an großen Leistungen, aller Menschenkultus, ferner die Leidenschaften des Ehrgeizes, des sich selbst bezweckenden Bedürfnisses nach Selbsterhöhung, vor allem aber alle Erscheinungsformen des Machtstrebens bilden Beispiele der Wirksamkeit dämonischer Kräfte in der menschlichen Seele. Das Faszinierenwollen und das Fasziniertwerdenkönnen, das furchtsame Erschauern und das mit Anbetung sich mischende Erzittern, welches heute als Wert, ja bisweilen als göttlicher Wert kultiviert wird, offenbart demjenigen, der sich über sie zu erheben vermag, seine Herkunft aus dem Bereiche der Dämonie. Auch das dämonische Wesen besitzt seine Stelle, an der es fruchtbar und lebensfördernd zu wirken berufen ist, nämlich immer da, wo es als Mittel dient, an den Menschen geistiges Wesen und Erleben heranzuführen. Das geschieht vor allem in der Kunst, welche sich des dämonischen Elementes zum Ziele der genannten geistigen Wirkungen bedient. Alles was als der ästhetische Gehalt am Kunstwerk beschrieben wird, die lustvolle und ergreifende Seite an ihm bildet nur den Mittler für die Verkündigung absoluter geistiger Werte. Aber der Kunstgenuß von heute bleibt zu allermeist im Dämonischen befangen, indem er Genuß und Rausch als das Wesentliche nimmt. Eben hierin zeigt sich, daß der neuzeitliche Mensch das Gebiet des Dämonischen genau so wie das der Materialität über seine zuständigen Grenzen ausgedehnt hat, daß er die ganze Welt im Sinne von Dämonie und Materialität ausdeutet, erlebt und zu gestalten versucht[1].

Wenn man nun dasjenige betrachtet, was im neuzeitlichen Lebensstile sich als typisch herausgebildet hat oder sich als typisch zu verwirklichen strebt, so wird man finden, daß das befreite menschliche Ich sich der Kräfte der Materialität und Dämonie bedient hat, um den verlorenen Halt sich wieder zu verschaffen. Das Bedeutsame dieser Ichorientierung liegt in diesem Falle darin, daß von der materialistisch-dämonischen Weltorientierung in einem Umfange Gebrauch gemacht worden ist, welcher das Wesen und die Gestaltungskraft dieser Mächte auch in solche Lebensverhältnisse hineinzutragen bestrebt ist, welche eine

---

[1] Es bereitet große Schwierigkeiten, das Prinzip der Dämonie in der Vielseitigkeit seiner Erscheinungsweisen allgemein verständlich zu bestimmen oder gar in eine begriffliche Definition zu gießen. Ebenso schwierig ist es dieses Prinzip abzugrenzen gegen das der Materialität. Aber beide sind streng zu scheiden. Der Verfasser hat diese Scheidung in ausführlicherer Weise in dem noch unveröffentlichten Buche über die „Nervöse Erkrankung als sinnvolle Erscheinung usw." durchzuführen versucht. Während Max Weber vorwiegend immer das Prinzip der Materialität als das die Neuzeit beherrschende erkennt und beschreibt, findet sich in der psychoanalytischen Schule und ihrer Heiligsprechung des Sexualprinzips als eigentlichen Lebenstriebes eine überwiegende Beschäftigung mit den Tatsachen der Dämonie. Daß in dieser Weise eine Erscheinungsform des Dämonischen als Inbegriff und Sinn des Lebens mißverstanden werden kann, darf als ein Anzeichen dafür gelten, in wie hohem und überall hinwirkendem Maße die dämonische Lebensorientierung den neuzeitlichen Lebensstil beherrscht. Und es ist auch kein Zufall, daß Freud die treibenden Wunschkräfte der Traumbildung am Schlusse seines Werkes „Die Traumdeutung", 4. Aufl., Wien 1914, S. 475 direkt mit dem Worte der „Dämonie" charakterisiert, ohne sich der Tragweite dieser Charakteristik bewußt zu sein. Es heißt dort: „Die Achtung aber, mit der dem Traume bei den alten Völkern begegnet wurde, ist eine auf richtige psychologische Ahnung begründete Huldigung vor dem Ungebändigten und Unzerstörbaren in der Menschenseele, dem Dämonischen, welches den Traumwunsch hergibt, und das wir in unserem Unbewußten wiederfinden". — Auch Jungs Begriff des „Kollektivpsychologischen Unbewußten" umfaßt die Tatbestände der Dämonie. Vgl. „Die Psychologie der unbewußten Prozesse". Zürich 1918.

universelle Gestaltung nach diesen Prinzipien nicht vertragen. Das sind besonders die Probleme des Gemeinschaftslebens. Gewiß kann man in materialistischer Weise rein rationale Beziehungen zwischen den Menschen herstellen. Alles was die moderne Soziologie als „Gesellschaft" der Gemeinschaft gegenüberstellt, bedeutet eine durch Willkür gestiftete zwischenmenschliche Verbindung. Solche „Gesellschaften" sind Aktiengesellschaften und alle sonstigen Arten von Zweckverbänden. Wenn man nun aber alle zwischenmenschlichen Beziehungen als Zweckverbände regeln will, wenn man die menschliche Arbeit lediglich durch den Arbeitsvertrag, welcher die Arbeit als Ware behandelt, in den sozialen Zusammenhang des wirtschaftlichen Produktionsprozesses einfügen will, dann kann die proletarische Revolte nicht ausbleiben als die gesetzmäßige Reaktion auf die Unmöglichkeit, ein Gemeinschaftsproblem rational durch das Institut des Zweckverbandes zu lösen. Die Arbeitsfreude empfängt ihre wesentlichen Antriebe aus dem Gemeinschaftsbewußtsein, das den Arbeitenden beseelen muß, wenn er seine ganze Persönlichkeit einsetzen soll. Die heutige Wirtschaft bietet an jeder Stelle Gemeinschafts-Gelegenheiten. Die Arbeitsteilung bringt es mit sich, daß er für andere arbeitet, die Betriebsorganisation, daß er mit anderen arbeitet, die privatkapitalistische Wirtschaftsverfassung, daß er unter fremder Oberleitung arbeitet und mit dieser den Ertrag der gemeinsamen Arbeit teilen muß. Also eine Fülle von Gemeinschaftsproblemen, welche nur teilweise eine zweckrationale Regelung vertragen. Daß sie sämtlich und in allen Phasen heute tatsächlich rational geregelt werden, ist ein Beispiel für die in der Neuzeit zu beobachtenden Überspannungen des materialistischen Prinzips bei der Ordnung von Sozialverhältnissen. Ganz ähnliche Überspannungen zeigen sich da, wo dämonische Orientierungen in Anwendung kommen und zum Selbstzweck erhoben werden. Beispiele dafür bietet die Geschichte der Macht, des neuzeitlichen Imperialismus, der in der alles bevormundenden Figur des absoluten Fürsten seine erste neuzeitliche Ausprägung empfing. Die dämonische Selbstüberhebung weitete hier den Geltungsbereich des eigenen Ich auf den ganzen Staat aus und fand dafür die Formel: der Staat bin ich. Eine derartige Absolutsetzung des personalen „Ich" ist nur möglich durch eine Absolutsetzung des dämonischen Prinzips als höchsten Wertes. Später werden noch weitere Beispiele für die Überspannung des dämonischen Prinzips beigebracht werden. Kehren wir vorläufig zu den prinzipiellen Fragen zurück.

Das was das befreite menschliche Ich erstrebt, ist eine Sicherung seiner selbst, aber diese Sicherung hat man nicht materialistisch mißzuverstehen, als Schutz vor körperlichen Gefahren, sondern, wenn die Ich-Sicherung häufig diese Form annimmt, so besitzt sie doch ihre Wurzel in einer moralischen Zuständlichkeit des Ich. Das Wesen der ichheitlichen Selbstbehauptung liegt nämlich im Begriffe der „Geltung". Das Ich ringt um seine Geltung. Vor seiner Befreiung lag dieses Geltungsproblem bei der Gattung, nicht beim Einzelnen. Die Gruppe, nicht der Einzelne brachte sich zur Geltung; im Gegenteil: der Einzelne hatte sich der Geltung der Gruppe zu opfern, wenn es erforderlich war. Dieses Geltungsproblem hat sich in der Neuzeit von der Gruppe auf das Ich des Einzelnen verschoben. Das befreite Ich steht unter dem unabstellbaren, geradezu universellen Zwange, seine Geltung aufzurichten; und wo das nicht gelingt, da stellt sich sofort ein tiefes Minderwertigkeitsbewußtsein ein, welches den Zustand einer großen persönlichen Not widerspiegelt. In dieser Not liegt ein unaufhörlicher Selbsthilfezwang des befreiten Ich, welches immer danach streben muß, sich das Bewußtsein seiner Geltung zu verschaffen. Aus solchem Ichzwang, aus solchem universellen Geltungsstreben, das nicht in konkreten Zielen seine Bestimmung findet, sondern um seiner selbst willen da ist, erwuchsen die übersteigerten Imperialismen der absoluten

Fürsten[1], erwuchs die weltbeherrschende Expansion des freien Unternehmertums, die Ausbeutung ganzer Erdteile, sowie der unorganisierten noch nicht in das Stadium der Befreiung getretenen proletarischen Arbeiterschichten, von deren alles Maß überschreitenden Formen die Untersuchungen der englischen Parlamentskommissionen vor etwa hundert Jahren Zeugnis ablegen. Mittlerweile sind die Formen der proletarischen Reaktion dann vielfach in der gleichen Richtung verlaufen. Auch hinter ihr wirkt sich die Ichnot und ihr unstillbares Geltungsstreben aus. Gerade der Klassengedanke enthält eine leitende Wertidee einer sozialen Minderschätzung, die es in ihr Gegenteil zu verwandeln gilt[2]. Das Geltungsstreben, alias die Ichorientierung nach den Prinzipien der Dämonie bildet die umfassende Lebensform der Neuzeit. An dieser Stelle liegen die Ideale des neuzeitlichen Lebens, welches unbewußt aus jeder Situation ein Machtproblem zu gestalten unternimmt, angefangen von der einfachen Geselligkeit, in der jeder reden und keiner zuhören will, bis hinauf zur Ehe, zu den Beziehungen zwischen den Geschlechtern überhaupt, zu der sozialen Wertung des Berufes und des Fortkommens, zu den Parteikämpfen, den Imperialismen der neomerkantilistischen Staatspolitik usw.

Alles das, was hier in Andeutungen vom modernen Lebensstil festgestellt worden ist, findet sich auch beim nervösen Charakter wieder. Auch dieser stellt den Inbegriff einer Orientierung nach Materialität und Dämonie dar und trägt zunächst in nichts zur Korrektur der eben geschilderten Lebensformen bei, sondern vielmehr zu ihrer Erhaltung und wesentlichen Vertiefung. Aber trotz dieser inhaltlichen Übereinstimmung des nervösen Charakters mit dem modernen Lebensstil unterscheidet er sich doch in einem wichtigen Punkte von diesem, in einer Eigenschaft, welche jedoch den Inhalt desselben nur mittelbar berührt, da sie die Form betrifft. Es handelt sich dabei um die Höhe und den Grad, in welchem die ichheitliche Orientierung sich der treibenden Kräfte der neuzeitlichen Lebensformen bedient. Materialität und Dämonie sind Lebensformen, welche in der Richtung des geringsten Widerstandes liegen, auf welche das menschliche Ich auf der Geltungssuche zuerst und geradezu wie von selbst stößt, da diese Mächte eine große verführerische Gewalt mit sich führen, während eine Orientierung im Geiste die dauernde Anstrengung des Sichaufschwingens erfordert. Die nervöse Persönlichkeit vollzieht die ungeistige Orientierung in einem grundsätzlich weit höheren Maße. Beim gesunden Menschen steht die Hingabe an eine materiell-dämonische Lebenshaltung im Zeichen einer freien Bejahung derselben, ist ein „offenes" Sichhinwenden zu ihr, wobei er sie auch offen zur Schau trägt, weil er ein wirkliches Wertbewußtsein mit ihr verbindet und demgemäß sich hemmungslos in diesem Lebensstile auslebt. Nicht so der Nervöse. Dieser hat einerseits den materialistisch-dämonischen Lebensstil absolut gesetzt, andererseits steht er im Zeichen einer unvermeidlichen Gehemmtheit, ihn

---

[1] Joseph Schumpeter: „Zur Soziologie der Imperialismen", Tübingen 1919, spricht vom Imperialismus als einer Aggressivität an sich (S. 5): „Und wirklich, die Geschichte zeigt uns Völker und Klassen — die meisten Völker bieten zu irgend einer Zeit Beispiele dafür — die Expansion des Expandierens halber, Kampf des Kämpfens, Sieg des Siegens, Herrschaft des Herrschens halber wollen. Durch keinen der Anlässe, die ihn zur Tat rufen, durch keines der Ziele, um die er jeweils ringt, ist dieser Wille zu erklären. Unabhängig von jedem konkreten Ziel oder Anlaß tritt er uns entgegen, als dauernde Disposition, die eine Gelegenheit so gut begrüßend wie die andere. Durch alle Argumente für die jeweils verfolgten Ziele schimmert er hindurch . . . . . Daher ihre Tendenz ins Uferlose, über jede angebbare Grenze hinaus bis zur Erschöpfung der Kraft, ihr Motto: plus ultra. So definieren wir denn: Imperialismus ist die objektlose Disposition eines Staates zu gewaltsamer Expansion ohne angebbare Grenze."

[2] Die neueste Darstellung der Lebenslage des Proletariats, welche auch diesen Gesichtspunkt berücksichtigt, ist die von Götz Briefs: „Das gewerbliche Proletariat" im Grundriß der Sozialökonomik, Abt. IX, Teil I, Tübingen 1926.

in dieser Form zu leben. Er hat ihn absolut gesetzt, d. h. zu absoluter Geltung für alle Lebensgebiete erweitert, weil er ihn davor sichern will, daß er ihn zugunsten einer geistigen Orientierung verliert. Denn im Falle der letzteren gelangt er zu solch starken Minderwertigkeitserlebnissen in Ansehung seiner Ichgeltung, daß er aus Angst vor diesen Erlebnissen krampfhaft sich in die materialistisch-dämonische Haltung hineinbegibt, diese mit allen Mitteln unverlierbar zu befestigen trachtet, weil in ihr die Garantien des von seinem Ich beanspruchten Geltungsbewußtseins beschlossen liegen. Auf der Stufe des materialistisch-dämonischen Lebensstiles will also der Nervöse wie der Nicht-Nervöse seine Ichgeltung sicherstellen; sie geht in dieser Weise sofort verloren, wenn eine Orientierung aus dem Geiste erfolgen soll, wenn dasjenige zur Verwirklichung gebracht werden soll, was oben als die neue Synthese von Gemeinschaftsgefühl und Individualität, kurz als das eigentliche Wesen der von Christus geübten Liebe beschrieben worden ist. Daß der Mensch vor den gewaltigen Ansprüchen dieser Liebesforderung sich in die äußersten Formen der Materialität und Dämonie flüchtet, daß er gerade diese Lebensformen in seiner Persönlichkeit mit allen Mitteln befestigt, sie mit dem Charakter der Absolutheit, d. h. der ausschließlichen Geltung für alle Lebensgebiete auszeichnet, daß er weiter dieses Lebensideal und seinen komplizierten Bau vor den kritischen Instanzen seines Gewissens und seiner gesunden Urteilskraft durch Unbewußtheit, besser Unterbewußtheit, gegen jede Korrektur sichert, diese gewaltige Kraftanstrengung läßt wohl erkennen, daß dasjenige, was so gemeinhin als christliche Liebe bezeichnet wird, nicht die unpraktische Nichtigkeit darstellt, als welche sie dem alles rationalisierenden und nivellierenden gesunden Menschenverstand von heute erscheint. Der nervöse Mensch ist der Träger eines Ich, welches in tiefster Kindheit mit dem Mysterium der christlichen Liebe beim erstmaligen Erwachen seines Ichbewußtseins zusammengestoßen und dieser wahrhaft geistigen Orientierung mit einer panischen Angst ausgewichen ist, und sich vor dem Erlebnis der tiefsten Minderwertigkeit für alle Zeiten zu sichern versuchte durch Absolutsetzung der materialistisch-dämonischen Ichorientierung. Das erstmalige Icherlebnis in der Kindheit spielt dabei nicht die Rolle eines Traumas, sondern bedeutet eine das ganze Leben durchziehende dauernd wirksame Ichbewußtheit und Ichstellungnahme, welche nur dadurch den Charakter der Einmaligkeit eines Traumas zu besitzen scheint, daß bereits beim erstmaligen Auftauchen des Konfliktes zwischen geistiger und materiell-dämonischer Lebensorientierung eine prinzipielle Entscheidung zugunsten der letzteren getroffen wurde, ohne daß es gelang, die Gewalt der geistigen Werte zu verdrängen. Es ist deshalb wegen der dauernden Fortbeharrung des Icherlebnisses, das ja nicht nur erscheint, um sofort wieder zu verschwinden, auch dauernd jene Macht am Werke, welche zu der erstmaligen Ablehnung der geistigen Orientierung zugunsten der ungeistigen führte [1].

Die nervöse Grundhaltung wird in so früher Kindheit gestiftet und so gestiftet, daß sie nicht aus sich selbst heraus wieder korrigiert werden kann, weil sie durch den Vorgang der Absolutsetzung alle geistigen Ansprüche niederhält, ja sich auf das geistige Gebiet allumfassend miterstreckt und das Erlebnis geistiger Realitäten unmöglich macht. Diese frühzeitige endgültige Fixierung hält das ganze

---

[1] Es ist nicht möglich, bei dem heutigen Stande der Forschung über das Wesen des menschlichen Ich und seine Bewußtwerdung Endgültiges zu sagen. Nicht ist unter Ichbewußtheit das körperliche Gemeingefühl zu verstehen, sondern das wesentlich noch unbewußt verharrende und nur in mittelbaren Bewußtseinsanzeichen sich bekundende Gefühl einer Personalität und Einzigkeit innerhalb des Weltgeschehens. Weitere, aber gewiß noch unzureichende Bestimmungen des Ich hat der Verf. in den ,,Grundzügen einer personalistischen Werttheorie'' versucht. — Was nun die erstmalige Bewußtwerdung der Icheinzigkeit in der frühesten Kindheit betrifft, so hat der Mensch von heute zunächst keinerlei

Gebilde des nervösen Charakters auf der Stufe eines eigentümlichen Infantilismus. Die infantile Verabsolutierung der Welt und des persönlichen Strebens durch Materialität und Dämonie erstreckt sich deshalb nur auf den Bereich und den Teil der Welt, welcher der kindlichen Persönlichkeit bekannt ist. Wesentlich besteht er aus dem Verhältnis zur materiellen Umwelt, zum Stoffwechselverkehr mit ihr: Güterverbrauch und Gütergebrauch, sowie aus dem Verhältnis zur persönlichen Umwelt, zu den Eltern. An dieser letzteren Beziehung bildet sich der Sozialcharakter heraus. Die soziale Anpassung gewinnt hier eine endgültige Form im Sinne einer mehr oder weniger verschleierten materialistisch-dämonischen Orientierung. Man muß viel Erfahrung und Sinn für seelische Triebfedern mitbringen, um hinter scheinbar sozialem Verhalten der Kinder die möglicherweise asoziale dämonische Orientierung als leitend zu erkennen. Der Skeptiker auf diesem Gebiete kann hier nur durch das Material der Träume überzeugt werden. Nun aber entwickelt sich der Mensch aus der Kindheit heraus. Und dabei kann ein Doppeltes eintreten. Entweder ist die Konstellation des nervösen Charakters sehr labil geblieben, d. h. sie wird nicht als endgültig und sicher erlebt. In diesem Falle zieht er jede neue Lebenserfahrung sofort in die nervöse Orientierung ein und modelt sie im Sinne der Grundhaltung nach Materialität und Dämonie. In den anderen Fällen, in denen die vom Kinde individuell arrangierte Konstellation als hinreichend gesichert erlebt wird (was in leichten Fällen und bei geringen Konfliktserlebnissen zu geschehen pflegt), baut sich über dem System der erstarrten nervösen Orientierung ein normales Leben auf, hinter dem ebensowohl die Kräfte der Materialität und Dämonie wie auch geistige Leitlinien stehen können. Erstere werden in diesem Falle nicht absolut gesetzt, sondern wie in normalen Fällen als neuzeitliche Lebensformen bejaht und in Freiheit gelebt. Der nervöse Konflikt dagegen scheint bei solchen Menschen oft wie verschwunden und macht sich erst bemerkbar, wenn Erlebnisse und Lebensforderungen auftreten, welche ihn berühren, wie etwa die Ehe. Und oft wundert sich die Welt, wie als normal geltende Menschen plötzlich bei irgend einem Anlaß, etwa beim Tode der Eltern oder vor und in der Ehe, in schwere nervöse Erkrankungen fallen. Diese Tatsache, daß die Mehrzahl der Menschen von heute in der zuletzt beschriebenen Weise an latenten nervösen Konflikten leidet, kann allein darüber hinwegtäuschen, daß die nervöse Konstellation eine endemisch allgemeine ist. Es empfiehlt sich deshalb, aus der in der nervösen Grundhaltung irgendwie befangenen Menschheit die Neurotiker auszusondern als diejenige Gruppe, welche den nervösen Konflikt in jeder Lebenslage auslebt und es zwangsmäßig unternimmt, in jedem Augenblicke des Daseins die neurotische Anpassung neu zu vollziehen, da es ihnen in der Kindheit nicht gelungen ist, die nervöse Grundhaltung in der Weise zu entwickeln, daß sie das Bewußtsein der absoluten Ichsicherung durch sie gewinnen konnten. Bei ihnen blieb die infantile Konstellation immer vorläufig, und Stück für Stück modeln sie das Leben nach ihr auch fernerhin, im Gegensatz zu denjenigen, welche mit dem Kindheitsarrangement mehr oder weniger das Bewußtsein einer endgültigen Ichsicherung verbinden konnten. Der nervöse Anpassungsprozeß ist damit zum Abschluß

Zugang mehr zu diesem bedeutendsten und bestimmungsvollsten Augenblicke seines Daseins, welches dauernd unter dem Impuls dieses Erlebnisses seitdem steht. Die Intuition der Dichter (Jean Paul!) berichtet von diesem erstmaligen Erwachen des Selbstes und der damit verbundenen geradezu kosmischen Erschütterung. Ferner weisen die Analysen der seelisch Erkrankten, speziell die Traumanalysen in diese Richtung. Die Probleme des Lebensplanes, unter dem jedes Menschenwesen wie zwangsläufig funktioniert, zwingen geradezu zur Hypothese eines ersten Impulses von unzerstörbarer Schwungkraft. Die durch die analytische Praxis bewirkte Bewußtseinserweiterung führt jedoch mehr oder weniger in die unmittelbare Nähe des Erlebnisses der erstmaligen Bewußtwerdung des Ich in der frühesten Kindheit (1.—2. Lebensjahr).

gelangt, das weitere Leben spielt sich außerhalb seiner ab. Das ist möglich wegen der Absolutsetzung, welche durch das Mittel der vollkommenen bewußtheitlichen Abriegelung der nervösen Grundhaltung und ihrer charakterologischen Bereitschaften erreicht wird. Es muß betont werden, daß diese nicht aktuell Erkrankten (Nicht-Neurotiker) im Grunde nur peripherisch leben, d. h. daß der zentrale Kern ihres Wesens nicht zur Geltung kommt. Die gelungene Aufrichtung der nervösen Grundhaltung hat eine doppelte Bewußtseinslähmung zur Folge. Einmal ist es die nervöse Grundhaltung selbst, welche durch Unterbewußtheit abgeriegelt wird, andererseits ist es der wesentliche Teil der Ichsphäre, derjenige, der durch Hinstreben zur geistigen Orientierung den ganzen Konflikt verursacht hat, welcher durch die nervöse Grundhaltung in die Unterbewußtheit gedrückt und von der Teilnahme an der aktuellen Lebensgestaltung ausgeschlossen wird [1]. Daß der größte Teil der heute noch verhältnismäßig hemmungslos dahinlebenden Menschheit diese Hemmungslosigkeit durch eine infantile Entwicklungsverrammelung erkauft hat, bemerkt nicht so leicht jeder, aber die überall verbreitete Ideenlosigkeit und Unberührtheit von überpersönlicher Verantwortung, überhaupt das nichtssagende und geistig völlig sorglose Leben der meisten Menschen von heute kann doch im allgemeinen schon Kunde davon geben, daß in diesen Leben das Wesentliche zum Schweigen gebracht worden ist. Dieses Opfer allein ermöglicht es, daß in heutiger Zeit das Leben noch verhältnismäßig glatt abläuft. Das Sozialleben dieser Menschen erscheint geistig entleert, sie orientieren sich mit dem Verstande und ihr Leben erfüllt sich mit Inhalt, indem sie ehrgeizige Pläne verfolgen. Es scheint bei gewissen stark entwickelten Persönlichkeiten möglich zu sein, daß trotz einer partiellen Ablähmung des Ich durch eine nervöse Konstellation das Ich jenseits dieser zu neuen geistigen Haltungen fähig ist, welche nicht durch eine nervöse Ichsicherung verdrängt werden zugunsten einer absoluten materialistisch-dämonischen Orientierung. — Wir weisen auf derlei Ausnahmen hin, um nicht den Anschein aufkommen zu lassen, als ob man im Begriffe des nervösen Charakters ein leicht zu handhabendes Erklärungsschema besäße. Das ist durchaus nicht der Fall. Da der nervöse Charakter in jedem Falle völlig individuell geformt ist, bedarf es jedesmal einer durchgeführten Analyse der Verhältnisse, wenn man es unternimmt, sie mit den hier entwickelten Begriffen zu beschreiben.

Um die Erscheinungsweisen des nervösen Charakters in den sozialen Beziehungen von heute richtig zu verstehen, muß der Tatbestand der Absolutsetzung der materialistisch-dämonischen Lebenshaltung klar erkannt werden, was eine gewisse Schwierigkeit bereitet, da er in seinen wesentlichen Zügen durch Unbewußtheit gesichert ist. Der Sinn der Absolutsetzung besteht in einem Doppelten. Einmal soll eine absolute Wertgeltung erreicht werden. Zu diesem Zwecke wird der materialistisch-dämonischen Weltordnung die Dignität von „geistigen Werten" zuerteilt. Gegen den Verlust dieser Evidenz, welcher durch das schlichte Erlebnis „wahrer" geistiger Werte sofort herbeigeführt werden würde, sichert das niedere Ich die nervöse Grundhaltung durch Abdrängung alles Geistigen und der zu ihm hintendierenden höheren Ichhaltung in das Unbewußte. Außerdem sichert sich die solchermaßen absolut gesetzte

---

[1] So sehr die individualpsychologische Schule die von Freud gegebene Erklärung der Neurosen nach anfänglichem Bekenntnis zu ihr als den Tatsachen widersprechend ablehnt, so wenig zögert sie auf der anderen Seite, die Verdienste der psychoanalytischen Forschungen da anzuerkennen, wo diese darüber aufgeklärt haben, welche gewaltige Rolle die Amnesien, die Erinnerungstäuschungen und -lähmungen, das Unbewußte, Vorbewußte und Unterbewußte spielen. Freilich erscheint gerade die psychoanalytische Theorie wenig geeignet, das Tendenziell-absichtsvolle dieser Unbewußtheitserscheinungen verständlich zu machen.

Welt der Materialität und Dämonie auch ihrerseits dadurch, daß sie diese ihr entsprechende, aber mit geistiger Evidenz ausgestattete Wertgeltung im Unbewußten hält, um sie dadurch vor jeder kritischen Beurteilung ein für allemal zu sichern. Mit dieser endgültigen Verabsolutierung des Wertgehaltes und der Wertrangstufe verbindet sich eine Verabsolutierung hinsichtlich des Geltungsumfanges. Diese bedeutet, daß alle geistigen Tatsachen durch Tatbestände der Materialität und Dämonie ersetzt werden und so subjektiv die ganze Welt prinzipiell mit geistfremden Inhalten (Materialität) bzw. geistigen Analogien (Dämonie) erfüllt und mit der Geltungsevidenz echter geistiger Werte ausgestattet werden. Dadurch empfängt das nervöse Persönlichkeitsideal in allen Fällen den charakteristischen Zug der „Gottähnlichkeit".

Die Sicherung und Zuerkennung einer solch absoluten Geltungshöhe und eines solch absoluten Geltungsumfanges kann nur durch einen Akt der Gewaltsamkeit erreicht werden. Denn es geht um nichts weniger als eine absichtsvolle Umkehrung der Wirklichkeit, um eine Überschreitung ihrer Gesetze, um die Aufrichtung einer für endgültig genommenen Fiktion, als ob die ganze Welt wirklich nur aus Materialität und Dämonie zusammengesetzt sei, und als ob diese ungeistigen Wirklichkeiten die Würde vom Geistigen besäßen. Die kolossale Gewalt der Angst vor einer Ichbehauptung mit geistigen Maßstäben leistet diese Fiktion durch eine entsprechende Organisation des Bewußtseins, welche in solchem Umfange umwandelnd und tendenziös auf dasselbe wirkt, daß nur noch Tatsachen und Strebungen der Materialität und Dämonie über die Schwelle der Bewußtwerdung gelassen werden, und daß andererseits die Apperzeption der Wirklichkeit immer von umformenden Prozessen begleitet wird, welche allein die materiellen und dämonischen Elemente der Welt nicht nur erkennen lassen, sondern gegebenenfalls in sie hineintragen. Der neuzeitliche Mensch steht unter dem Bedürfnis, der nervöse Mensch unter dem Zwange, immer die Situationen aufzusuchen, in welchen es leicht ist, die Welt als materialistisch und dämonisch zu erleben. Dieser Zwang, der aus dem immer heraufdrängen wollenden Geisterlebnis des erwachten Ichbewußtseins quillt, treibt die Menschen bald ins Grübeln über Unglück und Gefahren hinein, bald fesselt er sie mit geradezu magischer Gewalt an Schundromane, gesellschaftliche Konflikte und die Unfallchronik der Zeitungen. Das Kino hat hier seine eigentliche Existenzbedingung. Gerade beim Kino, seiner Art der Reklame, ist es förmlich mit Händen zu greifen, wie beherrschend das dämonische Element die modernen Seelen durchzieht. Nicht minder groß ist aber seine Bedeutung da, wo es im Gewande echter Kunst von den Seelen Besitz ergreift. Der Verfasser hat an anderer Stelle den Nachweis zu führen versucht, wie das Dämonische in heutiger Zeit infolge seiner Absolutsetzung als das eigentliche Geistäquivalent auftritt und alle Lebensverhältnisse, die niedrigsten wie die höchsten durchsetzt. Der „Normale" wie der Nervöse suchen aus der gleichen Ichnot heraus Materialität und Dämonie überall auf, bzw. tragen sie überall hinein, nur tut es der Normale in offener Weise, ohne innere Widerstände, in Freiheit und hemmungsloser Bejahung. Obgleich der Nervöse nur im quantitativen Ausmaß seiner ungeistig-dämonischen Bedürfnisse sich vom Normalen unterscheidet, besitzt der quantitative Unterschied, weil er das Extrem bildet, doch eine qualitative Bedeutung. Die „Absolutsetzung" des neuzeitlichen Lebensstiles stellt die wirklichkeitswidrige Überspannung des Prinzips der Materialität und Dämonie unter den Zwang der Verwirklichung einerseits und den Zwang des Ausschlusses des Gegenteiles andererseits. Und dieser extreme Zwang der Absolutsetzung stiftet einen der Neurose allein eigenen Zustand der Unwirklichkeit und Fiktivität, welche die Unrealisierbarkeit des nervösen Lebensplanes in allen wesentlichen Punkten zur Folge hat.

Zwang und Hemmung bilden die dem nervösen Charakter eigentümlichen grundsätzlichen Folgeerscheinungen der Absolutsetzung der materialistisch-dämonischen Weltorientierung. Der Zwang, diese Weltorientierung überall zu sehen und hineinzutragen, wirkt sich praktisch nach verschiedenen Richtungen aus. Vor allem führt die extreme Form der Absolutsetzung zur „praktischen" Selbstaufhebung des Zwanges, d. h. er macht den Nervösen handlungsunfähig. Das absolute Ziel der dämonischen Herrschaftsüberflügelung des Mitmenschen verlangt in dieser Absolutheit ein Doppeltes: 1. (objektiv) die Herrschaft muß eine absolute sein, d. h. zur völligen Ausschaltung und Vernichtung des Mitmenschen führen; der Nervöse erfüllt seine Seele zu diesem Zwecke zwanghaft mit abgründigen Haßgefühlen, welche aber meistens überhaupt nicht oder nur wenig und unzureichend auf Seitenwegen und „Nebenkriegsschauplätzen" zur Verwirklichung gelangen, weil 2. (subjektiv) es für den Nervösen nur eine absolute Überlegenheit und Herrschaftsüberflügelung geben darf; d. h. diese Herrschaft darf an keiner Stelle die Gefahr des Verlustes tragen, oder gar schon bei ihrer Verwirklichung zum Scheitern kommen. Nun aber ziehen feindselige Handlungen gegen die Mitmenschen deren Gegenwirkungen nach sich. Und diese sind es, vielmehr die Erwartung derselben, welche den Nervösen handlungsunfähig machen, ja zu einer ganz merkwürdig weit ausgebauten Sicherung führen, die den einzigen Zweck hat, das Handeln, welches der Zwang verlangt, nicht zur Verwirklichung kommen zu lassen. Und diese Selbsthemmung bewirkt es dann, daß das zwanghafte Drängen zu gemeinschaftswidrigem Handeln niedergehalten wird, ohne daß es zur Ausschaltung gebracht werden könnte. Der Nervöse verzichtet nicht auf sein absolutes Ziel, er unterbindet nur das Handeln nach ihm, bzw. schränkt es auf solche Situationen ein, welche keine Niederlagen mit sich bringen können. So schreitet er wie ein Tierbändiger durchs Leben, der immer beschäftigt ist, die Tiernatur in sich niederzuhalten. Und das geschieht wiederum wesentlich mit der Technik des Unbewußtmachens der feindseligen Absichten vor sich selbst und vor den anderen Beteiligten wie Unbeteiligten. Ohne seine Haßgefühle und Herrschaftsgelüste irgendwie aufzugeben, hält er sie mehr oder minder unter der Schwelle des Bewußtseins aus der Angst heraus, sie könnten offenbar werden und damit eine Gegenwirkung erzeugen, welche die ganze nervöse Lebenshaltung über den Haufen werfen würde und damit die durch sie erstrebte Ichsicherung. Neben der Technik tendenziöser Unbewußtheit spielt die Technik des Angstarrangements die Hauptrolle [1]. In dieser Weise bilden Zwang zu gemeinschaftswidrigem Handeln und Hemmung der Ausführung desselben das Kernstück der praktischen Lebensführung des Nervösen. Die Züge des nervösen Charakters sind solche, welche diesen Antagonismus wiederspiegeln.

---

[1] Die Angst bildet einen genau so schwer zu erfassenden Tatbestand, wie die Unbewußtheit. Angst tritt nicht nur in Gefühlsform auf, sondern auch in körperlichen und seelischen Symptomen, die sie hervorbringt und welche den Affekt sozusagen resorbieren. Angstäquivalente entstehen auf diese Weise. Im übrigen gibt es kaum eine „Nervosität", welche nicht offen oder gebunden die Erzeugung des Angstaffektes als Sicherung vor sich selbst benutzte. Immer ist hinter der Angst das auf Zwang gestellte und verabsolutierte materialistisch-dämonische Streben zu suchen und zu finden. Und es legt wiederum Zeugnis von der sozial allgemeinen Verbreitung der nervösen Grundhaltung ab, wenn Stekel in seinem Buche „Nervöse Angstzustände" 2. Aufl., Berlin 1912, S. 433 schreibt: „Die Menschheit ist mit Angst überladen. Wohin wir den Blick senden, überall stoßen wir auf Angst. Angst für sich und für die anderen. Angst vor sich und vor den anderen. Alle Lebensfreuden drohen in diesem Meere von Angst zu ersticken. Lebensfreude ist eine Empfindung, die die wenigsten Menschen, und auch die nur für gewisse Momente fühlen. Immer schiebt sich das unheimliche Gespenst der Angst dazwischen, welches im Grunde genommen stets Todesangst oder Angst vor der Vernichtung ist. Das Schuldbewußtsein der Menschheit ist ein übergroßes. Die Angst ist das Manometer dieses Schuldbewußtseins." (Hiermit wird der geistige Konflikt berührt, der den nervösen nach sich zieht.)

Sie sind ausnahmslos asozialer Natur, aber mit Verkehrungen, moralischen Verbrämungen metamorphosiert, die das Gegenteil vortäuschen sollen, in einer nur dem Kundigen durchschaubaren Weise.

Der normale neuzeitliche Lebensstil und seine absolute Zuspitzung in der nervösen Form stimmen beide darin überein, daß sie das menschliche Gemeinschaftsleben zersetzen und an dessen Stelle Gebilde treten lassen, welche mehr oder minder verschleiert das materialistisch-dämonische Element erkennen lassen. Es braucht in dieser Beziehung nur auf den Ersatz des Liebeslebens durch die Erotik hingewiesen werden, welche im Rahmen des nervösen Charakters die Aufgipfelungen zum Donjuanismus, zum Sado-Masochismus einerseits, zur sexuellen Impotenz andererseits hervorgetrieben hat, je nach der Stelle, an welcher die Gehemmtheit im individuellen Falle die vermeintlich absolut „gesicherte" Handlungsgrenze aufrichtet. In seinem Aufsatze über die „Distanz" (7) hat Alfred Adler in anschaulicher Weise die Stufen dargestellt, auf denen die Gehemmtheit der Verwirklichung des nervösen Lebenszieles einsetzen kann. Im äußersten Falle kann die Erfüllung der Gemeinschaftsbeziehung durch die Analogien der materialistisch-dämonischen Sozialität völlig unterbleiben. Vollkommener Stillstand und Handlungsunfähigkeit treten ein, offene Angst vor den Menschen, Flucht vor ihnen erfüllen die Seele, und der Gipfel der Entziehung wird dann im Selbstmord erreicht. Diesem Extrem des völligen Stillstandes, der völligen Ablähmung des Handelns steht das andere gegenüber, wo ein besonders weiter Spielraum zur Verwirklichung des nervösen Zieles bestehen geblieben ist. Es handelt sich hier entweder um die leichten Fälle, welche (wie bereits oben erwähnt) die nervöse Grundhaltung vollkommen abzuriegeln verstanden haben, über sie hinwegleben, sie wie eine uneinnehmbare Festung im Rücken lassen und mit der Kraft der normalen Haltung auch die aus dem Unbewußten heraufdrängenden Bedürfnisse der nervösen Ziele hemmungslos befriedigen können. Andererseits zeichnen sich durch eine solche Hemmungslosigkeit die besonders schweren Fälle aus, welche entweder mit einem wahrhaften Mute der Verzweiflung die asoziale Lebensorientierung, beflügelt von der Kraft der Angst selber, ausleben, oder welche auf der einen Seite den nervösen Lebensstil zwar mit ausgezeichneter Sicherung in sich festgelegt haben und nun aus diesem Sicherheitsgefühle heraus fähig sind, gewisse labile Komponenten in ihrem wahren Extrem und in weitgehender Bereitschaft zu Niederlagen im Leben zu verwirklichen (Niederlagen, welche immer aus dem gesicherten Teile der nervösen Konstellation ihre Kompensation erfahren, in ihren Schatten zur Bedeutungslosigkeit herabsinken'). Alles was an Terrorismus heute bisweilen aus den Menschen hervorbricht, hat in einer solchen Konstellation des nervösen Charakters in der Regel seinen Grund. Auch die Hemmungslosigkeit des Don Juan entspringt einerseits seinem Gefühl der unbesieglichen Stärke in seinem Spezialfach, andererseits der glänzend gelungenen Bewußtseinsabriegelung seiner asozialen, die dämonische Herrschaftsüberflügelung über die „sexuelle dämonische Stärke" der Frau tagtäglich als Selbstzweck anstrebenden Lebensleitlinie. Der nervöse Don Juan unterscheidet sich dadurch vom „normalen", daß er Niederlagen nicht erträgt und irgendwo Hemmungen eingebaut hat.

Zwischen diesen beiden Formen äußerster Passivität und Aktivität spielen nun die unabsehbaren Zwischenstufen, welche in so typischer Weise das Hin und Zurück, das Vorwärts und Rückwärts, Zwang und Hemmung erkennen lassen. Zwangserröten in Gegenwart anderer, Gedächtnisversagen, wenn zum anderen gesprochen wird oder überhaupt als generelle Sicherung für den Eventualfall, ferner Stottern, Zittern, Schwächeanwandlungen, selbst Ohnmachten, pseudo-epileptische Anfälle bilden Beispiele, welche wegen der Darstellung in körperlichen Symptomen unter dem Namen Hysterien zusammengefaßt werden. Insoweit in ihnen der Faktor der Hemmung zum Ausdruck kommt, vertreten sie den aktuellen Angstanfall und bilden ein Äquivalent desselben (Angstäquivalent). Leichtere Erscheinungen derselben Art, aber nicht hysterischer Prägung sind Berufsangst, Prüfungsangst, Ehescheu, Impotenz und Schlaflosigkeit, ferner die Flucht in nebensächliche Beschäftigungen, das Hinauszögern und Verschieben der Termine, wenn etwa Wichtiges zu erledigen ist. Die Krankheitslegitimation und der Nebenkriegsschauplatz bilden, neben der direkten Impotenzsimulation, die häufigsten Weisen, in denen sich die Hemmung der Verwirklichung der nervösen Zielsetzung durchsetzt. Der Nervöse fürchtet sich in diesen Fällen nicht vor der Ehe, vor dem Beruf, vor dem Mitmenschen als solchen, sondern vor dem absoluten materialistisch-dämonischen Problem, das er an ihre Stelle gesetzt hat und zwanghaft im Sinne des dämonischen Superlativs, der eigenen Gottähnlichkeit (wie es die Analysen ergeben) lösen muß.

Es ist an dieser Stelle unmöglich, weiter auf Einzelnes einzugehen. Für die Problematik der Sozialwissenschaften muß es von weittragender Bedeutung sein, daß sie die Erforschung der neuzeitlichen Lebenstendenzen in ihren Forschungsbereich hereinnehmen und sich mit den Vorgängen der Persönlichkeitsentwicklung vertraut machen, auf welche die individualpsychologische Erkenntnis ihre Methodik gründet. Zwar betätigt letztere sich an den extremen Gebilden, welche der neuzeitliche Lebensstil in Gestalt des nervösen Charakters hervorgetrieben hat, aber gerade von dieser Stelle aus lassen sich die soziologischen Grundlinien unseres Kulturzeitraumes in besonders tiefer Weise erfassen. Nicht nur spielt die nervöse Lebenshaltung heute eine beherrschende Rolle im Sozialleben, sondern es handelt sich bei ihr zugleich um eine Entwicklungserscheinung, welche den Prozeß einer mit den Mitteln der Materialität und Dämonie sichergestellten Ichgeltung zum Abschluß bringt und wie in einer letzten Übersteigerung des Gegenteils die Wendung der Ichorientierung zum Geistigen vorbereitet. Von dieser Seite aus hat der Verfasser das Neurosenproblem in dem bereits genannten Buche behandelt. — Im folgenden sollen nun einige der großen sozialen Probleme der Neuzeit kurz im Hinblick auf die Wirksamkeit nervöser Konstellationen in ihnen betrachtet werden.

III. Die gesellschaftliche Atomisierung in heutiger Zeit.

Die Menschen können sich in einer mehr persönlichen oder einer mehr unpersönlichen Weise vergesellschaften. Eine Vergesellschaftung, welche die Erreichung eines äußeren Zweckes zum Ziele hat, welche die Beteiligten dabei wesentlich nur mit äußeren Fähigkeiten, wie Vermögen und Geldverfügungsmacht in Anspruch nimmt, welche also in keiner Weise die Förderung irgendeiner Seite des persönlichen Lebens betrifft, besitzt den Charakter der Unpersönlichkeit. Solch unpersönliche Vergesellschaftungen, wie sie besonders in den abstrakten wirtschaftlichen Vereinigungen, z. B. den Aktiengesellschaften auftreten, spielen keine Rolle für die Probleme, die wir hier behandeln. Zwar sind die treibenden Kräfte auch bei ihnen letztlich persönliche, aber sie wirken sich aus am unpersönlichen Objekt. Bei den persönlichen Gesellschaftsbildungen handelt es sich stets um die menschlichen Angelegenheiten der Personen, sei es um die körperliche Seite, sei es um die seelische und geistige Seite des persönlichen Lebens. Während aber die unpersönlichen Vergesellschaftungen stets rationale Zweckverbände sind, können die persönlichen Vergesellschaftungen auch der zweckrationalen Gestaltungsform entbehren und in Gemeinschaftsform auftreten, bei denen es sich um wesentlich im Unbewußten bleibende seelische Bande handelt, um eine eigentliche Kollektivpsychologie. Das, was man Blutsbande nennt, bildet ein Beispiel einer solchen, noch wesentlich mit den vegetativen Prozessen verschmolzenen Kollektivseele. Das Kind ist eingebettet in eine solche kollektivpsychologische Verschmelzung mit seiner Umgebung, nicht nur mit den Personen, sondern auch mit den Sachen. Neben diesen mit körperlicher Sympathie und Antipathie sich verbindenden Gemeinschaftsbeziehungen stehen dann alle diejenigen, welche sich auf den reinen Kräften der Seele und des Geistes aufbauen, in denen die körperliche Existenz des anderen keine wesentliche Rolle spielt: Arbeitsgemeinschaften, Bildungsgemeinschaften, Religionsgemeinschaften usw.

Alle persönlichen Vergesellschaftungen stehen heute im Zeichen der Konflikte der Ichentwicklung zur Autonomie. Es werden in ihnen die Lebensziele der Materialität und Dämonie zur Geltung gebracht. Ehen werden als Zweckverband von denjenigen geschlossen, für die der Inbegriff der Lebenswerte sich in materiellen Gütern, gesellschaftlicher Stellung u. dgl. erschöpft. Oder die Dämonien des Machttriebes gestalten die Gemeinschaftsbeziehungen. Die Geselligkeit steht heute überwiegend im Zeichen des Dominierens der Einzelnen, die sich zur Geltung bringen wollen, dasselbe zeigt sich im Beruf und in der Ehe. Das Vorankommenwollen nimmt leicht die aller Gemeinschaftsarbeit feindlichen Formen des Überflügelns der Mitarbeiter an; in der Ehe wird die Superiorität des Mannes oder der Frau als Problem gestellt, vor der Ehe nimmt dieser Kampf der Geschlechter bereits seinen Anfang. Der Mann sagt der Frau physiologischen Schwachsinn nach (Möbius), die Frau nivelliert bisweilen die meisten wesentlichen Unterschiede zwischen Mann und Frau (Vaerting). Die Ehe wird zu einer Sexualfrage degradiert, die Auseinandersetzung der Geschlechter überwiegend auf die Dämonien der Erotik gegründet, denen dann der Geist vermeintlich unvergänglicher Werte anempfunden oder „eingefühlt" wird. Der Kampf um die persönliche Ichgeltung durchzieht alle Vergesellschaftungsformen und nimmt oft die sublimste Gestalt an. Ihnen allen gemeinsam ist ein Unverständnis für das Wesen des anderen, eine Ungeneigtheit, auf sein Bedürfen einzugehen, das Bedürfnis, immer selber zu sprechen und selbst gehört zu werden, statt sich zu vergessen und den anderen einmal ganz in sich aufzunehmen. Die Beschäftigung mit sich selbst füllt den Menschen von heute durchschnittlich völlig aus und er trägt seine höchstpersönlichen Probleme auch in alle Formen der Vergesellschaftung hinein, welche dadurch von Grund aus gestört werden, wenig Befriedigung gewähren und leicht verfallen, selten tief geknüpft sind.

Mit dieser Charakteristik wird zunächst nicht die spezifisch nervöse Struktur des heutigen Gesellschaftslebens berührt, sondern nur der aus der allgemeinen Orientierung nach Materialität und Dämonie erwachsende Egozentrismus des Einzelnen in seiner gesellschaftsfeindlichen Bedeutung gekennzeichnet. Der Egozentrismus oder die Icheinzigkeit empfängt in der nervösen Konstellation den Charakter des Zwanges in Verbindung mit der Gehemmtheit und Distanz. In letzterem Punkte liegt die besondere Gesellschaftsunfähigkeit des Nervösen beschlossen, die dadurch entsteht, daß er in besonderem Maße und zwangsmäßig jede gesellschaftliche Situation zu einer Frage der unbedingten Ichgeltung stempeln muß. Entweder dominiert der Nervöse krampfhaft und aufdringlich, wenn es ihm gelungen ist, gewisse Gesellschaftsformen als Nebenkriegsschauplätze zu erleben, auf denen er seinen Zwang zur Geltung unter Umgehung des Hauptkriegsschauplatzes abreagieren kann. Oder aber er zieht sich zurück, flieht und meidet die Ehe, Freundschaften und Geselligkeit, oder wagt nur ganz unverbindliche oberflächliche Berührungen, die zu nichts verpflichten. Er ist erfüllt von der Bereitschaft, den anderen zurückzustoßen, weil er ihn zwangsmäßig an sich fesseln will. Bei irgendeiner Meinungsverschiedenheit, bei politischen

und konfessionellen Gegensätzen isoliert er sich sogleich gegen den Anders-
gearteten, indem er einen Wall von Antipathie gegen ihn aufrichtet. Es ist
typisch für den nervösen Charakter der heutigen Zeit, daß nur eine einzige
Differenz genügt, um sogleich den ganzen Menschen abzulehnen, mit ihm fertig
zu sein. Hinter dieser Gemeinschaftsangst steht das übergroße zwangsartige
Geltungsstreben. Egozentrismus ist sein Wesen, seine praktischen Folgen
wiederum sind Unduldsamkeit und Distanz gegen den Mitmenschen, welche
diesen in beständige Angst und Unsicherheit treiben müssen, daß er etwas sagt
oder tut, was ihm sogleich die volle Antipathie des anderen zuzieht. Darin zeigt
sich eben die ungeheuere zersetzende Kraft des neuzeitlichen Lebensstiles und
seiner nervösen Zuspitzung im besonderen, daß der dauernd aus der Geltungs-
not des Ich gespeiste Zwang, den anderen zu entwerten und zu überflügeln,
es verbietet, mit ihm Gemeinschaft zu pflegen, vielmehr es fordert, daß man
ihn zurückstößt oder sich von ihm zurückhält, und schließlich aus Angst vor
dem Scheitern des Geltungsstrebens die gesellschaftliche Isolierung und Selbst-
genügsamkeit aufsucht, wenn auch nicht immer äußerlich, so doch um so
gründlicher innerlich.

Aus dieser gemeinschaftszersetzenden Kraft der nervösen Grundhaltung
kann die gesellschaftliche Atomisierung der modernen Menschheit verstanden
werden. Nie war die zivilisierte Menschheit und der Einzelne so bedürftig nach
Wärme, Liebe, Freundschaft und Verstehen, wie heute. Die Bedingungen aber,
unter denen er sie geben und empfangen kann, sind von äußerster Begrenztheit,
und nur innerhalb dieser werden sie tatsächlich gepflegt. Und so erleben wir das
merkwürdige Schauspiel in heutiger Zeit, daß die Menschen in eine Unzahl kleiner,
familienhaft eng zusammenhaltender Gruppen, Sekten, Cliquen vergemein-
schaftet sind. Nur eine weitgehende persönliche Übereinstimmung in den
allerintimsten individuellen Zügen ermöglicht im Durchschnitt heute
noch tiefere menschliche Verbindungen. Wenn es zweifellos das Ideal ist, daß
allgemein menschliche Eigenschaften den Grund für Freundschafts- und
Liebesbeziehungen, sowie für Lebensgemeinschaften bieten sollten, so findet
heute das Gegenteil davon statt. Nicht ein Allgemeinmenschliches bildet eine
zureichende Bedingung für die Vergemeinschaftung, sondern allein Übereinstimmungen in den allerindividuellsten Zügen, in den intimsten Spezialitäten
der Weltanschauung, des Berufes, der Liebhabereien führen die Menschen von
heute in engere Gemeinschaftsverbindungen. Diese sind zugleich so beschaffen,
daß die nervösen Charaktere der Mitglieder einander wie Gegenspieler brauchen,
daß die Geltungsattitüde des einen zugleich einen Geltungsvorteil für den anderen
bedeutet, wenn er Objekt derselben wird. Ein unter dauerndem Redezwang
Stehender findet seinen Partner in jemandem, der zwanghaft dauernd den anderen
sucht und immer lernen und horchen muß. In den meisten Fällen aber bilden
die Mitglieder solcher Individualitätsvergemeinschaftungen (wie man
diese Notgemeinschaften des nervösen Zeitalters nennen könnte) eine geschlossene
und einheitlich gerichtete Phalanx, die ihren Gegenspieler in der gesamten
Außenwelt besitzt, gegen welche sie sich prinzipiell ablehnend, unduldsam
und distanziert verhält. Selbstgenügsam nach innen, irgendeinem höheren
oder niederen Kulturideale lebend, sperren sie sich gegen alle andersartigen
kulturellen Bestrebungen und lehnen sie ab, indem sie das eigene „Ideal" absolut
setzen und nichts anderes mehr gelten lassen [1]. Die Jugendbewegung zeigt in

---

[1] Von der egozentrischen Absolutsetzung aller möglichen Ideale in kleinen Verbänden
und überhaupt unterrichtet in unterhaltender Weise das Buch von Bry, „Verkappte Religionen". Sein Mangel besteht aber darin, daß dem Verfasser jeder Maßstab für Echtheit
und Unechtheit abgeht. Abgesehen davon bildet es aber eine Materialsammlung für die
Erscheinungen der gesellschaftlichen Atomisierung in Individualitätsvergemeinschaftungen
und für die Sicherungsfunktion absolut gesetzter Inhalte.

lehrreicher Weise, wie die Gesellschaftsbildung in autarke und intolerante kleine Bünde zwangsläufig nach Art der Zellteilung in heutiger Zeit vonstatten geht. Das individuelle Persönlichkeitsproblem steht im Vordergrunde und es entspricht wohl der heutigen Zeit, daß es in kleinsten Individualitätsvergemeinschaftungen allein auch korporativ gefördert werden kann [1]. Große umfassende Gemeinschaftserlebnisse, welche etwa eine Gemeinde, den ganzen Staat oder wohl gar die Menschheit (nicht nur begrifflich) umfassen, übersteigen das Maß dessen, wozu die Menschen von heute noch fähig sind, von hervorragenden Ausnahmen abgesehen. Dieser Zustand kann nur begriffen werden aus der Struktur des nervösen Carakters. Im folgenden soll von dieser Seite aus auch die gesellschaftliche Situation des modernen demokratischen Staates beleuchtet werden.

IV. Nervöse Charakterzüge im neuzeitlichen Staatsleben.

Der grundlegende Schritt zur freien Persönlichkeitsentwicklung beherrscht auch die staatssoziologische Entwicklung, worauf in den einleitenden Betrachtungen schon hingewiesen wurde. Bis zur Neuzeit wurden die Menschen wesentlich durch das im Instinktleben sich äußernde richtunggebende Gattungsbewußtsein der Sippe zuverlässig gelenkt. Dann trat der welthistorische Augenblick ein, welcher den Menschen auf die schmale Grundlage der eigenen Verantwortung stellte. Damit war die Notwendigkeit gesetzt, daß die Direktiven des Instinktlebens sich verwandelten in bewußte, geurteilte, in Freiheit zu treffende Entscheidungen. Mit dem Selbstwert und der Selbständigkeit des Individuums tritt das Individualrecht auf den Plan; das Naturrecht läßt den Staat aus dem Individualrecht entstehen. Die Antike kann sich, wie Jellinek es in seiner allgemeinen Staatslehre überzeugend ausgeführt hat, eine individualistische, d. h. außerstaatliche Existenz des Individuums nicht vorstellen. Im antiken Staate entsteht alles Recht erst im Staate, nicht individualistisch außer dem Staate. Der Prozeß der Individualisierung ergreift dann zuerst die Träger der Staatsgewalt, welche in der Geisteshaltung der absolutistischen Herrscher bald die extrem materialistisch-dämonische (imperialistische und autarke) Orientierung erkennen lassen, bald in aufgeklärter Form durch sie die Vernunftprinzipien hindurchwirken lassen und damit in wirklichkeitsgemäßer Weise das, was vorher Selbstzweck war, zu einem Mittel von höchster Kraft ausbilden. Dort hieß es: der Staat bin ich, hier heißt es: ich bin der erste Diener meines Staates. Die im absolutistischen Herrscher so extrem sich offenbarende Individualisierung der Staatsgewalt und ihr dämonistisches Herrschideal bereitet sich schon im Mittelalter vor, wo die oberen Stände durch Usurpation der Herrschaftsrechte ihr eigenes Imperium errichten. Nicht viel später erwacht auch in dem Bürgertum der Städte die individualistische Ichorientierung, die sich hier aber nicht der staatlichen Herrschaftsrechte bedient, sondern mit wirtschaftlichen Mitteln die imperialistische Ichgeltung anstrebt. Zwar zeigt die Organisation der Hanse noch Züge staatsherrlichen Charakters, aber jene hervorragenden Individuen, welche als die Inauguratoren der kapitalistischen Wirtschaftsweise auftreten, die freien Unternehmer und „wagenden Kaufleute" entwickeln auf

---

[1] Näheres bei Folkert Wilken: „Die Jugendbewegung als neurotisches Phänomen" (201). Im übrigen darf nicht übersehen werden, daß gerade in der Jugendbewegung die mächtigsten Antriebe zur Überwindung des materialistisch-dämonischen Lebensstiles wirksam sind, und daß vielfach ein Standpunkt der Toleranz und Neigung zur Mitarbeit an Zeitschriften und Unternehmungen fremder, ja entgegengesetzter Bünde besteht. Dies ist in der Tat das einzige Mittel, dasjenige zu verbreiten, was man für recht erachtet. Nur so, durch das Mittel der Kraft der Wahrheit können Menschen erzogen und „bekehrt" werden, nicht durch egozentrische Isolierung in selbstgenügsamen Cliquen und Zirkeln.

nie dagewesener Stufe jene materialistisch-dämonischen Handlungsbereitschaften, welche die Entfaltung der kapitalistischen Wirtschaftsordnung möglich
machen. In dem nur durch die Begriffe der Materialität und Dämonie zu erfassenden sog. kapitalistischen Geist, in seinem weltweiten Expansionsdrange,
wirken sich Kräfte aus, die in dieser Stärke, in dieser Allgemeinheit und mit
dieser inneren, auf die Bedürfnisse der Ichbefreiung gegründeten Notwendigkeit
niemals in der Welt waren. Sie vermögen es, in einem ebenfalls nie gekannten
Ausmaße, die materielle Welt dem menschlichen Wollen dienstbar zu machen
und gleichermaßen auch die persönlichen Kräfte derjenigen zu beherrschen,
welche noch nicht von dem Problem der Ichbefreiung ergriffen worden sind.
Es erscheint wie eine höhere Fügung, daß jene breiten Volksschichten, die später
als Arbeiterklasse in der ihr gemäßen Weise dieselbe Persönlichkeitsevolution
durchmachen, dem werdenden Kapitalismus als ein der duldenden Materie
gleichgeartetes Objekt der Ausbeutung zu Gebote standen [1].

Im 19. Jahrhundert ist diese Entwicklung soweit fortgeschritten, daß alle
Bevölkerungsklassen die individualistische Befreiung zu vollziehen begonnen
haben und dem Rechtsprimat der Gemeinschaft den Rechtsprimat des Individuums entgegenstellen. Nach der geistigen Vorbereitung durch das Naturrecht entstehen erstmalig in der Welt die subjektiven öffentlichen Rechte, konkrete Individualansprüche gegenüber der im absoluten Herrscher schon vorher
verindividualisierten Staatsgewalt. In äußersten Ausmaßen werden die Individualansprüche zunächst erhoben, der Staat rechtlich entleert, das Individuum
rechtlich überfüllt. Und bezeichnenderweise wird die Harmonie des menschlichen Zusammenlebens auf das Prinzip des Egoismus gestellt, jener wesensmäßigen Charaktergrundhaltung, welche der materialistisch-dämonischen Ichorientierung entspricht. Gegen die Überspannungen des Individualprinzips
aber entsteht die Reaktion eines universalistischen Staatserlebens, und das
Staatsdenken und die Staatspraxis des 19. Jahrhunderts zeigen die Auseinandersetzung zwischen dem individualistischen Liberalismus und dem universalistischen Staatsabsolutismus, welche zu einer Angleichung in Vertragsform
führen, wennschon durchaus nicht nach der materialistischen, der Aktiengesell-
schaft entlehnten Form des contrat social. Der „Vertrag" bildet die formale
Seite der Geltungsverwirklichung der Individualrechte. Die Verfassungsur-
kunden bilden im modernen Staate den gesetzgeberischen Ausdruck der
Anerkennung und Verwirklichung der Individualrechte. Sie besitzen nach
dem Ausdrucke Jellineks den Charakter von rechtlich verbrieften Frie-
densverträgen zwischen den Individuen des Staatsvolkes und der individualistischen Staatsgewalt. Volksrepräsentation fehlt im antiken Staate. Im konstitutionellen Staate bildet sie die eine Seite zweier unmittelbar voneinander
unabhängiger souveräner Organe. Im Mittelalter paktiert die souveräne Staatsgewalt nur mit ihresgleichen, mit den Ständen; in der Neuzeit mit den individualistischen Gewalten aller Volksschichten. In der parlamentarischen Demokratie schließlich vereinheitlicht sich der souveräne Staatswille in einem einzigen
Organ, in welchem die sämtlichen grundsätzlich als gleichwertig anerkannten
Individualwillen zur Geltung kommen, sowohl in ihrer Gleichgerichtetheit, wie
auch in ihren Unterschieden. Dieses einheitliche oberste Organ der Demokratie
verliert nicht dadurch den Charakter der Einheitlichkeit, daß es zwecks Ermög-
lichung seiner Funktionen persönlich dezentralisiert wird, daß die Gesamtheit

---

[1] Zwei Ereignisse begleiten und leiten ein die Entstehung des modernen Kapitalismus,
ohne welche er seine materiellen und persönlichen Voraussetzungen nicht gefunden hätte:
einmal das Zeitalter der Entdeckungen, andererseits die geradezu rätselhaft anmutende,
plötzlich einsetzende Vermehrung der Bevölkerung. Zu diesem letzteren Punkte vergleiche
man die bereits genannte Arbeit von Briefs über das Proletariat, S. 182ff.

seiner Kompetenzen auf verschiedene Personen oder Körperschaften aufgeteilt werden kann. Aus dieser Aufteilung entspringt als das wesentlich tragende und in der Willensbildung ursprüngliche und aktuelle Element der Demokratie die Partei. In der einzelnen Partei repräsentiert sich in der Form gruppenförmiger Vergesellschaftung eine durch die Übereinstimmung ihrer politischen Willensrichtung sich aus der Volksgesamtheit aussondernde Teilgesamtheit. Die Parteiinstitution leistet eine organisatorische Zusammenfassung und Geltendmachung identischer Individualinteressen. Die Probleme der Demokratie, als der typisch modernen Staatsform, liegen deshalb beim Parteiwesen.

Die Partei als Handlungskörperschaft wird geleitet durch ein Wertsystem, das zum Inhalt die politischen Interessen der Einzelpersonen hat, deren Verwirklichungsform und Methoden jedoch von der persönlichen Struktur der Vertreter abhängt. Diese persönliche Form, sozusagen die Lebensart der Partei bildet im großen und ganzen auch einen Reflex der persönlichen Artung der Wählerschaft. Die Charakterzüge der materialistisch-dämonischen Weltorientierung, speziell deren nervöse Zuspitzung spricht sich in beiden Fällen aus, durchdringt die Inhalte und Verwirklichungsformen der Parteiprogramme. Was die Verwirklichungsformen betrifft, so gehört keinerlei individualpsychologische Fachbildung dazu, um zu erkennen, daß die äußersten Parteien links und rechts überwiegend die Attitüden echter Neurotiker erkennen lassen. Die übersteigerte Aggression, der erbitterte Protest und die völlige Absperrung und Gefühls- wie Verstandesblindheit gegen die anderen Parteien, der geradezu evangelistische Glaube an die eigenen Ideale zeigen in vollendeter Deutlichkeit den Charakter des oben als atomistische Individualitätsvergemeinschaftung gekennzeichneten nervösen Vergesellschaftungsgebildes. Die übersteigerte Aggression, die nicht nur hemmungslos funktioniert, sondern in einem durchaus anormalen Ausmaße mitunter der Hemmungen entbehrt, erlaubt den einwandfreien Rückschluß, daß es sich hier um Leidenschaften und Strebungen handelt, welche von ihrer ursprünglichen Bestimmung abgelenkt auf einem Nebenkriegsschauplatz jene Freiheit der Entfaltung finden, welche ihre nie versiegende Kraft gerade aus der absoluten Gehemmtheit in der Verwirklichung des Ursprungszieles bezieht. Dieses letztere bleibt natürlich verborgen, da es die eigenste Lebensangelegenheit der betreffenden Persönlichkeiten bildet und nur durch eine Analyse ins Bewußtsein gehoben werden könnte. Der Kampf für die eigenen Parteiideale und gegen die anderen Parteiideale besitzt im Hinblick auf das Ursprungsziel nur einen analogischen Charakter. Die Situation der Kindheit wiederholt sich, aber für fremde Rechnung und Verantwortung. Die Gefahr des Scheiterns trägt die Partei. Infolgedessen verliert die ursprünglich gehemmte Aggression ihren Hemmungsgrund, wie ein nicht zum Ziele kommender Zerstörungswille, der als Ersatz das Nächstliegende ergreift und zerschlägt. Der Terror wird aus persönlichen Gründen der infantilen nervösen Grundhaltung zwangsmäßig aufgesucht, das Parteiideal wird ein willkommener Vorwand. Das etwa objektiv Berechtigte des letzteren aber bildet in diesem Falle nicht die zureichende Grundlage für die persönliche Form der Verwirklichung. Letztere besitzt in Wahrheit den Charakter des End- und Selbstzweckes, steht unter dem Befriedigungszwang der absolut gesetzten materialistisch-dämonischen Orientierung. Das Parteiinteresse bildet nur die zwar als Selbstzweck vorgegebene, in Wahrheit jedoch lediglich auslösende Ursache für die Verwirklichung von Handlungsbereitschaften, welche in höchstem Maße den speziell niederen Formen der Materialität und Dämonie verfallen sind. Auf der Kenntnis dieser persönlichen Komponente der Verwirklichungsantriebe kann jedoch keinerlei Urteil über die Berechtigung des „Inhaltes" der Parteiprogramme aufgebaut werden. Es ist eine andere Frage, inwieweit die

Parteiinteressen auch in ihrem Inhalte von der nervösen Grundhaltung der Parteivertreter und Parteimitglieder überhaupt beeinflußt werden. Zweifellos wirkt sich auch an ihnen die Tendenz zum Extrem, zur Absolutsetzung aus.

Das Phänomen der Absolutsetzung der Parteiideen zeigt sich nun aber ausnahmslos bei allen Parteien. Wenn auch nur die extremen Flügel das pathologische Bild der Neurotiker darbieten, so charakterisiert sich jedoch die Partei von heute ganz allgemein als ein Gebilde von nervöser Mentalität. Sie ist in sich autarkisch, nach außen unduldsam und distanziert. Sie steht im Zeichen eines innerpolitischen Imperialismus, d. h. einer tendenziellen Allbeherrschung der politischen Willensbildung, eines grenzenlosen Proselytenmachens. Sie tut das einerseits, um die Verwirklichung ihrer Ziele von den Hemmungen zu befreien, welche durch die Tatsache der Existenz anderer Parteien an und für sich bestehen. Die Gesinnung ist jedoch über diesen plausiblen Grund hinaus echt imperialistisch - selbstzweckhaft, wird getragen von dem Ideal der Icheinzigkeit, der prinzipiellen Nichtanerkennung und dem Nichtanerkennenkönnen anderer politischer Richtungen. Der Expansionsdrang der eigenen autonom und absolut gesetzten Gruppen-Individualität und ihrer Weltansicht herrscht im Parteiwesen, nicht jene evolutionistische Expansion, welche durch Aneignung und Anempfindung fremden Wesens die eigenen Grenzen erweitert. Immer sollen die anderen herübergezogen werden. Über das durchwegs egozentrisch-autonome Wesen des heutigen Parteiwesens, welches in dem nervösen Charakter der Zeit begründet ist und keine Sondererscheinung darstellt, können vielleicht die idealen Formulierungen der Parteiprogramme hinwegtäuschen. Aber der Krieg hat schon gezeigt, was alles im Namen der Menschlichkeit und der Errettung der Kultur vollbracht werden kann. Das rationale Denken ist verantwortungsfremd und kann in jedem Augenblicke eine ideale Haltung annehmen.

Für viele Menschen ist dieser Zustand des Parteiwesens der Anlaß gewesen, die demokratische Staatsverfassung als solche abzulehnen. Aber eine so begründete Ablehnung zeigt weder historisches, noch strukturpsychologisches Verständnis für die Persönlichkeitsprobleme der Jetztzeit. In jeder Staatsform werden sich die treibenden Individualkräfte der Gegenwart auswirken. Hinter dem Schleier der persönlichen Irrationalitäten aber stehen andererseits auch die welthistorischen Mächte einer notwendigen Entwicklung. Nicht die Parteiprogramme, nicht das Handeln von heute und gestern ermöglichen ein verstehendes Eindringen in die Entwicklungsgesetze der Jetztzeit. Die großen gestaltenden Kräfte, welche auch im Parteiwesen sich auswirken, offenbaren sich nur einer wirklichkeitsgemäßen Auffassung des Wesens der modernen Persönlichkeitskrise und der von ihr bewegten kulturhistorischen Gewalten. Aus einer solchen Perspektive heraus wird man bemerken, wie sich in der staatsgestaltenden Arbeit des Parteiwesens die Auseinandersetzung abspielt, welche Individuum und Gemeinschaft schließlich zu einer Synthese führen muß. Mit Recht wird schon seit langem beobachtet, wie sich die gesamte Parteikonstellation in zwei große Richtungen zu gliedern beginnt. Unschwer läßt sich weiter erkennen, daß die eine das Individualprinzip, die andere das Gemeinschaftsprinzip vertritt. Daß keine es in idealer Weise tut, braucht nicht besonders hervorgehoben zu werden. Soweit die Rechtsparteien ihr Gemeinschaftsideal aus dem Arsenal vergangener und durch die moderne Ichentwicklung zu überwindender Gemeinschaftsformen speist, wird sie vor der welthistorischen Evolution versagen. Soweit die Linksparteien das Individualprinzip verabsolutieren, die Realität eines außerindividuellen Gemeinschaftslebens (also eines solchen, das nicht durch egoistische Strebungen konstituiert wird) übersehen, werden sie aus demselben Grunde versagen. Die Realität der noch zu findenden Gemeinschaftsform kann heute wesentlich nur negativ charakterisiert werden. Sie wird keine solche sein, welche das individuelle Ich als eine abhängige Variable einer autoritativen Gesellschaftsidee bestimmen möchte, noch wird sie von einer Individualität getragen werden können, welche sich nach Materialität und Dämonie orientiert, d. h. sich egozentrisch in seiner Einzigkeit sichert. Die personalistische Gesellschaft setzt eine höhere Ichstufe voraus, für deren Heraufkommen der Verfasser die nervöse Erkrankung glaubte als Anzeichen nehmen zu können [1].

V. Das Proletariat.

Vom Standpunkte der im vorstehenden gegebenen Charakteristik der parteipolitischen Richtungen wäre das Proletariat als der soziologische Kern der linken Parteigruppen und damit als der Hauptträger des individualistischen Lebensprinzipes zu betrachten. Das scheint jedoch dem Begriffe des „Sozialismus" und „Kommunismus", welchen die Parteien des Proletariats vertreten, zu widersprechen. Es ist das Verdienst der bereits genannten Arbeit von Götz Briefs über das Proletariat, überzeugend dargelegt zu haben, daß man das Wesen des Proletariats nicht durch den Begriff des Sozialismus definieren und beschreiben kann. „Sozialismus ist eine naheliegende Wendung des proletarischen Bewußtseins, aber nicht die einzige" (l. c. S. 182). Alle in der materialistisch-dämonischen Orientierung scheiternde Ichnot treibt zu Gesellschaftskritik und bringt Ideen zur Gesellschaftsumgestaltung hervor. Gerade weil der Sozialismus aus der proletarischen Lebenslage in einzigartiger Weise erwuchs, darf man ihn als das stärkste Beweismittel dafür nehmen, daß das Problem des Proletariats ein individualistisches, ein solches der Ichgeltung ist. Das Lebensschicksal des Proletariats ist ein besonderes. Es ist wie das des Bürgertums mit und aus der kapitalistischen Wirtschaftsordnung entstanden. Doch zeichnet sich die Stellung von Bürgertum und Proletariat in dieser Wirtschaftsordnung durch eine beinahe polare, sich ausschließende Gegensätzlichkeit aus. Während für das Bürgertum die kapitalistische Wirtschaftsordnung die Möglichkeiten einer erfolgreichen Verwirklichung des materialistisch - dämonischen Lebensstiles bietet und durch die Kräfte desselben seinen weittragenden Impuls empfangen hat und noch immer empfängt, bringt es die Stellung des Proletariats in dieser Wirtschaftsverfassung mit sich, daß es in dieser Stellung Tag für Tag immer nur ein Scheitern eines solchen Lebensideals erfährt. Diese Wirtschaftsverfassung bietet dem Proletariat keinerlei Möglichkeit, seine Ichgeltung mit den Mitteln der Materialität und Dämonie: durch Beherrschung materieller Produktivmittel oder durch Aneignung materieller Reichtümer, sowie durch Entfaltung von Gelüsten der Machtüberflügelung oder durch ehrgeizige Herrschaft über Menschen- und Gütermassen zu erlangen. An diesen Errungenschaften aber und an ihren Ergebnissen, wie leitender Stellung und Reichtum orientiert sich wesentlich die bürgerliche Lebenswertung. Der Proletarier ermangelt solcher Insignien, welche ihm eine gesellschaftliche Hochschätzung der genannten Art sichern könnten. Diese Sachlage verleiht der Konstellation seiner Ichentwicklung und ihrer Nöte den besonderen Charakter; seine Problematik hat sich verdichtet in der „sozialen Frage".

Ohne klare Vorstellungen von der wirtschaftlichen Lage des Proletariats kann die Individualpsychologie und Soziologie nicht zum Ziele kommen. Wir stellen in dieser Hinsicht die folgenden für das Wesen des Proletariats erheblichen wirtschaftlichen Kennzeichen fest: 1. Vom Standpunkte des persönlichen Interesses erscheint die Lohnarbeit grundsätzlich „fremdbestimmt". Ihr

---

[1] In dem Buche: „Die nervöse Erkrankung als sinnvolle Erscheinung unseres gegenwärtigen Kulturzeitraumes" (288).

Ergebnis gehört nicht dem Arbeiter. Das ist vom Standpunkte der Arbeitsfreude ein wichtiger Sachverhalt, da der Mensch, wenn er sein Handeln und sein
Wesen mit materiellen Gegenständen verbunden hat, das Eigentum derselben
begehrt, da ein Stück von ihm selbst sich im Arbeitsergebnis verkörpert und
verselbständigt hat. Läßt er es einem anderen, so empfindet er das als eine
Geschenkhandlung. Geschenke aber gibt man nur denjenigen, die man liebt.
Hier liegt eine der tiefsten Wurzeln der Arbeitshemmungen der Jetztzeit. Das
in Gestalt des Lohnes erfolgende Entgelt vermag die Geschenksituation nicht
aufzuheben, da das Geld eine unpersönliche Gegengabe, also kein Gegengeschenk,
des Unternehmers darstellt. 2. Die Höhe des Entgeltes, der Lohn oder das
Einkommen des Arbeiters tendieren an die Grenze des Existenzminimums
mit geringen Schwankungen nach oben und unten. Vom Standpunkte des
wirtschaftlichen Erfolges aus findet sich der Arbeiter immer auf den Konsumtionsfonds gestellt. Das will heißen, daß er aus seinem Einkommen
nur den Lebensunterhalt bestreiten kann, nichts zu kapitalisieren vermag.
Armut oder Massenarmut bildet auch ein wesentliches Kennzeichen des Proletariats. 3. Aus dieser Sachlage folgt der dauernde Zwang zur Arbeit, die unaufhörliche Reproduktion der Arbeitskraft, ihre Verwertung von einem Tage
zum anderen. 4. Die Kehrseite dieses Arbeitszwanges ist der Nichtbesitz
von materiellen Produktionsmitteln. Der Arbeiter schießt nur seine
Arbeitskraft, die sich in Arbeitsleistungen vergegenständlicht, in die wirtschaftliche Güterproduktion ein. Er ist Nichtbesitzer sowohl in Hinsicht auf die
Produktionsmittel, wie auf die Produktionsergebnisse (Punkt 1). 5. Aus diesem
Grunde kann vom Standpunkte der Betriebsorganisation niemals die leitende,
sondern immer nur die ausführende Arbeit, und damit vorwiegend die
mechanische Seite derselben, dem Arbeiter vorbehalten sein. Hinzu kommt die
Bevormundung durch übergeordnete Personen oder durch den Zwang der sachlichen Betriebsorganisation. Hierin liegt eine schwere Belastungsprobe für ein im
Befreiungskampfe stehendes menschliches Ich. 6. Alle die bis soweit genannten
Züge des wirtschaftlichen Proletarierschicksals besitzen den Charakter der Endgültigkeit. Sie bilden die Merkmale eines Berufes, der das ganze Leben seines
Trägers bis zum letzten Atemzuge in Anspruch nimmt. Die Unmöglichkeit, aus
dem Arbeiterberufe in höhere wirtschaftliche Stellungen aufzusteigen, gilt als ein
Wesensmerkmal dieses Berufes. Ja dieser Beruf verläuft nicht nur im Einzelleben ohne Entwicklung, sondern vererbt sich über dasselbe hinaus auf Kinder
und Kindeskinder. Die wirtschaftliche Welt steht zwischen Bürgertum und
Proletariat und ist zwischen ihnen geteilt worden; nach dem Gesetz der Konkurrenz hat die schwächere, aber doch unentbehrliche Seite einen Anteil bekommen, welcher gerade die Existenz möglich macht und dabei dauernd und
endgültig in dieser seiner Höhe festliegt. Der Lohnarbeiterberuf ist ein „Zustand", welcher aus Mangel an Entwicklungsmöglichkeiten stagniert.

   Eine solche Lebenslage, wie die proletarische, muß Konflikte in Menschen
erzeugen, welche in einer Gesellschaft leben, die es im Gegensatz zu ihnen vermag,
einen Lebensstil durchzuführen, der in gewissem Umfange eine Befriedigung
materialistisch-dämonischer Ichziele gestattet, zum mindesten grundsätzlich die
Möglichkeit bietet, sie unbegrenzt zu pflegen. Eine Rivalität mit den solchermaßen Bessergestellten kann jedoch nur da entstehen, wo der Rivalisierende
selbst seine Lebenswertrangordnung nach den Maßstäben der Materialität und
Dämonie eingerichtet hat. Wo das der Fall ist, entsteht das Streben nach
Umkehrung der Verhältnisse, nach der „Expropriation der Expropriateure". Eine
aufgeklärte Gesellschaftskritik empfindet leicht die ethische Kompromittierung
einer solchen Ideologie und sie wird zwangsläufig auf den Weg der Umwertung
der gesellschaftlichen Werte, speziell der materialistisch-dämonischen Orien-

tierungen gewiesen. Man kann aus dieser einfachen Überlegung vielleicht einen Sinn dafür bekommen, welch gewaltige Kulturmission dem Proletariat dadurch zugefallen ist, daß ihm äußerlich die Durchführung eines materialistischen und dämonistischen Lebensstils, welcher sich der Wirtschaft als eines Mittels zur Erlangung einer durchaus scheinhaften Ichgeltung bedient, versagt worden ist. Das Proletariat tritt als einzige Gesellschaftsklasse auf, die keinerlei Standesbewußtsein zu entwickeln vermag. Es ist ihr nichts gegeben, worauf sie ein solches gründen könnte. Geschieht es hier und da, so handelt es sich immer um Fiktionen, um neurotische Übertreibungen, welche die Lohnarbeit als Arbeit an sich und als allein tragenden Lebenswert hinstellen möchten. Daß das proletarische Klassenbewußtsein sich nicht mit den Werten eines Standesbewußtseins zu erfüllen vermag, darin liegt das einzigartige soziale Problem des Proletariats beschlossen. Der Proletarier erscheint dadurch in ein Vakuum gestellt, das den wahrhaften Zwang zu seiner Ausfüllung unablässig ausübt, und diese kann nur als schöpferische Tat des von allen unpersönlichen und unverantwortlichen Standeswerten befreiten Ich geleistet werden: durch die Hervorbringung einer mit dem Wesen der befreiten Persönlichkeit verträglichen Gemeinschaftstatsache noch unbekannter Art.

„Stand" ist ein Phänomen der sozialen Geltung und Rangordnung. Beim Adel wurde der Stand anfänglich durch die völlig unpersönliche Tatsache der Abstammung, der Blutsnachfolge begründet. Die standesgemäße Heirat war notwendige Vorbedingung der Entstehung und Erhaltung eines solchen Standeswertes. Die Bedeutung einer sozialen Bewertung nach der Abstammung ist heutzutage im völligen Abklingen begriffen. Von Anbeginn aber entwickelte sich in Adelskreisen noch eine Art sekundären Standesmerkmales: der auf großen Landbesitz (als Adelsprivileg in Deutschland bis 1806) gegründete Vorzug der Volksführerschaft und Staatslenkung. In der Neuzeit verdichtete sich dieser Standescharakter immer mehr in dem Begriff des hohen Amtes und hohen Staatsdienstes, welche den Träger, einerlei welcher Abstammung, sozusagen „adelten". Ganz anderen Charakter besitzen die Standesmerkmale, welche das aufkommende Bürgertum in die Welt brachte. Hier finden wir bereits die persönliche Ichgeltung als Angelegenheit einer sozialen Klassenbewertung. Bürgertum, Kapitalismus und personalistische Ichentwicklung leiten den als Neuzeit bezeichneten Kulturzeitraum ein. Es ist nur verständlich, ja selbstverständlich, daß Erfolge auf dem Gebiete der Ichfreiheit überhaupt und der Ichentwicklung mit den Kräften der Materialität und Dämonie im besonderen den Maßstab für eine neuartige Persönlichkeitsbewertung in diesen Kreisen abgeben mußten. Im Begriff des Standes liegt eigentlich ein Unpersönliches, ein Gruppenmerkmal, welches durch die bloße Zugehörigkeit zur Gruppe den Standeswert derselben auf den einzelnen überträgt. Beim Bürgertum klafft bereits der Zwiespalt. Es fühlt sich einerseits in soziologischer Reminiszenz an frühere Zeiten als eine Standesgemeinschaft, die auch heute noch trotz weitgehender wirtschaftlicher „Proletarisierung" sich als Standeseinheit erlebt, andererseits führt es das Moment der individuellen Leistung in die Standesbewertung ein. Aber dieses Moment wird nicht so beherrschend, wie es manchmal scheint. Das Bürgertum bildet vor allem eine Bildungsgemeinschaft, und von dieser Seite aus entstehen in gewissen Schichten desselben die besonders tragenden und bewußten Standesmerkmale. Die Bildung bedeutet hier zum geringsten Teile etwas Angelerntes oder soviel wie rationales Wissen, vielmehr umfaßt sie einen inneren Takt, Charaktereigenschaften des Wollens, Fühlens und Denkens, kategorische Imperative, aus denen heraus das Bürgertum sich solidarisch fühlt. Gewiß gibt es hier verschiedene Rangstufen, aber auf jeder von ihnen wiederholt sich dasselbe Phänomen auch nur auf verschiedener Stufenleiter.

Soweit individuelle Tüchtigkeit, sei es in Gestalt des wirtschaftlichen Erfolges oder geistiger Leistungen, hochgeschätzt werden, wächst das Bürgertum bereits aus den Standeswertungen heraus und gelangt in diejenige Lebensanschauung, welche bei dem Proletariat mit der Notwendigkeit des Zwanges herrscht, infolge der Ermangelung irgendwelcher angeborener Standeswerte. Individuelle Tüchtigkeit bildet weder ein bürgerliches Vorrecht noch die Voraussetzung für die bürgerliche Standeszugehörigkeit [1].

Wenn schon das Proletariat der Gattungswerte des Standesbewußtseins entbehrt, so besitzt es überdies nicht, wie das Bürgertum, die Möglichkeit und in gewisser Weise wohl auch nicht die Fähigkeit zu denjenigen Leistungen auf wirtschaftlichen und wissenschaftlichen Gebieten, die in der bürgerlichen Welt den besonderen Individualwert des Einzelnen begründen. Indem der Proletarier weder Standeswerte noch hervorragende persönliche Leistungswerte zum Inhalt seines Klassenbewußtseins zu erheben vermag, versteht man das besondere Minderwertigkeitsbewußtsein, welches hier den Einzelnen sowie das den Einzelnen erfüllende Bewußtsein von seiner Klasse ergreifen kann und tatsächlich ergriffen hat. Dieses Minderwertigkeitsbewußtsein empfängt aber dadurch noch seine besondere Aktualität, daß das Proletariat unter dem dauernden Druck der Minderschätzung durch die bürgerliche Welt steht. Diese Minderschätzung bekundet sich nicht in der Hauptsache in absprechenden Urteilen oder Gedanken über den Arbeiter, sondern sie realisiert sich dauernd in dem Verhalten ihm gegenüber durch die heute als selbstverständlich geltende Tatsache der **Kommer-zialisierung der Arbeit**. Das Persönlichste, das ein Mensch zu vergeben hat, seine Taten, sind heute Gegenstand des Kaufens und Verkaufens. Die Arbeit steht als Ware unter den Direktiven von Angebot und Nachfrage, ihre Bewertung ist eine solche vom Standpunkte des egoistischen wirtschaftlichen Erfolges. Man sucht sie billig zu kaufen und teuer zu verkaufen. Dadurch aber wird der sittliche Gehalt vollkommen aus ihr entfernt. Sie wird dadurch wieder zu dem, was sie in **vorchristlicher Zeit war**: zur Mühsal, zu etwas Verächtlichem, was eigentlich Angelegenheit der Sklaven war. Heute aber besitzt die Arbeit ihrem Wesen nach den hohen sittlichen Wert, der erst in dem Augenblick ihr zufallen konnte, als die menschliche Ichentwicklung dieses persönlichen Mittels bedurfte. Weil die Neuzeit die Mission der Ichentwicklung in der angegebenen Weise zu erfüllen hat, mußte die Arbeit ihr Evangelium werden, ein Evangelium, welches die Religionen zu Beginn der Neuzeit verkündeten, indem sie den „Beruf" heiligten, als den Inbegriff des neuzeitlichen Lebenssinnes [2]. Dem Arbeiter ist es unmöglich gemacht, dieses sinnvolle Berufserlebnis zu haben, da die Organisation der Wirtschaft auf der Grundlage der materialistisch-dämonischen Orientierungen die Arbeit faktisch als Ware behandelt, sie dadurch sittlich entwertet. Es ist nun, wie gesagt, gewiß zuzugeben, daß aus dieser Sachlage nur dann das Bewußtsein der Minderwertigkeit und der Arbeitsunlust erwachsen muß, wenn die davon Betroffenen selber von den Maßstäben der materiellen und dämonischen Lebensbewertung beherrscht werden. Und die Proletarier

---

[1] Einiges mehr zu diesem Thema findet sich in dem Aufsatze des Verfassers: „Die Überwindung des Standesbewußtseins, eine Kulturaufgabe des Proletariats" (289). Im übrigen bildet das Bürgertum ein besonders verwickeltes soziologisches Problem. Es hat auch den Anschein, daß in keiner heutigen Gesellschaftsschicht die nervöse Erkrankung und der nervöse Charakter in solch hohem Maße zur Ausbildung gelangt ist, wie in der bürgerlichen Gesellschaft, wobei man den Begriff aber auf den früheren Adelstand ausdehnen müßte, was mit vollem Recht geschehen kann, da derselbe mitten in der Verbürgerlichung drinnen steht, nachdem alle seine Standesmerkmale der Vergangenheit angehören. — Der enge Rahmen, den unsere Betrachtungen einhalten sollen, erlaubt nicht, daß noch eine soziologische Untersuchung des Bürgertums vom Standpunkte der Individualpsychologie an dieser Stelle unternommen werden kann.

[2] Max Weber: Gesammelte Aufsätze zur Religionssoziologie Bd. 1, S. 30ff.

sind insofern Kinder ihrer Zeit. Aber andererseits verfällt der Mensch diesem Lebensideal um so leichter, als die äußere Belastung und die immerwährende Anregung zu jenem Ideal stark ist, und arbeitet sich aus ihm um so leichter heraus, als die anderen in seiner Überwindung vorbildlich vorangehen. So wie die Verhältnisse in dieser Beziehung heute liegen, kann der Inhalt des proletarischen Klassenbewußtseins wesentlich nur angefüllt sein mit den sachlich berechtigten, aber nervös inspirierten Protesten gegen die geschilderten äußeren Umständen seines Lebens- und Berufsschicksales.

In drei Stufen baut sich der Inhalt des heutigen proletarischen Klassenbewußtseins auf. 1. Ein starkes Unterschiedsbewußtsein, in welchem die bürgerliche Standesunzugehörigkeit, der Ausschluß von den bürgerlichen Idealen, von Besitz, Bildung, wirtschaftlichem Erfolg, kurz die degradierte wirtschaftliche Lage erlebt wird. 2. Das Minderwertigkeitsbewußtsein, das in dem täglichen Erlebnis der vorgenannten Umstände immer neu gespeist wird. 3. Die Revolte, der Protest gegen die kapitalistische Wirtschaftsordnung. 4. Eine Reihe von Kompensationsidealen in Gestalt von Forderungen einer gesellschaftlichen Neugestaltung. Hier finden sich verschiedene Richtungen. Teils werden bürgerliche Ideale vertreten, teils wird das proletarische Dasein als Eigenwert konstituiert. Beides sind Irrwege, wie bereits gezeigt wurde. Einzig der Sozialismus stellt den originalen Versuch dar, die Entwicklung selbständig weiter zu denken und aus den Vernunftwidrigkeiten zu befreien, denen sie zur Zeit vom Standpunkte der Ichentwicklung unterliegt. 5. Die massenbewußte Solidarität des gemeinsamen Lebensschicksales. Hierin liegt die wirkliche greifbare positive Kraft des Proletariats in heutiger Zeit. Der Sozialismus als Leben und Lehre bleibt im großen und ganzen doch Ideologie und Utopie. Er besitzt sicherlich großen Wert als Mittel der denkerischen Erfassung der Zustände und der Möglichkeiten ihrer Weiterentwicklung. Die Praxis des proletarischen Daseins aber liegt in dem Solidaritätsbewußtsein des Klassenschicksals. Der Sozialismus bleibt schließlich doch ein typisches Denkergebnis der sog. bürgerlichen Weltbetrachtung, das proletarische Denken hat dagegen seinen eigenen Stil noch nicht gefunden. Als große, noch nicht verdichtete kollektive Kraft steht es zur Zeit in der Welt. Die Tendenzen der materialistisch-dämonischen Ichorientierung spielen in ihr eine große Rolle, und die nervösen Charakterzüge treten gehäuft oft auf. Die Wählermassen der extremen Linksparteien haben wir bereits als Neurotikertypen hinstellen können. Aber auch sonst begegnen uns in der Werkstatt und im Kontor die Hysterien und Nervositäten auf Schritt und Tritt. Nur muß man nicht übersehen, daß Zwang und Hemmung im Berufe wesentlich mittelbar sich auszuwirken pflegen, daß sie ihren eigentlichen Wirkungsbereich im persönlichen Leben besitzen, in der Familie an erster Stelle, und daß sie in der Kindheit entstanden und festgelegt sind. Wer nicht bis auf diese Quellen zurückgeht, wird niemals zu einem ausreichenden Verständnis der Konflikte der Proletarierseele kommen. Was sich im Berufe des Proletariers abspielt, bildet nur eine Erneuerung der kindlichen Situation. Denn in den meisten Fällen wächst das Proletarierkind in einer Lieblosigkeit, Freudlosigkeit und auch Ungerechtigkeiten ausstrahlenden Umgebung auf. Die Väter vererben nicht nur ihren aussichtslosen Beruf auf ihre Kinder fort, sondern lassen ihnen meistens auch jene Behandlung zuteil werden, die sie selber in der Jugend und im Leben erfahren haben.

Alles was über die aktuelle wirtschaftliche Lage des Proletariats festgestellt werden kann, alle die dabei zutage liegenden Entwicklungswidrigkeiten spielen in der Bildung des proletarischen Bewußtseins nur die Rolle von Vorwänden der Erneuerung und Weiterbildung einer nur im Kindesalter entstandenen Lebenseinstellung. Es liegt gerade im Wesen der nervösen

Grundhaltung, daß sie sich selber in einer tendenziell unkorrigierbaren Weise gegen etwaige Korrekturen sichert, daß sie zwangsmäßig im Leben immer die Zustände aufsucht, wo sie materialistisch und dämonisch affektiv sich verhalten kann. Und die im tiefsten Sinne des Wortes gemeinschaftswidrige Wirtschaftsverfassung der heutigen Zeit, welche die Arbeit, das Persönlichste des Menschen, entpersönlicht hat, treibt die nervösen Bereitschaften, ihr negativistisches Streben immer wieder in die Höhe. Denn die Wurzel der ganzen Ichnot wird dauernd dadurch angegriffen, daß eine Orientierung nach geistigen Prinzipien durch den Ungeist im Verhalten der Mitwelt unterbunden wird. Mit Recht spricht Briefs von der religiösen Leere des proletarischen Herzens und von der Absolutierung von Werten, die ihrer Natur nach relativ sind (l. c. S. 161 f.). —

Wir müssen unsere Betrachtungen abbrechen. Sie bilden keinen lückenlosen Gedankenzusammenhang. Es mußte auf die Darstellung vieler wesentlicher Momente im Aufbau der nervösen Lebensorientierung verzichtet werden, da es an Raum für eine ausführliche Darlegung gebricht. Aber das, was gesagt werden konnte, muß den Sozialwissenschaften als Anregung dienen [1], sich mit den Methoden und Ergebnissen einer Forschung bekannt zu machen, die es gestatten, viel tiefer in die verborgenen Ursachenreihen der gesellschaftlichen Konflikte unserer Zeit einzudringen, als es bei einer Betrachtungsweise möglich ist, die sich immer nur an die unmittelbaren Gegebenheiten hält und nicht von der Überzeugung getragen wird, daß die Wurzeln der sozialen Pathologie in der Kindheit des Menschen allein gefunden werden können, und daß im späteren Leben nur das dort aufgerichtete infantile Anpassungsschema wieder angewendet wird und solange anwendbar bleibt, als die Irrationalitäten des modernen Gemeinschaftslebens denjenigen der Kindheit gleichen. Die letzte Erklärungsgrundlage für alles aber bleibt die nicht milieubedingte neuzeitliche Entwicklung des Ich zur Autonomie und das mit ihr verbundene Ereignis der Verabsolutierung von Materialität und Dämonie.

---

[1] Als ein Versuch in dieser Richtung kann angeführt werden: Johannes Gerhardt: „Arbeitsrationalisierung und persönliche Abhängigkeit." Tübingen 1925.

Individualpsychologie und Politik.

Von

Otto Kaus-Berlin.

I.

Bei der Erörterung der Zusammenhänge zwischen Individualpsychologie und Politik denken wir an zwei mögliche Beziehungen: an einen praktischen und an einen systematischen Zusammenhang. Wir können die Frage aufwerfen, wie sich der Individualpsychologe bei seiner praktischen Arbeit — als Pädagoge, Psychotherapeut usw. — der jeweiligen Tagespolitik gegenüber verhält und verhalten soll und wir können den Beziehungen nachgehen, welche zwischen der Individualpsychologie als wissenschaftlichem System und jedem möglichen System der Politik bestehen können oder bestehen müssen. Bei konsequentem Durchdenken des Problems ergibt es sich wohl, daß diese Trennung nur eine künstliche sein kann, schon aus dem Grunde, weil jedes Denken ein Tun und jedes individualpsychologische Handeln ein Denken ist. Insoferne politische Faktoren einen wesentlichen Bestandteil jeder menschlichen Wirklichkeit bilden, mit welcher sich der Individualpsychologe auseinandersetzen muß, ist dieser auch ständig abhängig von den allgemeinen Orientierungen, die er aus dem systematischen Zusammenhang seiner Wissenschaft zum Problemkreis der Politik bezieht, und er kann seine politische Orientierung nicht verleugnen, ohne seine Wissenschaft zu verleugnen. Es läßt sich jedoch gleichzeitig erweisen, daß man beim Denken dieser letzten Konsequenz, welche der Individualpsychologie eine ständige politische Wirksamkeit zumutet und als notwendig voraussetzt, den Begriff der Praxis in einem extremen Sinne erfaßt, der weit hinausgreift über jenen Bereich der unmittelbaren Wirkung — in der Pädagogik, Psychotherapie, in der kritischen Aufklärung — der gemeiniglich als individualpsychologische Praxis aufgefaßt wird und auch aufgefaßt werden muß.

Diese Praxis ist die der unmittelbaren Wirkung auf den Menschen. Es hängt wiederum von allgemeinen individualpsychologischen Erkenntnissen und Erfahrungen ab, was und wieviel von seiner politischen Haltung der Individualpsychologe in diesen unmittelbaren Wirkungsbereich einfließen lassen soll. In irgend einer Form und in irgend einer Ableitung wird diese politische Haltung (insoferne sie zur Einheit der Persönlichkeit und der Wissenschaft gehört, was wir vorerst rein definitorisch voraussetzen) das gesamte Wirken des Individualpsychologen durchziehen. In welcher Weise jedoch sich der Individualpsychologe von seiner politischen Zielsetzung beeinflussen läßt, diese Frage stellt eine Aufgabe für sich dar, deren Lösung sich nur nach dem inneren Gehalt der jeweiligen Situation richtet. Es läßt sich nachweisen, daß gerade demjenigen, der an eine immanente politische Auswirkung der Individualpsychologie glaubt, im Hinblick auf diese möglichen Ausstrahlungen seiner Wissenschaft bestimmte Pflichten der Taktik erwachsen. Er kann durch falsches Verhalten die Entfaltung dieser inneren Kräfte seiner Wissenschaft hemmen und durch richtiges Verhalten fördern. Was jedoch vom individualpsychologischen Standpunkt aus richtig oder falsch ist in bezug auf das politische Verhalten, kann nur eine

vorurteilsfreie Analyse des gesamten Problemkreises ergeben, die jedenfalls
fernab liegt von jeder vulgärpsychologischen Auffassung des Bekennens, des
Propagierens und dgl. Wie weit eine so verstandene politische Taktik von
jeder landläufigen Vorstellung über politische Propaganda entfernt ist, können
wir ermessen, wenn wir uns etwa vergegenwärtigen, wieviel gerade eine politische
Propaganda von der Individualpsychologie lernen könnte. Es ist das Wenigste,
was man von einem Individualpsychologen innerhalb seines viel empfindlicheren
Wirkungsbereiches verlangen kann — der notwendigerweise auch ein Bereich
politischer Wirkung sein mag, — daß er nicht dieselben psychologischen Stümper-
haftigkeiten begehe, wie sie der Berufspolitiker sensu strictiori sich täglich
zuschulden kommen läßt.

Es erscheint uns notwendig, diese allgemeinen Bemerkungen, bei denen wir
einige Ergebnisse unserer Untersuchung vorwegnehmen, der Behandlung des
eigentlichen Themas vorauszuschicken, um Mißverständnisse zu vermeiden,
die erfahrungsgemäß störend in die Auseinandersetzung eingreifen, so oft von
den praktisch-theoretischen Beziehungen zwischen Individualpsychologie und
Politik die Rede ist. Es ist sicher ebenso falsch und letzten Endes denkunmöglich
zu behaupten, daß Individualpsychologie und Politik sich wie zwei neutrale
Interessenkreise gegenüberstehen, zwischen denen keine theoretischen oder
praktischen Beziehungen laufen; oder daß diese Beziehungen nur zufälliger
Natur sind, wie sie sich aus dem Nebeneinander- und Durcheinanderwirken
der beiden Disziplinen in der sozialen Wirklichkeit und in der Welt der Gedanken
ergeben. Sowohl Individualpsychologie als auch Politik sind auf Erkenntnis
und Veränderung des wirklichen Lebens gerichtete Wissenschaften (als welche
wir vorläufig ohne nähere Begründung auch die Politik definieren wollen) und
die immanenten Beziehungen der Wirklichkeit selbst können keine zufälligen
sein, sondern müssen gesetzmäßig erfaßt werden. Es hieße demnach den Anspruch der einen oder der anderen Disziplin herabmindern oder das Wesen
der Wirklichkeit verwischen, wollte man sich auf das Kompromiß der Neutralität oder der zufälligen Berührungspunkte zurückziehen. Weiterhin muß noch
betont werden, daß — da sowohl Individualpsychologie als auch Politik Erfahrungswissenschaften und gleichzeitig praktische Wissenschaften sind —
wo eine notwendige Verbindung in der Theorie gegeben ist, auch eine solche
notwendige Verbindung in der Praxis bestehen muß, und umgekehrt.

Andererseits ist es sicher ebenso falsch, dieses praktische und theoretische
Verhalten nach einer beiläufigen Abschätzung der in den beiden Interessen-
kreisen obwaltenden Tendenzen und Spielregeln bestimmen zu wollen. Diese
Beziehungen müssen, sowohl nach der praktischen als auch nach der theoretischen
Seite hin, systematisch durchdacht werden. Jedes vorschnelle Abgrenzen und
Verbinden würde gerade jene besondere Präzision und Erweiterung übersehen,
welche die Individualpsychologie jedem möglichen Begriff von Politik und von
politischer Taktik zu geben vermag. Eine solche Betrachtungsweise würde eine
individualpsychologisch gesehene Individualpsychologie einer nicht individualpsychologisch gesehenen Politik gegenüberstellen. Sie würde die Politik als
einen rohen und unverstandenen Klumpen in einem Weltbilde stehen lassen,
das an einer wichtigen Stelle mit den Voraussetzungen der Individualpsychologie
nicht zu versöhnen wäre, und beim Übergang zum Interesse und Wirkungsbereich der Politik gedanklichen und taktischen Leitlinien verfallen, die sie
vor ihrem individualpsychologischen Gewissen nicht zu rechtfertigen vermöchte.
Jedes Kompromiß nach der einen oder anderen Richtung hin kann demnach
nur durch einen schweren Bruch mit der inneren Konsequenz erkauft werden.

Im Rahmen unserer heutigen Auseinandersetzung müssen wir uns jedoch
mit dem Entwurf der theoretischen Beziehungen, die zwischen Individual-

psychologie und Politik laufen, begnügen. Diese Einschränkung erfolgt nicht nur aus Raummangel, der in Anbetracht des inneren Gehaltes des Themas sich tatsächlich ergibt; sondern auch im Hinblick auf den unmittelbaren Zweck des ganzen Werkes, der ein vorwiegend theoretischer ist und besonders bei solchen Themen, die entsprechend dem ganzen Entwicklungsgang unserer Wissenschaft bisher weniger behandelt wurden, auf nichts weiter eingestellt sein kann, als auf eine vorläufige Abgrenzung des Rahmens oder Skizzierung des Begriffsapparates, über den wir bereits zu verfügen glauben. Die Ausfüllung, eventuelle Korrektur und Vervollständigung dieses Rahmens muß Aufgabe der kollektiven Bemühungen der individualpsychologischen Schule selbst sein. Wir möchten als einziges sicheres Ergebnis unserer Untersuchung — wie es uns Erfahrung und theoretische Erkenntnis eingibt — bloß den einen Satz festhalten: daß eben diese Aufgabe der systematischen und konsequenten Bewältigung des politischen Problems aus dem Interessenkreis der Individualpsychologie niemals verschwinden kann. Alle übrigen Richtlinien, die wir aufstellen mögen, sollen als subjektiv gelten und nur der Illustration dieses einen Satzes dienen. Um so weiter erscheint uns jedoch der Abstand bis zu einer halbwegs vollständigen Entwicklung der Wege und Gedanken, die zur politischen Taktik der Individualpsychologie führen, die in einem mehr der Praxis gewidmeten Zusammenhang ihren notwendigen Platz und ihre zweckmäßige Erörterung finden möge. Ausschließlich im Hinblick auf mögliche Mißverständnisse, die sich aus unseren späteren Betrachtungen ergeben könnten und gleichsam im Dienste derselben individualpsychologischen Taktik, die wir anstreben, möchten wir bloß einzelne taktische Richtlinien festhalten, wie sie wohl jede verantwortungsvolle individualpsychologische Praxis anleiten müssen:

I. In bezug auf die Pädagogik:

1. Jede Schule, jede Familie, jedes pädagogische Milieu steht unvermeidlich unter dem ständigen, allseitigen Einfluß politischer Strebungen und Machtfaktoren. Dies ergibt sich bereits aus dem Begriff der bürgerlichen Gesellschaft als einer politischen Gesellschaft. Die „unpolitische Erziehung" ist eine utopische Forderung, die nirgends erfüllt wird und nirgends erfüllt werden kann (wie sehr jede solche Vorstellung auf Fiktion beruht, wird uns am besten gegenwärtig, wenn wir zum Problemkreis der Politik auch die Beziehungen zwischen den Geschlechtern rechnen, also auch die erotische Erziehung in Schule und Haus als Ausfluß politischer Tendenzen betrachten). Gerade darum hieße es jedoch, die Erfüllung unserer pädagogischen Pflicht auf Nimmerleinstag verschieben, wollte man die Möglichkeit individualpsychologischer Erziehung erst von der Verwirklichung bestimmter politischer Forderungen abhängig machen. Man kann unter den ungünstigsten Umständen — wie sie bestimmte politische Verhältnisse zweifelsohne schaffen — noch schlechter und noch besser erziehen. Ebenso wie jede individualpsychologische Erziehung als Kunst und nicht als pädagogische Dressur zu verstehen ist, gehört auch diese Anpassung an das Milieu mit seinen immanenten Schwierigkeiten mit zu jener künstlerischen Aufgabe, der sich der Erzieher widmet.

2. Individualpsychologische Erziehung ist nicht Erziehung zur Flucht aus der Politik, was einer Flucht aus dem Leben gleichkommt, sondern Erziehung zum Mut und damit auch zum politischen Bewußtsein. Dieses politische Bewußtsein kann jedoch nicht verstanden werden als Funktion des Verstandes, als welches es völlig wertlos sein kann, weil es eine Eingebung der Feigheit sein könnte, sondern als Funktion des allgemeinen Lebensmutes. Innerhalb einer politisch gespaltenen Gesellschaft muß sich der individualpsychologische Erzieher jeder unmittelbaren politischen Beeinflussung des Verstandes (der „Überzeugung" usw.) des Zöglings enthalten und durchaus der allgemeinen

Ermutigung des Zöglings sein Hauptaugenmerk zuwenden. Nur von diesem
zentralen Gesichtspunkt aus ist auch die Aufgabe der Vermittlung jener Materialien und Wirklichkeits-(historischen)Erfahrungen zu betrachten, die der Zögling zur Vervollständigung seines Weltbildes und seiner Vorbereitung auf das
Leben, auch in politischer Beziehung, benötigt. Sie kann nur erfolgen im Verhältnis zur bereits erlangten Verstandesreife und muß erfolgen in dem Augenblick,
in dem ein Vorenthalten des Wissens vom Zögling bereits als Zurücksetzung
und Benachteiligung im Verhältnis zur Welt der Erwachsenen empfunden wird.
Jedes Anzüchten politischer Anschauungen — nach irgend einer Richtung hin —,
die sich aus der Wirklichkeitseinsicht des Zöglings nicht natürlich ergeben,
jedes schlagwortartige Eintrichtern politischer Maximen ist Gift und Quelle
schwerster Schädigungen.

3. Es ergibt sich aus denselben Voraussetzungen, daß sowohl die Erzieher,
die ihre Aufgabe als eine „politische" im Sinne der Vulgärpolitik auffassen als
auch jene, welche im pädagogischen Milieu, in dem sie arbeiten, stets die politische
Front aufsuchen, am Wesen selbst ihrer erzieherischen Aufgabe vorbeipfuschen
und vor der Aufgabe desertieren. Ersteres weil Erziehung zur Politik nur eine
Teilaufgabe der Erziehung zum Selbstbewußtsein darstellt, letzteres, weil eine
politische Front in keinem wie immer gearteten pädagogischen Milieu fehlt.
Der Erzieher wird sich, dem vulgär-politischen Sinne nach, am zweckmäßigsten
„unpolitisch" einstellen, im Sinne einer vorläufigen Arbeitshypothese, die er
gerade im Hinblick auf die politische Selbstfindung des Zöglings nur sehr taktvoll lockern wird. (Versucht er den entgegengesetzten Weg der autoritären
Eintrichterung politischer Überzeugungen, wird er meistens das entgegengesetzte als das von ihm gewünschte Resultat erzielen.)

II. In bezug auf alle Aufgaben der unmittelbaren Einfühlung, also vor allem
der psychotherapeutischen Praxis, muß uns einerseits die Einsicht leiten, daß
politische Unklarheit, Entscheidungslosigkeit oder Heimatlosigkeit eines Individuums als Zeichen mangelnder Reife, einer Einschränkung des Selbstbewußtseins und des Selbstgefühls, einer Tendenz zur Flucht und Verantwortungslosigkeit zu werten ist. Für die Bewertung der individuellen Bedeutung dieses
Charakterzuges der politischen Lethargie muß jedoch das gesamte Erziehungs-
milieu, das politische Training des Volksganzen und überhaupt das Ensemble
der individuellen Entwicklungsbedingungen herangezogen werden. Ein Nachplappern politischer Überzeugungen ohne Einsicht in allgemein menschliche
Zusammenhänge kann ebenso ein Zeichen von Unselbständigkeit und Verantwortungsscheu sein. Allgemein läßt sich wohl darüber hinaus sagen:

1. Die mutigste politische Fassade kann die größte persönliche Feigheit
verbergen und das vernünftigste Bekenntnis von den weltfremdesten Voraussetzungen ausgehen. Individuell entscheidend ist die Frage: an welcher Stelle
seines Lebensplanes steht das politische Interesse eines Individuums? Was
„meint" oder was „will" er damit? Als neurotisch und charakterologisch zwei-
deutig ist jede Form von Fanatismus zu werten und jedes überbetonte Interesse,
das in einem schlechten Verhältnis zu den sonstigen Lebensaufgaben des Menschen
steht; andererseits jedoch auch jedes Interesse, das nicht den Weg zur praktischen
Auswirkung sucht oder geht.

2. Alles Extreme und Sonderlingshafte ist neurotisch zu werten, als Finte
einer subjektiv zugespitzten Aggressionstendenz. Ein politisches Bekenntnis
ist nur insoferne geeignet, die innere Tragfähigkeit und Widerstandskraft der
Seele zu erhöhen, als es in verantwortungsvoller Auseinandersetzung mit den
Gegebenheiten des menschlichen Gemeinschaftslebens gewonnen und weiterverarbeitet wird. Der Patient muß angehalten werden, wenn er mit politischen
Argumenten arbeitet, dieselben ständig durch die Wirklichkeit kritisieren zu

lassen. Wo sein Widerstreben gegen die Wirklichkeit einsetzt, beginnt auch der subjektivistische Mißbrauch. Dies ist am meisten bei den extremen Postulaten der Fall, die sich der Wirklichkeit gegenüber am schwierigsten rechtfertigen lassen.

3. In seinem politischen Bekenntnis ist jeder Mensch abhängig nicht nur von seiner moralischen Orientierung, sondern von seiner historischen und soziologischen Erfahrung. Diese kann z. B. aus Gründen mangelnder oder einseitiger Bildung derartig beschaffen sein, daß sie dem friedlichsten Gemüt die kriegerischesten Notwendigkeiten vortäuscht und dem wildesten Kämpfer die friedlichsten Ansichten aufdrängt. Ein theoretisches Programm besagt noch nichts über das, was ein Mensch politisch will oder subjektiv im politischen Jargon ausdrückt. (Es gibt Pazifisten mit der Devise: Wer für den Krieg ist, wird erschossen!) Erst das Zusammenspiel von subjektiver Reife und von politischer Vorbereitung (als verantwortungsvolle Analyse der Wirklichkeit) bedingt die jeweilige Bedeutung eines politischen Bekenntnisses. Der mutlose Mensch wird auch jedes politische Interesse und Nicht-Interesse im Sinne seiner Mutlosigkeit ausnützen, der mutige Mensch zu ständiger Bewußtseinssteigerung und -erweiterung auch in politischer Beziehung von selbst drängen. Insoferne individualpsychologische Therapie ausschließlich auf Verbesserung der Mutkonstellation gerichtet ist und Erhöhung des Verantwortungsgefühles, ist es ihre Aufgabe, dem Patienten jede Erfahrung zu ermöglichen, aber keine zu ersetzen, jede Entscheidung zu erleichtern, aber keine abzunehmen oder gar vorzuschreiben. Dies gilt für das politische Gebiet um so mehr, als auch bereits das Maß politischer Interessiertheit des lebenstauglichen Durchschnitts in unserer Gesellschaft noch sehr stark schwankt.

Es hieße demnach nicht nur den Tatsachen ins Gesicht schlagen, sondern wesentliche individualpsychologische Erkenntnisse und Pflichten verleugnen, wollte man die individualpsychologische Arbeit in irgend einem Zusammenhang von der Anerkennung eines bestimmten politischen Programms abhängig machen. Wir stellen uns auf den Standpunkt, daß erst in der individualpsychologischen Vorbereitung die letzte Garantie zu suchen ist, daß das politische Bekenntnis eines Menschen tatsächlich die Quintessenz seines Wirklichkeitsbewußtseins und seines Zusammenhanggefühls zum Ausdruck bringe. In diesem Umkreis der Betrachtung könnte die Individualpsychologie als unentbehrliche Vorbereitung für jede mögliche Form politischer Betätigung angesehen werden. Welches Bekenntnis immer der Einzelne ablegen mag: der „gesunde", gegen neurotische Finten und Spiegelfechtereien gefeite Mensch wird auch beim Verfolgen seiner politischen Interessen der ständigen Kontrolle durch die Wirklichkeit und die Notwendigkeiten der menschlichen Gemeinschaft zugänglicher sein, als der neurotisch gefährdete Mensch, der in sein politisches Weltbild notwendigerweise jene Fälschungen einflicht, die er zur Legitimierung seines Lebensplanes braucht. Von diesem Niveau der Betrachtung erscheint die Individualpsychologie als ein Hilfsmittel zur Erhöhung der allgemeinen politischen Reife der Menschen, zur Stärkung ihres politischen Selbstbewußtseins und Verantwortungsgefühls, aber nicht als Anleitung zu irgend einem konkreten, positiven Programm. Wenn wir auch der Meinung sind, daß die Individualpsychologie eine innere Nötigung zu einer bestimmten konkreten Orientierung in bezug auf die zukünftigen Schicksale der Menschheit schafft, so bietet uns die erste Phase ihrer politischen Auswirkung in der theoretischen Anschauung im Grunde das Bild einer Erhöhung und Verschärfung aller durch die soziale Wirklichkeit gesetzten politischen Gegensätze. Es ergibt sich die scheinbar paradoxe Sachlage, daß eine mutig gewordene Menschheit — von der wir behaupten möchten, daß sie sich ihr Leben viel besser einzurichten versteht, als die von Ängsten und Minderwertigkeitsgefühlen gehetzte, — vorerst von ihrem Mut den Gebrauch machen

würde, die „naturwüchsigen" Gegensätze (als welche wir die durch die soziale
Wirklichkeit gegebenen Interessenkonflikte, die sich notwendigerweise umsetzen
in Kontraste des politischen Weltbildes und der politischen Praxis) möglichst
kräftig auszutragen. Denn der Gesunde weicht dem „guten Kampf" nicht aus
und weiß seine mit gutem Gewissen anerkannten Ziele entschieden zu verfolgen.
Wir stoßen hier an die Schranke der Erkenntnis, daß politische Einsicht, als Einsicht in die günstigsten Voraussetzungen menschlichen Gemeinschaftslebens und in
den Weg zu diesem Ziel, mehr ist als eine formale Orientierung: sie setzt materiale
Inhalte sozialer Erfahrung voraus. Insoferne die Chancen zur Aneignung dieser
materialen Erfahrungsinhalte in der Menschheit sehr verschieden verteilt sind,
ist trotz der Möglichkeit der Einigung der Menschen auf dasselbe sittliche
Ziel (die wir in einem Idealbilde, das wir hier zu theoretischen Zwecken konstruieren, vorwegnehmen wollen) und gerade durch diese Möglichkeit die tragische Situation gesetzt, daß die Spielregeln einer richtig verstandenen Lebensführung praktisch in einen Kampf „Aller gegen Alle" ausmünden. Denn auf
diesem Plan der Auseinandersetzung ist nicht einzusehen, wie die Individualpsychologie, als ein System von Aussagen über die seelischen Korrelationen
im Menschen, beitragen könnte zur Aufhebung der durch die überpersönlichen
Zusammenhänge in der konkreten menschlichen Gesellschaft hervorgerufenen
Interessenkonflikte. In der Sprache der spezialwissenschaftlichen Nomenklatur stellt sich das Problem folgendermaßen dar: wie kann die Individualpsychologie, als eine Lehre von den Entwicklungsgesetzen der menschlichen
Einzelseele, zu materialen soziologischen Erkenntnissen führen (die wir als die
Unterlage jedes politischen Weltbildes ansehen müssen)? Wie könnte sich die
Individualpsychologie Aussagen über nationalökonomische, sozialpolitische,
völkerpolitische usw. Zusammenhänge und Notwendigkeiten zutrauen, über alle
jene materialen Voraussetzungen, welche das konkrete Leben der menschlichen Gesellschaft ausmachen?

Wir sind allerdings überzeugt, daß die Konstruktion einer solchen Diskrepanz zwischen Individualpsychologie und Soziologie auf einem Mißverständnis
beruht, und daß wir uns keine Soziologie als Wissenschaft denken können,
die nicht ihre Obersätze und ihre Forschungsmethoden mit denen der Individualpsychologie identifizierte. Daran ändert nichts die Tatsache, daß bisher nur wenige
zünftige Soziologen es verstanden haben, sich die Ergebnisse der Individualpsychologie anzueignen und am Gegenstand ihrer Wissenschaft fruchtbar aus-
zugestalten. Dieser Zustand wird so lange anhalten, bis sich die zünftigen Soziologen an den Unzulänglichkeiten und inneren Widersprüchen ihrer mannigfaltigen
Systeme zu Ende blamiert haben werden. Zwischen dem Erlebnis der Selbstfindung des Menschen, der Befreiung seiner inneren Produktivität und Spontaneität, und dem Aufbau eines widerspruchslosen, aktionsfähigen politischen Weltbildes (widerspruchslos im Hinblick auf das Ziel einer sittlich ausgeglichenen
menschlichen Gemeinschaft,) liegt jedoch die lange Wegstrecke der Aneignung
und Verarbeitung wirklicher Erfahrung, die nicht theoretisch abstrakt bewältigt,
sondern konkret erlebt werden muß in selbständiger Entfaltung individuellen
Mutes. Ebenso wie zwischen dem von seinen Hemmungen befreiten Neurotiker
und einem lebenstauglichen Menschen noch immer die Lücke der mangelhaften Vorbereitung und der Unkenntnis in bezug auf die wirklichen Spielregeln des Lebens klafft, die er nur in tatsächlicher Erprobung seines Mutes
an der Hand wirklicher Erlebnisse erwerben kann, liegt zwischen der individualpsychologischen Vorbereitung zur Politik und dem Ausreifen zu politischer
Klarheit die Erprobung und Erziehung politischer Instinkte an den konkreten
Inhalten der sozialen Entwicklung. Dieses Schema gilt für den Einzelnen
wie für das Menschheitsganze. In dieser Phase der Entwicklung erscheint

die individualpsychologische Orientierung gleichsam wieder überantwortet den Zufälligkeiten und Unzulänglichkeiten des unendlichen Werdens, scheinbar gesicherter Besitz tausendfältigen Anfechtungen ausgeliefert. Die individualpsychologische Orientierung tendiert zweifellos ständig zur Auswahl der besten Lösung, sowohl im Umkreis individueller wie im Umkreis sozialer Besinnung. Aber insoferne jede beste Lösung nur im Hinblick auf den bereits erreichten Reife- und Selbständigkeitsgrad des Individuums als solche zu werten ist, also auch im Hinblick auf die unvermeidlichen Irrtümer, und schon dadurch an lebendiger Realität verlieren würde, daß sie keine selbständig gefundene, sondern dogmatisch anerkannt wäre, ist in der individualpsychologischen Anschauung vom Mut zur Reife der Mut zum Irrtum und das tatsächliche Erleben und Auswirken des Irrtums vorweggenommen.

Alle Erwägungen, die uns die Betrachtung der individuellen Entwicklung eingibt, lassen sich sinngemäß auf die Entwicklung des Gesellschaftsganzen übertragen. Das taktische Endergebnis gipfelt in der Erkenntnis, daß trotz der notwendig gesetzten Affinität der Individualpsychologie zu bestimmten politischen Tendenzen, die sich in unserer Gegenwart auswirken, und obwohl sich bestimmte soziale und politische Einsichten notwendig ihrem Weltbild eingliedern, die Individualpsychologie in jedem politischen Milieu Anknüpfungspunkte finden muß und schlecht beraten ist, — gerade im Hinblick auf die politische Fermentkraft ihrer Lehren, — wenn sie sich bemüßigt fühlt, die politische Front dort aufzusuchen, wo ein politischer Konflikt ihre Arbeit stört. Gerade der Individualpsychologe muß es wissen, daß keine politische Gesinnung lebendigen Wert entfaltet, die nicht in der Selbstverantwortung des Individuums verwurzelt ist. Andererseits setzt diese Erkenntnis Schranken auch ihrer politischen Spontaneität in solchen Milieus, die äußerlich den politischen Orientierungen der Individualpsychologie wesensnäher zu sein scheinen, aber innerlich die Voraussetzungen zu verantwortungsvoller Besinnung, zur vorurteilsfreien Wahl der „besten Lösung" vermissen lassen. Die politischen Aspirationen der Individualpsychologie sind am besten in ihrer optimistischen Überzeugung ausgedrückt, daß eine seelisch gesunde Menschheit, — die als gesund anzusprechen ist, sobald ihr die prinzipiellen Voraussetzungen und Ziele ihrer Gesundung bewußt zu werden beginnen, — nicht anders kann, als sich selbst zu höchster Leistungsfähigkeit und Glücksbereitschaft zu entwickeln, während eine seelisch kranke Menschheit (eine Menschheit, die der tauglichen Orientierungen entbehrt) auf keinem Wege — am wenigsten auf dem des unreinen, unselbständigen, autoritätsgläubigen politischen Erlebnisses — zu einer Besserung ihrer Daseinsbedingungen gelangen kann. Der Gesunde weiß aus der schlechtesten Welt eine bessere zu machen — der Kranke erniedrigt die beste Welt zur Hölle. Es ist mit ein Faktor jener lebendigen Kunst, die praktische Individualpsychologie ist und sein soll, je nach der Gelegenheit in der richtigen und zweckmäßigsten Form der Verpflichtung vor der Zukunft der Menschheit nachzukommen, was bald ein Bekennen und bald ein Irrenlassen erfordert.

II.

Die Individualpsychologie, als komplexes wissenschaftliches System, erscheint in ihrer heutigen Gestalt bei oberflächlicher Betrachtung nach heterologen Maximen orientiert, deren notwendige gegenseitige Beziehungen nicht ohne weiteres verständlich sind. Der eine Teil der Lehre enthält eine Sammlung von Aussagen über die tatsächlichen Zusammenhänge seelischen Geschehens, über die innere Struktur psychischer Abläufe und die gesetzmäßigen Bedingungen der Persönlichkeitsentwicklung. Die Individualpsychologie ist in diesem Teil, ihrer logischen Struktur nach, naturwissenschaftlich orientiert; ihr Interesse richtet sich ausschließlich auf die Untersuchung des gegebenen Erfahrungsmaterials, aus dem sie auf induktivem Wege Begriffe und Urteile gewinnt. Sie ist praktisch uninteressiert, von keiner Wertbetrachtung abhängig, es sei denn vom obersten Wert jeder naturwissenschaftlichen Forschung: der möglichst adäquaten Annäherung ihrer Erkenntnisse an den Gegenstand ihrer Forschung, d. i. die einheitliche menschliche Persönlichkeit. Dieses oberste Ziel ist jedoch ihrer logisch-formalen Struktur immanent, als ständige Kontrolle und Korrektur ihrer Aussagen, und hat mit den materialen Inhalten der von ihr aufgedeckten Gesetze nichts zu tun. Die Konzeptionen der Individualpsychologie über die gesetzmäßigen Zusammenhänge psychischer (im weiteren Sinne: biologischer) Abläufe wollen weder „schön" sein, nach irgendeinem Ziel ästhetischer Harmonie ausgerichtet, noch im Dienste eines ethischen Vollkommenheitsideals stehen, sondern sie wollen richtig sein. Die Lehren von der Kompensationstendenz, vom teleologischen Charakter seelischen Erlebens, von der Einheit der Persönlichkeit usw. sind von keiner anderen Modalität als die Sätze der Physik und Mechanik, der Biologie und Physiologie, die uns über die Kausalzusammenhänge im Naturgeschehen aufklären. In diesem Umkreis nimmt die Individualpsychologie an allen Schwierigkeiten, aber auch an allen Garantien teil, von denen menschliche Erkenntnis der Natur, naturwissenschaftliche Begriffs- und Urteilsbildung abhängig sind. Diese Schwierigkeiten und Sicherungen allgemein wissenschaftstheoretischer Art sind im Bereich der Individualpsychologie weder größer noch kleiner, noch in irgendeinem Sinne anders als im Bereiche anderer Naturwissenschaften. Die Erörterung ihrer Voraussetzungen und Möglichkeiten gehört in die allgemein erkenntniskritische Diskussion, die sich mit den obersten Rechtsgründen menschlicher Erfahrung überhaupt befaßt, und ist in keiner Beziehung eine Angelegenheit, welche die Individualpsychologie in ihrem eigenen Geltungsbereich erledigen oder vorwiegend interessieren könnte.

Unabhängig davon kann man den Gedanken verfolgen, daß die Individualpsychologie auf Grund von Erkenntnissen, die sie in ihrem eigenen Geltungsbereich gewinnt, geeignet erscheint, den Fortschritt der Erkenntnistheorie selbst wesentlich zu fördern und die Wissenschaftstheorie von mannigfachen Scheinproblemen zu befreien. Zu dieser Aufgabe, als „Hilfswissenschaft" einer Erkenntnistheorie, erscheint die Individualpsychologie u. a. auf Grund der Tatsache berufen, daß jene seelischen Abläufe (Bewußtseinsinhalte), welche der Erkenntniskritiker auf ihre logische Qualität hin untersucht, gleichzeitig inhaltliche Gegebenheiten (allerdings keineswegs die einzigen oder wichtigsten) des von der Individualpsychologie untersuchten lebendigen Objekts bilden: des lebendigen, denkenden Menschen. Dem Wesen nach unterscheidet sich jedoch die Individualpsychologie auch bei dieser Auswertung in keiner Beziehung von den anderen Naturwissenschaften, die alle in ihrer Art durch die Ergebnisse ihrer Forschung zur Klärung und Präzisierung unserer erkenntniskritischen Einsichten beitragen, von denen sie selbst bei ihrer Arbeit kontrolliert werden. Zwischen jeder Form von Wirklichkeit und jeder Form von Denken herrscht eine ständige schöpferisch-kritische Wechselbeziehung, deren letzte Anregung und Kontrolle vielleicht in einer Kategorie der praktischen Bewährung zu suchen ist [1].

---

[1] Wir sehen wohl, daß man auf diesem Wege zu einem kritisch gereinigten Pragmatismus gelangt, vermögen das jedoch nicht als Einwand zu empfinden. Es handelt sich für uns nicht darum, das Prinzip des Pragmatismus zu verleugnen, sondern den Pragmatismus nach der sozialen Seite hin auszubauen. Durch die Ausweitung der Zwecke zu allgemein menschlichen Zwecken, die sich untereinander ständig kontrollieren, wird die Allgemeingültigkeit der Kategorien gewährleistet. Jedenfalls ist die Kritik am Pragmatismus nicht mit den billigen Dekreten der idealistischen Philosophie erschöpft. Das — auch gegen

Andererseits muß auch unterstrichen werden, daß die Individualpsychologie auch alle Vorteile dieser ihrer logischen Zuordnung genießt. Der Rechtsgrund ihrer Aussagen ist weder zweifelhaft noch variabel, noch unterliegt die Kontrolle über den Wahrheitsgehalt ihrer Urteile der relativistischen Willkür. Ersteres muß betont werden gegenüber Mißverständnissen, die sich aus der Bedeutung, welche das Prinzip der Finalität im System der Individualpsychologie spielt, ergeben können. Es wurde — unseres Erachtens mit Unrecht — versucht, das teleologische Prinzip, das die Individualpsychologie als Seinsqualität ihres Objektes behauptet, zum Erkenntnisprinzip der Wissenschaft selbst zu erheben, als wäre es der Individualpsychologie darum zu tun, ein „Reich der Zwecke" zu begründen und nicht, das Reich der Zwecke, das sie als gegebene Manifestation der Wirklichkeit vorfindet, seinen inneren ontologischen Zusammenhängen nach zu untersuchen [1]. Die Rangordnung der Werte oder Zwecke ist für die Individualpsychologie nur insoferne interessant, als sie als ein Bestandteil menschlichen Denkens und Fühlens geworden ist und in stetem Werden begriffen ist. Die Individualpsychologie selbst wertet nicht, sondern beobachtet den wertenden Menschen.

Der Gedanke der Veränderlichkeit des Erkenntnisprinzips wird oft auch von jenen verworrenen Geistern in die Debatte geworfen, die ewig zwischen mechanistischer (psychoanalytischer) und teleologischer Erklärung der Entwicklungsgesetze des psychischen Geschehens schwanken und sich vor der Entscheidung in die abenteuerliche Auffassung zu retten versuchen, die Wahl zwischen kausal-mechanistischer und finaler Erklärung könne man der Bequemlichkeit und dem geistigen Auffassungsvermögen des Beobachters überlassen, als ob es sich um beiläufige geistreiche Hypothesen handelte, zwischen denen man nach Belieben wählen könnte, und nicht um die gesetzmäßige Erfassung phänomenologischer Tatbestände. Daß diese dilettantische Anschauung, die jeder wissenschaftstheoretischen Konsequenz Hohn spricht, in Kreisen der medizinischen Psychologie überhaupt in irgendeinem Umfang Fuß fassen konnte, ist letzten Endes auf die wissenschaftstheoretische Unsicherheit zurückzuführen, von welcher die ganze Medizin vielfach beherrscht wird. Die Einführung eines dualistischen Prinzips in die Psychologie, das nach einem Gesichtspunkt der unmittelbaren praktischen Zweckmäßigkeit gewechselt werden kann, schließt den Verzicht auf jeden wissenschaftlichen Anspruch in sich [2]. (Die

---

Mach — sattsam wiederholte Argument, daß man nicht mil Hilfe relativistischer Kategorien die Relativität derselben Kategorien beweisen könne, übersieht die einfache Tatsache, daß die Evidenzkraft aller Urteile, die ich heute fälle, mit Hilfe derselben Kategorien, die ich historisch entwickle, nicht aus der apriorischen Geltung der Kategorien stammt, sondern aus der Sicherheit, welche mir die durch diese Kategorien bewältigte Kulturarbeit gewährt. In jedem Urteil steckt der Wirklichkeitsgehalt der ganzen menschlichen Kultur. Andererseits sind Kategorien, mit deren Hilfe ich schöpferisch in die Wirklichkeit eingreifen kann, schwerlich als bloße Phantome des Verstandes zu verstehen. Durch ihre Bewährung in der Wirklichkeit erweisen sie nicht ihren relativistischen Charakter, sondern ihre absolute Evidenzkraft.

[1] Siehe Alexander Neuer (62).

[2] Es blieb dem Psychoanalytiker Fritz Wittels vorbehalten, diesen brillanten Standpunkt, der bisher nur in den schlecht kontrollierten Kreisen der psychotherapeutischen Dilettanten grassierte, in die engere Fachliteratur einzuführen (siehe „Die Technik der Psychoanalyse" München 1926). Damit wäre der prinzipielle Impressionismus als letzter Ausweg vor den unlösbaren Widersprüchen der Psychoanalyse proklamiert und gleichzeitig die Legitimation gefunden für die Verfrachtung aller möglichen Theorien unter psychoanalytischer Flagge. — Als leuchtendes Gegenbeispiel vgl. Arthur Kronfeld „Das Wesen der psychiatrischen Erkenntnis", Berlin: Julius Springer 1920, ein Buch, das allen Jüngern der Psychologie nicht genug ans Herz gelegt werden kann (auch wenn man mit seinen Ergebnissen nicht durchwegs übereinstimmt) zur präventiven Kontrolle ihrer wissenschaftstheoretischen Einstellung. Besonders treffend darin die Charakterisierung des erkenntniskritischen Leichtsinns der „reinen Praktiker", die jegliche Geistesarmut hinter einer vergewaltigten Empirie verstecken.

Orientierung nach der biologischen Zweckmäßigkeit in einem kritisch gereinigten Pragmatismus ist nicht die vom zufälligen Einzel-Ich empfundene Zweckmäßigkeit, sondern die von den unentrinnbaren Wirklichkeitsbeziehungen der ganzen Menschheit auf den gesamten psychischen Bestand der Kulturmenschheit ausgeübte Kontrolle.)

Diese Zweideutigkeit hängt mit einer anderen Auffassung zusammen — die wir ebenso für irrig halten —, als ob die Frage nach dem Beweis in der Psychologie, also letzten Endes: nach der phänomenologischen Beschreibung und Erfassung seelischer Tatbestände unlösbar oder willkürlich zu lösen wäre.

Die Evidenzkraft und die Beweismöglichkeit psychologischer Urteile bewegt sich in denselben Grenzen wie alle anderen naturwissenschaftlichen Aussagen. Die besonderen Schwierigkeiten, welche dem Beweis in der Psychologie entgegenzustehen scheinen und die von wenig gewissenhaften Forschern im Sinne eines prinzipiellen Relativismus ausgenützt werden, hängen nicht mit der logischen Struktur der Psychologie als Wissenschaft zusammen, sondern mit der Eigenart ihres Gegenstandes. Das Objekt der Psychologie erscheint derart beschaffen, daß die Möglichkeit unmittelbarer Erfahrung über sein Wesen und seine Erscheinungsweisen zwar ebenso gegeben ist wie auf irgendeinem anderen Gebiet des Naturgeschehens. Die Einstellung auf den Gegenstand, auf die psychologischen Tatsachen als solche, erfordert jedoch eine längere Übung und Vorbereitung, bereits im Hinblick auf die mannigfaltigen und komplizierten Bedingungen, unter denen die seelischen Tatsachen, als Teile des Naturgeschehens, zustandekommen. Die Galileischen Gesetze über den freien Fall werden nicht nach anderen Prinzipien gewonnen und bewiesen, als irgendein Gesetz der Psychologie. Nur ist das Experiment einfacher zu arrangieren und leichter reproduzierbar, als es die tatsächlichen Abläufe wären, von denen unser psychologisches Erkennen abhängig ist. Solange diese eindeutige methodologische Sachlage nicht bewußtes Gemeingut aller Psychologen geworden ist, wird allerdings jeder Psychologe, der sich in geistigen Nöten befindet, immer wieder den Rückzug auf die scheinbare Vieldeutigkeit der Phänomene versuchen, die keineswegs eine Vieldeutigkeit des wirklichen Geschehens ist, sondern bloß eine Unreife des psychologischen Sehens. Die Gesetze der Psychologie sind ebenso an den Erfahrungstatsachen kontrollierbar wie die Gesetze der Physik oder Mechanik (womit keineswegs behauptet sei, daß sie physikalische oder mechanische Gesetze sind oder sein sollen).

Im System der Individualpsychologie, in ihren literarischen Dokumenten und besonders in ihrer Praxis kommt jedoch noch ein zweiter Problemkreis und ein reich gegliederter Komplex von Aussagen zur Geltung, die ihre wissenschaftliche Evidenz von anderen Prinzipien zu beziehen scheinen als von den Prinzipien naturwissenschaftlichen Erkennens. Das sind alle jene Urteile, die sich auf das Ziel der Lebenstauglichkeit, der Norm, des wünschenswerten Leistungsgrades des Individuums und der Gesellschaft beziehen. Diese Aussagen sind wertender Natur, sie entspringen einer konsequenten Wertbetrachtung und streben die Anerkennung bestimmter Wertgesichtspunkte an. Der Individualpsychologe ist dann von einem angeschauten oder postulierten „Reich der Zwecke" abhängig und muß seine Erkenntnisse vor einem „Forum der praktischen Vernunft", vor einer irgendwie objektiv legitimierten Wertaxiomatik rechtfertigen. Er tritt als Ethiker auf, der den besten oder „besseren" Weg zur Lösung der Lebensfragen empfehlen zu können glaubt und — wenn nicht nach „Gut" und „Böse" — die Menschen und die Menschheit wenigstens im Hinblick auf ihre „neurotische Belastung" hin bewertet, ein Urteil, das gerade im Munde eines Individualpsychologen fast unmittelbar eine ethische, soziale Färbung annimmt. Diese heterologe Einstellung erzeugt immer wieder Unsicherheiten und Mißverständnisse auch im Hinblick auf die eindeutig naturwissenschaftlich eingestellten Aussagen der Individualpsychologie, etwa nach der Richtung, als ob auch ihre ethisch indifferenten, sozial gänzlich farblosen Aussagen ihre Evidenzkraft nur aus dem letzten wertenden Ziel gewännen, dem die Individualpsychologie zustrebt. Der Kritiker sieht sich vor die Notwendigkeit gestellt, der Individualpsychologie entweder ein dualistisches Prinzip unterzulegen, auf die Gefahr hin, ihr den Charakter als Wissenschaft zu nehmen, oder sie als einheitlich aufgebaute wertende „Geisteswissenschaft" zu betrachten, wobei die naturwissenschaftliche Evidenz ihrer psychologischen Urteile verloren geht; oder auch sie einheitlich naturwissenschaftlich zu systemisieren, worunter der Geltungsanspruch ihrer wertenden Aussagen leiden muß. Wir werden sehen, daß die Auflösung dieses scheinbaren Dualismus der Individualpsychologie auf der Linie der konsequenten Durchführung der naturwissenschaftlichen Betrachtungsweise liegt, wobei jedoch die Wertgesichtspunkte, die wir im System der Individualpsychologie antreffen, an objektiver Evidenzkraft nicht verlieren, sondern gewinnen. Es handelt sich darum, die besonderen Bedingungen ins Auge zu fassen, unter denen der Individualpsychologe zu werten und die Einsichten seines Naturerkennens in den Dienst eines zielstrebigen Wollens zu stellen beginnt.

Diese dualistische Einstellung der Individualpsychologie kommt in der Pädagogik und in der psychotherapeutischen Praxis darin zum Ausdruck, daß der Pädagoge oder Psychotherapeut dem Zögling oder Patienten gegenüber eine doppelte Aufgabe erfüllen muß: er muß zu verstehen trachten, durch welche Bedingungen und Umstände der Patient zu seiner aktuellen Haltung dem Leben gegenüber bestimmt wurde, und er muß ihm behilflich sein, die fehlerhaften Richtlinien seines Lebensplanes, die ihn in seiner Lebenstauglichkeit gefährden, durch bessere Richtlinien zu ersetzen. Einer Anregung Arthur Kronfelds folgend [1], der diese zwei gesonderten Elemente der Praxis als Psychoanalyse und Psychagogik unterscheiden möchte, haben wir uns erlaubt, zur Charakterisierung der beiden getrennten Verfahren die Ausdrücke Biographie und Psychagogik vorzuschlagen (wobei wir mit dem Ausdruck Biographie die mißverständlichen und auch sachlich unzutreffenden Nebenbedeutungen, die dem Ausdruck Psychoanalyse anhaften, ausschalten möchten). Auch bei seiner psychagogischen Arbeit wird der Individualpsychologe jedoch stets durch sein Wissen um die Möglichkeit des Erlebens und der Realisierung seelischer Richtlinien kontrolliert, also durch seine Kenntnis der objektiven Bedingungen seelischen Werdens, so daß wir naturwissenschaftliches Denken und die Werte setzende Vernunft stets in inniger Verflechtung und gegenseitiger Bezogenheit am Werke sehen. — Sehr deutlich tritt uns diese Doppelsinnigkeit des individualpsychologischen Denkens auch in dem inneren Erlebnis, das die Individualpsychologie für den Einzelnen bedeutet, entgegen. Jeder individualpsychologisch Orientierte fühlt sich irgendwie gedrängt und verpflichtet, bestimmte Werte anzuerkennen oder abzulehnen und sein Kulturgefühl, sei es in der Hinwendung zur Gegenwart oder zur Vergangenheit, unter strengere Kontrolle zu nehmen. Alle diese Erwägungen kulminieren in der theoretischen Frage: ob die Individualpsychologie eine Naturerkenntnis oder eine Weltanschauung darstelle? Ob sie nur Aussagen über die Bestimmtheiten des Seins enthalte, oder Urteile in bezug auf ein menschliches Sollen?

Das Problem der Beziehungen zwischen Individualpsychologie und Politik ist nur ein Teilproblem dieser allgemeineren Fragestellung. Und es gilt in bezug auf das allgemeinere Problem dieselbe Verpflichtung zum systematischen

---

[1] Vgl. Kronfeld: Psychotherapie. 2. Aufl. Berlin: Julius Springer 1925 und Otto Kaus (229).

Durchdenken, die wir dem Teilproblem gegenüber hervorhoben. Sind die Wertbetrachtungen, zu denen uns die Individualpsychologie anregt, Übergriffe in ein ihr wesensfremdes Gebiet oder kann sie sie aus ihrer eigenen Arbeitsmethode und aus den Bestimmtheiten ihres Objektes rechtfertigen? Ist sie in ihren wissenschaftstheoretischen Maximen einheitlich oder dualistisch? Und — wenn sie dualistisch ist — ist sie in ihren Aussagen in diesem oder jenem Teile abhängig von einem Zufallssystem, bei dem sie bloß aus Gründen der Zweckmäßigkeit Hilfe sucht, oder ist sie in allen ihren Teilen von strengen wissenschaftlichen, wenn auch heterologisch gerichteten Maximen abhängig? Bei welchen Aussagen untersteht sie der Kontrolle wissenschaftlicher Konsequenz und bei welchen läßt sie sich von reinen Zweckmäßigkeitsgesichtspunkten leiten? Es ist nicht zu übersehen, daß alle Urteile darüber bisher entsprechend der verschiedenen Einstellung der Kritiker zur Individualpsychologie und entsprechend ihrer kritischen Befähigung sehr verschieden ausgefallen sind. Von der billigen Floskel des sexualfetischistischen Berserkers, der den Erfolg der Individualpsychologie dem Umstand zuschreiben möchte, daß sie das „sexuelle Moment" im Vergleich zum kühnen revolutionären Unternehmungsgeist der Psychoanalytiker abschwächt [1], (womit sie unserer angeblich gar so prüden Welt einen moralischen Dienst erweisen soll, derselben prüden Welt, in welcher der „Oedipuskomplex" zum Salongespräch und Feuilletonthema geworden ist), bis zu unserer Auffassung, welche die Individualpsychologie nicht nur als die reifste Lehre über die Gesetze des seelischen Werdens und Geschehens betrachtet, sondern als die entscheidende Kontrolle bei jedem Wertdenken und Wertfühlen ansieht.

Wir glauben, daß der scheinbare Widerspruch im System der Individualpsychologie durch die Betrachtung der Bedingungen aufgehoben wird, unter denen die Individualpsychologie wertesetzende Kraft entfaltet und axiologische Aspirationen anmeldet. Axiologisch beeinflußt finden wir die Individualpsychologie in der naturwissenschaftlichen (biographischen) Urteilsreihe dort, wo sie die Abhängigkeit der individuellen Entwicklung von bestimmten überpersönlichen Wertordnungen (Arbeit, Liebe, Gemeinschaft, vergleichbar den objektiven Sinnzusammenhängen Sprangers [2]) konstatiert. Die Individualpsychologie behauptet nicht erst, daß der Mensch sich von diesen überpersönlichen Wertordnungen abhängig machen soll, sondern sie stellt fest, daß er von ihnen — ob er will oder nicht, und in welchem Bezirk der menschlichen Gesellschaft sich auch seine Entwicklung vollzogen haben mag, wenn es bloß ein Bezirk der menschlichen Gesellschaft ist, — tatsächlich abhängig ist. Seine stärksten inneren Erlebnisse, um welche sich alle seine affektiven und rationalen Bereitschaften sammeln, stehen mit diesen Wertordnungen im innigsten Zusammenhang, nicht nur der Möglichkeit nach, sondern der Wirklichkeit nach. Die Lösungen — evtl. die irrtümlichen Lösungen, die ihn lebensuntauglich machen, — die er in seinem Lebensplan für diese drei Lebensfragen bereit hält, bilden den Hauptinhalt seines seelischen Bestandes. Er hat sich auf die Lösung dieser Lebensfragen hin zielstrebig entwickelt, auch wenn er so tut, als hätte er es nicht getan und als wollte er von ihnen nichts wissen. Wenn ich das Verhalten des Menschen diesen Problemen gegenüber untersuche, so erhalte ich nicht nur einen beiläufigen Aufriß seiner Lebensmöglichkeiten, der mir bloß im Hinblick auf einen aktuellen Zweck (z. B. der Erziehung) interessant sein mag, sondern ich erfahre voll und ganz, wie er „wirklich ist". Es kann in ihm keine andere Ausstattung sein, als die, die er in der Auseinandersetzung mit Arbeit, Liebe, Gemeinschaft gewonnen und erworben hat und alles, was in ihm geworden ist und sich aktuell in ihm voll-

---

[1] T. Fritz Wittels: „Das neue Buch von Freud" Neue Freie Presse vom 7. III. 1926.
[2] Vgl. Eduard Spranger: Psychologie des Jugendalters. Quelle u. Meyer, Leipzig 1924.

zieht, stand und steht ständig und ununterbrochen unter dem Druck, der von diesen überpersönlichen Wertordnungen ausgeht. Hier ersteht uns die Frage: woher bezieht die Individualpsychologie dieses ihr Wissen um das allgegenwärtige, schicksalsbestimmende Eingreifen überpersönlicher Wertordnungen, „objektiver Sinnzusammenhänge" in das Schicksal des Einzelmenschen?

Gleichzeitig wird es uns klar, daß die Individualpsychologie einen solchen Zusammenhang keineswegs fordert, sondern daß sie ihn als Naturtatsache behauptet; daß sie ihn in den Bestimmtheiten ihres Objektes vorfindet und durch induktive Abstraktion zum Gesetz erhebt. Sie muß sich für ihre Behauptung vor dem Naturerkennen und der Erfahrung, nicht vor dem „Forum der praktischen Vernunft" rechtfertigen. Diesen Zusammenhang behauptet sie auch nicht für einen beliebigen Bezirk der Natur, sondern ausschließlich für das Lebewesen „Mensch", für den Homo sapiens, den sie eben nur im Zustand des Lebens untersucht und den sie andererseits nicht anders als im Zustand der Vergesellschaftung kennen lernt. Der „reine Robinson" ist ein abstraktes Gedankending, das mit dem Homo sapiens schon deswegen nichts zu tun hat, weil die Frage mehr als berechtigt ist, ob ein reiner Robinson, der niemals die Vergesellschaftung kennen lernt, zu den Seinsmerkmalen des Homo sapiens erwachsen würde: das Robinsonproblem als solches stellt einen müßigen Gedankensport dar. Das übersehen alle jene Forscher, die den Versuch unternahmen, den wirklichen Menschen zu verstehen, indem sie ihn zuerst zum Robinson herunterlizitierten. Das gewagte Experiment liegt allen Konstruktionen der physiologischen Psychologie zugrunde. Diese wertbezogene Behauptung der Individualpsychologie, in ihrem biographischen Teil, gilt demnach unter der Voraussetzung, daß der Mensch lebe oder in lebendiger Entfaltung, also etwa nicht als ein starres System von Elementen betrachtet werde, und daß er in Vergesellschaftung lebe. Diese scheinbare Einschränkung schließt die exklusive Bestimmung in sich, daß die Betrachtung des Menschen unter anderen Gesichtspunkten nichts mit Psychologie zu tun habe und nichts über den wirklichen Menschen auszusagen vermag.

Von ähnlichen Voraussetzungen bleibt die Individualpsychologie in ihrem psychagogischen Teil abhängig. Wenn die Individualpsychologie den Satz aufstellt, der Mensch solle eine lebenstaugliche Lösung für die Fragen der Liebe, der Gemeinschaft, der Arbeit finden und aus seinem Lebensplan alle Irrtümer ausschalten, die ihn leistungsunfähig, gemeinschaftsfeindlich und liebesunfähig machen, so stellt sie diese Forderung nicht auf im Hinblick auf ein abstraktes Pflichtgebot, auf irgendeine transzendentale Absicht oder mystische Offenbarung. Der volle Satz lautet: der Mensch muß diese lebenstaugliche Lösung anstreben und dazu bleibt ihm bloß der Weg zur Anerkennung der Forderungen der Arbeit, der Gemeinschaft, der Liebe offen, insofern als er ohne qualvollen inneren Konflikt sein Leben bestehen will. Die Forderung des Neurotikers nach Glück, ruhigem Dasein, Befreiung von seinen Qualen und Schmerzen ohne Anerkennung von Arbeit, Gemeinschaft und Liebe, ist eine innerhalb der Bedingungen menschlichen Daseins unerfüllbare Forderung. Nur deswegen ist sie „unmoralisch". Ohne die entsprechende Anpassung seines Lebensplanes an diese Forderungen wird es keinem lebenden Menschen gelingen, zu innerer Wehrhaftigkeit zu gelangen, ein widerstandsfähiges Selbstwertgefühl zu entwickeln, das ihn in zuverlässiger Weise vor den „Dämonen seines Inneren" schützt. Der innere Konflikt in der Seele des Neurotikers wird nicht auf dem Umwege über eine metaphysische Vergeltung immer wieder reproduziert, sondern durch die unmittelbaren Gegebenheiten des menschlichen Verkehrs. Der soziale Verkehr trägt diese Forderungen an den Menschen heran und in ihrem Gefolge auch die wertende Einstellung der Allgemeinheit, die dem Deserteur seine Desertion nicht verzeiht, da sie eine Desertion von einer für die Allgemeinheit selbst lebenswichtigen Front bedeutet. Mag nun auch stets der Gedanke mitgedacht werden, daß kein Mensch den inneren Konflikt wünscht, daß kein Mensch leiden will, und mag infolgedessen die psychagogische Forderung der Individualpsychologie den Charakter einer allmenschlichen und für alle Menschen durchaus bindenden Forderung annehmen, — ihrer logischen Struktur nach ist sie ein Naturgesetz, und kein ethisches Postulat. Sie muß ihren Evidenzgehalt vor der Welt der Wirklichkeit, und nicht vor einem abstrakten „Reich der Zwecke" rechtfertigen.

Die Individualpsychologie wird auch nicht die Behauptung riskieren, daß der Mensch ohne eine solche positive Orientierung auf die Lebensaufgaben nicht faktisch zu leben vermöge. Die Überfüllung der Zuchthäuser und psychiatrischen Heilanstalten würde sie sehr bald eines Besseren belehren, — ebenso wie Irrenanstalten und Zuchthäuser ihre Behauptung von der selbstmörderischen Gewalt erlebter Irrtümer bestätigen. Andererseits wird sie auch eine Verallgemeinerung dieser Gesetze auf ein anderes Gebiet der Natur als das des Homo sapiens ablehnen (des in Vergesellschaftung lebenden Menschen), oder diese Verallgemeinerung nur insoferne befürworten, als für andere Lebewesen dieselben Daseinsbedingungen gelten wie für den Menschen. Für das Eichhörnchen oder für den Löwen gelten diese Lebens- und Entwicklungsgesetze nicht, mögen Eichhörnchen und Löwe die Abhängigkeit von anderen Naturgesetzen (etwa der zielstrebigen Entwicklung) mit dem Menschen teilen. Bei der Auseinandersetzung mit größeren individuellen Einheiten — mit einem Volksganzen, einer ganzen Kulturperiode — wirkt sich die psychologische Erkenntnis insoferne wertend aus, als es auf Grund der Richtlinien der Individualpsychologie möglich ist, die Faktoren anzugeben, aus denen der stetigen Entwicklung des Kulturganzen Hemmungen erwachsen müssen. Dort, wo das „Finale" oder Persönlichkeitsideal einer Kultur uns Lösungen für die wesentlichen Lebensfragen darbietet, welche dem immanenten Gesetz dieser Probleme widersprechen, muß es zu Konflikten mit der Wirklichkeit kommen und zu inneren Zersetzungserscheinungen. Daß sich die Lebenskurve einer Kultur über einen größeren Zeitraum erstreckt, schwächt die Geltungskraft solcher Urteile und die wissenschaftliche Berechtigung der Individualpsychologie nicht ab, die größere oder geringere Reife, die größere oder geringere Lebenstauglichkeit einer Kultur zu konstatieren. Daß objektive Gründe stets vorliegen müssen, welche eine Volksindividualität zu bestimmten Irrtümern veranlassen oder sogar zwingen, ist ebenso wahr wie die Tatsache, daß auch der Psychopath aus streng determinierenden Tendenzen und nicht aus moralischer Bösartigkeit und durch Entscheidung seines „freien Willens" krank wird. Alle Hemmungen der Denkkonsequenz nach dieser Richtung hin stammen aus einem ungerechtfertigten Junktim mit einem metaphysischen „Schuld"-Begriff, der in keiner möglichen oder denkbaren Abwandlung in der Individualpsychologie Heimatrecht hat, ebensowenig wie ein metaphysischer Pflichtbegriff. Nicht die Schuld wirkt sich am Neurotiker aus, sondern die unentrinnbare Tragik eines moralisch indifferenten Geschehens.

Aus dieser Analyse erhellt uns, daß beim Übergang vom biographischen zum psychagogischen Interesse, — der sich nicht nur in der Praxis der Individualpsychologie, sondern auch in ihrer Theorie verfolgen läßt, — kein Wechsel ihrer wissenschaftstheoretischen Maximen erfolgt. Die scheinbare Änderung des Standpunktes bezieht sich nur auf eine Änderung der Diktion und nicht auf einen inneren Funktionswandel. Der Individualpsychologe läßt sich durch den unmittelbaren praktischen Zweck seiner Arbeit bestimmen, ob er sich bloß rezeptiv und reflektierend verhält, oder ob er aus seiner Kenntnis um die Bedingungen seelischen Geschehens zu beratender (wertender) Tätigkeit übergeht. Seine Ratschläge und Anleitungen sind nur dem Scheine nach ethischer Natur. Ihrer logischen Struktur nach sind sie Aussagen über die tatsächliche Zukunftsentwicklung. Als solche reine Aussagen über empirische Entwicklungsmöglichkeiten, über das objektive dynamische Verhältnis einer Lebenseinheit zur Wirklichkeit der Welt, treten uns auch die kulturkritischen Urteile der Individualpsychologie eindeutig entgegen. (Kulturkritische Aussagen sind bloß an die Möglichkeit gebunden, eine komplexere Lebenseinheit — z. B. ein Volksganzes — unter denselben Bedingungen zu betrachten wie den Einzelmenschen; diese Möglichkeit ist theoretisch ohne weiteres gegeben, wenn sie auch gewisse phänomenologische Kautelen erfordert.) Daß die Individualpsychologie ethischen Willen entfaltet, oder daß man aus ihren Aussagen die Aufforderung zu ethischen Konsequenzen heraushört, hängt nicht mit der logischen Struktur des Systems zusammen, sondern mit der tatsächlichen Verflochtenheit menschlicher Interessen in der Wirklichkeit des Lebens, die es zur Folge hat, daß niemand einer Rede über die objektiven Voraussetzungen richtigen Lebens zuhören kann, ohne sich unmittelbar praktisch angesprochen zu fühlen. Denn noch niemand ist darum an seinen irrtümlichen Lebenskonzeptionen gehangen, weil er den inneren Konflikt gesucht hätte; sondern im Gegenteil: alle solche Konzeptionen sind nichts als Eingebungen quälenden Minderwertigkeitsgefühls, das auf falschen Wegen nach Erlösung drängt. Jeder falsche Welterlöser hat, wenn er den Menschen seinen mehr oder weniger geistreichen Quark anbot, noch immer wohlweislich verschwiegen, daß er sie in chronische Disharmonie hineinmanövrierte. Er durfte dies um so leichter verschweigen, als er es selbst nicht wußte und er mit dem guten Gewissen der Ahnungslosigkeit seine Rezepte als den patentierten Weg zum Heil und zu eitel Glanz und Wonne empfehlen konnte. Es ist nicht denkbar, daß ein menschlicher Geist Orientierungen ersinne, um unten zu bleiben — mögen auch die Richtlinien, über die er faktisch verfügt, ihn immer wieder nach unten drücken. Die Tendenz zur Erlösung vom Minderwertigkeitsgefühl, der Entlastung vom inneren Konflikt, liegt jedem geistigen Akt zugrunde, und es ist unvermeidlich, daß jede Aufklärung über Wesen und Entstehung des inneren Konfliktes unmittelbar praktisch apperzipiert wird und unmittelbar in praktische Ethik übergeht.

Diese ethische Wirkungskraft der Individualpsychologie ist jedoch durchaus in der naturwissenschaftlichen Evidenz ihrer Gesetze verwurzelt und prinzipiell unabhängig von jedem abstrakten System der Ethik. Sie stellt sich als die unmittelbar lebensfördernde und menschenfreundliche Entfaltung der Kraft richtiger Erkenntnis dar, die aus dem berechtigten Machtgefühl neuer Erfahrung hervorgeht, aus der Sicherheit, die dem Menschen erwächst, wenn er der Natur ein neues Geheimnis entrissen hat, und nicht als Ausfluß der Selbstgefälligkeit eines spekulativen moralischen Rigorismus. Die Individualpsychologie wäre richtig, auch wenn sie den Menschen zu ewiger ethischer Unvollkommenheit verurteilte. Dies tut sie auch in einem prinzipiellen Sinne, indem sie jede absolutistische Fundierung ethischer Ziele ablehnt und jedes dem Menschen zugängliche ethische Ziel eben als menschliches Ziel entlarvt, das bei der Übertragung in ein Ensemble von anderen als menschlichen Daseinsbedingungen nicht nur jeder Seinsmöglichkeit, sondern auch jeder Denkmöglichkeit verlustig geht. Die ethischen Aspirationen der Individualpsychologie gelten im Umkreis menschlicher Artung und Gesittung und in diesem Umkreis gelten sie mit dem ganzen Rigorismus, den menschliches Naturerkennen für sich beanspruchen kann. Außerhalb menschlicher Artung und Gesittung sind sie wesenlos. Will die Individualpsychologie nicht jeden Anspruch auf praktisch-ethisches Verhalten verlieren, so darf sie niemals den eigentlichen Rechtsgrund ihrer Kenntnisse verschleiern.

III.

Der systematische Zusammenhang zwischen Biographie und Psychagogik ist dadurch gegeben, daß die Lehre, welche von der allseitigen Abhängigkeit der menschlichen Seele von den Lebensaufgaben ausgeht, ihr Normideal nicht anders gewinnen kann als in der steten Bemühung um die beste Lösung dieser Aufgaben. Wollte sie anders vorgehen, so würde sie ihre eigenen Prämissen durchkreuzen und einen Bruch in die einheitliche Erscheinung selbst hineintragen. Sie würde dann einen Menschen postulieren, der in dem einen Teil seines Lebens von anderen Gesetzen abhängig ist, als in einem anderen Teil, der irgend einmal in einer wesensmäßig anderen Welt zu leben beginnt als in der alten. Wenn der Mensch seine ganze innere Ausstattung in der ständigen Auseinandersetzung mit den Aufgaben der Arbeit, Liebe und Gemeinschaft gewinnt, so wird er Zeit seines Lebens nichts anderes sein als ein Wesen, das sich mit Arbeit, Liebe, Gemeinschaft auseinandersetzt und wir haben gar keine andere Möglichkeit ihn anders zu verstehen, als im Banne dieser Wirklichkeit und in allseitiger Abhängigkeit von diesen Gesetzen. Daß sich in seinem Erleben manches ändern kann, wenn ihm diese Abhängigkeit in ihrer vollen Tragweite bewußt wird, darf uns nicht darüber hinwegtäuschen, daß alle unsere Aussagen bloß Aussagen über solche Abhängigkeiten sind. In diesem Zusammenhang stoßen wir jedoch wieder auf die Frage, die uns zu den entscheidenden Obersätzen der Individualpsychologie hinüberführt: woher bezieht die Individualpsychologie ihr Wissen um die allseitige soziale Bezogenheit oder um die „Wirklichkeitsbezogenheit" des Menschen? Die Klärung dieser systematischen Zusammenhänge zwischen Theorie und Praxis der Individualpsychologie, zwischen den teleologischen Faktoren in ihrem Naturerkennen und den naturgesetzlichen Faktoren in ihren Zweckanschauungen, erscheint uns besonders geboten, wenn man sich den Beziehungen zwischen Individualpsychologie und Politik zuwendet Denn einerseits werden wir durch politische Erwägungen besonders lebhaft in unserem ethischen Willen angesprochen, weshalb es sehr wichtig ist, daß wir uns der wahren Rechtsgründe unserer Praxis bewußt werden, andererseits werden wir im Umkreis politischen Erkennens und Wollens auf dieselbe scheinbare Heterologie stoßen — oder besser gesagt: auf genau dieselben Probleme. Wir werden infolgedessen auch zum Schlusse gelangen, daß jede individualpsychologische Sorge letzten Endes eine politische Sorge ist, und jede politische Sorge ein individualpsychologisches Problem. Daß Individualpsychologie und jede denkbare Form von Politik denselben Gegenstand der Untersuchung und praktischen Beeinflussung haben, den ganzen Menschen und die ganze menschliche Gesellschaft, und daß alle praktischen oder theoretischen Abgrenzungen, die man zwischen Individualpsychologie und Politik ziehen mag, sich auf definitorische und klassifikatorische Kunstgriffe beziehen oder auf Zweckmäßigkeitsgesichtspunkte, aber nicht auf Einteilungsgründe, die dem Wesen der beiden Disziplinen entsprechen. Diese Feststellung hat mit der Tatsache nichts zu tun, daß man ebenso ein unreifer Politiker wie ein unreifer Psychologe sein kann oder daß man auch ohne klar formulierte rationale Zielsetzung von der einen und von der anderen Seite das Richtige und Nützliche tun kann. In einem idealen Rahmen sind Individualpsychologie und Politik dieselbe Disziplin, beruhen — zu Ende gedacht — auf denselben Voraussetzungen und führen zu denselben Konsequenzen.

Diese innige Verknüpfung von Individualpsychologie und Politik wird uns sofort gegenwärtig, wenn wir jene Frage zu beantworten versuchen nach der Herkunft der Behauptung von der sozialen Bezogenheit des Menschen, die man als das Prinzip des sozialen Monismus in der Individualpsychologie definieren könnte. Diese Erkenntnis kann der Individualpsychologie nicht erwachsen aus der Betrachtung des isolierten Einzelmenschen, weil dem Einzelnen seine soziale Abhängigkeit keineswegs in ihrer wahren Bedeutung bewußt wird, sondern in der Regel in tendenziöser Verschwommenheit und Verarbeitung. Sie stellt ein Bündel von Spielregeln dar, von denen jede einzelne und alle zusammen als Eigengut des Individuums erscheinen, das nur zu gerne so tut, als hätte es sie alle „in sich selbst" vorgefunden oder „aus sich selbst" entwickelt. Um die soziale Gebundenheit des Menschen zu verstehen, ist es notwendig, ihn hineinzustellen in die soziale Wirklichkeit und sein Verhalten ständig mit dem Verhalten der Gemeinschaft zu vergleichen, die ihn umgibt. Es ist unmöglich eine Psychologie des Individuums zu entwerfen, ohne gleichzeitig eine Psychologie der Gemeinschaft zu konzipieren. Die Zusammenhangbetrachtung, die oberster Grundsatz jeder psychologischen Erfahrung sein muß, bezieht sich nicht nur auf die im Individuum gegebenen Zusammenhänge, sondern auch auf den Gesamtzusammenhang zwischen Individuum und sozialer Gemeinschaft. Der Satz, daß der Mensch nur vergesellschaftet leben kann, bezieht sich nicht nur auf eine faktische Möglichkeit des Existierens, sondern auf die Unmöglichkeit des Zustandekommens seelischer Inhalte überhaupt. Der Zwang zur sozialen Beziehung ist dem Einzelnen dadurch gegeben, daß das Bestehen in der Wirklichkeit für den Menschen sich als das Bestehen in der sozialen Wirklichkeit darstellt, das nur durch ständige Zieleinstellung auf diese Wirklichkeit hin gelingen kann. Der Einzelne ist nur insoferne lebensfähig, als ihm die Verflechtung und Eingliederung in die Gemeinschaft gelingt. Damit wird er unmittelbar von den Lebensbedingungen, den Zielen und den Problemen dieser Gemeinschaft selbst abhängig.

Welches diese Ziele, Lebensbedingungen und Probleme der Gemeinschaft sind, ist nun jedoch keineswegs Gegenstand psychologischer Erkenntnis, insoferne sie Betrachtung des Einzelindividuums ist, noch etwa sozialpsychologischer Erkenntnis allein, sondern Gegenstand soziologischer und historischer Erkenntnis im weitesten Sinne des Wortes. Die Probleme der Arbeit, Gemeinschaft und Liebe, als wesentliche Probleme jedes seelischen Bestandes, sind Probleme allgemein sozialer Natur, Erkenntnisse, die aus der Betrachtung der Gemeinschaft als Ganzes gewonnen werden und aus der Untersuchung ihrer objektiven Lebensbedingungen. Wenn die menschliche Gesellschaft leben will, muß sie sich selbst ständig zur Arbeit, Liebe und zur Entwicklung des Gemeinschaftsgefühls anhalten — sie wird sich selbst in ihrer Kollektivexistenz gefährden, insofern sie gegen diese lebenswichtigen Richtlinien verstößt. Dieses Gebot des Lebens, dem sie sich unterwerfen muß, insoferne sie ohne inneren Konflikt leben will, überträgt sie auf ihre einzelnen Mitglieder. Es ist nicht möglich, die Lebensbedingungen des einzelnen Mitgliedes der menschlichen Gesellschaft, etwa als ein Gebiet des „Privatlebens", prinzipiell und axiomatisch von den Lebensbedingungen der menschlichen Gemeinschaft abzusondern. Denn die Lebensbedingungen des Einzelmenschen bilden selbst nur einen Teil der Daseinsbedingungen der sozialen Gemeinschaft, der Druck der Wirklichkeit, der auf ihm lastet, bildet nur einen Teil des allgemeinen Druckes. Das Leben des Einzelnen kann nur verstanden werden als eine Teilfunktion des sozialen Erlebens. Der Beitrag des Einzelnen besteht in dem Zwang und in der Möglichkeit zum Leben und Erleben, mit denen er geboren wird.

Es ist jedoch andererseits auch nicht möglich, die Lebensbedingungen und Zieleinstellungen der Gemeinschaft dadurch zu bewußter Anschauung zu bringen, daß man die Beziehungen der einzelnen Mitglieder der menschlichen Gesellschaft zueinander untersucht und gleichsam summiert, als ob es von dem freien Willen dieser Einzelnen abhinge, ihre Beziehungen zueinander wesentlich zu

modifizieren und damit auch die Daseinsbedingungen der Gemeinschaft umzu-
ändern. In welchem Ausmaß und in welcher Beziehung Gegenwart und Zukunft
der Gemeinschaft vom Verhalten des Einzelnen und seinem „freien Entschluß"
abhängig sind, ist nicht aus einer individualistisch-atomistischen Betrachtung
des Gemeinschaftsproblems zu entnehmen, sondern aus einer Ganzheitsbetrachtung der Gesellschaft selbst. Nur diese Einheitsbetrachtung der Gesellschaft
selbst, welche die ständige Berücksichtigung der objektiven Lebensbedingungen
und Entwicklungsmöglichkeiten der Gesellschaft als Ganzes voraussetzt,
kann uns den Spielraum zeigen, der dem Einzelnen für seine freie Wahl, sei
es zur Bestimmung seines individuellen oder des sozialen Schicksals, zur
Verfügung steht. Dem Feinde und dem Freunde der Menschheit stehen nicht
Entfaltungsmöglichkeiten in grenzen- und formlos mannigfaltiger Fülle zu,
sondern sie sind für die Wahl ihres Standortes durchaus vom inneren Gesetz
der Gemeinschaft abhängig. Diese Zusammenhänge bedingen es z. B., daß der
Kriminelle in der Entfaltung seines kriminellen Programms sich sklavisch
abhängig zeigt von den Wertungen der Gemeinschaft, die er — wenn auch
negativistisch — anerkennt, indem er deren Durchkreuzung zur Richtlinie seines
Handelns erhebt, und daß der Philanthrop mit dem bloßen guten Willen
auch nicht auskommt, sondern über ausgiebige Erkenntnisse und Erfahrungen
verfügen muß, wenn sein Handeln nicht zum Unheil der Menschheit umschlagen soll.

Die allgemeinen soziologischen Erkenntnisse, welche dem System der
Individualpsychologie zugrunde liegen, sind zum Teil außer-psychologischer
Natur und tragen rein biologisch-historischen Charakter. Dazu gehört die
Erkenntnis von der Erdgebundenheit des Menschen, von der zweigeschlecht-
lichen Organisation der Menschheit und der primären Lebensschwäche der
menschlichen Gattung, die sie zur Vergesellschaftung zwingt. Diese Erkenntnisse
sind nichts weiter als Konstatierungen gegebener, evidenter Tatsachen, „absoluter Wahrheiten", die zu voller Bedeutung erst dadurch erwachsen, daß sie
mit unbeirrbarer Konsequenz in den Mittelpunkt einer psychologischen Betrachtung gestellt werden. Da jeder Rechtsgrund dafür fehlt, daß die Menschheit andere als biologisch zweckmäßige Bereitschaften entwickle (oder als
dauernde Eigenschaften fixiere), muß die Einstellung auf ihre biologischen
Notwendigkeiten unmittelbar zur Erkenntnis ihrer psychologischen Haltungen
führen. Entsprechend den objektiven Notwendigkeiten ihrer Existenz entwickelt die Menschheit ihre allgemeinen Zieleinstellungen, entstehen jene überpersönlichen sozialpsychologischen Kraftströmungen, die den psychologischen
Raum um jeden Einzelnen erfüllen. Da in diesen Tendenzen die Erinnerung
an die großen biologischen Zusammenhänge, in welche die Menschheit als Ganzes
hineingestellt ist, nachzittert, kann man von den objektiven Sinnzusammenhängen sprechen, die in ihnen enthalten sind: wobei der „Sinn" eben aus
dem objektiven Zwang zum Bestehen des Lebens erfließt, der die Menschheit als Ganzes beherrscht, und keineswegs aus abstrakten Postulaten. Insoferne
diese objektiven Sinnzusammenhänge an den Einzelnen durch den lebendigen
sozialen Verkehr selbst herangetragen werden, empfiehlt sich eher die Betonung
ihres überpersönlichen oder überindividuellen Charakters. Der Weg in die
Front des Lebens, zur „Aussöhnung mit dem Kosmos", führt für den Einzelnen
über die Anerkennung von Gemeinschaftsgefühl, Liebe und Mitarbeit als Richtlinien des Daseins, die ihm nicht als unpersönliche, sondern als überpersönliche
Gebote der Gemeinschaft entgegengebracht werden.

Es ist demnach ein einheitlicher biologischer Gedankengang, der alle Teil-
gebiete der Individualpsychologie untereinander verbindet. Die Individualpsychologie geht von der Erkenntnis eines biologisch-kosmischen Tatbestandes.

aus, der ihr unmittelbar evident gegeben ist, und führt über eine Reihe soziologischer Urteile zur Erkenntnis der Entwicklungsbedingungen des einzelnen Menschen. In jeder ihrer Aussagen ist dieser ganze Weg der Erkenntnis vorweggenommen und die erkenntnismäßige Durchdringung aller auf diesem Wege liegenden Faktoren gehört implizite zu ihren Aufgaben. Wir sprechen von „Individualpsychologie" nicht, als ob wir die Durchdringung der Einzelseele als besondere Aufgabe irgend einem sozialpsychologischen Unternehmen gegenüberstellen wollten, während es zu den Grundsätzen unserer Lehre gehört, daß eine solche gesonderte Erkenntnis der Einzelseele ohne Bezugnahme auf das soziale Ensemble gar nicht möglich ist; und wir sprechen auch nicht von Individualpsychologie, um ein vornehmliches praktisches Interesse unserer Wissenschaft, das Studium und die Beeinflussung des Einzelmenschen, zu unterstreichen, da es uns gegenwärtig ist, daß diese Theorie und Praxis ohne dieselbe allgemeine soziale Bezogenheit nicht möglich ist. Der Name Individualpsychologie unterstreicht das Bewußtsein der steten Beziehung auf die Ganzheit und unteilbare Einheit des Menschen, die stets auch eine Beziehung auf das Menschheitsganze in sich schließt, während andererseits nur durch die ständige Kontrolle durch diese Kategorie der Ganzheit auch das wahre Principium individuationis gefunden werden kann, durch welches sich das eine empirische Individuum vom anderen unterscheidet. Dieses Principium individuationis liegt nicht in den, einzelne „Triebeinstellungen" fördernden oder hemmenden Momenten, sondern in den auf die einheitliche Front des Lebens als fördernd oder hemmend projizierbaren Bedingungen. Auch wenn die Individualpsychologie individualisiert, stellt sie nicht Teile des Individuums vor sich hin, sondern das ganze Individuum und die ganze Menschheit. Sie individualisiert, indem sie den Sinn der Menschheitsentwicklung hineindeutet in die empirischen Entwicklungsbestimmtheiten des Einzelnen. Die volle Erfassung des Einzelerlebens und die volle Erfassung des Kollektiverlebens gehören in gleicher Weise zu ihren Aufgaben und bedingen sich gegenseitig.

Für den Übergang zum Gegenstandsbereich der Politik ist diese Erkenntnis von der allgemeinen biologischen Einstellung der Individualpsychologie unerläßlich. In diesem Bekenntnis liegt der Hinweis auf die Entwicklung sämtlicher in der Menschheit lebendiger seelischer Tendenzen und Bereitschaften aus kosmischen Notwendigkeiten und die Definition der „Seele als Sicherungsorgan" für den Menschen im Kampfe ums Dasein. Die Beziehung, die sich von dieser Konzeption zu allgemeinen biologischen Theoremen ergeben mag, die Stärkung und Bestätigung, welche diese für die Individualpsychologie bedeuten mögen, und die Befruchtung, welche die Individualpsychologie durch ihr Erfahrungsmaterial ihnen bringen kann, liegt uns hier weniger am Herzen, als die Richtlinien, die sich daraus ergeben für die Beurteilung irgendwelcher ethisch normativer Aussagen. Denn jedes politische System wird irgendwelche sozial-ethische Richtlinien enthalten und es entsteht für uns die Frage, von welchem Standpunkt aus wir solche Richtlinien zu kritisieren und auf ihre Berechtigung hin zu untersuchen vermögen. Unserer Meinung nach kann kein Zweifel daran bestehen, daß die Individualpsychologie in ihren allgemeinen biologischen Voraussetzungen einen solchen Standpunkt besitzt, der sie nicht nur berechtigt, sondern auch verpflichtet, mit jeder möglichen sozialethischen Behauptung sich auseinanderzusetzen und diese auf ihre Geltung hin zu untersuchen. Wenn dieser Standpunkt in einem wesentlichen Sinne im Gegensatz steht zu Anschauungen, die in Kreisen der idealistischen Philosophie sich noch eines größeren Anhanges erfreuen, so sehen wir nicht die Möglichkeit und nicht den Zweck, der darin liegen könnte, diesen Gegensatz zu verschleiern, um so mehr, als eine Zweideutigkeit nur Verwirrung bei der Arbeit der Individualpsychologie selbst stiften kann. Dieser Gegensatz läßt sich wohl am besten dahin definieren: wenn die generelle biologische Einstellung der Individualpsychologie, welche auch die biologisch-genetische Erfassung sämtlicher „moralischen", „objektiv gültigen" Wertbetrachtungen und Abläufe in der Menschheit in sich schließt und weiterhin die Möglichkeit der Kritik und Korrektur solcher Wertsetzungen aus allgemein biologischen Einsichten heraus, wenn diese naturwissenschaftlich orientierte „Ethik" sich schlecht mit irgendeinem Theorem des „moralischen Rigorismus", mit irgendeiner transzendentalen Begründung der „praktischen Vernunft" verträgt, dann muß die Individualpsychologie erklären: tant pis pour le rigorisme! Innerhalb des Systems der Individualpsychologie ist auch in bezug auf das Menschheitsganze kein Platz für irgendeine transzendentale Begründung der Ethik, nicht nur in dem Sinne, daß eine solche Ethik nicht zu ihrem Interessenkreis gehörte, sondern in dem viel umfassenderen Sinne, daß die Individualpsychologie jeder spekulativen Ethik ihre Existenzberechtigung entzieht. Die Individualpsychologie kann Ethik nur als einen Teil unserer naturwissenschaftlichen Erkenntnis rechtfertigen, als einen Teil der Welt unserer Erfahrung, und sie wird jede anders gerichtete Ethik nicht nur als unvollständig in irgendeinem Sinne erklären, sondern als sinnlos ihrer prinzipiellen Möglichkeit nach.

Diese prinzipielle Gegnerschaft von Psychologie und Ethik, welche alle spekulativen oder idealistischen Ethiker im Prinzip wohl erkennen (daher die ängstliche Polemik gegen jeglichen „Psychologismus"), aber faktisch zu umgehen glauben, indem sie die Gleichberechtigung (oder gar Überordnung) der Maximen ihrer Wissenschaft neben (und über) den Maximen der Psychologie dekretieren, konnte nur so lange verschleiert bleiben, als die Psychologie selbst nicht zum vollen Erfassen menschlichen und daher auch ethischen Erlebens gelangt war. Von diesem Mißverständnis, als ob ein Bezirk des Erlebens sich dem psychologischen Erfassen entzöge, konnte die spekulative Ethik Nutzen ziehen, indem sie die Unreife der Psychologie umdeutete in eine prinzipielle Unmöglichkeit des Erfassens. Angesichts einer Psychologie, welche den Menschen und die ganze Menschheit in der vollen Auswirkung ihrer Lebensinhalte sowohl erklärt als auch „versteht", in allen ihren Bedingtheiten und Zielen, — angesichts einer Psychologie, die unmittelbar evidente Aussagen darüber liefert, woher dem Menschen ethischer Sinn erwächst und woher seine ethischen Urteile Inhalt, Sinn und Evidenzkraft beziehen, — ist es sinnlos geworden, ein System der Ethik zu suchen, ein „Reich des Sollens" zu konstruieren, in dem Urteile von irgendwelchem Belange wachsen und gedeihen könnten. Mit der Feststellung, daß der Mensch ein „Sollen" denkt und erlebt, wird nur die empirische Tatsache konstatiert, daß der Mensch sich zielstrebig entwickelt und zur Anerkennung von Geboten des menschlichen Verkehrs gelangt, die eine Vorbedingung seiner Existenz bilden. Daß der Einzelmensch Gemeinschaftsgefühl und Leistungswillen entwickelt, noch bevor er zu bewußter Überlegung über Sinn und Zweck seiner Richtlinien gelangt, ändert nichts daran, daß diese Tendenzen in einer phylo- und ontogenetischen Entwicklungsreihe entstanden sind und ein Zuchtprodukt darstellen. Ein Apriori kommt ihnen stets nur zu im Verhältnis zu irgendeinem Zeitpunkt ihres Auftretens (etwa insoferne als man beim Einzelmenschen von einem angeborenen oder vorbewußten Gemeinschaftsgefühl sprechen kann), aber nicht im Verhältnis zu einem Rechtsgrund, den anzunehmen vor ihrem historischen Auftreten irgendeinen Sinn hätte. Jede Konstruktion einer „autonomen" Ethik, welche ihre Maximen anderswo zu verankern sucht als in der biologisch-historischen Entwicklung der Menschheit, übersieht geflissentlich die Tatsache, daß alle Maximen, deren sie sich bedienen mag, ihre Evidenzkraft einer biologischen Zweckmäßigkeit verdanken: sie konstatiert die empirische Einflußkraft bestimmter Orientierungspunkte auf das Verhalten des Menschen und sucht die innere Folgerichtigkeit dieser Richtlinien herauszuarbeiten. Sie leistet dem Menschen einen Dienst im Sinne einer reineren Bewußtmachung der in der Menschheit ruhenden biologischen Richtlinien. Aber das ganze System als solches hängt in den Netzen biologischer Bedingtheiten. (Wenn Kants „kategorischer Imperativ" für jedes „denkende Wesen" gilt, so gilt es eben nur — für den Menschen, aus dessen Denk- und Gefühlsbestand Kant seine Gesetze ableitet. Durch ein Attentat gegen das Gemeinschaftsgefühl gerät nur ein solches Lebewesen in Widerspruch zu sich selbst, welches die Orientierung auf die Gemeinschaft als lebenswichtige Orientierung in seine seelische Konstitution aufgenommen hat. Die Ethik des Löwen ist die Ethik eines isoliert lebenden Raubtieres.) Ethische Grundsätze sind innerlich widerspruchslos nur im Verhältnis zu einem einheitlichen biologischen Bezugssystem. Die Einheit jeder möglichen Ethik ist daher von der Übereinstimmung ihrer Maximen mit der inneren Zweckmäßigkeit des biologischen Bezugssystems abhängig, in dessen Rahmen sie sich entfaltet. Ein autonomes „Reich der Zwecke" neben dem Reich empirisch-biologischer Zwecke ist entweder ein leeres Gedankending oder eine verschämte Umschreibung biologischer Setzungen.

Wenn die Individualpsychologie demnach eine apriorisch-transzendentale Begründung der Ethik nicht akzeptieren kann, so weiß sie andererseits die Gründe anzugeben, denen zufolge die Orientierung auf Arbeit, Liebe, Kameradschaft aus dem Leben der menschlichen Gemeinschaft nicht verschwinden kann. Diese Ziele stellen den wirksamsten Schutz des Lebens dar und müssen als Werte anerkannt werden, sobald das Leben selbst als Wert bejaht wird. In voller Unabhängigkeit von jedem moralischen Rigorismus oder Apriorismus ist die Individualpsychologie in ihrer moralischen Auswirkung eine Lehre, die getragen wird von einem radikalen Optimismus. Sie stellt fest, daß in den Entwicklungsbedingungen des Lebens selbst ein Zwang zu einer stets harmonischeren Lösung der Lebensprobleme verborgen ist, im Sinne einer Steigerung des Leistungswillens und der Gemeinschaftsfähigkeit der Menschen.

IV.

In dieser Anschauung finden wir die Möglichkeit, jede sozialethische Rechtfertigung politischer Ziele dahin zu vervollständigen, daß wir nur solche Ziele rechtfertigen können, welche sich um die Erhöhung der Leistungs- und Arbeitsfähigkeit der Menschen bemühen und um den Ausgleich aller Hemmungen, welche der Kameradschaft von Mensch zu Mensch und dem harmonischen Zusammenleben der Geschlechter entgegenstehen. Jedes politische System, das auf der Züchtung von Unsicherheits- und Minderwertigkeitsgefühlen aufgebaut ist und auf der direkten oder indirekten Verführung zur Verantwortungslosigkeit, zum leistungslosen Persönlichkeitsgewinn, zur Entfaltung von Machtstrebungen, schließt einen chronischen inneren Konflikt in sich, der die Lebensfähigkeit des Gemeinwesens herabsetzen muß. Die Individualpsychologie bewegt sich bei diesen Feststellungen noch immer im Umkreis biologisch-naturwissenschaftlichen Denkens, aus dem sie allerdings allgemein gültige Wertorientierungen für jedes mögliche politische System gewinnt. Denn es liegt wohl im Wesen jeder politischen Besinnung, daß sie sich die Steigerung der Lebensfähigkeit des Gemeinwesens zum Ziel setzt und nicht dessen Zerstörung.

Politik ist jedoch mehr als ethischer Wille. Der Politiker macht den Versuch, durch ein umfassendes System von praktischen Maßnahmen unmittelbar in das Zusammenleben der empirischen Gemeinschaft so einzugreifen, daß bestimmte Ziele gefördert und Schädigungen verhindert werden. Der Apparat, der ihm zur Verfügung steht, um seine Absichten durchzuführen, sind die verschiedenen staatlichen Institutionen, der „Staat" überhaupt mit allen seinen Machtmitteln.

Wollte man jedoch das Problem der Politik als das Problem der Beziehung des „Staates" zum Einzelnen auffassen, so würde man den tatsächlichen Zusammenhang der Erscheinungen durchbrechen zugunsten einer Auffassung, welche dem Staat ein Sonderleben zubilligt, als dem Repräsentanten einer Rechtsordnung, die unabhängig vom Leben und den Strebungen des Einzelnen einen Sinn hätte. Wir verwiesen bereits darauf, daß der Einzelne nur verstanden werden kann in seinen Beziehungen zur Gemeinschaft und die Gemeinschaft als Ganzes nur in ihrer ständigen Auseinandersetzung mit der kosmischen Wirklichkeit. Es ist nicht ersichtlich, wo in dieser Auffassung eine Lebenseinheit Platz hätte, die weder die ganze Gemeinschaft umfaßt, noch eine Vertretung von Einzelinteressen darstellt, sondern ein autonomes Leben führt. Der Staat selbst hat offenbar nur dann einen Sinn, wenn er der Gemeinschaft hilft, mit ihren Aufgaben fertig zu werden und ihren Lebenskampf zu bestehen. Daß er damit diese Funktion auch dem Einzelnen gegenüber erfüllt, ist bereits durch den Umstand gegeben, daß das Leben des Einzelnen durchaus im Leben der Gemeinschaft aufgeht. Der Staat kann, in seinen Irrtümern und in seinen Wahrheiten nichts anderes darstellen als Irrtum und Wahrheit der Menschen, die ihn geschaffen haben: er drückt, insoferne seine Maßnahmen richtig sind oder falsch, das Verhältnis der Menschen zu ihren eigenen Aufgaben aus, den Grad ihrer sozialen Reife und Einsicht. Der Staat wird den Menschen weder von einem allweisen Geiste, der über den Wolken schwebt, geschenkt, noch wird er ihnen aufgezwungen. Sondern er ist ihre eigene Schöpfung und realisiert soviel Erkenntnis und Schöpferkraft, als in den Menschen steckt, die ihn immer wieder von neuem schaffen.

Vom Standpunkt des sozialen Monismus läßt sich ebensowohl der Satz rechtfertigen, daß „der Staat" mit der fortschreitenden Reife der menschlichen Gesellschaft zum „Absterben" gelangen wird, wie die entgegengesetzte Ansicht, daß jede Betätigung des Menschen zu einer „staatlichen", das heißt: zu einer bewußt gesellschaftlichen Funktion werden muß. Ob man sich für diese oder jene Lösung entscheidet, hängt nicht von einem apriorisch zu bestimmenden „Wesen des Staates" ab. Denn über das Wesen des Staates sagt uns die unmittelbare Anschauung bloß, daß er ein Apparat zur Verwaltung und Organisation der gemeinsamen Angelegenheiten der Menschen darstellt. Diskussionen über das Wesen des Staates sind in Wirklichkeit Diskussionen über den Umfang des Begriffes der „gemeinsamen Angelegenheiten". Ob man den Staat als Sonderwesen aufgehen sieht in allgemeinere soziale Funktionalismen oder ob man dieses Aufgehen als ein Ansichreißen des gesamten gesellschaftlichen Lebens auffaßt, hängt weiterhin davon ab, welche Merkmale der heute gegebenen staatlichen Institutionen man als die besonders „staatlichen" auffaßt. Betont man den Zwangscharakter, den der heutige Staat seinen Maßnahmen mit Vorliebe verleiht, so wird man der Theorie des „Absterbens" huldigen und die Ersetzung jener Garantien, die der heutige Staat durch Zwangsmaßnahmen erzielt, durch die reifere soziale Verständigung der Gesellschaftsmitglieder voraussagen. Den ganzen Prozeß der Selbstverständigung der Gesellschaft mitsamt den Institutionen, die sie zu diesem Zwecke schafft, wird man von diesem Standpunkt jedoch auch anders benennen, denn als „staatliche" Funktion und „staatliche" Institutionen. Die Entscheidung darüber liegt in der vorausgeschickten Definition. Unterstreicht man in der Funktion des heutigen Staates jedoch seine Bemühung um die Bewußtmachung und um den Schutz dieser allgemeinen sozialen Interessen, so wird man denselben Prozeß des Absterbens des Staates nicht als ein Absterben, sondern als eine

Sublimierung sämtlicher Einzelinteressen in die Sphäre des „Staatlichen" auffassen.

Eine Problemstellung, welche die Abgrenzung der Rechte und Pflichten des
Staates gegen die Rechte und Pflichten des „Einzelmenschen" ins Auge faßt,
geht von einer Voraussetzung aus, die keine theoretisch-apriorische, sondern
eine empirische ist: von der Voraussetzung der Unreife des Staates und der
Unreife der Menschen. Insoferne der Staat die Interessen der Gemeinschaft
tatsächlich schlecht vertritt (was nur solange möglich ist, als sich diese Gemeinschaft selbst über die beste Form ihres Schutzes noch nicht klar geworden ist)
und insoferne die Menschen, welche die Gemeinschaft bilden, unvollkommen
vorbereitet sind auf ihre sozialen Aufgaben (zu denen u. a. auch die Bemühung
um die beste Organisation des Staates, also die politische Mitarbeit, gehört)
ergeben sich fortwährende Konfliktsmöglichkeiten zwischen dem Eigenleben
der staatlichen Institutionen und größeren oder kleineren Gruppen innerhalb
der Gemeinschaft, auf deren Kosten sich die Fehler, die der Staat macht, austoben oder die auf Kosten des Staates ihre mit dem Leben der Gemeinschaft
unverträglichen Sonderinteressen zur Geltung zu bringen suchen.

Es besteht also nicht die Möglichkeit, sich über die politische Organisation
der Gesellschaft zu verständigen, indem man alle politischen Probleme ausschließlich als Probleme der staatlichen Organisation auffaßt. Denn in dieser
Exklusivität der Begriffsabgrenzung liegt eine unerlaubte Vorwegnahme dessen,
was man als allgemein gesellschaftliche Funktion auffaßt, eine dogmatische
Einschränkung der sozialen Bezogenheit des Menschen. Daß der Einzelmensch
ein „Privatleben" habe, in dessen Umkreis er sich ohne die ständige Kontrolle
durch staatliche Organe bewegt, ist insoferne eine Fiktion, als der Einzelmensch,
wenn er sich in irgendeinem Bezirk des Lebens in „Freiheit" bewegt, vergißt,
daß er sich diese Freiheit durch ein Jahrtausende langes, sozial geleitetes und
staatlich kontrolliertes Training gleichsam „erkauft" hat. Die fortschreitende
Reife der Menschen erspart ihnen die Arbeit der ständigen gegenseitigen Kontrolle,
die immer mehr den Charakter einer besonderen staatlichen Funktion verliert,
um sich immer mehr als selbstverständlich erlebte und geübte Regel des sozialen
Verkehrs einzubürgern. Daß unserem heutigen Staat noch immer die Aufgabe
obliegt, einige sehr primitive und als solche unmittelbar einleuchtende Attentate
gegen das Leben der Gemeinschaft nach Möglichkeit zu verhindern (z. B. den
Mord), zeigt uns an, daß die Menschen auch in der Sphäre des „Privatlebens"
noch immer so schweren Anfechtungen ausgesetzt sind und daß sie in dieser
Sphäre noch immer so große Fehler zu begehen vermögen, daß das Privatleben
unversehens zu einer öffentlichen Angelegenheit wird. Da das Zusammenleben
der Menschen und die Bewältigung der allgemeinen Aufgaben, denen die Menschheit gegenübersteht, ohne die Einhaltung bestimmter Normen nicht gelingen
kann, ist die Gesellschaft zur Kontrolle des Lebens des Einzelnen in allen seinen
Äußerungen gezwungen. Von der tatsächlich erreichten sozialen Lebenstauglichkeit hängt es ab, wie weit die unmittelbar regelnden und erzieherischen
Maßnahmen der Gesellschaft reichen, und es hängt in gleicher Weise von ihrem
pädagogischen Geschick im Hinblick auf den angestrebten Zweck ab, welche
Maßnahmen sie ergreift.

Es ist daher unmöglich und prinzipiell unzulässig, die staatliche Rechtsordnung als einen autonomen Komplex von Normen ihrem Wesen oder ihrem
Inhalt nach zu untersuchen, unabhängig von der konkreten historischen Umgebung, auf welche sie sich beziehen. Im Verhältnis zu dieser sind sie ihrem
Ursprung und ihren Zielen nach verständlich, unabhängig von ihr verflüchtigt
sich jedes Theorisieren über den „Staat an sich" zum Gemeinplatz, daß die
Menschen gemeinsame Interessen haben und diese gemeinsamen Interessen

gemeinsam verwalten müssen; oder zum anderen Gemeinplatz, daß die Gesellschaft das Recht und die Pflicht hat, die Mitglieder der Gemeinschaft zu erziehen, das heißt: lebensfähig zu machen.

Daß jedoch überhaupt die Frage nach dem Verhältnis zwischen dem Staat
und dem Einzelmenschen aufgeworfen wird, ist uns nicht der Ausdruck
der Tatsache, daß mit der Möglichkeit ständiger Konflikte zwischen Einzel-
interesse und Allgemeininteresse gerechnet wird. Diese Problemstellung offenbart
ihre Sinnlosigkeit, sobald man versucht die Begriffe „staatliche" und „individuelle" Autonomie als psychologische und soziale Realitäten von irgendwelchem
Belange zu erfassen, oder sie läuft auf die allgemeine Wahrheit hinaus, daß
auch die beste Gesellschaft mit starken Erziehungshemmungen rechnen muß,
die ihr aus der schlechten Vorbereitung ihrer Mitglieder erwachsen. Insofern
über die Konfliktsmöglichkeiten, die aus dem staatlichen Zusammenleben der
Menschen entstehen, ernsthaft diskutiert wird, geschieht es unter Vorantritt
einer Prämisse: nicht, daß der Staat „an sich", sondern daß der Staat, wie
er heute ist, nicht die Fähigkeit hat, die chronischen Konfliktsgefahren, die
im Schoße der Gesellschaft schlummern, zu mildern. Nicht die Zusammenstöße,
die sich aus dem Aneinanderprallen der erweisbar unberechtigten Ansprüche
einzelner Mitglieder mit den allgemeinen Interessen der Gesellschaft ergeben,
sind ein Gegenstand politischer Sorge. Sondern jene Konflikte, die sich aus
dem Gegensatz zwischen berechtigten oder gar unabweislichen Ansprüchen
ganzer Gesellschaftsgruppen und Schichten und dem staatlich organisierten
Willen unserer Gesellschaft ergeben.

Wir stehen der Tatsache gegenüber, daß das Leben der Gesellschaft durch
seine eigene Entwicklung die Daseinsbedingungen der Gesellschaft als Ganzes
ständig verändert, während der organisierte staatliche Wille der Gesellschaft
unter Trägheitsbelastungen leidet, die es dem staatlichen Apparat nicht ermöglichen, den veränderten Aufgaben entsprechend Rechnung zu tragen. Das
Ergebnis sind tiefe Schädigungen des gesamten Gesellschaftskörpers, die nicht
anders zum Ausdruck kommen, als daß einem größeren oder geringeren Teile
der Gemeinschaft die moralische und materielle Möglichkeit des Daseins entzogen wird, bis schließlich die Gemeinschaft als Ganzes um den Preis der Erhaltung ihrer eigenen Existenz gezwungen wird, sich einer inneren Umwälzung
und Neuordnung zu unterwerfen. Was wir hier die Trägheitsmomente der
gesellschaftlichen Entwicklung nennen, sind Hemmungen, die teils aus den
Machtstrebungen der Nutznießer eines bestimmten gesellschaftlichen Zustandes
erwachsen, teils aus der allgemeinen Zaghaftigkeit und Schwachmütigkeit der
Menschen, auch bereits erkannte Irrtümer zu bereinigen. Aus dem Gegensatz
der lebenshemmenden Faktoren des Machtfanatismus, der Angst und der Er-
kenntnisdumpfheit einerseits und dem steten Zwang zur Neuordnung andererseits ergeben sich in zyklischen Perioden Augenblicke, in denen die gegebene
staatliche Ordnung sich als tiefste Anarchie und Sinnlosigkeit offenbart und
eine lebenstaugliche Neuordnung nur gefunden werden kann durch einen
revolutionären Umsturz, der den Funktionen des Staates einen neuen Inhalt
gibt. Jede Diskussion über das Verhältnis des „Staates" zum Einzelmenschen
ist letzten Endes eine Auseinandersetzung über das Recht zur Revolution
oder wird wenigstens nur in diesem Zusammenhang sinnvoll.

Im Hinblick auf die biologisch-soziologische Funktion des Staates, die ihn
als ein notwendiges Produkt des Gemeinschaftslebens und — infolge der inneren
Fehlerhaftigkeit der Menschen selbst — als ein stets unvollkommenes Produkt
verstehen läßt, kann man über das Recht zur Revolution nur sagen, daß jedes
politische System, das sich unfähig zeigt, sich den veränderten biologischen
Bedingungen des Menschheitsganzen anzupassen, nicht nur das Recht zur

Revolution gebiert, sondern den Zwang zur Revolution schafft, und zwar in genau demselben Ausmaß, in dem es sich reaktionärem Stillstand ergibt.

Der Zusammenhang zwischen diesen politischen Gedankengängen und dem System der Individualpsychologie liegt in der Einheitsbetrachtung, die uns erlaubt, sowohl das Leben des Einzelnen als auch das Leben der Menschheit in ihrer einheitlichen Abhängigkeit von kosmischen Tatsachen zu betrachten. Jede Psychologie und Politik, welche sich nicht an die „Front des Lebens" begibt, muß das Objekt ihrer Untersuchung selbst vergewaltigen und in abstrakten Prämissen stecken bleiben, die niemals der Fülle der Erscheinung gerecht werden. In diesem Zusammenhange wird es weiter klar, daß Politik mehr ist als eine beiläufige, rein formale Bestimmung der Richtlinien, auf denen sich der menschenfreundliche Politiker zu bewegen hat, mehr als das Aufstellen von idealen Forderungen. Sie ist ein ständiger Kampf mit den Widerständen der Wirklichkeit und ein Komplex von inhaltlich erfüllten, lebensvollen Maßnahmen, deren Zweckmäßigkeit sich vom letzten Ziel herleitet: der Menschheit ihren Kampf mit der Natur zu erleichtern. Versucht ein politisches System, dieses letzte Ziel zugunsten irgend eines Scheinzieles hintanzusetzen (Macht, Ruhm, Verwirklichung weltfremder Ideale), so wird es über kurz oder lang gezwungen, seinen falschen Kurs zu korrigieren, weil es gegen die selbstverständliche Schranke stößt, daß sich die Menschheit nicht zum Selbstmord verurteilen läßt. So selbstverständlich diese inhaltliche materiale Bedeutung jeder politischen Organisation erscheint, ihr reiner Zweckmäßigkeitscharakter, wenn man an die Realität des Gemeinschaftslebens denkt, so notwendig erscheint dieser Hinweis im Hinblick auf die Verführung zu Scheinproblemen und Scheinlösungen, die unmittelbar auftaucht, sobald dieses letzte Ziel jeder Politik aus dem Gesichtskreis verschwindet.

Wir brauchen nur an die ebenso häufigen wie resultatlosen Auseinandersetzungen über die Berechtigung oder die Vorteile der „Demokratie", der „Autokratie", der „Diktatur" oder anderer politisch-formaler Ideale zu denken, um uns dieser Gefahr zu erinnern. Von einem historischen Standpunkt aus (der nichts anderes sein sollte, als die Übertragung biologisch-psychologischer Richtlinien auf das Gemeinschaftsleben der Völker) wird man konstatieren, daß jenes Gemeinwesen das leistungsfähigste ist, welches zur Erfüllung der ihm durch seine Stellung im Kosmos gegebenen Aufgaben auf die ständige einsichtsvolle und freiwillige Mitarbeit aller seiner Mitglieder rechnen kann. Ein solches Gemeinwesen kann und soll radikalste Demokratie üben: es wird auf diese Weise sich selbst immer wieder zur höchsten Leistungsfähigkeit steigern und allen seinen Mitgliedern den größten Lebensspielraum gewähren, indem es ihnen das Recht zur äußersten Selbstentfaltung einräumt. Eine Entscheidung darüber, ob Demokratie möglich oder berechtigt ist, kann jedoch nicht in der blauen Luft der Theorie, sondern nur auf dem harten Boden der Tatsachen getroffen werden. Wesentlich ist die Frage, ob diese Reife und Einsicht der Allgemeinheit bereits tätsächlich vorhanden ist. Denn die unmittelbar drängenden Aufgaben der Wirklichkeit können nicht durch fromme Wünsche wegdekretiert werden, sondern mahnen eindeutig zu steter Erfüllung. Jedes politische System wird sich selbst widerlegen, das sich mit untauglichen Mitteln an diese Aufgaben heranwagt und zu diesen untauglichen Mitteln kann auch die unvollkommene politische, soziale, wirtschaftliche Erziehung eines Volkes gehören. Nicht das ist oder war die Frage, welche die Geschichte täglich der Menschheit stellt: wer regieren soll und wie am besten, etwa im Verhältnis zu einem abstrakten moralischen Schema, regiert werden soll? sondern: wie wirst du mit der Aufgabe der Selbsterhaltung und der Reproduktion deines eigenen Lebens und der Vorbedingungen deines Lebens fertig, die du unter Gefahr des Unterganges erfüllen mußt? Die ganze Geschichte der

Menschheit ist nichts als ein ständig wiederholter Versuch, auf Grund der bereits erzielten Einsicht, der gegebenen Reife im Zusammenspiel der sozialen Funktionen, der tatsächlich vorhandenen ideellen und materiellen Hilfsmittel, den Kampf mit den Gesetzen der Wirklichkeit immer wieder aufzunehmen. Daß dieser tiefste Sinn aller sozialen Entwicklung verschleiert und durchkreuzt wird durch die Sonderziele der Menschen, welche nur zu leicht das Interesse der Gemeinschaft durch die Brille ihrer Sonderinteressen zu erfassen versuchen und immer wieder den Versuch unternehmen, ihr Sonderinteresse dem Allgemeininteresse voranzustellen, steht nicht im Gegensatz zum objektiven Sinn aller sozialen und historischen Entwicklungen und Verwicklungen. Ebensowenig der Umstand, daß an schwierigen Wendepunkten, da die inneren Möglichkeiten der Gesellschaft in krassen Widerspruch treten zu ihren Aufgaben, der bessere Weg nur durch — oft sehr kostspielige — Experimente gefunden werden kann.

Kein formales Schema enthält eine Entscheidung darüber, welche Staatsform oder welche Klasse oder ob überhaupt vorwiegend eine vor anderen Klassen berufen ist, mit der gegebenen historischen Aufgabe fertig zu werden, weil kein formales Schema auch bloß ein einziges Bestimmungsstück der empirischen Aufgabe enthält, mit welcher die Gesellschaft fertig werden muß, und die z. B. lautet: Reform der Agrarproduktion oder Umwälzung der Produktionsverhältnisse überhaupt. Die Geschichte stellt der Menschheit reale Aufgaben von konkretem Umfang, die sie immer wieder unzulänglich vorbereitet finden, und die Zuchtrute der Wirklichkeit, die sie über die unvollständig organisierte Gemeinschaft schwingt, sind: Krieg, Hunger, Pestilenz, Verwüstung und Zerrüttung weiter Lebensbezirke. Im Hinblick auf diesen Zwang zur Selbstentwicklung, unter dem die Menschheit lebt und der ununterbrochen durch die kontinuierliche Modifikation der Lebensbedingungen unter dem Einfluß des gelebten Lebens gefördert wird, erscheint jedes politische System, das die endliche Verewigung zeitlicher Verhältnisse postuliert, von vornherein mit einem Grundirrtum behaftet. Die Frage nach dem „Recht zur Revolution", die sinnlos wird angesichts des Zwanges zur Revolution, den die Wirklichkeit selbst erzeugt, reduziert sich zum Problem der „Regiekosten" der historischen Entwicklung. In Hinsicht auf dieses Problem ist eine Aussage aus allgemein sozialpsychologischen Erkenntnissen wohl möglich. Denn es erhellt uns unmittelbar, daß die Regiekosten der Entwicklung in jener Gesellschaft am niedrigsten sein werden, welche die Bedingungen ihrer Existenz am deutlichsten erkennt und am besten beherrscht und aus sich selbst heraus die geringsten Hemmungen entfaltet, um dem erkannten Allgemeininteresse gemäß zu handeln. Ohne das konkrete Bild einer solchen Gesellschaft entwerfen zu wollen oder die Frage zu berühren, welche Ansätze in unserer sozialen Wirklichkeit zur Entwicklung eines solchen Gesellschaftsorganismus vorhanden sind, können wir uns des Hinweises nicht enthalten, daß mit der bloßen Aufstellung eines formalen Ideals, etwa der Demokratie, die Unvollkommenheiten, die unserer Gesellschaft im Verhältnis zu diesem Maßstab anhaften, und die Schwierigkeiten, die sie auf diesem Wege erwarten, nicht gelöst erscheinen. Eine Gesellschaft, welche jenen Bedingungen der reibungslosen Selbstentwicklung gerecht zu werden vermag, muß aufgebaut sein auf der Grundlage bestimmter Eigenschaften und Möglichkeiten und muß frei sein von bestimmten Voraussetzungen, die zu chronischen Konfliktsmöglichkeiten führen. Es ist eine Frage für sich, ob diese innere Umwälzung der sozialen Beziehungen in ihrer ganzen inhaltlichen Fülle auf dem Wege der formalen Demokratie erreicht werden kann. Diese Frage kann nicht die Theorie, sondern nur die Wirklichkeit entscheiden. Wir können nur durch eine mutmaßliche Abschätzung des Verhältnisses zwischen den schöpferischen Kräften, welche die politischen Demokratie heute und jetzt entfaltet, und der von der Gesellschaft tatsächlich zu leistenden Entwicklungsarbeit eine Meinung darüber gewinnen, ob es ihr gelingen wird, unter Beachtung der politischen Spielregeln der reinen Demokratie mit den Aufgaben der Zukunft fertig zu werden, und jedes Urteil darüber ist durchaus abhängig von unserer Fähigkeit, den Weg der Geschichte überhaupt vorauszuahnen. So selbstverständlich es erscheint, — im Hinblick auf den ewigen Zustand des Trainings, in dem sich die Menschheit befindet, der sich gar nicht anders auswirken kann, als in einer fortschreitenden Steigerung ihrer Leistungsfähigkeit, in einer immer reineren Bewußtwerdung der Bedingungen ihres Lebens, — daß sich die Menschheit auf der stetigen Linie einer Selbstvervollkommnung bewegt, so unsinnig ist es, in irgend einem Augenblick der Entwicklung ein formales Ideal, dessen Realisierung einen bestimmten Reifegrad der Menschheit bereits voraussetzt, dogmatisch dem wirklichen sozialen Werden entgegenstellen zu wollen. Es ist wiederum nicht eine Frage der Theorie, sondern eine Frage der Praxis (oder der Theorie, insoferne sie gesetzmäßige Erfassung menschlicher Praxis ist, und nicht ethische Spekulation), auf welchem Wege auch dieser innere Reifegrad der Menschheit erreicht werden wird, der die Auswirkung der lebendigsten Kräfte der Gemeinschaft unter den Garantien der radikalsten und freiesten Demokratie ermöglichen wird. Ebenso sicher, wie dieses Ideal die einzige widerspruchlose Lösung aller Probleme des Gemeinschaftslebens enthält und ebenso sicher, wie sich die Menschheit kraft ihres ununterbrochenen Trainings auf dieses Niveau hinaufzüchten wird, — ebenso sicher muß jede politische Ideologie Schiffbruch leiden, welche in jedem beliebigen Augenblick die Orientierung nach der Form und nicht nach dem Inhalt des Gemeinschaftslebens sucht.

Der Inhalt des sozialen Lebens ist die soziale Praxis, die Gesamtheit aller Bedingungen und Umstände, Rechtsverhältnisse und materiellen Voraussetzungen, welche das Leben der Menschen beeinflussen; jedes Ideal ist nur insofern realisierbar, als es sich als eine Lösung der durch die Praxis notwendig gestellten Aufgaben darstellen läßt, und ist in jedem Augenblick nur in dem Maße realisierbar, als die Voraussetzungen seiner Realisierung in der konkreten Beschaffenheit der Menschen und ihrer empirischen Lebensbedingungen vorbereitet sind. (Eine Demokratie von Schildbürgern ergibt eine schildbürgerliche Lösung der Lebensfragen der Gemeinschaft und führt daher entweder zum Untergang besagter Schildbürgerei oder zum Ersatz der untauglichen politischen Form durch eine tauglichere; diese mag formal noch so verworren sein, — sie hat vor der Schildbürgerei den Vorteil, daß sie das Gemeinwesen nicht in einen Friedhof verwandelt. Sie kann der schöneren Form offenbar erst dann weichen, wenn die Schildbürger — durch Erfahrung, Erziehung, Aufklärung — sich ihrer Dumpfheit entledigt haben.) Ebenso wie jede Handlung eines Menschen nur aus dem Ziel zu verstehen, zu rechtfertigen oder zu verurteilen ist, dem sie letzthin zustrebt, kann auch ein politischer Akt nur durch Annäherung an das Ziel beurteilt werden, dem er dient. Jeder Weg wird daher zu rechtfertigen sein, der als der zweckmäßigste oder gar als notwendig erscheint, um ein günstiges Ziel zu erreichen, mag auch die einzelne Wegstrecke äußerlich andere Bestimmungen zeigen, als die formalen Merkmale des Zieles: inhaltlich kann sie der beste Weg zu jenen Erfüllungen sein, welche allein dem formalen Ziel einen inneren Sinn verleihen. Darüber unterrichtet uns schließlich eine Diskussion über die Inhalte und die Bedingungen ihres Werdens. Andererseits wird kein politisches Ideal sich theoretisch oder praktisch rechtfertigen können, dessen Realisierung die Vernichtung des obersten Wertes jeder organismischen Einheit voraussetzt: des Lebens selbst.

Was jede politische Zielsetzung demnach unmittelbar zu ihrer Ergänzung braucht ist: materiale Erfahrung, historisches Wissen und soziologische Einsicht.

Ebensowenig, wie das bloße Denken oder Erfühlen einer richtigen Orientierung
den Menschen aus seiner Lethargie und Fehlerhaftigkeit herausführt, sondern
erst die vom richtigen Ziel geleitete Tat, ebenso wie jeder Leistungswille und
jedes Gemeinschaftsgefühl unfruchtbar bleiben, solange sie Lippenbekenntnis
sind und vages Ideal, und nur als ein wirkliches Leistenkönnen und praktisches
Gemeinschaftsüben im empirischen sozialen Verkehr zu sozialer Wirksamkeit
erwachsen, — ebenso ist politischer Wille ohne soziologische Erkenntnis eine
leere Phrase oder eine Gefahr. Nicht bloß das Ziel, zu welchem wir die Menschheit führen wollen, sondern auch unsere Bemühung um den möglichen und
richtigen Weg entscheidet über unsere politische Gesinnung. Ebenso wie der
Neurotiker Ziele vorgibt, die er selbst durch die offenkundige Unangepaßtheit
der Mittel widerlegt, die er anwendet, ist es ein häufig geübter Kunstgriff des
verantwortungslosen Politikers, sein wirkliches Ziel hinter der Vieldeutigkeit
der Mittel zu verbergen (durch Verschweigen von Voraussetzungen oder Konsequenzen oder durch Übertreibung des tatsächlichen Erfolges, der bestenfalls
erreicht werden kann). Das Beutefeld jener unlauteren Manipulationen, die
man als „Demagogie" verpönt, ist die mangelnde soziologische Bildung und
Erfahrung breiter Massen, welche ihnen die Abschätzung der Tragweite politischer Devisen unmöglich macht. Neben allen psychologischen und sozialen
Spannungen, welche die politischen Gegensätze in der Gesellschaft nähren,
liegt in der scheinbaren Vieldeutigkeit der sozialen und historischen Tatsachen
als solchen der logische Grund für das grundsätzliche Auseinanderstreben scheinbar gleichgerichteter Ideologien.

Jedes politische System muß daher, — insoferne es verantwortungsvoll
seinem eigenen Objekt, der Menschheit und ihrem Schicksal, gegenübersteht, —
streben, sich auf ein wissenschaftlich legitimiertes soziologisches System zu
stützen und bereit sein, seine Tendenzen durch die Gesetze, die ihm die Soziologie vermittelt, kontrollieren zu lassen. Aus unseren bisherigen Ausführungen
geht hervor, daß die Individualpsychologie eine solche Ergänzung nur in einer
naturwissenschaftlich orientierten Soziologie finden kann, welche die
Maximen der Individualpsychologie auf das Gesellschaftsganze überträgt.
Diese Soziologie kann ebensowenig etwas prinzipiell Verschiedenes von der
Individualpsychologie sein, als die Trennung von individuellem und sozialem
Erleben möglich erscheint. Die Möglichkeit einer naturwissenschaftlich orientierten Soziologie steht nicht zur Diskussion. Sie ist in erster Linie als Forderung
gegeben. Da sich das historische Schicksal der Menschheit als ein Teil wirklichen kosmischen Geschehens (als ein Teil der „Natur") abspielt, ist ein Zweifel
in bezug auf die Möglichkeit der Durchführung der Aufgabe selbst nur ein
Zweifel an der Zulänglichkeit und Reife unserer Erkenntnismittel. Der Weg,
den eine solche wissenschaftliche Soziologie gehen muß, ist durch die Methodik
aller anderen Naturwissenschaften vorgezeichnet: phänomenologische Erfassung
und Beschreibung der Tatsachen und induktive Erkenntnis der Gesetze, die sie
beherrschen. Es kann sich weiterhin darum handeln, ob wir Ansätze oder Ergebnisse zu einer solchen Soziologie besitzen oder nicht.

Die Einwände, die von philosophischer Seite vielfach gegen die Möglichkeit einer naturwissenschaftlich orientierten Soziologie erhoben wurden, hängen
aufs Engste mit den seelischen Funktionen der Zielstrebigkeit („politisches
Ideal" Stammlers) und mit dem Wesen der individuellen Eigenart zusammen
(Rickerts sonderbare Begriffsbildung der „individuellen Kausalität", die auch
jede Psychologie nach seiner Meinung unmöglich machen soll; siehe dazu Kronfelds treffende Kritik in „Wesen der psychiatrischen Erkenntnis" S. 194ff.).
Der Umstand, daß der Mensch sich wertend verhält und wertend die Inhalte
seines Lebens realisiert, durchbricht — nach der Meinung dieser Autoren —

jede kausale gesetzmäßige Beziehung. Ohne an dieser Stelle eine gründlichere Kritik versuchen zu wollen, die zum Teil bereits Gesagtes wiederholen würde, geben wir unserer Meinung dahin Ausdruck, daß der wertende, zielstrebige Charakter der seelischen Funktionen als Einwand nur gegen eine Psychologie gelten kann, welche die Finalität der Seele selbst nicht in den Kreis ihrer Betrachtung zieht. Er ist kein Einwand mehr gegen eine Psychologie, welche das teleologische Prinzip als die treibende Kraft aller seelischen Funktionalismen in den Mittelpunkt ihrer Theorie stellt und in seiner gesetzmäßigen Bedingtheit erläutert. Durch sein wertendes Verhalten (seine Soll-Beziehungen) stellt sich der Mensch nicht auf übernatürliche, sondern auf überpersönliche Zusammenhänge ein und die Gesellschaft als Ganzes auf kosmische Zusammenhänge, die Träger kausal gesetzmäßiger Bedingungen sind. Der Schein der Berechtigung, der diesen Einwänden anhaften mag, stammt daher, daß die Psychologien und Soziologien, gegen welche sie sich richten, selbst nur unreife Vorstadien dieser Disziplinen darstellen oder tendenziös mißverstanden werden. Die methodologische Verwandtschaft von Psychologie und Soziologie kommt andererseits auch darin zum Ausdruck, daß sie — ebenso wie sich meistens dieselben Argumente gegen beide Wissenschaften richten — auch durch dieselben Gegenbeweise entlastet werden.

Zum Schluß möchten wir darauf hinweisen, daß der Gedanke einer naturwissenschaftlich orientierten Soziologie uns am konsequentesten und erfolgreichsten in den Werken von Karl Marx und Friedrich Engels und deren kongenialen Nachfolgern (als welche wir keineswegs alle offiziellen „Marxisten" ansehen möchten) durchgeführt erscheint und zu gesetzmäßigen Erkenntnissen verdichtet, die wohl allen abstrakten Argumenten zum Trotz die Möglichkeit und exklusive Berechtigung einer solchen Soziologie de facto erweisen. Während wir es uns wieder versagen müssen, die prinzipielle Wesensverwandtschaft zwischen den marxistischen Thesen und den Thesen der Individualpsychologie des Näheren zu erläutern, möchten wir den Hinweis auf die umfassenden Ergebnisse der Forschungen von Marx und Engels vorläufig bloß als eine Unterstützung unserer Anschauung von der Möglichkeit und Notwendigkeit einer Ergänzung der individualpsychologischen Befunde durch eine gleichgerichtete soziologische Disziplin verstanden wissen. Denn der Gedanke der kollektivistischen Geschichtsauffassung, als welche sich uns Marxens Programm präsentiert, und auch der Gedanke der Gebundenheit des Menschen an die wirtschaftlichen Produktivkräfte und Produktionsbedingungen ist in den leitenden Grundsätzen der Individualpsychologie enthalten, daß das Leben des Einzelnen nur als Teilfunktion kollektiven Erlebens verstanden werden kann und nur innerhalb des real gegebenen Bezugssystems Mensch-Erde. Es stellt an und für sich ein Programm für weiteres Forschen dar, die Ergebnisse beider Disziplinen, die demselben Ziele zustreben, zu einer systematischen Einheit zu vereinigen. Nur als eine Teilstrecke eines solchen innerlich gebundenen Gedankensystems können jene Urteile und Handlungen wissenschaftliche und moralische Geltung beanspruchen, die wir „politisch" nennen, das heißt: die wir erleben, wenn wir mit den schwachen und ewig unvollkommenen Mitteln unseres Verstandes den unendlichen Gang der Menschheitsentwicklung zu durchleuchten und zu beeinflussen versuchen.

Ideengeschichte und Wirtschaftsgeschichte.

Von

Dr. Rudolf Pick-Seewart-Wien.

I. Geschichtschreibung.

Die Weltgeschichte, also die Erzählung von allem, was Menschen, seit sie leben und schreiben können, getan und erlitten haben, lehrt uns den allmählichen Sieg der gemeinschaftsfördernden Strömungen, obwohl das notwendige Verlangen des Individuums nach reichem und sicherem Leben die ursprünglich sehr enge Verbindung der Stammesangehörigen bald unterbricht; aber dieser kritische, revolutionäre Individualismus der Griechen wie der Renaissance und der Aufklärung hat nicht eine wirklich gesunde Gemeinschaftsform zerstört, sondern eine primitive und grausame Gemeinschaftsform, die ja bei den Wilden Stammfremde grundlos tötet, Frauen zu ständiger Arbeit verdammt und alle bei Wildmangel zum Hungertode verurteilt. Die Zivilisation hat dem Menschen die Natur untertänig gemacht: das ist ihr unendliches Verdienst. Wir danken es ihr, daß sie durch bessere Ackerbautechnik und Weltverkehr Hungersnöte unmöglich macht, durch Einsicht in die Naturgesetze Epidemien, Hexenverbrennungen, Gottesurteile; die Lage der Bauern hat sie zwar beide Male, um 500 v. Chr. und um 1500 n. Chr., anfangs verschlechtert, aber dann verbessert: Der größere Reichtum ist nur vorübergehend mit geringerer Gemeinschaft erkauft worden, in der ganzen Entwicklung hat er sich wieder mit größerer, und jetzt viel echterer und allumfassender Gemeinschaft verbunden.

Aber nicht, um dies zu beweisen, haben die Gelehrten bisher Geschichte geschrieben. Vielmehr zu vier Zwecken: um den Ruhm Einzelner oder eines Volkes zu verkünden (Babylonier, Ägypter, die ersten Juden [1] und Griechen, Herodot); um aus den geschehenen Ereignissen Lehren zu ziehen und Gesetze abzuleiten, die den Politiker bei einer künftigen Handlung („Pragma") führen können („pragmatische Geschichtschreibung", Thukydides [2], Macchiavelli); um eine Partei, Richtung, Klasse in ihrem Kampfe zu unterstützen (Polybius, Sallust, Tacitus — die prophetische, „deuteronomische" Geschichtschreibung [1], Augustinus — Voltaire — Marx); um ein im Menschen schon früher mitwirkendes, also auch die früheren Historiker mitbeeinflussendes, aber erst spät selbständig werdendes Gefühl reiner Wißbegierde zu befriedigen, um zu schildern, „wie es gewesen ist", nach den Worten des Mannes, den die deutsche Geschichtswissenschaft heute noch ihren Größten nennt: Ranke.

Keine dieser vier Arten wird der Kritiker vom Standpunkte der Individualpsychologie unbedingt loben dürfen; denn Kritiker sein heißt Berater sein und bedeutet eine schwere Verantwortung. Das Lob einzelner großer Männer führt

---

[1] Stade-Holzmann: Geschichte des Volkes Israel, in: Allgemeine Geschichte in Einzeldarstellungen Abt. I, Bd. 6, S. 1—2. Herausg. v. Ducken; Einleitung über Quellen. Berlin 1887—88.

[2] Laqueur, Gießen: Vorlesungen a. d. Universität Frankfurt a. M., Wintersemester 1913—14.

den Leser dazu, eine ähnliche überragende Rolle spielen zu wollen, es führt zur
„Genieverehrung" und „Geniereligion" (Zilsel); aber auch das Lob eines
ganzen Volkes ist noch nicht gemeinschaftsfördernd in unserem Sinn. Es ist
ja eine wichtige Frage, welche Stufe der Gemeinschaft der Individualpsychologe
mindestens anerkennen, für berücksichtigenswert im Handeln eines bestimmten
Menschen erklären müsse. Aber die Antwort auf diese Frage lautet in verschiedenen Fällen verschieden. Der Individualpsychologe als Berater eines Patienten
oder als Erzieher mag wohl die Familie als höchste Einheit bezeichnen — wenn
nämlich der Patient oder das Kind voraussichtlich vor allem in der Familie
wird leben und für sie wirken können, so daß anderen wenig Unrecht geschieht
(weil mit anderen wenig Berührung stattfindet), und ebenso diese anderen dem
Patienten oder Kind wenig schaden. Der Individualpsychologe als Politiker
mag, wenn er sich fast nur mit Innenpolitik befaßt, das Volk als höchste Einheit
ansehen; dadurch wird allzu heftige Feindschaft zwischen den Parteien vermieden,
von denen doch oft mehrere ein wenig Recht haben. Ebenso mag er, wenn er
sich mehr mit äußerer Politik befaßt, eine Klasse — dann aber wohl nur die
unterdrückte — als höchste Einheit ansehen; dadurch werden die nationalen
Gegensätze, die zu soviel Kriegen geführt haben, abgestumpft. Aber gerade der
Geschichtschreiber, der immer, auch wenn er ein Werk über ein Volk verfaßt,
mit anderen Völkern, auch wenn er über eine Partei oder Klasse schreibt, mit
anderen Parteien und Klassen zu tun hat, gerade er wird immer gegen die ungerecht sein, die er nicht mit als „seine Gemeinschaft" ansieht. Das ist ja das
Wesen unseres Gemeinschaftsbegriffs, daß es neben dem Ich auch viele Du's
als gleichwertig dem zum Egoismus geneigten Einzelbewußtsein einprägt. Ein
Vorrecht des Ich ist ja lebensnotwendig, nur zuviel Egoismus schadet dem Ich
und den Dus. „Jeder ist sich selbst der Nächste", wäre dabei noch kein schlechter
Wahlspruch; meinen doch die meisten, jeder sei sich selbst der Einzige, und
„liebe deinen Nachbarn wie dich selbst" dürfte nicht dem Grade nach, nur der
Art nach gemeint gewesen sein. Aber eine gewisse Mitberücksichtigung des
anderen setzt schon Einbeziehung desselben in den neben dem Ich bestehenden
Kreis eines Kollektiv - Ich voraus; und der Historiker, der ja Wissenschaft
treiben, also objektiv sein soll, muß gegen alle seine Objekte gleich gerecht sein.

Aus diesem Grunde war der dritte Weg, der des Tendenzschriftstellers,
ebenso bedenklich wie der erste; Polybius war gegen die Demokraten, Sallust
gegen Catilina, Tacitus gegen die Kaiser, die Prophetie gegen die neue Kultur,
Augustin gegen die Heiden, Voltaire gegen die Katholiken, Marx gegen die
Feudalen wie gegen sozialistische Gegner ungerecht. Aber auch der zweite Weg,
der pragmatische, führt zu keinem Resultat. Technologie der Politik ist eine
Technik, also ein selbständiger, eigener Lebensberuf; der Geschichtsforscher,
d. h. Sammler und Sichter, und Geschichtschreiber kann dieses Amt nicht mit-
verstehen. Technologie der Politik verlangt Beherrschung des vom Historiker,
vom Soziologen und vom Ethiker gebotenen Stoffes; aus der Arbeit dreier
Berufe wird ein Vierter ernährt, der zweckmäßig mit der praktischen Politik
verbunden wird. Thukydides wie Macchiavell sind gescheitert — beide auch
in der praktischen Politik. Nicht etwa, daß sie nur unter der Beschränkung ihrer
Zeit gelitten hätten! Auch Wissen, das ihre Zeit schon hatte, fehlte ihnen.
Thukydides wäre der größte und nützlichste Mann des Altertums geworden,
wenn er mit seinem historischen Können und Wissen nur das Wissen auf dem
Gebiet der Soziologie und Ethik verbunden hätte, das Plato besaß; Macchiavelli, hätte er mit seinem Wissen und Können das des Morus verbunden,
konnte der Weltgeschichte einen solchen Impuls geben — gerade mit seiner
Vitalität, seiner Charakterkraft und seiner künstlerischen Größe — daß wir es
uns kaum vorstellen können. Marx, so weit er zu dieser Gruppe gehört, hat

gerade deshalb so Großes geleistet, weil er Ethiker[1] (ohne es zu wissen und zu sagen) und Soziologe war.

Die vierte Art der Geschichtschreibung, die Rankesche, läuft oft Gefahr, gerade, weil sie keine Tendenz hat, der nächstliegenden Tendenz, der Liebe zum eigenen Stoff, zum eigenen Beruf, zu den eigenen Verhältnissen und Beziehungen, zur eigenen Umwelt, auch Volk und Partei usw. zu erliegen; so ist Ranke oft geradezu auf die erste Stufe zurückgesunken und hat einzelne „große Männer" oder sein Volk verherrlicht, oft wieder vergessen, daß Geschichte nur ein Mittel zum Zweck ist, daß diejenigen, die seine Werke lesen sollten, noch viele andere lesen mußten, und ist daher so ausführlich[2] geworden, daß ihn jetzt außer den Berufshistorikern wenige lesen.

Gegen diese letzterwähnte Gefahr, Versinken in Berufsüberschätzung, in historiographische Eigenbrötelei, gibt es nur ein Mittel: Anerkennung einer Tendenz, aber der einzigen, die keiner Gemeinschaft schadet, der Tendenz zur Beglückung und Leidensverminderung der ganzen Menschheit. Soweit neben ihren nationalen und anderen Tendenzen Macaulay[3] in seiner englischen Geschichte, Mommsen in seiner römischen, Beloch[4] in seiner griechischen, Kremer[5] in seiner Geschichte der Ideen des Islams, Mehring in der Geschichte der deutschen Sozialdemokratie von dieser Tendenz beherrscht waren, dürfte man sie wohl als Vorbilder um so mehr ansehen, als ihre Begeisterung für diese Tendenz sie auch ebenso schön lesbar macht, wie Voltaire oder Treitschke die ihre. Der letzte Name möge nebenbei daran erinnern, daß die Verherrlichung als Zweck der Geschichtschreibung auch in der Gegenwart manchen ganz beherrscht; Treitschke hat ebenso als Preuße und Deutscher geschrieben, wie Herodot als Grieche, und gerade seine Naivität macht ihn zu einem künstlerisch hochstehenden, aber natürlich für alle wissenschaftlichen und praktischen Zwecke mit besonderer Vorsicht zu lesenden Historiker. Mehr oder weniger Vorsicht ist aber bei jedem notwendig, und das von Mommsen aufgebrachte Schlagwort von der „voraussetzungslosen Wissenschaft" würde nicht Menschen, sondern reine Geistwesen voraussetzen. Mommsen selbst,

---

[1] Das Kapital. Kritik der politischen Ökonomie von Karl Marx. Bd. 1, 1. Buch. Der Produktionsprozeß des Kapitals. Volksausgabe, herausgeg. von Karl Kautsky. 6. Aufl. Stuttgart, Berlin 1922, S. 688 „,Tantae molis erat (solch gewaltige Mühen kostete es), die „ewigen Naturgesetze" der kapitalistischen Produktionsweise zu entbinden, den Scheidungsprozeß zwischen Arbeitern und Arbeitsbedingungen zu vollziehen, auf dem einen Pol die gesellschaftlichen Produktions- und Lebensmittel in Kapital zu verwandeln, auf dem Gegenpol die Volksmasse in Lohnarbeiter, in freie „arbeitende Arme", dieses Kunstprodukt der modernen Geschichte (Anm. 248). Wenn das Geld, nach Augier, „mit natürlichen Blutflecken auf einer Backe zur Welt kommt", so das Kapital von Kopf bis Zeh, aus allen Poren, blut- und schmutztriefend (Anm. 250). Anm. 248. Der Ausdruck „labouring poor" (arbeitende Arme) findet sich in den englischen Gesetzen vom Augenblick, wo die Klasse der Lohnarbeiter bemerkenswert wird .... Aus dem Gesetz ging der Ausdruck in die politische Ökonomie über, von Culpepper, J. Child usw. bis A. Smith ... Danach beurteile man den guten Glauben des „execrable political cantmonger" Edm. Burke, wenn er den Ausdruck „lab. poor" für „execr. political cant" (widerliche politische Phrase) erklärt ... Marx sagt dann, Burke, der der Begründer der politischen Romantik, Lehrer Steins, Görres' und Gentz' und also auch Müllers und Spanns war, sei bestechlich und deshalb vor 1792 Whig, dann Tory gewesen. Da er nur eine Quelle anführt, wird man den großen Schützer Indiens, Amerikas und Marie Antoinettes nicht verdammen; er nahm offenbar Geld, wo er überzeugter Anhänger war; aber man beachte das gewaltige Pathos des angeblichen Materialisten Marx, auch am Schluß der Anm. und in Anm. 250, wo die Auswahl des Zitats für den Ethiker fast noch bezeichnender ist.

[2] Ranke: Sämtliche Werke. Leipzig 1867—90. 54 Bände!

[3] Geschichte von England seit dem Regierungsantritte Jakobs II., deutsch v. W. Beseler, Braunschweig 1856.

[4] Beloch: Griechische Geschichte. Straßburg 1897.

[5] Alfred Kremer-Quenrode: Geschichte der herrschenden Ideen des Islams. Leipzig 1868.

dem für seine künstlerischen Qualitäten — besonders Charakterdarstellung, die
leider manchmal an shakespearehafte Charakterschöpfung grenzt, wie bei
Appius Caecus — der Nobelpreis für Literatur verliehen wurde, ist auch
oft ein demokratischliberaler Deutscher, der um 1850, wie Erich Marcks[1]
bemerkte, den rettenden Heros des deutschen Bürgertums erwartete und· darum
Caesar ersann — in dieser unmöglichen Größe.

II. Einteilung.

Qui bene distinguit, bene docet. Dieser alte Schulmännerspruch wird sich
wohl auch dahin erweitern lassen, daß gute Unterscheidung der Teile des Stoffes
die wissenschaftliche Behandlung desselben erleichtert. Mit der einst gebräuchlichen Einteilung des geschichtlichen Stoffes in Altertum, Mittelalter und Neuzeit ist jetzt ebenso wenig mehr etwas anzufangen, wie seinerzeit nach der
Renaissance mit der vorher im Mittelalter üblichen in heidnische und christliche
Zeit. Aber aus zwei verschiedenen Gründen. Damals, im ersten stolzen Hochgefühl der wieder erwachten „Bildung", glaubte man — nur halb mit Recht —
so viel Neues geschaffen zu haben, daß die eigene Zeit unbedingt abgetrennt
werden müsse von der vorangegangenen; und auch als einige Jahrhunderte
verstrichen waren, war es noch immer ein Zeichen von Egozentrismus, eine
Periode von drei oder vier Jahrhunderten als gleichberechtigt neben zwei Perioden
von mehreren und von einem Jahrtausend zu behandeln. Jetzt haben wir
erkannt, wie viel die früheren Generationen geleistet haben und daß das, was
„Altertum" hieß, besser in vier, mindestens in zwei Teile geteilt werden muß.
Ferner sehen wir, daß unsere, noch jetzt fortdauernde Periode schon um 1200
beginnt, was denn nun unsere und unserer letzten Vorfahren Bedeutung mindert.

Daß man jene Zeit, die noch nicht schreiben konnte und daher geschichtliche
Denkmale nach früherer Auffassung nicht hinterlassen konnte, doch nicht vor-
geschichtlich nennen und einer anderen Wissenschaft — Ethnologie oder Anthropologie — überlassen dürfe, ist jetzt gewiß jedem klar: das Menschengeschlecht
ist eine Einheit, und soweit wir von Menschen etwas hören und wissen, muß ihr
Verhalten, so weit es Veränderung gesellschaftlicher Tätigkeiten und Zustände
bedeutet, ebenso vom Historiker behandelt werden, wie ihr Verhalten, so weit
es beharrendes gesellschaftliches Leben bedeutet, vom Soziologen, und soweit
es die seelischen und körperlichen Erscheinungen beim Einzelnen betrifft, vom
Psychologen und Biologen. Früher, als man Kriege, Taten von Fürsten und
bestenfalls von Denkern und Dichtern für das Wichtigste hielt, mochte man
meinen, wo nicht geschrieben werde, würden eben keine geschichtlichen Tatsachen überliefert: uns ist auch in der Gegenwart die Wirtschaft, das Leben der
Massen, ihre Ernährung, ihr künstlerisches und religiöses Leben weit wichtiger,
und all dies können wir auch für die „prähistorischen" Zeiten teils erforschen,
teils vermuten.

Das erste aus Resten. Zahllose Gräber, zahllose „Küchenabfallshaufen"
an den nordischen Küsten zeigen uns, daß schon der Mensch der Steinzeit an
ein Leben nach dem Tode glaubte — sonst hätte er Gräber nicht angelegt, dem
Toten keine Geschenke mitgegeben, und daß er an gewissen Stellen, die bessere
Nahrungsverhältnisse boten, lange Zeit lebte oder immer wieder dorthin zurück-
kehrte: der Seelenbegriff, der nichts ist als der heutige Begriff der Persönlichkeit
oder des Individuums als einer selbständigen Einheit, und die Seßhaftigkeit sind
neben Werkzeug- und Feuergewinnung die beiden ersten Tatsachen der Weltgeschichte. Diese Zeiten werden wir am zweckmäßigsten dem Altertum als

---

[1] Kolleg über Bismarck, Heidelberg 1907, Sommersemester.

Urzeit voranstellen, wobei natürlich manche Völker noch vor kurzem in der Urzeit lebten, teilweise noch leben.

Das Altertum wurde früher eingeteilt in „Orient" und „klassisches Altertum". Abgesehen von der Methodenlosigkeit dieser Einteilung, die eine räumliche Bezeichnung („Orient") mit einer ursprünglich von der Vorzüglichkeit der Schriftsteller („Klassizität") hergenommenen verbindet, ist es richtig, daß Babylonier auf einer typisch „früheren" Kulturstufe stehen als die Griechen etwa seit 800, und die Römer, so weit sie eben von den Griechen beeinflußt waren, also in allem Wesentlichsten; aber andererseits hat man für die Griechen vor etwa 800, und für viele ihrer Städte und Einzelpersonen noch für viel spätere Zeit, mit Recht den Ausdruck „Griechisches Mittelalter" geprägt, um zu betonen, daß die für das klassische Griechentum bezeichnendsten Züge — Individualismus, Kritik, Neuerungssucht, reges innenpolitisches und wissenschaftliches Leben — sich bei ihnen noch nicht vorfinden; hinwiederum haben auch die Ägypter, wahrscheinlich auch die Babylonier, die wir noch nicht so genau kennen, jedenfalls die Juden seit 800 Perioden des Individualismus und der Kritik gehabt, die also ähnliche Vorgeburten des klassischen Altertums sind, wie es so viele Renaissancen desselben gegeben hat. Hat doch die moderne Geschichtswissenschaft neben der schon lange sogenannten Renaissance für Deutschland eine „karolingische" und eine „ottonische" Renaissance, nicht ganz ohne Grund, behauptet, denen für England eine angelsächsische und eine normannische an die Seite oder eher voranzustellen wäre [1], während Italien und Südfrankreich mehrere solche, eben deshalb weniger scharf geschiedene Perioden kennen.

Man wird also am besten tun, die lange Periode des Beharrens auf derselben Kulturstufe und bei denselben einfachen Formen wirtschaftlichen, politischen und geistigen Lebens, die wir, je früher, desto mehr teils beobachten, teils auch annehmen müssen, als „patriarchalische" der „Antiken" gegenüberzustellen, und kann dann auf Grund unserer bisherigen Kenntnisse feststellen, daß in Ägypten um 1500 die erste ganz deutliche „Antike" einsetzt, die bis etwa 1200 dauert; daß Juden und Griechen ziemlich gleichzeitig [2] um 800 eine ähnliche Wege offenbar nicht ohne Grund einschlagende antike Periode mitmachen, die später vor allem auch das dritte große Volk des Altertums, die Römer, erfaßt und für alle drei auffallend gleichzeitig um 200 nach Chr. endet. Daß man schon hier ein Ende machen muß, daß alles typisch Mittelalterliche schon um 200 auftritt, hat auf philosophiegeschichtlichem Gebiete — die geistigen Elemente großer Veränderungen treten nicht, wie Hegel [3] meinte, immer erst zuletzt, sondern fast zugleich mit den wirtschaftlichen und vor den politischen auf — Adolf Stöhr [4] am Beispiel des Tertullian aufgezeigt, hat dann Seeck [5] in seinem „Untergang der antiken Welt" bewiesen. Dann wird man für Deutschland von 700—900 eine karolingische, für 950—1050 eine ottonische Renaissance ansetzen dürfen, und mit 1200, wie jedem Danteforscher immer klar war, wie am Beispiel Franz von Assisis Thode [6] gezeigt hat, die Neuzeit beginnen. Wirtschaftsgeschichtlich beginnt die Neuzeit selbstverständlich, sobald Kaufmannschaft, Schrift und Städtewesen wieder eine große Rolle spielen; politisch sind demokratische Stadtverfassungen und internationale Verknüpfungen vieler

---

[1] Macaulay: l. c., I. Kapitel.
[2] Eduard Meyer: Geschichte des Altertums. Stuttgart 1907. Besprechung der Schlacht bei Salamis.
[3] „Die Eule der Minerva fliegt immer erst in der Abenddämmerung."
[4] Vorlesungen an der Wiener Universität über Geschichte der Philosophie des Altertums. 1914—1920.
[5] Otto Seeck: Geschichte des Untergangs der antiken Welt. Berlin 1910.
[6] Thode: Franz von Assisi.

Völker auf längere Zeit, wie sie die späteren Kreuzzüge mit ihrer verschlungenen Bündnispolitik uns zeigen, ebenso bezeichnend.

III. Urzeit. Primitivität und Barbarei.

Auf der ältesten Kulturstufe, die wir noch wissenschaftlich erforschen können — mehr an heutigen „Primitiven“, wie Australnegern und Südamerikanern, als an Vorfahren der großen „Kulturvölker“ — ist das Gemeinschaftsgefühl inniger, der Gemeinschaftswille zu größeren Opfern imstande als später jemals für einen die Familie überschreitenden Kreis. Das ganze Leben und Denken findet eben „in der Gemeinschaft“ statt; der Einzelne besorgt sich nicht allein die Nahrung, er geht weder allein auf die Jagd, noch in jener früheren Zeit, die von gesammelten Beeren, Wurzeln und Muscheln lebt, zum „Sammeln“ — so nennt die moderne Völkerkunde diese Form der Wirtschaft —; der Einzelne weiß nichts, was nicht alle wissen, und denkt fast nur, was sein Vater oder bestenfalls der Zauberer, der Schamane, der Medizinmann ihn gelehrt hat. Diese Lehre der jungen Leute in der Pubertätszeit, vor allem allerdings Abhärtung durch körperliche Qualen und Erprobung des Mutes durch Gefahren, bietet doch den Priestern zuerst Gelegenheit, geistige Fortschritte mitzuteilen, wozu im gewöhnlichen Leben selten Anlaß ist; auch achtet der Naturmensch, obwohl er sehr oft in „Versammlungen“ ist, d. h. mit den anderen schwätzt, ohne dabei viel zu denken, so wenig auf das, was andere sagen und kann es so schwer aufnehmen, daß gute Erfindungen oder Gedanken auch bei wichtigen Anlässen selten durchdringen dürften. Sonst hätte ja nicht der Fortschritt so vieler Jahrtausende bedurft. Wie unsicher in jenen Zeiten auch das geistige Leben war, dafür ist der beste Beleg, daß bei jetzt lebenden Völkern derselben Kulturstufe Forscher, die wenige Jahrzehnte nach anderen kamen, nicht mehr dieselbe Sprache antrafen. Man hat gesagt, „zum Spiel“ würden neue Worte erfunden; richtiger wird sein, daß Worte zuerst überhaupt noch nichts Festes sind, und zum Spiel geschieht bei diesen Menschen alles, sobald sie nicht der Hunger drängt: die Not kann sie anspannen, zu ungeheueren Leistungen befähigen, weit über sich selbst hinausheben. Neben der Not zwei starke Gefühle: Liebe und Haß; wenn er eine Blutrache vollziehen soll, kann der Indianer unglaublich schnelle und weite Wanderungen machen, und welche Kraft Eros schon bei diesen Menschen hat, davon zeugen die „Lieder der Wilden“ in H e r d e r s Volksliedern und, sogar in bezug auf Freundschaft, nicht Geschlechtsliebe, die Berichte C h a m i s s o s in seiner Reisebeschreibung über seinen Freund Kadu. Allerdings stehen die Südseeinsulaner um 1800 auf der höchsten Stufe der Primitivität. Die Familie ist schon vorhanden; aber sie ist noch so lose, offenbar noch so jung, daß man deshalb nicht wird sagen wollen, hier sei schon die höhere Stufe der „Barbarei“ erreicht, die mit Familie, Viehzucht und Ackerbau einsetzt

Und zwar setzen diese drei Fortschritte ziemlich gleichzeitig ein. Der Jäger lernt junges Wild fangen, zähmen, züchten und gewinnt dadurch für die Dauer sichere Nahrung: Jetzt kann er Kinder in größerer Zahl aufziehen, während früher viele Kinder getötet werden müssen, sobald Nahrungsmangel eintritt, der noch dazu meist zur Wanderung nötigt; nun können auch die alten Leute bei solchen Wanderungen mitkommen, die früher den dabei selbstverständlichen Hunger nicht ertragen hätten und daher, weder aus Mitleid noch aus Schlechtigkeit, sondern ebenso selbstverständlich getötet wurden; jetzt, wo man länger am selben Platz bleibt, entdeckt man leicht, daß an derselben Stelle deshalb dieselben Pflanzen wachsen, weil dort Samen in die Erde fällt, und daß Säen und leichtes Auflockern der Erde — „Hackbau“ — den Ertrag sehr vermehrt. Diesen ältesten

Ackerbau dürfte Lippert[1] in seiner Kulturgeschichte mit Recht der Frau zuweisen, die wegen der häufigen Schwangerschaft nicht oft auf die Jagd gehen
konnte und der daher das Einsammeln von Früchten und Pflanzen auf der
späteren, höheren Stufe, in der schon gejagt wurde, größtenteils zufallen mußte.
Daß dieses Sammeln zwar weniger und wertlosere, aber etwas ständigere Nahrung
bot als die ganz unsichere Jagd, dürfte auf der Wende zwischen Primitivität und
Barbarei der Frau jene Vormacht vor dem Manne gegeben haben, die man
„Mutterrecht" nennt und die als Leitung der eben entstehenden Familie, da auch
der Mann oft gehorcht, nicht aus dem natürlichen Aufziehen der Kinder durch
die Mutter entstanden sein kann.

In der ältesten Zeit bilden in der Regel die Gleichalterigen und Gleichgeschlechtlichen größere Gruppen, „Altersklassen und Männerbünde" (Schurtz),
leben zusammen, sammeln, jagen, essen, wohnen zusammen — ähnlich wie
nach dem biogenetischen Grundgesetz die Jugend aller Zeiten und besonders
der Gegenwart in großen Scharen Gleichalteriger, meist Gleichgeschlechtiger
zusammenzuleben liebt. Engelbert Graf meint, die Flegeljahre seien eine Wiederholung des Australiers, wie die ganz auf sich beschränkte Familie des Spieß-
bürgers die der einfachen Ackerbauzeit; man wird ergänzen dürfen, daß dieses
„Haufen"- oder „Horden"-Leben sehr viel Werte schafft, Fröhlichkeit, enges
Füreinandereinstehen in einem größeren Kreis als dem der Familie, Kunst. Wie
der Durchschnittsmensch vor der Pubertät in der Regel künstlerisch mehr leistet
als später, wie die heutige Jugendbewegung das alte Volkslied und die Fähigkeit
früherer Zeiten, sich und Wohnräume schön zu schmücken, erneuert hat, so hat
der Primitive herrliche Lieder und durch ihre Naturtreue Erstaunen erregende
Höhlen-Wandzeichnungen von Tieren und Menschen geschaffen.

In der Barbarei wird der Mann bald der Herr einer großen Familie; die Frau
gehorcht ihm nach Lippert gern, weil sie nun die Kinder selten töten muß, auch
sie selbst durch Milch und Käse, hie und da Fleisch sicher ernährt wird. So ist
der Mann bald „Patriarch": viele Kinder und Enkel gehorchen ihm, und die
Macht, die sich da gebildet hat, lockt Flüchtlinge, die von Blutrache bedroht
sind oder sie beabsichtigen, lockt Angehörige von Männer- oder Frauenbünden,
denen dieses Leben nicht mehr zusagt und die in der Großfamilie bequemer,
gefahrloser, sicherer gegen Hunger leben wollen. Die große Horde kann nicht
gut Ackerbau und Viehzucht treiben; sie war die geeignete Form fürs Sammeln
und für die Jagd, sie paßt nicht für die neue Wirtschaft; sie löst sich auf und
der Patriarch mit seinen Nachkommen, „Klienten" und auch kriegsgefangenen
Sklaven beginnt jene Nomadenzeit, die gleichzeitigen Ackerbau weniger erfolgreicher Familien voraussetzt. Denn die Nomaden tauschen, kaufen und rauben
von diesen geröstetes Korn, später Mehl. Wer viele Herden hat, muß wandern,
weil sie an derselben Stelle nicht dauernd ernährt werden können, er erspart
sich aber den viel mühseligeren und auch verachteten Ackerbau. Daß manche
Familien erfolgreicher waren, rührte wohl von deren größerer Kinderzahl, die für
die Viehzucht wesentlich ist, her, nicht von größerer Körperkraft oder geistiger
Begabung Einzelner. Lippert denkt freilich anders. Er sagt, der Nomade
müsse organisieren können: Futterplätze finden oder wiederfinden, räuberische
Angriffe vermeiden oder abwehren — vorher gab es wenig zu rauben. Lippert
meint, daß hier die Quelle der Staatenbildung sei, und daß deshalb in Babylonien
wie in China immer wieder Bewohner der Nachbarsteppen das friedliche Kultur-
land unterworfen hätten, weil sie nicht nur kriegerisch tüchtiger, sondern auch
organisatorisch begabter und energischer gewesen seien. Das erstere, daß die
Besitzer der großen Ebenen an den Flüssen allmählich verweichlichen und

---

[1] Das Wissen der Gegenwart. Bd. 17, II. Abt., Leipzig-Wien 1886: Jul. Lippert,
Die Kulturgeschichte.

dann den Nachbarn aus der Steppe (nicht aus der Wüste!) zum Opfer fallen, bis diese wieder verweichlicht werden, hat schon im späteren Mittelalter Ibn Chaldun erkannt, damit eines der wenigen geschichtlichen Gesetze aufstellend, die wir überhaupt kennen.

Aber die Notwendigkeit größerer einheitlicher Staaten entstand in China, Babylonien und Ägypten, ebenso wie später in Mexiko und Peru aus der Notwendigkeit von Entwässerungsbauten im von Überschwemmungen bedrohten Gebiet; dazu kam dann der Vorteil größerer Anbaufläche bei Bewässerung, in Ägypten sogar Düngung durch den Nil. Daß die primitiven Siedler an den Flüssen zu solchen großen Arbeiten und der dazu notwendigen Vereinigung in große Staaten nicht imstande gewesen wären, wenn sie nicht die Eroberer dazu gezwungen hätten, dafür scheint allerdings Afrika zu sprechen, wo eben dasselbe nicht unabhängig von der ägyptisch-vorderasiatischen Kultur gelungen ist. Aber wahrscheinlicher ist, daß die höhere Kultur des subtropischen Gürtels nur an einer einzigen Stelle entstanden sei[1]: ist sie doch durch dasselbe Haustier, das Rind, und dieselben Getreidegattungen, Weizen und Korn, gekennzeichnet, und ist doch der räumliche Zusammenhang zwischen Ägypten-Syrien-Babylonien und China nur jetzt durch die große Wüste Turkestans und der Gobi getrennt, die früher bewohnt waren. Die Individualpsychologie wäre an dem Nachweis der einheitlichen Abstammung aller Kulturvölker interessiert, weil sie allen Rassenhaß und alle Rassenverachtung wenigstens innerhalb Europas und Asiens vollständig sinnlos macht; ebenso wäre sie interessiert an der Widerlegung des Lippertschen Geistes- und Führer-Aristokratismus.

III. Geschichtliche Zeit.

Der Individualpsychologe, der die Eitelkeit des Einzelnen bekämpft, könnte in der großen Rolle, die einzelne Staatsmänner in der Geschichte spielen, eine Widerlegung seiner Lehre befürchten. Aber sowohl die großen staatsmännischen Genies wie die machtvollen Monarchen sind fast immer von geniebegeisterten Schriftstellern überschätzt oder von bezahlten zu sehr gelobt worden. Die großen Staaten des Orients haben wirklich mächtige Fürsten nicht gehabt: Die Könige von Ägypten, denen von den Priestern die kleinste Tätigkeit des täglichen Lebens in Art und Zeit genau vorgeschrieben war, konnten auch in der Politik nichts machen, als was die Notwendigkeiten ihrer Lage, die Tradition, der Wille ihrer Umgebung befahl. Sie hätten auch gar nichts anderes gedacht. Erst um 1500 finden wir ausgesprochene Charaktere, die aber in der Regel gegen die Gemeinschaft unterliegen. So im ersten großen Parteikampf, den wir beobachten können, zwischen der alten Priesterschaft von Theben, deren Gott ein Kriegsgott war, und der neuen halb monotheistischen, friedlich-gütigen Sonnenreligion Echnatons. Dieser Pharao, vor seinem Regierungsantritt Amenophis genannt (in der heutigen Wissenschaft der IV.), haßte den Gott Ammon so sehr, daß er dieses Wort überall ausmeißeln ließ und auch aus seinem eigenen Namen entfernte. Er dichtete eine sehr modern gedachte Hymne an die Sonne als Spenderin aller Kraft und allen Lebens; er ließ die zu Ausbeutungszwecken angelegten Kolonien in Asien verloren gehen, indem er den ägyptischen Offizieren und Beamten und den zu Ägypten abgefallenen Fürsten keine Verstärkungen schickte; aber er erlag einer Koalition von Priestern und Kriegern. Dasselbe Bündnis finden wir in Israel, wenn Amos, der erste Volksführer, dessen Schriften wir haben, über die Bedrückung der armen Bauern durch die Rechtssprüche der Großen klagt und vom Priester des Tempels in Bethel vertrieben wird. Die

---

[1] Schurtz: Hochasien und Sibirien in Bd. 2 der Helmoltschen, wirklich die ganze Erde umfassenden Weltgeschichte. Leipzig 1899—1907.

prophetische Bewegung, deren sozial-ethischen Kern Max Weber in seiner Religionssoziologie sicher richtig in dem Widerstand der Kleinbauern und Hirten gegen die neu aufkommenden Adels-, Offiziers- und Beamtenschichten sieht, war eben deshalb friedlich; besonders Jeremias hat jeden Widerstand gegen Babylon bekämpft und Gehorsam gegen die Gesetze der Stadt, in die die Gefangenen geführt wurden, gepredigt. Wo die Prophetie kriegerisch war, wie bei Elias und Elisa, da war sie mehr Klassen- als Rassenkampf; sie richtete sich gegen den aus Phönikien kommenden Baalskult und den damit verbundenen größeren Luxus, der die größere Habgier der Mächtigen und daher die vermehrten Leiden der Schwachen bewirkte. Es war allerdings die höhere Kultur, die hereinkam; aber zuerst kamen die Übel. Genau so hat zu Ende des Mittelalters die neue italienische Kultur in Deutschland für die Herren mehr Luxus und für die Bauern mehr Not bedeutet.

Die Reden und Schriften der Propheten und die später unter ihrem Einfluß geschriebenen Teile der Thora hatten zeit- und teilweise Erfolg; einige Könige eroberten mit Hilfe der Propheten den Thron, und später nach dem Untergang des Staates wurde manche soziale Forderung ins Gesetz aufgenommen — neben genau entgegengesetzten, wie dem vorsichtigen Satz: „Du sollst nicht falsches Recht sprechen zugunsten des Armen", was mir gegenüber einmal als Beispiel höchster Gerechtigkeit angeführt wurde, als ob die Gefahr des mitleidigen Richters wirklich größer wäre als die des bestechlichen! Aber das Gebot der Sabbathruhe auch für den Knecht und das andere Gebot, den gepfändeten Mantel des Armen über Nacht zurückzugeben, sprechen von wahrer Menschlichkeit, und das Gesetz, daß alle 50 Jahre Schulden erlassen und Äcker zurückgegeben werden müssen, ist sogar eine Vorstufe zum Sozialismus.

Die vom Volk durch Gewalt oder Drohungen an die Spitze des Staates gestellten Verfassungsschöpfer der Griechen, vor allem Solon, suchen zwischen dem früher herrschenden Adel und den beiden von diesem bedrückten Schichten, Bauern und Kaufleuten, zu vermitteln. Hier sehen wir zum ersten Male den Gedanken des Maßes, des goldenen Mittelweges, der dann von Aristoteles zu einem Grundgedanken seiner Lehre erhoben wurde und entschieden in den Schatz der individualpsychologischen Weisheiten gehört.

In den großen Seestädten wie Athen und Korinth hat besonders die Wichtigkeit der Matrosen allmählich die Gleichberechtigung aller freien Bürger erzwungen, die dann bald die Forderung nach gleichem Eigentum zur Folge hatte; zur Zeit des Aristophanes muß der Gedanke der Gütergemeinschaft schon häufig gewesen sein, da dieser ein Lustspiel dagegen zu schreiben der Mühe Wert fand. Plato, der die Gütergemeinschaft allerdings nur für die Herrschenden will, damit diese in Eintracht leben, ist sehr bezeichnenderweise nach Pythagoras der zweite große Grieche, der auf die Unsterblichkeitslehre großes Gewicht gelegt und sie halb dichterisch liebevoll ausgearbeitet hat; der Gedanke der Gütergemeinschaft, der das Gemeinschaftsgefühl in seiner höchsten Vollkommenheit zeigt, verbündet sich natürlich mit dem Bewußtsein von der Würde und dem unendlichen Wert der sittlichen Einzel-Persönlichkeit, wie es in Kants Lehre, jeder Mensch sei Selbstzweck, am schärfsten ausgesprochen ist; diese Lehre aber, die das sittliche Handeln als das einzige „ohne Einschränkung Gute", also Vollkommene erkennt [1], führt zur „Forderung" oder Vermutung der Vollkommenheit des Trägers dieses sittlichen Handelns, des menschlichen Einzel-Bewußtseins. Diese Vermutung führt aber wieder weiter zu der zweiten Vermutung, daß das, was im Wichtigsten, an Wert, vollkommen

---

[1] Kant: Einführung in die Metaphysik der Sitten.

ist, es auch in jeder anderen Hinsicht sei: also auch in bezug auf
die Zeit, also daß der Mensch unsterblich sei [1].

Dieser größte Gedanke der Religiosität — der Gottesbegriff ist aus den
früheren Götzen, den Seelen böser und gefürchteter Häuptlinge, von selbst
entstanden — ist eigentlich erst da zu erkennen, wo er gewünscht, nicht wo er,
wie bei Homer und der indischen Seelenwanderung, gefürchtet wird: also zuerst
bei Zarathustra und Pythagoras. Beidemal eng verbunden mit sittlichen
Forderungen: Zarathustra legte auf nützliche Arbeit im Dienste des Guten,
im Heere Ahura Mazdas, „des guten Geistes", das gegen den „bösen Geist"
einen ewigen Kampf führt, den größten Wert, und Pythagoras schuf die erste
freiwillige Vereinigung von Menschen in einem engen Bund, der Wissenschaft
und Politik gemeinsam und einheitlich trieb und auch das Privatleben so ganz
beherrschte, daß er sicher Gütergemeinschaft hielt. Er war aristokratisch wie
der aus ihm hervorgegangene Plato; die ersten Entdecker großer neuer Gedanken sind oft geneigt, sich und ihre nächsten Anhänger für allein fähig zu
halten, diese Gedanken zu tragen und nach ihnen zu leben.

Die Demokratisierung dieser neuen, bewußt persönlichen Ethik bedeutet der
Kynismus. Hier haben wir Proletarier, die den Luxus bekämpfen, die Anstrengung als höchstes Ideal loben — später sogar diese Gedanken so übertreiben,
daß sie alles, was nicht auch Tiere haben, verwerfen: aus ihrem Versuch, so einfach wie Hunde zu leben, erklärt sich der Name. Ihrer ungesunden Übertreibung
entspricht die Kampfeinstellung gegen alle: gegen Plato, wie gegen die alte
Religion, gegen alle Wissenschaft, wie gegen alle Politik. Wir sehen hier, wie
ein aus Minderwertigkeitsgefühl infolge ungünstiger wirtschaftlicher Lage ent-
standener Mangel an Einfügung in die Gemeinschaft gleichzeitig den Willen
zur Macht in beiden bösen Formen wie in seiner einzigen guten Form bewirkt:
aus Herrschsucht wollten die Kyniker anderen genau ihr Leben vorschreiben,
aus Furcht vor der Wirklichkeit auch auf erlaubtes Lebensglück verzichten,
in „kultureller Aggression" aber waren sie die ersten erfolgreichsten Volks-
prediger und Volkserzieher.

Ihre gemäßigteren Schüler, die Stoiker, die im späteren Altertum die eigentliche Religion der Gebildeten darstellten, haben mit dem Lobe des Ertragen-
könnens, der Selbstbeherrschung und der Bedürfnislosigkeit wissenschaftliche
Betätigung und Verständnis für religiöse Werte verbunden. Manche ästhe-
tisch schöne Sagen haben sie umgedichtet, den Unsterblichkeitsglauben haben
sie in noch wenig verstandener Form gepredigt, indem sie die menschliche Seele
wie im 19. Jahrhundert Fechner, nach dem Tode in eine Weltseele zurückkehren lassen; ihr größter Denker Chrysippos hat als erster einen Staat geschildert und gefördert, in dem der Sozialismus für alle gilt; und Chrysippos
konnte nicht mehr, wie die wahrscheinlichen Vorgänger des Plato, unterdrückt
werden. Daß wir von seinem Werk nur hören, daß es trotz der großen Beliebtheit des Verfassers nicht erhalten blieb, ist sicher die Schuld der damals von
den Monarchen vollständig beherrschten Bibliotheksbetriebe.

---

[1] Das ist der Grundgedanke der Fechnerschen Philosophie, der „Psychophysik",
und verwandter Bestrebungen vor und nach ihm in der Leibniz- und Comte-Schule.
Vgl. B. Bolzano: Athanasia. Sulzbach 1838. — Eckermann: Gespräche mit Goethe. —
Emerson: Essays. Halle (Otto Hendel) o. J. — O. Ewald: Nietzsches Lehre in ihren
Grundbegriffen. Berlin 1903. — G. Th. Fechner: Das Büchlein vom Leben nach dem
Tode. Die Tagesansicht im Gegensatz zur Nachtansicht. Deutsche Bibliothek Nr. 124.
Berlin o. J.; Zend-Avesta. Hamburg u. Leipzig 1906; Über die Seelenfrage. Hamburg
u. Leipzig 1907. — Fries-Nelson: Wissen, Glaube und Ahndung. Göttingen 1905. —
Guyau: Sittlichkeit ohne „Pflicht". Phil.-soz. Bücherei Bd. 13. Leipzig 1909; Die Irreligion
der Zukunft. Dasselbe, Bd. 20. Leipzig 1910. — R. Hamerling: Die Atomistik des Willens.
Hamburg 1891. — James: Der Wille zum Glauben. Stuttgart 1899. — F. A. Lange:
Die Geschichte des Materialismus. Leipzig, Reclam.

In derselben Zeit haben bei den Juden die Pharisäer die alte prophetische Tradition, die von den Großen und Reichen immer wieder verschüttet worden war, wieder aufgenommen und mit dem persischen Glauben an Unsterblichkeit, allerdings auch mit viel abergläubischem Engels- und Teufelswesen verbunden. Ihnen gegenüber haben die Großen den alten jenseitslosen Monotheismus, der aus dem Gegensatz des kleinen Volkes gegen die großen Nachbarvölker mit ihren Stammesbünden entstanden war, mit der griechischen Kultur, dem griechischen Wissen, aber auch mit Kriegslust und Grausamkeit verbunden: dies ist die sadduzäische Partei. Ihnen entsprechen bei den Griechen die Peripatetiker, die wissenschaftlich viel mehr geleistet haben, als die Stoiker — Aristoteles hat die Zoologie, Theophrast die Botanik, Dikaiarchos die Geographie geschaffen — die aber den Todeskampf der Demokratie gegen die Monarchie auf der Seite der letzteren mitkämpften. Der Erbe Platos, das Schulhaupt der zwischen Stoa und der peripatetischen Schule die Mitte haltenden Akademie, lehnte es dagegen ab, Vollbürger zu bleiben, als der König ihm ausnahmsweise dieses Recht auch ohne das dazu nötige Vermögen lassen wollte. Die Stoa vollends hat immer wieder republikanische Opposition gemacht, von Sotades, der die Geschwisterehe des zweiten Ptolomaios mit dem scharfen Worte tadelte: In die falsche Büchse stößest du deinen Stachel, und dafür sterben mußte, bis zu Thrasea und Seneca in der Zeit Neros, ja bis auf Marc Aurel, der als Kaiser alle monarchistischen Traditionen über den Haufen zu werfen versuchte.

Aus Platonismus, Stoa und Pharisäertum entsteht das Christentum. Viel Aberglaube, Heilung von Besessenen und Blinden, genaue Ausmalung des jüngsten Tages und des folgenden Glückes und Leides, verbündet sich mit größter Liebe unter sich — man lese in der Apostelgeschichte den letzten Abschied Pauls von der Gemeinde von Ephesos — und festem Glauben an den unvergänglichen Wert jedes Menschen, also an die Unsterblichkeit. Der Glaube wird weniger durch Worte als durch die Leichtigkeit des Märtyrertodes bezeugt; die Liebe ging bis zur Gütergemeinschaft, die in größerem Kreis jetzt zum erstenmal wirklich längere Zeit ausgeübt wurde. Diese Tatsache ist sicher. Daß wir so wenig von ihr hören, ist wieder die Wirkung bösen Willens der nächsten Folgezeit. Denn gerade das enge Zusammenhalten schuf der neuen Religion eine solche Macht, daß bald viele Reiche bloß deshalb beitraten. Diese falschen Christen machen sich zu „Bischöfen"; sie schaffen sich dauernde Lehr- und Verwaltungsämter, die das Christentum in der ersten Zeit nicht kannte. Sie beseitigen die Gütergemeinschaft aus Theorie, Tradition und Praxis; schon Paulus schreibt, bei den gemeinsamen Mahlzeiten mögen doch nicht die, die besseres Essen mitgebracht hätten, es in Gegenwart der Anderen essen; dazu hätten sie ja ihre Häuser. Es wäre allerdings möglich, daß diese Paulusstelle später hineingefälscht wurde. Denn so viel es möglich war, beseitigten die falschen Christen die Gütergemeinschaft auch aus den Schriften der ersten Zeit: am ungeschicktesten, als sie den einfachen Beginn der Programmrede des Christentums, der Bergpredigt, ganz sinnlos änderten. Bei Lukas lesen wir noch: „Selig sind die Armen". Bei Matthäus steht: „Selig sind die Armen im Geiste"; ob damit die Einfältigen, was sonst dem Geist der Lehre widerspräche, oder die Betrübten gemeint sind, die unmittelbar danach sowieso genannt sind, darüber dürften die Theologen streiten, wenn nicht der bekannte Satz von den Reichen und dem Himmelreich, der Rat an den Jüngling,, alles zu verkaufen, wenn nicht eben vor allem der Satz in der Apostelgeschichte wäre: Sie hatten alles gemeinsam. Die auf diesen folgende Erzählung von Ananias und Sapphira, die nicht alles abliefern und dafür durch ein Wunder tot hinsinken, zeigt sogar einen fast nie wieder erreichten, aber durch die furchtbare Not aller Unterdrückten jener Zeit begreiflichen Haß.

Constantinus, ein General, der nicht einmal mit dem Bistum zufrieden war, wie so viele frühere Scheinchristen, machte sich mit Hilfe der Christen zum Kaiser und stützte in der Kirche alle weltlichen Elemente. Dieselbe weltliche Politik in der Kirche verfolgten die meisten seiner Nachfolger, wie auch die späteren germanischen und slavischen Fürsten. Aber immer wieder drang der alte Idealismus durch: In den ersten Einsiedlerorden, in den ersten Klöstern, in den Ketzersekten des Mittelalters und der Reformation. Immer sehen wir die heißeste Glut des Jenseitsglaubens verbunden mit der Gütergemeinschaft: Franz von Assisi nennt die Armut seine Braut, verlangt, daß sein Orden nicht einmal als ganzer Eigentum habe, und besingt zugleich Wind und Sonne, Mond und Wasser als seine Geschwister: so eng verwoben fühlte er sich mit der ganzen Natur, so belebt und besser glaubte er diese. Ebenso hat Fechner in seiner warmen Liebe zu Pflanzen und Gestirnen die beiden prächtigen Argumente gefunden, Pflanze und Gestirne seien ebenso physisch fest umrissene Einheiten wie der Mensch und dürften also wahrscheinlich ebenso ein Bewußtsein haben, und das zweite, aus dem Mangel eines Nervensystems dürfe man nichts folgern: die Geige mit zerrissenen Saiten gebe keine Töne, und wer Flöte und Singstimme nicht kenne, müsse glauben, ohne Saite gebe es keine Musik.

In der Neuzeit hat dann die sozialistische Bewegung die religiöse Ideologie abgeworfen, aber religiöse Lebens-, Denk- und Gefühlsformen in weit höherem Maße beibehalten als die oft weltlich gewordenen Kirchen. Doch haben auch diese mit dem eigentlich rein egoistischen Prinzip: dem Krieger-, Beamten- und Kaufmannsstaat sich niemals ganz verbinden können.

Denn dieser, der Kaufmanns- und Beamtenstaat, war neben dem Christentum das zweite, aber unerfreuliche Werk des Altertums. Er ging, nachdem er in der Monarchie Alexanders und der ersten Cäsaren zwei Höhepunkte erlebt und für Wissenschaft und materielle Kultur, Straßenbau, Seuchenbekämpfung, kurze Zeit auch für Waisenpflege viel getan hatte, zugrunde an seiner dauernden Massenfremdheit. Es ist nicht nötig, wie es Seeck in seiner „Geschichte des Untergangs des Altertums" tut, in einem sehr unwahrscheinlichen Prozeß der „Ausrottung der Besten" den Grund für den Verfall der Leistungsfähigkeit des Altertums zu suchen; auch ohne die gewiß häufigen Hinrichtungen wäre die gebildete Herrenklasse ohne Nachwuchs vom Lande her ausgestorben. Damals dachte niemand an Erziehung, ja nur an Schonung des Landvolks und der niederen Kreise der Stadtbevölkerung; Landvolk und städtisches Proletariat halfen sich selbst im Christentum, erlangten aber dadurch nur geistige Befriedigung und soviel Erfüllung des Lebens mit Kunst, soviel Sicherung gegen äußere Not, um leben zu können. Die Kirche sorgte später für die Unterdrückten durch Almosen, auch durch bessere Organisation des Ackerbaues, aber politische Macht gönnte sie den Massen selten. Darum stützten die Griechen und Römer des 5. Jahrhunderts n. Chr. das Reich nicht gegen die Barbaren. Diese eroberten es, Germanen in Europa, Araber in Asien, und stellten primitivere aber gesündere Zustände her. Durch Jahrhunderte hören wir dann nichts mehr von solchen Helden und Genies, wie Themistokles [1],

---

[1] Vgl. die einander in 3 wichtigen Fragen widersprechenden Schilderungen des Themistokles bei Eduard Meyer: Geschichte des Altertums. Stuttgart 1907, wo er Demokrat ist und 479, wie (ca.) 470 unschuldig gestürzt wird, bei Beloch, Griech. Geschichte. Straßburg 1897, wo er Aristokrat ist und nur einmal, um 470 gestürzt ist, von 480 an aber der leitende Politiker Athens ist, und bei Willamowitz-Möllendorf in „Aristoteles und Athen", wo ihm Recht geschieht! So wenig weiß man über den zweifellos größten Staatsmann der Antike.

Alexander [1] und Cäsar gewesen sein sollen; aber deren angeblich alle anderen Berufspolitiker so weit überragende „staatsmännische Begabung" ist nur von dem Aristokraten Thukydides und den vielen späteren Hofhistorikern oder Anekdotenbiographen (Plutarch) erfunden worden. Hat doch Euhemeros als Hofphilosoph des Königs Kassander die Lehre aufgestellt, die Götter seien nur Menschen, nämlich große Könige gewesen, damit Kassander die Möglichkeit habe, sich selbst zum Gott zu erklären. Ebenso haben die Historiographen derselben Zeit im Auftrage des Königs zahllose Fabeln über Alexander geschrieben: als vor Lysimachos, der immer um Alexander war, die Stelle vorgelesen wurde, wo Alexander eine Amazone kennen lernt, meint er lächelnd: „Wo war ich denn damals?" Es ist bezeichnend, daß die einzige Anekdote, die das Erlogene der Alexanderlegende zugibt, gerade bei einem Punkt erzählt wurde, der mit der Größe Alexanders nichts zu tun hatte: nicht bei der Begnadigung der Thebaner [2], nicht beim Sieg über Persien, nicht beim Zug nach Indien. Die so naheliegende Tatsache, daß Alexander die Schlachten nicht gelenkt haben kann, wenn er im dichtesten Getümmel kämpfte, hat erst in unserer Zeit Beloch gesehen. In manchem mag er übertreiben, daß aber nicht ein großer Mann, sondern viele zusammen das zweifelhafte Verdienst an der Eroberung Asiens hatten, das zeigt die Tatsache, daß die viel wichtigere Hellenisierung Asiens nach Alexanders Tode fast reibungsloser fortgeführt wurde unter der „Leitung" seiner Nachfolger und früheren Beamten Antigonos, Eumenes, Lysimachos, Seleukos, Ptolemaios. Die Größe Cäsars vollends ist von seinen Nachkommen durch große Spenden an zahllose Schriftsteller und Dichter erkauft worden. Ovid mußte eine Unzahl Gedichte über Metamorphosen schreiben, damit die letzte „Cäsars

[1] Beloch, 2, S. 625. Als militärischer Berater stand dem jungen König Parmenion zur Seite, der beste Feldherr . . . . wohl überhaupt dieser Zeit. . . . . wie ihm denn ohne Zweifel militärisch das Hauptverdienst an der Eroberung Asiens gebürt . . . . Bd. 3, S. 65. . . . . . . und schon nach 12 Tagen starb Alexander, am 28. des makedonischen Monats Daesios, im Alter von noch nicht ganz 33 Jahren, nach einer Regierung von 12 Jahren und 8 Monaten (343 v. Chr.). Die Nachwelt hat ihn den Großen genannt, und der Name ist wohl verdient, wenn wir die erreichten Erfolge zum Maßstab nehmen; haben doch seine Taten eine neue Geschichtsperiode heraufgeführt. Und es ist nicht die Größe der Erfolge allein, was die Gestalt Alexanders auch heute noch in hellerem Glanze erstrahlen läßt, als vielleicht irgend eine zweite auf dem ganzen Gebiete der Geschichte; es ist ebenso sehr seine ritterliche Tapferkeit, es ist der geheimnisvolle Reiz des Morgenlandes, das seinen Taten zum Hintergrund dient, es ist endlich der Zauber der Jugend, der seine Gestalt verklärt; das alles läßt uns Alexander inmitten seiner prosaischen Zeit wie den Helden eines Epos erscheinen. Aber eben darum war Alexander weder ein großer Staatsmann noch ein großer Feldherr. Er hat seine entscheidenden Siege mit einundzwanzig bis fünfundzwanzig Jahren errungen; es ist klar, daß man in diesem Alter noch kein bedeutender Stratege und Taktiker sein kann, es ist ebenso klar, daß man eine Schlacht nicht leiten kann, wenn man, wie Alexander das stets getan hat, an der Spitze seiner Reiter mit einhaut. Sein kühner Mut hat ihn zu einer Reihe von Wagestücken fortgerissen, die dadurch noch nicht gerechtfertigt werden, daß sie gelangen. Sein romantischer Sinn verleitete ihn zu politisch unnötigen, und daher schädlichen Unternehmungen, wie dem Zug nach Indien, oder zu Maßregeln, die zwar in der Theorie sich sehr schön ausnahmen, praktisch aber nicht durchführbar waren, wie die Gleichstellung der Barbaren mit den Hellenen. Wenn Alexander trotzdem so Großes geleistet hat, so dankt er das in erster Linie dem Heere, das sein Vater Philippos herangebildet hatte, er dankt es den Staatsmännern und Generalen, die schon seinem Vater zur Seite gestanden hatten, vor allem Antipatros und Parmenion; er dankte es endlich den verrotteten Zuständen im Perserreiche, und der daraus sich ergebenden Schwäche des Gegners, mit dem er zu tun hatte . . . . . . Das Verdienst aber bleibt Alexander, daß er die große Macht, die er von seinem Vater ererbt hatte, in dessen Sinn verwendet hat, daß er rastlos weiter und weiter strebte und nie dem trägen Genusse des Erreichten sich hingab. Und vergessen wir nicht, daß er an der Schwelle des Mannesalters weggerafft wurde, eben in dem Augenblick, als sein eigenes Tagewerk erst recht beginnen sollte . . . . . . "

[2] Alexander zerstörte Theben, die zweite Stadt Griechenlands, schonte aber das Haus Pindars. Nach der Granikosschlacht tötete er alle gefangenen Griechen im Perserheer als „Hochverräter", außer den Thebanern, die einen Grund hätten, ihn zu hassen. Beides galt für Großmut!

Apotheose" sein könne. Alle drei Männer, Themistokles, Alexander und Cäsar, waren nützliche Vorkämpfer des Fortschritts, da Themistokles für die neue Zivilisation und zum Teil für die neue Kultur, Alexander bewußt für die Gleichstellung von Griechen und „Barbaren", Cäsar für die demokratische Partei kämpfte; sie waren für Politik begabter als die meisten ihrer Zeitgenossen, weil sie sich ihr von Kind auf gewidmet hatten, aber sie waren nicht begabter für Politik als diese Zeitgenossen in ihrem Beruf, und nicht begabter für Politik als etwa hundert Staatsmänner der Neuzeit von Burleigh, Wilhelm dem Schweiger und Hampden, Cromwell, Wallenstein und Richelieu, Sully, Sidney, Somers bis Kossuth, Marx, Engels, Lassale, Bismarck, Gladstone, Disraeli, Lincoln, Cleveland, Karl Schurz, Woodrow Wilson und William Jennings Bryan.

Die Geschichte des Mittelalters ist wieder einfach und problemlos: Dörfer stehen selbständig nebeneinander, Staaten, die nur der Adel wirklich bestimmt, führen Kriege untereinander um die Möglichkeit der Plünderung der wenigen Städte. Der in Italien und Südfrankreich, in Griechenland und dem Orient immer lebendig gebliebene Geist des Altertums setzt sich allmählich wieder durch und wächst nun schnell über sich hinaus. Von nun an ringen drei Kräfte gegeneinander: wirtschaftlich gesprochen Feudalismus, Kapitalismus und Proletariat, geistig gesprochen Katholizismus, Calvinismus-Liberalismus, Sozialismus. Jede der drei Mächte leistet Großes und steuert Werte bei zum gemeinsamen Besitz der Menschheit: Der Katholizismus und das ihm verwandte Luthertum die große Malerei und die große Musik, der Calvinismus Englands und Hollands die moderne Wissenschaft (die Philologen, Grotius, Boyle, Newton, Spinoza), das Proletariat aber die noch wertvollere Forderung allgemeiner Gerechtigkeit und allgemeinen Glückes. Wenn alle diese Werte, verbunden, von allen erkannt, durchgesetzt, erlebt sein werden, wird jenes „dritte Reich" gekommen sein, von dem schon im Mittelalter Schwärmer sprachen, von dem Ibsen in „Kaiser und Galiläer" sprach, das die Schönheit und Klugheit des Griechentums mit dem Seelenadel und dem Seelenfrieden des Christentums verbinden wird.

„Der Mensch strebt nach nichts mehr, als reizend, Aufmerksamkeit erregend zu sein". (Novalis).

Der Schauspieler.

Von

Hedwig Schulhof-Reichenberg.

Friedrich Nietzsche hat einmal das Judentum „eine weltgeschichtliche Veranstaltung zur Züchtung guter Schauspieler" genannt und damit einen Quellpunkt des wesentlich „Schauspielerischen" mit der Treffsicherheit individualpsychologischer Genialität bloßgelegt.

Wir gehen auf seinen Wegen, wenn wir das Weibtum als eine noch universellere „Veranstaltung" nach derselben Richtung denunzieren und beide Teilerscheinungen auf einen gemeinsamen Nenner bringen.

In der Tat, die Situation der Juden und die der Frauen waren ganz danach angetan, die gleiche Methodik in dem allgemein menschlichen Kampf um die Selbstbehauptung zu entfalten. Für beide Menschengruppen war offenbar ein raffiniertes Anpassungs- und Anempfindungsvermögen die gegebene Waffe, um sich mitten in einer feindlichen Welt auf dem Wege der geringsten Schwierigkeit behaupten zu können. Ja, es war in unzähligen Fällen der einzig mögliche und darum entwickelte sich naturgemäß in beiden Typen das spezifisch Schauspielerische in augenfälliger Weise, denn die so zustande gekommene gesteigerte Wandlungsfähigkeit ist ja unbestritten auch der Generalfaktor schauspielerischer Künstlerschaft.

Daß auf diesem Wege auch unversehens ein Blitzlicht auf die Herkunft der schlechtweg als „jüdisch", oder als „weiblich" stigmatisierten Charaktere fällt, soll uns in diesem Rahmen nicht seitab von unserem Thema locken.

Hier gilt es vielmehr festzuhalten, daß unter erhöhtem Druck entstandene, verschärfte menschliche Minderwertigkeitsgefühle, denen für ihre Kompensation der Weg zur Tat, sei es durch organische, sei es durch soziale Gegebenheiten erschwert ist, die Tendenz haben, das Individuum mit Naturzwang zur Entwicklung einer mehr oder weniger virtuosen Mimikry zu drängen.

Kein Zweifel, — alle jene Umstände, welche in seinem Leben die Rolle des Judentums und des Weibtums übernehmen, werden auch in ähnlicher Weise der Entwicklung schauspielerischer Fähigkeiten Vorschub leisten können.

„Totus mundus agit histrionem" — Natur und Gesellschaft verstehen es nur zu gut, allen Sterblichen ihre Übermacht zu erweisen und unserem von diesem Beweisverfahren exaltierten Selbstbehauptungstrieb Masken aufzudrängen.

Wie unsere Wissenschaft im Zuständlichen der Menschenseele nur gradweise Unterschiede anerkennt, so ist ihr auch der Schauspieler nur ein potenzierter Spezialfall, einer, der dort, wo alle zwangsläufig Theater spielen, sozusagen aus dieser Not einen Beruf gemacht hat.

Der graduelle Charakter dieser Differenzen ergab sich für die Forschungen Alfred Adlers bekanntlich aus der Beobachtung und Behandlung Nervenkranker, wobei ihm von Fall zu Fall ein durch organische Minderwertigkeiten oder ungünstige Umweltverhältnisse übersteigerter Expansionstrieb gewisse, in jeder Menschenseele herrschende Triebkräfte deutlich und deutbar gemacht hat, ungefähr so, wie eine Karikatur lang übersehene Wesentlichkeiten menschlicher Züge plötzlich augenfällig ins Helle rücken kann.

In ganz ähnlicher Weise glaube ich dem Wesen schauspielerischer Künstlerschaft niemals so nahe gekommen zu sein, wie an der Hand einer Dichtung, die mit intuitiver psychologischer Feinfühligkeit einen Fall darstellerischer Leidenschaft entwickelt, der von uns deshalb pathologisch genannt werden muß, weil wir in Johann Bojers[1]: „Der Gefangene der sang" die Fäden zerrissen sehen, die das Individuum mit der Gemeinschaft verknüpfen, weil wir dort, in Andreas Bergets „Willen zum Schein" einer geradezu klassischen Tragikomödie des asozial gewordenen Geltungsstrebens gegenüberstehen, die uns das Charakteristische des Schauspielerischen durch hypertrophische Steigerung seiner treibenden Kräfte grell hervorhebt.

Ein Stammesbruder von Peer Gynt, lebt Andreas Berget, das ledige Kind einer armen Buckligen, einen Fall schauspielerischer Wandlungskunst dar, wo sich der machtlüsterne Wille zum Schein aller Fesseln entrafft hat, welche das Gemeinschaftsgefühl dem auf Schrankenlosigkeit abzielenden, gedrosselten Expansionsstreben des sog. normalen Menschen anlegt.

Auf der Flucht vor seines Nichts durchbohrendem Gefühle hat er sich schon in seiner Kindheit und frühen Jugend durch den unglaublichsten Schabernack, der mit wachsendem Erfolge auf Täuschung und Verwandlungskunst aufgebaut war, das ihm lebensnotwendige Überlegenheitsgefühl verschafft. Da aber schon diese jugendlichen Maskenscherze die Breite des sozial Durchsetzbaren überschritten, wurde er von Zeit zu Zeit in festen Gewahrsam genommen. Bei einer solchen Gelegenheit, und zwar bei seinem Verhör, kommt ein anwesender Arzt ahnungsvoll auf die Idee, daß es sich hier um keinen „gewöhnlichen Verbrecher" handelt, und eine eminente Begabung für das Theater in dem gemeingefährlichen Till Eulenspiegel vermutend, hilft er ihm nach seiner Haft an eine kleine Bühne weiter. Dort, auf der Höhe seiner lokalen Berühmtheit, begann er „stärker und stärker zu empfinden, daß etwas nicht stimmte. Das war es, daß Komödienspiel nur ein „Als ob" war. Die Leute im Saal wußten, daß es nicht wahr war. Keiner ließ sich täuschen." Ein „innerer Durst und Drang" war in ihm. „Er vermochte nicht weiter zu gehen, ohne daß jemand ihn ansah und getäuscht wurde."

Wir sehen hier durch der Dichtung Schleier eine Neurose manifest geworden, wo der schauspielerische Wille, durch Vielgestaltigkeit und Wandlungsfähigkeit zu sein wie Gott (Proteus), nicht den sozial gangbaren Weg zu stärkerer Resonanz, zu einem erweiterten Wirkungskreis einschlägt, sondern das allgemein menschliche Streben „reizend, Aufmerksamkeit erregend" zu sein, als fiktives Ziel der Allüberlegenheit nach einer so vollendeten Täuschung der Mitmenschen drängt, wie sie die Bühne unmöglich verwirklichen kann. Dementsprechend beginnt Andreas, nach einer auf virtuoser Täuschung aufgebauten Finanzierung seiner herrschenden Leidenschaft auf Kosten seines Entdeckers, mitten im Wirklichkeitsleben mit Leib und Seele in wechselnde Gestalten zu schlüpfen, ohne daß die Menschen an ein „Als ob" denken. „Sie sahen ihn an, glaubten und lebten mit und täuschten sich."

Wissen wir nicht einen Abglanz seines Gottähnlichkeitsgefühls in der Seele des erfolgreichen Schauspielers, wenn wir von Andreas Berget, der gerade mit unwiderstehlich täuschender Wandlungsfähigkeit die Gestalt eines von ihm selbst gedichteten Missionärs Sörensen darstellt, lesen:

---

[1] Verlag Georg Müller (München).

„Wenn er so am Ende eines langen Tisches stand, gegenüber den dichten
Reihen starrender Augen, so war das anspannender als der stärkste Beifall
in einem Theater. Alle diese Gesichter hatte er in seiner Gewalt. Ein paar
Worte genügten, bei jenem Greise eine neue Runzel zu ziehen, oder diesen zahn-
losen Mund noch tiefer einsinken zu lassen. Einen selbstbewußten Ausdruck
bei dem einen konnte er umdrehen in Furcht und Qual; und in einem vergrämten
Armeleutgesicht die Sonne hervorzulocken war eine Freude. — Er wurde mitgerissen, dies war jetzt Ernst. Das waren nicht mehr Gesichter, die er sah,
das war ein großes, seltsames Instrument, auf dem er spielte. Was ist Gott?
Ein Bogen, mit dem er über Menschenseelen hinstreicht; und er hört, — spürt
er nicht in seinem Innern einen seltsamen, betäubenden Klang! Lasset uns
beten, denn dieses ist wunderbar."

Und als dieser Über-Schauspieler für die Mitwelt nacheinander Laienprediger,
Agronom, Ingenieur, Bankbote, Frauenarzt und noch manches andere gewesen
und schließlich von dem überwältigend gläubigen Vertrauen eines liebenden
Mädchens, das er ja unmöglich rechtfertigen konnte, aus dem Konzept gebracht,
seine nächste Rolle durchsichtig schlecht gespielt hat und im Gefängnis sitzt,
sagt er zu dem ihn besuchenden, ratlosen Seelsorger: „Ich hatte Stimmen in
mir, die nach neuer und neuer Menschenform verlangten; es waren für mich
Studien, war Ewigkeitsdrang, Leben."

Wieviel die neurotische Besessenheit Andreas Bergets aus dem feinen nor-
wegischen Buche in der Hemmungslosigkeit ihres Zielstrebens vom Wesen
des Bühnenkünstlers gleichsam überlebensgroß und übertaghell anschaulich
macht, können wir besonders deutlich fühlen, wenn wir z. B. die hellsichtigen
Dichterworte zum Gedächtnis des Schauspielers Mitterwurzer vergleichend
heranziehen, wo Hofmannsthal fragt:

> „Wer war er und wer war er nicht?
> Er kroch von einer Larve in die andere,
> Sprang aus des Vaters in des Sohnes Leib
> Und tauschte wie Gewänder die Gestalten
> — — in ihm war etwas, das viele Türen
> aufschloß und viele Räume überflog:
> Gewalt des Lebens, diese war in ihm."

Zwischen dem besessenen Norweger der Bojerschen Dichtung und dem
Künstler Mitterwurzer ist tatsächlich nur ein gradweiser Unterschied, weil
das Genie und der Neurotiker, der Heilige und der Verbrecher im tiefsten Grunde
dasselbe wollen — der eine mit tauglichen, d. h. mit sozial möglichen, der andere
mit untauglichen, sozial unmöglichen Mitteln.

Die „Kunst allmächtig zu werden, die Kunst, den Körper und die Seele
ganz in seine Gewalt zu bekommen — „den Körper, der das Mittel zur Modifikation der Welt ist, zum „allfähigen Werkzeug" auszubilden", von der in Novalis' Aufzeichnungen die Rede ist, sie schwebt dem Schauspieler als heimliches
Hochziel vor, wie den Verbrechern vom Stamme Andreas Bergets. Doch während der Künstler seinen Weg als schenkender Mitmensch geht, macht den anderen
seine seelische Überspannung zum isolierten Gegenmenschen.

Die Kunst des Schauspielers, dessen Material seine seelische und körperliche Gesamtpersönlichkeit ist, stellt ein Phänomen dar, dessen Verständnis,
wie Max Martersteig[1] schon im Jahre 1900 mit Recht gesagt hat, nur
mit Hilfe der psycho-physischen Methode angestrebt werden kann. Hierin
gehen wir dieselben Wege. Allein während er den Zustand des schaffenden
Bühnenkünstlers für eine „Hypnose" erklärt, in deren Bann „durch eine äußer-

---

[1] Der Schauspieler als künstlerisches Problem (Verlag von Eugen Diederichs, Leipzig).

liche Veranlassung, also unwillkürlich, die ganze Aufmerksamkeit des Individuums auf eine bestimmte Vorstellung gelenkt worden ist, während andere Vorstellungen des Zerebralsystems in zwangsweise Untätigkeit versetzt sind und in derselben verharren", führt die Individualpsychologie diese ein- und ausschließliche Konzentration nicht auf die „äußerliche Veranlassung", in diesem Falle, die jeweilige Rolle zurück, sondern jede seelische Bewegung als „Vorbereitung für ein Ziel" deutend, auf eine individuelle Einstellung, die für das Ziel, im Leben „eine Rolle zu spielen", aus individuellen Gründen den Weg der Schauspielkunst = den der seelisch-leiblichen Transfiguration eingeschlagen hat. Verschiedentliche Not kann als Antreiber auf diesem Wege funktioniert haben. Vor allem organische Minderwertigkeiten, die, wie Adler in seiner „Studie über die Minderwertigkeit von Organen" (1) dargetan hat, nicht nur Neurosen motivieren, sondern auch insofern Plusvarianten entwickeln können, als durch ein zwangsläufiges Training des psychomotorischen Überbaues eine überdurchschnittliche Leistungsfähigkeit des ursprünglich benachteiligten Organes herbeigeführt wird. Nach derselben Richtung können auch soziale, können zeitbedingte Umstände, die den Expansionstrieb stacheln, während sie dem Tatendrang keinen erreichbaren Tummelplatz bieten, wirksam werden. In der Tat waren ganze Epochen, wie z. B. die Romantikerzeit, die Zeit von „Wilhelm Meisters theatralischer Sendung" ganz danach angetan, durch ihre wirtschaftliche und politische Gebundenheit, die bloß gespielte Tat, die weltbedeutenden Bretter, zum bevorzugten Tummelplatz von Ehrgeiz und Abenteuerlust zu machen.

Wo anders konnte damals der bürgerliche Zeitgenosse noch Wilhelm Meisters [1] „köstlichen Eindruck" genießen, „der Mittelpunkt zu sein, worauf eine Masse versammelter Menschen ihre Aufmerksamkeit richtet", wo anders sich gleichsam „als den Schlußstein eines großen Gebäudes fühlen, wohin tausend Steine, ohne ihn zu belästigen, drücken und der sie zusammenhält, da sie sonst schnell in einen verworrenen Schutt zusammenstürzen würden?"

Ob nun organische oder sozial determinierte Minderwertigkeitsgefühle als treibende Kräfte hinter dem schauspielerischen Wirken stehen, wir können ihre Dynamik in ungezählten prominenten Fällen nachweisen.

Wie gegen $70^0/_0$ mit Augenanomalien behafteter Schüler an Malerakademien, wie zahlreiche Gehörfehler bei hervorragenden Musikern Adlers Theorien stützen, so liefern auch von Demosthenes bis Viktor Adler häufige Sprachfehler als Stimulans für rednerische und schauspielerische Begabung ebensoviele Wahrheitsbeweise für deren Richtigkeit. Vom Thespiskarren bis zur Tairoffbühne brauchen wir nur hineinzugreifen ins volle Bühnenleben, um diesbezüglich Interessantes zu packen.

Ja, wenn wir die Geschichte der Schauspielkunst daraufhin einsehen, gewinnt es den zwingenden Anschein, als ob die stilbildenden, neuschöpferischen Elemente in ihrem Bereich geradezu an das Schicksal organischer und sozialer Not gebunden wären. Eduard Devrient liefert uns in seiner von eingehendster Sachkenntnis getragenen „Geschichte der deutschen Schauspielkunst" [2], deren zweibändige Neuausgabe im Jahre 1905, also zwei Jahre vor dem Erscheinen von Adlers „Studie über die Minderwertigkeit von Organen" (1) erfolgte, eine ganze Reihe von „Schulbeispielen".

So, wenn er uns u. a. erzählt, wie Karl Seydelmann, den er der ganzen bisherigen Kunstentwicklung bis zum Anfang des 19. Jahrhunderts gegenüber „die merkwürdigste Persönlichkeit" nennt, seine Meisterschaft entfaltete.

---

[1] „Wilhelm Meisters theatralische Sendung" (Stuttgart u. Berlin 1911, J. G. Cottasche Buchhandl., Nachfolger).
[2] Verlag Otto Elsner (Berlin).

„Was Demosthenes gekonnt hatte, mußte ich auch können" — mit diesen Worten belehrt der Künstler einmal seinen Sohn über seinen Werdegang, den er „mit unsäglicher Mühe und heißem Trotz" gegangen sei, wie jener, mit Steinen auf seiner „dicken, langen Zunge" unermüdlich übend, die leider seine Rede „unverständlich, unbehilflich und zischend" machte. Dazu wird seine Stimme als „rauh und stumpf, von wenig Umfang, spröde, ohne Übergänge" geschildert, so daß sie im Ausdruck der Leidenschaft „zu gewissen pfeifenden Lauten" entgleise, „die an das Wutgestöhn von wilden Tieren erinnerten". Rechnet man dazu eine Gestalt von nur mittlerer Größe und mit eingebogenen Beinen, Gesichtszüge ohne jeden besonderen Reiz und ein Augenspiel, das unmittelbar den Eindruck „von Kälte und Hinterhältigkeit" gemacht haben soll, dann muß man sich sagen, daß es sich hier zweifellos im Schauspielerischen um einen jener besonderen Kompensationserfolge treibender Minderwertigkeitsgefühle handelt, die uns Adler als wichtige Antreiber des kulturellen Aufstiegs auf allen Gebieten erkennen gelehrt hat. Wir haben eine geradezu aufdringlich augenfällige Illustration der von ihm aufgedeckten „merkwürdigen Beziehung zwischen Organminderwertigkeit und psychischer Überkompensation". Wir sehen im Fall Seydelmann klar und deutlich die von dem Minderwertigkeitsgefühl stimulierten Empfindungen „zu einem dauernden Antrieb in der Entwicklung seiner Psyche werden", wenn wir hören, wie der Künstler, nach wiederholtem Rat seiner Freunde, sich keinem weiteren Mißerfolg auf der Bühne mehr auszusetzen, zähneknirschend und unter Zornestränen geantwortet hat: „und ihr sollt sehen, ich werde doch noch ein Schauspieler!" Ein Jahrzehnt später hatte er tatsächlich seine Minderwertigkeiten zu Siegerwaffen umgeschmiedet und war der Merkwürdigsten und Interessantesten einer geworden, einer der es, wie Eduard Devrient schreibt, „für die Kunstgeschichte immer bleiben wird, weil mit ihm die Schauspielkunst die entschiedene realistische Richtung mit Bewußtsein einschlägt".

Die ungeheueren Schwierigkeiten, die für Seydelmann auf diesem Wege lagen, sie sprechen, sie schreien aus charakteristischen Briefen, in denen es u. a. heißt: „Das Theater ist ein Schlachtfeld, auf dem man siegen oder sterben muß. Wer meinem Erfolge darauf im Wege steht, ist mein Feind, der zu Boden muß.[1]" „Talent habe ich", so steht ein andermal in einem Schreiben an seinen Sohn, „aber es lag Schutt und Asche darauf und darum und ganz rein wird es wohl auch nicht werden. Aber, ich arbeite! Das darf ich wohl selbst dem sagen, der mir das Talent zugleich mit allen Mängeln gab." Und weiter: „Ist das nicht erhebend? die Interessen reichlich abzutragen für das Kapital, das uns zur Benutzung gegeben wird, es nicht lüderlich hinzuwerfen!"

Wie wir es sehen, ist das Talent aus den Mängeln erwachsen, die sein Zielstreben beständig nach der Richtung ihres Ausgleichs und Überausgleichs spannten, ja überspannten, denn die „Erfahrungen des Schlachtfeldes" haben ihn in die Isolierung gehetzt. Er betrachtete seine Rolle, wie wir hören, so sehr als sein Kunstwerk, daß ihm war, als ob der lebendige Kontakt mit seinen Mitspielern, der dem Bühnenkünstler doch Mittel zur Vollendung ist, ihm die reinen Linien der eigenen Leistung bedrohe, d. h. er verlernte es unter dem scharfen Sporn und Stachel seines Ehrgeizes offenbar ein guter Mitspieler zu sein, eines Ehrgeizes, der ihn leider auch dazu trieb, sich während der Vorstellung fleißig mit Alkohol anzuregen.

Auf der Linie dieser isolierenden Tendenzen aber liegen die Gefahren des Startums, denen andere Bahnbrecher unter seinen Zeitgenossen, wie z. B.

---

[1] Zitiert in „Das Schaffen des Schauspielers" von Ferd. Gregori (Ferd. Dümmlers Verlagsbuchhandlung, Berlin).

Ludwig Devrient im Kampf, sich durchzusetzen, glücklich aus dem Wege gegangen sind. Dieser Künstler behielt im Gegenteil das lebhafte Bedürfnis, in Wechselwirkung mit Anderen seine Bühnenschöpfungen zu vollenden. Wenn wir vergleichen, was hierüber authentisch überliefert ist, so müssen wir sagen, daß bei Ludwig Devrient die organischen Minderwertigkeiten samt den Unbilden der Umweltverhältnisse nicht so gewirkt haben, daß sie ihn in die neurotische Vereinzelung drängten, während sie gleichwohl sein Talent im Sturm und in der Stille bildeten. Mutterlos, zwischen einem alternden Vater und einer ihm feindlichen Wirtschafterin, ist er aufgewachsen. Früh klammert sich das Geltungsstreben des vereinsamten Kindes an das Mittel der Nachahmung der ersten Person, die er in exponierter Mittelpunktsstellung erlebt. Der Kanzelredner der Kirche, die die Familie besucht, wird sein erstes Vorbild. Offensichtlich bemüht, „obenauf" zu gelangen, erstieg er, wie berichtet wird[1], mit Vorliebe einen Baum, um von dort aus, in wildem Pathos, mit rußgeschwärztem Gesicht und unter greulichem Gesichterschneiden, womit er sich übrigens seit jeher hervorzutun liebte, das Gebahren des Predigers zu kopieren. Solches gefiel natürlich weder den Erziehern daheim, noch in der Schule, und eines Tages brannte er den Mißfallenskundgebungen da wie dort kurzer Hand durch. Doch wenn er sich auch bald genug entmutigt wieder zurückbringen ließ, dieser Gewaltstreich änderte immerhin die häuslichen Verhältnisse einigermaßen zu seinen Gunsten. Dessenungeachtet mußte er erst als Lehrling beim eigenen Vater und dann in gleicher Eigenschaft bei einem Posamentierer beweisen, daß er sich für nichts auf der Welt interessiere als dafür, durch Deklamation und Nachahmung Aufmerksamkeit zu erregen, mußte er erst seine Ruhmsucht und Abenteuerlust in den militärischen Dienst auf Beute ausgeschickt haben, ehe ihm endlich das Leipziger Theater das bleibende Ziel seines Lebens, den Beruf, für den er einzig und allein Beruf in sich fühlte, klar zu Bewußtsein brachte, so klar, daß er diesmal endgültig zum Theater durchbrannte, um bald darauf unsagbar leise und unsagbar ungeschickt als Isabellas Bote in der „Braut von Messina" zu Naumburg zu debütieren. Auch diesen Wegbereiter einer Richtung der Bühnenkunst, die sich der Weimarer Tradition erneuernd entgegenstellte, verurteilten seine sog. natürlichen Mittel zu Beginn seiner später so ruhmreichen Laufbahn zu Mißerfolg auf Mißerfolg. Eduard Devrient schreibt von ihm: „Er besaß weder Anmut noch Adel, noch Flüssigkeit der Rede, seine Sprache hatte einen hohen, nasalen Kehlton und stieß auf die Akzente, wodurch namentlich der Vers nicht selten zerrissen wurde." Im Verlaufe des durch diese Unzulänglichkeiten motivierten Trainings erwarb jedoch sein sprödes Organ seine spätere erstaunliche Biegsamkeit für wechselnde Register. Dieselbe Mitgift, die ihn zum idealen Heldendarsteller verdorben hatte, wandelte sich zum glänzenden Rüstzeug für den Charakterdarsteller. Hier war gerade seine dürftige, nichts weniger als heldenhafte Gestalt besonders geeignet in wechselnde Hüllen zu schlüpfen, und sein unregelmäßiges Gesicht, mit der gebogenen, seitlich eigentümlich nach abwärts gravitierenden Nase, erlernte es, durch ein virtuoses Muskelspiel im Nu wechselnde, berühmt eindrucksvolle Masken herzustellen, durch die mit gleich überzeugender Beredtsamkeit die Dämonie eines Franz Moor wie die grelle Komik des Schneiders Fips transparent werden konnte. Wenn er den ersteren sozusagen weiterdichtete, dann lernte das Publikum, laut Bericht, ebenso unfehlbar das Gruseln, als sich, wenn er den letzteren spielte, eine unwiderstehliche Lachlust selbst der Mitspieler auf der Bühne bemächtigte. So haben auch diesem Pionier deutscher Schauspielkunst seine Mängel zur Höhe geholfen, als die stärkste dynamische

---

[1] „Geschichte der deutschen Schauspielkunst" von Ed. Devrient (Verlag Otto Elsner, Berlin).

Kraft seiner künstlerischen Entwicklung. Neben ihm wird bezeichnenderweise nicht Corona Schröter, G o e t h e s erste Iphigenie, mit dem klassischen Ebenmaß ihrer Erscheinung, mit ihrer herrlichen natürlichen Mitgift als stilbildende Potenz der Bühnenkunst genannt, sondern Sophie Schröder, deren kleine, rundliche Gestalt sich, wie Fr. Th. V i s c h e r sagt [1], als Medea „ins Mächtige zu strecken gelernt", deren Kunst die Aufgabe zugefallen war, in diesem Belange durch eine zweite Natur die Mängel der ursprünglichen Gegebenheiten zu kompensieren.

Dasselbe Phänomen vom Geist, der der Hülle befiehlt, konstatiert der berühmte Ästhetiker an Friedrich Ludwig Schröder, den man sehr oft schlechtweg als den „großen Schröder" bezeichnet findet, wenn er erzählt, wie ein Fremder, der um ihn zu sehen nach Leipzig gekommen war, nach der Vorstellung von „Emilia Galotti" begeistert in seiner Garderobe vorgesprochen und als er ihn erblickte, aufs äußerste überrascht in die Worte ausbrach: „Sie sind der Odoardo? Nein, das war doch ein Riese!" „Diesen Eindruck" — so V i s c h e r — „hatte also sein mächtiges Spiel bewirkt", d. h. ein Spiel, das imstande war, die vorhandenen Mittel in der Weise stilbildend zu benützen, daß der beabsichtigte Eindruck der Größe auf dem Wege seiner individuellen Ausdruckskunst erreicht war.

Ähnliches wie V i s c h e r von diesen beiden führenden Größen deutscher Schauspielkunst erzählt J a k o b M i n o r [2] von Charlotte Wolter, die für eine Heroine mit dem monumentalen Kopf einer antiken Statue entschieden nicht hoch genug geraten war. Auf dem Boden dieser Minderwertigkeit nun sind in der Folge die eigenartigsten ihrer weltberühmten statuesken Haltungen gewachsen und geworden und zwar so, daß sie es lernte, den Eindruck ihrer Gestalt mit künstlerischen Mitteln zu vergrößern. „Sie wuchs sozusagen auch körperlich in ihre Rolle hinein, wenn sie z. B. bei den Worten der Sappho: „Dort droben ist dein Platz, dort an den Wolken", mit dem lang ausgestreckten Arm nach der Decke zeigte, während sie zugleich den linken Fuß weit nach rückwärts streckte: Der rechte Arm und der linke Fuß bildeten von der äußersten Fingerspitze bis zu den Zehen eine mächtige lange Linie und die kleine Gestalt wuchs vor unseren Augen riesenhaft in die Höhe."

Wir sprachen davon, wie der Geist dem Körper befiehlt. Präziser gesprochen handelt es sich um ein schöpferisches Gegenseitigkeitsverhältnis, welches die Individualpsychologie hier ans Licht gerückt hat. Das Genie aber erscheint in diesem Lichte, wie die Liebe nach P l a t o, wenn er sie „ein Kind aus Mangel und Überfluß" nennt, es erscheint als ein Plus, das aus einem zukunftsträchtigen Minus hervorgegangen ist.

Wir sehen demnach auf dem Gebiete der Schauspielkunst nichts anderes als einen typischen Fall, wenn auch hier der Brecher alter Tafeln, derjenige, der neue, noch unbegangene Wege vorangeht, sich vorerst als häßliches junges Entlein fühlen mußte, um der stolze Schwan zu werden, der alle Blicke in Bewunderung auf sich lenkt. Und so ist es geblieben bis auf den heutigen Tag.

Auch von Mitterwurzer wird erzählt, wie wenig künstlerische Vorteile sein Organ geboten habe. Wir lesen darüber bei M i n o r: „In der Mittellage nicht ganz voll und unrein, oft sogar schleppend, klingt es in der tieferen Lage zwar kräftig, aber man hat immer das Gefühl, als ob die Kraft auf Mühe und Überanstrengung beruhe. Die Behandlung dieses widerspenstigen Instrumentes war keine Kleinigkeit und ganz auf natürlichem Weg, ohne Kunst und ein bischen Künstelei ist es damit nicht abgegangen. Den hohen Registern geht der Künstler

---

[1] „Das Schöne und die Kunst". Vorträge von Fr. Th. Vischer (Verlag der J. G. Cottaschen Buchhandl., Nachfolger).
[2] „Aus dem alten und neuen Burgtheater" (Amalthea-Verlag).

aus dem Wege, und es ist wohl seine charakteristische Eigenheit, daß er im Ruf und Schrei nicht zu den hohen, sondern zu den tiefen Tönen greift. Dies fällt um so mehr auf, als er auch den Stimmansatz wechselt, die tiefen Töne klingen wie aus dem Bauch herausgeholt. Aus dem Mangel macht er eine Tugend —".

Minor bemerkt sehr richtig, wie sein Organ den Künstler auf solche frappierende Wirkungen hinweist. Damit aber tun wir einen durchdringenden Blick auf den psycho-physischen Werdegang der schauspielerischen „Auffassung". Die körperlichen Mittel des Schauspielers geben dieser Auffassung entscheidende Winke und Erfolg kann nur der haben, der sie entsprechend nutzt.

Wer mit seinem Pfund recht zu wuchern versteht, der kann demnach unter Umständen an dem, was er zu wenig hat, zum Krösus werden. Dasselbe Gestell, das einen Menschen ein für allemal zum Achilles oder zum Jason verdorben hat, kann auf dem Gebiete der Groteske Wunder wirken, wie Charlie Chaplin der alten und neuen Welt immer wieder aufs neue beweist. Man muß es nur recht verstehen sich nach der Decke zu strecken, dann kann mans erleben, daß sich die Decke schließlich auch nach einem streckt, auf dem Wege jener schöpferischen Entwicklung, die uns die Individualpsychologie erhellt hat. Das sieht man wohl auf keinem Gebiet so deutlich wie auf dem der Schauspielkunst, die ja in jedem ihrer lebensvollen Augenblicke schaffendes Ineinanderweben von Körper und Seele zum Kunstwerk ist. Der Schauspieler, der doch im wahren Sinne des Wortes mit Leib und Seele sein Werk ist, muß daher in seiner Rolle, nicht in der literarischen Wertigkeit des Stückes, in dem er auftritt, die wichtigste Angelegenheit erblicken. Dabei kommt seine Kunst durchaus nicht zu kurz.

Die „Familie Schimek" ist sicherlich kein Kunstwerk, aber ebenso zweifellos ist Pallenberg darin ein ganz hervorragendes. Er kann vom Standpunkte seiner Kunst gar nichts Besseres tun, als hier sich und seine Rolle wollen. Jedermann wird auch zugeben, daß er, wie Chaplin, mit Adonis nicht leicht zu verwechseln ist, aber beide haben glücklich ihren Stil gefunden und durchgesetzt. Sie hatten die Kraft, aus ihrer Not eine Tugend zu machen.

„Größe besteht vielleicht nur in der Kraft, aus einer Not eine Tugend zu machen." Mit diesem Ausspruch hat sich Hermann Bahr[1], einer, der sich auf die Finessen des Schauspielerischen aus dem FF versteht, bewußt oder unbewußt zu den einschlägigen Theorien der Individualpsychologie bekannt. Daher ist sein Essay über Kainz auch so illustrativ für unser Thema, daß wir nicht daran vorbeigehen wollen. Bahr schildert dort zunächst den standard of life der Bühnenwelt, in die der junge Kainz, neunzehnjährig, zu Förster nach Leipzig kam. Er schildert ihn, als von einem Eklektizismus bestimmt, worin sich Weimars klassische Tradition mit einem Einschlag von Wiener Grazie und Wärme mischte.

Zudem geisterte dort noch fühlbar beispielgebend Schröders „durchdringende Kraft" und Devrients dämonische Wandlungsfähigkeit. Dieses alles gehörte gewissermaßen zum eisernen Bestand der Theater, die etwas auf sich hielten. Und die Stadt, die bekanntlich „ein Klein-Paris ist und ihre Leute bildet", hielt sehr viel auf sich. So wurde der junge Kainz dort unbarmherzig ausgelacht, weil ihm seine Mittel nicht gestatteten, die menschlichen Leidenschaften so sprechen zu lassen, wie man sie zu hören gewohnt war. Er brachte die „Größe, Wucht und Fülle" nicht auf, womit man damals áuf der Bühne verzweifelt und selig, großherzig und verrucht zu sein hatte. Alles, was die herrschende Bühnenkunst an Ausdrucksmitteln erheischte, widersprach seiner schmächtigen, viel mehr auf ausdrucksvolle Bewegtheit als auf große Gebärden angelegten

---

[1] „Buch der Jugend" (Verlag S. Fischer).

Körperlichkeit. „Es blieb ihm nichts übrig, als sich eine neue Kunst zu schaffen. Er mußte sich entschließen, für jene hergebrachten Gesten und Töne, deren er körperlich unfähig war, andere einzusetzen, seine eigenen. Und diese gegen das Herkommen durchzusetzen." Dieses aber gelang ihm auch deshalb so beispiellos, weil hier wieder einmal eine individuelle Not mit einer allgemeinen Zeitstimmung zusammenklang und mit ihr in Wechselwirkung treten konnte. Die Zeit, deren neue Forderungen für das Bühnenwirksame in der Vorrede zu Strindbergs „Fräulein Julie" ihre schärfste Formulierung gefunden haben, war der wohlbekannten Gesten, auf die der königliche Purpur weithin sichtbar abgefärbt hatte, so überdrüssig geworden, daß sie dem kühnen Neuerer auch dort zujubelte, wo seine atemversetzende Sprachtechnik so unnaturalistisch wie möglich wirkte. Für diese souveräne Bühnenkunst der eigenen Mittel hätte das dramaturgische „Dont" ebenso gut expressionistisch gerichtet à la Kornfeld dekretieren können: — der Schauspieler „sei kein Imitator und suche seine Vorbilder nicht in einer ihm fremden Welt, kurz: er schäme sich nicht, daß er spielt, er verleugne das Theater nicht und soll nicht die Wirklichkeit vorzutäuschen versuchen ...."

Der schöpferische Schauspieler wird, so oder so, deshalb niemals aus der Rolle fallen, weil er immer wagt sich selbst zu spielen, weil er sowohl seine Organe belehrt, als sich von ihnen belehren läßt, aber nie versucht, sie, sogenannten modernen Wirkungen zuliebe, zu vergewaltigen.

„Dem Gott Talent gab, dem gab er alles, und nicht die Kaiser und Könige, sondern die Künstler sind die Leute von Gottesgnaden, sind außerordentliche Geister", steht in einem Briefe des jungen Kainz an seine Eltern aus der an Erfolgen wahrlich nicht reichen Leipziger Zeit. Aber dieses geharnischte Selbstbewußtsein war sieghafte Waffe und verhüllende Maske eines brennenden Ehrgeizes und wenn er auch nicht, wie Hermann Bahr[1] meint, das Moment der Arbeit erst in die Bühnenkunst eingeführt hat (es ist, wie wir hörten und wissen, wohl von allen Großen ernst und zäh gearbeitet worden), so steht doch außer allem Zweifel, daß Kainz unter Hochdruck gearbeitet hat und nur so seine gegebenen Mittel zu jener durchgeisteten technischen Vollendung steigern konnte, die seine zwingende Eigenart charakterisierte. In einem harten Kampf um seine Wirkung ist er auf seine Höhe gelangt und wenn er es einerseits liebte, diese Wirkung mit allen Mitteln zu erzwingen, so blieb er andererseits wiederum in starker Abhängigkeit von der Resonanz, die er fand. Wenn wir hören, daß der Künstler, sobald er stimmungslos und zerfahren spielte, imstande gewesen ist, auf die Höhe seiner Möglichkeiten emporzuschnellen, wenn er im Verlauf der Vorstellung erfuhr, daß ihm jemand zuschaute, dessen Mitschwingen ihm besonders wichtig war, so ist dies ein charakteristischer Zug mehr, der diesen letzten modernen Bühnenkünstler, der in großem Stil Schule gemacht hat, geradezu als Paradigma für die Psychologie des Schauspielers erscheinen läßt.

Wer aus seinem Fleisch und Blut, wie aus seinen schwirrenden Nerven sein Werk, ein Werk schafft, das mit seinem Pulsschlag und Atemgang zugleich abklingt und verweht, braucht für seine Leistung, die unaufhaltsam abläuft wie der Prozeß des Lebens, das Gefühl unmittelbarer Wirkungen. Sie sind die einzigen Früchte, an denen er sich erkennen kann.

Alle sind eitel! — das werden auch die nicht bestreiten, denen das: „Alles ist eitel" nach Niedergangsweisheit klingt. Die besonders vielberufene Eitelkeit des Schauspielers als Spezialfall aber hängt gewiß mit einer einzigartigen Situation im Künstlerischen zusammen, die ihm nicht nur der Nachwelt Kränze versagt,

---

[1] Josef Kainz, Gedenkbuch (Frisch & Co.-Verlag Wien).

sondern auch keine Möglichkeit gewährt, seine jeweilige Leistung anders als an der Stärke und Klangfarbe fremden Beifalls zu messen.

Von unserem Standpunkte gibt es auch hier nur gradweise Unterschiede, wie uns denn von allem Menschlichen das Goethewort gilt: „Wie viel bist du von andern unterschieden? Erkenne dich, leb' mit der Welt in Frieden!"

Wir haben uns zu Demonstrationszwecken natürlich vornehmlich jenen Fällen zugewendet, wo die Unzulänglichkeiten als Antreiber besonders augenfällig am Werke erschienen sind. Aber auch wo die Dinge auf den ersten Blick anders zu liegen scheinen, wo es sich, wie bei Ellen Terry und der unvergleichlichen Duse, um Theaterkinder handelt, die sozusagen in ihre Künstlerlaufbahn hineingeboren wurden, so läßt sich hier wie überall bei erfolgreichen Resultaten mehr oder weniger leicht die treibende Not nachweisen, die aus dem Milieu, die aus Armut, aus sozialen und familiären Drangsalen erwachsen kann, wie aus der Minderwertigkeit von Organen. Wenn wir, unsere Betrachtung abschließend, die Schauspieler mit den sog. glänzenden Mitteln mit jenen ursprünglich für ihren Beruf von der großen Mutter stiefmütterlich ausgestatteten „Umstürzlern" vergleichen, die uns vorwiegend beschäftigt haben, dann fällt uns am Ende wie am Anfang Nietzsche als intuitiver Individualpsychologe par excellence ein, denn sein hellseherisches Wort [1]: „Die stärksten Naturen halten den Typus fest, die schwächeren bilden ihn fort", das zweifellos auch für die Typisierung und Fortbildung im Künstlerischen ins Schwarze trifft, hat durch die Ergebnisse der Individualpsychologie auch auf dem Gebiete, wovon hier die Rede war, eine zureichende wissenschaftliche Fundamentierung erhalten.

---

[1] Menschliches, Allzu-Menschliches. Bd. I („Veredelung durch Entartung").

Verbrecher und Strafe.

Von

Dr. **Eugen Schmidt**-München.

I.

Das Wort „Verbrechen" wird im juristischen Sprachgebrauch in verschiedener Weise verwendet. Teils versteht man darunter jedes rechtlich für strafbar erklärte Verhalten (Frank) überhaupt, also jede strafbare Handlung, jedes Delikt, wenn es auch nur ganz geringfügiger Natur ist, teils bezeichnet es wiederum aus dem Kreise der strafbaren Handlungen nur diejenigen, die mit einer besonders schweren Strafe bedroht sind. Das Deutsche Reichsstrafgesetzbuch unterscheidet nach der Schwere der Strafe zwischen Verbrechen, Vergehen und Übertretungen und bezeichnet als Verbrechen diejenigen Handlungen, welche mit dem Tode, mit Zuchthaus oder mit Festungshaft von mehr als fünf Jahren bedroht sind. Diese letztere Verwendung entspricht mehr dem alltäglichen Sprachgebrauch, der unter Verbrechen eine ganz besonders schwere strafbare Handlung sich vorzustellen geneigt ist.

Verbrecher im formal-juristischen Sinn des deutschen Reichsstrafgesetzbuches wäre dann jemand, der eine mit dem Tode, mit Zuchthaus oder mit Festungshaft von mehr als fünf Jahren bedrohte Handlung begangen hätte.

Es ist ohne weiteres einzusehen, daß einer psychologischen Arbeit mit einer solchen Definition nicht gedient ist, und daß die Begriffsbestimmung, daß ein Verbrecher jemand sei, der eine besonders schwere Straftat begangen hat, uns auch wenig sagen kann. Eine scharfumrissene, von sonstigen Übeltätern trennende Definition des Verbrechers zu geben, verbietet der Gegenstand von selbst. Ungefähr glauben wir den Verbrecher als jemanden bestimmen zu können, der in seiner seelischen Haltung sozial-feindlich eingestellt ist und mit den bestehenden Gesetzen durch schwere Straftaten in Konflikt kommt.

Entscheidend ist also die psychische Einstellung des Übeltäters, die von der normalen Einstellung verschieden ist.

Die folgende Untersuchung wird sich im wesentlichen auf Fälle beschränken, in denen eine von der gewöhnlichen abweichende psychische Einstellung zu konstatieren ist. Offenbar bieten eine Reihe von Delikten kein oder doch psychologisch nur geringes Interesse. Welcher Mensch überhaupt wird von sich behaupten können, daß er noch niemals und sei es auch nur ein harmloses Delikt begangen hätte. Gegenüber einer erdrückenden und verwirrenden Fülle von Vorschriften und Bestimmungen kann eine gelegentliche Übertretung vielleicht als eine gesunde Reaktion, ungünstigstenfalls aber als eine bei fast Jedem vorkommende Trotzhandlung verstanden werden. Doch die Grenzen sind ja, wie bereits bemerkt, flüssige und können mit Bestimmtheit nicht angegeben werden. So können aus der gerade erwähnten Trotzeinstellung, wenn sie von dem Individuum starr festgehalten wird, kriminelle Handlungen von schwerem Ausmaß entstehen.

Das psychische Merkmal, das wir bei dem Verbrecher im Sinne unserer Untersuchung voraussetzen, führt notwendig zu dem Schluße, daß Verbrecher im juristischen Sinne und Verbrecher im sozialpsychologischen Sinne nicht identisch sind.

Das geschriebene Recht ist ein höchst eigenartiges Gebilde im Leben einer Gemeinschaft. Es ist aber nicht Gerechtigkeit, nicht Moral, nicht Billigkeit.

Daß das Recht nur Recht und nichts anderes sei, wird meist als Eigenart, wenn nicht gar als Vorzug dieses Institutes empfunden. Sicher, in dem Recht handelt es sich zunächst um gröbere Dinge, um Erreichung von Zuständen, auf denen erst eine höhere Kultur sich aufbauen kann. Ihm obliegt vor allem die Erreichung einer gewissen Sicherheit und Stetigkeit sozialer Beziehungen. Im Wirtschaftsrecht gewährleistet es eine gewisse Sicherheit aus formlosen, mündlichen Verträgen zu Warenlieferungen, zu Geldzahlungen zu gelangen. Im Strafrecht gewährleistet es eine gewisse Sicherheit wertvoller Güter gegen Bedrohungen und Angriffe, indem es Gewalt gegen Gewalt setzt.

Die geschriebenen Gesetze sind allgemein gehalten, können nicht auf jeden Einzelfall eingehen, sind womöglich lange dauernd und schwerfällig, sie tragen einen konservativen Charakter, stehen häufig in ihren Anschauungen um Generationen zurück. Man vergleiche die eherechtlichen Bestimmungen des deutschen bürgerlichen Gesetzbuches. Die Gesetze sind häufig auch das Werkzeug einer im Augenblick der Beschlußfassung übermächtigen Interessenkoalition.

So kommt es, daß die geschriebenen Gesetze sich entfernen können von jenen höheren ungeschriebenen Gesetzen der Gemeinschaft. Weil sie am Veralteten kleben geblieben sind, weil sie generalisieren und das Individuelle zu berücksichtigen nicht in der Lage sind, weil sie egoistischen Gruppeninteressen zum Durchbruch verhelfen. Die Gesetze der menschlichen Seele sind aber jene höheren ungeschriebenen Gesetze und eine sozialpsychologische Studie vom Verbrecher vermag sich nicht mit dem Verbrecher unter juristischen Gesichtspunkten zu befassen, denn dies ist von ihrem Standpunkt aus ein ungeordneter und nicht zu ordnender Komplex — keiner menschlichen Seele ward es je beschieden a priori zu wissen, ob sie rechts oder links zu gehen und wie sie die Fahrbahn zu überschreiten hat — sie vermag sich nur zu befassen mit dem Verbrecher gegen jene höheren ungeschriebenen Gesetze der Gemeinschaft.

Es muß zugegeben werden, daß sich geschriebenes und ungeschriebenes Recht häufig tatsächlich deckt, aber es deckt sich nicht immer und nicht notwendigerweise, und nicht immer und nicht notwendigerweise ist ein Verbrecher im juristischen Sinne auch ein Verbrecher im sozialpsychologischen Sinne.

Ebensowenig, wie juristische Nichtverbrecher nun als vollkommen einwandfrei im sozialpsychologischen (oder auch individualpsychologischen) Sinne gelten könnten. Denn Recht ist nicht identisch mit Gemeinschaftsforderung und am wenigsten das Recht einer Gesellschaft, welche den Gemeinschaftsforderungen so unendlich viel schuldig bleibt. Gemeinschaftsgeist kann durch Gesetze nicht erzwungen werden, er muß vorhanden sein und dazu beitragen, daß Gesetze in seinem Sinne gehandhabt werden.

Traurige wirtschaftliche Verhältnisse tragen nicht wenig dazu bei, die harmonische Entwicklung der Persönlichkeit zu beeinträchtigen. Starke persönliche Reibungen von Kindheit an sind kaum vermeidlich in Familien, die auf engstem Raume zusammengedrängt, sich mit dem Notwendigsten behelfen müssen, zumal dann, wenn die meist im Beruf stehenden Mitglieder der Familie an ihren Arbeitsstätten selbst unter starkem Druck gehalten werden und nun die tagsüber durchgemachten Demütigungen zu Hause in Triumphe verwandeln wollen und bestrebt sind auch einmal das Gefühl der Macht kennen zu lernen, unter dem sie tagsüber so häufig zu leiden haben. Kein Wunder, wenn der heranwachsende Mensch sich schon von früher Jugend an daran gewöhnt, in seinem Mitmenschen Feinde zu sehen, deren man sich erwehren muß und gegen die man sich rühren muß, wenn man sich behaupten will.

Unternehmer im Stile von Dynasten mit dem besonderen Kennzeichen, daß sie sich nach oben stark verneigen, stärken ihr Selbstgefühl, indem sie ihre Willkür und ihre Launen den Angestellten merken lassen. Man merkt deutlich, wie ihnen das wohl tut. Ich spreche nicht von allen Unternehmern, es gibt ganz andere.

Die immer noch bestehende Hörigkeitsstellung der Frau, von vielen als Ideal verherrlicht, von allen führenden Geistern, wie jetzt in Keyserlings Ehebuch von Rabindranath Tagore, Thomas Mann, Jakob Wassermann, Martha Karlweiß und anderen als unhaltbar längst anerkannt, bringt in das Leben der Frau ungeheure soziale Schwierigkeiten und raubt ihr die Möglichkeit einer gesunden sozialen Einordnung. Nicht zuletzt ist sie eine der Hauptquellen der Prostitution.

Die starken sozialen Kontraste sind der ständige Herd antisozialer Gefühle und Triebe. Während hier Luxus und Verschwendung zu Hause sind, die Tafeln sich von den erlesensten Speisen und Getränken biegen, verendet wenige Schritte davon ein Mensch in irgend einer dunklen Ecke — niemand kümmert sich um ihn —, weil die paar Bissen Brot ihm mangeln, die dort in den Abfallkübel geflogen sind.

Es kann nicht wunder nehmen, wenn hier die Gesetze diesen Ärmsten nicht als das erscheinen, als was sie gerne gehalten sein wollen, als „göttlich", als „sankrosankt", als „höchstes Gut des Staates", sondern wenn sie diesen als Institutionen erscheinen, bei denen es einem Teil der Staatsbürger recht gut geht, bei dem aber ein anderer Teil, wenn nicht zugrunde geht, so sicher um seine menschliche Würde betrogen wird, soferne er noch weiß und imstande ist, zu fühlen, was dies bedeutet.

Ob jemand in jahrzehntelanger Arbeit ein Werk in die Höhe bringt oder aber in der Inflationszeit mit ungeheuren Krediten Güter zusammen kaufte, uns gilt das gleich, hat er genügend Besitz, so ist er gleich ein Wirtschaftskapitän.

Während Familienväter in unendlich mühseliger Arbeit um das tägliche Brot ringen, fließt es jenen nach Tausenden zu. Es gibt keine andere Möglichkeit, als daß dem Familienvater leise Zweifel darüber kommen, ob eine solche Ordnung der Dinge gerecht sei.

Daß der Weltkrieg gerade dazu beigetragen hat, die Achtung vor dem menschlichen Leben zu erhöhen, den Respekt vor fremden Rechten zu vermehren, wird sich wohl auch schwer behaupten lassen. Die alltägliche Vernichtung vieler Tausender von Menschenleben hat den Menschen im Kurs sinken lassen, wir haben dies in der Nachkriegszeit an einer Reihe schauderhafter Beispiele erlebt.

Es mag dann von dem Aspekte der Schwachen und Hilflosen aus gesehen leicht den Eindruck machen, als ob die gesetzlichen Verdikte beileibe nicht den Hauptteil der gemeinschaftsfeindlichen Handlungen betreffen, daß vielmehr gemeinschaftsfeindliche Handlungen von sehr vielen ohne Schaden, ja sogar ohne Risiko ausgeführt werden können, so daß teils die Verlockung besteht, solche Handlungen auch ohne Schaden begehen zu können, zum mindesten der Charakter der Strafe als gerechter Vergeltung eine schwere Einbuße erleidet. Um bloß eines von vielen Beispielen zu nehmen: Der unbefangene Beobachter wird es nicht zugunsten der Moralität der höheren Bevölkerungsschichten verzeichnen können, daß es meist Mädchen und Frauen der unteren Bevölkerungsschichten sind, die wegen Abtreibung unter Anklage stehen. Auch ist es noch kein Zeichen einer erhöhten Moralität der Bankdirektoren, daß wir unter ihnen wenig berufsmäßige Einbrecher finden.

Was soll man von armen, mühsam sich durchs Leben kämpfenden, vielfach wenig Orientierten verlangen können, wenn die im Besitz reicher Hilfsmittel Befindlichen, meist allerdings auch nicht sehr gut Orientierten ihnen kein gutes Beispiel geben?

Es gäbe noch genug aufzuzählen. Doch genügt das Aufgezählte zu einer Konstatierung, mit der jede Untersuchung über Verbrecher und Strafe ihren Anfang nehmen muß, mit der Konstatierung der Mitschuld der Gesellschaft am Verbrechen oder sagen wir besser, ohne jede Wertung, der Mitverursachung.

Es ist besser (und wohl auch richtiger!) von einer Mitverursachung der Gesellschaft zu sprechen, als von einer Mitschuld. Denn indem wir von einer Mitschuld sprechen, laufen wir Gefahr, Ressentiments hervorzurufen, die als ungünstig bezeichnet werden müssen, Ressentiments, wie solche ohnehin schon in starkem Maße vorhanden sind.

Anders ist es nicht erklärlich, daß noch heute so wenig Verständnis für die Lage des sozial Abgeirrten vorhanden ist, die nicht gar so schwer zu durchschauen ist und doch nicht durchschaut wird, in einem Staate, der eine Religion fördert, deren Stifter einmal gesagt haben soll: „Wer von euch ohne Sünde ist, werfe zuerst einen Stein auf sie".

Dies Nichtdurchschauenkönnen ist die Reaktion eines schlechten Gewissens! und wir sehen mit einem Male: hier wirft sich jemand zum Richter auf, in einer Sache, in der er selbst Partei ist. Eine solche Reaktion läßt sich auf Schritt und Tritt aufzeigen.

Zu leicht läßt sich ein Teil der Richter, gegen deren subjektive Ehrenhaftigkeit in der überwiegenden Zahl der Fälle nichts einzuwenden ist, dazu verleiten, alles und jedes Verschulden auf seiten des Angeklagten zu sehen. Das Ergebnis ist: Der Sündenbock ist einzig und allein der Angeklagte, wogegen die richtende Gesellschaft, wie ein Phönix aus der Asche, aus jedem Gerichtsverfahren unversehrt, in neuem Glanz hervorgeht.

Diese Einstellung aufzuzeigen ist wichtig, denn auf der Suche nach wahrer Gerechtigkeit ist eine solche Einstellung nicht förderlich. Diese bei der Gerichtsbarkeit mit unterschwingende einseitige Tendenz kommt in mehrfacher Weise zum Ausdruck. Während Richter und Staatsanwalt auf hohen Kanzeln Platz nehmen, sitzt der Angeklagte vielfach auf einem schmalen Bänkchen hinter einer Barriere, die mitunter so hoch ist, daß er, um darüber zu sehen, aufstehen muß. Der Ton ist häufig ein furchteinflößender, vom Angeklagten wird ständig als von „dem Maier, dem Huber" usw. gesprochen. Von dieser alten Übung geht man selbst dann nicht ab, wenn eine Freisprechung des Angeklagten zu erwarten steht. Manchem mag die Erwähnung dieser kleinen Äußerlichkeiten kleinlich, ja lächerlich erscheinen. Es geht nicht um diese Äußerlichkeiten, nicht darum, einen tüchtigen Schreiner mit der Umarbeitung des Sitzungssaalmobiliars zu beauftragen. Es geht um den Geist, der in der Sitzung eines Strafgerichts herrscht. Und hier ist zu sagen: man wird selten in eine Sitzung von Kriminalfällen kommen, ohne daß man das Gefühl hat: hier soll jemand abgeurteilt werden. Und was man schmerzlich vermißt, ist, daß hier wohl, wenn auch nur bescheiden, ein letzter Hoffnungszug sich zeigt, daß man auch hier vor einem Menschen steht, den man vielleicht für die Gemeinschaft wieder zurückgewinnen kann. Ein Versuch zur Wiedergewinnung eines Menschen für die Gemeinschaft ist die Strafgerichtssitzung von heute nicht. Man könnte dem erwidern, dazu sei keine Zeit; dann möge man auch für entgegengesetzte Tendenzen keine Zeit verlieren.

Die Fehler wurzeln im System. Es ist dem Einzelnen schwer möglich, sich den Auswirkungen eines Systems zu entziehen. Es sollen keine Vorwürfe erhoben werden. Denn nichts liegt dieser Arbeit und der Grundanschauung überhaupt, auf der die in diesem Buche zusammengefaßten Arbeiten stehen, ferner als Vorwürfe zu erheben, wo nur Irrtümer vorhanden sind. Gerne denke ich mancher Gelegenheiten, in denen ich eine peinliche Gewissenhaftigkeit, unbestechliches Gerechtigkeitsgefühl und wahre Menschenfreundlichkeit erfahren konnte, die dadurch nicht geschmälert werden soll, daß es die Art der Arbeit mit sich bringt, in erster Linie Kritisches zu sagen.

Ist es schon starken Naturen schwer, sich schädlichen Einflüssen eines Systems zu entziehen, so kann die Tätigkeit in der Strafrechtspflege und im Strafvollzug schwachen Naturen gefährlich werden, solange vor allem, als wir in praktischen Dingen der Menschenkunde ohne eine wirklich gründliche wissenschaftliche Orientierung dastehen.

Die Strafrechtspflege und der Strafvollzug bieten wie nicht leicht eine andere Tätigkeit die Möglichkeit, erworbene Minderwertigkeitsgefühle, die in der Richtung eines überspannten persönlichen Überlegenheitsideals auslaufen, abzureagieren.

Es ist verlockend für einen Menschen von ungesundem Selbstgefühl, an einem jener auf der Anklagebank sitzenden Parias seinem geschwundenen Persönlichkeitsgefühl zu neuer Blüte zu verhelfen. Versuche, den Angeklagten einzuschüchtern, ihm zu drohen, ihn von oben herab zu behandeln, ihm seine ganze moralische Verworfenheit vorzuhalten, mögen selten ganz ohne jene Beimischung sein. Die überragende Rolle, die der Vorsitzende in der Verhandlungsleitung spielt, gibt mitunter der persönlichen Eitelkeit ein erwünschtes Spielfeld.

Die Hauptverhandlung eines nicht allzulange Zeit zurückliegenden Landesverratsprozesses, dessen Hauptangeklagter später begnadigt wurde, hat ein unerfreuliches Bild hervortretender persönlicher Eitelkeit des Verhandlungsleiters gebracht.

Die Verhandlungsleitung bestand in einer fortgesetzten Reihe von Angriffen des Vorsitzenden gegen die Angeklagten in teils ironischem, teils gehässigem Tone, wobei der Vorsitzende nicht versäumte, von Gelegenheit zu Gelegenheit seine Unparteilichkeit mit erstaunlicher Rhetorik in Szene zu setzen, die durch den Verhandlungsvorsitz, wie auch durch seine sonstigen unbestreitbaren Qualitäten, gegenüber den Angeklagten vorhandene Überlegenheit weidlich auszunützen, und nicht verfehlte, die guten Seiten seines Wesens gebührend herauszustreichen, wie daß er als vielgeplagter Mann im Dienste der Gerechtigkeit nur eine oder eigentlich zwei Erholungen sich gönne, die Berge und die Musik. Dies mochte ihm niemand verübeln, zur Verhandlungsleitung gehörte es nicht.

Alfred Adler hat sich selbst einmal sehr eingehend mit einem Richtertypus in dem Aufsatz: „Individualpsychologische Bemerkungen zu Alfred Bergers Hofrat Eysenhardt" (7) befaßt. In der Novelle Alfred Bergers ist ein auf Irrwegen befindlicher Richter gezeichnet. Es handelt sich um einen anormalen Fall, der in dieser extremen Gestaltung sicherlich äußerst selten gefunden werden wird, der aber immerhin lehrreich ist, weil er Gefahren zeigt, die für sozial abgeirrte Persönlichkeiten in der Richterkarriere liegen. Hofrat Eysenhardt ist das Produkt einer „überaus strengen, ja grausamen Erziehung", er wurde für das geringste Vergehen mit der Reitpeitsche gezüchtigt. So entwickelt er sich zum Misanthropen und Sonderling. Als Staatsanwalt wird er zum Schrecken der Verbrecher und der Advokaten. Später, in den Richterstand zurückversetzt, macht er sich durch seine glänzende Verhandlungsleitung und sein ungeheures Gedächtnis berühmt. Die Härte der Strafen, die er verhängte, erregte allgemeines Entsetzen. Er schien immer unbewußt auf die Verurteilung des Angeklagten hinzuarbeiten. Eine im Laufe der Zeit eintretende Veränderung seiner Haltung interessiert hier nicht weiter, hier interessiert nur zu sehen, wie es möglich ist, daß unter der Maske strengster Gerechtigkeit sich der Persönlichkeit unbewußte Tendenzen austoben können, wie leicht es möglich ist, daß der Richterstuhl der Schauplatz wird, auf dem in der Kindheit erworbene Minderwertigkeitsgefühle durch den Versuch zur Erreichung einer Überlegenheit kompensiert werden sollen, wie persönliche Tendenzen ganz unbemerkt in den sachlichen Gang der Rechtspflege eingreifen können, hier ungeheuren Schaden anrichtend, Dinge, die man sehen lernen muß, um sie vermeiden zu können.

II.

Fortschritte in der Strafrechtspflege hängen von zwei Faktoren ab, nämlich von dem Geiste, in dem eine Strafrechtspflege geübt wird und dann von erweiterten psychologischen Einsichten.

Es macht den Eindruck, daß die jetzige Strafrechtspflege zu starr den Blick auf den Schutz gewisser, sicherlich wertvoller Güter und Interessen gerichtet hat, zu wenig aber den Menschen sieht und mit ihm fühlt, dem sie gegenüber tritt, mit einem Worte, daß sie zu wenig human ist. Der Fortschritt der Strafrechtspflege liegt auf dem Wege einer Zuwendung zur Humanität. Die Vertiefung psychologischer Erkenntnisse wird ihr auf diesem Wege behilflich sein und ihr gleichzeitig eine erhöhte Wirkung ihrer Maßnahmen sichern, indem sie die Psyche des Verbrechers aufdeckt.

Es ergibt sich die Frage, woher die Individualpsychologie die Legitimation herleitet, ein wirklichkeitsgetreues Bild des Verbrechers zu liefern. Offenbar kommt sie doch zunächst von einem beschränkten Teilgebiet menschlichen Seelenlebens, von den Neurosen, her. Und es ist daher die Gefahr nicht ohne weiteres von der Hand zu weisen, daß sie von diesem Punkte ausgehend zu einer einseitigen Betrachtungsweise gelangt.

Demgegenüber ist zu erwidern, daß die Individualpsychologie auf ihrem ureigensten Tätigkeitsgebiete zu Ergebnissen gekommen ist, die weit über diese Grenzen hinaus allgemein Bedeutung und Geltung haben.

Ich verweise bloß auf die entschiedene und konsequente Herausarbeitung der finalen Betrachtungsweise des menschlichen Seelenlebens und auf die Betonung der überragenden Bedeutung des sozialen Moments im Seelenleben.

Die Erkenntnis, daß sowohl Neurose, wie auch Verbrechen soziale Irrwege bedeuten, war Veranlassung genug, auch die Psyche des Verbrechers einer genauen Untersuchung zu unterwerfen. In einem Aufsatz „Neurose und Verbrechen" stellt Alfred Adler (2€6) gewisse übereinstimmende Merkmale von Neurose und Verbrechen fest, nämlich: 1. Gefühl der Unzufriedenheit und Verkürztheit; 2. mangelhafte Anschlußfähigkeit, gedrosseltes Gemeinschaftsgefühl, Rücksichtslosigkeit gegenüber den anderen und gegenüber der Gesellschaft, mangelhafte Vorbereitung für eine soziale Rolle; 3. egoistische Perspektive und seit der Kindheit trainierte egoistische Schablone ihrer Lebensform; 4. Drang, sich über ihr Niveau nicht durch mutiges Handeln, sondern durch Tricks, List oder Überrumpelung des anderen zu erheben; 5. starke Einengung des Aktionsradius.

Die Erkenntnis dieser gemeinsamen Züge verhindert nicht die Feststellung sehr wichtiger psychologischer Unterschiede. So tritt bei dem Verbrecher der Gegensatz zur Gemeinschaft offensichtlicher, um nicht zu sagen ehrlicher in die Erscheinung, es fehlt das bei dem Neurotiker so häufig zu bemerkende Bemühen, den Schein aufrecht erhalten, auch fehlen die starken Sicherungen gegen Entscheidungen und Taten. Bei der beide Gruppen auszeichnenden

Mutlosigkeit ist doch dem Verbrecher Mut genug geblieben in der Richtung, „andere überwinden zu wollen". In vielen Fällen ist die soziale Verbundenheit des Neurotikers geringer als die des Verbrechers; es trifft diesen Unterschied zum Teil, wenn man jenen als asozial, diesen als antisozial bezeichnet. Im tiefsten Grunde ist Asozialität natürlich auch antisozial. Mit Recht weist Adler daraufhin, daß die Verbrechersprache ein Beweis des erhaltenen Gemeinschaftsgefühls sei, eine Sprache der Neurotiker sei undenkbar. Dementsprechend lebt in dem Verbrecher auch das Gefühl der Verantwortlichkeit für seine Taten. Der Ausführung von Verbrechen gehen Gewissenskonflikte voraus und folgen solche nach. Es gelingt nicht leicht, die Forderungen der Gemeinschaft zu betäuben und entgegen diesen Forderungen zur Ausführung der Tat zu schreiten, es erfordert dies eine gewisse Vorbereitung, ein Training zur Durchbrechung des Gemeinschaftsgefühls. In dem bereits erwähnten Aufsatz zeigt Adler, wie dieses Training beschaffen ist, wie die verschiedensten Argumente angezogen werden, um erleichterte Bedingungen zu haben, um die schwere Last des Schuldbewußtseins zu erleichtern.

Folgende Beispiele, die diese Vorgänge kurz beleuchten, entnehmen wir dem Aufsatz Adlers, der hierzu das Material der „Aktenmäßigen Darstellung merkwürdiger Verbrechen" von Anselm von Feuerbach benützt hat.

Josef Auermann, tadelloser Mensch, Bürger, Familienvater, schuldet seinem Knecht 400 Gulden. Dieser bedrängt ihn in der erbarmungslosesten Weise. Alles Hilfesuchen bleibt vergebens. Der Gedanke, sich seines Peinigers zu entledigen, gewinnt Raum, erscheint ihm geradezu als einziger Weg. Fühlt sich von allen verlassen. Findet die erleichternden Gedanken in der Erwägung: „Wenn der Knecht noch bei mir ist und um das Geld mich quält, wozu er in meinem Hause kein Recht hat, zumal die Zahlungszeit noch nicht vorüber ist, so erschlage ich ihn. Er ist nicht mehr wert. Trinkt mehr als sonst in verschiedenen Wirtshäusern, um sein Gemeinschaftsgefühl, sein Gefühl der Verantwortung zu betäuben. So gelingt ihm der Durchbruch. Er erschlägt den Knecht beim nächsten Streit, gesteht seine Schuld nachher, stellt sich dem Gericht. Als er die Braut des Erschlagenen sieht, sucht er sich zu verstecken.

Konrad Kleinschrod erschlägt mit Hilfe eines Knechtes seinen Vater, der ein wüstes Leben führt, seine Familie grausam behandelt, und als sie einmal zurückschlagen, sie bei Gericht anzeigt. Der Gerichtsvorstand sagt: „Ihr habt einen bösen, streitsüchtigen Vater, euch ist nicht zu helfen". Die Familie sann vergeblich auf Abhilfe. Der Vater lebte mit einer Dirne und drängte die Söhne, das Haus zu verlassen. Ein Taglöhner, der einer Leidenschaft huldigte, Hühnern die Augen auszustechen, und dem auch in 20jähriger wüster Soldatenzeit das Training zu Mord und Totschlag erleichtert war, riet ihnen, den Vater zu erschlagen. Darüber fanden lange Beratungen statt. Zuerst versuchte man es mit einem Zaubermittel. Als dies versagte, erschlug Konrad gemeinsam mit dem Taglöhner den Vater.

Margarete Zwanziger, die deutsche Brinvillier, wuchs als Kostkind auf, war klein und verwachsen und deshalb eitel, gefallsüchtig und kriecherisch höflich. Nach mehrfachem Mißgeschick, wo sie der Verzweiflung nahe ist, versucht sie dreimal durch Vergiftung von Frauen in den Besitz von deren Ehegatten zu kommen. Spiegelt in listiger Weise Schwangerschaften und Selbstmordversuche vor. Äußert in ihrer Selbstbiographie: „So oft ich nachher Böses tat, dachte ich, mit dir hat kein Mensch Mitleid gehabt, so habe denn auch kein Mitleid, wenn andere unglücklich sind". Arbeitet also auf das Verbrechen hin und sucht nach Milderungsgründen.

Matthias Lenzbauer, schlechte Erziehung, durch Vernachlässigung an einem Fuße lahm. Vertritt an seinem jüngeren Bruder Vaterstelle, treibt aber in roher Weise seine Mutter zum Betteln an mit den Worten: „Geh nur wieder, du altes Luder, warum hast du mich krumm gemacht!" Kann lange Zeit keine Arbeit finden, wird geschlechtskrank und hat kein Geld, um als Geselle freigesprochen zu werden. Erschlägt den Bruder auf dem Heimweg nach vergeblicher Arbeitssuche, um dessen kleines Erbe zu gewinnen.

Andreas Bichl, der Mädchenhändler, verheiratet, ist als Dieb, als feig und grausam bekannt. Lockt Mädchen unter abergläubischen Vorgaben in einen Keller, wo er sie tötet und ihrer Habseligkeiten beraubt. Versetzt sich dabei in einen erotischen Zustand, durch den er sich sein Vorhaben erleichtert und rechtfertigt.

Simon Stigler, schlecht vorbereitet fürs Leben. Kann nicht lesen noch schreiben. Vater wegen Diebstahl im Zuchthaus. Macht das Training im Elternhaus durch, wo er den Eltern mit Erstechen droht, sobald sie ihm nicht den Willen tun. Später wird er gegen Fremde tätlich, die ihn an seinem Willen hindern, droht Gegnern mit dem Erstechen, gerät immer leicht in Raufhändel und tötet mehrere Menschen. Auf der Anklagebank leugnet er. Bricht in die Worte aus: „Was frage ich danach, ob mein Leben weg ist!" Erwartet also nichts vom Leben und findet darin eine Erleichterung für den Durchbruch des Gemeinschaftsgefühls.

An den hier wiedergegebenen Beispielen lassen sich verschiedene interessante Feststellungen machen. Zunächst ist zu sagen, daß wohl fast sämtliche unter diesen (bei einigen fehlen entsprechende Angaben) von psychiatrischen Gutachtern als für ihre Straftat verantwortlich angesehen würden. Denn sie haben die Fähigkeit, hemmende Gegenvorstellungen in ihren Gedankenlauf einzuschalten, was gewöhnlich als das entscheidende Kriterium angesehen wird. Interessant bei der Art der Argumentation ist, daß es sich hier um einen aufrichtig gemeinten Versuch handelt, sich mit den Forderungen der Gemeinschaft auseinanderzusetzen, möge dies auch mit primitiven Mitteln geschehen sein. Wir machen die merkwürdige Erfahrung, daß der Verbrecher bemüht ist, sich ins Recht zu setzen, ein Beweis, wie unerträglich es sogar für einen solchen Menschen ist, sich vollkommen im Unrecht zu sehen.

Es ist schon dies ein Beweis, daß die landläufige Auffassung vom Verbrecher nicht die richtige sein kann. Die landläufige Auffassung vom Verbrecher sieht in ihm einen Menschen, der bewußt das Böse tut, im vollen Besitz seiner Willenskraft, im vollen Besitz der Freiheit einen Entschluß in Richtung des Guten, des Gesetzlichen zu fassen und durchzuführen, im vollen Bewußtsein endlich der Konsequenzen, welche seine Tat nach sich ziehen kann. Er tut bewußt das Böse, obwohl er ebensogut das Gute tun könnte. Er gilt als moralisch böse, zwischen ihm und den anderen (also doch wohl moralisch Guten) zieht man einen dicken Strich. Man setzt bei dem Verbrecher eine besondere Freiheit voraus, die weit über das hinausgeht, was etwa die gerichtliche Psychiatrie verlangt, wenn sie die Verantwortlichkeit gemäß § 51 des Deutschen Reichsstrafgesetzbuches feststellen will. Es ist nicht zu viel gesagt, wenn man sagt, daß gewöhnlich das Verbrechen als das Ergebnis eines vollkommen freien Entschlusses angesehen wird, eines freien Entschlusses etwa in dem Sinne, wie irgend ein normaler Mensch in ein Warenhaus geht, dort ein Stück Ware kauft oder auch nicht kauft, gleichgültig, was er auch immer macht, in dem Gefühl der Freiheit, tun und lassen zu können, was ihm beliebt. Das ist die landesübliche Auffassung vom Verbrechen: das Verbrechen als Ergebnis eines vollkommen unabhängigen, von jedem psychologischen Zwange freien Entschlusses. Der Verbrecher als ein Mensch, der bewußt und im Gefühle der Freiheit das Böse erstrebt, in voller Klarheit der damit verbundenen Konsequenzen. Dies ist herrschende Anschauung, wenn sie auch selten klar zum Ausdruck kommt, wofür sie aber desto mehr in den verschiedensten Urteilen und Verwaltungsmaßnahmen sich kund gibt.

Wenn man dieser Auffassung näher tritt und sie nüchtern betrachtet, so fällt gleich ein Moment auf, das sich mit dieser Auffassung ganz und gar nicht verträgt, daß nämlich der Weg des Verbrechens im großen und ganzen nicht lohnend ist. Es mag dies ein Gesichtspunkt sein, der sich an Höhe durchaus nicht mit den sonst vorgebrachten hohen Gesichtspunkten vergleichen kann, der mir aber gleichwohl äußerst wichtig zu sein scheint, da er imstande ist, zu der Klärung der Entstehungsgründe des Verbrechens beizutragen. Adler hat, was vorhin nicht erwähnt wurde, als einen weiteren Unterschied zwischen Neurose und Verbrechen herausgestellt, daß den neurotischen oder psychotischen Verbrechensformen der logisch und gesellschaftlich begreifliche Nutzen mangle, der immerhin bei reinen Verbrechensformen ins Auge springt.

Es ist zuzugeben: das Ziel des Verbrechens ist ein gewisser Nutzen, die Erlangung eines mehr oder weniger wertvollen Gutes, so bei Raub, Diebstahl, Betrug usw. Es ist richtig, ein logisch und gesellschaftlich begreiflicher Nutzen liegt vor. Doch scheint mir viel weniger bei näherer Betrachtung der Nutzen des Verbrechens in die Augen zu springen, als vielmehr das außergewöhnlich ungünstige Verhältnis zwischen Aufwand (insbesondere auch Risiko) und Erfolg. Ein Fall von vielen:

Ein junger Mensch, der aus Böhmen, um dem tschechischen Militärdienst zu entgehen, über die Grenze flieht, unterwegs in ein Gasthaus einbricht, dort einige Nahrungs- und Genußmittel von geringem Werte und einige Mark Geld stiehlt, erhält von dem Landgericht P. 1 Jahr Gefängnis.

Dieser Mensch nimmt also das Risiko von einem Jahr Gefängnis bei Begehung des Einbruchs auf sich, um zu einer geringen Menge Lebensmittel und zu etwas Geld zu gelangen, ein Ergebnis, das der sozial eingeordnete Mensch, auch wenn er auf einer niedrigen sozialen Stufe steht, durch einige Stunden Arbeit erreicht. Man muß feststellen, daß hier zum mindesten ein schlechtes Kalkül vorliegt und der Verbrecher ein Ergebnis mit einem Aufwand und einem Risiko erzielt, das zu dem Erreichten in gar keinem Verhältnis steht und das auf sozialem Wege mit einem ganz geringen Aufwand von Kraft und Zeit erzielt wird. Es scheint zunächst so zu sein, als ob das Verbrechen gewissermaßen ein Rechenfehler sei, in dem jemand, der eben nicht richtig geschult oder verständig genug ist, einen höheren Kraftaufwand benötigt, um zu einem gewünschten Ergebnis zu kommen. Dies ist aber wohl nicht richtig, wenngleich zuzugeben ist, daß eine große Anzahl von Verbrechen nicht etwa aus moralischen Erwägungen, sondern, weil sie als unrationell empfunden werden, ungeschehen bleiben. Aber dieses Mißverhältnis zwischen Aufwand und Leistung einzusehen, dazu bedarf es keiner besonderen Intelligenz, und Verbrecher verfügen sehr häufig über ein den Durchschnitt überragendes Maß von Intelligenz.

Wenn das zunächst allein als das Ziel des Verbrechens erscheinende Gut in der Tat einziges Ziel des Verbrechens wäre, so würde es wenige oder gar keine Verbrechen geben. Aber dieses Ziel, etwa jener Geldbetrag, diese Juwelen und sonstigen Kostbarkeiten sind nicht Hauptziel des Verbrechens, sie sind bloß sekundäre Ziele. Das Hauptziel des Verbrechers ergibt sich aus seiner Leitlinie, welche aus einem starken Gefühl der Minderwertigkeit zu einem Ideal von Überlegenheit und Sicherheit führt. Diese Leitlinie bedeutet für den Verbrecher: Kampf gegen die Gesellschaft. Aus keinem anderen Motiv heraus kann das Verbrechen richtig verstanden werden, wenn nicht aus dem Motiv der Feindschaft gegenüber der Gesellschaft. Nur so ist es verständlich, daß jemand all die Mühe und das Risiko auf sich nimmt und dabei zu keinem entsprechenden

Erfolge kommt, weil eben der Erfolg der Verbrechenstat in einer ganz anderen Region liegt, als er gewöhnlich gesucht wird, nämlich in der Herabsetzung und Entwertung der Gesellschaft.

Dieser Leitlinie: Kampf gegen die Gesellschaft ist sich der Verbrecher in vollem Umfang nicht bewußt, ebensowenig wie die Gesellschaft. Man glaubt im allgemeinen den Verbrecher zu verstehen als jemanden, der seine Bedürfnisse auf asozialem Wege zu befriedigen versucht. Aber so ist es nicht, im allgemeinen besteht keine Veranlassung, seine Bedürfnisse auf asozialem Wege zu befriedigen, es ist sogar, wie wir gesehen haben, ein durchaus ungeeigneter Weg; das Verbrechen wird auch nicht, wie man leicht glauben könnte, aus mangelnder Orientierung über die Unzweckmäßigkeit dieses Weges begangen — man wird darum einen Verbrecher durch Hinweis hierauf nicht zur Umkehr bringen können —. Es ist nicht so, daß hier jemand normale Bedürfnisse auf anormalem Wege zu befriedigen sucht, es handelt sich vielmehr um anormale Bedürfnisse, um anormale Ziele, um eine anormale Leitlinie, um das Ziel der Überlegenheit, das im Kampf gegen die Gesellschaft durchzusetzen versucht wird. Dieses Ziel ist es, das in seiner vollen Unerbittlichkeit und Starrheit dem Verbrecher selten restlos zum Bewußtsein kommt. Von diesem Ziel aus betrachtet sind die Mittel keineswegs unzweckmäßige, im Hinblick auf dieses Ziel sind sie durchaus angebracht. Die Erziehung des Verbrechers kann nur durch Aufzeigung der Leitlinie Erfolg haben, denn nur solange diese Leitlinie unbewußt wirkt, ist sie in so starkem Maße wirksam.

Das auffallende Mißverhältnis zwischen Aufwand und Erfolg legte schon die Vermutung eines Irrtums nahe, dem der Verbrecher unterliegt. Es ist aber, wie nunmehr feststeht, kein Irrtum in der Wahl der Mittel, so wie man zunächst annahm, sondern ein Irrtum im Ziel. Der Verbrecher verfolgt ein Ziel, dessen er sich nicht vollkommen bewußt ist und das unter dem Einfluß von Jugendirrtümern und Mißverständnissen entstanden ist. Es ist tragisch zu sehen, wie eine mißverstandene Situation der Jugendzeit einem Menschen durch sein ganzes Leben hindurch anhängt und ihn immer wieder zu Fehlhandlungen veranlaßt, weil er im Grunde nicht die konkrete Situation, sondern immer nur eine Generalisierung der Jugendsituation vor sich sieht. Wir sehen Menschen, deren ganzes Verhalten jeden Sinn verliert, wenn man nicht Vater und Mutter als Partner sich hinzu denkt. Etwa einen jähzornigen, grausamen Vater, eine scheltende, lieblose Mutter oder was sonst an Charakterverirrungen vorkommt. In diesem Hexenkreis aufgewachsen, lernt das Kind Kampf und Feindschaft, aber nicht Liebe und Zusammenarbeit. Hier bilden sich seine Vorstellungen von Welt und Menschen, hier bauen sich die Verhaltungsweisen im Umgang mit Mitmenschen aus und es kann kein Zweifel darüber bestehen, welcher Art diese Verhaltungsweisen sein werden. Eine Korrektur derartiger in der Jugend erworbener Irrtümer durch das Leben erfolgt häufig nicht, eben weil diese in der Jugend erworbenen Irrtümer durch bereitgestellte Haltungen des Mißtrauens, der Furcht, der Feindschaft es verhindern, daß korrigierende günstige Erfahrungen gemacht werden. In ähnlicher ungünstiger Weise wie eine harte lieblose Erziehung wirkt auch eine weiche verzärtelnde.

So sehen wir in dem Verbrecher trotz aller täuschenden Masken wie Trotz, Arroganz, Draufgängertum, einen mutlos Gewordenen, einen Menschen, der den Glauben an die Möglichkeit verloren hat, sich innerhalb der Gemeinschaft mit den von ihr anerkannten Mitteln durchzusetzen. Stets werden wir in der Jugend des Verbrechers auf einen Umstand stoßen, der ihn an der Gemeinschaft irre gemacht und ihn in die gemeinschaftsfeindliche Einstellung hineingetrieben hat.

Dies mögen im folgenden einige Beispiele aus Hugo Friedländer „Interessante Kriminalprozesse" näher dartun, die natürlich nur einen kleinen Hinweis geben können.

Ein Raubmord im Eisenbahn-Coupé.

Ein Altonaer Zahnarzt fuhr Samstag nachmittags nach Blankenese, um in seiner Villa mit Frau und Kind das Wochenende zu verbringen. Der Zug war wenig besetzt. Das Coupé 2. Klasse, in dem er Platz genommen hatte, war leer. Kurz vor Abgang des Zuges stieg ein junger Mensch von 17 Jahren in das Coupé und ließ sich gegenüber dem Zahnarzt nieder. Ein junger Mensch, offenbar aus guter Familie. Aber er hatte Hunger und hatte seit mehreren Tagen nichts gegessen. So war er auf den grauenvollen Gedanken gekommen, mit einem Beil, das er von seinen Wirtsleuten mitgenommen hatte, in ein Coupé 2. Klasse einzusteigen und dort einen alleinfahrenden, wohlhabenden Mann zu erschlagen. Die 1 Mark Fahrgeld für die Vorortsbahn hatte er von seinen Wirtsleuten geliehen. Kurz bevor der Zug an einer Zwischenstation hielt, schlug er den Zahnarzt mit dem Beil nieder, raubte Uhr, Kette und Portemonnaie und stieg aus. Bei Gericht gab der junge Mörder unter anderem an: Er sollte Theologie studieren und habe das Gymnasium bis Obersekunda besucht. Das Lernen sei ihm aber schwer gefallen. Daraufhin sei er bei einem Gärtner in die Lehre gegangen. Dieser habe ihn aber bald entlassen. Er hat ihm ins Arbeitsbuch geschrieben, er sei als Gärtner vollkommen unbrauchbar. Als Gärtner fand er auch keine Anstellung mehr. Einige Tage war er in einer Eisenwarenhandlung tätig, verlor aber auch bald diese Stellung. Das wenige Geld, das ihm verblieben war, war bald zu Ende und er hungerte tagelang. Wenn er an seinen wohlhabenden Vater geschrieben hätte, so hätte er Geld erhalten, das aber widerstrebte ihm. So kam er auf den Gedanken eines Raubmordes.

In seinem Tagebuch fand man folgende Stellen: Die Behandlung bei Berndt (dies ist der Gärtner) hat mir jede Lust für die Gärtnerei genommen. Er hat es fertig gebracht, mich zu ruinieren. Ich bin schon so lange arbeitslos. In solcher arbeitslosen Zeit muß man immer tiefer sinken. Ich bin sehr tief gesunken. Ferner: Um einen Betrug zu begehen, fehlte mir der Mut, dagegen könnte ich es fertig bringen, zur Stillung meines Hungers einen Menschen zu ermorden und zu berauben. Die als Zeugen vernommenen Wirtsleute gaben an: Er sei ein sehr ordentlicher Mensch gewesen, der gänzlich zurückgezogen lebte. Sie hätten ihm eine schlechte Tat, am allerwenigsten aber ein solches entsetzliches Verbrechen nicht zugetraut. Sie wußten nicht, daß der junge Mensch hungere. Wenn er sich ihnen offenbart hätte, dann würden sie ihm unbedenklich Geld gegeben haben, zumal ihnen bekannt war, daß er der Sohn wohlhabender Eltern sei. Er spielte so wunderbar Geige, daß die Leute auf der Straße stehen blieben, um dem Spiel zu lauschen.

Die Entmutigung liegt offen zutage. Sie geht wohl schon auf die Kindheit des jungen Mörders zurück, der offenbar zu seinen Eltern ein rechtes Verhältnis nicht finden konnte; denn wie wäre es sonst denkbar, daß ein Sohn wohlhabender Eltern zur Mordtat kommt, um einige Mittel zu erhalten, obwohl eine briefliche Bitte an seinen Vater ihm diese Mittel sofort verschafft hätte. Der Mißerfolg bei dem Gärtner, die Bemerkung seines Lehrherrn, er sei vollkommen unbrauchbar, hat ihn dann endgültig in die Verzweiflung getrieben. Seine Mordtat ist das einzige, was er sich überhaupt noch zutraut. Er ist zu feige, um einen Betrug zu begehen. Das Zutrauen, durch eigene Kraft sich auf dem Wege der Berufsarbeit die Mittel zu verdienen, ist ihm völlig abhanden gekommen. Seine Mordtat ist der Verzweiflungsakt eines restlos Entmutigten. Dabei ist er offenbar ein Mensch von ganz bedeutenden Fähigkeiten.

Hauptmann von Köpenick.

Dieser gab unter anderem an:

Er sei genötigt gewesen einen Gaunerstreich auszuführen, da er nach seiner Entlassung aus dem Zuchthaus von der Polizei von Stadt zu Stadt gehetzt worden sei. Er habe in Wismar bei einem Hofschuhmachermeister lohnende Arbeit gefunden. Er sei dort, obwohl man seine Vergangenheit kannte, wie ein Familienmitglied behandelt worden. Sehr bald aber sei er von der Polizei ganz aus Mecklenburg ausgewiesen worden. Auch aus Berlin hat ihn die Polizei ausgewiesen. Er konnte nirgend Arbeit finden.

Der Fall des Hauptmanns von Köpenick, der, von Beruf Schuster, in Hauptmannsuniform eine Militärpatrouille auf der Straße anhielt und mit ihr die Stadtkasse eines Ortes in der Nähe Berlins beschlagnahmte und an sich nahm, ist ja wohl den meisten Lesern aus der Erinnerung bekannt. Auch hier die Tat eines entmutigten Menschen, an dessen Entmutigung allerdings staatliche Maßnahmen mitschuldig sind, da sie ihm die soziale Einordnung erschwert, wenn nicht unmöglich gemacht haben.

Erschießung zweier Musikschülerinnen.

Ein junger Mensch erschießt auf deren Verlangen zwei junge Mädchen, die bei ihm Klavierunterricht genommen haben. Der unmittelbare Anlaß ist, daß der Bräutigam des einen Mädchens die Verlobung gelöst hat. Der junge Mann wollte sich auch mit erschießen, fand aber angesichts der zwei Leichen nicht mehr den Mut dazu.

Bei seiner Vernehmung ergab sich folgendes: Er hatte sich zur Kaiserlichen Marine gemeldet, wurde aber als zu schwach befunden. Er wollte dann Schriftsteller werden und verfaßte mehrere Dramen, das erste mit dem Titel „Der Sonderling", das zweite mit dem Titel „Elternlos". Aber auch mit seinen schriftstellerischen Arbeiten hatte er kein Glück. Er ließ sich dann Unterschlagungen zuschulden kommen. Aus dem Untersuchungsgefängnis heraus schreibt er in Briefen unter anderem: „Ich bin keineswegs ein an Geist und Körper gebrochener Mensch. Wenn ich herauskomme, dann werde ich vom unreifen Knaben zum reifen Mann herangewachsen sein. Weiter: „Ich bin keineswegs eine geknickte Lilie, sondern eine stolze Eiche". Der Angeklagte bereute nicht und gab an, er wollte nicht feig sein, er mußte das den Mädchen gegebene Versprechen einlösen.

Dem psychiatrischen Gutachter, bei dem er sich in Beobachtung fand, erzählte er: Er sei einmal in einer recht fröhlichen Gesellschaft gewesen, bei ihm sei es aber sehr bald öd und leer geworden. Er mußte sich sehr schnell aus der Gesellschaft entfernen, da er nur dann einen moralischen Halt habe, wenn ihm der ganze Ernst des Lebens in die Erscheinung trete.

Das Urteil lautete auf 3 Jahre Gefängnis. Nach einigen Wochen hat sich der Täter in der Zelle erhängt.

In diesem Falle tritt die Isolierung von der Gemeinschaft besonders stark in die Erscheinung. Zu beachten sind in dieser Richtung die Titel der Dramen: „Der Sonderling", „Elternlos". Sein Minderwertigkeitsgefühl gibt zu starken Kompensationsbestrebungen Anlaß. Er will zum „reifen Mann" werden, zur „stolzen Eiche".

Der Fall Kneißl.

Kneißl war der bekannteste und verwegenste bayerische Räuber um die Jahrhundertwende. Über seine Vorgeschichte kurz folgendes: Er entstammt einer alten Verbrecherfamilie. Sein Vater war der Besitzer der sogenannten

„Schachermühle", eines Unterschlupfes für Verbrecher. Dieser starb auf dem
Transport nach dem Gefängnis. Die Mutter war wegen Hehlerei und Diebstahls
mit langjährigem Gefängnis bestraft. Sein Onkel, namens Pascolini, war bereits
vor 40 Jahren der gefürchtetste Räuberhauptmann in Oberbayern. Kneißl
verübte schon in jungen Jahren einen höchst verwegenen Einbruchdiebstahl.
Nach Entlassung aus dem Gefängnis konnte er wegen seines jugendlichen Alters
noch nicht unter Polizeiaufsicht gestellt werden, trotzdem wurde er von der
Polizei beobachtet. Dadurch wurde seine Vergangenheit sehr bald bekannt.
Er ging infolgedessen immer nach sehr kurzer Zeit seiner Arbeitsstelle verlustig. Bei einem Meister arbeitete er volle 7 Monate. Der Meister war mit dem
Fleiß und der Geschicklichkeit Kneißls sehr zufrieden. Eines Tages kam ein
Gendarm, um sich nach Kneißl zu erkundigen. Der Meister hätte trotzdem
den tüchtigen und fleißigen Gesellen sehr gerne behalten, er war aber genötigt
ihn zu entlassen, da die anderen Gesellen sich weigerten, noch länger mit dem
Verbrecher zusammen zu arbeiten. Kneißl verlor schließlich den Mut, sich weiter
um Arbeit zu bemühen. Gemeinsam mit anderen bewaffnete er sich mit Revolver,
Gewehr und Dolch und verübte eine ganze Reihe von Einbrüchen. Um einer
Festnahme zu entgehen, erschoß er zwei Gendarmen.

Folgende Zeugenaussagen sind bemerkenswert: Ein Schulkamerad sagt aus:
Kneißl sei keineswegs schlecht, sondern im Gegenteil sehr folgsam gewesen.
Er sei sowohl vom Pfarrer als auch vom Lehrer, augenscheinlich aus Haß gegen
die Familie, sehr schlecht behandelt worden. Die Kneißl-Buben wurden von
Pfarrer und Lehrer stets „Pascolinis" genannt.

Der Schreiner, bei dem Kneißl 7 Monate gearbeitet hatte, sagte aus: Kneißl
hat 7 Monate bei mir gearbeitet. Ich habe ihn aber schließlich entlassen müssen,
weil bekannt wurde, daß er mehrere Jahre im Gefängnis gesessen hat. Man
hat mir gesagt, einen solchen Menschen dürfe man nicht in Nußdorf dulden.
Er war sehr fleißig und geschickt. Kneißl hat sich große Mühe gegeben, weitere
Arbeit zu erhalten, ist aber überall abgewiesen worden. Schließlich ist er sehr
traurig aus Nußdorf fortgegangen.

Kneißl ist in einer ungünstigen Umgebung aufgewachsen, in einer Familie,
die traditionell auf die Feindschaft gegen die Gesellschaft eingestellt war. Die
Gesellschaft hat dann noch alles Mögliche getan, ihm zu zeigen, daß sie ihn nicht
als ihresgleichen betrachte. Schon Lehrer und Pfarrer bringen dies in der
Schule deutlich zum Ausdruck. Es ist kein großes Wunder, daß ein solcher
Mensch Wege abseits von der Gesellschaft sucht. Einige Versuche, sich in
die Gemeinschaft einzuordnen, die beinahe geglückt waren, mißlingen schließlich.
Ihr Mißerfolg, an dem staatliche Organe keine geringe Schuld haben, treibt nur
noch stärker in die Isolierung hinein. Eine gewisse Ähnlichkeit mit dem Schicksal
des Hauptmanns von Köpenick ist unverkennbar.

Diese Beispiele zeigen eklatant das Merkmal der Entmutigung, einer
Entmutigung, die aus einem in der Jugend erworbenen Irrtum stammt. Diese
Verbrecher werden ihre Jugendsituation nicht los. Aus dieser Jugendsituation
heraus kommt der Irrtum, kommen die sozialen Fehlhandlungen, deren Mißerfolg den Verbrecher immer weiter von der Gesellschaft entfernt, die seinen
Glauben an die „Richtigkeit" seiner Welt- und Lebensanschauung in ihm bestärken. Das Verbrechen muß als soziale Entmutigung und kann nur als solche
verstanden werden.

Von der Entmutigung im Minderwertigkeitsgefühl führen die Wege nach
oben, zur Überlegenheit in Form übertriebener Kompensationsbestrebungen.
Je nach dem Gegner, gegen den die Überlegenheit zu erringen versucht wird,
sind die Wege verschieden. Es scheinen sich drei Hauptrichtungen zu ergeben.

Ist der Gegner zu stark, um über ihn die positive Überlegenheit zu erlangen, so wird gegen ihn mit negativistischen Mitteln gearbeitet. Solche Gegner sind vor allem öffentliche Institutionen, Polizei, Verwaltungsbehörden, der Staat. Da hier offenbar keine Möglichkeit besteht, diesen Institutionen den eigenen Willen aufzuzwingen, bemüht man sich damit sich und anderen zu zeigen, daß die Macht dieser Institutionen nicht soweit geht, das eigene Verhalten zu beeinflussen. Man arbeitet mit Widerstand, mit Trotz oder aggressiv mit Verhöhnung, Spott und beweist hierdurch sich und den anderen seine Überlegenheit. Als typisches Beispiel dieser Trotzeinstellung ist das Verhalten des kommunistischen Bandenführers Hölz aus der Gerichtsverhandlung erinnerlich. In der Richtung gegen die Einzelperson kommt die Tendenz zur Überlegenheit in Form von Entwertung und Vergewaltigung deutlich zum Ausdruck. Dies geht bis zur Vernichtung in Mord und Totschlag. Aber auch Raub, Erpressung, Diebstahl und Betrug und viele andere Delikte zeigen deutlich die Entwertungstendenz.

Es kann nicht oft genug betont werden, daß die Entwertungstendenz mit dem Ziel antisozialer Überlegenheit im Vordergrunde des Handelns — allerdings nicht des Bewußtseins — steht. Niemals — es ist nötig, dies zu betonen — ist der materielle Effekt, dieses oder jenes wirtschaftliche Gut ein Hauptmotiv des Handelns, bestimmend für das Handeln ist die antisoziale Leitlinie zur Überlegenheit. Die motivierende Kraft des materiellen Effektes wird überschätzt, denn dieser Effekt könnte auch auf andere Weise erreicht werden. Bei manchen Verbrechensformen tritt diese Linie noch deutlicher in die Erscheinung. Z. B. bei Hochstaplern, die ohne eine starke Neigung zur Eitelkeit undenkbar sind. Der Fall des Hauptmanns von Köpenick ist solange nicht verständlich, als wir als Beweggrund des Handelns nur die Erlangung der Gelder der Stadtkasse vor Augen haben, solange wir nicht fühlen, welches Triumphgefühl jenen armen von Ort zu Ort behördlich verfolgten Schuhmacher erfüllt haben muß, als es ihm gelang, eine staatliche Truppe unter sein Kommando zu bringen.

Eine dritte Gruppe von Delikten endlich läßt die Entmutigung noch deutlicher erkennen. Die Entmutigung führt zur Abkehr von Gebieten, auf denen eine Niederlage befürchtet wird. Die Flucht vor dem Berufe führt in die Verwahrlosung (Bettelei, Landstreicherei), die Flucht vor dem anderen Geschlecht in die sexuellen Verirrungen und Perversionen. Dadurch, daß das Merkmal der Mutlosigkeit in ihnen noch stärker zum Vorschein kommt, stehen sie in engerem Zusammenhang mit den Neurosen. Dies ist der Grund, daß sie in der individualpsychologischen Literatur bereits eine eingehendere Beurteilung gefunden haben.

Verwahrlosung, Arbeitsscheu, Landstreicherei, Bettelei sind Lebensformen entmutigter Menschen, die sich nicht mehr zutrauen, durch tatkräftige Arbeit im Leben vorwärts zu kommen. Es ist offenbar kein beneidenswertes Dasein, das diese Menschen führen, aber häufig wird aus der Not eine Tugend gemacht. Gewisse Charakterzüge werden ausgebildet, um das Gefühl der Unsicherheit vor uns und anderen zu bemänteln. So der Charakterzug der Faulheit. Kommt man nicht weit im Leben, nun so liegt das nicht etwa an einer Minderwertigkeit der Person als solcher, sondern an der Bequemlichkeit. Hätte sie sich nur ernstlich angestrengt, nur ernstlich gewollt, kein Zweifel, sie hätte großes erreicht. Inwieferne gewisse geringschätzige Urteile über den „Philister", d. h. also den arbeitenden Menschen solchen Motiven entsprungen sind, läßt sich nur immer im Einzelfall feststellen. In diesem Zusammenhang spielt auch der, wie Alfred Adler ihn trefflich nennt, „Begabungswahn" eine große Rolle. Faul sein, dieses Bewußtsein läßt sich ertragen, aber weniger begabt zu sein, ist unerträglich. Gewisse Erziehungsmethoden, die das Kind nicht ernst nehmen,

ihm jede Aussicht im Leben absprechen, das übertriebene Straf- und Benotungssystem führen dazu, Menschen so zu entmutigen, daß sie sich von der normalen
Einordnung in einen Beruf abwenden, weil sie dort eine Niederlage fürchten.

Bei der Prostitution, die einen merkwürdigen Spezialfall eines Deliktes
darstellt insoferne, als sie unter gewissen bestimmten gesetzlichen Voraussetzungen geduldet, sonst aber bestraft wird, besteht eine besonders starke
Beziehung zu den gesellschaftlichen Zuständen. Es ist nicht richtig, daß Not
und Elend ein junges Mädchen in die Prostitution treiben müssen, erleichternde
Bedingungen schaffen sie aber ohne Zweifel. Von großem Einfluß ist, wie bereits
eingangs erwähnt, das überspannte Männlichkeitsideal unserer Kultur, das
einen Protest des weiblichen Teils zur notwendigen Folge haben muß. Eine
besonders ausgeprägte Form des Protestes finden wir bei der Prostituierten.
Ganz offenbar hat sie die weibliche Form der Zurückhaltung, des Abwartens
verlassen und ist zu stark männlichen Formen der Werbung übergegangen.
Sie hat das Verhältnis des Mannes zur Frau, so wie sie es irrtümlich verstand,
in sein Gegenteil umgekehrt. Offenbar ist in ihrer Jugend eine starke Entmutigung gegenüber den sozialen Formen des Lebens, die sie als eine Form der
Unterdrückung der Frau (nicht in jedem Punkte unberechtigt!) mißverstanden
hat, eingetreten.

Eine besonders typische Erscheinung der Furcht vor dem anderen Geschlecht
stellt die Homosexualität dar. Die Individualpsychologie leugnet die angeborene
Homosexualität, ohne die Verschiedenheit der Anlagen zu übersehen. Verschiedenheit der Anlagen verpflichtet jedoch nicht zur Homosexualität, es kommt
immer darauf an, wie sich einer zu ihnen stellt. Dem Entmutigten ist alles
ein Beweis für die Richtigkeit seiner Weltanschauung. In den Erzählungen der
Homosexuellen ist typisch die Betonung gewisser körperlicher Merkmale oder
seelischer Veranlagung, welche oft so lächerlich unbedeutend sind, daß das
Arrangement auf der Hand liegt.

Adler (7) glaubt bei den Homosexuellen regelmäßig nachweisen zu können,
daß ihnen die Geschlechtsfindung (die Erkenntnis ihrer Geschlechtsrolle) regelmäßig schwer geworden sei. Von dem Homosexuellen wird die Annahme der
angeborenen Homosexualität regelmäßig begrüßt werden, erleichtert sie doch
oder befreit gar von dem Schuldbewußtsein. Die männliche Homosexualität
(nur sie ist bekanntlich nach dem Deutschen Reichsstrafgesetzbuch mit Strafe
bedroht) entspringt der Furcht vor der Frau. Hierbei finden sich Fälle, bei denen
ein Homosexueller unter weiblicher Obhut aufgewachsen ist, die ihn etwa stark
befürsorgt oder sonst gehemmt hat, so daß seine Stellung zur Frau in die Formel
ausläuft, sich auf jeden Fall von der Vormundschaft (Herrschaft) der Frau
zu befreien. In dem homosexuellen Verkehr liegt offensichtlich auch eine Entwertung der Frau. Denn die Frau wird so entbehrlich gemacht, daß man ohne
sie auch auskommen kann. Gerne wird dann auch noch der homosexuelle
Verkehr als eine höhere Form gegenüber dem normalen gepriesen und verherrlicht.
Auch in der Weltliteratur finden wir vereinzelt Derartiges.

Vielleicht der grauenhafteste Fall, den die Kriminalgeschichte kennt, der
Fall des Massenmörders Haarmann zeigt Züge, die manches im vorstehenden
Ausgeführte bestätigen. Der Vater des Haarmann wird als kleinlicher, zänkischer, jähzorniger Mensch geschildert. Vater und Sohn lebten in beständigem
Streit, es kommt zu Mißhandlungen und Schlägereien.

Als bemerkenswerten Zug seiner Kindheit erwähnt Lessing[1] seine Neigung,
Angst und Entsetzen in seiner Umgebung zu erregen, indem er die Schwestern

---

[1] Theodor Lessing,: Haarmann, die Geschichte eines Werwolfs.

festband, ausgestopfte Kleiderpuppen auf die Treppe legte, manchmal nachts an die Fenster klopfte, um Gespenster vorzutäuschen.

In der Schule blieb er zweimal sitzen, als Schlosserlehrling erwies er sich als unbrauchbar, in der Unteroffizierschule bekam er Anzeichen geistiger Störung, die der Schilderung nach auch neurotischer Natur sein können, er bat hierauf um seine Entlassung, weil es ihm auf der Unteroffiziersschule nicht mehr gefalle. Nach seiner Entlassung ließ er sich schon sittliche Vergehen an kleinen Kindern zu schulden kommen.

Er kam in eine Irrenanstalt, wo unheilbarer Schwachsinn festgestellt wurde. Er entwich aus dieser Anstalt und kam später zum Militär, wo er sich gut führte. Hier traten Schwindelanfälle und Schwächezustände ein, die zu seiner Entlassung führten. Es folgte ein arbeitsloses herumlungerndes Leben, Streitereien mit den Angehörigen und endlich die gewohnheitsmäßige Begehung von Verbrechen. Von Ende 1905 bis Ende 1912 befand sich Haarmann nur wenige Monate in Freiheit. Bei seinem Vorgehen zeichnete er sich durch außerordentliche Frechheit aus. Die ihm nachgewiesenen Mordtaten begannen im Jahre 1918, im letzten Jahre beging er jeden Monat deren ungefähr zwei. Bei der Familie eines vermutlich von ihm Gemordeten erschien er, gab sich als Kriminalist aus und versprach den Fall aufzuklären. Die kleine Schwester des Ermordeten gab an, er habe sie, während er einige Augenblicke mit ihr allein im Zimmer war, „teuflisch angelacht". Seine Mordtaten sind entsprungen einer rasenden Feindschaft gegen die Gemeinschaft, über die er sich überlegen glaubte. Zu einer befriedigenden Analyse des komplizierten Falles ist das zugängliche Material nicht ausreichend.

III.

Bei Betrachtung der modernen Psychologie und ihrer Auswirkungen auf Strafrecht und Strafvollzug ergibt sich eine gewisse Übereinstimmung in der Forderung nach humaner Beurteilung und Behandlung des Verbrechers.

Vielfach wird diese Forderung erhoben mit der Begründung, daß gewisse Verbrecher für ihre Tat nicht voll verantwortlich gemacht werden können, häufig bemerken wir Versuche, die Verantwortlichkeit gewisser Verbrecher für ihre Tat mit der Behauptung verminderter Unzurechnungsfähigkeit abzuschwächen. Eine daraus hervorgehende Forderung, den Begriff einer „verminderten Zurechnungsfähigkeit" einzuführen, ist in dem Entwurf zu einem neuen Deutschen Strafgesetzbuch erfüllt. In diesem Streit um die Verantwortlichkeit spielen auch die alten philosophischen Streitfragen des Indeterminismus und Determinismus eine Rolle. Ohne von der Forderung nach Humanität gegenüber dem Verbrecher im geringsten abzuweichen, steht die Individualpsychologie in der Frage der Verantwortlichkeit auf einem von den besprochenen Tendenzen abweichenden Standpunkt. Zu den eben erwähnten philosophischen Streitfragen nimmt sie keine theoretische Stellung, erweitert jedoch das Gebiet der Verantwortlichkeit in eigenartiger Weise. Wenn man ihre Anschauungen, die durchwegs praktischer Arbeit und Erfahrung entsprungen sind, in Beziehung mit philosophischen Systemen bringen will, so ist eine gewisse geistige Verwandtschaft mit Vaihingerschen Gedankengängen aufzuzeigen, dessen Begriff der Fiktion durch sie eine praktische Bestätigung und Auswertung in außerordentlichem Maße erfahren hat. Man kann sagen, daß die Individualpsychologie einem radikalen praktischen Indeterminismus huldigt.

Die Strafgesetze pflegen einen gewissen Kreis von Personen strafrechtlich für ihre Tat nicht verantwortlich zu machen; es handelt sich um Personen, die einen geistigen Defekt aufweisen. § 51 des Deutschen Strafgesetzbuches rechnet zu diesen, nicht zur Verantwortung zu ziehenden Personen solche, die sich zur Zeit der Tat in einem Zustand der Bewußtlosigkeit oder in einem Zustand krankhafter Störung der Geistestätigkeit befanden, wenn hierdurch ihre freie Willensbestimmung ausgeschlossen war.

Die erste der beiden in Betracht kommenden Gruppen, der Fall der Bewußtlosigkeit, umfaßt nach den maßgebenden Kommentaren Schlaf- und Ohnmachtszustände, hohe Grade der Trunkenheit, Somnambulismus, Hypnose u. a. Die merkwürdige Beobachtung, daß Personen selbst in Hypnose gewisse ihnen anbefohlene Handlungen nicht ausführen, soferne sie gegen festverankerte Grundsätze verstoßen, gibt Anlaß zu Zweifeln, ob wirklich der Standpunkt, von dem aus man zu dieser Formulierung gekommen ist, ein glücklicher war.

Der Kreis der „krankhaften Störungen der Geistestätigkeit" ist weit. Seine Definition ist nicht sehr bedeutungsvoll, da Hauptmerkmal eben der für beide Gruppen geforderte Ausschluß der freien Willensbestimmung ist.

Was ist nun freie Willensbestimmung? Gemeinhin wird sie definiert als die normale Bestimmbarkeit durch Motive. Vielfach wird auch die Fähigkeit, Hemmungsvorstellungen einzuschalten, als ihr Hauptmerkmal bezeichnet. Reinhard Frank (Kommentar) definiert die Zurechnungsfähigkeit, die, wie bereits bemerkt, im wesentlichen von der freien Willensbestimmung abhängig gemacht ist, wie folgt: „Die Zurechnungsfähigkeit hängt von der normalen Bestimmbarkeit durch Motive ab. Abnorm ist die Bestimmbarkeit:

1. Wenn es der Persönlichkeit an der Fähigkeit fehlt, ihr Verhalten nach sozial-ethischen Vorstellungen einzurichten.

2. Wenn es ihr an der Fähigkeit fehlt, den Anreiz zum Handeln recht zu würdigen oder Hemmungsvorstellungen einzuschalten".

Interessanter noch für die herrschende Stellungnahme sind folgende Ausführungen in dem führenden Kommentar der Reichsgerichtsräte: „Jedenfalls ist sie (die freie Willenbestimmung) die Fähigkeit, die verschiedenen, gleichzeitig oder nacheinander beim Wollen auftretenden Gefühls- und Vorstellungsinhalte, die als solche selbst Elemente des Wollens sind, schöpferisch zu einem neuen gleichsam Gemeinwillen als Resultate zusammenzufassen und in einem solchen zusammenfassenden den einzelnen Willensvorgang zum Abschluß bringenden Entschluß die gesamten seelischen Kräfte zu konzentrieren und gegenüber den einzelnen Wollungen zur Herrschaft zu bringen und damit das eigene Ich, das eben in der Gesamtheit der Seelenkräfte besteht, bewußt selbst zu bestimmen".

Diese als Ergebnisse vielfacher Erfahrung und langer Denkarbeit an sich wertvollen Definitionen sind aber ganz offenbar und wohl nicht ganz bewußt gedacht auf Grund einer unrichtigen Anschauung über die Verbrechenswerdung. Solch großes Gewicht auf die „freie Willensbestimmung", auf die Fähigkeit, „die gesamten seelischen Kräfte in einem den Willensvorgang zum Abschluß bringenden Entschluß" zu konzentrieren, kann man nur dann legen, wenn man glaubt, daß das Verbrechen in Wirklichkeit das Ergebnis eines solchen „schöpferischen Entschlusses" ist.

Niemals aber ist das Verbrechen das Ergebnis des Entschlusses eines Augenblicks und selbst wenn wirklich — was wohl auch nicht immer der Fall sein wird — vorgängige widerstrebende Überlegungen eine Rolle gespielt haben. Das Verbrechen ist die Antwort auf die Erfahrungen eines ganzen Lebens und ist das Ergebnis der im Lebenskampf herausgebildeten Verhaltungsweisen. Aus dem Lebensplan einer Persönlichkeit heraus entscheidet es sich, ob ein Verbrechen begangen wird oder nicht. Dieser Lebensplan ist aber nicht das Werk eines Entschlusses, sondern die Arbeit eines ganzen Lebens. Auch ist sich die Persönlichkeit dieses Lebensplanes nie ganz, häufig, insbesondere die verbrecherische Persönlichkeit, so gut wie gar nicht bewußt. Nachdem die Entscheidung darüber, ob ein Verbrechen geschieht oder nicht geschieht, nicht das schöpferische Ergebnis des Entschlußmomentes ist, kann man dem Merkmale der freien Willensbestimmung keine derart überragende Bedeutung beimessen, wie es heute tatsächlich geschieht.

Es soll nicht verkannt werden, daß der „freien Willensbestimmung", so wie sie sich in Rechtswissenschaft und Rechtsprechung ergeben hat, eine relative Bedeutung zukommt, und daß sie bei der Urteilsfindung berücksichtigt werden muß, keineswegs steht ihr aber jene überragende Bedeutung zu. Die große Gefahr dieser straffen Scheidung, die auf der einen Seite eine vom Strafrecht gar nicht berührte, auf der anderen Seite eine von dem Strafgesetz in voller Härte erfaßte Gruppe schafft, liegt sowohl auf der einen, wie auch auf der anderen Seite. Auf der einen Seite, daß man über der Gemeinschaft doch immerhin gefährliche Elemente zu leicht die Kontrolle verliert, auf der anderen Seite, daß man durch die Scheidung geneigt wird, nun sich von dem Verbrecher das Bild eines sich vollkommen bewußten, zum „Bösen" entschlossenen Menschen zu machen, was er jedoch nicht ist.

Diese der psychologischen Erfahrung widersprechende Stellung kommt von einer Überschätzung des Willens als Form einer bewußten psychischen Zielstrebigkeit. Man rennt heute offene Türen ein, wenn man auf die Bedeutung des Unbewußten im Seelenleben hinweist; es wirkt schon beinahe geschmacklos und man läuft Gefahr, mit jenen Salbadern und sonstigen geschäftstüchtigen Leuten zusammengeworfen zu werden, die diese Erkenntnis für ihre Zwecke unrichtig verallgemeinern. Immerhin, nach den Erkenntnissen von Freud, Breuer, Jung, Adler und mancher anderer kann die Strafrechtswissenschaft nicht auf dem Standpunkt stehen bleiben, der vor jenen neuen Entdeckungen begründet wurde. Festzustellen ist: Niemals ist das Verbrechen das Ergebnis eines in allen Teilen der Persönlichkeit bewußten Vorganges. Für die Psychologie ist es daher auch nicht so sehr wichtig, festzustellen, wessen sich eine Person bewußt ist. Für die Individualpsychologie vollends gilt uneingeschränkt der Satz, den Dr. Wexberg, der Herausgeber dieses Handbuches, auf dem 1. Internationalen Kongreß für Individualpsychologie aussprach: Uns ist es nicht wichtig zu wissen, was einer spricht, denkt oder fühlt, uns ist wichtig zu wissen, was einer tut. Denn aus dem, was einer tut, erkennen wir sein Ziel!

Das Ziel eines Menschen müssen wir kennen, um ihn beurteilen zu können, nicht wessen er sich bewußt ist. Denn das Ziel bestimmt auch den Inhalt des Bewußtseins, bestimmt auch dasjenige, dessen sich die Persönlichkeit nicht bewußt werden darf.

Wichtiger als die Frage nach dem, was einer mit der psychologischen Nuance des Wollens anstrebt oder nach dem, wessen sich jemand bewußt ist, ist die Frage nach seinem Ziel. Das Ziel ist aber die Schöpfung der Persönlichkeit, für das Ziel ist sie verantwortlich (nicht schuldig). Daher bedeutet die individualpsychologische Anschauung eine außerordentliche Erweiterung der Verantwortlichkeit, indem sie die Verantwortlichkeit nicht nur auf Bewußtseinsvorgänge erstreckt, sondern auf alle Äußerungen einer Persönlichkeit, seien es Gefühle, Gedanken, Wollungen oder andere Bestrebungen, die vom Ziel her bestimmt sind, für welches die Persönlichkeit verantwortlich (nicht schuldig) ist, das ihr zugerechnet wird.

Vor dieser Zielpsychologie verschwinden alle Kunstgriffe und Techniken menschlichen Seelenlebens, welche so meisterhaft den nicht orientierten Beobachter täuschen. Nicht aus dem was einer fühlt, denkt oder spricht, sondern aus dem, was einer tut bzw. nicht tut, wird er beurteilt. So wird als Technik erkannt, was andere als unabwendbare Gegebenheiten auffassen.

Die Orientierung der ganzen Persönlichkeit an einem leitenden Endziel, das die Schöpfung dieser Persönlichkeit darstellt, führt zur Annahme der Einheit der Persönlichkeit. Die Bezeichnung Individualpsychologie rührt ja auch nicht davon her, daß diese Psychologie sich nur mit dem Individuum beschäftigte, sie würde unter diesem Gesichtspunkte besser Sozialpsychologie heißen, sondern vielmehr davon, daß sie die Erkenntnis von der Ungeteiltheit, Einheit der Person als bewußten Grundsatz voranstellt. Diese Erkenntnis ist besonders auch für die Kriminalpsychologie wichtig, denn nicht leicht auf einem anderen Gebiete werden so viele dieser Erkenntnis widersprechende Behauptungen aufgestellt als gerade auf diesem. Dies wird mit der Zulassung der „verminderten Zurechnungsfähigkeit" vielleicht noch überhand nehmen, womit gegen die Einführung dieses Begriffs als Möglichkeit, das Seelische mehr zu berücksichtigen, nichts gesagt sein soll.

Spaltungen der Persönlichkeit, die sich in entgegengesetzt gerichteten Strebungen oder Zwangshandlungen auswirken, so daß sie das Verhalten der Person als ein in sich widerspruchsvolles erscheinen lassen, gibt es nicht, es gibt auch keine echte Ambivalenz. Den Begriff der Ambivalenz hat Dr. Fritz Künkel in seinem Aufsatz „Beitrag zur Kritik der Ambivalenz" (47) glänzend ad absurdum geführt. Es soll nicht geleugnet werden, daß Konflikte zwischen widerstrebenden Regungen von der Persönlichkeit ausgetragen werden müssen, aber solche Konflikte werden eben ausgetragen und in einer bestimmten Richtung entschieden. Wo aber solche Konflikte nicht ausgetragen werden, da fehlt es nicht etwa an der Fähigkeit, diese Konflikte zum Austrag zu bringen, sondern es fehlt an dem Willen hiezu. Das „Nichtbewältigenkönnen" solcher Konflikte ist eine Technik, eine Maske, die einem ganz bestimmten sinnvollen Zwecke dient. Die Spaltung der Persönlichkeit, das Nichtwiderstandleistenkönnen gegenüber einem übermächtigen „Trieb" ist eine Technik, die sich in den Lebensplan dieser Persönlichkeit einfügt und von diesem Lebensplan aus betrachtet höchst sinnvoll und höchst zweckmäßig ist. Wenn man in Betracht zieht, wie leicht verletzlich das Selbstgefühl der Nervösen ist, so wird man ohne weiteres verstehen, welche außerordentliche Erleichterung es für einen solchen Menschen bedeutet, wenn er sich sagen kann, daß er nicht eine moralische Schuld auf sich lädt, weil er ja nie aus freiem Willen, sondern nur einem übermächtigen Zwange folgend handelt. Der Täter hat dadurch sich seine Verantwortungslosigkeit sowohl gegenüber dem eigenen Gewissen, wie auch gegenüber der Gemeinschaft gesichert. Die Individualpsychologie hat immer mit besonderem Nachdruck die Tendenz zur Verantwortungslosigkeit in einem solchen Verhalten nachgewiesen.

In dieser Technik liegt immer

1. Die gemeinschaftsfeindliche Haltung.

2. Die Ablehnung der Verantwortung für diese gemeinschaftsfeindliche Haltung, indem man sich für diese Handlungen unverantwortlich fühlt.

In diesem Zusammenhang werden Handlungen wie Kleptomanie, Berufung auf angeborene Homosexualität, auf unwiderstehliche perverse Triebe verständlich. Häufig dienen solche qualvollen Seelenkonflikte der Erhöhung des Persönlichkeitsgefühls; das Gefühl Märtyrer zu sein, in einem heldischen Seelenkampf zu stehen, hat etwas für manche Naturen Anziehendes.

Mit diesem kurzen Hinweise begnüge ich mich und verweise auf die in diesem Handbuch enthaltene Abhandlung von Dr. Leonhard Seif über die Zwangsneurose.

Eine kleine Zwischenbemerkung ist hier erforderlich. Die Individualpsychologie arbeitet mit den Begriffen des „Zieles", des „Lebensplanes", der „Leitlinie", um das seelische Verhalten begreiflich zu machen.

Diesen Begriffen haftet im gewöhnlichen Sprachgebrauch an, daß sie mit der spezifischen Nuance des Wollens üblicherweise in Beziehung gesetzt werden. Ich will ein Ziel, ich verfolge einen Lebensplan, eine Leitlinie usw. Hier liegen somit bewußte Strebungen vor. Es ist aber nicht so, daß das Ziel, die Leitlinie der Persönlichkeit bewußt ist, im Gegenteil, sie hat häufig darüber keine klare Vorstellung. Durch den Gebrauch dieser Begriffe besteht jedoch die Gefahr, daß die Vorstellung geweckt wird, als würde das Ziel mit der spezifischen Nuance des Wollens erstrebt. Dies ist jedoch nicht der Fall, worauf hinzuweisen notwendig ist.

Wenn dann im Anschluß an diese Terminologie von „Technik", „Arrangement" usw. gesprochen wird, so ist auch dies wiederum nicht so zu verstehen, als ob es sich um bewußte seelische Vorgänge handelt. Man hat daher in diesen seelischen Verhaltungsweisen keineswegs Simulationen im üblichen Sinne vor sich. Dafür sind sie zu kompliziert. Insbesondere aber ist der Bewußtseinscharakter dieser Erscheinungen ein verschiedener. Der Simulant heuchelt im vollen Bewußtsein seiner Heuchelei. Der Neurotiker ist sich seiner Heuchelei durchaus nicht voll bewußt. Er heuchelt auch sich selbst gegenüber, wobei er allerdings selten ein ganz gutes Gewissen hat. Aber seine „Technik" beruht gerade darauf, daß sie nicht voll zum Bewußtsein kommt, sonst ließe sich diese Technik nicht halten.

Eine Beleuchtung erfährt im Zusammenhang dieser Betrachtung auch der Begriff der „Fahrlässigkeit". Während man an sich leicht geneigt ist, die Fahrlässigkeit als etwas Zufälliges, für diese Person nicht Wesentliches aufzufassen, stellt sich hier die Frage, ob nicht auch die Fahrlässigkeit in tiefere Beziehung zur Persönlichkeit gebracht werden kann. Dies wird zu bejahen sein. Auch die fahrlässige Handlungsweise gehört in den Lebensplan. Die uneheliche Mutter, die im Schlafe durch eine Körperwendung ihr neugeborenes Kind erstickt, wird sich diese Fahrlässigkeit als ihr wesentlich zurechnen lassen müssen. Diese Fahrlässigkeit paßt, ohne daß sich die Kindsmutter dessen bewußt sein muß, sehr gut in ihr dominierendes Ziel, von dieser Last frei zu werden. Und so fügt sich die Fahrlässigkeit ganz allgemein als treffliches Mittel einem gemeinschaftsfeindlichen Lebensplan ein, ohne deswegen den psychologischen Charakter der Fahrlässigkeit zu verlieren. Diese Fahrlässigkeit mit der psychologischen Färbung ihrer Bewußtseinslage ist in einem höheren Sinn doch dolos, indem sie dem gemeinschaftsfeindlichen Lebensplane zugehört.

Der Lebensplan der Persönlichkeit, ihr Leitziel, ist ihr eigener schöpferischer Akt. Es gibt keine zwingende, von außen hereingetragene, noch auch in den Anlagen der Persönlichkeit begründete Notwendigkeit, einen bestimmten Lebensplan aufzustellen. Es gibt daher auch keine Notwendigkeit zum Verbrecher zu werden. Gewiß sind ungünstige soziale Bedingungen hervorragend geeignet, soziale Irrwege, also auch ein Verbrechen zu veranlassen, eine zwingende Notwendigkeit zum Verbrechen ergeben sie jedoch nicht. Es kann auch nicht in Abrede gestellt werden, daß gewisse geistige Defekte, zum Beispiel Schwachsinn, den Weg zum Verbrechen erleichtern, eine Notwendigkeit folgert daraus nicht. Es gibt keinen delinquente nato. Welche Wege jemand zum Verbrechen geht, kann durch gewisse Umstände zwingend begründet sein. Daß er überhaupt den Weg des Verbrechens gehen muß, ist hierdurch nicht begründet. Es gibt keine Anlagen, die zum Verbrechen verpflichten. Aus dieser Erkenntnis schöpft die Individualpsychologie den Optimismus, mit Hand anzulegen bei der Bekämpfung des Verbrechens.

IV.

Unter den Versuchen, das Verbrechen zu bekämpfen, nimmt die „Strafe" eine merkwürdige prominente Stellung ein, eine so dominierende Stellung, daß neben ihr andere Möglichkeiten geradezu verschwinden. Als Versuch, das Verbrechen zu bekämpfen, kann die Strafe allein niemals verstanden werden. Sie ist weit mehr als das, sie ist eine Wertung.

Der Begriff der Strafe ist mit dem Begriff der „Gerechtigkeit" unlöslich verbunden. Die Strafe tritt stets mit dem Anspruch auf, die „gerechte Vergeltung" für eine strafwürdige Tat zu bilden. Man unterscheidet bekanntlich zwei Gruppen von Theorien, die eine Erklärung der „Strafe" zu geben versuchen — die Vergeltungstheorien auf der einen, die Sicherungs- und Besserungstheorien auf der anderen Seite. Das Eigentümliche der Strafe zu erklären, vermögen wohl nur die Vergeltungstheorien. Auf dem Standpunkt der Vergeltungstheorie steht auch heute noch ein großer Teil der deutschen Strafrechtswissenschaftler. Die Vergeltungstheorie und damit die Strafe haben aber, um ihre Berechtigung darzutun, den Nachweis zu liefern, daß wirklich die Strafe die gerechte Antwort auf eine Straftat sei, ein Nachweis, der offenbar nicht leicht ist. Die Schwierigkeit, diesen Nachweis zu führen und mehr noch die Erfordernisse des praktischen Lebens, die ganz andere Dinge als die Herstellung der absoluten Gerechtigkeit auf Erden verlangen, haben aber den Standpunkt der Vergeltungstheorie schwer erschüttert. Mehr noch als aus der wachsenden Zahl derer, die eine Bekämpfung des Verbrechens im Wege sichernder und erzieherischer Maßregeln befürworten, ergibt sich dies daraus, daß die Verteidiger der Vergeltungsstrafe diese nur noch unter sehr erheblichen Kautelen und Vorbehalten zu retten suchen.

Wenn z. B. Reinhard Frank [1] definiert: „Vergeltung" ist eine Reaktion auf ein Verhalten, die dessen Charakter entspricht. Oder: „Vergeltung ist eine dem Charakter der Aktion entsprechende Reaktion", so bedeutet dies eine derartige Abschwächung des ursprünglichen Charakters der Vergeltungsstrafe, wie sie sich etwa aus der Forderung Kants ergibt — es müsse — fiat iustitia, pereat mundus — selbst der letzte Mörder hingerichtet werden, wenn auch darob die Welt ausstürbe —, daß darin eher eine Schwächung, denn eine Stärkung dieser Position liegt. Vielfach wird die Vergeltungsstrafe auch folgendermaßen zu rechtfertigen versucht: Vergeltung sei ein sittliches Prinzip. Daraus allerdings ergebe sich noch nicht, daß auch der Staat durch die Strafe Vergeltung bewirken müsse. Um den Staat zu veranlassen, zur Vergeltung zu schreiten, müsse noch etwas hinzukommen, der Umstand nämlich, daß die Vergeltungsidee sich praktisch unter den Menschen auswirke. Würde nun nicht der Staat eingreifen und durch seine Kraft die Vergeltungsidee praktisch zur Durchführung bringen, so würde sich die Vergeltungsidee eben außerhalb des Staates durchsetzen, etwa in Form der Blutrache und ähnlicher Erscheinungen. Dadurch würde aber die Autorität des Staates leiden. Um nun seine Autorität nicht zu gefährden, müsse der Staat die praktische Durchführung der Vergeltungsidee selbst in die Hand nehmen. Wie diese Theorie zur Rechtfertigung der Vergeltungsstrafe dienen soll, erscheint allerdings unerfindlich. Es hätte eines so komplizierten Apparates nicht bedurft, um nachzuweisen, daß der Staat vor allem straft, um die Autorität seiner Gebote aufrecht zu erhalten, und nicht um zu vergelten.

Auch die Versuche, den Inhalt der Strafe durch die Vergeltungstheorie, ihren Zweck durch die Sicherungstheorie zu bestimmen, wirken gekünstelt. Die Vergeltungstheorie und damit die Strafe überhaupt vermag keine andere Legitimation für ihr Dasein zu bringen als den Nachweis, daß es eine gerechte Vergeltung gibt.

Mit diesem Nachweis selbst sieht es jedoch schlecht aus. Es würde hiezu vor allem gehören, daß eine gerechte Proportion zwischen Strafe und Verbrechen

---

[1] Reinhard Frank: Vergeltungsstrafe und Schutzstrafe. Tübingen 1908.

aufgezeigt würde. Eine solche ist jedoch nicht vorhanden. Daß das Strafgesetz meist sehr weite Grenzen setzt, daß dem Ermessen des Richters ein weiter Spielraum gelassen ist und bei der Verschiedenartigkeit der Auffassung durch den Richter ganz ungleiche Strafen sich ergeben können, mag man noch als eine unvermeidliche Schwäche menschlicher Einrichtungen betrachten. Vielleicht auch noch die Tatsache, daß dieselbe auf einen Menschen ganz anders und schwerer wirkt, als auf einen anderen weniger empfindlichen. Es ist jedoch so, daß erfahrungsgemäß diese Umstände in der Strafzumessung viel zu wenig beachtet werden. Dafür spielen andere Umstände in der Strafzumessung eine große Rolle, die mit dem „Verschulden" des Täters oft gar nicht in Zusammenhang stehen, z. B. die Größe des angerichteten Schadens.

Was hier in der Strafzumessung weniger auffällt, kommt im Gesetz deutlicher zum Ausdruck, daß nämlich die Strafe des St.G.B. vielfach eine Strafe auf den Erfolg und nicht für die Gesinnung ist. So wird eine objektiv strafbare Handlung auch dann verfolgt, wenn der Täter sich nicht bewußt war, daß seine Handlung gegen ein Strafgesetz verstößt; ignorantia iuris nocet, ein Grundsatz, der allerdings durch eine Reihe von Ausnahmen durchbrochen ist. Ebensowenig wird die Bestrafung fahrlässiger Handlungen der Vergeltungsidee gerecht. (Wie freilich die Strafbarkeit der Fahrlässigkeit durch die individualpsychologische Anschauung unter einem höheren Gesichtspunkte „gerechtfertigt" wird, wurde oben gezeigt!) Daß der Versuch milder bestraft wird als das zur Ausführung gekommene Delikt, wenn auch die Ausführung nur durch einen Zufall unterblieb, ist ebensowenig „gerecht". Die Abstufung der Strafe richtet sich grundsätzlich nicht nach der Gesinnung des Täters, sondern nach dem Werte des bedrohten bzw. geschädigten Rechtsgutes. So führt der Kommentar der Reichsgerichtsräte aus: „Die Verhältnismäßigkeit der Vergeltung wird in erster Linie nicht nach der Stärke des unbotmäßigen Willens, sondern nach der Höhe der Schmälerung, die die reagierende mißachtete Persönlichkeit (der Staat, die Gesellschaft) erleidet, bemessen." Das Strafsystem ist auf den Schutz der Interessen, aber nicht auf der Grundlage der gerechten Vergeltung aufgebaut. Je höher das bedrohte bzw. geschädigte Rechtsgut, desto höher die Strafe. Interessenschutz und Gerechtigkeit pflegen aber selten Hand in Hand zu gehen.

Ein nur zu wenig gewürdigter Umstand ist es ferner, daß der Richter keinerlei Einfluß auf den Strafvollzug hat. Ja, gewöhnlich fehlt ihm überhaupt jede Kenntnis des Strafvollzuges, man kann ruhig sagen, daß die Hälfte der Strafrichter vielleicht kaum ein Gefängnis gesehen, sicherlich aber keine genauere Kenntnis des Strafvollzuges hat. Diese Trennung von Strafrechtsprechung und Strafvollzug hat ihren Ausdruck gefunden in einer Theorie, die die Vergeltung durch den Strafausspruch des Richters, die Besserung des Verbrechers durch den Strafvollzug herbeigeführt haben will.

Vollends die Erkenntnisse, die die Individualpsychologie gemacht hat, haben die Möglichkeit, von der Strafe als einer „gerechten Vergeltung" zu sprechen, aufgehoben.

Denn welche Gerechtigkeit soll darin liegen, einen Menschen, der durch Irrtümer mutlos geworden ist, noch weiter zu entmutigen? Und eine Entmutigung bedeutet die Strafe. Denn der in seinem Verhältnis zur Gemeinschaft bereits pessimistisch orientierte Verbrecher erblickt in der Strafe nur eine weitere Bestätigung der Richtigkeit seiner Orientierung. Es steht zu vermuten, daß, wenn man je in eine solche Seele blicken könnte, man zur Überzeugung käme, daß die Trostlosigkeit dieser irrigen Einstellung eine Strafe ist, wie sie von Menschenhand so hart nicht verhängt werden kann. Darüber können Züge wie Übermut, Frechheit, Genußsucht nicht hinwegtäuschen, denn sie sind nur die Masken, die das Individuum trägt, um darunter seine Unsicherheit

zu verbergen. Daß wir so wenig in der Lage sind, diese Masken als das zu erkennen, was sie sind, als ein Täuschungsmanöver, daran ist nicht allein unsere
mangelhafte psychologische Erkenntnis schuld. Es liegt wohl noch daran, daß
wir selbst für uns geneigt sind, uns solche Verhaltungsweisen als Ausdruck der
Sicherheit und des Wohlbehagens vorzutäuschen. Ganz aus sich allein heraus
haben es ja die Verbrecher auch nicht.

Wer jemals erkannt hat, was es heißt, sein Leben unter dem Zeichen einer
falschen Auffassung zu führen, deren man sich nie bewußt geworden ist, wer
jemals die ganze Tragik eines solchen Irrtums erfaßt hat, wird in der Strafe
keine gerechte Vergeltung mehr erblicken können.

Innerhalb einer Auffassung, die im Verbrechen den Ausfluß eines Irrtums
sieht, verliert der Begriff der Schuld seine Bedeutung.

Die Forderung nach einer Eliminierung der moralischen oder subjektiven
Schuld aus dem Recht wird unter anderen von Hold v. Ferneck[1] und, auf
ihn gestützt, von Walther Grave vertreten. Zutreffend wird hier zwischen
objektiver rechtlicher und subjektiver moralischer Schuld unterschieden und
aufgezeigt, daß die objektive Schuld völlig unabhängig von der subjektiven
bestehen kann. In der Tat lassen sich ungezählte Fälle aufführen, in denen das
Recht eine Person ohne jede moralische Schuld „schuldig" macht. Es wurde
schon im vorhergehenden hingewiesen auf die Fälle der Unkenntnis der Strafgesetze, der Fahrlässigkeit, weitere Fälle sind die der Körperverletzung mit
schwerem oder tödlichem Ausgange oder auf dem Gebiete des Zivilrechtes die
Haftung des Tierhalters, des Kraftwagenhalters und sonstige Haftpflichten.
Diese hat bisher noch niemand als unbillig erachtet, obwohl hier die subjektive
Schuld fehlt. Es ist also keineswegs so, daß das Recht ohne den Begriff der
subjektiven moralischen Schuld nicht auskommen könnte. Es fragt sich bloß,
ob nicht der Begriff der Schuld als praktische Fiktion im Sinne Vaihingers
aufrecht zu erhalten wäre. Gewiß ist das Schuldbewußtsein ein sehr mächtiger
Faktor auch für solche, die im Begriffe stehen, sich „schuldig" zu machen,
doch dürften die vorteilhaften Wirkungen des Schuldbewußseins bei weitem
überschätzt werden. Es ist wohl richtiger und von besserer Wirkung, dem
„Schuldigen" zu eröffnen, daß er seine Lebensaufgaben auf falsche Weise gelöst
hat, als ihm klar zu machen, daß er sich „schuldig" gemacht hat. Denn die
Erkenntnis, falsche Wege zu gehen, ist notwendig verbunden mit der Aussicht,
den rechten zu finden. Falsche Wege gibt es nur, solange es auch einen rechten
gibt.

Mit der Schuld ist eine solche Hoffnung nicht ohne weiteres verbunden,
wenngleich auch der „Schuld" die „tätige Reue" gegenüber steht. Immerhin
ist das Für-„schuldig"-erkennen eine neue Belastung eines ohnehin schon schwer
genug Belasteten und nicht jeder hat dann die Kraft, unter der Last des Schuldbewußtseins neuen Mut zu schöpfen.

Hiezu kommt, daß der Lebensunsichere leicht geneigt ist, sein Schuldbewußtsein tendenziös zu verwerten. Welche Verlockung bedeutet es, unter seiner
Schuld zu leiden und sich als Märtyrer vorzukommen, wobei dann die Möglichkeit
der „tätigen Reue" zu leicht außer acht gelassen wird. Oft ist auch das Schuldbewußtsein ein geeigneter Vorwand, dem Wagnis neuer Tat aus dem Wege
zu gehen.

Schuldig aber spricht, dies wurde schon zu Anfang betont, jemand, der selbst
Partei ist und bei ehrlicher Prüfung sich selbst nicht ohne Schuld befinden
kann. „Anschuldigen" ist vielleicht das raffinierteste Mittel, einen Menschen
zu versklaven. So weit reicht aller äußerer Zwang bei einem Menschen nicht,

---

[1] Dr. Alexander Frhr. Hold von Ferneck: Die Idee der Schuld. Leipzig 1911.

denn dies eine trifft ihn ins Herz. Es ist aber nie gut, Menschen zu versklaven, denn aus Sklaven kann man keine Gemeinschaft bilden. Nietzsche hat bekanntlich die „Schuld" auf den Tauschverkehr als auf ein wirtschaftliches Institut zurückgeführt. Walter Grave in dem bereits erwähnten Aufsatz „Wesen und Begriff der Schuld und seine geschichtliche Entwicklung" zeigt daran anschließend die Entstehung des Schuldgefühls in der Familie. Das Kind, durch übertriebene Hervorhebung der Überlegenheit der Erwachsenen sich als schwach, als Schuldner fühlend, bemüht sich im „männlichen Protest" die Rolle zu vertauschen, die anderen zu Schuldnern zu machen und macht sich hierdurch selbst „schuldig". „Das Gläubigertum als Gesinnung ist der Ursprung der individuellen (subjektiven) Schuld".

Den absoluten Theorien, die in der Strafe die gerechte Vergeltung der Straftat sehen, stehen die relativen Sicherungs- und Besserungstheorien gegenüber. Diese Zusammenstellung von Sicherung und Besserung ist bereits charakteristisch, da die Sicherung zum mindesten hauptsächlich durch Abschreckung bewirkt werden soll. Daß die Strafe, da sie einen ethischen Begriff darstellt, nicht durch eine Sicherungs- oder Besserungstheorie, also als eine reine Zweckmäßigkeitsmaßnahme erklärt werden kann, dürfte beinahe selbstverständlich sein. Daß man mit strafähnlichen Maßnahmen Sicherung und Besserung erreichen kann, ist damit noch nicht verneint. Insbesondere wenn man die Sicherung durch Abschreckung erreichen will, ist es unzweifelhaft, daß die Strafe geeignet ist, eine solche Sicherung zu schaffen. Daß man einen Menschen durch die Androhung irgend eines Übels einschüchtern kann, läßt sich nun einmal nicht abstreiten. Und die Strafen sind nun einmal keine geringen Übel. Um zu beweisen, daß die Strafen auch in ihrer heutigen Form gegenüber früheren Jahrhunderten durchaus nicht ihren abschreckenden Charakter verloren haben, führt ein sehr bekannter Autor an: „Wie zerbricht doch oft das Lebensglück ganzer Familien, wenn das Familienoberhaupt ins Zuchthaus wandert; wie gebrochen an Leib und Seele verlassen oft langjährige Sträflinge die Anstalt!" Es ist ja auch nicht der Staat allein, welcher abschreckt. Schon die kleinen Kinder werden in der Familie abgeschreckt mit erdichteten und wirklichen Übeln. Und diese Abschreckung setzt sich dann weiter fort als getreuer Begleiter auf dem Lebenswege. Es gibt Menschen, für welche Knigge seine immerhin mühereichen Untersuchungen „über den Umgang mit Menschen" wesentlich kürzer hätte fassen können: „Abschreckung".

In der großen Politik ist es nicht anders. Wenn man versucht, hinter das zu kommen, was manche Leute unter „Realpolitik" verstehen, so wird man auch auf nichts anderes stoßen als auf das eine: „Abschreckung". Abschreckung ist das roheste, undifferenzierteste Mittel mit Menschen umzugehen, sie ist zugleich auch das bequemste und häufig auch das am schnellsten wirkende für den, der die Macht hat. Sie ist das gemeinste und menschenunwürdigste Mittel, soferne man mit Kant der Anschauung ist, daß „der Mensch als Zweck" an sich selbst existiert und nicht bloß als Mittel zum beliebigen Gebrauch für diesen oder jenen Willen. Dies scheint aber nicht sehr beachtet zu werden und man hat oft den Eindruck, daß die Strafjustiz in der Verfolgung gewisser an sich höchst nützlicher, anzuerkennender Zwecke den Menschen vergißt und ihn zum Mittel degradiert. Es ist erschreckend, etwa folgendes zu lesen: „es herrscht in beiden Lagern (gemeint sind die Anhänger der Vergeltungstheorie und die Anhänger der Sicherungstheorie) vollste Übereinstimmung darüber, daß die Strafe ein Mittel zur Aufrechterhaltung der sozialen Ordnung, zum Schutz der Interessen der Einzelnen und der Gesamtheit ist."

Wenn die Strafe bloß als ein Mittel zur Aufrechterhaltung der sozialen Ordnung erscheint und ihr so jede Beziehung genommen wird zu dem, der die

Strafe über sich ergehen lassen muß und dieser nun auch bloß mehr erscheint als ein Mittel zur Aufrechterhaltung der sozialen Ordnung, dann wird allerdings manches verständlich.

Wie man durch Abschreckung eine Besserung des Verbrechers erreichen will, bleibt unklar, es sei denn, man ist so bescheiden, eine Besserung des Verbrechers bereits dann anzunehmen, wenn er die soziale Ordnung nicht mehr stört. Die Abschreckung hat je nach der Persönlichkeit ganz verschiedene Wirkungen, sicherlich aber nicht im Sinne einer Besserung.

Sobald man die Psychologie des Verbrechers als eine Psychologie der Mutlosigkeit gegenüber der Gemeinschaft erkannt hat, wird man die Schädlichkeit der Abschreckungsmethoden ohne weiteres einsehen. Eine Mutlosigkeit läßt sich nicht dadurch beheben, daß man weiter entmutigt. Nun ist ja bei dem Verbrecher in der Regel ein gewisser Rest von Mut übrig geblieben, der sich in Richtung gegen die Gemeinschaft durchsetzt, die abschreckende Strafe wird hier nur Züge des Trotzes, der Schläue, der Verwegenheit wecken. Menschen, bei denen der Mut auch nicht mehr so weit reicht, werden zusammenbrechen. Ein Zusammenbruch ist aber keine Besserung! Auf die Methode des Abschreckens ist die konsequente und auch nicht unberechtigte Antwort der Trotz und die erhöhte Vorsicht, um den angedrohten Übeln aus dem Wege zu gehen. Eine Verschärfung der Strafen bedeutet dann nicht Abhaltung vom Verbrechen, sondern nur eine erhöhte Risikoprämie. Während der Zeit der Zwangswirtschaft erzählte der Leiter eines großen Industriewerkes, daß jede Verschärfung der Schleichhandelsverbote nicht ein Nachlassen des Angebots an Schleichhandelswaren, wohl aber ein Anziehen der dafür geforderten Preise zur Folge gehabt habe. Somit erscheint auch der Sicherungserfolg der Strafe wieder bis zu einem gewissen Grade gefährdet; mag auch das Verbrechen unterbleiben, die Verbrechensbereitschaft bleibt unverändert bestehen. Solange aber die Verbrechensbereitschaft besteht, ist die Sicherung davor, daß es bei günstiger Gelegenheit zur Entstehung neuer Verbrechen kommt, eine sehr geringe. Daß zunächst gewisse praktische Erfolge durch die Abschreckung erreicht werden, bleibt gleichwohl bestehen. Es bleibt unbenommen, dies bereits als „Besserung" zu bezeichnen.

Der Wert der Strafe wird überschätzt. Man geht von einer vielleicht nicht ganz bewußt gewordenen, jedenfalls nie klar ausgesprochenen Grundeinstellung aus, daß der größte Teil der Menschen eine Straftat nicht begehen würde, wäre er nicht durch die Furcht vor den darauf gesetzten Strafen abgehalten. Man traut ihm schon nicht viel zu. Besonders ausgeprägt war dies im alten Wohlfahrts- und Polizeistaat mit seinen übertriebenen Vorstellungen von der Wichtigkeit behördlichen Eingriffs. Daran kranken wir heute noch. Es ist weitergehend ein Pessimismus gegen die Natur des Menschen überhaupt. Als ob die menschliche Gesellschaft durch Furcht und Schrecken zusammengehalten würde und ein jedes Nachlassen in diesen Mitteln zum Zusammenbruch führte. Aber nicht durch die Strafe wird die große Mehrzahl von Verbrechen abgehalten, sondern durch eine bessere Orientierung, durch das Bewußtsein ihrer Zugehörigkert zur Gemeinschaft. Ist denn in einer Gemeinschaft leben und ihren Gesetzen gemäß handeln wirklich so etwas Schlimmes, daß man dazu nur mit Furcht und Schrecken angetrieben werden kann? Wenn man die Argumente, die zur Rechtfertigung der Strafe vorgebracht werden, prüft, ist man versucht, es zu glauben. Jene Argumente lassen einen Rückschluß zu auf die Weltanschauung derer, die sie vorbringen, daß nämlich bei ihnen Furcht und Schrecken eine unverhältnismäßig große Rolle spielen und ihr Gemeinschaftsgefühl zu wenig entwickelt ist (dies ist bei uns allen der Fall!). Das Verbrechen erscheint im Rahmen einer solchen Auffassung nicht als eine falsche Lösung der sozialen Aufgaben, sondern beinahe wie eine verbotene Frucht, die darum besonders gut schmeckt.

Verbrechen sind aber keine verbotenen, an sich bekömmlichen Früchte, sondern sind falsche Lösungen, Irrtümer. Strafen sind daher grundsätzlich falsche Reaktionen auf Delikte, mit einer Einschränkung, auf die später zurückzukommen sein wird.

Der italienische Psychiater Ferri[1] sagte einmal, die Frage, welche Strafe dem Verbrechen gemäß sei, sei ebenso berechtigt, als ob man fragen wollte, wie vieler Hammerschläge es bedürfe, um einen Irrtum zu beseitigen. Die richtige Behandlung des Verbrechens als der Folge eines Irrtums kann nur in der Aufzeigung dieses Irrtums bestehen. Daß dies keine einfache und leichte Aufgabe ist, liegt auf der Hand. Man kann eingewurzelte Irrtümer nicht beseitigen, indem man, wie bei der falschen Lösung eines Rechenexempels, die richtige Lösung darbietet. Mit logischer Beweisführung allein wird man hier nicht vorwärts kommen, es bedarf der Erziehung und zwar der Erziehung durch Menschen, welche den Glauben an das Gute im Menschen nicht verloren haben, denn dieser Glaube wird sehr starken Prüfungen ausgesetzt sein.

Die Erkenntnis, daß der Verbrecher ein sozial Entmutigter ist, erfordert, daß er so behandelt wird, daß er wieder Mut schöpfen lernt. Es muß ihm Gelegenheit gegeben werden, die Erfahrung zu machen, daß der Kampf nur eine Seite der sozialen Beziehungen darstellt, und daß sie sich darin nicht erschöpfen, daß er die Möglichkeit hat, mit seinen Kräften sich auch innerhalb der Gemeinschaft durchzusetzen. Als gebessert kann der Verbrecher nur dann gelten, wenn er sich in die Gemeinschaft eingeordnet hat; dies ist aber nicht schon dann gegeben, wenn er aus irgendwelchen Gründen weitere Straftaten unterläßt, sondern wenn er innerhalb der Gemeinschaft mitarbeitet. Was der Verbrecher braucht, ist nicht Abschreckung, sondern Ermutigung, Mut zur Gemeinschaft.

Bekanntlich sollen Strafe und Strafdrohung nicht nur den Verbrecher, sondern auch die nicht unmittelbar betroffene Gemeinschaft abschrecken, die sogenannte Generalprävention. Steht nicht zu befürchten, daß, wenn die Strafe ihren abschreckenden Charakter verliert, allgemeine Zuchtlosigkeit eintritt?

Diese Frage ist wohl nicht anders als bei der Abschreckung gegenüber dem Verbrecher, der Spezialprävention zu beantworten. Auch hier wird es darauf ankommen, ob man Optimismus und Mut genug hat, zu vertrauen, daß es andere und wirkungsvollere Mittel der Menschenerziehung gibt, als die Abschreckung. Durch die übermäßige Betonung der Abschreckung wird der Bürger zu leicht geneigt, in dem Staat ein Zwangsinstitut zu sehen und nicht seine eigene Schöpfung, bei der es ihm Freude macht mitzuarbeiten. Und selbst die stärksten Verfechter des Machtgedankens berufen sich nicht auf die Macht, wenn es gilt, den Bürger zu höchsten Opfern und Leistungen anzuspornen, eine praktische Anerkennung der Bedeutung des Gemeinschaftsgefühls. Auch in seinen Strafdrohungen benützt der Staat heute keine andere Mittel psychologischer Beeinflussung als die Mittel der Drohung. Und es ist bestimmt nicht unter allen Umständen notwendig, mit den Mitteln der Drohung zu arbeiten. Manches hat sich darin heute schon geändert. So findet man in einer belebten, an einem Krankenhaus vorbeiführenden Straße eine Tafel mit der Aufschrift: Langsam fahren! Achtung auf die Kranken! — Noch vor einigen Jahren hätte man mit Recht folgendes vermutet: Höchsgeschwindigkeit .... km! Jede Zuwiderhandlung wird mit einer Geldstrafe bis zu .... Mk. belegt! Rudolf

---

[1] La justice penale 1898.

Maria Holzapfel[1] schreibt in seinem prachtvollen Werke Panideal: „so wurde das „Gesetz" nur allzu häufig zur hohen Schule der niedrigsten Instinkte und rohester Wertungsformen. Es bildete eine Quelle von Furcht und Angst, sowohl für die „Guten" wie für die „Bösen". Es wirft einen düsteren Schatten von Unterdrückung, Unruhe, Gewalt auf die Institutionen des Rechtes und alle festeren Schutzformen der Gemeinschaft." Er fordert von dem Gesetz eine Gestalt, die tief in die Seele des Menschen eingreift, veredelnd, vertiefend und bereichernd.

Die Abschreckung ist nur eines und nicht das beste Mittel zur Bekämpfung verbrecherischer Taten. Immerhin, ein Mittel ist sie! Man wird daher auch nicht unter allen Umständen auf sie verzichten können. Was für die praktische Verwendung der Abschreckungsstrafe immer sprechen wird, ist ihre rasche Wirksamkeit und verhältnismäßig leichte und bequeme Anwendung. Zu drohen und abzuschrecken ist das Werk eines kurzen Zeitraumes, die Erziehung bedarf langer Zeitläufte. In allen den Fällen, die eine rasche Wirksamkeit erfordern, und auch da, wo eine erziehliche Beeinflussung schwer möglich ist, wird die Abschreckung ihren Platz als sozialpsychologisches Mittel behalten. Wenn jemand auf einsamer Wanderung von einem Räuber überfallen wird, so wird es für ihn zweckmäßiger sein sich auf den Schutz einer guten Waffe zu verlassen, als erzieherische Einwirkungen zu versuchen. Humanität darf nicht so weit gehen, den Schutz wichtiger Güter zu vernachlässigen. Humanität ist nicht gleichbedeutend mit Schwäche. Aber die Sorge vor übergroßer Humanität erscheint in heutigen Zeiten nicht angebracht. Zu leicht wird Rücksichtslosigkeit mit Stärke, Milde und Menschlichkeit mit Schwäche verwechselt. Abschreckung als Strafmittel kann nur anerkannt werden, soweit Notwehr vorliegt. Hier beginnt dann der tragische Konflikt zwischen den Interessen des Einzelnen und den höheren Interessen der Allgemeinheit, der notwendig zu ungunsten des ersteren endigen muß.

V.

Aus den neugewonnenen Erkenntnissen zur Psychologie des Verbrechers muß eine Reformierung von Strafjustiz und Strafvollzug resultieren. Mit einer gewissen Resignation wird man trotz aller Hoffnung an solche Reformierung gehen, denn der Schwerpunkt der Verbrechensbekämpfung liegt nicht in Strafjustiz und Strafvollzug, sondern in vorbeugenden Maßregeln. Die Förderung der sozialen Wohlfahrt durch Verbesserung der Wirtschaftslage und Behebung der schlimmsten Not, durch eine Kultur der Erziehung, durch eine Stärkung des Gemeinschaftsgeistes überhaupt wird ohne Zweifel weit mehr zur Bekämpfung des Verbrechens beizutragen vermögen, als die kriminelle Arbeit. Aber auch hier ist Arbeit möglich, soviel man nur eben will.

Zur Reform der Justiz ist eine radikale Reform des Geistes notwendiger als eine solche der Institutionen. Kein Zweifel, auch mit den heutigen Institutionen wäre manches zu erreichen, wenn sie in entsprechendem Geiste gehandhabt und von gut Orientierten geführt würden. Wie umgekehrt auch die radikalste Reform der Institutionen nichts nützt, wenn dieser Reform der Geist nicht entspricht, aus dem heraus sie angewendet wird.

Aber eine Reformierung auch der Institutionen muß kommen, denn das ist keine Reform des Geistes, die nicht nach außenhin wirkt, solange sie dies nicht tut, bleibt sie Literatentum.

---

[1] Rudolf Maria Holzapfel: Panideal, das Seelenleben und seine soziale Neugestaltung. Jena 1923.

Sich von alten Vorurteilen freizumachen ist nicht leicht und das Festhalten an ihnen ist auch verständlich. Immerhin, es ist bisher so auch gegangen, man ist schlecht und recht durchgekommen, und es ist nicht immer unklug sich mit dem Sperling in der Hand zu begnügen. Aber es wird gar nicht verlangt, den Sperling so einfach davon fliegen zu lassen. Es wird im Gegenteil an dem, was sich in der bisherigen Strafrechtspflege als wertvoll herausgestellt hat, festgehalten werden müssen.

Die Todesstrafe wird sich kaum halten lassen. Sie ist offenbar ein Überbleibsel der alten Talion, die nirgends mehr als voll genommen wird. Auch vom Standpunkt der Abschreckung kann sie kaum Rechtfertigung finden. Es wird sich schwer beweisen lassen, daß sie etwa abschreckender wirkt als lebenslängliche Freiheitsstrafe. Die Freiheitsentziehung hingegen wird immer eines der wichtigsten kriminalpolitischen Mittel bleiben. Selbst wenn sie künftig in einem ganz anderen Geiste als heute vollzogen werden wird, so ist damit nicht gesagt, daß sie damit auch ihren Abschreckungscharakter vollständig verlieren wird. Der Entzug der Freiheit, eine zum Schutz der Gesellschaft unentbehrliche Maßregel, ist ein Übel, dem sich keiner, von geringen Ausnahmen abgesehen, gerne unterwirft, auch wenn er nicht „gebrochen an Leib und Seele" daraus hervorgeht. Immer noch versucht man im Vollzug der Freiheitsstrafe den Vergeltungsgedanken und Besserungszweck miteinander zu verbinden, so z. B. in der bayer. Dienst- und Vollzugsverordnung vom Jahre 1924, in welcher der maßgebende Passus lautet: „Die Behandlung der Gefangenen soll den Vergeltungszweck der Strafe nicht außer acht lassen, sie hat aber hauptsächlich darauf Gewicht zu legen, daß die Gefangenen gebessert, an Ordnung und Arbeit gewöhnt und sittlich so gefestigt werden, daß sie nicht wieder rückfällig werden." Demgegenüber ist mit aller Entschiedenheit daran festzuhalten, daß der Vollzug der Freiheitsstrafe kein anderes Ziel vor Augen haben kann, als die Gewinnung des Sträflings für die Gemeinschaft.

Mit das Wichtigste hiezu ist die Stärkung des Arbeitswillens, der Arbeitsfähigkeit und der Arbeitslust. Der Verbrecher ist ein sozial Entmutigter. Gerade in der Lösung der Berufsfrage wird er häufig gescheitert sein. Es wird darauf ankommen ihn so zu schulen, daß er nach der Entlassung aus der Strafanstalt den Wettbewerb im Daseinskampf mit Selbstvertrauen aufnehmen kann. Wenn man bedenkt, daß der Sträfling infolge seines sozialen Irrtums oder auch aus anderen Gründen in der beruflichen Arbeit unterlegen ist, so ergibt sich die Folgerung, zu vermeiden, dieses Minus noch zu vergrößern und dadurch mit größerer Wahrscheinlichkeit den Verbrecher bei seiner Entlassung in einen Mißerfolg auf beruflichem Gebiet hineinzutreiben, der natürlich zu Rückfällen führen muß.

Die jahrelange Abgeschlossenheit von der Außenwelt, die Unkenntnis jeglichen Fortschrittes, der Mangel jeglichen Kontakts sind Umstände von größtem Nachteil. Auch in der Strafanstalt darf der Verbrecher nicht den Kontakt mit der Außenwelt verlieren, in der letzten Zeit der Haft muß dieser Kontakt immer fester und inniger werden, um den Übergang in die Freiheit leichter zu gestalten. Gerade in der ersten Zeit nach der Entlassung ist eine Hilfe besonders nötig. Sicher ist, daß auch von privater Seite mehr hinsichtlich der Einstellung und Beschäftigung entlassener Sträflinge getan werden wird, sobald sich die Überzeugung durchsetzt, daß die Zeit des Strafvollzugs ein Stück wertvoller Erziehungsarbeit an dem Verbrecher gewesen ist und auch Außenstehende erkennen, daß die Strafvollzugsorgane nicht aus einer finsteren, pessimistischen Einstellung heraus, sondern mit einem gesunden Optimismus an ihr Werk gegangen sind. Solcher Optimismus wirkt ansteckend.

Die Strafanstalt muß von dem Geiste der Menschlichkeit erfüllt sein, sie muß eine Stätte des Optimismus sein. Heute sieht der Pessimismus zwischen jedem Eisenstab hervor. Wo sonst, wenn nicht in der Anstalt, hat der Verbrecher Gelegenheit, bessere Formen der Gemeinschaft zu sehen, als diejenigen, die er bisher sehen konnte? Darauf, daß er ein greifbares Beispiel, ein Erlebnis hat, kommt es an, das ist wichtiger als alle theoretischen Belehrungen. Darum werden die Aufsichtspersonen mit ganz besonderer Sorgfalt ausgewählt werden müssen.

Hand in Hand damit muß eine psychische Behandlung nach den neuen Erkenntnissen der Individualpychologie gehen. Eine solche Behandlung kann selbstverständlich niemals aufgedrängt werden, das würde ihren Grundprinzipien widersprechen. Ein tüchtiger und feinfühlender Arzt wird jedoch wohl die Möglichkeit haben, sich in vielen Fällen das Vertrauen zu erwerben. Daß eine solche Möglichkeit durchaus besteht, zeigt das schöne Buch von Herrmann und Bondi „Das Jugendgefängnis von Hanöfersand". Daß an dieser Stelle eine Behandlung nach individualpsychologischen Grundsätzen verlangt wird, ist nicht etwa durch die Stellung des Aufsatzes in diesem Handbuch bestimmt, sondern weil die Individualpsychologie, soweit ersichtlich, durch ihre klare Hervorhebung des sozialen Momentes einzig und allein eine geeignete Erziehungsgrundlage abzugeben scheint. Es ist hier nicht der Platz, nähere Details auf einem Gebiete zu bringen, auf dem gerade in den letzten Jahren manche wertvolle Arbeit geleistet worden ist.

Auch das Strafverfahren bedarf weitgehender Verbesserungen. So wie es heute ist, bietet es im allgemeinen ein Bild der Hoffnungslosigkeit. Man sitzt über einen Menschen zu Gericht, untersucht den Tatbestand auf seine juristischen Merkmale, wobei man gewiß auch nicht die Prüfung der Anwendbarkeit milderer Bestrafung außer acht läßt, dies alles aber geschieht, um der „Gerechtigkeit" ihren Lauf zu lassen. Vergebens sucht man nach irgend einer Hoffnung, die sich auch für den Angeklagten aus einer Strafverhandlung ergeben könnte, man findet keine. Die Formen der Strafverhandlung entmutigen, selbst wenn nicht, was ja auch vorkommt, persönliche Schwächen der Verhandlungsleitung dies noch besonders betonen. Wenn der Zweck der Kriminalpolitik nicht nur die Aufrechterhaltung der sozialen Ordnung, sondern auch die Gewinnung und Erziehung von Menschen für die Gemeinschaftsaufgaben ist, so muß auch die Strafverhandlung einen dementsprechenden Charakter tragen.

Gewiß kommt es in der Strafverhandlung darauf an, den Tatbestand herauszuschälen. Auch die Öffentlichkeit der Verhandlung ist von Wichtigkeit, denn in der Strafverhandlung soll die Stimme der Gemeinschaft zu Worte kommen, nicht nur für den Verbrecher, sondern auch für die Gemeinschaft. Hier in der Gerichtsverhandlung muß die Idee des Rechts zu Fleisch und Blut werden, hier muß die Stimme der Gemeinschaft laut und für alle vernehmlich sprechen. So ist die Gerichtsverhandlung ein Mittel, das Gefühl für das Rechte und für die Gemeinschaftsaufgaben zu wecken und zu stärken. In dieser Weise aufgefaßt wird die Verhandlung ein weit wirksameres Mittel in der Bekämpfung des Verbrechens werden. Wenn v. Bar[1] es als Ideal der Strafjustiz ausspricht: „daß eine Zeit eintrete, in welcher die einfache, spontane und nicht mit besonderen Strafübeln arbeitende sittliche Mißbilligung der Gesellschaft hinreichen möge, die antisozialen, die verbrecherischen Handlungen zu verhindern" so ist darin auch eine Aufgabe der Strafverhandlung im besonderen gekennzeichnet. Im Dienste wahrer Gerechtigkeit darf sich die Strafverhandlung nicht damit begnügen, über den Angeklagten als eine zwangsmäßig isolierte Erscheinung

---

[1] v. Bar: Probleme des Strafrechts. Göttingen 1896.

zu urteilen, sie muß vielmehr ihr Augenmerk auf die Umstände richten, die das Verbrechen überhaupt erst ermöglicht haben, die Strafverhandlung muß das soziale Gewissen der Gemeinschaft sein, das auch an eigenen Schäden und Fehlern nicht vorübergehen kann.

Man könnte sich auf den Standpunkt stellen, es ganz dem Strafvollzug zu überlassen, in welcher Weise der Vollzug stattfinden soll. Wir halten dies nicht für richtig, vor allem aus dem Grunde, weil hier jede Kontrolle fehlt und so wichtige gerade dem Interesse des Angeklagten dienende Rechtsgarantien vernachlässigt werden. Darum ist auch die Abschaffung des Strafmaßes abzulehnen, weil hier die Entscheidung über das Wohl und Wehe einer Person vollständig in die Hand von der Öffentlichkeit unkontrollierter Stellen gelegt wird. Zu erstreben ist im Gegenteil eine enge Verbindung von Strafjustiz und Strafvollzug. Dies erfordert aber, daß sich der Richter schon in der Verhandlung ein Bild davon macht, wie die Einwirkungen des Vollzuges beschaffen sein müssen. Dies wird keine geringe Mühe sein, aber unüberwindlich sind die Schwierigkeiten nicht. Es bedarf inzwischen allerdings einer anderen Ausbildung unserer Juristen als bisher, wo die Aneignung formaljuristischer Kenntnis das Schwergewicht bildete. Unmöglich ist es, dem Strafvollzieher genaue Anweisungen an die Hand zu geben, jedoch muß der Ausspruch des Richters von dem Bemühen getragen sein, die Aufgaben des Strafvollzuges nach Möglichkeit zu erleichtern. Es wird zweckmäßig sein, gesetzlich zu bestimmen, daß in einem besonderen Teil der Urteilsgründe der Urteilende über die mutmaßlichen Entstehungsgründe des Verbrechens seine Meinung äußert. Die Zuziehung psychologischer Sachverständiger auch in „nichtpsychiatrischen" Fällen ist notwendig.

Vorschläge zu machen ist leicht, die praktische Arbeit ist hart und schwer. Aber auch die praktische Arbeit muß zu Erfolgen führen, wenn sie ihren Optimismus behält. Alle praktische Arbeit aber muß den richtigen Weg gehen, um zum Erfolg zu gelangen. Der Weg der Kriminalpolitik führt zum Erfolg auf dem Wege der Humanität.

Bibliographie der Individualpsychologie.

Grundlegende Arbeiten, Psychologie, Allgemeines.

1. *Adler, Alfred*, Studie über Minderwertigkeit von Organen. Verl. Urban u. Schwarzenberg, Wien 1907. (Erste Auflage vergriffen, zweite in Vorbereitung.)
2. *Derselbe*, Das Problem der „Distanz". Zeitschr. f. Individualpsychol. Bd. 1, H. 1, S. 8. 1914.
3. *Derselbe*, Ehe und Kind. In „Die Schule der Ehe", herausg. v. Dr. J. Spier. Verl. J. M. Müller, München 1919.
4. *Derselbe*, Über den nervösen Charakter. 3. Aufl. Verl. Bergmann, München 1922.
5. *Derselbe*, Die Theorie der Organminderwertigkeit und ihre Bedeutung f. Philosophie u. Psychologie. Heilen u. Bilden (s. d.).
6. *Derselbe*, Zur Kritik der Freudschen Sexualtheorie usw. Heilen u. Bilden (s. d.), S. 127.
7. *Derselbe*, Praxis und Theorie der Individualpsychologie, 2. Aufl. Verl. Bergmann, München 1923.
8. *Derselbe*, Fortschritte der Individualpsychologie. Zeitschr. f. Individualpsychol. Bd. 2, H. 1, S. 1. 1923 u. H. 3, S. 10. 1924.
9. *Derselbe*, Inschriften der menschlichen Seele. Die Bereitschaft. 6. Jg. Nr. 2. 1925.
10. *Derselbe*, Die Ehe als Aufgabe. In „Das Ehebuch", herausg. v. Keyserling. Verl. Kampmann, Celle 1925.
11. *Derselbe*, Die Individualpsychologie, ihre Bedeutung usw. Vortrag, gehalten an der Sorbonne in Paris 1925. Scientia (frz. u. dtsch.) 1926.
12. *Derselbe*, Ehe als Aufgabe. Die Bereitschaft 6. Jg. Nr. 7. 1926.
13. *Derselbe*, Die Individualpsychologie, Menschenkenntnis, Selbsterkenntnis. In „Du und der Alltag" (s. d.).
14. *Derselbe*, Psychische Einstellung der Frau zum Sexualleben. Handb. d. Physiol. Verl. Julius Springer, Berlin 1926.
15. *Derselbe*, Psychosexuelle Haltung des Mannes. Handb. d. Physiol. Verl. Springer, Berlin 1926.
16. *Derselbe*, und *H. Albrecht, G. Bichlmair*, Diskussionsbemerkungen zum Vortrag des Prof. Max Adler im Verein f. Individualpsychol. in Wien. Zeitschr. f. Individualpsychol. Bd. 3, H. 5, S. 221. 1925.
17. *Adler, Max*, Erkenntniskritische Bemerkungen zur Individualpsychologie. Zeitschrift f. Individualpsychol. Bd. 3, H. 5, S. 209. 1925.
18. *Allers, Rudolf*, Gemeinschaft als Idee und Erlebnis. Zeitschr. f. Individualpsychol. Bd. 2, H. 1, S. 7. 1923.
19. *Derselbe*, Charakter als Ausdruck. Jahrb. d. Charakterologie. Bd. 1, Nr. 1. 1924.
20. *Derselbe*, Begriff und Methodik der Deutung. In „Psychogenese u. Psychotherapie körperl. Symptome", herausg. v. O. Schwarz. Verl. Springer, Berlin 1925.
21. *Beil, Ada*, Mütterlichkeit. Zeitschr. f. Individualpsychol. Bd. 3, H. 6, S. 323. 1925.
22. *Dieselbe*, Seelengeheimnisse der Frauen. Gemeinschaft Jg. 1, H. 3. 1926.
23. *Dieselbe*, Eine Modebetrachtung. In „Du und der Alltag", herausg. v. Joh. Neumann. Verl. Warneck, Berlin 1926.
24. *Dieselbe*, Das Schöpfertum der Frau. Verl. Bergmann, München 1926. (Im Druck.)
25. *Dieselbe*, Über das Irrationale in der Beziehung der beiden Geschlechter. Gemeinschaft Jg. 1, H. 5. 1926.
25a. *Dieselbe*, Ein Liebender des Lebens sein! Zeitschr. f. Individualpsychol. Bd. 4, H. 5. 1926.
26. *Bericht* über den 1. Internat. Kongreß für Individualpsychologie in München, Dezember 1922. Zeitschr. f. Individualpsychol. Bd. 2, H. 2, S. 38. 1923.

27. *Birnbaum, Ferdinand,* Der Denkakt im Lichte der Individualpsychologie. Zeitschr. f. Individualpsychol. Bd. 2, H. 2, S. 17. 1923.

28. *Derselbe,* Das prälogische Denken und sein Aufstieg zum logischen usw. Zeitschr. f. Individualpsychol. Bd. 2, H. 5, S. 23. 1924.

29. *Blanchard, Phyllis,* The status of psychoanalysis with general psychology. Zeitschr. f. Individualpsychol. Bd. 2, H. 4, S. 17. 1924.

30. *Delgado, Honorio F.,* Unterricht in der Philosophie des Lebens usw. Heilen und Bilden (s. d.). S. 229.

31. *Dutschewitsch, Christo,* Nervosnija Tschowek (Der nervöse Mensch). (Bulgarisch.) Sofia.

32. *Du und der Alltag,* eine Psychologie des täglichen Lebens. Herausg. v. Joh. Neumann. Verl. Warneck, Berlin 1926. (Im Druck.)

32a. *Fischl, Paul,* Individualpsychologie und Wissenschaft. Zeitschr. f. Individualpsychol. Bd. 4, H. 4, S. 195. 1926.

33. *Furtmüller, Carl,* Denkpsychologie und Individualpsychologie. Zeitschr. f. Individualpsychol. Bd. 1, H. 3, S. 80. 1914.

34. *Derselbe* und *Wexberg,* Zur Entwicklung der Individualpsychologie. Heilen und Bilden (s. d.). S. 215.

35. *Heilen und Bilden,* herausg. v. Adler und Furtmüller. 2. Aufl. red. v. Wexberg. Verl. Bergmann, München 1922.

36. *Herrmann, Isabella,* Grundlagen und Ziele der Individualpsychologie. Die Frau im Staat. Juni-Heft 1923.

37. *House, S. Daniel,* Sex and wisdom. Zeitschr. f. Individualpsychol. Bd. 4, H. 2, S. 77. 1926.

38. *Hutter, Ludwig,* Ein „normales" Mädchen. Zeitschr. f. Individualpsychol. Bd. 4, H. 2, S. 80. 1926.

39. *Jacobs, May,* Individual psychology and common sense. Zeitschr. f. Individualpsychol. Bd. 3, H. 2, S. 56. 1925.

40. *Kahana, Ernst,* A freudizmus utan (Jenseits des Freudismus) usw. (Ungarisch.) Brasov (Rum.) 1924.

41. *Kaus, Otto,* Ehe und Ehelosigkeit. In „Mensch und Gemeinschaft". Kleine Schriften zur Individualpsychologie, herausg. v. F. u. R. Künkel, H. 3. Berlin 1926.

42. *Derselbe,* Bemerkungen zum Leib-Seelenproblem. Zeitschr. f. Individualpsychol. Bd. 4, H. 3, S. 124. 1926.

43. *Derselbe,* Du und Dein Kamerad. In „Du und der Alltag" (s. d.).

44. *Derselbe,* Du und Dein Partner. In „Du und der Alltag" (s. d.).

45. *Klopfer, Bruno,* Individualpsychologie, Wissenschaft, Weltanschauung. Vortrag am 2. internationalen Kongreß f. Individualpsychologie. Berlin, September 1915. (Im Druck.)

46. *Kühnel, G.,* Über die organische Grundlage der Individualpsychologie. Zeitschr. f. Individualpsychol. Bd. 4, H. 2, S. 90. 1926.

47. *Künkel, Fritz,* Beitrag zur Kritik der Ambivalenz. Zeitschr. f. Individualpsychol. Bd. 3, H. 2, S. 62. 1925.

48. *Derselbe,* Die geheime Distanz zwischen Mann und Frau. Zeitschr. f. Individualpsychol. Bd. 3, H. 6, S. 269. 1925.

49. *Derselbe,* Die Grundbegriffe der Individualpsychologie. Mensch und Gemeinschaft. H. 1. Berlin 1925.

50. *Derselbe,* Du und Deine Hausangestellten. In „Du und der Alltag" (s. d.).

51. *Lazarsfeld, Sofie,* Erotisches Gedächtnis und erotische Treue. Zeitschr. f. Individualpsychol. Bd. 3, H. 1, S. 31. 1924.

52. *Dieselbe,* Bericht über den Berliner Kongreß für Individualpsychologie. Die Quelle Jg. 76, H. 3. 1925.

53. *Dieselbe,* Über den Mut zur Unvollkommenheit. 2. Intern. Kongr. f. Individualpsychol. Berlin, Sept. 1925.

54. *Dieselbe,* Menschenkenntnis als Wissenschaft. Hamburger Lehrerzeitung. März 1926.

55. *Dieselbe,* Vom häuslichen Frieden. Richtige Lebensführung, volkstümliche Aufsätze. Verl. Perles, Wien 1926.

56. *Dieselbe,* Die Großstadt als Lebensform. In „Du und der Alltag" (s. d.).

57. *Dieselbe,* Der Mut zur Unvollkommenheit. In „Du und der Alltag" (s. d.).

58. *Löwy, Ida*, Bericht über die Nürnberger Tagung d. Internat. Ver. f. Individual-psychologie. Die Bereitschaft Jg. 5, H. 8. 1925.

59. *Marais, D. Charles*, A tribute. Zeitschr. f. Individualpsychol. Bd. 2, H. 2, S. 28. 1923.

60. *Müller, Otto*, Erlebnis. Zeitschr. f. Individualpsychol. Bd. 4, H. 1, S. 40. 1926.

61. *Neuer, Alexander*, Ist Individualpsychologie als Wissenschaft möglich? Zeitschr. f. Individualpsychol. Bd. 1, H. 1, S. 3. 1914.

62. *Derselbe*, Warum die Individualpsychologie mißverstanden wird? Zeitschr. f. Individualpsychol. Bd. 3, H. 5, S. 260. 1925.

63. *Neumann, Johs.*, Vom Ich und vom Du. In „Du und der Alltag" (s. d.).

64. *Derselbe*, Psychologie der Reklame. In „Du und der Alltag" (s. d.).

65. *Derselbe*, Die Gefühle und das Ich, in Sammlung „Individuum und Gemeinschaft". Verl. Bergmann, München 1926.

66. *Nuttall, William*, Observations on occupational psychology and fatigue. Zeitschr. f. Individualpsychol. Bd. 2, H. 3, S. 12. 1924.

67. *Raalte, Frits van*, La loi Adler et l'exercice. Zeitschr. f. Individualpsychol. Bd. 4, H. 1, S. 30. 1926.

68. *Derselbe*, Kleine und häßliche Männer. Zeitschr. f. Individualpsychol. Bd. 4, H. 3, S. 150. 1926.

69. *Richter, Gustav*, Das Ich und die Umwelt. Zeitschr. f. Individualpsychol. Bd. 3, H. 3, S. 125. 1925.

70. *Rühle, Otto* und *Alice*, Am andern Ufer, eine Schriftenfolge. H. 1—5. Dresden, Verl. Am andern Ufer.

71. *Rühle-Gerstel, Alice*, Freud und Adler, Verlag Am andern Ufer, Dresden 1924.

72. *Dieselbe*, Über die Eifersucht als weibliche Sicherung. Zeitschr. f. Individual-psychol. Bd. 3, H. 6, S. 314. 1925.

73. *Schalit, Susanne*, Über Schlafstellungen. Zeitschr. f. Individualpsychol. Bd. 3, H. 3, S. 97. 1925.

74. *Schoo, Jan*, Der Degenschlucker. Zeitschr. f. Individualpsychol. Bd. 4, H. 2, S. 76. 1926.

75. *Schwarz, Oswald*, Liebe, Sexualität und Gesellschaft. Zeitschr. f. Individual-psychol. Bd. 2, H. 6, S. 27. 1924.

76. *Derselbe*, Das Problem des Organismus. In „Psychogenese und Psychotherapie körperlicher Symptome", herausg. v. O. Schwarz. Verl. Springer, Wien 1925.

77. *Seif, Leonhard*, Über Eigenliebe und Eitelkeit. Heilen und Bilden (s. d.) S. 240.

78. *Derselbe*, Selbständigkeit und Gemeinschaft. 2. Internat. Kongreß f. Individual-psychol. Berlin, Sept. 1925.

79. *Derselbe*, Der Unselbständige. In „Du und der Alltag" (s. d.).

80. *Strasser-Eppelbaum, Vera*, Massenpsychologie und Individualpsychologie. Zeitschr. f. Individualpsychol. Bd. 1, H. 6—9, S. 156. 1916.

81. *Dieselbe*, Geschlecht und Persönlichkeit. Zeitschr. f. Individualpsychol. Bd. 1, H. 6—9, S. 227. 1916.

82. *Sumpf, Else*, Über psychische Beziehungsfähigkeit usw. Zeitschr. f. Individual-psychol. Bd. 3, H. 1, S. 17. 1924.

83. *Weinmann, Kurt*, Über das Selbstwertgefühl und seine Störungen. Zeitschr. f. Individualpsychol. Bd. 4, H. 2, S. 69. 1926.

84. *Derselbe*, Du und Dein Beruf. In „Du und der Alltag" (s. d.).

85. *Wexberg, Erwin*, Zwei psychoanalytische Theorien. Zeitschr. f. Psychotherapie. Bd. 4, H. 2, S. 96. 1912. (Russische Übersetzung in „Psychoterapia". Bd. 3, H. 4—5, 1912.)

86. *Derselbe*, Die Überschätzung der Sexualität. Zeitschr. f. Sexualwissensch. Bd. 1, H. 12, S. 2. 1915.

87. *Derselbe*, Ausdrucksformen des Seelenlebens. Verl. Kampmann, Celle 1925.

88. *Derselbe*, Über Gemütsbewegungen. In „Du und der Alltag", herausg. v. Joh. Neumann. Verl. Warneck, Berlin 1926 (im Druck).

89. *Derselbe*, Zur Biologie und Psychologie der Affekte. Zeitschr. f. Individualpsychol. Bd. 4, H. 4. 1926.

90. *Wilheim, Ilka*, Zur Psychologie des Aberglaubens. Zeitschr. f. Individualpsychol. Bd. 2, H. 4, S. 23. 1924.

91. *Winslow, Yvonne E.*, A man's ruling love. Zeitschr. f. Individualpsychol. Bd. 4, H. 1, S. 42. 1926.

92. *Zilahi-Beke, Agnes*, Individualpsychologie und Relativitätsprinzip. Zeitschr. f. Individualpsychol. Bd. 2, H. 6, S. 1. 1924.

Kinder- und Jugendpsychologie, Pädagogik.

93. *Adler, Alfred*, Soziale Einflüsse in der Kinderstube. Pädagog. Archiv. 56. Jg., H. 9, S. 473. 1914.

94. *Derselbe*, Die Frau als Erzieherin. Arch. f. Frauenkunde. Würzburg 1916.

95. *Derselbe*, Der Arzt als Erzieher. Heilen und Bilden (s. d.). S. 1.

96. *Derselbe*, Entwicklungsfehler des Kindes. Heilen und Bilden (s. d.). S. 26.

97. *Derselbe*, Zärtlichkeitsbedürfnis des Kindes. Heilen und Bilden (s. d.). S. 39.

98. *Derselbe*, Trotz und Gehorsam. Heilen und Bilden (s. d.). S. 65.

99. *Derselbe*, Zur Erziehung der Eltern. Heilen und Bilden (s. d.). S. 88.

100. *Derselbe*, Wo soll der Kampf gegen die Verwahrlosung einsetzen? Heilen und Bilden (s. d.). S. 116.

101. *Derselbe*, Erziehungsberatungsstellen. Heilen und Bilden (s. d.). S. 119.

102. *Derselbe*, Ein Beitrag zur Psychologie der ärztlichen Berufswahl. Heilen und Bilden. S. 306.

103. *Derselbe*, Die Gefahren der Isolierung. Zentralbl. f. Vormundschaftswesen. Jg. 15, Nr. 3, S. 53. 1923.

104. *Derselbe*, Schwererziehbare Kinder und nervöse Erwachsene. Zeitschr. f. Individualpsychol. Bd. 3, H. 4, S. 145. 1925.

105. *Derselbe*, Berufseignung und Berufsneigung. In „Jugend und Beruf", Berlin 1926.

106. *Derselbe*, Die Funktion der Mutter. Gemeinschaft Jg. 1, H. 4. 1926.

107. *Derselbe*, Pubertätserscheinungen. Handb. d. Physiol. Verl. Springer, Berlin 1926.

108. *Derselbe*, Kindliches Seelenleben und Gemeinsinn. Ann. d. Natur- u. Kulturphil. Bd. 13, S. 38.

109. *Derselbe*, Schwererziehbare Kinder. In „Schwererziehbare Kinder", eine Schriftenfolge (s. d.). H. 1.

110. *Derselbe, Lukacs, Hess, Allers, Seif*, Mitteilungen aus Erziehungsberatungsstellen. Zeitschr. f. Individualpsychol. Bd. 3, H. 4, S. 201. 1925.

111. *Allers, Rudolf*, Ein Fall von Pavor nocturnus. Zeitschr. f. Individualpsychol. Bd. 2, H. 6, S. 26. 1924.

112. *Asnaourow, Felix*, Erziehung zur Grausamkeit. Heilen und Bilden (s. d.). S. 170.

113. *Derselbe*, Die Seele des Kindes und des Jünglings usw. Zeitschr. f. Individualpsychol. Bd. 4, H. 2, S. 86. 1926.

114. *Derselbe*, Sadismus, Masochismus in Kultur und Erziehung. Schriften d. Vereins f. freie psychoanalytische Forschung. Nr. 4. Verl. Reinhardt, München 1913.

115. *Bayer, Richard*, Mut machen! Heilen und Bilden (s. d.). S. 189.

116. *Beil, Ada*, Vererbung und Erziehung. Die Mutter. Jg. 1, H. 8. 1925.

117. *Dieselbe*, Das trotzige Kind. In „Schwererziehbare Kinder", eine Schriftenfolge. (s. d.). H. 3.

118. *Birnbaum, Ferdinand*, Dein Kind und die Schule. In „Du und der Alltag" (s. d.).

119. *Birnbaum, Maria*, Hoffnungslose Eltern. Zeitschr. f. Individualpsychol. Bd. 2, H. 3, S. 46. 1924.

120. *Chassé, J. V.*, Das nervöse Kind. Zeitschr. f. Individualpsychol. Bd. 2, H. 1, S. 33. 1923.

121. *Dieselbe*, Über Heilpädagogik. 2. Internat. Kongr. f. Individualpsychol. Berlin, Sept. 1925.

122. *Dolles, Wilhelm*, Der Lausbub und Rowdy als psychologische Rolle. Zeitschr. f. pädagog. Psychol. Bd. 21. 1920.

123. *Erziehungsgemeinschaft „Das proletarische Kind"*, herausg. v. O. u. A. Rühle. Verl. Am andern Ufer, Dresden.

124. *Fragebogen, Entwurf eines zum Verständnis und zur Behandlung schwererziehbarer Kinder* (deutsch, französ., engl.). Zeitschr. f. Individualpsychol. Bd. 2, H. 2, S. 1. 1923. (Auch als Sonderabdruck erschienen.)

125. *Frankl, Viktor,* Über die Notwendigkeit der Schaffung von Jugendberatungsstellen. Zeitschr. f. Kinderschutz, Familien- u. Berufsfürsorge. Jg. 18, H. 6. 1926.
126. *Freistadt, Else,* Tagebücher Jugendlicher. Gemeinschaft Jg. 1, H. 2. 1926.
127. *Dieselbe,* Reifendes Leben. In „Du und der Alltag" (s. d.).
128. *Dieselbe,* Geschwister. In „Du und der Alltag" (s. d.).
129. *Freudenberg, Sophie,* Über Jugendfürsorge. 2. Internat. Kongr. f. Individualpsychol. Berlin, Sept. 1925.
130. *Friedmann, Alice,* Entmutigung und Heldentum. Zeitschr. f. Individualpsychol.
Bd. 2, H. 5, S. 28. 1924.
131. *Dieselbe,* Anfänge und Entwicklung des männlichen Protestes. Zeitschr. f. Individualpsychol. Bd. 3, H. 6, S. 290. 1925.
132. *Dieselbe,* Psychische Stummheit. Zeitschr. f. Individualpsychol. Bd. 4, H. 1. S. 24.
1926.
133. *Furtmüller, Aline,* Der Kampf der Geschwister. Heilen und Bilden (s. d.). S. 178.
134. *Furtmüller, Carl,* Alltägliches aus dem Kinderleben. Zeitschr. f. Individualpsychol. Bd. 1, H. 2, S. 5ò. 1914.
135. *Derselbe,* Selbsterfundene Märchen. Heilen und Bilden (s. d.). S. 194.
136. *Kanitz, Otto Felix,* Das proletarische Kind in der bürgerlichen Gesellschaft. Urania-
Verl. Jena 1925.
137. *Derselbe,* Die Notwendigkeit individualpsychologischer Erkenntnisse in der Familie
usw. 2. Internat. Kongr. f. Individualpsychol. Berlin 1925.
138. *Kaus, Gina,* Schülerselbstmorde. Die Mutter. Jg. 1, H. 2. 1924.
139. *Dieselbe,* Vererbung und Erziehung. Die Mutter Jg. 1, H. 5. 1925.
140. *Dieselbe,* Schöne und häßliche Kinder. Die Mutter Jg. 1, H. 14. 1925.
141. *Dieselbe,* Geschlecht und Charakter in der Kinderstube. Die Mutter Jg. 1, H. 17. 1925.
142. *Krampflitschek, Hilde,* Elternerziehung. Die Mutter Jg. 2, H. 34. 1926.
143. *Künkel, Fritz,* Entwurf eines Lehrplanes für die individualpsychologische Ausbildung usw. Zeitschr. f. Individualpsychol. Bd. 3, H. 2, S. 57. 1926.
144. *Künkel, Ruth,* Die Strafe in der Erziehung. Zeitschr. f. Individualpsychol. Bd. 3,
H. 5. S. 33. 1925.
145. *Dieselbe,* Das verzärtelte Kind. Die Mutter Jg. 1, H. 19. 1925.
146. *Dieselbe,* Erziehung. „In Mensch und Gemeinschaft", Kleine Schriften zur Individualpsychol, herausg. v. F. u. R. Künkel. Hoffmanns Verl. Berlin 1925.
147. *Lazarsfeld, Sophie,* Macht über den Stärksten. Die Mutter Jg. 1, H. 16. 1925.
148. *Dieselbe,* Freude an der Schule. Die Mutter Jg. 1, H. 20. 1925.
149. *Dieselbe,* Ideale Eltern. Die Mutter Jg. 1, H. 24. 1925.
150. *Dieselbe,* Kinderspiele als Erzieher. Das proletarische Kind, Dezemberheft 1925.
151. *Dieselbe,* Wann beginnt das Kind zu lügen? Die Quelle Jg. 76, H. 3. 1925.
152. *Leitner, Hans,* Aus der Praxis der Psychotherapie und Pädagogik. Zeitschr. f.
Individualpsychol. Bd. 1, H. 2, S. 58. 1914.
153. *Lint, Friedrich,* Der Kampf des Kindes gegen Autorität. Heilen und Bilden (s. d.).
S. 265.
154. *Löwy, Ida,* Kränkung und Verwahrlosung. Heilen und Bilden (s. d.). S. 122.
155. *Dieselbe,* Die Beratungsstelle für schwererziehbare Kinder. Zeitschr. f. Kinderschutz
u. Jugendfürsorge. Jg. 13, Nr. 10. 1921.
156. *Dieselbe,* Erziehungsberatungsstellen. Soziale Arbeit. 21. Jg., H. 3—4. 1923.
157. *Dieselbe,* Dummheit als Enthebungsmittel. Soziale Arbeit. 23. Jg., H. 7—8. 1925.
158. *Dieselbe,* Individualpsychologische Erziehung. Zeitschr. f. Individualpsychol. Bd. 3,
H. 3, S. 129. 1925.
159. *Dieselbe,* Über Erziehungsfragen. 2. Internat. Kongr. f. Individualpsychol. Berlin,
Sept. 1925.
160. *Dieselbe,* Geht es wirklich ohne Strafe? Elternhaus und Schule 7. Jg., Nr. 5. 1926.
161. *Dieselbe,* Du und Dein Kind. In „Du und der Alltag" (s. d.).
162. *Dieselbe,* Aus der Erziehungspraxis. Erziehungsgemeinschaft Das proletarische
Kind. H. 12. 1926.
163. *Lukacs, Hugo,* Ein tüchtiger Junge. Die Mutter Jg. 1, H. 1. 1924.
164. *Derselbe,* Kinder, die klein bleiben wollen. Die Mutter Jg. 1, H. 2. 1924.

165. *Maucich, R.*, Ein Beitrag zur zögernden Attitüde. Zeitschr. f. Individualpsychol. Bd. 1, H. 4—5, S. 136. 1914.

166. *Minor, Margarete*, Warum ich ein Bub werden wollte. Heilen und Bilden (s. d.). S. 310.

167. *Naegele, Otto*, Verwahrloste. In „Du und der Alltag" (s. d.).

168. *Redtenbacher, Hans*, Neue Wege für den Schularzt. Die Mutter Jg. 2, H. 34. 1926.

169. *Rothwein, Elly*, Der Franzl kann Alles. Die Unzufriedene. Jg. 4. H. 14.

170. *Dieselbe*, Der Herr vom Haus. Die Unzufriedene. Jg. 4. H. 11.

171. *Dieselbe*, Schwererziehbare Kinder in unseren Horten. Soziale Erziehung Jg. 4, H. 10.

172. *Dieselbe*, Über das Gemeinschaftsspiel. Soziale Erziehung Jg. 5, H. 2.

173. *Dieselbe*, Unsere Vierzehnjährigen. Soziale Erziehung Jg. 5. H. 11.

174. *Dieselbe*, Kinderfreundschaften. Die Mutter Jg. 2, H. 30. 1926.

175. *Rühle, Otto*, Die Seele des proletarischen Kindes. Dresden 1925.

176. *Derselbe*, Umgang mit Kindern. Dresden, Verlag Am andern Ufer.

177. *Derselbe* und *Alice Rühle*, Das proletarische Kind. Monatsblätter f. proletarische Erziehung. Dresden.

178. *Russo, Cäsar*, Bemerkungen über die pädagogischen Anschauungen Kants. Zeitschr. f. Individualpsychol. Bd. 2, H. 5. S. 13. 1924.

179. *Schlamm, Melka* und *Elly Rothwein*, Über Einfügung in die Geschlechtsrolle bei Schulkindern. Zeitschr. f. Individualpsychol. Bd. 3, H. 4, S. 195. 1925.

180. *Schulhof, Hedwig*, Der liebe Niemand. Heilen und Bilden (s. d.) S. 314.

181. *Schwererziehbare Kinder*. Eine Schriftenfolge, herausg. v. O. u. A. Rühle. Verl. Am andern Ufer, Dresden 1926.

182. *Seelmann, Kurt*, Ein Beitrag zur Erziehung nervöser Kinder in der Schule. Zeitschr. f. Individualpsychol. Bd. 2, H. 5, S. 8. 1924.

183. *Seelmann, Kurt* und *A. Simon*, Ein Verwahrloster und ein Musterknabe. Die Scholle Jg. 2, H. 8. 1926.

184. *Seif, Leonhard*, Autorität und Erziehung. Heilen und Bilden (s. d.) S. 245.

185. *Derselbe*, Erziehungsberatung und Schule. Zeitschr. f. Individualpsychol. Bd. 3, H. 4, S. 199. 1925.

186. *Derselbe*, Über Massenerziehung. Zeitschr. f. Individualpsychol. Bd. 3, H. 5, S. 247. 1925.

187. *Simon, A.* und *K. Seelmann*, Schulkinderpsychologie. Zeitschr. f. Individualpsychol. Bd. 3, H. 4. S. 199. 1925.

188. *Steiner, Karl*, Der Sinn der Jugendbewegung. Zeitschr. f. Individualpsychol. Bd. 2, H. 4, S. 26. 1924.

189. *Sulzer, Karl*, Die Bindung der Geschwister. Gemeinschaft Jg. 1, H. 5. 1926.

190. *Thalberg, Friedrich*, Zur Berufswahl. Monatsh. f. Pädagog. u. Schulpolitik. Bd. 4, H. 7, S. 207. 1912.

191. *Überle, Marie*, Zum Problem der Begabung. Gemeinschaft Jg. 1, H. 2. 1926.

192. *Weigl, Egon*, Ist die Strafe ein Erziehungsmittel? 2. Internat. Kongr. f. Individualpsychol. Berlin, Sept. 1925.

193. *Weißkopf*, Schulorganisatorische und schuldisziplinäre Folgerungen aus der Individualpsychologie. 2. Internat. Kongr. f. Individualpsychol. Berlin, Sept. 1925.

194. *Wexberg, Erwin*, Verzogene Kinder. Heilen und Bilden (s. d.) S. 173.

195. *Derselbe*, Ängstliche Kinder. Heilen und Bilden (s. d.) S. 182.

196. *Derselbe*, Erziehung der Erzieher. Zeitschr. f. Individualpsychol. Bd. 2, H. 3, S. 41. 1924.

197. *Derselbe*, Die Strafe. Die Mutter Jg. 1, H. 1, 1924.

198. *Derselbe*, Alfred Adlers Individualpsychologie und ihre Bedeutung für die Kinderforschung. Zeitschr. f. Kinderforschung. Bd. 30, H. 4, 5, S. 239. 1925.

199. *Derselbe*, Das nervöse Kind. Verl. Perles Wien 1926.

200. *Derselbe*, Das ängstliche Kind. In „Schwererziehbare Kinder", eine Schriftenfolge (s. d.) H. 2.

201. *Wilken, Folkert*, Die Jugendbewegung als neurotisches Phänomen. Heilen und Bilden (s. d.) S. 251.

202. *Winslow, Yvonne,* The relation of psychology to education. Zeitschr. f. Individual-
     psychol. Bd. 2, H. 1, S. 11. 1923.
203. *Dieselbe,* Childhood influences. Zeitschr. f. Individualpsychol. Bd. 2, H. 3, S. 36.
     1924.
204. *Wittmann, Robert,* Einiges aus einer Klasse schwererziehbarer Kinder. Zeitschr.
     f. Individualpsychol. Bd. 4, H. 3, S. 143. 1926.

Psychopathologie.

205. *Adler, Alfred,* Lebenslüge und Verantwortlichkeit usw. Zeitschr. f. Individual-
     psychol. Bd. 1, H. 2, S. 44. 1914.
206. *Derselbe,* Nervöse Schlaflosigkeit. Zeitschr. f. Individualpsychol. Bd. 1, H. 3, S. 65.
     1914.
207. *Derselbe,* Das Problem der Homosexualität. Schriften d. Vereins f. Individual-
     psychol. Verl. Reinhardt, München 1918.
208. *Derselbe,* Der Aggressionstrieb im Leben und in der Neurose. Heilen und Bilden
     (s. d.) S. 18.
209. *Derselbe,* Über neurotische Disposition. Heilen und Bilden (s. d.) S. 42.
210. *Derselbe,* Der psychische Hermaphroditismus usw. Heilen und Bilden (s. d.) S. 57.
211. *Derselbe,* Organdialekt. Heilen und Bilden (s. d.) S. 99.
212. *Derselbe,* Der nervöse Charakter. Heilen und Bilden (s. d.) S. 107.
213. *Derselbe,* Neurosenwandel und Training im Traum. Zeitschr. f. Individualpsychol.
     Bd. 2, H. 5, S. 5. 1924.
214. *Derselbe,* Eine häufige Wurzel des Sadismus. Zeitschr. f. Individualpsychol. Bd. 3,
     H. 2, S. 49. 1925.
215. *Derselbe,* Ein Fall von Melancholie. Zeitschr. f. Individualpsychol. Bd. 3, H. 3,
     S. 103. 1925.
216. *Derselbe,* Über Neurose und Begabung. 2. Internat. Kongr. f. Individualpsychol.
     Berlin, Sept. 1925.
217. *Derselbe,* Ein Fall von Karzinomangst. Gemeinschaft Jg. 1, H. 5. 1926.
218. *Derselbe,* Homosexualität. Handb. d. Physiol. Verl. Springer, Berlin 1926.
219. *Derselbe,* Sexualneurasthenie. Handb. d. Physiol. Verl. Springer, Berlin 1926.
220. *Derselbe,* Sadismus, Masochismus, Fetischismus, Exhibitionismus, Sodomie, Nekro-
     philie. Handb. d. Physiol. Verl. Springer, Berlin 1926.
221. *Derselbe,* Ein Beitrag zum Distanzproblem. Zeitschr. f. Individualpsychol. Bd. 4,
     H. 3, S. 141. 1926.
221a. *Derselbe,* Neurose und Lüge. Zeitschr. f. Individualpsychol. Bd. 4, H. 4, S. 173.
     1926.
222. *Allers, Rudolf,* Grundformen der Psychotherapie. In „Psychogenese und Psycho-
     therapie körperlicher Symptome", herausg. v. O. Schwarz. Verl. Springer, Wien 1925.
223. *Derselbe,* Zur Frage nach einer Psychopathologie der Weltanschauungen. Zeitschr.
     f. d. ges. Neurol. u. Psychiatrie. Bd. 100, H. 2/3. 1925.
224. *Appelt, Alfred,* Fortschritte der Stotterbehandlung. Heilen und Bilden (s. d.) S. 142.
225. *Derselbe,* Zur Behandlung des Stotterns. Zeitschr. f. Individualpsychol. Bd. 2, H. 4,
     S. 1. 1924.
226. *Derselbe,* Die wirkliche Ursache des Stotterns und seine dauernde Heilung. Selbst-
     verlag München 1926.
227. *Hinrichsen,* Zur Psychologie der Dementia praecox. Zeitschr. f. Individualpsychol.
     Bd. 1, H. 6—9, S. 207. 1916.
227a. *Hofstätter, R.,* Psyche und Schwangerschaft. Zeitschr. f. Individualpsychol.
     Bd. 4, H. 4, S. 173. 1926.
228. *Kaus, Otto,* Lampenfieber. Gemeinschaft Jg. 1, H. 2. 1926.
229. *Derselbe,* Der Begriff des Normalen. Vortrag am 2. Internat. Kongr. f. Individual-
     psychol. Berlin, Sept. 1925.
230. *Künkel, Ruth,* Die Rolle des Trainings in der Entwicklungsgeschichte einer Kon-
     versionsneurose. Zeitschr. f. Individualpsychol. Bd. 3, H. 3, S. 120. 1925.
231. *Dieselbe,* Die Rolle der Sexualität in der Neurose. Vortrag am 2. Internat. Kongr.
     f. Individualpsychol. Berlin, Sept. 1925.

232. *Nowotny, Karl,* Söhne berühmter Männer. 2. Internat. Kongr. f. Individualpsychol. Berlin, Sept. 1925.

233. *Oppenheim, D. E., Adler* und *Furtmüller,* Drei Beiträge zum Problem des Schülerselbstmordes. Heilen und Bilden (s. d.) S. 270.

234. *Reis, Max,* Psychischer Automatismus. Vortr. am 2. Internat. Kongr. f. Individualpsychol. Berlin, Sept. 1925.

235. *Schoo, Jan,* Ein Mädchen, das mit den Augen zwinkerte. Zeitschr. f. Individualpsychol. Bd. 3, H. 6, S. 320. 1925.

236. *Schwarz, Oswald,* Sexualpsychopathologie. Bemerkungen zu der gleichnamigen Monographie v. A. Kronfeld. Zeitschr. f. Individualpsychol. Bd. 2, H. 3, S. 50. 1924.

237. *Derselbe,* Psychogenese und Psychotherapie körperlicher Symptome. Verl. Springer, Wien 1925.

238. *Derselbe,* Psychogene Miktionsstörungen. In „Psychogenese und Psychotherapie körperlicher Symptome." Verl. Springer, Wien 1925.

239. *Derselbe,* Psychogene Störungen der männlichen Sexualfunktion. In „Psychogenese und Psychotherapie körperlicher Symptome". Verl. Springer, Wien 1925.

240. *Seif, Leonhard,* Über den Zwang im Leben und in der Neurose. Zeitschr. f. Individualpsychol. Bd. 2, H. 2, S. 9. 1923.

241. *Derselbe,* Ein Fall von Eßphobie. Zeitschr. f. Individualpsychol. Bd. 3, H. 2, S. 50. 1925.

242. *Stein, Leopold,* Über die psychologische Auffassung von organisch bedingten Funktionsstörungen. Zeitschr. f. Individualpsychol. Bd. 3, H. 1, S. 11. 1924.

242a. *Stockert, Franz G.,* Über einen Fall von Sadismus. Zeitschr. f. Individualpsychol. Bd. 4, H. 4, S. 216. 1926.

243. *Strasser, Charlot,* Zur forensischen Begutachtung des Exhibitionismus. Zeitschr· f. Individualpsychol. Bd. 1, H. 2, S. 33. 1914.

244. *Derselbe,* Über Unfall- und Militärneurosen. Zeitschr. f. Individualpsychol. Bd. 1, H. 6—9, S. 184. 1916.

245. *Strasser-Eppelbaum, Vera,* Zur Psychologie des Alkoholismus. Schriften des Vereins f. Individualpsychol. H. 5. Verl. Reinhardt, München 1913.

246. *Dieselbe,* Der psychische Mechanismus der Dementia praecox. Zeitschr. f. Individualpsychol. Bd. 1, H. 4/5, S. 97. 1914.

247. *Sumpf, Else,* Die Störung des Persönlichkeitsgefühls in der Neurose. Heilen und Bilden (s. d.) S. 161.

248. *Dieselbe,* Zur Bedeutung der Verantwortlichkeit in der Neurose usw. Vortrag am 2. Internat. Kongr. f. Individualpsychol. Berlin, Sept. 1925. Zeitschr. f. Individulpsychol. Bd. 4, H. 4, S. 183. 1926.

249. *Weinmann, Kurt,* Zur Psychologie nervöser und zyklothymer Stimmungsschwankungen. Zeitschr. f. Individualpsychol. Bd. 2, H. 1, S. 14. 1923.

250. *Derselbe,* Zum Problem der Psychotherapie d. Neurosen. Dtsch. Zeitschr. f. Nervenheilk. Bd. 88, S. 157. 1925. (Verhandl. d. Ges. Dtsch. Nervenärzte Sept. 1925.)

251. *Derselbe,* Über das seelische Gleichgewicht usw. Vortrag am 2. Internat. Kongr. f. Individualpsychol. Berlin, Sept. 1925. Zeitschr. f. Individualpsychol. Bd. 4, H. 5, 1926.

252. *Wexberg, Erwin,* Zur Verwertung der Traumdeutung in der Psychotherapie. Zeitschr. f. Individualpsychol. B. 1, H. 1, S. 16. 1914.

253. *Derselbe,* Die Arbeitsunfähigkeit der Nervösen. Zeitschr. f. Individualpsychol. Bd. 1, H. 4/5, S. 104. 1914.

254. *Derselbe,* Kritische Bemerkungen zu Freud: Über neurotische Erkrankungstypen. Zeitschr. f. Psychotherapie u. med. Psychol. Bd. 5, H. 6, S. 373. 1914.

255. *Derselbe,* Zur Psychogenese des Asthma nervosum. Zeitschr. f. Individualpsychol. Bd. 2, H. 4, S. 7. 1924.

256. *Derselbe,* Ein Fall von Dementia paranoides. Zeitschr. f. Individualpsychol. Bd. 2, H. 6, S. 10. 1924.

257. *Derselbe,* Zur Psychopathologie der Weltanschauung. Zeitschr. f. d. ges. Neurol. u. Psychiatrie. Bd. 96. H. 1—3, S. 295. 1925.

258. *Derselbe,* Die Angst als Kernproblem der Neurose. Dtsch. Zeitschr. f. Nervenheilk. Bd. 88. 1925. (Verhandl. d. Ges. Dtsch. Nervenärzte. 15. Jahresvers., Cassel, Sept. 1925.)

259. *Derselbe,* Noch einmal: „Zur Psychopathologie der Weltanschauung." Zeitschr. f. d. ges. Neurol. u. Psychiatrie. Bd. 102, H. 1/2, S. 322. 1926.

260. *Derselbe*, Seelische Entwicklungshemmungen. Schriftenfolge „Richtige Lebensführung", herausg. v. Lazarsfeld. Verl. Perles, Wien 1926.

261. *Derselbe*, Organminderwertigkeit, Angst, Minderwertigkeitsgefühl. Zeitschr. f. Individualpsychol. Bd. 4. H. 4. 1926.

262. *Derselbe*, Die individualpsychologische Behandlung. In „Handbuch der Psychotherapie", herausg. v. C. Birnbaum. Verl. Thieme, Leipzig 1926.

262a. *Derselbe*, La theorie du „caractère nerveux" selon Alfred Adler. Encéphale 1926. Nr. 5.

263. *Wilheim, Ilka*, Zur individualpsychologischen Deutung des Stotterns. Wien. med. Wochenschr. 1924. H. 28.

264. *Dieselbe*, Die Sprache vom Standpunkt der Individualpsychologie. In „Die Psychologie der Sprache", herausg. v. Fröschels. Verl. Deuticke, Wien 1925.

265. *Winslow, Yvonne E.*, Holding the interest of the patient. Zeitschr. f. Individualpsychol. Bd. 4, H. 3, S. 152. 1926.

Soziologie, Volkswirtschaft, Politik, Kriminalistik.

266. *Adler, Alfred*, Neurose und Verbrechen. Zeitschr. f. Individualpsychol. Bd. 3, H. 1, S. 1. 1924.

267. *Derselbe*, Erörterungen zum § 144. Zeitschr. f. Individualpsychol. Bd. 3, H. 6, S. 338. 1924.

268. *Derselbe*, Die Ehe als Aufgabe. Zeitschr. f. Individualpsychol. Bd. 4, II. 1, S. 22. 1926.

269. *Derselbe*, Die Ehe als Aufgabe. In „Das Ehebuch", herausg. v. Keyserling. Verl. Kampmann, Celle 1925.

270. *Adler, Valentine*, Bemerkungen über die soziologischen Grundlagen des „männlichen Protests." Zeitschr. f. Individualpsychol. Bd. 3, H. 6, S. 307. 1925.

271. *Beil, Ada*, Männerstaat und Frauenstaat. Die Mutter Jg. 1, H. 9. 1925.

272. *Frei, Bruno*, Sozialkritische Bemerkungen zur Individualpsychologie. Zeitschr. f. Individualpsychol. Bd. 3, H. 5, S. 243. 1925.

273. *Grünbaum-Sachs, Hilde*, Frauenbewegung und männlicher Protest. Zeitschr. f. Individualpsychol. Bd. 4, H. 2, S. 88. 1926.

274. *Kaus, Otto*, Der Fall Großmann. Verl. Die Schmiede, Berlin 1926.

274a. *Krische, Paul*, Die psychologische Erweiterung des Marxismus. Zeitschr. f. Individualpsychol. Bd. 4, H. 4, S. 189. 1926.

274b. *Lazarsfeld, Robert*, Zum Entwurf d. österr. Gesetzes über die Behandlung jugendl. Rechtsbrecher. Zeitschr. f. Individualpsychol. Bd. 4, H. 4, S. 235. 1926.

275. *Minor, Margarete*, Ursachen und treibende Kräfte der Frauenbewegung usw. Zeitschrift f. Individualpsychol. Bd. 3, H. 6, S. 310. 1925.

276. *Müller, Otto*, Versuch zu einem Umriß des Gemeinschaftsproblems. Gemeinschaft Jg. 1, H. 4. 1926.

277. *Naegele, Otto*, Richter und Jugendlicher. Lieglsche Univ.-Buchhandlung München, 1924.

278. *Derselbe*, Der Erziehungsgedanke im Jugendrecht. Entschiedene Schulreform, herausg. v. Dr. D. Östreich. Bd. 48, Leipzig 1925.

279. *Derselbe*, Schule und Justiz. Zeitschr. f. Individualpsychol. Bd. 4, H. 3, S. 115. 1926.

280. *Neumann, Johannes*, Grundlegung einer individualpsychologischen Soziologie. Zeitschr. f. Individualpsychol. Bd. 3, H. 5, S. 228. 1925.

281. *Rühle, Otto*, Das proletarische Mädchen. Zeitschr. f. Individualpsychol. Bd. 3, H. 6, S. 328. 1925.

282. *Rühle-Gerstel, Alice*, Individualpsychologie und Klassenkampf. Zeitschr. f. Individualpsychol. Bd. 2, H. 5, S. 18. 1924.

283. *Schmidt, Eugen*, Individualpsychologische Bemerkungen zur Politik. Zeitschr. f. Individualpsychol. Bd. 3, H. 5, S. 252. 1925.

284. *Derselbe*, Individualpsychologie und Strafvollzug. Zeitschr. f. Individualpsychol. Bd. 4, H. 3, S. 109. 1926.

285. *Schulhof, Hedwig*, Individualpsychologie und Frauenfrage. Schriften des Ver. f. Individualpsychol. H. 6. Verl. Reinhardt, München 1914.

286. *Wilken, Folkert*, Individualpsychologische Betrachtungen zum modernen Wirtschaftsbetrieb. Zeitschr. f. Individualpsychol. Bd. 2, H. 3, S. 1; H. 4, S. 18. 1924.

287. *Derselbe*, Grundzüge einer personalistischen Werttheorie. Jena 1924.

288. *Derselbe*, Die nervöse Erkrankung als sinnvolle Erscheinung unseres gegenwärtigen Kulturzeitraumes. Verl. Bergmann, München (Erscheint demnächst) 1926.

289. *Derselbe*, Die Überwindung des Standesbewußtseins, eine Kulturaufgabe des Proletariats. Volkshochschule, Jg. 1926, H. 1. Hamburg.

290. *Zeller, Heinrich*, Das Strafrecht in seinen Beziehungen zur Individualpsychologie. Zeitschr. f. Individualpsychol. Bd. 1, H. 6—9, S. 145. 1916.

Kultur, Philosophie, Ethik, Religion, Geschichte.

291. *Adler, Alfred*, Kritische Erwägungen über den Sinn des Lebens. Zeitschr. f. Individualpsychol. Bd. 3, H. 2, S. 93. 1925.

292. *Derselbe*, Die andere Seite. Verl. Heidrich, Wien 1919.

293. *Asnaourow, Felix*, Sadismus und Masochismus in der Weltgeschichte. Schriften d. Ver. f. Individualpsychol. Verl. Reinhardt, München 1914.

294. *Buchner, Ludwig*, Neurotischer Mystizismus. Zeitschr. f. Individualpsychol. Bd. 2, H. 1, S. 31. 1923.

295. *Credner, Lene*, Emil Ludwig, „Wilhelm II.". Gemeinschaft Jg. 1, H. 4. 1926.

296. *Dolles, Wilhelm*, Das Jüdische und Christliche als Geistesrichtung. Verl. Bayer u. Mann, Langensalza 1921.

297. *Ehrenstein, Albert*, Die Verblendung. Zeitschr. f. Individualpsychol. Bd. 2, H. 4, S. 15. 1924.

298. *Frankel, Viktor E.*, Psychotherapie und Weltanschauung. Zeitschr. f. Individualpsychol. Bd. 3, H. 5, S. 250. 1925.

299. *Freudenberg, Sophie*, „Herrschen und Lieben" als Grundmotive der philosophischen Weltanschauungen. Gemeinschaft Jg. 1, H. 4. 1926.

300. *Furtmüller, Carl*, Psychoanalyse und Ethik. Schriften des Ver. f. Individualpsychol. H. 1. Verl. Reinhardt, München 1913.

301. *Kronfeld, Arthur*, Die weltanschauliche Bedeutung der Individualpsychologie. Zeitschr. f. Individualpsychol. Bd. 4, H. 1, S. 1. 1926.

302. *Künkel, Fritz*, Psychotherapie und Seelsorge. Sammlung „Arzt und Seelsorger", herausg. v. Schweitzer. H. 1. Verl. Bohn, Schwerin.

303. *Neumann, Johannes*, Der moderne Mensch und die Religion. In „Du und der Alltag" (s. d.).

304. *Derselbe*, Psychiatrische Seelsorge im Lichte der Individualpsychologie. Sammlung „Arzt und Seelsorger", herausg. v. Schweitzer. H. 6. Verl. Bohn, Schwerin 1926.

305. *Pick-Seewart, Rudolf*, Die Individuen der Geschichte und Philosophie. Heilen u. Bilden (s. d.) S. 233.

306. *Derselbe*, Erleben der Gemeinschaft durch die Kunst. Zeitschr. f. Individualpsychol. Bd. 2, H. 3, S. 46. 1924.

306a. *Derselbe*, Die Geschichte des Gemeinschaftsgefühls und der Unsterblichkeitsgedanke. Zeitschr. f. Individualpsychol. Bd. 4, H. 5. 1926.

307. *Rubiner, Ludwig*, Zur Krise des geistigen Lebens. Zeitschr. f. Individualpsychol. Bd. 1, H. 6—9, S. 231. 1916.

308. *Schrecker, Paul*, Henri Bergsons Philosophie der Persönlichkeit. Schriften d. Ver. f. Individualpsychol. H. 3. Verl. Reinhardt, München 1914.

309. *Seif, Leonhard*, Individualpsychologie und Religion. 2. Internat. Kongr. f. Individualpsychol. Berlin, Sept. 1925.

310. *Streeter, B. H.*, Psychology and religion. Zeitschr. f. Individualpsychol. Bd. 2, H. 6, S. 22. 1924.

311. *Sumpf, Else*, Der Alltag und die Kunst. In „Du und der Alltag" (s. d.).

312. *Triandaphyllidis, M.*, Über Geheimsprachen. Zeitschr. f. Individualpsychol. Bd. 3, H. 2, S. 91. 1925.

313. *Vorbrodt*, Individualpsychologie und Religionspsychologie. 2. Internat. Kongr. f. Individualpsychol. Berlin, Sept. 1925.

314. *Wexberg, Erwin*, Rousseau und die Ethik. Heilen und Bilden (s. d.) S. 127.

315. *Derselbe*, Zur Frage nach dem Sinn des Lebens. Zeitschr. f. Individualpsychol. Bd. 3, H. 3, S. 107. 1925.

316. *Wilheim, Ilka,* Zum Bedeutungswandel der Worte. Zeitschr. f. Individualpsychol. Bd. 3, H. 1, S. 38. 1924.

Literatur, Biographik.

317. *Freschl, Robert,* Eine psychologische Analyse (August Strindbergs Corinna aus „Heiraten"). Zeitschr. f. Individualpsychol. Bd. 1, H. 1, S. 21. 1914.
318. *Derselbe,* Vorbemerkungen zu einer Individualpsychologie der Persönlichkeit F. Nietzsches. Zeitschr. f. Individualpsychol. Bd. 1, H. 4, S. 110. 1914.
319. *Friedmann, Alice,* Nietzsche, der Mensch. Zeitschr. f. Individualpsychol. Bd. 2, H. 3, S. 16. 1924.
320. *Kaus, Otto,* Der Fall Gogol. Schriften d. Ver. f. Individualpsychol. Verl. Reinhardt, München 1913.
321. *Derselbe,* Die Träume in Dostojewskys „Rodion Raskolnikow". Verl. Bergmann, München 1926.
322. *Lazarsfeld, Robert,* Johannes Chrysostomus und Olympias. Zeitschr. f. Individualpsychol. Bd. 4, H. 1, S. 33. 1926.
323. *Lazarsfeld, Sophie,* Kleist im Lichte der Individualpsychologie. Publikation der Kleist-Gesellschaft, Frankfurt a. O. 1926.
324. *Mutschmann, H.,* Der andere Milton. Verl. Schöder, Bonn 1920.
325. *Derselbe,* Milton und das Licht. Verl. Niemeyer, Halle 1920.
326. *Oppenheim, D. E.,* Der Mann in Schönherrs „Weibsteufel". Zeitschr. f. Individualpsychol. Bd. 2, H. 1, S. 26. 1923.
327. *Derselbe,* Vergils Dido. Zeitschr. f. Individualpsychol. Bd. 3, H. 2, S. 69. 1925.
328. *Derselbe,* Der Kampf der Frau um ihre gesellschaftliche Stellung im Spiegel der antiken Literatur. Zeitschr. f. Individualpsychol. Bd. 3, H. 6, S. 287. 1925.
329. *Schmid, Alexander,* Zum Verständnis von Schillers Frauengestalten. Zeitschr. f. Individualpsychol. Bd. 1, H. 3, S. 72. 1914.
330. *Schulhof, Hedwig,* Ricarda Huch, Zur Psychologie ihrer Kunst. Zeitschr. f. Individualpsychol. Bd. 1, H. 4—5, S. 130. 1914.
331. *Dieselbe,* Henrik Ibsen, Der Mensch und sein Werk im Lichte der Individualpsychologie. Verl. Spiethoff, Reichenberg 1923.
332. *Dieselbe,* Zur Psychologie Strindbergs. Zeitschr. f. Individualpsychol. Bd. 2, H. 2, S. 20. 1923.
333. *Dieselbe,* Individualpsychologie und Romantik. 2. Internat. Kongr. f. Individualpsychol. Berlin, Sept. 1925.
334. *Sumpf, Else,* Das Schicksal der Elizabeth Barrett-Browning. Zeitschr. f. Individualpsychol. Bd. 3, H. 3, S. 107. 1925.
335. *Szidon, K. G.,* Hebbels Jugend. Zeitschr. f. Individualpsychol. Bd. 1, H. 4/5, S. 115. 1914.
336. *Wolfe, Walter B.,* Studies in contemporary genius. Zeitschr. f. Individualpsychol. Bd. 4, H. 5. 1926.

Nachtrag:

337. *Kaus, Otto,* Dostojewsky, Zur Kritik der Persönlichkeit. Verl. Piper, München 1916.

Namenregister.

Abraham I 624.
Ach, Narziß I 15.
Adler, Alfred, *passim.*
Adler, Max II 2, 29.
Aichhorn I 161.
Albrecht I 583.
Albrecht, H. I 324.
Allers, Rudolf I 27, 61, 73f., 98, 110, 452, 626; II 25.
Anaxagoras II 12.
Anschütz I 86.
Appelt, Alfred I 374.
Appius, Caecus II 129.
Aristophanes II 134.
Aristoteles II 12, 14ff., 24, 136.
Augier II 128.
Augustinus II 126f.
Avenarius, Richard II 22.

Baader, Franz v. II 42.
Bacon, Francis II 20.
Baecke I 583.
Bäumer, Gertrude II 26.
Bahr, Hermann II 147f.
Bakule I 205, 321, 371.
Bar, v. II 178.
Barth I 552.
Baudouin I 99, 457, 539.
Bauer, Julius I 33, 35.
Beil, Else II 3.
Beloch II 128, 137f.
Beneke I 1.
Bergemann, Paul I 323, 325, 330.
Berger, Alfred II 154.
Bergson, Henri I 493; II 31.
Berkeley II 22.
Bernfeld, Siegfried I 331, 334.
Betz I 18.
Binet, Henri I 89, 98, 109.
Binswanger, Ludwig I 104.
Birnbaum, Carl I 584.
Bißky I 23.
Bleuler, Karl I 210, 583f., 614.
Blonsky I 333.
Blüher, Karl I 270.
Bodelschwingh I 367.
Bojer, Johann II 141f.
Bolzano, Bruno II 135.
Bondi, Kurt I 369, 391f., 401ff.; II 178.
Boutroux II 31.
Boyle II 139.
Braun, Otto I 334.

Bremer I 107.
Brentano, Franz I 17.
Breuer, Josef I 51, 457, 646; II 69, 167.
Briefs, Götz II 77, 88, 91, 96.
Brissaud I 22.
Brugsch I 38.
Bry II 68.
Buchner, Ludwig I 452.
Büchner, Georg I 246.
Bühler, Charlotte I 27, 272.
Bühler, K. I 15, 87f., 106f., 146.
Bumke, Oswald I 21, 30, 210, 621, 623.
Burke, Edmund II 128.

Campe II 3.
Camus I 621.
Cannon I 22.
Catell I 89.
Chamisso, Adalbert II 131.
Charcot I 24, 646.
Child, J. II 128.
Chrysippos II 135.
Cimbal, W. I 22, 619, 624.
Claparède I 88, 111.
Comenius I 336.
Comte, Auguste I 16; II 135.
Condillac I 2.
Cornelius I 18.
Coué I 457, 539.
Credner, Lene I 201.
Culpepper II 128.
Czerny I 279, 423.

Dahlke, Paul I 457.
Darwin, Charles I 62, 427.
De Candolle I 2.
Degen, Richard I 409, 413.
Deinhardt I 338.
Delgado, Honorio I 276.
Demokritos II 12.
Deny I 621.
Descartes II 20f.
Devrient, Eduard II 143ff.
Dickens, Charles I 161.
Diels II 12.
Dikaiarchos II 136.
Dilthey I 11, 15, 89.
Dostojewsky I 50, 253, 255, 312; II 62.
Driesch, Hans I 25f., 493; II 32.
Dubois I 457, 646.

Ebbinghaus I 15.
Eckermann II 135.
Einstein, Albert II 22.
Eliasberg I 87.
Ellger I 392.
Emerson II 135.
Engels, Friedrich II 2, 24, 29f., 125.
Epiktet II 17.
Euhemeros II 138.
Ewald I 22, 627.
Ewald, Oskar II 135.

Fechner, Gustav Theodor I 15; II 135, 137.
Ferri, Guglielmo II 175.
Fichte, Johann Gottlieb I 112, 335; II 26f., 47.
Fischer I 103.
Fischer, Aloys I 85, 339.
Flaubert, Gustave I 558.
Francé, R. H. I 319.
Francke, August Hermann I 367.
Frank, Ludwig I 457.
Frank, Reinhard II 150, 166, 170.
Franke, Robert I 34.
Franz v. Assisi II 137.
Freiling, H. I 95, 106.
Freud, Sigmund I 3, 20, 24, 27f., 37, 47, 51ff., 87, 111, 139, 326, 425, 428f., 435, 443, 446f., 456, 464, 511, 555, 572, 574, 576, 646, 654, 657; II 6, 31, 69, 75, 80, 167.
Friedländer, Hugo II 160.
Friedlein, Kurt II 19.
Friedmann, Alice I 345, 549.
Friedmann, Rudolf I 615.
Fries I 1.
Fries-Nelson II 135.
Frobenius, Leo II 11.
Fröbel I 288, 337.
Fröschels I 533ff., 538ff.
Fuchs, Alfred I 34.
Furtmüller, Carl I 327.

Gall I 23.
Galton I 102.
Garve I 89.
Gaupp I 108.
Geiger I 15.
Gentz II 128.

Minor, Jakob II 146f.
Minor, Margarete I 193.
Möbius I 646; II 85.
Mörike, Eduard I 258.
Molière II 59.
Mommsen II 128.
Montessori, Maria I 148.
Moritz, Karl Philipp I 269.
Morus, Thomas II 127.
Muck I 551.
Müller, Adam II 128.
Müller, G. E. I 15.
Müller, L. R. I 627.
Müller, Otto II 48.
Münsterberg I 89.
Multatuli I 277, 329.
Munk I 532.

Naegele, Otto I 369, 371, 373.
Natorp, Paul I 138, 323ff.
Nelson I 18, 405.
Nestroy, Johann I 510.
Neuer, Alexander I 324; II 105.
Neumann, Johannes I 78.
Neumann, W. I 34.
Newton II 139.
Nietzsche, Friedrich I 10, 12, 60, 111, 514, 564; II 28, 44ff., 49, 52, 140, 149, 173.
Nötzel, Karl I 305.
Novalis II 140, 142.
Nowotny, Karl I 616.

Oberndorf I 36.
Österreich I 14.
Östreich, Paul I 281, 321.

Paulus (Apostel) II 50, 136.
Pawlow I 445.
Peritz I 39.
Pestalozzi I 329, 337, 367, 654.
Peters I 102, 107ff.
Pfänder I 15.
Pfaundler I 377.
Pfister, O. II 1.
Pfleiderer II 12.
Platon II 12, 14f., 127, 134ff., 146.
Plutarch II 138.
Pötzl, Otto I 603.
Poll I 23.
Polybius II 126f.
Pommer I 323.
Preier I 147.
Prinzhorn I 452.
Protagoras II 12.
Pythagoras II 135.

Rabindranath Tagore II 152.
Raimund, Ferdinand I 270.

Ranke, Leopold I 10; II 126, 128.
Rathenau, Walther II 18.
Ratke, Wolfgang I 336.
Reis, Max I 615.
Richter, L. I 508.
Rickert, Heinrich I 8; II 124.
Rilke, Rainer Maria I 311.
Rossolimo I 18.
Rothe I 539.
Rousseau, J. J. II 5.
Rühle, Otto I 207, 283, 450.
Rühle-Gerstel, Alice I 122f.
Rupp, Hans I 95.
Ruttmann I 109.

Salzmann, Christian Gotthelf I 208.
Sallust II 126f.
Sand, George I 255.
Sauer, Hugo I 381.
Saussure I 87f., 111.
Schalit, Susanne I 67.
Scheler, Max I 14f.; II 25.
Schilder, Paul I 624.
Schiller, Friedrich I 507.
Schleiermacher II 47.
Schneider, Kurt I 14, 22, 619.
Schopenhauer, Arthur I 493, 564; II 28, 54.
Schröder I 583.
Schulhof, Hedwig I 193, 282.
Schumann I 15.
Schumpeter, Josef II 77.
Schurtz II 132f.
Schwarz, Oswald I 36, 112, 558, 565.
Schweitzer, Albert II 4, 14, 17.
Seeck, Otto II 130, 137.
Seelmann, Kurt I 193, 212, 296, 376f.
Seguin I 337f.
Seif, Leonhard I 217, 278, 370, 379, 507, 510, 512; II 168.
Seitz I 40, 42.
Seneca II 17, 136.
Shakespeare I 283.
Shaw, Bernhard I 331.
Siemsen I 325.
Simmel, Theodor I 8.
Simon I 89.
Simon, Alfons I 193, 212, 376f.
Simon, H. I 623.
Smith, Adam II 128.
Sokrates II 12ff.
Sollier I 24.
Sommer I 18, 583.
Sotades II 136.
Spann, Othmar II 128.
Spearman I 18.
Spinoza, Baruch II 21, 139.
Spranger, Eduard I 12, 21, 106, 241; II 108.
Stade-Holzmann II 126.

Spurzheim I 23.
Stammler II 124.
Stein, Leopold I 374.
Stein II 128.
Steiner, Siegmund I 34.
Stekel, Wilhelm II 82.
Stendhal I 261.
Stengel I 323.
Stern, Charlotte I 146.
Stern, Erich I 77, 324.
Stern, William I 18, 49, 78, 83ff., 89ff., 94, 105f., 110f., 146, 241, 540.
Sternheim, Karl I 557.
Stier I 34.
Stöhr, Adolf II 130.
Storch, Alfred I 77.
Stransky, Erwin I 457.
Strauß, E. I 31.
Strindberg, August I 280, 438; II 42, 148.
Sumpf, Else I 67, 432f.

Tacitus II 18, 126f.
Tertullian II 130.
Theissen, A. I 109.
Theophrast II 136.
Thode, Henry II 130.
Thrasea II 136.
Thukydides II 126f., 138.
Tillich, Paul II 35.
Tönnies II 68.
Tolstoi, Leo I 200, 558.
Toulouse I 434f.
Treitel I 548.
Treitschke II 128.
Troeltsch, Ernst I 8; II 35.
Tumlirz, Otto I 84, 102.

Unruh, Fritz v. II 48.
Urbach, Josef I 34.
Utitz I 21.

Vaerting I 91, II 85.
Vaerting, M. I 114, 165, 216.
Vaihinger, Hans I 27; II 3, 23ff., 30ff., 165, 172.
Verploegh-Chassé I 193.
Virchow I 419.
Vischer, Friedr. Theodor I 15, 508; II 146.
Vogt I 583.
Voigt I 583.
Volkelt I 11.
Voltaire I 126ff.

Wagner, Ludwig I 331f.
Wassermann, Jakob II 152.
Weber, Brüder I 8.
Weber, Max II 5, 73ff., 94, 134.
Wedekind, Frank I 574, 576.

Sachregister.

Absolute, das — II 27, 32.
Affektation I 341.
Affektdissoziation I 601, 615.
Affektivität I 251f., 427ff., 444, 650; II 9.
Aggression I 64, 120, 123, 215, 437ff.
Aggressionshemmung I 541.
Aggressivität des Schizophrenen I 604, 615.
Aktbegriff I 17.
Aktionsradius, Verkleinerung des — I 440.
Aktualneurose I 425f.
Aktuelles Erlebnis und Neurose I 424, 447f.
Alles oder Nichts I 245f., 262.
Als—ob, siehe Fiktion.
Altruismus II 57.
Ambivalenz I 62f., 81, 250, 266, 436f., 442ff.,
  463f., 481, 510; II 168.
Analcharakter I 37, 446.
Anderssein, Gefühl des — beim Jugend-
  lichen I 238f., 257f.
Angst I 427ff., 444f., 491ff., 543f.; II 82, 84.
Angst vor dem Geschlechtspartner I 117,
  119f., 438f , 569, 571; II 164.
Anlage, siehe Veranlagung.
Anstaltsbehandlung I 659f.
Aphasie I 532.
Aphonie I 551ff.
Arrangement I 27, 64, 80, 113, 120, 156f.,
  250, 262, 264, 426, 443f., 491, 563; II 169.
Askese I 557f.
Assoziationspsychologie I 2.
Assoziationstechnik I 52f.
Assoziative Ataxie I 540f.
Asthenischer Typus I 38f., 42.
Athletischer Typus I 38f.
Aufgeregtheit I 186f.
Aufklärung, sexuelle I 118.
Ausweichen vor den Lebensaufgaben, siehe
  Distanz.
Autokonduktion I 434f.
Automatismus, psychologischer (automa-
  tisme mental) I 434f., 442.

Bandenbildung I 219f.
Bedingte Reflexe I 445.
Begabtenauslese I 96.
Begabung I 79, 83ff., 163f., 173, 374f., 380;
  II 34, 50. Diagnose der — I 88ff. Pro-
  gnose der — I 96ff.
Begabungswahn I 454; II 163.
Begabungswandel I 83, 113.
Belohnung I 287, 465f., 410.
Berufsberatung I 379f.
Berufseignungsprüfung I 96, 100f., 380.
Berufswahl I 379f.
Bettnässen I 191, 221ff., 353f.

Bewußtsein I 5; II 166ff.
Beziehungsfähigkeit I 67ff., 115, 543.
Beziehung zwischen Ich und Umwelt I 27f.
Biographie II 107, 112.
Biologismus I 23f.

Charakter als Ausdruck I 50, 73ff. — als
  Funktionsbereitschaft I 79f.; II 34. —
  angeborener, I 138ff., 173f. — nervöser
  I 51, 79; II 82ff.
Charakterbildung durch Erlebnis I 140f.
Charakterologie I 20f., 47, 50, 81.
Chiffrensprache des Schizophrenen I 602.
Christentum II 73, 78, 136.
Coué-Baudouinsche Methode I 457, 539.

Dämonie II 74ff.
Degenerationszeichen I 33.
Demokratie II 121ff.
Demut II 61.
Denken als Funktion II 27f., 31. — als Selbst-
  zweck II 3, 14. — als Sicherung II 3f.,
  23f.
Denkpsychologie I 15, 90f.
Desinteressement als Erziehungsmittel I
  363ff.
Determination des nervösen Symptoms I
  445ff. — des seelischen Geschehens I 24,
  27.
Determinierende Tendenz I 17.
Dialektische Methode II 27f., 30.
Dialektischer Formenwandel I 69, 80.
Distanz I 57, 63ff., 79, 100, 117, 120, 247ff.,
  440f., 443, 509ff., 542, 545, 564, 624ff.,
  632; II 83ff.
Don Juan-Typus I 37, 438, 574ff.; II 83.
Du-Erlebnis I 6.
Dummheit I 98f. 171, 186.
Dysmenorrhöe I 41.
Dysplastischer Typus I 42.

Echtheit des Erlebnisses I 433f., 437.
Egoismus I 152, II 57.
Egozentrizität I 63, 68, 82, 547; II 44f., 47,
  85r.
Ehe als Aufgabe I 119f. —analyse I 127ff.
  —beratungsstellen I 381.
Ehrgeiz I 150f., 176, 184, 187f., 438, 452f.
Eidetische Anlage I 23, 37, 95, 106.
Eifersucht I 40, 121ff.
Eigensinn I 199.
Einfall, freisteigender — I 494f.

13*

VERLAG VON J. F. BERGMANN IN MÜNCHEN

INDIVIDUUM UND GEMEINSCHAFT

SCHRIFTEN
DER INTERNATIONALEN GESELLSCHAFT FÜR INDIVIDUALPSYCHOLOGIE

HERAUSGEGEBEN VON

DR. ALFRED ADLER, WIEN; **DR. LEONHARD SEIF**, MÜNCHEN; **OTTO KAUS**, BERLIN

=========== Bisher erschienen die Hefte: ===========

1. **Inhalt und Wandel der Idee der Mütterlichkeit.** Von Ada Beil, Berlin. Mit einem Holzschnitt von Käte Kollwitz. 57 Seiten.　　　　　Steif broschiert RM. 2.70

2. **Die Gefühle und das Ich.** Von Johannes Neumann, Alt-Ruppin. IV, 85 Seiten.　　　　Steif broschiert RM. 3.60
   Inhalt: I. Das Wesen des Gefühls: Das Problem des Gefühls . Die Theorie des Gefühls. II. Minderwertigkeitsgefühl . Gemeinschaftsgefühl. III. Das Ich und das Es. IV. Das „Wandlungserlebnis" in Psychotherapie und Religion.

3. **Mut und Entmutigung.** Die Prinzipien der Psychologie Alfred Adlers. Von Dr. Alexander Neuer, Wien. 32 Seiten.
   　　　　　Steif broschiert RM. 1.50

4. **Die Träume in Dostojewskys „Raskolnikoff".** Von Otto Kaus, Berlin. IV, 77 Seiten.　　Steif broschiert RM 3.30
   Inhalt: Traumdeutung und Traumdichtung . Der Traum von der erschlagenen Stute . Der Traum von der Oase und der Traum von der Wirtin . Der geträumte Mord . Der Traum Swidrigailoffs.

5./6. **Das Schöpfertum der Frau.** Von Ada Beil, Berlin. I. Theoretischer Teil: Ein Versuch zum Problem der Persönlichkeit. II. Praktischer Teil: Dargestellt am Leben der Bildhauerin Emma Cotta. IV, 110 Seiten mit 6 Tafeln.　　Steif broschiert RM. 5.10

7. **Individualpsychologie und Schule.** Von Elisabeth Bellot. Etwa 80 Seiten.　　Steif broschiert etwa RM. 3.—
   Inhalt: Elternhaus und Schule . Der Lehrer . Gemeinsame Erziehung . Die Strafe . Lob und Ermutigung . Begabung . Der Ehrgeiz . Trotz und Lüge . Erziehung zur Gemeinschaft.

Weitere Hefte befinden sich in Vorbereitung

VERLAG VON J. F. BERGMANN IN MÜNCHEN

Grenzfragen
des Nerven- und Seelenlebens

Einzeldarstellungen für Gebildete aller Stände

Begründet von Dr. L. Löwenfeld und Dr. H. Kurella

Herausgegeben von

Prof. Dr. Kretschmer in Marburg

Zuletzt erschienen:

Printed in the United States
By Bookmasters